WÖRTERBUCH
DER MEDIZIN

RUSSISCH-DEUTSCH
DEUTSCH-RUSSISCH

МЕДИЦИНСКИЙ
СЛОВАРЬ

РУССКО-НЕМЕЦКИЙ
НЕМЕЦКО-РУССКИЙ

А. БОЛОТИНА

МЕДИЦИНСКИЙ СЛОВАРЬ

РУССКО-НЕМЕЦКИЙ
НЕМЕЦКО-РУССКИЙ

Около 70 000 терминов

«РУССО»
МОСКВА
1997

A. BOLOTINA

WÖRTERBUCH DER MEDIZIN

RUSSISCH-DEUTSCH
DEUTSCH-RUSSISCH

Mit etwa 70 000 Fachbegriffen

«RUSSO»
MOSKAU
1997

ISBN 5-200-02182-0

Printed in Hungary

VORWORT

Das vorliegende Wörterbuch enthält etwa 70 000 Termini aus allen Bereichen der modernen Medizin, darunter die wichtigsten Begriffe der theoretischen Medizin und medizinischer Untersuchungsmethoden: Immunologie, Genetik, Radiologie u.s.w. Aus dem Wortschatz wurden die jeweiligen Handelsbezeichnungen von Medikamenten ausgeklammert, hingegen wurden die Namen von Medikamentengruppen einbezogen. Grenztermini, die in anderen Wörterbüchern — allgemeinen, technischen, botanischen u.a. — enthalten sind, wurden ebenfalls weggelassen.

Begriffe, die auf Eigennamen zurückgehen, wurden nur dann aufgenommen, wenn sie in der Fachliteratur üblicherweise ohne Erläuterungen verwendet werden.

Lateinische Benennungen wurden dann verwendet, wenn sie häufiger als die deutschen oder russischen Termini gebraucht werden und für Fachleute geläufig sind.

Alle Fachbegriffe sind modernen enzyklopädischen Handbüchern und originalsprachlicher Fachliteratur entnommen.

ZUR BENUTZUNG DES WÖRTERBUCHS

Die Hauptstichwörter sind alphabetisch geordnet; die Buchstaben **ä, ö, ü** und **ß** im deutschen Teil des Wörterbuchs werden in der alphabetischen Ordnung wie **a, o, u** bzw. wie ss behandelt.

Zusammengesetzte Begriffe sind innerhalb eines Nestes alphabetisiert, dabei sind Ausdrücke, die aus einem Attribut und einem näher definierten Wort bestehen, unter diesem Wort zu suchen:

z.B. **интубацио́нная каню́ля** steht unter dem Wort **каню́ля**;
extravasale Blutgerinnung steht unter dem Wort **Blutgerinnung.**

Innerhalb eines Nestes wird nach den Attributen alphabetisiert. In diesem Fall steht das jeweilige Attribut nach der Tilde (~), die den Hauptbegriff vertritt. In den Fällen, wo der zusammengesetzte Begriff in umgekehrter Wortfolge angeführt wird, wird dies durch ein unmittelbar nach der Tilde gesetztes Komma angezeigt:

z.B. **мы́шца** *f*
~ груди́
~, двубрюшна́я;

Kandidamykose *f*
~, generalisierte
~ der Schleimhaut.

Somit werden die zusammengesetzten Begriffe in den obenangeführten Beispielen wie folgt gelesen: **мы́шца** *f* **груди́** aber **двубрюшна́я мы́шца** *f*; **generalisierte Kandidamykose** *f* aber **Kandidamykose** *f* **der Schleimhaut.**

Homonyme werden als einzelne Stichwörter angegeben und durch römische Ziffern getrennt.

In der Übersetzung werden Synonyme durch Komma, stark unterschiedliche Bedeutungen durch Semikolon, voneinander verschiedene Begriffe durch arabische Ziffern getrennt.

Aus Gründen der Raumersparnis sind untereinander austauschbare Teile des Wortes manchmal in eckige Klammern gesetzt:

z.B. **трансплanта́ция** *f* [**переса́дка** *f*] **ко́жи;**
konkretes [**situatives**] **Denken** *n.*

Man muß lesen: **трансплантáция** *f* **кóжи**, **пересáдка** *f* **кóжи**; **konkretes Denken** *n*, **situatives Denken** *n*.

Die Erläuterungen zu russischen Begriffen sind auf russisch, zu deutschen auf deutsch gegeben. Alle Erläuterungen sind eingeklammert und in Kursivschrift gesetzt:

z.B. **кенофобия** *f* Kenophobie *f* (*Angst vor leeren Flächen*);
Blutkuchen *m* большóй кровянóй сгýсток *m* (*используемый как питательная среда в бактериологии*).

Fakultative Bestandteile eines Begriffes sind in runde Klammern gesetzt:

z.B. **разрыв** *m* **(суставнóго) мешкá** ist zu lesen: **разрыв** *m* **суставнóго мешкá**, **разрыв** *m* **мешкá**;
(intra)lamelläre Keratoplastik *f* ist zu lesen: **intralamelläre Keratoplastik** *f*, **lamelläre Keratoplastik** *f*.

Verbale Wendungen folgen nach dem Hauptstichwort und werden nach dem Rhombuszeichen (◇) aufgeführt. Das Hauptstichwort wird in diesem Fall durch eine Tilde (~) ersetzt:

z.B. **лечéние** *n* Behandlung *f*, Therapie *f*, Kur *f* ◇ **получáть** ~ Behandlung in Anspruch nehmen.

VERWENDETE ABKÜRZUNGEN

Bakt.	Bakteriologie
Embr.	Embryologie
Epid.	Epidemiologie
Gen.	Genetik
Imm.	Immunologie
Ophth.	Ophthalmologie
Pharm.	Pharmakologie
Phys.	Physiologie
Psych.	Psychiatrie
Röntg.	Röntgenologie
Stom.	Stomatologie
engl.	englisches Wort
franz.	französisches Wort
lat.	lateinisches Wort
österr.	österreichisches Wort
s.	siehe
s. a.	siehe auch
m	Maskulinum
n	Neutrum
f	Femininum
pl	Plural

RUSSISCH-DEUTSCHES

WÖRTERBUCH

Mit etwa 32 000 Fachbegriffen

RUSSISCHES ALPHABET

Аа	Ии	Рр	Шш
Бб	Йй	Сс	Щщ
Вв	Кк	Тт	Ъъ
Гг	Лл	Уу	Ыы
Дд	Мм	Фф	Ьь
Ее, Ёё	Нн	Хх	Ээ
Жж	Оо	Цц	Юю
Зз	Пп	Чч	Яя

A

абази́я *f* Abasie *f*, Gehstörung *f*
абдоминоскопи́я *f* Abdominoskopie *f*, Laparoskopie *f*, Bauchspiegelung *f*, Peritoneoskopie *f*
абду́кция *f* Abduktion *f*
аберра́ция *f* **1.** Aberration *f* **2.** *Ophth.* Aberration *f*, Abbildungsfehler *m*
~, **полова́я** sexuelle Abirrung *f*, sexuelle Deviation *f*
~, **полухромати́дная** Semichromatidenaberration *f*
~, **хромати́дная** chromatische Aberration *f*
~, **хромосо́мная** Chromosomenaberration *f*
абла́стика *f* Ablastik *f*
або́рт *m* Abort *m*, Fehlgeburt *f*
~, **иску́сственный** künstlicher [artefizieller] Abort *m*, Schwangerschaftsunterbrechung *f*
~, **кримина́льный** krimineller [ungesetzlicher, gesetzwidriger] Abort *m*
~, **медици́нский (иску́сственный)** Schwangerschaftsunterbrechung *f*
~, **нача́вшийся [начина́ющийся]** beginnender Abort *m*, *abortus incipiens*
~, **непо́лный** unvollständiger Abort *m*, *abortus incompletus*
~, **осложнённый** komplizierter Abort *m*, Abort *m* mit Komplikationen
~, **по́здний** Spätabort *m*
~, **по́лный** vollendeter [vollständiger, fertiger] Abort *m*
~, **привы́чный** habitueller Abort *m*
~, **ра́нний** Frühabort *m*
~, **самопроизво́льный** Spontanabort *m*
~, **угрожа́ющий** drohender Abort *m*, drohende Fehlgeburt *f*
aборти́вный **1.** abtreibend, einen Abort bewirkend **2.** abortiv, leichtverlaufend (*über Krankheit*)
абортца́нг *m* Abortzange *f*
абса́нс *m* Absence *f*
абсо́рбция *f* Absorption *f*, Absorbierung *f*, Absorbieren *n*, Aufsaugen *n*; Resorption *f*
~, **обра́тная** Reabsorption *f*
абстине́нция *f* Abstinenz *f*
~, **полова́я** sexuelle Abstinenz *f*, Enthaltsamkeit *f* vom Geschlechtsverkehr
абсцеди́рование *n* Abszeßbildung *f*, Abszedierung *f*
абсце́сс *m* Abszeß *m*, Eitersack *m*, Eiterbeule *f*
~, **амёбный** Amöben(ruhr)abszeß *m*
~, **аноректа́льный** anorektaler [perianaler] Abszeß *m*
~, **аппендикуля́рный** appendizitischer [appendikulärer] Abszeß *m*, Blinddarmabszeß *m*
~, **асепти́ческий** steriler Abszeß *m*
~ **в ви́де за́понки** Kragenknopfabszeß *m*
~ **ве́ка** Lidabszeß *m*
~ **висо́чной до́ли мо́зга** Schläfenlappenabszeß *m*
~, **га́зовый** Gasabszeß *m*
~, **гангрено́зный** Brandabszeß *m*
~, **геморраги́ческий** hämorrhagischer Abszeß *m*
~ **головно́го мо́зга** Hirnabszeß *m*, zerebraler Abszeß *m*
~, **горя́чий** heißer Abszeß *m*
~ **грудно́й сте́нки** Brustwandabszeß *m*
~, **десне во́й** Zahnfleischabszeß *m*
~ **ду́гласcова простра́нства** Douglas-Abszeß *m*
~, **забрюши́нный** Retroperitonealabszeß *m*
~, **загло́точный** Retropharyngealabszeß *m*
~, **заушный** retroaurikulärer Abszeß *m*
~, **зубно́й** Zahnabszeß *m*
~, **инкапсули́рованный** eingekapselter [verkapselter] Abszeß *m*, Balgabszeß *m*, Sackabszeß *m*
~, **интрамамма́рный** intramammärer Abszeß *m*
~, **ишиоректа́льный** ischiorektaler Abszeß *m*
~, **ка́ловый** Kotabszeß *m*, Sterkoralabszeß *m*
~, **ко́жный** Hautabszeß *m*
~ **лёгкого** Lungenabszeß *m*
~, **межкише́чный** Zwischendarmabszeß *m*
~, **метастати́ческий** metastatischer Abszeß *m*, Eitermetastase *f*
~, **минда́ликовый** Mandelabszeß *m*, Tonsillarabszeß *m*
~ **мозжечка́** Kleinhirnabszeß *m*, Zerebellarabszeß *m*
~, **мозо́льный** Schwielenabszeß *m*
~ **моло́чной железы́** Brust(drüsen)abszeß *m*, Mammaabszeß *m*
~ **мы́шцы** Muskelabszeß *m*
~, **натёчный** Senkungsabszeß *m*, Wanderabszeß *m*, Kongestionsabszeß *m*
~, **нёбный** Gaumenabszeß *m*, palatinaler Abszeß *m*
~, **отграни́ченный** umschriebener Abszeß *m*
~, **отоге́нный** otogener Abszeß *m*
~, **паравертебра́льный** paravertebraler Abszeß *m*
~, **парадента́льный** Paradentalabszeß *m*
~, **параректа́льный** Analrandabszeß *m*, Pararektalabszeß *m*
~, **пародонта́льный** Parodontalabszeß *m*, marginaler Abszeß *m*
~, **перипростати́ческий** periprostatischer Abszeß *m*
~, **перитонзилля́рный** Peritonsillarabszeß *m*

~, периуретра́льный Periurethralabszeß *m*
~, периэзофагеа́льный Paraösophagealabszeß *m*
~ пе́чени Leberabszeß *m*
~, пилефлебити́ческий pylephlebitischer Abszeß *m*
~, поддиафрагма́льный subphrenischer Abszeß *m*
~ поджелу́дочной железы́ Pankreasabszeß *m*
~, подко́жный subkutaner Abszeß *m*
~, поднадко́стничный subperiostaler Abszeß *m*
~, подпечёночный subhepatischer Abszeß *m*
~, постинъекцио́нный Injektionsabszeß *m*
~ по́товых желёз Schweißdrüsenabszeß *m*
~, по́чечный Nierenabszeß *m*
~, превертебра́льный prävertebraler Abszeß *m*
~ предста́тельной железы́ Prostataabszeß *m*
~, ретромамма́рный retromammärer Abszeß *m*
~, риноге́нный rhinogener Abszeß *m*
~ селезёнки Milzabszeß *m*
~, скулово́й Jochabszeß *m*
~, субгингива́льный Subgingivalabszeß *m*
~, субдура́льный Subduralabszeß *m*
~, субпериоста́льный subperiostaler Abszeß *m*
~, эпидура́льный Epiduralabszeß *m*
~ я́годицы Glutealabszeß *m*
~ языка́ Zungenabszeß *m*
абсцессографи́я *f* Abszessographie *f*
абу́зус *m* Abusus *m*, Drogenmißbrauch *m*
абули́я *f* Abulie *f*, Willenlosigkeit *f*
авиа́ция *f*, санита́рная 1. Sanitätsfliegerei *f* 2. Sanitätsfliegerkräfte *pl*
авидите́т *m* Avidität *f*, immunologische Affinität *f*
авируле́нтность *f* Avirulenz *f*, Virulenzlosigkeit *f*
авитамино́з *m* Vitaminmangelkrankheit *f*, Avitaminose *f*
автоанализа́тор *m* Analysenautomat *m*
автодегаза́тор *m* Entgiftungskraftwagen *m*
автодекомпре́ссор *m* Dekompressionsgerät *n*
автокла́в *m* Autoklav *m*
~, вертика́льный Vertikalautoklav *m*
~ высо́кого давле́ния Hochdruckautoklav *m*
~, горизонта́льный Horizontalautoklav *m*
~, парово́й Dampfautoklav *m*
~, парово́й электри́ческий Elektrodampfautoklav *m*
~, скоростно́й Hochgeschwindigkeitsautoklav *m*
~, шкафно́й Schrankautoklav *m*
автолаборато́рия *f* fahrbares Labor *n*
автома́т *m*, лёгочный Lungenautomat *m*
автомати́зм *m* Automatismus *m*
~, амбулато́рный Dämmerzustand *m* mit komplizierten Handlungen
~, аффекти́вный affektiver Automatismus *m*
~, гипноти́ческий hypnotischer Automatismus *m*
~, дви́гательный Automatisierung *f* der Bewegungsabläufe
~ движе́ний, стереоти́пный Bewegungsstereotypie *f*
~ дыха́тельного це́нтра Atemzentrumautomatie *f*
~, желу́дочковый Kammerautomatie *f*
~, идеато́рный Automatismus *m* des Denkens, Entfremdung *f* der Gedanken
~, кинестети́ческий motorischer Automatismus *m*, Entfremdung *f* der Bewegungen
~, психи́ческий psychischer Automatismus *m*
~, речево́й Sprachautomatismus *m*
~, речедви́гательный sprachmotorischer Automatismus *m*
~, сенестопати́ческий koenästhopatischer Automatismus *m*, Entfremdung *f* der Empfindungen
~ се́рдца Herzautomatie *f*, Herzautomatismus *m*
~, спина́льный spinaler Automatismus *m*
~ си́нусового узла́ Sinusknotenautomatie *f*
автомати́я *f* s. автомати́зм
автомоби́ль *m*, санита́рный Sanitätsauto *n*, Sanitätskraftfahrzeug *n*, Sanitätskraftwagen *m*, Sankawagen *m*, Sanka *m*
автоперевя́зочная *f* (ambulanter) Verbandswagen *m*
агалакти́я *f* Agalaktie *f*
агаммаглобулинеми́я *f* Agammaglobulinämie *f*, Antikörpermangelsyndrom *n*
агаптоглобулинеми́я *f* Ahaptoglobulinämie *f*
ага́р *m* Agar *m*, Agar-Agar *m*, Ceylontang *n*
~, косо́й Schrägröhrchen *n*
~, кровяно́й Blutagar *m*, Casper-Bieling-Agar *m*
~, сы́вороточный Serumagar *m*
агглютина́ция *f* Agglutination *f*, Verklebung *f*, Zusammenballung *f*
~ хромати́на chromatische Agglutinisierung *f*, Chromatinagglutination *f*
~, поля́рная polare Agglutination *f*, O-Agglutination *f*
~, сомати́ческая somatische Agglutination *f*, O-Agglutination *f*
агглютини́ны *m pl* Agglutinine *n pl*
~, группо́вые Gruppenagglutinine *n pl*
~, холодо́вые Kälteagglutinine *n pl*
агглютиноге́ны *m pl* Agglutinogene *n pl*, Agglugene *n pl*
агглютиноско́п *m* Agglutinoskop *n*
аггрева́ция *f* Aggravation *f*
агевзи́я *f* Ageusie *f*, Geschmacks(sinn)verlust *m*
агенези́я *f* Agenesie *f*, Entwicklungshemmung *f*
аге́нты *m pl* Agenzien *n pl*; Mittel *n pl*; Wirkstoffe *m pl*
~, антимитоти́ческие antimitotische Agenzien *n pl*
~, антипе́нные Antischaummittel *n pl*
~, мутаге́нные mutagene Agenzien *n pl*
~, окисля́ющие Oxydationsmittel *n pl*
~, пове́рхностно-акти́вные oberflächenaktive Mittel *n pl*
агнози́я *f* Agnosie *f*
~, ассоциати́вная Assoziationsverlust *m*
~, болева́я Schmerzagnosie *f*
~, вкусова́я Geschmacksagnosie *f*
~, зри́тельная optische [visuelle] Agnosie *f*
~, обоня́тельная Geruchsagnosie *f*
~, пальцева́я Fingeragnosie *f*, Gerstmannsche Agnosie *f*
~, предме́тная Objektagnosie *f*
~, слухова́я akustische Agnosie *f*, Seelentaubheit *f*
~, такти́льная taktile Agnosie *f*
агонади́зм *m* Agonadismus *m*, Turner-Syndrom *n*
аго́ния *f* Agonie *f*
агорафоби́я *f* Agoraphobie *f*, Platzangst *f*
аграммати́зм *m* Agrammatismus *m*

~, импрессивный impressiver [rezeptiver] Agrammatismus *m*
~, экспрессивный expressiver Agrammatismus *m*
агранулоцит *m* Agranulozyt *m*
агранулоцитоз *m* Agranulozytose *f*, Granulophthise *f*
~, иммунный immune Agranulozytose *f*
~, лучевой Strahlenagranulozytose *f*
~, медикаментозный medikamentöse Agranulozytose *f*
~, миелотоксический myelotoxische Agranulozytose *f*
аграфия *f* Agraphie *f*, Schreibunfähigkeit *f*, Schreibvermögenverlust *m*
агрегация *f* Aggregation *f*
агрессия *f*, антигенная Antigenaggression *f*
агрипния *f* Agrypnie *f*, Insomnie *f*, Schlaflosigkeit *f*, Wachsucht *f*, Asomnie *f*
адамантинома *f* Adamantinom *n*, Schmelzepithelgeschwulst *f*
адамантобласт *m* Schmelzbildner *m*, Adamantoblast *m*
адамантобластома *f* Adamantoblastom *n*, Adamantionom *n*
адаптация *f* Adaptation *f*, Anpassung *f*
~, альтруистическая altruistische Anpassung *f*
~, болевая Schmerzadaptation *f*
~, вкусовая Geschmacksadaptation *f*
~, гомогенная homogene Adaptation *f*
~, двигательная Bewegungsanpassung *f*
~ к высоте Höhenakklimatisation *f*
~ к теплу Wärmeadaptation *f*, Wärmeanpassung *f*
~ к холоду Kälteadaptation *f*, Kälteanpassung *f*
~ нервных центров Anpassung *f* der Nervenzentren
~, профессиональная Berufsanpassung *f*
~ рецепторов Rezeptoradaptation *f*, Anpassung *f* der Reizempfänger
~, световая Helladaptation *f*, Hellanpassung *f*, Adaptationsblendung *f*, Lichtadaptation *f*
~, темновая Dunkeladaptation *f*, Dunkelanpassung *f*; Zapfenadaptation *f*
адаптометрия *f*, объективная objektive Adaptometrie *f*
адвентиция *f* Adventitia *f*
~ аорты Aortenadventitia *f*
~ артерии Arterienadventitia *f*
~ вены Venenadventitia *f*
адгезия *f* Adhäsion *f*, Haftfestigkeit *f*
~ тромбоцитов Thrombozytenadhäsion *f*
~ хромосом, терминальная terminale Chromosomenadhäsion *f*
аддисонизм *m* Addisonismus *m*
аддуктор *m* Einwärtszieher *m*
аденоакантома *f* Adenoakanthom *n*
~ потовых желёз Adenoakanthom *n* der Schweißdrüsen
аденовирус *m* Adenovirus *n*
аденогенный adenogen
аденогипофиз *m* Adenohypophyse *f*
аденоз *m* Adenose *f*
~ влагалища Scheidenadenose *f*, Vaginaladenose *f*
~ молочной железы Brustdrüsenadenose *f*, Milchdrüsenadenose *f*, Mammaadenose *f*
~, склерозирующий [фиброзирующий] sklerosierende [fibrosierende] Adenose *f*
S-аденозилметионин *m* S-Adenosylmethionin *n*, SAM
аденозиндезаминаза *f* Adenosindesamidase *f*, Adenosindesaminase *f*
аденозиндифосфат *m* Adenosin-5-diphosphat *n*, Adenosindiphosphorsäure *f*, ADP
аденозинкиназа *f* Adenosinkinase *f*
аденозинмонофосфат *m* Adenosinmonophosphat *n*, Adenosinmonophosphorsäure *f*, Adenylsäure *f*, AMP
аденозинтрифосфатаза *f* Adenosintriphosphatase *f*
аденозинфосфат *m* Adenosinphosphat *n*
аденозинциклофосфат *m* Adenosinzyklophosphat *n*
аденоидит *m* Adenoidenentzündung *f*, Adenoiditis *f*
аденоидный adenoid
аденоиды *pl* Adenoide *pl*, adenoide Vegetationen *f pl*
аденоканкроид *m* Adenokankroid *n*
аденокарцинома *f* Adenokarzinom *n*
~, высокодифференцированная hoch [gut] differenziertes Adenokarzinom *n*
~, малодифференцированная wenig differenziertes Adenokarzinom *n*
~, муцинозная muzinöses Adenokarzinom *n*
~, папиллярная papilläres Adenokarzinom *n*
~, серозная seröses Adenokarzinom *n*
~, склерозирующая sklerosierendes Adenokarzinom *n*
~, слизеобразующая schleimbildendes Adenokarzinom *n*
~, солидная solides Adenokarzinom *n*
~, сосочковая papilläres Adenokarzinom *n*
~, умеренно дифференцированная mäßig differenziertes Adenokarzinom *n*
~, фолликулярная follikuläres Adenokarzinom *n*
аденокистома *f* Adenozystom *n*, Adenokystom *n*, Zystadenom *n*
~, папиллярная [сосочковая] papilläres Adenozystom *n*
аденолимфома *f* Adenolymphom *n*
аденолипома *f* Adenolipom *n*
аденома *f* Adenom *n*
~, ацидофильная azidophiles [oxyphiles] Adenom *n*
~, базофильная basophiles Adenom *n*
~, ворсинчатая villöses Adenom *n*
~ гипофиза, базофильная basophiles Hypophysenadenom *n*
~ гипофиза, главно-клеточная Hypophysenhauptzellenadenom *n*, chromophobes Hypophysenadenom *n*
~ гипофиза, индифферентно-клеточная Hypophysenindifferentzellenadenom *n*
~ гипофиза, смешанная Hypophysenmischzellenadenom *n*
~ гипофиза, хромофобная chromophobes [indif-

ferentzelliges, hauptzelliges] Hypophyse'1nadenom *n*
~ **гипо́физа, эозинофи́льная** eosinophiles Hypophysenadenom *n*
~ **гра́афовых пузырько́в** Follikulom *n*, Granulosazelltumor *m*
~, **деструи́рующая** destruierendes Adenom *n*
~, **злока́чественная** bösartiges [malignes] Adenom *n*
~, **кисто́зная** Zystadenom *n*
~, **колло́идная** Kolloidadenom *n*, follikuläres Adenom *n*
~, **метастази́рующая** metastasierendes Adenom *n*
~ **околощитови́дной железы́** Epithelkörperchenadenom *n*, Nebenschilddrüsenadenom *n*, Parathyreoidadenom *n*
~, **онкоцита́рная** onkozytäres Adenom *n*, Onkozytom *n*
~, **печёночно-клёточная** hepatozelluläres Adenom *n*, Hepatom *n*
~, **плеомо́рфная** pleomorphes Adenom *n*
~, **полимо́рфная** polymorphes Adenom *n*
~, **полипо́идная** polypoides Adenom *n*
~ **предста́тельной железы́** Prostataadenom *n*, Vorsteherdrüsenadenom *n*
~ **са́льных желёз** Talgdrüsenadenom *n*
~, **светлоклёточная** Klarzellenadenom *n*
~, **со́лидная** solides Adenom *n*
~, **сосо́чковая** papilläres [papilliferes] Adenom *n*
~, **трабекуля́рная** trabekuläres Adenom *n*
~, **тубуля́рная** tubuläres Adenom *n*
~, **фибро́зная** Fibroadenom *n*
~, **фолликуля́рная** follikuläres Adenom *n*, Kolloidadenom *n*
~, **церумино́зная** Ohr(en)schmalzdrüsenadenom *n*, zeruminöses Adenom *n*
~ **щитови́дной железы́** Schilddrüsenadenom *n*
~ **щитови́дной железы́, аберри́рующая** aberrierendes [aberrantes] Schilddrüsenadenom *n*
~ **щитови́дной железы́, пролифери́рующая** proliferierendes Schilddrüsenadenom *n*
~, **эмбриона́льная** Embryonaladenom *n*, embryonales Adenom *n*
~ **яи́чника, фолликуля́рная** Follikulom *n*
аденомато́з *m* Adenomatose *f*
~ **лёгких** Lungenadenomatose *f*
аденомио́ма *f* Adenomyom *n*
аденомиосарко́ма *f* Adenomyosarkom *n*
аденомэктоми́я *f* Adenomektomie *f*
~ **Ли́дского — Ми́ллина** Lidski-Millin-Prostatektomie *f*, Millin-Prostatektomie *f*
аденопаппилло́ма *f* Adenopapillom *n*
аденопати́я *f* Adenopathie *f*
аденосарко́ма *f* Adenosarkom *n*
~ **по́чки** Nierenadenosarkom *n*, Wilms-Tumor *m*
~, **эмбриона́льная** embryonales Adenosarkom *n*
аденото́м *m* Adenotom *n*, Ringmesser *n*, Pharynxtonsillotom *n*
аденотоми́я *f* Adenotomie *f*
аденофибро́ма *f* Adenofibrom *n*
~ **яи́чника** Eierstockadenofibrom *n*, Ovarialadenofibrom *n*, Brenner-Tumor *m*
аденофиброматоз *m* **моло́чной железы́** Brustdrüsenadenofibromatose *f*, Mammaadenofibromatose *f*, Mammafibroadenomatose *f*
аденофлегмо́на *f* Adenophlegmone *f*, Drüsenphlegmone *f*
аденти́я *f* Adentie *f*, Zahnlosigkeit *f*
адиадохокине́з *m* Adiadochokinese *f*
адинами́я *f* Adynamie *f*
~, **аффекти́вная** Kataplexie *f*, Schreckstarre *f*
адипозогиганти́зм *m* Adiposogigantismus *m*
адипозури́я *f* Adiposurie *f*, Lipurie *f*
адипонекро́з *m adiponecrosis*
~ **новорождённых, подко́жный** Unterhautfettgewebenekrose *f* der Neugeborenen
адипоце́ле *n* Fettbruch *m*, Adipozele *f*
адипси́я *f* Adipsie *f*, Durstlosigkeit *f*
администра́ция *f*, **больни́чная** Krankenhausverwaltung *f*
аднекси́т *m* Adnexitis *f*
~, **ви́русный** virale Adnexitis *f*
~, **туберкулёзный** tuberkulöse Adnexitis *f*
аднексэктоми́я *f* Adnexektomie *f*
адренали́н *m* Adrenalin *n*, Suprarenin *n*, Nebennierenmarkhormon *n*
адреналэктоми́я *f* Adrenalektomie *f*, Nebennierenentfernung *f*
адреноблока́тор *m* Adrenoblocker *m*
адренолейкодистрофи́я *f* Adrenoleukodystrophie *f*
адреноре́цептор *m* Adrenorezeptor *m*
адсорба́т *m* Adsorbat *n*
адсорбе́нт *m* Adsorptionsmittel *n*
адсо́рбция *f* Adsorption *f*
~ **бактериофа́га** Bakteriophagenadsorption *f*
~ **ви́русов** Virenadsorption *f*
~, **избира́тельная** selektive Adsorption *f*
~, **ионообме́нная** Ionenaustauschadsorption *f*
~, **физи́ческая** physikalische Adsorption *f*
~, **эквивале́нтная** äquivalente [gleichwertige] Adsorption *f*, Äquivalentadsorption *f*
адъюва́нт *m* Adjuvans *n*, Adjuvant *n*
ажита́ция *f* Erregung *f*, Unruhe *f*
азигографи́я *f* Azygographie *f*
~, **непрямая́** transossale [ungerade] Azygographie *f*
~, **пряма́я** intravasale [gerade] Azygographie *f*
азиго́та *f* Azygote *f*
азокраси́тель *m* Azofarbstoff *m*
азооспермия́ *f* Azoospermie *f*
азо́т *m* Stickstoff *m*
~, **ами́нный** Aminostickstoff *m*
~, **белко́вый** Eiweißstickstoff *m*
~ **гу́муса** Humusstickstoff *m*
~ **мочеви́ны** Harnstoffstickstoff *m*
~, **нитра́тный** Nitratstickstoff *m*
~, **нитри́тный** Nitritstickstoff *m*
~, **о́бщий** Gesamtstickstoff *m*
~, **органи́ческий** organisch gebundener Stickstoff *m*
~, **оста́точный** Reststickstoff *m*
азотеми́я *f* Azotämie *f*
~, **внепо́чечная** *s.* **азотеми́я, экстрарена́льная**
~, **по́чечная** renale [nephrogene] Azotämie *f*
~, **продукцио́нная** Produktionsazotämie *f*
~, **экстрарена́льная** extrarenale Azotämie *f*
азотсодержа́щий stickstoffhaltig

азурофилия *f* Azurophilie *f*
айхмофобия *f* Aichmophobie *f*, Kontophobie *f* (*Furcht vor spitzen Gegenständen*)
акалькулия *f* Akalkulie *f*
~, **оптическая** optische Akalkulie *f*
акамуши *n* Tsutsugamushi-Krankheit *f*, Tsutsugamushifieber *n*
акантамёба *f* Akanthamöbe *f*, Hartmannella *f*
акантоз *m* Akanthose *f*
акантолиз *m* Akantholyse *f*
акантома *f* Akanthom *n*
акантопапиллома *f*, **себорейная** seborrhoisches Akanthopapillom *n*, seborrhoische Keratose *f*
акантохейлонема *f* Akanthocheilonema *n*
акантоцит *m* Akanthozyt *m*, Stachelzelle *f*
акапния *f* Akapnie *f*
акардия *f* Akardie *f*
акариаз *m* Krätze *f*
~, **лёгочный** Lungenakariasis *f*
акарицид *m* Akarizid *n*
акародерматит *m* Krätze *f*
акарофобия *f* Akarophobie *f*
акваметрия *f* Aquametrie *f*
акинезия *f* Akinesie *f*
~ **век** Lidakinesie *f*
акиноспермия *f* Akinospermie *f*
акклиматизация *f* Akklimatisation *f*
аккомодация *f* Akkommodation *f*
~ **вблизи** Nahakkommodation *f*
~ **вдаль** Fernakkommodation *f*
~ **в прибор** Akkommodationsanstrengung *f* beim Durchblick durch das Gerät
~, **гистологическая** histologische Akkommodation *f*, Gewebeakkommodation *f*
~ **глаза, внекапсулярная** extrakapsuläre Akkommodation *f*
~ **глаза, внешняя** äußere Akkommodation *f*
~ **глаза, внутренняя** innere Akkommodation *f*
~ **глаза, внутрикапсулярная [интракапсулярная]** intrakapsuläre Akkommodation *f*
~ **глаза, экстракапсулярная** extrakapsuläre Akkommodation *f*
~ **микробов** Mikrobenakkommodation *f*
~, **остаточная** Akkommodationsrest *m*
аккомодометрия *f* Akkommodometrie *f*
аккомоконвергенцтренер *m* Akkomokonvergenztrainer *m*
аккумуляция *f*, **возрастная** Altersakkumulation *f*
акме *n* Akme *f*, Höhepunkt *m* (*z. B. der Fieberkurve*)
акоазмы *pl* Akoasma *n pl*, akustische Halluzination *f* von Klängen
акория *f* *Ophth.* Akorie *f*, Pupillenlosigkeit *f*
акортицизм *m* Akortizismus *m*
акратотермы *pl* Akratothermen *f pl*, akratothermales Wasser *n*, Wildwasser *n*, Jungbrunnen *m*, Wildbad *n*
акроалгия *f* Akroalgie *f*
акроангиотромбоз *m*, **тромбоцитопенический** thrombotisch-thrombozytopenische Purpura *f*, Moschcowitz-Syndrom *n*
акроанестезия *f* Akroanästhesie *f*
акроасфиксия *f* Akroasphyxie *f*
акрогерия *f*, **семейная** familiäre Akrogerie *f*
акродерматит *m* Akrodermatitis *f*
акродиния *f* Akrodynie *f*, Selter-Swift-Feer-Krankheit *f*
акрокератоз *m* Akrokeratose *f*
~, **бородавчатый** verruköse Akrokeratose *f*
акрокраниодисфалангия *f* Akrokraniodysphalangie *f*
акролейкопатия *f*, **симметричная** *acroleucopathia symmetrica*
акромегалия *f* Akromegalie *f*
акромелалгия *f* Akromelalgie *f*
акромеланоз *m* Akromelanose *f*
акромикрия *f*, **врождённая** angeborene Akromikrie *f*
акроостеолиз *m* Akroosteolyse *f*
акропарестезия *f* Akroparästhesie *f*
акросклероз *m* Akrosklerose *f*
акротрофоневроз *m* Akrotrophoneurose *f*
акрофобия *f* Akrophobie *f* (*krankhafte Angst vor der Höhe*)
акроцианоз *m* Akrozyanose *f*
аксантопсия *f* Gelbblindheit *f*
аксон *m* Axon *n*, Achsenzylinder *m*
аксон-рефлекс *m* Axon-Reflex *m*
акт *m*:
~ **жевания** Kauakt *m*
~, **констатационный** Bestätigungsakte *f*
~ **о несчастном случае** Unfallakte *f*, Notfallakte *f*
~, **половой** Geschlechtsakt *m*, Beischlaf *m*, Begattung *f*, Kohabitation *f*, Koitus *m*
~, **родовой** Geburtsakt *m*
актив *m*, **санитарный** Hygieneaktiv *n*
активатор *m* **1.** Aktivator *m*, Aktivierungsmittel *n* **2.** *Gen.* Derepressor *m*
~ **вирусов** Virenaktivator *m*
~, **ортодонтический** Aktivator *m*
~, **пружинный бюгельный** *Stom.* Federbügelaktivator *m*
~ **роста** Wachstumsaktivator *m*
~ **фибринокиназы [фибринолиза]** Fibrinokinaseaktivator *m*, Fibrinolyseaktivator *m*
~ **энзимов** Enzymaktivator *m*
активация *f* Aktivierung *f*, Aktivieren *n*
~, **желудочковая** Kammeraktivierung *f*
~ **клеточных энзимов** Zellenzymaktivierung *f*
~ **комплемента** Komplementaktivierung *f*
~ **энзимов** Enzymaktivierung *f*
активирование *n s.* **активация**
активность *f* Aktivität *f*; Wirksamkeit *f*
~, **антигенная** Antigenaktivität *f*
~, **витаминная** Vitaminwirksamkeit *f*
~, **двигательная** Bewegungsaktivität *f*, motorische Aktivität *f*
~, **иммунологическая** immunologische Aktivität *f*
~ **источника излучения** Aktivität *f* der Strahlungsquelle
~ **лекарственного вещества** Arzneimittelaktivität *f*
~, **мутагенная** Mutagenitätsfähigkeit *f*
~, **низкая двигательная** Bewegungsarmut *f*
~, **оптическая** optische Aktivität *f*
~, **поверхностная** Oberflächenaktivität *f*

~, постгепаринолиполити́ческая postheparinlipolytische Aktivität *f*
~, психи́ческая psychische Aktivität *f*
~ радиоакти́вного веществá Aktivität *f* eines radioaktiven Stoffes
~, фагоцитáрная Phagozytoseaktivität *f*
~ ферме́нта Fermentaktivität *f*, Enzymaktivität *f*
~ ферме́нта, молекуля́рная molekulare Fermentaktivität *f*
~ ферме́нта, уде́льная spezifische Fermentaktivität *f*
~, физи́ческая körperliche [physische] Aktivität *f*
~, физи́ческая недостáточная Bewegungsmangel *m*
~, центроме́рная *Gen.* Zentromäraktivität *f*
~, электри́ческая elektrische Aktivität *f*
акти́вный aktiv
акти́н *m* Aktin *n*
актинобациллёз *m* Aktinobazillose *f*, Pseudoaktinomykose *f*
актинографи́я *f* Aktinographie *f*
актинодерматóз *m* Photodermatose *f*, Aktinodermatose *f*
актинометри́я *f* Aktinometrie *f*, Strahlungsmessung *f*
актиномикóз *m* Aktinomykose *f*, Strahlenpilzerkrankung *f*
~ кóжи Hautaktinomykose *f*, Strahlenpilzerkrankung *f* der Haut
~ лёгких Lungenaktinomykose *f*
~ языкá Zungenaktinomykose *f*
актиномикóма *f* Aktinomykom *n*
актиномице́ты *m pl* Strahlenpilze *m pl*, Aktinomyzeten *m pl*
актинотерапи́я *f* Aktinotherapie *f*, Lichtstrahlentherapie *f*
актомиози́н *m* Aktomyosin *n*
акузалги́я *f* schmerzhafte Gehör(s)empfindung *f*
акуметри́я *f* Hörschärfemessung *f*, Akumetrie *f*, Hörprüfung *f*
акупункту́ра *f* Akupunktur *f*; Nadelung *f*, Nadelstechen *n*
~, аурикуля́рная Ohrakupunktur *f*, Aurikuloakupunktur *f*
~, корпорáльная Körperakupunktur *f*
~, краниáльная Schädelakupunktur *f*, Kranioakupunktur *f*
акусти́ческий akustisch
акутрáвма *f* Schalltrauma *n*, Lärmtrauma *n*
акуше́рка *f* Hebamme *f*, Geburtshelferin *f*
акуше́рство *n* Geburtshilfe *f*
акцелерáция *f* Akzeleration *f*, Entwicklungsbeschleunigung *f*
~ возрастнóго разви́тия Akzeleration *f* der Altersentwicklung
~, психи́ческая psychische Akzeleration *f*
~ рóста и разви́тия Akzeleration *f*
~ физи́ческих и психи́ческих фу́нкций psychophysiche Akzeleration *f*
~ физи́ческого разви́тия somatische Akzeleration *f*
~ функционáльного разви́тия Akzeleration *f* der funktionellen Reifung
акцелери́н *m* Akzelerin *n*, Serum-Akzeleratorglobulin *n*
акцелеротрáвма *f* Beschleunigungstrauma *n*
алали́я *f* Alalie *f*, Sprechunfähigkeit *f*, Wortstummheit *f*
~, мотóрная motorische Alalie *f*
~, сенсóрная sensorische Alalie *f*
алани́н *m* Alanin *n*, α-Aminopropionsäure *f*
аластри́м *m* Alastrim *n*, weiße Pocken *f pl*, Milchpocken *f pl*, Kaffernpocken *f pl*, Samoapocken *f pl*
алгези́метр *m* **1.** Algesimeter *n*, Algometer *n*, Sensibilitätsprüfer *m* **2.** *Ophth.* Algesimeter *n*, Asthesiometer *n*
алги́д *m* Algid *n*
~, маляри́йный schwerste fieberfreie Malariaform *f*
~, холе́рный Cholera-Algid *n*
алейки́я *f* Aleukie *f*
~, алиментáрно-токси́ческая alimentäre toxische Leukopenie *f*, alimentär-toxische Aleukie *f*, «septische Angina» *f*
~, злокáчественная геморраги́ческая maligne hämorrhagische Aleukie *f*
алекси́я *f* Alexie *f*, Leseunfähigkeit *f*
~, вербáльная verbale Alexie *f*
~, литерáльная literale Alexie *f*
алимфоцитóз *m* Alymphozytose *f*, Lymphozytenmangel *m*, Lymphozytenschwund *m*
алкалóз *m* Alkalose *f*
~, выдели́тельный Ausscheidungsalkalose *f*, Eliminationsalkalose *f*
~, компенси́рованный kompensierte Alkalose *f*
~, метаболи́ческий metabolische Alkalose *f*
~, некомпенси́рованный unkompensierte Alkalose *f*
~, обме́нный metabolische Alkalose *f*
~, респиратóрный respiratorische Alkalose *f*
~, экзоге́нный exogene Alkalose *f*
алкалóид *m* Alkaloid *n*
~, стерóидный Steroidalkaloid *n*
~, чи́стый Reinalkaloid *n*
алкаптонури́я *f* Alkaptonurie *f*
алке́ны *m pl* Alkene *n pl*, Alkylene *n pl*; Olefine *n pl*
алкоголизáция *f* Alkoholisierung *f*
алкоголи́зм *m* Alkoholismus *m*, (chronische) Trunksucht *f*
аллантиáзис *m* Allantiasis *f*, Botulismus *m*
аллантóис *m* Allantois *f*
алле́ли *pl* Allele *n pl*, Anlagepaarlinge *m pl*
~ ди́кого ти́па *s.* **алле́ли, нормáльные**
~, доминáнтные Dominantallele *n pl*
~, иденти́чные identische Allele *n pl*
~, летáльные Letalallele *n pl*
~, мнóжественные multiple Allele *n pl*
~, молчáщие [немы́е] Stummallele *n pl*
~, нестаби́льные instabile Allele *n pl*
~, нормáльные Normallele *n pl*
~, потенциáльные Potenzallele *n pl*
~, рецесси́вные rezessive Allele *n pl*
аллели́зм *m*, мнóжественный multiple Allelie *f*
аллеломорфи́зм *m*, ступе́нчатый stufenweiser

Allelomorphismus *m*, Treppenallelomorphismus *m*

аллелоти́п *m* Allelotyp *m*

аллерге́н *m* Allergen *n*

~, **гла́вный** Leitallergen *n*, Hauptallergen *n*

~, **диагности́ческий** diagnostisches Allergen *n*, allergelogisches Diagnostikum *n*

~, **ингаляцио́нный** Inhalationsallergen *n*

~, **пищево́й** allergisch wirkende Nahrungsmittel *pl*, Nahrungsmittelallergen *n*

~, **профессиона́льный** Berufsallergen *n*

~, **пылево́й** Stauballergen *n*

~, **пыльцево́й** Pollenallergen *n*

~, **экзоге́нный** Fremdallergen *n*

~, **эндоге́нный** Autoallergen *n*, endogenes [körpereigenes] Allergen *n*

аллерги́я *f* Allergie *f*

~, **бактериа́льная** bakterielle Allergie *f*

~, **гельминто́зная** Helminthenallergie *f*

~, **грибко́вая** Pilzallergie *f*

~ **заме́дленного ти́па** Allergie *f* von verzögertem Typ

~, **ингаляцио́нная** Inhalationsallergie *f*

~ **к коро́вьему молоку́** Kuhmilchallergie *f*

~, **конта́ктная** Kontaktallergie *f*, Kontaktüberempfindlichkeit *f*

~ **к пчели́ному я́ду** Bienengiftallergie *f*

~ **к уку́сам насеко́мых** Insektenstichallergie *f*

~, **лате́нтная** latente Allergie *f*

~, **лека́рственная** Arznei(mittel)allergie *f*, Medikamentenallergie *f*

~, **микро́бная** Mikrob(en)allergie *f*

~ **неме́дленного ти́па** Soforttypallergie *f*

~, **неспецифи́ческая** unspezifische Allergie *f*

~, **пасси́вная** passive Allergie *f*

~, **перекрёстная** Kreuzallergie *f*

~, **пищева́я** Lebensmittelallergie *f*, Ingestionsallergie *f*, Nahrungsmittelallergie *f*, Nutritivallergie *f*

~, **профессиона́льная** Berufsallergie *f*

~, **пыльцева́я** Pollenallergie *f*

~, **холодо́вая** Kälteallergie *f*

аллергодиагно́стика *f* Allergodiagnostik *f*, allergologische Diagnostik *f*

аллерго́з *m* Allergose *f*, allergische Krankheit *f*

аллерголо́гия *f* Allergologie *f*

аллоартропла́стика *f* Alloarthroplastik *f*

аллодиплоиди́я *f* Allodiploidie *f*

алломиелотрансплantáция *f* Allomyelotransplantation *f*

аллопа́тия *f* Allopathie *f*

аллопла́стика *f* Alloplastik *f*, Homoplastik *f*

аллополиплоиди́я *f* Allopolyploidie *f*

аллоритми́я *f* Allorhythmie *f*, allorhythmische Extrasystolie *f*

аллосо́ма *f* Allosom *n*, Geschlechtschromosom *n*

аллостери́ческий allosterisch

аллотипи́я *f* Allotypie *f*

аллотопи́я *f* Allotopie *f*, Dystopie *f*

аллотрансплantáт *m* Allotransplantat *n*, Homotransplantat *n*

алопеци́я *f* Alopezie *f*, Alopecia *f*, Psilosis *f*, Haarmangel *m*

~, **андрогенети́ческая** androgenetische Alopezie *f*

~, **атрофи́ческая** atrophische Alopezie *f*

~, **врождённая** angeborene Alopezie *f*

~, **гнёздная** kreisförmige Alopezie *f*

~, **гнёздная стригу́щая** scheibenförmiger Haarausfall *m*

~, **гренла́ндская** Pferdeschwanzalopezie *f*

~, **климактери́ческая** klimakterische Alopezie *f*

~, **необрати́мая** irreversible Alopezie *f*

~, **обрати́мая** reversible Alopezie *f*

~, **ограни́ченная** umschriebene Alopezie *f*

~, **пресени́льная** vorzeitiger Haarschwund *m*, Geheimratswinkel *m*

~, **приобретённая** erworbene Alopezie *f*

~, **рубцо́вая** Pseudopelade *f*

~, **сени́льная** Altershaarausfall *m*

~, **симптомати́ческая** symptomatischer Haarausfall *m*

~, **токси́ческая** toxische Alopezie *f*

~, **тота́льная** totale Alopezie *f*

~, **травмати́ческая** traumatische Alopezie *f*

~, **эпили́новая** Epilationshaarausfall *m*

ало́э *m* Aloe *f*

алте́й *m* Althee *f*, Eibisch *m*

алфави́т *m* **для слепы́х** Blindenschrift *f*

альбино́с *m* Albino *m*

альбугинеотоми́я *f* Albugineotomie *f*, Orchotomie *f*

альбугини́т *m* Albuginitis *f*

альбуми́н *m* Albumin *n*

~, **концентри́рованный** Albuminkonzentrat *n*

~, **кристалли́ческий** Kristallalbumin *n*

~, **мы́шечный** Myoalbumin *n*, Muskelalbumin *n*

~, **пла́зменный** [**сы́вороточный**] Serumalbumin *n*

~, **яи́чный** Eiweiß *n*, Eialbumin *n*, Ovalalbumin *n*

альбумино́лиз *m* Albuminolyse *f*, Albuminzerfall *m*

альбумино́метр *m* Albuminometer *n*

альбуминури́я *f* Albuminurie *f*, Proteinurie *f*

~ **бере́менных** Schwangerschaftsalbuminurie *f*

~, **гипостати́ческая** [**засто́йная**] Stauungsalbuminurie *f*

~, **и́стинная** echte Albuminurie *f*

~, **лихора́дочная** febrile Albuminurie *f*

~, **ло́жная** Pseudoalbuminurie *f*, falsche Albuminurie *f*

~, **лордоти́ческая** lordotische Albuminurie *f*

~, **ма́ршевая** Marschalbuminurie *f*

~, **ортостати́ческая** Haltungsalbuminurie *f*, orthostatische Albuminurie *f*

~, **ортостати́ческая ю́ношеская** juvenile orthostatische Albuminurie *f*, Adoleszentenalbuminurie *f*

~, **пароксизма́льная** paroxysmale Albuminurie *f*

~, **перемежа́ющаяся** intermittierende Albuminurie *f*

~, **пищева́я** Nahrungsalbuminurie *f*

~, **подагри́ческая** Gichtalbuminurie *f*

~, **постоя́нная** konstante Albuminurie *f*

~, **по́чечная** renale Albuminurie *f*

~, **профессиона́льная** Berufsalbuminurie *f*

~, **рецидиви́рующая** rezidivierende Albuminurie *f*

~, **серде́чная** kardiale Albuminurie *f*

~, **физиологи́ческая** physiologische Albuminurie *f*

~, **холодо́вая** Kältealbuminurie *f*

~, ю́ношеская juvenile Albuminurie *f*, Adoleszentenalbuminurie *f*
альбумозури́я *f* Albumosurie *f*
альвеоко́кк *m* Alveokokkus *m*
альвео́ла *f* Alveole *f*
~ **зу́ба** Zahnfach *n*, Alveole *f*, Zahnalveole *f*
~ **лёгкого** Lungenalveole *f*, Lungenbläschen *n*
альвеоли́т *m* Alveolitis *f*, Alveolenentzündung *f*
~, **аллерги́ческий** allergische Alveolitis *f*, Vogelhalterlunge *f*
~, **склерози́рующий** sklerosierende Alveolitis *f*
~, **фибрози́рующий** fibrosierende Alveolitis *f*
~, **экзоге́нный аллерги́ческий** exogenallergische Alveolitis *f*, Farmerlunge *f*
альвеолобронхи́т *m* Alveolobronchitis *f*
альвеолотоми́я *f* Alveolotomie *f*
альвеолэктоми́я *f* Alveolektomie *f*
альвеоля́рный alveolär
альгодисменоре́я *f* Algodysmenorrhoe *f*
альгодистрофи́я *f* Algodystrophie *f*
альгоменоре́я *f* Algomenorrhoe *f*
альдостеро́ма *f* Aldosterom *n*
альдостеро́н *m* Aldosteron *n*
альдостерони́зм *m* Aldosteronismus *m*
альтера́ция *f* Alteration *f*
~, **втори́чная** sekundäre Alteration *f*
~, **клéточная** Zellalteration *f*
~, **перви́чная** primäre Alteration *f*
~, **тканева́я** Gewebsalteration *f*
альти́метр *m* Höhenmesser *m*, Höhenmeßgerät *n*
альт-туберкули́н *m* **Ко́ха** Koch-Alttuberkulin *n*
а́льфа-адреноблока́торы *m pl* Alpha-Adrenoblocker *m pl*
а́льфа-ви́русы *m pl* α-Viren *n pl*
а́льфа-излуча́тель *m* Alphastrahler *m*
а́льфа-излуче́ние *n* Alphastrahlung *f*, Alphastrahlen *m pl*
а́льфа-ингиби́тор *m* α-Inhibitor *m*, thermostabiler Inhibitor *m*
а́льфа-клéтка *f* Alpha-Zelle *f*
а́льфа-лизи́н *m* Alpha-Lysin *n*, Komplement *n*, Alexin *n*
а́льфа-миело́ма *f* Alpha-Myelon *n*
а́льфа-рецéпторы *m pl* Alpharezeptoren *m pl*
а́льфа-терапи́я *f* Alpha-Therapie *f*
~, **аппликацио́нная** Alpha-Strahlenapplikation *f*, Alpha-Strahleneinwirkung *f*
~, **о́бщая** allgemeine Alpha-Strahlentherapie *f*, Ganzkörper-Alpha-Strahlentherapie *f*
а́льфа-фетопротеи́н *m* Alpha-Fetoprotein *n*, embryonales Serumglobulin *n*
амавро́з *m* Amaurose *f*, völlige Blindheit *f*, Schwarzblindheit *f*
~, **истери́ческий** hysterische Amaurose *f*
~ **при отравле́нии свинцо́м** Bleiamaurose *f*
~, **уреми́ческий** urämische Amaurose *f*
амальга́ма *f* Amalgam *n*
~, **ме́дная** Kupferamalgam *n*
~, **сере́бряная** Silberamalgam *n*
амальгамосмеси́тель *m* Amalgammischer *m*
амариллёз *m* Amarillose *f*, Gelbfieber *n*
аматофоби́я *f* Amatophobie *f* (*krankhafte Angst vor dem Staub*)
амбивале́нтность *f* Ambivalenz *f*
амбитенде́нтность *f* Ambitendenz *f*
амблиопи́я *f* Amblyopie *f*, Schwachsichtigkeit *f*, Sehschwäche *f*
~, **анизометропи́ческая** Amblyopie *f* bei Anisometropie
~ **высо́кой сте́пени** hochgradige [schwere] Amblyopie *f*
~, **истери́ческая** hysterische Amblyopie *f*
~, **никоти́новая** Tabakamblyopie *f*
~ **сла́бой сте́пени** geringgradige Amblyopie *f*
~, **цветова́я** Farbenamblyopie *f*
амбоце́птор *m* Ambozeptor *m*
амбулато́рия *f* Ambulatorium *n*, Ambulanz *f*
~, **войскова́я** Armeeambulatorium *n*
~, **враче́бная** ärztlich besetztes Ambulatorium *n*
~, **городска́я** Stadtambulatorium *n*
~, **корабе́льная** Schiffambulanz *f*
~, **передвижна́я** mobiles [bewegliches] Ambulatorium *n*
~, **се́льская** ländliches Ambulatorium *n*
~, **участко́вая** Bereichsambulatorium *n*
амбулато́рия-апте́ка *f* Ambulatorium-Apotheke *f*
амбушю́р *m* **микрофо́на слухово́го аппара́та** Einsprechöffnung *f*
амёба *f* Amöbe *f*
~, **дизентери́йная** Ruhramöbe *f*
~, **непатоге́нная** Jodamöbe *f*, Endolimax *f*
амёбиа́з *m* Amöbiase *f*, Amöbenruhr *f*
~ **ко́жи** *amoebiasis cutis*
амёбоноси́тель *m* Amöbenträger *m*
амегакариоцито́з *m* Amegakaryozytie *f*
амелобла́ст *m* Ameloblast *m*, Schmelzbildner *m*
аменоре́я Amenorrhoe
~ **бере́менных** Schwangerschaftsamenorrhoe *f*
~, **кортика́льная** kortikale Amenorrhoe *f*
~, **лактацио́нная** Laktationsamenorrhoe *f*, Stillungsamenorrhoe *f*
~, **ло́жная** falsche Amenorrhoe *f*, Kryptomenorrhoe *f*
~, **лучева́я** radiogene [strahleninduzierte] Amenorrhoe *f*
~, **ма́точная** uterine Amenorrhoe *f*
~, **перемежа́ющаяся** intermittierende Amenorrhoe *f*
~, **психоге́нная** psychogene Amenorrhoe *f*
~, **физиологи́ческая** physiologische Amenorrhoe *f*
~, **экстрагенита́льная** extragenitale Amenorrhoe *f*
~, **яи́чниковая** ovarielle Amenorrhoe *f*
аме́нция *f* amentielles Syndrom *n*, Amentia *f*
аметропи́я *f* Ametropie *f*, Fehlsichtigkeit *f*
~, **осева́я** Achsenametropie *f*, Längenametropie *f*
~, **рефракцио́нная** Brechungsametropie *f*, Systemametropie *f*
амикробио́з *m* **кише́чника** Darmkeimfreiheit *f*
амила́за *f* Amylase *f*, Diastase *f*
~ **слюны́** Speichelamylase *f*, Ptyalin *n*
амило́ид *m* Amyloid *n*
амилоидо́з *m* Amyloidose *f*
~, **ангиопати́ческий** angiopathische Amyloidose *f*
~, **втори́чный** sekundäre Amyloidose *f*
~, **генерализо́ванный** *s.* **амилоидо́з, о́бщий**
~, **генуи́нный** primäre [genuine] Amyloidose *f*
~ **горта́ни** Kehlkopfamyloidose *f*, Larynxamyloidose *f*

~, идиопати́ческий idiopathische Amyloidose *f*
~ ко́жи Hautamyloidose *f*
~ ко́жи, ограни́ченный lokalisierte Hautamyloidose *f*
~, ко́жно-сли́зистый изоли́рованный isolierte Haut-Schleimhautamyloidose *f*
~ лёгких Lungenamyloidose *f*
~, ме́стный *s.* амилоидо́з, очаго́вый
~ миока́рда Myokardamyloidose *f*
~ мо́зга Gehirnamyloidose *f*, Hirnamyloidose *f*
~ мочево́го пузыря́ Harnblasenamyloidose *f*, Blasenamyloidose *f*
~, насле́дственный hereditäre [erbliche] Amyloidose *f*
~, о́бщий allgemeine [generalisierte] Amyloidose *f*
~, опухолеви́дный tumorartige [tumorförmige] Amyloidose *f*, Amyloidtumor *m*
~, очаго́вый örtliche [lokale] Amyloidose *f*, Herdamyloidose *f*
~, перви́чный *s.* амилоидо́з, генуи́нный
~, периколлаге́новый perikollagene [adventitielle] Amyloidose *f*
~ пе́чени Leberamyloidose *f*
~ по́чек Nierenamyloidose *f*, renale Amyloidose *f*
~, приобретённый *s.* амилоидо́з, втори́чный
~, респирато́рный Amyloidose *f* der Luftwege [der Atmungsorgane]
~, сени́льный senile Amyloidose *f*
~ се́рдца Herzamyloidose *f*
~, систе́мный Systemamyloidose *f*
~ хруста́лика Linsenamyloidose *f*
амилоидокла́ст *m* Amyloidoklast *m*
амилоре́я *f* Amylorrhoe *f*
амими́я *f* Amimie *f*, Mimikarmut *f*
амина́за *f* Aminase *f*
амини́рование *n* Aminierung *f*
аминоазосоедине́ния *n pl*, онкоге́нные onkogene Aminoazoverbindungen *f pl*
аминоазо́т *m* Aminostickstoff *m*
аминоацидеми́я *f* Aminoazidämie *f*
аминоацидури́я *f* Aminoazidurie *f*
~, аргини́н-янта́рная Arginin-Bernsteinsäure-Aminoazidurie *f*
~, насле́дственная hereditäre Aminoazidurie *f*
~, перегру́зочная Überlauf-Aminoazidurie *f*
~, по́чечная renale Aminoazidurie *f*
аминогру́ппа *f* Aminogruppe *f*
аминокислота́ *f* Aminosäure *f*
~, аромати́ческая aromatische Aminosäure *f*
~, ацикли́ческая azyklische Aminosäure *f*
~, замени́мая nichtessentielle [synthesierbare] Aminosäure *f*
~, кетоге́нная ketoplastische Aminosäure *f*
~, лимити́рующая limitierende Aminosäure *f*
~, монокарбо́новая Monoaminmonokarbonsäure *f*
~, незамени́мая essentielle Aminosäure *f*
~, серосодержа́щая schwefelhaltige Aminosäure *f*
аминоксида́за *f* Aminooxydase *f*, Aminsäureoxydase *f*
аминометанамиди́н *m* Guanidin *m*
аминомочеви́на *f* Semikarbazid *n*, Aminoharnstoff *m*
аминосахара́ *m pl* Aminozucker *m pl*
аминотрансфера́зы *f pl* Amino(trans)ferasen *f pl*, Transaminasen *f pl*
ами́ны *m pl* Amine *n pl*
~, биоге́нные biogene Amine *n pl*
~, онкоге́нные onkogene Amine *n pl*
амиотрофи́я *f* Amyotrophie *f*, Myatrophie *f*, Muskelatrophie *f*
~, насле́дственная невра́льная neurale progressive Muskelatrophie *f*
~, насле́дственная спина́льная spinale progressive Muskelatrophie *f*
амито́з *m* Amitose *f*
аммиа́к *m* Ammoniak *n*
аммо́ний *m* Ammonium *n*
амне́зия *f* Amnesie *f*, Gedächtnisverlust *m*, Erinnerungsverlust *m*, Erinnerungslosigkeit *f*
~, антеrogра́дная anterograde Amnesie *f*
~, верба́льная Worttaubheit *f*, verbale Amnesie *f*
~, кратковре́менная Erinnerungslücke *f*, vorübergehende Amnesie *f*
~, лакуна́рная Lückenamnesie *f*
~, постгипноти́ческая posthypnotische Amnesie *f*
~, прогресси́рующая progressive Amnesie *f*
~, ретрогра́дная retrograde Amnesie *f*
а́мнион *m* Amnion *n*, Wasserhülle *f*
амниони́т *m* Amnionitis *f*
амниопла́стика *f* Amnioplastik *f*
амниоско́п *m* Amnioskop *n*
~ с волоко́нным светово́дом Amnioskop *n* mit Faserlichtleiter
амниоскопи́я *f* Amnioskopie *f*
амниотоми́я *f* Amniotomie *f*
амниоценте́з *m* Amniozentese *f*
~, влага́лищный vaginale Amniozentese *f*
~, трансабдомина́льный transabdominale Amniozentese *f*
~, трансцервика́льный transzervikale Amniozentese *f*
а́мок *m* Amok *n*, Amoklaufen *n*
ампелотерапи́я *f* Ampelotherapie *f*, Traubenkur *f*
амплипульстерапи́я *f* Amplipulstherapie *f*, Behandlung *f* mit dem Amplipuls-Therapiegerät
амплипульсэлектрофоре́з *m* Elektrophorese *f* mit dem Amplipuls-Therapiegerät
амплиту́да *f* Amplitude *f*, Ausschlagsbreite *f*
~ движе́ний Bewegungsamplitude *f*, Bewegungsbreite *f*
~ кровяно́го давле́ния Blutdruckamplitude *f*
~ рефле́кса Reflexamplitude *f*
~ фу́зии Fusionsbreite *f*
амплифика́ция *f* ге́нов Genamplifikation *f*
а́мпула *f* 1. Ampulle *f* 2. Ampulle *f* (*Erweiterung eines röhrenförmigen Hohlorgans*)
~, ко́стная knöcherne Ampulle *f*
~ прямо́й кишки́ Ampullenteil *m* des Mastdarmes
ампули́т *m* Ampullitis *f*, Samenleiterampullenentzündung *f*
ампута́ция *f* Amputation *f*, Abnahme *f*, Absetzung *f*, Abtragung *f*, Ablatio *f*
~, амниоти́ческая amniogene Amputation *f*
~ бедра́ Oberschenkelamputation *f*
~, гильоти́нная Guillotineamputation *f*
~ коне́чности Extremität(glied)amputation *f*,

Gliedmaßenabtragung *f*, Gliedmaßenabsetzung *f*
~, **костно-пластическая** osteoplastische Amputation *f*
~, **круговая** zirkuläre Amputation *f*
~, **лоскутная** Lappenamputation *f*
~ **матки, надвлагалищная** supravaginale Uterusamputation *f*
~ **молочной железы** Mammaamputation *f*, Brustdrüsenabtragung *f*
~ **ноги** Beinamputation *f*
~ **пальца ноги** Zehenamputation *f*
~ **пальца руки** Fingeramputation *f*
~, **патологическая** pathologische Amputation *f*, Selbstamputation *f*
~, **первичная** Primäramputation *f*, primäre Amputation *f*
~ **Пирогова** Pirogow-Amputation *f (des Unterbeins)*
~, **повторная** Reamputation *f*, Nachamputation *f*
~, **поднакостничная** subperiostale Amputation *f*
~ **пульпы** Pulpaamputation *f*
~, **ранняя** Frühamputation *f*
~ **руки** Armamputation *f*
~, **спонтанная** Spontanamputation *f*
~, **травматическая** traumatische Amputation *f*
~ **языка** Zungenamputation *f*, Zungenresektion *f*
ампутировать amputieren, abtragen, abnehmen
амфиартроз *m* Amphiarthrose *f*, Wackelgelenk *n*
амфибивалент *m* Amphibivalent *n*
амфицит *m* Amphizyt *m*, Trabantzelle *f*, Satellitzelle *f*
амфодонт m Desmodont *n*, Wurzelhaut *f* der Zähne, Peridont *n*
амфолит *m* Ampholyt *m*, amphoterer Elektrolyt *m*
анаболизм *m* Anabolismus *m*, Anbauvorgang *m*, Anbaustoffwechsel *m*
анаболики *m pl* Anabolika *n pl*, anabolische [assimilationsfördernde] Mittel *n pl*
анавакцина *f* Anavakzine *f*
анагормон *m* Anahormon *n*
анакрота *f* Anakrotie *f (der erste Gipfel der Pulskurve)*
анактиноз *m* Anaktinose *f*, UV-Strahlen-Mangelkrankheit *f*
анакузия *f* Anakusis *f*, Taubheit *f*
аналгезия *f* Analgesie *f*, Analgie *f*, Schmerzlosigkeit *f*
~, **акупунктурная** Akupunktur-Analgesie *f*
~, **психогенная** psychogene Analgesie *f*
~, **табетическая** tabische Analgesie *f*
~ **электроиглоукалыванием** Elektroakupunktur-Analgesie *f*
аналептики *m pl* Analeptika *n pl*, analeptische Mittel *n pl*, Exzitantien *n pl*, Weckmittel *n pl*
анализ *m* Analyse *f*
~, **вариационный** Varianzanalyse *f*
~ **воды, санитарный** hygienische Wasseruntersuchung *f*
~ **выдыхаемого воздуха** Exhalationsanalyse *f*
~, **газовый** Gasanalyse *f*
~, **генетический** Erbanalyse *f*, genetische Analyse *f*
~, **геномный** Genomanalyse *f*
~, **гибридологический** Bastardanalyse *f*
~, **гравиметрический** gravimetrische Analyse *f*, Gewichtsanalyse *f*, Gravimetrie *f*
~ **демографических процессов** Analyse *f* der Bevölkerungsentwicklung
~, **дискриминантный** Diskriminanzanalyse *f*
~, **дисперсионный** Dispersionsanalyse *f*
~ **дыхательной смеси** Atemgasanalyse *f*
~ **здравоохранения, проблемный** Problemanalyse *f* des Gesundheitswesens
~ **здравоохранения, стоимостной** Kosten-Resultate-Analyse *f* des Gesundheitswesens, Aufwand-Leistung-Analyse *f* des Gesundheitswesens
~, **качественный** qualitative Analyse *f*
~, **клональный** Klonanalyse *f*
~, **количественный** quantitative Analyse *f*
~, **колориметрический** kolorimetrische Analyse *f*
~, **корреляционный** Korrelationsanalyse *f*
~, **люминесцентный** Lumineszenzanalyse *f*
~, **медико-социологический** medizinisch-soziologische Analyse *f*
~, **микрохимический** Mikrochemieanalyse *f*
~ **мочи** Harnprüfung *f*, Harnanalyse *f*, Urinanalyse *f*
~, **мутационный** Mutationsanalyse *f*
~, **объёмный** Volumetrie *f*
~, **органолептический** Sinnesprobe *f*
~ **причин смертности** Todesursachenanalyse *f*
~ **результатов** Ergebnisanalyse *f*
~, **рекомбинационный** Rekombinationsanalyse *f*
~, **рентгеноструктурный** Röntgenstrukturanalyse *f*
~ **родители — потомки** Eltern-Nachkommen-Analyse *f*
~, **санитарно-бактериологический** sanitärbakteriologische Analyse *f*
~, **сегрегационный** Segregationsanalyse *f*
~, **седиментационный** [**седиментометрический**] Fällungsanalyse *f*, Sedimentationsanalyse *f*
~, **семейный** Familienuntersuchung *f*
~, **сибсовый** Geschwisteranalyse *f*
~, **скиалогический** skialogische Analyse *f*
~ **с осаждением** Fällungsanalyse *f*
~, **спектральный** Spektralanalyse *f*, Spektroskopie *f*
~, **спектральный эмиссионный** Emissionsspektrumanalyse *f*, Emissionsspektroskopie *f*
~, **статистический** statistische Analyse *f*
~, **титриметрический** Titrieranalyse *f*
~, **факториальный** Faktorenanalyse *f*
~, **фотометрический** Photometrie *f*
~, **хроматографический** Chromatographie *f*
~, **хромосомный** Chromosomenanalyse *f*
~, **частотный** Frequenzanalyse *f*
~, **экзистенциальный** Daseinsanalyse *f*
анализатор *m* Analysator *m*
~, **амплитудный** Impulshöhenanalyse *f*
~, **болевой** Schmerz-Analysator *m*
~, **вестибулярный** Vestibular-Analysator *m*
~, **висцеральный** Viszeral-Analysator *m*
~, **вкусовой** Geschmacksanalysator *m*
~ **газов крови** Blutgasanalysegerät *n*

~, двигательный motorischer Analysator *m*
~, звуковой akustischer Analysator *m*, Ohr-Analysator *m*
~, зрительный Sehapparat *m*
~, корковый kortikales Projektionsfeld *n*
~, обонятельный Geruchsanalysator *m*
~, проприоцептивный propriozeptiver Analysator *m*
~ спектра шума, узкополосный Schmalbandanalysator *m*
~, тактильный taktiler Analysator *m*
~, тепловой Wärme-Analysator *m*
~ энзимов Enzymanalysator *m*
~ ЭЭГ Gehirnwellenanalysator *m*
анальбуминемия *f* Analbuminämie *f*
анальгетики *m pl* Analgetika *n pl*, schmerzstillende Mittel *n pl*
анамнез *m* Anamnese *f*
~, акушерский geburtshilfliche Anamnese *f*
~, аллергологический allergologische Anamnese *f*
~ болезни Krankheitsgeschichte *f*, *anamnesis morbi*
~ жизни Lebensgeschichte *f*, *anamnesis vitae*
~, климатический Klimaanamnese *f*, Meteoanamnese *f*
~, наследственный Vererbungsanamnese *f*
~, профессиональный Berufsanamnese *f*
~, психиатрический psychiatrische Anamnese *f*
~, семейный Familiengeschichte *f*
~, семейный отягощённый familiäre Belastung *f*
~, социальный Sozialanamnese *f*
~, спортивный Sportanamnese *f*
~, фармакологический Arzneimittelgebrauchsgeschichte *f*
~, эпидемиологический epidemiologische Anamnese *f*
анаплазия *f* Anaplasie *f*
анаредупликация *f* Anareduplikation *f*
анасарка *f* Anasarka *f*, Hautwassersucht *f*
анастомоз *m* Zusammenmündung *f*, Anastomose *f*
~, артериальный arterielle Anastomose *f*, Arterienanastomose *f*
~, артериовенозный arteriovenöse Anastomose *f*
~, билиодигестивный Gallen-Darmanastomose *f*
~ «бок в бок» Seit-zu-Seit-Anastomose *f*
~, венозный Venenanastomose *f*
~, желудочно-кишечный Magen-Darm-Anastomose *f*
~, кишечный Darmanastomose *f*
~ «конец в бок» End-zu-Seit-Anastomose *f*, End-Seitanastomose *f*
~ «конец в конец» End-zu-End-Anastomose *f*, End-Endanastomose *f*
~, лимфовенозный lymphovenöse Anastomose *f*
~, обходной Umgeh(ungs)anastomose *f*, Kurzschlußanastomose *f*
~, панкреатодуоденальный Pankreasduodenumanastomose *f*
~, панкреатоеюнальный Pankreasjejunumanastomose *f*
~, портокавальный portokavale Anastomose *f*
анатоксин *m* Anatoxin *n*
~, дифтерийный Diphtherieanatoxin *n*, entgiftetes Diphtherietoxin *n*
~, стафилококковый Staphylokokkenanatoxin *n*
~, столбнячный Tetanusanatoxin *n*, entgiftetes Wundstarrkrampftoxin *n*
анатомия *f* Anatomie *f*
~, микроскопическая mikroskopische Anatomie *f*, Histologie *f*
~, патологическая pathologische Anatomie *f*
~, прикладная angewandte Anatomie *f*
~, рентгенологическая röntgenologische Anatomie *f*
~, сравнительная vergleichende Anatomie *f*
~, топографическая lagebeschreibende [topographische] Anatomie *f*
анафилаксия *f* Anaphylaxie *f*, Überempfindlichkeit *f*
~, кожная Hautanaphylaxie *f*, Hautallergie *f*
~, местная Lokalanaphylaxie *f*
~, пассивная passive Anaphylaxie *f*
~, системная Allgemeinanaphylaxie *f*
анацидурия *f* Anazidure *f*
анашизм *m* Haschischismus *m*
анаэробы *m pl* Anaerobier *m pl*
~, облигатные obligate Anaerobier *m pl*
~, факультативные fakultative Anaerobier *m pl*
ангидроз *m* Schweißlosigkeit *f*
ангиит *m* Angiitis *f*, Gefäßentzündung *f*, Vaskulitis *f*
~, аллергический диссеминированный allergische disseminierte Angiitis *f*, Roskam-Angiitis *f*
~, гигантоклеточно-гранулематозный riesenzellgranulomatöse Angiitis *f*
~, лейкоцитокластический leukozytoklastische Angiitis *f*
~, рассеянный disseminierte Angiitis *f*, verbreitete Gefäßentzündung *f*
~, холодовый Kälteangiitis *f*
ангина *f* Angina *f*, Mandelentzündung *f*
~, агранулоцитарная agranulozytäre Angina *f*
~ боковых валиков Seitenstrangangina *f*
~, герпетическая Herpesangina *f*
~, грибковая Pilzangina *f*
~, дифтерийная Rachendiphtherie *f*
~, злокачественная bösartige Angina *f*
~, катаральная katarrhale Angina *f*
~, лакунарная lakunare Angina *f*
~, некротическая nekrotisierende Angina *f*
~, септическая septische Angina *f*
~, скарлатинозная Scharlachangina *f*
~, флегмонозная phlegmonöse Angina *f*
~, фолликулярная follikuläre Angina *f*
ангинофобия *f* Anginophobie *f* (*krankhafte Angst vor dem Ersticken*)
ангиобластома *f* Angioblastom *n*
ангиоглиома *f* Angiogliom *n*, Angioretikulom *n*
ангиография *f* Angiographie *f*
~, вертебральная Vertebralangiographie *f*
~, газовая Capnoangiographie *f*
~, каротидная Karotisangiographie *f*, Karotidenangiographie *f*
~ сосудов головного мозга zerebrale Angiographie *f*, Enzephaloarteriographie *f*
~, флуоресцентная Fluoreszenzangiographie *f*

ангиодисплази́я *f* Angiodysplasie *f*
ангиолейомио́ма *f* Angioleyomyon *n*
~, **злока́чественная** bösartiges [malignes] Angioleyomyom *n*, Angioleyomyosarkom *n*
~, **причу́дливая** bizarres Angioleyomyom *n*
~, **эпителио́идно-клё́точная** epithelioidzelliges Angioleyomyom *n*
ангиолейомиосарко́ма *f* Angioleyomyosarkom *n*
ангиолипомато́з *m* Angiolipomatose *f*
ангиолипосарко́ма *f* Angioliposarkom *n*
ангиоли́т *m* Gefäßstein *m*
ангиоло́гия *f* Gefäßlehre *f*, Angiologie *f*
ангио́ма *f* Angiom *n*, Gefäßgeschwulst *f*
~, **артериа́льная** arterielles Angiom *n*
~, **артериовено́зная** arterio-venöses Angiom *n*
~, **вено́зная** venöses Angiom *n*
~, **ветви́стая** plexiförmiges Angiom *n*
~, **гиперпласти́ческая** hyperplastisches Angiom *n*
~, **каверно́зная** kavernöses Angiom *n*, Kavernom *n*
~, **капилля́рная** kapillares Angiom *n*
~, **насле́дственная геморраги́ческая** hereditäres hämorrhagisches Angiom *n*
~, **полуша́рная** Hemisphärenhämangiom *n*
~, **почку́ющаяся** Gemmangion *n*
~, **склерози́рующая** sklerosierendes [fibrosierendes] Angiom n
~, **спина́льная** spinales Angiom *n*
ангиомато́з *m* Angiomatose *f*
~, **геморраги́ческий** hämorrhagische Angiomatose *f*
~, **милиа́рный** Miliarangiomatose *f*
~, **ретина́льный** retinale Angiomatose *f*, Hippelsche Erkrankung *f*, Hippel-Lindau-Angiomatose *f*, Netzhautangiomatose *f*
~, **энцефалотригемина́льный** enzephalotrigeminale Angiomatose *f*
ангиомио́ма *f* Angiomyom *n*
ангионевро́з *m* Angioneurose *f*
~, **вибрацио́нный** Angioneurose *f* als Folge der Erschütterungseinwirkung
~, **профессиона́льный** berufsbedingte Angioneurose *f*
~, **холодо́вый** Angioneurose *f* als Folge der dauernden Kälteeinwirkung
ангионевро́ма *f*, **артериа́льная** arterielles Angioneurom *n*; Glomus-Tumor *m*
ангионевромио́ма *f* Angioneuromyom *n*
ангионейрофиброматóз *m* Angioneurofibromatose *f*
ангиопати́я *f* Angiopathie *f*
~, **диабети́ческая** diabetische Angiopathie *f*
ангиоперицито́ма *f* Angioperizytom *n*
ангиопсатиро́з *m* Angiopsathyrose *f*, Gefäßbrüchigkeit *f*
ангиопульмонографи́я *f* Angiopneumographie *f*
~, **избира́тельная** selektive Angiopulmonographie *f*
ангиорафи́я *f* Gefäßnähen *n*
ангиорезисто́метр *m* Gefäßwiderstandsmesser *m*
ангиоретикулё́ма *f* Angioretikulom *n*
~, **кисто́зная** zystisches Angioretikulom *n*
~, **компа́ктная** kompaktes Angioretikulom *n*
ангиоретикулосарко́ма *f* Angioretikulosarkom *n*
ангиосарко́ма *f* Angiosarkom *n*, Hämangiosarkom *n*
ангиосклеро́з *m* Angiosklerose *f*
ангиоското́ма *f* Angioskotom *n*, Gefäßskotom *n*
ангиоспа́зм *m* Gefäßkrampf *m*, Angiospasmus *m*
ангиостронгилоидо́з *m* Angiostrongyloidose *f*
ангиотензи́н *m* Angiotensin *n*, Hypertensin *n*
ангиотензиноге́н *m* Angiotensinogen *n*
ангиотрипси́я *f* Angiotripsie *f*, Gefäßquetschung *f*
ангиотрофоневро́з *m* Angiotrophoneurose *f*
ангиофибролипо́ма *f* Angiofibrolipom *n*
ангиофибро́ма *f* Angiofibrom *n*
~ **носогло́тки** Nasenrachenangiofibrom *n*
~, **ювени́льная** [ю́ношеская] juveniles Angiofibrom *n*
ангиофибросарко́ма *f* Angiofibrosarkom *n*
ангиоцеребрографи́я *f* Angiozerebrographie *f*
ангиоэндотелио́ма *f* Angioendotheliom *n*
ангиэктази́я *f* Angiektasie *f*, Gefäßerweiterung *f*
ангули́т *m* Faulecke *f*
андробласто́ма *f* Androblastom *n*, Arrhenoblastom *n*
~, **тубуля́рная** tubuläres Androblastom *n*
~ **яи́чника** Ovarialandroblastom *n*, Eierstockandroblastom *n*, Eierstockarrhenoblastom *n*
андрогениза́ция *f* Androgenisation *f*, Vermännlichung *f*, Virilisierung *f*
андроге́ны *m pl* Androgene *n pl*
андрогини́я *f* Androgynie *f*
андростеро́ма *f* Androsterom *n*
аневри́зма *f* Aneurysma *n*, Aussackung *f*
~ **ао́рты** Aortenaneurysma *n*
~ **ао́рты, мешкови́дная** sackförmiges Aortenaneurysma *n*
~ **ао́рты, сифилити́ческая** syphylitisches [luisches] Aortenaneurysma *n*
~, **арозио́нная** Arrosionsaneurysma *n*
~, **артериа́льная** Arterialaneurysma *n*
~, **артериовено́зная** arterio-venöses Aneurysma *n*
~, **варико́зная** variköses Aneurysma *n*
~ **вене́чной арте́рии** Kranzarterienaneurysma *n*, Koronararterienaneurysma *n*
~, **вено́зная** venöses Aneurysma *n*
~, **веретенообра́зная** spindelförmiges Aneurysma *n*
~, **ветви́стая** verzweigtes [razemöses] Aneurysma *n*
~ **дуги́ ао́рты** Aortenbogenaneurysma *n*
~ **желу́дочка (се́рдца)** Ventrikelaneurysma *n*, Herzventrikelaneurysma *n*
~, **извита́я** rankenförmiges Aneurysma *n*
~, **и́стинная** echtes Aneurysma *n*
~, **каroти́дно-югуля́рная** karotid-juguläres Aneurysma *n*
~, **ко́стная доброка́чественная** gutartiges Knochenaneurysma *n*, aneurysmatische Knochenzyste *f*
~, **ладьеви́дная** kahnförmiges Aneurysma *n*
~ **лёгочной арте́рии** Lungenarterienaneurysma *n*
~, **ло́жная** falsches Aneurysma *n*
~, **мешкови́дная** sackförmiges Aneurysma *n*
~, **милиа́рная** Miliaraneurysma *n*
~, **ограни́ченная** [**очаго́вая**] zirkumskriptes Aneurysma *n*

~ по́чечной арте́рии Nierenarterienaneurysma *n*
~, предсе́рдная Vorhofaneurysma *n*
~ пупо́чной арте́рии Nabelarterienaneurysma *n*
~, рассла́ивающая *aneurysma dissecans*
~, септи́ческая mykotisches Aneurysma *n*
~ се́рдца Herzwandaneurysma *n*
~ со́нной арте́рии Kopfschlagaderaneurysma *n*
~ сосу́дов головно́го мо́зга zerebrales Aneurysma *n*
~, травмати́ческая traumatisches [posttraumatisches] Aneurysma *n*
~, цилиндри́ческая zylindrisches Aneurysma *n*
~, шарови́дная kugelförmiges Aneurysma *n*

аневризморафи́я *f* Aneurysmorrhaphie *f*

анеми́я *f* Anämie *f*
~, агастра́льная [агастри́ческая] agastrische Anämie *f*
~, алимента́рная nutritive [alimentäre] Anämie *f*
~, анили́новая Anilinanämie *f*
~, анкилосто́мная Bergarbeiteranämie *f*
~, апласти́ческая aplastische Anämie *f*
~, арегенера́торная aregeneratorische [aregenerative] Anämie *f*
~, аутоимму́нная autoimmunhämolytische Anämie *f*
~, ахлоргидри́ческая achlorhydrische Anämie *f*
~, ахрести́ческая achrestische Anämie *f*
~ бере́менных Schwangerschaftsanämie *f*
~ бра́йтиков Bright-Anämie *f*, Anämie *f* der Nierenkranken
~, врождённая сплени́ческая Ecklin-Anämie *f*, *anaemia splenica congenita*
~ всле́дствие заку́порки арте́рии Sperrungsanämie *f*
~, гастроэнтероге́нная gastroenterogene Anämie *f*
~, гемолити́ческая hämolytische Anämie *f*
~, гемолити́ческая акантоцита́рная akanthozytäre hämolytische Anämie *f*
~, гемолити́ческая микросфероцита́рная Kugelzell(en)anämie *f*
~, гемолити́ческая о́страя hämolytische akute Anämie *f*
~, гиперхро́мная hyperchrome Anämie *f*
~, гипопласти́ческая [гипорегенерато́рная] hypoplastische Anäme *f*, Ehrlich-Anämie *f*
~, гипохро́мная hypochrome Anämie *f*
~, гли́стная helminthöse Anämie *f*
~, B_{12}-дефици́тная Vitamin-B_{12}-Mangel-Anämie *f*
~, дизэритропоэти́ческая diserythropoetische Anämie *f*
~, дифиллоботрио́зная Dibotriocephalus-Anämie *f*
~, железодефици́тная Eisenmangelanämie *f*, sideroprive Anämie *f*
~, железорефракте́рная sideroachrestische Anämie *f*
~, злока́чественная *s.* анеми́я, перницио́зная
~, инфекцио́нная Infekt-Anämie *f*
~, компрессио́нная Kompressionsanämie *f*
~, лучева́я Radiationsanämie *f*
~, макроцита́рная makrozytäre Anämie *f*
~, мегалобласти́ческая megaloblastische Anämie *f*
~, мегалоцита́рная megalozytäre Anämie *f*
~, ме́стная örtliche [lokale] Anämie *f*, Ischämie *f*
~, миелотокси́ческая myelotoxische Anämie *f*
~, микросфероцита́рная mikrosphärozytäre Anämie *f*
~, микроцита́рная mikrozytäre Anämic *f*
~, мишеневи́дно-клёточная Schießscheibenzellenanämie *f*, Target-cell-Anämie *f*
~ новорождённых Neugeborenenanämie *f*, neonatale Anämie *f*
~ новорождённых, гемолити́ческая hämolytische Anämie *f* der Neugeborenen
~, нормохро́мная normochrome Anämie *f*
~, обтурацио́нная Obturationsanämie *f*, Sperrungsanämie *f*
~, овалоклёточная [овалоцита́рная] ovalozytäre Anämie *f*
~, остеосклероти́ческая osteosklerotische Anämie *f*, Marmorknochenkrankheit *f*
~, панахрести́ческая panachrestische Anämie *f*
~, парциа́льная partielle Anämie *f*, Teilanämie *f*, Benedetti-Krankheit *f*
~, перницио́зная perniziöse Anämie *f*, Birmer-Anämie *f*, Addison-Birmer-Anämie *f*
~, послеродова́я puerperale Anämie *f*
~, постгеморраги́ческая posthämorrhagische Anämie *f*, Anämie *f* nach einem Blutverlust
~, постинфекцио́нная postinfektiöse Anämie *f*
~, по́чечная renale Anämie *f*
~, примахи́новая Favismus *m*
~, свинцо́вая Bleianämie *f*
~, серпови́дно-клёточная Sichelzell(en)-Anämie *f*, Drepanozyt(en)-Anämie *f*
~, сидероахрести́ческая sideroachrestische Anämie *f*
~, сидеробла́стная sideroblastische Anämie *f*
~, спленоге́нная splenogene Anämie *f*
~, средиземномо́рская Mittelmeeranämie *f*, *thalassaemia major*
~, сфероцита́рная Spherozyt(en)-Anämie *f*, Cooley-Anämie *f*, Kugelzell(en)anämie *f*
~, тиреопри́вная thyreoprive Anämie *f*
~, токси́ческая свинцо́вая Bleianämie *f*
~, эллиптоцита́рная Elliptozytenanämie *f*, Elliptozytose *f*
~, энзимопени́ческая enzymopenische Anämie *f*, Enzymodefizitanämie *f*

анемофоби́я *f* Anemophobie (*krankhafte Angst vor dem Wind*)

анерги́я *f* **1.** *Imm.* Anergie *f* **2.** *Psych.* Anergie *f*, Energielosigkeit *f*

анестезио́лог *m* Anästhesist *m*, Narkosearzt *m*, Narkotiseur *m*

анестези́я *f* Anästhesie *f*, Unempfindlichkeit *f*
~ Вишне́вского Wischnewski-Anästhesie *f*, lokale Anästhesie *f* durch Prokaininfiltration
~, внутриартериа́льная Arterienanästhesie *f*
~, внутриве́нная Venenanästhesie *f*
~, внутрико́стная intraossäre Anästhesie *f*
~, внутрисосу́дистая intravaskuläre [intravasale] Anästhesie *f*
~, инфильтрацио́нная Infiltrationsanästhesie *f*
~, инфраорбита́льная Infraorbitalanästhesie *f*
~, крестцо́вая Sakralanästhesie *f*
~, лепро́зная *anaesthesia leprosa*

~, лечебная therapeutische Anästhesie *f*
~, мандибулярная Mandibularanästhesie *f*
~, ментальная Mentalanästhesie *f*
~, местная Regionalanästhesie *f*
~, местная инфильтрационная Infiltrationsanästhesie *f*
~ охлаждением Kälteanästhesie *f*
~, палатинальная Palatinalanästhesie *f*
~, паравертебральная Paravertebralanästhesie *f*
~, парасакральная Parasakralanästhesie *f*
~, перидуральная Epiduralanästhesie *f*, Periduralanästhesie *f*
~, поверхностная Oberflächenanästhesie *f*
~, проводниковая Leitungsanästhesie *f*
~, психическая psychische Anästhesie *f*
~ пульпы Pulpaanästhesie *f*
~, ретробульбарная retrobulbäre Infiltrationsanästhesie *f*
~ слизистой оболочки Schleimhautanästhesie *f*
~, спинальная [спинномозговая] Spinalanästhesie *f*
~ сплетения Plexusanästhesie *f*
~, торусальная Torusalanästhesie *f*
~ тройничного нерва Trigeminusanästhesie *f*
~, туберальная Tuberalanästhesie *f*
~ чревного нерва Splanchnikusanästhesie *f*
~, экстрадуральная Extraduralanästhesie *f*
~ электрофорезом elektrophoretische Anästhesie *f*
~, эпидуральная Epiduralanästhesie *f*, Periduralanästhesie *f*
анестетики *m pl* Anästhetika *n pl*, anästhesierende Mittel *n pl*
анеуплоидия *f* Aneuploidie *f*
анизогамия *f* Anisogamie *f*
анизокория *f* Anisokorie *f*, Pupillendifferenz *f*
анизометропия *f* Anisometropie *f*
анизоплоидия *f* Anisoploide *f*
анизорефлексия *f* Anisoreflexie *f*
анизоцитоз *m* Anisozytose *f*
анкета *f* Fragebogen *m*, Umfragebogen *m*
анкилоз *m* Ankylose *f*, Gelenkversteifung *f*
~, внесуставной extraartikuläre Ankylose *f*
~, внутрисуставной intraartikuläre Ankylose *f*
~ коленного сустава Kniegelenkversteifung *f*
~, костный Knochenankylose *f*
~ от бездействия Untätigkeitsankylose *f*
~ позвоночника Wirbelsäulenankylose *f*
~ стремени Stapesankylose *f*
~ тазобедренного сустава Hüftankylose *f*
~, фиброзный fibröse Gelenkversteifung *f*
анкилосимблефарон *m* Ankylosymblepharon *n*
анкилостома *f* Ankylostoma *n*, Hakenwurm *m*
анкилостомидоз *m* Ankylostomidose *f*
~ кожи Hautankylostomidose *f*
анкилостомоз *m* Ankylostomose *f*
анксиолитики *m pl* Anxiolytika *n pl*
ановуляторный anovulatorisch
аноксемия *f* Anoxämie *f*
аномалия *f* Anomalie *f*, Abnormität *f*
~, краниовертебральная kraniovertebrale Anomalie *f*
~ лейкоцитов Leukozytenanomalie *f*
~ отхождения артерии Arterienabgangsanomalie *f*
~ привкуса Bißanomalie *f*
~ развития Entwicklungsanomalie *f*, Mißbildung *f*, Fehlbildung *f*
~ развития половых органов Genitalmißbildung *f*
~ расположения зубов Zahnstellungsanomalie *f*
~ рефракции Refraktionsanomalie *f*
~ роста Fehlwuchs *m*, Fehlwachstum *n*
~ сосудов Gefäßanomalie *f*
~, хромосомная Chromosomenanomalie *f*
анонихия *f* Anonychie *f*
анорексия *f* Anorexie *f*, Appetitlosigkeit *f*
~, нервно-психическая psychische Anorexie *f*
анорхидия *f*, анорхизм *m*, анорхия *f* Anorch(id)ie *f*
аноскоп *m* Anoskop *n*, Anuskop *n*
~ с холодным освещением Kaltlichtanoskop *n*
анофелес *m* Anophelesmücke *f*
анофтальм *m* Anophthalmie *f*, Anophthalmus *m*; Monophthalmie *f*
антагонизм *m* Antagonismus *m*, entgegengesetzte Wirkung *f*
~, бактериальный Bakterienantagonismus *m*
~, конкурентный Konkurrenzantagonismus *m*
~, микробный Mikrobenantagonismus *m*
антагонист *m* Antagonist *m*
антепозиция *f* зубов Gebißvorstand *m*
антефаза *f* Antephase *f*
антефлексия *f* Anteflexie *f*, Vorwärtsbeugung *f*
антиантитела *n pl* Anti-Antikörper *m pl*
антибиотик *m* Antibiotikum *n*
~ широкого спектра Breitbandantibiotikum *n*
антибиотикозависимость *f* Antibiotikaabhängigkeit *f*
антибиотикорезистентность *f* Resistenz *f* gegen Antibiotika, Antibiotikaunempfindlichkeit *f*
антибластика *f* Antiblastik *f*
антивитамин *m* Antivitamin *n*
антигаммаглобулин *m* Antigammaglobulin *n*, Antiimmunoglobulin *n*
антигемагглютинин *m* Antihämagglutinin *n*
антиген *m* Antigen *n*
~, австралийский Australia-Antigen *n*, Serumhepatitisantigen *n*
~, аллогенный allogenes Antigen *n*
~ базальной мембраны Basalmembranantigen *n*
~, бактериальный Bakterienantigen *n*, Mikrobenantigen *n*
~, видоспецифический artspezifisches Antigen *n*
~ вирулентности Virulenzantigen *n*, Vi-Antigen *n*
~ гепатита Hepatitis-Antigen *n*
~ гистосовместимости *s.* антиген тканевой совместимости
~, групповой Gruppenantigen *n*
~, жгутиковый Geißelantigen *n*, H-Antigen *n*
~, капсульный Kapselantigen *n*
~, клеточный Zell(en)antigen *n*
~, конъюгированный konjugiertes Antigen *n*
~, лейкоцитарный Leukozytenantigen *n*
~, оболоченный Hüllantigen *n*, Wandantigen *n*, Zellwandantigen *n*, K-Antigen *n*
~ оболочки вируса Virushülleantigen *n*, V-Antigen *n*
~, опухолевый Tumorantigen *n*

~, **опухолевый вирусиндуцированный** virusinduziertes Tumorantigen *n*
~, **опухолевый карциноэмбриональный** karzinoembryonales Tumorantigen *n*
~, **опухолевый органоспецифический** organospezifisches Tumorantigen *n*
~, **органоспецифический** organospezifisches Antigen *n*
~, **перекрёстно реагирующий** kreuzreagierendes Antigen *n*
~, **поверхностный** Oberflächenantigen *n*
~, **протективный** Protektivantigen *n*, Schutzantigen *n*
~, **соматический** somatisches Antigen *n*, O-Antigen *n*
~ **тканевой совместимости** Histokompatibilitätsantigen *n*
~, **трансплантационный** Transplantationsantigen *n*
антиген-диагностикум *m* diagnostisches Antigen *n*
антигиалуронидаза *f* Antihyaluronidase *f*
антигормон *m* Antihormon *n*
антидепрессанты *m pl* stimmungshebende Mittel *n pl*, Antidepressanten *n pl*, Thymoleptika *n pl*
антидот *m* Antidot *n*, Gegengift *n*
антииммуноглобулин *m* Antiimmunoglobulin *n*
антикоагулянты *m pl* Antikoagulanzien *n pl*
антикомплементарность *f* Antikomplementarität *f*
антиметаболиты *m pl* antimetabolische Mittel *n pl*
антимитотики *m pl* antimitotische Mittel *n pl*, Mitosehemmer *m pl*, Mitosegifte *n pl*
антимутаген *m* Antimutagen *n*
антинуклеарный antinuklear
антиокислители *m pl*, **антиоксиданты** *m pl* Antioxydanzien *n pl*, Oxydationsverhinderer *m pl*, Oxydationshemmer *m pl*
антиперистальтика *f* Antiperistaltik *f*, rückläufige Peristaltik *f*
антипиретики *m pl* fiebersenkende Mittel *n pl*
антисанитарный hygienewidrig
антисептик *m*, **пищевой** Antiseptikum *n* zur Konservierung von Lebensmitteln
антисептика *f* Antiseptik *f*
~, **биологическая** biologische Antiseptik *f*
~, **глубокая** Tiefantisepsis *f*, Tiefantiseptik *f*
~, **местная** lokale Antiseptik *f*
~, **общая** Allgemeinantiseptik *f*
~, **поверхностная** Oberflächenantiseptik *f*
~, **раневая** Wundantiseptik *f*
~, **физическая** physikalische Antiseptik *f*
~, **химическая** chemische Antiseptik *f*
антисклеротический antisklerotisch
антистафилолизин *m* Antistaphylolysin *n*
антистрептогиалуронидаза *f* Antistreptohyaluronidase *f*
антистрептодорназа *f* Antistreptodornase *f*
антистрептокиназа *f* Antistreptokinase *f*
антистрептолизин *m* Antistreptolysin *n*
антисыворотка *f* Antiserum *n*
антитела *n pl* Antikörper *m pl*
~, **анафилактогенные** anaphylaktogene Antikörper *m pl*
~, **антилейкоцитарные** Antileukozytenantikörper *m pl*
~, **антинуклеарные** antinukleare Antikörper *m pl*
~, **антиэритроцитарные** antierythrozytäre Antikörper *m pl*
~, **атопические** atopische Antikörper *m pl*
~, **аутоагрессивные** autoaggressive Antikörper *m pl*
~, **бивалентные** bivalente Antikörper *m pl*
~, **блокирующие** blockierende Antikörper *m pl*
~, **вируснейтрализующие** virusneutralisierende Antikörper *m pl*
~, **гетерофильные** heterophile Antikörper *m pl*
~, **гомоцитотропные** homozytotrope Antikörper *m pl*
~, **групповые** Gruppenantikörper *m pl*
~ **к базальной мембране** Basalmembranantikörper *m pl*
~ **к коллагену** Kollagenantikörper *m pl*
~ **к компонентам ядра** Kernbestandteile-Antikörper *m pl*
~, **комплементсвязывающие** komplementbindende Antikörper *m pl*
~, **лимфоцитотоксические** lymphozytotoxische Antikörper *m pl*
~, **материнские** Mutterantikörper *m pl*
~, **меченые флюоресцеином** fluoreszeinmarkierte Antikörper *m pl*
~, **нейтрализующие** neutralisierende Antikörper *m pl*
~, **неполные** inkomplete Antikörper *m pl*
~, **органоспецифические** organospezifische Antikörper *m pl*
~, **полные** komplette Antikörper *m pl*
~, **фиксированные** angelagerte Antikörper *m pl*
~, **холодовые** Kälteantikörper *m pl*
~, **циркулирующие** zirkulierende Antikörper *m pl*
~, **цитотоксические** zytotoxische Antikörper *m pl*
антитоксин *m* Antitoxin *n*
антифермент *m* Antiferment *n*, Antienzym *n*
антифибринолизин *m* Antifibrinolysin *n*, Fibrinolysin-Inhibitor *m*
антифон *m* Gehörschutzmittel *n*
антиэстрогены *m pl* Antiöstrogene *n pl*
антракоз *m* Anthrakose *f*
антракосиликоз *m* Anthrakosilikose *f*
антрацен *m* Anthrazen *n*
антрит *m* Antritis *f*
антроаттикотомия *f* Antroattikotomie *f*
антропозооноз *m* Anthropozoonose *f*
антропометрия *f* Anthropometrie *f*
антропункция *f* Antrumpunktion *f*
антротомия *f* Antrotomie *f*, Antrumaufmeißelung *f*
антрум-гастрит *m* Antrum-Gastritis *f*, Antralgastritis *f*
антрумграфия *f* Antrumgraphie *f*
антрумэктомия *f* Antrumektomie *f*
анурез *m s.* **анурия**
анурия *f* Anurie *f*, Nichtharnen *n*
~, **внепочечная** extrarenale Anurie *f*
~, **истинная** echte Anurie *f*
~, **обтурационная** mechanische Anurie *f*, Obturationsanurie *f*

~, постренальная postrenale [subrenale] Anurie *f*
~, почечная renale Anurie *f*
~, преренальная prärenale Anurie *f*
~, рефлекторная reflektorische Anurie *f*
анус *m*, **неперфорированный** Mastdarmverschluß *m*, Analatresie *f*, Proktatresie *f*
аньюм *m* Ainhum *n*, spontane Daktylolyse *f*
анэнцефал *m* Froschkopf *m*
анэозинофилия *f* Aneosinophilie *f*
аорта *f* Aorta *f*
~, брюшная Bauchaorta *f*
~, восходящая aufsteigende Aorta *f*
~, грудная Brustaorta *f*
~, нисходящая absteigende Aorta *f*
аортит *m* Aortitis *f*
~, гигантоклеточный Riesenzellenaortitis *f*
аортография *f* Aortographie *f*
~, обзорная Übersichtsaortographie *f*
~, трансвенозная transvenöse Aortographie *f*
~, транслюмбальная translumbale Aortographie *f*
~, трансфеморальная transfemorale Aortographie *f*
апаратиреоз *m* Aparathyreose *f*
апатия *f* Apathie *f*, mangelnde Gefühlserregbarkeit *f*
апекскардиография *f* Apexkardiographie *f*
апексограмма *f* Apexogramm *n*
апексография *f* Apexographie *f*
апертура *f* Apertur *f*
~ грудной клетки Brustkorböffnung *f*, Thoraxapertur *f*
апикотомия *f* Apikotomie *f*
апирексия *f* Apyrexie *f*
апитерапия *f* Apitherapie *f*, Bienengiftbehandlung *f*
апифобия *f* Apiphobie *f* (*krankhafte Angst vor Bienen*)
аплазия *f* Aplasie *f*
~ артерии Arterienaplasie *f*
~ вилочковой железы Thymusaplasie *f*
~ диска зрительного нерва Aplasie *f* der Papille
~ кожи Hautaplasie *f*
~ костного мозга Myeloaplasie *f*, Knochenmarkaplasie *f*
~ лёгкого Lungenaplasie *f*
~ мочеиспускательного канала Harnröhrenaplasie *f*, Urethraaplasie *f*
~ ногтей Aplasie *f* der Finger- und Zehennägel
апластический aplastisch
апноэ *n* Apnoe *f*, Atemstillstand *m*
аполипопротеид *m* Apolipoprotein *n*
апоневроз *m* Aponeurose *f*
~, ладонный Palmaraponeurose *f*
~, надчерепной Sehnenhaube *f*
~, нёбный Gaumenaponeurose *f*
~, подошвенный Plantaraponeurose *f*
~ языка Zungenaponeurose *f*
апоплексия *f* Apoplexie *f*
~, кожная Apoplexie *f* der Haut
~ матки Gebärmutterapoplexie *f*
~, маточно-плацентарная uteroplazentare Apoplexie *f*
~ мозга Gehirnapoplexie *f*
~ мозговой оболочки Meningealapoplexie *f*
~ эндометрия Endometriumapoplexie *f*
~ яичника Eierstockapoplexie *f*
апорепрессор *m* Aporepressor *m*
апофения *f* Apophänie *f*, Erlebnis *n* der Offenbarung
апофермент *m* Apoferment *n*
апофиз *m* Apophyse *f*, Knochenfortsatz *m*
апофизит m Apophysitis *f*
аппарат *m* Apparat *m*, Gerät *n*, Einrichtung *f*
~ Аристовского Aristowski-Gerät *n* (*zur Züchtung der anaeroben Keime*)
~, артикуляционный Sprachbildungsapparat *m*
~, аэрозольный Aerosolgerät *n*, Zerstäuber *m*
~, аэрозольный ультразвуковой Ultraschallaerosolgerät *n*
~, вестибулярный Vestibularapparat *m*
~ вибрационного массажа Vibrationsmassageapparat *m*
~ в очковой оправе, слуховой Hörbrille *f*
~, вставляемый в ухо, слуховой Im-Ohr-Gerät *n*
~, гальванофарадический Gerät *n* zur Galvanofaradisation
~ глаза, аккомодационный Akkommodationsapparat *m* des Auges
~ глаза, мышечный Augenmuskelapparat *m*
~ глаза, светопреломляющий abbildende Elemente *pl* des Auges
~, глазодвигательный Bewegungsapparat *m* des Auges
~, голосовой Stimmapparat *m*, Stimmgebungsapparat *m*
~ Гудушаури Guduschauri-Kompressions-Distraktion-Gerät *n* (*zur Behandlung der Knochenbrüche und Beinverlängerung*)
~ движения Stütz- und Bewegungsapparat *m*, Lokomotorapparat *m*
~, дистракционный Distraktionsapparat *m*
~ длительной искусственной вентиляции лёгких Langzeitbeatmungsgerät *n*
~ для встряхивания Schüttelapparat *m*
~ для вытяжения, винтовой Schraubenzugapparat *m*
~ для гальванизации Galvanisationsgerät *n*
~ для длительной респирации Langzeitbeatmungsgerät *n*
~ для индуктотермии Gerät *n* für Induktionswärmebehandlung
~ для кислородной ингаляции [для кислородной терапии] Sauerstoffbeatmungsgerät *n*
~ для лечения полем дециметровых волн Gerät *n* zur Behandlung mittels Dezimeterwellenfeldes
~ для лечения электрическим полем ультравысокой частоты Gerät *n* zur Behandlung mittels elektrischen Höchstfrequenzfeldes
~ для лечения электросном Schlaftherapiegerät *n*
~ для микроволновой терапии Gerät *n* für Mikrowellentherapie
~ для наложения искусственного пневмоторакса Pneumothoraxapparat *m*
~ для наложения механических швов Nähapparat *m* zur Setzen mechanischer Nähte

~ для натяжения Spannvorrichtung *f*
~ для обрезания нитей Fadenabschneider *m*
~ для отсасывания экссудата Exsudatsauger *m*
~ для промывания пипеток Pipettenspülgerät *n*
~ для серийных снимков, рентгеновский Serienaufnahmegerät *n*, Serienaufnahmeeinrichtung *f*
~ для снятия зубного камня с помощью ультразвука Ultraschallzahnsteinentferner *m*
~ для стерилизации горячим воздухом Heißluftsterilisator *m*
~ для фотографирования сетчатки глаза Netzhautkamera *f*
~ для электрической стимуляции анального сфинктера Gerät *n* zur Reizstromtherapie von analem Sphinkter
~, дыхательный наркозный Narkosebeatmungsgerät *n*
~, жевательный Kauwerkzeug *n*, Kauapparat *m*
~ «железные лёгкие» eiserne Lunge *f*
~ «заушина», слуховой Hinter-dem-Ohr-Gerät *n*, HdO-Gerät *n*
~, звуковоспринимающий Schallempfindungsapparat *m*
~, звукопроводящий Schalleitungsapparat *m*
~, зрительный Sehwerkzeug *n*
~ искусственного кровообращения Herz-Lungen-Maschine *f*
~ искусственной почки künstliche Niere *f*
~, капсульно-связочный Kapsel-Bandapparat *m*
~, кроветворный häma(to)poetischer Apparat *m*
~, митотический Mitoseapparat *m*
~, наркозно-дыхательный Narkose-Beatmungsgerät *n*
~, наркозный Narkosegerät *n*, Inhalationsnarkosegerät *n*, Narkoseapparat *m*, Gerät *n* für Inhalationsnarkose
~, нервно-мышечный neuromuskulärer Apparat *m*
~, носимый на одежде, слуховой Taschenhörgerät *n*
~, опорно-двигательный Stütz- und Bewegungsapparat *m*, Lokomotorapparat *m*
~, опорный Stützapparat *m*, Halteapparat *m*
~, перегонный Destillationsapparat *m*
~ переливания крови Bluttransfusionsapparat *m*, Bluttransfusionsgerät *n*, Blutübertragungsgerät *n*
~ перитонеального диализа Peritonealdialyseapparat *m*
~, пищеварительный Verdauungsapparat *m*
~, поддерживающий Halteapparat *m*
~, разгибательный Streckapparat *m*
~, расширяющий Dehnungsapparat *m*
~, рентгеновский Röntgenapparat *m*, Röntgengerät *n*; Röntgeneinrichtung *f*
~, рентгеновский диагностический Röntgendiagnostikapparat *m*, Röntgenuntersuchungsgerät *n*
~, рентгеновский маммографический Mammographie-Röntgeneinrichtung *f*
~, рентгеновский передвижной ortsveränderliche [mobile] Röntgeneinrichtung *f*
~, рентгеновский переносной tragbare Röntgeneinrichtung *f*
~, рентгеновский разборный zerlegbare Röntgeneinrichtung *f*
~, рентгеновский стационарный ortsfeste Röntgeneinrichtung *f*
~, рентгеновский терапевтический Röntgentherapieeinrichtung *f*
~, рентгеновский флюорографический Schirmbildeinrichtung *f*
~, рентгеновский хирургический chirurgische Röntgeneinrichtung *f*
~, рентгенотерапевтический Röntgentherapieeinrichtung *f*
~, рентгенотерапевтический близкодистанционный Röntgen-Nahstrahltherapieeinrichtung *f*
~, рентгенотерапевтический внутриполостной Röntgen-Kontaktbestrahlungseinrichtung *f*
~, рентгенотерапевтический дальнедистанционный Röntgen-Tiefentherapieeinrichtung *f*
~, рецепторный Aufnahmeapparat *m*, Empfangsapparat *m*
~, речевой Sprechapparat *m*
~, связочный Bandapparat *m*
~ «сердце—лёгкие» Herz-Lungen-Maschine *f*
~, сетчатый внутриклеточный Golgi-Apparat *m*, Golgi-Komplex *m*, Lamellenkomplex *m*
~, слуховой Hörgerät *n*, Hörapparat *m*
~, слуховой карманный Taschenhörgerät *n*
~, стерилизационный Sterilisationsapparat *m*
~, сшивающий Nähapparat *m*
~ типа «ошейник» Halsstütze-Apparat *m*
~, ультразвуковой терапевтический переносной tragbares Ultraschalltherapiegerät *n*
~, фильтрационный Filtergerät *n*, Filtrierapparat *m*
~, шинно-гильзовый Schienenhülsenapparat *m*
~, экстензионный Extensionsapparat *m*
~ «электрон» Elektroschlafgerät *n*
~, юкстагломерулярный juxtaglomerulärer Apparat *m*

аппаратура *f* Apparatur *f*, Gerät *n*
~, наркозно-дыхательная Narkose-Beatmungsapparatur *f*
~, рентгеновская Röntgenausrüstung *f*, Röntgengerät *n*, Röntgeneinrichtung *f*

аппендикс *m* Appendix *m*, Wurmfortsatz *m*

аппендицит *m* Appendizitis *f*, Wurmfortsatzentzündung *f*
~, гангренозный gangränöse Appendizitis *f*
~, гнойный Wurmfortsatzeiterung *f*, eitrige Appendizitis *f*
~, грыжевой Hernienappendizitis *f*
~, перфоративный perforative Appendizitis *f*
~, ретроцекальный retrozäkale Appendizitis *f*
~, склерозирующий sklerosierende Appendizitis *f*
~, фибропластический fibroplastische Appendizitis *f*
~, флегмонозный phlegmonöse Appendizitis *f*

аппендэктомия *f* Appendektomie *f*, Wurmfortsatzentfernung *f*

аппети́т *m* Eßlust *f*, Appetit *m*
~, **извращённый** Parorexie *f*
аппликáция *f* Applikation *f*
~, **горя́чая** hypertherme [heiße] Applikation *f*
~, **грязевáя** Schlammapplikation *f*, Moorapplikation *f*, Peloidapplikation *f*, Fangoapplikation *f*
~, **парафи́новая** Paraffinapplikation *f*
~, **тепловáя** Wärmeapplikation *f*
~, **термоиндифферéнтная** thermoindifferente [isotherme] Applikation *f*
~, **холóдная** kalte [hypotherme] Applikation *f*
апракси́я *f* Apraxie *f*
~, **идеатóрная** ideatorische Apraxie *f*
~, **идеокинети́ческая** ideokinetische Apraxie *f*
~, **конструкти́вная** konstruktive Apraxie *f*
~, **мотóрная** gliedkinetische [motorische] Apraxie *f*
аптéка *f* Apotheke *f*
~, **воéнная** Militärapotheke *f*
~, **войсковáя** Armeeapotheke *f*
~, **госпитáльная** Spitalapotheke *f*
аптéкарь *m* Apotheker *m*
аптéчка *f*, **домáшняя** (kleine) Hausapotheke *f*
апудóма *f* Apudom *n*
арáлия *f* Aralie *f*, Bergangelika *f*
арахнодактили́я *f* Arachnodaktylie *f*, Dolichostenomelie *f*, Marfan-Syndrom *n*
арахноиди́т *m* Arachnoiditis *f*, Arachnitis *f*, Arachnoidalentzündung *f*
~, **сли́пчивый** adhäsive Arachnoiditis *f*
~, **спинáльный** spinale Arachnoiditis *f*
~, **церебрáльный** zerebrale Arachnoiditis *f*
арахноидэндотелиóма *f* Arachnoidendotheliom *n*, Meningeom *n*
арахнофоби́я *f* Arachnophobie *f* (*krankhafte Angst vor Spinnen*)
арбови́русы *m pl* Arbo(r)viren *n pl*, arthropod borne viruses *(engl.)*
арборизáция *f* Arborisation *f*
аргентаффинóма *f* Argentaffinom *n*
аргинáза *f* Arginase *f*
аргини́н *m* Arginin *n*
аргининосукцинáт *m* Argininsukzinat *n*
аргирóз *m* Argyrie *f*, Argyrose *f*
~ **конъюнкти́вы** Versilberung *f* der Bindehaut
~, **медикаментóзный** [**фармакологи́ческий**] Arzneimittelargyrose *f*
~, **профессионáльный** Berufsargyrose *f*
аргирофи́льность *f* Argyrophilie *f*
ареакти́вность *f*:
~, **иммунологи́ческая** Fehlen *n* der immunologischen Abwehr
~, **клéточная** Zellenareaktivität *f*
ареáл *m* **болéзни** Krankheitsverbreitungszone *f*
арени́я *f* Arenie *f*, Nierenaplasie *f*
аренови́рус *m* Arenovirus *n*
ареóла *f* Brustwarzenhof *m*
арефлекси́я *f* Areflexie *f*
арибофлавинóз *m* Ariboflavinose *f*, (Vitamin-) B_2-Avitaminose *f*
аритеноидэктоми́я *f* Aryt(a)en(oid)ektomie *f*
аритми́я *f* Arrhythmie *f*
~, **дыхáтельная** respiratorische Arrhythmie *f*, Sinusarrhythmie *f*
~, **мерцáтельная брадисистоли́ческая** bradysystolische Flimmerarrhythmie *f*, absolute Bradyarrhythmie *f*
~, **мерцáтельная тахисистоли́ческая** tachysystolische Flimmerarrhythmie *f*, absolute Tachyarrhythmie *f*
~, **постконверсиóнная** Postkonversionsarrhythmie *f*
~ **сéрдца** Arrhythmie *f*, Herzarrhythmie *f*
~ **сéрдца, желу́дочковая** Kammerarrhythmie *f*, Flimmerarrhythmie *f*
~ **сéрдца, пароксизмáльная** paroxysmale Arrhythmie *f* [Herzarrhythmie *f*]
~ **сéрдца, предсéрдная** Vorhofarrhythmie *f*
~ **сéрдца, эктопи́ческая** ektopische Arrhythmie *f* [Herzarrhythmie *f*]
~, **си́нусовая** Sinusarrhythmie *f*
~, **суправентрикуля́рная** supraventrikuläre Arrhythmie *f*
~, **экстрасистоли́ческая** extrasystolische Arrhythmie *f*, Extrasystolie *f*
áрника *f* Arnika *f*
арренобластóма *f* Arrhenoblastom *n*, Androblastom *n*
~ **яи́чника** Eierstockarrhenoblastom *n*, Ovarialarrhenoblastom *n*, Eierstockandroblastom *n*, Ovarialandroblastom *n*
аррóзия *f* Arrosion *f*, Anfressen *n*
~ **артéрии** Arterienarrosion *f*
~ **сосу́да** Gefäßarrosion *f*
арсенодермати́т *m* Arsenodermatitis *f*
арсенокератóз *m* Arsenhyperkeratose *f*
артериализáция *f* Arterialisation *f*
артериализи́ровать arterialisieren
артериáльный arteriell
артерии́т *m* Arteriitis *f*, Arterienentzündung *f*, Schlagaderentzündung *f*
~, **асепти́ческий** aseptische Arteriitis *f*
~, **брахиоцефáльный** Brachiozephalarteriitis *f*, Takayasu-Krankheit *f*
~, **висóчный** Temporalarteriitis *f*, kraniale Arteriitis *f*, Horton-Krankheit *f*
~, **гигантоклéточный** Riesenzellenarteriitis *f*
~, **гнóйный** eitrige Arterienwandentzündung *f*
~, **гранулематóзный** granulomatöse Arteriitis *f*
~, **некроти́ческий** nekrotische Arteriitis *f*
~, **облитери́рующий** obliterierende Arteriitis *f*
~, **полипóзно-я́звенный** polypös-ulzeröse Arteriitis *f*
~, **продукти́вный** produktive Arteriitis *f*
~, **ревмати́ческий** rheumatische Arteriitis *f*
~, **сифилити́ческий** syphilitische Arteriitis *f*, Lues-Arteriitis *f*
~, **специфи́ческий** spezifische Arteriitis *f*
~, **токсоплазмóзный** Toxoplasmose-Arteriitis *f*
~, **туберкулёзный** Tuberkulose-Arteriitis *f*
~, **я́звенный** ulzeröse Arteriitis *f*
артериографи́я *f* Arteriographie *f*
~, **вертебрáльная** vertebrale Arteriographie *f*
~, **откры́тая** offene Arteriographie *f*
~, **прямáя** direkte Arteriographie *f*
~, **селекти́вная** selektive Arteriographie *f*
артериóла *f* Arteriole *f*
~, **ки́сточковая** Pinselarteriole *f*

артериоли́т *m* Arteriolitis *f*, Arteriolentzündung *f*
артериологиалино́з *m* Hyalinose *f* der Arteriolen
артериолонекро́з *m* Arteriolonekrose *f*
артериолонефросклеро́з *m* arteriolosklerotische Nierenschrumpfung *f*
артериолосклеро́з *m* Arteriolosklerose *f*
артерионефросклеро́з *m* arteriosklerotische Nierenschrumpfung *f*
артериопати́я *f* Arteriopathie *f*
~, **обструкти́вная** obstruktive Arteriopathie *f*
артериоплетизмографи́я *f* Arterioplethysmographie *f*
артериопьезографи́я *f* Arteriopiezographie *f*
артериосклеро́з *m* Arteriosklerose *f*
артериотоми́я *f* Arteriotomie *f*, Schlagadereröffnung *f*, Schlagaderschnitt *m*
артериотрипси́я *f* Arterienquetschung *f*, Arteriotripsie *f*
артериэктази́я *f* Arteriektasie *f*
артериэктоми́я *f* Arteriektomie *f*, Schlagaderresektion *f*
арте́рия *f* Arterie *f*, Schlagader *f*, Puls(schlag)ader *f*
~, **бараба́нная** Paukenhöhlenschlagader *f*
~, **бе́дренная** Oberschenkelschlagader *f*
~, **большеберцо́вая** Schienbeinschlagader *f*
~, **большеберцо́вая за́дняя возвра́тная** hintere rückläufige Schienbeinschlagader *f*
~ **большо́го па́льца** Hauptschlagader *f* des Daumens
~ **большо́го па́льца стопы́** Großzehenschlagader *f*
~, **бронхиа́льная** Luftröhrenschlagader *f*
~, **брыже́ечная** Gekröseschlagader *f*
~ **век** Lidschlagader *f*
~, **вене́чная** Kranzarterie *f*, Koronararterie *f*, Kranz(puls)schlagader *f*, Koronarpulsschlagader *f*
~ **ве́рхней губы́** Oberlippenschlagader *f*
~, **верхнечелюстна́я** Oberkieferschlagader *f*
~ **ви́лочковой железы́** Thymusschlagader *f*
~, **висо́чная** Schläfenschlagader *f*
~, **влага́лищная** Scheidenschlagader *f*
~, **восходя́щая** aufsteigende Arterie *f*
~, **глазна́я** [**глазни́чная**] Augenschlagader *f*, Augenarterie *f*, *Arteria ophthalmica*
~, **гло́точная восходя́щая** aufsteigende Schlundschlagader *f*
~, **горта́нная** Kehlkopfschlagader *f*
~, **груди́но-ключи́чно-сосцеви́дная** Kopfwanderschlagader *f*
~, **грудна́я** Brustschlagader *f*
~, **грудна́я дорса́льная** Brustrückenschlagader *f*
~, **грудна́я наивы́сшая** oberste Brustschlagader *f*
~ **грудно́й кле́тки и плечево́го отро́стка** Brustschulterschlagader *f*
~, **диафрагма́льная** Zwerchfellschlagader *f*
~, **дугова́я** [**дугообра́зная**] Bogenarterie *f*, Bogenschlagader *f*
~ **жева́тельной мы́шцы** Kaumuskelschlagader *f*
~, **желу́дочная** Magenarterie *f*
~, **желу́дочно-двенадцатипе́рстная** [**желу́дочно-дуодена́льная**] Schlagader *f* des Magens und Zwölffingerdarms
~, **желу́дочно-са́льниковая** Schlagader *f* des Magens und des großen Netzes
~, **запира́тельная** Hüftbeinlochschlagader *f*
~, **заты́лочная** Hinterhauptschlagader *f*
~, **икроно́жная** Wadenschlagader *f*
~ **кли́тора** Kitzlerschlagader *f*
~ **коле́на** Kniegelenkschlagader *f*
~ **коле́на, нисходя́щая** absteigende Kniegelenkschlagader *f*
~, **концева́я** Endarterie *f*
~, **крестцо́вая** Kreuzbeinschlagader *f*
~ **кру́глой свя́зки ма́тки** Schlagader *f* des runden Mutterbandes
~ **крылови́дного кана́ла** Schlagader *f* des *Canalis pterygoideus*
~ **лабири́нта** Labyrinthschlagader *f*
~, **лёгочная** Lungenschlagader *f*
~ **лица́, попере́чная** quere Gesichtsschlagader *f*
~, **лицева́я** Gesichtsschlagader *f*
~, **лоды́жковая** Knöchelschlagader *f*
~, **локтева́я** Ellenschlagader *f*
~ **лу́ковицы полово́го чле́на** Harnröhrenschwellkörperschlagader *f*
~ **лу́ковицы преддве́рия влага́лища** Schlagader *f* des Schwellkörpers des Scheidenvorhofes
~, **лучева́я** Speichenschlagader *f*
~, **малоберцо́вая** Wadenbeinschlagader *f*
~, **ма́точная** Gebärmutterschlagader *f*
~, **междо́льковая** Interlobulärarterie *f*
~, **межко́стная** Zwischenknochenschlagader *f*
~, **межрёберная** Zwischenrippenschlagader *f*
~, **межрёберная наивы́сшая** oberste Zwischenrippenschlagader *f*
~ **мо́зга** Hirnarterie *f*
~ **мозжечка́** Kleinhirnschlagader *f*
~ **мочево́го пузыря́** Harnblasenschlagader *f*
~ **мочеиспуска́тельного кана́ла** Harnröhrenschlagader *f*
~ **мошо́нки** Hodensackschlagader *f*
~ **мы́шечного ти́па** Arterie *m* vom Muskeltyp
~, **мы́шечно-диафрагма́льная** Zwerchfellschlagader *f*
~ **мы́шцы, подве́шивающей** [**поднима́ющей**] **яи́чко** Kremasterschlagader *f*
~, **надглазни́чная** Oberaugenhöhlenarterie *f*, Oberaugenhöhlenschlagader *f*, äußere seitliche Stirnschlagader *f*
~, **надлопа́точная** obere Schulterblattschlagader *f*
~, **надпо́чечная** Nebennierenschlagader *f*
~, **надчре́вная** Bauchdeckenschlagader *f*
~, **нёбная** Gaumenschlagader *f*
~ **ни́жней губы́** Unterlippenschlagader *f*
~, **нижнечелюстна́я** [**ни́жняя альвеоля́рная, ни́жняя лу́ночковая**] Unterkieferschlagader *f*
~, **нисходя́щая** absteigende Arterie *f*
~ **но́са, ты́льная** Schlagader *f* des Nasenrückens
~, **носова́я** Nasenhöhlenschlagader *f*
~ **носово́й перегоро́дки** scheidewandseitige Nasenhöhlenschlagader *f*
~, **ободо́чная** Grimmdarmschlagader *f*
~, **о́бщая ладо́нная па́льцевая** gemeinsame palmare Fingerschlagader *f*
~, **околосерде́чно-диафрагма́льная** Herzbeutelzwerchfellschlagader *f*

~, **окóльная локтевáя** ellenseitige Nebenschlagader *f*
~, **окружáющая бéдренную кость** Schenkelkranzschlagader *f*
~, **окружáющая лопáтку** Kranzschlagader *f* des Schulterblattes
~, **окружáющая плечевýю кость** Kranzschlagader *f* des Armes
~, **окружáющая подвздóшную кость** Kranzschlagader *f* der Hüfte
~, **основнáя** Grundschlagader *f*
~ **V пáльца стопы́, ты́льная латерáльная** Kleinzehenschlagader *f*
~, **пáльцевая** *(стопы)* Zehenschlagader *f*
~ **пáльцев ки́сти, ты́льная** Schlagader *f* des Fingerrückens
~, **печёночная** Leberschlagader *f*
~, **пищевóдная** Speiseröhrenschlagader *f*
~, **плечевáя** (Ober-)Armschlagader *f*
~, **плюсневáя подóшвенная** plantare Mittelfußschlagader *f*
~, **плюсневáя прободáющая** perforierende Mittelfußschlagader *f*
~, **повéрхностная** oberflächliche Arterie *f*
~, **подборóдочная** Kinnschlagader *f*
~, **подвздóшная** Hüftschlagader *f*
~, **подвздóшно-кишéчная** Schlagader *f* des Krummdarmes
~, **подвздóшно-поясни́чная** Hüftlendenschlagader *f*
~, **поджелýдочно-двенадцатипéрстная** Schlagader *f* für Bauchspeicheldrüse und Zwölffingerdarm
~, **подключи́чная** Schlüsselbeinschlagader *f*
~, **подколéнная** Kniekehlenschlagader *f*
~, **подлопáточная** Unterschulterblattschlagader *f*
~, **подмы́шечная** Achselschlagader *f*
~, **подóшвенная** Fußsohlenschlagader *f*
~, **подборóдочная** Unterkinnschlagader *f*
~, **подрёберная** Unterrippenschlagader *f*
~, **подъязы́чная** Unterzungenschlagader *f*
~, **позвонóчная** Wirbelschlagader *f*
~ **половóго члéна** Rutenschlagader *f*
~, **пóчечная** Nierenschlagader *f*
~, **поясни́чная** Lendenschlagader *f*
~, **прободáющая** perforierende Schlagader *f*
~ **промéжности** Dammschlagader *f*
~, **прямокишéчная** Mastdarmschlagader *f*
~, **пузы́рная** Gallenblasenschlagader *f*
~, **пульпáрная** Pulpaarterie *f*
~, **пупóчная** Nabelschlagader *f*
~, **пя́стная ладóнная** palmare Mittelhandschlagader *f*
~, **пя́стная ты́льная** dorsale Mittelhandschlagader *f*
~, **ресни́чная** Regenbogenschlagader *f*
~, **решётчатая** Siebbeinschlagader *f*
~, **сегментáрная** Segmentarterie *f*
~, **селезёночная** Milzschlagader *f*
~ **семявыносящего протóка** Samenleiterschlagader *f*
~ **сетчáтки** Netzhautarterie *f*
~, **сигмови́дная** untere Grimmdarmschlagader *f*
~, **скулоглазни́чная** Jochbogenaugenhöhlenschlagader *f*
~, **слёзная** Tränendrüsenschlagader *f*
~, **соедини́тельная** Verbindungsarterie *f*
~, **сóнная** Kopfschlagader *f*
~ **сосýдистого сплетéния** Adergeflechtschlagader *f*
~ **спиннóго мóзга** Rückenmarkschlagader *f*
~, **спирáльная** Rankenarterie *f*, Spiralarterie *f*
~, **срамнáя** Schamschlagader *f*
~ **стопы́, ты́льная** Fußrückenschlagader *f*
~ **твёрдой мозговóй оболóчки** Hirnhautschlagader *f*
~, **терминáльная** Terminalarterie *f*
~ **тóнкой кишки́** Schlagader *f* des Jejunums
~, **трабекуля́рная** Trabekelarterie *f*
~ **ты́ла стопы́, дугообрáзная [полукрýжная]** Bogenschlagader *f* des Fußrückens
~ **указáтельного пáльца** Zeigefingerschlagader *f*
~, **ушнáя** Ohrschlagader *f*
~, **цилиáрная** Ziliararterie *f*
~, **цилиоретинáльная** zilioretinale Arterie *f*
~ **червеобрáзного отрóстка** Wurmfortsatzschlagader *f*
~, **чрéвная** Bauchhöhlenschlagader *f*
~ **шéи** Halsschlagader *f*
~ **щёчной мы́шцы** Backenarterie *f*
~, **щитови́дная** Schilddrüsenschlagader *f*
~ **эласти́ческого ти́па** Arterie *f* von elastischem Typ
~, **ягоди́чная** Gesäßschlagader *f*
~ **языкá, глубóкая** Zungenschlagader *f*
~, **язы́чная** Zungenschlagader *f*
~, **яи́чковая** Hodenschlagader *f*
~, **яи́чниковая** Eierstockschlagader *f*

артефáкт *m*, **рентгенологи́ческий** röntgenologisches Artefakt *m*

артикуля́тор *m* Artikulator *m*

артикуля́ция *f* Artikulation *f*
~ **зубóв** Zahnartikulation *f*
~ **рéчи** Artikulation *f* der Sprache

артралги́я *f* Arthralgie *f*, Gelenkschmerzen *m pl*
~ **колéнного устáва** Knieschmerz *m*

артри́т *m* Arthritis *f*, Gelenkentzündung *f*
~, **адъювáнтный** Adjuvantarthritis *f*
~, **аллерги́ческий** allergische Arthritis *f*
~, **бруцеллёзный** bruzellöse Arthritis *f*
~, **ветря́ночный** Windpocken-Arthritis *f*
~, **волчáночный** Lupusarthritis *f*
~, **втори́чный** sekundäre Arthritis *f*
~, **гемофили́ческий** hämophilische Arthritis *f*, Blutergelenk *n*
~, **гнóйный** eitrige Gelenkentzündung *f*
~, **гонорéйный** gonorrhoische Arthritis *f*
~, **дизентери́йный** dysenterische Arthritis *f*
~, **инфекциóнно-аллерги́ческий** infektiös-allergische Arthritis *f*
~, **инфекциóнный** infektiöse Arthritis *f* (*bei einer bestimmten Infektion*), Infektarthritis *f*
~, **климактери́ческий** klimakterische Arthritis *f*
~ **колéнного сустáва** Gonitis *f*, Kniegelenkarthritis *f*
~, **краснýшный** Röteln-Arthritis *f*
~, **метаболи́ческий** metabolische Arthritis *f*

~, мигри́рующий migrierende [springende] Arthritis *f*
~, мно́жественный Polyarthritis *f*
~, обме́нно-дистрофи́ческий Osteoarthrose *f*, Osteoarthritis *f*
~, палиндро́мный palindromer Rheumatismus *m*
~, паранеопласти́ческий paraneoplastische Arthritis *f*
~, перифери́ческий periphere Arthritis *f*
~, подагри́ческий Gicht-Arthritis *f*
~, поствакцина́льный Vakzinearthritis *f*, postvakzinale Arthritis *f*
~, прогресси́рующий деформи́рующий *s.* **артри́т, ревмато́идный**
~, псориати́ческий psoriatische Arthritis *f*, psoriatische Arthropathie *f*
~, ревмати́ческий rheumatische Arthritis *f* (*bei rheumatischem Fieber*); Streptokokkenrheumatismus *m*
~, ревмато́идный rheumatoide Arthritis *f*, primär chronische Polyarthritis *f*, pcP, progredient chronische Polyarthritis *f*
~, ро́жистый erysipelatöse Arthritis *f*
~, сальмонеллёзный Salmonellose-Arthritis *f*
~, сапно́й Rotzarthritis *f*
~, сифилити́ческий syphilitische Arthritis *f*
~, скарлатино́зный Scharlacharthritis *f*, skarlatinöse Arthritis *f*
~, склеродерми́ческий Sklerodermiearthritis *f*
~, скорбути́ческий Arthritis *f* bei Skorbut
~, стафилоко́кковый Staphylokokkenarthritis *f*
~, стрептоко́кковый Streptokokkenarthritis *f*
~, сы́вороточный Serumarthritis *f*
~ тазобе́дренного суста́ва Koxitis *f*, Hüftgelenkarthritis *f*
~, то́ксико-аллерги́ческий toxiko-allergische Arthritis *f*
~, травмати́ческий traumatische Arthritis *f*
~, туберкулёзный tuberkulöse Arthritis *f*
~, туберкули́новый Tuberkulinarthritis *f*
~, фунго́зный fungöse Arthritis *f*
~, фунго́идный Pilzarthritis *f*, Fungoidarthritis *f*, mykotische Arthritis *f*
~, экссудати́вный exsudative Arthritis *f*
~, эпидеми́ческий epidemische Arthritis *f*
~, ювени́льный ревмато́идный juvenile chronische Polyarthritis *f*
артрити́зм *m* Arthritismus *m*, arthritische Diathese *f*; Herpetismus *m*
артрографи́я *f* Arthrographie *f*
артрогрипо́з *m* Arthrogrypose *f*, Gelenkversteifung *f*
~, мно́жественный врождённый multiple angeborene Kontraktur *f*
артроде́з *m* Arthrodese *f*, Gelenkverriegelung *f*
~, вре́менный temporäre Arthrodese *f*
~, компрессио́нный Druckarthrodese *f*
~ ко́стным трансплента́том Spanversteifung *f*
артро́з *m* Arthrose *f*
~, втори́чный sekundäre Arthrose *f*
~, деформи́рующий deformierende Arthrose *f*
~ диста́льных межфала́нговых суста́вов distale interphalangeale Fingerarthrose *f*, Heberden-Krankheit *f*
~ коле́нного суста́ва Gonarthrose *f*
~ па́льцев рук Fingerpolyarthrose *f*
~, ризомели́ческий rhizomelische Arthrose *f*
~, систе́мный Polyarthrose *f*, allgemeine [systemische] Arthrose *f*
~ тазобе́дренного суста́ва Koxarthrose *f*, Hüftgelenkarthrose *f*
~, унковертебра́льный Unkovertebralarthrose *f*
артро́лиз *m* Arthrolyse *f*, Gelenkmobilisation *f*
артролитиа́з *m* Arthrolithiasis *f*
артроло́гия *f* Arthrologie *f*, Gelenkkunde *f*
артропати́я *f* Arthropathie *f*
~ груди́но-ключи́чного сочлене́ния, подагри́ческая Kleisagra *n*, Schlüsselbeingelenkgicht *f*
~, диабети́ческая Arthropathie *f* bei *diabetes mellitus*
~, пирофосфа́тная Pyrophospat-Arthropathie *f*
~, подагри́ческая Gicht-Arthropathie *f*
~, табети́ческая tabische Arthropathie *f*
артропла́стика *f* Arthroplastik *f*, Gelenkplastik *f*
артропневмо(рентгено)графи́я *f* Arthropneumo(röntgeno)graphie *f*
артро́риз *m* Arthrorhise *f*, Gelenkriegelbildung *f*, Einschränkung *f* der Gelenkextension
артроско́п *m* Arthroskop *n*
артроскопи́я *f* Arthroskopie *n*, Gelenkspiegelung *f*
артротеноде́з *m* Arthrotenodese *f*
артротоми́я *f* Gelenkeröffnung *f*, Arthrotomie *f*
артроэндоскопи́я *f* Arthroendoskopie *f*
архитекто́ника *f* **коры́ большо́го мо́зга** Architektonik *f* der Großhirnrinde, Großhirnrindenarchitektonik *f*
асбесто́з *m* Asbestose *f*, Bergflachslunge *f*
асексуа́льность *f* Asexualität *f*
асе́птика *f* Aseptik *f*, Asepsis *f*
~, радиацио́нная Strahlungsaseptik *f*
асимметри́я *f* Asymmetrie *f*
асинклити́зм *m* Asynklitismus *m*
асистоли́я *f* Asystolie *f*
~ предсе́рдий Vorhofasystolie *f*
аскари́да *f* Spulwurm *m*
~, коша́чья Katzenspulwurm *m*
аскаридо́з *m* Askariasis *f*, Askaridiasis *f*, Spulwurmkrankheit *f*
аскомице́ты *pl* Askomyzeten *pl*, Schlauchpilze *m pl*
асомни́я *f* Schlaflosigkeit *f*, Insomnie *f*
аспергилёз *m* Aspergillose *f*, Kolbenschimmelpilzerkrankung *f*
~ лёгких Lungenaspergillose *f*
аспергиллотоксико́з *m* Aspergillotoxikose *f*
асперматизм *m* Aspermatismus *m*
~, иску́сственный künstlicher Aspermatismus *m*
~, механи́ческий mechanischer Aspermatismus *m*, Obturationsaspermatismus *m*
~, спина́льный spinaler Aspermatismus *m*
аспермия *f* Aspermie *f*
аспира́тор *m* Aspirator *m*, Saugapparat *m*; Absauggerät *n*, Absauger *m*
~, ротово́й Mundabsauger *m*
аспира́ция *f* Absaugung *f*, Aspiration *f*, Einatmung *f*
~ кро́ви Blutaspiration *f*
~, про́бная Probeaspiration *f*

~ рвóтных масс Aspiration *f* des Erbrechens
аспленúя *f* Asplenie *f*, Alienie *f*
ассенизáция *f* Assänisation *f*, (allgemeine) Abfallbeseitigung *f*
ассимиля́ция *f* Assimilation *f*
~, генетúческая genetische Assimilation *f*
~, нарýшенная Malassimilation *f*
ассистéнт *m* Assistenzarzt *m*
астазúя *f* Abasie *f*, Astasie *f*
астéник *m* Astheniker *m*
астенúя *f* Asthenie *f*
~, нейроциркуля́торная neurozirkulatorische Asthenie *f*
~, тóксико-химúческая toxikochemische Asthenie *f*
~, церебрáльная Zerebralasthenie *f*
~, эмоционáльная Kataplexie *f*
астенопúя *f* Asthenopie *f*
~, аккомодатúвная akkomodative Asthenopie *f*, akkomodationsbedingte Ermüdungserscheinung *f*
~, возрастнáя präsenile Asthenopie *f*
~, мы́шечная muskuläre Asthenopie *f*
~, цветовáя Farbasthenopie *f*
астеноспермúя *f* Asthenospermie *f*
астигматúзм *m* Astigmatismus *m*, Stabsichtigkeit *f*
~, непрáвильный unregelmäßiger [inverser] Astigmatismus *m*
~, обрáтный umgekehrter Astigmatismus *m*
~, óбщий Gesamtastigmatismus *m*
~, остáточный Restastigmatismus *m*
~, постоперациóнный Wundastigmatismus *m*
~, прáвильный regulärer Astigmatismus *m*
~, простóй einfacher Astigmatismus *m*
~, роговúчный Hornhautastigmatismus *m*
~ с косы́ми осями Astigmatismus *m* mit schief angeordneter Achsenrichtung
~, слóжный zusammengesetzter Astigmatismus *m*
~, смéшанный gemischter Astigmatismus *m*
~, хрустáликовый Linsenastigmatismus *m*
áстма *f* Asthma *n*
~, бронхиáльная Bronchialasthma *n*
~, бронхиáльная атопúческая atopisches Bronchialasthma *n*
~, бронхиáльная гиперэозинофúльная hypereosinophiles Bronchialasthma *n*
~, бронхиáльная профессионáльная Berufsasthma *n*
~, бронхиáльная пыльцевáя Pollenasthma *n*
~, брюшнáя Abdominalasthma *n*, Bauchmigräne *f*
~, митрáльная Herzasthma *n* bei Mitralstenose
~ пéкарей Bäckerasthma *n*
~ при нагрýзке Anstrengungsasthma *n*, Belastungsasthma *n*
~, сердéчная Herzasthma *n*
астроглúя *f* Astroglia *f*, astrozytäre Glia *f*
астроцúт *m* Astrozyt *m*, Astrogliozyt *m*
~, волокнúстый faseriger Astrozyt *m*
~, óпухолевый Tumor-Astrozyt *m*
астроцитóма *f* Astrozytom *n*
~, анапластúческая anaplastisches Astrozytom *n*
~, веретеноклéточная spindelzelliges Astrozytom *n*
~, волосовúдная piloides Astrozytom *n*
~, гетеротипúческая heterotypisches Astrozytom *n*
~, гигантоклéточная Riesenzellenastrozytom *n*
~, дедифференцúрованная dedifferenziertes Astrozytom *n*
~, крупноклéточная großzelliges Astrozytom *n*
~, мелкоклéточная kleinzelliges Astrozytom *n*
~, фибрилля́рная fibrilläres Astrozytom *n*
~, фибрилля́рно-протоплазматúческая fibrillär-protoplasmatisches Astrozytom *n*
~, фибрóзная fibröses Astrozytom *n*
асфиксúя *f* Asphyxie *f*
~ новорождённого Asphyxie *f* des Neugeborenen
~ новорождённого, бéлая weiße Neugeborenenasphyxie *f*
~ новорождённого, интранатáльная intranatale Neugeborenenasphyxie *f*
~ новорождённого, постнатáльная postnatale Neugeborenenasphyxie *f*
~ новорождённого, сúняя blaue Neugeborenenasphyxie *f*
асцúт *m* Aszites *m*, Bauchhydrops *m*
~, хилёзный chylöser Aszites *m*
асцúт-агáр *m* Aszit-Agar *m*, Aszitesagar *m*
асцúт-бульóн *m* Aszit(es)bouillon *f*
атавúзм *m* Atavismus *m*
атáка *f*, ревматúческая rheumatisches Fieber *n*
атаксúя *f* Ataxie *f*, Koordinationsstörung *f*
~, вестибуля́рная vestibuläre Ataxie *f*
~, динамúческая lokomotorische Ataxie *f*
~, интрапсихúческая intrapsychische Ataxie *f*
~, истерúческая hysterische Ataxie *f*
~, лабирúнтная Labyrinthataxie *f*
~, лóбная frontale Ataxie *f*
~, локомотóрная lokomotorische Ataxie *f*
~, мозжечкóвая наслéдственная dominanterbliche zerebellare Ataxie *f*, Pierre-Marie-Syndrom *n*
~, рецессúвная х-хромосóмная rezessive x-chromosomale Ataxie *f*
~, семéйная hereditäre Ataxie *f*, Friedreichische Ataxie *f*
~, спинáльная spinale Ataxie *f*
~, статúческая statische Ataxie *f*
ателектáз *m* Atelektase *f*
~, аспирациóнный Aspirationsatelektase *f*
~, вторúчный sekundäre Atelektase *f*
~, гиповентиляциóнный Hypoventilationsatelektase *f*
~, дизонтогенетúческий dysontogenetische Atelektase *f*
~, дисковúдный Scheibenatelektase *f*, diskoide Atelektase *f*
~, долевóй Lobaratelektase *f*
~, компрессиóнный Stillstandsatelektase *f*, Kompressionsatelektase *f*
~ лёгкого Lungenatelektase *f*
~ новорождённых, вторúчный sekundäre Neugeborenenatelektase *f*, sekundäre Atelektase *f*
~, обтурациóнный Obturationsatelektase *f*
~, очагóвый herdförmige Atelektase *f*
~, парапневмонúческий Parapneumonieatelektase *f*
~, первúчный primäre Atelektase *f*

~, резорбцио́нный Resorptionsatelektase *f*, resorptive Atelektase *f*
~, сегмента́рный Segmentatelektase *f*
~, части́чный Partialatelektase *f*
атеро́ма *f* Atherom *n*, Grützbeutel *m*, Talgzyste *f*
атеросклеро́з *m* Atherosklerose *f*
~, облитери́рующий obliterierende Atherosklerose *f*
~ ретина́льных сосу́дов Sklerose *f* der Netzhautgefäße
~, стенози́рующий stenosierende Atherosklerose *f*
~, церебра́льный zerebrale Atherosklerose *f*
атето́з *m* Athetose *f*
атла́нт *m* Atlas *m*
атлети́зм *m* Athletismus *m*
атмосфе́ра *f* Atmosphäre *f*
атони́я *f* Atonie *f*
~ желу́дка Magenatonie *f*
~ кише́чника Darmatonie *f*
~ мочево́го пузыря́ Harnblasenatonie *f*
~ пищево́да Speiseröhrenatonie *f*
атопи́я *f* Atopie *f*, Dystopie *f*
атрансферринеми́я *f* Atransferrinämie *f*
атрези́я *f* Atresie *f*
~, ана́льная Mastdarmverschluß *m*, Analatresie *f*
~ кише́чника Darmatresie *f*
~ лёгочной арте́рии Pulmonalatresie *f*
~ мочеиспуска́тельного кана́ла Harnröhrenatresie *f*
~ нару́жного слухово́го прохо́да Gehörgangsatresie *f*
~ пищево́да Ösophagusatresie *f*
~ хоа́н Choanalatresie *f*
атриотоми́я *f* Atriotomie *f*
~, попере́чная Queratriotomie *f*
~, продо́льная Längsatriotomie *f*
атрихи́я *f* Atrichie *f*, Haarlosigkeit *f*
атрофи́ческий atrophisch
атрофи́я *f* Atrophie *f*, Schwund *m*
~ альвео́лы Alveolarrückgang *m*
~ альвеоля́рного отро́стка Alveolarfortsatzschwund *m*
~, бу́рая braune Atrophie *f*
~, возрастна́я Altersatrophie *f*
~ ву́львы Vulvaatrophie *f*
~, вя́лая schlaffe Atrophie *f*
~, гла́дкая glatte Atrophie *f*
~ гла́за Ophthalmophthise *f*
~, депигменти́рованная пло́тная depigmentierte straffe Atrophie *f*
~ дёсен Ulatrophie *f*
~, дисфункциона́льная Dysfunktionsatrophie *f*
~ жи́ра Atrophie *f* des Fettgewebes
~, зерни́стая granuläre Atrophie *f*
~ зри́тельного не́рва Sehnervenatrophie *f*
~ зри́тельного не́рва, глаукомато́зная glaukomatöse Atrophie *f* des Sehnerven
~ зри́тельного не́рва от сдавле́ния Druckatrophie *f* des Optikus
~ зри́тельного не́рва по́сле кровотече́ния Optikusatrophie *f* nach Blutverlust
~ зри́тельного не́рва, семе́йная насле́дственная Lebersche Optikusatrophie *f*
~ зри́тельного не́рва, табети́ческая tabische Optikusatrophie *f*
~ зубно́й альвео́лы, ступе́нчатая Stufenatrophie *f* der Alveole
~, инволюцио́нная Involutionsatrophie *f*
~ ка́псулы хруста́лика Linsenkapselschwund *m*
~ ко́жи Hautatrophie *f*
~, компрессио́нная Druckatrophie *f*
~, концентри́ческая konzentrische Atrophie *f*
~, ко́стная Knochenatrophie *f*
~, лёгочная Lungenatrophie *f*
~ лица́ Gesichtsatrophie *f*
~, лучева́я Strahlenatrophie *f*
~, ме́стная örtliche [lokale] Atrophie *f*
~ мозжечка́ Kleinhirnatrophie *f*
~, мы́шечная Muskelatrophie *f*, Muskelschwund *m*
~, мы́шечная неврогенная (втори́чная) neurogene [neurale] Muskelatrophie *f*
~, мы́шечная спина́льная прогресси́рующая spinale progressive Muskelatrophie *f*
~ мышц те́нара Daumenballenatrophie *f*
~ не́рва Nervenatrophie *f*
~, ограни́ченная lokal(isiert)e Atrophie *f*
~, оливопонтоцеребелля́рная olivoponto-zerebellare Atrophie *f*
~ от безде́йствия Inaktivitätsatrophie *f*
~ от давле́ния Druckatrophie *f*
~ от истоще́ния Inanitionsatrophie *f*
~ пародо́нта Zahnbettschwund *m*, Parodontalatrophie *f*
~ пе́чени Leberatrophie *f*
~ пигме́нтного эпите́лия Atrophie *f* [Schwund *m*] des Pigmentepithels
~, плюригландуля́рная Drüsenatrophie *f*, Falta-Syndrom *n*
~, полосови́дная streifenförmige Atrophie *f*
~ по́чки Nierenschwund *m*, Nierenatrophie *f*
~, псевдосклеродермифо́рмная pseudosklerodermiforme Atrophie *f*
~ ра́дужки, эссенциа́льная прогресси́рующая essentielle progressive Uveaatrophie *f*
~ сетча́тки Netzhautschwund *m*
~ спинно́го мо́зга Rückenmarkschwund *m*
~, ста́рческая Altersatrophie *f*, senile Atrophie *f*
~ сухожи́лий Sehnenschwund *m*, Sehnenatrophie *f*
~, трофангионевроти́ческая trophangioneurotische Atrophie *f*
~, физиологи́ческая physiologische Atrophie *f*, Involutionsatrophie *f*
~ хряща́ Knörpelschwund *m*, Knörpelatrophie *f*
~, эксцентри́ческая exzentrische Atrophie *f*
~ яи́чка Hodenschwund *m*, Hodenatrophie *f*
атрофодерми́я *f* Atrophodermie *f*
аттенуа́ция *f* Attenuierung *f*, Virulenzabschwächung *f*
аттенуи́рованный attenuiert, abgeschwächt
аттеста́ция *f* **враче́й** Ärzteattestation *f*
а́ттик *m* Kuppelraum *m*
аттикоантротоми́я *f* Attikoantrotomie *f*
аттракта́нты *m pl* Attraktants *pl*, Anlockungsmittel *n pl* (*für Insekten*)
аудиогра́мма *f* Audiogramm *n*
~, речева́я Sprachaudiogramm *n*

~, тона́льная Tonaudiogramm *n*
аудио́лог *m* Audiologe *m*
аудио́метр *m* Audiometer *n*, Hörprüfgerät *n*
~, речево́й Sprachaudiometer *n*
~, тона́льный Tonaudiometer *n*
~, универса́льный Universalaudiometer *n*
~ чи́стого то́на Reintonaudiometer *n*
аудиометри́я *f* Audiometrie *f*
~, автомати́ческая automatische Audiometrie *f*; Bekesy-Audiometrie *f*
~, игрова́я Spielaudiometrie *f*
~, компью́терная Computeraudiometrie *f*
~, компью́терная стволомозгова́я Hirnstammcomputeraudiometrie *f*
~, надпоро́говая überschwellige Audiometrie *f*
~, объекти́вная objektive Audiometrie *f*
~, поведе́нческая Verhaltungsaudiometrie *f*
~, ультразвукова́я Ultraschallaudiometrie *f*
а́ура *f* Aura *f*
~, акусти́ческая akustische Aura *f*
~, вегетати́вная vegatative Aura *f*
~, вестибуля́рная vestibuläre Aura *f*
~, висцера́льная viszerale Aura *f*
~, вкусова́я Geschmacksaura *f*
~, зри́тельная visuelle Aura *f*
~, мото́рная motorische Aura *f*
~, обоня́тельная Geruchsaura *f*
~, психи́ческая psychische Aura *f*
~, сенсити́вная sensible Aura *f*
~, слухова́я akustische Aura *f*
~, эпигастра́льная epigastrische Aura *f*
~, эпилепти́ческая Aura *f* der Epileptiker
аускульта́ция *f* Auskultation *f*, Abhorchen *n*
~, непряма́я indirekte Auskultation *f*
~, пряма́я unmittelbare [direkte] Auskultation *f*
аути́зм *m* Autismus *m*
аутоагглютина́ция *f* Autoagglutination *f*, Eigenagglutination *f*
аутоагре́ссия *f* Autoaggression *f*, Autoallergie *f*
аутоаллерге́н *m* Autoallergen *n*, körpereigenes [endogenes] Allergen *n*
~, вирусиндуци́рованный virusinduziertes Autoallergen *n*
~, есте́ственный natürliches [primäres] Autoallergen *n*
~, инфекцио́нный infektiöses Autoallergen *n*
аутоаллергиза́ция *f* Autoallergisation *f*, Autosensibilisation *f*
аутоаллерги́я *f* Autoallergie *f*
аутоаллопло́иды *m pl* Autoalloploide *n pl*
аутоантиге́н *m* Autoantigen *n*
аутоантитела́ *n pl* Autoantikörper *m pl*, körpereigene Antikörper *m pl*
~, агресси́вные aggressive Autoantikörper *m pl*, Autoaggressoren *m pl*
~, холодо́вые Kälteautoantikörper *m pl*
аутоантитела́-свиде́тели *m pl* Autoantikörper-Zeugen *m pl*, Begleitautoantikörper *m pl*
аутобивале́нты *m pl* Autobivalente *n pl*
аутовакци́на *f* Autovakzine *f*, Eigenimpfstoff *m*
аутогемотерапи́я *f* Eigenblutbehandlung *f*, Eigenbluttherapie *f*, Autohämotherapie *f*
аутогемотрансфу́зия *f* Eigenbluttransfusion *f*, Autohämotransfusion *f*
аутодуплика́ция *f* Autoduplikation *f*
аутоиммуните́т *m* Autoimmunität *f*
аутоинтоксика́ция *f* Autointoxikation *f*
~, кише́чная enterogene Autointoxikation *f*
~, обме́нная metabolische Autointoxikation *f*
~, резорбти́вная resorptive Autointoxikation *f*
~, ретенцио́нная Retentionsautointoxikation *f*
аутоинфе́кция *f* Autoinfektion *f*, endogene Infektion *f*, Selbstansteckung *f*
ауто́лиз *m* Autolyse *f*, Selbstauflösung *f*, Selbstverdauung *f*
~ пе́чени Leberautolyse *f*
~, посме́ртный postmortale Autolyse *f*, Leichenautolyse *f*
~, прижи́зненный intravitale Autolyse *f*
аутомутаге́ны *m pl* Automutagene *n pl*
аутополиплоди́я *f* Autopolyplodie *f*
аутопротео́лиз *m* Autoproteolyse *f*
аутопси́я *f* Autopsie *f*, Leichenеröffnung *f*, Sektion *f*, Obduktion *f*
аутореинва́зия *f* Autoreinvasion *f*
аутосенсибилиза́ция *f* Autosensibilisierung *f*
аутосеротерапи́я *f* Eigenserumtherapie *f*, Autoserumtherapie *f*
аутостимуля́ция *f* **се́рдца** Herzselbststimulierung *f*, Selbststimulierung *f* des Herzens
аутосуперинва́зия *f* Autosuperinvasion *f*
аутотокси́н *m* Eigengift *n*, Eigentoxin *n*
аутотранспланта́ция *f* Autotransplantation *f*
~ ко́стного мо́зга Autotransplantation *f* des Knochenmarks, Knochenmarksselbsttransplantierung *f*
аутотрансфу́зия *f* Autotransfusion *f*, Eigenbluttransfusion *f*
аутотре́нинг *m* autogenes Training *n*
аутофаги́я *f* Autophagie *f*
аутофло́ра *f* Autoflora *f*, Eigenflora *f*
аутоцитотокси́ны *m pl* Autozytotoxine *n pl*
аутоэритрофаги́я *f* Autoerythrophagie *f*
афаги́я *f* Aphagie *f*, Schluckunfähigkeit *f*
афази́я *f* Aphasie *f*, Alogie *f*, Stummheit *f*
~, акусти́ческая Verbalaphasie *f*, Worttaubheit *f*, Sprechtaubheit *f*, akustische Aphasie *f*
~, амнести́ческая Erinnerungsaphasie *f*
~, ассоциати́вная assoziative Aphasie *f*
~, мото́рная motorische Aphasie *f*, Broca-Aphasie *f*
~, мото́рная ко́рковая kortikale Aphasie *f*
~, мото́рная субкортика́льная subkortikale motorische Aphasie *f*, Aphemie *f*
~, мото́рная транскортика́льная transkortikale Aphasie *f*
~, парциа́льная Teilaphasie *f*
~, подко́рковая subkortikale Aphasie *f*
~, проводнико́вая Leitungsaphasie *f*
~, рефлекто́рная Reflexaphasie *f*
~, семанти́ческая semantische Aphasie *f*
~, сенсо́рная sensorische Aphasie *f*
~, тота́льная Totalaphasie *f*, totale Aphasie *f*
~, центра́льная zentrale Aphasie *f*
афебра́льный afebril, fieberlos, fieberfrei
афони́я *f* Aphonie *f*, Stimmlosigkeit *f*
~, горта́нная laryngogene [kehlkopfbedingte] Aphonie *f*

~, истерическая hysterische Aphonie *f*
~, спастическая spastische Aphonie *f*
~, функциональная funktionelle Aphonie *f*
афтоз *m* Aphtose *f*
афты *pl* Aphthen *pl*
~, злокачественные *aphthae malignae*
~, интермиттирующие хронические chronische intermittierende Aphthen *pl*
~, кахектические kachektische Aphthen *pl*
~ новорождённых Neugeborenenaphthen *pl*, Aphthen *pl* der Neugeborenen
~, сифилитические syphilitische Aphthen *pl*
~, тропические tropische Aphthen *pl*, Aphthen *pl* bei Sprue
аффект *m* Affekt *m*
~, первичный Primäraffekt *m*
аффект-эпилепсия *f* Affektepilepsie *f*
афферентный afferent, zuleitend
ахалазия *f* Achalasie *f*
ахилия *f* Achylie *f*
~, гистаминоустойчивая histaminnegative [histaminrefraktäre] Achylie *f*
~, желудочная gastrische Achylie *f*
~, панкреатическая pankreatische Achylie *f*
ахиллобурсит *m* Achillobursitis *f*
ахиллодиния *f* Achillodynie *f*
ахлоргидрия *f* Achlorhydrie *f*
ахлоропсия *f* Achloropsie *f*, Grünblindheit *f*
ахолия *f* Acholie *f*
ахондроплазия *f* Achondroplasie *f*
ахроматопсия *f* Achromatopsie *f*, vollständige Farbenblindheit *f*
ацетилирование *n* Azetylierung *f*, Azetylieren *n*
ацетилхолин *m* Azetylcholin *n*
ацетилхолинэстераза *f* Azetylcholinesterase *f*
ацетон *m* Azeton *n*
ацетонемия *f* Azetonämie *f*
ацетонурия *f* Azetonurie *f*
ацефалия *f* Azephalie *f*
ацидоз *m* Azidose *f*
~, вторичный Sekundärazidose *f*
~, выделительный Eliminationsazidose *f*
~, газовый Gasenazidose *f*
~, гиперхлоремический hyperchlorämische Azidose *f*
~, диабетический diabetische Azidose *f*
~, дыхательный Respirationsazidose *f*, respiratorische Azidose *f*
~, компенсированный kompensierte Azidose *f*
~, метаболический metabolische Azidose *f*
~, молочнокислый Laktatazidose *f*, Milchsäureazidose *f*
~, обменный metabolische Azidose *f*
~, почечный renale Azidose *f*
~, тканевой Gewebeazidose *f*
~, экзогенный exogene Azidose *f*
ацидотест *m* Azidotest *m*
ацидофилия *f* Azidophilie *f*, Oxyphilie *f*
ацидурия *f* Azidurie *f*
ацинозно-нодозный azinös-nodös
ацинозный azinös
ацинус *m* Azinus *m*
аэрарий *m* Aerarium *n*; Luftbad *n*
аэрация *f* freie Lüftung *f*
~ сточных вод Belüftung *f* der Abwässer
аэробактер *m* Aerobakter *m*
аэробный aerob
аэробы *m pl* Aerobier *m pl*
~, облигатные obligate Aerobier *m pl*
аэрогелиотерапия *f* Aeroheliotherapie *f*, Luft-Sonne-Behandlung *f*
аэрозоль *m* Aerosol *n*, Aerodispersion *f*
аэрозоль-«сопло» *m* Düsenaerosol *n*
аэрозольтерапия *f* Aerosoltherapie *f*, Aerosolbehandlung *f*
аэроионизация *f* Aeroionisation *f*, Luftionisation *f*
аэроионоингаляция *f* Aeroionoinhalation *f*
аэроионотерапия *f* Aeroionotherapie *f*
аэроотит *m* Aerootitis *f*, Fliegerotitis *f*
аэропатия *f* Meteoropathie *f*
аэроперитонеум *m* Pneumoperitoneum *n*
аэросинусит *m* Aerosinusitis *f*, Barosinusitis *f*
аэросолярий *m* Aerosolarium *n*; Lichtluftbad *n*
аэротенк *m* Belebtschlammanlage *f*, Belebtschlammbecken *n*, Belüftungsbecken *n*
аэротерапия *f* Aerotherapie *f*, Luftbehandlung *f*
аэрофагия *f* Aerophagie *f*, Luftschlucken *n*
аэрофилы *m pl* Aerophile *m pl*, obligate Aerobier *m pl*
аэрофильтр *m* Belüftungsfilter *n*
аэрофобия *f* Aerophobie *f* (*krankhafte Angst vor dem Durchzug*)
аэрофотарий *m* Aerophotarium *n*; Lichtluftbad *n*
аэрохолия *f* Aerocholie *f*
аэроэмболия *f* Luftembolie *f*

Б

бабезиоз *m* Babesiose *f*
«бабочка» *f*, волчаночная Schmetterlingsfigur *f*
багассоз *m* Bagassose *f*
база *f*:
~ отдыха Erholungseinrichtung *f*, Erholungslager *n*
базалиома *f* Basaliom *n*
~, аденоидная adenoides Basaliom *n*
~, вегетирующая vegetierendes Basaliom *n*
~, внутриэпидермальная intraepidermales Basaliom *n*
~, дермальная dermales Basaliom *n*
~, деструирующая destruierendes Basaliom *n*
~, кистозная zystisches Basaliom *n*
~ кожи Hautbasaliom *n*
~, метатипическая metatypisches Basaliom *n*
~, мультицентрическая multizentrisches Basaliom *n*
~, ороговевающая verhornendes Basaliom *n*
~, пигментированная pigmentiertes Basaliom *n*
~, рубцующаяся vernarbendes Basaliom *n*
~, склерозирующаяся sklerosierendes Basaliom *n*
~, солидная solides Basaliom *n*
~, узловатая knotiges Basaliom *n*
~, цилиндроматозная zylindromatöses Basaliom *n*
~, эндофитная одиночная endophytisches solitäres Basaliom *n*
~, эритематоидная erythematoides Basaliom *n*

базедови́зм *m* Basedowismus *m*, Basedow *m*
базидиомице́ты *m pl* Basidiomyzeten *m pl*, Ständerpilze *m pl*
базиотри́б *m* Schädelquetscher *m*, Kranioklast *m*
ба́зис *m*:
~, апика́льный *Stom.* apikale Basis *f*
~ зубно́го проте́за Prothesenbasis *f*
базофи́л *m* Basophil *m*, basophiler Granulozyt *m*
базофили́зм *m*, **ю́ношеский** Pubertätsbasophilismus *m*
базофили́я *f* Basophylie *f*
бактериеми́я *f* Bakteriämie *f*
бакте́рии *f pl* Bakterien *f pl*
~, алкалофи́льные alkalophile Bakterien *f pl*
~, анаэро́бные anaerobe Bakterien *f pl*, Anaerobier *m pl*
~, аутотро́фные autotrophe Bakterien *f pl*
~, ацидофи́льные azidophile Bakterien *f pl*
~, аэро́бные aerobe Bakterien *f pl*, Aerobier *m pl*
~, беска́псульные kapsellose Bakterien *f pl*
~, брюшнотифо́зные Abdominaltyphusbakterien *f pl*
~, веретенообра́зные fusiforme [spindelförmige] Bakterien *f pl*
~, гетеротро́фные heterotrophe Bakterien *f pl*
~, гни́лостные Fäulnisbakterien *f pl*
~, гноеро́дные pyogene [eitererregende] Bakterien *f pl*
~, грамотрица́тельные gramnegative Bakterien *f pl*
~, грамположи́тельные grampositive Bakterien *f pl*
~, денитрифици́рующие denitrifizierende Bakterien *f pl*
~, дизентери́йные Dysenteriebakterien *f pl*, Ruhrbakterien *f pl*
~, дифтери́йные Diphtheriebakterien *f pl*
~, индолобразу́ющие indolbildende Bakterien *f pl*
~, ка́псульные Kapselbakterien *f pl*
~, кислотоусто́йчивые säurefeste Bakterien *f pl*
~, кише́чные Darmbakterien *f pl*
~, лизоге́нные lysogene Bakterien *f pl*
~, люминесци́рующие Leuchtbakterien *f pl*
~, молочноки́слые Milchsäurebakterien *f pl*
~, неспорообразу́ющие sporenlose Bakterien *f pl*
~, нитеви́дные [ни́тчатые] fadenförmige [filiforme] Bakterien *f pl*
~, палочкови́дные stäbchenförmige Bakterien *f pl*, Bazillen *m pl*
~, патоге́нные pathogene Bakterien *f pl*
~, са́пные Rotzbakterien *f pl*
~, светя́щиеся Leuchtbakterien *f pl*
~, спорообразу́ющие sporenbildende [sporentragende] Bakterien *f pl*
~, термофи́льные thermophile Bakterien *f pl*
бактериовыдели́тель *m* Bakterienausscheider *m*
бактерио́лиз *m* Bakteriolyse *f*, Bakterienauflösung *f*
бактериолити́ческий bakteriolytisch
бактериоло́гия *f* Bakteriologie *f*
~, медици́нская medizinische Bakteriologie *f*
~, пищева́я Nahrungs(mittel)bakteriologie *f*
~, санита́рная Sanitärbakteriologie *f*

бактерионоси́тельство *n* Bakterientragung *f*
бактериоскопи́я *f* Bakterioskopie *f*
бактериоста́з *m* Bakteriostasis *f*
бактериостати́ческий bakteriostatisch
бактериотоксико́з *m*, **пищево́й** alimentäre Bakteriotoxikose *f*
бактериотропи́н *m* Bakteriotropin *n*, Opsonin *n*
бактериофа́г *m* Bakteriophag(e) *m* (*s. a.* **фаг**)
~, вегетати́вный vegetativer Bakteriophag(e) *m*
~, вируле́нтный virulenter Bakteriophag(e) *m*
~, дефе́ктный defektiver Bakteriophag(e) *m*
~, лити́ческий lytischer Bakteriophag(e) *m*
бактериоци́н *m* Bakteriozin *n*
бактериури́я *f* Bakteriurie *f*
~ бере́менных Schwangerschaftsbakteriurie *f*
бактерици́дность *f* Bakterizidität *f*
~, со́лнечная bakterizide [keimtötende] Wirkung *f* der Sonnenstrahlen
бактерици́дный mikrobizid, keimtötend, bakterientötend, bakterizid, keimvernichtend
бактеро́иды *m pl* Bakter(i)oide *n pl*
балани́т *m* Balanitis *f*, Vorhautentzündung *f*, Eichelentzündung *f*
~, гоноре́йный Eicheltripper *m*
~, ксероти́ческий облитери́рующий Vorhautkraurosie *f*
~, плазмоцеллюля́рный plasmazelluläre Balanitis *f*
~, рецидиви́рующий rezidivierende Balanitis *f*
~, сифилити́ческий syphilitische Balanitis *f*
балароли́т *m* Präputialstein *m*, Balanolith *m*
баланопости́т *m* Balanoposthitis *f*
~, гангрено́зный gangränöse Balanoposthitis *f*
~, гоноре́йный gonorrhoische Balanoposthitis *f*
~, себоре́йный seborrhoische Balanoposthitis *f*
~, трихомона́дный Trichomonadenbalanoposthitis *f*
баланопостомико́з *m* Balanoposthomykose *f*
баланоце́ле *n* Balanozele *f*
бала́нс *m* Gleichgewicht *n*, Ausgleich *m*, Bilanz *f*
~, азо́тистый Stickstoffbilanz *f*, N-Bilanz *f*
~, белко́вый Eiweißbilanz *f*
~, во́дный Wasserbilanz *f*
~, генети́ческий genetische Balance *f*, Genbalance *f*
~, ка́лиевый Kaliumbilanz *f*
~, кисло́тно-щелочно́й Säure-Basen-Gleichgewicht *n*
~, отрица́тельный азо́тистый negative N-Bilanz *f*
~, теплово́й Wärmebilanz *f*, Wärmehaushalt *m*
~, энергети́ческий Energiebilanz *f*
балантидиа́з *m* Balantidiasis *f*, Balantidiose *f*
ба́лка *f*:
~, ко́стная Knochenbälkchen *n*
~, печёночная Leberbälkchen *n*, Lebertrabekel *f*
баллистокардиогра́мма *f* Ballistokardiogramm *n*
~, попере́чная Quer-Ballistokardiogramm *n*
~, продо́льная Längsballistokardiogramm *n*
~ смеще́ния Verschiebungsballistokardiogramm *n*
~ ускоре́ния Beschleunigungsballistokardiogramm *n*
баллистокардиогра́фия *f* Ballistokardiographie *f*
~, электромагни́тная Elektromagnetenballistokardiographie *f*

баллóн *m*, **кислорóдный** Sauerstoffflasche *f*
баллонокимогрáфия *f* Ballono-Kymographie *f*
баллотúрование *n* Ballotement *n*, Ballotieren *n*
~ **голóвки плодá** Ballotement *n* des kindlichen Kopfes
~ **надколéнника** Patellarballotement *n*, Kniescheibentanzen *n*
~ **средостéния** Mediastinalflattern *n*
бальзáм *m* Balsam *m*
~, **противоожóговый** Brandbalsam *m*
бальзамúрование *n* Einbalsamierung *f*, Balsamierung *f*
бальнеогрязелечéбница *f* Moorbadheilstätte *f*
бальнеолечéбница *f* Badehaus *n*, Bäderanstalt *f*, Heilbadanstalt *f*
бальнеолóгия *f* Balneologie *f*, Bäder(heil)kunde *f*
бальнеотерапúя *f* Balneotherapie *f*, Bäderkur *f*, Badekur *f*, Bäderbehandlung *f*, Bädertherapie *f*
бандáж *m* Bandage *f*, Binde *f*, Verband *m*
~, **грыжевóй** Leistenbruchband *n*, Bruchband *n*, Bruchhalter *m*
~, **грыжевóй бéдренный** Schenkelbruchband *n*
~, **грыжевóй пупóчный** Nabelbruchband *n*
~ **для животá** Bauchbinde *f*
~, **дородовóй** Umstandskorsett *n*, Umstandsleibbinde *f*
~, **поперéчный** Querbinde *f*
~, **укреплЯющий** Verstärkungsband *n*
банк *m*:
~, **кóстный** Knochenbank *f*
~ **крóви** Blutbank *f*
~ **ткáней** Gewebebank *f*
бáнка *f*:
~, **аптéчная** Apothekergefäß *n*
~, **кровосóсная** blutiger Schröpfkopf *m*, Ziehkopf *m*
~, **медицúнская** Schröpfkopf *m*, Schröpfglas *n*
~, **отсáсывающая** Saugglocke *f*
бáня *f* Baderaum *m*, Badehaus *n*, Badeanstalt *f*, Bad *n*
~, **водянáя** Wasserbad *n*
~, **паровáя** Heißdampfbad *n*, Dampfbad *n*, Heißluftbad *n*
~, **рúмская** römisches [türkisches] Bad *n*, Heißluftbad *n*, Schwitzbad *n*
~, **рýсская** russisches Bad *n*, Dampfbad *n*; Schwitzbad *n*
~, **суховоздýшная** *s.* **бáня, фúнская**
~, **турéцкая** *s.* **бáня, рúмская**
~, **фúнская** Saunabad *n*, Sauna *f*, trockenes Schwitzbad *n*
барбарúс *m* Berberitze *f*
барестезиóметр *m* Drucksinnmesser *m*
бари(ти)тóз *m* Barytose *f*
барокáмера *f* Hoch- und Unterdruckkammer *f*, Druckkammer *f*
~, **вáкуумная** Vakuumtank *m*
~, **компрессиóнная** Kompressionshöhen(druck)kammer *f*
~, **операциóнная** Operationsbarokammer *f*
~, **терапевтúческая** therapeutische Barokammer *f*
бароотúт *m* Barootitis *f*; Fliegerotitis *f*
барорецéптор *m* Barorezeptor *m*, Druckrezeptor *m*
баротерапúя *f* Barotherapie *f*
баротрáвма *f* Barotrauma *n*
бартолинúт *m* Bartholinitis *f*
бартонеллёз *m* Bartonellose *f*, Orojafieber *n*, Peruanwarze *f*
барьéр *m*:
~, **биологúческий** biologische Barriere *f*
~, **гематоофтальмúческий** Blut-Kammerwasser-Schranke *f*
~, **гематоэнцефалúческий** Bluthirnschranke *f*; Blutliquorschranke *f*
~, **генетúческий** genetische Barriere *f*
~, **кóжно-слúзистый** Haut-Schleimhaut-Barriere *f*
~, **плацентáрный** Plazentarschranke *f*
~, **слúзистый** Mukosaschranke *f*
бассéйн *m* Wasserbecken *n*
~, **закрытый** Hallenbad *n*, Hallenbecken *n*, Hallenschwimmbad *n*
~, **инфильтрациóнный** Sickerbecken *n*
~, **лечéбный** therapeutisches Schwimmbad *n*, Bewegungsbad *n*
~, **плáвательный** Schwimmbad *n*; Schwimmbecken *n*
~, **регенерациóнный грязевóй** regenerierender Schlammbehälter *m*
~ **с тёплой водóй** Warm(wasser)becken *n*
~ **с холóдной водóй** Kaltwassertauchbecken *n*
батальóн *m*:
~, **автомобúльный санитáрно-эвакуациóнный** Sanitätskraftwagenabteilung *f*
~, **армéйский мéдико-санитáрный эвакуациóнный** Armeekrankentransportabteilung *f*
~ **выздорáвливающих** Genesendenbataillon *n*, Genesendenabteilung *f*
~, **мéдико-санитáрный** Sanitätsbataillon *n*, SB
батипнóэ *n* Bathypnoe *n*, tiefes Atmen *n*
батофобúя *f* Bathophobie *f* (*krankhafte Angst vor der Tiefe*)
бахрóмка *f* Zipfel *m*, Fimbrie *f*, Franse *f*
~ **гиппокáмпа** Saum *m* des Hippokampus
~ **мáточной трубы** Tubenfimbrie *f*
бацúлла *f* Bacillus *m*, Bazillus *m*
бациллоносúтель *m* Bazillenträger *m*
бациллурúя *f* Bazillurie *f*
бацúллы *f pl* Bazillen *m pl*
~, **сибиреязвенные** Anthraxbazillen *m pl*, Milzbrandbakterien *f pl*
~, **туберкулёзные** Tuberkulosemykobakterien *f pl*, Tuberkulosebazillen *m pl*
бделлотерапúя *f* Blutegelbehandlung *f*, Hirudotherapie *f*
бéджель *m* Bejel *n*
бедрó *n* Hüfte *f*, Oberschenkel *m*
безболевóй schmerzlos, indolent, schmerzfrei
безболéзненность *f* Schmerzlosigkeit *f*, Indolenz *f*
безголóсый stimmlos
безгортáнный kehlkopflos
бездéтность *f* Kinderlosigkeit *f*
беззýбый zahnlos
безмЯкотный marklos
безнадёжный hoffnungslos, rettungslos
безоáр *m* Bezoar *m*
~, **волосянóй** Haargeschwulst *f*, Trichobezoar *m*

~, **расти́тельный** Pflanzenfaserbezoar *m*, Phytobezoar *m*
безопа́сность *f*, **радиацио́нная** Strahlensicherheit *f*
безопа́сный risikolos, ungefährlich, gefahrlos
безразли́чие *n*, **боле́зненное** psychische Anästhesie *f*, Gefühl *n* der Gefühllosigkeit
безъя́дерный kernlos
беккро́сс *m* backcross *(engl)*, Rückkreuzung *f*, rekurrente Hybridisierung *f*
белена́ *f* Bilzenkraut *n*
бе́ли *pl* Weißfluß *m*
~, **вестибуля́рные** Vestibularausfluß *m*
~, **влага́лищные** Vaginalausfluß *m*
~, **ма́точные** Uterinausfluß *m*
~ **новорождённых** *fluor neonatorum*
~, **тру́бные** Tuberausfluß *m*
~, **ше́ечные** Zervikalausfluß *m*
белладо́нна *f* Tollkirsche *f*, Belladonna *f*
бело́к *m* Eiweiß *n*, Protein *n*, Eiweißstoff *m*, Eiweißkörper *m*
~ **высо́кой биологи́ческой це́нности** hochwertiges Eiweiß *n*
~, **досту́пный окисле́нию** aufgeschlossenes Eiweiß *n*
~, **живо́тный** tierisches Eiweiß *n*
~, **запа́сный** Reserveeiweiß *n*
~, **кислородперенося́щий** sauerstofftragendes Eiweiß *n*
~ **кро́ви** Bluteiweiß *n*
~, **медьсодержа́щий** Kupferprotein *n*
~, **миело́мный** Myelomeiweißkörper *m*, Bence-Jones-Eiweißkörper *m*, Myelomprotein *n*
~, **мы́шечный** Muskeleiweiß *n*
~, **нати́вный** natives Eiweiß *n*, nativer Eiweißkörper *m*
~, **неполноце́нный** unvollwertiges Eiweiß *n*
~, **нерастворя́мый** unlösbares Eiweiß *n*
~, **неусвоя́емый** unaufnehmbares Eiweiß *n*
~, **о́бщий** Gesamteiweiß *n*, Gesamteiweißmenge *f*
~, **оста́точный** Resteiweiß *n*
~, **пищево́й** Nahrungsprotein *n*, Nahrungseiweiß *n*
~ **пла́змы** Plasmaprotein *n*, Plasmaeiweiß *n*
~, **полноце́нный** vollwertiges Eiweiß *n*
~, **преципити́рованный** präzipitiertes Eiweiß *n*
~, **просто́й** einfaches Eiweiß *n*, Protein *n*
~, **расти́тельный** pflanzliches Eiweiß *n*
~, **С-реакти́вный** C-reaktives Protein *n*
~, **свя́зывающий** bindendes Eiweiß *n*
~, **сло́жный** Proteid *n*, zusammengesetztes Eiweiß *n*
~ **спинномозгово́й жи́дкости** Liquoreiweiß *n*
~ **сы́воротки кро́ви** Serumeiweiß *n*
~, **термина́льный** Terminalprotein *n*
~, **типоспецифи́ческий** typenspezifisches Protein *n*, M-Substanz *f*
~, **тканево́й** Gewebsprotein *n*, Gewebeprotein *n*
~, **усвоя́емый** assimilierbares Eiweiß *n*
~, **ферме́нтный** Fermenteiweiß *n*, Fermentprotein *n*, Enzymeiweiß *n*
~, **фибрилля́рный** Faserprotein *n*, fibrilläres Eiweiß *n*
~, **чужеро́дный** Fremdprotein *n*, körperfremdes Eiweiß *n*
~ **ядра́** Kerneiweiß *n*, Kernprotein *n*, Nukleoprotein *n*
бело́к-инициа́тор *m* Initiator-Protein *n*
бело́к-носи́тель *m* Träger-Protein *n*
белонофо́бия *f* Belonophobie *f* (*krankhafte Angst vor Nadeln*)
бельё *n*:
~, **операцио́нное** Operationswäsche *f*
~, **посте́льное** Bettwäsche *f*
бельмо́ *n* (*роговицы*) Leukom *n*, Hornhauttrübung *f*
бере́менность *f* Schwangerschaft *f*, Gestation *f*, Gravidität *f*
~, **внема́точная** Extrauteringravidität *f*
~, **внема́точная брюшна́я** Bauchhöhlenschwangerschaft *f*
~, **внема́точная многопло́дная** extrauterine Mehrlingsschwangerschaft *f*
~, **внема́точная тру́бная** Tubargravidität *f*
~, **внема́точная тру́бная ампуля́рная** ampulläre Tubargravidität *f*
~, **внема́точная тру́бная интерстициа́льная** interstitielle Tubargravidität *f*
~, **внема́точная тру́бная переше́ечная** isthmische Tubargravidität *f*
~, **двупло́дная** Zwillingsschwangerschaft *f*
~, **доно́шенная** ausgetragene Schwangerschaft *f*
~, **иммуноконфли́ктная [иммунологи́чески несовмести́мая]** immunologisch inkompatible Schwangerschaft *f*
~, **ло́жная** eingebildete [falsche] Schwangerschaft *f*
~, **ма́точная** uterine Schwangerschaft *f*
~, **многопло́дная** Mehrlingsschwangerschaft *f*
~, **недоно́шенная** nicht ausgetragene Schwangerschaft *f*
~, **перено́шенная** übertragene Schwangerschaft *f*
~, **ше́ечная** Zervikalschwangerschaft *f*, Zervikalgravidität *f*
~, **эктопи́ческая** ektopische Schwangerschaft *f*, ektopische Gravidität *f*, Extrauteringravidität *f*
~, **яи́чниковая** Ovarialschwangerschaft *f*
бе́ри-бе́ри *n* Beriberi *f*, B_1-Avitaminose *f*
бериллио́з *m* Berylliose *f*
бескле́точный zellenlos, zellenfrei
бескро́вный unblutig
беспло́дие *n* Sterilität *f*, Unfruchtbarkeit *f*
беспоко́йство *n*, **дви́гательное** motorische Unruhe *f*
беспо́лый geschlechtslos
бессвя́зность *f* Inkohärenz *f* des Gedankenablaufes, Verwirrtheit *f*
бесси́лие *n*, **полово́е** Impotenz *f*, Manneschwäche *f*, Zeugungsunvermögen *n*, Zeugungsunfähigkeit *f*
бессимпто́мный asymptomatisch, symptomlos
бессме́ртник *m* Immortelle *f*, Strohblume *f*
бессозна́тельный bewußtlos, unbewußt
бессо́нница *f* Schlaflosigkeit *f*, Agrypnie *f*, Insomnie *f*; Wachsucht *f*
бессосу́дистый gefäßlos
бесчу́вственный gefühllos
бесшо́вный nahtlos
бе́та-блока́торы *m pl* Betablocker *m pl*

бе́та-излуче́ние *n* Betastrahlung *f*
бета́ин *m* Betain *n*
бе́та-ингиби́тор *m* Beta-Inhibitor *m* (*der Viren*), thermolabiler Inhibitor *m*
бе́та-кле́тка *f* Beta-Zelle *f*
бе́та-миело́ма *f* Beta-Myelom *n*
бе́та-реце́птор *m* Betarezeptor *m*
бе́тель *m* Betelnuß *f*
беттолепси́я *f* Bettolepsie *f*, Hustenepilepsie *f*
бецежи́рование *n* BCG-Impfung *f*, Kalmettisation *f*
бе́шенство *n* Tollwut *f*, Rabies *f*, Lyssa *f*
~, **ло́жное** Pseudowut *f*, Pseudorabies *f*, Pseudolyssa *f*, Aujeszky-Krankheit *f*
бивале́нт *m* Bivalent *n*, Geminus *m*
~, **восстано́вленный** Bruch-Reunions-Bivalent *n*
~, **кольцево́й** Ringbivalent *n*
~, **нера́вный** ungleiches Bivalent *n*, unequal bivalent *(engl.)*
~, **прямо́й** Stabbivalent *n*
бигемини́я *f* Bigeminie *f*
~, **желу́дочковая** ventrikuläre Bigeminie *f*, Kammerbigeminie *f*
~, **предсе́рдная** atriale Bigeminie *f*, Vorhofbigeminie *f*
~, **узлова́я** nodale Bigeminie *f*
биде́ *n* Bidet *n*, Sitzbecken *n*
бидермо́ма *f* Bidermom *n*, bidermales Teratom *n*
бикс *m* Sterilisiertrommel *f*, Sterilisierbüchse *f*
~ **для стерилиза́ции перевя́зочного материа́ла** Verbandstoffsterilisiertrommel *f*
биливерди́н *m* Biliverdin *n*
билируби́н *m* Bilirubin *n*, Hämatoidin *n*
~, **конъюги́рованный** konjugiertes Bilirubin *n*
~, **непрямо́й** indirektes Bilirubin *n*
~, **прямо́й** direktes Bilirubin *n*
билирубинеми́я *f* Bilirubinämie *f*
~, **доброка́чественная** gutartige Bilirubinämie *f*
билирубинури́я *f* Bilirubinurie *f*
билиури́я *f* Gallenharnen *n*
билобэктоми́я *f* Bilobektomie *f*
бильгарцио́з *m* Bilharziose *f*, Schistosomiase *f*
бимануа́льный bimanuell
бинт *m* Binde *f*, Bandage *f*, Rollbinde *f*
~, **ги́псовый** Gipsbinde *f*
~, **двугла́вый** Doppelbinde *f*
~, **крахма́льный** Stärkegazebinde *f*
~, **ма́рлевый** Mullbinde *f*, Gazebinde *f*
~, **рези́новый** Gummibinde *f*
~, **эласти́ческий** Elastikbinde *f*, Schnürbinde *f*, Schlauchbinde *f*
бинтова́ть verbinden
биоакти́вный biologisch aktiv
биогельминто́з *m* Biohelminthiasis *f*
биогеохи́мия *f* Biogeochemie *f*
биодо́за *f* Biodosis *f*, biologische Dosis *f*; Erythemodosis *f*
биокатализа́тор *m* Biokatalysator *m*
биоло́гия *f* Biologie *f*
~, **косми́ческая** kosmische Biologie *f*, Raumfahrtbiologie *f*, Kosmobiologie *f*, Weltraumbiologie *f*, Astrobiologie *f*
биолюминесце́нция *f* Biolumineszenz *f*
биомикроофтальмоскопи́я *f* Spaltlampenmikroskopie *f* des hinteren Augenabschnittes
биона́тор *m* Bionator *m*
биопла́зма *f* Bioplasma *n*
биопси́я *f* Biopsie *f*, Probeexzision *f*
~, **аспирацио́нная** Aspirationsbiopsie *f*, Saugbiopsie *f*
~ **желу́дка** Gastrobiopsie *f*
~, **иглова́я** Nadelbiopsie *f*
~, **кольцеви́дная** Ringbiopsie *f*
~, **конусови́дная** Konusbiopsie *f*
~, **операцио́нная** [**откры́тая**] offene Biopsie *f*
~ **пе́чени, пункцио́нная** Leberpunktionsbiopsie *f*
~, **пове́рхностная** Oberflächenbiopsie *f*
~ **по́чки, пункцио́нная** Nierenpunktionsbiopsie *f*
~, **прескале́нная** Präskalenusbiopsie *f*
~ **прямо́й кишки́** Mastdarmbiopsie *f*, Rektumbiopsie *f*
~, **пункцио́нная** Punktionsbiopsie *f*
~, **пункцио́нная чреско́жная** perkutane [transkutane] Punktionsbiopsie *f*
~, **ретроклавикуля́рная** Retroklavikularbiopsie *f*
~ **синовиа́льной оболо́чки** Synovialbiopsie *f*
~ **сли́зистой оболо́чки, аспирацио́нная** Schleimhautsaugbiopsie *f*
~, **сро́чная** Schnellbiopsie *f*
~ **суста́ва** Gelenkbiopsie *f*
~ **то́нкой игло́й** Feinnadelbiopsie *f*
~, **трансбронхиа́льная** transbronchiale Biopsie *f*
~, **трансторака́льная** transthorakale Biopsie *f*
~, **трансуретра́льная** transurethrale Biopsie *f*
~, **чреско́жная** perkutane Biopsie *f*
~, **щипцо́вая** Zangenbiopsie *f*
~, **эксцизио́нная** Exzisionsbiopsie *f*
~, **эндобронхиа́льная** endobronchiale Biopsie *f*
~ **эндоме́трия** Endometriumbiopsie *f*
~ **яи́чка** Hodenbiopsie *f*
биопта́т *m* Bioptat *n*, Gewebsprobe *f*
биори́тм *m* Biorhythmus *m*, biologischer Rhythmus *m*
биоси́нтез *m*:
~ **антите́л** Antikörperbildung *f*
~ **белка́** Eiweißbiosynthese *f*, Proteinbiosynthese *f*
биоти́н *m* Biotin *n*, Vitamin *n* H
биоти́п *m* Biotyp *m*
биото́пливо *n* biologischer Brennstoff *m*
биофлавоно́ид *m* Bioflavonoid *n*, Vitamin *n* P
биохи́мия *f* Biochemie *f*, biologische Chemie *f*
~, **клини́ческая** klinische Biochemie *f*
~, **функциона́льная** funktionelle Biochemie *f*
биохронометри́я *f* Biochronometrie *f*
биоцено́з *m* Biozönose *f*
~, **бактериа́льный** Bakterialbiozönose *f*
бисексуали́зм *m* Bisexualität *f*, Doppelgeschlechtlichkeit *f*
бифидобакте́рии *f pl* Bifidusbakterien *f pl*
бифидофа́ктор *m* Bifidusfaktor *m*
бифурка́ция *f* Bifurkation *f*
~ **ао́рты** Aortengabelung *f*
~ **трахе́и** Luftröhrengabelung *f*
бластовариа́ция *f* Blastovariation *f*, Keimvariation *f*
бласто́ма *f* Blastom *n*, Tumor *m*, Geschwulst *f*
бластоме́р *m* Blastomer *n*

бластомико́з *m* Blastomykose *f*
~, **европе́йский** europäische Blastomykose *f*
~, **кело́идный** Keloidblastomykose *f*
~ **лёгких** Lungenblastomykose *f*
~, **пове́рхностный** oberflächliche Blastomykose *f*
~, **североамерика́нский** nordamerikanische Blastomykose *f*
~, **тропи́ческий** tropische Blastomykose *f*
~, **южноамерика́нский** südamerikanische [brasilianische] Blastomykose *f*
бластомогене́з *m* Blastomogenese *f*, Onkogenese *f*
бластотрансформа́ция *f* **лимфоци́тов** Lymphozyten(blast)transformation *f*
бле́дность *f* Blässe *f*
~, **«воскова́я»** «Wachsblässe» *f*
бле́нда *f* Blende *f*, Diaphragma *n*
~, **рентге́новская** Rasterblende *f*, Sekundärstrahlenblende *f*
бленноре́я *f* Augenblennorrhoe *f*
~ **новорождённых** Gonoblennorrhoe *f* der Neugeborenen
бленнорраги́я *f* Blennorrhagie *f*
бле́скость *f* Blendung *f*
~, **отражённая** Reflexblendung *f*
~, **пряма́я** direkte Blendung *f*
блефари́т *m* Blepharitis *f*, Lidentzündung *f*, Lidrandentzündung *f*
~, **краево́й** Lidrandentzündung *f*
~, **хрони́ческий маргина́льный** Madarosis *f*
~, **чешу́йчатый** squamöse Blepharitis *f*
~, **я́звенный** ulzeröse Blepharitis *f*
блефари́т-роза́цеа *m* Rosazea *n* der Lidhaut
блефаропла́стика *f* Blepharoplastik *f*
блефароплеги́я *f* Lidlähmung *f*
блефарорафи́я *f* Blepharorrhaphie *f*
блефароспа́зм *m* Blepharospasmus *m*, Lidkrampf *m*, krampfhafter Lidschluß *m*; Augenlidkrampf *m*
~, **истери́ческий** hysterischer Blepharospasmus *m*
~, **клони́ческий** Blepharoklonus *m*
~, **рефлекто́рный** reflektorischer Blepharospasmus *m*
~, **симптомати́ческий** symptomatischer Blepharospasmus *m*
~, **ста́рческий** seniler Blepharospasmus *m*
~, **тони́ческий** tonischer Blepharospasmus *m*, tonischer Lidkrampf *m*
~, **эссенциа́льный** essentieller Blepharospasmus *m*
блефароста́т *m* Blepharostat *m*, Lidsperrer *m*
блефарото́м *m* Blepharotom *n*
блефарофимо́з *m* Blepharophimose *f*, Lidspaltenverengerung *f*, «Schweinsaugen» *n pl*, Ankyloblepharon *m*
блефарохала́зис *m* Blepharochalasis *f*, Lidhauterschlaffung *f*
близнецы́ *m pl* Zwillinge *m pl*, Mehrlinge *m pl*
~, **двуяйцо́вые [дизиго́тные]** zweieiige [dizygote] Zwillinge *m pl*
~, **неравносро́сшиеся** ungleichmäßig befestigte Zwillinge *m pl*
~, **однояйцо́вые [монозиго́тные]** eineiige [monozygote] Zwillinge *m pl*
~, **соединённые** befestigte Zwillinge *m pl*
близору́кость *f* Myopie *f*, Kurzsichtigkeit *f*
~, **врождённая** angeborene Myopie *f*
~, **высо́кая** hohe [hochgradige] Myopie *f*
~, **злока́чественная** maligne [bösartige] Myopie *f*
~, **ло́жная** Pseudomyopie *f*
~, **односторо́нняя** einseitige Myopie *f*
~, **осева́я** Achsenmyopie *f*, Streuungsmyopie *f*
~, **прогресси́рующая** progressive Myopie *f*
~, **профессиона́льная** arbeitsbedingte Kurzsichtigkeit *f*
~, **свя́занная с измене́ниями хруста́лика** Linsenkurzsichtigkeit *f*
~ **сла́бой сте́пени** geringgradige Myopie *f*
~, **спазмати́ческая** Pseudomyopie *f*
~, **стациона́рная** stationäre Myopie *f*
~, **шко́льная** Schulmyopie *f*, Schulkurzsichtigkeit *f*
блинда́ж *m*, **санита́рный** Sanitätsunterstand *m*
блока́да *f*:
~, **атриовентрикуля́рная** atrioventrikulärer Block *m*, Vorhof-Kammerblock *m*, atrioventrikuläre Blockierung *f*
~, **атриовентрикуля́рная интермитти́рующая** intermittierender atrioventrikulärer Block *m*
~, **атриовентрикуля́рная по́лная** atrioventrikulärer totaler Block *m*
~, **вагосимпати́ческая** Vagus-Sympathikus-Blokkade *f*
~, **внутриве́нная** intravenöse Blockade *f*
~, **внутрико́стная** intraossale Blockade *f*
~, **внутриносова́я** intranasale Blockade *f*
~, **внутриушна́я** intrameatale Blockade *f*
~ **вхо́да** Eintrittsblock *m*
~ **вы́хода** Austrittsblock *m*, Ausgangsblock *m*
~, **ганглиона́рная** Ganglienblockade *f*
~ **звёздчатого узла́** Stellatumblockade *f*
~ **межрёберных не́рвов** Interkostalblockade *f*
~ **но́жки пучка́ Ги́са** Schenkelblock *m*
~ **но́жки пучка́ Ги́са, непо́лная** inkompletter Schenkelblock *m*, Hemiblock *m*
~, **околопо́чечная [паранефра́льная]** Paranephralblockade *f*
~ **по Вишне́вскому, новокаи́новая** Lokalanästhesie *f* mittels Prokainblockade
~ **пограни́чного симпати́ческого ствола́** Grenzstrangblockade *f*
~, **пресакра́льная** präsakrale Blockade *f*
~, **ретромамма́рная** retromammäre Blockade *f*
~ **се́рдца** Herzblock *m*
~ **се́рдца, альтерни́рующая** alternierender Herzblock *m*
~ **се́рдца, арборизацио́нная** Arborisations(herz)block *m*, Verzweigungs(herz)block *m*
~ **се́рдца, бифасцикуля́рная** Bifaszikulär(herz)block *m*
~ **се́рдца, внутрижелу́дочковая** Herzkammerblock *m*, Intraventrikular(herz)block *m*
~ **се́рдца, внутрипредсе́рдная** Herzvorhofblock *m*, Intraatrial(herz)block *m*
~ **се́рдца, монофасцикуля́рная** Monofaszikulär(herz)block *m*
~ **се́рдца, синоаурикуля́рная** sinoaurikulärer Herzblock *m*, sinoaurikuläre Blockierung *f*

~ сéрдца, частúчная Herzteilblock *m*, partieller Herzblock *m*
~, симпатúческая Sympathikusblockade *f*
~ сустáва Gelenkblockade *f*
~ ферм́ента Enzymblockierung *f*, Enzymblock *m*
~, футля́рная intrafasziälle Blockade *f*
~, циркуля́рная zirkuläre Blockade *f*
блокáтор *m*, **бронхиáльный** Bronchialsperrer *m*, Bronchoblocker *m*
блокúрование *n*, **генетúческое** genetische Blokkierung *f*
блохá *f* Floh *m*
~, крысúная Pestfloh *m*
~, песчáная Sandfloh *m*
~, человéческая Menschenfloh *m*
бля́шка *f* Plaque *n*
~, атероматóзная atheromatöses Plaque *n*, atheromatöses Beet *n*
~, атеросклеротúческая atherosklerotisches Plaque *n*, atherosklerotisches Beet *n*
~, motóрная motorische Platte *f*
~, стáрческая Druse *f*
бобы́ *m pl*, **калабáрские** Kalabarbohnen *f pl*, «Gottesurteilsbohnen» *f pl*
бокáл *m*, **глазнóй** Augenbecher *m*
бокс *m* Box *f*
~, бактериологúческий bakteriologische Box *f*
~, индивидуáльный individuelle Box *f*
~, смотровóй Aufnahmebox *f*, Untersuchungsbox *f*
болéзненность *f* **1.** Schmerzhaftigkeit *f* **2.** Befallsrate *f*
~ при надáвливании [при пальпáции] Druckschmerz *m*
болéзненный krankhaft, kränklich; schmerzhaft
болезнетвóрность *f* **микроорганúзмов** Mikrobenpathogenität *f*
болéзни *f pl* Krankheiten *f pl* (*s. a.* **болéзнь**)
~ адаптáции Adaptationskrankheiten *f pl*
~, аллергúческие allergische Krankheiten *f pl*, Allergosen *f pl*
~, аутоимму́нные Autoimmunkrankheiten *f pl*
~, аутохтóнные autochtone Krankheiten *f pl*
~, венерúческие Geschlechtskrankheiten *f pl*
~, вну́тренние innere Krankheiten *f pl*
~, врождённые angeborene Krankheiten *f pl*, Kongenitalkrankheiten *f pl*
~, дéтские Kinderkrankheiten *f pl*
~, жéнские Frauenkrankheiten *f pl*
~, инфекциóнные Infektionskrankheiten *f pl*
~, кóжные Hautkrankheiten *f pl*
~, коллагéновые Kollagenkrankheiten *f pl*, Kollagenosen *f pl*, Konnektivitiden *pl*
~ мочеполовóй systéмы Krankheiten *f pl* des Urogenitalsystems
~ накоплéния Speicherungskrankheiten *f pl*, Thesaurismosen *f pl*
~, наслéдственные Erbkrankheiten *f pl*, erbliche [hereditäre] Krankheiten *f pl*
~ нéрвной систéмы Nervenkrankheiten *f pl*, Krankheiten *f pl* des Nervensystems
~ óрганов дыхáния Krankheiten *f pl* der Atmungsorgane [des Atmungssystems]
~, паразитáрные Parasitärkrankheiten *f pl*
~, полиэтиологúческие polyäthyologische Krankheiten *f pl*
~, профессионáльные Berufskrankheiten *f pl*, arbeitsbedingte [gewerbliche] Krankheiten *f pl*
~, психúческие psychische Krankheiten *f pl*, Geisteskrankheiten *f pl*
~ систéмы кровообращéния Kreislaufkrankheiten *f pl*
~ систéмы пищеварéния Krankheiten *f pl* des Verdauungssystems
~ соединúтельной ткáни, диффу́зные Bindegewebserkrankungen *f pl*, Kollagenkrankheiten *f pl*, Kollagenosen *f pl*
~, сопу́тствующие Begleitkrankheiten *f pl*
~, сцéпленные с пóлом, наслéдственные geschlechtsgebundene Erbkrankheiten *f pl*
~, трансмиссúвные Transmissionskrankheiten *f pl*
~, тропúческие Tropenkrankheiten *f pl*
~ цивилизáции Zivilisationskrankheiten *f pl*
~, эндемúческие endemische Krankheiten *f pl*
~, эндокрúнные Endokrinkrankheiten *f pl*
~, эпидемúческие epidemische Krankheiten *f pl*
болéзнь *f* Krankheit *f* (*s. a.* **болéзни**)
~, австралúйская Q-Fieber *n*
~ áльфа-цепéй Alpha-Ketten-Krankheit *f*
~, армя́нская periodische Krankheit *f*
~, бáмбльская *s.* **болéзнь, бóрнхольмская**
~ бéлых пя́тен Weißfleckenkrankheit *f*
~ Бéхтерева Bechterew-Strümpel-Krankheit *f*, ankylosierende Spondyl(o)arthritis *f*
~, бóрнхольмская epidemische Myalgie *f*, epidemische Pleurodynie *f*, Teufelsgrippe *f*, Bornholmer-Krankheit *f*
~ Бóткина infektiose [virale, epidemische] Hepatitis *f*, Hepatitis *f* A
~, брóнзовая Addissonsche Krankheit *f*, Bronzekrankheit *f*
~, бронхоэктатúческая bronchiektatische Krankheit *f*
~, вакцинáльная Vakzinalkrankheit *f*
~, вúрусная Viruskrankheit *f*, Virose *f*
~, впервы́е вы́явленная erstmalig festgestellte Krankheit *f*
~, вторáя Zweiterkrankung *f*
~, высóтная Höhenkrankheit *f*
~, ганнóверская Hannoverkrankheit *f*, Virusdiarrhoe *f*
~, гáффская alimentäre paroxysmaltoxische Myoglobinurie *f*, Haffkrankheit *f*
~, гелиотрóпная Heliotropenkrankheit *f*, Heliotropentoxikose *f*
~, гипертонúческая Hochdruckkrankheit *f*, essentielle Hypertonie *f*
~, гипотонúческая essentielle Hypotonie *f*
~, глазнáя Augenkrankheit *f*
~, гликогéновая Glykogenose *f*
~, глютéновая Glutenkrankheit *f*, intestinaler Infantilismus *m*
~, голóдная alimentäre Dystrophie *f*, Hungerdystrophie *f*
~, голубáя Rocky Mountains spotted fever *(engl.)*, amerikanisches Zeckenbißfieber *n*, Felsengebirgsfieber *n*, amerikanisches Fleckfieber *n*
~, гомологúчная homologe Krankheit *f*

~, го́рная Bergkrankheit *f*
~, декомпрессио́нная Dekompressionskrankheit *f*
~, желчнока́менная Gallensteinleiden *n*, Cholelithiasis *f*
~, зара́зная Infektionskrankheit *f*, ansteckende [übertragbare] Krankheit *f*
~, и́ловая Schlammfieber *n*, Schlammkrankheit *f*
~, иммуноко́мплексная Immunkomplexkrankheit *f*
~, инклюзио́нная Inklusionskrankheit *f*, Zytomegalie *f*
~ интегра́ции Integrationskrankheit *f*
~ Ице́нко — Ку́шинга Izenko-Cushing-Krankheit *f*, Cushing-Krankheit *f* (*hypophysärer Basophilismus mit Hyperkortizismuszeichen*)
~ Ка́шина — Бе́ка Kaschin-Beck-Krankheit *f* (*endemische deformierende Osteoarthrose in Transbaikalgegend*)
~, кессо́нная Taucherkrankheit *f*, Caissonkrankheit *f*, Preßluftkrankheit *f*, Entschleusungskrankheit *f*
~ кита́йских рестора́нов Chinese restaurant syndrome (*engl.*)
~ клено́вого сиро́па Ahornsirupkrankheit *f*, Valinoleuzinurie *f*, maple syrup disease (*engl.*)
~ конди́теров Konditorkrankheit *f*
~, корона́рная Koronarinsuffizienz *f*, koronare Herzkrankheit *f*
~ коша́чьего кри́ка Katzenschreikrankheit *f*
~, криоагглютини́новая Kälteagglutininkrankheit *f*
~ «легионе́ров» Legionärenkrankheit *f*, Legionellose *f*
~ лёгких цепе́й Leichtkettenkrankheit *f*
~, лека́рственная Arzneimittelkrankheit *f*
~, ломба́рдская lombardischer Aussatz *m*
~, лучева́я Strahlenkrankheit *f*
~, лучи́сто-грибко́вая Aktinomykose *f*, Strahlenpilzerkrankung *f*
~ люби́телей птиц Ornithose *f*
~, миело́мная Myelomkrankheit *f*, (multiples) Myelom *n*, Plasmozytom *n*
~ мо́зга Hirnleiden *n*
~, морска́я Seekrankheit *f*
~, мочека́менная Harnsteinleiden *n*, Urolithiasis *f*
~, мра́морная Marmorknochenkrankheit *f*, Osteopetrosis *f*, Albers-Schönberg-Krankheit *f*
~, мыши́ная Tularämie *f*
~ накопле́ния липо́идов Morbus *m* Gaucher, Lipoidspeicherkrankheit *f*
~, несвоевре́менно вы́явленная spät festgestellte Krankheit *f*
~ новорождённых, гемолити́ческая hämolytische Krankheit *f* der Neugeborenen
~ новорождённых, геморраги́ческая hämorrhagische Krankheit *f* der Neugeborenen
~ новорождённых, гиали́ново-мембра́нная Hyaline-Membran-Krankheit *f* der Neugeborenen, Asphyxiemembrankrankheit *f*
~, ожо́говая Verbrennungskrankheit *f*
~, основна́я Grundkrankheit *f*, Grundleiden *n*
~, отёчная Ödemkrankheit *f*, Hungerödemkrankheit *f*
~ от коша́чьих цара́пин Katzenkratzkrankheit *f*, maladie des griffes de chat (*franz.*), benigne Lymphoretikulose *f*
~ отсу́тствия пу́льса Aortenbogensyndrom *n*, Takayasu-Syndrom *n*
~ от уку́са крыс Sodoku *n*, Rattenbißkrankheit *f*
~, перви́чная Primärkrankheit *f*
~, периоди́ческая (семе́йная) periodische Krankheit *f*, Mittelmeerkrankheit *f*
~, попуга́йная Psittakose *f*, Papageienkrankheit *f*
~, порфири́новая Porphyrie *f*, Porphyrinurie *f*
~ по́чек Nierenkrankheit *f*, Nierenleiden *n*
~ по́чек, кисто́зная Zystennierenkrankheit *f*
~, почечнока́менная Nephrolithiasis *f*
~, продолжи́тельная lange Krankheit *f*, langes Leiden *n*
~, просту́дная Erkältungskrankheit *f*
~, профессиона́льно обусло́вленная berufsbedingte Krankheit *f*
~, пя́тая fünfte Krankheit *f*, Ringelröteln *n*
~, рво́тная зи́мняя Virusdiarrhoe *f*, Hannoverkrankheit *f*
~ реки́ Тигр Listerellose *f*
~, ро́зовая астури́йская Pellagra *f*
~ рудоко́пов Шнеебе́рга Schneeberger Lungenkrebs *m*
~, ры́льно-копы́тная Maul- und Klauenseuche *f*, Aphthenseuche *f*
~, са́харная Zuckerkrankheit *f*
~, своевре́менно вы́явленная rechtzeitig festgestellte Krankheit *f*
~ се́рдца, ишеми́ческая ischämische Herzkrankheit *f*
~, слоно́вая Elephantiasis *f*
~, слюннока́менная Sialolithiasis *f*
~, соба́чья Marseille-Fieber *n*
~ Соко́льского — Буйо́ Sokolski-Bouillaud-Krankheit *f*, akutes reumatisches Fieber *n*
~ Тараты́нова Taratynow-Krankheit *f*, Eosinophilgranulom *n*
~, со́нная Schlafkrankheit *f*, Trypanosomiase *f*
~ со смерте́льным исхо́дом tödlich verlaufende Krankheit *f*
~, спа́ечная Adhäsionskrankheit *f*
~, споради́ческая sporadische Krankheit *f*
~, сы́вороточная Serumkrankheit *f*
~, травмати́ческая traumatische Kachexie *f*, Wundkachexie *f*
~, трансплантацио́нная Transplantationskrankheit *f*
~, тромбоэмболи́ческая thromboembolische Krankheit *f*
~, трофобласти́ческая Trophoblastkrankheit *f*
~, тяжёлая schwere [böse] Krankheit *f*, schweres Leiden *n*
~ тяжёлых цепе́й Schwerkettenkrankheit *f*
~, у́ровская Kaschin-Beck-Krankheit *f* (*endemische deformierende Osteoarthrose in Transbaikalgegend*)
~ Фила́това Filatow-Krankheit *f*, infektiöse Mononukleose *f*, Studentenangina *f*, Drüsenangina *f*
~ Фила́това — Дью́кса Filatow-Dukes-Krankheit *f*, Scharlachröteln *n*, *rubeola scarlatinosa*
~ холодо́вых агглютини́нов Kryoglobulinämie *f*

~, **хромосо́мная** Chromosomenkrankheit *f*
~, **хрони́ческая** chronische Krankheit *f*, chronisches Leiden *n*
~, **«чёрная»** viszerale Leishmaniose *f*, Kala-Azar *f*
~, **четвёртая** vierte Krankheit *f*, scharlachähnliche Röteln *pl*, Scarlatinella *f*
~, **шеста́я** sechste Krankheit *f*, Dreitagefieber *n*
болеутоля́ющий analgetisch, schmerzstillend, schmerzlindernd
боль *f* Schmerz *m*
~ **в груди́ [в грудно́й клётке]** Brustschmerz *m*
~ **в животе́** Leibschmerz *m*, Bauchschmerz *m*
~ **в заты́лке** Genickschmerz *m*, Hinterhauptschmerz *m*, Nacken(kopf)schmerz *m*
~, **внеза́пная** plötzlicher Schmerz *m*
~ **в о́бласти се́рдца** Präkordialschmerz *m*, Herzschmerz *m*
~ **в о́бласти се́рдца, ко́лющая** Herzstechen *n*
~ **в плечево́м суста́ве** Omalgie *f*, Schulterschmerz *m*
~ **в подло́жечной о́бласти** Epigastralschmerz *m*
~ **в позвоно́чнике** Wirbelsäulenschmerz *m*, Rhachialgie *f*
~ **в поко́е** Ruheschmerz *m*
~ **в поясни́це** Lendenschmerz *m*
~ **в спине́** Rückenschmerz *m*, Notalgie *f*
~ **в яи́чке** Hodenschmerz *m*, Didymalgie *f*, Orchialgie *f*
~, **глубо́кая** Tiefenschmerz *m*
~, **головна́я** Kopfschmerz *m*, Kephalalgie *f*
~, **голо́дная** Nüchternschmerz *m*
~, **зави́сящая от положе́ния** lageabhängiger Schmerz *m*
~, **загруди́нная** Retrosternalschmerz *m*
~, **зубна́я** Zahnschmerz *m*, Zahnweh *n*
~, **иррадии́рующая** irradiierender [ausstrahlender] Schmerz *m*
~, **кинжа́льная** lanzinierender Schmerz *m*
~, **коликообра́зная** Kolik *f*
~, **ко́лющая** Stichschmerz *m*, stechender Schmerz *m*
~, **корешко́вая** Nervenwurzelschmerz *m*
~, **лицева́я** Gesichtsschmerz *m*
~, **лока́льная** umschriebener [lokaler] Schmerz *m*
~, **мы́шечная** Muskelschmerz *m*
~, **нараста́ющая** zunehmender Schmerz *m*
~, **невыноси́мая** unerträglicher Schmerz *m*
~, **ночна́я** Nachtschmerz *m*
~, **опоя́сывающая** Gürtelschmerz *m*
~, **оста́точная** Residualschmerz *m*
~, **о́страя** akuter Schmerz *m*
~, **отражённая** Reperkussionsschmerz *m*
~, **перемежа́ющаяся** remittierender Schmerz *m*
~, **периоди́ческая** periodischer Schmerz *m*
~, **плевра́льная** Pleurodynie *f*
~, **пове́рхностная** Oberflächenschmerz *m*
~, **по́здняя** später Schmerz *m*
~, **постоя́нная** dauernder [gleichbleibender] Schmerz *m*, Dauerschmerz *m*
~, **предменструа́льная** Prämenstrualschmerz *m*
~ **при встава́нии** Aufstehschmerz *m*
~, **привы́чная** Gewohnheitsschmerz *m*
~ **при движе́нии** Bewegungsschmerz *m*
~ **при напряже́нии** Anstrengungsschmerz *m*
~ **при отпуска́нии** (*пальпирующей руки*) Loslaßschmerz *m*
~ **при пальпа́ции** Druckdolenz *f*, Druckschmerz *m*
~ **при перерастяже́нии** Überstreckungsschmerz *m*
~ **при покола́чивании** Klopfschmerz *m*
~ **при сотрясе́нии** Erschütterungsschmerz *m*
~, **приступообра́зная** anfallsartiger Schmerz *m*
~ **при утомле́нии** Ermüdungsschmerz *m*
~, **проекцио́нная** Projektionsschmerz *m*
~, **пульси́рующая** pulsierender Schmerz *m*
~, **ранева́я** Wundschmerz *m*
~, **ра́нняя у́тренняя** frühmorgendlicher Schmerz *m*
~, **ре́жущая** schneidender Schmerz *m*
~, **сезо́нная** Saisonalschmerzen *m pl*
~, **си́льная** heftiger Schmerz *m*
~, **спасти́ческая** Krampfwehen *n pl*
~, **спонта́нная** Spontanschmerz *m*
~, **ста́ртовая** Startschmerz *m*
~, **стиха́ющая** abklingender Schmerz *m*
~, **схваткообра́зная** kolikartiger [krampfartiger] Schmerz *m*
~, **таламі́ческая** Thalamusschmerz *m*
~, **тупа́я** stumpfer [dumpfer] Schmerz *m*
~, **тя́нущая** ziehender Schmerz *m*
~, **у́тренняя** (früh)morgendlicher Schmerz *m*
~, **фанто́мная** Phantomschmerz *m*, Amputationsschmerz *m*
больни́ца *f* Krankenhaus *n*
~ **восстанови́тельного лече́ния** Rehabilitationskrankenhaus *n*
~, **глазна́я** Augenklinik *f*
~, **головна́я** Hauptkrankenhaus *n*, Hauptspital *n*
~, **городска́я** Stadtkrankenhaus *n*
~, **де́тская** Kinderkrankenhaus *n*
~, **инфекцио́нная** Infektionskrankenhaus *n*
~, **клини́ческая** klinisches Krankenhaus *n*
~, **краева́я** Kreiskrankenhaus *n*; Bezirkskrankenhaus *n*
~, **неврологи́ческая** Nervenkrankenhaus *n*
~, **нейрохирурги́ческая** neurochirurgische Klinik *f*
~, **областна́я** Bezirkskrankenhaus *n*
~, **общесомати́ческая** Allgemeinkrankenhaus *n*
~, **объединённая** Krankenhaus *n* mit einer Poliklinik
~, **онкологи́ческая** onkologisches Krankenhaus *n*
~, **психиатри́ческая** psychiatrisches Krankenhaus *n*
~, **психоневрологи́ческая** psychoneurologisches Krankenhaus *n*
~, **райо́нная** Kreiskrankenhaus *n*
~, **реабилитацио́нная** Rehabilitationskrankenhaus *n*
~, **се́льская участко́вая** ländliches Bereichskrankenhaus *n*
~ **ско́рой медици́нской по́мощи** Notfallkrankenhaus *n*
~, **специализи́рованная** Fachkrankenhaus *n*
~, **терапевти́ческая** internistisches Krankenhaus *n*
~, **травматологи́ческая** Unfallkrankenhaus *n*
~, **туберкулёзная** Tuberkulosekrankenhaus *n*

~, участко́вая Bereichskrankenhaus *n*
~, физиотерапевти́ческая Physiotherapiekrankenhaus *n*
~, центра́льная райо́нная zentrales Rayonkrankenhaus *n*, zentrales Kreiskrankenhaus *n*, KKH
больно́й *m* Patient *m*, Kranke *m*
~, амбулато́рный ambulanter Patient *m*
~, послеоперацио́нный frischoperierter Patient *m*
~, посте́льный bettlägeriger Patient *m*, Bettlägerige *m*
~, стациона́рный hospitalisierter Kranke *m*
~, хрони́ческий Chronischkranke *m*
бор *m* Bohrer *m*
~, алма́зный Diamantfräser *m*
~, зубно́й [зубовраче́бный] Zahnbohrer *m*
~, кана́льный Wurzelkanalbohrer *m*
~, колесови́дный Randbohrer *m*
~, копьеви́дный Speerbohrer *m*
~, корнево́й Wurzelbohrer *m*
~, коро́нковый Kronenbohrer *m*
~, кру́глый Rosenbohrer *m*
~, обратноко́нусный Kegelbohrer *m*
~, полостно́й Hohlbohrer *m*
~, розови́дный Rosenbohrer *m*
~, спира́льный Spiralbohrer *m*
~, стоматологи́ческий Zahnbohrer *m*
~, фиссу́рный Fissurenbohrer *m*
~, фиссу́рный ко́нусный konischer Fissurenbohrer *m*
бордете́лла *f* Bordetella *f*, Keuchhustenbakterie *f*
бормаши́на *f* Bohrmaschine *f*, Zahnbohrmaschine *f*
~, пневмати́ческая Pneumatikbohrgerät *n*
~, ультразвукова́я Ultraschallzahnbohrgerät *n*
борода́ *f* Bart *m*
~ у же́нщин, послеклимактери́ческая postklimakterischer Damenbart *m*
борода́вка *f* Warze *f*
~, асбе́стовая Asbestwarze *f*
~, ви́русная Viruswarze *f*
~, дегтя́рная Teerwarze *f*
~, ма́сляная Ölwarze *f*
~, моллюскоподо́бная *Verruca molle pendula*
~, мя́гкая *Verruca molle*
~, остроконе́чная Feigwarze *f*
~, перуа́нская peruanische Warze *f*, Orojafieber *n*
~, пло́ская flache Warze *f*
~, подо́швенная Fuß(sohlen)warze *f*
~, ра́диевая Radiumwarze *f*
~, рогова́я Hornwarze *f*
~, себоре́йная seborrhoische Warze *f*, seniles Keratom *n*
~, ста́рческая senile Warze *f*
борозда́ *f* Rinne *f*, Furche *f*
~, висо́чная Schläfenfurche *f*
~, дерматоглифи́ческая dermatoglyphische Furche *f*
~, жа́берная Kiemenfurche *f*
~, за́дняя среди́нная hintere Längsrinne *f*
~ зу́ба Zahnspalte *f*
~ коры́ головно́го мо́зга Hirnfurche *f*
~, кругова́я Ringfurche *f*
~, латера́льная Seitenfurche *f*
~ мозо́листого те́ла Balkenfurche *f*
~, не́рвная Neuralrinne *f*
~, носогубна́я Nasenlippenfalte *f*
~ се́рдца, вене́чная Herzkranzfurche *f*
~, странгуляцио́нная Strang(ulations)furche *f*
~, центра́льная Zentralfurche *f*
бор-поли́р *m* Polierer *m*
боррелёз *m* Borreliose *f*
боталли́т *m* Botallitis *f*, Entzündung *f* des *ductus Botalli*
ботриомико́з *m* Botryomykose *f*, Traubenpilzkrankheit *f*
ботриомико́ма *f* Stielknollen *m*
ботриоцефалёз *m* Bothriozephalose *f*
ботули́зм *m* Botulismus *m*
ботулотокси́н *m* Botulinustoxin *n*
боя́знь *f* Furcht *f*
боя́рышник *m* Weißdorn *m*, Hagedorn *m*
брадиаритми́я *f* Bradyarrhythmie *f*
брадикарди́я *f* Bradykardie *f*
~, си́нусовая Sinusbradykardie *f*
~ спортсме́нов Trainingsbradykardie *f*
~, узлова́я Knotenbradykardie *f*, nodöse Bradykardie *f*
брадикинези́я *f* Bewegungsverlangsamung *f*
брадикини́н *m* Bradykinin *n*
брадилали́я *f* Bradylalie *f*
брадилекси́я *f* Bradylexie *f*
брадипно́э *n* Bradypnoe *f*
брадипракси́я *f* Bradypraxie *f*
брадипсихи́зм *m* Bradyphrenie *f*
брадисистоли́я *f* Bradysystolie *f*
брадиури́я *f* verlangsamte Urinausscheidung *f*, Bradyurie *f*
брак *m*:
~, двою́родный Cousin-Cousine-Ehe *f*
~, изони́мный namensgleiche Ehe *f*
~, ро́дственный Blutsverwandtenehe *f*
бракера́ж *m* Güteprüfung *f* der Lebensmittel
бра́нши *pl* Branchen *pl*
«брасле́т *m*, **рахити́ческий»** rachitisches Armband *n*
брахифаланги́я *f* Brachyphalangie *f*
брахицефали́я *f* Brachyzephalie *f*, Rundköpfigkeit *f*
брахиэзо́фагус *m* Kurzspeiseröhre *f*
бра́чность *f* Heirathäufigkeit *f*
бред *m* Wahn *m*; Delir *n*
~ вели́чия Größenwahn *m*
~ возде́йствия Beeinflussungswahn *m*, Beeinflussungsideen *f pl*
~ грома́дности Megalomanie *f*
~ грома́дности и отрица́ния Cotardscher Wahn *m*, Größen- und Nihilisterwahn *m*
~ кверуля́нтов Querulantenwahn *m*
~, лихора́дочный Fieberwahn *m*
~ отноше́ния Beziehungswahn *m*
~ отрица́ния nihilistischer Wahn *m*
~ пресле́дования Verfolgungswahn *m*
~ ре́вности Eifersuchtswahn *m*
~ самообвине́ния [самоосужде́ния] Versündigungswahn *m*
~ самоуничиже́ния Nichtigkeitswahn *m*, Kleinheitswahn *m*

~, систематизи́рованный systematisierter Wahn *m*, Wahnsystem *n*
брефото́м *m* Embryotom *n*
брига́да *f*, операцио́нная Operationsgruppe *f*
брике́т *m*, грязево́й Schlammbrikett *n*, brikettierter Heilschlamm *m*
бровь *f* Augenbraue *f*, Braue *f*
бродя́жничество *n* Landstreicherei *f*
броже́ние *n* Gärung *f*, Fermentation *f*
бром *m* Brom *n*
бромидро́з *m* Bromhidrosis *f*
бромидро(зи)фоби́я *f* Bromidrosiphobie *f* (*krankhafte Angst vor dem Körpergeruch*)
бромоде́рма *f bromoderma*
бронтофоби́я *f* Brontophobie *f* (*krankhafte Angst vor dem Donner*)
бронх *m* Bronchus *m*
~, гла́вный Hauptbronchus *m*, Stammbronchus *m*
~, доба́вочный Nebenbronchus *m*
~, долево́й Lappenbronchus *m*
~, до́льковый Läppchenbronchus *m*
~, дрена́жный [дрени́рующий] Drainagebronchus *m*
~, сегмента́рный Segmentbronchus *m*
~, стволово́й Stammbronchus *m*
бронхадени́т *m* Bronchadenitis *f*, Bronchiallymphknotenentzündung *f*
~, индурати́вный indurative Bronchadenitis *f*
~, инфильтрати́вный infiltrative Bronchadenitis *f*
~, опухолеви́дный geschwulstförmige [tumorartige] Bronchadenitis *f*
~, туберкулёзный Tuberkulosebronchadenitis *f*
бронхио́ла *f* Bronchiole *f*
~, дыха́тельная Respirationsbronchiole *f*
~, коне́чная [концева́я] terminale Bronchiole *f*
бронхиоли́т *m* Kapillarbronchiolitis *f*
~, гриппо́зный Influenzabronchiolitis *f*
~, интрамура́льный intramurale Bronchiolitis *f*
~, казео́зный käsige [kaseöse] Bronchiolitis *f*
~, корево́й Masern-Bronchiolitis *f*
~, облитери́рующий obliterierende Bronchiolitis *f*
бронхи́т *m* Bronchitis *f*
~, астмати́ческий Asthma-Bronchitis *f*
~, геморраги́ческий hämorrhagische Bronchitis *f*
~, гни́лостный jauchige [fötide, putride] Bronchitis *f*
~, деструкти́вный destruktive Bronchitis *f*
~, диффу́зный diffuse Bronchitis *f*
~, засто́йный Stauungsbronchitis *f*, kongestive Bronchitis *f*
~, интрамура́льный intramurale Bronchitis *f*
~, казео́зный käsige [kaseöse] Bronchitis *f*
~, капилля́рный Kapillarbronchitis *f*, Bronchiolitis *f*
~, крупо́зный kruppöse Bronchitis *f*
~, некроти́ческий nekrotische Bronchitis *f*
~, нисходя́щий herabsteigende [deszendierende] Bronchitis *f*
~, облитери́рующий obliterierende Bronchitis *f*
~, обструкти́вный obstruktive Bronchitis *f*
~, пласти́ческий plastische Bronchitis *f*
~, псевдомембрано́зный pseudomembranöse Bronchitis *f*
~, сли́зисто-гно́йный schleimigeitrige Bronchitis *f*
~, фибрино́зный fibrinöse Bronchitis *f*
~, эрози́вный erosive Bronchitis *f*
бронхоблока́тор *m* Bronchoblocker *m*, Bronchialsperrer *m*
бронхографи́я *f* Bronchographie *f*
бронходилята́торы *m pl s.* бронхоли́тики
бронхокинематографи́я *f* Bronchialkinematographie *f*
бронхоли́т *m* Broncholith *m*, Bronchialstein *m*
бронхоли́тики *m pl* Bronchodilatatoren *m pl*, bronchospasmolytische Mittel *n pl*
бронхомедиастиноскопи́я *f* Bronchomediastinoskopie *f*
бронхомико́з *m* Bronchomykose *f*
~, дрожжево́й Hefenbronchomykose *f*
~, плеснево́й Mukorbronchomykose *f*
бронхопневмони́я *f* Bronchopneumonie *f*
бронхоско́п *m* Bronchoskop *n*
~ с холо́дным освеще́нием Kaltlichtbronchoskop *n*
~ с холо́дным освеще́нием, дыха́тельный Kaltlichtbeatmungsbronchoskop *n*
бронхоскопи́я *f* Bronchoskopie *f*
бронхоспа́зм *m* Bronchospasmus *m*
бронхоспиро́граф *m* Bronchospirograph *m*
бронхоспиро́метр *m* Bronchospirometer *n*
бронхоспирометри́я *f* Bronchospirometrie *f*
бронхостено́з *m* Bronchostenose *f*
бронхотоми́я *f* Bronchotomie *f*, Bronchusschnitt *m*
~, трансторака́льная Thorakobronchotomie *f*, transthorakale Bronchotomie *f*
бронхоуде́рживатель *m* Bronchusklemme *f*, Bronchienzange *f*
бронхофони́я *f* Bronchophonie *f*
бронхоэкта́з *m* Bronchiektase *f*
~, ателектати́ческий atelektatische Bronchiektase *f*
~, атрофи́ческий atrophische Bronchiektase *f*
~, варико́зный variköse Bronchiektase *f*
~, веретенообра́зный spindelförmige Bronchiektase *f*
~, дизонтогенети́ческий [диспласти́ческий] dysplastische Bronchiektase *f*
~, мешо́тчатый sackförmige Bronchiektase *f*
~, постбронхити́ческий postbronchitische Bronchiektase *f*
~, постстеноти́ческий poststenotische Bronchiektase *f*
~, фета́льный fetale Bronchiektase *f*
~, цирроти́ческий zirrhotische Bronchiektase *f*
бруксі́зм *m* nächtliches Zähneknirschen *n*
брусни́ка *f* Preiselbeere *f*
бруцеллёз *m* Bruzellose *f*
~ ко́жи Hautbruzellose *f*
~ ко́зье-ове́чьего ти́па Maltafieber *n*, Mittelmeerfieber *n*
~ коро́вьего ти́па Abortus-Bang-Infektion *f*
~ свино́го ти́па Schweinebruzellose *f*
бруцелли́н *m* Bruzellin *n*
брыже́ечка *f* kleines Gekröse *n*, Mesenteriolum *n*
брыже́йка *f* Gekröse *n*, Darmgekröse *n*, Mesenterium *n*
~ ма́точной трубы́ Mesosalpinx *f*
брюши́на *f* Bauchfell *n*, Peritoneum *n*

брюшко́ *n* Bauch *m*
~, **мы́шечное** Muskelbauch *m*
бубо́н *m* Bubo *m*
бугóр *m* Höcker *m*
~, **зри́тельный** Sehhügel *m*
~ **зу́ба** Höcker *m*
~, **лóбный** Stirnhöcker *m*
~, **лóнный** Schamberg *m*
~, **подборóдочный** Kinnhöcker *m*
~ **пя́точной кóсти** Fersenhöcker *m*
~, **седа́лищный** Sitzbeinhöcker *m*
~, **сéрый** grauer Höcker *m*
~, **теменнóй** Scheitelhöcker *m*
бугорки́ *m pl* **четверохóлмия** Vierhügelpaar *n*
бугорóк *m Tuberculum*
~ **ана́томов** Leichenwarze *f*
~ **большóго вéрхнего коренногó зу́ба** Parakonus *m*
~, **волча́ночный** *Tuberculum luposum*
~, **зубнóй** Zahnhöcker *m*
~, **лимфоидноклéточный** [**лимфóидный**] Lymphoidzellentuberkel *m*
~, **милиа́рный** Miliartuberkel *m*
~, **некроти́ческий** nekrotischer Tuberkel *m*
~ **ребра́** Rippenhöcker *m*
~, **семеннóй** Samenhügel *m*
~, **суставнóй** Gelenkhöcker *m*
~, **тру́пный** Leichenwarze *f*
~, **туберкулёзный** Tuberkel *m*
~, **туберкулёзный милиа́рный** Miliartuberkel *m*
~, **эпителиоидноклéточный** [**эпителиóидный**] Epithelioidzellentuberkel *m*
буж *m* Bougie *f*, Dehnsonde *f*
~, **голóвчатый** Bougie *f* mit oliventförmiger Spitze
~ **для туннелиза́ции урéтры** Tunnelisierungsbougie *f*
~ **из ламина́рии, ма́точный** Quellstift *m*
~, **металли́ческий** Metallbougie *f*
~, **мя́гкий** weiche Bougie *f*
~, **нитеви́дный** fadenförmige [filiforme] Bougie *f*
~, **пу́говчатый** Knopfbougie *f*
~, **уретра́льный** Harnröhrenbougie *f*
~, **уретра́льный пу́говчатый** Urethraknopfbougie *f*
~, **эласти́ческий** elastische Bougie *f*
бужи́рование *n* Bougierung *f*, Dehnungsbehandlung *f*
буж-перфора́тор *m* Perforationsbougie *f*
буж-щуп *m* Tastsonde *f*
бу́йство *n*, **тюрéмное** Hafttobsucht *f*
булава́ *f* Keule *f*
булавови́дный keulenartig, keulenförmig
булими́я *f* Bulimie *f*, Heißhunger *m*
буллёзный bullös
бульóн *m*, **мя́со-пептóнный** Fleischbrühe-Pepton-Nährboden *m*
бума́га *f* Papier *n*
~, **аэрозóльная** Aerosolpapier *n*
~, **вощёная** Wachspapier *n*
~, **индика́торная** Indikatorpapier *n*, Probepapier *n*, Testpapier *n*
~, **папирóсная** Seidenpapier *n*
~, **перга́ментная** Pergamentpapier *n*
~, **фильтрова́льная** Filtrierpapier *n*, Filterpapier *n*
бурси́т *m* Bursitis *f*, Schleimbeutelentzündung *f*
~ **ахи́ллова сухожи́лия** Achillobursitis *f*
~, **бруцеллёзный** Bruzelloseburitis *f*
~, **препателля́рный** Präpatellarhygrom *n*, Knieschleimbeutelentzündung *f*, Dienstmädchenknie *n*
~, **профессиона́льный** arbeitsabhängige Schleimbeutelentzündung *f*
бурсоли́т *m* Bursolith *m*, Schleimbeutelstein *m*
бурсотоми́я *f* Bursotomie *f*, Schleimbeutelschnitt *m*
бу́ря *f* Sturm *m*
~, **вегетати́вная** vegetativer Sturm *m*
бутирóметр *m* Butyrometer *n*, Fettmesser *m*
бу́фер *m* Puffer *m*, Pufferlösung *f*
~, **окисли́тельно-восстанови́тельный** Redoxpuffer *m*
~, **фосфа́тный** Phosphatpuffer *m*
буфта́льм *m* Buphthalmus *m*, Hydrophthalmus *m*, Hydrophthalmie *f*, Ochsenauge *n*
быстрота́ *f* **восприя́тия** Fassungsschnelle *f*
быт *m*, **семéйный** Familienwesen *n*
бю́гель *m* Bügel *m*
~, **поперéчный** Querbügel *m*
~, **разгружа́ющий** Entlastungsbügel *m*
~, **язы́чный** Lingualbügel *m*
бюллетéнь *m* Krankenschein *m*
бюрéтка *f* Bürette *f*, Tropfenmesser *m*
~, **автомати́ческая** automatische Bürette *f*, Titrierapparat *m*
~, **мéрная** Maßbürette *f*, Meßbürette *f*

В

ваги́нит *m* Vaginitis *f*, Kolpitis *f*, Entzündung *f* der Scheidenschleimhaut
вагинóграф *m* Vaginograph *m*
вагинопекси́я *f* Vaginopexie *f*, Kolpopexie *f*
вагиноскопи́я *f* Vaginoskopie *f*, Kolposkopie *f*
вагинофикса́ция *f* Vaginofixation *f*, Kolpofixation *f*
ваготоми́я *f* Vagotomie *f*
~, **избира́тельная** [**селекти́вная**] selektive Vagotomie *f*
~, **стволова́я** trunkuläre Vagotomie *f*
~, **торака́льная** thorakale Vagotomie *f*
ваготони́я *f* Vagotonie *f*
ваготрóпный vagotrop
ва́гус-пневмони́я *f* Vagus-Pneumonie *f*
ва́гус-пульс *m* Vagus-Puls *m*
вазелинóма *f* Vaselinom *n*
вазовазостоми́я *f* Vasovasostomie *f*
вазовезикулоэктоми́я *f* Samenblasen- und Samengangentfernung *f*, Vasovesikulektomie *f*
вазографи́я *f* Vasographie *f*, Angiographie *f*
вазодилата́ция *f* Vasodilatation *f*, Gefäßerweiterung *f*
вазоконстри́кция *f* Vasokonstriktion *f*, Gefäßzusammenziehung *f*

вазолигату́ра *f* **1.** Samenleiterunterbindung *f*, Samenstrangunterbindung *f* **2.** Vasoligatur *f*
вазомото́рный vasomotorisch
вазопати́я *f*, **профессиона́льная** berufsbedingte Angioneurose *f*
вазоплеги́я *f* Vasoplegie *f*
вазопресси́н *m* Vasopressin *n*, Tonephin *n*, Adiuretin *n*
вазорафи́я *f* Samenstrangnaht *f*, Vasorrhaphie *f*
вазореце́птор *m* Vasorezeptor *m*
вазотоми́я *f* Samenleiterdurchschneidung *f*, Samenstrangdurchtrennung *f*, Vasotomie *f*
вазотоци́н *m* Vasotozin *n*
вазоэктоми́я *f* Samenstrangsresektion *f*, Vasektomie *f*
ака́т-кислоро́д *m* Vakat-Sauerstoff *m*
вакуо́ль *f* Vakuole *f*
~, **аутофаги́ческая** autophagozytäre Vakuole *f*, Zytolysosom *n*, Autolysosom *n*
~, **гетерофаги́ческая** heterophagozytäre Vakuole *f*
~, **пищевари́тельная** alimentäre Vakuole *f*, Verdauungsvakuole *f*, Nahrungsvakuole *f*
~, **пульси́рующая** pulsierende Vakuole *f*
~, **секрето́рная** Sekretionsvakuole *f*
~, **сократи́тельная** Kontraktionsvakuole *f*
~, **экскрето́рная** Exkretionsvakuole *f*
ва́куум *m* Vakuum *n*
ва́куум-аспира́тор *m* Evakuierungskessel *m*
ва́куум-биопси́я *f* Vakuumbiopsie *f*, Aspirationsbiopsie *f*
ва́куум-насо́с *m* Vakuumpumpe *f*
ва́куум-стимуля́ция *f* Vakuumstimulation *f*
ва́куум-суши́лка *f* Vakuumtrocknungsapparat *m*
ва́куум-экскохлеа́ция *f* Vakuumexkochleation *f*, Vakuumabort *m*
ва́куум-экстра́кция *f* Vakuumextraktion *f*
ва́куум-электрофоре́з *m* Vakuumelektrophorese *f*
вакци́на *f* Vakzine *f*, Impfstoff *m*
~, **адсорби́рованная** Adsorbatimpfstoff *m*
~, **ассоции́рованная** assoziierte Vakzine *f*, Komplexvakzine *f*
~, **аттенуи́рованная** attenuierter Impfstoff *m*
~ **для приёма внутрь** Schluckvakzine *f*
~, **жива́я** Lebendvakzine *f*, Lebendimpfstoff *m*
~, **жива́я сенсибилизи́рованная** (*по Безредко*) lebendige sensibilisierte Vakzine *f* (*nach Besredko*)
~, **заморо́женная** Gefrierimpfstoff *m*
~, **комбини́рованная** [**ко́мплексная**] *s.* **вакци́на, ассоции́рованная**
~, **корпускуля́рная** Korpuskularvakzine *f*
~, **моновале́нтная** monovalenter Impfstoff *m*
~, **о́спенная** Pockenimpfstoff *m*, Pockenlymphe *f*, Variolavakzine *f*
~, **перора́льная** Schluckvakzine *f*
~, **поливале́нтная** polyvalente Vakzine *f*
~, **противотуберкулёзная** BCG-Impfstoff *m*, Tuberkuloseimpfstoff *m*
~, **сме́шанная** Sammelvakzine *f*
~, **суха́я** getrockneter Impfstoff *m*
~, **уби́тая** Totvakzine *f*, abgetötete Vakzine *f*, inaktivierter Impfstoff *m*
~, **формалинизи́рованная** Formalinimpfstoff *m*, Formolvakzine *f*
вакцина́ция *f* Schutzimpfung *f*, Vakzinierung *f*, Vakzination *f*
~, **о́спенная** Pockenschutzimpfung *f*
вакци́ния *f* Vakzinia *f*, Vakzinalkrankheit *f*
вакцинотерапи́я *f* Vakzinetherapie *f*
вал *m*:
~, **воспали́тельный** Entzündungswall *m*
~, **грануляцио́нный** Granulationswall *m*
~, **демаркацио́нный** Demarkationswall *m*
~, **защи́тный** Schutzwall *m*
валериа́на *f* Baldrian *m*, *Valeriana*
ва́лик *m*:
~, **гона́дный** Gonadenleiste *f*
~, **идиомускуля́рный** idiomuskulärer Wulst *m*
~, **ко́жный** Hautwulst *m*
~, **медулля́рный** Neuralleiste *f*
~, **мы́шечный** Muskelwulst *m*
~, **нёбный** Gaumenwulst *m*
~, **не́рвный** Neuralleiste *f*
~, **ногтево́й** Nagelwall *m*
~, **осяза́тельный** Tastleiste *f*
~ **ра́дужки, зу́бчатый** Iriskrause *f*
~, **тру́бный** Tubenwulst *m*
вальвули́т *m* Valvulitis *f*, Herzklappenentzündung *f*
вальвулопекси́я *f* Valvulopexie *f*
вальвулопла́стика *f* Herzklappenplastik *f*, Valvuloplastik *f*
вальвулотоми́я *f* Valvulotomie *f*
ва́нна *f* **1.** Bad *n*; Wannenbad *n* **2.** Wanne *f*
~, **аромати́ческая** aromatisches Bad *n*, Bad *n* mit aromatischen Zusätzen
~, **вертика́льная о́бщая** Stehvollbad *n*
~, **вибрацио́нная** Vibrationsbad *n*, Schwingungsbad *n*
~, **вихрева́я** Wirbelbad *n*
~, **возду́шная** Luftbad *n*
~, **га́зовая** Gasbad *n*
~, **гидростати́ческая** hydrostatisches Bad *n*
~, **горчи́чная** Senfbad *n*
~, **горя́чая** heißes [hyperthermisches] Bad *n*, Überwärmungsbad *n*; Schwitzbad *n*
~, **грязева́я** Moorbad *n*
~, **двухка́мерная** Zweizellenbad *n*
~, **дли́тельная** Dauerbad *n*, Wasserbett *n*
~, **жемчу́жная** Luftsprudelbad *n*, Luftperlenbad *n*, Perlenbad *n*
~, **кислоро́дная** Sauerstoffbad *n*
~, **кише́чная субаква́льная** subaquales Darmbad *n*, Unterwasserdarmbad *n*
~, **контра́стная** Wechsel(warm)bad *n*
~, **ледяна́я** Eisbad *n*
~, **лека́рственная** Arzneibad *n*
~, **ме́стная** Teilbad *n*
~, **минера́льная** Mineral(wasser)bad *n*; Heilwasserbad *n*
~, **морска́я** Meerwasserbad *n*, Meeresbad *n*
~, **нарза́нная** *s.* **ва́нна, углеки́слая**
~, **ножна́я 1.** Fußbad *n* **2.** Fußwaschstelle *f*, Fußwaschanlage *f*
~, **ножна́я тёплая** Fußwarmbad *n*
~, **о́бщая** Vollbad *n*

~, паровáя Dampfbad *n*, Dunstbad *n*
~, пéнистая Schaumbad *n*
~, песóчная Sandbad *n*
~, пояснáя Halbbad *n*
~, прéсная Süßwasserbad *n*
~, прохлáдная kaltes [kühles] Bad *n*
~, радиоактúвная Radonbad *n*, radonhaltiges Bad *n*
~, рапнáя stark konzentriertes Salzwasserbad *n*
~, ручнáя Armbad *n*
~, световáя Lichtbad *n*
~, светотепловáя Lichtwärmebad *n*
~, скипидáрная Bad *n* mit Terpentinzusatz
~ с одновремéнным растирáнием тéла щёткой Bürstenbad *n*
~, солёная Salzbad *n*, Natriumchloridbad *n*, NaCl-Bad *n*
~, сóлнечная Sonnenbad *n*
~ с постепéнным повышéнием температýры ansteigendes Bad *n*
~, субаквáльная Unterwasserdarmbad *n*, subaquales Bad *n*, Sudabad *n*
~, сульфúдная Sulfidbad *n*, schwefelhaltiges Bad *n*, Mazestabad *n*
~, тёплая Warmbad *n*
~, углекúслая Kohlensäurebad *n*; Narsanbad *n*
~, успокáивающая Beruhigungsbad *n*
~, хвóйная Fichtennadelbad *n*
~, холóдная Kaltbad *n*
~, четырёхкáмерная Vierzellenbad *n*
~, шалфéйная Bad *n* mit Salbeizusatz
~, шлáковая Schlackenbad *n*
вáнна-«бáбочка» *f* (*для проведения подводного душа-массажа*) Schmetterlingsbad *n*
вáнночка *f*, **глазнáя** Augenbad *n*
вáнщица *f* Badefrau *f*, Badegehilfin *f*
вапоризáция *f* Vaporisation *f*
вариáция *f* *Gen.* Variation *f*
~, сбалансúрованная balancierte Variation *f*
~, соматогéнная somatogene Variation *f*
варикóз *m* (*вен*) Varikose *f*
варикóзный varikös, krampfadrig
варикоцéле *n* Aderbruch *m*, Krampfaderbruch *m*, Varikozele *f*
варигрáф *m* Variograph *m*
вариолóид *m* Variolois *f*, leichte Pockenform *f*; Impfpocken *pl*
василúстник *m* Wielandskraut *n*
васкулúт *m* Vaskulitis *f*, Angiitis *f*
~, аллергúческий систéмный allergische Systemvaskulitis *f*
~, волчáночный Lupusvaskulitis *f*
~, геморрагúческий hämorrhagische Vaskulitis *f*
~, гиперергúческий hyperergische Vaskulitis *f*
~ кóжи, аллергúческий allergische Hautvaskulitis *f*
~, продуктúвный produktive [proliferative] Vaskulitis *f*
~, ревматúческий rheumatische Vaskulitis *f*
~, ревматóидный rheumatoide Vaskulitis *f*, Vaskulitis *f* bei pcP
~ сетчáтки Netzhautvaskulitis *f*
~, систéмный Systemvaskulitis *f*
~, церебрáльный zerebrale Vaskulitis *f*

васкуляризáция *f* Vaskularisation *f*, Gefäßversorgung *f*
~ трóмба Vaskularisation *f* [Rekanalisation *f*] des Thrombus
вáта *f* Watte *f*
~, гигроскопúческая hygroskopische Watte *f*
ватодержáтель *m* Wattehalter *m*
введéние *n*:
~ в наркóз Narkoseeinleitung *f*
~, внутривéнное intravenöse Injektion *f*
~ гвоздя́ Nagelung *f*
~ жúдкости Flüssigkeitszufuhr *f*
~, интратрахеáльное Intratrachealeinführung *f*
~ кислорóда Sauerstoffeinspritzung *f*
~ лекáрства, прóбное Testmedikation *f*
~, парентерáльное parenterale Gabe *f*
~, подкóжное subkutane Verabreichung *f*
~ спúцы Stifteinführung *f*
вводúть einführen
вдавлéние *n* Impression *f*, Eindruck *m*
~ кóсти Knocheneindellung *f*
~ рёбер Rippeneindruck *m*
вдох *m* Einatmung *f*, Atemzug *m*
вдувáние *n* Insufflation *f*, Einblasung *f*
~ вóздуха Lufteinblasung *f*
вегетариáнство *n* Vegetariertum *n*, Vegetarismus *m*
вегетáции *f pl* Vegetationen *f pl*
~, аденóидные adenoide Vegetationen *f pl*, Adenoide *n pl*
вегетомиофасцúт *m* Vegetomyofasziitis *f*
вегетоневрóз *m* vegetative Neurose *f*
ведрó *n*, **педáльное** Abfalleimer *m* mit Fußhebelbedienung
везúкула *f* Bläschen *n*
везикулúт *m* Vesikulitis *f*, Samenblasenentzündung *f*
везикуловúрус *m* Vesikulovirus *n*
везикулографúя *f* Samenblasenröntgendarstellung *f*
везикулолитотомúя *f* Samenblasensteinschnitt *m*, Vesikulolithotomie *f*
везикулотомúя *f* Samenblasenschnitt *m*, Vesikulotomie *f*
везикулэктомúя *f* Samenblasenentfernung *f*
везикуля́рный vesikulär
вейлонеллёз *m* Veilonellöse *f*
вéко *n* Lid *n*, Augendeckel *m*, Palpebra *f*, Augenlid *n*
~, трéтье Nickhaut *f*
векодержáтель *m* Lidhalter *m*, Lidklemme *f*, Lidsperrer *m*
векоподъёмник *m* Lidlöffel *m*, Augenlidheber *m*
векторбаллистокардиогрáмма *f* Vektorballistokardiogramm *n*
векторкардиографúя *f* Vektor(elektro)kardiographie *f*
векторкардиоскопúя *f* Vektor(elektro)kardioskopie *f*
векторсфигмографúя *f* Vektorsphygmographie *f*
величинá *f*:
~, порóговая Schwellenwert *m*
~ pH pH-Wert *m*

велоэргометри́я *f* Fahrradergometerbelastung *f*, Fahrradergometrie *f*
ве́на *f* Vene *f*, Ader *f*, Blutader *f*
~, **бе́дренная** Oberschenkelvene *f*
~, **больша́я подко́жная** (*нижней конечности*) große Rosenvene *f*
~ **большо́й (поло́вой) губы́** Schamlippenvene *f*
~, **брыже́ечная** Gekröseblutader *f*
~ **ве́ка** Augenlidvene *f*
~, **висо́чная** Schläfenvene *f*
~, **воро́тная** Pfortader *f*
~, **вортико́зная** Strudelvene *f*, Wirbelvene *f*, Vortexvene *f*
~, **глазна́я** Augenhöhlenblutader *f*
~, **гло́точная** Schlundkopfvene *f*
~, **глубо́кая** tiefe Vene *f*
~, **горта́нная** Kehlkopfvene *f*
~, **грудна́я** Brustkorbvene *f*
~, **желу́дочная коро́ткая** kurze Magenvene *f*
~, **запира́тельная** Hüfteinlochvene *f*
~, **заты́лочная** Hinterhauptvene *f*
~, **крестцо́вая** Kreuzbeinblutader *f*
~, **лёгочная** Lungenvene *f*
~, **лицева́я** Gesichtsvene *f*, Gesichtsblutader *f*
~, **ма́точная** Gebärmuttervene *f*
~, **междо́льковая** Interlobulärvene *f*
~, **межрёберная** Zwischenrippenvene *f*
~ **мо́зга** Gehirnvene *f*
~ **мошо́нки** Hodensackvene *f*
~, **мы́шечная** Muskelvene *f*
~, **надглазни́чная** Oberaugenhöhlenvene *f*
~, **надпо́чечниковая** Nebennierenvene *f*
~, **нёбная** Gaumenvene *f*
~, **носова́я** Nasenvene *f*
~ **околоу́шной железы́** Ohrspeicheldrüsenvene *f*
~, **печёночная** Lebervene *f*
~ **пищево́да** Speiseröhrenvene *f*
~, **плюснева́я** Mittelfußvene *f*
~, **пове́рхностная** oberflächliche Vene *f*
~, **подвздо́шная** Hüftblutader *f*
~ **поджелу́дочной железы́** Bauchspeicheldrüsenvene *f*
~, **подключи́чная** Schlüsselbeinvene *f*
~, **подмы́шечная** Achselblutader *f*
~, **подподборо́дочная** Unterkinnvene *f*
~, **подъязы́чная** Unterzungenvene *f*
~, **по́лая** Hohlvene *f*, *Vena cava*
~, **пробода́ющая** (*бедра*) durchbohrende Oberschenkelvene *f*
~, **прямокише́чная** Rektumvene *f*
~, **пупо́чная** Nabelvene *f*
~, **пя́стная** Mittelhandvene *f*
~, **решётчатая** Siebbeinvene *f*
~, **селезёночная** Milzvene *f*
~, **собира́тельная** Sammelvene *f*
~ **трахе́и** Luftröhrenvene *f*
~, **центра́льная** Zentralvene *f*
~, **цилиа́рная** Strahlenblutader *f*
~ **ше́и** Halsvene *f*
~, **шилососцеви́дная** Griffelvene *f*
~, **щитови́дная** Schilddrüsenvene *f*
~, **язы́чная** Zungenvene *f*
~ **я́ичка** Hodenblutader *f*
~ **я́ичника** Eierstockvene *f*
~, **ярёмная** Drosselvene *f*, Drosselblutader *f*
венепу́нкция *f s.* **веноп́ункция**
венероло́гия *f* Venerologie *f*
веногра́фия *f* Venographie *f*, Phlebographie *f*
венокавогра́фия *f* Venokavographie *f*, Phlebographie *f* der Hohlvene
венопу́нкция *f* Venenpunktion *f*, Venenstich *m*
веносе́кция *f* Venenschnitt *m*
венотензометри́я *f* Venotensometrie *f*
вентиля́ция *f* Ventilation *f*
~, **альвеоля́рная** alveoläre Ventilation *f*
~, **вытяжна́я** Sauglüftung *f*, Abzugsventilation *f*
~ **лёгких** Lungenventilation *f*, Lungenbelüftung *f*
~ **лёгких, иску́сственная** künstliche Atmung *f*, (künstliche) Beatmung *f*
~ **лёгких, максима́льная** maximale Lungenventilation *f*
~ **лёгких, перемежа́ющаяся принуди́тельная** Spontanatmung *f* mit intermittierender kontrollierter Beatmung
~ **лёгких, синхронизи́рованная перемежа́ющаяся принуди́тельная** Spontanbeatmung *f* mit Synchronisation der intermittierenden kontrollierten Beatmung
~ **лёгких с перемежа́ющимся положи́тельным давле́нием, иску́сственная** intermittierende positive Druckbeatmung *f*
~ **лёгких с положи́тельным давле́нием в конце́ вы́доха, иску́сственная** positiver endexspiratorischer Atemwegdruck *m*
~ **мёртвого простра́нства** Totraumventilation *f*
~, **ме́стная** örtliche Lüftung *f*
вентра́льно bauchwärts
вентра́льный ventral
вентрикулогра́фия *f* Ventrikulographie *f*
вентрикулопекси́я *f* Gastropexie *f*, Ventrikulopexie *f*
вентроскопи́я *f* Peritoneoskopie *f*, Ventroskopie *f*, Laparoskopie *f*
вентрофикса́ция *f* Ventrofixation *f*
~ **ма́тки** Gebärmutterventrofixation *f*
ве́нчик *m*, **ресни́чный [цилиа́рный]** Strahlenkranz *m* des Auges
венэктази́я *f* Venenektasie *f*, Phlebektasie *f*
венэктоми́я *f* Venenentfernung *f*, Venenexzision *f*
вербигера́ция *f* Verbigeration *f*
вердогемоглоби́н *m* Verdohämoglobin *n*
вердоглоби́н *m* Verdoglobin *n*, Choleglobin *n*
вердохромоге́н *m* Verdochromogen *n*, grünes Hämin *n*
веретено́ *n* Spindel *f*
~, **амфиастра́льное** Amphiasterspindel *f*
~, **анастра́льное** Anasterspindel *f*, Anastralspindel *f*
~ **деле́ния** Teilungsspindel *f*
~, **метафа́зное** Metaphasespindel *f*
~, **мы́шечное** Muskelspindel *f*
~, **сухожи́льное** Sehnenspindel *f*
~, **эма́левое** Schmelzspindel *f*
веретенокле́точный spindelzellig
веро́ятность *f* Wahrscheinlichkeit *f*, Probabilität *f*
~ **выявле́ния** Erfassungswahrscheinlichkeit *f*
~ **ги́бели** Vernichtungswahrscheinlichkeit *f*
~ **дожи́тия** Überlebenswahrscheinlichkeit *f*

~ проявле́ния (*признака*) Manifestationswahrscheinlichkeit *f*
~ размноже́ния Fortpflanzungswahrscheinlichkeit *f*
~ рециди́ва Rezidivwahrscheinlichkeit *f*
~ сме́рти Sterbewahrscheinlichkeit *f*
ве́ртел *m* Rollhügel *m*
ве́ртельный trochantär
верти́го *n* Schwindel *m*
вертя́чка *f* ове́ц, ви́русная Drehkrankheit *f* der Schafe, louping ill *(engl.)*, scottlandische Milbenenzephalitis *f*
верхнечелюстно́й maxillar
верху́шечный apikal
верху́шка *f* Spitze *f*
~ ко́рня зу́ба Wurzelspitze *f*, Zahnwurzelende *n*
~ лёгкого Lungenspitze *f*
~ мочево́го пузыря́ Blasenscheitel *m*
~ но́са Nasenspitze *f*
~ рогови́цы Hornhautscheitel *m*
~ се́рдца Herzspitze *f*
~ ули́тки Schneckenkuppel *f*
~ языка́ Zungenspitze *f*
верши́на *f* пирами́ды Pyramidenspitze *f*
вес *m* Gewicht *n* (*s. a.* ма́сса)
~, идеа́льный Idealgewicht *n*, Sollgewicht *n*
~ при рожде́нии Geburtsgewicht *n*
~ те́ла Körpergewicht *n*
~ те́ла, до́лжный Körpersollgewicht *n*
~, уде́льный spezifisches Gewicht *n*
весну́шки *f pl* Sommersprossen *f pl*
вестибули́т *m* Vestibulitis *f*, Entzündung *f* des Scheidenvorhofes
вестибулопати́я *f* Vestibulopathie *f*, Labyrinthopathie *f*
~, аллерги́ческая allergische Vestibulopathie *f*, allergisches Menière-Syndrom *n*
~, ремитти́рующая remittierende Vestibulopathie *f*
вестибулореце́пторы *m pl* Vestibulorezeptoren *m pl*
вестибуля́рный vestibulär
весы́ *pl* Waage *f*
~, аналити́ческие Analysenwaage *f*
~, апте́чные Apothekerwaage *f*
~ для новорождённых Säuglingswaage *f*, Babywaage *f*
~, крути́льные Drehwaage *f*, Torsionswaage *f*
~, лаборато́рные Labor(atoriums)waage *f*
~, медици́нские Personenwaage *f*
~, пружи́нные Federwaage *f*
~ с коромы́слом Balkenwaage *f*
~, то́чные Präzisionswaage *f*
~, ча́шечные Schalenwaage *f*
ветвле́ние *n* Verzweigung *f*, Gabelung *f*
~ арте́рий Arterienverzweigung *f*
~ бро́нхов Bronchialverzweigung *f*
ветвь *f* Ast *m*, Zweig *m*
~, артериа́льная Arterienast *m*
~, вентра́льная Ventralast *m*
~ ве́ны Venenast *m*
~, дорса́льная Dorsalast *m*
~, ко́жная Hautast *m*
~, ладо́нная Hohlhandast *m*
~, лицева́я Gesichtsast *m*
~ лицево́го не́рва Gesichtsnervenast *m*
~ лицево́го не́рва, глазна́я Augenfazialis *m*
~ лобко́вой ко́сти Schambeinast *m*
~, мы́шечная Muskelast *m*
~ ни́жней че́люсти Unterkieferast *m*
~ седа́лищной ко́сти Sitzbeinast *m*
~, соедини́тельная Verbindungsast *m*
~, соедини́тельная бе́лая weißer Verbindungsast *m*
~ тройни́чного не́рва Trigeminusast *m*
~, язы́чная Zungenast *m*
вещества́ *n pl* Stoffe *m pl* (*s. a.* вещество́)
~, бытовы́е хими́ческие Haushaltchemikalien *pl*
~, взве́шенные Schwebestoffe *m pl*
~, гу́мусовые Humusstoffe *m pl*
~, пекти́новые Pektinstoffe *m pl*
~ пласти́ческого назначения Bausubstanzen *f pl*
~, психодислепти́ческие Psychodysleptika *n pl*, Halluzinogene *m pl*
~, сла́дкие Süßstoffe *m pl*
вещество́ *n* Stoff *m* (*s. a.* вещества́)
~, антибласто́мные antiblastomatöse Substanz *f*
~, аромати́ческие Duftstoff *m*, Aromastoff *m*
~, бактерици́дное bakterizider Stoff *m*
~, балла́стное Ballaststoff *m*
~, безазо́тистое экстракти́вное stickstofffreier Extraktivstoff *m*
~, бе́лое weiße Substanz *f*
~, беспоро́говое Nichtschwellensubstanz *f*
~, биологи́чески акти́вное biologisch aktive Substanz *f*
~, бластомоге́нное blastomogene [onkogene] Substanz *f*
~, боево́е отравля́ющее Kampfstoff *m*
~, бу́ферное Puffersubstanz *f*
~, вкусово́е Geschmacksstoff *m*
~, вре́дное Schadstoff *m*
~, ганглиобloки́рующее Ganglienblockator *m*, Ganglienblocker *m*
~ головно́го мо́зга Hirnsubstanz *f*
~, дезинфици́рующее Desinfektionsmittel *n*
~, дезодори́рующее desodorierendes Mittel *n*
~, де́йствующее Wirkstoff *m*
~ денти́на, основно́е Zahnbeingrundsubstanz *f*
~, дуби́льное [дубя́щее] Gerbstoff *m*
~, души́стое aromatischer Stoff *m*
~, есте́ственное радиоакти́вное natürliche radioaktive Substanz *f*
~, зобоге́нное strumogener Stoff *m*
~, иноро́дное Fremdstoff *m*
~ иску́сственного происхожде́ния, радиоакти́вное künstlicher radioaktiver Stoff *m*
~, иссле́дуемое Prüfsubstanz *f*
~, канцероге́нное Karzinogen *n*
~, клёящее Klebemittel *n*
~, контра́стное Kontrastmittel *n*, Röntgenkontrastmittel *n*
~, ко́рковое Rindensubstanz *f*
~, корриги́рующее (*напр. вкус*) (geschmacks)-korrigierendes Mittel *n*
~ ко́сти, гу́бчатое Spongiose *f*
~ ко́сти, ко́рковое Kompakta *f*
~, ко́стное Knochensubstanz *f*

~, курареподобное kurareähnlicher Stoff *m*
~, лекарственное ядовитое Heilgift *n*
~, межклеточное Interzellularsubstanz *f*
~, межуточное Interstitialsubstanz *f*
~, местно-анестезирующее lokal-anästhesierender Stoff *m*
~, местно-раздражающее lokal-reizender Stoff *m*
~, минеральное Mineralstoff *m*
~, мозговое Mark *n*, Marksubstanz *f*
~ мозжечка, белое Kleinhirnmark *n*
~ надпочечника, мозговое Nebennierenmark *n*
~, наркотическое газообразное Narkosegas *n*
~, незаменимое essentielle Substanz *f*
~, нейротропное neurotropischer Stoff *m*
~, онкогенное onkogene Substanz *f*
~, основное Grundsubstanz *f*
~, основное костное Knochengrundsubstanz *f*
~, основное пищевое Hauptnährstoff *m*, Grundnährstoff *m*, Hauptnahrungsstoff *m*
~, отбеливающее пищевое Bleichmittel *n*
~, пахучее Geruchsstoff *m*
~, пенообразующее Schaumbildungsmittel *n*, Schaumerzeuger *m*, Schaummittel *n*, Schaumbildner *m*
~, пирогенное pyrogener Stoff *m*
~, пищевое Nährsubstanz *f*
~, поверхностно-активное oberflächenaktive Substanz *f*, Detergens *n*
~, пороговое Schwellensubstanz *f*
~ почки, корковое Nierenrinde *f*
~ почки, мозговое Nierenmark *n*
~, радиоактивное radioaktiver Stoff *m*
~, раздражающее Reizmittel *n*
~, расширяющее зрачок Mydriatikum *n*
~, рентгеноконтрастное газообразное gasförmige Kontrastsubstanz *f*
~, рентгеноконтрастное Kontrastmittel *n*
~, ростовое Wuchsstoff *m*
~, серое graue Substanz *f*
~, смягчающее erweichendes Mittel *n*
~, снижающее содержание липидов lipidsenkender Stoff *m*
~ спинного мозга, белое Rückenmarksweiß *n*
~ спинного мозга, серое Rückenmarksgrau *n*
~, студенистое Gallertsubstanz *f*
~, сухое Trockensubstanz *f*
~, холинергическое cholinergischer Stoff *m*
~, экстрактивное Extrakt(iv)stoff *m*
~, экстрактивное азотистое stickstoffhaltiger Extraktivstoff *m*
~, эффективное wirksame Substanz *f*
~, ядовитое Giftstoff *m*
взаимодействие *n* Wechselwirkung *f*, Interaktion *f*
~ генов Genwechselwirkung *f*
~ лекарственных веществ Arzneimittelwechselwirkung *f*
взаимоотношение *n* «врач — больной» Arzt-Patient-Verhältnis *n*
взаимопомощь *f* gegenseitige Hilfe *f*
взвесь *f* Aufschwemmung *f*, Suspension *f*
~, водная wäßrige Suspension *f*
~, масляная ölige Suspension *f*
взгляд *m* Blick *m*
вздутие *n* Aufblähung *f*
~ желудка Magen(auf)blähung *f*
~ живота Bauchauftreibung *f*
~ кишечника Meteorismus *m*, Darmaufblähung *f*
взор *m* Blick *m*
взрослый *m* Erwachsene *m*
взрыв *m* Explosion *f*
~, демографический demographische Explosion *f*
взрывоопасность *f* Explosionsrisiko *n*
взятие *n* секрета Sekret(stoff)entnahme *f*
вибратор *m* Vibrator *m*, Rüttler *m*, Schwinger *m*
~, зуботехнический Dentalrüttler *m*
~, кварцевый Quarzschwinger *m*
~, ультразвуковой Ultraschallschwinger *m*
вибрация *f* Vibration *f*, Schwingung *f*, Erschütterung *f*
вибрион *m* Vibrio *m*
~, псевдохолерный Pseudocholeravibrio *m*
~, светящийся Leuchtvibrio *m*
~, холерный Choleravibrio *m*
~ Эль-Тор El-Tor-Vibrio *m*
вибрионосительство *n* Vibriotragung *f*
виброграф *m* Schwingungsschreiber *m*
виброизоляция *f* Schwingungsschutz *m*
виброкардиограмма *f* Vibrokardiogramm *n*
виброкардиография *f* Vibrokardiographie *f*
вибромассаж *m* Vibrationsmassage *f*
виброподлощение *n* Vibrationsabsorption *f*
виброрасширитель *m*, гинекологический gynäkologischer Vibrodehner *m*
виброскорость *f* Vibrationsgeschwindigkeit *f*
вибросмещение *n* Amplitude *f* der Vibration, Schwingungsamplitude *f*
вибростолик *m* Vibrationstisch *m*
вибротерапия *f* Vibrationsbehandlung *f*
вибротравма *f* Vibrationstrauma *n*
вивификация *f* Vivifikation *f*, Belebung *f*
виводиализ *m* Dialyse *f* durch lebende Membranen
видимость *f* Sichtbarkeit *f*
визускоп *m* Visuskop *n*
вилка *f*:
~, лигатурная Ligaturgabel *f*
~ трахеи Luftröhrengabelung *f*
вина *f* врача Schuld *f* des Arztes
виноградолечение *n* Traubenkur *f*
винт *m* Schraube *f*; Spindel *f*
~, давящий Kompressionsschraube *f*
~ для остеосинтеза Knochenschraube *f*
~ для остеосинтеза ключицы Schlüsselbeinschraube *f*
~ для остеосинтеза шейки бедра Schenkelhalsschraube *f*
~, зажимный Klemmschraube *f*
~, затворный Schlußschraube *f*
~, микрометрический Mikrometerschraube *f*
~, расширяющий Dehnschraube *f*
~, ручной Handschraube *f*
~ с ушком Ösenschraube *f*
~, установочный Stellschraube *f*
~, фиксирующий Fixierschraube *f*
~ фокусировки Einstellschraube *f*
виремия *f* Virämie *f*
вирзунгография *f* Wirsungographie *f*

вирзунгодуоденостоми́я *f* Pankreasgangduodenostomie *f*
вирилиза́ция *f* Vermännlichung *f*, Maskulinisierung *f*
вирио́н *m* Virion *n*, reifes Virusteilchen *n*
вируле́нтность *f* Virulenz *f*
вируле́нтный virulent
вирули́ны *m pl* Viruline *n pl*, Aggressine *n pl*
вирулици́ды *m pl* Viruliziden *n pl*
ви́рус *m* Virus *n*, Elementarkörperchen *n* (*s. a.* **ви́русы**)
~ **австрали́йского энцефали́та** Virus *n* der australischen Enzephalitis, Murray-Tal-Enzephalitis-Virus *n*
~, **адено́идно-фаринге́ально-конъюнктива́льный** Adenoidal-pharyngealconjunctival-Virus *n*, APC-Virus *n*
~ **ала́стрима** Alastrimvirus *n*
~, **аттенуи́рованный** attenuiertes Virus *n*
~, **бактериа́льный** Bakteriophag *m*
~ **бе́шенства** Tollwutvirus *n*
~ **борода́вок челове́ка** Menschenwarzenvirus *n*
~ **вакци́ны** Vakzinevirus *n*
~ **ветряно́й о́спы** Windpockenvirus *n*
~, **вспомога́тельный** Helfervirus *n*
~, **гемадсорби́рующий** hämadsorbierendes Virus *n*
~ **геморраги́ческой лихора́дки с по́чечным синдро́мом** Balkanfiebervirus *n*
~ **гепати́та** Hepatitisvirus *n*
~ **ге́рпеса** Herpesvirus *n*
~ **гри́ппа** Grippevirus *n*, Influenzavirus *n*
~ **де́нге** Denguefieber-Virus *n*, Siebentagefieber-Virus *n*
~, **дерм(ат)отро́пный** derm(at)otropes Virus *n*
~, **дефе́ктный** defektives Virus *n*
~ **жёлтой лихора́дки** Gelbfiebervirus *n*
~, **зооантропано́зный** zooanthroponoses Virus *n*
~, **зре́лый** reifes Virus *n*
~, **индика́торный** Indikatorvirus *n*
~ **инфекцио́нного мононуклео́за** Mononukleosevirus *n*
~, **и́тонский** Eaton-Virus *n*
~ **Ке́мерово** Kemerowo-Virus *n*
~ **клещево́го энцефали́та** Russisches Frühling-Sommer-Enzephalitis-Virus *n*
~ **кокса́ки** Coxsackie-Virus *n*
~ **конъюнктиви́та** Konjunktivitisvirus *n*
~ **ко́ри** Masernvirus *n*
~ **красну́хи** Rötelnvirus *n*
~ **лейко́за** Leukämievirus *n*
~ **Мазуре́нко** Masurenko-Virus *n*, Erreger *m* der experimentellen Leukämie
~, **маскиро́ванный** okkultes [maskiertes, larviertes] Virus *n*
~, **ме́дленный** langsames Virus *n*
~ **менингопневмони́и** Meningopneumonievirus *n*
~ **миксо́мы** Myxomvirus *n*
~, **«минима́льный»** «Minimal»-Virus *n*
~, **незре́лый** unreifes Virus *n*
~, **нейротро́пный** neurotropes Virus *n*
~, **непо́лный** inkomplettes Virus *n*
~, **нитеви́дный** filamentöses [fadenförmiges] Virus *n*
~ **о́мской геморраги́ческой лихора́дки** Virus *n* des hämorrhagischen Fiebers der Stadt Omsk
~, **онкоге́нный** onkogenes Virus *n*
~ **орнито́за** Ornithosevirus *n*
~ **о́спы** Blatternvirus *n*, Pockenvirus *n*
~ **папилло́мы челове́ка** Papillomavirus *n*
~ **паравакци́ны** Paravakzinevirus *n*
~, **парагриппо́зный** Paragrippevirus *n*
~ **паратрахо́мы** Paratrachomvirus *n*
~ **пароти́та** Parotitisvirus *n*, Mumpsvirus *n*
~ **полиомиели́та** Poliomyelitis-Virus *n*, Poliovirus *n*
~ **полио́мы** Polyomavirus *n*
~ **псевдобе́шенства** Pseudowutvirus *n*
~ **пситтако́за** Psittakosevirus *n*
~, **респирато́рный** respiratorisches Virus *n*, Virus *n* der Atemwege
~ **сарко́мы кур** Hühnersarkoma-Virus *n*
~ **сви́нки** *s.* **ви́рус пароти́та**
~, **симпластообразу́ющий** symplastobildendes Virus *n*
~ **трахо́мы** Trachom-Virus *n*
~, **фикси́рованный** fixiertes Virus *n*
~, **фильтру́ющийся** filtrierbares Virus *n*
~ **цитомега́лии** Zutomegalievirus *n*
~ **чумы́ птиц** Vogelpestvirus *n*
~ **чумы́ рога́того скота́** Rinderpestvirus *n*
~ **энцефаломиокарди́та** Enzephalomyokarditis-Virus *n*
~ **япо́нского энцефали́та** japanisches B-Enzephalitis-Virus *n*
~ **я́щура** Maul- und Klauenseuche-Virus *n*
вирусеми́я *f* Virusämie *f*, Virämie *f*
вирусоло́гия *f* Virusologie *f*, Virusforschung *f*
вирусоноси́тель *m* Virusträger *m*
вирусоскопи́я *f* Virusoskopie *f*
ви́русы *n pl* Viren *n pl* (*s. a.* **ви́рус**)
~, **интерфери́рующие** interferierende Viren *n pl*
~, **кише́чные** Darmviren *n pl*, Enteroviren *n pl*
~, **контамини́рующие** kontaminierende Viren *n pl*
вискозиме́тр *m* Viskosimeter *n*
~, **ротацио́нный** Rotationsviskosimeter *n*
висо́к *m* Schläfe *f*
висцеропто́з *m* Eingeweidesenkung *f*
висцерореце́птор *m* Viszerorezeptor *m*
витами́н *m* Vitamin *n*
~ **A** Vitamin *n* A, Retinol *n*, antixerophthalmisches Vitamin *n*, Epithelschutzvitamin *n*
~ B_1 Vitamin *n* B_1, Thiamin *n*, Aneurin *n*
~ B_2 Vitamin *n* B_2, Laktoflavin *n*, Riboflavin *n*
~ B_4 Vitamin *n* B_4, Cholin *n*
~ B_5 Vitamin *n* B_5, Pantothensäure *f*
~ B_6 Vitamin *n* B_6, Adermin *n*, Pyridoxin *n*
~ B_8 Vitamin *n* B_8, Inosit *m*
~ B_{10} Vitamin *n* B_{10}
~ B_{11} Vitamin *n* B_{11}
~ B_{12} Vitamin *n* B_{12}, Zyanokobalamin *n*, extrinsic factor *(engl.)*
~ B_{13} Vitamin *n* B_{13}, Orotsäure *f*
~ B_{14} Vitamin *n* B_{14}
~ B_{15} Vitamin *n* B_{15}, Pangam(in)säure *f*
~ B_c Vitamin *n* B_c, Folsäure *f*
~ B_p Vitamin *n* B_p

~ B_T Vitamin *n* B_T, Karnitin *n*
~ B_x Vitamin *n* B_x, p-Aminobenzoesäure *f*
~ C Vitamin *n* C, Askorbinsäure *f*
~ Д Vitamin *n* D, antirachitisches Vitamin *n*
~ $Д_2$ Vitamin *n* D_2, Ergokalziferol *n*
~ $Д_3$ Vitamin *n* D_3, Cholekalziferol *n*
~ E Vitamin *n* E, Tokopherol *n*, Antisterilitätsvitamin *n*
~ F Vitamin *n* F
~ H Vitamin *n* H, Biotin *n*
~ K Vitamin *n* K, antihämorhagisches Vitamin *n*
~ K_1 Vitamin *n* K_1, α-Phyllochinon *n*
~ K_3 Vitamin *n* K_3, Menadion *n*
~ M Vitamin *n* M, Folsäure *f*
~ P Vitamin *n* P, Bioflavonoid *n*, Permeabilitätsvitamin *n*
~ PP Vitamin *n* PP, Nikotinsäure *f*
~, **антианеми́ческий** antianämisches Vitamin *n*
~, **антиксерофтальми́ческий** antixerophthalmisches Vitamin *n*
~, **антистери́льный** Antisterilitätsvitamin *n*, Vitamin *n* E
~, **водораствори́мый** wasserlösliches Vitamin *n*
~, **жирораствори́мый** fettlösliches Vitamin *n*
~, **противоцинго́тный** Antiskorbutvitamin *n*
витаминиза́ция *f* Vitamini(si)erung *f*
витаминоло́гия *f* Vitaminforschung *f*
витаминоноси́тель *m* Vitaminträger *m*
витаминотерапи́я *f* Vitaminbehandlung *f*
витили́го *n* Scheckhaut *f*
витреотоми́я *f* Vitreotomie *f*
вклад *m*:
~, **аддити́вный** additiver Beitrag *m*
~, **неспецифи́ческий** unspezifischer Beitrag *m*
~ **среды́** Umweltbeitrag *m*
вкла́дка *f*:
~, **зубна́я** Einlagefüllung *f*
~, **металли́ческая** Metalleinlagefüllung *f*
~, **фарфо́ровая** Porzellanfüllung *f*
вкла́дыш *m*:
~, **ушно́й** (*слухового аппарата*) Ohrpaßstück *n*
~, **ушно́й звукозащи́тный** Hörschutzstöpsel *m*
вклине́ние *n* (*напр. кости*) Einkeilung *f*
включе́ние *n* Einschluß *m*
~, **белко́вое** Eiweißeinschluß *m*
~, **ви́русное** Viruseinschlußkörperchen *n*
~, **внутрикле́точное** intrazellulärer Einschluß *m*
~, **жирово́е** Fetteinschluß *m*
~, **цитоплазмати́ческое** zytoplasmatischer Einschluß *m*
вкус *m* Geschmack *m*
вла́га *f*, **водяни́стая [ка́мерная]** Kammerwasser *n*
влага́лище *n* Scheide *f*, *Vagina*
~ **во́лоса** Haarscheide *f*
~ **глазно́го я́блока** Tenon-Kapsel *f*
~ **зри́тельного не́рва** Optikusscheide *f*
~, **корнево́е** Wurzelscheide *f*
~, **мочето́чниковое** Harnleiterscheide *f*
~, **периневра́льное** Perineuralscheide *f*
~, **синовиа́льное [сли́зистое]** Synovialscheide *f*
~ **сухожи́лия** Sehnenscheide *f*
влагоёмкость *f* **гря́зей** Schlammhygrokapazität *f*
влагопоте́ря *f* Wasserverlust *m*
вла́жность *f* Feuchtigkeit *f*
~ **во́здуха** Luftfeuchtigkeit *f*
власогла́в *m* Peitschenwurm *m*
влече́ние *n*:
~, **импульси́вное** krankhafter zu Impulsivhandlungen führender Trieb *m*
~, **навя́зчивое** Zwangsantrieb *m*
~, **патологи́ческое** krankhafter Trieb *m*
~, **полово́е** Geschlechtlust *f*
влива́ние *n* Infusion *f*, Eingießung *f*
~, **внутриве́нное** Veneninfusion *f*
~, **внутriко́стное** intraossale Infusion *f*
~, **внутрима́точное** intrauterine Infusion *f*
~, **внутримы́шечное** intramuskuläre Infusion *f*
~, **внутрисерде́чное** intrakardiale Infusion *f*
~, **дли́тельное** Dauerinfusion *f*
~, **ка́пельное** Tropfeninfusion *f*
~, **парентера́льное** Parenteralinfusion *f*
~ **под давле́нием** Druckinfusion *f*
~, **подко́жное** subkutane Infusion *f*
~, **ректа́льное** Rektalinfusion *f*
~, **стру́йное** Strahlinfusion *f*
влива́ть infundieren, eingießen
влия́ние *n* Beeinflussung *f*, Einfluß *m*
~ **алкого́ля** Alkoholeinfluß *m*
~ **среды́** Umwelteinfluß *m*
вменя́емость *f* Zurechnungsfähigkeit *f*
вмеша́тельство *n* Eingriff *m*, Intervention *f*
~, **неотло́жное** Noteingriff *m*
~, **обы́чное** Routineeingriff *m*
~, **операти́вное** Operationseingriff *m*
~, **паллиати́вное** Palliativeingriff *m*
~, **первй́чное** Ersteingriff *m*
~, **повто́рное** Wiederholungseingriff *m*
~, **радика́льное** Radikaleingriff *m*
~, **хирурги́ческое** chirurgischer Eingriff *m*
внебрюши́нный extraperitoneal
внекапсуля́рный extrakapsulär
внекле́точный extrazellulär
внелёгочный extrapulmonal
внемозгово́й extrazerebral
внепечёночный extrahepatisch
внеплевра́льный extrapleural
внесерде́чный extrakardial
внесуставно́й extraartikulär
внечерепно́й extrakranial
внима́ние *n* Aufmerksamkeit *f*
вну́тренности *f pl* Eingeweide *n pl*
внутриартериа́льный intraarteriell
внутрибольни́чный nosokomial
внутрибрюшно́й intraabdominal
внутриве́нный intravenös
внутридолево́й intralobär
внутридо́льковый intralobulär
внутрикле́точный intrazellulär
внутрико́стный intraossal
внутрилёгочный intrapulmonal
внутримы́шечный intramuskulär
внутриносово́й intranasal, endonasal
внутрипечёночный intrahepatisch
внутрипо́чечный intrarenal
внутрипузы́рный intravesikal
внутриселезёночный intralienal
внутрисерде́чный intrakardial

внутрисосу́дистый intravaskulär, intravasal
внутрисуставно́й intraartikulär
внутриутро́бный intrauterin
внутричерепно́й intrakranial, endokranial
внуше́ние *n* Suggestion *f*
~, **гипноти́ческое** hypnotische Suggestion *f*
вода́ *f* Wasser *n* (*s. a.* **во́ды**)
~, **внутрикле́точная** intrazelluläres Wasser *n*
~, **дистилли́рованная** destilliertes Wasser *n*
~, **известко́вая** Kalkwasser *n*
~, **ключева́я** Quellwasser *n*
~, **ледяна́я** Eiswasser *n*
~, **минера́льная** Mineralwasser *n*
~, **минера́льная азо́тная** stickstoffhaltiges Mineralwasser *n*
~, **минера́льная бро́мная** bromhaltiges Mineralwasser *n*
~, **минера́льная желе́зистая** Eisenwasser *n*, eisenhaltiges Mineralwasser *n*
~, **минера́льная желе́зистая сернoки́слая** schwefelsaures Eisenwasser *n*
~, **минера́льная йо́дистая** Iodwasser *n*, jodhaltiges Mineralwasser *n*
~, **минера́льная радиоакти́вная** radioaktives Mineralwasser *n*, Radonwasser *n*
~, **минера́льная слабоминерализо́ванная** schwach mineralisiertes Mineralwasser *n*
~, **минера́льная слабощелочна́я** schwach alkalisches Mineralwasser *n*
~, **минера́льная сульфи́дная** Sulfidwasser *n*, schwefelhaltiges Mineralwasser *n*
~, **минера́льная терма́льная** Thermalwasser *n*
~, **минера́льная углеки́слая** Säuerling *m*, Kohlenstoffwasser *n*, Kohlensäurewasser *n*
~, **минера́льная углеки́слая желе́зистая** Eisensäuerling *m*
~, **минера́льная хлори́дная** Chloridwasser *n*
~, **минера́льная щелочна́я** Natriumhydrogenkarbonatwasser *n*
~, **минера́льная щёлочноземе́льная** alkalischerdiges Mineralwasser *n*
~, **минера́льная ювени́льная** akratothermales Wasser *n*
~, **морска́я** Meerwasser *n*
~, **осветлённая** Klarwasser *n*
~, **питьева́я** Trinkwasser *n*
~, **роднико́вая** Quellwasser *n*
~, **сорбцио́нная** Sorptionswasser *n*
~, **тяжёлая** schweres Wasser *n*
~, **шла́ковая** Schlackenwasser *n*
води́тель *m*:
~ **ри́тма се́рдца, блужда́ющий** wandernder Schrittmacher *m*
~ **ри́тма се́рдца, иску́сственный** Herzschrittmacher *m*, pacemacer *(engl.)*
водоём *m* Gewässer *n*
водоисто́чник *m* Wasser(bezugs)quelle *f*
водолече́бница *f* Badehaus *n*, Wasserheilanstalt *f*
водолече́ние *n* Hydrotherapie *f*, Wasserbehandlung *f*
водопотребле́ние *n* Wasserverbrauch *m*
водоснабже́ние *n* Wasserversorgung *f*
~, **централизо́ванное** zentrale Wasserversorgung *f*
водосто́к *m* Wasserabfluß *m*

во́ды *f pl* Wässer *n pl* (*s. a.* **вода́**)
~, **артезиа́нские** gespanntes Grundwasser *n*
~, **бытовы́е сто́чные** häusliches Abwasser *n*
~, **грунтовы́е** Grundwasser *n*
~, **дождевы́е** Regenwasser *n*
~, **лече́бные** Heilwässer *n pl*
~, **ли́вневые** Niederschlagswasser *n*
~, **околопло́дные** Fruchtwasser *n*
~, **осветлённые сто́чные** Klarwasser *n*
~, **пове́рхностные** Oberflächenwasser *n*
~, **промывны́е** Spülwässer *n pl*
~, **промы́шленные сто́чные** Industrieabwässer *n pl*
~, **рассо́льные** Solwasser *n*, Sole *f*
~, **сто́чные** Abwasser *n*
водя́нка *f* Wassersucht *f*, Ödem *n*
~ **бере́менных** Schwangerschaftswassersucht *f*
~, **брюшна́я** Aszites *m*, Bauchhydrops *m*
~ **глазно́го я́блока** Hydrophthalmus *m*, Buphthalmus *m*
~ **головно́го мо́зга** Hydrozephalus *m*
~, **грудна́я** Brustwassersucht *f*
~ **жёлчного пузыря́** Gallenblasenwassersucht *f*
~, **засто́йная** Stauungswassersucht *f*
~, **ло́жная** falsche Wassersucht *f*
~ **ма́точной трубы́** Hydrosalpinx *f*
~ **оболо́чек яи́чка** Hodenwasserbruch *m*
~ **перика́рда** Hydroperikard(ium) *n*
~ **по́лости** Höhlenwassersucht *f*
~ **по́чечной лоха́нки** Wasserniere *f*
~ **семенно́го кана́тика** funikuläre Hydrozele *f*, Samenstrang-Wasserbruch *m*
~ **серо́зных полосте́й** Serosenhöhlenhydrops *m*
~ **слёзного мешка́** Mukozele *f* des Tränensacks
~ **суста́ва** Hydrarthrose *f*, Gelenkwassersucht *f*
~ **суста́ва, перемежа́ющаяся** intermittierende Hydrarthrose *f*
~, **хилёзная** chylöse Wassersucht *f*
~, **эндолимфати́ческая** Endolymphhydrops *m*
~ **яи́чка, хилёзная** Chylozele *f*
военвра́ч *m* Militärarzt *m*, Armeearzt *m*
военфе́льдшер *m* Militärhilfsarzt *m*
возбуди́мость *f* Erregbarkeit *f*
~ **мы́шцы** Muskelerregbarkeit *f*
~ **не́рва** Nervenerregbarkeit *f*
~, **повы́шенная** Übererregbarkeit *f*
~, **рефлекто́рная** Reflexerregbarkeit *f*
возбуди́мый erregbar
возбуди́тель *m* Erreger *m*
~ **боле́зни** Krankheitserreger *m*
~ **гние́ния** Fäulniskeim *m*
~ **гно́йного воспале́ния** Eitererreger *m*
~ **инфе́кции** Infektionserreger *m*
~ **ранево́й инфе́кции** Wundinfektionserreger *m*
возбужда́ющий reizend
~ **аппети́т** appetiterregend
возбужде́ние *n* Erregung *f*
~, **анодноразмыка́тельное** Anodenöffnungserregung *f*
~, **галлюцинато́рное** halluzinatorische Erregung *f*
~, **гебефрени́ческое** hebephrenische [läppische] Erregung *f*
~, **дви́гательное** Bewegungsdrang *m*
~, **кататони́ческое** katatonische Erregung *f*

~, маниакáльное manische Erregung *f*
~, мéстное lokale Erregung *f*
~ мы́шцы Muskelerregung *f*
~ нéрва Nervenaufregung *f*
~, пищевóе Nahrungserregung *f*
~, преждеврéменное Präexzitation *f*
~, психомотóрное psychomotorische Erregung *f*
~ си́нусового узлá Sinuserregung *f*
~, эмоционáльное Gemütserregung *f*
возврáт *m*:
~, венóзный Venenreflux *m*, Venenrückfluß *m*
~, венóзный коронáрный Kranzvenenreflux *m*
возвышéние *n*:
~ большóго пáльца (ки́сти) Daumenballen *m*
~, лобкóвое Schamberg *m*
~ мáлого пáльца (ки́сти) Kleinfingerballen *m*
~, трýбное Tubenwulst *m*
воздéйствие *n* Einwirkung *f*
~, взаи́мное Wechselwirkung *f*
~ внéшней среды́, неблагоприя́тное Umweltschädigung *f*
~, и́мпульсное Impulseinwirkung *f*
~, комбини́рованное Kombinationswirkung *f*
~, кóсвенное indirekte Einwirkung *f*
~, прямóе direkte Einwirkung *f*
~, рефлектóрное reflektorische Einwirkung *f*
~, сегментáрно-рефлектóрное Segment- und Reflexeinwirkung *f*
~, теплóвое Wärmeeinwirkung *f*
~ ультразвýком Ultrabeschallung *f*
вóздух *m* Luft *f*
~, альвеоля́рный Alveolarluft *f*
~, атмосфéрный atmosphärische Luft *f*
~, вдыхáемый Einatmungsluft *f*
~, выдыхáемый Exspirationsluft *f*
~, дыхáтельный Atmungsluft *f*
~, остáточный Residualluft *f*
~, призéмный erdnahe Luft *f*
~, резéрвный Reserveluft *f*
~, сжáтый Preßluft *f*
~, удаля́емый Abluft *f*
воздуховóд *m* Luftkanal *m*
~, глóточный Rachentubus *m*
~, рóто-глóточный Oropharyngealtubus *m*
воздухообмéн *m* Luftwechsel *m*
вóзраст *m* Alter *n*
~, анáтомо-физиологи́ческий [биологи́ческий] biologisches Alter *n*
~, взрóслый Erwachsenenalter *n*
~, груднóй *s.* вóзраст, я́сельный
~, деторóдный Fertilitätsalter *n*
~, дéтский Kindesalter *n*
~, дошкóльный Vorschulalter *n*
~, зрéлый Erwachsenenalter *n*, reifes Alter *n*
~, календáрный chronologisches [kalendarisches] Alter *n*
~, кóстный Skelettalter *n*
~, матери́нский Mutterschaftsalter *n*
~, менструáльный Menstrualalter *n*
~, млáдший шкóльный jüngeres Schulalter *n*, Kindesalter *n* (*7 — 10 Jahre*)
~, морфологи́ческий morphologisches Alter *n*
~ наступлéния менáрхе Menarchealter *n*
~, óтроческий *s.* вóзраст, подрóстковый
~, пенсиóнный Rentenalter *n*
~, переходный Wechseljahre *n pl*
~, подрóстковый Adoleszenz *f*, Adoleszenzalter *n*
~, преклóнный hohes Alter *n*
~ проявлéния *Gen.* Manifestationsalter *n*
~, пубертáтный Pubertätsalter *n*
~, рáнний дéтский Kleinkindesalter *n*
~, репродукти́вный Fertilitätsalter *n*, Geschlechtsreifezeit *f*
~, срéдний **1.** Mittelalter *n* **2.** Durchschnittsalter *n*
~, стáрческий Greisenalter *n*
~, трудоспосóбный arbeitsfähiges Alter *n*
~, шкóльный Schulalter *n*
~, ю́ношеский Jugendalter *n*
~, я́сельный Krippenalter *n*, Kleinstkinderalter *n*
волды́рь *m* Quaddel *f*
~ при обморожéнии Frostbeule *f*
волеми́я *f* Volämie *f*
волнá *f*:
~, бегýщая Wanderwelle *f*
~, звуковáя Schallwelle *f*
~, пýльсовая Pulswelle *f*
~ расслаблéния Entspannungswelle *f*
~, световáя Lichtwelle *f*
вóлны *f pl*:
~ жи́зни Lebenswellen *f pl*
~ мерцáния предсéрдий Vorhofflimmernwellen *f pl*
~, популяциóнные Populationswellen *f pl*
~ трепетáния предсéрдий Vorhofflatternwellen *f pl*
волóкна *n pl*, дугообрáзные Bogenfasern *f pl*
волокнó *n* Faser *f*
~, апоневроти́ческое Aponeurosefaser *f*
~, аргентофи́льное [аргирофи́льное] argyrophyle Faser *f*
~, глиáльное Gliafaser *f*
~, денти́нное Zahnbeinfaser *f*
~ зри́тельного нéрва Sehnervenfaser *f*
~, искýсственное Kunstfaser *f*
~, коллагéновое kollagene Faser *f*
~, мы́шечное Muskelfaser *f*
~, мы́шечное глáдкое glatte Muskelfaser *f*
~, мы́шечное косóе schräge Muskelfaser *f*
~, мы́шечное поперéчно-полосáтое quergestreifte Muskelfaser *f*
~, мы́шечное продóльное Längsmuskelfaser *f*
~, мы́шечное сердéчное Herzmuskelfaser *f*
~, мы́шечное циркуля́рное Ringmuskelfaser *f*
~, нéрвное Nervenfaser *f*
~, оссеи́новое Osseinfaser *f*
~, ретикули́новое [ретикуля́рное] Retikulinfaser *f*, Gitterfaser *f*
~, симпати́ческое sympathische Nervenfaser *f*
~, синтети́ческое Kunststoffaser *f*
~, соединительноткáнное Bindgewebsfaser *f*
~, сухожи́льное Sehnenfaser *f*
~, хрустáликовое Linsenfaser *f*
~, эласти́ческое elastische Faser *f*
~, эмáлевое Schmelzfaser *f*
вóлос *m* Haar *n*
~, бамбукови́дный Bambushaar *n*
~, колбови́дный Kolbenhaar *n*

~, ко́нский хирурги́ческий chirurgisches Roßhaar *n*
~, расщеплённый в ви́де ки́сточки Pinselhaar *n*
волоса́тость *f*, избы́точная Hypertrichose *f*
во́лосы *m pl* Haare *n pl*
~, веретенообра́зные Spindelhaare *n pl*
~, вихревы́е gedrehte Haare *n pl*
~, вро́сшие eingewachsene Haare *n pl*
~, дли́нные Langhaare *n pl*
~ на грудно́й клётке Brusthaare *n pl*
~ на лобке́ Schamhaare *n pl*
~, перекру́ченные Spiralhaare *n pl*
~, пушко́вые Wollhaare *n pl*, Flaumhaare *n pl*
~, штыкови́дные Bajonetthaare *n pl*
~, щети́нистые Borstenhaare *n pl*, borstenartige Haare *n pl*
волча́нка *f lupus (vulgaris)*
~, кра́сная *lupus erythematosus*
~, кра́сная систе́мная *lupus erythematosus systemicus*
~, туберкулёзная Schwindflechte *f*
волча́нка-рак *m* Lupuskrebs *m*
волча́нка-сарко́ма *f* Lupussarkon *n*
вольта́ж *m* зубцо́в ЭКГ Höhe *f* der EKG-Zacken und -Wellen
волюметри́я *f* Volumetrie *f*, Maßanalyse *f*
волюминоме́тр *m* Volumeter *n*
~, дыха́тельный Atemvolumeter *n*
волюмореце́пторы *m pl* Volumorezeptoren *m pl*
вопро́сник *m*, психиатри́ческий psychiatrischer Fragebogen *m*
воровство́ *n*, импульси́вное Kleptomanie *f*, Stehltrieb *m*
воро́нка *f* Trichter *m*, *Infundibulum*
~ гипо́физа Hypophysenstiel *n*
~ зри́тельного не́рва, сосу́дистая Gefäßtrichter *m* des Sehnerves
~, ингаляцио́нная Inhalationstrichter *m*
~ ма́точной трубы́ Eileitertrichter *m*
~ мо́зга Hirntrichter *m*
~, ушна́я Ohrtrichter *m*, Ohrenspiegel *m*, Ohrspekulum *n*
~, фильтрова́льная Filtriertrichter *m*
воро́та *pl*:
~, грыжевы́е Bruchpforte *f*
~ инфе́кции, входны́е Eintrittspforte *f* [Eintrittsstelle *f*] der Infektion
~ лёгкого Lungenhilus *m*
~ лимфати́ческого узла́ Lymphknotenhilus *m*
~ мы́шцы Muskelhilus *m*, Muskelpforte *f*
~ пе́чени Leberpforte *f*
~ по́чки Nierenhilus *m*
~ селезёнки Milzhilus *m*, Milzpforte *f*
воротни́к *m*:
~, гальвани́ческий galvanischer Kragen *m*; Galvanotherapie *f* der Kragenzone
~, ги́псовый Gipskrawatte *f*
~, испа́нский Paraphimose *f*
ворси́нка *f* Zotte *f*
~, втори́чная Sekundärzotte *f*
~, кише́чная Darmzotte *f*
~ плаце́нты Plazentarzotte *f*
~, плевра́льная Pleurazotte *f*
~, синовиа́льная Synovial(is)zotte *f*
~ трофобла́ста Trophoblastzotte *f*
~, хориа́льная Chorionzotte *f*, Mutterkuchenzotte *f*
~, я́корная Ankerzotte *f*
воск *m* Wachs *n*
~, ли́пкий Klebwachs *n*
~, моделиро́ванный Quengelwachs *n*
~, пчели́ный Bienenwachs *n*
воспале́ние *n* Entzündung *f*
~, аллерги́ческое allergische Entzündung *f*
~, альтерати́вное Alterativentzündung *f*
~, асепти́ческое aseptische Entzündung *f*
~ брюши́ны Peritonitis *f*
~ ве́рхней че́люсти Oberkieferentzündung *f*
~, гангрено́зное gangränöse Entzündung *f*
~, геморраги́ческое hämorrhagische Entzündung *f*
~, гиперерги́ческое hyperergische Entzündung *f*
~ гла́за, симпати́ческое sympathische Ophthalmie *f*
~, гни́лостное jauchige [ichoröse] Entzündung *f*
~, гно́йное eitrige Entzündung *f*
~ гры́жи Bruchentzündung *f*
~ губы́ Lippenentzündung *f*
~, демаркацио́нное Demarkationsentzündung *f*
~, десквамати́вное Desquamativentzündung *f*
~, дифтерити́ческое diphtherische Entzündung *f*
~ жирово́й тка́ни Fettgewebeentzündung *f*
~, интерстициа́льное interstitielle Entzündung *f*
~, ихоро́зное ichoröse [jauchige] Entzündung *f*
~, катара́льное katarrhalische Entzündung *f*
~ ко́жи век, ро́жистое Erysipel *n* der Lidhaut
~ конъюнкти́вы, бленноре́йное Blennorrhoe *f*
~ конъюнкти́вы, дифтери́йное Diphtherie(bazillen)-Konjunktivitis *f*
~, крупо́зное kruppöse Entzündung *f*
~ лёгких Pneumonie *f*, Lungenentzündung *f*
~ лёгких, крупо́зное kruppöse Lungenentzündung *f*
~ лица́, ро́жистое Gesichtsrose *f*
~ мейбо́миевых желёз Liddrüsenentzündung *f*
~ мозговы́х оболо́чек Meningitis *f*, Hirnhautentzündung *f*
~ мочевы́х путе́й Harnwegentzündung *f*
~ нёба Gaumenentzündung *f*
~, некроти́ческое nekrotische [nekrotisierende] Entzündung *f*
~, нормерги́ческое normergische Entzündung *f*
~, о́строе akute Entzündung *f*
~, паренхимато́зное parenchymatöse Entzündung *f*
~, перифока́льное Perifokalentzündung *f*
~ пе́чени Hepatitis *f*, Leberentzündung *f*
~ поджелу́дочной железы́ Pankreatitis *f*, Bauchspeicheldrüsenentzündung *f*
~, подо́строе subakute Entzündung *f*
~ попере́чной ободо́чной кишки́ Transversitis *f*
~ по́чек Nephritis *f*, Nierenentzündung *f*
~ по́чечной лоха́нки Pyelitis *f*, Nierenbeckenentzündung *f*
~, продукти́вное produktive Entzündung *f*
~, пролиферати́вное proliferative Entzündung *f*
~ прото́ков слюнны́х желёз Speichelgangentzündung *f*

~, реакти́вное reaktive Entzündung *f*
~, репарати́вное reparative Entzündung *f*
~, ро́жистое Erysipelentzündung *f*
~, серо́зное seröse Entzündung *f*
~, серо́зно-фибрино́зное serös-fibrinöse Entzündung *f*
~ сигмови́дной кишки́ Sigmoiditis *f*
~ слёзного мешка́ Dakryozystitis *f*, Tränensackentzündung *f*
~ слепо́й кишки́ Typhlitis *f*, Blinddarmentzündung *f*
~, специфи́ческое spezifische Entzündung *f*
~ сре́днего мо́зга Mesenzephalitis *f*
~ суста́ва Arthritis *f*, Gelenkentzündung *f*
~ суста́вной су́мки Gelenkkapselentzündung *f*
~ то́нкой кишки́ Enteritis *f*, Dünndarmentzündung *f*
~, фибрино́зно-гно́йное fibrinös-eitrige Entzündung *f*
~, фибрино́зное fibrinöse Entzündung *f*
~, флегмоно́зное phlegmonöse Entzündung *f*
~, хрони́ческое chronische Entzündung *f*
~ хряща́ ве́ка Tarsitis *f*
~, экссудати́вное Exsudativentzündung *f*
~, я́звенное ulzeröse [ulzerierende] Entzündung *f*
воспита́ние *n*:
~, гигиени́ческое Gesundheitserziehung *f*
~, полово́е Geschlechtserziehung *f*
~, физи́ческое Körpererziehung *f*
восполне́ние *n* объёма Volumenauffüllung *f*
воспомина́ния *n pl*:
~, ло́жные Erinnerungsfälschung *f*
~, навя́зчивые Zwangserinnerungen *f pl*
восприи́мчивость *f* Empfindlichkeit *f*, Empfänglichkeit *f*, Anfälligkeit *f*
восприя́тие *n* Wahrnehmung *f*, Perzeption *f*
~, бредово́е Wahnwahrnehmung *f*
~ зву́ка Tonperzeption *f*
~, искажённое зри́тельное Metamorphopsie *f*
~, объёмное Raumsinn *m*
~ раздраже́ния Reizaufnahme *f*
~ све́та Lichtperzeption *f*
~ си́лы зву́ка Lautstärkeempfindung *f*
~ цве́та Farbensinn *m*, Farbenempfindung *f*
~ частоты́ зву́ка Lautfrequenzempfindung *f*
восстановле́ние *n* 1. Wiederherstellung *f* 2. Regeneration *f* 3. Desoxydation *f*, Reduktion *f*
~ ве́ка Lidplastik *f*, Augenlidrekonstruktion *f*
~ де́ятельности по́чек Nierenwiederbelebung *f*
~ дыха́ния Wiederbeatmung *f*
~, пласти́ческое Wiederherstellung *f*
~ подви́жности Beweglichkeitswiederherstellung *f*
~ потенциа́ла си́нусового узла́ Sinusknotenerholung *f*
~ серде́чной де́ятельности Herzwiederbelebung *f*
~ си́нусового ри́тма Kardioversion *f*
~ трудоспосо́бности Rehabilitation *f*
восходя́щий aufsteigend, aszendierend
вошь *f* Laus *f*
~, головна́я Kopflaus *f*
~, лобко́вая Filzlaus *f*
~, платяна́я Kleiderlaus *f*
впа́дина *f*:
~, вертлу́жная Hüftgelenkspfanne *f*
~, глазна́я Augenhöhle *f*
~, подмы́шечная Achselhöle *f*
впечатле́ние *n*, зри́тельное Seheindruck *m*
вправи́мый eingerenkt
вправле́ние *n* Reposition *f*, Wiedereinrichtung *f*
~ вы́виха Einrichtung *f*, Einrenkung *f*
~ вы́виха, самопроизво́льное Spontaneinrenkung *f*
~ гры́жи Brucheinbringung *f*
~, мни́мое Scheinreposition *f*
~, наси́льственное Zwangsreposition *f*, Zwangsreduktion *f*
~ отло́мков косте́й Knochenfragment(en)reposition *f*
впры́скивание *n* Injektion *f*, Einspritzung *f*
враста́ние *n* Einwachsung *f*
враста́ть (hin)einwachsen, einwuchern
врач *m* Arzt *m*
~, ветерина́рный Veterinärarzt *m*, Tierarzt *m*
~, гла́вный Chefarzt *m*
~, гла́вный санита́рный Sanitätsoberarzt *m*
~, глазно́й Ophthalmologe *m*, Augenarzt *m*
~, де́тский Kinderarzt *m*, Pädiater *m*
~, дове́ренный bevollmächtigter Arzt *m*
~, диспансе́рный Fürsorgearzt *m*
~, железнодоро́жный Eisenbahnarzt *m*
~ здравпу́нкта Arzt *m* der Sanitätsstelle
~, зубно́й Zahnarzt *m*
~, корабе́льный Schiffsarzt *m*
~, ле́чащий behandelnder Arzt *m*
~ о́бщей пра́ктики Allgemeinarzt *m*
~ по гигие́не пита́ния, санита́рный Sanitätsarzt *m* für Nahrungshygiene
~ по гигие́не труда́, санита́рный Sanitätsarzt *m* für Arbeitshygiene
~ подростко́вого кабине́та Jugendarzt *m*
~ по коммуна́льной гигие́не, санита́рный Sanitätsarzt *m* für Kommunalhygiene
~ по лече́бной физкульту́ре Facharzt *m* für Krankengymnastik
~ по о́бщей гигие́не, санита́рный Sanitätsarzt *m* für Allgemeinhygiene
~ по санита́рному просвеще́нию Facharzt *m* für Gesundheitserziehung
~ приёмного поко́я Aufnahmeabteilungsarzt *m*
~, семе́йный Familienarzt *m*, Hausarzt *m*
~ ско́рой медици́нской по́мощи Notfallarzt *m*
~, спорти́вный Sportarzt *m*
~ ста́нции санита́рной авиа́ции Arzt *m* der Sanitätsfliegereistation
~ страхово́й ка́ссы Kassenarzt *m*
~, судово́й Schiffsarzt *m*
~, участко́вый Bereichsarzt *m*
~, шко́льный Schul(en)arzt *m*
врач-акуше́р-гинеко́лог *m* Facharzt *m* für Geburtshilfe und Gynäkologie
врач-анестезио́лог *m* Facharzt *m* für Anästhesiologie, Anästhesist *m*
врач-анестезио́лог-реанима́тор *m* Facharzt *m* für Anästhesiologie-Reanimation
врач-бактерио́лог *m* Facharzt *m* für Bakteriologie, Bakteriologe *m*

врач-вирусóлог *m* Facharzt *m* für Virusologie, Virusologe *m*
врач-гастроэнтерóлог *m* Facharzt *m* für Gastroenterologie, Gastroenterologe *m*
врач-гепатóлог *m* Facharzt *m* für Hepatologie, Hepatologe *m*
врач-гинекóлог *m* Facharzt *m* für Gynäkologie, Gynäkologe *m*
врач-гомеопáт *m* Homöopath *m*
врач-дерматовенерóлог *m* Facharzt *m* für Dermatovenerologie, Dermatovenerologe *m*
врач-диетóлог *m* Facharzt *m* für Diätologie, Diätetiker *m*
врачевáть ärztlich behandeln, heilen, kurieren
врач-интéрн *m* Interne *m*
врач-интернúст *m s.* **врач-терапéвт**
врач-инфекционúст *m* Facharzt *m* für infektiöse Krankheiten
врач-кардиóлог *m* Facharzt *m* für Kardiologie, Kardiologe *m*
врач-консультáнт *m* beratender Arzt *m*
врач-косметóлог *m* Facharzt *m* für Kosmetologie, Kosmetologe *m*
врач-лаборáнт *m* Laborfacharzt *m*, Laboratoriumsarzt *m*
врач-логопéд *m* Logopäde *m*, Sprachheilpädagoge *m*
врач-наркотизáтор *m* Anästhesist *m*
врач-невропатóлог *m* Facharzt *m* für Neurologie, Neurologe *m*
врач-нейрохирýрг *m* Facharzt *m* für Neurochirurgie, Neurochirurg *m*
врач-нефрóлог *m* Facharzt *m* für Nephrologie, Nephrologe *m*
врач-онкóлог *m* Facharzt *m* für Onkologie, Onkologe *m*
врач-ординáтор *m* Ordinator *m*
врач-ортопéд *m* Orthopäde *m*
врач-отоларингóлог *m* Facharzt *m* für Hals-Nase-Ohrenkrankheiten
врач-офтальмóлог *m* Facharzt *m* für Augenheilkunde
врач-паразитóлог *m* Facharzt *m* für Parasitologie
врач-патологоанáтом *m* Facharzt *m* für pathologische Anatomie, Pathologe *m*
врач-педиáтр *m* Facharzt *m* für Kinderheilkunde, Pädiater *m*
~, **участкóвый** Bereichskinderarzt *m*, Revierpädiater *m*
врач-проктóлог *m* Facharzt *m* für Proktologie, Proktologe *m*
врач-психиáтр *m* Facharzt *m* für Psychiatrie, Psychiater *m*
врач-психоневрóлог *m* Psychoneurologe *m*
врач-пульмонóлог *m* Facharzt *m* für Lungenkrankheiten, Pneumo(no)loge *m*
врач-радиóлог *m* Facharzt *m* für medizinische Radiologie, Radiologe *m*
врач-радиотерапéвт *m* Facharzt *m* für Radiotherapie, Padiotherapeut *m*
врач-ревматóлог *m* Facharzt *m* für Rheumatologie, Pheumatologe *m*
врач-рентгенóлог *m* Facharzt *m* für Röntgenologie, Röntgenfacharzt *m*
врач-специалúст *m* Facharzt *m*
врач-статúстик *m* Facharzt *m* für medizinische Statistik und Dokumentation
врач-стоматóлог *m* Facharzt *m* für Stomatologie, Stomatologe *m*
врач-терапéвт *m* Internist *m*, Facharzt *m* für innere Medizin
врач-токсикóлог *m* Facharzt *m* für Toxikologie, Toxikologe *m*
врач-урóлог *m* Facharzt *m* für Urologie, Urologe *m*
врач-физиотерапéвт *m* Facharzt *m* für Physiotherapie, Physiotherapeut *m*
врач-фтизиáтр *m* Facharzt *m* für Phthisiatrie, Phthisiater *m*
врач-хирýрг *m* Facharzt *m* für Chirurgie, Chirurg *m*
врач-эндокринóлог *m* Facharzt *m* für Endokrinologie, Endokrinologe *m*
врач-эпидемиóлог *m* Facharzt *m* für Epidemiologie, Epidemiologe *m*
вращéние *n* Drehung *f*, Rotation *f*
~ **кнарýжи** Außenrotation *f*
~ **кнутрú** Innenrotation *f*
вредúтель *m*, **амбáрный** Vorratsschädling *m*
врéдность *f* Noxe *f*, Schädlichkeit *f*
~, **профессионáльная** Berufsschädlichkeit *f*
врéдный schädlich
~ **для здорóвья** gesundheitsschädigend
врéзывание *n* **гол0вки плодá** Einschneiden *n* des kindlichen Kopfes
врéменный temporär
врéмя *n*:
~ **вдóха** Inspirationszeit *f*, Einatmungszeit *f*
~ **воздéйствия** Einwirkungszeit *f*
~ **вы́доха** Expirationszeit *f*, Ausatmungszeit *f*
~ **изгнáния** Austreibungszeit *f*, Ejektionszeit *f*
~, **кардиопортáльное** kardio-portale Umlaufzeit *f*
~ **консолидáции** Konsolidierungszeit *f*
~ **коронáрного кровообращéния** Koronardurchblutungszeit *f*
~ **кровотечéния** Blutungszeit *f*
~ **наблюдéния** Beobachtungszeit *f*
~ **на óтдых, прибáвочное** Erholungszuschlag *m*
~ **напряжéния** Anspannungszeit *f*
~ **нарастáния давлéния** Druckanstiegszeit *f*
~ **полувыведéния** Eliminationshalbwertzeit *f*
~ **предсéрдно-желýдочкового проведéния** atrio-ventrikuläre Überleitungszeit *f*
~, **протромбúновое** Prothrombinzeit *f*
~ **психúческой реáкции** psychische Reaktionszeit *f*
~, **рабóчее** Arbeitszeit *f*
~ **реáкции** Reaktionszeit *f*
~ **рекальцификáции** Rekalzifizierungszeit *f*
~, **ретинáльное** retinale Zeit *f*
~, **рефрактéрное** Refraktärzeit *f*
~ **свёртывания крóви** Blutgerinnungszeit *f*
~ **стерилизáции** Sterilisierzeit *f*, Sterilisationsdauer *f*
~, **тромбúновое** Thrombinzeit *f*
~ **удвоéния размéра óпухоли** Tumorverdoppelungszeit *f*
врождённый angeboren, konnatal, kongenital

вро́сший eingewachsen
вса́сывание *n* Resorption *f*
вска́рмливание *n* Ernährung *f*
~, **грудно́е** Stillung *f*, Muttermilchernährung *f*
~, **есте́ственное** natürliche Ernährung *f*
~, **иску́сственное** künstliche Ernährung *f*, Flaschenernährung *f*
~ **младе́нца** Säuglingsernährung *f*
вскры́тие *n* **1.** Eröffnung *f* **2.** *(трупа)* Obduktion *f*, Autopsie *f*, Sektion *f*
~ **абсце́сса** Abszeßeröffnung *f*
~ **брюшно́й по́лости** Baucheröffnung *f*, Laparotomie *f*
~ **суста́ва** Gelenkeröffnung *f*
вспы́шка *f* Exazerbation *f*
встава́ние *n*, **ра́ннее** Frühaufstehen *n*
вставле́ние *n* **голо́вки плода́** Fetuskopfeinstellung *f*
встря́хиватель *m* Schüttelapparat *m*
втира́ние *n* Einreibung *f*
втори́чный sekundär
втяже́ние *n* Einziehung *f*, Eindellung *f*
~, **рубцо́вое** Narbeneinziehung *f*, Narbengrube *f*
~, **системи́ческое** systolische Einziehung *f*
ву́льва *f* Vulva *f*
вульви́зм *m* Vulvismus *m*
вульви́т *m* Vulvitis *f*
~, **диабети́ческий** diabetische Vulvitis *f*
~, **трихомона́дный** Trichomonadenvulvitis *f*
вульвовагини́т *m* Vulvovaginitis *f*
вход *m*:
~ **в горта́нь** Kehlkopfeingang *m*
~ **в желу́док** Magenmund *m*
~ **в ма́лый таз** Beckeneingang *m*
вши́вость *f* Pedikulose *f*, Läusebefall *m*
вы́брос *m*:
~, **преде́льно допусти́мый** Emissionsgrenzwerte *m pl*
~, **радиоакти́вный** radioaktiver Auswurf *m*
~, **серде́чный** Herzauswurf *m*
вы́бросы *m pl*, **промы́шленные** Industrieemissionen *f pl*
выбуха́ние *n* Vorwölbung *f*, Protrusion *f*
~ **серде́чной о́бласти** Herzgegendvorwölbung *f*
~, **системи́ческое** systolische Vorwölbung *f*
~ **сли́зистой оболо́чки** Schleimhautvorwölbung *f*
вы́вернутый umgestülpt
вы́вих *m* Verrenkung *f*, Luxation *f*, Ausrenkung *f*, Dislokation *f*
~ **бедра́** Hüft(gelenk)luxation *f*, Hüftverrenkung *f*
~ **большо́го па́льца ки́сти** Daumenverrenkung *f*, Daumenluxation *f*
~ **висо́чно-нижнечелюстно́го суста́ва** Kiefergelenkverrenkung *f*, Unterkieferverrenkung *f*
~, **впра́вленный** eingerenkte Luxation *f*
~ **в результа́те растяже́ния** Distensionsluxation *f*
~, **врождённый** kongenitale [angeborene] Luxation *f*
~, **втори́чный** sekundäre Verrenkung *f*
~ **ки́сти** Handverrenkung *f*
~ **ключи́цы** Schlüsselbeinverrenkung *f*
~ **коле́нного суста́ва** Kniegelenkverrenkung *f*
~, **ло́жный** Pseudoluxation *f*, Scheinluxation *f*
~, **непо́лный** partielle [unvollständige] Luxation *f*, Subluxation *f*
~ **ни́жней че́люсти** Unterkieferverrenkung *f*
~, **осложнённый** komplizierte Luxation *f*
~ **от враще́ния** Rotationsluxation *f*
~, **откры́тый** offene Luxation *f*
~ **па́льца** *(кисти)* Fingerverrenkung *f*
~, **паралити́ческий** paralytische Luxation *f*
~, **патологи́ческий** pathologische Luxation *f*
~, **перви́чный** primäre Luxation *f*
~ **плеча́** Schulterluxation *f*, Oberarmverrenkung *f*
~, **повто́рный** Wiederverrenkung *f*
~, **по́лный** totale Verrenkung *f*
~ **предплечья** Vorderarmluxation *f*
~, **привы́чный** habituelle [gewohnheitsmäßige] Luxation *f*
~, **приобретённый** erworbene Luxation *f*
~, **самопроизво́льный** Spontanluxation *f*, Spontanverrenkung *f*
~, **све́жий** frische Luxation *f*
~ **стопы́** Fußluxation *f*, Fußverrenkung *f*
~ **суста́ва** Gelenkluxation *f*, Gelenkverrenkung *f*
~ **тазобе́дренного суста́ва** Hüftgelenkluxation *f*
~, **типи́чный** typische Luxation *f*
~, **травмати́ческий** traumatische Luxation *f*
~ **хруста́лика** Linsenluxation *f*
~ **ше́йного позвонка́** Halswirbelverrenkung *f*
вывора́чивание *n*:
~ **ве́рхнего ве́ка** einfaches Umstülpen *n* des Oberlides
вы́ворот *m* Ektropie *f*, Auswärtskehrung *f*
~ **ве́ка** Auswärtswendung *f* des Lidrandes, Eversion *f* des Lides
~ **ве́ка, паралити́ческий** Lagophthalmus *m*
~ **ве́ка, рубцо́вый** Narbenektropium *n*
~ **влага́лища** Scheidenumstülpung *f*
~ **губы́** Lippenversion *f*, Lippenektropium *n*
~ **ма́тки** Gebärmutterumstülpung *f*
~ **(мочево́го) пузыря́** Blasenumstülpung *f*
~, **рубцо́вый** Narbenektropium *n*
~ **слёзной то́чки** angeborenes Ektropium *n*
~ **суставно́й су́мки** Ausbuchtung *f* der Gelenkhöhle
выда́лбливание *n* Ausmeißelung *f*
выделе́ние *n* Ausscheidung *f*; Absonderung *f*, Exkretion *f*
~ **из ра́ны** Wundabsonderung *f*
~ **мочево́й кислоты́** Harnsäureausscheidung *f*
~ **мочи́** Urinausscheidung *f*
~ **секре́та** Sekretabsonderung *f*
~, **су́точное** Tagesausscheidung *f*
выделе́ния *n pl*, **влага́лищные** Vaginalausfluß *m*
вы́дох *m* Expiration *f*, Ausatmung *f*
~, **максима́льный** maximale Ausatmung *f*
~, **удлинённый** verzögerte [verlängerte] Ausatmung *f*
вы́емка *f*:
~, **ногтева́я** Nagelfalz *m*
~ **проб** Probenentnahme *f*, Auswahl *f* der Proben
выжига́ть ätzen, ausbrennen
выздора́вливающий *m* Genesende *m*, Rekonvaleszent *m*
выздоровле́ние *n* Rekonvaleszenz *f*, Genesung *f*, Heilung *f*

вы́зов *m* **ско́рой медици́нской по́мощи** Unfallmeldung *f*, Notruf *m*
выка́чивание *n* Auspumpung *f*
вы́кидыш *m* Fehlgeburt *f*, Abort *m*
~, задержа́вшийся [несостоя́вшийся] verhaltene Fehlgeburt *f*
~, привы́чный habituelle Fehlgeburt *f*, habitueller Abort *m*
выключе́ние *n*:
~ пе́тли кише́чника Darmschlingenausschaltung *f*
~ приврáтника Pylorusausschaltung *f*
выле́чивать (aus)heilen
вылуще́ние *n*, **вылу́щивание** *n* Ausschälung *f*, Enukleation *f*
~ гигро́мы Hygromausschälung *f*
~ о́пухоли Geschwulstausschälung *f*
~ суста́ва Gelenkausschälung *f*, Exartikulation *f*
вымора́живание *n* Ausfrieren *n*; Gefriertrocknung *f*, Lyophilisierung *f*
вымыва́ние *n* Ausschwemmung *f*
выно́сливость *f* Ausdauerfähigkeit *f*
выпаде́ние *n* 1. Prolaps *m*, Ausfall *m*, Vorfall *m* 2. (*радиоактивное*) fallout *(engl.)*
~ влага́лища Scheidenvorfall *m*
~ воло́с Haarausfall *m*
~ зубо́в Zahnausfall *m*
~ кишо́к Darmvorfall *m*
~ ма́тки Gebärmuttervorfall *m*, Uterusprolaps *m*
~ мочево́го пузыря́ Harnblasenvorfall *m*, Harnblasenprolaps *m*
~ но́жки (*плода*) Beinvorfall *m*
~ па́мяти Erinnerungslücke *f*
~ полови́ны по́ля зре́ния Hemianopsie *f*
~ по́ля зре́ния, секторообра́зное sektorenförmiger Gesichtsfeldausfall *m*
~ прямо́й кишки́ Mastdarmvorfall *m*, Aftervorfall *m*
~ пупови́ны Nabelschnurvorfall *m*
~ ра́дужной оболо́чки Irisprolaps *m*
~ ресни́ц Wimpernausfall *m*
~ ру́чки (*плода*) Armvorfall *m*
~ са́льника Netzvorfall *m*
~ си́столы Systolenausfall *m*
~ фу́нкции че́репно-мозговы́х не́рвов Hirnnervenausfall *m*
~ хруста́лика Linsenprolaps *m*
выпа́ривание *n* Verdampfung *f*, Eindampfung *f*, Verdunstung *f*
вы́писка *f*:
~ из больни́цы Krankenhausentlassung *f*
~ из исто́рии боле́зни Krankengeschichteauszug *m*
~ из стациона́ра Krankenhausentlassung *f*
вы́пот *m* Exsudat *n*
~, внутрисуставно́й Gelenkerguß *m*
~, геморраги́ческий Bluterguß *m*
~, гно́йный Eitererguß *m*
~, перикардиа́льный Herzbeutelerguß *m*
~, плевра́льный Pleuraerguß *m*
~, реакти́вный Reizerguß *m*
~, серо́зный seröser Erguß *m*
выпрямле́ние *n* Aufrichten *n*, Reklination *f*

выпя́чивание *n* Ausstülpung *f*, Ausbuchtung *f*, Herausstülpung *f*
~, грыжево́е Hernienausbuchtung *f*
~, мешкови́дное Aussackung *f*; sackartige Ausbuchtung *f*
~ мо́зга Gehirnausstülpung *f*
выпя́чивания *n pl* **то́лстой кишки́** Haustren *f pl*
выра́внивание *n* Ausgleich *m*
~ гро́мкости Lautheitsausgleich *m*
~ длины́ ни́жних коне́чностей Beinlängenausgleich *m*
выраже́ние *n* **лица́** Gesichtsausdruck *m*
вы́раженность *f* **при́знака** Merkmalausprägung *f*
вы́резка *f* Einkerbung *f*, Inzisura *f*, Ausschnitt *m*
выса́ливание *n* Aussalzung *f*, Salzfällung *f*
выса́сывание *n* Aussaugen *n*
высвобожде́ние *n*:
~ гистами́на Histaminfreisetzung *f*
~ ферме́нтов Enzymfreisetzung *f*
выска́бливание *n* Ausschabung *f*, Kürettage *f*
~ очага́ Herdausräumung *f*
~, разде́льное fraktionierte [getrennte] Abrasion *f*, fraktionierte [getrennte] Kürettage *f*
~ сли́зистой ма́тки Abschabung *f* der Gebärmutterschleimhaut
~ сли́зистой цервика́льного кана́ла Abschabung *f* [Auskratzung *f*] der Zervikalkanalschleimhaut
выслу́шивание *n* Auskultation *f*, Behorchung *f*, Abhören *n*
высокодостове́рный hochsignifikant
высокомолекуля́рный hochmolekular
высота́ *f*:
~ зву́ка Tonhöhe *f*
~ лица́ Gesichtshöhe *f*
~ нёба Gaumenhöhe *f*
~ при́куса Bißhöhe *f*
~ рабо́чей пло́скости Arbeitshöhe *f*
~ сиде́нья (*напр. парты*) Sitzhöhe *f*
вы́стилка *f* Auskleidung *f*
вы́стрел *m*:
~ дро́бью Schrotschuß *m*
~ с бли́зкого расстоя́ния Nahschuß *m*
~ с небли́зкого расстоя́ния Fernschuß *m*
высту́кивание *n* Perkussion *f*, Abklopfen *n*
вы́ступ *m* Prominenz *f*, Vorsprung *m*
~, ко́стный Knochenvorsprung *m*
высу́шивание *n* Trocknung *f*, Exsikkation *f*
высыпа́ние *n* Eruption *f*, Exanthem *n*
~, нача́льное Initialexanthem *n*
высыха́ние *n* Eintrocknung *f*, Austrocknung *f*
вытесне́ние *n* Verdrängung *f*
вытяже́ние *n* Streckung *f*, Extension *f*
~ бедра́ Oberschenkelextension *f*
~, бло́ковое Rollenzug *m*
~, винтово́е Schraubenzug *m*
~, липкопла́стырное Heftpflasterextension *f*, Heftpflasterzug *m*
~ Лисуно́ва Lissunow-Fraktion *f (der Wirbelsäule im Wasserbad)*
~ позвоно́чника Wirbelsäulenextension *f*
~, постоя́нное Dauerextension *f*
~ предпле́чья Vorderarmextension *f*
~ при по́мощи гвоздя́ Nagelextension *f*

~ при по́мощи гру́за Gewichtszug *m*, Gewichtsextension *f*
~, про́волочное Drahtextension *f*, Drahtzug *m*
~, ремённое Gürtelzug *m*, Riemenextension *f*
вы́тяжка *f* **1.** *Pharm.* Extrakt *m*, Auszug *m* **2.** (*вентиляция*) Ventilation *f*, Lüften *n*, Ablüftung *f* **3.** Abluftventilator *m*
~, грязева́я Moorauszug *m*, Schlammauszug *m*
вычлене́ние *n* Exartikulation *f*, Abgliederung *f*
~ бедра́ Oberschenkelexartikulation *f*
~ па́льца ки́сти Fingerexartikulation *f*
~ плеча́ Schultergelenkexartikulation *f*
вышлюзо́вывание *n* Ausschleusung *f*, Druckentlastung *f*; Dekompression *f*
выявле́ние *n* Erfassung *f*, Erkennung *f*
~, акти́вное aktive Erkennung *f*, aktives Aufsuchen *n*
~ боле́зни Krankheitserkennung *f*, Krankheitsaufsuchen *n*
~ заболева́ния, ра́ннее Früherkennung *f* [Frühaufsuchen *n*] der Erkrankung
~ носи́теля при́знака Erfassung *f* eines Merkmalsträgers
~, первы́чное Ersterfassung *f*
вя́зкость *f* Viskosität *f*, Zähigkeit *f*
~, аффекти́вная Klebrigkeit *f* der Affekte
~ кро́ви Blutviskosität *f*
~ мышле́ния Klebrigkeit *f* des Denkens
~ це́льной кро́ви Vollblutviskosität *f*
вя́лый schlaff

Г

газ *m* Gas *n*
~, веселя́щий Lachgas *n*, Lustgas *n*
~, ине́ртный inertes Gas *n*
~, радиоакти́вный radioaktives Gas *n*
~, слезоточи́вый Tränengas *n*
~, уга́рный Kohlengas *n*, Kohlen(mon)oxid *n*
~, углеки́слый Kohlendioxid *n*, Kohlensäureanhydrid *n*
~, ядови́тый Giftgas *n*
газоанализа́тор *m* Gasanalysegerät *n*, Gasanalysator *m*
газоме́р *m* Gasuhr *f*, Gasmesser *m*
газонасы́щенность *f* **минера́льных вод** Gasgesättigkeit *f* der Mineralwässer
газообме́н *m* Gasaustausch *m*, Gasstoffwechsel *m*
газообразова́ние *n* Gasbildung *f*
га́зы *m pl*:
~, кише́чные Darmgase *n pl*
~ кро́ви Blutgase *n pl*
гаймори́т *m* Kieferhöhlenentzündung *f*
~, одонтоге́нный odontogene Kieferhöhlenentzündung *f*
гайморографи́я *f* Oberkiefergraphie *f*
гаймороско́п *m* Antroskop *n*
галактогене́з *m* Galaktogenese *f*, Laktogenese *f*, Milchbildung *f*
галактоземи́я *f* Galakt(os)ämie *f*; Galaktosediabetes *m*
галактозури́я *f* Galaktosurie *f*
галактокина́за *f* Galaktokinase *f*
галакторе́я *f* Galaktorrhoe *f*, Milchfluß *m*
галактоста́з *m* Galaktostase *f*, Milchstauung *f*
галактофори́т *m* Galaktophoritis *f*
галактоце́ле *n* Galaktozele *f*, Milchzyste *f*
галактури́я *f* Galakturie *f*
галере́я *f*, **питьева́я** Trinkhalle *f*
галлюцина́ции *f pl* Halluzinationen *f pl*
~, болевы́е Schmerzhalluzinationen *f pl*
~, верба́льные verbale Halluzinationen *f pl*, Stimmenhören *n*
~, вкусовы́е Geschmackshalluzinationen *f pl*
~, гипнагоги́ческие hypnagoge Halluzinationen *f pl*
~, зри́тельные optische Halluzinationen *f pl*, Gesichtshalluzinationen *f pl*, Visionen *f pl*
~, кинестети́ческие [мото́рные] kinästhetische Halluzinationen *f pl*
~, обоня́тельные Geruchshalluzinationen *f pl*
~, осяза́тельные Tasthalluzinationen *f pl*
~, слуховы́е akustische Halluzinationen *f pl*, Gehörshalluzinationen *f pl*
~, такти́льные Tasthalluzinationen *f pl*
галлюцино́з *m* Halluzinose *f*
гало́ *n* Halo *m*
гало́-не́вус *m* Halo-Naevus *m*
гальваниза́ция *f* Galvanisation *f*
~, трансцеребра́льная transzerebrale Galvanisation *f*, Bourguignon-Methode *f*
гальваногиперестези́я *f* Galvanohyperästhesie *f*
гальваногря́зь *f* galvanisierter Schlamm *m*
гальванодиатерми́я *f* Galvanodiathermie *f*
гальваноиндуктотерми́я *f* Galvanoinduktothermie *f*
гальваноионотерапи́я *f* Galvanoionotherapie *f*, Iontophorese-Therapie *f*
гальванока́устика *f* Galvanokaustik *f*, Elektrokaustik *f*
гальванопальпа́ция *f* Galvanopalpation *f*, Gleichstrompalpation *f*, Galvanodiagnostik *f*
гальванотерапи́я *f* Galvanotherapie *f*, Gleichstromtherapie *f*
гальванофарадиза́ция *f* Galvanofaradisation *f*
гальванохирурги́я *f* Galvanochirurgie *f*
гамазориккетсио́з *m* Gamasidiosis *f*, Vogelmilbenkrätze *f*
гама́ртия *f* Hamartie *f*
гамартобласто́ма *f* Hamartoblastom *n*
гамарто́ма *f* Hamartom *n*
~, мезенхима́льная mesenchymales Hamartom *n*
~, фибро́зная fibröses Hamartom *n*
~, хондромато́зная chondromatöses Hamartom *n*
гамартохондро́ма *f* Hamartochondrom *n*, Chondrohamartom *n*
гамбу́зия *f* Gambusie *f*
гаме́ты *f pl* Gameten *m pl*
~, кроссинго́верные Crossovergameten *m pl*, Crossing-over-Gameten *m pl*
~, рекомбина́нтные rekombinante Gameten *m pl*, Austauschgameten *m pl*
~, сбаланси́рованные balancierte Gameten *m pl*
га́мма-аппара́т *m s.* **га́мма-устано́вка**
га́мма-глобули́н *m* Gammaglobulin *n*

~, **антирéзусный** Antirhesusgammaglobulin *n*
гáмма-дозиметрия *f* Gammadosimetrie *f*
гаммапатия *f* Gammapathie *f*
~, **моноклонáльная доброкáчественная** benigne monoklonale Gammapathie *f*
гáмма-терапия *f* Gammatherapie *f*
~, **внутриполостнáя** intrakavitäre Gammatherapie *f*
~, **дистанциóнная** Telegammatherapie *f*, Gamma-Distanztherapie *f*, Gammafernbestrahlung *f*
гáмма-установка *f* Gammabestrahlungsanlage *f*
гáнглий *m* **1.** Ganglion *n*, Nervenganglion *n*, Nervenknoten *m* **2.** Hydrom *n*, Überbein *n*
~, **базáльный** Basalganglion *n*
~, **вегетативный** vegetatives Nervenganglion *n*
~, **парасимпатический интрамурáльный** intramurales parasympathisches Nervenganglion *n*
~, **симпатический** sympathisches Nervenganglion *n*
~, **спинномозговóй** Spinalganglion *n*
~ **чéрепно-мозговы́х нéрвов** Hirnnervenganglion *n*
ганглиоастроцитóма *f* Ganglioastrozytom *n*
ганглиобластóма *f* Ganglioblastom *n*
ганглиоблокáторы *m pl* Ganglioplegika *n pl*, Ganglienblocker *m pl*, Ganglienblockatoren *m pl*
ганглиозиды *m pl* Ganglioside *n pl*
ганглионеврóма *f* Ganglioneurom *n*
ганглионейробластóма *f* Ganglioneuroblastom *n*
ганглионит *m* Ganglionitis *f*
ганглиэктомия *f* Gangli(on)ektomie *f*
гангрéна *f* Gangrän *f*, Brand *m*
~, **анаэрóбная** anaerobe Gangrän *f*, Gasgangrän *f*, Gasbrand *m*
~, **атеросклеротическая** atherosklerotischer Brand *m*
~, **бéлая** weiße Gangrän *f*, Anämiebrand *m*, Blutleerbrand *m*
~ **вéка** Augenlidbrand *m*
~, **влáжная** feuchte Gangrän *f*, Erweichungsbrand *m*
~ **вслéдствие отморожéния** Kältebrand *m*, Frostgangrän *f*, Erfrierungsbrand *m*
~, **гáзовая** Gasgangrän *f*, Gasbrand *m*, Rauschbrand *m*
~, **гнилостная** Faulbrand *m*, putride Gangrän *f*
~, **госпитáльная** Nosokomialgangrän *f*, Hospitalbrand *m*
~, **декубитáльная** Druckbrand *m*
~, **диабетическая** diabetische Gangrän *f*
~ **желýдка** Magengangrän *f*
~ **кишки** Darmbrand *m*
~ **пáльцев стопы́** Zehenbrand *m*
~, **ползýчая** schleichende Gangrän *f*
~ **пýльпы** Pulpengangrän *f*
~, **раневáя** Wundgangrän *f*
~, **самопроизвóльная** Spontangangrän *f*, Spontanbrand *m*
~ **слизистой оболóчки** Schleimhautbrand *m*
~, **стáрческая** Greisenbrand *m*, Altersbrand *m*
~ **стопы́** Fußgangrän *f*, Fußbrand *m*
~, **сухáя** trockene Gangrän *f*
~, **холóдная** kalter Brand *m*
~ **щеки, влáжная** Wangenbrand *m*, Noma *f*
гаплоидия *f* Haploidie *f*
гаплотип *m* Haplotyp *m*
гаптéн *m* Hapten *n*, Halbantigen *n*
гаптоглобин *m* Haptoglobin *n*
гаргоилизм *m* Gargoylismus *m*, dysostotische Idiotie *f*
гармóника *f*, **дыхáтельная** Harmonikaatembeutel *m*
гастралгия *f* Magenschmerz *m*
гастрит *m* Gastritis *f*, Magenschleimhautentzündung *f*
~, **азотемический** azotämische Gastritis *f*
~, **алиментáрный** Alimentärgastritis *f*
~, **алкогóльный** Alkoholgastritis *f*
~, **аллергический** allergische Gastritis *f*
~, **анацидный** anazide Gastritis *f*
~, **антрáльный** Antrumgastritis *f*
~, **атрофический** atrophische Gastritis *f*
~, **ахилический** achylische Gastritis *f*
~, **выделительный** Eliminationsgastritis *f*
~, **гематогéнный** hämatogene Gastritis *f*
~, **гипертрофический** hypertroph(isch)e Gastritis *f*
~, **опухолевидный** geschwulstartige Gastritis *f*
~, **пептический** peptische Gastritis *f*
~ **перестрóйки** Umbaugastritis *f*
~, **повéрхностный** oberflächliche Gastritis *f*
~, **полипóзный** polypöse Gastritis *f*
~, **субацидный** subazide Gastritis *f*
~, **тóксико-химический** toxikochemische Gastritis *f*
~, **экзогéнный** exogene Gastritis *f*
~, **эрозивный** erosive Gastritis *f*
гастроанастомóз *m* Gastroanastomose *f*
гастробиопсия *f* Gastrobiopsie *f*, Magenbiopsie *f*
~, **аспирациóнная** Aspirationsgastrobiopsie *f*
гастрография *f* Gastrographie *f*
гастродуоденит *m* Gastroduodenitis *f*
гастродуоденоскóп *m* Gastroduodenoskop *n*
гастродуоденоскопия *f* Gastroduodenoskopie *f*
гастроеюностомия *f* Gastrojejunostomie *f*
гастроилеостомия *f* Gastroileostomie *f*
гастроколостомия *f* Gastrokolostomie *f*
гастролит *m* Magenstein *m*, Magenkonkrement *n*, Gastrolith *m*
гастромаляция *f* Gastromalazie *f*
гастромукопротеид *m* Gastromukoproteid *n*
гастропексия *f* Gastropexie *f*, Magenanheftung *f*
гастроплáстика *f* Magenplastik *f*, Gastroplastik *f*
гастроплегия *f* Gastroplegie *f*
гастропликáция *f* Gastroplikation *f*
гастроптóз *m* Gastroptose *f*
гастрорафия *f* Magennaht *f*, Gastrorrhaphie *f*
гастроррагия *f* Magenblutung *f*
гастроскóп *m* Gastroskop *n*, Magenspiegel *m*
~, **волокóнный** Fasergastroskop *n*
~, **гибкий** flexibles Gastroskop *n*
~ **с холóдным освещéнием** Kaltlichtgastroskop *n*
гастроспáзм *m* Gastrospasmus *m*, Magenkrampf *m*
гастростомия *f* Magenfistelanlegung *f*, Gastrostomie *f*
гастросуккорéя *f* Magensaftfluß *m*

гастроте́ст *m* Gastrotest *m*
гастротоми́я *f* Magenschnitt *m*
гастрофиброскопи́я *f* Gastrofibroskopie *f*
гастроце́ле *n* Magenbruch *m*
гастроцитогра́мма *f* Gastrozytogramm *n*
гастроэнтери́т *m* Gastroenteritis *f*
гастроэнтероанастомо́з *m* Gastroenteroanastomose *f*, Magen-Darm-Anastomose *f*
гастроэнтероколи́т *m* Gastroenterokolitis *f*
~, **эпидеми́ческий** epidemische Gastroenterokolitis *f*
гастроэнтеропати́я *f*, **экссудати́вная** exsudative Gastroenteropathie *f*
гастроэнтероптóз *m* Magendarmsenkung *f*
гастроэнтероррагúя *f* Magendarmblutung *f*
гастроэнтеростоми́я *f* Magen-Darm-Anastomose-Anlegung *f*
гастроэнтеротоми́я *f* Magendarmschnitt *m*
гастрэктази́я *f* Gastrektasie *f*, Magenerweiterung *f*
гастрэктоми́я *f* Gastrektomie *f*, Magenexstirpation *f*
гаустра́ция *f* Haustrierung *f*, Haustrabildung *f*
гашиши́зм *m* Haschischismus *m*, Kannabismus *m*
гвоздева́ние *n* Nagelung *f*
гвоздь *m*:
~ **для бедра́** Oberschenkelnagel *m*
~ **для вытяже́ния коне́чности** Extensionsnagel *m*
~ **для го́лени, двойно́й** Unterschenkeldoppelnagel *m*
~ **для плеча́** Oberarmnagel *m*
~ **для предпле́чья** Unterarmnagel *m*
~ **для ше́йки бедра́** Schenkelhalsnagel *m*
~, **ко́стный** Knochennagel *m*
~, **мы́щелковый** Kondylennagel *m*
~, **трёхло́пастный** Dreiflanschnagel *m*, Dreilamellennagel *m*
гебефрени́я *f* Hebephrenie *f*
гебо(стео)томи́я *f* Hebosteotomie *f*, Hebetomie *f*, Pubotomie *f*
гексадактили́я *f* Hexadaktylie *f*
гексапло́иды *m pl* Hexaploide *m pl*
гексо́за *f* Hexose *f*
гексозами́н *m* Hexosamin *n*, Glukosamin *n*
гелиотерапи́я *f* Heliotherapie *f*, Sonnenbadbehandlung *f*, Sonnenkur *f*
гелиоте́рмы *m pl* Solarthermen *f pl*
гель *m* Gel *n*
гельминто́з *m* Helminthose *f*, Helminthiasis *f*
гельминтолярвоскопи́я *f* Helmintholarvoskopie *f*
гельминтоноси́тель *m* Helminthenträger *m*, Wurmträger *m*
гельминтоовометри́я *f* Helminthoovometrie *f*
гельминтоовоскопи́я *f* Helminthoovoskopie *f*
гельми́нты *m pl* Helminthen *f pl*
~, **кру́глые** runde Helminthen *f pl*, Fadenwürmer *m pl*, Nematoden *m pl*
~, **ле́нточные** [**пло́ские**] Bandwürmer *m pl*, *Cestodes*
гель-фильтра́ция *f* Gelfiltration *f*
гель-электрофоре́з *m* Gelelektrophorese *f*
гем *m* Häm *n*
гемагглютини́ны *m pl* Hämagglutinine *n pl*
~, **расти́тельные** Hämagglutinine *n pl* pflanzlicher Genese, Phytohämagglutinine *n pl*
гемадсо́рбция *f* Hämadsorption *f*
гемангио́ма *f* Hämangiom *n*
~, **артериа́льная** arterielles Hämangiom *n*
~, **вено́зная** venöses Hämangiom *n*
~, **гипертрофи́ческая** hypertrophisches Hämangiom *n*
~, **злока́чественная** bosärtiges Hämangiom *n*, Angiosarkom *n*
~, **каверно́зная** kavernöses Hämangiom *n*, Kavernom *n*
~, **капилля́рная** kapillares Hämangiom *n*
~, **паукообра́зная** Spinnenhämangiom *n*, Spinnenmal *n*
~, **пеще́ристая** *s.* **гемангио́ма, каверно́зная**
~, **ползу́чая** serpiginöses Hämangiom *n*
~, **почку́ющая** Gemma-Hämangiom *n*
~, **рацемо́зная** Rankenangiom *n*
~, **сени́льная** seniles Hämangiom *n*
~, **серпигино́зная** serpiginöses Hämangiom *n*
~, **склерози́рующая** sklerosierendes Hämangiom *n*
~, **ста́рческая** seniles Hämangiom *n*
~, **цирзо́идная** Rankenangiom *n*
гемартро́з *m* Gelenkbluterguß *m*, Hämarthros *m*
~, **гемофили́ческий** hämophilischer Hämarthros *m*
гематидро́з *m* Blutschwitzen *n*
гемати́н *m* Hämatin *n*, Oxyhämin *n*
гематоге́нный hämatogen
гематоиди́н *m* Hämatoidin *n*
гематоко́льпос *m* Hämatokolpos *m*
гематокри́т *m* Hämatokrit *m*
гематоло́гия *f* Hämatologie *f*, Blutlehre *f*
гемато́ма *f* Hämatom *n*, Bluterguß *m*, Blutbeule *f*, Blutgeschwulst *f*
~, **абсцеди́рующая** abszedierendes [vereiterndes] Hämatom *n*; Extravasatabszeß *m*
~ **в ви́де очко́в** Brillenhämatom *n*; Monokelhämatom *n*
~, **внутримозгова́я** intrazerebrales Hämatom *n*
~, **внутримы́шечная** intramuskuläres Hämatom *n*
~, **забрюши́нная** retroperitoneales Hämatom *n*
~, **межмы́шечная** intermuskuläres Hämatom *n*
~ **носово́й перегоро́дки** Septumhämatom *n*
~, **околопо́чечная** pararenales Hämatom *n*
~, **поднадко́стничная** subperiostales Hämatom *n*
~, **пульси́рующая** pulsierendes Hämatom *n*
~, **распира́ющая** raumfordernder Hämatom *n*
~, **ретроплацента́рная** Retroplazentarhämatom *n*
~, **родова́я** Geburtshämatom *n*
~, **субдура́льная** subdurales Hämatom *n*
~, **эпидура́льная** epidurales Hämatom *n*
гематоме́тра *f* Hämatometra *f*
гематомиели́я *f* Hämatomyelie *f*, Rückenmarkblutung *f*
гематонефро́з *m* Hämatonephrose *f*
гематопиоме́тра *f* Hämatopyometra *f*
гематопневмото́ракс *m* Hämatopneumothorax *m*
гематопорфири́я *f* Hämatoporphyrie *f*
гемато́рахис *m* Rückenmarkhäuteblutung *f*
гематоса́льпинкс *m* Hämatosalpinx *f*

гематотимпанóн *m*, **гематотимпáнум** *m* Hämatotympanon *n*
гематоцéле *n* Blutbruch *m*, Blutzyste *f*, Blutgeschwulst *f*, Hämatozele *f*
гематурúя *f* Hämaturie *f*, Blutharnen *n*
~, **аллергúческая** allergische Hämaturie *f*
~, **егúпетская** Urogenitalbilharziose *f*, ägyptische Hämaturie *f*, Blasenbilharziose *f*
~, **инициáльная** Initialhämaturie *f*
~, **интермиттúрующая** intermittierende Hämaturie *f*
~, **макроскопúческая** Makrohämaturie *f*
~, **микроскопúческая** Mikrohämaturie *f*
~, **пароксизмáльная** paroxysmale Hämaturie *f*
~, **пóчечная** renale Hämaturie *f*
~, **семéйная** familiäre Hämaturie *f*
~, **терминáльная** terminale Hämaturie *f*
~, **тотáльная** totale Hämaturie *f*
гемералопúя *f* Hemeralopie *f*, Nachtblindheit *f*, eigentliche Tagessichtigkeit *f*
гемиамблиопúя *f* Hemiamblyopie *f*
гемиангиэктазúя *f*, **гипертрофúческая** hypertrophische Hemiangiektasie *f*
гемианестезúя *f* Hemianästhesie *f*
~, **альтернúрующая** alternierende Hemianästhesie *f*
~, **диссоциúрованная** dissoziierte Hemianästhesie *f*
~, **перекрёстная** kontralaterale Hemianästhesie *f*
гемианопсúя *f* Hemianopsie *f*, Halb(seiten)blindheit *f*
~, **биназáльная** binasale Hemianopsie *f*
~, **битемпорáльная** bitemporale Hemianopsie *f*
~, **гетеронúмная** heteronyme Hemianopsie *f*
~, **гомонúмная** homonyme Hemianopsie *f*
~, **двусторóнняя висóчная** Scheuklappenhemianopsie *f*
~, **квадрáнтная** Quadrant(en)hemianopsie *f*
~, **цветовáя** Farbenhemianopsie *f*, Hemichromatopsie *f*
гемиатаксúя *f* Hemiataxie *f*
гемиатетóз *m* Hemiathetose *f*
гемиатрофúя *f* Hemiatrophie *f*
~ **лицá** Gesichtshemiatrophie *f*
гемиблóк *m* Hemiblock *m*
гемигидрóз *m* Hemihidrosis *f*
гемигипергидрóз *m* Hemihyperhidrosis *f*
гемигипертрофúя *f* Hemihypertrophie *f*
~ **лицá** Gesichtshemihypertrophie *f*
гемикранúя *f* Hemikranie *f*, Halbseitenkopfschmerz *m*; Migräne *f*
гемипарéз *m* Hemiparese *f*
гемипарестезúя *f* Hemiparästhesie *f*
гемиплегúя *f* Hemiplegie *f*, Halbseitenlähmung *f*
~, **альтернúрующая** alternierende Hemiplegie *f*
~, **вя́лая** schlaffe Hemiplegie *f*
~, **инфантúльная** infantile Hemiplegie *f*
~, **истерúческая** hysterische Hemiplegie *f*
~, **капсуля́рная** kapsuläre Hemiplegie *f*
~, **крестообрáзная** [**перекрёстная**] gekreuzte Hemiplegie *f*
~, **плечелицевáя** brachiofaziale Hemiplegie *f*
~, **спастúческая** spastische Hemiplegie *f*
~, **спинáльная** Spinalhemiplegie *f*
гемирезéкция *f* Hemiresektion *f*
~ **нúжней чéлюсти** Hemimandibulektomie *f*
гемисиндрóм *m* Hemisyndrom *n*, Halbseitensyndrom *n*
гемисистолúя *f* Hemisystolie *f*, Halbseitenkontraktion *f* (des Herzens)
гемитрéмор *m* Hemitremor *m*
гемихорéя *f* Hemichorea *f*, Halbseitenchorea *f*
гемихроматопсúя *f* Hemichromatopsie *f*, Farbenhemianopsie *f*
гемиэпилепсúя *f* Halbseitenepilepsie *f*
гемобластóз *m* Hämoblastose *f*
~, **парапротеинемúческий** paraproteinämische Hämoblastose *f*
гемоглобúн *m* Hämoglobin *n*, Blutfarbstoff *m*
~, **аномáльный** anomales Hämoglobin *n*
~, **восстанóвленный** reduziertes Hämoglobin *n*
~, **мутáнтный** mutantes Hämoglobin *n*
~, **мы́шечный** Myoglobin *n*, Myohämatin *n*
~, **свобóдный** ungebundenes [freies] Hämoglobin *n*
~, **фетáльный** fötales Hämoglobin *n*
гемоглобинемúя *f* Hämoglobinämie *f*
гемоглобинопатúя *f* Hämoglobinopathie *f*
гемоглобинурúя *f* Hämoglobinurie *f*
~, **úстинная** echte Hämoglobinurie *f*
~, **лóжная** falsche Hämoglobinurie *f*, Pseudohämoglobinurie *f*
~, **малярúйная** Malariahämoglobinurie *f*
~, **мáршевая** Marschhämoglobinurie *f*
~, **ночнáя** nächtliche Hämoglobinurie *f*
~, **пароксизмáльная** paroxysmale Hämoglobinurie *f*
~, **пароксизмáльная ночнáя** paroxysmale Nachthämoglobinurie *f*, Marchiafava-Micheli-Hämoglobinurie *f*
~, **пароксизмáльная холодóвая** paroxysmale Kältehämoglobinurie *f*
~ **при отравлéнии сероводорóдом** Schwefelwasserstoffhämoglobinurie *f*
~, **спортúвная** Sporthämoglobinurie *f*, Muskelhämoglobinurie *f*
~, **токсúческая** toxische Hämoglobinurie *f*
~, **холодóвая** Kältehämoglobinurie *f*
гемогрáмма *f* Hämogramm *n*
гемогрегарúны *f pl* Hämogregarinen *f pl*
гемодиáлиз *m* Hämodialyse *f*, Blutentschlackung *f*, Blutdialyse *f*
~, **длúтельный** Dauerhämodialyse *f*
~, **периодúческий** periodische [inkontinente, intermittierende] Hämodialyse *f*
~, **экстракорпорáльный** (extrakorporale) Hämodialyse *f*
гемодилю́ция *f* Blutverdünnung *f*, Hämodilution *f*
гемодинáмика *f* Hämodynamik *f*
гемокапилля́р *m* Blutkapillare *f*, Kapillare *f*
гемоколúт *m* Hämokolitis *f*, Kolitis *f* mit Blutstühlen
гемокóнии *f pl* Hämokonien *f pl*, Blutstäbchen *n pl*
гемокультýра *f* Hämokultur *f*, Blutkultur *f*
гемóлиз *m* Hämolyse *f*, Blutkörperchenauflösung *f*
~, **внутрисосýдистый** intravaskuläre Hämolyse *f*
~, **иммýнный** Immunhämolyse *f*

~, **неонатáльный** Hämolyse *f* der Neugeborenen, Neugeborenenhämolyse *f*
~, **пóздний** Späthämolyse *f*
~, **рáнний** Frühhämolyse *f*
~, **скры́тый** latente Hämolyse *f*
гемолизи́ны *m pl* Hämolysine *n pl*
~ **бактéрий** bakterielle Hämolysine *n pl*, Bakterienhämolysine *n pl*
гемомелани́н *m* Hämomelanin *n*
гемопóэз *m* Hämopoese *f*, Blutbildung *f*
гемопоэти́н *m* Hämopoetin *n*, Erythropoetin *n*
геморраги́ческий hämorrhagisch
геморраги́я *f* Hämorrhagie *f*, Blutung *f*
геморрóй *m* Hämorrhoiden *f pl*
~, **внéшний** äußere Hämorrhoiden *f pl*
~, **вну́тренний** innere Hämorrhoiden *f pl*
~, **инфици́рованный** infizierte Hämorrhoiden *f pl*
гемосидери́н *m* Hämosiderin *n*
гемосидерóз *m* Hämosiderose *f*
~ **лёгких** Lungenhämosiderose *f*
~, **мéстный** örtliche [lokale] Hämosiderose *f*
~, **óбщий** [**распространённый**] universelle [generalisierte, allgemeine] Hämosiderose *f*
~, **трансфузиóнный** Transfusionshämosiderose *f*
~, **эндогéнный** endogene Hämosiderose *f*
гемосперми́я *f* Hämospermie *f*
гемоспоридиóз *m* Hämosporidiose *f*
гемостáз *m* Blutstillstand *m*, Blutstillung *f*
гемостазиолóгия *f* Hämostasiologie *f*, Koagulologie *f*
гемостáтики *m pl* blut(ungs)stillende Mittel *n pl*, Hämostatika *n pl*
гемостати́ческий blutstillend, hämostyptisch, hämostatisch
гемотерапи́я *f* Hämotherapie *f*, Bluttherapie *f*
гемотóракс *m* Häm(at)othorax *m*, pleuraler Bluterguß *m*
~, **верху́шечный** apikaler Hämothorax *m*
~, **междолевóй** interlobärer Hämothorax *m*
~, **наддиафрагмáльный** supradiaphragmaler Hämothorax *m*
~, **ограни́ченный** begrenzter [umschriebener] Hämothorax *m*
~, **осумкóванный** abgekapselter Hämothorax *m*
гемотрансфу́зия *f* Bluttransfusion *f*, Hämotransfusion *f*
гемофили́я *f* Hämophilie *f*, Bluterkrankheit *f*
гемофтáльм *m* Hämophthalmus *m*, Blutung *f* in den Glaskörperraum
гемохроматóз *m* Hämochromatose *f*
гемоцистинури́я *f* Hämozystinurie *f*
гемоцитобластóз *m* Hämozytoblastose *f*
ген *m* Gen *n*
~, **амбивалéнтный** ambivalentes Gen *n*
~, **амóрфный** amorphes Gen *n*
~, **антецедéнтный** antezedentes Gen *n*
~, **аутáрхный** autarchisches Gen *n*
~, **аутосóмный** autosomales Gen *n*
~, **бу́ферный** Puffergen *n*
~, **гемизигóтный** hemizygotes Gen *n*
~, **гетерохромати́ческий** heterochromatisches Gen *n*
~, **глáвный** Hauptgen *n*
~, **голандри́ческий** holandrisches Gen *n*
~, **гомологи́чный** homologes Gen *n*
~ **гру́ппы крóви** Blutgruppengen *n*
~, **диандри́ческий** diandrisches Gen *n*
~, **доминáнтный** dominantes Gen *n*
~, **дополни́тельный** Ergänzungsgen *n*, Supplementärgen *n*
~, **зави́симый** abhängiges [unselbständiges] Gen *n*
~ **заклáдки пóла** Geschlechtsanlagegen *n*
~, **изоляциóнный** Isolationsgen *n*
~, **ключевóй** Schlüsselgen *n*, keygen *(engl.)*
~, **компенсациóнный** Kompensationsgen *n*
~, **кóмплексный** komplexes Gen *n*, Komplexgen *n*
~, **комплементáрный** Komplementärgen *n*
~, **контроли́руемый пóлом** geschlechtskontrolliertes Gen *n*
~, **концевóй** Telogen *n*
~, **лаби́льный** labiles Gen *n*
~, **летáльный** Letalgen *n*
~, **мнóжественный** multiples Gen *n*
~, **молчáщий** stummes Gen *n*
~, **монархиáльный** monarchiales Gen *n*
~, **мутáбельный** mutabiles Gen *n*
~, **независи́мый** selbständiges Gen *n*
~, **немóй** stummes Gen *n*
~, **неомóрфный** neomorphes Gen *n*
~, **непостоя́нный** inkonstantes Gen *n*
~, **ограни́ченный пóлом** geschlechtsbegrenztes Gen *n*
~, **определя́ющий пол** Geschlechtsbestimmer *m*
~, **основнóй** Grundgen *n*
~, **плазмоночувстви́тельный** plasmonsensitives Gen *n*
~, **плейотрóпный** pleiotropes Gen *n*
~, **побóчный** Nebengen *n*
~, **полиурги́ческий** polyurgisches Gen *n*
~, **регулятóрный** Regulatorgen *n*, Kontrollgen *n*
~, **рецедéнтный** rezedentes Gen *n*
~, **рецесси́вный** Rezessivgen *n*
~, **роди́тельский** Elterngen *n*
~, **сигнáльный** Markierungsgen *n*
~, **слóжный** zusammengesetztes Gen *n*
~ **стери́льности** Sterilitätsgen *n*
~, **структу́рный** Strukturgen *n*
~, **субституциóнный** Substitutionsgen *n*
~, **сцéпленный с пóлом** geschlechtsgebundenes [geschlechtsgekoppeltes] Gen *n*
~, **тормозя́щий** Hemmungsgen *n*
~ **устóйчивости** Resistenzgen *n*
~, **эквилокáльный** äquilokales Gen *n*
~, **элементáрный** Elementargen *n*
ген-анализáтор *m* Testgen *n*
генеалóгия *f* Genealogie *f*
генерализáция *f* Generalisation *f*, Generalisierung *f*
~, **гематогéнная** hämatogene Generalisation *f*
~ **инфéкции** Infektionsgeneralisierung *f*
~, **лимфогéнная** lymphogene Generalisation *f*
генерáтор *m* Generator *m*
~, **аэрозóльный** Aerosolgenerator *m*
~, **аэрозóльный ультразвуковóй** Ultraschallaerosolgenerator *m*
~ **вдóха** Inspirationsgenerator *m*
~ **вы́доха** Expirationsgenerator *m*

~, звуковóй Schallgenerator *m*, Tongenerator *m*
~ и́мпульсных тóков Reizstromgerät *n*
~ стохасти́ческих и́мпульсных тóков stochastisches Reizstromgerät *n*
~, ультразвуковóй Ultraschallgenerator *m*
~, шумовóй Rauschgenerator *m*
гене́тика *f* Genetik *f*, Vererbungslehre *f*
~, коли́чественная quantitative Genetik *f*
~, медици́нская medizinische Genetik *f*, Humangenetik *f*
~, молекуля́рная Molekulargenetik *f*
~, популяциóнная Populationsgenetik *f*
~, радиациóнная Strahlengenetik *f*
~, формáльная formale Genetik *f*
ген-ингиби́тор *m* Gen-Inhibitor *m*, epistatisches Gen *n*
ген-индýктор *m* Induktorgen *n*
ген-инициáтор *m* Initiatorgen *n*
ген-интенсификáтор *m* Intensivierungsgen *n*
генитáлии *pl* Genitalien *pl*, Geschlechtsorgane *n pl*
ген-компенсáтор *m* Kompensatorgen *n*
ген-маркёр *m* Markierungsgen *n*
ген-модификáтор *m* Modifikationsgen *n*
ген-мутáтор *m* Mutatorgen *n*, Mutationsgen *n*
геновариáция *f* Genovariation *f*, Genmutation *f*
геногеогрáфия *f* Genogeographie *f*
генокóпия *f* Genokopie *f*
genóм *m* Genom *n*
~ ви́руса Virusgenom *n*
~ интегрáции Integrationsgenom *n*
~ фрагментáции Fragmentationsgenom *n*
ген-оперáтор *m* Operatorgen *n*
ген-переключáтель *m* «switch»-Gen *n*
ген-реализáтор *m* Realisatorgen *n*
ген-супрéссор *m* Supressorgen *n*
ген-усили́тель *m* Verstärkergen *n*
геноти́п *m* Genotyp *m*
~ популя́ции Populationsgenotyp *m*
геогельми́нты *m pl* Geohelminthen *f pl*
гепари́н *m* Heparin *n*
гепаринизáция *f* Heparinisation *f*, Heparinisieren *n*
гепаталги́я *f* Hepatalgie *f*, Leberschmerz *m*
гепатарги́я *f* Hepatargie *f*, Anhepatie *f*, Leberversagen *n*, Leberinsuffizienz *f*
гепатикогастростоми́я *f* Hepatikogastrostomie *f*
гепати́т *m* Hepatitis *f*, Leberentzündung *f*
~ A *s.* гепати́т, инфекциóнный
~, агресси́вный [акти́вный] aggressive [chronischaktive, autoaggressive] Hepatitis *f*
~, безжелтýшный anikterische Hepatitis *f*
~ B *s.* гепати́т, сывороточный
~, ви́русный virale Hepatitis *f*, Virushepatitis *f*
~, волчáночный Lupushepatitis *f*
~, врождённый гигантоклéточный angeborene [kongenitale, konnatale] Riesenzellenhepatitis *f*
~, герпети́ческий herpetische Hepatitis *f*
~, желтýшный ikterische [biliare] Hepatitis *f*
~, интерлобуля́рный Interlobulärhepatitis *f*
~, интерстициáльный interstitielle Hepatitis *f*
~, инфекциóнный infektiöse [epidemische] Hepatitis *f*, Hepatitis *f* A
~, лекáрственный Arznei(mittel)hepatitis *f*
~, люпóидный lupoide Hepatitis *f*
~, мезенхимáльный Mesenchymalhepatitis *f*, diffuse mesenchymale Hepatitis *f*
~, метаболи́ческий metabolische Hepatitis *f*
~, молниенóсный fulminante Hepatitis *f*
~, мононуклеóзный Mononukleosehepatitis *f*
~, неспецифи́ческий unspezifische Hepatitis *f*
~ ни A, ни B non-A-non-B Hepatitis *f*
~, облитери́рующий сегментáрный obliterierende Segmentarhepatitis *f*
~, очагóвый Herdhepatitis *f*
~, паренхиматóзный parenchymatöse Hepatitis *f*
~, персисти́рующий persistierende Hepatitis *f*
~, посттрансфузиóнный Posttransfusionshepatitis *f*
~, продукти́вный Produktivhepatitis *f*
~, протозóйный Protistenhepatitis *f*
~, реакти́вный reaktive Hepatitis *f*
~, рецидиви́рующий rezidivierende Hepatitis *f*
~, септи́ческий septische Hepatitis *f*
~, серóзный seröse Hepatitis *f*
~, сы́вороточный Serumhepatitis *f*, Hepatitis *f* B
~, тóксико-аллерги́ческий toxiko-allergische Hepatitis *f*
~, токси́ческий toxische Hepatitis *f*
~, токси́ческий профессионáльный arbeitsbedingte toxische Hepatitis *f*
~, трансфузиóнный Transfusionshepatitis *f*
~, трофопати́ческий trophopathische Hepatitis *f*
~, фетáльный Fötalhepatitis *f*
~, фульминáнтный fulminante Hepatitis *f*
~, холангиогéнный cholangiogene Hepatitis *f*
гепатографи́я *f* Hepatographie *f*
гепатолóгия *f* Hepatologie *f*
гепатóма *f* Hepatom *n*, Leber(zellen)adenom *n*, Hepatoadenom *n*
~, злокáчественная bösartiges Hepatom *n*, Leberzellenkrebs *m*
гепатомегали́я *f* Hepatomegalie *f*, Lebervergrößerung *f*
~, врождённая angeborene [kongenitale, konnatale] Hepatomegalie *f*
~, гликогéнная Glykogenspeicherungshepatomegalie *f*
гепатопанкреати́т *m* Hepatopankreatitis *f*
гепатопекси́я *f* Hepatopexie *f*, Leberanheftung *f*
гепатоптóз *m* Hepatoptose *f*, Lebersenkung *f*
гепаторафи́я *f* Hepatorrhaphie *f*, Lebernaht *f*
гепатоспленомегали́я *f* Hepatosplenomegalie *f*
гепатотоми́я *f* Hepatotomie *f*, Leberschnitt *m*
гепатохоланги́т *m* Hepatocholangitis *f*
гепатохолецисти́т *m* Hepatocholezystitis *f*
~, лямблиóзный lambliöse Hepatocholezystitis *f*
гепатохолецистостоми́я *f* Hepatocholezystostomie *f*
гепатохолецистоэнтеростоми́я *f* Hepatocholezystoenterostomie *f*
гепатоци́т *m* Hepatozyt *m*, Leberzelle *f*
гербици́д *m* Herbizid *n*, Unkrautbekämpfungsmittel *n*
гередоатакси́я *f* Heredoataxie *f*
~, мозжечкóвая zerebellare Heredoataxie *f*, (Pierre) Marie-Syndrom *n*
~, спинáльная spinale Heredoataxie *f*

гериатри́я *f* Geriatrie *f*, Presbiatrie *f*
гермафроди́т *m* Hermaphrodit *m*, Zwitter *m*
гермафроди́ти́зм *m* Hermaphroditismus *m*
~, **и́стинный** echter Hermaphroditismus *m*
~, **ло́жный** Pseudohermaphroditismus *m*
гермино́ма *f* Germinom *n*
герниолапаротоми́я *f* Herniolaparotomie *f*
герниопла́стика *f* Hernioplastik *f*, Bruchplastik *f*
герниорафи́я *f* Bruchnaht *f*, Hernienverschluß *m*
герниотоми́я *f* Herniotomie *f*, Bruchschnitt *m*
геродиете́тика *f* Gerodiätetik *f*
геродонти́я *f* Alterszahnheilkunde *f*
геронтоло́гия *f* Gerontologie *f*, Alternsforschung *f*
~, **социа́льная** Sozialgerontologie *f*
геронтопсихиатри́я *f* gerontologische Psychiatrie *f*, Psychogeriatrie *f*
ге́рпес *m* Herpes *m*, Bläschenflechte *f*
~ **губ** Lippenherpes *m*
~, **менструа́льный** Menstrualherpes *m*
~, **опоя́сывающий** *herpes zoster*
~, **просто́й** einfacher Herpes *m*, Fieberblasen *f pl*
~, **просто́й втори́чный** sekundärer *herpes simplex*
~, **просто́й первичный** primärer *herpes simplex*
~ **ра́ннего грудно́го во́зраста, просто́й** *herpes simplex* im frühen Säuglingsalter
~, **фебри́льный** *herpes febrilis*
гестаге́ны *m pl* Gestagene *n pl*
гесто́з *m* Gestose *f*, Schwangerschaftstoxikose *f*
гетероалле́ли *m pl* Heteroallele *n pl*
гетероаллерги́я *f* Heteroallergie *f*
гетеровакци́на *f* Heterovakzine *f*
гетерогаме́та *f* Heterogamet *m*
гетерогемагглютина́ция *f* Heterohämagglutination *f*
гетероге́нный heterogen
гетерогено́та *f* Heterogenote *f*
гетерозиго́та *f* Heterozygote *f*
~, **генеалоги́чески дока́занная** genealogisch sichere Heterozygote *f*
~ **по по́лу** Geschlechtsheterozygote *f*
~, **промежу́точная** intermediäre Heterozygote *f*
гетерозиго́тность *f* Heterozygotie *f*, Mischerbigkeit *f*
~ **ви́русов** Virenheterozygotie *f*
~ **по транслока́ции** Translokationsheterozygotie *f*
~, **структу́рная** Strukturheterozygotie *f*
гетеро́зис *m* Heterosis *f*
~, **комбинацио́нный** Kombinationsheterosis *f*
~, **конъюгацио́нный** Paarungsheterosis *f*
~, **одноге́нный** Uni-Lokus-Heterosis *f*, single locus heterosis *(engl.)*
гетерологи́ческий körperfremd, heterolog
гетероморфо́з *m* Heteromorphose *f*
гетеропа́гус *m* Heteropagus *m*
гетероплази́я *f* Heteroplasie *f*
гетеросексуа́льность *f* Heterosexualität *f*
гетеросина́псис *m* Heterosynapsis *f*
гетеросо́ма *f* Heterosom *n*, Geschlechtschromosom *n*
гетеротопи́я *f* Heterotopie *f*
~, **эндометриоидная** endometrioide Heterotopie *f*
гетеротрансплantáция *f* Heterotransplantation *f*, Xenotransplantation *f*
~ **о́пухоли** Tumorheterotransplantation *f*, Geschwulstheterotransplantation *f*
гетеротрансфу́зия *f* heterologe Transfusion *f*, Heterotransfusion *f*
гетерофори́я *f* Heterophorie *f*, latentes Schielen *n*
гетерохили́я *f* Heterochylie *f*
гетерохромати́н *m* Heterochromatin *n*
~, **я́дрышковый** Nukleolusheterochromatin *n*
гетерохроми́я *f* Heterochromie *f*, Verschiedenfarbigkeit *f*
~, **втори́чная** sekundäre Heterochromie *f*
~, **осложнённая** komplizierte Heterochromie *f* der Iris
~, **проста́я** einfache Heterochromie *f*
~, **симпати́ческая** Sympathikusheterochromie *f*
гетерохромосо́ма *f* Heterochromosom *n*
гетерохрони́я *f* Heterochronie *f*
гетероцитотокси́н *m* Heterozytotoxin *n*
гиалино́з *m* Hyalinose *f*, hyaline Entartung *f*
~, **внутрикле́точный** intrazelluläre Hyalinose *f*
~, **систе́мный** Systemhyalinose *f*
~, **физиологи́ческий** physiologische Hyalinose *f*
гиалуронида́за *f* Hyaluronidase *f*
~, **стрептоко́кковая** Streptokokkenhyaluronidase *f*
ги́бель *f*, **генети́ческая** genetischer Tod *m*
гиберна́ция *f* Hibernation *f*, Winterschlaf *m*
~, **иску́сственная** künstliche Hibernation *f*, künstlicher Winterschlaf *m*
гиберно́ма *f* Hibernom *n*, braunes Lipom *n*
ги́бкость *f* Biegsamkeit *f*
~, **восково́я** Katalepsie *f*, wächserne Biegsamkeit *f*
~ **те́ла** Körperbiegsamkeit *f*
гибри́д *m* Hybride *f*, Bastard *m*
гибридиза́ция *f* Hybrid(is)ation *f*, Bastardi(si)erung *f*
~, **интрогресси́вная** introgressive Hybridisation *f*
гибридо́ма *f* Hybridom *n*
гиганти́зм *m* Gigantismus *m*, Riesenwuchs *m*, Makrosomie *f*
~ **вну́тренних о́рганов** Splanchnomegalie *f*
~, **гипофиза́рный** hypophysärer Reisenwuchs *m*
~, **евнухо́идный** eunuchoider Riesenwuchs *m*
гигантокле́точный riesenzellig
гиганто́ма *f* Riesenzellentumor *m*, Gigantom *n*
~ **сухожи́лия** Sehnenriesenzellentumor *m*, Sehnengigantom *n*
гигантомасти́я *f* Gigantomastie *f*
гигантоци́т *m* Riesenzelle *f*, Gigantozyt *m*
гигие́на *f* Hygiene *f*
~, **авиацио́нная** Luftfahrthygiene *f*
~, **больни́чная** Krankenhaushygiene *f*
~, **вое́нная** Armeesanitätswesen *n*
~, **вое́нно-морска́я** Marinehygiene *f*; Marinesanitätswesen *n*
~ **дете́й и подро́стков** Hygiene *f* des Kindes- und Jugendalters
~, **дошко́льная** Hygiene *f* des Vorschulalters
~, **железнодоро́жная** Eisenbahnhygiene *f*
~ **жили́ща** Wohnungshygiene *f*
~, **коллекти́вная** Hygiene *f* der Kollektive
~, **коммуна́льная** Kommunalhygiene *f*
~, **куро́ртная** Kurorthygiene *f*
~, **ли́чная** persönliche Hygiene *f*
~ **населённых мест** Siedlungshygiene *f*

~, óбщая allgemeine [gesamte] Hygiene *f*
~ окружáющей среды́ Umwelthygiene *f*
~ питáния Ernährungshygiene *f*
~ пóлости рта Mundhygiene *f*, Mundpflege *f*
~ пóчвы Bodenhygiene *f*
~, промы́шленная Betriebshygiene *f*
~, радиациóнная Strahlenhygiene *f*
~ селá Landhygiene *f*
~, социáльная Sozialhygiene *f*
~, спорти́вная Hygiene *f* des Sports
~, трáнспортная Verkehrshygiene *f*
~ трудá Arbeitshygiene *f*
~, шкóльная Schulhygiene *f*
~, я́сельная Hygiene *f* in Krippen
гигрóма *f* Wassergeschwulst *f*, Hygrom *n*
гигрóметр *m* Hygrometer *n*
~, волосянóй Haarhygrometer *n*
~, конденсациóнный Taupunkthygrometer *n*
гигроскóп *m* Hygroskop *n*, Feuchtigkeitsanzeiger *m*
гигроскопи́ческий hygroskopisch
гигроскопи́чность *f* Hygroskopizität *f*
гидати́да *f* Hydatide *f*
~ мáточной трубы́ Tubenhydatide *f*, Tubarhydatide *f*
~ эхинокóкка Hydatide *f*, Finne *f* des Hundebandwurms, Blasenwurmfinne *f*
~ яи́чка Hodenhydatide *f*
гидраденит *m* Schweißdrüsenabszeß *m*, Hydradenitis *f*
гидраденóма *f* Hydradenom *n*
~ апокри́нных желёз Schweißdrüsenadenom *n*
~, светлоклéточная klarzelliges Hydradenom *n*
~, сосóчковая papilläres Hydradenom *n*
гидрамниóн *m* Hydramnion *n*
гидрартрóз *m* Hydrarthrose *f*, Gelenkwassersucht *f*
гидратáция *f* Hydra(ta)tion *f*, Hydratisierung *f*
гидреми́я *f* Hydrämie *f*
~, управля́емая steuerbare Hydrämie *f*
гидрогенизáция *f* жирóв Hydrierung *f* der Fette, Fetthärtung *f*
гидродинáмика *f* вну́треннего у́ха Innenohrhydrodynamik *f*
гидрóз *m* Hidrosis *f*, Schweißabsonderung *f*
гидрокахекси́я *f* Hydrokachexie *f*
гидрокортизóн *m* Hydrokortison *n*
гидроксипролинеми́я *f* Hydroxyprolinämie *f*
гидролáза *f* Hydrolase *f*
гидромассáж *m* Hydromassage *f*
гидроменингоцéле *n* Gehirnhautwasserbruch *m*, Hydromeningozele *f*
гидромéтра *f* Hydrometra *f*
гидромиели́я *f* Hydromyelie *f*
гидромикробиолóгия *f* Hydromikrobiologie *f*, Wasserbakteriologie *f*
гидронефрóз *m* Hydronephrose *f*, Wassersackniere *f*
гидроперикáрд *m* Herz(beutel)wassersucht *f*
гидропионефрóз *m* Hydropyonephrose *f*
гидропневмоперикáрд *m* Hydropneumoperikard(ium) *n*
гидропневмотóракс *m* Hydropneumothorax *m*
гидрорéя *f* Wasserfluß *m*
гидросáльпинкс *m* Hydrosalpinx *f*
гидротерапи́я *f* Hydrotherapie *f*, Wasserbehandlung *f*
гидротóракс *m* Hydrothorax *m*, Brustwassersucht *f*
гидрофи́льность *f* Hydrophilie *f*
~ ткáней Gewebshydrophilie *f*
гидрофтáльм *m* Hydrophthalmus *m*
гидроцéле *n* Wasserbruch *m*
гидроцефали́я *f* Hydrozephalus *m*
~, арезорбти́вная aresorptiver Hydrozephalus *m*
~, вну́тренняя innerer Hydrozephalus *m*
~, гиперсекретóрная hypersekretorer Hydrozephalus *m*
~, закры́тая [окклюзиóнная] geschlossener Hydrozephalus *m*
гидроцистóма *f* Hydrozystom *n*
гидроэнцефалоцéле *n* Gehirnwasserbruch *m*
ги́льза *f*
~, артериáльная Arterienhülse *f*
~ троакáра Trokarhülse *f*
гильоти́на *f* Guillotine *f*, Fallbeil *n*
гименолепидóз *m* Hymenolepidose *f*, Zwergbandwurmkrankheit *f*
гименотоми́я *f* Hymenotomie *f*
гимнáстика *f* Gymnastik *f*, Körperübung *f*, Turnen *n*
~ в водé [в бассéйне] Unterwassergymnastik *f*
~, гигиени́ческая Gesundheitsgymnastik *f*
~, группóвая Gruppengymnastik *f*
~, дыхáтельная Atemgymnastik *f*
~, индивиду́альная individuelle Gymnastik *f*, Einzelgymnastik *f*
~, корриги́рующая korrigierende Gymnastik *f*, Korrektionsgymnastik *f*
~, лечéбная Heilgymnastik *f*
~ на сту́ле [на табурéтке] Hockergymnastik *f*
гингивалги́я *f* Zahnfleischschmerz *m*
гингиви́т *m* Gingivitis *f*, Zahnfleischentzündung *f*
~, атрофи́ческий atrophische Gingivitis *f*
~ берéменных Schwangerschaftsgingivitis *f*
~, герпети́ческий herpetische Gingivitis *f*
~, гипертрофи́ческий hypertrophische Gingivitis *f*
~, десквамати́вный desquamative Gingivitis *f*
~, краевóй [маргинáльный] marginale Gingivitis *f*
~, эритематóзный erythematöse Gingivitis *f*
~, я́звенный ulzeröse Gingivitis *f*
гингивоплáстика *f* Gingivoplastik *f*, Zahnfleischplastik *f*
гингивэктоми́я *f* Gingiv(o)ektomie *f*, Zahnfleischresektion *f*
~, радикáльная radikale Gingivektomie *f*
гингли́м *m*, гинглимоартрóдий *m* Scharniergelenk *n*
гинеколóгия *f* Gynäkologie *f*, Frauenheilkunde *f*
~, дéтская Kindergynäkologie *f*
~, операти́вная gynäkologische Operationslehre *f*
~, эндокринологи́ческая endokrinologische Gynäkologie *f*
гинекомасти́я *f* Gynäkomastie *f*
гиногамéта *f* Gynogamet *m*
гипакузи́я *f* Schwerhörigkeit *f*

гипалгези́я *f* Hypalgesie *f*
гипаци́дный hypoazid, subazid
гиперадреналини́зм *m* Hyperadrenalismus *m*
гиперазотеми́я *f* Hyperazotämie *f*
гиперакузи́я *f* Hyperakusis *f*, Lautheitsüberempfindlichkeit *f*
гипералгези́я *f* Hyperalg(es)ie *f*
гиперальдостерони́зм *m* Hyperaldosteronismus *m*
гипераци́дный hyperazid
гипербарока́мера *f* Überdruckkammer *f*
гипербарооксигена́ция *f*, **гипербарооксигенотерапи́я** *f* Überdrucksauerstoffbehandlung *f*
гипербилирубинеми́я *f* Hyperbilirubinämie *f*
~, **врождённая** hereditäre Hyperbilirubinämie *f*
~, **доброка́чественная** gutartige Hyperbilirubinämie *f*
~, **конституциона́льная** konstitutionelle Hyperbilirubinämie *f* Gilbert-Meulengracht-Syndrom *n*
~, **физиологи́ческая** physiologische Hyperbilirubinämie *f*
гипервентиля́ция *f* Hyperventilation *f*
гипервитамино́з *m* Hypervitaminose *f*
гиперволеми́я *f* Hypervolämie *f*, Plethora *f*
~, **гиперкинети́ческая** hyperkinetische Hypervolämie *f*
~, **олигоцитеми́ческая** oligozythämische Hypervolämie *f*
~, **полицитеми́ческая** polyzythämische Hypervolämie *f*
гипергаммаглобулинеми́я *f* Hypergammaglobulinämie *f*
гипергидрата́ция *f* Hyperhydratation *f*, Überwässerung *f*
гипергидро́з *m* Hyperhidrose *f*, übermäßige Schweißabsonderung *f*
~, **подмы́шечный** *hyperhidrosis axillaris*
~ **скла́док** *hyperhidrosis intertriginosa*
гиперги́я *f* Hypergie *f*
гипергликеми́я *f* Hyperglykämie *f*
~, **алимента́рная** Nahrungshyperglykämie *f*
~, **вре́менная** temporäre [vorübergehende, transitorische] Hyperglykämie *f*
~, **диабети́ческая** diabetische Hyperglykämie *f*
~, **рефлекто́рная** reflektorische Hyperglykämie *f*
~, **сто́йкая** standhafte Hyperglykämie *f*
гиперглобулинеми́я *f* Hyperglobulinämie *f*
гипергонади́зм *m* Hypergonadismus *m*
гипердиагно́стика *f* Hyperdiagnostik *f*
гипердинами́я *f* **се́рдца** Herzhyperdynamie *f*
гипереми́я *f* Hyperämie *f*, Blutfülle *f*
~, **акти́вная** [**артериа́льная**] arterielle Hyperämie *f*
~, **вазомото́рная** vasomotorische Hyperämie *f*
~, **вака́тная** Vakathyperämie *f*
~, **вено́зная** venöse [passive] Hyperämie *f*, Stagnationshyperämie *f*
~, **воспали́тельная** Entzündungshyperämie *f*
~, **гипостати́ческая** Senkungsblutfülle *f*
~, **засто́йная** Stauungshyperämie *f*
~, **ирритати́вная** Reizhyperämie *f*
~, **иску́сственная** künstliche Hyperämie *f*
~, **коллатера́льная** Kollateralhyperämie *f*
~, **конъюнкти́вы** Hyperämie *f* der Bindehaut
~ **лица́** Gesichtsrötung *f*
~, **ме́стная** örtliche [lokale] Hyperämie *f*
~, **о́бщая** allgemeine [totale] Hyperämie *f*
~, **перистати́ческая** peristatische Hyperämie *f*
~, **постишеми́ческая** postischämische Hyperämie *f*
~, **реакти́вная** reaktive Hyperämie *f*
~, **рефлекто́рная** reflektorische Hyperämie *f*
гиперерги́я *f* Hyperergie *f*
гиперестези́я *f* Hyperästhesie *f*
~, **вкусова́я** Hypergeusie *f*
~ **зу́ба** Überempfindlichkeit *f* der Zähne
гиперинсулини́зм *m* Hyperinsulinismus *m*
гиперкалиеми́я *f* Hyperkaliämie *f*
гиперкальциеми́я *f* Hyperkalziämie *f*
гиперкальциури́я *f* Hyperkalziurie *f*
гиперкапни́я *f* Hyperkapnie *f*
гиперкерато́з *m* Hyperkeratose *f*, übermäßige Hautverhornung *f*
~, **профессиона́льный** berufsbedingte Hyperkeratose *f*, Berufshyperkeratose *f*
гиперкерато́з-гиперпигмента́ция *f* Hyperkeratose-Hyperpigmentierung *f*
гиперкине́з *m* Hyperkinese *f*
~, **атето́зный** [**атето́идный**] athetotische Hyperkinese *f*
~, **гиперпати́ческий** hyperpathische Hyperkinese *f*
~, **истери́ческий** hysterische Hyperkinese *f*
~, **ко́рковый** kortikale Hyperkinese *f*
~, **органи́ческий** organische Hyperkinese *f*
~, **тони́ческий** tonische Hyperkinese *f*
~, **хореати́ческий** choreatische Hyperkinese *f*
~, **экстрапирами́дный** extrapyramidale Hyperkinese *f*
гиперкоагуля́ция *f* Hyperkoagulation *f*
гиперкорре́кция *f* Überkorrektur *f*
гиперкортици́зм *m* Hyperkortizismus *m*
гиперлейкоцито́з *m* Hyperleukozytose *f*
гиперлипеми́я *f* Hyperlipämie *f*
~, **ретенцио́нная** Retentionshyperlipämie *f*
гиперлипидеми́я *f* Hyperlipidämie *f*
гиперлипопротеинеми́я *f* Hyperlipoproteinämie *f*
гипермагн(ез)иеми́я *f* Hypermagnesiämie *f*
гиперменоре́я *f* Hypermenorrhoe *f*, verstärkte Regelblutung *f*
гиперметропи́я *f* Hyper(metr)opie *f*, Weitsichtigkeit *f*, Übersichtigkeit *f*
гипермнези́я *f* Hypermnesie *f*
гипернатриеми́я *f* Hypernatriämie *f*
гипернефро́ма *f* Hypernephrom *n*
~, **доброка́чественная** gutartiges [benignes] Hypernephrom *n*, klarzelliges Nierenadenom *n*
~, **злока́чественная** bösartiges [malignes] Hypernephrom *n*, hypernephroides Nierenkarzinom *n*
гипероксалури́я *f* Hyperoxalaturie *f*
гипероксия́ *f* Hyperoxie *f*
гиперосто́з *m* Hyperostose *f*, Knochenhypertrophie *f*, Knochenauswuchs *m*
~, **диафиза́рный** diaphysäre Hyperostose *f*
~ **че́репа** Schädelhyperostose *f*
гиперпарасимпатикотони́я *f* Hyperparasympathikotonie *f*

гиперпаратирео́з *m*, **гиперпаратиреоиди́зм** *m* Hyperparathyreoidismus *m*, Hyperparathyreose *f*
гиперпати́я *f* Hyperpathie *f*, gesteigerte Schmerzreaktion *f*
гиперпигмента́ция *f* Hyperpigmentierung *f*, Überpigmentierung *f*
~, **мелкопятни́стая** kleinfleckige Hyperpigmentierung *f*
~, **периорбита́льная** periorbitale Hyperpigmentierung *f*
~ **по́сле высыпа́ний** postexanthematische Hyperpigmentierung *f*
~ **по́сле облуче́ния** Hyperpigmentierung *f* durch Strahlung
~, **фолликуля́рная** follikuläre Hyperpigmentierung *f*
гиперпинеали́зм *m* Hyperpinealismus *m*, Zirbeldrüsenhyperfunktion *f*
гиперпирекси́я *f* Hyperpyrexie *f*
гиперплази́я *f* Hyperplasie *f*
~, **желе́зистая** glanduläre Hyperplasie *f*
~, **желе́зисто-кисто́зная** glandulärzystische Hyperplasie *f*
~, **желе́зисто-мы́шечная** glandulärmuskuläre Hyperplasie *f*
~ **лимфати́ческого узла́** Lymphknotenhyperplasie *f*
гиперпно́э *n* Hyperpnoe *f*
гиперпротеинеми́я *f* Hyperproteinämie *f*
гиперрефлекси́я *f* Hyperreflexie *f*
гиперсалива́ция *f* Speichelfluß *m*
гиперсегмента́ция *f* Hypersegmentierung *f*
гиперсекре́ция *f* Hypersekretion *f*
~ **желу́дка** Magenhypersekretion *f*, Gastrosukkorrhoe *f*
гиперсексуа́льность *f* Hypersexualität *f*
гиперсенсибилиза́ция *f* Hypersensibilisierung *f*
гиперсомни́я *f* Schlafsucht *f*
~, **гипогликеми́ческая** hypoglykämische Schlafsucht *f*
~, **пароксизма́льная** poroxysmale Schlafsucht *f*
~, **перманéнтная** permanente Schlafsucht *f*
гиперсте́ник *m* Hypersthenike *m*
гиперстенури́я *f* Hypersthenurie *f*
гипертензи́н *m* Hypertensin *n*, Angiotensin *n*
гипертéнзия *f* Hypertension *f* (*s. a.* **гипертони́я**)
~, **артериа́льная** arterielle Hypertension *f*
~, **вазорена́льная** vasorenaler Hochdruck *m*
~, **вено́зная** venöse Hypertension *f*
~, **втори́чная** sekundäre Hypertension *f*
~, **гемодинами́ческая** hämodynamische Hypertension *f*
~, **гиперкинети́ческая** hyperkinetische Hypertension *f*
~, **гормона́льная** hormonale Hypertension *f*
~, **диастоли́ческая** diastolische Hypertension *f*
~, **засто́йная** Stauungshypertension *f*
~, **злока́чественная** maligne Hypertension *f*, bösartiger Hochdruck *m*
~, **климактери́ческая** klimakterische Hypertension *f*
~, **лаби́льная** labiler Hochdruck *m*
~, **лёгочная** Lungenkreislaufhypertension *f*
~, **ортостати́ческая** orthostatische Hypertension *f*
~, **пароксизма́льная** paroxysmale Hypertension *f*
~, **порта́льная** portale Hypertension *f*, Pfortaderhochdruck *m*
~, **посткоммоциона́льная** Postkommotionshypertension *f*
~, **по́чечная** nephrogene [renale] Hypertension *f*
~, **предменструа́льная** prämenstruelle Hypertension *f*
~, **региона́рная** regionäre Hypertension *f*
~, **ренопри́вная** renoprive Hypertension *f*
~, **рефлексоге́нная** reflexogene Hypertension *f*
~, **симптомати́ческая** symptomatische Hypertension *f*, symptomatischer Hochdruck *m*
~, **систе́мная** Hochdruckkrankheit *f*, arterieller Hochdruck *m*, arterielle Hypertension *f*
~, **систоли́ческая** systolischer Hochdruck *m*
~, **склероти́ческая** (athero)sklerotische Hypertension *f*
~, **ста́рческая** Altershochdruck *m*
~, **транзито́рная** transitorische Hypertension *f*
~, **эндокри́нная** hormonale Hypertension *f*
~, **ю́ношеская** juvenile Hypertension *f*, juvenile Hochdruckkrankheit *f*
гипертерместези́я *f* Hyperthermästhesie *f*
гипертерми́я *f* Hyperthermie *f*, Überhitzung *f*
~, **злока́чественная** maligne Hyperthermie *f*
~, **о́бщая** Allgemeinhyperthermie *f*
гипертирео́з *m*, **гипертиреоиди́зм** *m* Hyperthyreoidismus *m*, Hyperthyreose *f*, Schilddrüsenüberfunktion *f*
гиперто́ник *m* Hypertoniker *m*
гипертони́я *f* Hypertonie *f*, Hochdruck *m*; Hypertension *f* (*s. a.* **гипертéнзия**)
~, **блока́дная** «Blockaden»-Hochdruckkrankheit *f* (*Hochdruckkrankheit der Leningrader nach der Kriegsblockade*)
~, **эссенциа́льная** essentielle [genuine] Hypertonie *f*
гипертрихо́з *m* Hypertrichose *f*, Überbehaarung *f*
~, **врождённый** angeborene Überbehaarung *f*
~, **конституциона́льный** konstitutionelle Hypertrichose *f*
гипертропи́я *f* Hypertropie *f*, Aufwärtsschielen *n*
гипертрофи́я *f* Hypertrophie *f*
~, **вака́тная** Vakathypertrophie *f*
~, **вика́рная** vikariierende Hypertrophie *f*
~, **гормона́льная** hormonell bedingte Hypertrophie *f*
~ **дёсен** Zahnfleischhypertrophie *f*
~, **идиопати́ческая** idiopathische Hypertrophie *f*
~, **и́стинная** echte Hypertrophie *f*
~, **компенсато́рная** kompensatorische Hypertrophie *f*
~, **концентри́ческая** konzentrische Hypertrophie *f*
~ **конъюнкти́вы** Bindehautwucherung *f*
~, **корреляти́вная** korrelative Hypertrophie *f*
~, **ло́жная** Pseudohypertrophie *f*
~ **миока́рда** Herzmuskelhypertrophie *f*, Myokardhypertrophie *f*
~ **нёбной минда́лины** Gaumenmandelhypertrophie *f*

~ предстáтельной железы́ Vorsteherdrüsenhypertrophie *f*, Prostatahypertrophie *f*
~, рабóчая Arbeitshypertrophie *f*
~, регенерациóнная Regenerationshypertrophie *f*
гиперурикемúя *f* Hyperurikämie *f*
гиперфалангúя Hyperphalangie *f*, Polyphalangie *f*
гиперфосфатемúя *f* Hyperphosphatämie *f*
гиперфýнкция *f* Hyperfunktion *f*, Überfunktion *f*
~, компенсатóрная kompensatorische Hyperfunktion *f*
~ сéрдца, изометрúческая isometrische Herzhyperfunktion *f*
~ сéрдца, изотонúческая isotonische Herzhyperfunktion *f*
гиперхлоргидрúя *f* Hyperchlorhydrie *f*
гиперхолестеринемúя *f* Hypercholesterinämie *f*
~, семéйная familiäre Hypercholesterinämie *f*
гиперхроматóз *m* Hyperchromatose *f*
~ ядрá Kernhyperchromatose *f*
гиперцементóз *m* Hyperzementose *f*
гиперчувствúтельность *f* Hypersensibilität *f*, Überempfindlichkeit *f*
~ замéдленного тúпа Hypersensibilität *f* vom verzögerten Typ [vom Spättyp]
~ немéдленного тúпа Hypersensibilität *f* von unmittelbarem Typ [vom Soforttyp]
гипестезúя *f* Hypästhesie *f*
~, вкусовáя Hypogeusie *f*
гипноанáлиз *m* Hypno-Analyse *f*
гипнóз *m* Hypnose *f*
гипнотерапúя *f* Suggestionstherapie *f*, Hypnosetherapie *f*
гúппус *m* springende Pupille *f*, springende Mydriasis *f*
гипоадреналинемúя *f* Hypoadrenalinämie *f*
гипоальдостеронúзм *m* Hypoaldosteronismus *m*
гиповентиля́ция *f* Hypoventilation *f*
~, альвеоля́рная alveoläre Hypoventilation *f*
гиповитаминóз *m* Vitaminmangelkrankheit *f*
гиповолемúя *f* Hypovolämie *f*, Blut(volumen)mangel *m*
гипогалактúя *f* Hypogalaktie *f*, mangelhafte Milchabsonderung *f*
гипогаммаглобулинемúя *f* Hypogammaglobulinämie *f*
гипогáстрий *m* Hypogastrium *n*, Unterbauchgegend *f*
гипогидратáция *f* Hypohydratation *f*
~, внеклéточная extrazelluläre Hypohydratation *f*
~, внутриклéточная intrazelluläre Hypohydratation *f*
~, óбщая allgemeine Hypohydratation *f*
гипогидрóз *m* Hypohidrose *f*, mangelhaftes Schwitzen *n*
гипогликемúя *f* Hypoglykämie *f*
гипоглобулинемúя *f* Hypoglobulinämie *f*
гипогонадúзм *m* Hypogonadismus *m*, Hypogenitalismus *m*
гиподинамúя *f* Bewegungsarmut *f*
~ сéрдца Herzhypodynamie *f*
гиподонтúя *f* Zahnunterzahl *f*
гипоинсулинúзм *m* Hypoinsulinismus *m*, insuläre Insuffizienz *f*
гипокалиемúя *f* Hypokaliämie *f*
гипокальциемúя *f* Hypokalz(i)ämie *f*
гипокапнúя *f* Hypokapnie *f*
гипокинéз *m*, **гипокинезúя** *f* Hypokinesie *f*, Bewegungsarmut *f*
~ сéрдца Herzhypokinesie *f*
гипокортицúзм *m* Hypokortizismus *m*
гипоксемúя *f* Hypoxämie *f*
~, артериáльная arterielle Hypoxämie *f*
~, венóзная venöse Hypoxämie *f*
гипоксúя *f* Hypoxie *f*, Sauerstoffmangel *m*
~, анемúческая anämische Hypoxie *f*
~, гистотоксúческая histotoxische Hypoxie *f*
~, диффузиóнная Diffusionshypoxie *f*
~, дыхáтельная respiratorische Hypoxie *f*
~, застóйная Stauungshypoxie *f*
~, респиратóрная respiratorische Hypoxie *f*
~, тканевáя Gewebshypoxie *f*
~, циркулятóрная Zirkulationshypoxie *f*
гипоменорéя *f* Hypomenorrhoe *f*
гипомимúя *f* Hypomimie *f*
гипомнезúя *f* Hypomnesie *f*, Erinnerungsschwäche *f*
гипонатриемúя *f* Hyponatriämie *f*
гипоолигоменорéя *f* Hypooligomenorrhoe *f*
гипопаратиреóз *m*, **гипопаратиреоидúзм** *m* Hypoparathyreoidismus *m*
гипопинеалúзм *m* Hypopinealismus *m*, Zirbeldrüsenunterfunktion *f*
гипопиóн *m* Hypopyon *n*, Eiterauge *n*
гипопитуитарúзм *m* Hypopituitarismus *m*, Hypophysenunterfunktion *f*
гипоплазúя *f* Hypoplasie *f*
гипопротеинемúя *f* Hypoproteinämie *f*
гипопротромбинемúя *f* Hypoprothrombinämie *f*
гипорефлексúя *f* Hyporeflexie *f*; Reflexschwäche *f*
гипосекрéция *f* Hyposekretion *f*
гипосенсибилизáция *f* Hyposensibilisierung *f*
~, неспецифúческая unspezifische Hyposensibilisierung *f*
~, перорáльная orale Hyposensibilisierung *f*
~, сезóнная Saisondesensibilisierung *f*
~, специфúческая spezifische Hyposensibilisierung *f*
~, спонтáнная spontane Desensibilisierung *f*
гипосистолúя *f* Hyposystolie *f*
гипосмúя *f* Hyposmie *f*, Geruchsschwäche *f*
гипоспадúя *f* Hypospadie *f*
гипоспермúя *f* Hypospermie *f*, Oligospermie *f*
гипоспленúзм *m*, **гипоспленúя** *f* Hyposplenismus *m*, Hyposplenie *f*, Milzunterfunktion *f*
гипостáз *m* Hypostase *f*, Senkungsblutfülle *f*
~, агонáльный agonale Hypostase *f*
~, посмéртный postmortale Hypostase *f*
~, прижúзненный intravitale Hypostase *f*
гипостéник *m* Hypostheniker *m*
гипостенурúя *f* Hyposthenurie *f*
гипотéнар *m* Kleinfingerballen *m*
гипотéнзия *f* Hypotension *f* (*s. a.* **гипотонúя**)
гипотермúя *f* Hypothermie *f*, Unterkühlung *f*
~, длúтельная Dauerhypothermie *f*
~, искýсственная künstliche Hypothermie *f*

~, управля́емая kontrollierte [steuerbare] Hypothermie *f*
гипотермотерапи́я *f* Kältebehandlung *f*, Kryotherapie *f*
гипотирео́з *m* Hypothyreoidismus *m*, Hypothyreose *f*, Schilddrüsenunterfunktion *f*
гипотони́я *f* Hypotonie *f*
~, **артериа́льная** arterielle Hypotonie *f*
~, **вено́зная** venöse Hypotonie *f*
~, **внутриглазна́я** Augenhypotonie *f*
~, **конституциона́льная** konstitutionelle Hypotonie *f*
~, **контроли́руемая** kontrollierte [steuerbare] Hypotonie *f*
~, **ли́кворная** Liquorunterdruck *m*
~, **мозжечко́вая** zerebellare Hypotonie *f*
~, **мы́шечная** muskuläre Hypotonie *f*
~, **ортостати́ческая** [**постура́льная**] orthostatische Hypotonie *f*
~, **спорти́вная** Sporthypotonie *f*
~, **табети́ческая** tabische Hypotonie *f*
~, **управля́емая** gesteuerte Hypotonie *f*
гипотрихо́з *m* Hypotrichose *f*, Unterbehaarung *f*
~, **врождённый ограни́ченный** angeborene umschriebene Hypotrichose *f*
~, **насле́дственный** hereditäre Hypotrichose *f*
гипотропи́я *f* Hypotropie *f*, Abwärtsschielen *n*
гипотрофи́я *f* Hypotrophie *f*, Unterernährung *f*
гипофаланги́я *f* Hypophalangie *f*
гипофибриногенеми́я *f* Hypofibrinogenämie *f*
гипо́физ *m* Hirnanhangdrüse *f*, Hypophyse *f*
гипофу́нкция *f* Hypofunktion *f*, Unterfunktion *f*
гипохили́я *f* Hypochylie *f*
~, **желу́дочная** gastrische Hypochylie *f*, Magensaftunterproduktion *f*
гипохлоргидри́я *f* Hypochlorhydrie *f*
гипохолестеринеми́я *f* Hypocholesterinämie *f*
гипохромази́я *f*, **гипохроми́я** *f* Hypochromie *f*, verminderte Färbung *f*
гиппока́мп *m* Ammonshorn *n*
гиппотерапи́я *f* Hippotherapie *f*, Reittherapie *f*
гипс *m* Gips *m*
~, **алеба́стровый** Alabastergips *m*
~, **безво́дный** wasserloser Gips *m*
~, **высокопро́чный** Estrichgips *m*
~ **для изготовле́ния моде́лей** Quengelgips *m*
~, **мра́морный** Marmorzement *m*
~, **осо́бо твёрдый** Hartgips *m*
гипсова́ние *n* Eingipsung *f*
гипсова́я *f* Gipsraum *m*, Gipszimmer *n*
гирсути́зм *m* Hirsutismus *m*
гирудотерапи́я *f* Blutegelbehandlung *f*
гистами́н *m* Histamin *n*
гистаминопекси́я *f* Histaminopexie *f*
гистеромано́метр *m* Hysteromanometer *n*
гистеропекси́я *f* Hysteropexie *f*
гистеропто́з *m* Hysteroptose *f*
гистерорафи́я *f* Hysterorrhaphie *f*
гистероре́ксис *m* Hysterorhexis *f*, Uterusruptur *f*
гистеросальпингографи́я *f* Hysterosalpingographie *f*, Metrosalpingographie *f*
гистероскопи́я *f* Hysteroskopie *f*, Gebärmutterspiegelung *f*
гистеротоми́я *f* Hysterotomie *f*
~, **влага́лищная** vaginale Hysterotomie *f*
гистерэктоми́я *f* Hysterektomie *f*
гистиди́н *m* Histidin *n*
гистиоци́т *m* Histiozyt *m*
гистиоцито́з *m* Histiozytose *f*
гистиоцито́ма *f* Histiozytom *n*
~, **злока́чественная** bösartiges [malignes] Histiozytom *n*
~, **фибро́зная** fibröses Histiozytom *n*
гистогене́з *m* Histogenese *f*
гисто́лиз *m* Histolyse *f*
~, **ферментати́вный** fermentative [enzymatische] Histolyse *f*, Enzymhistolyse *f*
гистоло́гия *f* Histologie *f*, Gewebelehre *f*
гисто́н *m* Histon *n*
гистопатоло́гия *f* Histopathologie *f*, pathologische Histologie *f*
гистоплазмо́з *m* Histoplasmose *f*
~, **ко́жный** kutane Histoplasmose *f*
гистосовмести́мость *f* Histokompatibilität *f*, Gewebeverträglichkeit *f*
гистотопогра́фия *f* Histotopographie *f*
гистофагоци́т *m* Histophagozyt *m*
ифе́ма *f* Hyphäma *n*, Augenkammereinblutung *f*
глаз *m* Auge *n*
~, **амавроти́ческий коша́чий** amaurotisches Katzenauge *n*
~, **бы́чий** Buphthalmus *m*, Hydrophthalmus *m*
~, **веду́щий** [**домини́рующий**] Dominanz *f* eines Auges, Führungsauge *n*
~, **за́ячий** Lagophthalmus *m*, Hasenauge *n*, Schlußunfähigkeit *f* der Lider
~, **иску́сственный** Augenprothese *f*
~, **localся́щий** Schielauge *n*
~, **редуци́рованный** reduziertes Auge *n*
~, **циклопи́ческий** Einzelauge *n*, Zyklopenauge *n*
глазни́ца *f* Augenhöhle *f*, *Orbita*
глазоме́р *m* Augenmaß *n*
глауко́ма *f* Glaukom *n*, grüner Star *m*
~, **абсолю́тная** absolutes Glaukom *n*, Erblindung *f* durch Glaukom
~, **втори́чная** Sekundärglaukom *n*
~, **закрытоуго́льная** Winkelblockglaukom *n*
~, **злока́чественная** malignes Glaukom *n*
~, **перви́чная** primäres Glaukom *n*
~, **пигме́нтная** Pigmentglaukom *n*
~, **стеро́идная** Kortison-Glaukom *n*
~, **увеа́льная** Sekundärglaukom *n* bei Iridozyklitis
~, **факогенети́ческая** phakogenetisches Sekundärglaukom *n*
~, **факолити́ческая** phakolytisches Glaukom *n*, linsenbedingtes Sekundärglaukom *n*
~, **ю́ношеская** juveniles Glaukom *n*
глиади́н *m* Gliadin *n*
гликеми́я *f* Glykämie *f*, Blutzuckergehalt *m*
гликоге́н *m* Glykogen *n*, Leberstärke *f*
гликогене́з *m* Glykogenie *f*
гликогено́з *m* Glykogenose *f*
~, **генерализо́ванный** Pompe-Krankheit *f*
~, **гепатонефромега́льный** [**нефромегали́ческий**] Gierke-Krankheit *f*
~ **с цирро́зом пе́чени, диффу́зный** Andersen-Krankheit *f*, Amylopektinose *f*, Glykogenose *f* mit Leberzirrhose

гликогенóлиз *m* Glykogenolyse *f*
гликозаминогликáн *m* Glykosamin(o)glykan *n*
гликози́д *m* Glykosid *n*
~, сердéчный Herzglykosid *n*
гликозури́я *f* Glykosurie *f*
гликокортикóиды *m pl* Glykokortikoide *n pl*, Glukokortikoide *n pl*
гликонеогенéз *m*, **гликонеогени́я** *f* Glykoneogenie *f*, Glykoneogenese *f*
гликопротеидóз *m* Glykoproteidose *f*
гликопротеи́н *m* Glykoprotein *n*, Glykoproteid *n*
гликури́я *f* Glykosurie *f*
гли́на *f*:
~, бéлая weißer Ton *m*
~, лечéбная Heillehm *m*
глинолечéние *n* Lehmbehandlung *f*, Gyttjatherapie *f*
глиобластóма *f* Glioblastom *n*
глиогранулёма *f* Gliogranulom *n*, gliöses Granulom *n*
глиóз *m* Gliose *f*
~, анизомóрфный anisomorphe Gliose *f*
~, диффýзный diffuse Gliose *f*
~, изомóрфный isomorphe Gliose *f*
~, краевóй [маргинáльный] Randgliose *f*
~, периваскуля́рный perivaskuläre Gliose *f*
~, субэпендимáльный subependimale Gliose *f*
глиóма *f* Gliom *n*
глиоматóз *m* Gliomatose *f*
глиоплáзма *f* Glioplasma *n*
глиофибрóз *m* Gliofibrose *f*
глиоци́т *m* Gliozyt *m*, Gliazelle *f*
глистоноси́тель *m* Helminthenträger *m*
глисты́ *m pl* Helminthen *f pl*
глицери́н *m* Glyzerin *n*, Ölsüß *n*
глицерофосфáт *m* Glyzerophosphat *n*
глици́н *m* Glyzin *n*, Glykokoll *n*
глицинóз *m* Glizinose *f*
глицинури́я *f* Glyzinurie *f*
гли́я *f* Glia *f*, Nervenstützgewebe *n*
~, астроцитáрная astrozytäre Glia *f*
~, перифери́ческая periphere Glia *f*
~, центрáльная zentrale Glia *f*
~, эпенди́мная Ependym(al)glia *f*
глоби́н *m*, **мы́шечный** Myoglobin *n*
глóбули *pl* Globuli *pl*
глобули́н *m* Globulin *n*
~, акцелерáторный Akzeleratorglobulin *n*, Proakzelerin *n*
~, антигемофи́льный Antihämophilieglobulin *n*
~, антилимфоцитáрный antilymphozytäres Globulin *n*
~, антистафилокóкковый Antistaphylokokkenglobulin *n*
~, иммýнный immunes Globulin *n*
~, кортикостероидсвя́зывающий kortikoidbindendes Globulin *n*, Transkortin *n*
~, мы́шечный Muskelglobulin *n*
~, свя́зывающий половóй гормóн Sexualhormonbindungsglobulin *n*
~, сы́вороточный Serumglobulin *n*
~, сы́вороточный эмбрионáльный embryonales Serumglobulin *n*, Alpha-Fetoprotein *n*
~, тироксинсвя́зывающий thyroxinbindendes Globulin *n*
глобулинури́я *f* Globulinurie *f*
гломангиóма *f* Glomangiom *n*, Glomustumor *m*
гломерули́т *m* Glomerulitis *f*
гломерулонефри́т *m* Glomerulonephritis *f*
~, волчáночный Lupus-Nephritis *f*
~, гипертони́ческий hypertonische Glomerulonephritis *f*
~, гипокомплемснтáрный персисти́рующий hypokomplementarische persistierende Glomerulonephritis *f*
~, диффýзный diffuse Glomerulonephritis *f*
~, интерстициáльный interstitielle Glomerulonephritis *f*
~, интракапилля́рный intrakapilläre Glomerulonephritis *f*
~, мембранóзный (peri)membranöse Glomerulonephritis *f*
~, нефроти́ческий nephrotische Glomerulonephritis *f*, Nephritis *f* mit nephrotischem Einschlag
~, очагóвый herdförmige [fokale] Glomerulonephritis *f*
~ с глухотóй, семéйный hereditäre Nierenentzündung *f* mit Schwerhörigkeit, Alport-Syndrom *n*
~, сифилити́ческий syphilitische Glomerulonephritis *f*
~, фибропласти́ческий fibroplastische Glomerulonephritis *f*
~, экстракапилля́рный extrakapillare Glomerulonephritis *f*
гломерулосклерóз *m* Glomerulosklerose *f*
~, диабети́ческий diabetische Glomerulosklerose *f*, Kimmelstiel-Wilson-Syndrom *n*
глóмус *m* Glomus *m*
~, кароти́дный Karotisknötchen *n*
глóмус-ангиóма *f* Glomusangiom *n*
глоссалги́я *f* Zungenschmerz *m*
глосси́на *f* Glossina *f*; Tsetsefliege *f*
глосси́т *m* Glossitis *f*, Zungenentzündung *f*
~, атрофи́ческий atrophische Glossitis *f*, «glatte Zunge» *f*
~, афтóзный aphtöse Zungenentzündung *f*
глоссодини́я *f* Zungenschmerz *m*
глоссопати́я *f* Zungenerkrankung *f*
глоссоплеги́я *f* Zungenlähmung *f*
глоссоптóз *m* Zungenzurücksenken *n*
глоссорраги́я *f* Zungenblutung *f*
глоссоспáзм *m* Zungenkrampf *m*
глоссотоми́я *f* Zungenschnitt *m*
глотáние *n* Schlucken *n*
~, затруднённое schwieriges [erschwertes] Schlucken *n*
глотáть schlucken
глóтка *f* Rachen *m*, Schlund *m*, Schlundkopf *m*, *Pharynx*
~, «лáковая» «Lackrachen» *m*, «Kußmaulscher Lackrachen» *m*
глóточный pharyngeal
глубинá *f*:
~ дыхáния Atmungstiefe *f*
~ наркóза Narkosetiefe *f*
~ погружéния (*в бассейн*) Eintauchtiefe *f*

~ проникновéния (*в организм*) Eindringungstiefe *f*
глутатиóн *m* Glutathion *n*
глухонемотá *f* Taubstummheit *f*
глухотá *f* Taubheit *f*, Gehörlosigkeit *f*
~, внезáпная akuter Hörsturz *m*
~, врождённая angeborene Taubheit *f*
~, истерúческая hysterische Taubheit *f*
~, контузиóнная Kontusionstaubheit *f*
~, кóрковая kortikale Taubheit *f*
~, лабирúнтная Innenohrtaubheit *f*
~, наслéдственная erbliche [hereditäre] Taubheit *f*
~, профессионáльная berufsbedingte Taubheit *f*
~, ретролабирúнтная retrolabyrinthäre Taubheit *f*
~, словéсная Worttaubheit *f*
~, стáрческая Alterstaubheit *f*
глушéние *n* звýка Schalldämpfung *f*
глы́бчатый schollig
глюкагонóма *f* Glukagonom *n*
глюкогенéз *m* Glukoneogenie *f*
глюкóза *f* Glukose *f*, Traubenzucker *m*, Glykose *f*
глюкозúд *m* Glukosid *n*
глюкозидáза *f* Glukosidase *f*
глюкозурúя *f* Glukosurie *f*
~, алиментáрная Nahrungsglukosurie *f*
~ новорождённых Neugeborenenglukosurie *f*
~, остáточная Restglukosurie *f*
~, пóчечная nephrogene [renale] Glukosurie *f*
~, рефлектóрная reflektorische Glukosurie *f*
глюкорецéпторы *m pl* Glukorezeptoren *m pl*
глюкотéст *m* Zuckerprobe *f*
глюкуронидáза *f* Glukuronidase *f*
глютенúн *m* Glutenin *n*
глютúн *m* Glutin *n*
гнаталгúя *f* Kieferschmerz *m*
гнатодинамометрúя *f* Gnathodynamometrie *f*, Kaukraftmessung *f*
гнатолóгия *f* Kieferlehre *f*
гнатостáт *m* Gnathostat *m*
гнатотóм *m* Gnathotom *n*
гнездó *n* гéнов Gennest *n*
гнúда *f* Nisse *f*
гниéние *n* Putreszenz *f*, Fäulnis *f*
гноевúдный eiterartig
гноеобразýющий eiterbildend
гноерóдный eitererregend
гноетечéние *n* Eiterfluß *m*, Pyorrhoe *f*
гнóзис *m* Gnosis *f*
гной *m* Eiter *m*
~, гнúлостный Eiterjauche *f*, Jauche *f*
~, гонокóкковый Trippereiter *m*
~, густóй dickflüssiger Eiter *m*
~, зловóнный übelriechender [stinkender] Eiter *m*
~, инкапсулúрованный abgekapselter [eingeschlossener] Eiter *m*
~, кровянúстый blutiger Eiter *m*
~, моноцитáрный monozytärer Eiter *m*
~, путрúдный *s.* гной, гнúлостный
~, раневóй Wundeiter *m*
~, стафилокóкковый Staphylokokkeneiter *m*
~, стерúльный keimfreier [steriler, abakterieller] Eiter *m*
~, туберкулёзный Tuberkuloseeiter *m*
~, хлопьевúдный flockiger Eiter *m*
~, эозинофúльный eosinophiler Eiter *m*
гнойнúк *m* Eitersack *m*, Eiterbeule *f*
гнойничóк *m* Eiterbläschen *n*, Pustel *f*
гнóйный eitrig, purulent
гноя́щийся eiternd, suppurativ
гнусáвость *f* Näseln *n*, Rhinolalie *f*
~, закры́тая geschlossenes Näseln *n*
~, откры́тая offenes Näseln *n*
гóдность *f* к строевóй слýжбе Felddienstfähigkeit *f*
головá *f* Kopf *m*
~ медýзы Medusenhaupt *n*
~, свисáющая Fallkopf *m*
головка *f* Kopf *m*, Köpfchen *n*
~ бедрá [бéдренной кóсти] Oberschenkelkopf *m*, Schenkelkopf *m*
~ двуглáвой мы́шцы Bizepskopf *m*
~ коагуля́тора Koagulatorkopf *m*
~ лучевóй кóсти Radiusköpfchen *n*
~ нúжней чéлюсти Kieferköpfchen *n*, Kieferwalze *f*
~, обтурúрующая Obturationskopf *m*
~ плечá [плечевóй кóсти] Oberarmkopf *m*, Humeruskopf *m*
~ плю́сневой кóсти Mittelfußknochenköpfchen *n*
~ поджелýдочной железы́ Pankreaskopf *m*
~ половóго члéна Eichel *f*
~ придáтка яúчка Nebenhodenkopf *m*
~ ребрá Rippenköpfchen *n*
~ стрéмени Stapesköpfchen *n*
~, суставнáя Gelenkkopf *m*
~ тарáнной кóсти Taluskopf *m*
~ трёхглáвой мы́шцы Trizepskopf *m*
~ трóмба Kopfteil *m* des Thrombus
~, ультразвуковáя Ultraschallkopf *m*
~ четырёхглáвой мы́шцы Quadrizepskopf *m*
головнóй kranial
головодержáтель *m* Kopfhalter *m*
головокружéние *n* Schwindel *m*, Vertigo *f*
~, вестибуля́рное Ohrschwindel *m*
~, длúтельное Dauerschwindel *m*
~, кессóнное Caissonschwindel *m*
~, лабирúнтное Hörschwindel *m*
~, мозжечкóвое Kleinhirnschwindel *m*
~ на высотé Bergschwindel *m*
~, оптокинетúческое optokinetischer Schwindel *m*
~ от вращéния Drehschwindel *m*
~, позициóнное Lageschwindel *m*
~, приступообрáзное Schwindelanfall *m*
~, систéмное Drehschwindel *m*
гóлод *m*, «вóлчий» Bulimie *f*, Heißhunger *m*
голодáние *n* Hungern *n*, Fasten *n*
~, кислорóдное Oxygenhunger *m*, Sauerstoffmangel *m*
~, лечéбное Fastenkur *f*, Nulldiät *f*
~, непóлное лечéбное subtotale Fastenkur *f*
~, пóлное лечéбное Totalfastenkur *f*
гóлос *m* Stimme *f*
~, евнухóидный Eunuchoidstimme *f*
~ кастрáта Kastratenstimme *f*
~, пéвческий Sängerstimme *f*
~, пищевóдный Ösophagusstimme *f*

~, ста́рческий Altersstimme *f*
~, хри́плый heisere Stimme *f*
голосообразова́ние *n* Stimmbildung *f*
голотопи́я *f* Holotopie *f*
гомеопарази́ты *m pl* Homeoparasiten *m pl*
гомеопа́тия *f* Homöopathie *f*
гомеоста́з *m* Homöostase *f*, Homeostasis *f*
~, генети́ческий genetische Homeostasis *f*
~, иммунологи́ческий immunologische Homeostasis *f*
~, популяцио́нный Populationshomeostasis *f*
~ разви́тия Entwicklungshomeostasis *f*
гомогениза́ция *f* Homogenisierung *f*
гомоге́нный homogen, gleichartig
гомогено́та *f* Homogenote *f*
гомозиго́та *f* Homozygote *f*
гомозиго́тность *f*, **структу́рная** Strukturhomozygotie *f*
гомолатера́льный homolateral
гомологи́чный körpereigen, homolog
гомосексуали́зм *m* Homosexualität *f*, Uranismus *m*
гомосина́псис *m*, **гомосинде́з** *m* Homosynapsis *f*, Homosyndese *f*
гомотрансплантат *m* Homotransplantat *n*
~, ко́жный Hauthomotransplantat *n*
гомотранспланта́ция *f* Homotransplantation *f*, Allotransplantation *f*
гомотрансфу́зия *f* Homotransfusion *f*, homologe Transfusion *f*
гомохрони́я *f*, **внутрисеме́йная** intrafamiliäre Homochronie *f*
гомоцитотокси́н *m* Homozytotoxin *n*
гона́гра *f* Gonagra *n*, Kniegicht *f*
гона́да *f* Gonade *f*, Keimdrüse *f*
гонадотокси́чность *f* Gonadotoxizität *f*
гонадотропи́н *m* Gonadotropin *n*
~, хориони́ческий Ghoriongonadotropin *n*
гонартро́з *m* Kniegelenkarthrose *f*, Gonarthrose *f*
гонидиатерми́я *f* Zyklodiathermiepunktur *f*
гони́дии *f pl* Gonidien *f pl*
гониоли́нза *f* Kontaktglas *n*, Kontaktschale *f*, Goniolinse *f*
гонио́метр *m* Winkelmesser *m*
гониометри́я *f* Goniometrie *f*, Winkelmessung *f*
гониопункту́ра *f* Augenkammerwinkelstichelung *f*
гониосинехи́я *f* Synechie *f* im Augenkammerwinkel
гониоскопи́я *f* Gonioskopie *f*, Untersuchung *f* des Augenkammerwinkels
гониото́м *m* Goniotom *n*
гониотоми́я *f* Goniotomie *f*
гони́т *m* Kniegelenkentzündung *f*, Gonitis *f*, Gonarthritis *f*
~, гно́йный Kniegelenkeiterung *f*, eitrige Gonitis *f*
~, гоноре́йный Tripperknie *n*
~, реакти́вный reaktive [infektionsbedingte] Gonitis *f*
~, токси́ческий toxische Gonitis *f*
~, туберкулёзный Kniegelenktuberkulose *f*, tuberkulöse Gonitis *f*
~, экссудати́вный exsudative Gonitis *f*
гоновакци́на *f* Gono(kokken)vakzine *f*
гоноко́кк *m* Gonokokkus *m*
гонококкеми́я *f* Gonokokkämie *f*
гоноре́я *f* Gonorrhoe *f*, Tripper *m*
~, восходя́щая aszendierende [aufsteigende] Gonorrhoe *f*
~ глаз gonorrhoische Augenblenorrhoe *f*
~ глаз новорождённых gonorrhoische Augenblenorrhoe *f* der Neugeborenen
~, ло́жная Pseudogonorrhoe *f*
~, метастати́ческая metastatische Gonorrhoe *f*
гоносе́псис *m* Gonosepsis *f*, Gonokokkensepsis *f*
гоносо́ма *f* Gonosom *n*
гонотокси́н *m* Gonotoxin *n*
гонохромосо́ма *f* Geschlechtschromosom *n*
гоноцито́ма *f* Gonozytom *n*
горб *m* Buckel *m*, Gibbus *m*
~, рахити́ческий rachitischer Buckel *m*
~, рёберный Rippenbuckel *m*
~, серде́чный Herzbuckel *m*
~, ста́рческий Greisenbuckel *m*
горба́тый buckelig
горе́лка *f* Brenner *m*
~, беспла́менная Muffelbrenner *m*
~, га́зовая Gasbrenner *m*
~, плави́льная Schmelzbrenner *m*
го́речи *f pl* Bitterstoffe *m pl*, Bittermittel *n pl*
го́рло *n*, **дыха́тельное** Luftröhre *f*
горлосече́ние *n* Tracheotomie *f*
гормо́н *m* Hormon *n*
~, аденогипофиза́рный adenohypophysares Hormon *n*, Hypophysenvorderlappenhormon *n*
~, аденотро́пный adenotropes [glandotropes] Hormon *n*
~, адренокортикотро́пный adrenokortikotropes Hormon *n*, Kortikotropin *n*, AKTH
~, анаболи́ческий anabolisches Hormon *n*
~, антидиурети́ческий antidiuretisches Hormon *n*, Vasopressin *n*, ADH
~ гипо́физа, тро́пный krinotropisches Hormon *n*, hypophysäres Tropin *n*
~, глюкокортико́идный Glukokortikoid(hormon) *n*
~, гонадотро́пный gonadotropes Hormon *n*, Gonadotropin *n*
~ жёлтого те́ла Gelbkörperhormon *n*, Corpus-luteum-Hormon *n*, Progesteron *n*
~, кетоге́нный ketogenes Hormon *n*
~, лактоге́нный Prolaktin *n*, laktotropes Hormon *n*, Mammogen *n*, LTH
~, лютеинизи́рующий Luteinisierungshormon *n*, Luteotropin *n*
~, лютеотро́пный luteo(mamma)tropes Hormon *n*
~, меланофо́рмный [меланоцитостимули́рующий] melanozytostimulierendes Hormon *n*, Melanotropin *n*, MSH, Melanophor(m)enhormon *n*
~, минералкортико́идный Mineral(o)kortikoidhormon *n*
~, натрийзаде́рживающий Natriumretentionshormon *n*, Aldosteron *n*
~, натрийурети́ческий natriuretisches Hormon *n*
~, овариа́льный Ovarialhormon *n*
~, панкреотро́пный pankreotropes Hormon *n*
~, паращитови́дный Parathormon *n*, Nebenschilddrüsenhormon *n*

~, половóй Sexualhormon *n*, Keimdrüsenhormon *n*
~, противоинсули́новый kontrainsuläres Hormon *n*
~, раневóй Nekrohormon *n*, Wundhormon *n*
~, соматотрóпный Wachstumshormon *n*, somatotropes Hormon *n*, STH
~, стерóидный Steroidhormon *n*
~, стрéссовый Streßhormon *n*
~, тиреостимули́рующий [тиреотрóпный] thyreotropes [thyreostimulierendes] Hormon *n*, TSH
~, тканевóй Histohormon *n*, Gewebshormon *n*
~, фолликулостимули́рующий follikelstimulierendes Hormon *n*, FSH
гормоноакти́вный hormonaktiv
гормонотерапи́я *f* Hormonbehandlung *f*
горóптер *m* Horopter *m*, Horopterebene *f*
гортаноглóтка *f* Kehlkopfrachen *m*
гортáнь *f* Kehlkopf *m*
горчи́ца *f* Senf *m*
горчи́чник *m* Senfpflaster *n*, Senfpapier *n*
горя́чка *f* Fieber *n*
~, бéлая Alkoholdelir *n*, Säuferwahnsinn *m*
госпитализáция *f* Hospitalisierung *f*, Krankenhauseinweisung *f*, stationäre Aufnahme *f*
~, неотлóжная urgente [dringliche] Hospitalisierung *f*
~, плáновая planmäßige Hospitalisierung *f*
~, профилакти́ческая prophylaktische Hospitalisierung *f*
~, централизóванная zentralisierte Hospitalisierung *f*
~, э́кстренная dringliche Hospitalisierung *f*
госпитали́зм *m* Hospitalismus *m*
гóспиталь *m* Hospital *n*, Spital *n*
~, воéнный Militärspital *n*
~, дивизиóнный Divisionshospital *n*
~, подви́жный bewegliches Spital *n*
~, полевóй Feldlazarett *n*
~, специализи́рованный spezialisiertes Hospital *n*
~, судовóй Schiffslazarett *n*
госсипóл *m* Gossypol *n*
гостепарази́ты *m pl* Xenoparasiten *m pl*
готóвность *f* Bereitschaft *f*
~ к делéнию Teilungsbereitschaft *f*
~ к немéдленному дéйствию Reaktionsbereitschaft *f*
~, сýдорожная Krampfbereitschaft *f*
гравирецéпция *f* Gravirezeption *f*
гравитáция *f* Gravitation *f*
градиéнт *m* Gradient *m*
~, вертикáльный температýрный vertikaler Temperaturgradient *m*
~ давлéния Druckgradient *m*
~ дóзы Dosisgradient *m*
~ напряжённости пóля Feldgradient *m*
~, нулевóй Nullgradient *m*
~, предсéрдно-желýдочковый atrioventrikulärer Gradient *m*
грамотрицáтельный gramnegativ
грамположи́тельный grampositiv
грани́ца *f*:
~ ви́димости Sichtbarkeitsgrenze *f*
~, возрастнáя Altersgrenze *f*
~ лёгкого Lungengrenze *f*
~ пóля зрéния (äußere) Gesichtsfeldgrenze *f*
~ тýпости Dämpfungsgrenze *f*
~, эмáлево-денти́нная Schmelz-Zement-Grenze *f*
грани́цы *f pl* **ди́ска зри́тельного нéрва, стушёванные** verwaschene Papillengrenze *f*
грáнула *f* Granulum *n*, Körnchen *n*
~, зимогéнная Zymogengranulum *n*
~ липофусци́на Lipofuszingranulum *n*
~, муцигéнная Muzigengranulum *n*
~ пигмéнта Pigmentgranulum *n*
~, секретóрная Sekretgranulum *n*
~ хромати́на Chromatingranulum *n*
гранулёма *f* Granulom *n*
~, актиномикоти́ческая aktinomykotisches Granulom *n*, Aktinomykom *n*
~, апикáльная Wurzel(spitzen)granulom *n*
~, бруцеллёзная bruzellöses Granulom *n*
~, венери́ческая venerisches Granulom *n*
~ вокрýг шóвного материáла Nahtgranulom *n*
~, гангренóзная gangränöses Granulom *n*, Wegenersche Granulomatose *f*
~, гигантоклéточная Riesenzellengranulom *n*
~, грибкóвая Pilzgranulom *n*
~, жировáя Oleogranulom *n*, Lipogranulom *n*
~, злокáчественная malignes Granulom *n*
~, зубнáя Wurzelgranulom *n*
~ инорóдного тéла Fremdkörpergranulom *n*
~, интубациóнная Intubationsgranulom *n*
~, инфекциóнная Infektionsgranulom *n*
~, инъекциóнная Postinjektionsgranulom *n*
~, кокцидиóидная Kokzidioidengranulom *n*
~, кольцеви́дная *granuloma anulare*
~, липóидная Lipogranulom *n*
~, липофáгная lipophages Granulom *n*
~ лицá Gesichtsgranulom *n*
~, макрофагáльная makrophagales Granulom *n*
~, микоти́ческая mykotisches Granulom *n*
~ мочеиспускáтельного канáла Harnröhrengranulom *n*
~, околоверхýшечная periapikales Granulom *n*
~, парафи́новая Paraffinom *n*
~, прикорневáя Wurzelgranulom *n*
~ пýльпы Pulpagranulom *n*
~ пупкá Nabelgranulom *n*
~, ревмати́ческая rheumatisches Granulom *n*
~, сáпная Rotz-Granulom *n*
~, саркóидная sarkoides Granulom *n*
~, склерóмная Sklerom-Granulom *n*
~, специфи́ческая spezifisches Granulom *n*
~, сыпнотифóзная Fleckfiebergranulom *n*
~, талькóзная Talkumgranulom *n*
~, телеангиэктати́ческая teleangiektatisches Granulom *n*
~, туберкулёзная tuberkulöses Granulom *n*
~, туляреми́йная Tularämie-Granulom *n*
~, холестери́новая Cholesteringranulom *n*
~, эозинофи́льная eosinophiles Granulom *n*
~, эпителиоидноклéточная epithelioidzelliges Granulom *n*
гранулематóз *m* Granulomatose *f*
~, аллерги́ческий allergische Granulomatose *f*

~ **ве́рхних дыха́тельных путе́й** Granulomatose *f* der oberen Luftwege, Wegenersche Granulomatose *f*
~, **доброка́чественный** benigne Granulomatose *f*, Besnier-Boeck-Schaumann-Krankheit *f*, Sarkoidose *f*
~, **инфекцио́нный** Infektionsgranulomatose *f*
~ **косте́й, липо́идный** Lipoidgranulomatose *f* der Knochen
~ **лёгких** Lungengranulomatose *f*
~, **лимфомато́идный** lymphomatoide Granulomatose *f*
~, **липо́идный** Lipoidgranulomatose *f*, Hand-Schüller-Christian-Krankheit *f*
~, **милиа́рный** miliare Granulomatose *f*
~ **новорождённых** Granulomatose *f* der Neugeborenen
~, **систе́мный** Systemgranulomatose *f*
~, **эозинофи́льный** eosinophile Granulomatose *f*
гранулофти́з *m* Granulophthise *f*, Agranulozytose *f*
гранулоци́т *m* Granulozyt *m*, granulierter Leukozyt *m*
~, **базофи́льный** basophiler Granulozyt *m*
~, **нейтрофи́льный** neutrophiler Granulozyt *m*
~, **эозинофи́льный** eosinophiler Granulozyt *m*
гранулоцито́з *m* Granulozytose *f*
гранулоцитопени́я *f* Granulozytopenie *f*
гранулоцитопоэ́з *m* Granulo(zyto)poese *f*
грануля́ции *f pl* Granulationen *f pl*
~, **арахноида́льные** Arachnoidalzotten *f pl*
~, **вя́лые** schlaffe Granulationen *f pl*
~, **избы́точные** überschießende Granulationen *f pl*; Wildfleisch *n*
~ **паути́нной оболо́чки** Arachnoidalzotten *f pl*
гра́фик *m*, **инсоляцио́нный** Sonnenstrahlungsdiagramm *n*
графоло́гия *f* Graphologie *f*, Handschriftenlehre *f*
графоспа́зм *m* Graphospasmus *m*, Schreibkrampf *m*
гре́бень *m* Kamm *m*
~ **альвеоля́рного отро́стка** Alveolarkamm *m*
~, **носово́й** Nasenkamm *m*
~ **подвздо́шной ко́сти** Darmbeinkamm *m*
гре́лка *f* Wärmflasche *f*, Heizkissen *n*
~ **для посте́ли** Bettwärmer *m*
~, **металли́ческая** Metallwärmflasche *f*
~, **рези́новая** Gummiwärmflasche *f*
~, **электри́ческая [электротерми́ческая]** elektrisches Heizkissen *n*
гриб *m*, **домо́вый** Hausschwamm *m*
грибо́к *m* Pilz *m*
~, **лучи́стый** Strahlenpilz *m*, Aktinomyzet *m*
~ **моло́чницы** Soorpilz *m*
грибы́ *m pl* Pilze *m pl*
~, **дрожжевы́е** Hefepilze *m pl*, Sproßpilze *m pl*
~, **дрожжеподо́бные** hefeartige Pilze *m pl*
~, **паразити́ческие** parasitierende Pilze *m pl*, Schmarotzerpilze *m pl*
~, **плесневы́е** Schimmelpilze *m pl*
грипп *m* epidemische Grippe *f*, Influenza *f*, Virusgrippe *f*
~, **азиа́тский** asiatische Grippe *f*
~, **балка́нский** Balkangrippe *f*, Q-Fieber *n*
~, **«дья́вольский»** Teufelsgrippe *f*, epidemische Pleurodynie *f*
~, **кише́чный** Virusdiarrhoe *f*, Darmgrippe *f*
гро́мкость *f* Lautheit *f*
~ **зву́ка** Lautstärke *f*
груди́на *f* Brustbein *n*
грудни́ца *f* Mastitis *f*, Brustdrüsenentzündung *f*, Mammaentzündung *f*
груз *m*:
~, **генети́ческий** genetische Last *f*, genetische Belastung *f*
~ **для вытяже́ния** Extensionsgewicht *n*
~, **мутацио́нный** Mutationslast *f*
~ **популя́ции, о́бщий** Gesamtbelastung *f* der Population
~, **сегрегацио́нный** Segregationsbelastung *f*
гру́ппа *f*:
~, **агглютинофо́рная** agglutinophore Gruppe *f*
~, **возрастна́я** Altersklasse *f*, Altersgruppe *f*
~ **высо́кого ри́ска** High-risk-Gruppe *f*
~, **гаптофо́рная** haptophore Gruppe *f*
~, **гидрокси́льная** Hydroxylgruppe *f*
~, **детермина́нтная** Determinantengruppe *f*
~, **зимофо́рная** zymophore Gruppe *f*
~ **инвали́дности** Invaliditätsgruppe *f*, Grad *m* der Arbeitsunfähigkeit
~ **клéток** Zellgruppe *f*
~, **контро́льная** Vergleichskollektiv *n*, Kontrollgruppe *f*
~ **кро́ви** Blutgruppe *f*
~ **кро́ви до́нора** Spenderblutgruppe *f*
~ **кро́ви реципие́нта** Empfängerblutgruppe *f*
~ **мышц** Muskelgruppe *f*
~ **населе́ния** Bevölkerungsgruppe *f*
~ **населе́ния, самоде́ятельная** berufstätige Bevölkerung *f*
~ **ни́зкого ри́ска** Low-risk-Gruppe *f*
~, **профессиона́льная** Berufsgruppe *f*
~, **реанимацио́нная** Reanimationsgruppe *f*
~ **ри́ска** Risikogruppe *f*
~, **трансдукцио́нная** Transduktionsgruppe *f*
группирова́ние *n* Gruppierung *f*, Gruppen(angehörigkeits)bestimmung *f*
группиро́вка *f* Zuordnung *f*, Gruppierung *f*
~, **возрастна́я** Altersklassen-Einteilung *f*
гры́жа *f* Hernie *f*, Bruch *m*
~, **аксиа́льная** axialer Bruch *m*, Axialhernie *f*
~, **бе́дренная** Femoralhernie *f*, Schenkelbruch *m*
~, **брыже́ечная** Gekrösebruch *m*
~, **влага́лищно-пузы́рная** Scheidenblasenbruch *m*
~, **воспалённая** Inflammationshernie *f*
~, **вправи́мая** reponible Hernie *f*
~, **врождённая** angeborener Bruch *m*, kongenitale Hernie *f*
~ **в рубце́** Narbenbruch *m*
~, **диафрагма́льная** Zwerchfellbruch *m*, Diaphragmatozele *f*
~ **желу́дка** Magen(wand)bruch *m*, Gastrozele *f*
~ **живота́** Bauch(wand)bruch *m*, Laparozele *f*
~, **жирова́я** Fettbruch *m*, Adipozele *f*
~, **запира́тельная** Obturatorhernie *f*, obturatorischer Bruch *m*
~, **интерпариета́льная** interparietaler Bruch *m*

~, **интерстициа́льная** interstitielle Hernie *f*
~, **кише́чная** Enterozele *f*, Darm(wand)bruch *m*
~, **коса́я** indirekte Hernie *f*
~, **лёгочная** Pneum(at)ozele *f*, Lungenbruch *m*
~, **ло́жная** Pseudohernie *f*, falscher Bruch *m*
~, **медиастина́льная** Mediastinalhernie *f*
~ **межпозвоно́чного ди́ска** Bandscheibenvorfall *m*, Bandscheibenprolaps *m*
~, **мозгова́я** Enzephalozele *f*, Hirnbruch *m*
~ **мозговы́х оболо́чек** Meningozele *f*, Hirnhautbruch *m*, Gehirnhautbruch *m*
~ **мочево́го пузыря́** Blasenhernie *f*, (Harn-)Blasenbruch *m*
~, **мошо́ночная** Hoden(sack)bruch *m*, Skrotalbruch *m*
~, **невправи́мая** irreponible Hernie *f*
~, **параэзофагеа́льная** (*диафрагмы*) Hiatushernie *f*, paraösophageale Hernie *f*
~, **па́ховая** Leistenbruch *m*, Leistenhernie *f*
~, **па́ховая коса́я** seitlicher Leistenbruch *m*
~, **па́ховая пряма́я** mittlerer direkter Leistenbruch *m*
~, **па́хово-мошо́ночная** Leistenhodensackbruch *m*
~, **поясни́чная** Lumbalbruch *m*, Lendenhernie *f*
~, **приобретённая** erworbener Bruch *m*
~, **проме́жностная** Perineozele *f*, Dammbruch *m*
~, **пряма́я** direkte Hernie *f*
~, **прямокише́чная** Mastdarmbruch *m*, Proktozele *f*, Rektozele *f*
~, **пузы́рно-влага́лищная** *s.* **гры́жа, влага́лищно-пузы́рная**
~, **пупо́чная** Nabelhernie *f*, Nabel(ring)bruch *m*
~, **са́льниковая** Netzbruch *m*, Epiplozele *f*
~, **седа́лищная** Glutäalhernie *f*
~, **скользя́щая** Gleitbruch *m*
~, **спинномозгова́я** Rückenmarkbruch *m*
~ **стеклови́дного те́ла** Glaskörperhernie *f*
~, **травмати́ческая** traumatischer Bruch *m*, traumatische Hernie *f*
~, **ущемлённая** eingeklemmte [inkarzerierte] Hernie *f*
~, **эпигастра́льная** epigastrischer Bruch *m*, Oberbauchbruch *m*
грыжеподо́бный hernienartig
грыжесече́ние *n* Herniotomie *f*, Bruchschnitt *m*
грязелече́ние *n* Schlammbehandlung *f*, Schlammkur *f*, Moorkur *f*
~, **гипертерми́ческое** heiße [hyperthermische] Schlammbadbehandlung *f*
~, **гипотерми́ческое** kalte [hypothermische] Schlammbadbehandlung *f*
~, **изотерми́ческое** körperwarme [isothermische] Schlammbadbehandlung *f*
грязеотсто́йник *m* Schlammabsetzbecken *n*
гря́зи *f pl*:
~, **вулкани́ческие** Fangom *m*, vulkanischer Schlamm *m*
~, **гидротерма́льные** hydrothermischer Schlamm *m*
~, **желе́зистые** Eisenmoor *n*
~, **иску́сственные** künstlicher Heilschlamm *m*
~, **лече́бные** Peloid *m*, Heilschlamm *m*
~, **материко́вые** Innenlandheilschlamm *m*, kontinentaler Heilschlamm *m*
~, **минера́льные** Mineralschlamm *m*
~, **морски́е** Meerschlamm *m*
~, **озёрно-ключевы́е** Binnensee-Quellenschlamm *m*
~, **примо́рские** Limanschlick *m*, Meeresschlamm *m*, Küstenschlamm *m*
~, **радиоакти́вные** radioaktiver Heilschlamm *m*, Radonschlamm *m*
~, **сапропе́левые** Sapropel *n*, Faulschlamm *m*
~, **сульфи́дные** schwefelhaltiger Schlamm *m*
~, **торфяны́е** Heiltorf *m*, Moor *n*
губа́ *f* Lippe *f*
~, **ве́рхняя** Oberlippe *f*
~, **двойна́я** Doppellippe *f*
~, **за́ячья** Hasenscharte *f*
~, **ни́жняя** Unterlippe *f*
~, **полова́я** Schamlippe *f*
~, **суставна́я** Gelenklippe *f*
~ **«тапи́ра»** Tapirlippe *f*
~ **ше́йки ма́тки** Portiolippe *f*
гу́бка *f*:
~, **гемостати́ческая** hämostatischer [blutstillender] Schwamm *m*
~, **желати́новая** Gelatineschwamm *m*
~, **фибри́новая** Fibrinschwamm *m*
~, **ядови́тая** giftiger Schwamm *m*
губодержа́тель *m* Lippenhalter *m*
гумани́зм *m*, **враче́бный** ärztlicher Humanismus *m*
гумбе́д *m* Ozokerit *m*, Erdwachs *n*, Bergtalg *m*, Bergwachs *n*
гу́мма *f* Gumma *n*
~, **милиа́рная** miliares Gumma *n*
~, **сифилити́ческая** syphilitisches Gumma *n*
~, **солита́рная** solitäres Gumma *n*
густометри́я *f* Geschmacksprüfung *f*, Gustometrie *f*

Д

давле́ние *n*:
~, **аорта́льное** Aortendruck *m*
~, **артериа́льное** arterieller Blutdruck *m*
~, **артериа́льное база́льное** (arterieller) basaler Blutdruck *m*
~, **артериа́льное боково́е** arterieller Seitenblutdruck *m*
~, **артериа́льное диастоли́ческое** (arterieller) diastolischer Blutdruck *m*
~, **артериа́льное максима́льное** (arterieller) maximaler Blutdruck *m*
~, **артериа́льное минима́льное** (arterieller) minimaler Blutdruck *m*
~, **артериа́льное пульсово́е** arterieller Pulsdruck *m*
~, **артериа́льное систоли́ческое** (arterieller) systolischer Blutdruck *m*
~, **артериа́льное сре́днее** Mittelblutdruck *m*
~, **артериа́льное уда́рное** Schlagblutdruck *m*
~, **атмосфе́рное** Luftdruck *m*
~ **вдо́ха, коне́чное** Endeinatemdruck *m*
~, **ве́нное** Venen(blut)druck *m*

~, ве́нное центра́льное Zentralvenen(blut)druck *m*, zentraler Venen(blut)druck *m*
~ в лёгочной арте́рии Pulmonalarteriendruck *m*
~, внутриглазно́е Augeninnendruck *m*, intraokularer Druck *m*, Ophthalmotonus *m*
~, внутрижелу́дочковое ventrikulärer Druck *m*, Kammer(innen)druck *m*
~, внутрима́точное intrauteriner Druck *m*
~, внутриплевра́льное Intrapleuraldruck *m*
~, внутричерепно́е intrakranieller Druck *m*, Gehirndruck *m*, Schädelbinnendruck *m*
~ во́здуха Luftdruck *m*
~ вы́броса Auswurfdruck *m*
~ вы́доха, коне́чное Endausatemdruck *m*
~ га́за Gasdruck *m*
~, диастоли́ческое diastolischer Blutdruck *m*
~, жева́тельное Kaudruck *m*
~, интралюмба́льное intralumbaler Druck *m*
~, капилля́рное Kapillar(blut)druck *m*
~ кислоро́да, парциа́льное Sauerstoffpartialdruck *m*
~ кровенаполне́ния Füllungsdruck *m*
~, кровяно́е Blutdruck *m*
~, мутацио́нное Mutationsdruck *m*
~ на вдо́хе Inspirationsdruck *m*, Einatmungsdruck *m*
~ на вы́дохе Exspirationsdruck *m*, Ausatmungsdruck *m*
~ наполне́ния Füllungsdruck *m*
~, онкоти́ческое onkotischer Druck *m*
~, осмоти́ческое osmotischer Druck *m*
~, оста́точное Residualdruck *m*
~ отбо́ра Selektionsdruck *m*
~, парциа́льное Partialdruck *m*, Teildruck *m*
~, перфузио́нное Perfusionsdruck *m*
~, повы́шенное Überdruck *m*
~, предсе́рдное atrialer Druck *m*
~ спинномозгово́й жи́дкости Liquordruck *m*
дакриоадени́т *m* Dakryoadenitis *f*, Tränendrüsenentzündung *f*
дакриоли́т *m* Tränenstein *m*
дакриоцисти́т *m* Dakryozystitis *f*, Tränensackentzündung *f*
дактилогра́мма *f* Daktylogramm *n*, Fingerabdruck *m*
дактило́лиз *m*, спонта́нный spontane Daktylolyse *f*
дактиломегали́я *f* Daktylomegalie *f*
дактилоскопи́я *f* Fingerabdruckverfahren *n*
дактилоспа́зм *m* Daktylospasmus *m*, Fingerkrampf *m*
дальнозо́ркость *f* Hyperopie *f*, Hypermetropie *f*, Weitsichtigkeit *f*
~, рефракцио́нная Krümmungshypermetropie *f*
да́льность *f* зре́ния Gesichtsweite *f*
дальтони́зм *m* Daltonismus *m*, Farbenblindheit *f*
да́нные *pl* Daten *pl*, Angaben *f pl*
~ ана́лиза мочи́ Harnbefund *m*, Urinbefund *m*
~ ана́мнеза Anamneseangaben *f pl*
~, антропометри́ческие anthropometrische Meßreihe *f* [Daten *pl*]
~ аускульта́ции Auskultationsbefund *m*
~, гистологи́ческие histologischer Befund *m*
~ лаборато́рного иссле́дования Laborwerte *m pl*
~, морфологи́ческие morphologischer Befund *m*
~ обсле́дования Untersuchungsbefund *m*
~ обсле́дования при поступле́нии Aufnahmebefund *m*
~, санита́рно-статисти́ческие gesundheitsstatistische Daten *pl*
данти́ст *m* Zahnarzt *m*
дарвини́зм *m* Darwinismus *m*
дарсонвализа́ция *f* Arsonvalisation *f*, Tesla-Ströme-Behandlung *f*
да́та *f*:
~ изготовле́ния Herstellungsdatum *n*
~ рожде́ния Geburtsdatum *n*
да́тчик *m* Fühler *m*, Geber *m*
~ вре́мени Zeitgeber *m*
~ давле́ния Druckfühler *m*
~, дистанцио́нный Ferngeber *m*
~, звуково́й Schallgeber *m*
~, измери́тельный Meßwertgeber *m*
~, пальцево́й Fingermanschette *f*
~, термометри́ческий Thermofühler *m*
дви́гательный motorisch
движе́ние *n* Bewegung *f*
~, акти́вное aktive Bewegung *f*
~, амебо́идное amöboide Bewegung *f*
~, атето́идное Athetose *f*
~, враща́тельное Drehbewegung *f*
~, выдыха́тельное Exspirationsbewegung *f*
~ глаз вверх Elevation *f* [Hebung *f*] des Auges
~ глаз вниз Depression *f* [Senkung *f*] des Auges
~ глаз при диверге́нции, разноимённое Extorsion *f (oberer Pol schläfenwärts)*
~ глаз при конверге́нции, разноимённое Intorsion *f (oberer Pol nasenwärts)*
~, дыха́тельное Atembewegung *f*
~, идеомото́рное ideomotorische [psychomotorische] Bewegung *f*
~, кругово́е Kreisbewegung *f*
~, мими́ческое mimische Bewegung *f*
~ накло́на Beugebewegung *f*
~ населе́ния Bevölkerungsbewegung *f*
~ населе́ния, есте́ственное natürliche Bevölkerungsbewegung *f*, natürliche Bevölkerungsentwicklung *f*
~ населе́ния, механи́ческое Bevölkerungsmigration *f*
~, наси́льственное Zwangsbewegung *f*
~, непроизво́льное unwillkürliche Bewegung *f*
~, пасси́вное passive Bewegung *f*
~ плода́ Kindsbewegung *f*
~, произво́льное willkürliche Bewegung *f*
~, рефлекто́рное Reflexbewegung *f*
~, рво́тное Würgbewegung *f*
~, су́дорожное krampfhafte Bewegung *f*
~, хвата́тельное Greifbewegung *f*
~, экстензо́рное Streckbewegung *f*
движе́ния *n pl*:
~ кро́ви, вихревы́е turbulente Blutbewegungen *f pl*
~, содру́жественные [сопу́тствующие] Synkinese *f*
двое́ние *n* Diplopie *f*
дво́йня *f* Zwillinge *m pl*, Gemini *m pl*
~, двуяйцо́вая zweieiige Zwillinge *m pl*, ZZ

~, однояйцо́вая eineiige Zwillinge *m pl*, EZ
двуо́кись *f* углеро́да Kohlendioxid *n*
двуу́стка *f* Zweimäuler *m*, Egel *m*
~, кита́йская chinesischer Leberegel *m*
~, ланцетови́дная Lanzettegel *m*
~, печёночная Leberegel *m*
~, сиби́рская Leberegel *m*
двухчелюстно́й bimaxillar
деби́льность *f* Debilität *f*
деби́льный debil
деби́т *m* минера́льных вод Ergiebigkeit *f*
~, су́точный *(минерального источника)* täglicher Austritt *m*, tägliche Mineralwasserausschüttung *f (in l/pro Tag)*
деваскуляриза́ция *f* Devaskularisation *f*
деваста́ция *f* Devastation *f*
девиа́ция *f* Deviation *f*, Ablenkung *f*
~ суста́ва Gelenkdeviation *f*, Gelenkablenkung *f*
~, ульна́рная ulnare Deviation *f*
девитализа́ция *f* Devitalisation *f*
~ пу́льпы зу́ба Devitalisation *f* [Abtötung *f*] der Zahnpulpa
де́вственность *f* Jungfräulichkeit *f*, Virginität *f*
дегельминт(из)а́ция *f* Dehelminthisierung *f*, Entwurmung *f*
дегенера́ция *f* Degeneration *f*, Entartung *f*
~, альбумино́зная [альбумино́идная] albuminoide [albuminöse] Degeneration *f*
~, амило́идная amyloide Degeneration *f*
~, баллони́рующая [балло́нная] ballonierende Degeneration *f*
~, вакуо́льная vakuolige [vakuoläre] Degeneration *f*
~, водя́ночная hydropische Degeneration *f*
~, воскови́дная wachsartige Degeneration *f*
~, гепатолентикуля́рная hepatolentikuläre Degeneration *f*
~, гиали́новая hyaline Degeneration *f*
~, гидропи́ческая hydropische Degeneration *f*
~, жирова́я fettige Degeneration *f*
~, колло́идная kolloide Degeneration *f*
~, ко́ртико-стриоспина́льная kortiko-striospinale Degeneration *f*
~ ма́кулы, кистови́дная Bienenwabenmakula *f*
~, насле́дственная Heredodegeneration *f*
~ не́рвных воло́кон, втори́чная sekundäre Degeneration *f* der Nervenfasern, sekundäre Nervenfaserndegeneration *f*
~ не́рвных воло́кон, периаксиа́льная periaxiale Nervenfaserndegeneration *f*
~ не́рвных воло́кон, сегмента́рная segmentäre Nervenfaserndegeneration *f*
~, паренхимато́зная parenchymatöse Degeneration *f*
~, психи́ческая psychische Degeneration *f*, psychische Entartung *f*
~ рогови́цы Hornhautdegeneration *f*
~ сетча́тки, ко́лбочковая Zapfendystrophie *f*
~, сли́зистая schleimige [gallertige] Degeneration *f*
~, ста́рческая senile Degeneration *f*
~, фибрино́идная fibrinoide Degeneration *f*
дегидрата́ция *f* Dehydratation *f*, Entwässerung *f*
~, внекле́точная extrazelluläre Dehydratation *f*
~, внутрикле́точная intrazelluläre Dehydratation *f*
дегидри́рование *n* Dehydrierung *f*, Dehydrieren *n*
дегидрогена́за *f* Dehydrase *f*, Dehydrogenase *f*
дегидрохолестери́н *m* Dehydrocholesterin *n*, Provitamin *n* D_3
дёготь *m* Teer *m*
~, берёзовый Birken(holz)teer *m*
~, каменноуго́льный Steinkohl(en)teer *m*
деграда́ция *f* Degradation *f*
~ коллаге́на Kollagendegradation *f*
~ ли́чности Persönlichkeitsabbau *m*
дегрануля́ция *f* Degranulierung *f*
дегуста́ция *f* Kosten *n*, Geschmacksanalyse *f*, Degustation *f*
дедифференциро́вка *f* Entdifferenzierung *f*, Dedifferenzierung *f*
дееспосо́бность *f Psych.*. Dispositionsfähigkeit *f*
дезадапта́ция *f*, социа́льная soziale Desadaptation *f*
дезактива́тор *m* я́да Giftdesaktivator *m*
дезактива́ция *f* Dekontaminierung *f*
дезактуализа́ция *f* бре́да Desaktualisierung *f* des Wahns
дезамини́рование *n* Desaminierung *f*
~, окисли́тельное oxydative Desaminierung *f*
дезинвагина́ция *f* Desinvagination *f*
дезинсе́кция *f* Desinsektion *f*, Entwesung *f*
дезинтегра́ция *f* Desintegration *f*
дезинфе́кция *f* Desinfektion *f*, Entseuchung *f*
~ белья́ Wäschedesinfektion *f*
~ во́здуха Raumluftdesinfektion *f*
~, га́зовая Gasdesinfektion *f*
~ горя́чим во́здухом Heißluftdesinfektion *f*
~ инструме́нтов Instrumentendesinfektion *f*
~ кипяче́нием Desinfektion *f* im siedenden Wasser
~ ко́жи Hautdesinfektion *f*
~ операцио́нного по́ля Operationsfelddesinfektion *f*
~ перча́ток Handschuhdesinfektion *f*
~, пове́рхностная Oberflächendesinfektion *f*
~ помеще́ния Raumdesinfektion *f*
~ ра́ны Wunddesinfektion *f*
~ рук Händedesinfektion *f*
~ рук, э́кстренная Händeschnelldesinfektion *f*
~, теку́щая laufende Desinfektion *f*
дезинфици́ровать entseuchen
дезорганиза́ция *f* Desorganisation *f*
~ коллаге́на Kollagendesorganisation *f*
дезориентиро́вка *f* Orientierungsstörung *f*
~, амнести́ческая amnestische Orientierungsstörung *f*
де́йствие *n* Wirkung *f*, Einwirkung *f*, Einfluß *m*
~, антибактериа́льное Antibakterialwirkung *f*
~, бактериостати́ческое bakteriostatische Wirkung *f*
~, бактерици́дное bakterizide Wirkung *f*
~, бластомоге́нное blastogene [onkogene] Wirkung *f*
~, втори́чное Sekundärwirkung *f*
~, бу́ферное Pufferwirkung *f*
~ ге́на Genwirkung *f*

~, **избира́тельное** Selektivwirkung *f*
~, **коканцероге́нное** kokanzerogene Wirkung *f*
~, **ко́свенное** indirekte Wirkung *f*
~, **кумуляти́вное** Kumulationswirkung *f*
~, **лече́бное** Heilwirkung *f*
~, **ме́стное** Lokalwirkung *f*
~, **мутаге́нное** Mutagenwirkung *f*, mutagene [mutationsauslösende] Wirkung *f*
~, **неме́дленное** Sofortwirkung *f*
~, **необрати́мое** irreversible [unumkehrbare] Wirkung *f*
~, **обрати́мое** reversible [umkehrbare] Wirkung *f*
~, **олигодинами́ческое** oligodynamische Wirkung *f*
~, **онкоге́нное** onkogene [karzinogene, kanzerogene] Wirkung *f*
~, **отрица́тельное** negative Wirkung *f*
~, **перви́чное** Primärwirkung *f*
~ **пи́щи, специфи́ческое динами́ческое** spezifisch-dynamische Wirkung *f* der Nährmittel
~, **побо́чное** Nebenwirkung *f*
~, **пролонги́рованное** prolongierte Wirkung *f*; Dauerwirkung *f*
~, **прямо́е** direkte Wirkung *f*
~, **раздража́ющее** Reizwirkung *f*
~, **резорбти́вное** resorptive Wirkung *f*
~, **рефлекто́рное** reflektorische Wirkung *f*
~, **синерги́ческое** synergistische Wirkung *f*
~, **тератоге́нное** teratogene Wirkung *f*
~, **токси́ческое** toxische Wirkung *f*
~, **тормозя́щее** Hemmungseffekt *m*, Hemm(ungs)-wirkung *f*
~, **эмбриотокси́ческое** embryotoxische Wirkung *f*
~ **я́да** Giftwirkung *f*
де́йствия *n pl*:
~, **импульси́вные** Impulshandlungen *f pl*
~, **навя́зчивые** Zwangshandlungen *f pl*
~, **развра́тные** Unzuchtshandlungen *f pl*
дейтеранопи́я *f* Deuteranop(s)ie *f*, Grünblindheit *f*
дейте́рий *m* Deuterium n, schwerer Wasserstoff *m*
декальцина́ция *f* Entkalkung *f*
декальцифика́ция *f*, **гормона́льная вертебра́льная** hormonale Wirbeldekalzifizierung *f*
деканюля́ция *f* Dekanülierung *f*, Kanülenentfernung *f*
декапита́ция *f* **плода́** Kindsdekapitation *f*, Kindsköpfung *f*
декапсуля́ция *f* Dekapsulation *f*, Entkapselung *f*
~ **по́чки** Nierendekapsulation *f*
«де́кбис» *m* Deckbiß *m*
деколора́ция *f*:
~ **висо́чной полови́ны ди́ска зри́тельного не́рва** temporale Papillenabblassung *f*
~ **ди́ска зри́тельного не́рва** Papillenabblassung *f*
декомпенса́ция *f* Dekompensation *f*
~ **серде́чной де́ятельности** Herzinsuffizienz *f*, Herzdekompensation *f*
декомпози́ция *f* Dekomposition *f*
~, **жирова́я** fettige Dekomposition *f*
декомпре́ссия *f* Druckentlastung *f*
~, **взрывна́я** explosive Dekompression *f*
~, **ступе́нчатая** stufenförmige Druckentlastung *f*
деконтамина́ция *f* Dekontamination *f*
деконденса́ция *f* **хромосо́м** Chromosomendekondensation *f*
деконъюга́ция *f* Dekonjugation *f*
декортика́ция *f* Dekortikation *f*, Rindenentfernung *f*
декстра́н *m* Dextran *n*
декстри́н *m* Dextrin *n*
декстрогра́мма *f* Dextrogramm *n*
декстро́за *f* Dextrose *f*, D-Glukose *f*
декстрокарди́я *f* Dextrokardie *f*, Herzrechtsposition *f*
деле́ние *n* Teilung *f*
~, **вну́треннее** innere Teilung *f*, Endomytose *f*
~, **многокра́тное** Vielfachteilung *f*
~, **редукцио́нное** *Gen.* Reduktionsteilung *f*
~, **симульта́нное** Simultanteilung *f*
~ **созрева́ния** Reifeteilung *f*
деле́ция *f* Deletion *f*
~, **интерстициа́льная** Interstitialdeletion *f*
~ **хромосо́мы** Chromosomendeletion *f*
дели́рий *m* Delirium *n*
~, **гипнагоги́ческий** hypnagogisches Delirium *n*
~, **лихора́дочный** Fieberdelirium *n*
дема́нд-кардиостимуля́тор *m* Demand-Schrittmacher *m*, Schrittmacher *m* bei Bedarf
демарка́ция *f* Demarkation *f*, Abgrenzung *f*
деме́нция *f* Demenz *f*, Schwachsinn *m*, Verblödung *f*
~, **ста́рческая** senile Demenz *f*
~, **хореати́ческая** choreatische Demenz *f*
демиелиниза́ция *f* Demyelinisation *f*, Demyelinisierung *f*, Entmarkung *f*
деминерализа́ция *f* Demineralisation *f*, Demineralisierung *f*
демогра́фия *f*, **медици́нская** medizinische Demographie *f*
демодико́з *m* *demodicosis*
демонофоби́я *f* Dämonophobie *f*
де́мпинг-синдро́м *m* Dumping-Syndrom *n*
демукоза́ция *f* Schleimhautentfernung *f*
денатура́ция *f* Denaturierung *f*
дендри́т *m* Dendrit *m*
денерва́ция *f* Denervation *f*, Denervierung *f*
~ **арте́рии** Arteriendenervation *f*
~ **по́чки** Nierendenervation *f*
денситометри́я *f* Densimetrie *f*, Dichtemessung *f*
денти́н *m* Zahnbein *n*, Dentin *n*
~, **втори́чный** Sekundärdentin *n*, Reizdentin *n*
~, **интерглобуля́рный** Interglobulardentin *n*
~, **иррегуля́рный** irreguläres Dentin *n*
~, **иску́сственный** Elfenbeinsurrogat *n*, künstliches Zahnbein *n*
~, **карио́зный** kariöses Dentin *n*
~ **ко́рня зу́ба** Wurzeldentin *n*
~ **раздраже́ния** Reizdentin *n*
дентинобла́ст *m* Dentinoblast *m*
дентиногене́з *m*, **несоверше́нный** unvollkommene [inkomplette, unkomplette] Dentinogenese *f*
дентифика́ция *f* Zahnbildung *f*
денти́ция *f* Dentition *f*, Zahnung *f*
дентоальвеоли́т *m* Zahnperiostentzündung *f*, Zahnalveolentzündung *f*
день *m* Tag *m*

~ болéзни Krankheitstag *m*
~ высыпáния Eruptionstag *m*
~, голóдный Fastentag *m*
~ здорóвья, Всеми́рный Weltgesundheitstag *m*, WGT
~ рождéния Geburtstag *m*
~, учéбный Unterrichtstag *m*
деонтолóгия *f*, медици́нская ärztliche [medizinische] Ethik *f*, Deontologie *f*
депарафини́рование *n* срéзов Schnittenentparaffinierung *f*
деперсонализáция *f* Persönlichkeitsentfremdung *f*
депó *n* Depot *n*, Ablagerung *f*
~, антигéнное Antigendepot *n*
~ крóви Blutdepot *n*
деполяризáция *f* Depolarisation *f*
~, диастоли́ческая diastolische Depolarisation *f*
~, следовáя Nachdepolarisation *f*
~, спонтáнная spontane Depolarisation *f*
депони́рование *n* крóви Blutdeponierung *f*
депрéссия *f* Depression *f*
~, адинами́ческая adynamische [apathische] Depression *f*
~, ажити́рованная agitierte Depression *f*
~, вегетати́вная vegetative Depression *f*
~, витáльная vitale Depression *f*
~, затормóженная gehemmte Depression *f*
~, инволюциóнная Involutionsdepression *f*
~, ипохондри́ческая hypochondrische Depression *f*
~, ларви́рованная [маскирóванная] larvierte [maskierte] Depression *f*
~, невроти́ческая neurotische Depression *f*
~, нейролепти́ческая neuroleptische Depression *f*
~, пресени́льная präsenile Depression *f*
~, психогéнная [реакти́вная] psychogene Depression *f*
~ сегмéнтов ЭКГ Senkung *f* der EKG-Segmente [der EKG-Zwischenstrecken]
~, тревóжная ängstliche Depression *f*
~, улыбáющаяся lächelnde Depression *f*
~, циркуля́рная zyklothyme Depression *f*
~, эндогéнная endogene Depression *f*
депривáция *f* Deprivation *f*
~ сна Schlafentzug *m*
депротеинизáция *f* ви́русов Virendeproteinisierung *f*
дереализáция *f* Wirklichkeitsentfremdung *f*
дéрево *n*, бронхиáльное Bronchialbaum *m*
дерепрéссор *m* Derepressor *m*
держáтель *m* Halter *m*; Retraktor *m*
~ глазнóго я́блока Augapfelhalter *m*
~ для откры́тия рáны Wundoffenhalter *m*
~ для пéтли Ösenhalter *m*
~ мочетóчника Ureterzange *f*
~ предмéтных стёкол Objektträgerhalter *m*
~ салфéток Serviettenhalter *m*
дéрма *f* Lederhaut *f*
дермабрáзия *f* Hautabschleifung *f*
дермати́т *m* Hautentzündung *f*
~, актини́ческий Lichtdermatitis *f*
~, аллерги́ческий allergische Dermatitis *f*
~, аммиáчный Windelausschlag *m*
~, аспарáгиновый Spargeldermatitis *f*
~, атопи́ческий früh- und spätexsudatives Ekzematoid *n*, atopische Dermatitis *f*
~, атрофи́ческий пятни́стый Anetodermie *f*
~ без образовáния пузырéй, эксфолиати́вный exfoliative Dermatitis *f* ohne Blasenbildung
~, брелóковый Berloque-Dermatitis *f*
~, буллёзный bullöse Dermatitis *f*
~, буллёзный луговóй Wiesen(pflanzen)dermatitis *f*
~, веррукóзный Warzendermatitis *f*
~, вы́званный вáннами Badedermatitis *f*
~, гангренóзный gangränose Dermatitis *f*
~, герпетифóрмный herpetiforme Dermatitis *f*
~, гýсеничный Raupendermatitis *f*
~ лицá, розацеаподóбный rosaceaartige Dermatitis *f* des Gesichts
~, луговóй Wiesenpflanzendermatitis *f*, Gräserabklatschdermatitis *f*
~, лучевóй Strahlendermatitis *f*
~, медикаментóзный Arzneimitteldermatitis *f*
~, механи́ческий mechanische Dermatitis *f*
~, некроти́ческий nekrotische Dermatitis *f*
~ новорождённых, эксфолиати́вный exfoliative Neugeborenendermatitis *f*
~, ожóговый Verbrennungsdermatitis *f*
~ от губнóй помáды Lippenstiftdermatitis *f*
~ от лáка для ногтéй Nagellackdermatitis *f*
~ от моркóви Mohrrübendermatitis *f*
~, простóй (контáктный) Kontaktdermatitis *f*
~, профессионáльный Berufsdermatitis *f*
~, профессионáльный контáктный kontakte Berufsdermatitis *f*
~, рентгéновский Röntgen(strahlen)dermatitis *f*
~, сóлнечный Sonnenbrand *m*
~, церкáриевый Zerkariendermatitis *f*
дерматоартри́т *m*, липóидный Lipoid-Dermatoarthritis *f*
дерматогемобластóз *m* Dermatohämoblastose *f*
дерматогли́фика *f* Dermatoglyphik *f*
дерматогрáмма *f* Dermatogramm *n*
дерматóз *m* Dermatose *f*
~, нейтрофи́льный феври́льный óстрый acute febrile neutrophile Dermatose *f*
~ от мóющих средств waschmittelbedingte Dermatose *f*
~, паразитáрный parasitäre Dermatose *f*
~, профессионáльный Arbeitsdermatose *f*, Berufsdermatose *f*
~, фитогéнный phytogene Dermatose *f*
дерматозоонóз *m* Dermatozoon *n*
дерматокониóз *m* Dermatokoniose *f*
дерматолейкóз *m* Dermatoleukose *f*
дерматóлиз *m* Dermatolyse *f*
дерматолóгия *f* Dermatologie *f*, Hautkrankheitenlehre *f*
дерматóм *m* 1. Dermatom *n*, Hautsegment *n* 2. Dermatom *n*
~, ручнóй Handdermatom *n*
дерматомегали́я *f* Dermatomegalie *f*
дерматомиáз *m* Dermatomyasis *f*
дерматомикóз *m* Dermatomykose *f*, Pilzerkrankung *f* der Haut
дерматомиози́т *m* Dermatomyositis *f*
~, тропи́ческий tropische Dermatomyositis *f*

дерматомио́ма *f* Dermatomyom *n*, Haut(leyo)myom *n*
дерматопати́я *f*, **пигме́нтная ретикуля́рная** *dermatopathia pigmentosa reticularis*
дерматосклеро́з *m* Dermatosklerose *f*
дерматофибро́ма *f* Dermatofibrom *n*
~, **лентикуля́рная** lentikuläres Dermatofibrom *n*
дерматофибросарко́ма *f* Dermatofibrosarkom *n*
дерматофи́ты *m pl* Dermatophyten *pl*
дерматоэритробласто́з *m* **сли́зистой по́лости рта** Dermatoerythroblastose *f* der Mundschleimhaut
дермо́граф *m* Derm(at)ograph *m*, Hautschreibestift *m*
дермографи́зм *m* Dermographismus *m*, Hautschrift *f*
~, **бе́лый** weiße Hautschrift *f*
~, **кра́сный** rote Hautschrift *f*
~, **ме́стный** lokaler Dermographismus *m*
~, **рефлекто́рный** reflektorischer Dermographismus *m*
~, **сме́шанный** gemischter Dermographismus *m*
~, **уртика́рный** urtikarielle Hautschrift *f*
дермо́ид *m* Dermoid *n*
~ **ве́ка** Dermoid *n* des Lides
~ **глазно́го я́блока** Dermoid *n* des Bulbus
дермотро́пный dermatrop
дермоэпидерми́т *m*, **параульцеро́зный** paraulzeröse Dermoepidermitis *f*
десатура́ция *f* Entgasung *f*
десенсибилиза́ция *f* Desensibilisierung *f*
десинхрониза́ция *f* Desynchronisation *f*
десинхроно́з *m* Desynchronose *f*
десквамати́вный desquamativ
десквама́ция *f* Desquamation *f*, Abschuppung *f* der Haut
~ **новорождённых** Hautabschuppung *f* der Neugeborenen
десмобла́ст *m* Desmoblast *m*
десмогене́з *m*, **несоверше́нный** unvollkommene [inkomplette, unkomplette] Desmogenese *f*
десмо́ид *m* Desmoid *n*
~, **экстраабдомина́льный** extraabdominelles Desmoid *n*
десмо́лиз *m* Desmolyse *f*
десмопла́стика *f* **эпите́лия** Desmoplastik *f* des Epithels
десмотоми́я *f* Desmotomie *f*
десмурги́я *f* Verbandlehre *f*, Desmurgie *f*
десна́ *f* Zahnfleisch *n*, *gingiva*
~, **иску́сственная** künstliches Zahnfleisch *n*
деснево́й gingival
деспирализа́ция *f* **хромосо́м** Chromosomendespiralisation *f*
деstру́кция *f* Destruktion *f*
~ **мембра́ны стеклови́дного те́ла** Destruktion *f* der Glaskörpergrenzmembran
~ **стеклови́дного те́ла** Degeneration *f* des Glaskörpergerüstes
~ **стеклови́дного те́ла, зерни́стая** punktförmige Trübung *f* im Glaskörper
~ **стеклови́дного те́ла, ни́тчатая** faserige Destruktion *f* des Glaskörpers
десцеметоце́ле *n* Deszemetozele *f*, Keratozele *f*

детерге́нт *m* Detergentium *n*, grenzflächenaktive [oberflächenaktive] Substanz *f*
детермина́нта *f* Determinante *f*
~, **антиге́нная** Antigendeterminante *f*
~, **генети́ческая** genetische Determinante *f*
~, **цитоплазмати́ческая** zytoplasmatische Determinante *f*
детермина́ция *f* Determination *f*
~, **генети́ческая** genetische Determination *f*
~, **гистологи́ческая [тканева́я]** Gewebsdetermination *f*
детермини́зм *m* Determinismus *m*
детоксика́ция *f* Detoxikation *f*, Entgiftung *f*
детри́т *m* Detritus *m*
~, **жирово́й** Fettdetritus *m*
~, **некроти́ческий** nekrotischer Detritus *m*
~, **о́спенный** Pockenimpfstoff *m*
дефека́ция *f* Defäkation *f*
дефе́кт *m* Defekt *m*, Fehler *m*; Mangel *m*
~ **ве́рхней губы́** Oberlippendefekt *m*
~ **ге́на, перви́чный** primärer Gendefekt *m*
~ **зре́ния** Gesichtsfehler *m*
~ **зубно́го ря́да** Lückengebiß *n*
~, **клинови́дный** keilförmiger Defekt *m*
~, **ко́стный** Knochendefekt *m*
~ **межжелу́дочковой перегоро́дки** Ventrikelseptumdefekt *m*
~ **межпредсе́рдной перегоро́дки** Vorhofseptumdefekt *m*
~ **наполне́ния** Füllungsdefekt *m*
~, **основно́й** *Gen.* Basisdefekt *m*
~, **перви́чный** *Gen.* Primärstörung *f*
~ **по́ля зре́ния** Gesichtsfelddefekt *m*
~ **преломле́ния** Brechungsfehler *m*
~, **психи́ческий** psychischer Defekt *m*
~, **ранево́й** Wunddefekt *m*
~ **слу́ха** Gehörfehler *m*
~, **фибро́зный** fibröser Defekt *m*
дефектоло́гия *f* Defektologie *f*
деференти́т *m* Samenleiterentzündung
дефибрилля́ция *f* Defibrillation *f*
~, **вне́шняя** externe [extrathorakale] Defibrillation *f*
~ **се́рдца** Herzdefibrillation *f*
~ **се́рдца, медикаменто́зная** pharmakologische Herzdefibrillation *f*
~ **се́рдца, синхро́нная** synchronisierte Herzdefibrillation *f*, Synchronherzdefibrillation *f*
~ **се́рдца, электри́ческая** elektrische Herzdefibrillation *f*
дефици́т *m* Defizit *n*, Mangel *m*
~, **белко́вый** Eiweißdefizit *n*
~ **витами́на** Vitaminmangel *m*
~ **вла́жности** Feuchtigkeitsdefizit *n*
~ **кро́ви** Blutmangel *m*
~ **пу́льса** Pulsdefizit *n*
~, **энергети́ческий** Energiedefizit *n*
дефле́ктор *m* Ablenker *m*, Leitblech *n*
деформа́ция *f* Verformung *f*, Deformität *f*
~ **зрачка́** Pupillenentrundung *f*
~ **ки́сти, ластови́дная** Seehundflossendeformation *f*
~ **ко́сти** Knochendeformität *f*

~ ног, ва́льгусная X-Beine *n pl*, Schemelbeine *n pl*
~ ног, ва́русная O-Beine *n pl*
~ па́льца стопы́, ва́льгусная *hallux valgus*
~ па́льцев ти́па бутонье́рки Knopflochdeformität *f*
~, рубцо́вая Narbendeformation *f*
~ руки́ в ви́де лебеди́ной ше́и Schwanenhalsdeformität *f*
~ руки́ в ви́де ути́ного клю́ва Entenschnabeldeformität *f*
~ стопы́ Fußdeformation *f*
~ суста́ва Gelenkdeformierung *f*, Gelenkdeformität *f*
~ че́люсти Kieferdeformierung *f*
~ ше́йки бедра́ Schenkelhalsdeformität *f*
дефтори́рование *n* **воды́** Defluorierung *f* des Wassers
дехлори́рование *n* **воды́** Entchlorungsverfahren *n* des Wassers
дехроматиниза́ция *f* Dechromatinisation *f*
децеребра́ция *f* Enthirnung *f*
децидуи́т *m* Deziduitis *f*
децидуо́ма *f* Deziduom *n*
де́ятельность *f* Tätigkeit *f*
~, родова́я Wehentätigkeit *f*
~, серде́чная Herztätigkeit *f*
~, трудова́я Arbeitstätigkeit *f*
диабе́т *m* Diabetes *m*
~, аллокса́новый Alloxandiabetes *m*
~, аминокисло́тный Aminosäurendiabetes *m*, Abdernalden-Fanconi-Syndrom *n*
~, бро́нзовый Bronzediabetes *m*
~, галакто́зный Galaktosediabetes *m*
~, неса́харный Wasserharnruhr *f*, *diabetes insipidus*
~, по́чечный Nierendiabetes *m*, renale Glukosurie *f*
~, са́харный Zuckerkrankheit *f*, *diabetes mellitus*
~, скры́тый maskierter Diabetes *m*
~, ста́рческий Altersdiabetes *m*
~, фосфа́тный Phosphat-Diabetes *m*
~, ювени́льный [ю́ношеский] Jugenddiabetes *m*, juveniler Diabetes *m*
диа́гноз *m* Diagnose *f*
~, анатоми́ческий anatomische Diagnose *f*
~ боле́зни Krankheitsdiagnose *f*
~ больно́го Patientendiagnose *f*
~, веду́щий Hauptdiagnose *f*
~, впервы́е устано́вленный erstmalig festgestellte Diagnose *f*
~, гистологи́ческий histologische Diagnose *f*
~, дифференциа́льный Differentialdiagnose *f*
~, достове́рный zuverlässige Diagnose *f*
~, заключи́тельный Schlußdiagnose *f*
~, клини́ческий klinische Diagnose *f*
~, морфологи́ческий morphologische Diagnose *f*
~, невы́ясненный ungeklärte Diagnose *f*
~, недостове́рный unzuverlässige Diagnose *f*
~, непра́вильный Fehldiagnose *f*
~, несвоевре́менно устано́вленный spät festgestellte Diagnose *f*
~, нея́сный unklare Diagnose *f*
~, нозологи́ческий nosologische Diagnose *f*
~, оконча́тельный endgültige Diagnose *f*
~ основно́го заболева́ния Diagnose *f* des Hauptleidens [des Grundleidens]
~, основно́й Grunddiagnose *f*
~, оши́бочный Fehldiagnose *f*
~, патогени́ческий pathogenetische Diagnose *f*
~, первы́чный Anfangsdiagnose *f*, Primärdiagnose *f*
~, подозрева́емый Verdachtsdiagnose *f*
~, по́здний verspätete Diagnose *f*
~ по лече́бному эффе́кту *diagnosis ex juvantibus*
~, посме́ртный postmortale Diagnose *f*
~, предвари́тельный vorläufige Diagnose *f*
~, предположи́тельный Verdachtsdiagnose *f*
~ при поступле́нии больно́го Einlieferungsdiagnose *f*
~ путём исключе́ния *diagnosis per exclusionem*
~, ра́нний Frühdiagnose *f*
~, ретроспекти́вный retrospektive Diagnose *f*
~, своевре́менно устано́вленный rechtzeitig festgestellte Diagnose *f*
~, сомни́тельный zweifelhafte Diagnose *f*
~ сопу́тствующего заболева́ния Diagnose *f* der Zusatzerkrankung
~, этиологи́ческий ätiologische Diagnose *f*
диагно́стика *f* Diagnostik *f*, Diagnosestellung *f*
~ акти́вности проце́сса Aktivitätsdiagnostik *f*
~, вирусологи́ческая vir(us)ologische Diagnostik *f*
~, иммунологи́ческая Immundiagnostik *f*
~, инструмента́льная Instrumentaldiagnostik *f*
~, лаборато́рная Labor(atorien)diagnostik *f*
~, микробиологи́ческая mikrobiologische [bakteriologische] Diagnostik *f*
~, неотло́жная Schnelldiagnostik *f*
~, несвоевре́менная späte [verzögerte] Diagnostizierung *f*; spät festgestellte Diagnose *f*, Diagnoseverzögerung *f*
~, первы́чная Primärdiagnostik *f*
~ по ра́дужке Irisdiagnose *f*, Augendiagnose *f*
~ путём исключе́ния Ausschlußdiagnostik *f*, *diagnosis per exclusionem*
~, ра́нняя Früherfassung *f*, Frühdiagnose *f*, Früherkennung *f*
~, рентге́новская Röntgendiagnostik *f*
~, своевре́менная rechtzeitige Diagnosestellung *f*
~, топи́ческая Lokalisationsdiagnostik *f*
~, ультразвукова́я Ultraschalldiagnostik *f*, Sonographie *f*
~, функциона́льная Funktionsdiagnostik *f*
~, цитологи́ческая zytologische Diagnostik *f*
~, электрофизиологи́ческая elektrophysiologische Diagnostik *f*
диагра́мма *f* Diagramm *n*
~, зубна́я Odontogramm *n*
~ напра́вленности излуче́ния рентге́новской тру́бки Richtcharakteristik *f* des Nutzstrahlungsbündels
диадинамоэлектрофоре́з *m* Diadynamoelektrophorese *f*
диадохокине́з *m* Diadochokinese *f*
диа́лиз *m* Dialyse *f*
~, дли́тельный Dauerdialyse *f*

~, желу́дочно-кише́чный gastrointestinale Dialyse *f*
~, интестина́льный [кише́чный] Darmdialyse *f*
~, перитонеа́льный Peritonealdialyse *f*
~, экстракорпора́льный extrakorporale Dialyse *f*
диализа́т *m* Dialysat *n*
диа́метр *m*:
~ ди́ска зри́тельного не́рва Pupillendurchmesser *m*
~ зрачка́ Pupillenweite *f*
~ та́за Beckendurchmesser *m*
диапазо́н *m* Umfang *m*, Bereich *m*
~ го́лоса Stimmumfang *m*
~ зву́ков, часто́тный Tonfrequenzbereich *m*
~ часто́т Frequenzbereich *m*
~ часто́т, ве́рхний Hochfrequenzbereich *m*, Hochtonbereich *m*
~ часто́т, ни́жний Tieffrequenzbereich *m*
~ часто́т, речево́й Sprachfrequenzbereich *m*
~ часто́т, слухово́й Hörfrequenzbereich *m*
диапеде́з *m* Diapedese *f*
диапульстерапи́я *f* Diapulstherapie *f*
диаре́я *f* Durchfall *m*, Diarrhoe *f*
~, ви́русная Virusdurchfall *m*
~, кохинхи́нская Strongyloidosis *f*, Strongyloidiasis *f*
~ с дегидрата́цией Diarrhoe *f* mit Exsikkose
~, эпидеми́ческая *s.* диаре́я, ви́русная
диартро́з *m* Diarthrose *f*
диаско́п *m* Bildwerfer *m*
~, ультразвуково́й Ultraschallbildgerät *n*
диаскопи́я *f* Diaskopie *f*
диаста́з *m* Diastase *f*, Lücke *f*
~ прямы́х мышц живота́ Rektusdiastase *f*
диаста́за *f* Diastase *f*, Amylase *f*
диасте́ма *f* Affenlücke *f*, Diastema *n*
диа́стола *f* Diastole *f*
~ желу́дочков Kammerdiastole *f*
~, механи́ческая mechanische Diastole *f*
~ предсе́рдий Vorhofdiastole *f*
~, электри́ческая elektrische Diastole *f*
диате́з *m* Diathese *f*
~, аллерги́ческий allergische Diathese *f*
~, атопи́ческий atopische Diathese *f*
~, геморраги́ческий hämorrhagische Diathese *f*
~, лимфати́ческий lymphatische Diathese *f*
~, мочеки́слый Uratendiathese *f*, harnsaure [uratische] Diathese *f*
~, спазмофили́ческий Neigung *f* zur Spasmophylie
~, экссудати́вный exsudative Diathese *f*
~, я́звенный Ulkusdiathese *f*
диатерми́я *f* Diathermie *f*
~, коротковолно́вая Kurzwellendiathermie *f*
~, хирурги́ческая chirurgische Diathermie *f*
диатермокоагуля́тор *m* Diathermiekoagulator *m*
деатермокоагуля́ция *f* chirurgische Diathermie *f*
~ сетча́тки Kauterisation *f* der Netzhaut
диатермоконизация *f* ше́йки ма́тки Zervixdiathermokonisation *f*
диатермоэксци́зия *f* ше́йки ма́тки Zervixdiathermoexzision *f*
диатермоэлектрофоре́з *m* Diathermoelektrophorese *f*
диафаноско́п *m* Diaphanoskop *n*, Durchleuchtungsgerät *n*, Durchleuchtungslampe *f*, Diaphanoskopielampe *f*, Diaphanoskopieleuchte *f*
диа́физ *m* Diaphyse *f*, Schaft *m*
~ бедра́ Femurschaft *m*, Oberschenkelschaft *m*
~ ко́сти Knochenschaft *m*
диафра́гма *f* 1. Blende *f* 2. Diaphragma *n*, Zwerchfell *n*
~, автомати́ческая Springblende *f*
~, аперту́рная Aperturblende *f*
~, глубо́кая Tiefenblende *f*, Lichtvisierblende *f*
~, и́рисовая Irisblende *f*
~, кру́глая Lochblende *f*
~, прямоуго́льная Rechteckblende *f*
~, рентге́новская Blende *f*
~, рентге́новская регули́руемая verstellbare Blende *f*
~ рта Mundhöhlenboden *m*
~ та́за Beckenboden *m*
~, щелева́я Spaltblende *f*, Schlitzblende *f*
диафрагмати́т *m* Zwerchfellentzündung *f*, Phrenitis *f*
диафрагми́рование *n* Diaphragmierung *f*
диафрагмокардиопекси́я *f* Phrenokardiopexie *f*
диафрагмопла́стика *f* Zwerchfellplastik *f*
диботриоцефалёз *m* Dibotriozephalose *f*, Diphillobotriose *f*
дивакци́на *f* Divakzine *f*
диверти́кул *m* Divertikel *n*, Ausstülpung *f*
~ двенадцатипе́рстной кишки́ Duodenaldivertikel *n*
~ желу́дка Magendivertikel *n*
~ кише́чника Darmdivertikel *n*
~, ло́жный Pseudodivertikel *n*
~ мочево́го пузыря́ Harnblasendivertikel *n*
~ мочето́чника Harnleiterdivertikel *n*
~ пищево́да Ösophagusdivertikel *n*
~, пульсио́нный Pulsionsdivertikel *n*
~, тракцио́нный Traktionsdivertikel *n*
~, чашечкови́дный tassenförmiges Divertikel *n*
дивертикулёз *m* Divertikulose *f*
дивертикули́т *m* Divertikelentzündung *f*
дивертикулэктоми́я *f* Divertikelektomie *f*, Divertikelentfernung *f*
дигапло́ид *m* Dihaploid *m*
дие́та *f* Diät *f*, Kost *f*
~, безбелко́вая eiweißfreie Diät *f*
~, безмоло́чная milchfreie Diät *f*
~, безуглево́дная kohlenhydratfreie Kost *f*
~, белко́вая Eiweißdiät *f*, Eiweißernährung *f*
~, бессолева́я salzlose Diät *f*
~, бога́тая шла́ками Schlackenkost *f*
~, высокобелко́вая eiweißreiche Kost *f*
~, высококалори́йная kalorienreiche [hyperkalorische] Diät *f*
~, десенсибилизи́рующая hyposensibilisierende Diät *f*
~, диабети́ческая Diabetes-Kost *f*
~ для дли́тельного примене́ния Dauerkost *f*
~, зигзагообра́зная [контра́стная] Kontrastdiät *f*, Wechselkost *f*
~ Каре́лля Karell-Diät *f* *(wassertreibende)*
~, малобелко́вая eiweißarme Diät *f*
~, малоуглево́дная kohlenhydratarme Diät *f*

~, **молóчная** Milchkost *f*
~, **молóчно-растúтельная** laktovegetable Kost *f*
~, **обогащённая жúром** fettreiche Diät *f*
~, **ощелáчивающая** alkalisierende Kost *f*
~, **прóбная** Probekost *f*
~, **провокациóнная** Suchkost *f*
~, **разгрýзочная** Fastenbehandlung *f*
~, **редуцúрованная** Reduktionskost *f*
~, **сбалансúрованная** ernährungsphysiologisch vollwertige Formeldiät *f*
~ **с ограничéнием жúра** fettarme Diät *f*
~, **стрóгая** strenge Diät *f*
~, **щадя́щая** Schonkost *f*
~, **элиминациóнная** Eliminationsdiät *f*
диетúческий diätetisch
диетокулинарúя *f* küchentechnische Diätzubereitung *f*
~, **óбщая** allgemeine Diätetik *f*
диетотерапúя *f* Diätbehandlung *f*
дизартрúя *f* Dysarthrie *f*
~, **бульбáрная** bulbäre Dysarthrie *f*
~, **кóрковая** kortikale Dysarthrie *f*
~, **мозжечкóвая** zerebelläre Dysarthrie *f*
~, **паркинсонúческая** Parkinsonsche Dysarthrie *f*
~, **пароксизмáльная** paroxysmale Dysarthrie *f*
~, **псевдобульбáрная** pseudobulbäre Dysarthrie *f*
~, **экстрапирамúдная** extrapyramidale Dysarthrie *f*
дизентерúя *f* Dysenterie *f*, Ruhr *f*
~, **амёбная** Amöbenruhr *f*
~, **бактериáльная** Bakterienruhr *f*
дизонтогенéз *m* Dysontogenese *f*
~, **психúческий** psychische Dysontogenese *f*
дизосмúя *f* Geruchsstörung *f*
~, **профессионáльная** Berufsgeruchsstörung *f*
~, **респиратóрная** respiratorische Geruchsstörung *f*
~, **эссенциáльная** essentielle Geruchsstörung *f*
дизостóз *m* Dysostose *f*
дизрафúя *f* Dysraphie *f*
дизурúя *f* Dysurie *f*, Harnbeschwerden *f pl*
дизэритропоэ́з *m* Dyserythropoese *f*
дикротúя *f (пульса)* Dikrotie *f*, Pulsdikrotie *f*
диктиосóмы *f pl* Diktiosomen *n pl*, Golgiosomen *n pl*
дилатáтор *m* Dilatator *m*, Erweiterer *m*
~, **мочетóчниковый** Ureterdehner *m*
дилатáция *f* Dilatation *f*, Erweiterung *f*
~ **сéрдца** Herzdilatation *f*, Herzerweiterung *f*
~ **сéрдца, застóйная** myogene [passive] Herzdilatation *f*, myogene Herzerweiterung *f*
~ **сéрдца, тоногéнная** tonogene [aktive] Herzdilatation *f*
~, **эксцентрúческая** exzentrische Dilatation *f*
диминýция *f* Diminution *f*
~ **аллéлей** Alleldiminution *f*
~ **хроматúна [хромосóм]** Chromatindiminution *f*
диморфúзм *m* Dimorphismus *m*
~, **половóй** sexueller Dimorphismus *m*
динáмика *f* Dynamik *f*
~ **заболевáемости** Morbiditätsentwicklung *f*
~ **здорóвья** Gesundheitsentwicklung *f*
~ **инвалúдности** Invaliditätsentwicklung *f*
~ **смéртности** Mortalitätsentwicklung *f*

динамúческий dynamisch
динамобаллистокардиогрáфия *f* Dynamoballistokardiographie *f*
динамокардиогрáмма *f* Dynamokardiogramm *n*
~, **волнообрáзная** wellenartiges Dynamokardiogramm *n*
~, **поперéчная** Quer-Dynamokardiogramm *n*
~, **продóльная [стандáртная]** Längsdynamokardiogramm *n*
динамóметр *m* Dynamometer *n*, Kraftmesser *m*
диоктофимóз *m* Palisadenwurmkrankheit *f*
диоптрúметр *m* Dioptrimeter *n*, Scheitelbrechwertmesser *m*
~, **проекциóнный** Projektionsscheitelbrechwertmesser *m*
диоптрúя *f* Dioptrie *f*, Brechkrafteinheit *f*
диплакузúя *f* Doppelhören *n*
диплегúя *f* Diplegie *f*
диплобацúллы *f pl* Diplobazillen *m pl*, Doplobakterien *f pl*
~, **кáпсульные** Kapseldiplobazillen *m pl*
диплокóкк *m* Diplokokkus *m*
диплоскóп *m* Diploskop *n*
~, **поляризациóнный** Polarisationsdiploskop *n*
диплосомúя *f* Diplosomie *f*
диплоунивалéнт *m* Diplounivalent *n*
диплофáза *f* Diplophase *f*
дипсоманúя *f* Dipsomanie *f*
директоскопúя *f* direkte Laryngoskopie *f*
дисбазúя *f* Dysbasie *f*
~, **лордотúческая** Torsionsdysbasie *f*
дисбактериóз *m* Dysbakteriose *f*
~ **кишéчника** Darm-Dysbakteriose *f*
дисбалáнс *m* **пищевы́х вещéств** Imbilanz *f* der Nährstoffe
дисгаммаглобулинемúя *f* Dysgammaglobulinämie *f*
дисгенéз *m*, **гипотиреóидный** hypothyreoide Dysgenese *f*
дисгенезúя *f* Dysgenesie *f*
~ **гонáд** Keimdrüsendysgenesie *f*, Honadendysgenesie *f*
~ **яúчек** Hodendysgenesie *f*
~ **яúчников** Ovarialdysgenesie *f*
дисгерминóма *f* Dysgerminom *n*
~ **яúчника** Eierstockdysgerminom *n*
дисграфúя *f* Dysgraphie *f*
диск *m* Diskus *m*, Scheibe *f*
~ **зрúтельного нéрва** Sehnervenscheibe *f*
~ **зрúтельного нéрва, восковúдный** blasse wachsgelbe Papille *f*
~ **зрúтельного нéрва, застóйный** Stauungspapille *f*
~, **межпозвонóчный** Zwischenwirbelscheibe *f*, Bandscheibe *f*
~, **сепарациóнный** Trennscheibe *f*
~, **суставнóй** Gelenkscheibe *f*
~, **хромосóмный** Chromosomenquerscheibe *f*
~, **хрящевóй** Knorpelscheibe *f*
~, **шлифовáльный** *Stom.* Schleifscheibe *f*
~, **эпифизáрный** Epiphysenscheibe *f*
дискартрóз *m* Diskarthrose *f*, Scheibenarthrose *f*
дискератóз *m* Dyskeratose *f*
~, **врождённый** kongenitale Dyskeratose *f*

~, изоли́рованный isolierte Dyskeratose *f*
~, фолликуля́рный follikuläre Dyskeratose *f*
~, чечевицеобра́зный диско́идный diskoide lentiforme [diskoide linsenförmige] Dyskeratose *f*, Bowen-Krankheit *f*
дискерато́ма *f* Dyskeratom *n*
~, борода́вчатая verruköses Dyskeratom *n*
дискинези́я *f* Dyskinesie *f*
~ жёлчных путе́й Gallenwegedyskinesie *f*
~ кише́чника Darmdyskinesie *f*
~, профессиона́льная koordinatorische Berufsneurose *f*
дискографи́я *f* Bandscheibengraphie *f*, Diskographie *f*
дискодержа́тель *m* Scheibenträger *m*
дискомплекса́ция *f* Dyskomplexation *f*
~ ба́лок пе́чени Leberbalkendyskomplexation *f*
~ желёз Drüsendyskomplexation *f*
~ трабе́кул пе́чени Leberbalkendyskomplexation *f*
дискомфо́рт *m* Dyskomfort *m*
дискорда́нтность *f* Diskordanz *f*
дискрази́я *f* Dyskrasie *f*
дискримина́ция *f* Diskriminierung *f*
дискрини́я *f* Dyskrinie *f*
~ бро́нхов Bronchiendyskrinie *f*
~ жёлчных путе́й Gallenwegedyskrinie *f*
дискэктоми́я *f* Diskektomie *f*
дислали́я *f* Sprachstörung *f*, Stammeln *n*
дислипидеми́я *f* Dyslipidämie *f*
дислипопротеинеми́я *f* Dyslipoproteinämie *f*
дислока́ция *f* Dislokation *f*
дисменоре́я *f* Dysmenorrhoe *f*
дисметри́я *f* Dysmetrie *f*
дисмнези́я *f* Dysmnesie *f*
дисоми́я *f* Disomie *f*
диспансе́р *m* Dispensaire *n*, Fürsorgestelle *f*
~, венерологи́ческий venerologische Fürsorgestelle *f*
~, враче́бно-физкульту́рный sportärztliche Beratungsstelle *f*
~, кардиологи́ческий kardiologisches Dispensaire *n*
~, онкологи́ческий onkologisches Dispensaire *n*
~, противотуберкулёзный Tuberkulosefürsorgestelle *f*
~, психоневрологи́ческий psychoneurologische Fürsorgestelle *f*
~, трахомато́зный Trachomakrankenfürsorgestelle *f*
диспансериза́ция *f* Dispensairebetreuung *f*
~ бере́менных Schwangerenfürsorge *f*
~ больны́х Krankenfürsorge *f*
~ больны́х туберкулёзом Tuberkulosekrankenfürsorge *f*
~ дете́й Kinderfürsorge *f*
~, ма́ссовая Massendispensairisation *f*
диспепси́я *f* Dyspepsie *f*
~, алимента́рная alimentäre Dyspepsie *f*, Dyspepsie *f* wegen Ernährungsfehler
~, броди́льная Gärungsdyspepsie *f*
~, гастроге́нная gastrogene Dyspepsie *f*
~, гни́лостная Fäulnisdyspepsie *f*, faulige Dyspepsie *f*
~, де́тская ра́нняя Dyspepsie *f* der Säuglinge
~, кише́чная Darmdyspepsie *f*, intestinale Dyspepsie *f*
~, не́рвная nervöse Dyspepsie *f*
~ от перека́рмливания Überfütterungsdyspepsie *f*
~, панкреати́ческая pankreatische Dyspepsie *f*
~, парентера́льная parenterale Dyspepsie *f*
~, печёночная hepatische Dyspepsie *f*
~, проста́я einfache [nichttoxische] Dyspepsie *f*
~, токси́ческая toxische Dyspepsie *f*
диспе́рсия *f* Dispersion *f*
~, аддити́вная генети́ческая additive genetische Varianz *f*
~ ге́на Gendispersion *f*, Genvarianz *f*
~ ге́на, заде́ржанная retardierte Gendispersion *f*
~, генотипи́ческая genotypische Dispersion *f*
~, домина́нтная Dominanzvarianz *f*
~, эпистати́ческая epistatische Dispersion *f*
диспитуитари́зм *m* Dyspituitarismus *m*
дисплази́я *f* Dysplasie *f*
~ арте́рии, фибро́зно-мы́шечная fibromuskuläre Arteriendysplasie *f*
~ вертлу́жной впа́дины Pfannendysplasie *f*
~, генерализо́ванная фета́льная generalisierte fetale Dysplasie *f*
~ косте́й, врождённая angeborene Knochendysplasie *f*
~, метафиза́рная metaphysäre Dysplasie *f*
~, нейроэктодерма́льная врождённая kongenitale neuroektodermale Dysplasie *f*
~, семе́йная familiäre Dysplasie *f*
~ тазобе́дренного суста́ва Hüftdysplasie *f*
~, фибро́зная fibröse Dysplasie *f*
~, хрящева́я Chondrodysplasie *f*
~, экзосто́зная Exostosendysplasie *f*, Kienböck-Syndrom *n*
~, энцефалоофтальмоплеги́ческая семе́йная familiäre enzephaloophthalmoplegische Dysplasie *f*
диспласти́ческий dysplastisch
диспори́я *f*, **энтеробронхопанкреати́ческая** Mukoviszidose *f*, zystische Pankreasfibrose *f*
диспротеинеми́я *f* Dysproteinämie *f*
~, дефици́тная Mangeldysproteinämie *f*
диспротеино́з *m* Dysproteinose *f*
диссе́ктор *m* Dissektor *m*
~ с лопа́ткой Spateldissektor *m*
~, сухожи́льный Sehnendissektor *m*
диссемина́ция *f* Dissemination *f*
диссимуля́ция *f* Dissimulation *f*, Krankheitsverheimlichung *f*
диссинерги́я *f* Dyssynergie *f*
диссона́нс *m* Dissonanz *f*
диссоциа́ция *f* Dissoziation *f*
~, атриовентрикуля́рная atrioventrikuläre Dissoziation *f*
~ бакте́рий Bakteriendissoziation *f*
~, изоритми́ческая isorhythmische Dissoziation *f*
~, интерфери́рующая Interferenzdissoziation *f*
~, клёточная Zellendissoziation *f*
~, межпредсе́рдная Vorhofdissoziation *f*
~ оксигемоглоби́на Oxyhämoglobin-Dissoziation *f*

~ пу́льса Pulsdissoziation *f*
~, электролити́ческая elektrolytische Dissoziation *f*
диста́льный distal
диста́нция *f* Distanz *f*
дистелекта́з *m* Dystelektase *f*
дистилля́тор *m* Destillateur *m*, Destillierapparat *m*
дистилля́ция *f* Destillation *f*
~, фракциони́рованная fraktionierte Destillation *f*
дистирео́з *m* Dysthyreose *f*
дистоки́я *f* Dystokie *f*
дистомато́з *m*, **дистомиа́з** *m* Distomatose *f*, Fasciolose *f*
~, печёночный Leberdistomiase *f*, Leberegelkrankheit *f*
дистони́я *f* Dystonie *f*
~, вегетати́вная vegetative Dystonie *f*
~, вегетати́вно-сосу́дистая vegetativzirkulatorische Dystonie *f*
~, нейроциркулято́рная neurozirkulatorische Dystonie *f*
~, сосу́дистая Gefäßdystonie *f*
~, торсио́нная Torsionsdystonie *f*
дистопи́я *f* Dystopie *f*, Allotopie *f*
~ зача́тка зу́ба Zahnkeimverlagerung *f*
~ зу́ба Zahnverlagerung *f*
~ по́чки Nierendystopie *f*
~ по́чки, грудна́я thorakale Nierendystopie *f*
~ по́чки, подвздо́шная iliakale Nierendystopie *f*
~ по́чки, поясни́чная lumbale Nierendystopie *f*
~ по́чки, та́зовая Beckennierendystopie *f*
~ у́стья мочето́чника Harnleitermündungsdystopie *f*
дисто́рсия *f* Distorsion *f*, Verstauchung *f*
дистра́кция *f* ше́йки ма́тки Zervixdystraktion *f*
дистрофи́я *f* Dystrophie *f*
~, адипо́зо-генита́льная adiposogenitale Dystrophie *f*, Frölich-Krankheit *f*
~, алимента́рная Hungerkachexie *f*
~, амило́идная Amyloiddystrophie *f*
~, ацидофи́льная azidophile [oxyphile] Dystrophie *f*
~, белко́вая Eiweißdystrophie *f*, Dysproteinose *f*
~, вакуо́льная vakuolige [vakuoläre] Dystrophie *f*
~, внеклéточная extrazelluläre Dystrophie *f*
~, внутриклéточная intrazelluläre Dystrophie *f*
~, внутриутро́бная intrauterine Dystrophie *f*
~, водя́ночная hydropische Dystrophie *f*
~, восковидная wachsartige Dystrophie *f*
~, гиали́ново-ка́пельная hyalin-tröpfige Dystrophie *f*
~, гидропи́ческая hydropische Dystrophie *f*
~ жёлтого пятна́, дискови́дная scheibenförmige Makuladegeneration *f (nach Kuhnt-Junius)*
~, жирова́я Fettdystrophie *f*, adipose Degeneration *f*
~, зерни́стая körnige Dystrophie *f*
~, известко́вая [кальцино́зная] Kalkdystrophie *f*
~, клéточная Zelldystrophie *f*
~ ко́жи Hautdystrophie *f*
~ ко́жи, амило́идная amyloide Hautdystrophie *f*
~ ко́жи, пигмéнтная сосо́чковая Schwarzwucherhaut *f*
~ ко́жи, ста́рческая Altershautdystrophie *f*
~, колло́идная kolloide Dystrophie *f*
~, крупнока́пельная grobtröpfige Dystrophie *f*
~ миока́рда Myokarddystrophie *f*
~, муко́идная mukoide Dystrophie *f*
~, мы́шечная Muskeldystrophie *f*
~, мы́шечная прогресси́рующая progressive Muskeldystrophie *f*
~, нейроаксиа́льная neuroaxiale Dystrophie *f*
~ новорождённых Dystrophie *f* der Neugeborenen
~ ногтéй Nageldystrophie *f*
~, паренхимато́зная parenchymatöse Dystrophie *f*
~ пéчени, токси́ческая toxische Leberdystrophie *f*
~, пигмéнтная Pigmentdystrophie *f*
~, пигмéнтная гемоглобиногéнная hämoglobinogene Pigmentdystrophie *f*
~ по́чек, гликогéнная Nierenglykogenose *f*
~, ранева́я Wundkachexie *f*
~, рогова́я Horndystrophie *f*
~ сетча́тки, пигмéнтная Pigmentdegeneration *f* [Pigmententartung *f*] der Netzhaut
~ сетча́тки, центра́льная сени́льная senile Makuladegeneration *f*
~, сли́зистая schleimige [gallertige] Dystrophie *f*
~, сотови́дная *Ophth.* Hornhautdystrophie *f* von Down
~, тканева́я Gewebsdystrophie *f*
~, фибрино́идная fibrinoide Dystrophie *f*
дисфаги́я *f* Dysphagie *f*, Schluckbeschwerden *f pl*
~, болева́я schmerzhafte Dysphagie *f*
~, буккофарингеа́льная [высо́кая] buckopharyngeale Dysphagie *f*
~, механи́ческая mechanische Dysphagie *f*
~, пищево́дная ösophageale Dysphagie *f*
~, сидеропени́ческая Eisenmangeldysphagie *f*
дисферменти́я *f* Dysfermentie *f*, Dysenzymie *f*
дисфони́я *f* Dysphonie *f*, Stimmstörung *f*
~, гиперкинети́ческая hyperkinetische Dysphonie *f*
~, гиперфункциона́льная hyperfunktionelle Dysphonie *f*
~, гипокинети́ческая hypokinetische Dysphonie *f*
~, диспласти́ческая dysplastische Dysphonie *f*
~, миогéнная myogene Dysphonie *f*
~, профессиона́льная Berufsdysphonie *f*
~, спасти́ческая spastische Dysphonie *f*
дисфу́нкция *f* Dysfunktion *f*, Funktionsstörung *f*
~, вегетососу́дистая vegetativ-vaskuläre Dysfunktion *f*
~, вестибуля́рная Labyrinthfunktionsstörung *f*, Vestibularisfunktionsstörung *f*
дисхоли́я *f* Dyscholie *f*
~, метаболи́ческая metabolische Dyscholie *f*
~, экзогéнная exogene Dyscholie *f*
дисхроми́я *f* ко́жи Hautverfärbung *f*
дисци́зия *f* Diszision *f*, Schnitt *m*, Inzision *f*
~ катара́кты Durchreißen *n* des Nachstars
~ ше́йки ма́тки Zervixdiszision *f*, Trachelotomie *f*
диуре́з *m* Diurese *f*, Harnausscheidung *f*
~, во́дный Wasserdiurese *f*
~, мину́тный Minutenurinmenge *f*
~, осмоти́ческий Osmodiurese *f*

~, основно́й Basisdiurese *f*
~, пури́новый Purindiurese *f*
~ разведе́ния Dilutionsdiurese *f*
~, солево́й Salzdiurese *f*
~, су́точный Tagesurinmenge *f*
диуре́тики *m pl* harntreibende Mittel *n pl*
~, осмоти́ческие osmotisch wirkende harntreibende Mittel *n pl*
дифа́г *m* Diphag *m*
дифиллоботрио́з *m* Diphyllobothriosis *f*
дифиллобо́триум *m* Diphyllobothrium *n*, Dibothriozephalus *m*
дифра́кция *f* **зву́ка** Schalldiffraktion *f*
дифтери́я *f* Diphtherie *f*
~ горта́ни Larynxdiphtherie *f*
~ зе́ва Rachendiphtherie *f*
~ ко́жи Diphtherie *f* der Haut
~ но́са Nasendiphtherie *f*
~ ра́ны Wunddiphtherie *f*
~, токси́ческая toxische Diphtherie *f*
дифференци́рованный differenziert
диффере́нция *f* Differenz *f*
диффу́зия *f* Diffusion *f*
~ га́зов Gasendiffusion *f*
~ ге́на путём мигра́ции Gendiffusion *f* durch Migration
~, капилля́рная Kapillardiffusion *f*
диффу́зный diffus
дихромази́я *f* Dichromasie *f*, partielle Farbenblindheit *f*
диэнцефалёз *m* Dienzephalose *f*
длина́ *f*:
~ аккомода́ции Akkomodationsgebiet *n*
~ волны́ Wellenlänge *f*
~ волны́ сти́мула ЭРГ Wellenlänge *f* des Lichtreizes der ERG
~ нёба Gaumenlänge *f*
~ те́ла Körperlänge *f*
~, те́менно-ко́пчиковая Scheitel-Steißbein-Länge *f*
длинноголо́вость *f* Langköpfigkeit *f*, Dolichozephalie *f*
длиннору́кость *f* Langarmigkeit *f*
дли́тельность *f*:
~ де́йствия Wirk(ungs)dauer *f*
~ жи́зни, максима́льная maximale Lebensdauer *f*
~ жи́зни, потенциа́льная Lebenswartung *f*
~ жи́зни, сре́дняя durchschnittliche Lebensdauer *f*
~ заживле́ния Heilungsdauer *f*
~ консерва́ции Konservierungsdauer *f*
~ лече́ния Behandlungsdauer *f*
~ наблюде́ния Beobachtungszeitraum *m*
~ нетрудоспосо́бности Arbeitsunfähigkeitsdauer *f*, AU-Dauer *f*
~ опера́ции Operationsdauer *f*
~ пребыва́ния в больни́це Krankenhausverweildauer *f*
~ при́ступа Anfallsdauer *f*
~ хране́ния Lagerzeit *f*, Aufbewahrungsdauer *f*
дневни́к *m*:
~ врача́ Arzttagebuch *n*
~, пищево́й Ernährungstagebuch *n*
дно *n* Grund *m*, Boden *m*, Fundus *m*
~, альбиноти́ческое глазно́е blonder [albinotischer] Fundus *m*
~ глазни́цы Orbitalboden *m*
~, глазно́е Augen(hinter)grund *m*, Fundus *m*
~ мочево́го пузыря́ Blasengrund *m*, Blasenfundus *m*, Blasenboden *m*
~ по́лости рта Mundhöhlenboden *m*
~ ра́ны Wundgrund *m*
~ та́за Beckenboden *m*
~ я́звы Geschwürsboden *m*
доброка́чественность *f* Gutartigkeit *f*, Benignität *f*
догоспита́льный vorstationär, prähospital
до́за *f* Dosis *f*, Gabe *f*
~, биологи́ческая Biodosis *f*
~, вы́сшая Maximaldosis *f*
~, вы́сшая ра́зовая Einzelmaximaldosis *f*
~ генети́чески зна́чимая genetisch signifikante Dosis *f*
~, глуби́нная Tiefendosis *f*
~, годова́я Jahresdosis *f*
~, гона́дная Gonadendosis *f*
~, де́тская Kinderdosis *f*
~ зараже́ния Ansteckungsdosis *f*
~ излуче́ния Strahlendosis *f*
~, инфици́рующая infizierende Dosis *f*, ID
~, ко́жно-эрите́мная Hauterythemdosis *f*, HED
~, коне́чная Enddosis *f*
~, курсова́я Kurdosis *f*
~, курсова́я лета́льная letale Kurdosis *f*
~, лета́льная Letaldosis *f*
~, лече́бная therapeutische Dosis *f*
~, максима́льно переноси́мая maximal vertragbare Wirkungsdosis *f*
~, минима́льная де́йствующая minimale Wirkungsdosis *f*
~, нача́льная Initialdosis *f*
~ облуче́ния Bestrahlungsdosis *f*
~, объёмная Volumendosis *f*
~, однокра́тная Einzeldosis *f*
~, пове́рхностная Oberflächendosis *f*
~, поглощённая Absorbierdosis *f*
~, подпоро́говая unterschwellige Wirkungsdosis *f*
~, поро́говая Schwell(en)dosis *f*
~, преде́льно допусти́мая maximal zulässige Dosis *f*
~, ра́зовая вы́сшая maximale Einzeldose *f*, Einzelmaximaldosis *f*
~, сенсибилизи́рующая sensibilisierende Dosis *f*
~, смерте́льная tödliche [letale] Dosis *f*
~, смерте́льная минима́льная minimale Letaldosis *f*
~, сре́дняя Durchschnittsdosis *f*
~, станда́ртная Standarddosis *f*
~, су́точная Tagesdosis *f*
~, су́точная вы́сшая maximale Tagesdosis *f*
~, токси́ческая toxische Dosis *f*
~, эквивале́нтная Äquivalenzdosis *f*
~, эпиляцио́нная Epilationsdosis *f*
~, эрите́мная Hauterythemdosis *f*
~, эффекти́вная effektive [wirksame] Dosis *f*
доза́тор *m* Dosator *m*, Dosiergerät *n*
дози́метр *m* Dosimeter *n*, Dosismesser *m*
~ га́мма-излуче́ния Gamma(strahlen)dosimeter *n*

~, **индивидуа́льный** Personendosimeter *n*
~, **карма́нный** Taschendosimeter *n*
~, **колориметри́ческий** Farbdosimeter *n*
~, **нака́пливающий** speicherndes Dosimeter *n*
~, **нару́чный** Armbanddosimeter *n*
~, **плёночный** Filmdosimeter *n*
~, **ультразвуково́й** Ultraschalldosimeter *n*
дозиметри́я *f* Dosimetrie *f*, Strahlendosimetrie *f*
дози́рование *n*, **дозиро́вка** *f* Dosierung *f*
доклини́ческий präklinisch
докóрм *m* zusätzliche Ernährung *f*
документа́ция *f*:
~, **медици́нская** medizinische Dokumentation *f*
~, **медици́нская первúчная** medizinische Grunddokumentation *f*
~, **медици́нская статисти́ческая** medizinisch-statistische Dokumentation *f*
~, **медици́нская унифици́рованная** unifizierte medizinische Dokumentation *f*
долби́ть meißeln
долг *m*, **кислоро́дный** Sauerstoffschuld *f*
долгожи́тель *m* Langleber *m*, Makrobiont *m*
долголе́тие *n* Langlebigkeit *f*
~, **семе́йное** familiäre Langlebigkeit *f*
доле́чивание *n* Nachbehandlung *f*; Nachkur *f*
долихоси́гма *f* Dolichosigma *n*
долихостеномели́я *f* Dolichostenomelie *f*
долихоцефали́я *f* Dolichozephalie *f*
долото́ *n*:
~, **анатоми́ческое** anatomischer Meißel *m*
~ **для артропла́стики** Gelenkmeißel *m*
~ **для позвоно́чника** Wirbelmeißel *m*
~, **желобова́тое** Hohlmeißel *m*
~, **зубно́е** Zahnmeißel *m*
~, **ко́стное** Knochenmeißel *m*
~, **ко́стное во́гнутое** Hohlmeißel *m*
~, **носово́е** Nasenmeißel *m*
~, **пло́ское** Flachmeißel *m*
~, **трепанацио́нное** Trepanationsmeißel *m*
до́лька *f* Läppchen *n*, Lobulus *m*
~ **железы́** Drüsenläppchen *n*
~ **жирово́й клетча́тки** Fettläppchen *n*
~ **моло́чной железы́** Brustdrüsenläppchen *n*
~ **плаце́нты** Cotyledon *f*
до́ля *f* **1.** Lappen *m*, Lobus *m* **2.** Anteil *m*
~, **бокова́я** Seitenlappen *m*
~, **ве́рхняя** Oberlappen *m*
~, **висо́чная** Schläfenlappen *m*
~ **гипо́физа** Hypophysenlappen *m*
~ **головно́го мо́зга** Gehirnlappen *m*
~ **железы́** Drüsenlappen *m*
~, **за́дняя** Hinterlappen *m*
~, **заты́лочная** Hinterhauptlappen *m*
~, **лёгкого** Lungenlappen *m*
~, **ло́бная** Stirnlappen *m*
~ **мозжечка́** Kleinhirnlappen *m*
~ **моло́чной железы́** Brustdrüsenlappen *m*
~, **ни́жняя** Unterlappen *m*
~, **пере́дняя** Vorderlappen *m*
~ **пе́чени** Leberlappen *m*
~, **полулу́нная** halbmondförmiger Lappen *m*
~ **по́чки** Nierenlappen *m*
~ **предста́тельной железы́** Prostatalappen *m*
~, **промежу́точная** Zwischenlappen *m*
~, **сре́дняя** Mittellappen *m*
~, **теменна́я** Scheitellappen *m*
~ **щитови́дной железы́** Schilddrüsen(seiten)lappen *m*
дом *m*:
~, **де́тский** Kinderheim *n*
~ **для престаре́лых** Altersheim *n*, Feierabendheim *n*
~ **инвали́дов** Invalidenheim *n*
~ **младе́нца** Kleinkinderheim *n*
~ **о́тдыха** Erholungsheim *n*
~ **о́тдыха для бере́менных** Schwangerenerholungsheim *n*
~ **о́тдыха ма́тери и ребёнка** Erholungsheim *n* für Mütter und Kinder
~, **роди́льный** Entbindungsheim *n*
домина́нта *f* Dominante *f*
домини́рование *n*:
~, **альтерни́рующее** alternierende Dominanz *f*
~, **непо́лное** Semidominanz *f*
~, **обрати́мое** Dominanzwechsel *m*
~, **ступе́нчатое** Spitzendominanz *f*
донесе́ние *n*, **медици́нское** medizinische Meldung *f*
до́нор *m* Spender *m*
~ **кро́ви** Blutspender *m*
~ **трансплanта́та** Transplantatspender *m*
~, **универса́льный** Universalspender *m*
доно́шенность *f* Ausgetragenheit *f*
до́пинг *m* Doping *n*
до́плер-кардиографи́я *f* Doppler-Kardiographie *f*
допусти́мый zulässig
дородово́й antenatal
доро́жка *f*, **желу́дочная** Magenstraße *f*
достове́рность *f* **медици́нских да́нных** Validität *f* der medizinischen Daten
до́ступ *m* Zugang *m*, Zutritt *m*
~, **бокова́й** lateraler [seitlicher] Zugang *m*
~, **внебрюши́нный** extraperitonealer Zugang *m*
~ **во́здуха** Luftzutritt *m*
~ **Митбре́йта** Mitbreit-Schnitt *m*, Zutritt *m* zum V. Lendenintervertebraldiskus
~, **операти́вный** [**хирурги́ческий**] Operationsweg *m*
~, **чрезбрюши́нный** transperitonealer Zugang *m*
дота́ция *f* **к санато́рной путёвке** Kurbeihilfe *f*
драже́ *n* Dragees *n pl*
дрейф *m*:
~ **ге́нов** Genendrift *f*
~ **изме́нчивости** Variabilitätsfluß *m*
дрель *f*, **ко́стная** Knochenbohrer *m*
дрена́ж *m* Drain *m*, Ausflußröhrchen *n*
~, **вну́тренний** innere Drainage *f*
~ **желу́дочка мо́зга** Ventrikeldrainage *f*
~, **капилля́рный** haarfeines Abzugsrohr *n*
~, **кла́панный** Klappendränage *f*
~, **отса́сывающий** Aspirationsdrainage *f*, Saugdränage *f*
~, **отто́чный** Ablaufdrain *m*, Abflußdrain *m*
~ **Петро́ва** Petrow-Drainage *f* *(der Brustfellhöle)*
~, **постоя́нный** Dauerdrainage *f*
~, **промывно́й** [**прото́чный**] Spüldrainage *f*
~, **сифо́нный** Heberdränage *f*
~, **сквозно́й** Durchgangsdrainage *f*

~, трýбчатый Rohrdrainage *f*
дрени́ровать drainieren
дрепаноцитóз *m* Drepanozytose *f*, Sichelzell(en)anämie *f*
дрильбóр *m* Drillbohrer *m*
~ **для расширéния корневóго канáла** Wurzelkanalbohrer *m*
дроблéние *n Gen.* Furchung *f*
дрожáние *n:*
~, **голосовóе** Stimmfremitus *m*
~ **рук** Händezittern *n*
~ **хрустáлика** Linsenschlottern *n*
дрóжжи *pl* Hefe *f*, Hefepilze *m pl*, Sproßpilze *m pl*
дрозофи́ла *f* Taufliege *f*
дромомáния *f* Dromomanie *f*, Landstreicherei *f*
дрýза *f* Druse *f*
~ **лучи́стого грибкá** Aktinomyzetendruse *f*, Strahlenpilzdruse *f*
дрýзы *f pl* Drusen *f pl*
~ **(ди́ска) зри́тельного нéрва** Drusen *f pl* der Papille
~ **сетчáтки** Drusen *f pl* am Augenhintergrund
дря́хлость *f* Gebrechlichkeit *f*, Altersschwäche *f*
дугá *f* Bogen *m*
~, **альвеоля́рная** Alveolarbogen *m*
~, **базáльная** Basalbogen *m*
~ **вéрхней чéлюсти** Maxillarbogen *m*
~, **высоколабиáльная** Hochlabialbogen *m*
~, **головня́я** Kopfbügel *m*
~, **двойня́я ортодонти́ческая** (orthodontischer) Doppelbogen *m*
~ **для вытяжéния** Distraktionsbügel *m*
~, **зубня́я** Zahnbogen *m*
~, **истери́ческая** hysterischer Bogen *m*
~, **лабиáльная** Labialbogen *m*, Lippenbogen *m*
~, **ладóнная** Hohlhandbogen *m*
~, **ладóнная повéрхностная** oberflächlicher Hohlhandbogen *m*
~, **лингвáльная** Lingualbogen *m*
~, **лобкóвая [лóнная]** Schambeinwinkel *m*
~, **надбрóвная** Augenbrauenbogen *m*
~, **нёбная** Gaumenbogen *m*
~, **нéрвная** Nervenbogen *m*
~, **нижнечелюстня́я** Mandibularbogen *m*
~ **пери́метра** Perimeterbogen *m*
~, **подъязы́чная** Kiemenbogen *m*
~, **позвонкóвая** Wirbelbogen *m*
~, **рёберная** Rippenbogen *m*
~, **рефлектóрная** Reflexbogen *m*
~, **скуловáя** Jochbogen *m*
~, **стáрческая** Greisenbogen *m*
~, **сухожи́льная** Sehnenbogen *m*
дýжка *f:*
~, **нёбная** Gaumenbogen *m*
~ **очкóв** Brillenbügel *m*
дуодени́т *m* Duodenitis *f*
~, **элиминациóнный** Eliminationsduodenitis *f*
дуоденобиопси́я *f* Duodenobiopsie *f*
дуоденографи́я *f* Duodenographie *f*
дуоденоеюностоми́я *f* Duodenojejunostomie *f*
дуоденоскопи́я *f* Duodenoskopie *f*
дуоденостоми́я *f* Duodenostomie *f*
дуоденоэнтеростоми́я *f* Duodenoenterostomie *f*
дупликатýра *f* Duplikatur *f*, Doppelfaltung *f*
~ **брюши́ны** Bauchfellduplikatur *f*
~ **фáсции** Faszienduplikatur *f*
дупликáция *f* Duplikation *f*, Verdopplung *f*
дурáшливость *f* läppisches Verhalten *n*
душ *m* **1.** Dusche *f*, Brause *f* **2.** Brausebad *n*, Brausedusche *f*
~, **вéерный** Fächerdusche *f*
~, **воздýшный** Luftdusche *f*, «Luftbrause» *f*
~, **восходя́щий** ansteigende Dusche *f*
~, **дождевóй** Regendusche *f*
~, **игóльчатый** Stacheldusche *f*
~, **кишéчный** Darmbad *n*
~, **носовóй** Nasendusche *f*
~, **óбщий электростати́ческий** allgemeine elektrostatische Dusche *f*
~, **паровóй** Dampfdusche *f*
~, **перемéнный** Wechseldusche *f*
~, **пылевóй** Verstäubungsdusche *f*
~, **сидя́чий** Sitzdusche *f*
~, **струевóй [стрýйный]** Strahldusche *f*, Charcot-Dusche *f*
~, **тёплый** Warmdusche *f*
~, **циркуля́рный** zirkuläre Dusche *f*
~, **электростати́ческий** elektrostatische Dusche *f*
душ-массáж *m* Wasserstrahlmassage *f*
~, **подвóдный** Unterwasserstrahlmassage *f*
дыхáние *n* **1.** Atmung *f*, Respiration *f*, Atmen *n* **2.** Atemgeräusch *n*
~, **агонáльное** Agonalatmung *f*
~, **амфори́ческое** amphorisches Atmen *n*, Krugatmen *n*
~, **большóе** große Atmung *f*
~, **бронхиáльное** Bronchialatmen *n*, Röhrenatmung *f*
~, **везикуля́рное** Vesikuläratmen *n*, Bläschenatmen *n*
~, **диафрагмáльное** Bauchatmung *f*
~, **диффузиóнное** Diffusionsatmung *f*
~, **жёсткое** hartes [scharfes, verschärftes] Atmen *n*
~, **замéдленное** verlangsamtes Atmen *n*, Bradypnoe *f*
~, **искýсственное** künstliche Atmung *f*, (künstliche) Beatmung *f*
~, **искýсственное аппарáтное** maschinelle Beatmung *f*
~, **искýсственное ручнóе** manuelle Beatmung *f*
~, **клéточное** Zellatmung *f*
~, **мáятниковое** Pendelatmung *f*
~, **металли́ческое** metallisches Atemgeräusch *n*
~, **носовóе** Nasenatmung *f*
~, **ослáбленное** abgeschwächtes Atemgeräusch *n*
~, **патологи́ческое** pathologische Atmung *f*
~, **повéрхностное** oberflächliches Atmen *n*
~ **под перемéнным давлéнием, искýсственное** (alternierende) Wechseldruckbeatmung *f*
~ **под повы́шенным давлéнием** Überdruckbeatmung *f*
~ **под постоя́нным положи́тельным давлéнием, спонтáнное** kontinuierlicher positiver Atemwegdruck *m*, continuous positive airway pressure *(engl.)*, CPAP

~ по зáмкнутому кóнтуру, искýсственное Kreisbeatmung *f*
~, прерывистое unterbrochene Atmung *f*
~, принудúтельное Zwangsbeatmung *f*
~, пуэрúльное Puerilatmen *n*
~ рот в нос, искýсственное Mund-zu-Nase-Beatmung *f*
~ рот в рот, искýсственное Mund-zu-Mund-Beatmung *f*
~, ротовóе Mundatmung *f*
~, саккадúрованное sakkadiertes Atemgeräusch *n*
~, самостоя́тельное spontane Atmung *f*
~, свистя́щее pfeifendes Atemgeräusch *n*
~, стенотúческое stenotisches Atmen *n*
~, стерторóзное stertoröses Atmen *n*
~, стридорóзное Stridor *m*
~, сýдорожное Schnappatmung *f*
~, терминáльное Agonalatmung *f*
~, тканевóе Gewebsatmung *f*
~, управля́емое gesteuerte [gelenkte] Beatmung *f*
~, учащённое beschleunigte Atmung *f*, Tachypnoe *f*
~, форсúрованное forcierte Atmung *f*
~, шýмное lautes Atmen *n*

Е

евгéника *f* Eugenik *f*, Erbhygiene *f*
евнухоидúзм *m* Eunuchoidismus *m*
евстахиúт *m* Ohrtrompetenkatarrh *m*, Tubenkatarrh *m*
единúца *f* Einheit *f*
~, антигéнная Antigeneinheit *f*
~, антитоксúческая antitoxische Einheit *f*
~, генеалогúческая genealogische Einheit *f*
~ генетúческой кáрты Crossing-over-Einheit *f*, Einheit *f* der Chromosomenkarte
~ дéйствия Wirkungseinheit *f*
~ дéйствия, кошáчья Katzeneinheit *f*
~, междунарóдная internationale Einheit *f*, IE
~, менделúрующая mendelierende Einheit *f*
~, мышúная Mäuse-Einheit *f*
~ наблюдéния Beobachtungseinheit *f*
~, нозологúческая nosologische Einheit *f*
~, петушúная Hahn-Einheit *f*
~ рентгéновского излучéния Röntgeneinheit *f*
~ сыворотки, защúтная Abwehreinheit *f* des Serums
~, туберкулúновая Tuberkulineinheit *f*
~ фермéнта, междунарóдная internationale Fermenteinheit *f*
~, хлéбная Brot-Einheit *f*, Weißbrot-Einheit *f*
~, я́дерная Kerneinheit *f*
ездá *f*, верховáя лечéбная Hippotherapie *f*, Reittherapie *f*
ёмкость *f*:
~, бýферная Pufferkapazität *f*
~, кóечная Aufnahmekapazität *f*, Bettkapazität *f*
~ крóви, кислорóдная Sauerstoffaufnahmefähigkeit *f*
~ лёгких, жúзненная Lungenvitalkapazität *f*
~, остáточная Residualkapazität *f*
еюнокардиопексúя *f* Jejunokardiopexie *f*

Ж

жáба *f*:
~, брюшнáя Bauchangina *f*
~, горловáя Angina *f*, Mandelentzündung *f*
~, груднáя Stenokardie *f*
жáжда *f* Durst *m*, Durstgefühl *n*
~, усúленная Polydipsie *f*
жáлобы *f pl* Beschwerden *f pl*
жгут *m* Schlauch *m*
~, кровоостанáвливающий Tourniquet *n*, Blutleerschlauch *m*
жгýтики *m pl* Geißeln *f pl*
жевáние *n* Kauen *n*, Mastikation *f*
жевáть kauen
желатúна *f* Gelatine *f*, Gallerte *f*, weißer Leim *m*
железá *f* Drüse *f*
~, альвеоля́рная Alveolardrüse *f*, alveolare Drüse *f*
~, апокрúнная apokrine Drüse *f*
~, ацинóзная azinöse Drüse *f*
~, белкóвая albuminöse Drüse *f*, Eiweißdrüse *f*
~ брóнхов bronchiale Drüse *f*, Bronchialdrüse *f*
~, бульбоуретрáльная bulbourethrale Drüse *f*, Bulbourethraldrüse *f*, Cowper-Drüse *f*
~, вестибуля́рная Vorhofdrüse *f*
~, вúлочковая Thymus *m*, Thymusdrüse *f*
~ внéшней секрéции exokrine Drüse *f*
~ внýтренней секрéции endokrine Drüse *f*, inkretorische Drüse *f*
~, гетерокрúнная heterokrine Drüse *f*
~, голокрúнная holokrine Drüse *f*
~ гортáни Kehlkopfdrüse *f*
~, губнáя Labialdrüse *f*, Lippendrüse *f*
~, диакрúнная diakrine Drüse *f*
~ дна желýдка Fundusdrüse *f*
~, добáвочная akzessorische Drüse *f*
~ жёлчного пузыря́ Gallenblasendrüse *f*
~, заднепрохóдная Afterdrüse *f*
~, интерстициáльная Interstitialdrüse *f*
~, каротúдная Karotisknötchen *n*
~, кишéчная Darmdrüse *f*
~, клубочковúдная Knäueldrüse *f*
~ кóжи Hautdrüse *f*
~, конъюнктивáльная Konjunktivaldrüse *f*
~ кóрня языкá Zungengrunddrüse *f*
~ крáйней плóти Präputialdrüse *f*
~, лимфатúческая Lymphknoten *m*, Lymphdrüse *f*
~ лýковицы мочеиспускáтельного канáла *s.* железá, бульбоуретрáльная
~, мáточная Gebärmutterdrüse *f*, Uterusdrüse *f*
~, мейбóмиева Augenliddrüse *f*, Liddrüse *f*
~, мерокрúнная merokrine [ekkrine] Drüse *f*
~, мокрóтная Hypophyse *f*
~, молóчная Brustdrüse *f*, Milchdrüse *f*, Mamma *f*
~, молóчная добáвочная akzessorische Mamma *f*, Nebenmilchdrüse *f*, Nebenbrustdrüse *f*, Nebenmamma *f*

~, молочная кровоточащая blutende Mamma *f*
~ мочеиспускательного канала Urethraldrüse *f*, Littre-Drüse *f*
~ мочеточника Harnleiterdrüse *f*
~, надпочечная Nebenniere *f*
~, нёбная Gaumendrüse *f*
~ носа Nasendrüse *f*
~, околоушная Ohrspeicheldrüse *f*, Parotis *f*, *Glandula parotis*
~, околощитовидная Beischilddrüse *f*, Nebenschilddrüse *f*, Epithelkörperchen *n*, *Glandula parathyreoidea*
~, парапростатическая paraprostatische Drüse *f*
~, паратиреоидная *s.* железа, околощитовидная
~, парауретральная paraurethrale Drüse *f*
~, пилорическая Pylorusdrüse *f*
~, пинеальная Zirbeldrüse *f*
~, питуитарная Hypophyse *f*, Hirnanhang *m*
~, пищеварительная Verdauungsdrüse *f*
~, поджелудочная Bauchspeicheldrüse *f*, Pankreas *n*
~, под(нижне)челюстная Submandibulardrüse *f*
~, подъязычная Sublingualdrüse *f*
~, половая Geschlechtsdrüse *f*
~, потовая Schweißdrüse *f*
~ преддверия Vorhofdrüse *f*
~, предстательная Vorsteherdrüse *f*, Prostata *f*
~, препуциальная Präputialdrüse *f*
~, сальная Talgdrüse *f*
~, серная Ohrschmalzdrüse *f*
~, серозная seröse Drüse *f*
~, слёзная Tränendrüse *f*, Augendrüse *f*
~, слизистая muköse [muzinöse] Drüse *f*
~, слюнная Speicheldrüse *f*
~, слюнная околоушная Ohrspeicheldrüse *f*, Parotis *f*
~, слюнная подчелюстная Unterkieferdrüse *f*
~, слюнная подъязычная Unterzungendrüse *f*
~, трубчатая [тубулярная] tubuläre Drüse *f*
~, шеечная Zervikaldrüse *f*
~, шишковидная Zirbeldrüse *f*, Epiphyse *f*
~, щёчная Wangendrüse *f*
~, щитовидная Schilddrüse *f*
~, экзокринная exokrine Drüse *f*
~, эндокринная endokrine Drüse *f*
~, эндоэпителиальная intraepitheliale Drüse *f*
~ языка Zungendrüse *f*
железобактерии *f pl* Ferrobakterien *f pl*
железопорфирин *m* Eisenporphyrin *n*, Ferriporphyrin *n*, Hämin *n*
жёлоб *m*:
~, склеральный Skleralfalz *m*
~, хрящевой Knorpelrinne *f*
желобок *m*:
~, медуллярный [нервный] Neuralrinne *f*
~, ногтевой Nagelfalz *m*
~, подносовой Lippenphiltrum *n*
~, уретральный Urogenitalrinne *f*
желток Dotter *n*, Eigelb *n*
желтуха *f* Gelbsucht *f*, Ikterus *m*
~, ахолическая acholische Gelbsucht *f*
~ Васильева — Вейля Weil-Krankheit *f*, ikterische Leptospirose *f*
~, вирусная Virus-Gelbsucht *f*, infektiöse Hepatitis *f*
~, внепечёночная extrahepatische Gelbsucht *f*
~, врождённая angeborene [kongenitale, konnatale] Gelbsucht *f*
~, гематогенная hämatogene Gelbsucht *f*
~, гемолитическая hämolytische Gelbsucht *f*
~, гепатическая hepatische Gelbsucht *f*
~, гепатогенная hepatogene Gelbsucht *f*
~, гепатоцеллюлярная hepatozelluläre Gelbsucht *f*
~, диссоциированная dissoziierte Gelbsucht *f*
~, застойная Retentionsgelbsucht *f*, Stauungsgelbsucht *f*
~, зелёно-жёлтая grünlichgelber Ikterus *m*
~, злокачественная maligne Gelbsucht *f*
~, интермиттирующая intermittierende Hyperbilirubinämie *f*
~, инфекционная infektiöser Ikterus *m*
~, конъюгационная Konjugationsgelbsucht *f*
~, лептоспирозная ikterische Leptospirose *f*, Weil-Krankheit *f*
~, лимонно-жёлтая Flavinikterus *m*, zitronenfarbener Ikterus *m*
~, медикаментозная medikamentöse Gelbsucht *f*
~, механическая mechanische Gelbsucht *f*, Okklusions-Ikterus *m*
~, надпечёночная suprahepatische Gelbsucht *f*
~ новорождённых Neugeborenengelbsucht *f*
~, оранжево-жёлтая Rubinikterus *m*
~, паренхиматозная [печёночная] hepatische [parenchymatöse] Gelbsucht *f*
~, печёночно-клеточная hepatozelluläre Gelbsucht *f*
~, постгепатическая posthepatischer Ikterus *m*
~, резорбционная Resorptionsgelbsucht *f*
~, токсическая toxische Gelbsucht *f*
~, физиологическая physiologische Gelbsucht *f*
~, холестатическая cholestatische Gelbsucht *f*
~, цианотическая zyanotische Gelbsucht *f*
~, черновато-бронзовая Melanikterus *m*
~, экзогенная exogene Gelbsucht *f*
~, эпидемическая epidemische Gelbsucht *f*
~, ювенильная перемежающаяся intermittierender Ikterus *m* der Jugendlichen, Meulengracht-Syndrom *n*
~, ядерная Kernikterus *m*
желтушность *f* Gelbsüchtigkeit *f*, (leichte) Gelbfärbung *f*
жёлтый *m*, зрительный Sehgelb *n*
желудок *m* Magen *m*
~ в виде песочных часов Sanduhrmagen *m*
~, каскадный Kaskadenmagen *m*
~, опущенный Senkmagen *m*, Gastroptose *f*
~, раздражённый Reizmagen *m*
желудочек *m* 1. Ventrikel *m*, Herzkammer *f* 2. Hirnkammer *f* 3. kleiner Magen *m*
~ головного мозга, боковой Seitenventrikel *m*
~ гортани Kehlkopftasche *f*
~, изолированный isolierter kleiner Magen *m*
~ мозга Hirnkammer *f*, Hirnventrikel *m*
~ сердца Herzkammer *f*
желчевыделение *n* Gallenabsonderung *f*

жёлчный biliär; gallig, biliös
жёлчь *f* Galle *f*, Fel *n*
~, **дуодена́льная** A-Galle *f*, Duodenalgalle *f*
~, **печёночная** C-Galle *f*, Lebergalle *f*
~, **пузы́рная** B-Galle *f*, Blasengalle *f*
жемчу́жина *f*:
~, **ра́ковая** Krebsperle *f*, Kankroidperle *f*
~, **рогова́я** Hornperle *f*
жёсткость *f* Härte *f*
~ **воды́** Härte *f* des Wassers
~, **(би)карбона́тная** Karbonathärte *f*
~, **о́бщая** Gesamthärte *f*
~, **постоя́нная** Nichtkarbonathärte *f*
жже́ние *n* Brennen *n*
~ **в глаза́х** Augenbrennen *n*
~ **во рту́** Mundbrennen *n*
~ **при мочеиспуска́нии** Harnbrennen *n*
живо́т *m* Bauch *m*
~, **взду́тый** Trommelbauch *m*
~, **впа́лый** eingefallener Bauch *m*
~, **дискообра́зно напряжённый** bretthareter Bauch *m*
~, **лягуша́чий** Froschbauch *m*
~, **о́стрый** akuter Bauch *m*
~, **отви́слый** Hängebauch *m*, Schürzenbauch *m*
живо́тные *n pl*:
~, **иммýнные** immune Probetiere *n pl*
~, **инбре́дные** Inzuchttiere *n pl*, Inbreeding-Tiere *n pl*
~, **кроссбре́дные** Crossbreeding-Tiere *n pl*
~, **лине́йные** Tiere *n pl* reiner Linie
~, **рандомбре́дные** Randombreeding-Tiere *n pl*
~, **эксперимента́льные** Versuchstiere *n pl*, Probetiere *n pl*
жи́дкости *f pl* **органи́зма** Körperflüssigkeiten *f pl*
жи́дкость *f* Flüssigkeit *f*
~, **амниоти́ческая** Amnionflüssigkeit *f*, Fruchtwasser *n*
~, **асцити́ческая** Aszit(es)flüssigkeit *f*, aszitische Flüssigkeit *f*
~ **вну́треннего у́ха** Innenohrflüssigkeit *f*, Labyrinthflüssigkeit *f*
~, **внутриглазна́я** Kammerwasser *n*
~, **водя́ночная** Aszitesflüssigkeit *f*
~, **гно́йная** Eiterflüssigkeit *f*
~, **грыжева́я** Bruchwasser *n*
~, **дезинфици́рующая** Desinfektionsflüssigkeit *f*
~, **кровезамеща́ющая** Blutersatzflüssigkeit *f*
~, **надоса́дочная** Überstand *m*
~, **околопло́дная** Fruchtwasser *n*
~, **отёчная** Ödemflüssigkeit *f*
~, **перикардиа́льная** Herzbeutelflüssigkeit *f*
~, **перицеллюля́рная** perizelluläre Flüssigkeit *f*
~, **плевра́льная** Pleuraflüssigkeit *f*
~, **полу́ченная при пу́нкции** Punktionsflüssigkeit *f*
~, **промывна́я** Spülflüssigkeit *f*
~, **серо́зная** seröse Flüssigkeit *f*
~, **синовиа́льная** Synovialflüssigkeit *f*
~, **тканева́я** Gewebsflüssigkeit *f*
~, **цереброспина́льная** Rückenmarkflüssigkeit *f*
~, **экстраваскуля́рная** extravaskuläre Flüssigkeit *f*
жизнеде́ятельность *f*, **оптима́льная** optimale Lebenstätigkeit *f*
жи́зненно необходи́мый lebensnotwendig
жизнеспосо́бность *f* Lebensfähigkeit *f*, Vitalität *f*
жизнь *f* Leben *n*; Lebenslauf *m*
~, **полова́я** Geschlechtsleben *n*
жир *m* Fett *n*
~, **бу́рый** gelbes [braunes] Fettgewebe *n*
~, **депони́рованный** Depotfett *n*
~, **живо́тный** tierisches Fett *n*
~, **иску́сственный** künstliches Fett *n*
~, **ко́жный** Hautoberflächenfett *n*
~, **кулина́рный** Zubereitungsfett *n*
~, **нейтра́льный** Neutralfett *n*
~, **пищево́й** Nahrungsfett *n*
~, **расти́тельный** Pflanzenfett *n*
~, **ры́бий** Lebertran *m*, Fischtran *m*
жи́рность *f* Fettgehalt *m*
жирови́к *m* Lipom *n*, gutartige Fettgewebsgeschwulst *f*
жирово́ск *m* Fettwachs *n*
жироло́вка *f*, **жироуловитель** *m* Fettabscheider *m*
жи́тель *m*:
~, **городско́й** Stadtbewohner *m*; Bürger *m*
~, **се́льский** Landbewohner *m*
жом I *m* Schleißmuskel *m*, Sphinkter *m*
жом II *m* Quetsche *f*, Quetschzange *f*, Schnitzelpresse *f*, Tourniquet *n*
~, **желу́дочный** Magenquetsche *f*
~, **кише́чный** Darmquetsche *f*
~, **разда́вливающий** Enterotrib *m*
журна́л *m*:
~, **медици́нский** medizinische Fach(zeit)schrift *f*
~, **операцио́нный** Operationsbuch *n*
~ **регистра́ции больны́х** Krankenjournal *n*
~, **санита́рный** Hygienekontrollbuch *n*

З

заболева́емость *f* Morbidität *f*, Inzidenz *f*
~, **«госпитализи́рованная»** Morbidität *f* nach der Krankenhausstatistik
~, **неэпидеми́ческая** nichtepidemische Morbidität *f*
~ **по да́нным медици́нских осмо́тров** Morbidität *f* nach den Reihenuntersuchungen
~ **с вре́менной утра́той трудоспосо́бности** Morbidität *f* mit zeitweiliger Arbeitsunfähigkeit
~, **сомати́ческая** somatische Morbidität *f*
~, **эпидеми́ческая** epidemische Erkrankungshäufigkeit *f*
заболева́ние *n* Erkrankung *f*
~, **алимента́рное** alimentäre Krankheit *f*
~, **аллерги́ческое** allergische Erkrankung *f*
~, **веду́щее** Hauptleiden *n*, Haupterkrankung *f*
~, **вновь вы́явленное [впервы́е устано́вленное]** erstmalig festgestellte Erkrankung *f*, Neuerkrankung *f*
~, **гематологи́ческое** hämatologische Erkrankung *f*, Blutkrankheit *f*
~, **грибко́вое** Pilzkrankheit *f*, Mykose *f*
~, **далеко́ заше́дшее** fortgeschrittene Krankheit *f*
~, **демиелинизи́рующее** Entmarkungskrankheit *f*

~, зара́зное übertragbare Krankheit *f*
~ зубо́в Zahnleiden *n*
~, иммуноко́мплексное Immunokomplexerkrankung *f*
~, иммунопролиферати́вное immunoproliferative Erkrankung *f*
~, интеркурре́нтное Interkurrentkrankheit *f*, Zwischenfallerkrankung *f*
~ лёгких Lungenerkrankung *f*
~, лёгкое Bagatellenkrankheit *f*, Lymphoproliferativerkrankung *f*
~, ма́ссовое Massenerkrankung *f*
~ непрофессиона́льной этиоло́гии außerberufliche Erkrankung *f*
~, не́рвное Nervenkrankheit *f*
~, несвоевре́менно устано́вленное spät festgestellte Erkrankung *f*
~, нозокомиа́льное Nosokomialerkrankung *f*
~, о́бщее Allgemeinerkrankung *f*
~, основно́е Haupterkrankung *f*
~, о́строе Akuterkrankung *f*
~, о́строе респирато́рное akute Respirationskrankheit *f*
~, перви́чное Primärerkrankung *f*
~, перенесённое überstandene [durchgemachte] Krankheit *f*
~, повто́рное wiederholte Erkrankung *f*
~, полиэтиологи́ческое polyätiologische Erkrankung *f*
~, послеоперацио́нное Nachoperationsleiden *n*
~, послеродово́е puerperale [postnatale] Erkrankung *f*
~, предо́пухолевое präblastomatöse Erkrankung *f*
~, просту́дное Erkältungserkrankung *f*
~, профессиона́льное Berufserkrankung *f*
~, профессиона́льно обусло́вленное berufsbedingte Erkrankung *f*
~, психи́ческое Geisteskrankheit *f*
~, своевре́менно устано́вленное rechtzeitig festgestellte Erkrankung *f*
~, систе́мное Systemerkrankung *f*
~, сопу́тствующее Zusatzerkrankung *f*; Begleitkrankheit *f*
~ со смерте́льным исхо́дом tödlich verlaufende Erkrankung *f*
~, тяжёлое schwere Erkrankung *f*
~, хрони́ческое chronische Erkrankung *f*
~, эндеми́ческое endemische Erkrankung *f*
~, эндокри́нное Endokrinerkrankung *f*
~, ятроге́нное iatrogene Krankheit *f*
заболе́ть erkranken
забо́р *m* транспланта́та Transplantatentnahme *f*
забрюши́нный retroperitoneal
заве́са *f*:
~, водяна́я Wasservorhang *m*
~, возду́шно-теплова́я Luftvorhang *m*
зави́симость *f*:
~, возрастна́я Altersabhängigkeit *f*
~, до́зовая Dosisabhängigkeit *f*
~, лека́рственная Arzneiabhängigkeit *f*
~, наркомани́ческая Drogenabhängigkeit *f*
~ по по́лу Geschlechtsabhängigkeit *f*
~, психи́ческая psychische Abhängigkeit *f*
завито́к *m* Schraubengewinde *n*
за́ворот *m* Verschlingung *f*; Achsendrehung *f*
~ ве́ка Einwärtswendung *f* des Lides
~ ве́ка, рубцо́вый Narbenentropium *n*
~ ве́ка, спасти́ческий spastisches Entropium *n*
~ желу́дка Magenachsendrehung *f*
~ жёлчного пузыря́ Gallenblasentorsion *f*
~ кишо́к Darmverschlingung *f*, Darmachsendrehung *f*
~ са́льника Netztorsion *f*
~ селезёнки Milzachsendrehung *f*
~ с петлеобразова́нием Verschlingung *f*
за́втрак *m*:
~ Бо́лдырева Boldyrew-Probefrüstück *m*, Untersuchungsverfahren *n* bei Pankreaserkrankungen
~, контра́стный Kontrastprobekost *f*
~ Петро́вой — Ры́сса, про́бный Petrowa-Ryss-Probefrühstück *n (bei Magensekretionsuntersuchung)*
~, про́бный Probefrühstück *n*
~, про́бный алкого́льный Alkoholprobefrühstück *n*
~, про́бный бульо́нный Bouillonprobefrühstück *n*
~, про́бный капу́стный Kohlprobefrühstück *n*
~, про́бный кофе́иновый Koffeinprobefrühstück *n*
~, про́бный са́харный Zuckerprobefrühstück *n*
~, про́бный хле́бный Brotprobefrühstück *n*
зага́р *m* Sonnenbräune *f*
загла́тывание *n* Verschlucken *n*
заглуши́тель *m*, ушно́й Lärmtrommel *f*
загруди́нный retrosternal
загрязне́ние *n* Kontamination *f*, Verunreinigung *f*
~, бактериа́льное (bakterielle) Kontamination *f*
~ вне́шней среды́ Umweltkontamination *f*
~ вне́шней среды́, радиоакти́вное radioaktive Verunreinigung *f* der Umwelt
~ воды́, бактериа́льное bakterielle Verunreinigung *f* des Wassers
~ во́здуха Luftverunreinigung *f*
~ кро́вью Blutbesudelung *f*
~ по́сле я́дерного взры́ва, лока́льное lokaler Fallout *m*
~ по́чвы я́йцами гельми́нтов Verwurmung *f* des Bodens
~ ра́ны Wundverschmutzung *f*
~, фека́льное Fäkalverunreinigung *f*
загрязнённость *f* вне́шней среды́ Verunreinigung *f* [Verschmutzung *f*] der Umwelt
зада́тки *m pl*, насле́дственные Erbanlage *f*
заде́ржка *f* Retention *f*
~ воды́ Wasserretention *f*
~ выделе́ния гно́я Eiterstauung *f*
~ выделе́ния шла́ков Schlackenretention *f*
~ га́зов Windverhaltung *f*
~ мокро́ты Sputumverhaltung *f*
~ мочи́ Harnsperre *f*
~ отто́ка Abflußstörung *f*
~ разви́тия Entwicklungshemmung *f*
~ расщепле́ния *Gen.* Segregationsverzögerung *f*
~ ро́ста Wachstumsretardierung *f*
~ сту́ла Stuhlverhaltung *f*
задо́лженность *f*, кислоро́дная Sauerstoffschuld *f*
задымле́ние *n* Verrauchung *f*

заéда *f* Faulecke *f*
заживлéние *n* Heilung *f*; Ausheilung *f*
~ **вторúчным натяжéнием** Sekundärheilung *f*
~, **непóлное** Defektheilung *f*
~ **первúчным натяжéнием** primäre Heilung *f*
~ **под стрýпом** Schorfheilung *f*
~ **посрéдством рубцевáния** Heilung *f* durch Vernarbung
~ **рáны** Wundheilung *f*
зажúм *m* Klemme *f*, Klammer *f*
~, **аортáльный** Aortenklemme *f*
~, **артериáльный** Arterienklemme *f*
~, **бульдóжий** Bulldoggklemme *f*
~, **винтовóй** Schraubenklammer *f*
~, **двухзýбчатый** Zweizahnklemme *f*
~ **для брюшúны** Peritoneumklemme *f*
~ **для вытяжéния** Distraktionsklammer *f*
~ **для жёлчного пузырú** Gallenblasenzange *f*
~ **для зóба** Kropfklemme *f*
~ **для лёгочной артéрии** Pulmonalisklemme *f*
~ **для парамéтрия** Parametrienklemme *f*
~ **для перикáрда, лигатýрный** Perikardligaturklemme *f*
~ **для половóго члéна** Penisklemme *f*
~ **для пóчечной нóжки** Nierenstielklemme *f*
~ **для трýбки** Schlauchklemme *f*
~ **для ушкá сéрдца** Herzohrklemme *f*
~, **желýдочный** Magenklemme *f*
~, **зýбчатый** Hakenklemme *f*
~, **кишéчный** Darmklemme *f*, Darmkompressorium *n*
~, **кольцевóй** Ringkralle *f*
~, **кровоостанáвливающий** Blutgefäßklemme *f*
~, **лёгочный** Lungenklemme *f*
~, **лигатýрный** Ligaturschnürer *m*
~, **мочетóчниковый** Ureterklemme *f*
~, **носовóй** Nasenzusammendrücker *m*
~, **пóчечный** Nierenklemme *f*
~, **препаровáльный** Präparierklemme *f*
~, **пружúнный** Federklemme *f*
~, **радиáльный** Radialkolben *m*
~, **раздáвливающий** Quetsche *f*
~, **сосýдистый** Gefäßklemme *f*
~, **сосýдистый окóнчатый** gefensterte Gefäßklemme *f*
~ **тúпа «москúт», кровоостанáвливающий** Moskitoklemme *f*
~, **уретрáльный** Urethraklemme *f*
~, **хирургúческий** chirurgische Klemme *f*
~, **эластúческий кишéчный** elastische Darmklemme *f*
зажúм-пинцéт *m* Klemmpinzette *f*
зажúм-расширúтель *m* Klemmsperrer *m*, Spreizklemme *f*
зазýбренный gezackt, gezahnt
заикáние *n* Stottern *n*
закáливание *n* Abhärtung *f*, Abhärtungskur *f*
закáпывать einträufeln
заклáдка *f* Anlage *f*
~, **эмбрионáльная** Embryonalanlage *f*
заключéние *n*:
~, **врачéбное** ärztliches Gutachten *n*
~, **медицúнское** medizinisches Gutachten *n*
~ **о причúне смéрти** Gutachten *n* über die Todesursache
закóн *m*:
~, **биогенетúческий** biogenetisches Grundgesetz *n*
~ **«всё úли ничегó»** Alles-oder-Nichts-Gesetz *n*
~ **единообрáзия** Uniformitätsgesetz *n*
~ **преломлéния** Refraktionsgesetz *n*
~ **расщеплéния** Spaltungsgesetz *n*
~ **регрéссии** Regressionsgesetz *n*
~, **санитáрный** Gesundheitsgesetz *n*
~ **сéрдца** Herzgesetz *n*
~ **токсикодинáмики, основнóй** Hauptsatz *m* der Toxikodynamik
законодáтельство *n*:
~, **вóдно-санитáрное** Wassergesetzgebung *f*
~, **пищевóе** Lebensmittelgesetzgebung *f*
~ **по здравоохранéнию** Gesetzgebung *f* über das Gesundheitswesen
~ **по охрáне трудá** Arbeitsschutzbestimmungen *f pl*
~, **санитáрное** Sanitätsgesetzgebung *f*
~, **трудовóе** Arbeitsgesetzgebung *f*
закономéрности *f pl* **рóста и развúтия** Gesetzmäßigkeiten *f pl* des Wachstums und der Entwicklung
закономéрность *f* **заболевáемости** Gesetzmäßigkeit *f* der Morbiditätsentwicklung
закрытие *n* Verschluß *m*, Verschließung *f*
~ **двойнúм лóскутом** Doppellappenverschluß *m*
~ **дефéкта** Defektdeckung *f*
~ **лóскутом** Lappenverschluß *m*
~ **нáглухо** Blindverschluß *m*
~ **рáны** Wundschluß *m*
~ **швом** Nahtverschluß *m*
закýпорка *f* Verschluß *m*, Okklusion *f*
~ **артéрии** Arterienverschluß *m*
~ **брóнха** Bronchialverstopfung *f*
~ **вéны** Venenverschließung *f*, Venenverstopfung *f*, Venenverschluß *m*
~ **дыхáтельных путéй** Atemwegsverlegung *f*
~ **жёлчного протóка** Gallengangsverschluß *m*
~ **кровенóсного сосýда** Blutgefäßverschluß *m*
~ **лёгочной артéрии** Pulmonalarterienverschluß *m*
~ **мочеиспускáтельного канáла** Harnröhrenverstopfung *f*
~ **мочетóчника** Harnleiterokklusion *f*
~, **пóлная** Totalverschluß *m*
~ **протóка** Gangverschluß *m*
~ **протóка слюннóй железы́** Speichelgangverstopfung *f*
~ **рéчи** Sperrung *f*
~ **сосýда** Gefäßverschluß *m*
зал *m*:
~ **óтдыха** Erholungsraum *m*
~, **родúльный** Kreißsaal *m*
~, **секциóнный** Obduktionsraum *m*
~, **спортúвный** Turnhalle *f*
залúвка *f* Einbettung *f*
~, **парафúновая** Paraffineinbettung *f*
~, **парафúн-целлоидúновая** Paraffin-Zelloidin-Einbettung *f*
~, **целлоидúновая** Zelloidineinbettung *f*

замедлéние *n*:
~ всáсывания Resorptionsverzögerung *f*
~ кровотóка Blutströmungsverlangsamung *f*
замéдленность *f*, психи́ческая psychische Verlangsamung *f* [Hemmung *f*]
замéна *f* Ersatz *m*, Substitution *f*
~ пищевы́х продýктов Nährwertersatz *m*, Lebensmittelersatz *m*
~, простáя *Gen.* Transition *f*
~, слóжная *Gen.* Transversion *f*
замени́тель *m*:
~ крóви Blutersatzpräparat *n*
~, пищевóй Ersatzmittel *n*
~ плáзмы Plasmaersatzmittel *n*
замещéние *n* Ersetzung *f*; Substituierung *f*
~ артéрии Arterienersatz *m*
~ гéна Gensubstitution *f*
~ крóви Blutersatz *m;* Austauschtransfusion *f*
~ объёма крóви Blutvolumensubstitution *f*
~ сосýда Gefäßersatz *m*
~ ткáни Gewebsersatz *m*
заморáживание *n* Einfrieren *n*, Gefrieren *n*
~, бы́строе Schnellgefrierverfahren *n*
замыкáние *n* митрáльного клáпана Mitralklappenschluß *m*
занавéска *f*, нёбная Gaumensegel *n*
занóс *m* Mole *f*
~, кровянóй Blutmole *f*
~, мяси́стый Fleischmole *f*
~, пузы́рный Blasenmole *f*; Traubenmole *f*
~, пузы́рный деструи́рующий destruierende Blasenmole *f*
зáнятость *f* кóйки Bettenbelegung *f*
западéние *n* языкá Glossoptose *f*
запáс *m*:
~ медикамéнтов Medikamentenvorrat *m*
~, пищевóй авари́йный Notverpflegung *f*
зáпах *m* Geruch *m*
~ ацетóна Azetongeruch *m*
~ и́зо рта Mundgeruch *m*, Halitosis *f*
~ мочи́ Harngeruch *m*
~, уреми́ческий urämischer Fötor *m*
зáпись *f*:
~, дли́тельная fortlaufende Registrierung *f*
~ звýков сéрдца Herzschallregistrierung *f*, Phonokardiographie *f*
запóр *m* Obstipation *f*, Verstopfung *f*
~, алиментáрный alimentäre Obstipation *f*
~, атони́ческий atonische Obstipation *f*
~, воспали́тельный entzündliche Obstipation *f*
~, геморроидáльный hämorrhoidale Obstipation *f*
~, гиперкинети́ческий hyperkinetische Obstipation *f*
~, гипокинети́ческий hypokinetische Obstipation *f*
~, дискинети́ческий dyskinetische Obstipation *f*
~, лóжный falsche Obstipation *f*
~, механи́ческий mechanische Obstipation *f*
~, неврогéнный neurogene Obstipation *f*
~, органи́ческий organische Obstipation *f*
~, привы́чный habituelle [angewöhnte] Obstipation *f*
~, рефлектóрный reflektorische Obstipation *f*
~, спасти́ческий spastische Obstipation *f*
~, ятрогéнный jatrogene Obstipation *f*
запрещéние *n* Verbot *n* ◇ ~ дви́гаться Bewegungsverbot *n*
запрóс *m*, кислорóдный Sauerstoffbedarf *m*
запустевáние *n* варикóзных узлóв Varizenverödung *f*
запя́стье *n* Handwurzel *f*
заражéние *n* Kontamination *f*, Ansteckung *f*, Verseuchung *f*
~ крóви Sepsis *f*
~, лабораторное Laborinfektion *f*
~, повтóрное Reinfektion *f*
заразоноси́тельство *n* Ansteckungstragung *f*
заращéние *n* Obliteration *f*, Verschluß *m*
~ зрачкá Pupillenverschluß *m*, Pupillenokklusion *f*
зарóдыш *m* Embryo *m*, Keim *m*
зарóдышевый germinal, germinativ, Keim...
заслóнка *f*:
~, анáльная [заднепрохóдная] Afterklappe *f*
~, подвздóшно-слепокишéчная Bauhinsche Klappe *f*, Ileozökalklappe *f*
~, язы́чная Zungenschild *m*
застарéлый veraltert
застóй *m* Stauung *f*, Stagnation *f*
~, венóзный venöse Stauung *f*
~ жёлчи Gallenstauung *f*
~ жи́дкости Flüssigkeitsstauung *f*
~ крóви Blutstauung *f*
~ отделя́емого Sekretstagnation *f*
~, ретрогрáдный Rückstauung *f*
~ секрéта Sekretstauung *f*
застудневáние *n* Gallertbildung *f*
затампони́ровать austamponieren
затвердевáние *n* **1.** Verhärtung *f*, Induration **2.** (*гипса*) Abbinden *n*
~ половóго члéна, пласти́ческое Schwellkörperverhärtung *f*
затёк *m*:
~, гнóйный Eiterbucht *f*, Eitersack *m*
~, мочевóй Harninfiltration *f*
затемнéние *n* сознáния Bewußtseinstrübung *f*
затормóженность *f*:
~, дви́гательная Bewegungshemmung *f*
~, идеатóрная Gedankenhemmung *f*
~, психи́ческая Geistesträgheit *f*
затрáты *f pl*:
~ на здравоохранéние Aufwand *m* [Aufwendung *f*] für das Gesundheitswesen
~, энергети́ческие Kalorienverbrauch *m*, Energieaufwand *m*
затруднéние *n*:
~ выделéния Ausscheidungshemmung *f*
~ оттóка Abflußbehinderung *f*
заты́лок *m* Hinterkopf *m*, Hinterhaupt *n*
затя́гивание *n* шва Nahtschluß *m*
затяжнóй protrahiert, langwierig
заусéница *f* Niednagel *m*
заýшница *f* Mumps *m*, Ziegenpeter *m*, epidemische Parotitis *f*
заýшный retroaurikulär
зачáтие *n* Empfängnis *f*, Konzeption *f*
зачáток *m* Anlage *f*, Keim *m*
зашивáние *n* Zunähen *n*, Vernähen *n*

~ ра́ны Wundschluß *m*, Wundvernähung *f*
защи́та *f* Schutz *m*, Abwehr *f*
~ **антибио́тиками** Antibiotikaschutz *m*
~ **глазно́го я́блока ве́ками** Augenlidschutz *m*
~, **индивидуа́льная** persönlicher Schutz *m*
~, **медици́нская** medizinische Deckung *f*
~, **мы́шечная** défénse musculaire *(franz.)*
~, **радиацио́нная** Strahlenschutz *m*
~ **ра́ны** Wundschutz *m*
звезда́ *f* Aster *f*, Stern *m*
~, **микроглиа́льная** mikroglialer Stern *m*
~, **хруста́ликовая** Linsenstern *m*, Linsennaht *f*, γ-Naht *f*
звено́ *n*:
~ **мостови́дного проте́за, промежу́точное** Brückenzwischenglied *n*
~ **систе́мы здравоохране́ния** Gruppe *f* [Glied *n*] des Gesundheitssystems
звон *m* **в уша́х** Ohrenklingen *n*
звук *m* Schall *m*, Ton *m*, Laut *m*
~, **надпоро́говый** überschwelliger Ton *m*
~, **перкуто́рный** Perkussionsschall *m*
~, **перкуто́рный коро́бочный** Schachtelton *m*, Korbschall *m*
~, **перкуто́рный лёгочный** Lungenklopfschall *m*
~, **перкуто́рный металли́ческий** perkutorischer metallischer Klopfschall *m*
~, **перкуто́рный приглушённый** gedämpfter Klopfschall *m*
~, **перкуто́рный тимпани́ческий** tympanischer Perkussionsschall *m*
~, **перкуто́рный тупо́й** dumpfer Klopfschall *m*
~, **перкуто́рный я́сный** klarer Perkussionsschall *m*
~, **подпоро́говый** unterschwelliger Ton *m*
~, **поро́говый** Schwellton *m*
звуковосприя́тие *n* Schallempfindung *f*
звукозащи́та *f* Schallschutz *m*
звукоизоли́рующий schalldämpfend
звукоизоля́ция *f* Schallschutz *m*
звуконепроница́емость *f* Schalldichtheit *f*
звуконепроница́емый schalldicht
звукообразова́ние *n* Tonbildung *f*
звукопоглоща́емость *f* Schallabsorption *f*
звукопоглоща́ющий schallschluckend
звукопроведе́ние *n* Schallweiterleitung *f*, Schalleitung *f*
~, **остеотимпана́льное** osteotympanale Schalleitung *f*
звукопрово́дность *f* Schalleitfähigkeit *f*
звукопроница́емость *f* Schalldurchlässigkeit *f*
звуча́ние *n* **го́лоса** Stimmklang *m*
здоро́вый gesund
здоро́вье *n* Gesundheit *f*
здра́вница *f* Heilstätte *f*, Kurort *m*
здравоохране́ние *n* Gesundheitswesen *n*
~, **госуда́рственное** staatliches Gesundheitswesen *n*
~, **наро́дное** Volksgesundheitswesen *n*
~, **национа́льное** nationales Gesundheitswesen *n*
~, **практи́ческое** praktisches Gesundheitswesen *n*; Medizin *f*
здравпу́нкт *m* Sanitätsstelle *f*
~, **враче́бный** ärztlich besetzte Sanitätsstelle *f*
~, **фе́льдшерский** Stützpunkt *m* für Betreuung durch Feldscher
зев *m* Rachenenge *f*
~, **ма́точный** Gebärmuttermund *m*
зево́та *f* Gähnen *n*
земли́стый erdfahl
зе́ркало *n* Spiegel *m*
~, **брюшно́е** Bauchspatel *m*
~, **влага́лищное** Vaginalspiegel *m*
~, **влага́лищное светя́щееся** Scheidenleuchtspekulum *n*
~, **во́гнутое** Hohlspiegel *m*
~, **вы́пуклое** Konvexspiegel *m*
~, **гинекологи́ческое** Scheidenspekulum *n*
~, **глазно́е** Augenspiegel *m*
~, **горта́нное** Kehlkopfspiegel *m*
~ **для брюшно́й сте́нки** Bauchdeckenhalter *m*
~, **зубно́е** Zahnspiegel *m*
~, **кольцево́е [кру́глое]** Ringspiegel *m*
~, **ло́бное** Stirnspiegel *m*
~, **ложкообра́зное** Löffelspiegel *m*
~, **ма́точное** Gebärmutterspiegel *m*
~, **носово́е** Nasenspiegel *m*
~, **носогло́точное** Nasenrachenspiegel *m*
~, **освети́тельное** Beleuchtungsspiegel *m*
~, **печёночное** Leberspiegel *m*
~, **пло́ское** Planspiegel *m*
~, **рассе́ивающее** Zerstreuungsspiegel *m*
~, **ректа́льное** Mastdarmspekulum *n*
~, **ротово́е** Mundspiegel *m*
~, **светя́щееся** Leuchtspiegel *m*
~, **увеличи́тельное** Vergrößerungsspiegel *m*
~, **ушно́е** Ohrenspiegel *m*
зёрна *n pl*:
~, **азурофи́льные** Azurgranulierung *f*
~, **метахромати́ческие** metachromatische Körnchen *n pl*
~, **миксоглобулёзные** Myxoglobulosekörnchen *n pl*
~, **пигме́нтные** Pigmentkörnchen *n pl*
зиго́та *f* Zygote *f*
зимоге́н *m* Zymogen *n*
зимогра́мма *f* Enzymogramm *n*
зия́ние *n* Klaffen *n*
~, **лейкеми́ческое** leukämische Spalte *f*
зловóнный stinkend, fötid
злока́чественность *f* Bösartigkeit *f*, Malignität *f*
злоупотребле́ние *n* Abusus *m*; Mißbrauch *m*
~ **алкого́лем** Alkoholabusus *m*
~ **аналгези́рующими сре́дствами** Schmerzmittelabusus *m*
~ **лека́рствами** Medikamentenmißbrauch *m*
знак *m*, **пирами́дный** Pyramidenzeichen *n*
зна́харь *m* Quacksalber *m*, Gesundbeter *m*
значе́ние *n*:
~, **бри́динговое [генети́ческое]** Zuchtwert *m*
~, **генотипи́ческое** genotypischer Wert *m*
~, **ожида́емое** Erwartungswert *m*
~, **поро́говое** Schwellenwert *m*
~, **ра́нговое** Rangzahl *f*
~, **социа́льно-гигиени́ческое** sozialhygienische Bedeutung *f*
~, **сре́днее роди́тельское** Elternmittel-Wert *m*
зоб *m* Kropf *m*, Struma *f*

~, аберра́нтный aberrierende [aberrante] Struma *f*
~, аденомато́зный adenomatöse Struma *f*
~, базедовифици́рованный basedowifizierte Struma *f*; basedowifizierter Kropf *m*
~, вися́чий Pendelstruma *f*, Hängekropf *m*
~, внутригрудно́й intrathorakaler Kropf *m*
~, внутритрахеа́льный intratracheale Struma *f*
~, гипертиреоидный hyperthyreote Struma *f*
~, диффу́зный токси́ческий diffuser toxischer Kropf *m*, Basedow-Krankheit *f*
~, доброка́чественный primär-blande Struma *f*
~, загруди́нный retrosternaler Kropf *m*
~, ка́менный eisenharte Struma *f*
~, капу́стный wuchernde Struma *f*
~, кисто́зный zystische Struma *f*
~, колло́идный kolloide Struma *f*
~, лимфомато́зный Hashimoto-Struma *f*
~, ныря́ющий Tauchkropf *m*
~, паренхимато́зный parenchymatöse Struma *f*
~, подъязы́чный Zungengrundstruma *f*
~, позадигло́точный retropharyngeale Struma *f*
~, пролифери́рующий proliferierende [wuchernde] Struma *f*
~, ретротрахеа́льный retrotrachealer Kropf *m*
~, тиреотокси́ческий thyreotoxische Struma *f*
~, трабекуля́рный trabekuläre Struma *f*
~, тубуля́рный tubuläre Struma *f*
~, узлово́й knotiger Kropf *m*
~, фолликуля́рный follikuläre Struma *f*
~, эктопи́ческий ektopische [ektope] Struma *f*
~, эндеми́ческий endemischer Kropf *m*
~, эпидеми́ческий epidemischer Kropf *m*
~, эутиреоидный euthyreoter Kropf *m*
зо́на *f* Zone *f*
~, аганглиона́рная aganglionäre Zone *f*
~ биологи́ческого де́йствия Zone *f* der biologischen Wirkung [der biologischen Einwirkung]
~, болева́я Schmerzzone *f*
~ гемо́лиза Hämolysenzone *f*
~ заде́ржки Inhibitionszone *f*
~ застро́йки Baugebiet *n*
~ здоро́вья Gesundheitszone *f*
~ зрачка́ Pupillarzone *f*
~, климатогеографи́ческая klimatischgeographische Zone *f*
~, клубо́чковая Glomerularzone *f* (der Niere)
~ комфо́рта Komfortzone *f*
~, контроли́руемая Zone *f* unter Kontrolle
~ коры́ по́чки, лучи́стая Markstrahlenzone *f* der Niere
~, куро́ртная Kurortzone *f*
~ о́тдыха Erholungszone *f*, Erholungsgebiet *n*
~ перестро́йки Umbauzone *f*
~, при́городная Stadtrandzone *f*
~, промы́шленная Industriegebiet *n*
~, рабо́чая Arbeitszone *f*
~, рефлексоге́нная reflexogene Zone *f*
~, рефле́кторная Reflexzone *f*
~, речева́я сенсо́рная Wernicke-Zentrum *n*, sensorisches Sprachzentrum *n*
~, санита́рно-защи́тная sanitäre Schutzzone *f*
~ санита́рной охра́ны (*источника водоснабжения*) Schutzzone *f*
~, сели́тебная Wohngebiet *n*
~ стро́гого режи́ма Fassungsbereich *m*
~ теплово́го комфо́рта optimaler Behaglichkeitsbereich *m*
~ угнете́ния ро́ста Wachstumsinhibitionszone *f*
~ хрони́ческого де́йствия Zone *f* der chronischen Wirkung
~ эквивале́нтности Äquivalentzone *f*
~ ЭКГ Übergangszone *f* des EKG
зона́льный zonal
зонд *m* Sonde *f*; Schlauch *m*
~, биполя́рный Bipolarsonde *f*
~, влага́лищный Vaginalsonde *f*
~, внутрима́точный Intrauterinsonde *f*
~, глазно́й Augensonde *f*
~, глазно́й магни́тный Augenmagnetsonde *f*
~, горта́нный Kehlkopfsonde *f*
~, двойно́й гастродуодена́льный gastroduodenale Doppelsonde *f*
~, двупу́говчатый Doppelknopfsonde *f*
~, двухходо́вый doppelläufige Sonde *f*
~, дилатацио́нный Dilatationssonde *f*
~ для вене́чного си́нуса Koronarsinussonde *f*
~ для охлажде́ния прямо́й кишки́ Mastdarmkühler *m*
~ для прото́ка слюнно́й железы́ Speichelgangsonde *f*
~ для слёзного кана́ла Tränenkanalsonde *f*
~, дуодена́льный Duodenalsonde *f*
~, желобова́тый Hohlsonde *f*, Furchensonde *f*, Rinnensonde *f*
~, желу́дочный Magensonde *f*
~, желу́дочный постоя́нный Magenverweilsonde *f*
~, звуково́й Schallsonde *f*
~, зо́бный Kropfsonde *f*
~, зубно́й Zahnsonde *f*
~, иго́льчатый Nadelsonde *f*
~, измери́тельный Meßsonde *f*
~, кише́чный Darmsonde *f*
~, кони́ческий konische Sonde *f*
~, магни́тный Magnetsonde *f*
~, ма́точный Gebärmuttersonde *f*
~, мочето́чниковый Harnleitersonde *f*
~, мы́шечный Muskelsonde *f*
~, нави́нчивающийся zusammenschraubbare Sonde *f*
~, направля́ющий Führungssonde *f*
~, носово́й Nasensonde *f*
~, носогло́точный Nasenrachensonde *f*
~, пищево́дный Osophagussonde *f*
~ По́ляка Poljak-Sonde *f* (*für Eingriffe am Tränenkanalchen)*
~, постоя́нный Verweilsonde *f*, Dauersonde *f*
~ Похи́сова Pochissow-Sonde *f* (*zur Sondierung des Tränennasenkanals)*
~, пу́говчатый Knopfsonde *f*
~, ра́диевый Radiumsonde *f*
~, ректа́льный Rektalsonde *f*
~, свинцо́вый Bleisonde *f*
~ с деле́ниями graduierte Sonde *f*
~ с оли́вой Olivensonde *f*
~, стоматологи́ческий Zahnsonde *f*
~, стрелови́дный Pfeilsonde *f*
~, сухожи́льный Sehnensonde *f*

~, ушнóй Ohr(en)sonde *f*
зонд-вúлка *f* Gabelsonde *f*
зонд-иглá *f*, **лигатýрная** Ligaturnadelsonde *f*
зондúрование *n* Sondendiagnostik *f*; Sondierung *f*
~, **беззóндовое** sondenlose [schlauchlose] Sondierung *f*
~, **дуоденáльное** Duodenalsondierung *f*
~ **мочетóчника** Harnleitersondierung *f*
зонд-проводнúк *m* Leitsonde *f*
зонестезúя *f* Zonästhesie *f*
зооантропонóз *m* Zooanthroponose *f*
зоонóз *m* Zoonose *f*
зооспермúя *f* Zoospermie *f*
зоостерúн *m* Zoosterin *n*
зоотрихобезоáр *m* Zootrichobezoar *m*
зоофилúя *f* Zooerastie *f*, Bestialität *f*
зрачóк *m* Pupille *f*, Augensehloch *n*, Sehloch *n*
~, **«кошáчий»** Katzenpupille *f*
~, **прыгающий** Pupillenunruhe *f*
зрéлость *f*:
~, **морфофункционáльная** morphofunktionelle Pubertät *f*
~ **óпухоли** Tumorreife *f*
~, **половáя** Geschlechtsreife *f*, Pubertät *f*, sexuelle Reife *f*
~, **половáя запоздáлая** verzögerte Pubertät *f*, verzögerte Geschlechtsreife *f*, *pubertas tarda*
~, **половáя преждеврéменная** sexuelle Frühreife *f*, *pubertas praecox*
~, **шкóльная** Schulreife *f*, Schulfähigkeit *f*
зрéлый reif
зрéние *n* Sehen *n*, Sehvermögen *n*
~, **бинокулярное** Binokularsehen *n*
~ **вблизú** Nähesehen *n*
~, **глубúнное** Tiefenwahrnehmung *f*
~, **дневнóе** Tagsehen *n*
~, **монокулярное** monokulares [einäugiges, uniokulares] Sehen *n*
~, **ночнóе** Nachtsehen *n*
~, **перифериúческое** peripheres Sehen *n*
~, **скотопúческое** skotopisches Sehen *n*
~, **стереоскопúческое** stereoskopisches Sehen *n*
~, **сýмеречное** Dämmerungssehen *n*
~, **фотопúческое** photopisches Sehen *n*
~, **цветовóе** Farbensehen *n*
~, **центрáльное** zentrales Sehen *n*
зуб *m* Zahn *m*
~, **боковóй** Seitenzahn *m*
~, **вéрхний** Oberkieferzahn *m*
~ **в зýбе** Zahn *m* im Zahn
~, **вклúненный [вколóченный]** Zahnimpaktion *f*
~, **глазнóй** Augenzahn *m*
~, **девитáльный** devitaler Zahn *m*
~, **добáвочный** Überzahn *m*
~, **импáктный** Zahnimpaktion *f*
~, **креннóй большóй** Molar *m*
~, **крампóнный** Kramponzahn *m*
~, **молóчный** Milchzahn *m*
~ **мýдрости** Weisheitszahn *m*
~, **нúжний** Unterkieferzahn *m*
~, **опóрный** Stützzahn *m*
~, **перéдний** Vorderzahn *m*
~, **пóлый** hohler Zahn *m*
~, **постоянный** bleibender Zahn *m*
~, **сверхкомплéктный** Überzahn *m*
~, **стальнóй** Stahlzahn *m*
~, **фронтáльный** Frontzahn *m*
~, **шиповúдный** Zapfenzahn *m*
~, **штифтовóй** Stiftzahn *m*
зубéц *m*:
~, **диктротúческий** diktrotische Zacke *f*
~ **электрокардиогрáммы** elektrokardiographische Zacke *f*
зубнóй dental
зубоврачевáние *n* Zahnbehandlung *f*
зубопротéзный zahnprothetisch
зýбы *m pl* Zähne *m pl*
~, **«двойные»** Doppelzähne *m pl*
~, **сдвóенные** Zwillingszähne *m pl*
~, **слúвшиеся** verschmolzene Zähne *m pl*
~, **срóсшиеся** verwachsene Zähne *m pl*
~, **стирáющиеся** Abrasionsgebiß *n*
зуд *m* Juckreiz *m*, Jucken *n*
~, **анáльный** Analjuckreiz *m*, Afterjucken *n*
~ **в ушáх** Ohrenjucken *n*
~ **головы** Kopfjucken *n*
~ **дёсен** Zahnfleischjucken *n*
~, **диабетúческий** diabetisches Jucken *n*
~ **зáднего прохóда** *s.* **зуд, анáльный**
~, **кóжный** Hautjucken *n*
~, **мéстный** lokales Jucken *n*
~, **óбщий** allgemeines Jucken *n*
~ **от трéния** Reibjucken *n*
~, **психогéнный** psychogenes Jucken *n*
~, **чесóточный** Kratzjucken *n*
зýдень *m* Milbentier *n*, Zekke *f*
зыблéние *n* Wogung *f*, Fluktuation *f*

И

иглá *f* Nadel *f*
~, **атравматúческая** atraumatische Nadel *f*
~ **Бáкулева** Bakulew-Nadel *f (für Injektionen in den Herzbeutel)*
~, **биопсúйная** Biopsienadel *f*
~, **глазнáя** Augennadel *f*
~, **двойнáя** Doppelnadel *f*
~, **дисцизиóнная** Diszisionsnadel *f*
~ **для анестезúи** Anästhesienadel *f*
~ **для взятия крóви** Blutentnahmekanüle *f*
~ **для вливáния** Infusionskanüle *f*
~ **для внутрикóжных инъéкций** Intradermalkanüle *f*
~ **для иглоукáлывания** Akupunkturnadel *f*
~ **для кровопускáния** Blutentnahmekanüle *f*
~ **для люмбáльной пýнкции** Lumbalpunktionsnadel *f*
~ **для переливáния крóви** Bluttransfusionskanüle *f*
~ **для пýнкции сéрдца** Herzpunktionsnadel *f*
~ **для удалéния инорóдных тел** Fremdkörpernadel *f*
~, **изóгнутая хирургúческая** gebogene chirurgische Nadel *f*, Sichelnadel *f*
~, **инфузиóнная [инфузиóнно-трансфузи-**

о́нная] Nadel *f* zur Infusion und Transfusion
~, инъекцио́нная Injektionskanüle *f*
~ Касси́рского Kassirski-Punktionsnadel *f* *(für Knochenmarkentnahme)*
~, катаракта́льная Starnadel *f*
~, кише́чная хирурги́ческая Darmnadel *f*
~, коагуляцио́нная Glühnadel *f*
~, ко́жная хирурги́ческая Hautnähnadel *f*
~, корнева́я Wurzelnadel *f*
~, ко́стная Knochennadel *f*
~, кру́глая runde Nadel *f*
~, лигату́рная Ligaturennadel *f*
~, обка́лывающая хирурги́ческая Abzisionsnadel *f*
~, оспопривива́льная Pockenimpfnadel *f*
~, параценте́зная Parazentesenadel *f*
~, печёночная хирурги́ческая Lebernadel *f*
~, пла́тиновая Platinnadel *f*
~, по́лая Kanüle *f*, Hohlnadel *f*
~, препарова́льная Präpariernadel *f*
~, приви́вочная Impfnadel *f*
~, прижига́ющая Brennadel *f*
~, прока́лывающая durchstechende Nadel *f*
~, пряма́я gerade Nadel *f*
~, пункцио́нная Punktionsnadel *f*, Punktionskanüle *f*
~, радионо́сная Radiumnadel *f*
~, ре́жущая schneidende (dreikantige) Nadel *f*
~, секцио́нная Sektionsnadel *f*
~, сосу́дистая хирурги́ческая Gefäßnadel *f*
~, стержнева́я schaftförmige Nadel *f*
~, стерна́льная Sternalkanüle *f*
~, тимпана́льная Tympanal-Nadel *f*
~, трепанацио́нная Trepanationsnadel *f*
~, тру́бчатая rohrförmige Nadel *f*
~, фиксацио́нная Fixiernadel *f*
~, хирурги́ческая chirurgische Nadel *f*
игла́-ви́лка *f* Gabelkanüle *f*, Gabelnadel *f*
игла́-копьё *f* Lanze(tte)nnadel *f*
игла́-скарифика́тор *f* Skarifikationsnadel *f*
иглодержа́тель *m* Nadelhalter *m*, Kanülenträger *m*
~, глазно́й Augennadelhalter *m*
иглорефлексотерапи́я *f*, иглотерапи́я *f*, иглоука́лывание *n* Akupunktur *f*; Nadelstich *m*, Nadelreflextherapie *f*
и́грек-хромосо́ма *f* Y-Chromosom *n*
иде́и *f pl*:
~, бредовы́е Wahnideen *f pl*
~, домини́рующие überwertige Ideen *f pl*
~, ипохондри́ческие hypochondrische Ideen *f pl*
~ отноше́ния Beziehungsideen *f pl*
~, сверхце́нные überwertige Ideen *f pl*
идентифика́ция *f* Identifikation *f*, Identifizierung *f*
~ ви́русов Virenidentifikation *f*
~ ли́чности Person(en)identifizierung *f*
~ микрооргани́змов Mikrobienidentifizierung *f*
идеомото́рика *f* Ideomotorik *f*
идиовариа́ция *f* Idiovariation *f*
идиогене́тика *f* Idiogenetik *f*
идиогра́мма *f* Idiogramm *n*, Kariogramm *n*
идиопати́ческий idiopathisch
идиопла́зма *f* Idioplasma *n*, Keimplasma *n*
идиосинкрази́я *f* Idiosynkrasie *f*
идиосо́ма *f* Idiosom *n*
идио́т *m* Idiot *m*
идиоти́п *m* Idiotyp *m*
идиотипи́я *f* Idiotypie *f*
идиоти́я *f* Idiotie *f*
~, амавроти́ческая amaurotische Idiotie *f*
~, амавроти́ческая семе́йная familiäre amaurotische Idiotie *f*
~, дизостоти́ческая Gargoylismus *m*
~, микседемато́зная myxödematöse Idiotie *f*
идиохромосо́ма *f* Idiochromosom *n*
избира́тельность *f* Selektivität *f*
~, орга́нная Organselektivität *f*
изверже́ние *n* се́мени Samenerguß *m*
извеще́ние *n*:
~, медици́нское medizinische Meldung *f*
~ о боле́зни Krankheitsmeldung *f*
~ о заболева́нии Erkrankungsmeldung *f*
~ о заболева́нии, подлежа́щем учёту, э́кстренное eilige Meldung *f* über meldungspflichtige Erkrankung
изви́лина *f* Windung *f*
~, висо́чная Schläfenwindung *f*
~ коры́ головно́го мо́зга Hirnwindung *f*
~, ло́бная Stirnwindung *f*
~, попере́чная Querwindung *f*
~, центра́льная Zentralwirkung *f*
изви́тость *f*:
~ ве́нул, штопорообра́зная korkziehartige Schlängelung *f* der Venulen
~ сосу́дов сетча́тки peitschenschnurartige Schlängelung *f* der Netzhaut-Gefäße
извлече́ние *n* Extraktion *f*, Ausziehen *n*
~ иглы́ Nadelentfernung *f*
~ плода́ Kindsextraktion *f*
извраще́ние *n* Perversion *f*
~ вку́са Geschmacksperversion *f*
~ инсти́нктов Perversion *f* der Instinkte
~ рефле́кса Reflexumkehr *f*
~ чувстви́тельности Gefühlsverkehrung *f*
извраще́ния *n pl*, половы́е Perversion *f*, sexuelle Abirrungen *f pl*
изги́б *m* Beugung *f*, Biegung *f*
~ век, подковообра́зный ovale Aussackung *f* der Lidspalte
~ лицево́го не́рва, коле́нчатый Fazialisknie *n*
~ позвоно́чника, физиологи́ческий physiologische Kurvatur *f* des Rückgrades
изгна́ние *n* плода́ Kindsaustreibung *f*
изжо́га *f* Sodbrennen *n*
излечи́мый heilbar
излия́ние *n* Erguß *m*, Effusion *f*
излуча́тель *m* Strahler *m*
~ большо́й протяжённости Langfeldstrahler *m*
~, волново́дный Hohlleiterstrahler *m*
~, желобообра́зный Muldenapplikator *m*, Muldenstrahler *m*
~ зву́ка Schallgeber *m*, Schallstrahler *m*
~, инфракра́сный Infrarot-Strahlungsgerät *n*
~, конта́ктный Kontaktstrahler *m*
~, ненапра́вленный Rundfeldstrahler *m*
~, полостно́й Körperhöhlenstrahler *m*

~, рентге́новский Röntgenstrahler *m*
~ с прямоуго́льным волново́дом Rechteckhohlleiterstrahler *m*
~, ультразвуково́й Ultraschallstrahler *m*
излуче́ние *n* Strahlung *f*, Radiation *f*
~, инфракра́сное Infrarotstrahlung *f*
~, ионизи́рующее ionisierende Strahlung *f*
~, корпускуля́рное Korpuskularstrahlung *f*
~, ла́зерное Laserstrahlung *f*
~, митогенети́ческое mitogenetische Strahlung *f*
~, рентге́новское Röntgenstrahlung *f*
~, со́лнечное Sonnenstrahlung *f*
~, теплово́е *s.* **излуче́ние, инфракра́сное**
~, тормозно́е Bremsstrahlung *f*
~, ультрафиоле́товое Ultraviolett-Strahlung *f*
~, фо́новое natürliche Strahlenbelastung *f*
измене́ние *n* Veränderung *f*, Modifikation *f*; Wechsel *m*, Alteration *f*
~ вку́са Geschmacksveränderung *f*
~ возбуди́мости Erregbarkeitsänderung *f*
~, возрастно́е Altersveränderung *f*
~ кле́тки Zellenveränderung *f*
~ конъюнкти́вы, дегенерати́вное degenerative Veränderung *f* der Bindehaut
~ направле́ния те́ни при скиаскопи́и Schattenwechsel *m*
~ по́ла Geschlechtsumkehr *f*
~ положе́ния Lagewechsel *m*
~ пропо́рции те́ла Körperproportionsveränderung *f*
~ сетча́тки при сотрясе́ниях органи́зма Fernschädigung *f* der Netzhaut durch Körpererschütterung
~ созна́ния, снови́дное oneiroide Bewußtseinsveränderung *f*
~ структу́ры заболева́емости Strukturwandel *m* der Morbidität
~ структу́ры населе́ния Umstrukturierung *f* der Bevölkerung
~ структу́ры сме́ртности Strukturwandel *m* der Mortalität
~ тка́ней Gewebsveränderung *f*
~, фибрино́идное Fibrinoidveränderung *f*
~ цве́та Verfärbung *f*
~ цве́та ра́дужки Verfärbung *f* der Iris
измене́ния *n pl* Veränderungen *f pl*
~, интраоперацио́нные Operationsbefund *m*
~, тру́пные Leichenveränderungen *f pl*
изме́нчивость *f* Variabilität *f*, Veränderlichkeit *f*
~, дискре́тная diskontinuierliche Variabilität *f*
~, квазинепреры́вная quasikontinuierliche Variabilität *f*
~, мутацио́нная Mutationsvariabilität *f*
~, оста́точная residuale Variabilität *f*
~, потенциа́льная potentielle Variabilität *f*
~ при́знака Zeichenvariabilität *f*
~, рекомбинацио́нная Rekombinationsvariabilität *f*
~, свобо́дная freie Variabilität *f*
~, стати́ческая statische Variabilität *f*
~, эпигено́мная Epigenomvariabilität *f*
измере́ние *n* Messung *f*
~ артериа́льного давле́ния Blutdruckmessung *f*
~ внутрипузы́рного давле́ния Blasendruckmessung *f*
~ кровопоте́ри Blutverlustmessung *f*
~ кровото́ка, ультразвуково́е Ultraschallblutflußmessung *f*
~ мочево́го пото́ка Urinflußmessung *f*
~ по́ля зре́ния Gesichtsfeldprüfung *f*
~ толщины́ жирово́й (ко́жной) скла́дки Hautfalten-(Dicken-)Messung *f*
~ угла́ косогла́зия Strabometrie *f*
~ че́репа Kraniometrie *f*
~ pH pH-Messung *f*
изнаси́лование *n* Vergewaltigung *f*, Notzucht *f*
изна́шивание *n* Verschleiß *m*, Abnutzung *f*
изнеможе́ние *n* Erschöpfung *f*
изнуре́ние *n* Erschöpfung *f*, Entkräftung *f*
изоагглютина́ция *f* Isoagglutination *f*
изоалле́ли *pl* Isoallele *n pl*
~, мутацио́нные Mutationsisoallele *n pl*
изоантитела́ *n pl* Isoantikörper *m pl*
изображе́ние *n* Darstellung *f*, Abbildung *f*; Bild *n*
~, двойно́е Doppeltsehen *n*
~ за́дней ка́псулы хруста́лика Linsenhinterflächenbild *n*
~, зерка́льное Spiegelbild *n*
~, инверти́рованное Inversion *f*
~ на сетча́тке Netzhautbild *n*
~, негати́вное Negativbild *n*
~, позити́вное Positivbild *n*
~ по́ля зре́ния Gesichtsfeldaufnahme *f*
~, рентге́новское Röntgenbild *n*
~ сетча́тки Netzhautbild *n*
~, структу́рное Strukturbild *n*
~, цветно́е Farbbild *n*
изогемагглютина́ция *f* Isohämagglutination *f*
изогемолизи́ны *m pl* Isohämolysine *n pl*
изогидри́я *f* Isohydrie *f*
изогипостенури́я *f* Isohyposthenurie *f*
изозиго́тность *f* Isozygotie *f*
изоля́т *m* Isolat *n*
изоля́тор *m* Isolierraum *m*
изоля́ция *f* Isolierung *f*, Absonderung *f*
~ инфекцио́нного больно́го Isolierung *f* eines Infektionskranken
изомера́за *f* Isomerase *f*
изомери́я *f* Isomerie *f*
~, простра́нственная Stereoisomerie *f*
изоморфи́зм *m* Isomorphie *f*
изоними́я *f* Namensgleichheit *f*
изоонки́я *f* Isoonkie *f*
изопла́стика *f* Isoplastik *f*
изопло́идный isoploid
изосенсибилиза́ция *f* Isosensibilisierung *f*
~ лейкоци́тов Leukozytenisosensibilisierung *f*
изоспо́ра *f* Isospora *f*
изостенури́я *f* Isosthenurie *f*, Harnstarre *f*
изоте́рма *f* Isotherme *f*
изотипи́я *f* Isotypie *f*
изотони́ческий isotonisch
изото́п *m* Isotop *n*
~, долгоживу́щий langlebiges Isotop *n*
~, короткоживу́щий kurzlebiges Isotop *n*
~, радиоакти́вный radioaktives Isotop *n*
изотопи́я *f* Isotopie *f*

изотрансплантáт *m* Isotransplantat *n*
изофеногамúя *f* Isophänogamie *f*
изофрагмéнт *m* Isofragment *n*
изохлоргидрúя *f* Isochlorhydrie *f*
изохромосóма *f* Isochromosom *n*
изоцитотоксúн *m* Isozytotoxin *n*
изурúя *f* Isurie *f*
изурóдование *n* Verstümmelung *f*, Entstellung *f*
изурóдованный verstümmelt, entstellt
изучéние *n*:
~ **вы́борочным мéтодом** Stichprobenerhebung *f*
~ **заболевáемости, проспектúвное** prospektive Auswertung *f* der Morbidität(sangaben)
~ **заболевáемости, ретроспектúвное** retrospektive Auswertung *f* der Morbidität(sangaben)
~, **сплошнóе** Totalerhebung *f*
изъявлéние *n* Ulzeration *f*, Geschwürbildung *f*; Exulzeration *f*
икóта *f* Schluckauf *m*, Schlucksen *n*
ил *m* Schlamm *m*; Schlick *m*
~, **актúвный** Belebtschlamm *m*
~, **глúнистый** Lehmschlick *m*
илеúт *m* Ileitis *f*, Krummdarmentzündung *f*
~, **регионáрный [терминáльный]** terminale [regionäre] Ileitis *f*, Crohn-Krankheit *f*
илеоилеостомúя *f* Ileoileostomie *f*
илеоколоплáстика *f* Ileokoloplastik *f*
илеоколостомúя *f* Ileokolostomie *f*
илеопсóас-абсцéсс *m* Ileo-Psoas-Abszeß *m*
илеопсоúт *m* Ileopsoitis *f*
илеосигмоидостомúя *f* Ileosigmoidostomie *f*
илеостáз *m* Ileostase *f*
илеостомúя *f* Ileostomie *f*, Ileumfistelanlegung *f*
илеотифлúт *m* Ileotyphlitis *f*
илеотомúя *f* Ileotomie *f*, Ileumeröffnung *f*
илеотрансверзоанастомóз *m* Ileotransversoanastomose *f*
úлеус *m* Ileus *m*, Darm(kanal)verschluß *m* (*s. a.* **непроходúмость кишéчника**)
иллю́зии *f pl* Illusionen *f pl*
~, **аффектúвные** affektbezogene Illusionen *f pl*
~, **вербáльные** verbale Illusionen *f pl*
~ **вкýса** Geschmacksillusionen *f pl*
~ **двойникóв** Doppelgängerillusionen *f pl*
~, **зрúтельные** optische Illusionen *f pl*
~, **обоня́тельные** Geruchsillusionen *f pl*
~ **пáмяти** Gedächtnisillusionen *f pl*
~, **парейдолúческие** pareidolische Illusionen *f pl*
~ **прострáнственного положéния** Illusionen *f pl* der Raumlage
~, **тактúльные** Tastillusionen *f pl*
имбецúльность *f* Imbezillität *f*
имбибúция *f* Imbibition *f*, Durchtränkung *f*
~, **жёлчная** Gallenimbibition *f*
~, **трýпная** Leichenimbibition *f*
имбúрь *m* Ingwer *m*, *Zingiber officinale*
имидазóл *m* Imidazol *n*
иминопептидáза *f* Iminopeptidase *f*
иммедиáт-протéз *m* Sofortprothese *f*
иммобилизáция *f* Immobilisierung *f*, Ruhigstellung *f*
~ **конéчностей** Extremitätenimmobilisierung *f*
~, **трáнспортная** Transportimmobilisierung *f*
иммунизáция *f* Immunisierung *f*
~, **актúвная** aktive Immunisierung *f*
~, **латéнтная** latente Immunisierung *f*
~, **пассúвная** passive Immunisierung *f*
~, **перекрёстная** Kreuzimmunisierung *f*
~, **перорáльная** perorale Immunisierung *f*
иммунитéт *m* Immunität *f*
~, **абсолю́тный** absolute Immunität *f*
~, **адаптúвный** adaptive Immunität *f*
~, **антибактериáльный** antibakterielle Immunität *f*
~, **антивúрусный** Antivirusimmunität *f*
~, **антимикрóбный** Antimikrobienimmunität *f*
~, **антитоксúческий** antitoxische Immunität *f*
~, **видовóй** arteigene Immunität *f*
~, **врождённый** angeborene Immunität *f*, natürliche Resistenz *f*
~, **гуморáльный** humorale Immunität *f*
~, **депрессиóнный** Depressionsimmunität *f*
~, **естéственно приобретённый** natürlich erworbene Immunität *f*, Postinfektionsimmunität *f*
~, **естéственный** natürliche Immunität *f*
~, **инфекциóнный** Infektionsimmunität *f*
~, **клéточный** zellgebundene [zelluläre, zellvermittelte] Immunität *f*
~, **материнский** Mutterimmunität *f*
~, **мéстный** lokale Immunität *f*
~, **нестерúльный** Infektionsimmunität *f*
~, **пассúвный** passive Immunität *f*
~, **перекрёстный** Kreuzimmunität *f*
~, **пожúзненный** lebenslängliche Immunität *f*
~, **поствакцинáльный** Impfungsimmunität *f*
~, **постинфекциóнный** Postinfektionsimmunität *f*
~, **приобретённый** erworbene Immunität *f*
~, **противоóпухолевый** Tumorimmunität *f*
~, **стерúльный** sterile Immunität *f*
~, **трансплантациóнный** Transplantationsimmunität *f*
иммунобла́ст *m* Immunoblast *m*
иммунобластóма *f* Immunoblastom *n*
иммуногенéз *m* Immunogenese *f*
иммуногенéтика *f* Immunogenetik *f*
иммуногéнность *f* Immunogenität *f*
иммуноглобулúн *m* Immunoglobulin *n*
иммунодепрессáнты *m pl* Immunosuppressanten *m pl*
иммунодефицúт *m* Immunodefizit *n*
иммунодиагнóстика *f* Immunodiagnostik *f*
иммунодиффýзия *f* Immunodiffusion *f*
~, **радиáльная** radiale Immunodiffusion *f*
иммунокоагулопатúя *f* Immunokoagulopathie *f*
иммунолóгия *f* Immunitätsforschung *f*
иммуноморфолóгия *f* Immunomorphologie *f*
иммунопатолóгия *f* Immunopathologie *f*
иммунополисахарúд *m* Immunopolysacharid *n*
иммунопрофилáктика *f* Immunoprophylaxe *f*
иммуноселéкция *f* **óпухоли** Tumorimmunoselektion *f*
иммуносóрбция *f* Immunosorbtion *f*
иммуностимуля́торы *m pl* immunostimulierende Mittel *n pl*
иммуносупрéссоры *m pl* immunosuppressive Mittel *n pl*
иммунотерапúя *f* Immunotherapie *f*
иммунофлюоресцéнция *f* Immunofluoreszenz *f*
иммуноцúт *m* Immunozyt *m*

иммуноцито́ма *f* Immunozytom *n*
иммуноэлектрофоре́з *m* Immunoelektrophorese *f*
~, раке́тный Raketen-Immunoelektrophorese *f*
иммуноэмбриоло́гия *f* Immunoembryologie *f*
импа́ктор *m* Nachschlaggerät *n*
импеда́нс *m*, акусти́ческий akustische Impedanz *f*
импедансометри́я *f* Impedanzmessung *f*
импетигиниза́ция *f* Impetiginisierung *f*
импети́го *n* Eiterflechte *f*, Blasengrind *m*
~ сли́зистых оболо́чек Impetigo *f* der Schleimhaut
~, стафилоко́кковое Bockhart-Impetigo *f*, *impetigo staphylogenes*
~, стрептоко́кковое oberflächliche Streptodermie *f*, Fox-Impetigo *f*, *impetigo (contagiosa) streptogenes*
импи́нджер *m* Impinger *m*
имплантат *m* Implantat *n*
~, керами́ческий Keramikimplantat *n*
импланта́ция *f* Implantation *f*, Einpflanzung *f*, Einbettung *f*
~ води́теля ри́тма Schrittmacherimplantation *f*
~ зу́ба Zahneinpflanzung *f*
~ иску́сственного хруста́лика Linsenimplantation *f*
~ о́пухолевых клѐток Tumorzellenimplantation *f*
~ тка́ней Gewebsimplantation *f*
~ фа́сции Faszienimplantation *f*
импланти́ровать implantieren, einpflanzen
импоте́нтный zeugungsunfähig, impotent
импоте́нция *f* Impotenz *f*, Zeugungsunvermögen *n*
~, психи́ческая psychische Impotenz *f*
импрегна́ция *f* Imprägnation *f*
~ серебро́м Silberimprägnation *f*
и́мпульс *m* Impuls *m*
~, болево́й Schmerzimpuls *m*
~, выска́кивающий [выска́льзывающий] Ersatzschlag *m*
~, желу́дочковый Ventrikelimpuls *m*
~, кинестети́ческий kinästhetischer Nervenimpuls *m*
~, остроконе́чный Nadelimpuls *m*
~, прямоуго́льный Rechteckimpuls *m*
импульси́вность *f* Impulsivität *f*, Triebhaftigkeit *f*
инактива́торы *m pl* холинэстера́зы Cholinesterasehemmstoffe *m pl*
инактива́ция *f* Inaktivierung *f*
~ энзи́мов Enzyminaktivierung *f*
инбри́динг *m* Inzucht *f*, inbreeding *(engl.)*
инвагина́ция *f* Invagination *f*, Einstülpung *f*
~ желу́дка Mageninvagination *f*
~ кишо́к Darminvagination *f*, Darmeinstülpung *f*
инвази́вность *f* Invasivität *f*
инва́зия *f* Invasion *f*, Einbruch *m*
~, гли́стная Helmintheninvasion *f*
~ о́пухоли Tumorinvasion *f*
~, паразита́рная Schmarotzerinvasion *f*
~, протозо́йная Protozoeninvasion *f*
инвали́д *m* Invalide *m*
~ Вели́кой Оте́чественной войны́ Invalide *m* des Großen Vaterländischen Krieges
~ войны́ Kriegsbeschädigte *m*
~ в связи́ с трудовы́м уве́чьем Invalide *m* wegen Arbeitsunfalls
~ по профессиона́льному заболева́нию Invalide *m* wegen einer Berufskrankheit
~ с де́тства Invalide *m* seit der Kindheit
инвали́дность *f* Invalidität *f*, ständige Arbeitsunfähigkeit *f*
~, перви́чная Invalidisierung *f*; Neuzugang *m* an Invalidenrente
~, профессиона́льная Berufsinvalidität *f*, professionelle Invalidität *f*
инве́рсия *f* Inversion *f*
~ ма́тки Gebärmutterumstülpung *f*, Uterusumstülpung *f*
~ са́хара Zuckerinversion *f*
~, танде́мная Tandeminversion *f*
~, температу́рная Temperaturumkehr *f*
инверта́за *f* Invertase *f*
инволю́ция *f* Involution *f*, Rückbildung *f*
~ ма́тки Uterusinvolution *f*
~, ста́рческая Altersinvolution *f*
ингаля́тор *m* Inhalator *m*, Inhalationsgerät *n*
~, аэрозо́льный Aerosolinhalator *m*
~, аэрозо́льный ультразвуково́й Ultraschallinhalator *m*
~, индивидуа́льный Einzelinhalationsgerät *n*, Einzelvernebler *m*
~, карма́нный Tascheninhalator *m*
~, кислоро́дный Sauerstoffinhalator *m*, Sauerstoffinhalationsgerät *n*
~, носово́й Naseninhalator *m*
ингалято́рий *m* Inhalatorium *n*
ингаля́ция *f* Inhalation *f*
~, аэрозо́льная Aerosolinhalation *f*
~, группова́я Rauminhalation *f*
~, лече́бная therapeutische Inhalation *f*
~, парова́я Dampfinhalation *f*
ингиби́тор *m* Inhibitor *m*, Hemmkörper *m*, Hemmstoff *m*
~ антителообразова́ния Antikörperbildungshemmer *m*
~, бактериа́льный Bakterienhemmstoff *m*
~, ви́русный Virushemmstoff *m*
~ карбоангидра́зы Karboanhydrasehemmer *m*
~, митоти́ческий Mitoseinhibitor *m*
~ моноаминоксида́зы Monoaminoxydasehemmer *m*
~ протеина́з, белко́вый Inhibitor *m* der Proteinasen
~, термолаби́льный thermolabiler Inhibitor *m*
~, термостаби́льный thermostabiler Inhibitor *m*
~ трипси́на Trypsininhibitor *m*
~ ферме́нтов Fermenteninhibitor *m*
~ холинэстера́зы Cholinesterase-Hemmstoff *m*
ингиби́ция *f* Inhibition *f*, Hemmung *f*
~, аллоге́нная allogene Inhibition *f*
~, конта́ктная Kontaktinhibition *f*
и́ндекс *m* Index *m*
~, атеросклероти́ческий atherosklerotischer Index *m*
~, атрофи́ческий Atrophieindex *m*
~, бактериа́льный Bakteriellindex *m*
~ воспроизво́дства Reproduktionsindex *m*
~ здоро́вья Gesundheitsindex *m*

~ **изоляции** Isolationsindex *m*
~, **кариозный** Kariösindex *m*, Kariesindex *m*
~, **кариопикнотический** Karyopyknoseindex *m*
~ **кривой для оценки шума** Lärmbewertungszahl *f*
~, **лейкоцитарный** Leukozytenindex *m*
~ **метафазной конъюгации** Metaphasepaarungsindex *m*
~, **минутный** Herzminutenindex *m*
~, **митотический** Mitoseindex *m*
~ **незаменимых аминокислот** EAA-Index *m*, essential amino acids index *(engl.)*
~ **нейтрализации** Neutralisationsindex *m*
~, **опсонический** Opsoninindex *m*
~, **осциллографический** oszillographischer Index *m*
~ **пола** Geschlechtsindex *m*
~ **преломления** Refraktionsexponent *m*, Brechungsexponent *m*
~, **протромбиновый** Prothrombinindex *m*
~, **рекомбинационный** Rekombinationsindex *m*
~, **сердечный** Herzindex *m*
~, **систолический** systolischer Index *m*
~ **сократимости** Kontraktilitätsindex *m*
~ **спирализации** Spiralisationsquotient *m*
~ **терапевтического действия** Wirksamkeitsindex *m*
~ **токсичности** Toxizitätsindex *m*
~, **химиотерапевтический** chemotherapeutischer Index *m*
~, **шоковый** Schockindex *m*
~, **эозинофильный** Eosinophilen-Index *m*
~ **Эрисмана** Erisman-Index *m (der physischen Entwicklung)*
индивид *m* Individuum *n*, Person *f*
~ **с наличием признака** merkmalstragende Person *f*
~ **с отсутствием признака** merkmalsfreie Person *f*
индивидуальность *f* Individualität *f*
индиканемия *f* Indikanämie *f*
индиканурия *f* Indikanurie *f*
индикатор *m* **1.** Indikator *m* **2.** Indikator *m*, Anzeiger *m*
~ **качества воздуха помещений** hygienischer Raumluftindikator *m*
~, **радиоактивный** Radioindikator *m*
~ **стадии наркоза** Narkosetief(emeß)gerät *n*
~ **частоты сердечных сокращений** Herzfrequenzanzeiger *m*
индол *m* Indol *n*
индолентность *f* Indolenz *f*
индолэтиламин *m* Indoläthylamin *n*
индуктография *f* Induktographie *f*
индуктор *m* Induktor *m*, Organisator *m*
~ **интерферона** Interferonogen *n*, Interferoninduktor *m*
~ **ферментов [энзимов]** Enzyminduktor *m*, Fermentinduktor *m*
индуктотерапия *f* hochfrequente Induktionstherapie *f*
индуктотермия *f* Induktothermie *f*, Kurzwellendiathermie *f*
индуктотермоэлектрофорез *m* Induktothermoelektrophorese *f*
индукция *f* Induktion *f*
~, **гомеогенетическая** homeogenetische Induktion *f*
~, **зиготная** Zygoteninduktion *f*
~ **опухоли** Tumorinduktion *f*
~, **психическая** psychische Induktion *f*
~, **эмбриональная** Embryonalinduktion *f*
индурация *f* Induration *f*, Verhärtung *f*
~ **лёгких, бурая** braune Induration *f* der Lungen, braune Lungeninduration *f*
~, **пигментная** Pigmentinduration *f*
инициатор *m* Initiator *m*
инкапсулированный eingekapselt, abgekapselt, verkapselt
инкапсуляция *f* Inkapsulation *f*
инкарцерация *f* Einklemmung *f*, Inkarzeration *f*
инкогеренция *f* Inkohärenz *f*, Verwirrtheit *f*
инконтиненция *f*, **аффективная** Affektinkontinenz *f*
инкоординация *f* Koordinationsstörung *f*
инкрет *m* Inkret *n*
инкреция *f* Inkretion *f*, innere Sekretion *f*
инкубатор *m*, **медицинский** Inkubator *m*, Brutapparat *m*, couveuse *(franz.)*
инкубация *f* Inkubation *f*; Inkubationszeit *f*
иннервация *f* Nervenversorgung *f*, Innervation *f*
инокуляция *f*, **механическая** mechanische Inokulation *f*
иноперабельность *f* Inoperabilität *f*
~, **абсолютная** absolute Inoperabilität *f*
~, **временная** temporäre Inoperabilität *f*
иноперабельный inoperabel
инсектицид *m* Insektizid *n*
инсектофунгицид *m* Insektofungizid *n*
инсерция *f* Insertion *f*, Ansatzpunkt *m*, Ansatzstelle *f*
инсоляция *f* Besonnung *f*
инспекция *f* Inspektion *f*
~, **государственная санитарная** Staatssanitätsinspektion *f*
инстиллятор *m* Instillator *m*, Tropfapparat *n*
инстилляция *f* Instillation *f*, Einträufelung *f*
~ **глазных капель** Einträufeln *n* [Einträpfeln *n*] von Augentropfen
институт *m*:
~, **медицинский** medizinische Hochschule *f*
~, **научно-исследовательский** Forschungsinstitut *n*
~ **усовершенствования врачей** Institut *n* für ärztliche Fortbildung
инструктор *m*, **санитарный** Sanitätsunteroffizier *m*
инструкция *f* Instruktion *f*, Anleitung *f*, Anweisung *f*, Vorschrift *f*
~ **о пользовании** Gebrauchsanweisung *f*
~ **по обслуживанию** Bedienungsvorschrift *f*
~ **по уходу** Wartungsvorschrift *f*
~ **по эксплуатации** Betriebsanleitung *f*
~, **санитарная** Sanitätsvorschrift *f*
инструмент *m* Instrument *n*
~, **медицинский** medizinisches Instrument *n*
~, **перевязочный** Verbandinstrument *n*

~, привйвочный Impfinstrument *n*
~, хирургйческий chirurgisches Instrument *n*
~, экстракциóнный Extraktionsinstrument *n*
инструментáрий *m* Instrumentarium *n*
инструмéнты *m pl*:
~ Вoйчека Wojatschek-Instrumente *n pl (1. Ohrenknopfzonde 2. Nasensäge 3. Trepan 4. Knochenahle)*
~ Елáнского, хирургйческие chirurgische Elanski-Instrumente *n pl (1. Osteosynthesenagel 2. Transportschiene)*
инсулйн *m* Insulin *n*
инсулинозавйсимый insulinabhängig
инсулинорезистéнтность *f* Insulinresistenz *f*
инсулинотерапйя *f* Insulinbehandlung *f*
инсýльт *m* Insult *m*, Gehirnschlag *m*; Schlaganfall *m*, Nervenschlag *m*
~, апоплектйческий apoplektischer Insult *m*
~, геморрагйческий Hirnmassenblutung *f*
~, ишемйческий zerebrovaskulärer Insult *m*
~, эмболйческий zerebrale Thromboembolie *f*
инсуффлятор *m* Pulverbläser *m*
интегрáтор *m* частотьı пýльса Pulsfrequenzintegrator *m*
интегрáция *f* Integration *f*
интеллéкт *m* Intelligenz *f*, Geist *m*
~, понйженный Intelligenzschwäche *f*
интенсйвность *f*:
~ отбóра *Gen.* Intensität *f* der Selektion
~ световóго стймула Lichtreizintensität *f*
~ физйческого трудá Arbeitsschweregrad *m*
интервáл *m* Abstand *m*, Intervall *n*
~, кóстно-воздýшный (*на аудиограмме*) Knochenleitungs-Luftleitungs-Differenz *f*, Schalleitungskomponente *f*
~ невозбудймости Refraktärperiode *f*
~, систолйческий systolisches Intervall *n*
~ электрокардиогрáммы Strecke *f* des Elektrokardiogramms
интерградáция *f* Intergradation *f*
интериоризáция *f* Interiorisation *f*, Verinnerlichung *f*
интеркинéз *m* Interkinese *f*
интерболйт *m* interlobäre Pleuritis *f*
интермйссия *f* Intermission *f*, Vollremission *f*
интернатýра *f* Internatur *f*
интерорецéптор *m* Intero(re)zeptor *m*
интерпозйция *f* Interposition *f*
интерпретáция *f*, бредовáя Wahndeutung *f*, wahnhafte Interpretation *f*
интерсексуáльность *f* Intersexualität *f*
интерстициáльный interstitiell
интерстйций *m* Interstitium *n*
интертрйго *n* Wundsein *n*
интерферéнция *f* Interferenz *f*
~ вйрусов Virusinterferenz *f*
~, генетйческая genetische Interferenz *f*
~ кроссингóвера Crossing-over-Interferenz *f*
~, локализóванная Lokalinterferenz *f*
~, межаллéльная interallele Interferenz *f*
~, межхромосóмная interchromosomale Interferenz *f*
~, отрицáтельная negative Interferenz *f*
~, положйтельная positive Interferenz *f*
~, хиазматйческая Chiasmainterferenz *f*
~, хроматйдная Chromatideninterferenz *f*
~, цитологйческая zytologische Interferenz *f*
интерферóн *m* Interferon *n*
~, лейкоцитáрный leukozytäres Interferon *n*
интестиноплáстика *f* Darmplastik *f*, Intestinalplastik *f*
йнтима *f* Intima *f*
интимотромбэктомйя *f* Intimthrombektomie *f*
интимэктомйя *f* Intimektomie *f*, Intimentfernung *f*
интоксикáция *f* Intoxikation *f*, Vergiftung *f*
~, вóдная Wasserintoxikation *f*, Hyperhydratation *f*
~, гнóйная Eitervergiftung *f*
~, кáлиевая Kalium-Intoxikation *f*
~, печёночная Leberintoxikation *f*
~, пищевáя alimentäre Intoxikation *f*, Nahrungsmittelintoxikation *f*
~, туберкулёзная Tuberkuloseintoxikation *f*
интолерáнтность *f* Intoleranz *f*, Unduldsamkeit *f*
интравéрзия *f* Intraversion *f*
интрамедуллярный intramedullär
интрамурáльный intramural
интраплеврáльный intrapleural
интратрахеáльный intratracheal
интровертйрованность *f* Introvertiertheit *f*
интрогрéссия *f* Introgression *f*
интродýктор *m* Intubator *m*
интроспéкция *f* Introspektion *f*, Selbstbeobachtung *f*
интубáция *f* Intubation *f*
~, бронхиáльная Bronchialintubation *f*
~ вслепýю blinde Intubation *f*
~ гортáни Larynxintubation *f*
~ кишéчника Darmintubation *f*
~, назотрахеáльная nasotracheale Intubation *f*
~, эндотрахеáльная endotracheale Intubation *f*
интубйровать intubieren
интуйция *f* Intuition *f*
инулйн *m* Inulin *n*
инфантилйзм *m* Infantilismus *m*
~, гипофизáрный hypophysärer Infantilismus *m*
~, кишéчный intestinaler Infantilismus *m*
~, митрáльный mitraler Nanismus *m*
~, психйческий psychischer Infantilismus *m*
инфáркт *m* Infarkt *m*
~, билирубйновый Bilirubininfarkt *m*
~ боковóй стéнки сéрдца Seitenwand(myokard)infarkt *m*
~, геморрагйческий hämorrhagischer [roter] Infarkt *m*
~ зáдней стéнки сéрдца Hinterwand(myokard)infarkt *m*
~, застóйный Stauungsinfarkt *m*
~, ишемйческий ischämischer [weißer, anämischer] Infarkt *m*
~ кишéчника [кишкй] Darminfarkt *m*
~ кóсти Knocheninfarkt *m*
~ лёгкого Lungeninfarkt *m*
~ миокáрда Myokardinfarkt *m*
~ миокáрда, крупноочагóвый Myokardinfarkt *m* von großer Ausdehnung
~ миокáрда, мелкоочагóвый kleinherdiger Myokardinfarkt *m*, Herzmikroinfarkt *m*

~ миока́рда, све́жий frischer Myokardinfarkt *m*
~ миока́рда, субэндокардиа́льный subendokardialer Herzinfarkt *m*
~ миока́рда, субэпикардиа́льный subepikardialer Herzinfarkt *m*
~ миока́рда, трансмура́льный transmuraler Herzinfarkt *m*
~ мо́зга Gehirninfarkt *m*, Hirninfarkt *m*
~, мочеки́слый Harnsäureinfarkt *m*
~ папилля́рных мышц Papillarmuskelinfarkt *m*
~ перегоро́дки се́рдца Herzseptuminfarkt *m*
~ пере́дней сте́нки се́рдца Vorderwand(myokard)infarkt *m*
~, пигме́нтный Pigmentinfarkt *m*
~, повто́рный Reinfarkt *m*
~ по́чки Niereninfarkt *m*
~ селезёнки Milzinfarkt *m*
~, септи́ческий septischer Infarkt *m*
~ яи́чника Eierstockinfarkt *m*

инфектартри́т *m* 1. rheumatoide Arthritis *f*, primär chronische Arthritis *f* 2. Infektarthritis *f* (*infolge einer Infektion*)

инфекциони́ст *m* Facharzt *m* für Infektionskrankheiten

инфекцио́нно-аллерги́ческий infektallergisch

инфекцио́нный infektiös

инфе́кция *f* Infektion *f*; Infektionskrankheit *f*
~, аборти́вная abortive Infektion *f*
~, аденови́русная Adenovireninfektion *f*
~, алимента́рная alimentäre Infektion *f*
~, анаэро́бная Anaerobierinfektion *f*
~, арбови́русная Arbor-Viren-Infektion *f*
~, аутохто́нная autochtone Infektion *f*
~, аэроге́нная aerogene Infektion *f*
~, бактериа́льная bakterielle Infektion *f*
~, бана́льная Bagatellinfektion *f*
~, ви́русная Virusinfektion *f*
~, ви́русная респирато́рная respiratorische Virusinfektion *f*
~, внутрибольни́чная [внутригоспита́льная] nosokomiale [intrahospitale] Infektion *f*
~, внутриутро́бная intrauterine Infektion *f*
~, возду́шная aerogene Infektion *f*
~, возду́шно-ка́пельная Tröpfcheninfektion *f*
~, втори́чная sekundäre Infektion *f*
~, генерализо́ванная generalisierte Infektion *f*
~, гни́лостная putride [jauchige] Infektion *f*
~, гно́йная pyogene [eitrige] Infektion *f*
~, гриппо́зная grippales Infekt *n*
~, де́тская Kinderinfektion *f*
~ дыха́тельных путе́й Atemwegsinfektion *f*
~, зубна́я Zahninfektion *f*
~, инаппара́нтная inapperente [unerfaßbare, okkulte, symptomlose] Infektion *f*
~, интеркурре́нтная interkurrente Infektion *f*
~, кише́чная Darminfektion *f*
~ Декса́ки Coxsackieinfektion *f*
~, ко́стная Knocheninfektion *f*
~, костномозгова́я Knochenmarksinfektion *f*
~, лате́нтная latente Infektion *f*
~, манифе́стная manifeste [offenkundige] Infektion *f*
~, менингоко́кковая Meningokokkeninfektion *f*
~, ме́стная lokale [örtliche] Infektion *f*
~, микопла́зменная Mykoplasmainfektion *f*
~, мочева́я Harninfektion *f*
~, о́бщая Allgemeininfektion *f*
~, одонтоге́нная Dentalinfektion *f*
~, осо́бо опа́сная besonders gefährliche Infektionskrankheit *f*
~, перви́чная primäre Infektion *f*
~, перекрёстная Kreuzinfektion *f*
~, пищева́я alimentäre Infektion *f*
~, повто́рная Reinfektion *f*
~, подлежа́щая регистра́ции meldepflichtige Infektionskrankheit *f*
~, послеродова́я puerperale [postpartale] Infektion *f*
~, пылева́я Staubinfektion *f*
~, ранева́я Wundinfektion *f*
~, ро́жистая Erysipelinfektion *f*
~, септи́ческая Septikämie *f*, Sepsis *f*
~, скры́тая latente [larvierte] Infektion *f*
~, сме́шанная [сочета́нная] Mischinfektion *f*
~, субклини́ческая subklinische Infektion *f*
~, трансмисси́вная transmissive Infektion *f*
~, трансфузио́нная Transfusionsinfektion *f*
~, уроге́нная urogene Infektion *f*
~, фока́льная Herdinfektion *f*, Fokalinfektion *f*
~, хирурги́ческая chirurgische Infektion *f*
~, экзоге́нная exogene Infektion *f*
~, эндоге́нная endogene Infektion *f*, Autoinfektion *f*
~, энтерови́русная Enterovirusinfektion *f*

инфильтра́т *m* Infiltrat *n*
~, воспали́тельный entzündliches Infiltrat *n*
~, гистиоцита́рно-плазмокле́точный histiozytär-plasmazelluläres Infiltrat *n*
~, краево́й Randinfiltrat *n*
~, круглокле́точный rundzelliges Infiltrat *n*
~ лёгкого Lungeninfiltrat *n*
~ лёгкого, эозинофи́льный лету́чий flüchtiges eosinophiles Lungeninfiltrat *n*, Löffler-Syndrom *n*
~, лейкоцита́рный Leukozyteninfiltrat *n*
~, лимфо́идный lymphoides [lymphoidzelliges] Infiltrat *n*
~, мелкокле́точный kleinzelliges Infiltrat *n*
~, нейтрофи́льный neutrophyles Infiltrat *n*
~, о́пухолевый tumoröses Infiltrat *n*
~, ра́ковый Krebsinfiltrat *n*
~, ра́нний (*туберкулёзный*) Frühinfiltrat *n*
~ рогови́цы Hornhautinfiltrat *n*

инфильтра́ция *f* Infiltration *f*; Durchtränkung *f*
~, антибио́тиковая Antibiotikainfiltration *f*
~, жирова́я fettige Infiltration *f*
~, мочева́я Harninfiltration *f*
~ пе́чени, жирова́я Fettinfiltration *f* der Leber

инфици́рование *n* Infizierung *f*, Ansteckung *f*

инфлюэ́нца *f* Influenza *f*, (Virus-)Grippe *f*

инфлюэ́нц-менинги́т *m* Influenz-Meningitis *f*

информа́ция *f* Information *f*
~, акусти́ческая akustische Information *f*
~, генети́ческая genetische Information *f*
~, ме́дико-техни́ческая medizinisch-technische Information *f*
~, медици́нская medizinische Information *f*
~, насле́дственная Erbinformation *f*

~, оперативная медицинская operative medizinische Information *f*
информосо́ма *f* Informosom *n*
инфраокклю́зия *f* Infraokklusion *f*
инфу́зия *f* Infusion *f*, Eingießung *f*
~, дли́тельная Dauerinfusion *f*
~, ка́пельная Tropfinfusion *f*
~, масси́вная Stoßinfusion *f*
инце́ст *m* Blutschande *f*, Inzest *m*
инцу́хт *f* Inzucht *f*, inbreeding *(engl.)*
инцу́хт-ли́нии *f pl* Inzuchtlinien *f pl*
инъе́кция *f* Injektion *f*, Einspritzung *f*
~, внутриве́нная intravenöse Injektion *f*
~, внутрико́жная intrakutane Injektion *f*
~, внутримы́шечная intramuskuläre Injektion *f*
~, внутрисерде́чная intrakardiale Injektion *f*
~, подко́жная subkutane Injektion *f*
~, цилиа́рная ziliare [perikorneale] Injektion *f*
ио́д *m s.* йод
ио́н *m* Ion *n*
ионизáция *f* Ionisation *f*
ионообме́нник *m* Ionenaustauscher *m*
ионотерапи́я *f* Ionentherapie *f*
ион(т)офоре́з *m* Iontophorese *f*
инсáция *f* Masturbation *f*, Onanie *f*
иридодиа́лиз *m* Iridodialyse *f*
иридодоне́з *m* Iridodonesis *f*, Irisschwanken *n*, Irisschlottern *n*, Iriszittern *n*
иридоколобо́ма *f* Iridokolobom *n*
иридоплеги́я *f* Pupillenstarre *f*
иридотоми́я *f* Iridotomie *f*, Irisschnitt *m*
иридоцикли́т *m* Iridozyklitis *f*
~, геморраги́ческий hämorrhagische Iridozyklitis *f*
~, серо́зный seröse Iridozyklitis *f*
~, факолити́ческий phakoanaphylaktische [phakotoxische] Iridozyklitis *f*
~, экссудати́вный exsudative Iridozyklitis *f*
иридоши́зис *m* Iridoschisis *f*
иридэктоми́я *f* Iridektomie *f*
~, опти́ческая optische Iridektomie *f*
и́рис-но́жницы *pl* Irisschere *f*
и́рис-пинце́т *m* Irispinzette *f*
ири́т *m* Iritis *f*
~, гранулемато́зный Knötcheniritis *f*
иррадиа́ция *f* Irradiation *f*, Ausstrahlung *f*
~ бо́лей Schmerzirradiation *f*, Schmerzausstrahlung *f*
~ возбужде́ния Erregungsirradiation *f*
~ торможе́ния Hemmungsausbreitung *f*
ирригáция *f* Irrigation *f*
~ двенадцатипе́рстной кишки́ Duodenalspülung *f*
~ желу́дка Magenspülung *f*
~, перитонеа́льная Peritonealdialyse *f*
ирригоскопи́я *f* Irrigoskopie *f*
искале́ченный verstümmelt, verkrüppelt
исключе́ние *n* индивидуа́льных пищевы́х аллерге́нов spezielle Allergenkarenz *f*
искривле́ние *n* Krümmung *f*, Verkrümmung *f*
~ ве́ка Lidverkrümmung *f*
~ ко́сти Knochenverkrümmung *f*
~ носово́й перегоро́дки Septumdeviation *f*
~ позвоно́чника Rückgratverkrümmung *f*
~ хряща́ ве́ка «kahnförmige Verkrümmung» *f* des Tarsus
«испа́нка» *f* spanische Grippe *f*
испаре́ние *n* Verdunstung *f*, Evaporation *f*
испари́тель *m* Verdampfer *m*, Verdunster *m*
~ анесте́тиков Narkoseverdampfer *m*, Narkoseverdunster *m*
~ анесте́тиков, ка́пельный Tropfennarkoseverdampfer *m*
~ анесте́тиков, прото́чный Durchlaufnarkoseverdampfer *m*
~ анесте́тиков, стабилизи́рованный stabilisierter Verdunster *m*
~ эфи́ра Ätherverdampfer *m*
испо́льзование *n*:
~ больни́чных ко́ек Krankenbettenausnutzung *f*
~ ко́ечной мо́щности Ausnutzung *f* der Bettenkapazität
~ ко́йки в году́ Bettenauslastung *f* pro Jahr
испражне́ния *n pl* Kot *m*, Stuhl *m*, Fäces *pl*, Fäkalien *pl*
~, жировы́е Fettstuhl *m*, Stea(to)rrhoe *f*
иссека́ть exzidieren, ausschneiden
иссече́ние *n* Exzision *f*, Ausschneidung *f*
~, клинови́дное Keilexzision *f*
~ кра́йней пло́ти, кругово́е Zirkumzision *f*; Beschneidung *f*
~, по́лное Totalexzision *f*
~, про́бное Probeexzision *f*
~ ра́ны Wundexzision *f*, Wundausschneidung *f*
~ свища́ Fistelausschneidung *f*
~ узде́чки (*языка*) Frenektomie *f*
~ я́звы Geschwürausschneidung *f*
иссле́дование *n*:
~, аллергологи́ческое allergologische Untersuchung *f*
~, бактериологи́ческое bakteriologische [mikrobiologische] Untersuchung *f*
~, бимануа́льное bimanuelle Untersuchung *f*
~, влага́лищное Vaginaluntersuchung *f*
~, вы́борочное Stichprobe *f*
~, генети́ческое genetische [erblichkeitsmedizinische] Untersuchung *f*
~, гинекологи́ческое gynäkologische Untersuchung *f*
~, гистологи́ческое histologische Untersuchung *f*
~, двойно́е слепо́е Doppelblindversuch *m*
~, двойно́е слепо́е перекрёстное Crossover-Doppelblindstudie *f*
~, двуру́чное bimanuelle Untersuchung *f*
~, диагности́ческое diagnostische Untersuchung *f*
~, дополни́тельное медици́нское zusätzliche medizinische Untersuchung *f*
~ зрачко́в Pupillenprüfung *f*
~ зре́ния Gesichtsprüfung *f*
~, кли́нико-популяцио́нное Klinik-Populationsuntersuchung *f*
~, кли́нико-социа́льное klinik-soziale Untersuchung *f*
~, когóртное Kohortenforschung *f*
~, ко́мплексное медици́нское komplexmedizinisches Studium *n*
~, копрологи́ческое Stuhluntersuchung *f*
~ кро́ви Blutuntersuchung *f*

~, многоце́нтровое multizentrische Studie *f*
~ мочи́ Harnuntersuchung *f*
~, объекти́вное objektive Untersuchung *f*
~, органолепти́ческое organoleptische Prüfung *f*
~ остроты́ зре́ния Visusbestimmung *f*
~, откры́тое offene Studie *f*
~, пальцево́е Digitaluntersuchung *f*
~, патогистологи́ческое pathohistologische Untersuchung *f*
~ по́ля зре́ния Gesichtsfelduntersuchung *f*
~, поляризацио́нно-опти́ческое polarisationsoptische Untersuchung *f*
~, прямокише́чно-влага́лищное rekto-vaginale Untersuchung *f*
~, проспекти́вное prospektive Untersuchung *f*
~ ра́ны Wunduntersuchung *f*
~, ректа́льное Rektaluntersuchung *f*
~, рентгенологи́ческое Röntgenuntersuchung *f*
~, ретроспекти́вное retrospektive Untersuchung *f*
~, рути́нное Routineuntersuchung *f*
~, санита́рно-статисти́ческое gesundheitsstatistische Forschung *f*
~, сери́йное Reihenuntersuchung *f*
~ слепы́м ме́тодом Blindstudie *f*
~ слу́ха Hörprüfung *f*
~ с нагру́зкой Belastungsuntersuchung *f*
~, социа́льно-гигиени́ческое sozialhygienische Forschung *f*
~, сплошно́е Totalerhebung *f*
~, сравни́тельное Vergleichsstudie *f*
~, сро́чное гистологи́ческое histologische Schnelluntersuchung *f*
~, статисти́ческое statistische Forschung *f*
~, фундамента́льное Grundlagenforschung *f*
~ фу́нкции Leistungsprüfung *f*
~ фу́нкции по́чек Nieren(funktions)prüfung *f*
~ чувстви́тельности (*напр. к антибиотику*) Empfindlichkeitsprüfung *f*
~, эксперимента́льное Experimentaluntersuchung *f*
~, электро́нно-микроскопи́ческое elektronenmikroskopische Untersuchung *f*
~, эпидемиологи́ческое epidemiologische Untersuchung *f*
испыта́ние *n*:
~ медикаме́нтов Arzneimittelbeurteilung *f*
~ по пото́мству Nachkommenschaftsprüfung *f*
испыту́емый *m* Testperson *f*, Proband *m*
истери́я *f* Hysterie *f*
~, инволюцио́нная Hysterie *f* des Rückbildungsalters
~, травмати́ческая posttraumatische Hysterie *f*
истече́ние *n*:
~ се́мени Samenfluß *n*, Spermatorrhoe *f*
~ слюны́ Speichelfluß *m*
истморафи́я *f* Isthmorrhaphie *f*
истмотоми́я *f* Isthmotomie *f*
истмэктоми́я *f* Isthmektomie *f*
истонче́ние *n* Verdünnung *f*
~ рогови́цы, краево́е Randektasie *f* der Kornea
исто́рия *f*:
~ боле́зни Krankengeschichte *f*, Krankheitsgeschichte *f*
~ жи́зни Lebensgeschichte *f*
~ настоя́щего заболева́ния Krankheitsanamnese *f*
~ разви́тия ребёнка Entwicklungsgeschichte *f* des Kindes
~ ро́дов Geburtsgeschichte *f*; Geburtenkarte *f*
исто́чник *m* Quelle *f*
~ водоснабже́ния Wasserversorgungsquelle *f*
~ га́мма-излуче́ния Gammastrahlungsquelle *f*
~ загрязне́ния во́здуха Luftverschmutzer *m*
~, закры́тый радиоакти́вный geschlossene radioaktive Quelle *f*
~ зву́ка Schallquelle *f*
~ инфе́кции Infektionsquelle *f*
~ кровотече́ния Blutungsquelle *f*
~, минера́льный Mineralquelle *f*
~ облуче́ния Quelle *f* der radioaktiven Strahlung
~ опа́сности Gefahrenquelle *f*
~, откры́тый радиоакти́вный offene radioaktive Quelle *f*
~ радиа́ции, приро́дный natürliche Quelle *f* ionisierender Strahlung
~, ра́диевый Radiumquelle *f*
~ рентге́новского излуче́ния Röntgenstrahlenquelle *f*
~ све́та Beleuchtungskörper *m*
~ холо́дного освеще́ния Kaltlichtquelle *f*
~ шу́ма Lärmquelle *f*
~ эне́ргии Energiespender *m*
истоще́ние *n* Kachexie *f*; Magersucht *f*
~, алимента́рное alimentäre Dystrophie *f*
~, не́рвное Nervenerschöpfung *f*
~, ожо́говое Verbrennungskachexie *f*
~, пуберта́тное Pubertätsmagersucht *f*
~, ранево́е [травмати́ческое] Wundkachexie *f*
исхо́д *m*:
~ боле́зни Krankheitsausgang *m*
~, лета́льный [смерте́льный] letaler [tödlicher] Ausgang *m*
исчезнове́ние *n* Schwund *m*, Verschwinden *n*
~ пигме́нта Pigmentschwund *m*
~ пу́льса Pulsstillstand *m*
~ фовеа́льного рефле́кса Fehlen *n* des Fovealreflexes
исчёрченность *f*:
~, база́льная basale Streifung *f*, Basalstreifung *f*
~, попере́чная Querstreifung *f*
ихоро́зный jauchig, ichorös
ихорото́ракс *m* ichoröser Pyothorax *m*
ихти́зм *m* Ichtyismus *m*; Fischvergiftung *f*
ихтио́з *m* Ichthyose *f*, Fischschuppenkrankheit *f*
~, просто́й Fischschuppenkrankheit *f*
ишеми́ческий ischämisch, blutleer
ишеми́я *f* Ischämie *f*, Blutleere *f*
~ ди́ска зри́тельного не́рва Ischämie *f* der Papille
~ кише́чника Darmischämie *f*
~ миока́рда Myokardischämie *f*
~ мо́зга Gehirnischämie *f*
~ по́чки Nierenischämie *f*
~ сетча́тки гла́за Netzhautischämie *f*
ишиалги́я *f* Ischialgie *f*
и́шиас *m* Ischias *f*
~, корешко́вый Wurzelischias *f*

ишури́я *f* Ischurie *f*, Harnverhaltung *f*, Harnsperre *f*
~, парадокса́льная paradoxe Ischurie *f*

Й

йатроге́нный iatrogen
йод *m* Jod *n*
~, белко́во-свя́занный protein-gebundenes Jod *n*
йоди́зм *m* Jodismus *m*
йоди́ровние *n*:
~ населе́ния Jodzufuhr *f* an die Bevölkerung
~ со́ли Beimischung *f* vom Jod zum Kochsalz
йодометри́я *f* Jodometrie *f*
йодтирози́н *m* Jodthyrosin *n*
йодтирони́н *m* Jodthyronin *n*

К

каби́на *f*:
~, ва́нная Badekammer *f*, Badezimmer *n*
~ в убо́рной Abortzelle *f*
~, грязева́я Schlammkabine *f*
~, душева́я Duschkabine *f*
~, флюорографи́ческая Schirmbildkabine *f*
кабине́т *m*:
~, враче́бный Arztzimmer *n*
~, гериатри́ческий [геронтологи́ческий] geriatrische [gerontologische] Beratungsstelle *f*
~, диагности́ческий diagnostisches Kabinett *n*
~, зубовраче́бный zahnärztliches Zimmer *n*
~ инфекцио́нных заболева́ний Beratungsstelle *f* für Infektionskrankheiten
~, кардиологи́ческий kardiologische Abteilung *f*
~ лече́бной физкульту́ры Krankengymnastikszimmer *n*
~, логопеди́ческий logopädisches Sprechzimmer *n*
~, онкологи́ческий onkologische Abteilung *f*
~, организацио́нно-методи́ческий organisatorisch-methodische Abteilung *f*
~, ортопти́ческий Orthoptik- und Pleoptik-Schule *f*, Sehschule *f*
~ по вопро́сам семьи́ и бра́ка, консульта́тивный Ehe- und Familienberatungsstelle *f*
~ по медици́нской гене́тике, консультати́вный ärztlichgenetische Beratungsstelle *f*
~ приёма больны́х Sprechzimmer *n*
~, противотуберкулёзный Tuberkulosefürsorgeabteilung *f*
~, процеду́рный Behandlungsraum *m*
~, пульмонологи́ческий pulmo(no)logische Abteilung *f*
~, ревматологи́ческий rheumatologische Abteilung *f*
~, рентге́новский Röntgenabteilung *f*
~, сексологи́ческий консультати́вный Sexualberatungsstelle *f*
~, физиотерапевти́ческий physiotherapeutische Abteilung *f*
~, электрокардиографи́ческий elektrokardiographisches Labor *n*, EKG-Labor *n*
каве́рна *f* Kaverne *f*
~, бронхоге́нная bronchogene Kaverne *f*
~, бронхоэктати́ческая bronchiektatische Kaverne *f*
~, гни́лостная ichoröse Kaverne *f*
~, гно́йная eitrige Kaverne *f*
~, и́стинная echte Kaverne *f*
~, лёгочная Lungenkaverne *f*
~, о́страя akute [akut entstandene] Kaverne *f*
~, откры́тая offene Kaverne *f*
~, ра́нняя Frühkaverne *f*
~, риги́дная rigide Kaverne *f*
~, фибро́зная fibröse Kaverne *f*
~, эласти́ческая elastische Kaverne *f*
каверни́т *m* Kavernitis *f*, Schwellkörperentzündung *f*
~, фибро́зный fibröse Kavernitis *f*
кавернозографи́я *f* Kavernosographie *f*
каверно́ма *f* Kavernom *n*, kavernöses Angiom *n*
кавернostоми́я *f* Kavernostomie *f*
кавернотоми́я *f* Kavernotomie *f*, Speleotomie *f*, Kaverneneröffnung *f*
кавографи́я *f* Kavographie *f*
ка́дры *pl*:
~, враче́бные ärztliche Arbeitskräfte *pl*
~, медици́нские medizinische Arbeitskräfte *pl*
~, сре́дние медици́нские medizinische Mittelschulkader *pl*
кады́к *m* Adamapfel *m*
казеи́н *m* Kasein *n*
казео́з *m* Verkäsung *f*, Kaseose *f*
~, туберкулёзный tuberkulöse Verkäsung *f*
кайма́ *f* Saum *m*
~ губы́, кра́сная Lippenrot *n*
~, свинцо́вая Bleisaum *m*
~, щёточная Bürstensaum *m*
кал *m* Kot *m*, Fäzes *f*, Stuhl *m*
~, ахоли́ческий acholischer Kot *m*
~, гни́лостный Fäulniskot *m*
~, дёгтеобра́зный Melaena *f*, Teerstuhl *m*
~, жи́дкий dünnflüssiger Stuhl *m*
~, кашицеобра́зный breiförmiger Kot *m*
~, обесцве́ченный farbloser Stuhl *m*
~, «ове́чий» schafkotähnlicher Stuhl *m*
~, офо́рмленный Kotballen *m*
~, перворо́дный Mekonium *n*
~, полужи́дкий halbflüssiger Stuhl *m*
~, фрагмента́рный fragmentierter Stuhl *m*
~, цека́льный Blinddarmkot *m*
кала́-аза́р *m* Kala-Azar *f*, viszerale Leishmaniose *f*
календа́рь *m*:
~ бере́менности Schwangerschaftskalender *m*
~, менструа́льный Menstrualkalender *m*
~ приви́вок Impfkalender *m*
кали́бр *m* **артери́й, нитеви́дный** fadendünne Arterien *pl*
калийсберега́ющий kaliumeinsparend
кали́пер *m* Skinfold-Kaliper *m*
калликреи́н *m* Kallikrein *n*
калоприёмник *m* Kotempfänger *m*

калориза́ция *f* thermische [kalorische] Prüfung *f*
калори́йность *f* **пи́щи** kalorischer Wert *m* der Nahrung
калори́метр *m* Kalorimeter *n*, Wärmemesser *m*
~, **дыха́тельный** Respirationskalorimeter *n*
~, **жи́дкостный** Flüssigkeitskalorimeter *n*
~, **прото́чный** Strömungskalorimeter *n*
калькулёз *m* Steinbildung *f*
кальметтиза́ция *f* BCG-Impfung *f*
ка́льций *m* Kalzium *n*
~, **сернокисл́ый** Gips *m*
кальцина́т *m* Kalzifikat *n*
кальциногранулемато́з *m*, **липо́идный** Lipoidkalzinogranulomatose *f*, Teutschländer-Krankheit *f*
кальцино́з *m* Kalzinose *f*, Verkalkung *f*
~ **арте́рий** Arterienkalzinose *f*
~, **арте́рий, идиопати́ческий** idiopathische Arterienkalzinose *f*
~, **атеросклероти́ческий** atherosklerotische Kalzinose *f*
~, **дистрофи́ческий** dystrophische Verkalkung *f*
~, **интерстициа́льный** interstitielle Kalzinose *f*
~ **кла́панов се́рдца** Herzklappenkalzinose *f*
~ **ко́жи** Kalkablagerung *f* in der Haut
~ **кровено́сных сосу́дов, генерализо́ванный** generalisierte Gefäßkalzinose *f*
~, **кругово́й** Ringkalzinose *f*
~ **лёгких** Lungenkalzinose *f*
~ **межпозвонко́вых ди́сков** Verkalkung *f* der Zwischenwirbelscheiben
~ **мо́зга** Gehirnkalzinose f
~ **мя́гких тка́ней** Weichteilkalzinose *f*
~, **параосса́льный** paraossale Kalzinose *f*
~ **по́чки** Kalknephrose *f*
кальцитони́н *m* Kalzitonin *n*
кальциури́я *f* Kalkariurie *f*, Kalkharnung *f*, Kalziurie *f*
кальциферо́л *m* Kalziferol *n*, Vitamin *n* D
ка́мера *f*:
~, **аэрозо́льная** Aerosolkammer *f*
~, **биотерми́ческая** biothermische Kammer *f*
~, **вла́жная** feuchte Kammer *f*
~ **гла́за** Augenkammer *f*
~ **Горя́ева** Gorjaew-Zählkammer *f (für Blutkörperchenzählung)*
~, **дезинсекцио́нная** Desinsektionskammer *f*
~, **дезинфекцио́нная** Desinfektionsraum *m*
~, **дезинфекцио́нная горячевозду́шная** Heißluft(desinfektions)kammer *f*
~, **дезинфекцио́нная парова́я** Dampfdesinfektionskammer *f*
~, **дезинфекцио́нная сухожарова́я** Hitzekammer *f*
~, **дезинфекцио́нная электри́ческая** elektrische Desinfektionskammer *f*
~, **декомпрессио́нная** Dekompressionskammer *f*
~ **для дезинфе́кции теку́чим па́ром** Dampfstrom-Desinfektionskammer *f*
~ **для подсчёта бакте́рий** Bakterienzählkammer *f*
~, **защи́тная** Schutzkammer *f*
~ **иску́сственного кли́мата** Klimakammer *f*
~, **компрессио́нная** Kompressionskammer *f*
~ **лучево́й защи́ты** Strahlenschutzkammer *f*, Strahlenschutzraum *m*, Strahlenschutzkabine *f*
~, **низкотемперату́рная** Tiefkühlzelle *f*
~, **пу́льповая** Pulpenraum *m*
~, **рабо́чая** Arbeitskammer *f*
~, **рентгенокиносъёмочная** Röntgenkinokammer *f*
~, **стерилизацио́нная** Sterilisationskammer *f*
~, **счётная** Zählkammer *f*
~, **флюорографи́ческая** Schirmbildkamera *f*
~, **холоди́льная** Abkühlraum *m*
~, **электрофорети́ческая** Elektrophoresekammer *f*
камерто́н *m* Stimmgabel *f*
камнего́нный steintreibend
камнедроби́тель *m* Lithotripter *m*, Steinzertrümmerer *m*
камнедробле́ние *n* Steinzertrümmerung *f*, Lithotripsie *f*
камнеизгоня́ющий steintreibend
камнеобразова́ние *n* Steinbildung *f*, Lithogenese *f*, Konkrementbildung *f*
камнесече́ние *n* Lithotomie *f*, Steinschnitt *m*
~, **влага́лищное** Scheidensteinschnitt *m*
~, **надлобко́вое** Bauchsteinschnitt *m*
~, **среди́нное** Mediansteinschnitt *m*
камнещу́п *m* Steinsonde *f*
камнеэкстра́ктор *m*, **мочето́чниковый** Harnleitersteinextraktor *m*
кампилобактерио́з *m* Kampylobakteriose *f*
кампиметри́я *f* Kampimetrie *f*
камптодактили́я *f* Kamptodaktylie *f*
кана́л *m*:
~, **ана́льный** Analkanal *m*
~, **бе́дренно-подколе́нный** Adduktorenkanal *m*
~, **бе́дренный** Schenkelkanal *m*
~, **желу́дочный** Magenkanal *m*
~, **заднепрохо́дный** Analkanal *m*
~, **клок(к)е́тов** Cloquetscher Kanal *m*, Glaskörperkanal *m*
~, **корнево́й** Wurzelkanal *m*
~, **костномозгово́й** Markhöhle *f*
~, **ко́стный** Knochenkanal *m*
~ **лицево́го не́рва** Kanal *m* des Gesichtsnerven
~, **мочеиспуска́тельный** Harnröhre *f*
~ **огнестре́льного ране́ния** Schußkanal *m*
~, **па́ховый** Leistenkanal *m*
~, **пита́тельный** Ernährungskanal *m*
~, **позвоно́чный** Wirbel(säulen)kanal *m*
~, **полукру́жный** Bogengang *m*
~, **приводя́щий** Adduktorenkanal *m*
~ **проко́ла** Stichkanal *m*
~, **пулево́й** Schußkanal *m*
~, **ранево́й** Wundkanal *m*
~, **родово́й** Geburtskanal *m*
~, **слёзный** Tränengang *m*
~ **слухово́й трубы́** Tubenkanal *m*
~ **спинно́го мо́зга, центра́льный** Zentralkanal *m* im Rückenmark
~, **церврика́льный** Zervikalkanal *m*
кана́лец *m*:
~, **выдели́тельный** Ausscheidungskanälchen *n*
~, **жёлчный** Gallenkanälchen *n*
~, **ко́стный** Knochenkanälchen *n*
~, **по́чечный** Nierenkanälchen *n*
~, **семенно́й** Hodenkanälchen *n*

~, слёзный Tränenkanälchen *n*
~ ули́тки, спира́льный Schneckenrohr *n*
~, ули́тковый Schneckenrohr *n*
каналонаполни́тель *m* Wurzelfüller *m*
кана́льцевый tubulär
кана́льцы *m pl*, денти́нные Zahnbeinröhrchen *n pl*, Dentinkanälchen *n pl*
кана́тик *m* (kleiner) Strang *n*
~, пупо́чный Nabelschnur *f*
~, семенно́й Samenstrang *m*
канди́да *f* Soorpilz *m*
кандидамико́з *m* Kandidamykose *f*, Soorpilzkrankheit *f*
~, висцера́льный viszerale Kandidamykose *f*
~, генерализо́ванный generalisierte Kandidamykose *f*
~ лёгких Lungenkandidose *f*
~ сли́зистых оболо́чек Kandidamykose *f* der Schleimhaut
кандидосептицеми́я *f* Kandidoseptikämie *f*
канкро́ид *m* Kankroid *n*, verhornender Plattenepithelkrebs *m*
каннаби́зм *m* Haschischismus *m*, Kannabismus *m*
кантопла́стика *f* Kanthoplastik *f*
кантотоми́я *f* Kanthotomie *f*
канцероге́н *m* Karzinogen *n*
канцерогене́з *m* Karzinogenese *f*
~, лучево́й Strahlenkarzinogenese *f*
~, хими́ческий chemische Karzinogenese *f*
канцероге́нность *f* Karzinogenität *f*
канцеро́лиз *m* Karzinolyse *f*
канцерофоби́я *f* Karzinophobie *f*
каню́ля *f* Kanüle *f*
~, артериа́льная Arterienkanüle *f*
~, вено́зная Venenkanüle *f*
~, интубацио́нная Intubationsrohr *n*
~, отса́сывающая Absaugkanüle *f*
~, полиэтиле́новая Polyäthylenkanüle *f*
~, пу́говчатая Knopfkanüle *f*
~, пункцио́нная Punktionskanüle *f*
~, трахеотоми́ческая Tracheotomiekanüle *f*
канюля́р *m* Kanülenträger *m*
ка́пать tropfen, tröpfeln
ка́пельница *f* Tropfer *m*, Tropfglas *n*
~, нарко́зная Narkosetropfer *m*
~, эфи́рная Äthertropfer *m*
ка́пельный tropfenweise
капилля́р *m* Kapillare *f*, Haargefäß *n*
~, жёлчный Gallenkapillare *f*
~, кровено́сный Blutkapillare *f*
~, лимфати́ческий Lymphkapillare *f*
~, синусо́идный Sinusoidkapillare *f*
капиллярогра́мма *f* Kapillarogramm *n*
капиллярографи́я *f* Kapillarographie *f*
капилляропати́я *f* Kapillaropathie *f*
капилляроскопи́я *f* Kapillaroskopie *f*
капилляротоксико́з *m* Kapillarotoxikose *f*, Schönlein-Henoch-Purpura *f*, *purpura rheumatica*
капи́струм *m* Kopfhalter *m*
капи́циум *m* Kopftuchverband *m*
ка́пли *f pl* Tropfen *m pl*
~ в нос Nasentropfen *m pl*
~, глазны́е Augentropfen *m pl*
ка́пля *f* Tropfen *m*
~, вися́чая hängender Tropfen *m*
~ гно́я Eitertropfen *m*
~, то́лстая dicker Tropfen *m*
~, эма́левая Schmelztropfen *m*
капноангиографи́я *f* Kapnoangiographie *f*
ка́ппа-фа́ктор *m* Kappa-Faktor *m*, Antifibrinolysin *n*
капси́д *m* Kapsid *n*
капсоме́р *m* Kapsomere *n*
ка́псула *f* Kapsel *f*, Umhüllung *f*
~ абсце́сса Abszeßmembran *f*
~, бактериа́льная Bakterienkapsel *f*
~, вну́тренняя innere Kapsel *f*
~, желати́новая *capsula gelatinosa*
~ желе́зы Drüsenkapsel *f*
~, жирова́я Fettkapsel *f*
~, крахма́льная Stärkekapsel *f*
~ лимфати́ческого узла́ Lymphknotenkapsel *f*
~, нару́жная *capsula externa*
~ о́ргана Organkapsel *f*
~ пе́чени Leberkapsel *f*
~ по́чки Nierenkapsel *f*
~ по́чки, жирова́я Nierenfettkapsel *f*
~, секвестра́льная Sequesterkapsel *f*
~, соединительнотка́нная bindgewebige Kapsel *f*
~ суста́ва Gelenkkapsel *f*
~, фибро́зная fibröse Kapsel *f*
~ хруста́лика Linsenkapsel *f*
~ хруста́лика, пере́дняя vordere Kristallinsenkapsel *f*
капсулорафи́я *f* Kapselnaht *f*, Kapsulorrhaphie *f*
капсулото́м *m* Kapselmesser *n*
капсулотоми́я *f* Kapseleinschneidung *f*
капу́ста *f*, морска́я *Laminaria saccharina*
каранда́ш *m*:
~, инсектици́дный insektizider Stift *m*
~, кровооста́навливающий blutstillender Stift *m*
~, лека́рственный Arzneistift *m*
каранти́н *m* Quarantäne *f*
карбами́д *m* Karbamid *n*, Harnstoff *m*, Urea *f*
карбогемоглоби́н *m* Karbhämoglobin *n*
карбогидра́за *f* Karbohydrase *f*
карбоксигемоглоби́н *m* Karboxyhämoglobin *n*
карбоксила́за *f* Karboxylase *f*
карбоксимиоглоби́н *m* Karboxymyoglobin *n*
карбу́нкул *m* Karbunkel *m*
~ заты́лка Nackenkarbunkel *m*
~ лица́ Gesichtskarbunkel *m*
~ по́чки Nierenkarbunkel *m*
~, сибиреязвенный Milzbrandkarbunkel *m*, *pustula maligna*
~, чумно́й Pestkarbunkel *m*
кардиалги́я *f* Kardialgie *f*, Herzschmerz *m*
кардиоангиографи́я *f* Kardioangiographie *f*
кардиове́рсия *f* Kardioversion *f*
кардиоволюмометри́я *f* Herzvolumenmessung *f*
кардиогемодинамографи́я *f* Kardiohämodynamographie *f*
кардиогра́мма *f* Kardiogramm *n*
кардио́граф *m* Kardiograph *m*
~, ультразвуково́й Echokardiograph *m*
кардиографи́я *f* Kardiographie *f*
~, радиоизото́пная Isotopenkardiographie *f*

~, ультразвукова́я Echokardiographie *f*
кардиодилата́ция *f* Magenmunderweiterung *f*
кардиодинамографи́я *f* Kardiodynamographie *f*
кардиоиндуктогра́мма *f* Kardioinduktogramm *n*
кардиокинематографи́я *f* Kardiokinematographie *f*
~, бесконтра́стная kontrastlose Kardiokinematographie *f*
кардиокинетографи́я *f* Kardiokinetographie *f*
кардио́лиз *m* Kardiolyse *f*
кардиолипи́н *m* Kardiolipin *n*
кардиоло́гия *f* Kardiologie *f*
кардиоманометри́я *f* Kardiomanometrie *f*
кардиомегали́я *f* Kardiomegalie *f*
~, амило́идная Amyloidkardiomegalie *f*
~, гликоге́нная Glykogen-Kardiomegalie *f*
~ при гликогено́зе Kardiomegalie *f* bei Glykogenose, Pompe-Syndrom *n*
кардиомиопати́я *f* Kardiomyopathie *f*, Myokardiopathie *f*
~, алкого́льная alkoholische Kardiomyopathie *f*
~, дисгормона́льная dyshormonale Myokardiopathie *f*
~, катехолами́новая Katecholamin-Myokardiopathie *f*
~, климактери́ческая klimakterische Kardiomyopathie *f*
кардиомиотоми́я *f* Kardiomyotomie *f*, Heller-Operation *f*, Durchschneidung *f* der Muskelschicht der Kardia
кардиомонито́р *m* Kardiomonitor *m*
кардионевро́з *m* Herzneurose *f*
кардиопекси́я *f* Kardiopexie *f*
кардиопла́стика *f* Kardiasphinkterrekonstruktion *f*
кардиоплеги́я *f* Herzlähmung *f*
кардиопневмографи́я *f* Kardiopneumographie *f*
кардиопневмопекси́я *f* Kardiopneumopexie *f*
кардиорафи́я *f* Herznaht *f*, Kardiorrhaphie *f*
кардиоре́ксис *m* Herzruptur *f*
кардиосептопла́стика *f* Kardioseptoplastik *f*
кардиосепторафи́я *f* Kardioseptorraphie *f*
кардиосинхрониза́тор *m* Herzsynchronisator *m*
кардиосинхрониза́ция *f* Kardiosynchronisierung *f*
кардиосклеро́з *m* Kardiosklerose *f*, Myokardfibrose *f*
~, атеросклероти́ческий atherosklerotische [arteriosklerotische] Kardiosklerose *f*
~, врождённый angeborene Myokardfibrose *f*
~, гипокси́ческий hypoxische Kardiosklerose *f*
~, диффу́зный diffuse Kardiosklerose *f*
~, интерстициа́льный interstitielle Kardiosklerose *f*
~, ишеми́ческий ischämische Kardiosklerose *f*
~, крупноочаго́вый großherdige Kardiosklerose *f*
~, мелкоочаго́вый kleinherdige Kardiosklerose *f*
~, миокардити́ческий (post)myokarditische Kardiosklerose *f*
~, очаго́вый Herdkardiosklerose *f*
~, очаго́вый рассе́янный disseminierte Herzmuskelschwielen *f pl*
~, постинфа́рктный Postinfarktkardiosklerose *f*
~, постнекроти́ческий postnekrotische Kardiosklerose *f*
кардиоспа́зм *m* Magenmund(es)krampf *m*
кардиостено́з *m* Magenmundstenose *f*
кардиостимуля́ция *f* Kardiostimulation *f*, Herzstimulierung *f*
кардиотахогра́мма *f* Kardiotachogramm *n*
кардиотахографи́я *f* Kardiotachographie *f*
кардиотахометри́я *f* Kardiotachometrie *f*
~, интегри́рующая integrierende Kardiotachometrie *f*
~, мгнове́нная momentane Kardiotachometrie *f*
кардиотоми́я *f* Kardiotomie *f*
кардиохирурги́я *f* Herzchirurgie *f*
кардиоценте́з *m* Herzpunktion *f*, Kardiozentese *f*
карди́т *m* Karditis *f*
~, волча́ночный Lupus-Karditis *f*
~, ревмати́ческий rheumatische Karditis *f*
~, ревмати́ческий возвра́тный rekurrente Rheumokarditis *f*
~, ревмато́идный rheumatoide Karditis *f*
карди́я *f* Kardia *f*, Magenmund *m*
ка́риес *m* **1.** Karies *f*, Knochenkaries *f* **2.** Karies *f* (der Zähne), Zahnfäule *f*
~ бере́менных Schwangerschaftskaries *f*
~, втори́чный Sekundärkaries *f*
~, глубо́кий tiefe Karies *f*
~ зу́ба Zahnfäule *f*
~, лучево́й Strahlenkaries *f*
~, осложнённый komplizierte Karies *f*
~, прише́ечный Zahnhalskaries *f*
~, цвету́щий floride Karies *f*
~ цеме́нта Zementkaries *f*
~, циркуля́рный zirkuläre Karies *f*
кариогами́я *f* Karyogamie *f*
карио́зный kariös
кариокине́з *m* Karyokinese *f*, Mitose *f*
кариоли́з(ис) *m* Karyolyse *f*
кариопикно́з *m* Karyopyknose *f*
кариопла́зма *f* Nukleoplasma *n*, Kernplasma *n*
кариоре́ксис *m* Karyorrhexis *f*
карка́с *m* Gerüst *n*
~ горта́ни, хрящево́й knorpeliges Kehlkopfgerüst *n*
~, ко́стно-хрящево́й knöchern-knorpeliges Gerüst *n*
~, опо́рный Stützgerüst *n*
~, соединительнотка́нный Bindgewebsgerüst *n*
~, эласти́ческий elastisches Gerüst *n*
ка́рликовость *f* Zwergwuchs *m*, Nanismus *m*
~, гипотирео́идная hypothyreoider Zwergwuchs *m*
~, гипофиза́рная hypophysärer Zwergwuchs *m*
~, митра́льная mitraler Nanismus *m*
~, надпо́чечниковая suprarenaler Zwergwuchs *m*
~, овариа́льная ovarieller Zwergwuchs *m*, Ullrich-Turner-Syndrom *n*
~, полидистрофи́ческая polydystrophischer Zwergwuchs *m*
~, по́чечная renaler Zwergwuchs *m*
~, тиреоге́нная thyreogener Zwergwuchs *m*
~, хондродистрофи́ческая chondrodystrophischer Zwergwuchs *m*
карма́н *m*:
~ бараба́нной перепо́нки Trommelfelltasche *f*
~, гло́точный Schlundtasche *f*

~, жаберный Kiementasche *f*
~, зубодесневой Zahnfleischtasche *f*
~, щёчный Backentasche *f*
кармашек *m*, брюшинный Bauchfelltasche *f*
карнификация *f* Karnifikation *f*
каротин *m* Karotin *n*
каротинемия *f* Karotinämie *f*
каротинодермия *f* Karotinodermie *f*
карта *f*:
~, амбулаторная Besuchskarte *f*; Patientenkarteikarte *f*
~ беременной Schwangerenkarteikarte *f*
~, врачебно-контрольная Karte *f* der ärztlichen Kontrolle
~ выбывшего из стационара Krankenhausentlassungskarte *f*
~, генетическая Chromosomenkarte *f*
~, курортная Kurkarte *f*
~, обменная Austauschkarte *f*
~ обследования Untersuchungsbogen *m*
~ поля фильтрации Filterbett *n*
~ предков Ahnentafel *f*
~, процедурная Behandlungskarte *f*
~ санитарного наблюдения Sanitätsbeschauenkarte *f*
~, статистическая statistische Karte *f*
~, хромосомная Chromosomenkarte *f*
картавость *f* Scharren *n*, Rhotazismus *m*
картина *f*:
~, клиническая klinisches Bild *n*
~ крови Blutbild *n*
~, рентгеновская Röntgenbild *n*
~, стереоскопическая stereoskopischer Eindruck *m*
~, стробоскопическая Stroboskopiebefund *m*
~, хроматографическая Chromatogramm *n*
картирование *n*, генетическое genetische Kartierung *f*
карункул *m* Karunkel *f*
~ мочеиспускательного канала Harnröhrenkarunkel *f*
карциноид *m* Karzinoid *n*
~ бронха Bronchuskarzinoid *n*
~ желудка Magenkarzinoid *n*
~, злокачественный bösartiges [malignes] Karzinoid *n*
~ поджелудочной железы Pankreaskarzinoid *n*
~ червеобразного отростка Appendixkarzinoid *n*
~ яичника Eierstockkarzinoid *n*
карцинома *f* Karzinom *n*, Krebs *m*
~, аденоидно-кистозная adenoidzystisches Karzinom *n*, Zylindrom *n*
~, базально-клеточная basalzelliges Karzinom *n*, Basaliom *n*
~, мезонефральная mesonephrales Karzinom *n*
~, плоскоклеточная Plattenepithelkarzinom *n*
~, преинвазивная präinvasives Karzinom *n*
~, псаммоматозная psammomatöses Karzinom *n*
~, светлоклеточная klarzelliges Karzinom *n*
~, синцитиальная Synzytialkarzinom *n*
~, слизеобразующая schleimbildendes Karzinom *n*
~, солидная solides Karzinom *n*
~, эмбриональная Embryonalkarzinom *n*
~ яичка, эмбриональная Hodenembryonalkarzinom *n*
карциноматоз *m* Karzinomatose *f*, Karzinose *f*
~ брюшины Peritonealkarzinose *f*
~, менингеальный Meningealkarzinose *f*
~, милиарный miliare Karzinomatose *f*
~ мозговых оболочек Hirnhautkarzinomatose *f*, meningeale Karzinomatose *f*
карциносаркома *f* Karzinosarkom *n*
карцинофобия *f* Krebsangst *f*
«каска *f* **неврастеника»** «Helm *m* eines Neurasthenikers»
касса *f*, больничная Krankenkasse *f*
кассета *f*:
~, рентгеновская Röntgenfilmkassette *f*
~, рентгенокимографическая Röntgen-Kymographiekassette *f*
кастрация *f* Kastration *f*, Emaskulation *f*
~, гормональная hormonale Kastration *f*
~, лучевая Röntgenkastration *f*
~, хирургическая chirurgische Kastration *f*
катаболизм *m* Katabolismus *m*
катакрота *f* Katakrote *f* (*Teil des Sphygmogramms*)
каталаза *f* Katalase *f*
каталепсия *f* Katalepsie *f*, Starrsucht *f*
катализатор *m* Katalysator *m*
каталка *f*:
~, больничная Fahrbahre *f*
~ для грудных детей Säuglingstransportwagen *m*
катамнез *m* Katamnese *f*
«катание *n* **пилюль»** Pillendrehtremor *m*; Münzzähltremor *m*
катаплазия *f* Kataplasie *f*
катаплексия *f* Kataplexie *f*, Schreckstarre *f*
~ пробуждения kataplektische Wachanfälle *m pl*
катар *m* Katarrh *m*
~, атропиновый Atropinkatarrh *m*
~, атрофический atrophischer Katarrh *m*
~, весенний Frühlingskatarrh *m*
~ дыхательных путей, острый akute respiratorische Erkrankung *f*
~, сезонный saisongebundener Katarrh *m*
~, серозный seröser Katarrh *m*
~, слизисто-гнойный schleimigeitriger Katarrh *m*
~, слизистый schleimiger Katarrh *m*
катаракта *f* Katarakt *m*, grauer Star *m*
~ в виде цветка подсолнечника Sonnenblumenkatarakt *m*
~, венечная Kranzstar *m*
~, веретенообразная Spindelstar *m*
~ вокруг железного инородного тела Eisenstar *m*
~, врождённая angeborener Star *m*
~, вторичная Sekundärstar *m*
~ в форме рыбьего плавника, юношеская flossenähnlicher juveniler Bändekatarakt *m*
~, галактозная Katarakt *m* bei Galaktosämie
~, геморрагическая hämorrhagischer Katarakt *m*
~, глаукоматозная Glaukomflecken *pl*
~, дерматогенная Linsentrübungen *f pl* bei Hautkrankheiten
~, диабетическая Zuckerstar *m*
~, динитрофеноловая Dinitrophenolstar *m*

~, задняя полярная hinterer Polstar *m*
~, задняя чашеобразная hinterer Schalenkatarakt *m*
~, звёздчатая Sternstar *m*
~, зонулярная Schichtstar *m*
~, зрелая reifer Star *m*, maturer Katarakt *m*
~, капсулярная Linsenkapselstar *m*
~, контузионная Kontusionsrosette *f*, traumatische «Spätrosette» *f*
~, коралловая Korallenstar *m*
~, корковая Rindenstar *m*
~, литейщиков Gießerstar *m*, Feuerstar *m*
~, лучевая Strahlenstar *m*
~, медная Kupferstar *m*, Sonnenblumenstar *m*, Sonnenblumenkatarakt *m*
~, мембранная Membranstar *m*
~, миопическая komplizierter Star *m* bei exzessiver Myopie
~, миотоническая Myotoniestar *m*
~, мягкая weicher Star *m*
~, незрелая unreifer Star *m*, immaturer Katarakt *m*
~, нейтронная Strahlenstar *m*
~, нуклеарная Kernstar *m*
~, обызвествлённая Kalkstar *m*
~, осложнённая komplizierter Star *m*
~, остаточная einfacher [regeneratorischer] Nachstar *m*
~, первичная Primärstar *m*
~, перезрелая überreifer Star *m*, hypermaturer Katarakt *m*
~, перепончатая Membranstar *m*
~, перинуклеарная Schichtstar *m*
~, перфорационная Perforationsstar *m*
~, пирамидальная Pyramidalstar *m*
~, полярная Polstar *m*
~, порошкообразная Coppock-Katarakt *m*, zweischichtiger zentraler Pulverstar *m* vom «Coppock-Typ»
~, приобретённая erworbener Star *m*
~, прогрессирующая fortschreitender Katarakt *m*
~, радиевая Radiumstar *m*
~, рентгеновская Röntgenstar *m*
~, розеточная Kontusionsrosette *f*
~, слоистая Schichtstar *m*, Gürtelstar *m*
~, старческая Altersstar *m*, seniler Katarakt *m*
~, старческая субкапсулярная seniler subkapsulärer Rindenkatarakt *m*
~, сумочная Kapselstar *m*
~, тепловая Feuerstar *m*; Gießerstar *m*
~, токсическая Linsentrübung *f* durch Vergiftung
~, тотальная Totalstar *m*
~, точечная Punktstar *m*
~, травматическая Wundstar *m*
~, цветочная Blütenstar *m*
~, чёрная schwarzer Star *m*
~ швов Nahtstar *m*
~, эластичная Federstar *m*
~, электрическая Blitzstar *m*, Starkstromstar *m*
~, ядерная Kernstar *m*
~, ядерная порошкообразная zentraler Pulverstar *m*
катаральный katarrhalisch
катарсис *m* Katharsis *f*
кататермометр *m* Katathermometer *n*
кататимия *f* Katathymie *f*
кататония *f* Katatonie *f*
катафалк *m* Leichenwagen *m*
катафилаксия *f* Kataphylaxie *f*
категории *f pl*, возрастные Alterskategorien *f pl*
катепсин *m* Kathepsin *n*
катетер *m* Katheter *m*, Leitungssonde *f*
~, аспирационный Aspirationskatheter *m*
~, баллонный Ballonkatheter *m*
~, гемостатический Blutstillungskatheter *m*
~, длительный Verweilkatheter *m*
~ для лёгочной артерии Pulmonalarterienkatheter *m*
~ для мочевого пузыря Blasenkatheter *m*
~, женский металлический Metallkatheter *m* für Frauen
~, игольчатый Nadelkatheter *m*
~ из мягкой резины, уретральный Harnröhrenweichgummikatheter *m*
~, маточный Uteruskatheter *m*
~, мочеточниковый Harnleiterkatheter *m*
~, мужской уретральный Männerurethralkatheter *m*
~, носовой Nasenkatheter *m*
~, обтурационный Obturationskatheter *m*
~, одноразовый Einzweckkatheter *m*
~, отсасывающий Absaugkatheter *m*
~, полиэтиленовый Polyäthylenschlauch *m*
~, резиновый Gummikatheter *m*
~ с двойным просветом Doppellumenkatheter *m*
~, сердечный Herzkatheter *m*
~, трахеальный Trachealkatheter *m*
~, ушной Ohrkatheter *m*
~, эндобронхиальный Endobronchialkatheter *m*
~, эндотрахеальный Endotrachealkatheter *m*
катетеризация *f* Katheterisation *f*
~, ретроградная retrograde Katheterisation *f*
~ сердца Herzkatheterisation *f*
~ сердца с нагрузкой Belastungsherzkatheteruntersuchung *f*
катехоламин *m* Katecholamin *n*
каудальный kaudal, schwanzwärts
каузалгия *f* Kausalgie *f*
каутер *m* Kauter *m*, Kauterbrenner *m*
каутеризация *f* Kauterisation *f*; Verätzung *f*
кахексия *f* Kachexie *f*, Abzehrung *f*
~, алиментарная Hungerkachexie *f*
~, гипофизарная hypophysäre Kachexie *f*, Simmonds-Kachexie *f*
~, лучевая Strahlenkachexie *f*
~, марантическая marantische Kachexie *f*
~, моногландулярная monoglanduläre Kachexie *f*
~, опухолевая Geschwulstkachexie *f*
~, раковая Krebskachexie *f*
~, сердечная kardiale Kachexie *f*
~, церебральная zerebrale Kachexie *f*
качество *n* Qualität *f*
~ диагностики Diagnostizierungsqualität *f*
~ медицинской помощи Qualität *f* der medizinischen Betreuung
~ пищевых продуктов Güte *f* [Qualität *f*] der Lebensmittel
кашель *m* Husten *m*

~, аллерги́ческий allergischer Husten *m*
~, битона́льный bitonaler Husten *m*
~, вла́жный Husten *m* mit Auswurf
~, конвульси́вный Krampfhusten *m*
~, ла́ющий bellender Husten *m*
~, рефлекто́рный reflektorischer Husten *m*
~, спазмати́ческий [спасти́ческий] Krampfhusten *m*
~, сухо́й ла́ющий trockener bellender Husten *m*
~, сухо́й спазмати́ческий trockener spasmatischer Husten *m*
~, у́тренний Morgenhusten *m*
каши́ца *f*, **грязева́я** Moorbrei *m*
кашта́н *m*, **ко́нский** Roßkastanie *f*
квадриплеги́я *f* Quadriplegie *f*, Tetraplegie *f*
квалифика́ция *f* **врача́** Ärztequalifikation *f*
кварц *m* Quarz *m*
квасцы́ *pl* Alaun *m*
квашио́ркор *m* Kwashiorkor *n*, red-boy *(engl.)*
кверуля́нтство *n* Querulieren *n*
кело́ид *m* Keloid *n*
~, ло́жный [рубцо́вый] Narbenkeloid *n*
~ яи́чника Ovarialkeloid *n*
кенофоби́я *f* Kenophobie *f* (*Angst vor leeren Flächen*)
керати́н *m* Hornsubstanz *f*
керати́т *m* Kornealentzündung *f*
~, аспергиллёзный Aspergillose *f* der Hornhaut
~, бессосу́дистый Hornhautentzündung *f* ohne Gefäßeinsprossung
~, ви́русный Viruserkrankung *f* der Kornea
~, герпети́ческий herpetische Erkrankung *f* der Kornea
~, глубо́кий diffuse tiefe Keratitis *f*
~, грибко́вый Pilzerkrankung *f* der Kornea
~, интерстициа́льный parenchymatöse Keratitis *f*
~, краево́й Randkeratitis *f*
~, метагерпети́ческий metaherpetische Keratitis *f*
~, паренхимато́зный parenchymatöse Keratitis *f*
~, пове́рхностный oberflächliche Keratitis *f*
~, поло́счатый streifenförmige Trübung *f* der Hornhaut
~ при несмыка́нии глазно́й ще́ли lagophthalmische Keratitis *f*
~, пучкови́дный Bändchen-Keratitis *f*, Wanderphlyktäne *f*
~, склерози́рующий sklerosierende Keratitis *f*
~, то́чечный Punktkeratitis *f*
~, туберкулёзно-аллерги́ческий sekundäre tuberkulöse Hornhauterkrankung *f*
~, туберкулёзный tuberkulöse Hornhauterkrankung *f*
~, экземато́зный eksematöse Keratitis *f*
~, экзоге́нный exogene Hornhauterkrankung *f*
~, я́звенный Hornhautgeschwür *n*
кератоаканто́ма *f* Keratoakanthom *n*
кератогиали́н *m* Keratohyalin *n*
кератогло́бус *m* Keratoglobus *m*
кератодерми́я *f* Keratodermie *f*
керато́з *m* Keratose *f*
~, ладо́нно-подо́швенный Palmoplantarkeratose *f*
~, подногтево́й subunquale Keratose *f*, Nagelbettverhornung *f*
~, рентге́новский Röntgenkeratose *f*
~ ра́ннего грудно́го во́зраста, ладо́нно-подо́швенный Palmoplantarkeratose *f* des frühen Säuglingsalters
кератокиста́ *f* Keratozyste *f*, Hornzyste *f*
~, одонтоге́нная odontogene Keratozyste *f*
кератоко́нус *m* Keratokonus *m*
кератоконъюнктиви́т *m* Keratokonjunktivitis *f*
~, герпети́ческий herpetische Keratokonjunktivitis *f*
керато́лиз *m* Keratolyse *f*
керато́ма *f* Keratom *n*, Hornhautgeschwulst *f*
~, ладо́нно-подо́швенная palmoplantares Keratom *n*
~, ра́диевая Radiumkeratom *n*
~, себоре́йная seborrhoisches Keratom *n*
~, фолликуля́рная follikuläres Keratom *n*
кератомаля́ция *f* Keratomalazie *f*
кератомико́з *m* Keratomykose *f*
кератопапилло́ма *f* Keratopapillom *n*
кератопати́я *f*, **буллёзная** diffuse bläschenförmige Keratopathie *f*
кератопла́стика *f* Keratoplastik *f*
~, интраламелля́рная (intra)lamelläre Keratoplastik *f*
~, космети́ческая kosmetische Keratoplastik *f*
~, посло́йная lamellierende Keratoplastik *f*
~, сквозна́я durchgreifende [perforierende] Keratoplastik *f*
кератосклери́т *m* Sklero-Keratitis *f*
кератоско́п *m* Keratoskop *n*
кератотоми́я *f* Keratotomie *f*
кератоце́ле *n* Keratozele *f*, Hornhautbruch *m*
кератоценте́з *m* Keratozentese *f*
кератэктази́я *f* Hornhautektasie *f*
ке́тгут *m* Katgut *n*, Darmfaden *m*
кетоацидо́з *m* Ketoazidose *f*
кето́за *f* Ketose *f*, Keto(n)zucker *m*
кетокисло́ты *f pl* Ketosäuren *f pl*
кетонеми́я *f* Ketonämie *f*
кетонури́я *f* Ketonurie *f*
кетостеро́иды *m pl* Ketosteroide *n pl*
кефалгемато́ма *f* Kopfhämatom *n*, Kopf-Blutgeschwulst *f*
кефалогра́мма *f* Kephalogramm *n*
кефалокраниокла́ст *m* Kephalokranioklast *m*
кефалометри́я *f* Kephalometrie *f*
кефалотри́б *m* Kephalotrib *m*, Zephalotripter *m*
кефалотрипси́я *f* Kephalotrypsie *f*
кефалоце́ле *n* Kephalozele *f*, Hirnbruch *m*
киль *m* **трахе́и** Trachealsporn *m*
кимо́граф *m* Kymograph *m*
кина́за *f* Kinase *f*
кинезиграфи́я *f* Kinesigraphie *f*
кинезиотерапи́я *f* Kinesiotherapie *f*, Bewegungstherapie *f*
кинезогидротерапи́я *f* Unterwassergymnastik *f*
кинематографи́я *f*, **рентгенотелевизио́нная** Fernkinematoröntgenographie *f*
кине́тика *f* Kinetik *f*
кинетокардиогра́мма *f* Kinetokardiogramm *n*
кинетокардиографи́я Kinetokardiographie *f*
кинетопласти́ды *f pl* Kinetoplastiden *f pl*
кини́н *m* Kinin *n*

киноангиокардиогра́фия *f* Angiokardiokinographie *f*, Kinoangiokardiographie *f*
киноангиоцереброгра́фия *f* Kinoangiozerebrographie *f*
кинорекси́я *f* Bulimie *f*, Kynorexie *f*, Heißhunger *m*
кинорентгеногра́фия *f* Röntgenkinematographie *f*
кинофлюороскопи́я *f* Kinofluoroskopie *f*
кипяче́ние *n* Kochen *n*, Sieden *n*
кислоро́д *m* Sauerstoff *m*
~ **во́здуха** Luftsauerstoff *m*
кислородотерапи́я *f* Sauerstoffbehandlung *f*
кислородпереножа́щий sauerstofftragend, sauerstofftransportierend
кислота́ *f* Säure *f*
~, **аминома́сляная** Aminobuttersäure *f*
~, **аскорби́новая** Askorbinsäure *f*, Vitamin *n* C, antiskorbutisches Vitamin *n*
~, **ацетоу́ксусная** Azetessigsäure *f*
~, **ванили́л-минда́льная** Vanililmandelsäure *f*
~, **ви́нная** Weinsäure *f*
~, **дуби́льная** Gerbsäure *f*
~, **жёлчная** Gallensäure *f*
~, **жи́рная** Fettsäure *f*
~, **жи́рная замени́мая** nichtessentielle Fettsäure *f*
~, **жи́рная насы́щенная** gesättigte Fettsäure *f*
~, **жи́рная незамени́мая** essentielle Fettsäure *f*
~, **жи́рная ненасы́щенная** [**жи́рная непреде́льная**] ungesättigte Fettsäure *f*
~, **жи́рная преде́льная** gesättigte Fettsäure *f*
~, **жи́рная эссенциа́льная** essentielle Fettsäure *f*
~, **изолимо́нная** Isozitronensäure *f*
~, **крезолсе́рная** Kresolschwefelsäure *f*
~, **лимо́нная** Zitronensäure *f*, Trikarbonoxysäure *f*
~, **линоле́новая** Linolensäure *f*
~, **липо́евая** Liponsäure *f*, Thioktansäure *f*
~, **литохо́левая** Lithocholsäure *f*
~, **моло́чная** Milchsäure *f*
~, **мочева́я** Harnsäure *f*
~, **мукоитинсе́рная** Mukoitinschwefelsäure *f*
~, **муравьи́ная** Ameisensäure *f*
~, **нейрами́новая** Neuraminsäure *f*
~, **никоти́новая** Nikotinsäure *f*, Niacin *n*, Vitamin *n* PP
~, **нуклеи́новая** Nukleinsäure *f*
~, **оксима́сляная** Oxybuttersäure *f*
~, **оро́товая** Orotsäure *f*
~, **панга́мовая** Pangam(in)säure *f*
~, **парааминобензо́йная** p-Aminobenzoesäure *f*, Vitamin *n* B_x
~, **пировиногра́дная** Brenztraubensäure *f*, Pyrotraubensäure *f*
~, **рибонуклеи́новая** Ribonukleinsäure *f*, RNS
~, **рибонуклеи́новая раствори́мая** Transfer-Ribonukleinsäure *f*, Transfer-RNS *f*
~, **рибонуклеи́новая рибосо́мная** ribosom(al)e Ribonukleinsäure *f*
~, **се́рная** Schwefelsäure *f*
~, **у́ксусная** Essigsäure *f*
~, **фенилпировиногра́дная** Phenylbrenztraubensäure *f*
~, **фенолсе́рная** Phenolschwefelsäure *f*
~, **фо́лиевая** Folsäure *f*, Vitamin *n* B_9
~, **хондроитинсе́рная** Chondroitinschwefelsäure *f*
~, **цистеи́новая** Zysteinsäure *f*
~, **щаве́левая** Oxalsäure *f*
~, **щаве́лево-янта́рная** Oxalbernsteinsäure *f*
~, **эфироглюкуро́новая** Esterglukuronsäure *f*
~, **эфиросе́рная** Ätherschwefelsäure *f*
~, **я́блочная** Apfelsäure *f*
~, **янта́рная** Bernsteinsäure *f*
кисло́тность *f* Säurehaltigkeit *f*, Säuregehalt *m*
~ **желу́дочного со́ка** Magensaftazidität *f*
~ **молока́** Säuregrad *m* der Milch
~ **мочи́** Harnsäuregrad *m*, Urinazidität *f*
киста́ *f* Zyste *f*
~, **бранхиоге́нная** branchiogene Zyste *f*
~ **верхнечелюстно́й па́зухи** Kieferhöhlenzyste *f*
~, **волосяна́я** Haarzyste *f*; Pilonidalzyste *f*
~, **врождённая** angeborene [kongenitale, konnatale] Zyste *f*
~ **головно́го мо́зга** Gehirnzyste *f*
~ **горта́ни** Larynxzyste *f*
~, **дермо́идная** Dermoidzyste *f*, Dermoidkystom *n*
~, **дизонтогенети́ческая** dysontogenetische Zyste *f*
~, **жа́берная** Kiemenzyste *f*, branchiogene Zyste *f*
~ **железы́** Adenozele *f*, Drüsenzyste *f*
~ **жёлтого те́ла** Gelbkörperzyste *f*
~ **желто́чного прото́ка** Urachuszyste *f*
~, **жирова́я** Lipozele *f*
~, **зубна́я** Zahnzyste *f*
~, **интралигамента́рная** intraligamentäre Zyste *f*
~, **и́стинная** wahre [echte] Zyste *f*
~ **кише́чника** Darmzyste *f*
~ **ко́жи** Hautzyste *f*
~, **колло́идная** Kolloidzyste *f*, Gallertzyste *f*
~ **конъюнкти́вы** Bindehautzyste *f*
~ **ко́рня языка́** Zungengrundzyste *f*
~ **ко́сти** Knochenzyste *f*
~, **кровяна́я** Hämatozele *f*, Blutzyste *f*
~ **лёгкого** Lungenzyste *f*
~ **лёгкого, непаразита́рная** nichtparasitäre Lungenzyste *f*
~, **ло́жная** falsche Zyste *f*, Pseudozyste *f*
~, **лютеи́новая** Luteinzyste *f*
~, **ма́сляная** Ölzyste *f*
~, **моло́чная** Galaktozele *f*, Milchzyste *f*
~ **мочето́чника** Ureterozyste *f*
~ **мошо́нки** Skrotalzyste *f*
~, **нево́идная рогова́я** nävusähnliche Hornzyste *f*
~, **одонтоге́нная** odontogene Zyste *f*, Kieferzyste *f*
~ **от размягче́ния** Erweichungszyste *f*, Ramollitionszyste *f*
~, **паразита́рная** parasitäre Zyste *f*
~, **паровариа́льная** Parovarialzyste *f*
~ **пе́чени** Leberzyste *f*
~, **пилонида́льная** pilonidale Zyste *f*, Pilonidalzyste *f*
~ **пищево́да** Ösophagozele *f*, Ösophaguszyste *f*
~, **подъязы́чная ретенцио́нная** Ranula *f*, Froschleingeschwulst *f*
~ **по́сле кровоизлия́ния** Extravasationszyste *f*
~ **по́чки** Nierenzyste *f*
~ **предста́тельной железы́** Prostatazyste *f*
~ **ра́дужки, пигме́нтная** Pigmentiriszyste *f*
~, **ретенцио́нная** Retentionszyste *f*

~, ретенцио́нная слизистая Schleimretentionszyste *f*, Retentionsschleimzyste *f*
~ семенно́го кана́тика Spermatozele *f*
~, серо́зная seröse Zyste *f*
~ сетча́тки Netzhautzyste *f*
~ слю́нной железы́ Speichelzyste *f*
~, солита́рная solitäre Zyste *f*
~, текалютеи́новая Thekaluteinzyste *f*
~, травмати́ческая (post)traumatische Zyste *f*
~, фолликуля́рная Follikelzyste *f*
~, целоми́ческая Zölomzyste *f*
~ ше́и Halszyste *f*
~ ше́йки железы́ Drüsenhalszyste *f*
~, шокола́дная Schokoladenzyste *f*, Teerzyste *f*
~, эпидерма́льная Epidermalzyste *f*
~, эпидермо́идная Epidermoidzyste *f*
~, эпителиа́льная epitheliale Zyste *f*
~, эхиноко́кковая Echinokokkuszyste *f*
~ яи́чника Ovarialzyste *f*, Eierstockzyste *f*
~ яи́чника, вегети́рующая proliferierende [vegetierende] Ovarialzyste *f*
~ яи́чника, малигнизи́рованная malignisierte Ovarialzyste *f*
кистогранулёма *f* Zystogranulom *n*
кистодержа́тель *m* Zystenfaßzange *f*, Zystenhalter *m*
кисто́зный zystisch, kystös
кисто́ид *m* Zystoid *n*, Pseudozyste *f*
кисто́ма *f* Zystom *n*, Kystom *n*
~, дермо́идная Dermoidkystom *n*
~, муцино́зная Muzinkystom *n*
~, псевдомуцино́зная Pseudomuzinkystom *n*, pseudomuzinöses Kystom *n*
~ яи́чника Ovarialzystom *n*, Eierstockkystom *n*
кистофибро́з *m*:
~ поджелу́дочной железы́ zystische Pankreasfibrose *f*
~ поджелу́дочной железы́, семе́йный врождённый familiäre angeborene Mukoviszidose *f*
кисть *f* Hand *f*
кифо́з *m* Kyphose *f*; Brustbiegung *f*
~, грудно́й Brustkyphose *f*
~, подростко́вый Adoleszentenkyphose *f*
~, рахити́ческий rachitische Kyphose *f*
~, ста́рческий Alterskyphose *f*
~, углово́й anguläre Kyphose *f*, (spitz)winkelige Kyphose *f*
кифосколио́з *m* Kyphoskoliose *f*
кише́чник *m* Darm *m*, Gedärm *n*, Intestinaltrakt *m*, Darmtraktus *m*
кишка́ *f* Darm *m*
~, двенадцатипе́рстная Zwölffingerdarm *m*
~, ободо́чная Grimmdarm *m*, Kolon *n*
~, ободо́чная восходя́щая aufsteigendes Kolon *n*
~, ободо́чная нисходя́щая absteigendes Kolon *n*
~, ободо́чная попере́чная Querkolon *n*
~, перви́чная Urdarm *m*
~, подвздо́шная Krummdarm *m*
~, подви́жная слепа́я Wanderblinddarm *m*
~, пряма́я Mastdarm *m*, Enddarm *m*, Rektum *n*
~, сигмови́дная Sigmoid *n*, Sigma *n*
~, слепа́я Blinddarm *m*, *Coecum*
~, то́лстая Dickdarm *m*
~, то́нкая Dünndarm *m*
~, то́щая Leerdarm *m*
кладоспорио́з *m* Kladosporiose *f*
кладотрихо́з *m* Kladotrichose *f*
клазматодендро́з *m* Klasmatodendrose *f*
кла́ммер *m* Klammer *f*
~, двупле́чий zweiarmige Klammer *f*
~, лито́й Gußklammer *f*
~, непреры́вный fortlaufende Klammer *f*
~, однопле́чий einarmige Klammer *f*
~, про́волочный Drahtklammer *f*
~, пружи́нистый federne Klammer *f*
~, стрелови́дный Pfeilklammer *f*
кла́пан *m* Klappe *f*; Ventil *n*
~ ао́рты Aortenklappe *f*
~, атриовентрикуля́рный Atrioventrikularklappe *f*
~ вдо́ха Einatmenventil *n*, Inspirationsventil *n*
~ вдо́ха-вы́доха Ein-Aus-Atemventil *n*
~, вено́зный Venenklappe *f*
~, вентиляцио́нный Entlüftungsventil *n*
~ ве́ны Venenklappe *f*
~, возвра́тный Rücklaufventil *n*
~ вы́доха Ausatemventil *n*
~, двуство́рчатый zweizipflige Klappe *f*, Bikuspidalklappe *f*
~, дро́ссельный Drosselventil *n*
~, дыха́тельный Beatmungsventil *n*
~ лёгочного ствола́ [лёгочной арте́рии] Pulmonalklappe *f*
~ лимфати́ческого сосу́да Lymphgefäßklappe *f*
~, митра́льный Mitralklappe *f*
~, нереверси́вный Nichtrückatemventil *n*
~, полулу́нный Semilunarklappe *f*, Taschenklappe *f*
~, предохрани́тельный Überdruckventil *n*
~, предсе́рдно-желу́дочковый Atrioventrikularklappe *f*
~ регулиро́вки давле́ния Druckregulierventil *n*
~ се́рдца Herzklappe *f*
~ се́рдца, иску́сственный Herzklappenprothese *f*, künstliche Herzklappe *f*
~, трёхство́рчатый dreizipflige Klappe *f*, Trikuspidalklappe *f*
класс *m*:
~ боле́зней Krankheitenklasse *f*
~ иммуноглобули́нов Immunoglobulinklasse *f*
классифика́ция *f* Klassifikation *f*
~ боле́зней и причи́н сме́рти, статисти́ческая Междунаро́дная Internationale Statistische Klassifikation *f* der Krankheiten und Todesursachen
кла́стер-эффе́кт *m* clustering *(engl.)*
клаустрофили́я *f* Klaustrophilie *f*
клаустрофоби́я *f* Klaustrophobie *f*
клебсие́лла *f* Klebsiella *f*
клей *m* Leim *m*, Kleber *m*
~, живо́тный Tierleim *m*, Gelatine *f*
~, ко́стный Knochenleim *m*
~, фибри́нный Fibrinkleber *m*
клейдотоми́я *f* Kleidotomie *f*
клейкови́на *f* Kleber *m*
кле́мма *f* Klemme *f*
~ для кровено́сных сосу́дов Gefäßklemme *f*

~ для скелéтного вытяжéния Extensionsklammer *f*
клептомáния *f* Kleptomanie *f*, Stehltrieb *m*
клéтка *f* Zelle *f*
~, адвентициáльная Adventitialzelle *f*
~, амакри́новая amakrine Zelle *f*
~, амёбóидная amöboide Zelle *f*
~, антителообразýющая antikörperproduzierende [immunaktive] Zelle *f*
~, анэуплóидная aneuploide Zelle *f*
~, атрофи́ческая atrophische Zelle *f*
~, базáльная Basalzelle *f*
~, базофи́льная basophile Zelle *f*
~, баллони́рующая ballonierende Zelle *f*
~, безъя́дерная kernlose Zelle *f*
~, береговáя Uferzelle *f*
~ берéменности Schwangerschaftszelle *f*
~, блáстная Blastzelle *f*
~, блуждáющая Wanderzelle *f*
~, бокалови́дная Becherzelle *f*
~, веретенообрáзная Spindelzelle *f*
~, вкусовáя Geschmackszelle *f*
~, волоскóвая Haarzelle *f*
~, встáвочная Schaltzelle *f*
~, ганглиóзная Ganglienzelle *f*
~, гаплóидная haploide Zelle *f*
~, гигáнтская Riesenzelle *f*
~, гигáнтская многоя́дерная mehrkernige Riesenzelle *f*
~, глáвная Hauptzelle *f*
~, гладкомы́шечная glatte Muskelzelle *f*
~, глиáльная Gliazelle *f*, Neurogliazelle *f*
~, глобóидная Globoidzelle *f*
~, глóмусная Glomuszelle *f*
~, гранулёзная Granulosazelle *f*
~, гранулёзолютеи́новая Granulosaluteinzelle *f*
~, груднáя Brustkorb *m*
~, груднáя воронкообрáзная Trichterbrustkorb *m*
~, груднáя килеви́дная Hühnerbrustkorb *m*
~, груднáя лордоти́ческая lordotischer Brustkorb *m*
~, груднáя плóская flacher Brustkorb *m*
~, груднáя эмфизематóзная emphysematöser Brustkorb *m*
~, дви́гательная motorische Zelle *f*
~, децидуáльная Dezidualzelle *f*
~, диплóидная diploide Zelle *f*
~, добáвочная zusätzliche Zelle *f*, Nebenzelle *f*
~, дóнорская Spenderzelle *f*
~, жировáя Fettzelle *f*
~ зáдних рогóв спиннóго мóзга Hinterhornzelle *f*
~, зарóдышевая Keimzelle *f*
~, звёздчатая sternförmige Zelle *f*
~, зри́тельная колбочкови́дная Zapfensehzelle *f*
~, зри́тельная палочкови́дная Stäbchensehzelle *f*
~, иммунокомпетéнтная immunkompetente Zelle *f*
~ инорóдного тéла Fremdkörperzelle *f*
~ инорóдного тéла, гигáнтская Fremdkörperriesenzelle *f*
~, инсуля́рная Inselzelle *f*, Insulozyt *m*
~, интерстициáльная interstitielle Zelle *f*
~, каёмчатая Saumzelle *f*
~, ки́ллерная Killerzelle *f*
~, кишéчная Darmzelle *f*
~, корзи́нчатая Korbzelle *f*
~, кортикотрóпная kortikotrope Zelle *f*
~, кóстная Knochenzelle *f*
~ кóстного мóзга, гигáнтская Knochenmarkriesenzelle *f*
~ крáсной волчáнки Lupus-Erythematodes-Zelle *f*, LE-Zelle *f*
~, кроветвóрная hämopoetische [blutbildende] Zelle *f*
~, ксантóмная Xanthomzelle *f*
~, куби́ческая kubische Zelle *f*
~, лимфóидная Limphoidzelle *f*
~, лютеи́новая Luteinzelle *f*, Luteozyt *m*
~, мезангиáльная Mesangialzelle *f*
~, мезенхи́мная Mesenchymzelle *f*
~, мезотелиáльная Mesotheliozyt *m*
~, мерцáтельная Flimmerzelle *f*
~, мионеврáльная myoneurale Zelle *f*
~, миоэпителиáльная Myoepithelzelle *f*
~, многоя́дерная mehrkernige [vielkernige] Zelle *f*
~, мононуклеáрная mononukleare Zelle *f*
~, мукóидная Mukoidzelle *f*
~, мы́шечная Muskelzelle *f*
~, нéвусная Nävuszelle *f*
~, нейроглиáльная Neurogliazelle *f*
~, нéрвная Nervenzelle *f*, Neurozyt *m*
~, обклáдочная Belegzelle *f*, Parietalzelle *f*
~, обоня́тельная Riechzelle *f*, Schultze-Zelle *f*
~, оксифи́льная oxyphile Zelle *f*
~, опóрная Stützzelle *f*
~, осязáтельная Tastzelle *f*
~ пáмяти Gedächtniszelle *f*, Erinnerungszelle *f*, memory cell *(engl.)*
~, парабазáльная Parabasalzelle *f*
~, параганглионáрная Paraganglienzelle *f*
~, парафолликуля́рная parafollikuläre Zelle *f*
~, пéнистая Schaumzelle *f*
~ перéдних рогóв спиннóго мóзга Vorderhornzelle *f*
~ перитонеáльного экссудáта Peritonealexsudatzelle *f*
~, перстневи́дная Siegelringzelle *f*
~, печёночная Leberzelle *f*, Hepatozyt *m*
~, пигмéнтная Pigmentzelle *f*
~, пирамидáльная [пирами́дная] Pyramidenzelle *f*
~, плазмати́ческая Plasmazelle *f*, Plasmozyt *m*
~, плóская platte Zelle *f*
~, поддéрживающая Stützzelle *f*
~, полигонáльная polygonale Zelle *f*
~, полиплóидная polyploide Zelle *f*
~, половáя Geschlechtszelle *f*, Keimzelle *f*
~, призмати́ческая prismatische Zelle *f*
~, промежýточная intermediäre Zelle *f*
~, псевдогигáнтская Pseudoriesenzelle *f*
~, рáковая Krebszelle *f*, Karzinomzelle *f*
~, ретикуля́рная Retikulumzelle *f*
~, розеткообразýющая rosettenbildende Zelle *f*
~, сáльная Talgzelle *f*
~, саркоматóзная Sarkomzelle *f*
~, свéтлая helle Zelle *f*

~ с включéниями, гигáнтская Riesenzelle *f* mit Einschlüssen
~, секретóрная sekretorische Zelle *f*
~, семеннáя Samenzelle *f*, Spermatozoon *n*
~ сердéчных порóков Herzfehlerzelle *f*
~ сетчáтки, биполя́рная bipolare Ganglienzelle *f*
~, синовиáльная Synovialzelle *f*, Synoviozyt *m*
~, соединительноткáнная Bindegewebszelle *f*
~, стволовáя Stammzelle *f*
~, супрéссорная Supressorzelle *f*
~, сухожи́льная Sehnenzelle *f*
~, тёмная dunkle Zelle *f*
~, тетраплóидная tetraploide Zelle *f*
~, тирeóидная Thyreozyt *m*
~, тиреотрóпная thyreotrope [thyreotropinbildende] Zelle *f*
~, триплóидная triploide Zelle *f*
~, ту́чная Mastzelle *f*, Labrozyt *m*
~, фолликуля́рная Follikelzelle *f*, follikuläre Zelle *f*
~, хéлперная Helferzelle *f*
~, хромафи́нная chromaffine [phäochrome] Zelle *f*
~, хромофи́льная chromophile Zelle *f*
~, хромофóбная chromophobe Zelle *f*
~, хрящевáя Knorpelzelle *f*, Chondrozyt *m*
~, шарови́дная globoide [kugelförmige] Zelle *f*
~, шиповáтая Dornzelle *f*
~ щитови́дной железы́ Schilddrüsenzelle *f*, Thyreozyt *m*
~, эмалеобразу́ющая schmelzbildende Zelle *f*
~, эндотелиáльная Endothelzelle *f*
~, энтерохромафи́нная enterochromaffine Zelle *f*
~, эпенди́мная Ependymzelle *f*, Ependymozyt *m*
~, эпителиáльная Epithelzelle *f*, Epitheliozyt *m*
~, эпителиóидная Epithelioidzelle *f*
клéтка-корми́лица *f* Ammenzelle *f*
клéтка-мишéнь *f* Zielzelle *f*
клéтка-помóщник *f s.* **клéтка-хéлпер**
клéтка-сателли́т *f* Trabant(en)zelle *f*
клéтка-«уби́йца» *f* Killerzelle *f*
клéтка-хéлпер *f* Helferzelle *f*
клéтки *f pl* **Áничкова** Anitschkow-Zellen *f pl*
LE-клéтки *f pl* LE-Zellen *f pl*, Lupuserythematodes-Zellen *f pl*
клетчáтка *f* **1.** Zellstoff *m* **2.** Zellulose *f*
~, жировáя Fettzellstoff *m*, Fett(zell)gewebe *n*
~, подкóжная Unterhautzellstoff *m*
~, расти́тельная pflanzliches Zellgewebe *n*
клещ *m* Milbe *f*
~ домáшней пы́ли Hausstaubmilbe *f*, Schmarotzerzecke *f*
~, продуктóвый Vorratsmilbe *f*
~, чесóточный Krätzmilbe *f*
клещеви́на *f* Rizinusstaude *f*
кли́зма *f* Klistier *n*, Darmeinlauf *m*
~, гипертони́ческая hypertonisches Klistier *n*, hypertonischer Einlauf *m*
~, диагности́ческая diagnostischer Einlauf *m*
~, кáпельная Tropfklistier *n*, Tropf(en)einlauf *m*
~, контрáстная Kontrastklistier *n*, Kontrasteinlauf *m*
~, лекáрственная Arzneiklistier *n*
~, мáсляная Ölklistier *n*, Öleinlauf *m*
~, мы́льная Seifeneinlauf *m*
~, очисти́тельная Reinigungsklistier *n*; Abführklistier *n*
~, питáтельная Nährklistier *n*
~, послабля́ющая Abführeinlauf *m*
~, сифóнная Siphoneinlauf *m*
кли́макс *m*, **климактéрий** *m* Klimakterium *n*, Klimax *f*
кли́мат *m* Klima *n*
~, высокогóрный Hochgebirgsklima *n*
~, здорóвый gesundes Klima *n*
~ комфóрта Behaglichkeitsklima *n*
~, континентáльный Landklima *n*
~, леснóй Waldklima *n*
~, морскóй Meeresklima *n*; Küstenklima *n*
~, нагру́зочный Belastungsklima *n*
~, произвóдственный Betriebsklima *n*
~, пусты́нный Wüstenklima *n*
~ среднегóрья Mittelgebirgsklima *n*
~, щадя́щий Schonungsklima *n*
климатозакáливание *n* abhärtende Klimakur *f*
климатолóгия *f* Klimatologie *f*, Klimaforschung *f*
~, медици́нская medizinische Klimatologie *f*
климатотерапи́я *f* Klima(to)therapie *f*
~ в услóвиях откры́того мóря Hochseeklimakur *f*
~ на берегу́ мóря Küstenexposition *f*
клин *m* Keil *m*, Zwickel *m*
~, межзу́бный Interdentalkeil *m*
кли́ника *f* **1.** Klinik *f*, Klinikum *n* **2.** klinisches Bild *n*, klinischer Verlauf *m*
~, чáстная private Klinik *f*
клиници́ст *m* Kliniker *m*
клинови́дный keilartig, keilförmig
клинóк *m* **ларингоскóпа** Laryngoskopspatel *m*
клипс *m* Klammer *f*; Klips *m*
~ для аневри́змы Aneurysmaklammer *f*
~ для эпи́физа Epiphysenklammer *f*
~, носовóй Nasenklips *m*
~, прóволочный Drahtklammer *f*
кли́псы *f pl*, **гемостати́ческие** blutstillende [hämostatische] Klemmen *f pl*
кли́ренс *m* Clearance *f*, Reinigungskoeffizient *m*, Reinigung *f*, Klärwert *m*
~ инули́на Inulin-Clearance *f*
~ креатини́на Kreatinin-Clearance *f*
~ мочеви́ны Harnstoff-Clearance *f*
~ параaминогиппу́ровой кислоты́ Paraaminohippursäure-Clearance *f*
~, пóчечный Nieren-Clearance *f*
~, радиоизотóпный Radionukliden-Clearance *f*
~ свобóдной воды́ Freiwasser-Clearance *f*
кли́тор *m* Kitzler *m*, Klitoris *f*
клон *m* Klon *m*; Stamm *m*
~, запрéтный forbidden clone *(engl.)*
~, клéточный Zellklon *m*; Zellstamm *m*
клони́рование *n* Klonierung *f*
~ ви́русов Virenklonierung *f*
клóнус *m* Klonus *m*, klonischer Krampf *m*
~ жевáтельных мышц Masseterklonus *m*
~ ки́сти Handklonus *m*
~ колéнной чáшки Pattelarklonus *m*
~ стопы́ Fußklonus *m*
клоп *m* Wanze *f*

~, постéльный Bettwanze *f*
клострúдия *f* Klostridie *f*, Spindelbakterium *n*
клоунúзм *m* Faxensyndrom *n*
клубóчек *m* Knäuelchen *n*
~, пóчечный Nierenglomerulus *m*
клык *m* Eckzahn *m*
клюв *m* мозóлистого тéла Balkenschnabel *m*
ключúца *f* Schlüsselbein *n*
клятва *f* Гиппокрáта Eid *m* des Hippokrates
кнúга *f* регистрáции больнÿх Krankenbuch *n*
кнúжка *f*:
~ военнослýжащего, медицúнская Sanitätsschein *m* der Militärperson
~, лúчная медицúнская Gesundheitsausweis *m*
коагулогрáмма *f* Koagulogramm *n*
коагулóметр *m* Koagulometer *n*, Gerinnungszeitmesser *m*
коагулопатúя *f* Koagulopathie *f*
~, геморрагúческая hämorrhagische Koagulopathie *f*
~ потреблéния Verbrauchskoagulopathie *f*, Konsumptionskoagulopathie *f*
коагулянт *m* Flockungsmittel *n*, Fällungsmittel *n*
коагулятор *m* Koagulator *m*
~, лáзерный Laserkoagulator *m*, Quantenkoagulator *m*
коагуляция *f* **1.** Koagulation *f*; Gerinnung *f*, Pektisation *f* **2.** Flockung *f*
~, внутрисосýдистая диссеминúрованная disseminierte intravaskuläre Blutkoagulation *f*
~, тóчечная punktförmige Koagulation *f*
коарктáция *f* Koarktation *f*
кобаламúн *m* Vitamin *n* B_{12}, Kobalamin *n*
ковариáнса *f* Kovarianz *f*
~, генетúческая genetische Kovarianz *f*
~ генотúп — средá Genotyp-Umwelt-Kovarianz *f*
~ мéжду рóдственниками Kovarianz *f* zwischen Verwandten
~ родúтель — потóмки Elter-Nachkommen-Kovarianz *f*
~, срéдовая Umwelt-Kovarianz *f*
код *m*:
~, аминокислóтный Aminosäurenkode *m*
~, биологúческий [генетúческий] genetischer Schlüssel *m*, genetischer Kode *m*
~, генетúческий вырожденный Entartungsgenenkode *m*, degenerierter genetischer Kode *m*
~, генетúческий дискрéтный diskreter genetischer Kode *m*
~, генетúческий перекрывáющийся überlappender genetischer Kode *m*
~, генетúческий триплéтный Tripletgenenkode *m*
~, генетúческий универсáльный universaler genetischer Kode *m*
~, дегенерúрованный degenerierter Kode *m*
~, колинеáрный kolinearer Kode *m*
~ наслéдственной информáции Erbinformationskode *m*
~ нуклеúновых кислóт Nukleinsäurenkode *m*
~, цифровóй Signierziffer *f*
кодúрование *n* Kodierung *f*
кодоминáнтность *f* Kodominanz *f*
кодóн *m* Kodon *n*
~, вырожденный degeneriertes Kodon *n*
~, эквивалéнтный Äquivalentkodon *n*
кодóн-терминáтор *m* Terminator-Kodon *n*
кóжа *f* Haut *f*, *Cutis*
~, вялая Schlaffhaut *f*, schlaffe Haut *f*
~, гиперпластúческая hyperplastische Haut *f*
~, гиперэластúческая Gummihaut *f*
~ головы, склáдчатая Bulldoggenkopfhaut *f*, Furchen- und Faltenbildung *f* der Kopfhaut, *cutis verticis gyrata*
~, гусúная Gänsehaut *f*
~, жúрная fettige Haut *f*
~, известкóво-пáнцирная Kalkpanzerhaut *f*
~ крестьянина Bauernhaut *f*, Landsmannshaut *f*
~ лицá Gesichtshaut *f*
~ морякá Seemannshaut *f*
~, мрáморная Marmorhaut *f*
~, слонóвая Elefantenhaut *f*
~, стáрческая Altershaut *f*
~, сухáя trockene Haut *f*
~, трýпная Kadaverhaut *f*, Leichenhaut *f*
кожýх *m* рентгéновской трýбки, защúтный Röhrenschutzgehäuse *n*
кóитус *m* Koitus *m*, Kohabition *f*, Geschlechtsakt *m*, Begattung *f*, Beischlaf *m*
кóйка *f* Bett *n*
~, больнúчная Krankenhausbett *n*, Krankenbett *n*; Bett *n*, Bettstelle *f*
~, родúльная Geburtsbett *n*
~, фактúчески развёрнутая belegtes Bett *n*
кóйка-носúлки *pl* Betttrage *pl*, Bettbahre *f*
кóйко-день *m* Pflegetag *m*, Krankenhausversorgungstag *m*
койлонихúя *f* Hohlnägel *m pl*, Koilonychie *f*
кокаинúзм *m* Kokainsucht *f*
коканцерогенéз *m* Kokarzinogenese *f*
кокарбоксилáза *f* Kokarboxylase *f*
кóкки *m pl* Kokken *f pl*, Kugelbakterien *f pl*
~, гноерóдные Pyokokken *f pl*, eitererregende Kokken *f pl*
коккобактéрии *f pl* Kokkobakterien *f pl*, Kugelstäbchen *n pl*
коклю́ш *m* Keuchhusten *m*, *pertussis*
коксартрóз *m* Hüftgelenkarthrose *f*
коксиеллёз *m* Koxiellose *f*
коксúт *m* Koxitis *f*, Hüftgelenkentzündung *f*
коктéйль *m*, литúческий lytischer Cocktail *m*
кокцигодинúя *f* Kokzygodynie *f*, Steißbeinschmerz *m*
кокцúдии *f pl*, кишéчные Darmkokzidien *f pl*
кокцидиóз *m* Kokzidiose *f*, Kokzidieninfektion *f*
кокцидиоидóз *m*, кокцидиоидомикóз *m* Kokzidioidomykose *f*, Wüstenfieber *n*
коламúн *m* Kolamin *n*
кóлба *f* Kolben *m*, Glaskolben *m*
~, конúческая Erlenmeyerkolben *m*
~, мéрная Meßkolben *m*
~, перегóнная Siedekolben *m*
~, стеклянная Glaskolben *m*
кóлбочка *f* сетчáтки Zapfen *m*
колебáния *n pl* **1.** Schwingungen *f pl* **2.** Schwankungen *f pl*
~ барабáнной перепóнки Trommelfellschwingungen *f pl*

~ голосовы́х свя́зок Stimmbandschwingungen *f pl*
~, звуковы́е Schallschwingungen *f pl*
~, су́точные Tagesschwankungen *f pl*
~, эласти́ческие elastische Schwingungen *f pl*
коле́но *n* Knie *n*
~, во́гнутое X-Bein *n*, *genu valgum*
~, вы́гнутое O-Bein *n*, *genu varum*
~ мозо́листого те́ла Balkenknie *n*
колесо́ *n*, гимнасти́ческое [ре́нское] Röhnrad *n*
ко́ли-бактери́н *m* Kolibakterin *n*
ко́ли-бакте́рия *f* Kolibakterium *n*, Darmstäbchen *n*
ко́ли-диспепси́я *f* Koli-Dyspepsie *f*
ко́ли-и́ндекс *m* Kolizahl *f*, Koligehalt *m*, Koli-Index *m*
ко́ли-инфе́кция *f* Koli-Infektion *f*
~, кише́чная Koli-Darminfektion *f*, Koli-Enteritis *f*
ко́лика *f* Kolik *f*
~, аппендикуля́рная Appendikularkolik *f*
~, га́зовая Gasendarmkolik *f*
~, жёлчная Gallenkolik *f*
~, кише́чная Darmkolik *f*
~, кише́чная сли́зистая Darmschleimkolik *f*
~, мочето́чниковая Harnleiterkolik *f*
~, панкреати́ческая pankreatische Kolik *f*, Bauchspeicheldrüsenkolik *f*
~, по́чечная Nieren(stein)kolik *f*
~, прямокише́чная Rektalkolik *f*, rektale Kolik *f*
~, свинцо́вая Bleikolik *f*
~, слю́нная Speichelkolik *f*
колинеа́рность *f* генети́ческого ко́да Kolinearität *f* des genetischen Kodes
ко́ли-пиели́т *m* Kolipyelitis *f*
ко́ли-се́псис *m* Koli-Sepsis *f*
коли́т *m* Kolitis *f*
~, алимента́рный alimentäre Kolitis *f*
~, аллерги́ческий allergische Kolitis *f*
~, амёбный Amöbenkolitis *f*
~, балантидиа́зный Balantidienkolitis *f*
~, геморраги́ческий hämorrhagische Kolitis *f*
~, гли́стный Helminthenkolitis *f*
~, гранулемато́зный granulomatöse Kolitis *f*
~ жа́рких стран Tropenkolitis *f*
~, запо́рный Verstopfungskolitis *f*, Ostipationskolitis *f*
~, инфекцио́нный Infektionskolitis *f*
~, паразита́рный parasitäre Kolitis *f*
~, перепо́нчатый membranöse Kolitis *f*
~, пове́рхностный oberflächliche Kolitis *f*
~, полипо́зный polypöse Kolitis *f*
~, постинфекцио́нный Postinfektionskolitis *f*
~, протозо́йный Protozoenkolitis *f*
~, псевдомембрано́зный pseudomembranöse Kolitis *f*
~, сегмента́рный Segmentärkolitis *f*
~, спасти́ческий spastische Kolitis *f*
~, токси́ческий toxische Kolitis *f*
~, уреми́ческий urämische Kolitis *f*
~, фолликуля́рно-я́звенный follikulärulzeröse Kolitis *f*
~, я́звенно-геморраги́ческий неспецифи́ческий unspezifische ulzerohämorrhagische Kolitis *f*
~, я́звенный ulzeröse Kolitis *f*
ко́ли-титр *m* Kolititer *m*, Fäkalkolititer *m*

колицинотипи́рование *n* Kolizinotypierung *f*
колици́ны *m pl* Kolizine *n pl*
колицисти́т *m* Kolizystitis *f*
коли́чество *n*:
~ больни́чных ко́ек Krankenbettenzahl *f*
~ больны́х Krankengut *n*, Krankenzahl *f*
~, весово́е Gewichtsmenge *f*
~ вещества́ Stoffmenge *f*
~ выпива́емой жи́дкости Trinkmenge *f*
~ жи́дкости Flüssigkeitsmenge *f*
~ микро́бов Keimzahl *f*
~ микро́бов, о́бщее Gesamtkeimzahl *f*
~ мочи́ Urinmenge *f*, Harnmenge *f*
~, оста́точное Rückstand *m*, Rückstandsmenge *f*, Restmenge *f*
ко́ли-энтери́т *m* Koli-Enteritis *f*, Koli-Dyspepsie *f*, Dyspepsiekoli-Enteritis *f*
коллаге́н *m* Kollagen *n*
коллагена́за *f* Kollagenase *f*
~, бактериа́льная Bakterienkollagenase *f*
коллагено́зы *m pl* Kollagenerkrankungen *f pl*, Konnektivitiden *f pl*
колла́пс *m* Kollaps *m*
~, гиповолеми́ческий Volumenmangelkollaps *m*
~, кардиоге́нный kardiogener Kollaps *m*
~, лёгкого Lungenkollaps *m*
~, ортостати́ческий orthostatischer Kollaps *m*
~, сосу́дистый Gefäskollaps *m*
коллапсотерапи́я *f* Kollapstherapie *f*, Lungenkollapstherapie *f*
коллатера́ль *f* Seitenast *m*, Kollaterale *f*
~, иску́сственная künstliche Kollaterale *f*
~, сосу́дистая Gefäßkollaterale *f*
колле́ктор *m*, канализацио́нный Abwasserkanal *m*
колликули́т *m* Kollikulitis *f*, Samenhügelentzündung *f*
коллима́тор *m*, рентге́новский Röntgenkollimator *m*
колло́дий *m* Kollodium *n*
колло́ид *m* Kolloid *n*
~, защи́тный Schutzkolloid *n*
коллоидоклази́я *f* Kolloidoklasie *f*
колобо́ма *f* Kolobom *n*
~ ди́ска зри́тельного не́рва Kolobom *n* am Sehnerveneintritt
~ лица́ Gesichtskolobom *n*
~ ра́дужки Kolobom *n* der Iris; Iridodiastase *f*
~ хориоиде́и и сетча́тки Netzhaut-Aderhaut-Kolobom *n*
~ хруста́лика Linsenkolobom *n*, Einkerbung *f* des Linsenrandes
коло́дец *m* Brunnen *m*
~, артезиа́нский artesischer Brunnen *m*, Bohrbrunnen *m*
~, дождеприёмный Gully *n*, Einlauf *m*, Gosse *f*
~, поглоща́ющий Sickergrube *f*
~, тру́бчатый Rohrbrunnen *m*
~, фильтрацио́нный Sandfiltergraben *m*
~, ша́хтный Schachtbrunnen *m*
коло́ния *f*, бактериа́льная Bakterienkolonie *f*
коло́нка *f*, хроматографи́ческая chromatographische Säule *f*
коло́нна *f*:

~ **санитарного транспорта** Sanitätskolonne *f*
~ **свода** Gewölbesäule *f*
колоноскопия *f* Kolo(no)skopie *f*
колопексия *f* Grimmdarmanheftung *f*, Dickdarmanheftung *f*
колопластика *f* Dickdarmplastik *f*, Koloplastik *f*
колоптоз *m* Koloptose *f*
колориметр *m* Kolorimeter *n*, Farbenmesser *m*
~, **погружной** Eintauchkolorimeter *n*
~, **спектральный** Spektralkolorimeter *n*
колоспазм *m* Kolospasmus *m*
колостома *f* Kolostoma *n*, Dickdarmfistel *f*
колостомия *f* Kolostomie *f*
колотомия *f* Kolotomie *f*
колпачок *m*, **резиновый** Gummihütchen *n*
кольпейриз *m* Kolpeuryse *f*, Scheidendehnung *f*
кольпейринтер *m* Kolpeurynter *m*, Scheidendehner *m*
кольпит *m* Kolpitis *f*, Vaginitis *f*
~, **атрофический** atrophische Kolpitis *f*
~, **гонорейный** Honorrhoe-Kolpitis *f*
~, **гранулярный** granuläre Kolpitis *f*
~, **старческий** Alterskolpitis *f*, senile Kolpitis *f*
~, **трихомонадный** Trichomonaskolpitis *f*
~, **эмфизематозный** emphysematöse Kolpitis *f*
кольпогистеротомия *f* Kolpohysterotomie *f*, vaginale Hysterotomie *f*
кольпогистерэктомия *f* Kolpohysterektomie *f*
кольпокератоз *m* Kolpokeratose *f*, Scheidenkeratose *f*
кольпоклейзис *m* Kolpokleisis *f*
кольпомикроскопия *f* Kolpomikroskopie *f*
кольпопексия *f* Kolpopexie *f*
кольпоперинеопластика *f* Kolpoperineoplastik *f*
кольпорафия *f* Kolporrhaphie *f*
кольпорексис *m* Kolporrhexis *f*
кольпоскопия *f* Kolposkopie *f*, Vaginoskopie *f*
~, **люминесцентная** Lumineszenzkolposkopie *f*
кольпоспазм *m* Kolpospasmus *m*, Scheidenkrampf *m*
кольпостат *m* Kolpostat *m*
кольпотомия *f* Kolpotomie *f*
кольпотонометр *m* Kolpotonometer *n*
кольпофотография *f* Kolpophotographie *f*
кольпоцистостомия *f* Scheidenblasenstomie *f*, Kolpozystostomie *f*
кольпоцистотомия *f* Scheidenblasenschnitt *m*, Kolpozystotomie *f*
кольцевидный ringartig, ringförmig
кольцо *n*:
~, **бедренное** Schenkelring *m*
~, **вульварное** Vulvaring *m*
~, **глоточное лимфатическое** lymphatischer Rachenring *m*
~, **грыжевое** Bruchring *m*
~, **контракционное** Kontraktionsring *m*
~, **паховое** Leistenring *m*
~, **паховое глубокое** innerer Leistenring *m*
~, **паховое наружное** [**паховое поверхностное, паховое подкожное**] äußerer Leistenring *m*
~ **преципитации** Präzipitationsring *m*
~, **пупочное** Nabelring *m*
~ **радужки, большое** Ziliarzone *f*
~ **радужки, малое** Pupillarzone *f*
~ **роговицы Флейшера, пигментное** Fleischer-Kayser-Kornealring *m*
~ **сокращения** Kontraktionsring *m*
~, **сухожильное** Sehnenring *m*
~, **тазовое** Beckenring *m*
~, **ущемляющее** Schnürring *m*
~, **фиброзное** Faserring *m*
~, **хрящевое** Knorpelring *m*
колэктомия *f* Kolektomie *f*, Dickdarmentfernung *f*
кома *f* Koma *n*
~, **анемическая** anämisches Koma *n*
~, **гипергликемическая** hyperglykämisches *oder* diabetisches Koma *n*
~, **гиперосмолярная** hyperosmolar(isch)es Koma *n*
~, **гипогликемическая** hypoglykämisches Koma *n*
~, **гипоксическая** Hypoxie-Koma *n*
~, **диабетическая** diabetisches Koma *n*
~, **малярийная** Malaria-Koma *n*
~, **микседематозная** Myxödem-Koma *n*
~, **надпочечниковая** Nebennierenkoma *n*
~, **печёночная** hepatisches Koma *n*
~, **тиреотоксическая** thyreotoxisches Koma *n*
~, **уремическая** urämisches Koma *n*
~, **хлоропеническая** chloroprives [hypochlorämisches] Koma *n*
~, **холерная** Cholera-Koma *n*
комар *m* Stechmücke *f*, Mücke *f*
комедон *m* Komedo *m*, Mitesser *m*
комиссия *f*:
~, **врачебная** Ärztekommission *f*
~, **врачебно-консультативная** konsultierende Ärztekommission *f*
~, **врачебно-трудовая экспертная** ärztliche Arbeitsfähigkeitsexpertenkommission *f*
~ **по радиационной защите, Международная** Internationale Kommission *f* für Strahlenschutz
~, **постоянная медицинская** ständige Ärztekommission *f*
комиссура *f* Kommissur *f*
комиссуротом *m* Kommissurotom *n*
~, **гильотинный** Guillotinenkommissurotom *n*
~, **копьевидный** Lanzettkommissurotom *n*
комиссуротомия *f* Kommissurotomie *f*
~, **митральная** Mitralkommissurotomie *f*
комиссуротом-ноготь *m* fingernagelförmige Kommissurotom *n*, Ringkommissurotom *n*
коммоция *f* Erschütterung *f*, Kommotion *f*
комната *f*:
~ **для приёма пищи** Speiseraum *m*; Frühstücksraum *m*
~, **наркозная** Narkosezimmer *n*, Narkoseraum *m*
~ **ожидания** Wartezimmer *n*, Warteraum *m*
~ **отдыха** Erholungsraum *m*; Liegeraum *m*
комок *m*, **истерический** hysterischer Halsknäuel *m*
компаратор *m* Komparator *m*
компенсация *f* Kompensation *f*
комплекс *m* Komplex *m*
~, **аберрантный** Aberrantkomplex *m*, aberranter Komplex *m*
~, **белково-лецитиновый** Lezithin-Eiweiß-Verbindung *f*

~, билирубинбелкóвый Bilirubin-Eiweiß-Komplex *m*
~, больни́чный Krankenhauskomplex *m*
~, гéнный Genenkomplex *m*
~, желу́дочковый Ventrikelkomplex *m* des EKG
~, иммýнный Immunkomplex *m*, Antigen-Antikörper-Komplex *m*
~, иммýнный циркули́рующий zirkulierender Immunkomplex *m*
~, кастрациóнный Kastrationskomplex *m*
~ метеорологи́ческих услóвий на произвóдстве Arbeitsklima *n*
~ неполноцéнности Minderwertigkeitskomplex *m*
~, перви́чный Primärkomplex *m*
~, перви́чный туберкулёзный tuberkulöser Primärkomplex *m*
~, полиплóидный Polyploidkomplex *m*
~, предсéрдный Vorhofkomplex *m* (*des EKG*)
~, хромосóмный Chromosomenkomplex *m*
комплексóны *m pl* Komplexone *n pl*
комплемéнт *m* Komplement *n*
~, домини́рующий dominierendes Komplement *n*
комплементáция *f* Komplementation *f*
~ грýппы Gruppenkomplementation *f*
~, межаллéльная Interallelkomplementation *f*
компонéнт *m*:
~ тугоýхости, звуковоспринимáющий Schallempfindungskomponente *f*
~ тугоýхости, звукопроводя́щий [кондукти́вный] Schalleitungskomponente *f*
~ тугоýхости, нейросенсóрный Schallempfindungskomponente *f*
~ фýзии, сенсóрный sensorische Fusion *f*
компонéнта *f*:
~, срéдовая umweltbedingte Komponente *f*
~ сцеплéния Kopplungskomponente *f*
компрéсс *m* Kompresse *f*, Umschlag *m*
~, мáзевый Salbenkompresse *f*
~, мáсляный Ölkompresse *f*
~, согревáющий warme Kompresse *f*
~, спиртовóй Spiritusumschlag *m*
компрéссия *f* **1.** Kompression *f* **2.** Einschleusen *n*; Druckanstieg *m*, Druckerhöhung *f*
~ чéлюсти Kieferkompression *f*
компрессóрий *m* Kompressorium *n*, Klemme *f*
~, аортáльный Aortenkompressorium *n*
~, губнóй Lippenkompressorium *n*
комфóрт *m* Komfort *m*
конвéкция *f* Konvektion *f*
конвергéнция *f* Konvergenz *f*, Einwärtsdrehung *f* beider Augen
~, аккомодати́вная akkommodative Konvergenz *f*
конвéрсия *f* Konversion *f*
~, антигéнная Antigenkonversion *f*
~ фáгов Bakteriophagenkonversion *f*
конверти́н *m* Konvertin *n*
конвýльсия *f* Konvulsion *f*
конгéстия *f*, **гипостати́ческая** hypostatische Kongestion *f*, Hypostase *f*
конгломерáт *m* Konglomerat *n*
~, óпухолевый Tumorkonglomerat *n*
~, спáечный Verwachsungskonglomerat *n*
конглютинáция *f* Konglutination *f*
конглютини́ны *m pl* Konglutinine *n pl*

конгруэ́нтность *f* **сустáвов** Gelenkkongruenz *f*
конденсáция *f*:
~, альдóльная Aldolkondensation *f*, Aldoladdition *f*, Aldolisation *f*
~, капилля́рная Kapillarkondensation *f*
~ хромосóм Chromosomenkondensation *f*
кондилóма *f*:
~, остроконéчная Feigwarze *f*, Spitzwarze *f*, spitzes Kondylom *n*
~, сифилити́ческая syphilitisches Kondylom *n*
~, ширóкая breites Kondylom *n*
кондиционали́зм *m* Konditionalismus *m*
кондициони́рование *n*:
~ вóздуха Klimatisierung *f*, Luftklimatisierung *f*
~, пóлное Vollklimatisation *f*
кондóм *m* Kondom *m*
конéц *m*:
~, головнóй Kopfende *n*
~ лóскута Lappenende *n*
~ разры́ва Rißende *n*
~, суставнóй Gelenkende *n*
конéчность *f* Extremität *f*
кони́дии *f pl* Konidien *f pl*
конизáция *f* **шéйки мáтки** Zervixkonisation *f*, Portiokonisation *f*
коникотоми́я *f* Konikotomie *f*
кониметр *m* Konimeter *n*
кониóз *m* Koniose *f*, Staubkrankheit *f*
кониотуберкулёз *m* Koniotuberkulose *f*
кониофáг *m* Koniophag *m*, Staubzelle *f*
конкордáнтность *f* Konkordanz *f*
конкремéнт *m* Konkrement *n*, Stein *m*
~, амóрфный amorphes Konkrement *n*
~, бактериáльный Bakterienstein *m*
~, белкóвый Eiweißkonkrement *n*
~, бронхиáльный Bronchialstein *m*
~ в ви́де тýтовой я́годы Maulbeerstein *m*
~, вéнный Venenstein *m*, Venenkonkrement *n*, Phlebolith *m*
~ жёлчного протóка Choledochusstein *m*
~, жёлчный Gallenstein *m*, Gallenkonkrement *n*
~, зубнóй Zahnstein *m*
~, известкóвый Kalkkonkrement *n*, Kalkstein *m*
~, кáловый Kotstein *m*, Koprolith *m*
~, кишéчный Darmstein *m*, Darmkonkrement *n*, Enterolith *m*
~, коралловидный Korallenstein *m*
~, коралловидный ветви́стый Hirschgeweihstein *m*
~, коралловидный лохáночный Nierenbeckenausgußstein *m*
~, коралловидный чáшечковый Kelchausgußstein *m*
~, кристаллóидный Kristalloidkonkrement *n*, Kristalloidstein *m*
~, лёгочный Lungenstein *m*
~, лекáрственный Arzneimittelkonkrement *n*
~, мáточный Uteruskonkrement *n*
~ миндáлины Mandelstein *m*, Tonsillarstein *m*
~ молóчной железы́ Milchstein *m*
~ мочевóго пузыря́ Harnblasenstein *m*, Blasenstein *m*, Blasenkonkrement *n*
~, мочеки́слый Harnsäurestein *m*

~ **мочеточника** Ureterstein *m*, Harnleiterstein *m*, Ureterolith *m*
~, **мягкий** weicher Stein *m*, Schlammstein *m*
~, **оксалатный** Oxalatstein *m*, Oxalatkonkrement *n*
~, **панкреатический** Pankreasstein *m*
~, **печёночный** Gallenstein *m*
~, **пигментно-известковый** Pigmentkalkstein *m*
~, **пигментно-холестериновый** Cholesterin-Pigment-Stein *m*
~, **пигментный** Pigmentstein *m*
~ **поджелудочной железы** Pankreasstein *m*
~, **почечный** Nierenkonkrement *n*, Nierenstein *m*, Nephrolith *m*
~ **предстательной железы** Prostatastein *m*, Prostatolith *m*
~, **препуциальный** Smegmolith *m*, Präputialstein *m*
~, **рентгенонегативный** röntgennegatives Konkrement *n*
~, **слёзный** Tränenstein *m*, Dakryolith *m*
~, **слюнной** Speichelstein *m*, Ptyalolith *m*, Sialolith *m*
~, **уратный** Uratstein *m*
~ **уретры** Harnröhrenstein *m*, Urethralstein *m*
~, **фасетированный** facettierter Stein *m*
~, **фосфатный** Phosphatstein *m*
~, **холестериновый** Cholesterinstein *m*
~, **цистиновый** Zystinstein *m*

консервирование *n* Konservieren *n*, Konservierung *f*
~ **глубоким охлаждением** Tieftemperaturkonservierung *f*
~ **ионизирующей радиацией** Konservierung *f* mit Hilfe von energiereichen Strahlen
~ **кожи** Hautkonservierung *f*
~ **кости** Knochenkonservierung *f*
~ **костного мозга** Knochenmarkkonservierung *f*
~ **крови** Blutkonservierung *f*
~ **тканей** Gewebekonservierung *f*

консолидация *f* Konsolidierung *f*

константа *f*:
~ **выделения** Eliminationskonstante *f*
~ **действия** Wirkkonstante *f*
~ **диссоциации** Dissoziationskonstante *f*
~ **ингибирования** Hemmkonstante *f*, Inhibitionskonstante *f*
~ **равновесия** Gleichgewichtskonstante *f*
~ **скорости реакции** Reaktionsgeschwindigkeitskonstante *f*

констипация *f* Obstipation *f*, Konstipation *f*, Verstopfung *f*

конституция *f* Konstitution *f*, Körperbau *m*
~, **астеническая** asthenische Konstitution *f*
~, **атлетическая** athletische Konstitution *f*
~, **генетическая** Genotyp *m*
~, **гиперстеническая** hypersthenische [pyknische] Konstitution *f*
~, **диспластическая** dysplastische Konstitution *f*
~, **половая** sexuelle Konstitution *f*
~, **психопатическая** psychopathische Konstitution *f*
~, **циклотимическая** zyklothyme Konstitution *f*
~, **шизоидная [шизотимическая]** schizoide [schizothyme] Konstitution *f*
~, **эпилептическая** epileptische Konstitution *f*

консультация *f* **1.** Konsultation *f* **2.** Beratungsstelle *f*
~, **врачебная 1.** ärztliche Konsultation *f* **2.** ärztliche Beratungsstelle *f*
~, **гериатрическая** geriatrische Beratungsstelle *f*
~, **детская** Kinderberatungsstelle *f*
~, **женская** Schwangerenberatungsstelle *f*, gynäkologische Beratungsstelle *f*
~, **медико-генетическая** ärztlich-genetische Beratung *f*
~, **медицинская 1.** ärztliche Konsultation *f* **2.** medizinische [ärztliche] Beratungsstelle *f*
~, **социально-психологическая** sozial-psychologische Beratung *f*

контагиозность *f* Ansteckungsfähigkeit *f*

контакт *m* Kontakt *m*
~, **аффективный** affektiver Kontakt *m*
~, **первичный** Erstkontakt *m*
~, **трёхпунктный** *Stom.* Dreipunktartikulation *f*

контингент *m*:
~ **больных, основной** Hauptkrankengut *n*
~, **диспансерный** Kontingent *n* zu Dispensairebetreuung

контрактура *f* Kontraktur *f*
~, **дерматогенная [кожная]** dermatogene Kontraktur *f*, Hautkontraktur *f*
~, **ладонная** Palmarkontraktur *f*
~, **мышечная** Muskelkontraktur *f*
~ **от бездействия** Inaktivitätskontraktur *f*
~ **пальца кисти** Fingerkontraktur *f*
~, **разгибательная** Streckkontraktur *f*, Extensionskontraktur *f*
~, **рубцовая** Narbenkontraktur *f*
~, **сгибательная** Beugekontraktur *f*
~ **сустава** Gelenkkontraktur *f*

контрапертура *f* Kontrapertur *f*, Gegenöffnung *f*

контрастирование *n* Kontrastdarstellung *f*
~, **селективное** selektive Kontrastierung *f*, selektive Kontrastdarstellung *f*

контрацептив *m* Kontrazeptivum *n*, empfängnisverhütendes Mittel *n*
~, **внутриматочный** intrauterines Kontrazeptivum *n*
~, **пероральный** orales Kontrazeptivum *n*

контрацепция *f* Kontrazeption *f*, Empfängnisverhütung *f*
~, **внутриматочная** intrauterine Kontrazeption *f*
~, **гормональная** hormonale Kontrazeption *f*
~, **пероральная** orale Kontrazeption *f*

контроль *m* Aufsicht *f*, Überwachung *f*, Kontrolle *f*
~, **медицинский** medizinische Kontrolle *f*
~, **радиационный** Strahlungskontrolle *f*
~ **рождаемости** Geburtsplanung *f*; Familienplanung *f*
~, **санитарный** hygienische Kontrolle *f*
~, **телеметрический** telemetrische Kontrolle *f*
~ **температуры** Temperaturüberwachung *f*

контузия *f* Kontusion *f*, Prellung *f*
~ **глазного яблока** Prellung *f* des Augapfels
~ **головного мозга** Gehirnkontusion *f*

ко́нтур *m*:
~, **дыха́тельный закры́тый** geschlossenes [vollreversibles] Atemkreislaufsystem *n*
~, **дыха́тельный ма́ятниковый** Pendelatemkreislauf *m*
~, **дыха́тельный нереверси́вный** nichtreversibles Atemkreislaufsystem *n*, Nichtrückatemsystem *n*
~, **дыха́тельный откры́тый** offenes Atemkreislaufsystem *n*
~, **дыха́тельный по́лностью реверси́вный** vollreversibles [geschlossenes] Atemkreislaufsystem *n*
~, **дыха́тельный циркуляцио́нный** Zirkulationsatemkreislaufsystem *n*
ко́нус *m*:
~, **артериа́льный** *conus arteriosus*
~, **миопи́ческий** myopischer Konus *m*
~, **мозгово́й** Markkegel *m*
~, **светово́й** Trommelfellreflex *m*
конфабулёз *m* Konfabulose *f*
конфабуля́ции *f pl* Konfabulationen *f pl*; Fabulieren *n*
~, **бредо́вые** Wahnkonfabulationen *f pl*
~, **замеща́ющие** substituierende Konfabulationen *f pl*
~, **мнемони́ческое** mnemonische Konfabulationen *f pl*
~ **па́мяти** Gedächtniskonfabulationen *f pl*
~, **фантасти́ческие** phantastische Konfabulationen *f pl*
конфигура́ция *f* Konfiguration *f*
~ **се́рдца, аорта́льная** Aortenkonfiguration *f* des Herzens
~ **се́рдца, митра́льная** Mitralherzkonfiguration *f*
~ **суста́ва** Gelenkkonfiguration *f*
конфли́кт *m*:
~, **внутрипсихи́ческий** intrapsychischer [innerer] Konflikt *m*
~, **изосерологи́ческий** isoserologischer Konflikt *m*
~, **семе́йный** Familienkonflikt *m*
~, **ситуацио́нный** situativer Konflikt *m*
конхотоми́я *f* Nasenmuschelresektion *f*, Konchotomie *f*
концентра́т *m*:
~, **белко́во-витами́нный** Protein-Vitaminkonzentrat *n*
~, **пищево́й** Lebensmittelkonzentrat *n*
концентра́ция *f*:
~, **де́йствующая** wirksame Konzentration *f*
~ **де́йствующего вещества́** Wirkstoffkonzentration *f*
~ **кислоро́да** Sauerstoffkonzentration *f*
~, **неде́йствующая** unwirksame Konzentration *f*
~ **пигме́нта в моче́** Harnfarbwert *m*
~, **подпоро́говая** unterschwellige Konzentration *f*
~, **поро́говая** Schwellenkonzentration *f*
~, **преде́льно допусти́мая** zulässige Grenzkonzentration *f*
~, **преде́льно допусти́мая максима́льная** zulässige Maximalkonzentration *f*
~, **смерте́льная** tödliche [letale] Konzentration *f*
~, **среднесу́точная преде́льно допусти́мая** zulässige mittlere 24-Stunden-Konzentration *f*
~, **токси́ческая** toxische Konzentration *f*

ко́нчик *m* Spitze *f*, Ende *n*
~ **но́са** Nasenspitze *f*
~ **языка́** Zungenspitze *f*
конъюга́ция *f Gen.* Konjugation *f*, Paarung *f*
~, **дистанцио́нная** Distanzkonjugation *f*
~, **избира́тельная** selektive Paarung *f*
~, **конта́ктная** Konnexkonjugation *f*
~, **непра́вильная** illegitime Paarung *f*
~ **хромати́д** Chromatidenpaarung *f*
~ **хромосо́м** Chromosomenpaarung *f*
~ **хромосо́м, перекрёстная** Kreuzkonjugation *f* der Chromosomen
конъюнкти́ва *f* Bindehaut *f*
~ **век** Lidbindehaut *f*
~ **глазно́го я́блока** Augenbindehaut *f*
конъюнктиви́т *m* Konjunktivitis *f*, Bindehautentzündung *f*
~, **актиномико́зный** Aktinomykose *f* der Bindehaut
~, **атропи́новый** Atropinkatarrh *m*
~, **бассе́йновый** Schwimmbadkonjunktivitis *f*
~, **вакци́нный** Vakzine-Konjunktivitis *f*
~, **весе́нний** Frühjahrskonjunktivitis *f*
~, **диплобацилля́рный** Diplobazillen-Konjunktivitis *f*
~, **дифтери́йный** Diphtheriebazillen-Konjunktivitis *f*, Bindehautdiphtherie *f*
~, **инфекцио́нный** infektiöse Konjunktivitis *f*
~, **корево́й** Konjunktivitis *f* bei Masern
~, **о́стрый эпидеми́ческий** Koch-Weeks-Konjunktivitis *f*
~ **от хими́ческих аге́нтов** Bindehauterkrankung *f* durch chemische Stoffe
~, **плёнчатый** Konjunktivitis *f* mit Membranbildung
~, **пневмоко́кковый** Pneumokokken-Konjunktivitis *f*
~, **псевдомембра́нный** pseudomembranöse Konjunktivitis *f*
~ **с включе́ниями** Paratrachom *n*
~, **сенно́й** Heuschnupfen-Konjunktivitis *f*
~, **скрофулёзный** skrophulöses Bindehautinfiltrat *n*
~, **стафилоко́кковый** Staphylokokken-Konjunktivitis *f*
~, **стрептоко́кковый** Streptokokken-Konjunktivitis *f*
~, **трахомоподо́бный** Einschlußblennorrhoe *f* des Neugeborenen
~, **хрони́ческий** chronische Konjunktivitis *f*
координа́ция *f* Koordination *f*
~ **движе́ний** Bewegungskoordination *f*
копроли́т *m* Kotstein *m*
копропорфири́н *m* Koproporphyrin *n*
копроста́з *m* Koprostase *f*, Kotstauung *f*
копрофаги́я *f* Koprophagie *f*
копуля́ция *f* Kopulation *f*
ко́пчик *m* Steißbein *n*
кора́ *f*:
~ **больши́х полуша́рий [большо́го мо́зга]** Großhirnrinde *f*
~ **головно́го мо́зга** Hirnrinde *f*
~ **головно́го мо́зга, зри́тельная** Sehrinde *f* des Gehirns

~ мозжечка́ Kleinhirnrinde *f*
~ надпо́чечника Nebennierenrinde *f*
~ по́чки Nierenrinde *f*
~ хруста́лика Linsenrinde *f*
ко́рень *m* Wurzel *f*
~ брыже́йки Gekrösewurzel *f*
~ во́лоса Haarwurzel *f*
~ зу́ба Zahnwurzel *f*
~ лёгкого Lungenwurzel *f*
~ но́гтя Nagelwurzel *f*
~ но́са Nasenwurzel *f*
~ ра́дужной оболо́чки Iriswurzel *f*
~, рво́тный Brechwurzel *f*, Ipekakuanhawurzel *f*
~ тро́мба Wurzelgebiet *n* des Thrombus
~ языка́ Zungenwurzel *f*, Zungengrund *m*
кореподо́бный masernartig
корешо́к *m* Wurzel *f*
~, вентра́льный vordere Wurzel *f*
~, дорса́льный hintere Wurzel *f*
~ спинномозгово́го не́рва Spinalnervenwurzel *f*, Spinalwurzel *f*
коринебакте́рии *f pl* Korynebakterien *f pl*
ко́рка *f* Borke *f*, Kruste *f*
~, гно́йная Eiterkruste *f*
~, крова́вая Blutkruste *f*
~, моло́чная Milchschorf *m*
~, пласти́нчатая Schuppe-Kruste *f*
корми́лица *f* Stillfrau *f*, Nährmutter *f*
кормле́ние *n* Fütterung *f*
~, мни́мое Scheinfütterung *f*
~ че́рез зонд Sondenfütterung *f*, Sondenernährung *f*
корнево́й *Stom.* radikulär
корнца́нг *m* Kornzange *f*, Schwammzange *f*
коронави́рус *m* Koronavirus *n*
коронари́т *m* Koronaritis *f*, Kranzarterienentzündung *f*
коронародилята́торы *m pl* Koronarodilatatoren *f pl*, kranzarterienerweiterte Mittel *n pl*
коронароскле́ро́з *m* Kranzgefäßarteriosklerose *f*
~, стенози́рующий stenosierende Koronarsklerose *f*
коронароспа́зм *m* Spasmus *m* der Koronariengefäße, Koronarspasmus *m*
коронаротромбо́з *m* Koronarthrombose *f*
коро́нка *f* (*зу́ба*) Krone *f*
~, жаке́тная Jackettkrone *f*
~, золота́я Goldkrone *f*
~ зу́ба Zahnkrone *f*
~, иску́сственная künstliche Zahnkrone *f*
~, керами́ческая Keramikkrone *f*
~ с корнево́й защи́ткой, штифтова́я Kappenstiftkrone *f*
~ с облицо́вкой Facettenkrone *f*, Verblendkrone *f*
~, стальна́я Stahlkrone *f*
~, телескопи́ческая Teleskopkrone *f*
~, трёхчетвертна́я Dreiviertelkrone *f*
~, фарфо́ровая Porzellankrone *f*
~, штифтова́я Stiftkrone *f*
коронкоснима́тель *m* Kronenentferner *m*
короткопа́лость *f* Brachydaktylie *f*, Kurzfingrigkeit *f*
ко́рпия *f* Scharpie *f*
корре́кция *f* Korrektur *f*
~ ацидо́за Azidosekorrektur *f*
~ близору́кости, опти́ческая Gläserkorrektur *f* bei Myopie
~ зре́ния Korrektion *f* des Sehensvermögens
~ зре́ния, интраокуля́рная Einpflanzung *f* der Vorderkammerlinse
~ зре́ния, конта́ктная Korrektion *f* fehlsichtiger Augen mit Haftschalen
~, очко́вая Brillenkorrektur *f*
корреля́ция *f* Korrelation *f*
~ геноти́п — среда́ Genotyp-Umwelt-Korrelation *f*
~ ме́жду роди́телями Eltern-Korrelation *f*
~ ме́жду чле́нами семьи́ Korrelation *f* zwischen den Gliedern einer Familie
~, межси́бсовая Geschwister-Korrelation *f*
~ пищевы́х веще́ств Nährstoffkorrelation *f*
~ ра́нгов Rangkorrelation *f*
~ роди́тель — де́ти Elter-Kind-Korrelation *f*
корреспонде́нция *f*:
~ сетча́тки (Netzhaut-)Korrespondenz *f*, Sehrichtungsgemeinschaft *f* der Netzhaut
корсе́т *m* Korsett *n*, Schnürleibchen *n*, Mieder *n*
~, ги́псовый Gipskorsett *n*
~, ортопеди́ческий Geradhalter *m*
~, фикси́рующий Stützkorsett *n*
кортико́иды *m pl*, **кортикостеро́иды** *m pl* Kortikosteroide *n pl*, Kortikoide *n pl*, Nebennierenrindesteroide *n pl*
кортикостеро́н *m* Kortikosteron *n*
кортикотропи́н *m* Kortikotropin *n*, adrenokortikotropes Hormon *n*
корь *f* Masern *pl*, Morbilli *m pl*, Rotsucht *f*
~, митиги́рованная [осла́бленная] abgeschwächte Masern *pl*, mitigierte Rotsucht *f*
косме́тика *f* Kosmetik *f*
~, враче́бная хирурги́ческая operative dermatologische Kosmetik *f*
косогла́зие *n* Schielsehen *n*, Schielen *n*, Strabismus *m*, Heterotropie *f*
~, аккомодацио́нное akkommodatives Schielen *n*, Akkomodationsschielen *n*
~, альтерни́рующее wechselseitiges [alternierendes] Schielen *n*
~, вертика́льное Aufwärtsschielen *n*
~, диверги́рующее Divergenzschielen *n*
~, инфраверги́рующее Hypotropie *f*
~, мни́мое scheinbares Schielen *n*
~, монолатера́льное einseitiges [monokulares, unioculares] Schielen *n*
~, паралити́ческое paralytisches Sehen *n*, Lähmungsschielen *n*
~, периоди́ческое periodisches Schielen *n*
~, скры́тое latentes Schielen *n*, Heterophorie *f*
~, содру́жественное konkommitierendes Schielen *n*, Begleitschielen *n*
~ с отклоне́нием глазно́го я́блока кни́зу Abwärtsschielen *n*
~, суправерги́рующее Hyperphorie *f*, Aufwärtsschielen *n*
~, сходя́щееся Konvergenzschielen *n*
косола́пость *f* Klumpfuß *m*
~, нару́жная Knickfuß *m*, X-Fuß *m*

косору́кость *f* Klumphand *f*
костедержа́тель *m* Knochenhalteklammer *f*
костеобразова́ние *n* Knochenbildung *f*, Osteogenese *f*
~, эктопи́ческое ektopische Knochenbildung *f*
ко́сти *f pl* Knochen *m pl*
~ го́лени Unterschenkelknochen *m pl*
~ запя́стья Handwurzelknochen *m pl*, Karpalknochen *m pl*
~ кры́ши че́репа Schädeldachknochen *m pl*
~ основа́ния че́репа Schädelbasisknochen *m pl*
~ па́льцев ки́сти Fingerknochen *m pl*
~ па́льцев стопы́ Zehenknochen *m pl*
~ плю́сны Mittelfußknochen *m pl*, Metatarsalknochen *m pl*
~ предпле́чья Unterarmknochen *m pl*
~ предплю́сны Fußwurzelknochen *m pl*, Tarsalknochen *m pl*
~ пя́сти Mittelhandknochen *m pl*, Metakarpalknochen *m pl*
~ че́репа Schädelknochen *m pl*
костографи́я *f* Kostagraphie *f*, Rippenaufnahme *f*
ко́сточки *f pl*, слуховы́е Gehörknöchelchen *n pl*
косты́ль *m* Krücke *f*
кость *f* Knochen *m*, Bein *n*
~, альвеоля́рная Alveolarknochen *m*
~, бе́дренная Oberschenkelknochen *m*, Schenkelbein *n*
~, большеберцо́вая Schienbein *n*
~, верхнечелюстна́я Oberkieferbein *n*, Oberkieferknochen *m*
~, висо́чная Schläfenbein *n*
~, воздухоно́сная lufthaltiger Knochen *m*
~, горохови́дная Erbsenbein *n*, *Os pisiforme*
~, гу́бчатая spongiöser Knochen *m*
~, дли́нная langer Knochen *m*
~, заты́лочная Hinterhaupt(s)bein *n*
~ ки́сти, ладьеви́дная Kahnbein *n* der Hand
~, клинови́дная Keilbein *n*, Wespenbein *n*
~, компа́ктная kompakter Knochen *m*
~, ко́пчиковая Steißbein *n*
~, крестцо́вая Kreuzbein *n*
~, крючкови́дная Hakenbein *n*
~, кубови́дная Würfelbein *n*
~, ладьеви́дная Kahnbein *n*
~ лицево́го че́репа Gesichtsknochen *m*
~, лобко́вая Schambein *n*
~, ло́бная Stirnbein *n*
~, локтева́я Elle *f*
~, лучева́я Speiche *f*
~, малоберцо́вая Wadenbein *n*
~, многоуго́льная vieleckiger Knochen *m*
~, надколе́нная Kniescheibe *f*
~, нёбная Gaumenbein *n*
~, нижнечелюстна́я Unterkieferbein *n*
~, носова́я Nasenbein *n*
~, пласти́нчатая эндохондра́льная endochondraler lamellarer Knochen *m*
~, плечева́я Oberarmbein *n*
~, пло́ская platter [flacher] Knochen *m*
~, плюснева́я Mittelfußknochen *m*
~, пневматизи́рованная lufthaltiger Knochen *m*
~, подвздо́шная Darmbein *n*
~, подъязы́чная Zungenbein *n*
~, полулу́нная Mondbein *n*
~, пя́стная Mittelhandknochen *m*
~, пя́точная Fersenbein *n*
~, резцо́вая Intermaxillarknochen *m*
~, решётчатая Siebbein *n*
~, ры́бья Fischgräte *f*
~, седа́лищная Sitzbein *n*
~, сесамови́дная Sesambein *n*
~, скулова́я Jochbein *n*, Wangenbein *n*, Backenknochen *m*
~, та́зовая Hüftbein *n*
~, тара́нная Sprungbein *n*
~, теменна́я Scheitelbein *n*
~, трабекуля́рная trabekulärer Knochen *m*
~, трёхгра́нная Dreieckbein *n*
~, тру́бчатая Röhrenknochen *m*
~, челюстна́я Kieferknochen *m*
кофа́ктор *m* Kofaktor *m*
коферме́нт *m* Koferment *n*, Koenzym *n*
кофохирурги́я *f* hörverbessernde Operationen *f pl*, Cophochirurgie *f*
кохлеопати́я *f* Kochleopathie *f*
коэффицие́нт *m*:
~, альбуми́н-глобули́новый Albumin-Globulin-Quotient *m*
~ белко́вой эффекти́вности Eiweißquotient *m*
~ бра́чной плодови́тости Fruchtbarkeitskoeffizient *m*
~ вариа́ции Variabilitätskoeffizient *m*
~ выжива́емости Überlebensindex *m*
~ детермина́ции Determinationskoeffizient *m*
~ де́тской сме́ртности Kindersterblichkeitskoeffizient *m*
~ диа́лиза Dialyseclearance *f*
~ дискримина́ции Diskriminierungsfaktor *m*
~ диффу́зии Diffusionskoeffizient *m*
~, дыха́тельный respiratorischer Quotient *m*
~ есте́ственной освещённости Tageslichtquotient *m*
~ иммигра́ции Immigrationskoeffizient *m*
~ инбри́динга Inzuchtkoeffizient *m*
~ интеллиге́нтности Intelligenzquotient *m*
~ испо́льзования кислоро́да Sauerstoffverwendungskoeffizient *m*
~ ка́чества Qualitätsfaktor *m*
~ конъюга́ции Paarungskoeffizient *m*
~ корреля́ции Korrelationskoeffizient *m*
~ корреля́ции по подве́рженности Korrelationskoeffizient *m* der Disposition
~ кумуля́ции Koeffizient *m* der Kumulation, Kumulationskoeffizient *m*
~ лета́льности Letalitäts(kenn)ziffer *f*
~ оборо́та ко́йки Patienten-Umschlagszahl *f*
~ отбо́ра Selektionskoeffizient *m*
~ отраже́ния Reflexionsgrad *m*
~ очище́ния Reinigungskoeffizient *m*, clearance *(engl.)*
~, попра́вочный Verbesserungskoeffizient *m*
~, протромби́новый Prothrombinindex *m*
~ раствори́мости Löslichkeitskoeffizient *m*
~ родства́ Verwandtschaftskoeffizient *m*
~ рожда́емости Geburtenkoeffizient *m*, Geburtenziffer *f*

~, санита́рно-статисти́ческий gesundheitsstatistischer Koeffizient *m*
~, светово́й Fensterfläche *f* im Verhältnis zur Fußbodenfläche
~ сме́ртности Mortalitäts(kenn)ziffer *f*, Sterblichkeitskoeffizient *m*
~ смеше́ния Vermischungskoeffizient *m*
~ соотве́тствия Übereinstimmungskoeffizient *m*, x^2-Signifikanztest *m*
~ стаби́льности медици́нских ка́дров Kennzahl *f* der Stabilität der medizinischen Kader
~ электроокулогра́ммы, светотемнево́й Hell/Dunkel-Quotient *m*, «Arden-Quotient» *m*
край *m* Rand *m*, *margo*
~, альвеоля́рный Alveolarrand *m*
~ ве́ка Lidkante *f*, Lidrand *m*
~ глазни́цы Augenhöhlenrand *m*
~, десне́вой Zahnfleischrand *m*, Zahnfleischsaum *m*
~ зрачка́ Pupillenrand *m*
~, ко́стный Knochenrand *m*
~ лёгкого Lungenrand *m*
~ ни́ши Nischenrand *m*
~ пе́чени Leberrand *m*
~ ра́дужной оболо́чки, зрачко́вый Innen-Rand *m* der Regenbogenhaut
~ ра́дужной оболо́чки, ресни́чный [цилиа́рный] Außenrand *m* der Regenbogenhaut
~ разре́за Schnittrand *m*
~ ра́ны Wundrand *m*, Wundlippe *f*
~, ре́жущий (*зуба*) Schneidekante *f*
~ рубца́ Narbensaum *m*
~ ство́рки Zipfelrand *m*
~ я́звы Geschwürsrand *m*
краниа́льный kranial
краниографи́я *f* Kraniographie *f*, Schädelbeschreibung *f*
краниокла́ст *m* Kranioklast *n*, Schädelzerbrecher *m*
краниоло́гия *f* Kraniologie *f*, Schädellehre *f*
краниометри́я *f* Kraniometrie *f*
кранионевралги́я *f* Kranioneuralgie *f*
краниосклеро́з *m* Kraniosklerose *f*
краниостено́з *m* Kraniostenose *f*
краниото́м *m* Kraniotom *n*
краниотоми́я *f* Kraniotomie *f*, Schädeleröffnung *f*
крапи́вница *f* Nesselsucht *f*, Nesselfieber *n*
~, де́тская папулёзная Strophulus *m*
~, лека́рственная Arzneimittelurtikaria *f*
~, пигме́нтная Mastzell-Retikulose *f*, Pigmenturtikaria *f*
~, со́лнечная Lichturtikaria *f*
~, теплова́я Wärmeurtikaria *f*
~, холодо́вая Kälteurtikaria *f*
~, хрони́ческая рецидиви́рующая chronische rezidivierende Urtikaria *f*
кра́пчатость *f*:
~ эма́ли зубо́в Zahnschmelzflecken *m*
краси́тель *m* Farbstoff *m*
~, акриди́новый Akridinfarbstoff *m*
~, анили́новый Anilinfarbstoff *m*
~, пищево́й Nahrungsfarbstoff *m*
~, трипа́новый си́ний Trypanblau *n*
красну́ха *f* Röteln *pl*, *rubeola*
~, корева́я masernähnliche Röteln *pl*
~, скарлатино́зная scharlachähnliche Röteln *pl*
кра́тер *m*, я́звенный Ulkuskrater *m*
кра́тность *f* воздухообме́на Luftaustauschrate *f*
крауро́з *m*:
~ полово́го чле́на Penisaustrocknung *f*
крахма́л *m* Stärke *f*
~, живо́тный tierische Stärke *f*, Glykogen *n*
~, карто́фельный Kartoffelstärke *f*
~, кукуру́зный Maisstärke *f*
~, пшени́чный Weizenstärke *f*
~, ри́совый Reisstärke *f*
краш-синдро́м *m* Crush-Syndrom *n*, Verschüttungssyndrom *n*, Quetschungssyndrom *n*
креатинеми́я *f* Kreatinämie *f*
креатинури́я *f* Kreatinurie *f*
~ бере́менных Schwangerschaftskreatinurie *f*
креатинфосфа́т *m* Kreatinphosphat *n*
крем *m* Creme *f*
кремалье́ра *f* Zahnstange *f*
крепита́ция *f* Krepitation *f*, Knisterrasseln *n*
~, га́зовая Gasknistern *n*
~ отло́мков ко́сти Knochenreiben *n*
кре́сло *n*:
~, акуше́рское Hebammenstuhl *m*
~, гинекологи́ческое gynäkologischer Untersuchungsstuhl *m*
~, стоматологи́ческое Dentalbehandlungsstuhl *m*
кре́сло-ката́лка *n* Krankenfahrstuhl *m*, Krankenrollstuhl *m*
Крест *m*, Междунаро́дный Кра́сный Internationales Rotes Kreuz *n*
кресте́ц *m* Kreuzbein *n*
крестови́дный kreuzartig
кретини́зм *m* Kretinismus *m*
крива́я *f* Kurve *f*
~, аудиометри́ческая audiometrische Hörkurve *f*
~ Бо́ткина, температу́рная Botkin-Fieberkurve *f* (*wellenartige Fieberkurve beim Abdominaltyphus*)
~ ве́са Gewichtskurve *f*
~ возду́шной проводи́мости Luftleitungskurve *f*
~ выжива́ния Überlebenskurve *f*
~, гликеми́ческая Blutzuckerkurve *f*
~ давле́ния Druckkurve *f*
~ диссоциа́ции кислоро́да Sauerstoffdissoziationskurve *f*
~ заболева́емости Morbiditätskurve *f*
~ кароти́дного пу́льса Karotispulskurve *f*
~, пу́льсовая Sphygmogramm *n*
~, са́харная *s.* крива́я, гликеми́ческая
~ сме́ртности Mortalitätskurve *f*
~ темново́й адапта́ции Dunkeladaptationskurve *f*
~, температу́рная Temperaturkurve *f*, Fieberkurve *f*
~, тенева́я Schattenkurve *f*
кривизна́ *f*:
~ желу́дка Magenkurvatur *f*, Magenkrümmung *f*
~ мочеиспуска́тельного кана́ла Krümmung *f* der Harnröhre
кривоше́я *f* Schiefhals *m*, *torticollis*
криз *m* Krise *f*

~, адреналовый [адренергический] adrenergische Krise *f*
~, вегетативный vegetative Krise *f*
~, вестибулярный vestibuläre Krise *f*
~, гемолитический hämolytische Krise *f*
~, гиперкальциемический hyperkalziämische Krise *f*
~, гипертиреоидный hyperthyreote Krise *f*
~, гипертонический hypertonische Krise *f*
~, глаукомно-циклитический glaukomazyklitische Krise *f*
~, катехоламиновый Katecholaminkrise *f*
~, климактерический Klimaxkrise *f*
~, миастенический myasthenische Krise *f*
~ отторжения Abstoßungskrise *f*
~, почечный Nierenkrise *f*
~, пубертатный Pubertätskrise *f*
~, ретикулоцитарный Retikulozytenkrise *f*
~, симпатикотонический sympathikotone Krise *f*
~, сосудистый Gefäßkrise *f*
~, табетический tabische Krise *f*
~, тиреотоксический thyreotoxische Krise *f*
~, холинергический cholinergische Krise *f*
~, церебральный Zerebralkrise *f*
кризис *m* Krisis *f*
~ болезни Krankheitskrisis *f*
~, ложный Pseudokrisis *f*
крик *m*, инициальный Anfangsschrei *m* (*bei epileptischem Anfall*)
криоаппликация *f* Kälteapplikation *f*, Kryoapplikation *f*
криоглобулин *m* Kryoglobulin *n*, kältelabiles Protein *n*
криодеструктор *m* Kryodestruktor *m*
криокаутер *m* Kryokauter *m*, Kältekauter *m*, Frostkauter *m*
криоманипулятор *m* Kryomanipulator *m*
криометрия *f* Kryometrie *f*
криопексия *f* Kryopexie *f*
криопреципитат *m* Kryopräzipitat *n*
криоскопия *f* Kryoskopie *f*
криостат *m* Kryostat *m*, Kühlthermostat *m*
криотерапия *f* Kryotherapie *f*, Kältebehandlung *f*
криофильтрация *f* Kryofiltration *f*
криохирургия *f* Kryochirurgie *f*
криоэкстрактор *m* Kryoextraktor *m*
~, глазной Augenkryoextraktor *m*
крипта *f* Krypte *f*
~ кишечника Darmkrypte *f*, Lieberkühn-Krypte *f*
~ миндалины Tonsillenkrypte *f*, Mandelkrypte *f*
~ радужной оболочки Iriskrypte *f*
криптококк *m* Kryptokokkus *m*
криптококкоз *m* Kryptokokkose *f*
~ кожи и слизистых Kryptokokkose *f* der Haut und Schleimhaut
криптоменорея *f* Kryptomenorrhoe *f*, falsche Amenorrhoe *f*
криптомерия *f* Kryptomerie *f*
~, диссоциационная Dissoziationskryptomerie *f*
крипторхизм *m* Kryptorchismus *m*, Hodenhochstand *m*, Hodenzurückhaltung *f*
~, брюшной Bauchhoden *m*, abdominaler Kryptorchismus *m*
~, паховый Leistenhoden *m*, inguinaler Kryptorchismus *m*
кристаллизация *f* Kristallisation *f*
критерий *m*:
~, близнецовый Zwillingskriterium *n*
~ гигиенической оценки Kriterium *n* der hygienischen Bewertung
~, диагностический Diagnosekriterium *n*
~ достоверности Zuverlässigkeitskriterium *n*
~ невменяемости Kriterium *n* der Zurechnungsunfähigkeit
~ оценки Bewertungskriterium *n*, Beurteilungskriterium *n*
~, прогностический prognostisches Kriterium *n*, Prognosekriterium *n*
~, санитарно-статистический gesundheitsstatistisches Kriterium *n*
~ соответствия Übereinstimmungskriterium *n*, Übereinstimmungskoeffizient *m*
критичность *f* к болезни Krankheitseinsicht *f*
кровавый blutig
кроватка *f*:
~, гипсовая Gipsbett *n*
~ для грудных детей Säuglingsbett *n*
~ для новорождённых Neugeborenenbett *n*
кровать *f* Bett *n*
~, ортопедическая Streckbett *n*
~, переносная Tragbett *n*
~, родильная Entbindungsbett *n*
кровать-весы *pl* Bettwaage *f*
кровезамена *f* Austauschtransfusion *f*, Blutersatz *m*
кровенаполнение *n* Blutfülle *f*, Blutfüllung *f*
кроветворение *n* Blutbildung *f*, Hämatopoese *f*
~, гетеротопное heterotope Blutbildung *f*
~, мегалобластическое megaloblastische Blutbildung *f*
~, нормобластическое normoblastische Blutbildung *f*
~, экстрамедуллярное extramedulläre Blutbildung *f*
~, эмбриональное fötale [embryonale] Blutbildung *f*
кровоизлияние *n* Blutung *f*, Bluterguß *m*, Hämorrhagie *f*
~, аррозионное Arrosionsblutung *f*
~ в брюшную полость Bauchhöhlenblutung *f*
~ в желудочки головного мозга Hirnkammerblutung *f*
~ в кожу Hautblutung *f*
~ во влагалище Scheidenblutung *f*, Hämatokolpos *m*
~ во внутреннюю капсулу мозга Kapselblutung *f*
~ в плевральную полость pleuraler Bluterguß *m*, Hämatothorax *m*
~ в полость матки Hämatometra *f*
~ в сердечную сорочку Hämoperikard *n*
~ в сетчатку Netzhautblutung *f*
~ в слизистую желудка Magenschleimhautblutung *f*
~ в спинной мозг Rückenmarksblutung *f*, Hämatomyelie *f*

~ в стекловидное тело Blutung *f* in den Glaskörperraum
~ в сустав Bluterguß *m* in das Gelenk, Hämarthrose *f*
~ в форме очков Brillenhämatom *n*
~, диапедезное Diapedeseblutung *f*
~, интрамуральное intramurale Blutung *f*
~, кольцевидное Ringblutung *f*, ringförmige Blutung *f*
~, массивное Massenblutung *f*
~, мозговое Hirnblutung *f*, Gehirnblutung *f*
~ от разрыва Rhexisblutung *f*
~, паренхиматозное Parenchymblutung *f*
~, субарахноидальное Subarachnoidalblutung *f*
~, субдуральное subdurale Blutung *f*
~, субкапсулярное subkapsuläre Blutung *f*
~, эпидуральное epidurale Blutung *f*
кровообращение *n* Kreislauf *m*, Blutzirkulation *f*
~, коллатеральное Kollateral(blut)kreislauf *m*
~ матери mütterlicher Kreislauf *m*
~ плода fetaler Kreislauf *m*
~, портальное Pfortaderkreislauf *m*
~, редуцированное reduzierter Kreislauf *m*
~, экстракорпоральное extrakorporale Zirkulation *f*
кровоостанавливающий blutstillend, hämostatisch, (hämo)styptisch
кровоподтёк *m* Ekchymose *f*, Hautbluterguß *m*
кровопотеря *f* Blutverlust *m*
кровопускание *n* Aderlaß *m*
кровоснабжение *n* Blutversorgung *f*
кровотечение *n* Blutung *f*, Blutfluß *m*
~, ановуляторное anovulatorische Blutung *f*
~, аноректальное anorektale Blutung *f*
~, аррозионное Arrosionsblutung *f*
~, артериальное arterielle Blutung *f*
~, атоническое atonische Blutung *f*
~, ациклическое azyklische Blutung *f*
~, бронхиальное Bronchialblutung *f*
~, венозное Venenblutung *f*
~, викарное vikariierende Blutung *f*
~, внезапное plötzliche Blutung *f*
~, внутреннее innere Blutung *f*
~, внутритканевое Gewebsblutung *f*
~ вследствие разрыва сосуда Zerreißblutung *f*
~, вторичное Nachblutung *f*, sekundäre Blutung *f*
~, геморроидальное Hämorrhoidalblutung *f*
~, гортанное Kehlkopfblutung *f*
~, дисфункциональное dysfunktionelle Blutung *f*
~, желудочное Magenblutung *f*, Gastrorrhagie *f*
~, желудочно-кишечное Magendarmblutung *f*
~ из дёсен Zahnfleischblutung *f*
~ из дыхательных путей Luftröhrenblutung *f*
~ из мочеиспускательного канала Harnröhrenblutfluß *m*
~ из соска молочной железы Brustwarzenblutung *f*
~ из языка Zungenblutung *f*
~, капиллярное Kapillarblutung *f*
~, кишечное Darmblutung *f*
~, климактерическое klimakterische Blutung *f*
~, контактное Kontaktblutung *f*
~, лёгочное Lungenblutung *f*
~, массивное внутреннее innere Verblutung *f*
~, маточное Uterusblutung *f*
~, менструальное Menstrualblutung *f*
~, наружное äußere Blutung *f*, Außenblutung *f*
~, носовое Nasenbluten *n*
~, овуляторное ovulatorische Blutung *f*
~, паренхиматозное parenchymatöse Blutung *f*
~, первичное Primärblutung *f*
~, печёночное Leberblutung *f*
~, пищеводное Speiseröhrenblutung *f*
~, позднее Spätblutung *f*
~ после удаления зуба Blutung *f* nach Zahnextraktion
~, почечное Nierenblutung *f*
~, прямокишечное Mastdarmblutung *f*
~, пубертатное Pubertätsblutung *f*
~, пузырное Blasenblutung *f*
~, раневое Wundblutung *f*
~, ретроплацентарное Retroplazentarblutung *f*
~, самопроизвольное Spontanblutung *f*
~, скрытое okkulte [verborgene] Blutung *f*
~, тонкокишечное Dünndarmblutung *f*
~, травматическое traumatische Blutung *f*
~, циклическое zyklische Blutung *f*
~, ювенильное juvenile Blutung *f*
~, язвенное Ulkusblutung *f*
~ exvacuo Ex-vacuo-Blutung *f*
кровоток *m* Durchblutung *f*, Blutströmung *f*, Blutfluß *m*
~, местный Regionaldurchblutung *f*
~, недостаточный Mangeldurchblutung *f*
~, почечный Nierendurchblutung *f*
~, сниженный Minderdurchblutung *f*
~, шунтированный Kurzschlußkreislauf *m*
кровоточивость *f* Blutungsbereitschaft *f*
~ дёсен Zahnfleischbluten *n*
кровохарканье *n* Blutspucken *n*, Bluthusten *m*
кровь *f* Blut *n*
~, артериальная arterielles Blut *n*
~ больного Patientenblut *n*
~, венозная venöses Blut *n*
~, гемолизированная hämolysiertes Blut *n*
~, дефибринированная defibriniertes Blut *n*
~, донорская Spenderblut *n*
~, иногруппная gruppenfremdes [gruppenungleiches] Blut *n*
~, консервированная Blutkonserve *f*, Konservenblut *n*
~, лаковая hämolysiertes Blut *n*, Lackblut *n*
~, менструальная Menstrualblut *n*
~, одногруппная gruppengleiches Blut *n*
~, плацентарная Plazentablut *n*
~, пуповинная Nabelschnurblut *n*
~, регургитируемая Pendelblut *n*
~, резервная Reserveblut *n*
~, резус-отрицательная rhesusnegatives [Rh-negatives] Blut *n*
~, резус-положительная rhesuspositives [Rh-positives] Blut *n*
~, свежая Frischblut *n*
~, скрытая okkultes Blut *n*
~, собственная Eigenblut *n*
~, сухая Trockenblut *n*
~, трупная Leichenblut *n*
~, цельная Vollblut *n*

~, це́льная консерви́рованная Vollblutkonserve *f*
~, цитра́тная Zitratblut *n*
~ челове́ка Menschenblut *n*
кроссинго́вер *m* Crossing-over *n*
~, двойно́й Doppel-Crossing-over *n*
~, межалле́льный interalleles Crossing-over *n*
~, мно́жественный multiples Crossing-over *n*
~, нера́вный ungleiches Crossing-over *n*
~, сомати́ческий somatisches Crossing-over *n*
кросс-реактива́ция *f* **ви́русов** Crossreaktivation *f* der Viren
кро́шки *f pl*, **ко́стные** Knochenbröckchen *n pl*
круг *m*:
~, артериа́льный arterieller Gefäßring *m*
~ кровообраще́ния, большо́й großer Kreislauf *m*, Körperkreislauf *m*
~ кровообраще́ния, ма́лый kleiner Kreislauf *m*, Lungenkreislauf *m*
~, поро́чный Teufelskreis *m*, *circulus vitiosus*
круглокле́точный rundzellig
кружо́к *m*, **околососко́вый** Warzenhof *m*, Brustwarzenhof *m*
круп *m* Krup(p) *m*, Croup *m*
~, дифтери́йный [и́стинный] echter [diphtherischer] Croup *m*, Diphtheriekrupp *m*
~, коклю́шный Keuchhustenkrupp *m*
~, корево́й Masernkrupp *m*
~, ло́жный Pseudokrupp *m*, Pseudocroup *m*
крупнокле́точный großzellig
крыло́ *n*:
~ клинови́дной ко́сти Keilbeinflügel *m*
~ но́са Nasenflügel *m*
~ подвздо́шной ко́сти Darmbeinschaufel *f*
~ со́шника Flügel *m* des Pflugscharbeines
кры́ша *f* Dach *n*
~ бара́банной по́лости Dach *n* der Paukenhöhle
~ глазни́цы [орби́ты] Augen(höhlen)dach *n*, Orbitaldach *n*
~ ромбови́дного мо́зга Rautenhirndach *n*
~ сре́днего мо́зга Mittelhirndach *n*
~ че́репа Schädeldach *n*
крючо́к *m*:
~, акуше́рский Geburtshaken *m*
~, аорта́льный Aortenhaken *m*
~, брюшно́й Bauchdeckenhaken *m*
~, вено́зный Venenhaken *m*
~, глазно́й Augenhaken *m*
~, двойно́й Doppelhaken *m*
~, декапитацио́нный Dekapitationshaken *m*
~ для брюшно́й сте́нки Bauchdeckenhaken *m*
~ для лёгочной арте́рии Pulmonalishaken *m*
~ для ра́дужной оболо́чки Irishaken *m*
~ для слухово́го прохо́да Gehörganghaken *m*
~ для твёрдой мозгово́й оболо́чки Durahäkchen *n*
~ для удале́ния иноро́дных тел Fremdkörperhaken *m*
~ для удале́ния минда́лины Mandelhaken *m*
~ для удале́ния (нагнои́вшихся) швов Fadenfänger *m*
~ для экстра́кции катара́кты Linsenhaken *m*
~, ко́стный Knochenhaken *m*
~, лёгочный Lungenhaken *m*
~, мобилизацио́нный Mobilisationshäkchen *n*
~, мы́шечный Muskelhaken *m*
~, нёбный Gaumen(bogen)haken *m*
~, око́нчатый Fensterhaken *m*
~, ранево́й Wundhaken *m*
~, серде́чный Herzhaken *m*
~, сосу́дистый Gefäßhaken *m*
~, стоматологи́ческий Zahnhaken *m*
~, трахеотоми́ческий Tracheotomiehaken *m*
~, ушно́й Ohrhaken *m*
~, фикси́рующий Fixationshaken *m*
~, хирурги́ческий chirurgischer Haken *m*
~, экстензио́нный Extensionshaken *m*
~, экстракцио́нный Extraktionshäkchen *n*
ксантела́зма *f* Gelbknoten *m*
ксантиноксида́за *f* Xanthinoxydase *f*
ксантинури́я *f* Xanthinurie *f*
ксантогранулемато́з *m* Xanthogranulomatose *f*
ксантодерми́я *f* Gelbhaut *f*
ксанто́ма *f* Xanthom *n*
~, бугри́стая *xanthoma tuberosum*
~, диабети́ческая diabetisches Xanthom *n*
~, и́стинная echtes Xanthom *n*
~, ло́жная Pseudoxanthom *n*
~, перви́чная primäres Xanthom *n*
~, эласти́ческая elastisches Xanthom *n*
ксантомато́з *m* Xanthomatose *f*
~, гиперхолестеринеми́ческий hypercholesterinämische Xanthomatose *f*
~, диабети́ческий diabetische Xanthomatose *f*
~, ко́жный Hautxanthomatose *f*
~, ко́стный Knochenxanthomatose *f*
~, семе́йный [фами́льный] Familienxanthomatose *f*
ксантохроми́я *f* Xanthochromie *f*
ксантоэритродерми́я *f* Xanthoerythrodermie *f*
ксенопла́стика *f* Xenoplastik *f*, Heteroplastik *f*
ксенотрансплanта́ция *f* Xenotransplantation *f*, Heterotransplantation *f*
ксерографи́я *f* Xero(röntgeno)graphie *f*
ксероде́рма *f* Xerodermie *f*
ксеродерми́я *f* Xerodermie *f*, Hauttrockenheit *f*
~, диабети́ческая *xerodermia diabetica*
ксеро́з *m* Xerose *f*, Trockenheit *f*
~ ко́жи Trockenheit *f* der Haut
ксерорадиографи́я *f*, **ксерорентгенографи́я** *f* Xeroröntgenographie *f*, Xeroröntgenaufnahme *f*
ксеростоми́я *f* Xerostomie *f*
ксерофтальми́я *f* Xerophthalmie *f*
ксили́т *m* Xylit *m*
куве́з *m* Brutapparat *m*, Brutschrank *m*, Inkubator *m*
ку-лихора́дка *f* Q-Fieber *n*, Balkangrippe *f*, Queensland-Fieber *n*
культиви́рование *n* Kultivierung *f*, Züchtung *f*
~ бакте́рий Bakterienzüchtung *f*
~ кле́ток Zell(en)züchtung *f*
культу́ра *f*:
~, ага́ровая Agarkultur *f*
~ бакте́рий Bakterienkultur *f*
~, бульо́нная Bouillonkultur *f*
~ кле́ток Zellkultur *f*
~ кле́ток амнио́на Amnionzellkultur *f*
~ тка́ни Gewebskultur *f*
~, физи́ческая Körperkultur *f*

~, чи́стая Reinkultur *f*, Monokultur *f*
культя́ *f* Stumpf *m*, Stummel *m*
~, ампутацио́нная Amputationsstumpf *m*
~ арте́рии Arterienstumpf *m*
~ бедра́ Oberschenkelstumpf *m*
~, булавови́дная keulenförmiger Stumpf *m*
~ желу́дка Magenstumpf *m*
~ кишки́ Darmstumpf *m*
~ коне́чности Extremitätenstummel *m*
~, кони́ческая konischer Stumpf *m*
~, ко́стная Knochenstumpf *m*
~ не́рва Nervenstumpf *m*
~ Пирого́ва Pirogow-Stumpf *m (des Unterschenkels)*
~ сухожи́лия Sehnenstumpf *m*
~, цилиндри́ческая zylinderförmiger Stumpf *m*
~ ше́йки ма́тки Zervixstumpf *m*
кумуля́ция *f* Kumulation *f*, Kumulierung *f*
кумысолече́ние *n* Kumysbehandlung *f*
купа́ние *n*, **каска́дное** Baden *n* unter Wasserfall
купери́т *m* Cowperitis *f*
ку́пол *m*:
~ диафра́гмы Zwerchfellkuppel *f*
~ плёвры Pleurakuppel *f*
купулометри́я *f* Kupulometrie *f*
кура́ция *f* Kuration *f*
кури́льщик *m* Raucher *m*
куро́рт *m* Kurort *m*, Heilbad *n*
~, бальнеогрязево́й Schlammheilbad *n*
~, высокого́рный Hochgebirgskurort *m*
~, горноклимати́ческий gebirgsklimatischer Kurort *m*
~, грязево́й Schlammheilbad *n*, Schlammkurort *m*
~, климати́ческий Klimakurort *m*
~, климатобальнеогрязево́й balneoklimatisches Schlammheilbad *n*
~, климатокумысолече́бный Klima-Kumys-Kurort *m*
~ лесно́й зо́ны Waldzonenkurort *m*
~, низкого́рный Niedergebirgskurort *m*
~, примо́рский Meerheilbad *n*
~ пусты́нной зо́ны Wüstenklimakurort *m*
~, равни́нный Flachlandkurort *m*
~ степно́й зо́ны Steppenkurort *m*
~ субтропи́ческого кли́мата subtropischer Klimakurort *m*
~ таёжной зо́ны Kurort *m* in der Taiga-Zone
куро́ртолог *m* Balneologe *m*, Badearzt *m*
курортоло́гия *f* Bäderheilkunde *f*
курортотерапи́я *f* Kurorttherapie *f*, Badekur *f*
куса́чки *pl*:
~, горта́нные Kehlkopfstanze *f*
~, ко́стные Knochenschneidezange *f*
~, нейрохирурги́ческие neurochirurgische Knochenstanze *f*
~, рёберные Rippen(schneide)zange *f*
~, черепны́е Schädelzange *f*
кусо́чек *m* Stückchen *n*, Bröckchen *n*
кути́кула *f* Häutchen *n*
~ во́лоса Haaroberhäutchen *n*, Haarkutikula *f*
~ эма́ли Schmelzoberhäutchen *n*
куше́тка *f*, **грязева́я** Schlammliege *f*
кушинго́ид *m* Cushingoid *n*, cushing-ähnliches Syndrom *n*

кюве́та *f* Küvette *f*, Schale *f*
~ для литья́ Gußküvette *f*
кюрета́ж *m* Kürettage *f*, Auskratzung *f*
кюре́тка *f* Kürette *f*, Schablöffel *m*
~, апика́льная Apexräumer *m*
~, биопси́йная Biopsiekürette *f*
~, горта́нная Kehlkopfkürette *f*
~, ма́точная Uteruskürette *f*
~, око́нчатая Fenstermesser *n*
~, о́страя scharfer Löffel *m*
~, отса́сывающая Saugkürette *f*
~, тупа́я stumpfe Kürette *f*

Л

лаби́льность *f* Labilität *f*, funktionelle Beweglichkeit *f*
~, аффекти́вная Affektlabilität *f*
~, вегетати́вная vegetative Labilität *f*
~, сосу́дистая Vasolabilität *f*
лабири́нт *m* Labyrinth *n*
~, ко́стный knöchernes Labyrinth *n*
~, перепо́нчатый häutiges Labyrinth *n*
~, плацента́рный Plazentarlabyrinth *n*
~, преддве́рный Vorhoflabyrinth *n*
~, решётчатый Siebbeinlabyrinth *n*
лабиринти́т *m* Labyrinthitis *f*
~, гематоге́нный hämatogene Labyrinthitis *f*
~, диффу́зный diffuse Labyrinthitis *f*
~, менингоге́нный meningogene Labyrinthitis *f*
~, ограни́ченный zirkumskripte Labyrinthitis *f*
~, тимпаноге́нный tympanogene [otogene] Labyrinthitis *f*
лабиринтотоми́я *f* Labyrinthotomie *f*
лабиринтэктоми́я *f* Labyrinthektomie *f*
лабора́нт *m*, **медици́нский** medizinischer Laborant *m*
лаборато́рия *f* Labor(atorium) *n*
~, бактериологи́ческая bakteriologisches Labor *n*
~, биохими́ческая biochemisches Labor *n*
~, больни́чная Krankenhauslabor *n*
~, гистологи́ческая histologisches Labor *n*
~, кли́нико-диагности́ческая [клини́ческая] klinisch-diagnostisches [klinisches] Labor *n*
~, контро́льно-аналити́ческая analytisches Prüfungslabor *n*
~, нау́чно-иссле́довательская Forschungslabor *n*
~, паразитологи́ческая parasitologisches Labor *n*
~, патогистологи́ческая pathologischhystologisches Labor *n*
~, передвижна́я mobiles [fahrbares] Labor *n*
~, серологи́ческая serologisches Labor *n*
лаброци́т *m* Labrozyt *m*, Mastzelle *f*
лава́ж *m*:
~, бронхиа́льный Bronchuslavage *f*
~, перитонеа́льный Peritoneallavage *f*, Peritonealspülung *f*
лагофта́льм *m* Lagophthalmus *m*, Hasenauge *n*
ладо́нь *f* Hohlhand *f*
лазаре́т *m* Lazarett *n*
~, гарнизо́нный Besatzungslazarett *n*
~, дивизио́нный Divisionslazarett *n*

~, корабе́льный Schiffslazarett *n*
ла́зер *m* Laser *m*
лазу́рь *f*, берли́нская Berliner Blau *n*
лак *m*, зубно́й Zahnlack *m*
ла́кмус *m* Lackmus *n, m*
лакта́т-ацидо́з *m* Laktazidose *f*
лактатдегидрогена́за *f* Laktatdehydrogenase *f*, Milchsäuredehydrogenase *f*
лакта́ция *f* Laktation *f*, Milchabsonderung *f*
лактобаци́ллы *f pl* Laktobakterien *f pl*, Milchsäurestäbchen *n pl*
лакто́за *f* Laktose *f*, Milchzucker *m*
лактотерапи́я *f* Laktotherapie *f*, Milchbehandlung *f*
лактоце́ле *n* Milchgeschwulst *f*, Galaktozele *f*
лаку́на *f* Lakune *f*
~, кортика́льная Kortikalknochenhöhle *f*
~, ко́стная Knochenlakune *f*
~, мы́шечная Muskelpforte *f*
~, сосу́дистая Gefäßpforte *f*
~, хрящева́я Knorpellakune *f*
лакуна́рный lakunär
лалофоби́я *f* Lalophobie *f*, Sprechangst *f*
ламе́лла *f* (*эмали зуба*) Schmelzlamelle *f*
ламинотоми́я *f* Laminotomie *f*
ламинэктоми́я *f* Laminektomie *f*
ла́мпа *f* Lampe *f*; Leuchte *f*
~, бактерици́дная Entkeimungslampe *f*, UV-Luftentkeimungslampe *f*
~, бестенева́я schattenlose Lampe *f*
~, зубовраче́бная zahnärztliche Leuchte *f*
~, индика́торная Anzeigelampe *f*, Signallampe *f*
~, инфракра́сная Infrarotstrahler *m*
~, ква́рцевая Quarzlampe *f*
~, контро́льная Kontrollampe *f*
~, ло́бная Stirnleuchte *f*
~, люминесце́нтная Lumineszenzlampe *f*
~, переносна́я tragbare Lampe *f*
~, ротова́я Mundlampe *f*
~, рту́тно-ква́рцевая Quecksilberquarzlampe *f*
~, ручна́я Handleuchte *f*
~, сигна́льная Signallampe *f*
~, стробоскопи́ческая Stroboskoplampe *f*
~ с фотоприста́вкой, щелева́я Photospaltleuchte *f*
~, то́чечная Punktlichtlampe *f*
~, ультрафиоле́товая Ultraviolettlampe *f*, UV-Brenner *m*
~, щелева́я Spaltleuchte *f*
~, щелева́я ручна́я Handspaltleuchte *f*
ла́мпа-вспы́шка *f* Blitzlichtlampe *f*
ла́мпа-со́ллюкс *f* Solluxlampe *f*
ланце́т *m* Lanzette *f*, Lanzenmesser *n*
~ для кровопуска́ния Blutentnahmelanzette *f*, Aderlaßschnepper *m*
~ для проко́ла Stichlanzette *f*
~ для разре́за Inzisionslanzette *f*
~, приви́вочный Impflanzette *f*
ланцетови́дный lanzettförmig
ла́па *f*:
~, пти́чья Krallenhand *f*; Klauenhand *f*
~, тюле́нья Fallhand *f*
лапароколостоми́я *f* Laparokolostomie *f*
лапароколотоми́я *f* Laparokolotomie *f*
лапарорафи́я *f* Bauchdeckennaht *f*
лапароско́п *m* Laparoskop *n*, Abdominoskop *n*
лапароскопи́я *f* Laparoskopie *f*, Bauchbesichtigung *f*, Bauchspiegelung *f*
лапаротоми́я *f* Laparotomie *f*, Bauchschnitt *m*, Bauch(höhlen)eröffnung *f*
~, внебрюши́нная extraperitoneale Laparotomie *f*
~, неотло́жная Notlaparotomie *f*
~, подрёберная subkostale Laparotomie *f*
~, попере́чная transversale Laparotomie *f*
~, про́бная Probelaparotomie *f*, Explorationslaparotomie *f*
~, среди́нная mediane Laparotomie *f*
~ Топчиба́шева Toptschibaschew-Laparotomie *f*
лапароценте́з *m* Laparozentese *f*, Bauchstich *m*, Bauchpunktion *f*
лапароэнтеростоми́я *f* Laparoenterostomie *f*, Enterostomie *f*
лапароэнтеротоми́я *f* Laparoenterotomie *f*
ларинги́т *m* Laryngitis *f*, Kehlkopfentzündung *f*
~, аллерги́ческий allergische Laryngitis *f*
~, атрофи́ческий atrophische Laryngitis *f*
~, о́стрый катара́льный akuter Larynxkatarrh *m*
~, о́стрый разлито́й diffuse akute Laryngitis *f*
~, отёчный Kehlkopfödem *n*
~, подскла́дочный [субхорда́льный] subglottische Laryngitis *f*
~, туберкулёзный Kehlkopftuberkulose *f*
~, фибрино́зный fibrinöse Laryngitis *f*
~, хрони́ческий гиперпласти́ческий chronisch-hyperplastische Laryngitis *f*
~, хрони́ческий гипертрофи́ческий chronisch-hypertrophische Laryngitis *f*
~, я́звенно-плёнчатый ulzeromembranöse Laryngitis *f*
ларингографи́я *f* Laryngographie *f*
ларингопла́стика *f* Kehlkopfplastik *f*
ларингоско́п *m* Laryngoskop *n*
ларингоскопи́я *f* Laryngoskopie *f*
~, непряма́я indirekte Laryngoskopie *f*
~, опо́рная Stützlaryngoskopie *f*, Stützautoskopie *f*
~, пряма́я direkte Laryngoskopie *f*, Autoskopie *f*
ларингоспа́зм *m* Laryngospasmus *m*, Stimmritzenkrampf *m*
ларингостено́з *m* Kehlkopfstenose *f*, Larynxstenose *f*
ларингостоми́я *f* Laryngostomie *f*, Kehlkopffistelung *f*
ларингостробоскопи́я *f* Laryngostroboskopie *f*
ларинготоми́я *f* Laryngotomie *f*
ларинготрахеи́т *m* Laryngotracheitis *f*
ларингофиссу́ра *f* Laryngofissur *f*
ларингэктоми́я *f* Kehlkopftotalexstirpation *f*, Laryngektomie *f*
ла́текс-агглютина́ция *f* Latex-Agglutination *f*
лате́нтность *f* Latenz *f*
лате́нтный latent
латерализа́ция *f* Lateralisation *f*
латерографи́я *f* Laterographie *f*
латеропози́ция *f* Lateroposition *f*, Seitwärtslagerung *f*
латеропу́льсия *f* Lateropulsion *f*, Seitwärtsfallen *n*
латероскопи́я *f* Lateroskopie *f*

латерофлéксия *f* Lateroflexion *f*, Seitwärtsknikkung *f* (*der Gebärmutter*)
латиризм *m* Lathyrismus *m*
левогрáмма *f* Links-Typ *m* des EKG, Lävogramm *n*
левулёза *f* Lävulose *f*, Fruktosezucker *m*
левулезурия *f* Lävulosurie *f*, Fruktosurie *f*
легионеллёз *m* Legionellose *f*, Pontiac-Fieber *n*
лёгкие *pl*:
~, **желéзные** eiserne Lungen *f pl*
~ **фéрмера** Farmerlungen *f pl*
лёгкое *n* Lunge *f*, Lungenflügel *m*
~, **буллёзное** bullöse Lunge *f*
~, **добáвочное** Nebenlunge *f*
~, **застóйное** Stauungslunge *f*
~, **кистовидное** [**кистóзное**] Zystenlunge *f*
~, **пáнцирное** Panzerlunge *f*
~, **пёстрое** bunte Lunge *f*
~, **пёстрое карминовое** bunte Karminlunge *f*
~, **поликистóзное** polyzystische Lunge *f*
~, **решётчатое** [**сóтовое**] Wabenlunge *f*
~, **шóковое** Schocklunge *f*
лéзвие *n* Schneide *f*, Klinge *f*
лейдигóма *f* Leydigom *n*, Leidig-Zelltumor *m*, Zwischenzellenadenom *n*
лейкемия *f s.* **лейкóз**
лейкоагглютинáция *f* Leukozytenagglutination *f*
лейкогрáмма *f* Leukozytenformel *f*
лейкодéрма *f* Leukoderma *n*, Leukodermie *f*
~, **вторичная лóжная** Pseudoleukoderma *n*
~, **псориатическая** psoriatisches Leukoderma *n*
~, **сифилитическая** syphilitisches Leukoderma *n*, Halsband *n* der Venus
~, **сóлнечная** Leukoderma *n* nach Sonnenbestrahlung
лейкодиапедéз *m* Leukodiapedese *f*
лейкодистрофия *f* Leukodystrophie *f*, Leukenzephalitis *f*
~, **ортохроматическая** orthochromatische Leukodystrophie *f*
~, **спонгиóзная** spongiöse Leukodystrophie *f*
~, **суданофильная** sudanophile Leukodystrophie *f*, Pelizaeus-Merzbacker-Krankheit *f*
лейкóз *m* Leukose *f*, Leukämie *f*
~, **алейкемический** aleukämische Leukämie *f*
~, **базофильный** basophile Leukämie *f*
~, **блáстный** Blastenleukämie *f*, Stammzellenleukämie *f*
~, **волосатоклéточный** Haarzellenleukämie *f*
~, **гигантоклéточный** Riesenzellenleukämie *f*, Megakaryozytenleukämie *f*
~, **лейкемический** Leukämie *f*
~, **лимфатический** lymphatische Leukämie *f*, lymphatische Leukose *f*
~, **лимфоблáстный** Lymphoblastenleukämie *f*, akute Lympholeukämie *f*
~, **миелоблáстный** Myeloblastenleukämie *f*
~, **миелóидный** myeloische Leukämie *f*, Myeloleukose *f*
~, **моноцитáрный** Monozytenleukämie *f*
~, **эозинофильный** eosinophile Leukämie *f*, Eosinophilenleukämie *f*
лейкокератóз *m* Leukokeratose *f*, Leukoplakie *f*
лейкóлиз *m* Leuko(zyto)lyse *f*
лейкомаляция *f* Leukomalazie *f*
лейкомáсса *f* Leukozytenkonzentrat *n*
лейконихия *f* Leukonychie *f*
лейкопедéз *m* Leukodiapedese *f*
лейкопения *f* Leuko(zyto)penie *f*
~, **аутоиммýнная** autoimmune Leukopenie *f*
~, **перераспределительная** Verteilungsleukopenie *f*
~, **радиациóнная** Radiationsleukopenie *f*, Strahlenleukopenie *f*
~, **селезёночная** splenogene Leukopenie *f*
лейкоплакия *f* Leukoplakie *f*, Weißschwielenkrankheit *f*
~, **бородáвчатая** warzige Leukoplakie *f*
~, **гиперкератотическая** hyperkeratotische Leukoplakie *f*
~, **плóская** flache Leukoplakie *f*
~ **рта** Leukoplakie *f* des Mundes
~ **шéйки мáтки** Portioleukoplakie *f*
~ **языкá** Zungenleukoplakie *f*
лейкоплáстырь *m* Heftpflaster *n*
лейкопоэ́з *m* Leukopoese *f*, Leukozytenbildung *f*
лейкопоэтин *m* Leukopoetin *n*
лейкотомия *f* Leukotomie *f*
лейкотрихия *f* Leukotrichose *f*
лейкоцит *m* Leukozyt *m*
~, **базофильный** Basophil *m*, basophiler Leukozyt *m*
~, **зернистый** Granulozyt *m*, granulierter Leukozyt *m*
~, **нейтрофильный** neutrophiler Leukozyt *m*
~, **палочкоядерный** stäbchenkerniger [stabkerniger] Leukozyt *m*
~, **сегментоядерный** segmentkerniger Leukozyt *m*
~, **эозинофильный** eosinophiler Leukozyt *m*
лейкоцитóз *m* Leukozytose *f*
~ **детéй, свя́занный с крикóм** Schreileukozytose *f*
~, **миогéнный** Bewegungsleukozytose *f*
~, **моноцитáрный** monozytäre Leukozytose *f*, Monozytose *f*
~, **нейтрофильный** neutrophile Leukozytose *f*
~, **пищеварительный** Verdauungsleukozytose *f*
лейкоцитóлиз *m* Leuko(zyto)lyse *f*
лейкоцитурия *f* Leukozyturie *f*
лейкоэнцефалит *m* Leuk(o)enzephalitis *f*
лейкоэнцефалопатия *f*, **прогрессирующая многофóкусная** progressive multifokale Leukoenzephalopathie *f*
лейомиóма *f* Leiomyom *n*
~ **желýдка** Magenleiomyom *n*
~, **злокáчественная** bosärtiges [malignes] Leiomyom *n*, Leiomyosarkom *n*
~ **кишки** Darmleiomyom *n*
~ **кóжи** Hautleiomyom *n*, Dermatomyom *n*
~ **лёгких** Lungenleiomyom *n*
~, **эпителиóидная** epithelioides Leiomyom *n*, Leiomyoblastom *n*
лейомиосаркóма *f* Leiomyosarkom *n*
лейомиофибрóма *f* Leiomyofibrom *n*
лейцин *m* Leuzin *n*
лейцинóз *m* Leuzinose *f*
лейшманиóз *m* Leishmaniose *f*, Leishmaniasis *f*
~, **висцерáльный** viszerale Leishmaniose *f*

~, висцера́льный инди́йский Kala-Azar *n*
~, ко́жно-сли́зистый Haut-Schleimhaut-Leishmaniose *f*
~, ко́жно-сли́зистый брази́льский Espundia *f*, bösartige südamerikanische Leishmaniose *f*
~, ко́жный Hautleishmaniose *f*
~ Но́вого Све́та, ко́жный amerikanische Hautleishmaniose *f*
~, средиземномо́рский tropische Leishmaniose *f*, Aleppobeule *f*, Mittelmeerleishmaniose *f*
~ Ста́рого Све́та, ко́жный Hautleishmaniose *f* der alten Welt
лека́рство *n* Heilmittel *n*, Arzneimittel *n*, Arznei *f*, Arzneistoff *m*, *remedium*
леммо́ма *f* Lemmom *n*, Neurinom *n*
ле́нта *f*:
~ ободо́чной [то́лстой] кишки́ Tänie *f*, Kolontänie *f*, Dickdarmtänie *f*
лentéц *m* Bandwurm *m*, *Taenia*
~, широ́кий breiter Bandwurm *m*, *Diphyllobothrium latum*
лентигино́з *m* Lentiginose *f*
ленти́го *n* Lentigo *f*, Linsenfleck *m*, Schönheitsfleck *m*
~, ю́ношеское juvenile Lentigo *f*
лентико́нус *m* Lentikonus *m*
леонтиа́з *m* Leontiasis *f*, Löwengesicht *n*
ле́пра *f* Aussatz *m*, Hansen-Krankheit *f*, Miselsucht *f*
лепрозо́рий *m* Leprosorium *n*, Leprastation *f*
лепро́ма *f* Leprom *n*, Lepraknoten *m*
лептоменинги́т *m* Leptomeningitis *f*
~, адгези́вный adhäsive Leptomeningitis *f*
~, база́льный Basilarmeningitis *f*
~, геморраги́ческий hämorrhagische Leptomeningitis *f*
~, кисто́зный zystische Leptomeningitis *f*
~, менингоко́кковый Meningokokkenleptomeningitis *f*
~, пневмоко́кковый Pneumokokkenleptomeningitis *f*
~, продукти́вный produktive Leptomeningitis *f*
~, сифилити́ческий syphilitische [luische] Leptomeningitis *f*
~, сифилити́ческий конвексита́льный syphilitische [luische] Haubenmeningitis *f*
~, стафилоко́кковый Staphylokokkenleptomeningitis *f*
~, стрептоко́кковый Streptokokkenleptomeningitis *f*
~, токсоплазмо́зный Toxoplasmose-Leptomeningitis *f*
~, травмати́ческий traumatische Leptomeningitis *f*
~, туберкулёзный tuberkulöse Leptomeningitis *f*
лептоме́нинкс *m* weiche Hirnhaut *f*
лептоспи́ра *f* Leptospire *f*
лептоспиро́з *m* Leptospirose *f*
~, австрали́йский australisches Siebentagefieber *n*
~, безжелту́шный [гриппотифо́зный, дальневосто́чный] anikterische [gelbsuchtlose] Leptospirose *f*, Wasserfieber *n*, Feldfieber *n*, Erntefieber *n*, grippo-typhöse Leptospirose *f*, Fernostenleptospirose *f*
~, желту́шный [иктерогеморраги́ческий] ikterische Leptospirose *f*, iktero-hämorrhagische Gelbsucht *f*, Weil-Krankheit *f*
~, уссури́йский Ussuri-Leptospirose *f*, Fernostenleptospirose *f*
~, япо́нский japanische Leptospirose *f*, Leptospirose *f* Nanukoyami
лептоцефа́л *m* Leptozephalus *m*, Schmalkopf *m*
лептоци́т *m* Leptozyt *m*, Kokardenzelle *f*, Planozyt *m*, Targetzelle *f*
ле́стница *f*:
~, бараба́нная Paukentreppe *f*
~, вестибуля́рная Vorhofstreppe *f*
лета́ли *f pl* Letale *n pl*, Letalallele *n pl*, Letalfaktoren *m pl*
~, рецесси́вные rezessive Letalfaktoren *m pl*
~, сбаланси́рованные balancierte Letalfaktoren *m pl*
лета́льность *f* Letalität *f*
~, больни́чная Krankenhausletalität *f*
~, зиготи́ческая Zygotenletalität *f*
~, клё́точная Zell-Letalität *f*
~, пограни́чная Grenzletalität *f*
~, полиге́нная polygene Letalität *f*
~, послеоперацио́нная postoperative Letalität *f*
летарги́я *f* Lethargie *f*, «Scheintod» *m*
лече́бница *f* Heilanstalt *f*
лече́бно-профилакти́ческий heilendvorbeugend, therapeutisch-prophylaktisch
лече́ние *n* Behandlung *f*, Therapie *f*, Kur *f* ◇ получа́ть ~ Behandlung in Anspruch nehmen
~, амбулато́рное ambulante Therapie *f*
~, амбулато́рно-поликлини́ческое ambulant-poliklinische Behandlung *f*
~, ба́зисное Basistherapie *f*
~, беспла́тное unentgeltliche [kostenlose] Behandlung *f*
~ больны́х Krankenbehandlung *f*
~ больны́х, ступе́нчатое gestufte Krankenbehandlung *f* [Krankenpflege *f*]
~, восстанови́тельное Regenerationskur *f*
~, вспомога́тельное zusätzliche Behandlung *f*
~, выжида́ющее expektative [abwartende] Behandlung *f*
~ вытяже́нием Extensionsbehandlung *f*
~ го́лодом Hungerkur *f*, Totalfastenkur *f*
~, десенсибилизи́рующее Desensibilisierungstherapie *f*
~, диети́ческое diätetische Therapie *f*
~, дли́тельное Langzeitbehandlung *f*, Dauerbehandlung *f*
~ заболева́ний, ра́ннее Frühbehandlung *f*
~, иммунодепресси́вное immunosupressive Therapie *f*
~, иммуномодули́рующее immunomodulierende Behandlung *f*
~, иммуностимули́рующее immunostimulierende Behandlung *f*
~ инфракра́сными луча́ми Infrarotbehandlung *f*
~, кауза́льное Kausalbehandlung *f*
~, климати́ческое Klimatherapie *f*
~, комбини́рованное Kombinationsbehandlung *f*
~, ко́мплексное Komplextherapie *f*
~, кратковре́менное Kurzzeittherapie *f*
~, куро́ртное Badekur *f*

~, лучевóе Strahlenbehandlung *f*
~, медикаментóзное medikamentöse Behandlung *f*
~, мéстное Lokalbehandlung *f*
~ на домý Heimbehandlung *f*
~, немедикаментóзное nichtmedikamentöse Therapie *f*
~, общедостýпное allgemeinzugängige Behandlung *f*
~ ограничéнием питáния Fastenkur *f*
~, оперативное Operativbehandlung *f*
~, паллиати́вное Palliativbehandlung *f*
~, патогенети́ческое pathogenetische Behandlung *f*
~ пневмотóраксом Pneumothoraxbehandlung *f*
~, повтóрное nochmalige Behandlung *f*
~ повя́зками Verbandbehandlung *f*
~, поддéрживающее supportive Therapie *f*
~ покóем Ruhebehandlung *f*
~ по курсóвке, курóртное offene [freie] Badekur *f*
~, послестационáрное Nachbehandlung *f*
~ постéльным режи́мом Liegekur *f*, Klinotherapie *f*
~, предвари́тельное Vorbehandlung *f*
~, принуди́тельное Zwangsbehandlung *f*
~, причи́нное Kausalbehandlung *f*
~, прóбное Behandlungsversuch *m*
~, продолжи́тельное Dauerbehandlung *f*
~, противорециди́вное antirezidive Behandlung *f*
~, профилакти́ческое Präventivbehandlung *f*
~, разгрýзочное Entlastungskur *f*
~, рáннее Frühbehandlung *f*
~, санатóрное Heilstättenkur *f*
~, симптомати́ческое symptomatische Therapie *f*
~ сном Schlaftherapie *f*
~ сóлнечными лучáми Heliotherapie *f*
~, стационáрное stationäre Behandlung *f* [Betreuung *f*]
~ сухоядéнием Durstkur *f*
~ сы́вороткой Serumbehandlung *f*
~ теплóм Thermotherapie *f*
~, трансфузиóнное Transfusionsbehandlung *f*
~, трениру́ющее Trainingsbehandlung *f*
~ удáрными дóзами Stoßtherapie *f*
~ хóлодом Kältebehandlung *f*, Frigotherapie *f*; Kryotherapie *f*
~ шóком Schocktherapie *f*, Schockbehandlung *f*, Schockkur *f*
~, экстренное Notbehandlung *f*, Sofortbehandlung *f*
~, этáпное Etappenbehandlung *f*, gestufte Behandlung *f*
~, этиологи́ческое [этиотрóпное] Kausalbehandlung *f*
лжи́вость *f*, патологи́ческая krankhaftes Lügen *n*
ли́бидо *m* Libido *f*, Geschlechtslust *f*, Geschlechtstrieb *m*
лигаменти́т *m* Ligamentitis *f*, Sehnenentzündung *f*
~, стенози́рующий stenosierende Tend(ovag)initis *f*
лигаментóз *m*, фикси́рующий fixierende Ligamentose *f*
лигатýра *f* Ligatur *f*, Unterbindungsfaden *m*
~, врéменная provisorische Ligatur *f*
~, двойнáя doppelte Ligatur *f*, Doppelligatur *f*
~, гемостати́ческая [кровоостанáвливающая] Blutstillungsligatur *f*
~, провизóрная provisorische Ligatur *f*
~, прóволочная Drahtligatur *f*
~, шёлковая Seidenligatur *f*
лиги́рование *n* Unterbindung *f*, Abbinden *n*
лиги́ровать unterbinden, abbinden
лигни́н *m* Holzstoff *m*, Lignin *n*
лиени́т *m* Lienitis *f*, Splenitis *f*
лиенографи́я *f* Lienographie *f*, röntgenologische Milzdarstellung *f*
лизáт *m* Lysat *n*
ли́зис *m* **1.** Lysis *f*, Auflösung *f* **2.** Lysis *f*, allmählicher Fieberabfall *m*
~ микрóбов Bakterienlysis *f*
~ трóмба Thrombolyse *f*
лизосóма *f* Lysosom *n*
лизоци́м *m* Lysozym *n*
ликвидáция *f* болéзней Ausrottung *f* [Liquidierung *f*] der Krankheiten
ли́квор *m* Rückenmarkflüssigkeit *f*
ликворéя *f* Liquorrhoe *f*, Liquorfluß *m*
лиманотерапи́я *f* Limantherapie *f*, Limanbehandlung *f*
лимаци́д *m* Molluskizid *n*
лимб *m* рогови́цы kreisförmiger Hornhautrand *m*
лимбосклерэктоми́я *f* limbale Sklerektomie *f*
ли́мфа *f* Lymphe *f*
лимфадени́т *m* Lymphadenitis *f*, Lymphknotenentzündung *f*
~, ви́русный доброкáчественный gutartige virale Lymphadenitis *f*; Katzenkratzkrankheit *f*
~, иммуноблáстный Immunoblasten-Lymphadenitis *f*
~, казеóзный käsige Lymphadenitis *f*
~, мезентериáльный mesenteriale Lymphadenitis *f*
~, микоти́ческий mykotische Lymphadenitis *f*
~, пáховый Leistendrüsenentzündung *f*, inguinale Lymphadenitis *f*
~, регионáрный regionäre Lymphadenitis *f*
~, сибиреязвенный Milzbrandlymphadenitis *f*
~, туберкулёзный tuberkulöse Lymphadenitis *f*
~, чумнóй Pestadenitis *f*
лимфаденóз *m* Lymphadenose *f*, chronische Lympholeukose *f*, lymphatische Leukämie *f*
~ кóжи kutane Lymphadenose *f*
~ кóжи, доброкáчественный benigne kutane Lymphadenose *f*
лимфаденопати́я *f* Lymphadenopathie *f*
~, иммуноблáстная immunoblastische Lymphadenopathie *f*
лимфангии́т *m* Lymphangi(i)tis *f*, Lymphgefäßentzündung *f*
~, рáковый kankröse Lymphangi(i)tis *f*
~, рóжистый Erysipellymphangi(i)tis *f*
лимфангиобластóма *f* Lymphangioblastom *n*, Lymphangiosarkom *n*
лимфангиокератóма *f*, ограни́ченная неви-фóрмная umschriebenes nävoides Lymphangiokeratom *n*
лимфангиóма *f* Lymphangiom *n*
~, бородáвчатая verruköses Lymphangiom *n*

~, гипертрофи́ческая hypertrophisches Lymphangiom *n*
~, диффу́зная diffuses Lymphangiom *n*
~, каверно́зная kavernöses Lymphangiom *n*
~, капилля́рная kapillares Lymphangiom *n*
~, кистови́дная zystenartiges Lymphangiom *n*
~ ко́жи Hautlymphangiom *n*
~, пеще́ристая kavernöses Lymphangiom *n*
лимфангиомато́з *m* Lymphangiomatose *f*
лимфангиомио́ма *f* Lymphangiomyom *n*
лимфангиоперицито́ма *f* Lymphangioperizytom *n*
лимфангиосарко́ма *f* Lymphangiosarkom *n*
лимфангиоэндотелио́ма *f* Lymphangioendotheliom *n*
лимфангиэктази́я *f* Lymphangiektasie *f*
лимфати́зм *m* lymphatische [exsudative] Diathese *f*
лимфеде́ма *f* Lymphödem *n*
лимфобла́ст *m* Lymphoblast *m*
лимфобласто́з *m*, доброка́чественный о́стрый akute gutartige Lymphoblastose *f*, infektiöse Mononukleose *f*
лимфобласто́ма *f* Lymphoblastom *n*
лимфоге́нный lymphogen
лимфогранулё́ма *f* Lymphogranulom *n*
лимфогранулемато́з *m* Lymphogranulomatose *f*
~, доброка́чественный gutartige Lymphogranulomatose *f*
лимфографи́я *f* Lymphographie *f*, Lymphbahnkontrastdarstellung *f*
~, интраоперацио́нная intraoperative Lymphographie *f*
~, та́зовая Beckenlymphographie *f*
лимфокапилля́р *m* Lymphkapillare *f*
лимфоки́ны *m pl* Lymphoki(ni)ne *n pl*
лимфолейко́з *m* lymphoide Leukose *f*, Lympholeukose *f*, lymphatische Leukämie *f*
лимфоло́гия *f* Lymphologie *f*
лимфо́ма *f* Lymphom *n*
~, африка́нская afrikanisches Lymphom *n*, Burkitt-Lymphom *n*, Burkitt-Tumor *m*
~, гигантофолликуля́рная großfollikuläres Lymphom *n*, Brill-Symmers-Krankheit *f*
~, гистиоцита́рная histiozytäres Lymphom *n*
~, злока́чественная malignes [bösartiges] Lymphom *n*
~, иммунобла́стная Immunoblastenlymphom *n*
~, нехо́джкинская Non-Hodgkin-Lymphom *n*
~, нодуля́рная noduläres Lymphom *n*
~, центробласти́ческая zentroblastisches Lymphom *n*
~, центроцита́рная zentrozytäres Lymphom *n*
лимфомато́з *m* Lymphomatose *f*
~, макроглобулинеми́ческий Makroglobulinämie-Lymphomatose *f*
~, симметри́чный symmetrische Lymphomatose *f*
лимфоотё́к *m* Lymphödem *n*
лимфоотто́к *m* Lymphabfluß *m*
лимфопени́я *f* Lympho(zyto)penie *f*
лимфоплето́ра *f* Lymphoplethora *f*
лимфоретикулё́з *m* Lymphoretikulose *f*
~, доброка́чественный Lymphoretikulose *f* nach Katzenkratz, Katzenkratzkrankheit *f*

лимфоретикулосарко́ма *f* Lymphoretikulosarkom *n*
лимфоретикулоцито́ма *f* Lymphoretikulozytom *n*
лимфоре́я *f*, **лимфорраги́я** *f* Lymphorrhoe *f*, Lymphorrhagie *f*, Lymphausfluß *m*
лимфосарко́ма *f* Lymphosarkom *n*
~, диффу́зная diffuses Lymphosarkom *n*
~, лимфобласти́ческая [лимфобла́стная] lymphoblastisches Lymphosarkom *n*
~, лимфоцита́рная lymphozytäres Lymphosarkom *n*
~, нодуля́рная noduläres Lymphosarkom *n*
~, пролимфоцита́рная prolymphozytäres Lymphosarkom *n*
лимфоста́з *m* Lymphostase *f*
лимфото́к *m*, ретрогра́дный retrograder Lymphfluß *m*
лимфоци́т *m* Lymphozyt *m*
~, ти́мус-зави́симый thymus-abhängiger Lymphozyt *m*
лимфоцито́з *m* Lymphozytose *f*
лимфоцито́ма *f* ко́жи Lymphozytom *n* der Haut, benigne kutane Lymphadenose *f*
лимфоцитообразова́ние *n* Lymphozytopoese *f*, Lymphozytenbildung *f*
лимфоэпителио́ма *f* Lymphoepitheliom *n*
лингватулё́з *m* Linguatulidose *f*, Pentastomidose *f*, Zungenwürmerkrankheit *f*
лине́йка *f* для подбо́ра очко́вых опра́в Rechenstab *m* für Anfassung von Brillengestellen
ли́нза *f* Linse *f*
~, во́гнутая Konkavlinse *f*, Hohllinse *f*, Minusglas *n*
~, во́гнуто-вы́пуклая Meniskusglas *n*, Konkavkonvexlinse *f*
~, вы́пуклая Konvexlinse *f*, Plusglas *n*
~ для иссле́дования глазно́го дна́ Funduslinse *f*
~, иммерсио́нная Tauchlinse *f*, Immersionslinse *f*
~, интраокуля́рная Starglas *n*, Vorderkammerlinse *f*
~, ква́рцевая Quarzlinse *f*
~, компрессио́нная Drucklinse *f*
~, конта́ктная Kontaktlinse *f*
~, корнеа́льная Korneallinse *f*
~, корриги́рующая Korrektionsglas *n*
~, освети́тельная Beleuchtungslinse *f*
~, очко́вая Brillenlinse *f*
~, очко́вая астигмати́ческая astigmatische Brillenlinse *f*
~, очко́вая асфери́ческая asphärische Brillenlinse *f*
~, очко́вая афока́льная afokale Brillenlinse *f*
~, очко́вая бифока́льная bifokale Brillenlinse *f*
~, очко́вая децентри́рованная dezentrierte Brillenlinse *f*
~, очко́вая изейкони́ческая iseikonische Brillenlinse *f*
~, очко́вая лентикуля́рная lentikuläre Brillenlinse *f*
~, очко́вая многофока́льная multifokale Brillenlinse *f*
~, очко́вая однофока́льная monofokale Brillenlinse *f*

~, очковая призматическая prismatische Brillenlinse *f*
~, очковая стигматическая stigmatische Brillenlinse *f*
~, очковая сферическая sphärische Brillenlinse *f*
~, очковая трансфокальная transfokale Brillenlinse *f*
~, очковая трифокальная trifokale Brillenlinse *f*
~, очковая цветная farbige Brillenlinse *f*
~, очковая цветная дегрессивная farbige degressive Brillenlinse *f*
~, очковая цветная, окрашенная в массе massegefärbte Brillenlinse *f*
~, очковая цветная фотохромная farbige photochrome Brillenlinse *f*
~, призматическая prismatische Linse *f*
~, проекционная Projektionslinse *f*
~, рассеивающая Zerstreuungslinse *f*, Streulinse *f*, Dispersionslinse *f*
~, собирательная Sammellinse *f*, Positivlinse *f*
~ с окрашенной поверхностью, очковая цветная oberflächengefärbte Brillenlinse *f*
~ с покрытием, очковая цветная farbige beschichtete Brillenlinse *f*
~ с просветляющим покрытием, очковая reflexionsgeminderte Brillenlinse *f*
~, торическая torische Linse *f*
~, трёхзеркальная Dreispiegelkontaktglas *n* nach Goldmann
~, упрочнённая gehärtete Brillenlinse *f*
~, цилиндрическая Zylinderlinse *f*
линимент *m* Liniment *n*
линия *f*:
~ аппозиции костной ткани Appositionslinie *f*
~, базальная Basallinie *f*
~ бедра, шероховатая Verstärkungsleiste *f* des Oberschenkels
~, белая weiße Linie *f*
~, боковая Seitenlinie *f*
~ взора Blicklinie *f*
~, демаркационная Demarkationslinie *f*
~, зрительная Visierlinie *f*, Sehlinie *f*
~, изоакустическая isoakustische Linie *f*
~, изогенная isogene Linie *f*
~, клеточная Zellinie *f*
~, клеточная стабильная stabile Zellinie *f*
~, мамиллярная Mamillarlinie *f*
~, материнская mütterliche Seite *f*
~, межостная Interspinallinie *f*
~ нагрузки Belastungslinie *f*, Traglinie *f*
~, окклюзионная Okklusallinie *f*
~, отцовская väterliche Seite *f*
~ перелома Frakturlinie *f*
~, пограничная Grenzlinie *f*
~ подачи дыхательного газа Atemgasversorgungssystem *n*
~, подмышечная Axillarlinie *f*
~ преципитации Präzipitationslinie *f*
~ прикрепления Ansatzlinie *f*
~, разделительная Trennungslinie *f*
~ разреза Schnittlinie *f*
~ рассасывания [резорбции] (*костной ткани*) Resorptionslinie *f*
~, родительская Elternlinie *f*
~ соединения Verbindungslinie *f*
~, сосковая Mamillarlinie *f*
~, срединная [средняя] Medianlinie *f*, Mittellinie *f*
~, стволовая Stammlinie *f*, stem line (*engl.*)
~, чистая reine Linie *f*
~, чистая маркированная markierte reine Linie *f*
~ шва Nahtlinie *f*
~, эпифизарная Epiphysenlinie *f*
лиофилизация *f* Lyophilisierung *f*, Lyophilisation *f*, lyophile Trocknung *f*, Gefriertrocknung *f*
лиофилизированный lyophilisiert, gefriergetrocknet
липаза *f* Lipase *f*
липемия *f* Lipämie *f*
липидемия *f* Lipidämie *f*
липидоз *m* Lipidose *f*
липоатрофия *f* Lipatrophie *f*, Fett(gewebe)schwung *m*
липобластома *f* Lipoblastom *n*
липогранулёма *f* Lipogranulom *n*, Oleogranulom *n*
липогранулематоз *m* Lipogranulomatose *f*
липодермоид *m* Lipodermoid *n*
липодистрофия *f* Lipodystrophie *f*
~, интестинальная [кишечная] intestinale Lipodystrophie *f*, Whipple-Krankheit *f*
~, прогрессирующая Barraquersche Krankheit *f*
липоид *m* Lipoid *n*
липоидемия *f* Lipoidämie *f*
липоидоз *m* Lipoidose *f*, Lipoidspeicherungskrankheit *f*
~, внутриклеточный intrazelluläre Lipoidspeicherungskrankheit *f*
~, гепатомегалический hepatomegalische Lipoidspeicherungskrankheit *f*
~ жёлчного пузыря Gallenblasenlipoidose *f*
~, идиопатический idiopathische Lipoidose *f*
~ кожи и слизистых оболочек Urbach-Wiethesche Krankheit *f*
~, фосфатидный Phosphatidspeicherkrankheit *f*, Niemann-Pick-Krankheit *f*
липокальциногранулематоз *m* Lipokalzinogranulomatose *f*
~, подкожный subkutane Lipokalzinogranulomatose *f*
~, прогрессирующий progressive Lipokalzinogranulomatose *f*
липоксигеназа *f*, липоксидаза *f* Lipoxygenase *f*
липолиз *m* Lipolyse *f*
липома *f* Lipom *n*, Fettgeschwulst *f*
~, бурая braunes Lipom *n*, Hibernom *n*
~, внутричерепная intrakranielles Lipom *n*
~, диффузная diffuses Lipom *n*
~, древовидная baumförmiges Lipom *n*
~, злокачественная Liposarkom *n*
~, интрамуральная intramurales Lipom *n*
~, инфильтрирующая infiltrierendes Lipom *n*
~, кавернозная kavernöses Lipom *n*
~ кости Knochenlipom *n*
~, лимфангиэктатическая lymphangiektatisches Lipom *n*
~, липобластическая lipoblastisches Lipom *n*
~, межмышечная intramuskuläres Lipom *n*

~, **миксоматóзная** embryonales Lipom *n*
~, **мультилокуля́рная [плюривакуоля́рная]** plurivakuoläres [multilokuläres] Lipom *n*
~, **телеангиэктати́ческая** teleangiektatisches Lipom *n*
~ **шéи, кольцевáя** Madelung-Fetthals *m*
~, **эмбрионáльная** embryonales Lipom *n*
липоматóз *m* Lipomatose *f*
~, **болéзненный** Dercum-Krankheit *f*, *lipomatosis dolorosa*
~, **диффу́зный** diffuse Lipomatose *f*
липомиксосаркóма *f* Lipomyxosarkom *n*
липонекрóз *m* Fettgewebsnekrose *f*, Adiponekrose *f*
липопротеи́н *m* Lipoprotein *n*
~, **антиатерогéнный** antiatherogenes Lipoprotein *n*, high density Lipoprotein *n*, HDL
~, **атерогéнный** atherogenes Lipoprotein *n*, low density Lipoprotein *n*, LDL
~ **высóкой плóтности** *s.* **липопронеи́н, антиатерогéнный**
~ **ни́зкой плóтности** *s.* **липопротеи́н, атерогéнный**
липопротеинóз *m* **лёгких, альвеоля́рный** alveolare Lungenlipoproteinose *f*
липосаркóма *f* Liposarkom *n*
~, **липобласти́ческая** lipoblastisches Liposarkom *n*
~, **липоцитáрная** lipozytäres Liposarkom *n*
~, **плеомóрфная [полимóрфно-клéточная]** polymorphzelliges [pleomorphes] Liposarkom *n*
липосахари́д *m* Liposac(c)harid *n*
липотрóпный lipotrop
липофибрóма *f* Lipofibrom *n*, Fibrolipom *n*
липофусци́н *m* Lipofuszin *n*, Abnutzungspigment *n*
липохондродистрофи́я *f* Lipochondrodystrophie *f*, Paundler-Hurler-Syndrom *n*
липохроматóз *m* Lipochromatose *f*
липохромофóр *m* Lipochromophor *m*
липури́я *f* Lipurie *f*, Fettharnen *n*
лиссави́рус *m* Lyssavirus *n*
лиссофоби́я *f* Lyssophobie *f* (*krankhafte Angst vor Tollwut*)
лиссэнцефали́я *f* Agyrie *f*, Lissenzephalie *f*
лист *m*:
~, **больни́чный** Krankenschein *m*
~, **опрóсный** Fragebogen *m*
листереллёз *m* Listeriose *f*
листéрии *f pl* Listerien *f pl*, Listerellen *f pl*
листериóз *m* Listeriose *f*
~ **новорождённых** Säuglingslisteriose *f*
листериóма *f* Listeriom *n*, Listerellom *n*
листóк *m* Blatt *n*
~ **брюши́ны** Bauchfellblatt *n*
~, **висцерáльный** Viszeralblatt *n*
~, **вну́тренний** inneres Blatt *n*
~, **зарóдышевый** Keimblatt *n*
~, **контрóльный** Kontroll-Liste *f*
~, **нару́жный** äußeres Blatt *n*
~, **нетрудоспосóбности** Krankenschein *m* ◇ **закры́ть ~ нетрудоспосóбности** gesundschreiben
~ **нетрудоспосóбности по ухóду** Pflegeschein *m*
~ **плéвры** Pleurablatt *n*
~, **пристéночный** Parietalblatt *n*, parietales Blatt *n*
~ **чéрвя** (*мозжечка*) Wipfelblatt *n*
литиáз *m* Lithiasis *f*, Stenkrankheit *f*
литóлиз *m* Harnsteinenauflösung *f*, Litholyse *f*
литонефрóз *m* Nephrolithiasis *f*, Lithonephrose *f*
литотоми́я *f* Lithotomie *f*, Steinschnitt *m*
~, **высóкая [надлобкóвая]** hoher Steinschnitt *m*
литотрипси́я *f* Lithotripsie *f*, Steinzertrümmerung *f*
литоцистотоми́я *f* Lithozystotomie *f*, Blasensteinschnitt *m*
лифт *m* **для больны́х** Krankenfahrstuhl *m*
ли́хен *m* Lichen *m*, Flechte *f*
лихенификáция *f* Lichenifikation *f*
лихорáдка *f* Fieber *n*
~, **аденофарингоконъюнктивáльная** Adenopharyngokonjunktivalfieber *n*
~, **алиментáрная** alimentäres Fieber *n*
~, **амфиболи́ческая** amphiboles [schwankendes, zweideutiges] Fieber *n*
~, **афтóзная** Aphthenseuche *f*, Maulseuche *f*, Klauenseuche *f*
~, **борнхóльмская** epidemische Myalgie *f*, Bornholmer Krankheit *f*
~, **бухáрская** Buchara-Fieber *n*, Phlebotomus-Fieber *n*
~, **возврáтная** Rückfallfieber *n*
~, **волнообрáзная** undulierendes Fieber *n*
~, **волы́нская** wol(h)ynisches Fieber *n*, Feld(gruben)fieber *n*
~, **гекти́ческая** hektisches Fieber *n*
~, **гемоглобинури́йная** Schwarzwasserfieber *n*, Hämoglobinuriefieber *n*
~, **геморраги́ческая** hämorrhagisches Fieber *n*
~, **геморраги́ческая эпидеми́ческая** hämorrhagisches epidemisches Fieber *n*
~, **гибралтáрская** Gibraltarfieber *n*, Bruzellose *f*
~, **гиперпирети́ческая** hyperpyretisches Fieber *n*
~, **гнóйно-резорбти́вная** eiterresorptives Fieber *n*
~, **гриппотифóзная** grippotyphöse Leptospirose *f*
~, **«двугóрбая»** zweigipf(e)liges Fieber *n*, Dromedarfieber *n*
~ **дéнге** Dengue-Fieber *n*, Siebentagefieber *n*, Dandyfever *n*
~ **дум-ду́м** Dum-dum-Fieber *n*, viszerale Leishmaniose *f*
~, **ежеднéвная** täglich auftretendes Fieber *n*
~, **жáтвенная** Erntefieber *n*
~, **желéзистая** infektiöse Mononukleose *f*, Drüsenfieber *n*
~, **жёлтая** Gelbfieber *n*
~, **жёлтая перемежáющаяся** intermittierendes Gelbfieber *n*
~, **истощáющая** hektisches Fieber *n*
~, **катетеризациóнная** Katheterfieber *n*
~, **квинслéндская** Queenslandfieber *n*, Q-Fieber *n*
~, **клещевáя** Zeckenfieber *n*
~, **крапи́вная** Urtikaria-Fieber *n*, Nesselfieber *n*
~, **крóличья** Tularämie *f*
~, **лекáрственная** Arzneimittelfieber *n*, drug fever (*engl.*)
~, **литéйная** Gießerfieber *n*, Gelbgießerfieber *n*

~, мальти́йская Maltafieber *n*, Bruzellose *f*
~, марсе́льская Marseille-Fieber *n*, Mittelmeerzekkenfieber *n*
~, моло́чная Milchfieber *n*
~, моски́тная Moskito-Fieber *n*, Stechmückenfieber *n*, Phlebotomus-Fieber *n*
~, непра́вильная irreguläres Fieber *n*
~, одноднéвная Eintagefieber *n*, Ephemera *f*
~ олéньей му́хи Tularämie *f*
~ Оро́я Oroyafieber *n*, Bartonellose *f*
~ паппата́чи Pappatacifieber *n*, Phlebotomus-Fieber *n*
~, перемежа́ющаяся intermittierendes Fieber *n*
~, перси́дская возвра́тная persisches Rekurrensfieber *n*, rekurrentes Zeckenfieber *n*
~, поко́сно-лугова́я Erntefieber *n*
~, постоя́нная kontinuierliches Fieber *n*
~, претибиа́льная Fort-Bragg-Fieber *n*, prätibiales Fieber *n*
~, преходя́щая transitorisches [vorübergehendes, flüchtiges] Fieber *n*
~, пятиднéвная пароксизма́льная Fünftagefieber *n*
~, ранева́я *s.* лихора́дка, гно́йно-резорбти́вная
~, резорбти́вная Resorptionsfieber *n*
~, ремитти́рующая remittierendes Fieber *n*
~, ри́но-фарингоконъюнктива́льная Adenopharyngokonjunktivalfieber *n*
~, семиднéвная Siebentagefieber *n*
~, семиднéвная австрали́йская australisches Siebentagefieber *n*
~, сенна́я Heufieber *n*, Pollenkrankheit *f*
~, септи́ческая septisches Fieber *n*
~ Скали́стых гор, пятни́стая Felsengebirgsfieber *n*, Rocky-Mountains Fieber *n*
~, скарлатиноподо́бная дальневосто́чная scharlachartiges fernöstliches Fieber *n*
~, соба́чья штýттгартская Kanikolafieber *n*, Stuttgarter Hundeseuche *f*
~, средиземномо́рская Mittelmeerfieber *n*, Maltafieber *n*, Bruzellose *f*
~, средиземномо́рская клещева́я Mittelmeerzekkenfieber *n*
~, среднеазиа́тская Mittelasienfieber *n*
~, суставна́я *s.* лихора́дка дéнге
~, терме́зская Thermes-Fieber *n*, Q-Fieber *n*
~, трёхднéвная Dreitagefieber *n*, *malaria tertiana*
~, туни́сская tunesisches Fieber *n*, Marseille-Fieber *n*
~, ундули́рующая undulierendes [wellenförmiges] Fieber *n*
~, уретра́льная Urethralfieber *n*; Katheterfieber *n*
~, флебото́мная Moskito-Fieber *n*, Phlebotomus-Fieber *n*
~ цуцугаму́ши Tsutsugamushi-Fieber *n*
~, чернoво́дная *s.* лихора́дка, гемоглобинури́йная
~, четырёхднéвная *malaria quartana*
~, чрезмéрная hyperpyretisches Fieber *n*
~, энтерови́русная Enteroviren-Fieber *n*
~, эфемéрная Eintagefieber *n*, Ephemera *f*
ли́ца *n pl*, подлежа́щие медици́нскому осмо́тру untersuchungspflichtige Personen *f pl*
лицево́й fazial
лицо́ *n* Gesicht *n*
~, адено́идное adenoider Habitus *m*
~, амими́чное amimisches Gesicht *n*
~, золоту́шное Skrofulosegesicht *n*
~, лихора́дочное Fiebergesicht *n*
~, «лунообра́зное» (Voll-)Mondgesicht *n*
~, льви́ное Löwengesicht *n*
~, маскообра́зное Gesichtsstarre *f*
~, миопати́ческое myopathisches Gesicht *n*
~, одутлова́тое aufgedunsenes Gesicht *n*
ли́чность *f* Persönlichkeit *f*
лиша́й *m* Flechte *f*, *lichen*
~, амило́идный *lichen amyloidosus*
~, асбестови́дный Asbestgrind *m*
~, блестя́щий Pinkussche Krankheit *f*
~, золоту́шный *lichen scrofulosorum*
~, кра́сный *lichen ruber*
~, кра́сный монилифо́рмный korallenschnurartiger *lichen ruber*, *lichen ruber moniliformis*
~, кра́сный остроконéчный Spitzenknötchenflechte *f*
~, кра́сный пло́ский Flachknötchenflechte *f*, Juckflechte *f*, *lichen ruber planus*
~ лица́, просто́й Windflechte *f*, Zitterlick *n*, Darren *f pl*, *pityriasis simplex faciei*
~, микроспори́йный adamsonsche Quaste *f*, *lichen microsporicus*
~, микседемато́зный Schleimpapel-Krankheit *f*, *lichen myxoedematosus*
~, опоя́сывающий Gürtelrose *f*, *herpes zoster*
~, отрубеви́дный Kleienflechte *f*, *pityriasis furfur*
~, пузырько́вый Reizbläschen *n*
~, разноцвéтный Kleienpilzflechte *f*, *pityriasis versicolor*
~, ро́зовый Schuppenröschen *n*
~, стригу́щий Trichophytie *f*, Scher(pilz)flechte *f*, *herpes tonsurans*
~, чешу́йчатый Schuppenflechte *f*, *psoriasis vulgaris*
ло́а-ло́а *n* Loa-Loa *f*, Wanderfilarie *f*
лоаო́з *m* Loa-Loa-Krankheit *f*, Loaiasis *f*, Kamerunschwellung *f*, Kalabarbeule *f*, Kamerunbeule *f*
лоб *m* Stirn *f*
~, квадра́тный (*при рахите*) viereckige Stirn *f*
лоби́т *m* Lobitis *f*, Lungenlappenentzündung *f*
лобо́к *m* Schamberg *m*, Schamhügel *m*, Venusberg *m*
лобостоми́я *f* Lobostomie *f*, Lungenlappendrainage *f*
лоботоми́я *f* Lobotomie *f*
лобэктоми́я *f* Lobektomie *f*, Lungenlappenentfernung *f*
логопéд *m* Logopäde *m*, Sprachheilpädagoge *m*
логорéя *f* Logorrhoe *f*, Sprachinkontinenz *f*, Polyphrasie *f*
логотерапи́я *f* Sprachtherapie *f*
лоды́жка *f* Knöchel *m*, Knorren *m*
~, вну́тренняя innerer Knöchel *m*
~, нару́жная seitlicher Knöchel *m*
ло́же *n*:
~ но́гтя Nagelbett *n*, Nagelfalz *m*
~ о́пухоли Tumorbett *n*

~ по́чки Nierenlager *n*
~, ранево́е Wundbett *n*
~ трансплантáта Transplantatlager *n*, Empfängerlager *n*
~, фасциáльное Faszienloge *f*
ло́жечка *f*:
~ для извлечéния катарáкты Starlöffel *m*
~, уретрáльная Urethrallöffel *m*, Harnröhrenlöffel *m*
ло́жка *f*:
~, анатоми́ческая измери́тельная Anatomiekelle *f*
~, глазнáя Augenlöffel *m*
~, двусторо́нняя Doppellöffel *m*
~, десéртная Kinderlöffel *m*
~ для удалéния камнéй Steinlöffel *m*
~, ко́стная Knochenlöffel *m*
~, катарактáльная Starlöffel *m*
~, кюретáжная Abrasiolöffel *m*, Kürette *f*
~, медици́нская medizinischer Löffel *m*
~, нейрохирурги́ческая neurochirurgische Kürette *f*, Hirntumorlöffel *m*
~, о́страя ко́стная scharfer Knochenlöffel *m*
~, носовáя Nasenlöffel *m*
~, оттискнáя Abdrucklöffel *m*, Abformlöffel *m*
~, оттискнáя разбо́рная abmontierbarer Abformlöffel *m*
~, оттискнáя части́чная Teilabformlöffel *m*
~, ранéвая Wundlöffel *m*
~ с перфорáцией, оттискнáя Lochlöffel *m*
~, столо́вая Eßlöffel *m*
~, чáйная Teelöffel *m*
~, энуклеацио́нная Enukleationslöffel *m*
ло́жка-распáтор *f* Löffel-Raspatorium *n*
локализáция *f* Lokalisation *f*
~ возбуди́теля Erregerlokalisation *f*
~ очагá Herdlokalisierung *f*
~ перело́ма Frakturlokalisation *f*
~, преиму́щественная Prädilektionsstelle *f*
~, ультразвуковáя Ultraschallokalisation *f*, Ultraschallortung *f*
локáтор *m* для слепы́х, ультразвуково́й Ultraschallsuchgerät *n* für Blinde
ло́коть *m* Ell(en)bogen *m*
~, тéннисный Tennisell(en)bogen *m*, radiohumerale Bursitis *f*
ло́кус *m* Genort *m*, Lokus *m*
~, витáльный Vitallokus *m*
~ гистосовмести́мости Histokompatibilitätslokus *m*
~, глáвный Hauptlokus *m*
~, комбинати́вный Kombinativlokus *m*
~, комбинацио́нный Kombinanzlokus *m*
~, ко́мплексный Komplexlokus *m*
~, сло́жный compound lokus *(engl.)*
~, мутáбильный Mutativlokus *m*
~ ткáневой совмести́мости Histokompatibilitätslokus *m*
~, цепно́й Kettenlokus *m*
ло́мкость *f*:
~ костéй Knochenbrüchigkeit *f*, Osteopsathyrose *f*
~ хромосо́м Chromosomenbrüchigkeit *f*
лонгéта *f* Longuette *f*
лоносечéние *n* Symphyseotomie *f*

лопáтка *f* Schulterblatt *n*
~, крылови́дная abstehendes Schulterblatt *n*
лопáточка *f* Spa(ch)tel *m*
ло́пинг *m* Looping *m*, *n*
лордо́з *m* Lordose *f*
~, патологи́ческий hohler Rücken *m*
~, поясни́чный Lendenlordose *f*
~, шéйный Halslordose *f*
ло́скут *m* Lappen *m*, Transplantat *n*
~, брюши́нный Bauchfellappen *m*
~ брюшно́й стéнки, ко́жный Bauchhautlappen *m*
~, гомологи́чный Homo(io)transplantat *n*
~, дермáльный Kutislappen *m*
~, замещáющий Ersatzlappen *m*
~ из мя́гких ткáней Weichteillappen *m*
~, ко́жный Hautlappen *m*
~, ко́жный расщеплённый Spalthautlappen *m*
~, ко́стный Knochenlappen *m*
~, кру́глый Rollappen *m*
~, мигри́рующий Wanderlappen *m*
~, мостови́дный Brückenlappen *m*
~, мы́шечный Muskellappen *m*
~, надко́стничный Periostlappen *m*
~ на но́жке gestielter Lappen *m*
~, нёбный Palatinalappen *m*
~, пласти́ческий Decklappen *m*
~, плеврáльный Pleuralappen *m*
~, ползу́щий Kriechlappen *m*, Gleitlappen *m*
~, тканево́й Gewebslappen *m*
~, эпидермáльный Epidermislappen *m*
лото́к *m*:
~ для гно́я Eiterbecken *n*
~ для рво́ты Brechschale *f*
лохáнка *f*, по́чечная Nierenbecken *n*
ло́хии *pl* Lochien *pl*, Wochenfluß *m*
лохиомéтра *f* Lochiometra *f*, Lochialstauung *f*
лу́ковица *f*:
~, волосянáя Haarzwiebel *f*
~ преддвéрия Schwellkörper *m* des Scheidenvorhofs
~ ресни́цы Zilienbalg *m*
лунати́зм *m* Somnambulismus *m*, Nachtwandeln *n*
лу́ночка *f*, зубнáя Zahnfach *n*
лу́па *f* Lupe *f*, Vegrößerungsglas *n*
~, бинокуля́рная Binokularlupe *f*
~, биологи́ческая Einstellupe *f*
~, глазнáя Augenlupe *f*
~, препаровáльная Präparierlupe *f*
~, телескопи́ческая Teleskoplupe *f*
луч *m* свéта Lichtstrahl *m*
лучи́ *m pl*:
~, краевы́е Randstrahlen *m pl*
~, пограни́чные Grenzstrahlen *m pl*
~, ультрафиолéтовые Ultraviolettstrahlen *m pl*
лучи́стость *f*:
~, зри́тельная Sehstrahlung *f*
~ мозо́листого тéла Balkenstrahlung *f*
~, поля́рная Polarstrahlung *f*
любо́вь *f*, лесби́йская lesbische Liebe *f*
люксáция *f* зу́ба Zahnluxation *f*
люксмéтр *m* Beleuchtungs(stärke)messer *m*
люмбáго *n* Lumbago *f*, Hexenschuß *m*
люмбализáция *f* Lumbalisation *f*
люмбоартро́з *m* Lumbarthrose *f*

люмболапаротоми́я *f* Lendenbauchschnitt *m*, Lumbolaparotomie *f*
люмботоми́я *f* Lumbalschnitt *m*
люминофо́р *m* Leuchtstoff *m*
лю́пус-артри́т *m* Lupus-Arthritis *f*
лю́пус-нефри́т *m* Lupus-Nephritis *f*
лю́пус-пневмони́т *m* Lupus-Pneumonitis *f*
люте́ин *m* Lutein *n*
лютеоци́т *m* Luteozyt *m*, Luteinzelle *f*
лямблио́з *m* Lambliose *f*, Lambliasis *f*

M

магази́н *m*, **апте́карский** Arzneimittelgeschäft *n*
магни́т *m* Magnet *m*
~, **глазно́й** Augenmagnet *m*
~, **постоя́нный** Dauermagnet *m*
~, **уде́рживающий** Haftmagnet *m*
~, **ула́вливающий** Fangmagnet *m*
магнитотерапи́я *f* Magnetfeldtherapie *f*
мазо́к *m* **1.** Ausstrichpräparat *n* **2.** Abstrich *m*
~, **вагина́льный** [**влага́лищный**] Vaginalabstrich *m*
~ **из гло́тки** Rachenabstrich *m*
~ **из но́са** Nasenabstrich *m*
~ **кро́ви** Blutausstrich *m*
мазо́к-отпеча́ток *m* Abklatsch-Ausstrich *m*, Abklatsch-Präparat *n*
мазохи́зм *m* Masochismus *m*
мазь *f* Salbe *f*
~, **глазна́я** Augensalbe *f*
~, **жи́рная** Fettsalbe *f*
~, **защи́тная** Hautschutzsalbe *f*
~, **кератолити́ческая** Keratolytsalbe *f*
~ **от обмороже́ния** Frostsalbe *f*
~, **противоожо́говая** Brandsalbe *f*, Brandliniment *n*
мазь-суспе́нзия Suspensionssalbe
мазь-эму́льсия *f* Emulsionssalbe *f*
макроангиопати́я *f*, **диабети́ческая** diabetische Makroangiopathie *f*
макробио́т *m* Makrobiot *m*, Langlebige *m*
макрогаметоци́т *m* Makrogametozyt *m*
макрогельминтоскопи́я *f* Makrohelminthoskopie *f*
макрогематури́я *f* Makrohämaturie *f*
макрогири́я *f* Makrogyrie *f*
макрогистиоци́т *m* Makrohistiozyt *m*
макроглобули́н *m* Makroglobulin *n*
макроглобулинеми́я *f* Makroglobulinämie *f*
макроглосси́я *f* Makroglossie *f*, Megaloglossie *f*
макродонти́я *f* Makrodontie *f*, Megalodontie *f*
макрокарди́я *f* Makrokardie *f*
макрокони́дии *f pl* Makrokonidien *f pl*
макромасти́я *f* Makromastie *f*
макромоле́кула *f* Makromolekül *n*
макроплани́я *f* **эритроци́тов** Erythrozytenmakroplanie *f*
макропси́я *f* Makropsie *f*, Größersehen *n*
макроскопи́я *f* Makroskopie *f*, makroskopische Betrachtung *f*
макросоми́я *f* Makrosomie *f*, Gigantismus *m*, Riesenwuchs *m*
макросто́ма *f* Makrostoma *n*
макрофа́г *m* Makrophag *m*
~, **альвеоля́рный** Alveolarmakrophag *m*
~ **Ме́чникова** Metschnikow-Makrophag *m*
макрофагоци́т *m* Makrophagozyt *m*
макрохейли́я *f* Makrocheilie; Rüssellippe *f*
макроцефали́я *f* Makrozephalie *f*
макроци́т *m* Makrozyt *m*
макроцито́з *m* Makrozytose *f*
макроэлеме́нты *m pl*, **пищевы́е** Makroelemente *n pl* der Nahrung
макроэнцефали́я *f* Makroenzephalie *f*
макроэритробла́ст *m* Makroerythroblast *m*
максиллографи́я *f* Maxillographie, röntgenologische Oberkieferdarstellung *f*
малакоплаки́я *f* Malakoplakie *f*
~, **забрюши́нная** retroperitoneale Malakoplakie *f*
~ **желу́дка** Magenmalakoplakie *f*
~ **ко́жи** Hautmalakoplakie *f*
~ **мочево́го пузыря́** Harnblasenmalakoplakie *f*
малатдегидрогена́за *f* Malatdehydrogenase *f*
малигниза́ция *f* Malignisierung *f*, Malignisation *f*, maligne Entartung *f*
маллеи́н *m* Mallein *m*
маловодье *n* Oligohydramnie *f*
малокалори́йный kalorienarm
малокро́вие *n* Anämie *f*, Blutarmut *f*
~, **злока́чественное** perniziöse Anämie *f*
~, **ме́стное** örtliche Anämie *f*, Ischämie *f*
малоподви́жность *f* Bewegungsarmut *f*, Hypodynamie *f*
малосимпто́мный oligosymptomatisch, symptomarm
мальабсо́рбция *f* Malabsorption *f*, Absorptionsstörung *f*
мальта́за *f* Maltase *f*, α-Glukosidase *f*
мальто́за *f* Maltose *f*, Malzzucker *m*
мальформа́ция *f* Malformation *f*, Mißbildung *f*
маляри́я *f* Malaria *f*, Wechselfieber *n*, Sumpffieber *n*, Paludismus *m*
~, **злока́чественная** [**перницио́зная**] perniziöse Malaria *f*
~, **посттрансфузио́нная** Posttransfusionsmalaria *f*
~, **трёхдне́вная** Dreitagefieber *n*, Tertiana *f*, *malaria tertiana*
~, **тропи́ческая** Tropenfieber *n*; perniziöse Malaria *f*, *malaria tropica*
~, **четырёхдне́вная** Viertagefieber *n*, viertägiges Fieber *n*, *malaria quartana*
маляци́я *f* Malazie *f*, Erweichung *f*
маммографи́я *f* Mammographie *f*, röntgenologische Brustdrüsendarstellung *f*
мандре́н *m* Mandrin *m*, Nadeldrain *m*
мане́рность *f*, **кататони́ческая** katatonisches Manieren *n*
манже́т(к)а *f* Manschette *f*
~, **пневмати́ческая** Druckmanschette *f*
~, **рези́новая** Gummimanschette *f*
~, **сме́нная трахеа́льная** Aufstecktrachealmanschette *f*
~, **трахеа́льная** Trachealmanschette *f*
маниака́льно-депресси́вный manischdepressiv
маниака́льный mani(akali)sch
манипуля́ция *f* Manipulation *f*, Handgriff *m*, Handhabung *f*, Hantierung *f*

ма́ния *f* Manie *f*
~ **вели́чия** Größenwahn *m*, Megalomanie *f*
~, **гневли́вая** gereizte [zornige] Manie *f*, Zornmanie *f*
~, **затормо́женная** gehemmte Manie *f*
~, **непродукти́вная** unproduktive Manie *f*
~, **спу́танная** verworrene Manie *f*
манно́за *f* Mannose *f*
мано́метр *m* Manometer *n*, Druckanzeiger *m*
~, **ва́куумный** Vakuummanometer *n*
~, **водяно́й** Wassermanometer *n*
~, **пружи́нный** Federmanometer *n*
~, **рту́тный** Quecksilbermanometer *n*
~, **ушно́й** Ohrmanometer *n*
мано́метр-анеро́ид *m* (*мембранного типа*) Aneroid *n*, Membranenmanometer *n*
мансонеллёз *m* Mansonellose *f*
мара́зм *m* Marasmus *m*, allgemeiner Verfall *m*
~, **психи́ческий** psychischer Marasmus *m*, psychischer Verfall *m*
~, **ста́рческий** Altersmarasmus *m*, Altersschwäche *f*
маркёр *m*:
~, **генети́ческий** genetischer Marker *m*
~, **неселекти́вный** Neutralmarker *m*
~, **селекти́вный** Selektivmarker *m*
маркиро́вка *f* **пищевы́х проду́ктов** Kennzeichnung *f* von Lebensmitteln
ма́рля *f* Gaze *f*, Mull *m*
~, **антисепти́ческая [бактерици́дная]** bakterizide [keimtötende, antiseptische] Gaze *f*
~, **гемостати́ческая** blutstillende [hämostatische, hämostiptische] Gaze *f*
~, **гигроскопи́ческая** hygroskopische [wasseranziehende] Gaze *f*
~, **расса́сывающаяся** resorbierbare Gaze *f*
~, **стери́льная** keimfreie [sterile] Gaze *f*
марсупиализа́ция *f* Zysteneinnähung *f*, Zystenrandanheftung *f*
маршру́т *m*, **профессиона́льный** Berufsanamnese *f*
ма́ска *f*:
~, **гальвани́ческая** galvanische Maske *f*
~ **для нарко́за** Narkosemaske *f*
~, **дыха́тельная** Atemmaske *f*
~, **защи́тная** Schutzmaske *f*
~, **ингаляцио́нная** Inhalationsmaske *f*
~, **кислоро́дная** Sauerstoffmaske *f*
~, **ма́рлевая** Gazemaske *f*
маскиро́вка *f* **1.** Maskierung *f*; Tarnung *f* **2.** Vertäubung *f*, Verdeckung *f* (*bei Hörprüfungen*)
маскулиниза́ция *f* Maskuli(nisi)erung *f*, Virilisation *f*, Vermännlichung *f*
маскулини́зм *m* Virilismus *m*
маскулино́ма *f* Maskulinom *n*, Ovarialandroblastom *n*
масла́ *n pl*, **эфи́рные** ätherische Öle *n pl*
ма́сло *n*:
~, **ара́хисовое** Erdnußöl *n*
~ **белены́** Bilsenkrautöl *n*
~, **гвозди́чное** Nelken(stiel)öl *n*
~, **горчи́чное** Senföl *n*
~ **го́рького миндаля́** Bittermandelöl *n*
~ **души́цы** Dostenöl *n*
~ **кака́о** Kakaobutter *f*, Kakaofett *n*
~, **камфа́рное** Kampferöl *n*
~, **касто́ровое** Rizinusöl *n*, Kastoröl *n*
~, **коко́совое** Kokosfett *n*
~, **кори́чное** Zimtöl *n*
~, **крото́новое** Krotonöl *n*
~, **купоро́сное** Vitriolsäure *f*
~, **лава́ндовое** Lavendelöl *n*
~, **льняно́е** Leinöl *n*
~, **минда́льное** Mandelöl *n*
~, **мя́тное** Pfefferminzöl *n*
~, **оли́вковое** Olivenöl *n*
~, **пе́рсиковое** Pfirsichkernöl *n*
~, **ро́зовое** Rosenöl *n*
~, **санда́ловое** Sandelholzöl *n*
~, **скипида́рное** Terpentinöl *n*
~, **тми́нное** Kümmelöl *n*
~, **укро́пное** Dillöl *n*
~, **хенопо́диевое** Wurmsamenöl *n*
~, **эвкали́птовое** Eukaliptusöl *n*
ма́сса *f*:
~, **лейкоцита́рная** Leukozytenkonzentrat *n*
~, **оттискна́я** Abdruckmasse *f*
~, **пилю́льная** Pillengrundmasse *f*
~ **те́ла** Körpermasse *f*
~, **тромбоцита́рная** Thrombozytenkonzentrat *n*
~ **циркули́рующей кро́ви** zirkulierende Blutmenge *f*
~, **эритроцита́рная** Erythrozytenkonzentrat *n*
масса́ж *m* Massage *f*
~, **вибрацио́нный** Vibrationsmassage *f*
~ **водяно́й струёй, подво́дный** Unterwasserstrahlmassage *f*
~ **и́мпульсными то́ками** Reizstrommassage *f*, Träbert-Massage *f*
~, **класси́ческий** klassische Massage *f*
~ **погла́живанием** Streichung *f*
~, **подво́дный** Unterwassermassage *f*
~ **покола́чиванием** Klatschung *f*
~ **похло́пыванием** Klopfung *f*
~ **размина́нием** Knetung *f*
~ **растира́нием** Reibung *f*
~ **се́рдца** Herzmassage *f*
~ **сотрясе́нием** Erschütterung *f*
~, **спорти́вный** Sportmassage *f*
массажи́ст *m* Masseur *m*
ма́ссы *f pl*, **рво́тные** Erbrochenes *n*
масти́т *m* Mastitis *f*, Brustdrüsenentzündung *f*
~, **абсцеди́рующий** abszedierende Mastitis *f*
~, **гангрено́зный** Mammagangrän *f*
~, **засто́йный** Stauungsmastitis *f*
~, **интрамамма́рный** Intramammärmastitis *f*
~, **кисто́зный** zystische Mastitis *f*
~, **ретромамма́рный** Retromammärmastitis *f*
~, **субареоля́рный** Brustwarzenhofentzündung *f*
~, **флегмоно́зный** phlegmonöse Mastitis *f*
мастодини́я *f* Mastodynie *f*
мастоиди́т *m* Mastoiditis *f*
~, **верху́шечно-ше́йный** Bezold-Mastoiditis *f*, Bezoldsche Mastoiditis *f*
~, **лате́нтный** okkulte Mastoiditis *f*
мастоидопла́стика *f* Mastoidhöhlenplastik *f*
мастоидотоми́я *f* Mastoidotomie *f*
мастоидэктоми́я *f* Mastoidektomie *f*

мастопати́я *f* Mastopathie *f*
~, **диффу́зная** diffuse Mastopathie *f*
~, **кисто́зная** Zystenmamma *f*
~, **кисто́зно-фибро́зная** zystisch-fibröse Mastopathie *f*
~, **пролиферати́вная** proliferative Mastopathie *f*
~, **узлова́тая** knotige Mastopathie *f*
~, **фибро́зная** fibröse Mastopathie *f*
~, **фибро́зно-кисто́зная** zystisch-fibröse Mastopathie *f*
мастопекси́я *f* Brustdrüsenanheftung *f*
мастопто́з *m* Mastoptose *f*
мастоцито́з *m* Mastozytose *f*, Mastzellenretikulose *f* der Haut
~, **систе́мный** systematische [allgemeine] Mastozytose *f*
мастурба́ция *f* Masturbation *f*, Selbstbefriedigung *f*
мастэктоми́я *f* Mammaabtragung *f*, Brustabtragung *f*
материа́л *m*:
~, **перевя́зочный** Verbandmaterial *n*, Verbandstoff *m*
~, **стерилизацио́нный** Sterilisationsgut *n*
~, **шо́вный** Nahtmaterial *n*
~, **шо́вный расса́сывающийся** resorbierbares Nahtmaterial *n*
матери́нство *n* Mutterschaft *f*
ма́тка *f* Gebärmutter *f*, Uterus *m*
ма́точный uterin
матра́ц *m*, **бактериологи́ческий** bakteriologische Matratze *f*
ма́трикс *m* Matrix *f*
~ **во́лоса** Haarmatrix *f*
~ **но́гтя** Nagelmatrix *f*
~ **хромосо́мы** Chromosomenmatrix *f*
~, **хрящево́й** Knorpelmatrix *f*
ма́трица *f s.* **ма́трикс**
мать *f* Mutter *f*
~, **кормя́щая** stillende Mutter *f*
мацера́ция *f* Mazeration *f*
~ **плода́** Fruchtmazeration *f*, Kindsmazeration *f*
мацери́рованный mazeriert
маши́на *f*:
~, **реанимацио́нная** Wiederbelebungswagen *m*
~, **санита́рная** Krankenwagen *m*
~ **ско́рой медици́нской по́мощи** Notarztwagen *m*, Notfallwagen *m*
~ **сноси́лками, санита́рная** Bahrenwagen *m*
ме́бель *f*:
~, **лаборато́рная** Labor(atoriums)möbel *n*
~, **медици́нская** Krankenhausmöbel *n*
~, **операцио́нная** Operationsmöbel *n*
мегадолихоси́гма *f* Megadolichosigma *n*
мегакариобла́ст *m* Megakaryoblast *m*
мегако́лон *m* Megakolon *n*
мегалобла́ст *m* Megaloblast *m*
мегалографи́я *f* Megalographie *f*
мегаломани́я *f* Größenwahn *m*, Megalomanie *f*
мегаломасти́я *f* Megalomastie *f*
мегалоспleни́я *f* Megalosplenie *f*, Splenomegalie *f*
мегалоуре́тер *m* Riesenharnleiter *m*, Megaureter *m*
мегалоцефали́я *f* Megalozephalie *f*, Makrozephalie *f*
мегалоци́т *m* Megalozyt *m*
мегалоцито́з *m* Megalozytose *f*
мегалоэнцефали́я *f* Megaloenzephalie *f*, Makroenzephalie *f*
мегалоэрите́ма *f*, **эпидеми́ческая** epidemisches Megalerythem *n*, Ringelröteln *n*
мегаси́гма *f* Megasigma *n*
медиа́льный medial
медиастини́т *m* Mittelfellentzündung *f*, Mediastinitis *f*
медиастинографи́я *f* Mediastinographie *f*, Mittelfellröntgendarstellung *f*
медиастиноперикарди́т *m* Mediastinoperikarditis *f*
медиастиноскопи́я *f* Mittelfellspiegelung *f*, Mediastinoskopie *f*
медиастинотоми́я *f* Mediastinotomie *f*
~, **внеплевра́льная** extrapleurale Mediastinotomie *f*
~, **транcплевра́льная [чресплевра́льная]** transpleurale Mediastinotomie *f*
~, **экстраплевра́льная** extrapleurale Mediastinotomie *f*
медиа́тор *m* Transmitter *m*, Mediator *m*, Überträgerstoff *m*
медикаме́нты *m pl* Arzneimittel *n pl*, Medikamente *n pl*, Heilmittel *n pl*
ме́дико-статисти́ческий medizinisch-statistisch
медионекро́з *m* Medianekrose *f*
~ **ао́рты, кисто́зный** zystische Medianekrose *f* der Aorta
медици́на *f* Medizin *f*
~, **авиацио́нная** Luftfahrtmedizin *f*
~, **вое́нная** Militärmedizin *f*
~, **вое́нно-морска́я** Marinemedizin *f*
~, **интенси́вная** Intensivmedizin *f*
~, **косми́ческая** Raum(fahrt)medizin *f*
~, **наро́дная** Volksmedizin *f*
~, **практи́ческая** praktische Medizin *f*
~, **предупреди́тельная [профилакти́ческая]** prophylaktische [vorbeugende] Medizin *f*
~, **психосомати́ческая** psychosomatische Medizin *f*
~, **совреме́нная** moderne Medizin *f*
~, **социа́льная** Sozialmedizin *f*
~, **спорти́вная** Sportmedizin *f*
~, **страхова́я** Versicherungsmedizin *f*
~, **суде́бная** gerichtliche [forensische] Medizin *f*, Rechtsmedizin *f*
~, **традицио́нная** traditionelle Medizin *f*
~, **тра́нспортная** Verkehrsmedizin *f*
~, **эксперимента́льная** Versuchsmedizin *f*
медсанча́сть *f* Betriebssanitätsstelle *f*
медуллобласто́ма *f* Medulloblastom *n*
медуллотерапи́я *f* Knochenmarktransplantation *f*
междисциплина́рный interdisziplinär
междо́льковый interlobulär
межкле́точный interzellulär
межмембра́нный intermembranös
межмы́шечный intermuskulär
межребе́рье *n* Zwischenrippenraum *m*

мезаденит *m* Mesenteriallymphknotenentzündung *f*
мезаортит *m* Mesaortitis *f*
~, сифилитический syphilitisches [luische] Mesaortitis *f*
мезартериит *m* Mesarteriitis *f*
~, генерализованный гранулематозный generalisierte granulomatöse Mesarteriitis *f*
~, гигантоклеточный гранулематозный granulomatöse Riesenzellenmesarteriitis *f*
мезентериит *m* Gekröseentzündung *f*, Mesenteriitis *f*
мезенхима *f* Mesenchym *n*
мезенхимома *f* Mesenchymom *f*
мезенхимопластика *f* Mesenchymoplastik *f*
мезенцефалит *m* Mesenzephalitis *f*
мезенцефалотомия *f* Mesenzephalotomie *f*
мезогастрий *m* **1.** Magengekröse *n* **2.** Bauchmitte *f*
мезоглиобластома *f* Mesoglioblastom *n*
мезодерма *f* Mesoderm *n*, mittleres Keimblatt *n*
мезодиастола *f* Mesodiastola *f*
мезоилеит *m* Mesoileitis *f*
мезокардия *f* Mesokardie *f*
мезометрий *m* Gebärmuttergekröse *n*
мезонефрома *f* Mesonephrom *n*
мезосигмоидит *m* Mesosigmoiditis *f*
мезосома *f* Mesosom *n*
мезотелиома *f* Mesotheliom *n*
~ сустава Gelenkmesotheliom *n*
~, фиброзная fibröses Mesotheliom *n*
~ яичка Hodenmesotheliom *n*
мезотендиний *m* Mesotenon *n*
мезофаринкс *m* Mundrachenraum *m*
мейбомиит *m* Liddrüsenentzündung *f*
мейоз *m* Meiose *f*
~, ахиазматический achiasmatische Meiose *f*
~, двухстадийный Zwei-Schritt-Meiose *f*
~, неправильный Mißmeiose *f*
~, одноступенчатый Ein-Schritt-Meiose *f*
мейоцит *m* Meiozyt *m*
меконий *m* Mekonium *n*, Kindspech *n*
мелалгия *f* Melalgie *f*
меланемия *f* Melanämie *f*
меланжер *m* Mischpipette *f*
меланизм *m* Melanismus *m*
меланин *m* Melanin *n*
меланобласт *m* Melanoblast *m*
меланобластома *f* Melanoblastom *n*, Melanom *n*
меланодермия *f* Melanodermie *f*, Hautmelanose *f*
~, токсическая toxische Melanodermie *f*
меланоз *m* Melanose *f*, Melanopathie *f*, Melanismus *m*
~, врождённый angeborene [kongenitale, konnatale] Melanose *f*
~, дегтярный Teermelanose *f*
~, диффузный diffuse Melanose *f*
~, истинный echte Melanose *f*
~ кожи Hautmelanose *f*
~, ложный Pseudomelanose *f*
~, мышьяковый Arsenmelanose *f*
~ ногтей Nagelmelanose *f*
~, очаговый herdförmige Melanose *f*
~, патологический pathologische Melanose *f*
~, приобретённый erworbene Melanose *f*
~, токсический toxisch bedingte Melanose *f*
~ трупный Leichenmelanose *f*
меланокарцинома *f* Melanokarzinom *n*
меланома *f* Melanom *n*
~, амеланотическая [беспигментная] amelanotisches Melanom *n*
~, веретеноклеточная spindelzelliges Melanom *n*
~, злокачественная (malignes) Melanom *n*
~, мелкоклеточная kleinzelliges [nävuszelliges] Melanom *n*
~ радужки Melanoblastom *n* der Iris
~, смешанно-клеточная gemischtzelliges Melanom *n*
~, эпителиоидно-клеточная [эпителиоподобная] epithelioidzelliges Melanom *n*
~, ювенильная [юношеская] juveniles Melanom *n*
меланофор *m* Melanophor *m*
меланоцит *m* Melanozyt *m*
меланоцитобластома *f* Melanozytoblastom *n*
меланоцитома *f* Melanozytom *n*
меланурия *f* Melanurie *f*, Schwarzharnen *n*
меланхолия *f* Melancholie *f*, endogene Depression *f*
~, инволюционная [пресенильная] Involutionsdepression *f*, Rückbildungsmelancholie *f*
мелена *f* Teerstuhl *m*, Schwarzdurchfall *m*, Schwarzruhr *f*
~ новорождённых *melaena neonatorum*
мелиоидоз *m* Melioidose *f*, Malioidosis *f*
мелитин *m* Mellitin *n*, Bienen-«Pikringift» *n*
мелитококкоз *m* Melitokokkose *f*
мелитурия *f* Meliturie *f*
мелкокистозный kleinzystisch
мелкоклеточный kleinzellig
мелькание *n* **в глазах** Augenflimmern *n*
мембрана *f* Membran *f*
~, базальная Basalmembran *f*, Basilarmembran *f*
~, гиалиновая Hyalinmembran *f*
~, глиальная пограничная Gliagrenzmembran *f*
~, зрачковая Pupillarmembran *f*
~, ионообменная Ionenaustauschermembran *f*
~, клеточная Zellmembran *f*
~, митохондриальная Mitochondrialmembran *f*
~, окончатая fenestrierte [perforierte] Membran *f*, Lochmembran *f*
~, остаточная зрачковая Pupillarmembranrest *m*, persistierende Pupillenmembran *f*
~, отолитовая Otolithenmembran *f*, Statolithenmembran *f*
~, пиогенная pyogene Membran *f*, Abszeßmembran *f*
~, пограничная Grenzmembran *f*
~, пограничная наружная äußere Grenzmembran *f*
~, покровная Deckmembran *f*
~, полупроницаемая semipermeable Membran *f*
~, пресинаптическая präsynaptische Membran *f*
~, тимпанальная Trommelfell *n*
~, ундулирующая undulierende Membran *f*
~, цитоплазматическая zytoplasmatische Membran *f*

~, эласти́ческая elastische Membran *f*
~, я́дерная Kernmembran *f*
менадио́н *m* Menadion *n*, Vitamin *n* K_3
мена́рхе *f* Menarche *f*
менделизм *m* Mendelismus *m*
менделирование *n* Mendelierung *f*
мензу́рка *f* Mensur *f*
менинги́зм *m* Meningismus *m*, Gehirnhautreizung *f*
менинги́ома *f* Meningeom *n*
~, парасагитта́льная parasagittales Meningeom *n*
~, спина́льная spinales Meningeom *n*
менинги́т *m* Meningitis *f*, Gehirnhautentzündung *f*, Hirnhautentzündung *f*
~, асепти́ческий aseptische Meningitis *f*
~, база́льный Basalmeningitis *f*
~, бактериа́льный bakterielle Meningitis *f*
~, ви́русный Virusmeningitis *f*
~, гематоге́нный hämatogene Meningitis *f*
~, гно́йный eitrige Meningitis *f*
~, грибко́вый Pilzmeningitis *f*
~, лабиринтоге́нный labyrinthogene Meningitis *f*
~, лептоспиро́зный leptospiröse Meningitis *f*
~, лимфоцита́рный lymphozytäre Meningitis *f*
~, листерио́зный Listeriosemeningitis *f*
~, отоге́нный otogene Meningitis *f*
~, пневмоко́кковый Pneumokokken-Meningitis *f*
~, поствакцина́льный Postvakzinalmeningitis *f*
~, риноге́нный rhinogene Meningitis *f*
~, сарко́идный Sarkoid-Meningitis *f*
~, серо́зный seröse Meningitis *f*
~, сибиреязвенный Milzbrandmeningitis *f*, Anthraxmeningitis *f*
~, торулёзный Kryptokokken-Meningitis *f*
~, туберкулёзный tuberkulöse Meningitis *f*
~, цереброспина́льный zerebrospinale Meningitis *f*
~, эпидеми́ческий epidemische Meningitis *f*
менинговаскуля́рный meningovaskulär
менингоко́кк *m* Meningokokkus *m*, *Neisseria meningitidis*
менингококкеми́я *f* Meningokokkämie *f*
менинголейкеми́я *f* Meningoleukämie *f*
менингомиели́т *m* Meningomyelitis *f*, Myelomeningitis *f*
~, бруцеллёзный Bruzellose-Meningomyelitis *f*
менингорадикули́т *m* Meningoradikulitis *f*
менинготи́ф *m* Meningotyphus *m*
менингоце́ле *n* Hirnhautbruch *m*, Meningozele *f*
менингоэнцефали́т *m* Meningoenzephalitis *f*
~, вакцина́льный Vakzinationsmeningoenzephalitis *f*
~, весе́нне-ле́тний (russisches) Frühlings-Sommer-Enzephalitis *f*
~, герпети́ческий Herpes-Meningoenzephalitis *f*
~, пароти́тный Mumps-Meningoenzephalitis *f*
~, токсоплазмо́зный Toxoplasmose-Meningoenzephalitis *f*
менингоэнцефаломиели́т *m* Meningoenzephalomyelitis *f*
мени́ск *m* Meniskus *m*
~, суставно́й Gelenkscheibe *f*
менискоци́т *m* Meniskozyt *m*
менисци́т *m* Meniszitis *f*

менометроррагия *f* Menometrorrhagie *f*
менопа́уза *f* Menopause *f*
меноррагия *f* Menorrhagie *f*
менструа́ция *f* Menstruation *f*, Regelblutung *f*, Monatsblutung *f*
~, скры́тая latente Menstruation *f*
менти́зм *m* Mentismus *m*
меню́-раскла́дка *f* Speisenplan *m*
ме́ра *f* **предосторо́жности** Vorsichtsmaßregel *f*
меркуриали́зм *m* Merkurialismus *m*, Quecksilbervergiftung *f*
мерогони́я *f* Merogonie *f*
мерозиго́та *f* Merozygote *f*
мерозо́ит *m* Merozoit *m*
мероприя́тие *n* Maßnahme *f*, Aktion *f*
~, администрати́вное administrative Maßnahme *f*
~, гигиени́ческое hygienische [gesundheitliche] Maßnahme *f*
~, дезинсекцио́нно-дератизацио́нное Schädlingsbekämpfung *f*
~, дезинфекцио́нное Desinfektionsmaßnahme *f*
~, лече́бное kurative Maßnahme *f*, Therapiemaßnahme *f*
~, оздорови́тельное Gesundheitsmaßnahme *f*
~ по защи́те от де́йствия шу́ма Lärmschutzmaßnahme *f*
~, противоэпидеми́ческое antiepidemische Maßnahme *f*
~, профилакти́ческое prophylaktische Meßnahme *f*; Vorbeugungsmaßnahme *f*
~, реанимацио́нное Wiederbelebungsmaßnahme *f*, Reanimationsmaßnahme *f*
~, родоразреша́ющее entbindende Maßnahme *f*
мероприя́тия *n pl*, **сро́чные** Akutmaßnahmen *f pl*
мероци́т *m* Merozyt *m*
мертворожда́емость *f* Totgeburtenhäufigkeit *f*
мертворожде́ние *n* Totgeburt *f*
мертворождённость *f* Totgeburten(an)zahl *f*
мертворождённый *m* Totgeborene *m*
мерца́ние *n*:
~ желу́дочков Kammerflimmern *n*
~ предсе́рдий Vorhofflimmern *n*
~ предсе́рдий, пароксизма́льное paroxysmales Vorhofflimmern *n*
местнораздража́ющий lokalreizend, lokalirritierend
ме́стность *f*, **куро́ртная** Kurortgebiet *n*
ме́стный topisch, örtlich, lokal
ме́сто *n*:
~ вмеша́тельства Eingriffsort *m*, Eingriffsstelle *f*
~ впаде́ния Einmündungsstelle *f*
~ вхожде́ния не́рва Eintrittstelle *f* des Nerven
~ вы́хода не́рва Austrittstelle *f* des Nerven
~, де́тское Mutterkuchen *m*, Plazenta *f*
~ инъе́кции Injektionsstelle *f*
~ наиме́ньшего сопротивле́ния Ort des geringeren Widerstandes, *locus minoris resistentiae*
~ наложе́ния повя́зки Verbandplatz *m*
~ ожо́га Brandstelle *f*
~ отхожде́ния Abgangsstelle *f*
~ переги́ба Knickstelle *f*
~ перело́ма Frakturstelle *f*, Frakturort *m*, Bruchstelle *f*
~ переса́дки Einpflanzungsort *m*

~ перфора́ции Perforationsstelle *f*
~ поврежде́ния Verletzungsstelle *f*, Läsionsstelle *f*
~ происше́ствия Unfallort *m*, Unfallstelle *f*
~ пу́нкции Punktionsstelle *f*, Anstichstelle *f*
~, рабо́чее Arbeitsplatz *m*, Arbeitsort *m*
~ разре́за Einschnittstelle *f*
~ разры́ва Rißstelle *f*
~ сдавле́ния Druckstelle *f*
~ соедине́ния Verbindungsstelle *f*, Vereinigungsstelle *f*
~ уко́ла Einstichstelle *f*
~ уку́са Bißstelle *f*
~ ущемле́ния Einklemmungsstelle *f*
~ фикса́ции Fixierungsstelle *f*
местонахожде́ние *n* больни́цы Krankhaussitz *m*
метаболи́зм *m* Stoffwechsel *m*, Metabolismus *m*
метаболи́ты *m pl* Metaboliten *m pl*
~, противоопухолевые алкили́рующие alkilierende antiblastomatöse Metaboliten *m pl*
метагонимо́з *m* Metagonimosis *f*
метакине́з *m* Metakinese *f*
металлопротеи́д *m* Metallproteid *n*
металлоферме́нт *m* Metallferment *n*
метамиелоци́т *m* Metamyelozyt *m*
метамиксови́рус *m* Metamyxovirus *n*
метаморфо́з *m* пе́чени, жирово́й fettige Dystrophie *f* der Leber
метаморфопси́я *f* Metamorphopsie *f*, Verzerrtsehen *n*
метане́фрос *m* Nachniere *f*
метано́л *m* Methanol *n*, Methylalkohol *m*
метаплази́я *f* Metaplasie *f*
~, анапласти́ческая anaplastische Metaplasie *f*
~, желе́зистая glanduläre Metaplasie *f*
~, миело́идная myeloische Metaplasie *f*
~, неопласти́ческая neoplastische Metaplasie *f*
~, непряма́я indirekte [«regeneratorische»] Metaplasie *f*
~, новообразова́тельная neoplastische Metaplasie *f*
~, прогресси́вная progressive [prosoplastische] Metaplasie *f*, Prosoplasie *f*
~, пряма́я direkte Metaplasie *f*
~, регресси́вная regressive Metaplasie *f*
метапла́зма *f* Metaplasma *n*
метасимуля́ция *f* Metasimulation *f*
метансинде́з *m* Metasyndese *f*
метаста́з *m* Metastase *f*
~ бакте́рий Bakterienmetastase *f*
~ в кость Knochenmetastase *f*
~ в лёгкое Lungenmetastase *f*
~ в лимфати́ческий у́зел Lymphknotenmetastase *f*, Lymphdrüsenmetastase *f*
~ в мозг Hirnmetastase *f*; Gehirnmetastase *f*
~, внутриорга́нный intraorgane Metastase *f*
~ в пе́чень Lebermetastase *f*
~, гематоге́нный hämatogene Metastase *f*
~, гно́йный eitrige Absiedlung *f*, Eitermetastase *f*, eitrige Metastase *f*
~, известко́вый Kalkmetastase *f*
~, имплантацио́нный Implantationsmetastase *f*
~, ко́стный Knochenmetastase *f*
~, ко́стный склероти́ческий *s.* метаста́з, остеопласти́ческий
~, лимфоге́нный lymphogene Metastase *f*
~, милиа́рный Miliarmetastase *f*
~, ортогра́дный orthograde Metastase *f*
~, остеокласти́ческий [остеолити́ческий] osteoklastische [osteolytische] Metastase *f*
~, остеопласти́ческий [остеосклероти́ческий] osteoplastische [osteosklerotische] Metastase *f*
~, пылево́й Staubmetastase *f*
~, отдалённый Fernmetastase *f*
~, региона́рный regionäre Metastase *f*
~, ретрогра́дный retrograde Metastase *f*
~ у́гля Kohlenmetastase *f*
метастази́рование *n* Metastasierung *f*, Metastasenbildung *f*
~, гематоге́нное hämatogene Metastasierung *f*
~, интраканаликуля́рное intrakanalikuläre Metastasierung *f*
~, лимфоге́нное lymphogene Metastasierung *f*
~, ортогра́дное orthograde Metastasierung *f*
~, отдалённое Fernmetastasierung *f*
~, региона́рное regionäre Metastasierung *f*
метастати́ческий metastatisch
метастронгилёз *m* Metastrongylose *f*, Metastrongyloidiasis *f*
метафа́за *f* Metaphase *f*
~, двухпласти́ночная Doppelplattenmetaphase *f*
~, шарообра́зная Ballmetaphase *f*
мета́физ *m* Metaphyse *f*
метахиа́змы *pl* Meta-Chiasmata *pl*
метахромази́я *f* Metachromasie *f*
~, алкогольусто́йчивая alkoholresistente Metachromasie *f*
~, и́стинная echte Metachromasie *f*
метахромати́ческий metachromatisch
метаэ́струс *m* Metaöstrus *m*
метгемоглоби́н *m* Methämoglobin *n*
метгемоглобинеми́я *f* Methämoglobinämie *f*
~, алимента́рная alimentäre Methämoglobinämie *f*
~, насле́дственная hereditäre Methämoglobinämie *f*
метгемоглобинообразова́тель *m* Methämoglobinbildner *m*
метгемоглобинури́я *f* Methämoglobinurie *f*
метеоана́мнез *m* Klimaanamnese *f*, Meteoroanamnese *f*
метеолаби́льность *f* Wetterempfindlichkeit *f*, Meteorolabilität *f*
метеори́зм *m* Meteorismus *m*, Aufgeblasensein *n*, Trommelsucht *f*, Blähung *f*, Windansammlung *f*, Blähsucht *f*, Windsucht *f*
~, высо́тный Höhenmeteorismus *m*
~, тру́пный Leichenmeteorismus *m*
метеороло́гия *f*, медици́нская medizinische Meteorologie *f*
метеотро́пность *f* Wetterabhängigkeit *f*
метеофизиоло́гия *f* Meteorophysiologie *f*
метилбензо́л *m* Methylbenzol *n*, Toluol *n*
метили́рование *n* Methylierung *f*
метиони́н *m* Methionin *n*
ме́тка *f* **1.** Marke *f*, Merkzeichen *n*, Kennzeichen *n* **2.** Markierung *f*
~ антите́л Antikörpermarkierung *f*
~, двойна́я Doppelmarke *f*
~, радиоакти́вная nuklide Markierung *f*

ме́тод *m* Methode *f*, Verfahren *n*

~ **автоклави́рования** Autoklavmethode *f*

~, **аналити́ческий** analytische Methode *f*

~ **Альтшу́лера** Altschuler-Methode *f (der Indikanbestimmung im Harn)*

~, **анамнести́ческий** anamnestische Methode *f*

~, **аспирацио́нный** Aspirationsverfahren *n*

~, **бала́нсовый** (*изучения питания*) Bilanzmethode *f*

~ **Беле́цкого** Belezki-Verfahren *n (der Histiozytenerkennung in Geweben)*

~, **биографи́ческий** biographische Methode *f*

~, **близнецо́вый** Zwillingsmethode *f*

~, **брига́дный** Teammethode *f*

~ **Бы́кова — Ку́рцина** Bykow-Kurzin-Methode *f*, Untersuchungsmethode *f* der Magenfunktion

~, **весово́й** Gewichtsmethode *f*

~ **Воробьёва** Worobjow-Methode *f*, Methode *f* der Leichenbalzamierung

~, **генеалоги́ческий** genealogische Methode *f*

~ **Ге́нтера** Genter-Methode *f (der Nachgeburtablösung oder der sexuellen Sterilisation)*

~ **гигиени́ческого наблюде́ния** Methode *f* der hygienischen Beobachtung

~ **Де́довой** Dedowa-Methode *f (der Beinverlängerung bei Kindern)*

~ **ди́сков** Diskusmethode *f* (*der Antibiotikaempfindsamkeitsbestimmung*), Scheibensensitivitätsmethode *f*

~ **замора́живания** Gefriermethode *f*

~ **измере́ния** Meßmethode *f*, Meßverfahren *n*

~ **изуче́ния заболева́емости** Erkrankungsuntersuchungsmethode *f*

~ **Илиза́рова** Ilisarov-Methode *f (der Beinverlängerung mittels eigenartiger Einrichtung)*

~ **интервьюи́рования** Befragungsmethode *f*, Interviewmethode *f*

~ **испыта́ния** Prüfverfahren *n*

~ **иссле́дования** Untersuchungsmethode *f*

~ **Калантаря́на** Kalantarjan-Verfahren *n* der Helminthoovoskopie

~, **катарти́ческий** kathartische Methode *f*

~ **Кова́рского** Kowarski-Verfahren *n (zur Harnstoffbestimmung)*

~, **когóртный** Kohortenmethode *f*

~ **консерва́ции** Konservierungsverfahren *n*

~ **Коротко́ва** Korotkow-Methode *f (der Blutdruckbestimmung)*

~ **коэффицие́нта корреля́ции** Korrelationskoeffizientmethode *f*

~ **Краснобáева** Krasnobajew-Methode *f* der Knochennaht

~ **крите́рия достове́рности** Zuverlässigkeitskriteriummethode *f*

~ **Кругло́ва** Kruglow-Methode *f (des anus praeternaturalis)*

~ **Ку́рлова** Kurlow-Methode *f (der Leberperkussion)*

~, **кюве́тный** Küvettenmethode *f*

~ **лече́ния** Behandlungsmethode *f*

~ **лече́ния ран** Wundbehandlungsweise *f*

~ **лучево́го по́ля** Strahlenfeldmethode *f*

~ **Матве́ева — Креде́** Matwejew-Credé-Methode *f*, Crede-Methode *f (Verhütung der Neugeborenen gegen Gonoblenorrhoe)*

~ **нарко́за** Narkosenmethode *f*

~ **нейтрализа́ции** Neutralisationsmethode *f*

~ **Ники́форова** Nikiforow-Methode *f (1. der Anaerobierbeobachtung 2. der Bakterienfärbung 3. der Blutausstrichefixierung)*

~ **обезвре́живания, биотерми́ческий** biologisch-thermische Desinfektion *f*

~ **обнаруже́ния** Nachweismethode *f*

~ **обмоложе́ния** Verjüngungsmethode *f*

~ **опера́ции** Operationsmethode *f*

~ **определе́ния** Bestimmungsmethode *f*

~ **определе́ния содержа́ния пы́ли** Bestimmungsmethode *f* der Staubkonzentration

~, **органолепти́ческий** organoleptische Beurteilung *f*

~ **осажде́ния** Fällungsanalyse *f*, Präzipitationsmethode *f*

~ **О́стен — Са́кена** Osten-Saken-Methode *f (der Kniegelenkarthrodese)*

~ **отпеча́тков** Abklatschmethode *f*, Replik-Methode *f*

~ **оце́нки достове́рности статисти́ческих да́нных** statistische Bewertungsmethode *f*

~ **оце́нки физи́ческого разви́тия индиви́дуума** Bewertungsmethode *f* der individuellen körperlichen Entwicklung

~ **перева́ривания** Verdauungsmethode *f*

~ **перелива́ния кро́ви** Transfusionsverfahren *n*

~ **по́чвенной закла́дки** *Gen.* Methode *f* «des Einbringens in den Boden»

~ **проба́ндов** Probandenmethode *f*

~ **провока́ции** Provokationsmethode *f*

~ **программи́рованного опро́са** Methode *f* der standardisierten Befragung

~ **профила́ктики** Prophylaxemethode *f*; Verhütungsmethode *f*, Vorbeugungsverfahren *n*

~ **путевы́х коэффицие́нтов** Pfadkoeffizientenmethode *f*

~ **равнове́сного диа́лиза** Gleichgewichtsdyalisemethode *f*

~ **разведе́ния** Dilutionsverfahren *n*, Verdünnungsmethode *f*

~ **ра́нговой корреля́ции** Rangkorrelationsmethode *f*

~ **регистра́ции** (*семей*) Erfassungsweise *f*, Erfassungsmethode *f*

~ **регре́ссии оте́ц — мать — дочь** Intra-Vater-Mutter-Tochter-Regression-Methode *f*, IVMTR-Methode *f*

~ **регре́ссии оте́ц — мать — пото́мки** Intra-Vater-Mutter-Nachkommen-Regression-Methode *f*, IVMNR-Methode *f*

~ **ре́плик** Replik-Methode *f*

~ **розе́ток** Rosettenmethode *f*

~ **Сарки́сова** Sarkissow-Methode *f (Einbettungsmethode der Gewebeschnitte für histologische Untersuchung)*

~, **санита́рно-статисти́ческий** gesundheitsstatistische Methode *f*

~, **седиментацио́нный** Sedimentierungsverfahren *n*

~ **стандартиза́ции** Standardisierungsmethode *f*

~ стерилиза́ции Sterilisationsmethode *f*
~ Тёмкина Tjomkin-Methode *f* (*lokale Anästhesie als Behandlungsmethode der vasomotoren Rhinitis u.s.w.*)
~ Тер-Егиаза́рова Ter-Egiasarow-Methode *f* (*1. Oberschenkelosteotomie 2. Osteosynthese des Oberarmes mit Verwendung von originellem Fixator, Schraube u.a.*)
~ термодилюцио́нный Thermodilutionsmethode *f*
~ тка́невых культу́р Gewebskulturmethode *f*
~ трансплента́ции Überpflanzungsverfahren *n*
~ Трегу́бова Tregubow-Tropfentraktionsmethode *f*
~ ухо́да за больны́м Krankenpflegeart *f*
~ Фила́това Filatow-Methode *f* (*der Keratoplastik*)
~ центрифуги́рования Zentrifugierungsverfahren *n*
~, эксперимента́льный experimentale Methode *f*
мето́дика *f* Methodik *f*
метралги́я *f* Metralgie *f*
метрейри́з *m* Metreuryse *f*
метрейри́нтер *m* Metreurynter *m*, Hystereurynter *m*
метри́т *m* Metritis *f*
~, послеродово́й puerperale Metritis *f*
метроаднекси́т *m* Metroadnexitis *f*
метробленноре́я *f* Metroblennorhoe *f*
метрографи́я *f* Hysterographie *f*, Metrographie *f*
метроно́м *m* Metronom *n*, Taktmesser *m*
метропати́я *f* Metropathie *f*
~, геморраги́ческая hämorrhagische Metropathie *f*
метропла́стика *f* Metroplastik *f*
метропто́з *m* Metroptose *f*
метроррагия *f* Metrorrhagie *f*
метросальпингографи́я *f* Metrosalpingographie *f*
метротромбофлеби́т *m* Metrothrombophlebitis *f*
метроэндометри́т *m* Metroendometritis *f*
мех *m*, дыха́тельный Beatmungsbalg *m*
механи́зм *m*:
~, адаптацио́нно-компенса́торный adaptations-kompensatorischer Mechanismus *m*
~ биологи́ческого де́йствия Mechanismus *m* der biologischen Wirkung
~ де́йствия Wirkungsmechanismus *m*
~ опорожне́ния Entleerungsmechanismus *m*
~ переда́чи инфе́кции Infektionsübertragungs-mechanismus *m*
~ рефле́кса Reflexmechanismus *m*
~ ро́дов Geburtsmechanismus *m*
меха́ника *f* разви́тия Entwicklungsmechanik *f*
меха́ник-ортопе́д *m* Orthopädiemechaniker *m*
механокардиографи́я *f* Mechanokardiographie *f*
механореце́птор *m* Mechanorezeptor *m*
механотерапи́я *f* Bewegungsbehandlung *f*
меша́лка *f*:
~, лаборато́рная Labor(atoriums)rührer *m*
~, магни́тная Magnetrührer *m*
мешкови́дный sackförmig
мешо́к *m* Sack *m*, Beutel *m*
~, амниоти́ческий Amnion *n*
~, аневризмати́ческий aneurysmatischer Sack *m*
~, грыжево́й Bruchsack *m*
~, дыха́тельный Beatmungsbeutel *m*
~, желто́чный Dottersack *m*
~, конъюнктива́льный Konjunktivalsack *m*
~, склера́льный Skleralbeutel *m*
~, слёзный Tränensack *m*, Tränenbeutel *m*
~ со льдо́м Eisbeutel *m*
мешо́чек *m* Säckchen *n*
~, альвеоля́рный Alveolarsäckchen *n*
~, волосяно́й Haarbalg *m*, Haarfollikel *m*
~, зубно́й Zahnsäckchen *n*
~, лёгочный Lungensäckchen *n*
~, лимфо́идный язы́чный Zungenbalg *m*
~, сфери́ческий rundliches Säckchen *n*
миа́з *m* Myasis *f*
~, кише́чный Darmmyasis *f*
~, полостно́й kavitäre Myasis *f*
миалги́я *f* Myalgie *f*, Muskelschmerz *m*
~, профессиона́льная Beschäftigungsmyalgie *f*
~, сегмента́рная segmentäre Myalgie *f*
~, эпидеми́ческая epidemische Myalgie *f*, Bornholmer Krankheit *f*
миастени́я *f* Myasthenie *f*, Muskelschwäche *f*
~, злока́чественная akute schwere generalisierte Myasthenie *f*
~, насле́дственная hereditäre Myasthenie *f*
~ новорождённых Neugeborenenmyasthenie *f*
миатони́я *f* Myatonie *f*
миатрофи́я *f* Myatrophie *f*
мига́ние *n* Augenblinzeln *n*, Lidschlag *m*
~, учащённое Blepharoklonus *m*
мигра́ция *f* Migration *f*, Wanderung *f*
~ води́теля ри́тма Schrittmachermigration *f*
~ лейкоци́тов Leukozytenmigration *f*
~ макрофа́гов Makrophagenmigration *f*
~ населе́ния Bevölkerungsmigration *f*, Bevölkerungswanderung *f*
~ о́пухолевых клёток Tumorzellenmigration *f*, Tumorzelleninvasion *f*
~ пестици́дов Migration *f* der Pestiziden
~, я́дерная Kernmigration *f*
мигре́нь *f* Migräne *f*, Hemikranie *f*
~, брюшна́я abdominale Migräne *f*
~, офтальмоплеги́ческая ophthalmoplegische Migräne *f*, Augenmigräne *f*
мигри́рующий migrans
мидриа́з *m* Mydriasis *f*, Pupillenerweiterung *f*
миели́н *m* Myelin *n*, Nervenmark *n*
миелиниза́ция *f* Myelinisierung *f*
миели́т *m* Myelitis *f*, Rückenmarksentzündung *f*
~, ви́русный Virusmyelitis *f*
~, демиелинизи́рующий Entmarkungsmyelitis *f*
~, некроти́ческий nekrotische [nekrotisierende] Myelitis *f*
~ пере́дних рого́в Vorderhornmyelitis *f*
~, попере́чный Querschnittsmyelitis *f*
миелоархитекто́ника *f* Myeloarchitektonik *f*
миелобла́ст *m* Myeloblast *m*
миелогене́з *m* Myelogenese *f*
миелоге́нный myelogen
миелогра́мма *f* Myelogramm *n*
миелографи́я *f* Myelographie *f*
миелодисплази́я *f* Myelodysplasie *f*
миело́з *m* Myelose *f*, myeloische Leukämie *f*
~, алейкеми́ческий aleukämische Myelose *f*

~, мегакариоцитáрный megakaryozytäre Myelose *f*
~, фуникулярный funikuläre Myelose *f*
~, эритремический óстрый Erythroleukämie *f*, Erythromyelose *f*
миелокариоцит *m* Myelokariozyt *m*
миелокультýра *f* Myelokultur *f*
миелолейкóз *m* myeloische Leukämie *f*
~, эозинофильный eosinophyle Myeloleukämie *f*
миелóлиз *m* Myelolyse *f*
миелóма *f* Myelom *n*
~, мнóжественная multiples Myelom *n*, multiples Plasmozytom *n*
миеломаляция *f* Myelomalazie *f*, Rückenmarkerweichung *f*
~, ангиодисгенетическая angiodysgenetische Myelomalazie *f*
миеломатóз *m* Myelomatose *f*
миелопатия *f* Myelopathie *f*
~, диабетическая Diabetikermyelopathie *f*
~, дискогéнная Bandscheibenmyelopathie *f*
~, лучевáя Strahlenmyelopathie *f*
~, сосýдистая vaskuläre Myelopathie *f*
~, фуникулярная funikuläre Myelopathie *f*
~, цервикáльная [шéйная] zervikale Myelopathie *f*
миелопоэз *m* Myelopoese *f*
миелосаркóма *f* Myelosarkom *n*
миелотомия *f* Myelotomie *f*
миелотрансплантáция *f* Myelotransplantation *f*
миелофибрóз *f* Myelofibrose *f*
~, идиопатический idiopathische Myelofibrose *f*
~, сублейкемический доброкáчественный subleukämische benigne Myelosklerose *f*
миелофтиз *m* Myelophthyse *f*
миелоцéле *n* Myelozele *f*
миелоцит *m* Myelozyt *m*
миелэнцефалóн *m* Myelenzephalon *n*
мизофобия *f* Mysophobie *f* (*krankhafte Angst vor der Ansteckung*)
микид *m* Mykid *n*
~, дисгидротический dyshidrotisches Mykid *n*
~, экзематóидный ekzematoides Mykid *n*
микобактéрии *f pl* Mykobakterien *f pl*
~, паратуберкулёзные Paratuberkelmykobakterien *f pl*
~ прокáзы Aussatzmykobakterien *f pl*, Leprabakterien *f pl*
~ туберкулёза Tuberkulosemykobakterien *f pl*
~, фотохромогéнные photochromogene Mykobakterien *f pl*
микобактериóз *m* Mykobakteriose *f*
микóз *m* Mykose *f*, Pilzkrankheit *f*
~ ногтéй Nagelmykose *f*, Onychomykose *f*
~, плесневóй Schimmelmykose *f*
~ слизистой рта Mundschleimhautmykose *f*
микология *f* Mykologie *f*, Pilzkunde *f*
микоплáзма *f* Mykoplasma *n*
микотоксикóз *m* Mykotoxikose *f*
~, пищевóй alimentäre Mykotoxikose *f*
микотоксин *m* Mykotoxin *n*
микроагглютинáция *f* Mikroagglutination *f*
микроанáлиз *m* Mikroanalyse *f*
микроангиография *f* Mikroangiographie *f*
микроангиопатия *f* Mikroangiopathie *f*
~, диабетическая diabetische Mikroangiopathie *f*
~, тромботическая thrombotische Mikroangiopathie *f*, Moschcowitz-Krankheit *f*
микроаневризма *f* «Blutpunkt» *m*, Mikroaneurysma *n*
микрóб *m* Mikrobe *f*
микробиемия *f* Bakteriämie *f*
микробиолóгия *f* Mikrobiologie *f*
~, клиническая klinische Mikrobiologie *f*
~, космическая kosmische Mikrobiologie *f*, Raumfahrtmikrobiologie *f*
~, санитáрно-пищевáя Sanitätsnahrungsmikrobiologie *f*
микробоноситель *m* Mikrobienträger *m*
микробрахицефалия *f* Mikrobrachyzephalie *f*
микробюрéтка *f* Mikrobürette *f*
микровекодержáтель *m* Mikrolidsperrer *m*
микрогемагглютинáция *f* Mikrohämagglutination *f*
микрогематурия *f* Mikrohämaturie *f*
микрогемоцитоблáст *m* Mikrohämozytoblast *m*
микроглия *f* Mikroglia *f*
микроглоссия *f* Mikroglossie *f*
микрогнатия *f* Mikrognathie *f*
микродактилия *f* Mikrodaktylie *f*
микродозиметрия *f* Mikrodosimetrie *f*
микродонтия *f* Mikrodontie *f*
микрокáпсула *f* Mikrokapsel *f*
микрокардия *f* Mikrokardie *f*
микрокарцинóма *f* Mikrokarzinom *n*
микроклизма *f* Mikroklistier *n*, Mikroeinlauf *m*
микроклимат *m* Mikroklima *n*
~ гóрода Stadtklima *n*
~ помещéний Raumklima *n*
~, произвóдственный Arbeitsklima *n*
микрокóкк *m* Mikrokokkus *m*
микролапаротомия *f* Mikrolaparotomie *f*
микроларингохирургия *f* Larynxmikrochirurgie *f*, Kehlkopfmikrochirurgie *f*
микролитиáз *m* Mikrolithiasis *f*
~, альвеолярный Alveolarmikrolithiasis *f*
микроманипулятор *m* Mikromanipulator *m*
микромания *f* Mikromanie *f*, Kleinheitswahn *m*
микромастия *f* Mikromastie *f*
микромелия *f* Mikromelie *f*
микрометастáз *m* Mikrometastase *f*
микромиелия *f* Mikromyelie *f*
микромиомаляция *f* Mikromyomalazie *f*
микронейрóн *m* Mikroneuron *n*
микронекрóз *m* Mikronekrose *f*
микроорганизм *m* Mikroorganismus *m*; Mikrobe *f*
~, паразитический parasitierende Mikrobe *f*, Schmarotzer-Mikrobe *f*
~, санитáрно-показáтельный Indikatormikroorganismus *m*, Indikatorbakterie *f*
микроперфорáция *f* Mikroperforation *f*
микропипéтка *f* Mikropipette *f*
~, прецизиóнная Präzisions(meß)pipette *f*
микропýнкция *f* Mikropunktion *f*
микрорáк *m* Mikrokarzinom *n*
микрорентгенография *f* Mikroröntgenographie *f*, Historadiographie *f*
микроскóп *m* Mikroskop *n*

~, бинокуля́рный binokulares Mikroskop *n*
~, измери́тельный Meßmikroskop *n*
~, монокуля́рный monokulares Mikroskop *n*
~, операцио́нный Operationsmikroskop *n*
~, поляризацио́нный Polarisationsmikroskop *n*
~, препарова́льный Präpariermikroskop *n*
~, светово́й Lichtmikroskop *n*
~, стереоскопи́ческий Stereomikroskop *n*
~, ультрафиоле́товый Ultraviolettmikroskop *n*, UV-Mikroskop *n*
~, фа́зово-контра́стный Phasenkontrastmikroskop *n*
~, флюоресце́нтный Fluoreszenzmikroskop *n*
~, электро́нный Elektronenmikroskop *n*
~, электро́нный ра́стровый Rasterelektronenmikroskop *n*
микроскопи́я *f* Mikroskopie *f*
~, абсорбцио́нная Absorptionsmikroskopie *f*
~, вита́льная Vitalmikroskopie *f*
~, люминесце́нтная Fluoreszenzmikroskopie *f*
~, поляризацио́нная Polarisationsmikroskopie *f*
~, прижи́зненная Vitalmikroskopie *f*
~, светова́я Lichtmikroskopie *f*
~, светоопти́ческая lichtoptische Mikroskopie *f*
~, суправита́льная Supravitalmikroskopie *f*
~, темнопо́льная Dunkelfeldmikroskopie *f*
~, фа́зово-контра́стная Phasenkontrastmikroskopie *f*
~, электро́нная ра́стровая [электро́нная скани́рующая] Rasterelektronenmikroskopie *f*
~, электро́нная трансмиссио́нная Transmissionselektronenmikroskopie *f*
~, электро́нно-опти́ческая elektronenoptische Mikroskopie *f*, Elektronenmikroskopie *f*
микросоми́я *f* Mikrosomie *f*, Zwergwuchs *m*
микроспектрофотометри́я *f* Mikrospektrophotometrie *f*
~, ультрафиоле́товая Ultraviolett-Mikrospektrophotometrie *f*
микроспленu̇я *f* Mikrosplenie *f*
микроспори́я *f* Mikrosporie *f*
микростоми́я *f* Mikrostomie *f*
микросфероци́т *m* Mikrospherozyt *m*, Mikrokugelzelle *f*
микросфероцито́з *m* Mikrospherozytose *f*
микрото́м *m* Mikrotom *n*
~, замора́живающий Gefriermikrotom *n*
~, са́нный Schlittenmikrotom *n*
микротра́вма *f* Mikrotrauma *n*, Mikroverletzung *f*
микротрахископи́я *f* Mikrotrachiskopie *f*
микротромбо́з *m* Mikrothrombose *f*, Mikrothrombosierung *f*
микротру́бочка *f* Mikrotubulus *m*, Zytotubulus *m*
микрофа́г *m* Mikrophag *m*
микрофаки́я *f* Mikrophakie *f*
микрофаланги́я *f* Mikrophalangie *f*
микрофибри́лла *f* Mikrofibrille *f*
микрофло́ра *f* Mikroflora *f*, Mikrobenwelt *f*
~ влага́лища Scheidenflora *f*
~, кише́чная Darmflora *f*
~ ко́жи Hautflora *f*
~ по́лости рта Mundflora *f*
~ ра́ны Wundflora *f*
микрофо́н *m*, пищево́дный Osöphagusmikrophon *n*
микрофони́я *f* Mikrophonie *f*
микрофотометри́я *f* Mikrophotometrie *f*
микрофта́льм *m* Mikrophthalmus *m*, «kleines Auge» *n*
микрохейли́я *f* Mikrocheilie *f*
микрохирурги́я *f* Mikrochirurgie *f*
~ горта́ни Mikrochirurgie *f* des Kehlkopfs
~ у́ха Mikrochirurgie *f* des Ohres
микрохромосо́ма *f* Mikrochromosom *n*
микроцентрифу́га *f* Mikrozentrifuge *f*
микроцефали́я *f* Mikrozephalie *f*
микроциркуля́ция *f* Mikrozirkulation *f*
микроци́т *m* Mikrozyt *m*
микроцито́з *m* Mikrozytose *f*
микроэлектро́д *m* Mikroelektrode *f*
~, металли́ческий Metallmikroelektrode *f*
~, стекля́нный Glasmikroelektrode *f*
микроэлеме́нт *m* Spurenelement *n*, Mikroelement *n*
~, незамени́мый essentielles Spurenelement *n*
~, пищево́й Spurenelement *n* der Nahrung
микроэмболи́я *f* Mikroembolie *f*
микроэнцефали́я *f* Mikroenzephalie *f*
микседе́ма *f* Myxödem *n*
миксобакте́рии *f pl* Myxobakterien *f pl*
миксовариа́ция *f* Myxovariation *f*
миксоглобулёз *m* Myxoglobulose *f*
миксолипо́ма *f* Myxolipom *n*
миксолипосарко́ма *f* Myxoliposarkom *n*
миксо́ма *f* Myxom *n*
~, злока́чественная bösartiges [malignes] Myxom *n*, Myxosarkom *n*
миксосарко́ма *f* Myxosarkom *n*
миксохромосо́ма *f* Myxochromosom *n*
микстýра *f* Mixtur *f*
милиаризa̗ция *f* Miliarisation *f*
ми́мика *f* Mimik *f*
мимоговоре́ние *n* Vorbeireden *n*
минда́лина *f* Mandel *f*
~, гло́точная Rachenmandel *f*
~ мозжечка́ Kleinhirnmandel *f*
~, нёбная Gaumenmandel *f*
~, тру́бная [туба́рная] Tubenmandel *f*
~, язы́чная Zungenmandel *f*
минерализа́ция *f* Mineralisation *f*
~ водоёмов Versalzung *f* der Gewässer
~ зубо́в Mineralisation *f* der Zähne
минералкортико́иды *m pl* Mineralkortikoide *n pl*, Halosteroide *n pl*
ми́нимум *m*:
~, азо́тистый Stickstoffminimum *n*
~, белко́вый Eiweißminimum *n*
министе́рство *n*:
~ здравоохране́ния Ministerium *n* für Gesundheitswesen
~ социа́льного обеспе́чения Ministerium *n* für Sozialwesen
ми́нус-вариа́нты *m pl* Minusvarianten *f pl*
ми́нус-модифика́тор *m* Minus-Modifikator *m*
ми́нус-симпто́мы *m pl* negative Symptome *n pl*; Defekterscheinungen *f pl*
миобласто́ма *f* Myoblastom *n*

миогелёз *m* Myogelose *f*
миогемоглоби́н *m s.* **миоглоби́н**
миоге́н *m* Myogen *n*
миоге́нный myogen
миоглоби́н *m* Myoglobin *n*, Myohämatin *n*
миоглобинеми́я *f* Myoglobinämie *f*
миоглобинури́я *f* Myoglobinurie *f*, Myohämatinurie *f*
~, **алимента́рная пароксизма́льно-токси́ческая** alimentäre paroxysmaltoxische Myoglobinurie *f*
~, **ма́ршевая** Anstrengungsmyoglobinurie *f*, Marschmyoglobinurie *f*
~, **пароксизма́льная** paroxysmale Myoglobinurie *f*
~, **травмати́ческая** (post)traumatische Myoglobinurie *f*
миографи́я *f* Myographie *f*
миодегенера́ция *f* Myodegeneration *f*
миодини́я *f* Myodynie *f*
мио́з *m* Miosis *f*, Stenokorie *f*, Pupillenverengerung *f*
~ **всле́дствие раздраже́ния** Reizmiosis *f*
миози́н *m* Myosin *n*
миози́т *m* Myositis *f*, Muskelentzündung *f*
~, **генерализо́ванный** generalisierte Myositis *f*, ausgebreitete Muskelentzündung *f*
~, **гно́йный** Pyomyositis *f*
~, **лепро́зный** lepröse Myositis *f*
~, **оссифици́рующий** ossifizierende Myositis *f*
~, **оссифици́рующий прогресси́рующий мно́жественный** disseminierte progressive ossifizierende Myositis *f*, Münchmeyer-Krankheit *f*
~, **тропи́ческий** tropische Myositis *f*, Lambo-Lambo *n*
~, **эпидеми́ческий** epidemische Myositis *f*, Bornholm-Krankheit *f*
миока́рд *m* Myokard *n*, Herzmuskel *m*
миокардиодистрофи́я *f* Myokardiodystrophie *f*, myokardiale Dystrophie *f*
миокардиопати́я *f* Myokardiopathie *f*, Kardiomyopathie *f*
миокардиосклеро́з *m* Myokardiosklerose *f*
миокарди́т *m* Myokarditis *f*, Herzmuskelentzündung *f*
~ **Абра́мова — Фи́длера** *s.* **миокарди́т, идиопати́ческий**
~, **аллерги́ческий** allergische Myokarditis *f*
~, **альтерати́вный** alterative Myokarditis *f*
~, **бруцеллёзный** bruzellöse Myokarditis *f*
~, **брюшнотифо́зный** Typhus-Myokarditis *f*, typhöse Myokarditis *f*
~, **волча́ночный** Lupus-Myokarditis *f*
~, **гигантокле́точный** Riesenzellenmyokarditis *f*
~, **деструкти́вный** destruktive Myokarditis *f*
~, **дистрофи́ческий** dystrophische Myokarditis *f*
~, **диффу́зный** diffuse Myokarditis *f*
~, **злока́чественный** bösartige Myokarditis *f*
~, **идиопати́ческий [изоли́рованный]** idiopathische [isolierte] Myokarditis *f*, Fiedlersche Krankheit *f*
~, **интерстициа́льный** interstitielle Myokarditis *f*
~, **интерстициа́льный пролиферати́вный** interstitielle proliferative Myokarditis *f*
~, **инфекцио́нно-аллерги́ческий** infektiös-allergische Myokarditis *f*
~, **инфекцио́нный** infektiöse Myokarditis *f*, Infektiösmyokarditis *f*
~ **Кокса́ки** Coxsackie-Myokarditis *f*
~, **очаго́вый** Herdmyokarditis *f*
~, **паренхимато́зный** parenchymatöse Myokarditis *f*
~, **поствакцина́льный** Postvakzinalmyokarditis *f*
~, **ревмати́ческий** Myokarditis *f* bei rheumatischem Fieber, rheumatische Myokarditis *f*
~, **ревмато́идный** rheumatoide Myokarditis *f*
~, **риккетсио́зный** rickettsiöse Myokarditis *f*
~, **саркоидо́зный** Sarkoidosemyokarditis *f*
~, **сифилити́ческий** syphilitische [luische] Myokarditis *f*
~, **сосу́дистый** vaskuläre Myokarditis *f*
~, **сыпнотифо́зный** Fleckenfiebermyokarditis *f*, Typhusexanthematicus-Myokarditis *f*
~, **токсоплазмо́зный** Toxoplasmosemyokarditis *f*
~, **трансплантацио́нный** Transplantationsmyokarditis *f*
миокардо́з *m* Myokardose *f*
~, **склеродерми́ческий** sklerodermische Myokardose *f*, Myokardiosklerose *f* bei Sklerodermie
миокина́за *f* Myokinase *f*
миоклони́я *f* Myoklonie *f*
~, **ритми́ческая** Myorhythmie *f*
миокло́нус *m* Myoklonus *m*
миокло́нус-эпиле́псия *f* Myoklonusepilepsie *f*
мио́лиз *m* Myolyse *f*
мио́ма *f* Myom *n*
~, **злока́чественная** bösartiges [malignes] Myom *n*, Myosarkom *n*, myogenes Sarkom *n*
~ **ма́тки** Uterusmyom *n*, Gebärmuttermyom *n*
~, **мно́жественная** multiples Myom *n*
~, **солита́рная** Solitärmyom *n*
миомаля́ция *f* Myomalazie *f*, Muskelerweichung *f*
миоме́трий *m* Myometrium *n*
миометри́т *m* Myometritis *f*
миомэкстра́ктор *m* Myomheber *m*
миомэктоми́я *f* Myomektomie *f*, Myomausschälung *f*
миопати́я *f* Myopathie *f*
~, **кортикостеро́идная** Kortikosteroidmyopathie *f*
~, **немали́новая [нитеобра́зная]** Nemaline-Myopathie *f*
~, **плеокониа́льная** Pleokonium-Myopathie *f*
~, **псевдогипертрофи́ческая** Beckengürteltyp-Myopathie *f*
~, **симптомати́ческая** symptomatische Myopathie *f*
~, **стеро́идная** Steroidmyopathie *f*
~, **тубуля́рная** tubuläre Myopathie *f*
миопи́я *f* Myopie *f*, Kurzsichtigkeit *f*
~, **инструмента́льная** Instrumentenmyopie *f*, Akkomodationsanstrengung *f* beim Durchblick durch das Gerät
~, **ночна́я** Nachtmyopie *f*
~, **односторо́нняя** einseitige Myopie *f*, einseitige Kurzsichtigkeit *f*
~, **рабо́чая** arbeitsbedingte Kurzsichtigkeit *f*
миоплеги́я *f* Myoplegie *f*
миорафи́я *f* Muskelnaht *f*
миорелакса́нты *m pl* Myorelaxantia *n pl*, Muskelrelaxantia *n pl*
миосарко́ма *f* Myosarkom *n*, myogenes Sarkom *n*

миосидерóз *m* Myosiderose *f*
миоспáзм *m* Myospasmus *m*
миотендинит *m* Myotendinitis *f*
миотóм *m* Myotom *n*, Muskelplatte *f*
миотомúя *f* Myotomie *f*, Muskeldurchschneidung *f*
миотонúя *f* Myotonie *f*
~, врождённая Thomsen-Krankheit *f*, *myotonia congenita*
~, дистрофúческая dystrophische Myotonie *f*
~, парадоксáльная paradoxe Myotonie *f*
~, перкуссиóнная Perkussionsmyotonie *f*
миотонóметр *m* Myotonometer *n*, Muskeltensiometer *n*
миотонометрúя *f* Myotonometrie *f*
миотрóпный myotrop
миофасцит *m* Myofasziitis *f*
миофибрúлла *f* Myofibrille *f*
миофибрóз *m* Myofibrose *f*
~, диффýзный diffuse Myofibrose *f*
миоцитóлиз *m* Myozytolyse *f*
миоэндокардúт *m*, **фиброэластúческий** fibroelastische Myoendokarditis *f*, subendokardiale Fibroelastose *f*
миоэпителиоцúт *m* Myoepithelyozyt *m*, Myoepithelzelle *f*
мирингоплáстика *f* Myringoplastik *f*, Trommelfellplastik *f*
мирингтомúя *f* Myringotomie *f*, Parazentese *f*
митигúрованный abgeschwächt, mitigiert
митогормóн *m* Mitohormon *n*
митóз *m* Mitose *f*, Karyokinese *f*
~, контракциóнный Kontraktionsmitose *f*
~, многопóлюсный [мультиполя́рный] multipolare Mitose *f*
митóзы *m pl*, **синхрóнные** Synchronmitosen *f pl*
митохóндрия *f* Mitochondrium *n*
митрализáция *f* Mitralisation *f*
мицелий Myzel
мицéлла *f* Mizelle *f*
мицетóма *f* Myzetom *n*
~, аспергиллёзная Aspergillosemyzetom *n*, Aspergillom *n*
~ стопы́ Madurafuß *m*, *mycetoma pedis*
младéнчество *n* Frühkindheit *f*
многовóдие *n* Hydramnion *n*
многодéтность *f* Kinderreichtum *m*
многопáлость *f* Polydaktylie *f*
многоплóдие *n* Mehrlingsschwangerschaft *f*, Mehrfachschwangerschaft *f*
многородя́щая *f* Mehrgebärende *f*, Multipara *f*, Pluripara *f*
многоря́дный mehrreihig
многослóйный mehrschichtig
многофáкторный vielfaktoriell, polyfaktoriell, multifaktoriell
мобилизáция *f* Mobilisation *f*, Mobilisierung *f*
~ жúра из депó Depotfettmobilisation *f*
~ краёв рáны Wundrandmobilisation *f*
~ стрéмени Stapesmobilisation *f*
~ сустáва Gelenkmobilisation *f*, Arthrolyse *f*
могиграфúя *f* Mogigraphie *f*, Schreibkrampf *m*
модéль *f*:
~ заболевáемости, прогностúческая prognostisches Morbiditätsmodell *n*
~ наслéдования Erbgangsmodell *n*
~ обслýживания населéния, математúческая mathematisches Modell *n* der Bevölkerungsbetreuung
модификáтор *m* Modifikator *m*
~ мутáций Mutationsmodifikator *m*
модификáция *f* Modifikation *f*
~, длúтельная Dauermodifikation *f*
~, локáльная Standortmodifikation *f*
мóечная *f* Spüleinrichtung *f*
~ кýхонной посýды Spüleinrichtung *f* für Küchengeräte, Schwarzspüle *f*
~ столóвой посýды Spüleinrichtung *f* für Geschirr, Weißspüle *f*
мозáик *m* *Gen.* Mosaik *n*, Chimära *f*
~, хромосóмный Chromosomenmosaik *n*
мозг *m* Hirn *n*
~, большóй Großhirn *n*
~, головнóй Gehirn *n*, *Encephalon*
~, конéчный [концевóй] Endhirn *n*, *Telencephalon*
~, кóстный Knochenmark *n*, Mark *n*, *Medulla ossium*
~, обоня́тельный Riechhirn *n*, *Rhinencephalon*
~, продолговáтый verlängertes Mark *n*, Nachhirn *n*, *Myelencephalon*
~, промежýточный Zwischenhirn *n*, *Diencephalon*
~, ромбовúдный Rautenhirn *n*, *Rhombencephalon*
~, спиннóй Rückenmark *n*
~, электрóнный Elektronenhirn *n*
мозговúк *m* medulläres Karzinom *n*, Markschwamm *m*
мозжечóк *m* Kleinhirn *n*
мозóль *f* Schwiele *f*, Hühnerauge *n*, Krähenauge *n*
~, кóстная Knochenkallus *m*, Knochenschwiele *f*
~, мы́шечная Muskelschwiele *f*
~, остеóидная Osteoidkallus *m*
~, параоссáльная наpýжная Mantelkallus *m*, Kragenkallus *m*
~, рубцóвая Narbenschwiele *f*
~ сéрдца Herzmuskelschwiele *f*
~, сифилитúческая *clavus syphiliticus*
мóйка *f*, **лабораторная** Laborspüler *m*
мокрóта *f* Sputum *n*, Auswurf *m*
~, водянúстая wäßriger Auswurf *m*
~, вя́зкая zäher Auswurf *m*
~, гнúлостная fauler Auswurf *m*
~, гнóйная eitriger Auswurf *m*
~, двухслóйная zweischichtiger Auswurf *m*
~, жемчýжная perlenartiges Sputum *n*
~, зловóнная stinkender [übelriechender] Auswurf *m*
~, кровянúстая blutiger Auswurf *m*
~, пéнистая schaumiger Auswurf *m*
~, ржáвая rostbrauner Auswurf *m*
~ с кровянúстыми прожúлками blutig-tingierter Auswurf *m*
~, слúзистая schleimiger Auswurf *m*
~, трёхслóйная dreischichtiger Auswurf *m*
молекуля́рный molekular
моллю́ск *m*:
~, псевдокарциноматóзный Keratoakanthom *n*

~, сáльный Keratoakanthom *n*
молниенóсный blitzartig, fulminant
молóзиво *n* Kolostrum *n*, Vormilch *f*, Erstmilch *f*
молокó *n* Milch *f*
~, адаптúрованное adaptierte Milch *f*
~, альбумúновое Albuminmilch *f*
~, безбелкóвое eiweißfreie Milch *f*
~, белкóвое Eiweißmilch *f*
«~ ведьм» Hexenmilch *f*
~, гомогенизúрованное homogenisierte Milch *f*
~, груднóе Frauenmilch *f*, Muttermilch *f*
~, диетúческое Diätmilch *f*
~, дрожжевóе Hefemilch *f*
~, материнское Muttermilch *f*
~, стерилизóванное «Ultra-Hocherhitzte» Milch *f*, H-Milch *f*
~, уперизóванное uperisierte Milch *f*
молокообразовáние *n* Milchbildung *f*, Laktogenese *f*
молокоотделéние *n* Milchabsonderung *f*
молокоотсóс *m* Milchpumpe *f*, Milchsauger *m*, Saugglas *n*
молотóк *m*:
~, анатомúческий anatomischer Hammer *m*
~, неврологúческий Reflexhammer *m*
~, перкуссиóнный Perkussionshammer *m*
~, стоматологúческий stomatologischer Hammer *m*
~, ушнóй Ohrmeißelhammer *m*
молотóчек *m* Hammer *m*
молóчница *f* Soor *m*, Mehlmund *m*, Schwämmchen *n*
~ грудны́х детéй, кóжная Soormykose *f* der Haut bei Säuglingen, Beck-Ibrahim-Krankheit *f*
~ слизúстой рта Mundschwämmchen *n*
молáр *m* Molar *m*, Mahlzahn *m*
момéнт *m* оперáции Operationszeitpunkt *m*
монáда *f* Monade *f*
монголúзм *m* Mongolismus *m*
монилиáз *m* Moniliasis *f*, tropische Aphten *pl*
монитóр *m* Monitor *m*, Kontrollsichtgerät *n*
моноаминооксидáза *f* Monoaminooxydase *f*, MAO
моноартрúт *m* Monarthritis *f*
~, ревматúческий Monarthritis *f* bei rheumatischem Fieber
~, ревматóидный rheumatoide Monarthritis *f*
монобла́ст *m* Monoblast *m*
моноблепсúя *f* Monoblepsie *f*
монобрахиáльный monobrachial, einarmig
моновакцúна *f* Monovakzine *f*
моногибрúд *m* Monohybride *f*
монодиагнóстикум *m* Monodiagnostikum *n*
монозигóтность *f* близнецóв Eineiigkeit *f* der Zwillinge
моноидеúзм *m* Monoideismus *m*
моноинфéкция *f* Monoinfektion *f*
монома́ния *f* Monomanie *f*
мономéр *m* Monomer *n*
мономиозúт *m* Monomyositis *f*
мононеврúт *m* Mononeuritis *f*
мононуклеóз *m*, инфекциóнный infektiöse Mononukleose *f*, Monozyten-Angina *f*, Pfeiffersches Drüsenfieber *n*
монопарéз *m* Monoparese *f*
моноплегúя *f* Monoplegie *f*
моноплоидúя *f* Monoploidie *f*
монопóлия *f*, аптéчная Arzneimittelmonopolie *f*
монорхúзм *m* Monorchie *f*
моносимптóм *m* Monosymptom *n*
монотерапúя *f* Monotherapie *f*
монотóнность *f*:
~ выделéния Sekretionsstarre *f*
~ рабóты Monotonie *f* der Arbeit
монотра́вма *f* Solitärtrauma *n*, Monotrauma *n*
монотрéмор *m* Monotremor *m*
монотрúх *m* Monotrich *m*, Eingeißelbakterie *f*
монотропúя *f* Monotropie *f*
монофáкторный unifaktoriell, monofaktoriell
монофтальмúя *f* Monophthalmie *f*
монохимиотерапúя *f* Monochemotherapie *f*
монохориáты *pl* Monochoriate *pl*
монохромазúя *f* Monochromasie *f*, (totale) Farbenblindheit *f*
моноцентрúческий monozentrisch
моноцефалúя *f* Monozephalie *f*
моноцúт *m* Monozyt *m*
моноцитóз *m* Monozytose *f*, monozytäre Leukozytose *f*
моноцитопенúя *f* Monozytopenie *f*
моноцитопоэ́з *m* Monozytopoese *f*
морг *m* Leichen(schau)haus *n*, Leichenhalle *f*
морганúда *f Gen.* Morgan-Einheit *f*
моргáние *n* Augenblinzeln *n*
морганúзм *m* Morganismus *m*
морелечéние *n* Thalassotherapie *f*, Seekur *f*
морфинúзм *m* Morphinismus *m*
морфолóгия *f* Morphologie *f*
~, возрастнáя Entwicklungsmorphologie *f*
~, патологúческая pathologische Morphologie *f*, Pathomorphologie *f*
~, функционáльная funktionelle Morphologie *f*, Funktionsmorphologie *f*
морфометрúя *f* Morphometrie *f*
мост *m* Brücke *f*
~, бивалéнтный *Gen.* Bivalentbrücke *f*
~, инверсиóнный *Gen.* Inversionsbrücke *f*
~, мáтричный *Gen.* Matrixbrücke *f*
~, перекрёстный [перекрещённый] *Gen.* criss-cross bridge *(engl.)*
~, унивалéнтный *Gen.* Univalentbrücke *f*
мóстик *m* Brücke *f*
~, водорóдный Wasserstoffbrücke *f*, Wasserstoff(brücken)bindung *f*
~, дисульфúдный Disulfidbrücke *f*, Zystinbrücke *f*
~, межклéточный interzelluläre Brücke *f*, Interzellularbrücke *f*
мотивáция *f* Motivation *f*, Motivierung *f*
~ употреблéния спиртны́х напúтков Alkoholgenußmotivierung *f*
мотонейрóн *m* Motoneuron *n*
motóрика *f* Motorik *f*
motóрный motorisch
мототерапúя *f* Bewegungstherapie *f*
мочá *f* Harn *m*, Urin *m*
~, взя́тая катéтером Katheterurin *m*
~, дефинитúвная Definitivharn *m*

~, кана́льцевая Tubulusharn *m*
~, ки́слая saurer Harn *m*
~, крова́вая blutiger Urin *m*
~, млё́чная milchiger Urin *m*
~, му́тная trüber Urin *m*
~, ночна́я Nachtharn *m*
~, оста́точная Residualharn *m*
~, первичная [провизо́рная] Primärharn *m*
~, прозра́чная klarer Harn *m*
~, све́тлая heller Urin *m*
~ с ни́зким уде́льным ве́сом dünner Urin *m*
~, спасти́ческая spastischer Urin *m*
~, су́точная 24-h-Sammelharn *m*
~, у́тренняя Morgenharn *m*
~, хило́зная milchiger Urin *m*
~, щелочна́я alkalischer Urin *m*
мочеви́на *f* Harnstoff *m*
мочевыделе́ние *n* Harnabfluß *m*, Harnabgang *m*, Harnabscheidung *f*
мочего́нный harntreibend
мочеизнуре́ние *n* Harnruhr *f*, Diabetes *m*
~, неса́харное Wasserharnruhr *f*
~, са́харное Zuckerharnruhr *f*
мочеиспуска́ние *n* Harnlassen *n*, Miktion *f*
~, боле́зненное Urodynie *f*, Strangurie *f*, schmerzhaftes Harnlassen *n*
~, непроизво́льное Enurese *f*, unwillkürliches Harnlassen *n*
~, ре́дкое Oligakisurie *f*
~, учащённое Pollakisurie *f*
мочеподо́бный harnähnlich, harnartig
мочеприёмник *m* Urinal *n*, Urinflasche *f*, Harnglas *n*, Bettflasche *f*
~, доро́жный Reiseurinflasche *f*
мочето́чник *m* Harnleiter *m*, *Ureter*
мочи́ться harnen
мо́чка *f* у́ха Ohrläppchen *n*
мошо́нка *f* Hodensack *m*
мо́щность *f*:
~ больни́цы, ко́ечная Krankenhausbettenkapazität *f*
~ до́зы Dosisleistung *f*
~ мы́шечной рабо́ты Muskelleistung *f*
~ поликли́ники Betreuungskapazität *f* der Poliklinik
~ рентге́новского аппара́та, номина́льная потребля́емая Nennleistungsaufnahme *f* der Röntgeneinrichtung
~ рентге́новского аппара́та, отдава́емая Leistungsabgabe *f* des Röntgengenerators
~ стациона́ра Krankenhausbettenkapazität *f*
~, факти́ческая ко́ечная Betten-Ist-Kapazität *f*
М-протеи́н *m* бакте́рий Bakterien-M-Protein *n*
мра́морность *f* косте́й Marmorknochen *m pl*
му́дрствование *n* Grübeln *n*, Grübelei *f*
~, навя́зчивое Grübelzwang *m*, Grübelsucht *f*
музыкотерапи́я *f* Musiktherapie *f*
мука́ *f*, ко́стная Knochenmehl *n*
муковисцидо́з *m* Mukoviszidose *f*
муко́зный schleimig, mukös
муко́ид *m* Mukoid *n*
мукоко́льпос *m* Mukokolpos *n*
мукоме́тра *f* Mukometra *f*
мукополисахаридо́з *m* Mukopolysaccharidose *f*
мукопротеи́д *m* Mukoproteid *n*
мукоро́з *m* Mukormykose *f*
мукоце́ле *n* Mukozele *f*
мукоци́т *m* Mukozyt *m*
мукоэпидермо́идный mukoepidermoid
мультивале́нт *m* Multivalent *n*
мультирота́ция *f* Multirotation *f*
мультифакториа́льный multifaktoriell
мумифика́ция *f* Mumifikation *f*
мурлы́канье *n*, коша́чье (*при митральном стенозе*) Präkordialschnurren *n*, Katzenschnurren *n*, frémissement cataire *(franz.)*
му́скул *m* Muskel *m*
мускулату́ра *f* Muskulatur *f*
~, гла́дкая glatte Muskulatur *f*
~, жева́тельная Kaumuskulatur *f*
~ жёлчного пузыря́ Gallenblasenmuskulatur *f*
~, кольцева́я Ringsmuskulatur *f*
~, мими́ческая mimische Muskulatur *f*
~ мочево́го пузыря́ Harnblasenmuskulatur *f*, Blasenmuskulatur *f*
~ мочето́чника Uretermuskulatur *f*, Harnleitermuskulatur *f*
~, поперечнополоса́тая quergestreifte Muskulatur *f*
~, продо́льная Längsmuskulatur *f*
~, рабо́чая Arbeitsmuskulatur *f*
~ се́рдца Herzmuskulatur *f*
~, скеле́тная Skelettmuskulatur *f*
~ сосу́дистой сте́нки Gefäßwandmuskulatur *f*
~ спины́ Rückenmuskulatur *f*
~ ту́ловища Rumpfmuskulatur *f*
~, ягоди́чная Glutealmuskulatur *f*
~ языка́ Zungenmuskulatur *f*
мута́бильность *f* Mutabilität *f*
мутаге́н *m* Mutagen *n*
мутагене́з *m*:
~, индуци́рованный induzierte Mutagenese *f*
~, радиомимети́ческий Treffmutagenese *f*
~, сponта́нный spontane Mutagenese *f*
~, хими́ческий chemische Mutagenese *f*
мута́нт *m* Mutante *f*
~, амбивале́нтный ambivalente Mutante *f*
~ бакте́рий Bakterienmutante *f*
~ ви́русов Virusmutante *f*
~, изоляцио́нный Isolationsmutante *f*
~, конституги́вный Konstitutivmutante *f*
~, лета́льный Letalmutante *f*
~, по́лный Vollmutante *f*
~, полови́нный Halbmutante *f*
~, стаби́льный Stabilmutante *f*
~, структу́рный Strukturmutante *f*
~, транслокацио́нный Translokationsmutante *f*
~, эректо́идный erektoide Mutante *f*
мута́ции *f pl*, паралле́льные Parallelmutationen *f pl*
мута́ция *f* Mutation *f*
~, амо́рфная amorphe Mutation *f*
~, анафрагми́ческая anaphragmische Mutation *f*
~, ауксотро́фная auxotrophe Mutation *f*
~, бессмы́сленная Unsinn-Mutation *f*
~, биохими́ческая biochemische Mutation *f*
~, бластомоге́нная blastomogene [onkogene] Mutation *f*

~, ви́димая sichtbare Mutation *f*
~, внутриге́нная intragene Mutation *f*
~, возвра́тная Rückmutation *f*
~, вре́дная schädliche Mutation *f*
~, гамети́ческая Gametenmutation *f*
~, генерати́вная generativ mutation *(engl.)*
~, ге́нная Genmutation *f*
~, гено́мная Genommutation *f*
~, герминати́вная Keimmutation *f*
~, гиперм́орфная hypermorphe Mutation *f*
~, гипомо́рфная hypomorphe Mutation *f*
~, гла́вная Großmutation *f*, Hauptmutation *f*
~ го́лоса Mutation *f*, Stimmwechsel *m*, Stimmbruch *m*
~, домина́нтная dominante Mutation *f*
~ жизнеспосо́бности Vitalitätsmutation *f*
~, индуци́рованная induzierte Mutation *f*
~, ключева́я Schlüsselmutation *f*
~, ко́мплексная Komplexmutation *f*
~, конструкти́вная konstruktive Mutation *f*
~, лета́льная letale Mutation *f*
~, межге́нная Intergenmutation *f*
~, модифици́рующая modifizierende Mutation *f*
~, напра́вленная gerichtete Mutation *f*
~, неви́димая unsichtbare Mutation *f*, invisible mutation *(engl.)*
~, незави́симая unabhängige Mutation *f*
~, неподавля́емая unsupressible Mutation *f*
~, обра́тная Revers-Mutation *f*, Rückmutation *f*
~, одновреме́нная Simultanmutation *f*
~, онкоге́нная onkogene Mutation *f*
~, пласти́дная Plastidenmutation *f*
~, подавля́емая supressible Mutation *f*
~, подпоро́говая unterschwellige Mutation *f*
~, поля́рная Polarmutation *f*
~, по́чковая Knospenmutation *f*
~, пряма́я Hinmutation *f*, direkte Mutation *f*
~, рецесси́вная Rezessivmutation *f*
~, све́жая neuentstandene Mutation *f*
~, сомати́ческая somatische Mutation *f*
~, спонта́нная Spontanmutation *f*
~, сублимина́льная subliminale Mutation *f*
~, супре́ссорная Supressionsmutation *f*
~, схисти́ческая schistische Mutation *f*
~, трансспецифи́ческая transspezifische Mutation *f*
~, усло́вно-лета́льная bedingt-letale Mutation *f*
~, хромосо́мная Chromosomenmutation *f*
~, цепна́я Kettenmutation *f*
~, цитоплазмати́ческая zytoplasmatische Mutation *f*
мути́зм *m* Mutismus *m*, Mutazismus *m*
~, истери́ческий hysterischer Mutismus *m*
~, хоре́йческий choreatischer Mutismus *m*
мутиля́ция *f* Verstümmelung *f*
му́тность *f* Trübung *f*
му́фта *f* вокру́г сосу́дов Einscheidung *f* der Gefäße
му́ха *f* Fliege *f*
~, ко́мнатная Stubenfliege *f*
~, кровососу́щая blutsaugende Fliege *f*
~, мясна́я Schmeißfliege *f*
~ цеце́ Tsetsefliege *f*, *glossina*
муци́н *m* Muzin *n*
муцино́з *m* Muzinose *f*
«му́шки *pl*, лета́ющие» «fliegende Mücken» *pl*, Mückensehen *n*
мы́ло *n*, медици́нское medizinische Seife *f*
мыс *m* Vorgebirge *n*, *promontorium*
мы́сли *f pl* Gedanken *m pl*
~, контра́стные Kontrastgedanken *m pl*
~, навя́зчивые Zwangsgedanken *m pl*
~, суицида́льные Suizidideen *f pl*
~, ху́льные Lästerungsgedanken *m pl*
мы́шечно-эласти́ческий myoelastisch
мы́ши *f pl*, новозела́ндские Neuseelandmäuse *f pl*
мышле́ние *n* Denken *n*
~, абстра́ктное abstraktes Denken *n*
~, амбивале́нтное ambivalentes Denken *n*
~, аутисти́ческое autistisches Denken *n*
~, вя́зкое klebriges Denken *n*
~, конкре́тное konkretes [situatives] Denken *n*
~, наси́льственное Zwangsdenken *n*
~, о́бразное anschauliches Denken *n*
~, обстоя́тельное umständliches Denken *n*
~, паралоги́ческое paralogisches Denken *n*
~, разо́рванное zerfahrenes Denken *n*
~, скачкообра́зное sprunghaftes Denken *n*
~, соска́льзывающее entgleisendes Denken *n*
~, шизофрени́ческое schizophrenes [entgleisendes] Denken *n*
мы́шца *f* Muskel *m*, *Musculus*
~ бедра́, двугла́вая zweiköpfiger Oberschenkelmuskel *m*
~ бедра́, квадра́тная vierseitiger Schenkelmuskel *m*
~, бедра́, четырёхгла́вая vierköpfiger Schenkelmuskel *m*
~, близнецо́вая Zwillingsmuskel *m*
~, большеберцо́вая Schienbeinmuskel *m*
~, веретенообра́зная spindelförmiger Muskel *m*
~, висо́чная Schläfenmuskel *m*
~, висо́чно-теменна́я Schläfen-Scheitelmuskel *m*
~, враща́ющая вну́трь Einwärtsdreher *m*
~, вспомога́тельная Hilfsmuskel *m*
~, гла́дкая glatter Muskel *m*
~ гла́за, кругова́я Augenringmuskel *m*
~ гла́за, коса́я schräger Augenmuskel *m*
~ гла́за, пряма́я gerader Augenmuskel *m*
~, гло́точно-нёбная Schlundkopfgaumenmuskel *m*
~, го́лени, трёхгла́вая dreiköpfiger Wadenmuskel *m*
~ головы́, дли́нная langer Kopfmuskel *m*
~ головы́, коса́я schräger Kopfmuskel *m*
~ головы́, ости́стая Kopfdornmuskel *m*
~ головы́, пряма́я за́дняя hinterer gerader Kopfmuskel *m*
~ головы́, ремённая Riemenmuskel *m* des Kopfes
~, гребе́нчатая [гребешко́вая] Kammuskel *m*
~ груди́ Brustmuskel *m*
~ груди́, ости́стая Brustdornmuskel *m*
~, груди́но-ключи́чно-сосќовая Kopfwender *m*
~, грудиноподъязы́чная Brust-Zungenbeinmuskel *m*
~, грудинощитови́дная Brustbeinschildknorpelmuskel *m*
~, двубрюшна́я zweibäuchiger Kiefermuskel *m*

~, двугла́вая zweiköpfiger Muskel *m*
~, двупе́ристая doppelt gefiederter Muskel *m*
~, дельтови́дная Deltamuskel *m*
~, диафрагма́льная Zwerchfellmuskel *m*
~, дыха́тельная Atemmuskel *m*
~, жева́тельная Kaumuskel *m*, Masseter *m*
~ живота́ Bauchmuskel *m*
~, запира́тельная Hüftlochmuskel *m*
~, зу́бчатая Sägemuskel *m*
~, икроно́жная Zwillingswadenmuskel *m*
~, камбалови́дная Schollenmuskel *m*
~ ки́сти, ты́льная межко́стная dorsaler Zwischenknochenmuskel *m*
~ ки́сти, червеобра́зная Regenwurmmuskel *m* der Hand
~, клыкова́я Eckzahnmuskel *m*, Mundwinkelheber *m*
~, клювови́дно-плечева́я Hakenarmmuskel *m*
~, ко́пчиковая Steißbeinmuskel *m*
~, крестцо́во-ости́стая Rückenstrecker *m*, Rückgrataufrichter *m*
~, кру́глая Rundmuskel *m*
~, кругова́я Ringmuskel *m*
~, крылови́дная Flügelmuskel *m*
~, ладо́нная Hohlhandmuskel *m*
~, ле́стничная Rippenhalter *m*
~, локтева́я Knorrenmuskel *m*
~, малоберцо́вая Wadenbeinmuskel *m*
~, межрёберная Zwischenrippenmuskel *m*
~, мими́ческая mimischer Muskel *m*
~, многоразде́льная vielgespaltener Rückenmuskel *m*
~, надо́стная Obergrätenmuskel *m*
~, надчерепна́я Schädelhaubenmuskel *m*
~, напряга́ющая бараба́нную перепо́нку Trommelfellspanner *m*
~, напряга́ющая мя́гкое нёбо Gaumensegelspanner *m*
~, напряга́ющая широ́кую фа́сцию бедра́ Spanner *m* der Oberschenkelfaszie
~, нёбно-язы́чная Gaumen-Zungenmuskel *m*
~, не́жная Schlankmuskel *m*
~ ни́жней губы́, квадра́тная Viereckmuskel *m* der Unterlippe
~, однопе́ристая einfach gefiederter Muskel *m*
~, ости́стая Dornfortsatzmuskel *m*
~, отводя́щая Abzieher *m*, Abduktor *m*
~, папилля́рная Papillarmuskel *m*
~, перстнещитови́дная Ringschildknorpelmuskel *m*
~, пирамида́льная Pyramidenmuskel *m*
~ плеча́ Armmuskel *m*
~, плечелучева́я Oberarmspeichenmuskel *m*
~, пло́ская platter Muskel *m*
~, подборо́дочная Kinnmuskel *m*
~, подвздо́шная Darmbeinmuskel *m*
~, подключи́чная Unterschlüsselbeinmuskel *m*
~, подколе́нная Kniekehlenmuskel *m*
~, подлопа́точная Unterschulterblattmuskel *m*
~, поднима́ющая ве́ко Lidheber *m*
~, поднима́ющая во́лос Haarbalgmuskel *m*, Haaraufrichter *m*
~, поднима́ющая лопа́тку Schulterblattheber *m*
~, поднима́ющая мя́гкое нёбо Gaumensegelheber *m*
~, поднима́ющая я́ичко Aufhängemuskel *m* des Hodens
~, полуперепо́нчатая Plattensehnenmuskel *m*
~, полусухожи́льная Halbsehnenmuskel *m*
~, попере́чно-полоса́тая quergestreifter Muskel *m*
~, портня́жная Schneidermuskel *m*
~ поясни́цы, квадра́тная viereckiger Lendenmuskel *m*
~, поясни́чная Lendenmuskel *m*
~, приводя́щая Anzieher *m*, Adduktor *m*
~ проме́жности Dammuskel *m*
~, противопоставля́ющая большо́й па́лец ки́сти Daumengegensteller *m*
~, пряма́я gerader Muskel *m*
~, разгиба́ющая па́льцы ки́сти gemeinsamer Fingerstrecker *m*
~, расширя́ющая зрачо́к Pupillenerweiterer *m*
~, ремённая Riemenmuskel *m*
~, асни́тчатая [ресни́чная] Ziliarmuskel *m*
~, ромбови́дная Rautenmuskel *m*
~ рта, кругова́я Mundringmuskel *m*
~, серде́чная Herzmuskel *m*, Myokard *n*
~, сжима́ющая гло́тку Schlundschnürer *m*
~, сжима́ющая за́дний прохо́д Schließmuskel *m* des Afters
~, сжима́ющая мочево́й пузы́рь Blasenschließmuskel *m*
~, скеле́тная Skelettmuskel *m*
~, скулова́я Jochbeinmuskel *m*
~, сосо́чковая Papillarmuskel *m*
~ спины́ Rückenmuskel *m*
~ стопы́, ты́льная межко́стная dorsaler Zwischenknochenmuskel *m* des Fußes
~ стопы́, червеобра́зная Fußspulmuskel *m*
~, стремення́я Steigbügelmuskel *m*
~, стро́йная Schlankmuskel *m*
~, су́живающая зрачо́к Pupillenverengerer *m*
~, тарза́льная Tarsalmuskel *m*
~, трапециеви́дная Kappenmuskel *m*
~, трёхгла́вая dreiköpfiger Muskel *m*
~, ушна́я Ohrmuskel *m*
~, цилиа́рная Ziliarmuskel *m*
~, че́люстно-подъязы́чная Kieferzungenbeinmuskel *m*
~, четырёхгла́вая vierköpfiger Muskel *m*
~ ше́и Halsmuskel *m*
~, шилогло́точная Griffelfortsatzschlundkopfmuskel *m*
~, шилоподъязы́чная Griffelfortsatzzungenbeinmuskel *m*
~, шилоязы́чная Griffelfortsatzzungenmuskel *m*
~, щёчная Backenmuskel *m*, Trompetenmuskel *m*
~, щитоподъязы́чная Schild-Zungenbeinmuskel *m*
~, ягоди́чная Gesäßmuskel *m*
~ языка́ Zungenmuskel *m*
~ язычка́ Zäpfchenmuskel *m*

мы́шца-прона́тор *f* Einwärtsdreher *m*, *Musculus pronator*

мы́шца-разгиба́тель *f* Streckmuskel *m*, Extensor *m*

мы́шца-сгиба́тель *f* Beugemuskel *m*, Flexor *m*

мышца-супинатор *f* Auswärtsdreher *m*
мышцы *f pl* Muskeln *m pl* (*s. a.* **мышца**)
~, **вращательные** Wirbeldreher *m pl*
~ **гортани** Kehlkopfmuskeln *m pl*
~ **груди** Brustmuskeln *m pl*
~, **губные** Lippenmuskeln *m pl*
~, **жевательные добавочные** akzessorische Kaumuskeln *m pl*
~, **межкостные ладонные** palmare Zwischenknochenmuskeln *m pl*
~, **межкостные подошвенные** plantare Zwischenknochenmuskeln *m pl*
~, **межостистые** Zwischendornmuskeln *m pl*
~, **мимические** mimische Muskeln *m pl*, Gesichtsmuskeln *m pl*
~ **языка** Zungenmuskeln *m pl*
мышь *f*, **суставная** Gelenkmaus *f*, freier Gelenkkörper *m*
мыщелок *m* Höcker *m*, (Gelenk-)Knorren *m*, *Condylus*
~ **бедра** Femurkondylus *m*
~ **большеберцовой кости** Tibiakondylus *m*
мякоть *f* **зуба** Zahnpulpa *f*, Zahnmark *n*
мясо *n* Fleisch *n*
~, **дикое** Wildfleisch *n*, *caro luxurians*
~, **замороженное при низких температурах** tiefgekühltes Fleisch *n*
~, **охлаждённое** gekühltes Fleisch *n*
~, **пригодное в пищу** genußtaugliches Fleisch *n*
~, **условно годное** bedingttaugliches Fleisch *n*
~, **финнозное** finnenhaltiges Fleisch *n*
мясцо *n*, **слёзное** Tränenkarunkel *f*

Н

наблюдение *n* Beobachtung *f*, Überwachung *f*
~, **активное** aktives Beobachten *n*, aktive Überwachung *f*
~, **амбулаторное** ambulante Überwachung *f*
~, **врачебное** ärztliche Aufsicht *f* [Beobachtung *f*]
~ **в стационаре [в условиях стационара]** stationäre Überwachung *f* [Beobachtung *f*]
~, **динамическое** Verlaufsbeobachtung *f*
~, **диспансерное** Dispensairekontrolle *f*, Krankenfürsorge *f*
~, **длительное** Dauerbeobachtung *f*
~, **единичное** einzelne Beobachtung *f*
~, **единовременное** einmalige Beobachtung *f*
~, **ежедневное** tägliche Kontrolle *f*
~ **за больным** Krankenbeobachtung *f*
~, **интенсивное** Intensivüberwachung *f*, Intensivbeobachtung *f*
~, **кардиомониторное** Kardiomonitorbeobachtung *f*, Kardiomonitoring *f*
~, **комплексное гигиеническое** hygienische Komplexbeobachtung *f*
~, **мониторное** Monitoring *f*
~, **последующее** Nachbeobachtung *f*
~, **послеоперационное** postoperative Überwachung *f*
~, **постоянное** 1. Langzeitüberwachung *f* 2. ständige Beobachtung *f*
~, **текущее** laufende Beobachtung *f*
~ **течения** Verlaufsbeobachtung *f*
набор *m* Garnitur *f*, Satz *m*, Besteck *n*
~, **акушерский** Geburtshelfersatz *m*
~ **для оказания первой помощи** Notfallausrüstung *f*
~ **инструментов, карманный** Taschenbesteck *n*
~ **инструментов, оспопрививальный** Impfbesteck *n*
~ **инструментов, секционный** Sektionsbesteck *n*, Sezierbesteck *n*
~ **инструментов, хирургический** Operationsbesteck *n*
~, **интубационный** Intubationsbesteck *n*
~ **камертонов** Stimmgabelbesteck *n*
~ **пробных очковых линз** Refraktionsprüfsatz *m*, Brillenkasten *m*
~ **Розова** Rosow-Besteck *m (der chirurgischen Instrumente für Eingriffe an den Handsehnen)*
~ **хромосом** Chromosomensatz *m*, Chromosomenmuster *n*
набрюшник *m* Bauchbinde *f*, Leibbinde *f*, Magenwärmer *m*
набухание *n* Schwellung *f*, Quellung *f*
~, **воспалительное** entzündliche Schwellung *f*
~, **мозговидное** markige Schwellung *f*
~, **мукоидное** mukoide Verquellung *f*
~, **мутное** trübe Schwellung *f*
~ **сетчатки, перипапиллярное** peripapilläres Netzhautödem *n*
~, **тусклое** trübe Schwellung *f*
~, **фибриноидное** fibrinoide Quellung *f*
~ **хрусталика** Linsenquellung *f*
навык *m* Fertigkeit *f*, Geübtheit *f*
нагана *f* Nagana *f*, Tsetsekrankheit *f*, Schlafkrankheit *f*
нагноение *n* Vereiterung *f*, Eiterung *f*, Suppuration *f*
~, **асептическое** aseptische Eiterung *f*
~ **в полости таза** Beckeneiterung *f*
~, **вторичное** Nacheiterung *f*
~ **гематомы** Hämatom(ver)eiterung *f*
~ **глаза** Augen(ver)eiterung *f*
~ **лёгкого** Lungen(ver)eiterung *f*
~ **лимфатического узла** Lymphdrüsen(ver)eiterung *f*; Lymphknotenabszeß *m*
~ **мышцы** Muskel(ver)eiterung *f*
~ **почки** Nieren(ver)eiterung *f*, Nephropyosis *f*
~ **раны** Wundeiterung *f*
~ **сустава** Gelenkeiterung *f*, Pyarthros *m*
~ **ткани** Gewebs(ver)eiterung *f*
~ **шва** Fadeneiterung *f*
нагноительный suppurativ
нагревание *n* Erwärmung *f*, Erhitzung *f*
нагрузка *f* Belastung *f*
~, **билирубиновая** Bilirubinbelastung *f*
~, **велоэргометрическая** Ergometerbelastung *f*
~, **водная** Wasserstoß *m*
~ **глюкозой** Glukosebelastung *f*
~, **голосовая** Stimmbelastung *f*
~ **давлением** Druckbelastung *f*
~, **добавочная** Mehrbelastung *f*
~, **дозированная умственная** dosierte geistige Arbeit *f*

~, допусти́мая zulässige Belastung *f*
~, лучева́я Strahlenbelastung *f*
~, психи́ческая psychische Belastung *f*
~, расчётная berechnete Belastung *f*
~, рентге́новская Röntgenbelastung *f*
~, са́харная Zuckerbelastung *f*
~, уче́бная Unterrichtsbelastung *f*
~, факти́ческая tatsächliche Belastung *f*
~, физи́ческая Körperbelastung *f*
~, функциона́льная funkzionelle Belastung *f*
~, холодо́вая Kältebelastung *f*
надгорта́нник *m* Kehldeckel *m*
надзо́р *m* Überwachung *f*
~, госуда́рственный санита́рный staatliche Sanitätsüberwachung *f*
~ за чистото́й атмосфе́рного во́здуха lufthygienische Überwachung *f*
~, предупреди́тельный санита́рный vorbeugende Hygieneaufsicht *f*
~, санита́рный пищево́й Lebensmittelüberwachung *f*
~, спорти́вно-медици́нский Sportärztewesen *n*
~, теку́щий санита́рный laufende Hygieneaufsicht *f*
НАДИ-реа́кция *f* NADI-Reaktion *f*
надключи́чный supraclaviculär
надко́жица *f* Oberhaut *f*, *Epidermis*
надколе́нник *m* Kniescheibe *f*, *Patella*
надко́стница *f* Knochenhaut *f*, *Periost*
~ зу́ба Zahnwurzelhaut *f*, Wurzelhaut *f*
надлобко́вый suprapubisch
надло́м *m* Infraktion *f*, unvollständiger Knochenbruch *m*
~ ли́чности Knick *m* der Persönlichkeit
надмы́щелок *m* *Epicondylus*
~ бедра́ Oberschenkelknorren *m*, *Epicondylus femoris*
надпле́чье *n* Schulter *f*
надпоро́говый überschwellig
надпо́чечник *m* Nebenniere *f*
надре́з *m* Anschnitt *m*, Einschnitt *m*; Inzision *f*
надры́в *m* Einriß *m*, Anriß *m*
~ сте́нки сосу́да Gefäßwandeinriß *m*
надхря́щница *f* Knorpelhaut *f*, *Perichondrium*
назва́ние *n*, фи́рменное *(лекарственного препарата)* Firmenbezeichnung *f*
назначе́ние *n*:
~ врача́ ärztliche Verordnung *f*
~ очко́в Brillenverschreibung *f*
назофаринги́т *m* Nasopharyngitis *f*, Epipharyngitis *f*
~, менингоко́кковый Meningokokkennasopharyngitis *f*
наименова́ние *n* медикаме́нтов Benennung *f* der Medikamenten
накла́дка *f* для соско́в Warzenhütchen *n*
накло́н *m* Beugung *f*
~ зубо́в Gebißneigung *f*
~ та́за Beckenneigung *f*, *inclin ation pelvis*
накло́нность *f* к перфора́ции Perforationsneigung *f*
накова́льня *f* Amboß *m*, *incus*
~, зуботехни́ческая zahntechnischer Amboß *m*
наконе́чник *m*:
~, влага́лищный Scheidenrohr *n*
~, горта́нный Kehlkopfansatz *m*
~ для бормаши́ны, углово́й Winkelstück *n*
~ для кли́змы Klisterkanüle *f*
~ для промыва́ния Spülansatz *m*, Spülrohr *n*
~ слюноотсо́са Speichelziehermundstück *n*
~, стекловолоко́нный освети́тельный Glasfaserleuchtendstück *n*
~, стекля́нный Glasspitze *f*
~, турби́нный прямо́й Luftturbinenhandstück *n*, Turbinenhandstück *n*
~, турби́нный углово́й Luftturbinenwinkelstück *n*, Turbinenwinkelstück *n*
накопле́ние *n* Speicherung *f*
~ оста́точной мочи́ Resturinansammlung *f*
налёт Belag *m*
~, дифтери́йный Diphtheriebelag *m*
~ на зуба́х Zahnbelag *m*
наложе́ние *n*:
~ бандажа́ Bandagieren *n*, Bandageanlegung *f*
~ ги́псовой повя́зки Gipsverbandanlegung *f*
~ жгута́ Abschnürung *f*
~ лигату́ры Ligaturanlegen *n*, Ligaturanlegung *f*, Unterbinden *n*
~ пневмото́ракса Pneumothoraxanlegen *n*
~ повя́зки Verbandanlegen *n*, Verbandlegung *f*
~ шва Naht *f*
~ ши́ны Beschienen *n*, Schienenanlegung *f*
~ щипцо́в Zangenanlegen *n*
намёт *m*, мозжечко́вый Kleinhirnzelt *n*, *tentorium cerebelli*
нани́зм *m* Nanismus *m*, Zwergwuchs *m*, Nanosomie *f*
~, гипофиза́рный hypophysärer Nanismus *m*, hypophysärer Zwergwuchs *m*
~, митра́льный mitraler Nanismus *m*, mitraler Zwergwuchs *m*
~, по́чечный renaler Zwergwuchs *m*, renale Rachitis *f*
наносоми́я *f* s. нани́зм
наноцефали́я *f* Nanozephalie *f*
напа́р *m*, сенно́й *(по Кнейпу)* Kneipp-Heupack *m*
напи́льник *m*, ко́стный Knochenfeile *f*, Knochenschaber *m*
напи́ток *m*, алкого́льный Alkoholgetränk *n*
наплы́в *m* мыслей Mentismus *m*
наполне́ние *n* кро́вью Blutfüllung *f*
наполни́тель *m* Tablettengrundlage *f*, *constituens*
напо́р *m*:
~, ветрово́й Windanfall *m*, Winddruckunterschied *m* zwischen Innen- und Außenluft
~, речево́й Rededrang *m*
~, теплово́й Temperaturunterschied *m* zwischen Innen- und Außenluft
направле́ние *n*:
~ взо́ра Blickbewegung *f*, Blickrichtung *f*
~ к врачу́ друго́й специа́льности Abgabe *f* an anderen Facharzt
~, ме́дико-профилакти́ческое medizinisch-prophylaktische [kurativ-prophylaktische] Richtung *f*
~ на амбулато́рное лече́ние Überweisung *f* [Einweisung *f*] zur ambulanten Behandlung

~ на госпитализáцию Krankenhauseinweisung *f*
~ на курóртное лечéние Kurverschickung *f*
~ на стационáрное лечéние Überweisung *f* [Einweisung *f*] zur stationären Behandlung
~, продóльное Längsrichtung *f*
~ пýнкции Punktionsrichtung *f*
~ разрéза Schnittführung *f*
~ тóка (*крови*) Stromrichtung *f*
~ тя́ги Zugrichtung *f*
напряжéние *n* **1.** Anstrengung *f*, Anspannung *f*, Bemühung *f* **2.** (*электрическое*) Spannung *f*
~ аккомодáции Akkommodationsanspannung *f*
~ брюшнóй стéнки Bauch(decken)spannung *f*
~, защи́тное Abwehrspannung *f*
~ кислорóда Sauerstoffspannung *f*
~ кóжи Hautanspannung *f*
~, мы́шечное Muskelspannung *f*, Muskelanstrengung *f*
~ при вдóхе Inspirationsanstrengung *f*
~ при вы́дохе Exspirationsanstrengung *f*
~, психоэмоционáльное geistig-seelische Beanspruchung *f*
~ пýльса Pulsspannung *f*
~ родничкá Fontanellenspannung *f*
~ стéнки Wandspannung *f*
~ терморегуля́ции Inanspruchnahme *f* der Körpertemperaturregelung
~, ýмственное Geistesanstrengung *f*
~, эмоционáльное Gemütsbelastung *f*, nervale Beanspruchung *f*
напряжённость *f* Spannung *f*, Gespanntheit *f*
~, аффекти́вная affektive Spannung *f*
~, бредовáя wahnhafte Gespanntheit *f*
~ трудá Arbeitsintensität *f*
~ трудá, нéрвно-эмоционáльная geistig-nervliche Berufsbeanspruchung *f*
нарастáние *n* **кóстной ткáни** Knochenanbau *m*
наркоанáлиз *m* Narkoanalyse *f*
наркогипнóз *m* Narkohypnose *f*
наркóз *m* Narkose *f*, Allgemeinanästhesie *f*, Allgemeinbetäubung *f*, allgemeine Betäubung *f*
~, аппарáтный Apparatnarkose *f*, apparative Narkose *f*
~, бáзисный Basisnarkose *f*, Grundnarkose *f*
~, барбитýровый Barbituratnarkose *f*
~, ввóдный Initialnarkose *f*
~, внутривéнный intravenöse Narkose *f*, Phlebonarkose *f*
~, внутрикóстный intraossale Anästhesie *f*, Intraossalanästhesie *f*
~, гáзовый Gasnarkose *f*
~, глубóкий Vollbetäubung *f*, Vollnarkose *f*
~, дли́тельный Dauernarkose *f*
~, ингаляциóнный Inhalationsnarkose *f*, Einatmungsnarkose *f*
~, инсуффляциóнный Insufflationsnarkose *f*
~, интратрахеáльный [интубациóнный] *s.* наркóз, эндотрахеáльный
~, кáпельный Tropfnarkose *f*
~, кишéчный Darmnarkose *f*
~, комбини́рованный Mischnarkose *f*, Kombinationsnarkose *f*
~, кратковрéменный Kurznarkose *f*, kurzwirkende Narkose *f*
~, магнезиáльный Magnesiumnarkose *f*
~, мáсочный Maskennarkose *f*
~, многокомпонéнтный Multikomponentanästhesie *f*
~, неглубóкий Dämmernarkose *f*
~, основнóй Grundnarkose *f*
~, перорáльный (per)orale Narkose *f*
~, повéрхностный Dämmernarkose *f*
~, пóлный *s.* наркóз, глубóкий
~, потенци́рованный potenzierte Narkose *f*
~ при кéсаревом сечéнии Kaiserschnittnarkose *f*
~, ректáльный Rektalnarkose *f*, rektale Narkose *f*
~ с гипотерми́ей Kältenarkose *f*
~, стерóидный Steroidnarkose *f*
~, хлорофóрмный Chloroformnarkose *f*, Chloroformbetäubung *f*
~, холодóвый Kältenarkose *f*
~, эндотрахеáльный Intratrachealnarkose *f*, Intubationsnarkose *f*
~, эфи́рный Äthernarkose *f*
нарколепси́я *f* Narkolepsie *f*
наркомáния *f* Rauschgiftsucht *f*, Toxikomanie *f*
наркотизáтор *m* Anästhesist *m*, Narkotiseur *m*
наркóтики *m pl* Narkotika *n pl*, Narkosemittel *n pl*, Betäubungsmittel *n pl*, Berauschungsmittel *n pl*
~, ингаляциóнные Inhalationsanästhetika *n pl*
нарушéние *n* Störung *f*
~ артикуля́ции Artikulationsstörung *f*
~ балáнса электроли́тов Elektrolytbilanzstörung *f*
~ вкýса Geschmacksstörung *f*
~ выделéния Eliminationsstörung *f*
~, грýбое санитáрное Hygienewidrigkeit *f*
~ дыхáния Atemstörung *f*
~ звуковосприя́тия Schallempfindungsstörung *f*
~ звукопроведéния Schalleitungsstörung *f*
~ зрéния Sehstörung *f*
~ координáции Koordinationsstörung *f*, Inkoordination *f*, Diskoordination *f*
~ кровоснабжéния Durchblutungsstörung *f*
~ лимфооттóка Lymphabflußstörung *f*
~ микроциркуля́ции Mikrozirkulationsstörung *f*
~ непреры́вности Kontinuitätstrennung *f*, Kontinuitätsunterbrechung *f*
~ обмéна вещéств Metabolismusstörung *f*, Stoffwechselstörung *f*
~ окостенéния Ossifikationsstörung *f*
~ осáнки Fehlhaltung *f*
~, остáточное Reststörung *f*
~ оттóка Abflußbehinderung *f*
~ пáмяти Gedächtnisfehler *m*
~ пищеварéния Maldigestion *f*
~ подви́жности Beweglichkeitsstörung *f*
~ проводи́мости Reizleitungsstörung *f*, Überleitungsstörung *f*
~ проходи́мости Passagestörung *f*
~ пси́хики Gemütsstörung *f*
~ равновéсия Gleichgewichtsstörung *f*
~ разви́тия Entwicklungsstörung *f*
~ регуля́ции Regulationsstörung *f*
~ рéчи Sprachstörung *f*
~ ри́тма Rhythmusstörung *f*
~ рóста Wachstumsstörung *f*

~ сердечного ритма Herzrhythmusstörung *f*
~ слуха Hörstörung *f*
~ сознания Bewußtseinsstörung *f*
~ сократимости Kontraktilitätsstörung *f*
~ функции Funktionsstörung *f*
~ ходьбы Gehstörung *f*
~ цветовосприятия Farbenagnosie *f*
~ чувствительности Empfindungsstörung *f*
~, электролитное Elektrolytstörung *f*
нарыв Abszeß *m*, Eiteransammlung *f*, Eitersack *m*
нарывать eitern
насадка *f*:
~ для шприцов Spritzenansatz *m*
~, эндоскопическая демонстрационная endoskopischer Demonstrationsansatz *m*
насекомые *n pl*:
~, синантропные synanthrope Insekten *n pl*
~, ядовитые giftige Insekten *n pl*
население *n* Bevölkerung *f*; Population *f*
~, взрослое erwachsene Bevölkerung *f*
~, городское Stadtbevölkerung *f*
~, детское Kinderbevölkerung *f*
~ мира Bevölkerung *f* der Welt
~, наличное ortsanwesende Bevölkerung *f*
~, несамодеятельное erwerbsunfähige Bevölkerung *f*
~, общее Allgemeinbevölkerung *f*
~, постоянное Wohnbevölkerung *f*
~, сельское Landsbevölkerung *f*
наследование *n* Vererbung *f*, Erbgang *m*
~, аутосомно-доминантное autosomaldominante Vererbung *f*
~, аутосомно-рецессивное autosomalrezessive Vererbung *f*
~, голандрическое holandrische Vererbung *f*
~, коллатеральное kollaterale Vererbung *f*
~, контролируемое полом geschlechtskontrollierte Vererbung *f*
~, моногибридное Monohybridvererbung *f*
~, мономерное Monomervererbung *f*
~, монофакториальное monofaktorielle Vererbung *f*
~, мультифакториальное multifaktorielle Vererbung *f*
~, ограниченное полом geschlechtsbegrenzte Vererbung *f*
~, одностороннее einseitige Vererbung *f*
~, плазматическое plasmatische Vererbung *f*
~, полигенное polygene Vererbung *f*
~, промежуточное intermediäre Vererbung *f*
~, простое диаллельное einfacher dialleler Erbgang *m*
~ с пороговым эффектом, мультифакториальное multifaktorielle Vererbung *f* mit Schwellenwerteffekt
~, сцепленное с полом geschlechtsgekoppelte [geschlechtsgebundene] Vererbung *f*
~, цитоплазматическое zytoplasmatische Vererbung *f*
наследственность *f* Vererbung *f*, Erblichkeit *f*, Heredität *f*
~, акариотическая akariotische Vererbung *f*
~, аминокислотная Aminosäurenvererbung *f*
~, ауксоплазматическая auxoplasmatische Vererbung *f*
~, внехромосомная [внеядерная] extranukleare [extrachromosomale] Vererbung *f*
~, дискретная diskrete Vererbung *f*
~, доминантная dominante Vererbung *f*
~, задержанная delayed inheritance *(engl.)*
~, материнская mütterliche Vererbung *f*, mütterliche Prädominanz *f*
~, плазматическая Plasmavererbung *f*
~, полиоидная polyoide Vererbung *f*
~, рецессивная Rezessivvererbung *f*
~, трансформативная Transformativvererbung *f*
~, цитоплазматическая zytoplasmatische Vererbung *f*, Zytoplasmavererbung *f*
наследуемость *f* Heritabilität *f*
наследуемый vererbbar
насморк *m* Schnupfen *m*
~, вирусный Virusschnupfen *m*
~, зловонный Ozaena *f*, Stinknase *f*
~ новорождённых Schnupfen *m* der Neugeborenen
~, сенной Heuschnupfen *m*, Pollinosis *f*
насос *m* Pumpe *f*
~, вакуумный Vakuumpumpe *f*
~, вибрационный Vibrationspumpe *f*
~, водоструйный Wasserstrahlpumpe *f*
~, водяной Wasserpumpe *f*
~, воздушный Luftpumpe *f*
~, всасывающий Saugpumpe *f*
~, дозировочный Dosierpumpe *f*
~, инфузионный Infusionspumpe *f*
~, ионный Ionenpumpe *f*
~, кальциевый Kalziumpumpe *f*
~, катионный Kationenpumpe *f*
~, компрессионный Kompressionspumpe *f*
~, масляный Ölpumpe *f*
~, мембранный Membranpumpe *f*
~, натриевый Natriumpumpe *f*
~, отсасывающий Saugpumpe *f*, Absaugpumpe *f*
настой *m* Infus *n*, Aufguß *m*
настойка *f* Tinktur *f*
настроение *n* Stimmung *f*
наступление *n* эффекта Wirkungseintritt *m*
насыщение *n* Sättigung *f*, Saturation *f*
~ (крови) кислородом Oxygensaturation *f*, Sauerstoffsättigung *f*
~, пищевое Sättigungsgefühl *n*
натёчник *m* Senkungsabszeß *m*
натрийурез *m* Natriurese *f*
натяжение *n*:
~, поверхностное Oberflächenspannung *f*, Flächenspannung *f*
~, пограничное Grenzflächenspannung *f*
наушники *m pl*, противошумные Lärmschutzkopfhörer *m pl*
нафталин *m* Naphthalan *n*
начало *n*:
~, бурное stürmischer Beginn *m*
~, внезапное plötzlicher [akuter] Beginn *m*
~ действия Wirkungsbeginn *m*
~, действующее 1. Wirkstoff *m* 2. wirksames Prinzip *n*
~, острое akuter Beginn *m*

~ рóдов Geburtsbeginn *m*
неблагоприя́тный ungünstig
нёбный palatal, palatin(al)
нёбо *n* Gaumen *m*
~, высóкое hoher Gaumen *m*, Steilgaumen *m*
~, кóстное knöcherner Gaumen *m*
~, мя́гкое Gaumensegel *n*, weicher Gaumen *m*, Gaumenvorhang *m*
~, твёрдое Gaumenhärte *f*, harter Gaumen *m*, Munddach *n*
невесóмость *f* Schwerelosigkeit *f*
~, динами́ческая dynamische Schwerelosigkeit *f*
~, стати́ческая statische Schwerelosigkeit *f*
невменя́емость *f* Unzurechnungsfähigkeit *f*
невозбуди́мость *f* Unerregbarkeit *f*
~, рефлектóрная Reflexunerregbarkeit *f*
невокарцинóма *f* Nävokarzinom *n*
невосприи́мчивость *f* Unempfindlichkeit *f*; Resistenz *f*, Toleranz *f*
~ к бóли Schmerzunempfindlichkeit *f*
~ к я́дам Giftunempfindlichkeit *f*
невправи́мый irreponibel
невралги́я *f* Neuralgie *f*, Nervenschmerz *m*
~ в óбласти шва Nahtneuralgie *f*
~ диафрагмáльного нéрва Phrenikusneuralgie *f*
~, заты́лочная Okzipitalneuralgie *f*, Hinterhauptneuralgie *f*
~, корешкóвая Radikulalgie *f*, Wurzelneuralgie *f*
~ лицевóго нéрва Fazialisneuralgie *f*
~, межрёберная Zwischenrippenneuralgie *f*, Interkostalneuralgie *f*
~, рефлектóрная Reflexneuralgie *f*
~, тригеминáльная Trigeminusneuralgie *f*
~ языкá Zungenneuralgie *f*
неврастéник *m* Neurastheniker *m*
неврастени́я *f* Neurasthenie *f*
~, половáя sexuelle Neurasthenie *f*
неврилéмма *f* Neurilemm *n*
невринóма *f* Neurinom *n*, Neurilemmom *n*, Schwannom *n*
неври́т *m* Neuritis *f*, Nervenentzündung *f*
~ берéменных Schwangerschaftsneuritis *f*
~ вслéдствие сдавлéния нéрвного стволá Druckneuritis *f*
~ зри́тельного нéрва Sehnervenentzündung *f*
~, корешкóвый Wurzelneuritis *f*
~, мнóжественный Polyneuritis *f*
~, профессионáльный Berufsneuritis *f*
~, ретробульбáрный retrobulbäre Neuritis *f*
~, симметри́чный периферúческий symmetrische periphere Neuritis *f*
невроганглионеврóма *f* Neuroganglioneurom *n*
неврогéнный neurogen
неврóз *m* Neurose *f*
~, вегетати́вный vegetative Neurose *f*
~ воéнного врéмени Kriegsneurose *f*
~, гиперкинети́ческий hyperkinetische Neurose *f*
~, дви́гательный motorische Neurose *f*
~, ипохондри́ческий hypochondrische Neurose *f*
~ испýга Schreckneurose *f*
~, истери́ческий hysterische Neurose *f*
~, кардиофоби́ческий kardiophobische Neurose *f*
~, климактери́ческий klimakterische Neurose *f*
~, коммоциóнный Kommotionsneurose *f*
~, координáторный koordinatorische Berufsneurose *f*
~ навя́зчивых состоя́ний Zwangsneurose *f*
~ ожидáния Erwartungsneurose *f*
~, профессионáльный Beschäftigungsneurose *f*
~ рéчи Logoneurose *f*
~, сексуáльный Sexualneurose *f*
~ стрáха Schreckneurose *f*
~, сýдорожный Krampfneurose *f*
~, эксперментáльный experimentelle Neurose *f*
~, эмоционáльный Emotionsneurose *f*
~, ятрогéнный iatrogene Neurose *f*
неврóлиз *m* Neurolyse *f*, Nerven(aus)lösung *f*
неврóлог *m* Nervenarzt *m*, Neurolog(e) *m*
невролóгия *f* Neurologie *f*, Nerven(heil)kunde *f*, Nervenkrankheitslehre *f*
неврóма *f* Neurom *n*
~, ампутациóнная Stumpfneurom *n*, Amputationsneurom *n*
невроматóз *m* Neuromatose *f*
невропáт *m* Neuropath *m*
невропати́я *f* Neuropathie *f*
~, диабети́ческая diabetische Neuropathie *f*
~, сегментáрная демиелинизи́рующая demyelinisierende segmentäre Neuropathie *f*
~, тиреотокси́ческая thyreotoxische Neuropathie *f*
невропатолóгия *f* Neuropathologie *f*
невротоми́я *f* Neurotomie *f*, Nervenschnitt *m*, Nervendurchschneidung *f*, Nervendurchtrennung *f*
невротрипси́я *f* Neurotripsie *f*, Nervenquetschung *f*
неврофибрóма *f* Neurofibrom *n*
невроци́т *m* Neurozyt *m*, Nervenzelle *f*
неврэктоми́я *f* Neurektomie *f*; Nervenresektion *f*
нéвус *m* Nävus *m*, Muttermal *n*
~, бородáвчатый [веррукóзный] verruköser Nävus *m*, Warzenmal *n*
~, внутридермáльный intradermaler [korialer] Nävus *m*
~, волосянóй Haarnävus *m*
~, линéйный Linearnävus *m*, streifenförmiger Nävus *m*
~, нéрвный Nervennävus *m*
~, папилломатóзный papillomatöser Nävus *m*
~, паукообрáзный Spinnenmal *n*
~, пигмéнтный Pigmentnävus *m*
~, пигмéнтный пограни́чный junktionaler Pigmentnävus *m*
~ сáльных желёз Talgdrüsennävus *m*
~, си́ний blauer Nävus *m*
~, сосýдистый Feuermal *n*
~, юнкционáльный junktionaler Pigmentnävus *m*
негативи́зм *m* Negativismus *m*
негатоскóп *m* Negatoskop *n*, Röntgenfilmbetrachter *m*
недержáние *n*:
~ аффéкта Affektinkontinenz *f*
~ мочи́ Harninkontinenz *f*
~ мочи́, ночнóе nächtliches Bettnässen *n*, Nachtenurese *f*
~, речевóе Sprachinkontinenz *f*, Logorrhoe *f*
недифференци́рованный undifferenziert

недомога́ние *n* Unwohlsein *n*
недоно́шенность *f* Frühgeburt *f*
недора́звитый unterentwickelt
недоста́ток *m*:
~ **во́здуха** Luftmangel *m*, Luftnot *f*
~ **кислоро́да** Sauerstoffmangel *m*
недоста́точность *f*:
~ **анастомо́за** Anastomoseninsuffizienz *f*
~, **аорта́льная** Aorteninsuffizienz *f*
~, **белко́вая** Proteinmangel *m*, Eiweißmangel *m*
~, **вертебра́льно-базилля́рная** Durchblutungsstörung *f* der *Arteriae basilaris*
~, **витами́нная** Vitaminmangel *m*
~, **гепатоцеллюля́рная** hepatozellulare Insuffizienz *f*
~, **гепатоэкскрето́рная** hepatoexkretorische Insuffizienz *f*
~, **декарбоксила́зная** Dekarboxylaseninsuffizienz *f*
~, **дыха́тельная** respiratorische Insuffizienz, Ateminsuffizienz *f*
~, **инсуля́рная** Inselunterfunktion *f*, insulare Insuffizienz *f*
~, **и́стмико-церви́кальная** isthmo-zervikale Insuffizienz *f*
~, **йо́дная** Jodmangel *m*
~, **кардиопульмона́льная** kardiopulmonale Insuffizienz *f*
~, **кислоро́дная** Oxygeninsuffizienz *f*, Sauerstoffdefizit *n*
~, **ка́чественная пищева́я** qualitative Fehlernährung *f*
~ **кла́пана ао́рты** Aortenklappeninsuffizienz *f*
~ **кла́пана лёгочной арте́рии** Lungenarterienklappeninsuffizienz *f*
~ **кла́пана се́рдца** Herzklappeninsuffizienz *f*
~ **кла́пана се́рдца, относи́тельная** relative Herzklappeninsuffizienz *f*
~ **кла́пана се́рдца, посткомиссурото́мная** postkomissurotome Klappeninsuffizienz *f*
~, **корона́рная** Koronardurchblutungsinsuffizienz *f*
~ **коры́ надпо́чечников** Nebennierenrindeninsuffizienz *f*
~ **кровообраще́ния** Kreislaufinsuffizienz *f*
~ **кровообраще́ния, гиперкинети́ческая** Plusdekompensation *f*, hyperkinetische Herzdekompensation *f*
~ **кровообраще́ния, засто́йная** Stauungsdekompensation *f*
~, **лёгочная** Lungeninsuffizienz *f*
~, **лёгочно-серде́чная** kardio-pulmonale Insuffizienz *f*
~ **митра́льного кла́пана** Mitralklappeninsuffizienz *f*
~, **мозгова́я сосу́дистая** zerebrale Durchblutungsstörung *f*
~ **надпо́чечников** Nebenniereninsuffizienz *f*
~ **объёма циркули́рующей кро́ви** Blutvolumenmangel *m*
~, **парциа́льная** Partialinsuffizienz *f*
~ **пе́чени** Leberversagen *n*, Hepatargie *f*
~ **пита́ния** Ernährungsmangel *m*, Unterernährung *f*
~, **плацента́рная** Plazentainsuffizienz *f*
~, **плюригландуля́рная** pluriglanduläre Insuffizienz *f*
~, **по́чечная** Nierenversagen *n*, Niereninsuffizienz *f*
~ **привра́тника желу́дка** Pylorusinsuffizienz *f*
~ **при нагру́зке** Belastungsinsuffizienz *f*
~ **се́рдца** Herzinsuffizienz *f*
~ **се́рдца в поко́е** Ruheherzinsuffizienz *f*
~, **со́лнечная** Sonnenmangel *m*
~, **сосу́дистая** vaskuläre Insuffizienz *f*
~ **трёхство́рчатого кла́пана** Trikuspidal(klappen)insuffizienz *f*
~, **ультрафиоле́товая** Ultraviolett-Mangel *m*
~, **фетоплацента́рная** fetoplazentäre Insuffizienz *f*
~, **цереброваскуля́рная** zerebro-vaskuläre Insuffizienz *f*
недоста́точный mangelhaft
недосту́пность *f* Unzugänglichkeit *f*
нежизнеспосо́бный lebensunfähig, lebensschwach
незамени́мый essentiell, lebensnotwendig, unersetzbar *(z. B. über Eiweiß)*
незараще́ние *n* Offenbleiben *n*
~ **артериа́льного прото́ка** offener *Ductus botalli*
нездоро́вый gesundheitswidrig; ungesund
незре́лость *f* Unausgereiftheit *f*
~ **о́пухоли** Tumorunreife *f*
неизлечи́мый unheilbar, inkurabel
нейри́т *m* Neurit *m*, Axon *n*, Achsenzylinder *m*, Achsenzylinderfortsatz *m*
нейроблока́торы *m pl* Nervenblocker *m pl*
нейровегетати́вный neurovegetativ
нейрови́русы *m pl* neurotrope Viren *n pl*
нейрогипо́физ *m* Neurohypophyse *f*
нейрогипофиза́рный neurohypophysär
нейроглия́ *f* Neuroglia *f*
~, **астроцита́рная** astrozytäre Neuroglia *f*
нейрогормона́льный neurohormonal
нейрогормо́ны *m pl* Neurohormone *n pl*, Überträgerstoffe *m pl*
нейрогумора́льный neurohumoral
нейродерм(ат)и́т *m neurodermitis*
нейрокерати́н *m* Neurokeratin *n*
нейроле́мма *f* Neurolemm *n*
нейролеммоци́т *m* Neurolemmozyt *m*
нейролептаналгези́я *f* Neuroleptanalgesie *f*, NLA
нейроле́птики *m pl* neuroleptische Mittel *n pl*, Beruhigungsmittel *n pl*, Tranquilizer *m pl*
нейролипомато́з *m* Neurolipomatose *f*
нейромедиа́тор *m* Neurotransmitter *m*
нейромезенхи́ма *f* Neuromesenchym *n*, Ektomesenchym *n*
нейромеланоци́т *m* Neuromelanozyt *m*
нейромиастени́я *f*, **эпидеми́ческая** epidemische Neuromyasthenie *f*
нейромиксо́ма *f* Neuromyxom *n*
нейромиози́т *m* Neuromyositis *f*
~, **профессиона́льный** Beschäftigungsneuromyositis *f*
нейро́н *m* Neuron *n*
~, **биполя́рный** bipolares Neuron *n*
~, **мультиполя́рный** multipolares Neuron *n*
~, **пигме́нтный** Pigmentneuron *n*
~, **секрето́рный** sekretorisches Neuron *n*
~, **униполя́рный** unipolares Neuron *n*

нейронофа́г *m* Neuronophag *m*
нейронофаги́я *f* Neuronophagie *f*
нейропапилли́т *m* **зри́тельного не́рва** Neuropapillitis *f*
нейропи́ль *m* Neuropil *n*
нейропла́зма *f* Neuroplasma *n*
нейроплеги́ческий neuroplegisch
нейроплеги́я *f* Neuroplegie *f*
нейропо́р *m* Neuroporus *m*
нейропротофибри́лла *f* Neuroprotofibrille *f*
нейроревмати́зм *m* Neurorheumatismus *m*
нейроретинопати́я *f*, **гипертони́ческая** Papillenschwellung *f* bei der *retinitis angiospastica*, hypertoniebedingte Papillenschwellung *f*
нейросекре́ция *f* Neurosekretion *f*, Neurokrinie *f*
нейроси́филис *m* Neurosyphilis *f*, Neurolues *f*
нейротоксико́з *m* Neurotoxikose *f*
нейротокси́н *m* Neurotoxin *n*
нейротоксоплазмо́з *m* Neurotoxoplasmose *f*, Neurotoxoplasmosis *f*
нейротропи́зм *m* Neurotropismus *m*
нейротро́пный neurotrop
нейрофибри́лла *f* Neurofibrille *f*
нейрофиброматóз *m* Neurofibromatose *f*
нейрофизиоло́гия *f* Neurophysiologie *f*
нейрофиламе́нт *m* Neurofilament *n*
нейрохирурги́я *f* Neurochirurgie *f*
нейроциркулято́рный neurozirkulatorisch
нейроци́т *m* Neurozyt *m*, Nervenzelle *f*
нейроэксере́з *m* Nervenextraktion *f*, Neurex(h)airese *f*
нейроэпите́лий *m* Neuroepithel *n*
нейтрализа́ция *f* Neutralisation *f*
нейтропени́я *f* Neutropenie *f*
~, **аутоиммýнная** autoimmune Neutropenie *f*
~, **злока́чественная** maligne [bösartige] Neutropenie *f*, Agranulozytose *f*
нейтрофи́л *m* Neutrophil *m*, neutrophiler Granulozyt *m*
~, **ю́ный** junger Neutrophil *m*, jugendlicher Granulozyt *m*, Jugendliche *m*
нейтрофилёз *m* Neutrophilie *f*
некаторо́з *m* Necatorose *f*
некрити́чность *f* Kritiklosigkeit *f*, mangelnde Krankheitseinsicht *f*
некробио́з *m* Nekrobiose *f*
некрогормо́н *m* Nekrohormon *n*, Wundhormon *n*
некро́з *m* Nekrose *f*
~, **аллерги́ческий** allergische Nekrose *f*
~, **билатера́льный кортика́льный** bilaterale Nierenrindennekrose *f*
~, **вла́жный** Kolliquationsnekrose *f*, Verflüssigungsnekrose *f*
~, **воскови́дный** wachsartige Nekrose *f*
~, **геморраги́ческий** hämorrhagische Nekrose *f*
~ **голо́вки бедра́** Femurkopfnekrose *f*, Hüftkopfnekrose *f*
~, **жирово́й** Fettgewebsnekrose *f*
~, **ишеми́ческий** ischämische Nekrose *f*
~, **казео́зный** *s.* **некро́з, творо́жистый**
~, **коагуляцио́нный** *s.* **некро́з, сухо́й**
~, **колликвацио́нный** *s.* **некро́з, вла́жный**
~ **коры́ по́чек, симметри́чный** symmetrische Nierenrindennekrose *f*
~ **ко́сти** Knochennekrose *f*, Osteonekrose *f*
~ **ко́стного мо́зга** Marknekrose *f*
~ **лёгочной тка́ни, творо́жистый** Lungenverkäsung *f*
~, **маранти́ческий** marantische Nekrose *f*
~ **ме́дии ао́рты, идиопати́ческий** idiopathische Aortenmedianekrose *f*
~, **молниено́сный** Immediatnekrose *f*
~, **нейроге́нный [нейроти́ческий]** neurogene Nekrose *f*
~ **отде́льных клёток** Einzelzell(en)nekrose *f*
~ **пе́чени, о́стрый масси́вный** akute massive Lebernekrose *f*
~ **пе́чени, токси́ческий** toxische Lebernekrose *f*
~ **поджелу́дочной железы́** Pankreasnekrose *f*
~ **поджелу́дочной железы́, жирово́й** Pankreas-Fettgewebsnekrose *f*
~ **по́чек, геморраги́ческий** hämorrhagische Nierennekrose *f*
~ **по́чек, кортика́льный** Nierenrindennekrose *f*
~ **по́чечных кана́льцев** Tubulonekrose *f*
~ **по́чечных сосо́чков** Papillennekrose *f*, Nierenmarkpapillennekrose *f*
~ **сосу́да** Gafäßnekrose *f*
~ **сте́нки арте́рии** Arterienwandnekrose *f*
~ **сухожи́лия** Sehnennekrose *f*
~, **сухо́й** Koagulationsnekrose *f*, trockene Nekrose *f*
~, **творо́жистый** käsige Nekrose *f*, Kaseose *f*
~ **тка́ни** Gewebsnekrose *f*
~, **травмати́ческий** traumatische Nekrose *f*
~, **фибрино́идный** fibrinoide Nekrose *f*
~ **хряща́** Knorpelnekrose *f*
~, **це́нкеровский** zenkerische Nekrose *f*
~, **циркулято́рный** zirkulatorische Nekrose *f*
~ **че́люсти** Kiefernekrose *f*
некронефро́з *m* Nephronekrose *f*, Nierennekrose *f*
некросперми́я *f* Nekrospermie *f*
некротизи́рованный nekrotisch, abgestorben
некротокси́н *m* Nekrotoxin *n*
некротоми́я *f* Nekrotomie *f*, Sequestrotomie *f*
некрофили́я *f* Nekrophilie *f*
некрофоби́я *f* Nekrophobie *f*
некрэктоми́я *f* Nekrektomie *f*
некуря́щий *m* Nichtraucher *m*
нелéченный unbehandelt
нело́вкость *f*, **мото́рная** motorische Ungeschicklichkeit *f*
нематодо́з *m* Nematodose *f*, Fadenwurmerkrankung *f*
немато́ды *f pl* Nematoden *m pl*, Fadenwürmer *m pl*
нематоци́д *m* Nematozid *n*
немота́ *f* Stummheit *f*
~ **при нали́чии слу́ха** Stummheit *f* ohne Taubheit
неоартро́з *m* Gelenkneubildung *f*, Neugelenk *n*
необрати́мый irreversibel, nicht umkehrbar
неоваскуляриза́ция *f* Gefäßneubildung *f*
неологи́зм *m* Neologismus *m*, krankhafte Wortneubildung *f*
неопла́зма *f* Neoplasma *n*, Neubildung *f*, Geschwulst *f*, Tumor *m*

неосложнённый unkompliziert, komplikationslos, komplikationsfrei
неостомия *f* **мочеточника** Harnleiterneostomie *f*
неотложный dringlich, urgent
непереносимость *f* Intoleranz *f*, Unverträglichkeit *f*
~ **галактозы** Galaktoseintoleranz *f*
~ **дисахаридов** Disaccharide-Unverträglichkeit *f*
~ **молока** Milchintoleranz *f*, Milchunverträglichkeit *f*
~ **углеводов** Kohlenhydratintoleranz *f*
~ **фруктозы** Fruktoseintoleranz *f*
неповреждённый unbeschädigt, unverletzt
непогружение *n* **слёзных точек в слёзное озеро** Verlagerung *f* des Tränenpunktes
неподвижность *f* Unbeweglichkeit *f*, Reglosigkeit *f*; Immobilität *f*
~ **зрачка** Pupillenstarre *f*
~ **зрачка, амавротическая** amaurotische Pupillenstarre *f*
~ **зрачка при гемианопсии** hemianopische Pupillenstarre *f*
~ **зрачка, рефлекторная** reflektorische Pupillenstarre *f*
~ **зрачка, тоническая** tonische Pupillenstarre *f*, Pupillotonie *f*
неподвижный unbeweglich; immobil, regungslos
непрерывность *f*, **генетическая** genetische Kontinuität *f*
непрерывный ununterbrochen, kontinuierlich; durchlaufend
непригодность *f*:
~ **к военной службе** Militärdienstuntauglichkeit *f*
~ **пищевых продуктов** Genußuntauglichkeit *f*
~, **профессиональная** Berufsuntauglichkeit *f*
непроходимость *f* Verstopfung *f*, Verlegung *f*, Verschluß *m*
~, **артериомезентериальная** arteriomesenterialer Ileus *m*
~, **динамическая** dynamischer Ileus *m*
~, **дуоденальная** Duodenalileus *m*, Duodenalverschluß *m*
~ **кишечника** Ileus *m*, Darm(kanal)verschluß *m*
~ **кишечника, желчнокаменная** Gallensteinileus *m*
~ **кишечника, ложная** Pseudoileus *m*
~ **кишечника, мекониевая** Mekoniumileus *m*
~ **кишечника, механическая [обтурационная]** mechanischer Ileus *m*, Obturationsileus *m*, Okklusionsileus *m*, Verschlußileus *m*
~ **кишечника, паралитическая** paralytischer Ileus *m*
~ **кишечника, послеоперационная** Operationsileus *m*
~ **кишечника, спаечная** Adhäsionsileus *m*, Brideníleus *m*
~ **кишечника, спастическая** spastischer Ileus *m*
~ **кишечника, странгуляционная** Strangulationsileus *m*
~ **слезоотводящих путей** Tränennasengangverschluß *m*
~ **толстого кишечника** Dickdarmverschluß *m*
~ **центральной артерии сетчатки, острая** Netzhautarterienverschluß *m*
непрощупываемый nicht tastbar, impalpabel
непроявление *n* (*признака*) Ausbleiben *n* der Manifestation
неравномерность *f* **калибра вен сетчатки** Perlschnurvenen *f pl*
неразличимость *f* **границ зрительного нерва** unsichtbare Pupillenbegrenzung *f*
нерасхождение *n* **хромосом** Nichttrennen *n* der Chromosomen
нерв *m* Nerv *m* (*s. a.* **нервы**)
~, **афферентный** afferenter Nerv *m*
~, **барабанный** Paukenhöhlennerv *m*
~, **бедренный** Oberschenkelnerv *m*
~, **безмякотный** markloser Nerv *m*
~, **блоковый** Rollnerv *m*
~, **блуждающий** Lungen-Magennerv *m*, umherschweifender Nerv *m*, *Nervus vagus*
~, **большеберцовый** Schienenbeinnerv *m*
~, **верхнечелюстной** Oberkiefernerv *m*
~, **внутренностный** Eingeweidenerv *m*
~, **глазной** Augennerv *m*
~, **гортанный возвратный** rückläufiger Nerv *m*
~, **двигательный** motorischer Nerv *m*
~, **диафрагмальный** Zwerchfellnerv *m*
~, **добавочный** Zusatznerv *m*, Beinerv *m*
~, **зрительный** Sehnerv *m*
~, **зубной** Zahnnerv *m*
~, **икроножный** Wadennerv *m*
~, **копчиковый** Steiß(bein)nerv *m*, Kaudalnerv *m*
~, **лицевой** Gesichtsnerv *m*
~, **лобный** Stirnnerv *m*
~, **локтевой** Ellennerv *m*
~, **лучевой** Speichennerv *m*
~, **малоберцовый общий** Wadenbeinnerv *m*
~, **межрёберный** Interkostalnerv *m*, Zwischenrippennerv *m*
~, **мякотный** markhaltiger Nerv *m*
~, **нёбный** Gaumennerv *m*
~, **нижнечелюстной** Unterkiefernerv *m*
~, **обонятельный** Riechnerv *m*
~, **ресничный** Ziliarnerv *m*
~, **седалищный** Hüftnerv *m*
~, **сердечный** Herznerv *m*
~, **скуловой** Jochbeinnerv *m*
~, **слуховой** Hörnerv *m*, Schneckennerv *m*
~, **срединный** Mittelarmnerv *m*, Mittelhandnerv *m*
~, **центробежный** zentrifugaler Nerv *m*
~, **центростремительный** zentripetaler Nerv *m*
~, **цилиарный** Strahlennerv *m*
~, **чувствительный** sensibler Nerv *m*
~, **эфферентный** efferenter Nerv *m*
~, **языкоглоточный** Zungenschlundnerv *m*
~, **язычный** Zungennerv *m*
нервизм *m* Nervismus *m*
нервнобольной *m* Nervenkranke *m*
нервно-мышечный neuromuskulär
нервно-сосудистый neurovaskulär
нервозность *f* Nervosität *f*
нервон *m* Nervon *n*
нервы *m pl* Nerven *m pl* (*s. a.* **нерв**)
~, **головные** *s.* **нервы, черепные**
~, **грудные** Brust(korb)nerven *m pl*
~, **крестцовые** Kreuznerven *m pl*
~, **поясничные** Lendennerven *m pl*

~, промéжностные Dammnerven *m pl*
~, тáзовые Beckennerven *m pl*
~, черепны́е Hirnnerven *m pl*
~, шéйные Halsnerven *m pl*
нервэкстрáктор *m* Nervexstirpator *m*
несгибáемый unbiegsam, starr
несмыкáние *n* (*напр. створок клапана*) Schlußunfähigkeit *f*
~ **зубóв** Nonokklusion *f*
несовмести́мость *f* Inkompatibilität *f*
~ **бактериофáгов** Bakteriophageninkompatibilität *f*
~, **генети́ческая** Geneinkompatibilität *f*
~, **иммунологи́ческая** immunologische Inkompatibilität *f*
~ **крóви** Blutinkompatibilität *f*; Blutunverträglichkeit *f* (*zwischen Spender und Empfänger*)
~ **лекáрственных вещéств** Arzneimittelinkompatibilität *f*
~ **по рéзус-фáктору** Rh-Inkompatibilität *f*
~, **тканевáя** Gewebsinkompatibilität *f*, Gewebsdissonanz *f*
~, **цитоплазмати́ческая** protoplasmatische Inkompatibilität *f*
несостоя́тельность *f* Insuffizienz *f*
~ **анастомóза** Anastomoseinsuffizienz *f*
~ **шва** Nahtinsuffizienz *f*
неспецифи́ческий unspezifisch
нетранспортáбельный untransportabel
нетрудоспосóбность *f* Arbeitsunfähigkeit *f*
~, **врéменная** zeitweilige Arbeitsunfähigkeit *f*
неукроти́мый unstillbar
неустóйчивость *f*, **психи́ческая** psychische Instabilität *f*, Neurotizismus *m*
неустóйчивый labil
нефелометри́я *f* Nephelometrie *f*, Trübungsmessung *f*, Turbidimetrie *f*
нефелопси́я *f* Nephelopsie *f*, Nebelsehen *n*
нефралги́я *f* Nierenschmerz *m*
нефри́т *m* Nephritis *f*, Nierenentzündung *f*
~ **берéменных** Schwangerschaftsnephritis *f*
~, **возврáтный** Rekurrensnephritis *f*
~, **волчáночный** Lupus-Nephritis *f*
~, **гематури́ческий** Nephritis *f* mit ausgesprochener Hämaturie
~, **диффу́зный** diffuse Nephritis *f*
~, **злокáчественный** bösartige Nephritis *f*
~, **иммунокóмплексный** Immunokomplex-Nephritis *f*
~, **интерстициáльный** interstitielle Nephritis *f*
~, **интракапилля́рный** intrakapillare Nephritis *f*
~, **межу́точный** interstitielle Nephritis *f*
~, **окóпный** Feld(gruben)nephritis *f*, Kriegsnephritis *f*
~, **очагóвый** Herdnephritis *f*, herdförmige Nephritis *f*
~, **паренхиматóзный** parenchymatöse Nephritis *f*
~, **постинфекциóнный** postinfektiöse Nephritis *f*
~, **свинцóвый** Bleinephritis *f*
~, **скарлатинóзный** Scharlachnephritis *f*
~ **с нефроти́ческим компонéнтом** Nephritis *f* mit nephrotischem Einschlag
~, **токси́ческий** toxische Nephritis *f*
~, **тубулоинтерстициáльный** tubulointerstitielle Nephritis *f*
~, **эксперимéнтáльный** experimentelle Nephritis *f*
~, **экссудати́вный** exsudative Nephritis *f*
~, **элиминациóнный** Ausscheidungsnephritis *f*
нефроангиографи́я *f* Nierenangiographie *f*, Nephroangiographie *f*
нефроангиосклерóз *m* Nephroangiosklerose *f*
нефробластóма *f* Nephroblastom *n*, Wilm-Tumor *m*
нефрогéнный nephrogen
нефрографи́я *f* Nierenröntgendarstellung *f*, Nephrographie *f*, Renographie *f*
~, **радиоизотóпная** Radioisotopennephrographie *f*
нефрóз *m* Nephrose *f*
~, **амилóидный** Amyloidnephrose *f*
~, **врождённый** kongenitale Nephrose *f*
~, **выдели́тельный** Ausscheidungsnephrose *f*
~, **гиперхлореми́ческий** hyperchlorämische Nephrose *f*
~, **желту́шный** Gelbsuchtnephrose *f*, cholämische Nephrose *f*
~, **липóидный** Lipoidnephrose *f*
~, **некроти́ческий** Nekronephrose *f*
~, **сулемóвый** Sublimatnephrose *f*
нефрозонефри́т *m* Nephrosonephritis *f*
~, **геморраги́ческий** hämorrhagische Nephrosonephritis *f*
~, **инфекциóнный** infektiöse Nephrosonephritis *f*, hämorrhagisches Fieber *n* mit Nierenbeteiligung
нефрокальцинóз *m* Nephrokalzinose *f*
нефрóлиз *m* Nephrolyse *f*
нефролизи́ны *m pl* Nephrolysine *n pl*
нефролитиáз *m* Nephrolithiasis *f*, Nierensteinkrankheit *f*
~, **злокáчественный** maligne Nephrolithiasis *f*, bösartige Nierensteinkrankheit *f*
нефролитотоми́я *f* Nephrolithotomie *f*, Nierensteinschnitt *m*
нефрóлог *m* Nierenfacharzt *m*, Nephrologe *m*
нефрóма *f* Nephrom *n*, Nephroblastom *n*
~, **эмбрионáльная** *s.* **нефробластóма**
нефрóн *m* Nephron *n*
нефронекрóз *m* Nephronekrose *f*, Nierennekrose *f*
нефропати́я *f* Nephropathie *f*
~, **вакуóльная** vakuoläre Nephropathie *f*
~, **ви́смутовая** Wismutnephropathie *f*, Bismutnephropathie *f*
~, **диабети́ческая** diabetische Nephropathie *f*
~, **кистóзная** zystische Nephropathie *f*, Zystenniere *f*
~, **мочеки́слая** Harnsäure-Nephropathie *f*, Urat-Nephropathie *f*
~, **остеогéнная** osteogene Nephropathie *f*
~, **тубуля́рная** tubuläre Nephropathie *f*
~, **эндеми́ческая** endemische Nephropathie *f*, Balkannephritis *f*
~, **эпителиáльная** epitheliale Nephropathie *f*
нефропекси́я *f* Nephropexie *f*, Nierenanheftung *f*
~ **Фёдорова** Fjodorow-Nephropexie *f*
нефропиелостоми́я *f* Nephropyelostomie *f*
нефроптóз *m* Nephroptose *f*, Senkniere *f*
нефрорафи́я *f* Nephrorrhaphie *f*

нефросклеро́з *m* Nephrosklerose *f*, Nierensklerose *f*
~, артериолосклероти́ческий arteriolosklerotische Nephrosklerose *f*
~, атеросклероти́ческий atherosklerotische Nephrosklerose *f*, arteriosklerotische Nephrosklerose *f*
~, втори́чный послевоспали́тельный sekundäre postentzündliche Nephrosklerose *f*
~, пиелонефрити́ческий pyelonephritische Nephrosklerose *f*
нефросто́ма *f* Nephrostom *n*
нефростоми́я *f* Nierenbeckenfistelanlegung *f*, Nephrostomie *f*
нефротокси́н *m* Nephrotoxin *n*
нефротоми́я *f* Nephrotomie *f*, Nierenschnitt *m*
~, попере́чная Nierenquerschnitt *m*
нефротомографи́я *f* Nephrotomographie *f*, Nierenschnittbildverfahren *n*
нефроуретерэктоми́я *f* Nephroureterektomie *f*
нефроцирро́з *m* Nierenzirrhose *f*, Nierenverödung *f*, Schrumpfniere *f*
нефрэктоми́я *f* Nephrektomie *f*, Nierenentfernung *f*, Nierenexstirpation *f*
~, интракапсуля́рная intrakapsuläre Nephrektomie *f*
~, субкапсуля́рная subkapsuläre Nephrektomie *f*
нефункциони́рующий funktionslos
нечувстви́тельный insensibel, unempfindlich
неэффекти́вность *f* Wirkungslosigkeit *f*
нигили́зм *m*, **терапевти́ческий** therapeutischer Nihilismus *m*
нижнечелюстно́й mandibular
низведе́ние *n* **яи́чка** Hodendeszensus *m*
никоти́н *m* Nikotin *n*
никотини́зм *m* Nikotinismus *m*
никталги́я *f* Noktalgie *f*, Nyktalgie *f*, Nachtschmerz *m*
никто́метр *m* Nyktometer *n*
~, регистри́рующий Registriernyktometer *n*
никтофоби́я *f* Nyktophobie *f*, Nachtangst *f*
никтури́я *f* Nykturie *f*, Nachtharnen *n*
нимфома́ния *f* Nymphomanie *f*, Mannstollheit *f*
ниста́гм *m* Nystagmus *m*, Augenbeben *n*, Augenzucken *n*, Augenzittern *n*
~, вертика́льный Vertikalnystagmus *m*
~, вестибуля́рный vestibulärer Nystagmus *m*
~, враща́тельный Drehnystagmus *m*
~, гальвани́ческий galvanischer Nystagmus *m*
~, горизонта́льный Horizontalnystagmus *m*
~, диагона́льный Diagonalnystagmus *m*
~, диэнцефа́льный dienzephaler Nystagmus *m*
~, иску́сственный Provokationsnystagmus *m*
~, калори́ческий kalorischer Nystagmus *m*
~, кача́тельный Pendelnystagmus *m*
~, крупноразма́шистый grobschlägiger Nystagmus *m*
~, лабири́нтный labyrinthbedingter Nystagmus *m*, Labyrinthnystagmus *m*
~, лате́нтный latenter Nystagmus *m*
~, ма́ятникообра́зный Pendelnystagmus *m*
~, мелкоразма́шистый feinschlägiger Nystagmus *m*
~, мозжечко́вый Kleinhirnnystagmus *m*
~, опти́ческий optischer Nystagmus *m*
~, оптокинети́ческий optokinetischer Nystagmus *m*, Eisenbahnnystagmus *m*
~, осцилля́торный oszillatorischer Nystagmus *m*
~, позицио́нный Lagenystagmus *m*
~ положе́ния Lagenystagmus *m*
~, прессо́рный Kompressionsnystagmus *m*
~, профессиона́льный arbeitsbedingter Nystagmus *m*; «Rollauge» *n*, Augenzittern *n* der Bergleute
~, рота́торный rotatorischer [rotierender] Nystagmus *m*
~, спонта́нный Spontannystagmus *m*
~, спровоци́рованный Provokationsnystagmus *m*
~, среднеразма́шистый mittelschlägiger Nystagmus *m*
~, толчкообра́зный Rücknystagmus *m*
~, ундули́рующий Pendelnystagmus *m*
~, физиологи́ческий physiologischer Nystagmus *m*
~, фиксацио́нный Fixationsnystagmus *m*
~, эксперимента́льный Provokationsnystagmus *m*
нистагмографи́я *f* Nystagmographie *f*
нистагмо́идный nystagmusähnlich
нистагмометри́я *f* Nystagmometrie *f*
нисходя́щий absteigend
нитеви́дный fadenförmig
нитро́граф *m* Nitrograph *m*
нитрокраси́тель *m* Nitrofarbstoff *m*
нить *f* Faden *m*
~, капро́новая Kapronfaden *m*
~, коне́чная [концева́я] Endfaden *m*
~, лигату́рная Unterbindungsfaden *m*, Ligaturfaden *m*
~, льняна́я Flaxfaden *m*
~, сухожи́льная Sehnenfaden *m*
~, уретра́льная Urethralfaden *m*, Harnfilament *n*
~, хвостова́я Schwanzfaden *m*
~ хромосо́мы, элемента́рная Chromosomenelementarfaser *f*
~, шёлковая Seidenfaden *m*
ни́ша *f* Nische *f*
новообразова́ние *n* Neubildung *f*, Geschwulst *f*, Tumor *m*
~, доброка́чественное gutartige [benigne] Neubildung *f*, gutartige [benigne] Geschwulst *f*, gutartiger [benigner] Tumor *m*
~, злока́чественное bösartige [maligne] Neubildung *f*
новорождённый *m* Neugeborene *m*
нога́ *f* Fuß *m*; Bein *n*
ногодержа́тель *m* Beinhalter *m*; Fußhalter *m*
но́готь *m* Nagel *m*
~, вро́сший eingewachsener Nagel *m*
~, гипертрофи́рованный Hyperplasie *f* des Nagels
~, ложкообра́зный Löffelnagel *m*, *Koilonychia*
но́гти *m pl* **в фо́рме часовы́х стёкол** Uhrglasnägel *m pl*
нож *m*:
~, ампутацио́нный Amputationsmesser *n*, Lappenmesser *n*
~, анатоми́ческий anatomisches Messer *n*
~, брюши́стый Messer *n* mit einer Klinge

~, глазно́й Augenmesser *n*
~, глазно́й копьеви́дный Augenlanzette *f*
~, горта́нный Kehlkopfmesser *n*, Laryngotom *n*
~, двойно́й Doppelmesser *n*
~, ди́сковый Scheibenmesser *n*
~ для ампута́ции па́льцев Phalangenmesser *n*
~ для бро́нха Bronchusmesser *n*
~ для надко́стницы Periostmesser *n*, Beinhautmesser *n*
~ для разреза́ния ги́псовых повя́зок Gipsmesser *n*
~, катаракта́льный Starmesser *n*, Kataraktmesser *n*
~, кише́чный Darmmesser *n*
~, кольцеви́дный Ringmesser *n*
~, копьеви́дный lanzenförmiges Messer *n*
~, ла́зерный Lasermesser *n*
~, лине́йный Linearmesser *n*
~, микрото́мный Mikrotommesser *n*
~, мозгово́й Gehirnmesser *n*
~, око́нчатый Fenstermesser *n*
~, препарова́льный Präpariermesser *n*
~, приви́вочный Impfmesser *n*
~, рёберный Rippenmesser *n*
~, резекцио́нный Resektionsmesser *n*
~, рогови́чный Hornhautmesser *n*
~, секцио́нный Sektionsmesser *n*
~, серпови́дный Sichelmesser *n*
~, сухожи́льный Tenotom *n*, Sehnenmesser *n*
~, трансплантацио́нный Transplantationsmesser *n*
~, хирурги́ческий Operationsmesser *n*
~, хрящево́й Knorpelmesser *n*, Chondrotom *n*
~, чечевицеобра́зный Linsenmesser *n*
~, эма́левый Emailmesser *n*, Zahnsubstanzmesser *n*
нож-аденото́м *m* Adenotom *n*
но́жка *f*:
~ гипо́физа Hypophysenstiel *m*
~ клочка́ мозжечка́ Flockenstiel *m*
~ мо́зга Hirnschenkel *m*, Großhirnschenkel *m*
~ мозжечка́ Kleinhirnstiel *m*
~ позвонко́вой дуги́ Wirbelbogenwurzel *f*
~ сво́да Gewölbeschenkel *m*
~ стре́мени Stapesschenkel *m*
нож-крючо́к *m* Hakenmesser *n*
но́жницы *pl* Schere *f*
~, анатоми́ческие anatomische Schere *f*
~, гильоти́нные Guillotinenschere *f*
~, глазны́е Augenschere *f*
~, горта́нные Kehlkopfschere *f*
~ для иридэктоми́и Iridektomieschere *f*
~ для иссече́ния Exzisionsschere *f*
~ для ногте́й Nagelschere *f*
~ для перере́зки пупови́ны Nabelschnurschere *f*
~ для разреза́ния ги́псовых повя́зок Gipsschere *f*
~ для разреза́ния повя́зок Verbandschere *f*
~ для стри́жки воло́с Haarschneideschere *f*
~ для удале́ния поли́пов Polypenschere *f*
~, кише́чные Darmschere *f*
~, коле́нчатые Knieschere *f*
~, ко́стные Knochenschere *f*
~, лигату́рные Ligaturschere *f*
~, нёбные Gaumenschere *f*
~, носовы́е Nasenschere *f*
~, препарова́льные Präparierschere *f*
~, рёберные Rippenschere *f*
~, секцио́нные Sektionsschere *f*
~, сосу́дистые Gefäßschere *f*
~, сухожи́льные Sehnenschere *f*
~, хирурги́ческие chirurgische Schere *f*
~, эмбриотоми́ческие Embryotomieschere *f*
~, энуклеацио́нные Enukleationsschere *f*
но́жницы-куса́чки *pl*, рёберные Rippenschere *f*
нож-остеото́м *m* Osteotom *n*
нож-распа́тор *m* Messerraspatorium *n*
ноздря́ *f* Nasenloch *n*
нозоареа́л *m* Krankheitsverbreitungszone *f*
нозогеогра́фия *f* Nosogeographie *f*
нозоло́гия *f* Nosologie *f*
~, психиатри́ческая psychiatrische Nosologie *f*
нозомани́я *f* Nosomanie *f*, Krankheitswahn *m*
нозопаразити́зм *m* Nosoparasitismus *m*
нозофоби́я *f* Nosophobie *f*, Krankheitsfurcht *f*
нокардио́з *m* Nokardiose *f*
но́ма *f* Noma *f*, Wasserkrebs *m*
но́нсенс-кодо́н *m* nonsensecodon *(engl.)*
но́нсенс-мута́ция *f* unsinnige Mutation *f*
норадренали́н *m* Noradrenalin *n*, Norepinephrin *n*
норлейци́н *m* Norleuzin *n*
но́рма *f* Norm *f*; Normalwert *m*
нормализа́ция *f* кровообраще́ния Kreislauferholung *f*
нормати́в *m* Normativ *n*, Richtwert *m*
~, гигиени́ческий hygienisches Normativ *n*
нормати́вы *m pl* Normative *n pl*
~ здравоохране́ния Normative *n pl* des Gesundheitswesens [im Gesundheitswesen]
~ медици́нской по́мощи Normative *n pl* der medizinischen Betreuung [für die medizinische Betreuung]
~ персона́ла учрежде́ний здравоохране́ния, шта́тные Besetzungsnormative *n pl* des Personals der Gesundheitseinrichtungen
нормерги́я *f* Normergie *f*
норми́рование *n*:
~, гигиени́ческое hygienische Normung *f*; Erarbeitung *f* hygienischer Normativwerte
~ труда́ медици́нского персона́ла Arbeitsnormung *f* des medizinischen Personals
~ фа́кторов вне́шней среды́ Norm(ier)ung *f* der Umweltfaktoren
нормобла́ст *m* Normoblast *m*
нормоволеми́я *f* Normovolämie *f*
нормогра́мма *f* Elektrokardiogramm *n* mit normaler Axenlage
нормотрофи́я *f* Normotrophie *f*, Normalernährung *f*
нормоци́т *m* Normozyt *m*
но́рмы *f pl*:
~ пита́ния Ernährungsrichtsätze *m pl*, Ernährungsnormen *f pl*
~ радиацио́нной безопа́сности Normen *f pl* der Strahlungssicherheit
~, санита́рные hygienische Normativwerte *m pl*; hygienische Normen *f pl*

нос *m* Nase *f*
~, «бульдо́жий» Doggennase *f*
~, «ви́нный» Rhinophym *n*, Knollennase *f*
~, седлови́дный Sattelnase *f*
~, шишкови́дный *s.* нос, ви́нный
носи́лки *pl* Bahre *f*, Tragbahre *f*, Krankenbahre *f*, Krankensänfte *f*
~, двойны́е Doppeltrage *f*
~ для тру́пов Leichenbahre *f*
~, санита́рные Krankenbahre *f*, Krankentrage *f*
~, станда́ртные [унифици́рованные] Einheitstrage *f*
носи́тель *m*:
~, гетерозиго́тный heterozygoter Träger *m*
~, гомозиго́тный homozygoter Träger *m*
~ информа́ции Informationsträger *m*
~ кислоро́да, корпускуля́рный korpuskulärer Sauerstoffträger *m*
~ предрасположе́ния Anlageträger *m*
~ при́знака Merkmalsträger *m*
носогло́тка *f* Nasenrachen *m*, Nasenrachenraum *m*
носогло́точный nasopharyngeal
носогу́бный labionasal
носорасшири́тель *m* Nasendilatator *m*
ностальги́я *f* Nostalgie *f*
нужда́емость *f*:
~ в амбулато́рной по́мощи Bedarf *m* nach der ambulatorischen Hilfe
~ в куро́ртном лече́нии Kurbedarf *m*
~ в о́тдыхе Erholungsbedarf *m*
~ в стациона́рной по́мощи Krankenhaushilfebedürfnis *n*
~ в ухо́де Pflegebedürfnis *n*
нуклеа́за *f* Nuklease *f*
нуклеози́д *m* Nukleosid *n*
нуклеозида́за *f* Nukleosidase *f*
нуклеоти́д *m* Nukleotid *n*
~, ви́русный Virusnukleotid *n*, Viruskern *m*
нуклеопла́зма *f* Nukleoplasma *n*, Karyoplasma *n*
нуклеопротеи́д *m* Nukleoproteid *n*

О

оа́зис *m*, возду́шный Frischinsel *f*, Luftoase *f*
обви́тие *n* пупови́ны Nabelschnurumschlingung *f*
обду́кция *f* Obduktion *f*, Sektion *f*, Leicheneröffnung *f*
обе́д *m*, про́бный Probemahlzeit *f*, Testmahlzeit *f*
обезбо́ливание *n* Anästhesie *f*, Schmerzbetäubung *f*, Schmerzbeseitigung *f*
~, комбини́рованное Kombinationsanästhesie *f*
~, ме́стное lokale [örtliche] Anästhesie *f*
~, о́бщее Vollnarkose *f*, Allgemeinnarkose *f*
~ хо́лодом Kälteanästhesie *f*
обезбо́ливать anästhesieren, betäuben
обезво́живание *n* Dehydratation *f*, Dehydratisierung *f*
~ органи́зма Exsikkose *f*
обезвре́живание *n* Entgiftung *f*
~ радиоакти́вных отхо́дов Entgiftung *f* der radioaktiven Abfälle
~ я́да Entgiftung *f*, Desintoxikation *f*
обезгла́вливание *n* Dekapitation *f*
~ плода́ Kindsdekapitation *f*, Kindsköpfung *f*
обезжи́ривание *n* Entfettung *f*
обеззара́живание *n* Desinfektion *f*, Desinfizierung *f*, Entkeimung *f*, Entseuchung *f*
~ воды́ Wasserentkeimung *f*, Wasserdesinfektion *f*
~ рук Händedesinfektion *f*
обезобра́жение *n* Verunstalten *n*, Entstellung *f*, Verstümmelung *f*
~ лица́ Gesichtsentstellung *f*
обёртывание *n* Packung *f*, Lakenbad *n*; Umschlag *m*
~, вла́жное feuchte Packung *f*
~, горя́чее heiße Packung *f*
~, ледяно́е Eispackung *f*, Eisumschlag *m*
~, сухо́е Trockenpackung *f*
~, холо́дное Kaltpackung *f*
обескро́вливание *n* Entblutung *f*, Blutabziehung *f*, Blutleere *f*
обеспече́ние *n*:
~, витами́нное Vitaminausstattung *f*
~, госуда́рственное социа́льное staatliche Sozialfürsorge *f*
~, лека́рственное Arzneimittelversorgung *f*
~, ме́дико-санита́рное Gesundheitsfürsorge *f*
~, медици́нское gesundheitliche Versorgung *f*, Sanitätsversorgung *f*
обеспе́ченность *f*:
~ больни́чными ко́йками Krankenbettversorgungsgrad *m*
~ врача́ми Versorgung *f* mit Ärzten
~ населе́ния амбулато́рной по́мощью ambulanter Betreuungsgrad *m* der Bevölkerung
~ населе́ния стациона́рной по́мощью stationärer Betreuungsgrad *m* der Bevölkerung
обеспло́живание *n* Sterilisation *f*, Unfruchtbarmachung *f*, Entkeimung *f*
обеспы́ливание *n* Entstaubung *f*
обессо́ливание *n* Salzverlust *m*
обка́лывание *n* Umstechung *f*
~ сосу́да Gefäßumstechung *f*
о́бласть *f* Gegend *f*, Region *f*
~, ана́льная Analgegend *f*, Aftergegend *f*, Analregion *f*
~, висо́чная Schläfengegend *f*, Temporalregion *f*
~ воспале́ния Entzündungsbezirk *m*
~ входно́го отве́рстия 1. Einschußstelle *f* 2. Einstichstelle *f*
~, глазни́чная Orbitalgegend *f*, Augenhöhlengegend *f*
~, груди́но-ключи́чно-сосцеви́дная Brustbein-Schlüsselbein-Warzenfortsatzmuskelgegend *f*
~ губы́ Lippengegend *f*
~, заты́лочная Hinterhauptgegend *f*, Hinterhauptregion *f*
~ зрачка́ Pupillargebiet *n*, Pupillarbereich *m*
~, илеоцека́льная Ileum-Zäkumregion *f*
~ иннерва́ции Innervierungsgebiet *n*
~ коры́ мо́зга Rindenfeld *n*
~, крестцо́вая Kreuzbeingegend *f*, Sakralregion *f*
~ культи́ Stumpfgebiet *n*
~, лобко́вая Schambeingegend *f*, Schambeinregion *f*

~, **надключи́чная** Supraklavikulargegend *f*
~, **надчре́вная** Oberbauch *m*
~, **нижнечелюстна́я** Unterkiefergegend *f*
~, **обоня́тельная** Riechfeld *n*
~ **ожо́га** Verbrennungsgebiet *n*
~, **околоу́шно-жева́тельная** Oberspeicheldrüsen-Kaumuskelgegend *f*
~ **операцио́нного по́ля** Operationsfeldgebiet *n*
~, **па́ховая** Leistengegend *f*, Inguinalgegend *f*
~ **перело́ма** Bruchgebiet *n*
~ **поврежде́ния** Verletzungsbezirk *m*, Schädigungsgebiet *n*
~, **подборо́дочная** Kinngegend *f*
~, **подвздо́шная** Krummdarmgegend *f*
~, **подвисо́чная** Unterschläfenbeingegend *f*
~, **подключи́чная** Unterschlüsselbeingegend *f*, Subklavikulargegend *f*
~, **подлопа́точная** Unterschulterblattgegend *f*
~, **подмы́шечная** Achselgegend *f*, Achselregion *f*
~, **подподборо́дочная** Unterkinngegend *f*
~, **подчре́вная** Unterleib *m*
~, **подъязы́чная** Zungenbeingegend *f*
~, **поро́говая** Schwellenbereich *m*
~ **по́чек** Nierenbezirk *m*
~, **поясни́чная** Lendengegend *f*
~ **примене́ния** Anwendungsgebiet *n*
~ **притупле́ния** (*перкуторного тона*) Dämpfungsbezirk *m*
~ **проме́жности** Dammgegend *f*
~, **пупо́чная** Nabelgegend *f*, Umbilikalregion *f*
~, **пя́точная** Fersengegend *f*
~ **ра́ны** Wundbezirk *m*, Wundgebiet *n*
~, **ротова́я** Mundgegend *f*, Oralgegend *f*
~, **седа́лищная** Gesäßgegend *f*
~, **срамна́я** Schamgegend *f*
~, **теменна́я** Scheitelgegend *f*
~, **чре́вная** Bauchmitte *f*
~ **ше́и** Halsgegend *f*
~, **щёчная** Backengegend *f*
обла́тка *f* Oblate *f*
о́блачко *n* **рогови́цы** Nubekula *f*, hauchartige Hornhauttrübung *f*
облегче́ние *n* Erleichterung *f*, Linderung *f*
~ **бо́лей** Schmerzerleichterung *f*, Schmerzlinderung *f*
облива́ние *n* Abgießen *n*, Begießen *n*
~, **ме́стное** Teilguß *m*
~, **о́бщее** Ganzkörperguß *m*
~ **под высо́ким давле́нием** Druckstrahlguß *m*, Blitzguß *m*
облитера́ция *f* Obliteration *f*, Verödung *f*
~ **плевра́льной по́лости** Pleuraverwachsung *f*
~ **по́лости перика́рда** Perikard(ial)verwachsung *f*
~ **сосу́да** Gefäßobliteration *f*
облицо́вка *f* (*коронки зуба*) Verblendung *f*
обло́мок *m* Bruchstück *n*
~ **зу́ба** Zahnstumpf *m*
облуча́тель *m* Strahler *m*, Bestrahlungsapparat *m*
~, **бактерици́дный** Entkeimungsstrahler *m*
~, **диагности́ческий опти́ческий медици́нский** medizinischer optischer Diagnostikstrahler *m*
~, **инфракра́сный медици́нский** medizinischer Infrarotstrahler *m*
~, **конверге́нтный** Konvergenzstrahler *m*
~, **опти́ческий медици́нский** medizinischer optischer Strahler *m*
~, **ультрафиоле́товый медици́нский** medizinischer UV-Strahler *m*
облуче́ние *n* Bestrahlung *f*
~, **бактерици́дное** bakterizide Bestrahlung *f*
~, **вне́шнее** äußere Bestrahlung *f*
~, **вну́треннее** innere Bestrahlung *f*
~, **глубо́кое** Tiefenbestrahlung *f*
~, **дополни́тельное** zusätzliche Bestrahlung *f*
~ **инфракра́сными луча́ми** Infrarotbestrahlung *f*
~, **лока́льное** örtliche [lokale] Bestrahlung *f*
~, **ма́ятниковое** Pendelbestrahlung *f*
~, **многопо́льное** Mehrfeldbestrahlung *f*
~, **неравноме́рное** ungleichmäßige Bestrahlung *f*
~ **персона́ла** berufliche Strahlenbelastung *f*
~, **послеоперацио́нное** Nachbestrahlung *f*
~, **предоперацио́нное** Vorbestrahlung *f*
~, **рентге́новское** Röntgenbestrahlung *f*
~, **со́лнечное** Sonnenbestrahlung *f*, Besonnung *f*
~, **со́лнечное и́мпульсное** Sonnen-Impulsbestrahlung *f*
~, **стати́ческое** statische Bestrahlung *f*
~, **теплово́е** Wärmebestrahlung *f*
~, **тота́льное** Ganzkörperbestrahlung *f*
~ **ультрафиоле́товыми луча́ми** Ultraviolett-Bestrahlung *f*, UV-Bestrahlung *f*
~, **фракциони́рованное** fraktionierte Bestrahlung *f*
облысе́ние *n* Alopezie *f*, Haarausfall *m*
обма́н *m*:
~ **зре́ния** Augentäuschung *f*, Gesichtsbetrug *m*
~ **восприя́тия** Trugwahrnehmung *f*
обме́н *m* Umsatz *m*, Austausch *m*
~, **азо́тистый** Stickstoffumsatz *m*
~, **белко́вый** Eiweißstoffwechsel *m*, Eiweißumsatz *m*
~ **веще́ств** Stoffwechsel *m*, Metabolismus *m*
~ **веще́ств при нагру́зке** Arbeitsstoffwechsel *m*
~, **внутрикле́точный** intrazellulärer Stoffwechsel *m*
~, **внутримолекуля́рный** intramolekularer Stoffwechsel *m*
~, **во́дно-солево́й** Wasser-Mineralhaushalt *m*
~, **во́дный** Wasserhaushalt *m*
~, **га́зовый** Gasaustausch *m*
~, **генети́ческий** genetischer Austausch *m*, Crossing-over *n*
~ **двух ни́тей** *Gen.* Zweistrangaustausch *m*
~, **жирово́й** Fettstoffwechsel *m*, Fettumsatz *m*, Fetthaushalt *m*
~, **ио́нный** Ionenaustausch *m*
~, **липи́дный** Lipidstoffwechsel *m*
~, **минера́льный** Mineralstoffwechsel *m*
~, **основно́й** Grundumsatz *m*, Ruhestoffwechsel *m*
~, **промежу́точный** Zwischenstoffwechsel *m*, intermediärer Stoffwechsel *m*
~, **пури́новый** Purinstoffwechsel *m*
~, **тка́невый** Gewebemetabolismus *m*
~, **углево́дный** Kohlenhydratstoffwechsel *m*
~, **холестери́новый** Cholesterinstoffwechsel *m*
~, **электроли́тный** Elektrolythaushalt *m*
~, **энергети́ческий** Energiehaushalt *m*, Energieumsatz *m*

~ я́дер Kernaustausch *m*
обмороже́ние *n* Erfrierung *f*, örtlicher Kälteschaden *m*
~, вла́жное Naßerfrierung *f*
о́бморок *m* Ohnmacht *f*, Synkope *f*
~, болево́й Schmerzohnmacht *f*, Schmerzsynkope *f*
~, высо́тный Höhenohnmacht *f*
~, гипервентиляцио́нный Hyperventilationsohnmacht *f*
~, истери́ческий hysterische Synkope *f*
~, кашлево́й Hustenohnmachtsanfall *m*
~, ортостати́ческий orthostatische Synkope *f*
обмыва́ние *n* Waschung *f*
обнаже́ние *n* Bloßlegung *f*, Entblößung *f*, Freilegung *f*
~ не́рва Nervenfreilegung *f*
обнаруже́ние *n* Sichtbarmachung *f*
обнубиля́ция *f* созна́ния Benommenheit *f*, Bewußtseinstrübung *f*
обогаще́ние *n* Anreicherung *f*
~ кислоро́дом Sauerstoffanreicherung *f*
о́бод *m*, ло́бный Stirnreifen *m*
ободо́к *m* загрязне́ния Schmutzring *m*
обожжённый *m* Brandverletzte *m*
оболо́чка *f* Hülle *f*, Umhüllung *f*, Haut *f*, Lemm *n*, Membran *f*
~, амниоти́ческая Amnionhülle *f*
~ бакте́рии Bakterienhülle *f*
~ бро́нха, сли́зистая Bronchialschleimhaut *f*
~ век, сли́зистая Lidbindehaut *f*
~ ви́руса Virushülle *f*
~, ворси́нчатая Zottenhaut *f*, Chorion *n*
~ гла́за Augenhaut *f*
~ гла́за, бело́чная Lederhaut *f* des Auges
~ гла́за, ра́дужная Regenbogenhaut *f*, Iris *f*
~ гла́за, сли́зистая Bindehaut *f*, Konjunktiva *f*
~ глазно́го я́блока Augenbulbushülle *f*
~, гноеро́дная [гно́йная] pyogene Membran *f*, Abszeßmembran *f*
~ горта́ни, сли́зистая Kehlkopfschleimhaut *f*
~, грыжева́я Bruchhülle *f*
~ желу́дка, сли́зистая Magenschleimhaut *f*
~ кишки́, сли́зистая Darmschleimhaut *f*
~ кле́тки Zellmembran *f*
~ ма́тки, сли́зистая Uterusschleimhaut *f*
~, миели́новая Myelinscheide *f*
~ мо́зга Hirnhaut *f*
~, мозгова́я паути́нная Spinnwebehaut *f*
~ мочево́го пузыря́, сли́зистая (Harn-)Blasenschleimhaut *f*
~ но́са, сли́зистая Nasenschleimhaut *f*
~, отпада́ющая Dezidua *f*
~, паути́нная Spinnwebehaut *f*
~, пиоге́нная pyogen(etische)e Membran *f*
~ плода́ Fruchthaut *f*, Eihaut *f*
~ по́лости рта, сли́зистая Mundschleimhaut *f*
~ семенно́го кана́тика Samenstranghülle *f*
~, серо́зная seröse Haut *f*
~, се́тчатая Netzhaut *f*
~, синовиа́льная Synovialmembran *f*
~, сли́зистая Schleimhaut *f*
~, соединительнотка́нная Bindgewebshülle *f*
~ спинно́го мо́зга Rückenmarkhaut *f*
~ трахе́и, сли́зистая Luftröhrenschleimhaut *f*
~ щеки́, сли́зистая Wangenschleimhaut *f*
~ ядра́ Kernmembran *f*
~ языка́, сли́зистая Zungenschleimhaut *f*
~ я́ичка Hodenhülle *f*, Hodenhaut *f*
оборо́т *m* ко́йки Bettenumsatz *m*
оборо́ты *m pl*, стоя́чие *Psych.* Sprachstereotypien *f pl*
обору́дование *n*:
~, больни́чное Krankenhauseinrichtung *f*
~ для интенси́вного ухо́да за пацие́нтом Intensivpflegeeinrichtung *f*
~, лаборато́рное Laboratoriumseinrichtung *f*
~, медици́нское Sanitätsgeräte *n pl*
~, операцио́нное Operationsausstattung *f*
~, радиозащи́тное Strahlenschutzanlage *f*
обосно́ванный begründet, fundiert
обостре́ние *n* Exazerbation *f*
~, сезо́нное Saison-Rezidiv *n*
обрабо́тка *f* Bearbeitung *f*, Behandlung *f*
~ операцио́нного по́ля Operationsfeldbearbeitung *f*
~, перви́чная Erstversorgung *f*
~, предвари́тельная Vorbehandlung *f*
~ ра́ны Wundversorgung *f*, Wundzurichtung *f*
~ ра́ны, по́здняя verspätete Wundversorgung *f*
~ ра́ны, ра́нняя frühzeitige Wundversorgung *f*
~ рук Händedesinfektion *f*
~, терми́ческая Hitzebehandlung *f*
о́браз *m*:
~ жи́зни Lebensweise *f*
~ жи́зни, малоподви́жный bewegungsarme Lebensweise *f*
~, зри́тельный Wahrnehmungsbild *n*
~, после́довательный Nachbild *n*, Nachbilderscheinung *f*
образова́ние *n*:
~ абсце́сса Abszeßbildung *f*
~ анастомо́за Anastomosierung *f*
~ ателекта́за Atelektasebildung *f*
~, вы́сшее медици́нское medizinische Hochschulbildung *f*
~ гемато́мы Hämatombildung *f*
~ гно́я Eiterbildung *f*
~ грануля́ций Granulationsbildung *f*
~ гры́жи Bruchbildung *f*, Herniation *f*
~ денти́на Zahnbeinbildung *f*
~ камне́й Konkrementbildung *f*
~ катара́кты Starbildung *f*
~ кисты́ Zystenbildung *f*
~ ко́рочки Borkenbildung *f*
~ ко́стной мозо́ли Kallusbildung *f*
~ кровяно́го сгу́стка Koagulumbildung *f*
~ ло́жного суста́ва Pseudoarthrosebildung *f*
~, медици́нское medizinische Ausbildung *f*
~ мозо́ли Schwielenbildung *f*
~, опухолеви́дное [опухолеподо́бное] geschwulstähnliche [tumorähnliche] Bildung *f*
~ оса́дка Sedimentation *f*
~ по́лости Höhlenbildung *f*
~ пузыря́ Blasenbildung *f*
~ рубца́ Narbenbildung *f*
~ свища́ Fistelbildung *f*, Fistelung *f*
~, сре́днее медици́нское mittlere medizinische Fachausbildung *f*

~ струпа Schorfbildung *f*
~ трещины Schrundenbildung *f*
~ тромба Thrombenbildung *f*
обратимый reversibel
обращаемость *f* **за медицинской помощью** Patienten-Neuzugang *m* im Jahr
обрезание *n* **крайней плоти** Zirkumzision *f*, Vorhautabtragung *f*; Beschneidung *f*
обрывок *m* Fetzen *m*
~ мышцы Muskelfetzen *m*
~ слизистой оболочки Schleimhautfetzen *m*
~ ткани Gewebsfetzen *m*
обсеменение *n* Dissemination *f*
обследование *n*:
~ больного Krankenuntersuchung *f*
~, догоспитальное prästationäre Untersuchung *f*
~, дополнительное медицинское zusätzliche medizinische Untersuchung *f*
~, комплексное медицинское medizinische Komplexuntersuchung *f*
~, массовое рентгеновское Röntgenreihenuntersuchung *f*
~, медико-социальное sozialmedizinische Untersuchung *f*
~, санитарное hygienische Überprüfung *f*
~, систематическое systematische Untersuchung *f*
обслуживание *n*:
~, амбулаторное ambulante Betreuung *f*
~ беременных женщин, медицинское Schwangerenbetreuung *f*
~, больничное Krankenhausbetreuung *f*
~ больных, бригадное Team-Behandlung *f* der Patienten
~ больных, двухстепенное Patienten-Zweistufenbetreuung *f*
~ больных, трёхстепенное Patienten-Dreistufenbetreuung *f*
~, диспансерное Dispensairebetreuung *f*, Krankenfürsorge *f*
~ инвалидов войны Kriegsbeschädigtenbetreuung *f*
~, медицинское medizinische Betreuung *f*
~ на дому Hausbetreuung *f*
~ новорождённых и детей раннего возраста, медицинское Säuglings- und Kleinkinderbetreuung *f*
~ по месту жительства Betreuung *f* im Wohngebiet
~, специализированное медицинское spezialisierte medizinische Betreuung *f*
~, стационарное stationäre Betreuung *f*
обстановка *f*:
~, медицинская medizinische Lage *f* [Situation *f*]
~, радиационная Strahlungssituation *f*
обструкция *f*:
~ бронхов Bronchialobstruktion *f*
~ мочевых путей Harnwegobstruktion *f*
обтуратор *m* Obturator *m*
~, нёбный Gaumenverschlußplatte *f*
обтурация *f* Verschluß *m*, Verschließung *f*, Obturation *f*, Obturierung *f*
~ кишечника Darmverschließung *f*, Darmverschluß *m*
~ лёгочной артерии Pulmonalarterienverschluß *m*
~ тромбом Thrombenverschluß *m*
обувь *f*, **защитная** schützende Fußbekleidung *f*
обугливание *n* Verkohlung *f*
обусловленный:
~ полом geschlechtsbedingt
~ средой umweltbedingt
обход *m*, **врачебный** Arztgang *m*, Arztvisite *f*
общение *n* Kommunikation *f*
общество *n*:
~, врачебное ärztliche Gesellschaft *f*
~, научное медицинское wissenschaftliche medizinische Gesellschaft *f*
~ слепых Blindenverband *m*
общность *f*, **антигенная** Antigengemeinschaft *f*
объектив *m* Objektiv(glas) *n*
~, иммерсионный Versenkungsobjektiv *n*, Immersionsobjektiv *n*
~, проекционный Projektionsobjektiv *n*
объект-микрометр *n* Objektivmikrometer *n*
объём *m*:
~ аккомодации Akkomodationsbreite *f*, Akkomodationsfähigkeit *f*
~ вдоха, минутный Einatem-Minutenvolumen *n*
~ вдоха, резервный inspiratorisches Reservevolumen *n*
~ выдоха, минутный Ausatem-Minutenvolumen *n*
~ движений Bewegungsumfang *m*
~ дыхания, минутный Atemminutenvolumen *n*
~ дыхания, резервный Reserveatemvolumen *n*
~ желудочка (сердца) Ventrikelvolumen *n*
~, конечно-диастолический enddiastolisches Volumen *n*
~ крови Blutvolumen *n*
~ крови, минутный Blutminutenvolumen *n*
~ крови, систолический [ударный] Blutschlagvolumen *n*
~ медицинской помощи Umfang *m* der medizinischen Hilfeleistung
~ наполнения Füllungsvolumen *n*
~, недостаточный Volumenmangel *m*
~, остаточный Restvolumen *n*, Residualvolumen *n*
~ плазмы Plasmavolumen *n*
~, регургитационный Regurgitationsvolumen *n*
~ циркулирующей крови zirkulierende Blutmenge *f*
~ циркулирующей плазмы zirkulierende Plasmamenge *f*
обызвествление *n* Verkalkung *f*, Kalkablagerung *f*
~, дистрофическое dystrophische Verkalkung *f*
обязанности *f pl* **медицинского персонала** Pflichten *f pl* des medizinischen Personals
овалоцит *m* Ovalozyt *m*, Elliptozyt *m*
овалоцитоз *m* Ovalozytose *f*, Elliptozytose *f*
овальбумин *m* Ovalbumin *n*
овариотомия *f* Ovariotomie *f*
овариэктомия *f* Ovariektomie *f*
оволосение *n* Behaarung *f*
овомукоид *m* Ovomukoid *n*
овоцит *m* Ovozyt *m*
овуляция *f* Ovulation *f*
оглушение *n* Benommenheit *f*

огра́да *f* **мо́зга** Vormauer *f*
ограниче́ние *n* Beschränkung *f*, Restriktion *f*
~ **в питье́** Trinkbegrenzung *f*
~ **движе́ния** Bewegungsbeschränkung *f*
~ **калори́йности** Kalorienreduktion *f*
~ **по́ля зре́ния** Gesichtsfeldeinschränkung *f*
~ **трудоспосо́бности** Arbeitseinschränkung *f*
~ **фу́нкции** Funktionseinschränkung *f*
ограни́ченность *f*, **у́мственная** Geistesbeschränktheit *f*
ограни́ченный abgegrenzt, umschrieben
~ **по́лом** geschlechtsbegrenzt
оде́жда *f*:
~, **защи́тная** Schutz(be)kleidung *f*; Schutzanzug *m*
~, **операцио́нная** Operationsanzug *m*
одновре́менный simultan, gleichzeitig; synchron
одногла́зие *n* Zyklopie *f*
одногла́зый einäugig
одноно́гий einfüßig; einbeinig
однопо́люсный unipolar
однору́кий einhändig; einarmig
односторо́нний einseitig, monolateral
однофа́кторный monofaktoriell, unifaktoriell
одонталги́я *f* Zahnschmerz *m*
одонтобла́ст *m* Odontoblast *m*, Dentinzelle *f*, Zahnbildungszelle *f*
одонтобласто́ма *f* Odontoblastom *n*
одонтогене́з *m* Odontogenese *f*, Zahnentwicklung *f*
~, **непра́вильный** Zahnmißbildung *f*
одонтоге́нный odontogen
одонтокла́ст *m* Odontoklast *m*
одонтолокси́я *f* Zahnirregularität *f*
одонто́ма *f* Odontom *n*, Dentalosteom *n*, Zahngeschwulst *f*
одонтопла́стика *f* Odontoplastik *f*
одонтосклеро́з *m* Odontosklerose *f*
одонтоско́п *m* Zahnspiegel *m*
одонтоци́т *m* Odontozyt *m*
одутлова́тость *f* Aufgedunsenheit *f*, Gedunsenheit *f*
оды́шка *f* Dyspnoe *f*, Atemnot *f*
~ **в поко́е** Ruhedyspnoe *f*, Ruheatemnot *f*
~, **инспира́торная** inspiratorische Dyspnoe *f* [Atemnot *f*]
~, **лёгочная** Lungenatemnot *f*
~ **при нагру́зке** Anstrengungsdyspnoe *f*, Belastungsdyspnoe *f*
~, **серде́чная** Herzatemnot *f*, kardiogene Atemnot *f*
~, **сме́шанная** kombinierte Dyspnoe *f*
~, **теплова́я** Wärmedyspnoe *f*, Wärmeatemnot *f*
~, **центра́льная** zentrogene Atemnot *f*, zerebrale Dyspnoe *f*
~, **экспирато́рная** expiratorische Atemnot *f*
оживле́ние *n* **органи́зма** Reanimation *f*, Wiederbelebung *f*
оживля́ть beleben
ожире́ние *n* Fettsucht *f*, Adipositat *f*, Obesität *f*, Übergewichtigkeit *f*
~, **алимента́рное** alimentäre [kalorienbedingte] Fettsucht *f*
~, **анизотро́пное** anisotrope Verfettung *f*
~, **боле́зненное** Dercum-Krankheit *f*, *adipositas dolorosa*
~, **гипогенита́льное** *adipositas hypogenitalis*
~, **гипоталами́ческое** hypothalamische Fettsucht *f*
~, **гипофиза́рное** hypophysäre Fettsucht *f*
~, **дегенерати́вное** degenerative [dystrophische] Verfettung *f*, fettige Dystrophie *f*, fettige [adipose] Degeneration *f*
~, **декомпозицио́нное** Dekompositionsverfettung *f*, Lipophanerose *f*
~, **диэнцефа́льное** dienzephale Fettsucht *f*
~, **инфильтрати́вное** infiltrative Verfettung *f*
~, **конституциона́льное** konstitutionelle Adiposität *f*
~, **крупнока́пельное** grobtröpfige Verfettung *f*
~, **мелкока́пельное** feintröpfige Verfettung *f*
~ **пе́чени** Leberverfettung *f*
~, **пуберта́тное** pubertate Fettsucht *f*
~, **резорбти́вное** resorptive Verfettung *f*, Resorptionsfettsucht *f*
~ **се́рдца** Herzverfettung *f*
~ **ту́ловища** Stammfettsucht *f*
~, **экзоге́нное** exogene Fettsucht *f*
~, **эндокри́нное** endokrine Fettsucht *f*
ожо́г *m* Verbrennung *f*, Brandverletzung *f*
~ **горя́чей жи́дкостью** Verbrühung *f*
~ **горя́чим га́зом** Heißgasverbrennung *f*
~ **желу́дка** Magenverbrennung *f*
~ **кислото́й** Säurenverätzung *f*
~ **ко́жи** Hautverbrennung *f*
~ **ко́жи, хими́ческий** Haut(ver)ätzung *f*
~, **лучево́й** Strahlenverbrennung *f*
~ **па́ром** Dampfverbrühung *f*
~, **рентге́новский** Röntgenverbrennung *f*
~, **со́лнечный** Sonnenbrand *m*
~ **I сте́пени** *combustio erythematosa*
~ **II сте́пени** *combustio bullosa*
~ **III сте́пени** *combustio gangraenosa*
~ **IV сте́пени** *combustio escharotica*
~, **терми́ческий** Hitzeverbrennung *f*
~ **ультрафиоле́товыми луча́ми** Ultraviolettverbrennung *f*
~, **хими́ческий** Verätzung *f*
~, **электри́ческий** Stromverbrennung *f*
оздоровле́ние *n* Gesundung *f*, Heilung *f*; Sanierung *f*
озе́на *f* Ozaena *f*, Stinknase *f*
о́зеро *n*:
~, **грязево́е** Schlammsee *m*
~, **слёзное** Tränenbucht *f*, Tränensee *m*
озлокачествле́ние *n* Malignisierung *f*, Bösartigkeitwerden *n*
озно́б *m* Fieberschauer *m*
~, **потряса́ющий** Schüttelfrost *m*
ознобле́ние *n* Frostbeule *f*, *pernio*
озокери́т *m* Ozokerit *m*, Erdwachs *n*, Bergtalg *m*
озоле́ние *n* Veraschung *f*
озони́рование *n* Ozonierung *f*
озо́но-оксигенотерапи́я *f* Ozon-Sauerstofftherapie *f*
озонотерапи́я *f*, **гипербари́ческая** hyperbarische Ozontherapie *f*
оказа́ние *n*:

~ **медици́нской по́мощи** medizinische Hilfeleistung *f*
~ **пе́рвой по́мощи** Erste-Hilfe-Leistung *f*
окамене́лость *f* **косте́й** Marmorknochenkrankheit *f*, Osteopetrosis *f*
окамене́ние *n*:
~ **плода́** Fruchtversteinerung *f*
~ **тро́мба** Thrombusversteinerung *f*
окисле́ние *n* Oxydation *f*
окисли́тель *m* Oxydans *n*, Oxydationsmittel *n*
окисли́тельно-восстанови́тельный Redox..., Oxydations-Reduktions..., Oxyreduktions...
окисля́емость *f* Oxydierbarkeit *f*
о́кись *f* **углеро́да** Kohlen(mon)oxid *n*
окклюда́тор *m* *Stom.* Okkludator *m*, Schielkapsel *n*, Schielverband *m*
~, **про́волочный** Drahtokkludator *m*
окклю́зия *f* Okklusion *f*, Verschluß *m*, Verschließung *f*, Obstruktion *f*
~ **арте́рии** Arterienokklusion *f*
~, **диста́льная** distale Okklusion *f*
~, **за́дняя** Rückbiß *m*, Rückokklusion *f*
~, **лингва́льная** Lingualokklusion *f*
~, **мезиа́льная** Mesialokklusion *f*
~ **мочето́чника** Harnleiterblockade *f*, Harnleiterverschluß *m*, Harnleiterverstopfung *f*
~, **пере́дняя** vordere Okklusion *f*, Mesialbiß *m*
~ **сосу́дов, склероти́ческая** sklerotische Gefäßobstruktion *f*
~, **центра́льная** zentrale Okklusion *f*, Zentralokklusion *f*
~, **щёчная** bukkale Okklusion *f*
~, **язы́чная** Lingualokklusion *f*
окно́ *n*:
~ **преддве́рия** Vorhofsfenster *n*
~ **ули́тки** Schneckenfenster *n*
околояи́чник *m* Nebeneierstock *m*, Paroophoron *n*
оконча́ние *n*:
~, **не́рвное бокалови́дное** keulenartige Nervenendigung *f*
~, **не́рвное дви́гательное** motorische Nervenendigung *f*
~, **не́рвное инкапсули́рованное** eingekapselte Nervenendigung *f*
~, **не́рвное свобо́дное** freie Nervenendigung *f*
~, **не́рвное чувстви́тельное** sensorische [sensible] Nervenendigung *f*
~ **ро́дов** Geburtsbeendigung *f*
~ **ро́ста те́ла** Wachstumsstillstand *m*
окостене́ние *n* Verknöcherung *f*, Ossifikation *f*
~, **гетеротопи́ческое** heterotope Verknöcherung *f*
~, **мы́шечное прогресси́вное** progressive Muskelverknöcherung *f*, Münchmeyer-Krankheit *f*
~, **периоста́льное** periostale Verknöcherung *f*
~ **плода́** Fruchtverknöcherung *f*, Steinkind *n*
~, **ста́рческое** Altersverknöcherung *f*
~ **сухожи́лия** Sehnenverknöcherung *f*
~ **швов (че́репа), преждевре́менное** prämature Synostose *f*
~, **эндо́стальное** endostale Verknöcherung *f*
~, **энхондра́льное** enchondrale Ossifikation *f*
окочене́ние *n*, **тру́пное** Leichenstarre *f*
«око́шко» *n*, **ко́жное** Hautfenster *n*, Rebuck-Methode *f*
окра́ска *f* Färbung *f*
~, **аджекти́вная** adjektive Färbung *f*
~, **двойна́я** Doppelfärbung *f*
~, **избира́тельная** selektive Färbung *f*
~, **метахромати́ческая** metachromatische Färbung *f*
~ **микроорга́ни́змов** Mikrobenfärbung *f*
~, **прижи́зненная** Vitalfärbung *f*
~, **регресси́вная** regressive Färbung *f*
~, **субстанцио́нная** Substantionsfärbung *f*
~, **электи́вная** elektive Färbung *f*
окрова́вленный blutbefleckt, blutdurchtränkt
окро́шка *f*, **слове́сная** Wortsalat *m*
окру́жность *f*:
~ **бедра́** Oberschenkelumfang *m*
~ **го́лени** Wadenumfang *m*
~ **головы́** Kopfumfang *m*
~ **груди́** Brustumfang *m*, Thorakalumfang *m*
оксало́з *m* Oxalose *f*
оксалури́я *f* Oxalurie *f*
оксигемогло́би́н *m* Oxyhämoglobin *n*, Sauerstoffhämoglobin *n*
оксигемо́граф *m* Oxyhämograph *m*
оксигемометри́я *f* Oxy(hämo)metrie *f*
оксигена́ция *f* Oxygenation *f*
~, **гипербари́ческая** hyperbare Oxygenation *f* [Sauerstofftherapie *f*]
оксигенопрофила́ктика *f* Oxygenoprophylaxe *f*
оксигеносупрареноскопи́я *f* Oxygenosuprarenoskopie *f*
оксигенотерапи́я *f* Oxygenotherapie *f*, Sauerstoffbehandlung *f*
оксикортикостеро́ид *m* Oxykortikosteroid *n*
оксимиогло́би́н *m* Oxymyoglobin *n*
оксиполи́н *m* Oxyprolin *n*
окситензиометри́я *f* Oxytensiometrie *f*
окситоци́н *m* Oxytozin *n*, Ozytozin *n*
оксиуро́з *m* Oxyuriasis *f*, Enterobiasis *f*, Madenwurmkrankheit *f*
оксифенилкетонури́я *f* Oxyphenylketonurie *f*
оксифили́я *f* Oxyphilie *f*
окули́ст *m* Augenarzt *m*, Ophthalmologe *m*, Okulist *m*
о́куло-уре́тро-синови́т *m* okulo-urethro-synoviales Syndrom *n*
окуля́р *m* Okular(glas) *n*, Augenlinse *f*
олеогранулёма *f* Oleogranulom *n*
олео́ма *f* Oleom *n*
олеопневмони́я *f* Oleopneumonie *f*
олеото́ракс *m* Oleothorax *m*
оли́ва *f* Olive *f*
~, **доба́вочная** Nebenolive *f*
олигеми́я *f* Oligämie *f*, Hypovolämie *f*, Blutvolumenmangel *m*
олигоартри́т *m* Oligoarthritis *f*
олигогидрамнио́н *m* Oligohydramnion *n*
олигодендроглио́ма *f* Oligodendrogliom *n*, Oligodendrozytom *n*
~, **веретенообра́зно-клё́точная** Spindelzellenoligodendrogliom *n*
олигодипси́я *f* Oligodipsie *f*
олигозоосперми́я *f* Oligozoospermie *f*

олигоменоре́я *f* Oligomenorrhoe *f*
олигопно́э *n* Oligopnoe *f*, herabgesetzte Atemfrequenz *f*
олигосахари́д *m* Oligosaccharid *n*
олигосиали́я *f* Oligosialie *f*
олиготрихи́я *f* Oligotrichie *f*
олигофаланги́я *f* Oligophalangie *f*
олигофрени́я *f* Oligophrenie *f*, Retardation *f*
олигохроми́я *f* Oligochromie *f*, Hypochromie *f*
олигоцитеми́я *f* Oligozythämie *f*
~, гиперволеми́ческая hypervolämische Oligozythämie *f*
~, гиповолеми́ческая hypovolämische Oligozythämie *f*
олигури́я *f* Oligurie *f*, Harnmangel *m*, Uropenie *f*
~, рена́льная renale Oligurie *f*
~, экстрарена́льная extrarenale Oligurie *f*
ольфактометри́я *f* Olfaktometrie *f*
~, компью́терная Computerolfaktometrie *f*
омартри́т *m* Omarthritis *f*, Schultergelenkentzündung *f*
омартро́з *m* Omarthrose *f*, Schultergelenkarthrose *f*
оменти́т *m* Omentitis *f*, Netzentzündung *f*
оментогепатопекси́я *f* Omentohepatopexie *f*
оментодиафрагмопекси́я *f* Omentodiaphragmopexie *f*
оментокардиопекси́я *f* Omentokardiopexie *f*
оментоовариопекси́я *f* Omentoovariopexie *f*
оментопангистеропекси́я *f* Omentopanhysteropexie *f*
оментопекси́я *f* Omentopexie *f*, Netzanheftung *f*
оментофикса́ция *f* Omentofixation *f*
омертве́ние *n* Nekrose *f*, Mortifikation *f*
~, казео́зное [творо́жистое] käsige Nekrose *f*, Kaseose *f*
омозоле́лость *f* Schwiele *f*, Verschwielung *f*
омфали́т *m* Omphalitis *f*, Nabelentzündung *f*
омфалофлегмо́на *f* Omphalophlegmone *f*, Nabelphlegmone *f*
омфалоце́ле *n* Omphalozele *f*, Nabelbruch *m*
омыле́ние *n* Verseifung *f*
онани́зм *m* Onanie *f*, Ipsation *f*, Selbstbefriedigung *f*
ониродини́я *f* Oneirodynie *f*, nächtliche Unruhe *f*
онихатрофи́я *f* Nagelatrophie *f*
онихи́я *f* Onychie *f*, Nagelbettentzündung *f*
~, грибко́вая Nagelgrind *m*
~, псориати́ческая Grübchennägel *m pl*
онихобла́ст *m* Onichoblast *m*
онихогрифо́з *m* Krallennägel *pl*
онихоли́зис Onycholysis *f*
онихомико́з *m* Onychomykose *f*, Nagelgrind *m*
~, плеснево́й Schimmelpilzonychomykose *f*
онихоре́ксис *m* Onychorrhexis *f*
онихофаги́я *f* Onychophagie *f*, Nägelkauen *n*
онихоши́зис *m* Onychoschisis *f*
онкобиогра́мма *f* Onkobiogramm *n*
онкогене́з *m* Onkogenese *f*
~, ви́русный Viralonkogenese *f*
~, лучево́й Radiationsonkogenese *f*
~, трансплацента́рный transplazentare [diaplazentare] Onkogenese *f*
~, хими́ческий chemische Onkogenese *f*

онкоге́нность *f* Onkogenität *f*
онко́граф *m* Onkograph *m*
онко́з *m* Onkose *f*
онко́лиз *m* Onkolyse *f*
онко́лог *m* Onkologe *m*
онко́метр *m* Onkometer *n*
онкорнави́рус *m* Onkornavirus *m*
онкосфе́ра *f* Onkosphäre *f*
онкоцито́ма *f* Onkozytom *n*
ономатомани́я *f* Onomatomanie *f*, Namenszwang *m*
онтогене́з *m* Ontogenese *f*, Ontogenie *f*
онхоцерко́з *m* Onchozerkose *f*, Onchozerkabefall *m*
оофори́т *m* Oophoritis *f*, Eierstockentzündung *f*
оофоро́ма *f* Oophorom *n*, Follikulom *n*
~, фолликуля́рная follikuläres Oophorom *n*, Brenner-Tumor *m*
опаде́ние *n* **язычка́** Gaumenzäpfchenherabhängen *n*, Uvuloptose *f*
опалесце́нция *f* Opaleszenz *f*
опасе́ния *n pl*, **ипохондри́ческие трево́жные** hypochondrische Befürchtungen *f pl*
опа́сность *f*:
~ аспира́ции Aspirationsgefahr *f*
~ для здоро́вья Gesundheitsgefahr *f*
~ кровотече́ния Blutungsgefahr *f*
~ осложне́ний Komplikationsgefahr *f*
~, радиацио́нная Strahlengefährdung *f*
~, социа́льная soziale Gefahr *f*
опа́сный:
~ для жи́зни lebensgefährlich
~ для здоро́вья gesundheitsgefährlich
опера́бельность *f* Operabilität *f*, Operationsfähigkeit *f*
операцио́нная *f* Operationssaal *m*, Operationsraum *m*
опера́ция *f* Operation *f*, chirurgischer Eingriff *m*
~ Березнего́вского — Шипачёва Beresnegowski-Schipatschow-Operation *f* *(Plastik des Harnleiters und der Harnblase)*
~, бескро́вная blutlose [unblutige] Operation *f*
~ Блохина́ Blochin-Operation *f* *(Verpflanzung der Harnleitermündungen in die isolierte Sigmoidschlinge)*
~ Богда́нова Bogdanow-Operation *f* *(Arthrodese des Sprunggelenkes)*
~ Богора́за Bogoras-Operation *f* *(Osteotomie zur Verlängerung und Formwiederherstellung langer Knochen)*
~ Бра́йцева Braizew-Operation *f* *(1. Art der Gastropexie 2. Art der Mastdarmplastik)*
~ Бра́уде Braude-Operation *f* (1. Gebärmutterdefundation 2. Kolpoperineoplastik 3. Sterilisationsverfahren)
~, одномоме́нтная einstufige [einzeitige, simultane] Operation *f*
~ Бурде́нко Burdenko-Operation *f* *(1. Amputationsmethode bei anaeroben Infektionen 2. Methode der Verhütung der Amputationsschmerzen)*
~ Вайнште́йна Weinstein-Operation *f* *(Methode des operativen Eingriffes am Schultergelenk)*

~ **Васи́льева** Wassiljew-Operation *f (an dem Ohrspeicheldrüsengang oder an dem Mundwinkel)*
~ **Венгло́вского** Wenglowski-Operation *f (Ventrikulostomie-Methode)*
~ **Во́лкова** Wolkow-Operation *f (1. Methode der Arthroplastik 2. Knochenplastik-Methode)*
~ **Ге́рцена** Herzen-Operation *f (beim Schenkelbruch oder bei vorderem Hirnbruch)*
~, **гинекологи́ческая** gynäkologische Operation *f*
~ **Глёзерова** Gleserow-Operation *f (Augenlidplastikmethode)*
~ **Гусы́нина** Gussynin-Operation *f (1. Urethroplastik 2. Rekonstruktion der Nasenknorpel)*
~, **двухмоме́нтная** zweistufige [zweizeitige] Operation
~, **диагности́ческая** diagnostische [explorative] Operation *f*
~ **Дья́конова** Djakonow-Operation *f (1. Appendektomiemethode 2. Rhinoplastikmethode)*
~ **Заце́пина** Sazepin-Operation *f (1. bei habitueller Hüftenluxation 2. bei angeborenem Klumpfuß 3. bei angeborenem Schiefhals)*
~ **Зене́нко** Senenko-Operation *f (bei Spina bifida)*
~ **Ивано́ва** Iwanow-Operation *f (1. Laryngostomie wegen Narbenstriktur 2. Operationseröffnung des Maxillarsinus 3. Rhinoplasik)*
~ **камнесече́ния** Steinschnittoperation *f*
~, **космети́ческая** kosmetische Operation *f*
~, **ко́стная** Knochenoperation *f*
~, **крова́вая** blutige Operation *f*
~ **Ле́вина** Lewin-Operation *f (radikale Operation am Mittelohr)*
~ **Ли́мберга** Limberg-Operation *f (1. Lippenplastik 2. Hautplastik)*
~ **Ли́нберга** Linberg-Operation *f (1. «Schwalbenschloß»-Osteosynthese 2. Stufenthorakoplastik)*
~ **Медве́дева** Medwedew-Operation *f (wegen Elephanthiasis)*
~ **Ме́льникова** Melnikow-Operation *f (1. bei dem Subdiaphragmalabszeß 2. bei einer Darmfistel 3. Bronchusstumpfabdeckung*
~ **на брюшно́й по́лости** Bauchoperation *f*
~ **на откры́том се́рдце** Offenherzoperation *f*
~ **на сосу́дах, пласти́ческая** Gefäßplastik *f*
~ **на стре́мени** Steigbügelchirurgie *f*
~, **обы́чная** Routineoperation *f*
~ **О́ппеля** Oppel-Operation *f (1. Gastropexie 2. Unterbindung der Extremitätengefäße)*
~, **остеопласти́ческая** osteoplastische Operation *f*, Osteoplastik *f*
~, **паллиати́вная** Palliativoperation *f*
~ **Па́рина** Parin-Operation *f (Wiederherstellung der Handfunktion bei Daumenamputation)*
~ **Петро́вского** Petrowski-Operation *f (1. Diaphragmakardiopexie 2. Kardioplastik)*
~, **пла́новая** planmäßige [geplante] Operation *f*
~, **пласти́ческая** plastische Operation *f*, Plastik *f*
~, **повто́рная** Reoperation *f*, Zweitoperation *f*, Nachoperation *f*
~ **Проку́нина** Prokunin-Operation *f (Methode des Bruchschnittes)*
~ **Проскуряко́ва** Proskurjakow-Operation *f (1. Otoplastikmethode, Plastik der Ohrmuschel 2. Nasenplastikmethode)*
~ **Пу́усеппа** Puusepp-Operation *f (Methode der Kommissurotomie am Rückenmark)*
~, **радика́льная** Radikaloperation *f*
~, **реконструкти́вная** Umwandlungsoperation *f*, rekonstruktive Operation *f*
~, **родоразреша́ющая** Entbindungsoperation *f*
~ **Роза́нова** Rosanow-Operation *f (1. wegen Ileozökanalklappeinkontinenz 2. wegen Hydrozephalie)*
~ **Савины́х** Sawinych-Operation *f (1. Gastroösophagostomie 2. Diaphragmatomie)*
~ **Са́вченко** Sawtschenko-Operation *f (Plastik des Ureters)*
~ **Сапожко́ва** Saposhkow-Operation *f (1. totale Gastrektomie 2. Darmfistelbehandlung 3. Speicheldrüsenfistelbehandlung)*
~ **Свердло́ва** Swerdlow-Operation *f (bei habitueller Schulterverrenkung)*
~, **сверхрадика́льная** ultraradikale Operation *f*
~ **Сиваша́** Siwasch-Operation *f (Endoprothesierung des Hüftgelenkes mittels eigenartiger Prothese)*
~, **слухоулучша́ющая** hörverbessernde Operation *f*
~ **Снегирёва** Snegirjow-Operation *f (1. Kolpopexie 2. Kolpopoese)*
~, **сро́чная** Sofortoperation *f*
~ **Суббо́тина** Subbotin-Operation *f (1. Thorakoplastikmethode 2. Hämorrhoidenentfernung 3. Vesikoplastik)*
~ **Тарнопо́льского** Tarnopolski-Operation *f (Rhinoplastik)*
~ **Терно́вского** Ternowski-Operation *f (1. wegen Schulterblatthochstandes 2. wegen Hirnbruches)*
~ **Тито́ва** Titow-Operation *f (wegen Tränenpunktstenose)*
~ **Ти́хова — Ли́нберга** Tichow-Linberg-Operation *f (bei malignen Neoplasmen des Schulterblattes und der Schultergelenkgegend)*
~ **Топрове́ра** Toprower-Operation *f (Gastrostomiemethode)*
~ **Троя́нова** Trojanov-Operation *f (Unterbindung der Vena saphena)*
~ **Фёдорова** Fjodorow-Operation *f (1. Nephropexie 2. Cholezystektomie 3. subkapsulare Nephrektomie)*
~ **Фри́дланда** Friedland-Operation *f (bei habitueller Schulterverrenkung oder bei habitueller Patellenluxation)*
~ **Хи́лова** Chilow-Otoplastik *f*
~ **Хо́лдина** Holdin-Operation *f (1. Mastektomie 2. Magenresektion)*
~ **Ча́клина** Chaklin-Operation *f* (1. beim Schlotterkniegelenk 2. bei Wirbelsäuleskoliose 3. bei Spondylolisthese)
~, **э́кстренная** Notoperation *f*, dringliche Operation *f*
~ **Юзефо́вича** Jusefowitsch-Operation *f (Fußamputationsmethode)*

опери́ровать operieren
опечене́ние *n* Hepatisation *f*

~, кра́сное rote Hepatisation *f*
~, се́рое graue [weiße] Hepatisation *f*
опиомани́я *f* Opiummißbrauch *m*
описа́ние *n* **слу́чая** Fallbericht *m*, Falldarstellung *f*
опистодонти́я *f* Opisthodontie *f*
описторхо́з *m* Opisthorchosis *f*, Leberegelkrankheit *f*
опистото́нус *m* Opisthotonus *m*
оплодотворе́ние *n* Befruchtung *f*
опо́ра *f*:
~ для заты́лка Nackenstütze *f*
~ для подборо́дка Kinnstütze *f*
~ для рук Armstütze *f*, Armhalter *m*, Achselstütze *f*
опорожне́ние *n* Entleerung *f*, Ausleerung *f*
~ абсце́сса Abszeßentleerung *f*
~ желу́дка Magenentleerung *f*
опотерапи́я *f* Opotherapie *f*, Organotherapie *f*
опра́ва *f* Fassung *f*, Beschlag *m*, Rahmen *m*
~ для очко́в Brillengestell *n*, Brilleneinfassung *f*
~, про́бная Probenbrillengestell *n*, Probiergestell *n*
опра́шиваемый *m* Befragte *m*, Respondent *m*
определе́ние *n*:
~ гру́ппы кро́ви Blutgruppenbestimmung *f*
~ локализа́ции Ortsbestimmung *f*, Lokalisationsbestimmung *f*
~ по́ла Geschlechtsbestimmung *f*
~ потре́бности в медици́нской по́мощи Bestimmung *f* [Ermittlung *f*] des Bedarfs an medizinischer Betreuung
~ профессиона́льной приго́дности spezielle Berufsbeurteilung *f*
опре́лость *f* Intertrigo *f*, Wundsein *n*, «Wolf» *m*
опро́с *m* Befragung *f*, Interview *n*
~, анке́тный Fragebogenbefragung *f*, standardisierte Befragung *f*
~, почто́вый Postbefragung *f*, Briefbefragung *f*
опсониза́ция *f* Opsonisierung *f*, Opsonisation *f*
опсони́ны *m pl* Opsonine *n pl*
о́птик *m* Optiker *m*
о́птика *f* Optik *f*
~, бинокуля́рная Binokularoptik *f*
~, волоко́нная Faseroptik *f*, Fiberoptik *f*
~, зерка́льная Spiegeloptik *f*
~ микроско́па Mikroskopoptik *f*
~, просветлённая vergütete Optik *f*
~, рентге́новская Röntgenoptik *f*
~, светова́я Lichtoptik *f*
~, электро́нная Elektronenoptik *f*
оптима́льный optimal
о́птимум *m* Optimum *n*
~ раздраже́ния Optimum *n* der Reizung
опто́метр *m* Optometer *n*, Sehmesser *m*
оптометри́я *f* Optometrie *f*
оптоти́п *m* Optotyp *m*
опуска́ние *n* **яи́чка** Hodendeszensus *m*
опустоше́ние *n*, **эмоциона́льное** Affektverödung *f*, Gefühlsverarmung *f*
опустошённость *f*, **душе́вная** Gemütsverödung *f*
о́пухоль *f* Geschwulst *f*, Tumor *m*, Blastom *n*
~ Абрико́сова Abrikossow-Tumor *m*, granulärzelliges Myoblastom *n*
~ А́вцына Awzyn-Tumor *m*, Mesoglioblastom *n*, Mikrogliom *n*
~, альвеоля́рная Alveolartumor *m*
~, ацино́зно-кле́точная Azinuszelltumor *m*
~, бранхиоге́нная branchiogener Tumor *m*
~, бу́рая brauner Tumor *m*, Osteoblastoklastom *n*
~, ви́русная Virustumor *m*
«~», возду́шная Luftgeschwulst *f*, Aerozele *f*, Pneum(at)ozele *f*
«~», волосяна́я Haargeschwulst *f*, Trichobezoar *m*
~, ворси́нчатая villöser Tumor *m*
~, воспали́тельная Entzündungsgeschwulst *f*, entzündlicher Tumor *m*
~, герминоге́нная Keimzellengeschwulst *f*
~, гигантокле́точная Riesenzell(en)geschwulst *f*
~, гипернефро́идная hypernephroider Tumor *m*
~, гистио́идная histioider Tumor *m*
~, гло́мусная Glomustumor *m*, Glomangiom *n*, Angio(myo)neurom *n*
~, глубоко́ располо́женная tiefsitzender Tumor *m*
~, гормона́льно-акти́вная hormonaktiver Tumor *m*
~, гормоночувстви́тельная hormonempfindliche Geschwulst *f*, hormonempfindlicher Tumor *m*
~, гранулезокле́точная Granulosazelltumor *m*
~, грыжева́я Bruchgeschwulst *f*
~, дизонтогенети́ческая [дизэмбриогенети́ческая] dysontogenetischer [dysembryogenetischer] Tumor *m*
~, доброка́чественная gutartige Geschwulst *f*, gutartiger Tumor *m*
~, жемчу́жная Perlgeschwulst *f*, Cholesteatom *n*
~, злока́чественная bösartige [maligne] Geschwulst *f*, bösartiger [maligner] Tumor *m*, Malignom *n*
~ из интерстициа́льных кле́ток [из кле́ток Ле́йдига] Zwischen(zellen)tumor *m*, Zwischenzellenadenom *n*, Leydig-Tumor *m*, Leydigom *n*
~ из не́рвной тка́ни Nervengeschwulst *f*
~, индуци́рованная induzierter Tumor *m*
~, калаба́рская Kalabarbeule *f*, Kamerunbeule *f*
«~», ка́ловая Kotgeschwulst *f*, Koprom *n*
~, карцино́идная Karzinoidtumor *m*, Karzinoid *n*
~, кисто́зная zystischer Tumor *m*
~ ко́жи, эпителиа́льная epithelialer Tumor *m* der Haut
~ ко́сти, гигантокле́точная Osteo(blasto)klastom *n*, Knochenriesenzelltumor *m*
~, костномозгова́я Knochenmarktumor *m*
~, мезенхи́мная mesenchimaler Tumor *m*
~, мезодерма́льная сме́шанная mesodermale Mischgeschwulst *f*
~, местнодеструи́рующая lokal [örtlich] destruierender Tumor *m*
~, метастази́рующая metastasierender Tumor *m*
~, метастати́ческая metastatischer Tumor *m*
~, миоге́нная myogener Tumor *m*
~, мозгови́дная medullärer Tumor *m*, Markschwamm *m*
~ моло́чной железы́ Brustdrüsentumor *m*, Mammatumor *m*
~ мо́сто-мозжечко́вого угла́ Kleinhirnbrücken-

~ мо́сто-мозжечко́вого угла́ Kleinhirnbrückenwinkeltumor *m*
~ на но́жке gestielter Tumor *m*
~ на широ́ком основа́нии breitbasiger Tumor *m*
~, нево́идная Nävoidtumor *m*
~, недифференци́рованная undifferenzierter [nicht differenzierter] Tumor *m*
~, нейроге́нная neurogener Tumor *m*
~, нейроэпителиа́льная neuroepithelialer Tumor *m*
~, одонтоге́нная odontogene Geschwulst *f*
~, пальпи́руемая tastbarer [palpabler] Tumor *m*
~, перви́чная мно́жественная primär multipler Tumor *m*
~, перевива́емая transplantabler Tumor *m*
~, пограни́чная Borderline-Tumor *m*
~, родова́я Geburtsgeschwulst *f*
~, сме́шанная Mischtumor *m*
~, соединительноткáнная Bindegewebstumor *m*
~, со́лидная solider Tumor *m*
~, сосо́чковая papillarer Tumor *m*
~, сосу́дистая Gefäßtumor *m*, Angiom *n*
~, текаклёточная Thekom *n*
~ червеобра́зного отро́стка Appendixkarzinoid *n*
~, эксперимента́льная experimenteller Tumor *m*
~, эпителиа́льная Epitheltumor *m*, epitheliale Geschwulst *f*

опуще́ние *n* Ptose *f*, Senkung *f*
~ ве́рхнего ве́ка Herabhängen *n* des oberen Lides, Blepharoptose *f*
~ вну́тренних о́рганов Eingeweidesenkung *f*, Splanchnoptose *f*
~ желу́дка Gastroptose *f*, Magensenkung *f*
~ кише́чника Darmsenkung *f*, Enteroptose *f*
~ мя́гкого нёба [нёбного язычка́] Uvuloptose *f*, Gaumenzäpfchenherabhängen *n*
~ по́чки Senkniere *f*, Nephroptose *f*

о́пыт *m*:
~, двойно́й слепо́й Doppelblindversuch *m*
~ на живо́тных Tierexperiment *n*
~ на себе́ Selbstversuch *m*

опьяне́ние *n* Rausch *m*, Trunkenheit *f*
~, алкого́льное Alkoholrausch *m*

орбиви́рус *m* Orbivirus *n*

орби́та *f* Augenhöhle *f*

орбитотоми́я *f* Orbitotomie *f*

орга́зм *m* Orgasmus *m*

о́рган *m* Organ *n*, Lebenswerkzeug *n* (*s. a.* о́рганы)
~ вку́са Geschmacksorgan *n*
~, вспомога́тельный Hilfsorgan *n*
~, дефинити́вный definitives Organ *n*
~, доба́вочный Nebenorgan *n*
~, жева́тельный Kauorgan *n*
~ зре́ния Gesichtsorgan *n*
~, иску́сственный künstliches Organ *n*
~, копуляти́вный Kopulationsorgan *n*
~, кроветво́рный blutbildendes Organ *n*
~ обоня́ния Geruchsorgan *n*
~ осяза́ния Tastorgan *n*
~, паренхимато́зный Parenchymorgan *n*, parenchymatöses Organ *n*
~, по́лый Hohlorgan *n*
~ равнове́сия Gleichgewichtsorgan *n*
~, реаги́рующий Erfolgsorgan *n*
~ слу́ха Hörorgan *n*
~ слу́ха и равнове́сия statoakustisches Sinnesorgan *n*
~, спира́льный Cortisches Organ *n*
~, шо́ковый Schock-Organ *n*
~, эндокри́нный endokrines Organ *n*
~, эффекто́рный Erfolgsorgan *n*

органе́лла *f* Organelle *f*

организа́тор *m* Organisator *m*, Induktor *m*

организа́ция *f* Organisation *f*
~ здравоохране́ния Organisation des Gesundheitswesens
~ здравоохране́ния, Всеми́рная Weltgesundheitsorganisation *f*
~ медици́нской по́мощи Organisation *f* der medizinischen [der gesundheitlichen] Betreuung
~ свобо́дного вре́мени Freizeitgestaltung *f*
~ террито́рии городо́в, функциона́льная funktionelle Organisation *f* der Stadtregion
~ тро́мба Organisation *f* des Thrombus
~ труда́ Arbeitsorganisation *f*

органи́зм *m* Organismus *m*
~, развива́ющийся sich entwickelnder Organismus *m*
~, расту́щий heranwachsender Organismus *m*
~, це́лостный Gesamtorganismus *m*

органо́идный organoid

органопекси́я *f* Organopexie *f*

органопла́стика *f* Organoplastik *f*

органопрепара́т *m* Organopräparat *n*

органоспецифи́ческий organspezifisch

органотерапи́я *f* Organotherapie *f*, Opotherapie *f*
~, замести́тельная Organsubstitutionstherapie *f*
~, ингиби́торная hemmende Organotherapie *f*
~, стимули́рующая stimulierende Organotherapie *f*

о́рганы *m pl* Organe *n pl* (*s. a.* о́рган)
~ брюшно́й по́лости Baucheingeweide *n pl*
~, вну́тренние innere Organe *n pl*
~ грудно́й клётки Thoraxorgane *n pl*
~ дыха́ния Atmungsorgane *n pl*
~ здравоохране́ния Gesundheitsbehörden *f pl*
~ кровообраще́ния Kreislauforgane *n pl*
~, мочеобразу́ющие harnbildende Organe *n pl*
~ пищеваре́ния Verdauungsorgane *n pl*
~, половы́е Geschlechtsorgane *n pl*, Genitalien *n pl*
~ санита́рного надзо́ра Sanitätsüberwachungsanstalten *f pl*
~, слёзные Tränenorgane *n pl*, Tränenapparat *m*
~ чувств Sinnesorgane *n pl*, Rezeptionsorgane *n pl*

ордина́тор *m* Vollassistent *m*, Ordinator *m*

ориента́ция *f*:
~, временна́я zeitliche Orientierung *f*
~, простра́нственная räumliche Orientierung *f*
~, профессиона́льная Berufsberatung *f*

орнити́н *m* Ornithin *n*

орнито́з *m* Ornithose *f*, Vögelzüchterkrankheit *f*; Psittakose *f*

ороговéние *n* Verhornung *f*

оротацидури́я *f* Orotazidurie *f*

оротерапи́я *f* Landschaftstherapie *f*

орошéние *n* Irrigation *f*, Ausspülung *f*, Begießung *f*, Berieselung *f*, Bespülung *f*
~, кишéчное Darmbad *n*
~, кишéчное подвóдное Unterwasserdarmbad *n*, subaquales Darmbad *n*
~ рáны Wundberieselung *f*
ортогнатúя *f* Orthognathie *f*
ортодактилúя *f* Orthodaktylie *f*
ортодиаграфúя *f* Orthoröntgenographie *f*, Orthodiagraphie *f*
ортодонтúческий orthodontisch
ортодонтúя *f* Orthodontie *f*, Kieferorthopädie *f*, Orthognathodontie *f*
ортопéд *m* Orthopäde *m*
ортопедúя *f* Orthopädie *f*
~, челюстнáя Kieferorthopädie *f*
ортоплоидúя *f* Orthoploidie *f*
ортопнóэ *n* Orthopnoe *f*
ортоселéкция *f* Orthoselektion *f*
ортоскопúя *f* direkte Laryngoskopie *f*
ортофорúя *f* Orthophorie *f*, völlige Parallelstellung *f* der Augen
ортохромазúя *f* Orthochromasie *f*
орýжие *n*, **бактериологúческое [биологúческое]** Bakterienwaffe *f*
орхиалгúя *f* Hodenschmerz *m*
орхи(до)пексúя *f* Orchi(do)pexie *f*
орхúт *m* Orchitis *f*, Hodenentzündung *f*
орхихорúя *f* Orchichorie *f*, Hodentanzen *n*
орхиэктомúя *f* Orchi(d)ektomie *f*, Hodenentfernung *f*
орхиэпидидимúт *m* Orchiepididymitis *f*
осáдки *pl*, **радиоактúвные** radioaktiver Niederschlag *m*
осáдок *m* Sediment *n*, Niederschlag *m*, Präzipitat *n*
~, гнóйный Eitersediment *n*
~, мочевóй Harnsediment *n*
~ пунктáта Punktatsediment *n*
осаждéние *n* Sedimentation *f*, Präzipitation *f*, Ausfällung *f*
осáнка *f* Körperhaltung *f*, Haltung *f*
осветúтель *m* Beleuchtungsvorrichtung *f*, Beleuchtungsgerät *n*, Beleuchter *m*, Leuchte *f*
~, лóбный Stirnlampe *f*, Kopflicht *n*, Stirnleuchte *f*
осветлéние *n* **воды́** Wasserklärung *f*
освещéние *n* Beleuchtung *f*
~, аварúйное Sicherheitsbeleuchtung *f*, Notbeleuchtung *f*
~, боковóе seitliche Beleuchtung *f*
~, локализóванное arbeitsplatzorientierte Allgemeinbeleuchtung *f*
~, óбщее Allgemeinbeleuchtung *f*
~, осевóе Achsenbeleuchtung *f*
~ отражённым свéтом indirekte Beleuchtung *f*, «Effektenbeleuchtung» *f*
~ прямы́м свéтом direkte Beleuchtung *f*
~ рассéянным свéтом gestreute Beleuchtung *f*
~, специáльное Sonderbeleuchtung *f*
~, щелевóе Spaltbeleuchtung *f*
освещённость *f* Beleuchtungsstärke *f*
освидéтельствование *n*:
~, врачéбное ärztliche Begutachtung *f*
~, медицúнское medizinische Begutachtung *f*
оскóлок *m* Splitter *m*, Bruchstück *n*
~, кóстный Knochensplitter *m*, Knochenbruchstück *n*
оскоплéние *n* Kastration *f*, Entmannung *f*, Emaskulation *f*
ослаблéние *n*:
~ аккомодáции Akkommodationshemmung *f*
~ пáмяти Gedächtnisschwäche *f*
ослеплéние *n* Blendung *f*, Erblindung *f*
~ сóлнечным свéтом Sonnenblendung *f*
осложнéние *n* Komplikation *f*, Folgekrankheit *f*, Zweiterkrankung *f*
~, внутричерепнóе endokraniale Komplikation *f*
~, лёгочное Lungenkomplikation *f*
~ наркóза Narkosezwischenfall *m*
~, основнóе Hauptkomplikation *f*
~, пóзднее Spätkomplikation *f*
~, послеоперациóнное postoperative Komplikation *f*
~, операциóнное Operationskomplikation *f*
~, посттрансфузиóнное Transfusionskomplikation *f*, Transfusionszwischenfall *m*
~, рáннее Frühkomplikation *f*
~, раневóе Wundkomplikation *f*
~, смертéльное tödliche Komplikation *f*
~, тромбоэмболúческое thromboembolische Komplikation *f*
осложнённый kompliziert
осмолярность *f* Osmolarität *f*
осморегуляция *f* Osmoregulation *f*
осмотерапúя *f* Osmotherapie *f*
осмотúчность *f* Osmolalität *f*
~ мочú Harnosmolalität *f*
~ плáзмы крóви Plasmaosmolalität *f*
осмóтр *n* **1.** Besichtigung *f* **2.** Untersuchung *f*, Beschau *f*
~, кóмплексный медицúнский ärztliche komplexe Untersuchung *f*
~, медицúнский medizinische Untersuchung *f*
~, óбщий allgemeine Besichtigung *f*
~ при приёме на рабóту, медицúнский medizinische Einstellungsuntersuchung *f*
~, профилактúческий медицúнский prophylaktisch-medizinische Untersuchung *f*, Reihenuntersuchung *f*
оснащéние *n* Ausrüstung *f*
~, лабораторное Laborausrüstung *f*
~, мéдико-технúческое medizinisch-technische Ausstattung *f*
оснóва *f*, **генетúческая** genetischer Grund *m*
основáние *n*:
~ лёгкого Lungenbasis *f*
~ мóзга Hirnbasis *f*
~ промежýточного мóзга Zwischenhirnboden *m*
~ сéрдца Herzbasis *f*
~ стрéмени Fußplatte *f*
~ чéрепа Schädelbasis *f*
осóбенности *f pl*:
~, возрастны́е altersspezifische Besonderheiten *f pl*
~, половы́е Geschlechtsbesonderheiten *f pl*
óсобь *f* Einzelwesen *n*, Individuum *n*
óспа *f*:

~, бéлая weiße Pocken *pl*, *alastrim*, Milchpocken *pl*
~, вéтряная Windpocken *pl*, Wasserpocken *pl*, Schafpocken *pl*
~, геморрагúческая hämorrhagische [schwarze] Pocken *pl*
~, геморрагúческая вторúчная sekundäre hämorrhagische Pocken *pl*
~, корóвья Kuhpocken *pl*
~, натурáльная Pocken *pl*, Blattern *pl*, *variola vera*
~, первúчно-геморрагúческая primärhämorrhagische Pocken *pl*, Pockenpurpura *f*
~, риккетсиóзная рýсская vesikulöse [blatternartige] Rickettsiose *f*, D-Rickettsiose *f*
~, сливнáя konfluierende [konfluente] Blattern *pl*
~ у привúтых Impfblattern *pl*, Impfpocken *pl*
~, чёрная *s.* óспа, геморрагúческая
óспина *f* на лицé Gesichtsblatter *f*
оспориккетсиóз *m* Pockenrickettsiose *f*
оссеúн *m* Ossein *n*
оссеомукóид *m* Osseomukoid *n*
оссификáт *m* Ossifikat *m*, Verknöcherungsherd *m*
оссификáция *f* Ossifikation *f*, Verknöcherung *f*
останóвка *f*:
~ дыхáния Apnoe *f*, Atemstillstand *m*
~ кровообращéния Kreislaufstillstand *m*
~ кровотечéния Blutstillung *f*, Hämostase *f*, Stypsis *f*
~ сéрдца Herzstillstand *m*, Asystolie *f*
остáтки *m pl* пúщи Speisenreste *m pl*
остáток *m*:
~ слýха Hörrest *m*, Restgehör *n*
~, сухóй Trockenrückstand *m*
остáточный residual, zurückbleibend
остеоалгúя *f* Knochenschmerz *m*
остеоартрóз *m* Osteoarthrose *f*; Osteoarthropathie *f*
~, деформúрующий deformierende Osteoarthrose *f*
~, деформúрующий эндемúческий endemische deformierende Osteoarthrose *f*, Kaschin-Beck-Krankheit *f*
~, стáрческий Altersosteoarthrose *f*
остеоартропатúя *f* Osteoarthropathie *f*
~, диабетúческая diabetische Osteoarthropathie *f*
~, идиопатúческая гипертрофúческая idiopathische hypertrophische Osteoarthropathie *f*
~, табетúческая tabetische Osteoarthropathie *f*
остеоблáст *m* Osteoblast *m*, Knochenbildner *m*
остеобластокластóма *f* Osteoblastoklastom *n*
~, злокáчественная bosärtiges [malignes] Osteoblastoklastom *n*
остеобластóма *f* Osteoblastom *n*
остеобластосаркóма *f* Osteoblastosarkom *n*
остеогенéз *m* Osteogenese *f*, Knochenbildung *f*
~, гетеропластúческий heteroplastische Osteogenese *f*
~, гетеротопúческий heterotope Osteogenese *f*
~, метапластúческий metaplastische Osteogenese *f*
~, несовершéнный *osteogenesis imperfecta*
~, параоссáльный paraossäre Knochenbildung *f*
~, периостáльный periostale Knochenbildung *f*
~, эндостáльный endostale Knochenbildung *f*
~, энхондрáльный enchondrale Knochenbildung *f*
остеодисплазúя *f* Osteodysplasie *f*
~, диафизáрная diaphysäre Osteodysplasie *f*
~, метафизáрная metaphysäre Osteodysplasie *f*
~, фибрóзная fibröse Osteodysplasie *f*, Jaffe-Lichtenstein-Syndrom *n*
~, эмбрионáльная embryonale Osteodysplasie *f*
остеодистрофúя *f* Osteodystrophie *f*, Knochendystrophie *f*
~, ангионевротúческая angioneurotische Osteodystrophie *f*
~, панкреатúческая pankreatische Osteopathie *f*
~, паратиреóидная parathyreoide Osteodystrophie *f*
~, печёночная hepatische [biliöse] Osteopathie *f*
~, пóчечная renale Osteodystrophie *f* [Pseudorachitis *f*]
~, систéмная systemische Osteodystrophie *f*, generalisierte Osteopathie *f*
~, фибрóзная fibröse Osteodystrophie *f* [Osteodysplasie *f*]
~, эндокрúнная endokrine Osteopathie *f*
остеоклазúя *f* Osteoklasie *f*
остеокластóма *f* Osteo(blasto)klastom *n*
~, хондроматóзная Chondroblastom *n*
остеóлиз *m* Osteolyse *f*
~, спонтáнный spontane Osteolyse *f*
~, травматúческий traumatische Osteolyse *f*, Gorham-Krankheit *f*
остеолóгия *f* Osteologie *f*, Knochenlehre *f*
остеóма *f* Osteom *n*
~, гýбчатая spongiöses Osteom *n*
~, компáктная kompaktes Osteom *n*
~, параоссáльная paraossäres Osteom *n*
~, хондрáльная Chondralosteom *n*
~, эктопúческая ektopisches [heterotopisches] Osteom *n*
остеомаляция *f* Osteomalazie *f*, Knochenerweichung *f*
~, гипофосфатемúческая hypophosphatämische Osteomalazie *f*, Phosphatdiabetes *m*
~ голодáющих Hungerosteomalazie *f*
остеомиелúт *m* Osteomyelitis *f*, Knochenmarkentzündung *f*
~, гематогéнный hämatogene Osteomyelitis *f*
~, краевóй Randosteomyelitis *f*
~, огнестрéльный Schußosteomyelitis *f*
~, посттравматúческий traumatische Osteomyelitis *f*
~, септúческий septische Osteomyelitis *f*
~, туберкулёзный tuberkulöse Osteomyelitis *f*
~, экзогéнный exogene Osteomyelitis *f*
остеомиелодисплазúя *f* Osteomyelodysplasie *f*
остеомиелосклерóз *m*, остеомиелофиброз *m* Osteomyelosklerose *f*, Osteomyelofibrose *f*
остеóн *m* Osteon *n*, Havers-Kanäle *m pl*
остеонекрóз *m* Osteonekrose *f*, Knochennekrose *f*
остеонефропатúя *f* Osteonephropathie *f*, osteogene Nephropathie *f*
остеопатúя *f* Osteopathie *f*, Knochenkrankheit *f*
~, алиментáрная alimentäre Osteopathie *f*
~ берéменных Schwangerschaftsosteopathie *f*

~, генерализо́ванная generalisierte Osteopathie *f*
~, желу́дочная gastrogene [gastrische] Osteopathie *f*
~, кише́чная enterogene [intenstinale] Osteopathie *f*
~, нефроге́нная renale [nephrogene] Osteopathie *f*
~, печёночная hepatische [biliöse] Osteopathie *f*
~, эпифиза́рная epiphysäre Osteopathie *f*
остеопетро́з *m* Osteopetrosis *f*
~, врождённый систе́мный Marmorknochenkrankheit *f*
остеопла́стика *f* Knochenplastik *f*
остеопойкило́з *m* Osteopoikilie *f*
остеопоро́з *m* Osteoporose *f*, Knochenrarefizierung *f*
~, возрастно́й Altersosteoporose *f*
~, гипертрофи́ческий hypertrophische Osteoporose *f*
~, гормона́льный endokrine [hormonale] Osteoporose *f*
~, климактери́ческий postmenopausische [klimakterische] Osteoporose *f*
~, ме́стный örtliche [lokale] Osteoporose *f*
~, посттравмати́ческий posttraumatische Osteoporose *f*
~, пресени́льный präsenile Osteoporose *f*
~, пятни́стый fleckige Osteoporose *f*
~, распространённый generalisierte Osteoporose *f*
~, региона́рный regionäre Osteoporose *f*
~, систе́мный Systemosteoporose *f*
~, ста́рческий senile Osteoporose *f*
~, стеро́идный Steroidosteoporose *f*
остеопсатиро́з *m* Osteopsathyrose *f*
остеорафи́я *f* Knochennaht *f*, Osteorraphie *f*
остеосарко́ма *f* Osteosarkom *n*
~, лучева́я Radiationsosteosarkom *n*
~, параосса́льная paraossales [par(a)ossäres] Osteosarkom *n*
остеоси́нтез *m* Osteosynthese *f*
~, внутрико́стный Knochenbolzung *f*, Knochennagelung *f*, Marknagelung *f*
~ гвоздём Nagelung *f*
~ ше́йки бедра́, гвоздево́й Schenkelhalsnagelung *f*
остеосканографи́я *f* Osteoszintigraphie *f*
остеосклеро́з *m* Osteosklerose *f*
~, генерализо́ванный generalisierte Osteosklerose *f*
~, диффу́зный diffuse Osteosklerose *f*
~, ограни́ченный örtliche Osteosklerose *f*
~, очаго́вый fokale Osteosklerose *f*
остеото́м *m* Osteotom *n*, Knochenmesser *n*, Flachmeißel *m*
остеотоми́я *f* Osteotomie *f*, Knochendurchtrennung *f*
~, деротацио́нная Derotationsosteotomie *f*
~, дугообра́зная bogenförmige Osteotomie *f*
~, закры́тая geschlossene Osteotomie *f*
~, интерламина́рная interlaminare Osteotomie *f*
~, клинови́дная keilförmige Osteotomie *f*
~, корриги́рующая korrigierende Osteotomie *f*
~, коса́я schräge Osteotomie *f*
~, ле́стничная stufenförmige [treppenförmige] Osteotomie *f*
~, надлоды́жковая supramalleoläre Osteotomie *f*
~, откры́тая offene Osteotomie *f*
~, попере́чная transversale Osteotomie *f*
~, пряма́я gerade Osteotomie *f*
~, сегмента́рная Segmentosteotomie *f*
~, укора́чивающая Verkürzungsosteotomie *f*
~, V-обра́зная V-förmige Osteotomie *f*
остеофибро́з *m* Osteofibrose *f*
остеофибро́ма *f* Osteofibrom *n*, ossifizierendes Fibrom *n*, Knochenfibrom *n*
остеофи́т *m* Osteophyt *m*, Knochenauswuchs *m*, Knochenrandzacke *f*
остеофито́з *m* Osteophytose *f*
остеохондри́т *m* Osteochondritis *f*, Knochenknorpelentzündung *f*
~ голо́вки бедра́ Perthes-Krankheit *f*
~, рассека́ющий König-Krankheit *f*, *osteochondritis dissecans*
остеохондродисплази́я *f* Osteochondrodysplasie *f*
остеохондродистрофи́я *f* Osteochondrodystrophie *f*
остеохондро́з *m* Osteochondrose *f*
~ позвоно́чника Wirbelsäulenosteochondrose *f*
~, рассека́ющий [рассла́ивающий] König-Krankheit *f*, *osteochondrosis dissecans*
~, ста́рческий Altersosteochondrose *f*
~, ю́ношеский juvenile Osteochondrosis *f*, Scheuermann-Krankheit *f*
остеохондро́лиз *m* Osteochondrolyse *f*
остеохондро́ма *f* Osteochondrom *n*
~, солита́рная solitäres Osteochondrom *n*
остеохондромато́з *m* Osteochondromatose *f*
остеохондропати́я *f* Osteochondropathie *f*
~ ладьеви́дной ко́сти ки́сти Preiser-Krankheit *f*
~ ладьеви́дной ко́сти стопы́ aseptische Kahnbeinnekrose *f*, aseptische Nekrose *f* des *Os naviculare pedis*
~, многофо́рмная семе́йная familiäre multiforme Osteochondropathie *f*
~ плюснево́й ко́сти aseptische Nekrose *f* des Mittelfußköpfchens
~, систе́мная allgemeine [generalisierte, systemische] Osteochondropathie *f*
остеоци́т *m* Osteozyt *m*, Knochenzelle *f*, Knochenkörperchen *n*
остертагио́з *m* *ostertagiosis*
остиофолликули́т *m* *ostiofolliculitis*
ости́т *m* Ostitis *f*, Knochenentzündung *f*
~, генерализо́ванный конденси́рующий *ostitis condensans generalisata*
~, гуммо́зный gummose Ostitis *f*
~, деформи́рующий Paget-Krankheit *f*, *ostitis deformans*
~, мно́жественный Morosow-Jüngling-Krankheit *f*, *ostitis generalisata*
~, оссифици́рующий ossifizierende Ostitis *f*
~, посттравмати́ческий posttraumatische Ostitis *f*
~, рарефици́рующий rarefizierende Ostitis *f*
~, рена́льный renale Ostitis *f*
~ у ме́ста наложе́ния спи́цы *или* гвоздя́ (*при вытяжении*) Bohrlochostitis *f*

~, фибро́зный лока́льный *ostitis fibrosa localisata*
~, экзоге́нный exogene Ostitis *f*
остриё *n*:
~ иглы́ Kanülenspitze *f*, Nadelspitze *f*
~ медици́нского ко́лющего инструме́нта Spitze *f* eines stechenden medizinischen Instruments
остри́ца *f* Madenwurm *m*, Springwurm *m*, *Enterobius vermicularis*
острово́к *m* Insel *f*, *Insula*
~, панкреати́ческий Pankreasinsel *f*
~, эпителиа́льный Epithelinsel *f*
острота́ *f* Akutät *f*, Schärfe *f*
~ зре́ния Sehkraft *f*, Sehschärfe *f*
~ зре́ния вблизи́ Nahsehschärfe *f*, Nahvisus *m*, Lesefähigkeit *f*
~ зре́ния вдаль Fernvisus *m*, Sehvermögen *n*
~ зре́ния без корре́кции Sehleistung *f*, Sehschärfe *f* des unkorrigierten Auges, freie Sehschärfe *f*
~ зре́ния, интегра́льная Detailerkennbarkeit *f*
~ зре́ния с корре́кцией korrigierte [eigentliche] Sehschärfe *f*, Sehschärfe *f* des korrigierten Auges
~ слу́ха Hör(barkeits)schärfe *f*
о́стрый (*о заболевании*) akut
ость *f*:
~, бло́ковая *Spina trochlearis*
~, лопа́точная Schulterblattgräte *f*, *Spina scapulae*
~, носова́я Nasenstachel *m*, *Spina nasalis*
~, носова́я пере́дняя vorderer Nasenstachel *m*, *Spina nasalis anterior*
~, подвздо́шная Darmbeinstachel *m*, *Spina iliaca*
~, подвздо́шная за́дняя ве́рхняя hinterer oberer Darmbeinstachel *m*, *Spina iliaca posterior superior*
~, подвздо́шная за́дняя ни́жняя hinterer unterer Darmbeinstachel *m*, *Spina iliaca posterior inferior*
~, подвздо́шная пере́дняя ве́рхняя vorderer oberer Darmbeinstachel *m*, *Spina iliaca anterior superior*
~, подвздо́шная пере́дняя ни́жняя vorderer unterer Darmbeinstachel *m*, *Spina iliaca anterior inferior*
~, седа́лищная Sitzbeinstachel *m*, *Spina ischiadica*
осумкова́ние *n* Einsackung *f*, Abkapselung *f*, Inkapsulation *f*
осумко́ванный eingesackt, eingekapselt, abgekapselt
осцилогра́мма *f*, артериа́льная arterielles Oszillogramm *n*, Schlagaderoszillogramm *n*
осцилло́граф *m* Oszillograph *m*
осциллоско́п *m* Oszilloskop *n*
ось *f*:
~ астигмати́зма astigmatische Achse *f*
~ бедра́ Femurachse *f*
~, вертика́льная Vertikalachse *f*
~ враще́ния Drehungsachse *f*
~ глазно́го я́блока Augenachse *f*
~, зри́тельная Gesichtsachse *f*, Sehachse *f*
~ зу́ба Zahnachse *f*
~ преломле́ния Brechungsachse *f*
~, сагитта́льная Sagittalachse *f*
~ се́рдца Herzachse *f*
~ се́рдца, анатоми́ческая anatomische Herzachse *f*
~ се́рдца, электри́ческая elektrische Herzachse *f*
~ суста́ва Gelenkachse *f*
~ та́за Beckenachse *f*
~, ты́льно-ладо́нная dorsopalmare Achse *f*
~ ули́тки Schneckenachse *f*, Modiolus *m*
осяза́ние *n* Tastsinn *m*, Tastempfindung *f*
оталги́я *f* Ohrenschmerz *m*, Otalgie *f*
отбо́р *m* Selektion *f*, Auslese *f*
~, внутриполово́й intrasexuelle Selektion *f*
~ гаме́т Gametenselektion *f*
~, группово́й Gruppenauslese *f*
~, есте́ственный Naturselektion *f*
~, индивидуа́льный Individualselektion *f*
~, иску́сственный künstliche Selektion *f*
~, кле́точный Zellselektion *f*
~, лине́йный Linearselektion *f*
~, медици́нский medizinische Auswahl *f* [Auslese *f*]
~, напра́вленный gerichtete Selektion *f*
~ проб Auswahl *f* von Proben
~ проб во́здуха на запылённость Staubprobensammlung *f*
~, профессиона́льный Berufsauslese *f*
~, профессиона́льный психологи́ческий psychologische Berufswahl *f*
~, разводя́щий disruptive Selektion *f*
~, санато́рно-куро́ртный sanatorischkurörtliche Auswahl *f*
~, семе́йный Familienselektion *f*
~, си́бсовый Geschwisterselektion *f*
~, центробе́жный Zentrifugalselektion *f*
~, центростреми́тельный Zentripetalselektion *f*
отбро́сы *m pl* Abfallstoffe *m pl*
отва́р *m* Dekokt *n*, Absud *m*, Abkochung *f*
отведе́ние *n* **1.** Ableitung *f* **2.** (*конечности*) Abziehung *f*, Abduktion *f*
~, биполя́рное bipolare Ableitung *f*
~ векторкардиогра́ммы Vektorkardiogrammableitung *f*
~ взо́ра Blickwendung *f*
~, грудно́е Brust(wand)ableitung *f*
~, двухпо́люсное bipolare Ableitung *f*
~, интракардиа́льное intrakardiale [endokardiale] Ableitung *f*
~, корриги́рованное korrigierte Ableitung *f*
~, монито́рное Monitor-Ableitung *f*
~, однопо́люсное umpolare Ableitung *f*
~, ортогона́льное orthogonale Ableitung *f*
~ па́льцев ки́сти Fingerspreizen *n*
~, пищево́дное Ösophagusableitung *f*
~ сто́чных вод Abwasserbeseitigung *f*
~ электроретиногра́ммы Ableitung *f* des Elektroretinogramms
отведе́ния *n pl* Ableitungen *f pl*
~, класси́ческие Standard-Ableitungen *f pl*, klassische Ableitungen *f pl*, Extremitätenableitungen *f pl* des EKG
отве́рстие *n* Öffnung *f*, Loch *n*, *Foramen*

~, ана́льное Analöffnung *f*, Afteröffnung *f*, Anus *m*
~, атриовентрикуля́рное Atrioventrikularöffnung *f*, Vorhof-Kammereinmündung *f*
~ верху́шки зу́ба Wurzelkanalöffnung *f* des Zahns
~, входно́е огнестре́льное Einschußöffnung *f*
~ вы́доха Ausatemöffnung *f*
~, выходно́е огнестре́льное Ausschuß *m*
~, грыжево́е Bruchöffnung *f*
~, грушеви́дное birnförmige Öffnung *f*
~ диафра́гмы, аорта́льное Aortenschlitz *m*
~, доба́вочное Nebenöffnung *f*
~, запира́тельное verstopftes Loch *n*
~, заты́лочное большо́е großes Hinterhauptloch *n*
~, зри́тельное *Foramen opticum*
~, кардиа́льное Magenmundöffnung *f*
~ ко́лотой ра́ны, входно́е Einstich *m*
~ ко́лотой ра́ны, выходно́е Ausstich *m*
~, кру́глое *Foramen rotundum*
~, межжелу́дочковое (*головного мозга*) *Foramen interventriculare, Foramen Monroi*
~, межпозвоно́чное Zwischenwirbelloch *n*
~, митра́льное Miltralöffnung *f*
~, нижнеглазни́чное *Foramen infraorbitale*
~, ова́льное *Foramen ovale*
~, ости́стое *Foramen spinosum*
~, перфорацио́нное Perforationsöffnung *f*
~, пищево́дное Speiseröhrenloch *n*
~, подборо́дочное Kinnloch *n*
~ подмы́шечной я́мы Achsellücke *f*
~ подмы́шечной я́мы, трёхсторо́ннее dreieckige [untere, mediale] Achsellücke *f*
~ подмы́шечной я́мы, четырёхсторо́ннее viereckige [obere, laterale] Achsellücke *f*
~, позвонко́вое Wirbelloch *n*, *Foramen vertebrale*
~, предсе́рдно-желу́дочковое *s.* отве́рстие, атриовентрикуля́рное
~, ранево́е Wundöffnung *f*
~, рва́ное *Foramen lacerum*
~, резцо́вое *Foramen incisivum*
~, решётчатое за́днее hinteres Siebbeinloch *n*
~, решётчатое пере́днее vorderes Siebbeinloch *n*
~, ротово́е Mundöffnung *f*
~, са́льниковое *Foramen epiploicum*
~, свищево́е Fistelöffnung *f*
~, седа́лищное *Foramen ischiadicum*
~, слепо́е blindes Loch *m*
~, трепанацио́нное Trepanationswunde *f*, Trepanationsöffnung *f*
~ уре́тры Harnröhrenostium *n*
~ четвёртого желу́дочка мо́зга, боково́е, seitliche Öffnung *f* des IV. Hirnventrikels
~ четвёртого желу́дочка мо́зга, сре́динное mittlere Öffnung *f* des IV. Hirnventrikels
~, ши́ло-сосцеви́дное *Foramen stylomastoideum*
~, ярёмное *Foramen jugulare*

отве́т *m*:
~, аутоимму́нный Autoimmunantwort *f*
~, имму́нный immunologische Antwort *f*, Immunantwort *f*
~ на раздраже́ние Reizbeantwortung *f*
~, перви́чный Erstreaktion *f*, Primärantwort *f*
~, перви́чный иммý́нный primäre Immunantwort *f*

отве́тственность *f* врача́, юриди́ческая rechtliche Verantwortung *f* des Arztes

отвыка́ние *n* Entwöhnung *f*

отгемато́ма *f* Othämatom *n*

отграниче́ние *n* Abgrenzung *f*, Demarkation *f*

отде́л *m*:
~, вста́вочный Schaltstück *n*
~, гла́вный Hauptstück *n*
~ железы́, концево́й Drüsenendstück *n*, Drüsen(terminal)abschnitt *m*
~ желу́дка, юкстапилори́ческий pylorusnaher Abschnitt *m* des Magens
~ здравоохране́ния Abteilung *f* für Gesundheitswesen
~ здравоохране́ния, городско́й Stadtabteilung *f* für Gesundheitswesen
~ здравоохране́ния, областно́й Gebietsabteilung *f* für Gesundheitswesen
~ здравоохране́ния, райо́нный Rayonabteilung *f* [Kreisabteilung *f*] für Gesundheitswesen
~, ме́дико-санита́рный Sanitätsabteilung *f*, Abteilung *f* für Sanitäts- und Gesundheitswesen
~ позвоно́чника, грудно́й Brustwirbelsäule *f*
~ позвоно́чника, поясни́чный Lendenwirbelsäule *f*
~ позвоно́чника, ше́йный Halswirbelsäule *f*
~, связу́ющий Verbindungsstück *n*
~ спинно́го мо́зга, грудно́й Brustmark *n*
~ спинно́го мо́зга, крестцо́вый Sakralmark *n*
~ спинно́го мо́зга, поясни́чный Lendenmark *n*
~ спинно́го мо́зга, ше́йный Halsmark *n*

отделе́ние *n*:
~, акуше́рско-гинекологи́ческое geburtshilflich-gynäkologische Abteilung *f*
~, анастезиологи́ческое Anästhesieabteilung *f*
~ больни́цы Krankenhausabteilung *f*
~, ва́нное Bäderabteilung *f*
~ выздора́вливающих Rekonvaleszentenabteilung *f*, Genesendenabteilung *f*
~, де́тское Kinderabteilung *f*, pediatrische Abteilung *f*
~, диагности́ческое Untersuchungsabteilung *f*
~ для доле́чивания Rekonvaleszenzabteilung *f*, Nachbehandlungsabteilung *f*
~ интенси́вного наблюде́ния Intensivbeobachtungsstation *f*, Wachstation *f*
~ интенси́вного ухо́да Intensivpflegestation *f*
~ интенси́вной терапи́и Intensivbehandlungsabteilung *f*, Intensivbehandlungsstation *f*, Intensivtherapieabteilung *f*
~ иску́сственной по́чки Dialyseabteilung *f*, Dialysestation *f*
~, лече́бно-диагности́ческое therapeutisch-diagnostische Abteilung *f*
~ неотло́жной медици́нской по́мощи Abteilung *f* für dringliche medizinische Hilfe
~ надко́стницы *s.* отсло́йка надко́стницы
~ но́гтя от ногтево́го ло́жа Nagelablösung *f*
~, операцио́нное Operationsabteilung *f*
~, паталогоанатоми́ческое pathologisch-anatomische Abteilung *f*, Abteilung *f* für pathologische Anatomie; Prosektur *f*

~, **педиатри́ческое** pediatrische Abteilung *f*
~, **приёмное** Aufnahmeabteilung *f*
~, **реабилитацио́нное** Rehabilitationsabteilung *f*, Wiederherstellungsabteilung *f*
~, **санита́рно-дезинфекцио́нное** Sanierungsanstalt *f*
~, **санита́рное** Sanitätsgruppe *f*
~ **ско́рой (медици́нской) по́мощи** Abteilung *f* für dringliche (medizinische) Hilfe
~, **специализи́рованное** Fachabteilung *f*
~, **стерилизацио́нное** Sterilisationsabteilung *f*
~, **терапевти́ческое** Abteilung *f* für innere Medizin, innere Abteilung *f*
~, **урологи́ческое** urologische Abteilung *f*
~, **физиотерапевти́ческое** physiotherapeutische Abteilung *f*
~, **функциона́льно-диагности́ческое** Abteilung *f* für funktionelle Diagnostik
~, **хирурги́ческое** chirurgische Station *f* [Abteilung *f*]
отделя́емое *n* Sekret *n*, Absonderungsprodukt *n*, Ausscheidungsprodukt *n*
~, **влага́лищное** Vaginalsekret *n*, Vaginalabsonderung *f*
~, **гно́йное** eitrige Absonderung *f*
~, **злово́нное** übelriechende [stinkende] Absonderung *f*
~, **ранево́е** Wundsekret *n*, Wundabsonderung *f*
~, **серо́зное** seröse Absonderung *f*
~ **с конъюнкти́вы** Augenschleimfluß *m*
~, **сли́зистое** schleimige Absonderung *f*
~ **я́звы** Geschwürsabsonderung *f*
о́тдых *m* **1.** (*длительный*) Erholung *f* **2.** (*после лечебной процедуры*) Ruhe *f* **3.** (*после нагрузки*) Ausruhen *n*
~, **акти́вный** aktive Erholung *f*
~, **лече́бный** (*на курорте*) Erholungskur *f*
~, **пасси́вный** passive Erholung *f*
отёк *m* Ödem *n*, Wassersucht *f*
~, **аллерги́ческий** allergisches Ödem *n*
~ **анастомо́за** Anastomosenödem *n*, Anastomosenschwellung *f*
-, **анафилакто́идный** anaphylaktoides Ödem *n*
~, **ангионевроти́ческий** angioneurotisches Ödem *n*, Quincke-Ödem *n*, umschriebenes akutes Ödem *n*
~, **буллёзный** bullöses Ödem *n*
~ **век** Lidödem *n*, Schwellung *f* der Lider
~, **внутрилабири́нтный** Endolymphhydrops *m*
~, **вое́нный** *s.* **отёк, голо́дный**
~, **воспали́тельный** entzündliches Ödem *n*
~, **гипопротеинеми́ческий** hypoproteinämische Wassersucht *f*, kolloidoosmotisches Ödem *n*
~, **гипотирео́идный** hypothyreoide Wassersucht *f*, hypothyreoides Ödem *n*
~ **гла́за** Augenwassersucht *f*
~, **голо́дный** Hungerödem *n*, Kriegs-Ödem *n*
~ **горта́ни** Larynxödem *n*, Kehlkopfödem *n*
~ **ди́ска зри́тельного не́рва** Papillenödem *n*, Papillenschwellung *f*
~, **засто́йный** Stauungsödem *n*, kongestives Ödem *n*
~, **злока́чественный** malignes Ödem *n*, Gasbrand *m*
~, **идиопати́ческий** idiopathisches Ödem *n*
~, **индурати́вный** induratives Ödem *n*
~, **интерстициа́льный** interstitielles Ödem *n*
~, **кахекти́ческий** kachektisches [marantisches] Ödem *n*
~, **климактери́ческий** klimakterisches Ödem *n*
~ **ко́жи** Hautwassersucht *f*, kutanes Ödem *n*
~, **колло́идно-осмоти́ческий** *s.* **отёк, онкоти́ческий**
~ **кра́йней пло́ти** Vorhautschwellung *f*, Präputialödem *n*
~ **лёгких** Lungenödem *n*
~ **лёгкого, высо́тный** Höhenlungenödem *n*
~, **лимфати́ческий** lymphatisches Ödem *n*
~ **лица́** Gesichtsödem *n*
~, **маранти́ческий** *s.* **отёк, кахекти́ческий**
~, **межклёточный** spongiode Umwandlung *f*, Spongiose *f*
~, **мембраноге́нный** membranogenes Ödem *n*
~, **механи́ческий** mechanisches Ödem *n*
~ **мо́зга** Hirnödem *n*
~ **мя́гких тка́ней** Weichteilödem *n*
~, **невроге́нный** neurogenes [angioneurotisches] Ödem *n*
~ **новорождённых** Ödem *n* der Neugeborenen
~, **ограни́ченный о́стрый** *s.* **отёк, ангионевроти́ческий**
~, **онкоти́ческий** onkotisches [kolloido-osmotisches] Ödem *n*
~, **осмоти́ческий** osmotisches Ödem *n*
~ **подко́жной клетча́тки, о́бщий** allgemeines Ödem *n*, *anasarka*
~, **подко́жный** subkutanes Ödem *n*
~, **по́чечный** renales Ödem *n*
~ **при уши́бе** Kontusionsödem *n*
~, **рефракте́рный** refraktäres Ödem *n*
~ **рогови́цы** Ödem *n* der Kornea
~ **рогови́цы при о́стром при́ступе глауко́мы** Hornhautquellung *f* bei Drucksteigerung
~, **серде́чный** kardiales [kardiogenes] Ödem *n*
~ **сетча́тки** Netzhautödem *n*
~ **сетча́тки, перипапилля́рный** peripapilläres Ödem *n* der Netzhaut, peripapilläres Netzhautödem *n*
~, **склеродерми́ческий** sklerodermatisches Ödem *n*
~, **скры́тый** latentes Ödem *n*
~, **сли́зистый** mukoides Ödem *n*
~, **токси́ческий** toxisches Ödem *n*
~, **хромотро́пный** chromotropes Ödem *n*
~ **хруста́лика** Phakohydropsie *f*
отемато́ма *f* Othämatom *n*
отёчный verquollen, gedunsen, ödematös, aufgedunsen
отиатри́я *f* Otiatrie *f*, Ohrenheilkunde *f*
оти́т *m* Otitis *f*, Ohrenentzündung *f*
~, **вну́тренний** Labyrinthitis *f*, *otitis interna*
~, **гриппо́зный** Grippeotitis *f*
~, **контузио́нный** Kontusionsotitis *f*
~, **муко́зный** Mukosus-Otitis *f*
~, **нару́жный** Gehörgangsentzündung *f*, *otitis externa*
~, **сре́дний** Mittelohrentzündung *f*, *otitis media*

~, срéдний адгези́вный Adhäsivprozeß *m* im Mittelohr, *otitis media adhaesiva*
~, срéдний гнóйный Mittelohreiterung *f*, *otitis media purulenta*
~, срéдний катарáльный Mittelohrkatarrh *m*, *otitis media catarrhalis*
~, срéдний óстрый akute Mittelohrentzündung *f*, *otitis media acuta*
~, срéдний серóзный Tubenmittelohrkatarrh *m*, *otitis media serosa*
~, срéдний туберкулёзный Mittelohrtuberkulose *f*
~, срéдний хрони́ческий chronische Mittelohrentzündung *f*, *otitis media chronica*
~, срéдний экссудати́вный Tubenmittelohrkatarrh *m*, *otitis media exsudativa*
откáз *m* от пи́щи Nahrungsverweigerung *f*
откáчивать abpumpen, auspumpen; absaugen
откáшливание *n* Expektoration *f*, Auswerfen *n*, Abhusten *n*
отклонéние *n* Abweichung *f*, Deviation *f*, Ablenkung *f*
~ взóра Blickabweichung *f*
~, доминáнтное Dominanzabweichung *f*
~ зýба Zahnneigung *f*
~ интервáлов электрокардиогрáммы Deviation *f* der Elektrokardiogrammstrecken
~ от популяциóнной срéдней Abweichung *f* vom Populationsmittelwert
~, срéднее durchschnittliche Abweichung *f*
~ ЭКГ, внýтреннее innere EKG-Ablenkung *f*
открýчивание *n* нóжки Stielabdrehung *f*
отливáть (*гипсовую модель*) abformen
отложéние *n* Ablagerung *f*
~ амилóида Amyloidablagerung *f*
~ белкóв Eiweißablagerung *f*
~ желéза Eisenablagerung *f*
~ жи́ра Fettablagerung *f*
~ зубнóго кáмня Zahnsteinablagerung *f*
~ и́звести Kalkablagerung *f*
~ липóидов Lipoidablagerung *f*
~ солéй кáльция Kalksalzablagerung *f*
~ фибри́на Fibrinablagerung *f*
отлóмок *m* Bruchstück *n*, Fragment *n*
~, кóстный Knochenfragment *n*, Knochenfrakturstück *n*, Knochenbruchstück *n*
отморожéние *n* Kongelation *f*, Erfrierung *f*
~, контáктное Kontaktkongelation *f*
отношéние *n*:
~ к здорóвью Einstellung *f* zur Gesundheit
~, кóдовое *Gen.* Kodeverhältnis *n*
~ продолжи́тельности вдóха и вы́доха Atemzeitverhältnis *n*
~ рентгéновского рáстра, геометри́ческое Schachtverhältnis *n* des Rasters
отношéния *n pl* родствá Verwandtschaftsbeziehungen *f pl*
отоантри́т *m* Antritis *f*
отогéнный otogen
отогревáние *n* Erwärmung *f*, Wiedererwärmung *f*
отоли́ты *m pl* Otolithen *m pl*, Otokonien *f pl*, Gehörsand *m*
отологи́я *f* Otologie *f*, Ohrenheilkunde *f*
отомикóз *m* Otomykose *f*
отоневролóгия *f* Otoneurologie *f*
отоплáстика *f* Otoplastik *f*
отоплéние *n* Heizung *f*
оторéя *f* Ohrenfluß *m*, Ohrenlaufen *n*
оториноларингóлог *m* Hals-Nasen-Ohren-Facharzt *m*, HNO-Facharzt *m*, Otorhinolaryngologe *m*
отосальпингоскóп *m* Otosalpingoskop *n*
отосклерóз *m* Otosklerose *f*
отоскóп *m* Otoskop *n*, Hörschlauch *m*
отоспонгиóз *m* Otosklerose *f*
отостробоскóп *m* Otostroboskop *n*
ототокси́чность *f* Ototoxizität *f*
ототóпика *f* Richtungshören *n*
отпадéние *n* пупови́ны Nabelabstoßung *f*
отпечáток *m*:
~ пáльцев Fingerabdruck *m*, Daktylogramm *n*
~, раневóй Wundabdruck *m*
óтпуск *m*:
~, декрéтный Schwangerschaftsurlaub *m*
~ для лечéния на курóрте Kururlaub *m*
~, дополни́тельный Zusatzurlaub *m*
~ по берéменности и рóдам *s.* óтпуск, декрéтный
~ по болéзни Krankenurlaub *m*
отравлéние *n* Vergiftung *f*, Intoxikation *f*
~ грибáми Pilzvergiftung *f*, Myzetismus *m*
~, ингаляциóнное Inhalationsvergiftung *f*
~ колбáсным я́дом Wurstvergiftung *f*, Botulismus *m*
~ медикамéнтами Medizinalvergiftung *f*
~ никоти́ном Nikotinvergiftung *f*
~ óкисью углерóда Kohlendunstvergiftung *f*
~, пищевóе Lebensmittelvergiftung *f*
~ ры́бой Fischvergiftung *f*, Ichthyismus *m*
~ свинцóм Bleivergiftung *f*, Saturnismus *m*
отрéзок *m* Segment *n*, Abschnitt *m*
~ кишки́ Darmabschnitt *m*, Darmstück *n*, Darmteil *m*
~ мочетóчника Harnleiterabschnitt *m*
~ сосýда Gefäßabschnitt *m*
отрицáтельный negativ
отрóсток *m* Fortsatz *m*
~, альвеоля́рный Alveolarfortsatz *m*
~ большóго мóзга, серпови́дный Hirnsichel *f*, Großhirnsichel *f*
~, венéчный Kronenfortsatz *m*
~ вéрхней чéлюсти Oberkieferfortsatz *m*
~ клéтки Zellausläufer *m*
~, кóстный Knochenfortsatz *m*, Apophyse *f*
~, крылови́дный Flügelfortsatz *m*
~, лóбный Stirnfortsatz *m*
~, локтевóй Hakenfortsatz *m*
~, мечеви́дный Schwertfortsatz *m*
~ мозжечкá, серпови́дный Kleinhirnsichel *f*
~, нёбный Gaumenfortsatz *m*
~, осевóй [óсево-цилиндри́ческий] Axelzylinder(fortsatz) *m*, Axon *n*
~, ости́стый Dornfortsatz *m*
~, поперéчный Querfortsatz *m*
~, скуловóй Backenfortsatz *m*, Jochbeinfortsatz *m*
~, сосцеви́дный Warzenfortsatz *m*
~, суставнóй Gelenkfortsatz *m*
~ чéлюсти Kieferfortsatz *m*
~, червеобрáзный Wurmfortsatz *m*

~, шиловидный Griffelfortsatz *m*
отрыв *m* Abriß *m*, Abreißen *n*, Losreißen *n*
~ **кости** Knochenabriß *m*
~ **остистого отростка** Dornfortsatzabriß *m*
~ **связки** Bandabriß *m*
~ **сетчатки у зубчатого края** Orariß *m*
~ **сосочковых мышц** Papillarmuskelruptur *f*
~ **сосуда** Gefäßabriß *m*
~ **эпифиза** Epiphysenlösung *f*
отрыжка *f* Aufstoßen *n*, Rülpsen *n*
~ **воздухом** Efflation *f*, Luftaufstoßen *n*
~ **газом** Gasaufstoßen *n*
~, **кислая** saures Rülpsen *n*
~, **нервная** nervöses Aufstoßen *n*
отряд *m*:
~, **медицинский десантный** medizinischer Landungstrupp *m*
~ **санитаров-носильщиков** Sanitätsstaffel *f*
отсасывание *n* Absaugung *f*; Abpumpen *n*
~ **воздуха** Luftabsaugung *f*
~ **гноя** Eiterabsaugung *f*
~, **длительное** Dauerabsaugung *f*
~, **повторное** Wiederaussaugung *f*
отсечение *n* **пуповины** Abnabelung *f*
отслойка *f* Ablösung *f*, Abhebung *f*
~ **кожи** Hautablösung *f*, Hautablederung *f*, décollement *(franz.)*
~ **надкостницы** Knochenhautablösung *f*, Periostabhebung *f*
~ **плаценты** Plazenta(ab)lösung *f*
~ **плаценты, преждевременная** vorzeitige Plazenta(ab)lösung *f*
~ **сетчатки** Netzhautablösung *f*, Netzhautabhebung *f*
~ **сосудистой оболочки** Aderhautabhebung *f*
~ **стекловидного тела** Glaskörperabhebung *f*, Glaskörperablösung *f*
отсос *m* Absauger *m*, Saugapparat *m*, Absaugvorrichtung *f*, Saugpumpe *f*
~, **инжекторный** Injektorsauger *m*
~, **ручной** Handsauggerät *n*
отставание *n*:
~ **в развитии** Entwicklungsrückstand *m*
~ **роста** Minderwuchs *m*
отсталость *f*, **психическая** geistige Unterentwicklung *f*
отстойник *m* Absetzbecken *n*, Absetzanlage *f*, Entschlammungsanlage *f*; Stauanlage *f*, Staubecken *n*
~, **вторичный** Nachklärbecken *n*
~, **горизонтальный** Flachbecken *n*
~, **радиальный** Rundbecken *n*
отсутствие *n*:
~ **аппетита** Appetitlosigkeit *f*, Anorexie *f*, Inappetenz *f*
~ **болевой чувствительности** Schmerzunempfindlichkeit *f*, Indolenz *f*
~ **по болезни, временное** Krankheitsabsenz *f*
~ **пульса** Pulslosigkeit *f*
~ **реакции зрачка на свет** aufgehobene Lichtreaktion *f* der Pupille, Lichtstarre *f*
~ **рефлекса** Reflexlosigkeit *f*
~ **части зубов** Zahnmangel *m*
~ **челюсти, врождённое** Agnathie *f*
~ **чувствительности** Gefühllosigkeit *f*, Insensibilität *f*
~ **эмоций** Emotionslähmung *f*
~ **эффекта** Wirkungslosigkeit *f*
оттенок *m* **цвета** Farbenschattierung *f*
отток *m* Abfluß *m*, Abzug *m*
~ **водянистой влаги** Kammerwasserstrom *m*
~ **гноя** Eiterabfluß *m*
~ **жёлчи** Gallenabfluß *m*
~ **крови** Blutabfluß *m*
~ **крови, коллатеральный** kollateraler Blutabfluß *m*
отторжение *n* Abstoßung *f*
~ **секвестра** Sequesterabstoßung *f*
~ **струпа** Schorfabstoßung *f*
~ **трансплантата** Transplantatabstoßung *f*; Transplantat-Rejektion *f*
отхаркивание *n* Auswurfabführung *f*, Abhusten *n*
отходы *m pl* Abfälle *m pl*
~, **промышленные** Industrieabfälle *m pl*
~, **радиоактивные** radioaktiver Abfallstoff *m*
отхождение *n*:
~ **газов** Windabgang *m*, Gasabgang *m*
~ **мокроты** Auswurfabsonderung *f*
отчётность *f*, **медицинская** medizinisches Berichtwesen *n*
отчуждение *n* **психических процессов** Entfremdungserlebnisse *n pl*
отягощённость *f*:
~, **наследственная** genetische Belastung *f*
~ **популяции, общая** Gesamtbelastung *f* der Population
офтальмия *f* Augenentzündung *f*, Ophthalmie *f*
~, **световая** Photoophthalmie *f*, Niphablepsie *f*
~, **симпатическая** sympathische Ophthalmie *f*, sympathische Augenentzündung *f*
~, **снежная** Niphablepsie *f*, Photoophthalmie *f*; Schneeblindheit *f*
~, **электрическая** Lichtophthalmie *f*
офтальмограф *m* Ophthalmograph *m*
~, **ультразвуковой** Ultraschallophthalmograph *m*, Echoophthalmograph *m*
офтальмодинамометр *m* Ophthalmodynamometer *n*, Optodynamometer *n*, Angiotonometer *n*, Metallstempeldynamometer *n* mit Federdruck
офтальмодинамометрия *f* Netzhautarteriendruckmessung *f*, Tonoskopie *f*
офтальмокоагулятор *m* Ophthalmokoagulator *m*
~, **квантовый** Quantenophthalmokoagulator *m*
офтальмокомпенсатор *m* Ophthalmokompensator *m*
офтальмокоордиметр *m* Ophthalmokoordimeter *n*
офтальмология *f* Ophthalmologie *f*, Augenheilkunde *f*, Ophthalmiatrie *f*, Ophthalmiatrik *f*
~, **оперативная** Augenchirurgie *f*
офтальмоманометр *m* Ophthalmomanometer *n*
офтальмометр *m* Ophthalmometer *n*
офтальмометрия *f* Ophthalmometrie *f*, Keratometrie *f*, Feststellung *f* der Krümmung der Hornhaut
офтальмомиастения *f* okulare Myasthenie *f*
офтальмомиопатия *f* okulare chronische progressive Muskeldystrophie *f*
офтальмомиотопия *f* kongenitale Myotopie *f*

офтальмоплеги́я *f* Ophthalmoplegie *f*
~, вну́тренняя *ophthalmoplegia interna*
~, диабети́ческая diabetische Ophthalmoplegie *f*
~, нару́жная *ophthalmoplegia externa*
~, по́лная *ophthalmoplegia totalis*
~, тиреотокси́ческая thyreotoxische Ophthalmoplegie *f*
офтальмоплетизмо́граф *m* Ophthalmoplethysmograph *m*
офтальмоско́п *m* Ophthalmoskop *n*, Augenspiegel *m*
~, большо́й безрефле́ксный 1. großes reflexloses Ophthalmoskop *n* 2. elektrischer Stativaugenspiegel *m*
~, зерка́льный Spiegelophthalmoskop *n*, Augenspiegel *m*
~, рефракцио́нный Refraktionsaugenspiegel *m*, Refraktionsophthalmoskop *n*
~, ручно́й Handophthalmoskop *n*
~, электри́ческий elektrisches Ophthalmoskop *n*
офтальмоскопи́я *f* Ophthalmoskopie *f*, Augenspiegeluntersuchung *f*; Augenhintergrunduntersuchung *f*
~, безрефле́ксная reflexlose Ophthalmoskopie *f*
~ в обра́тном ви́де indirekte Ophthalmoskopie *f*, Augenspiegeluntersuchung *f* im umgekehrten Bild
~ в прямо́м ви́де direkte Ophthalmoskopie *f*
~, обра́тная *s.* **офтальмоскопи́я в обра́тном ви́де**
~, пряма́я *s.* **офтальмоскопи́я в прямо́м ви́де**
~, спектра́льная Ophthalmochromoskopie *f*, Spektralophthalmoskopie *f*
офтальмотоно́граф *m* Ophthalmotonograph *m*
~, импрессио́нный Impressions-Ophthalmotonograph *m*
офтальмотоно́метр *m* Ophthalmotonometer *n*
офтальмофако́метр *m* Ophthalmophakometer *n*
офтальмохромоскопи́я *f* Ophthalmochromoskopie *f*
офтальмоэлектрокоагуля́тор *m* Ophthalmoelektrokoagulator *m*
охва́т *m* Erfassung *f*
~ диспансериза́цией [диспансе́рным наблюде́нием] Dispensairebeobachtungserfassung *f*
охлажда́ть abkühlen
охлажде́ние *n* 1. Erkältung 2. Abkühlung *f*; Unterkühlung *f*
~, глубо́кое Tiefkühlung *f*
~ излуче́нием Strahlungskühlung *f*
~ ко́жи Hautabkühlung *f*
~ льдом Eiskühlung *f*
~, о́бщее allgemeine Auskühlung *f*
~, пове́рхностное Oberflächenkühlung *f*
~, радиацио́нное Strahlungskühlung *f*
~ те́ла, посме́ртное Totenkälte *f*, *algor mortis*
~ тка́ни Gewebskühlung *f*
~ тру́па Leichenabkühlung *f*, Leichenkälte *f*
охлофоби́я *f* Ochlophobie *f* (*krankhafte Angst vor Menschenmengen*)
охра́на *f*:
~ вне́шней среды́ Umweltschutz *m*
~ водоёмов, санита́рная Gewässerschutz *m*, hygienischer Schutz *m* der Gewässer
~ здоро́вья Gesundheitsschutz *m*, Gesundheitsfürsorge *f*
~ здоро́вья дете́й Kindergesundheitsschutz *m*
~ здоро́вья подро́стков Jugendgesundheitsschutz *m*
~ куро́ртов, санита́рная kurörtlicher Sanitätsschutz *m*
~ ма́тери и ребёнка Gesundheitsschutz *m* von Mutter und Kind
~ матери́нства и де́тства Mütter- und Kinderfürsorge *f*
~ окружа́ющей среды́ Umweltschutz *m*
~ пищевы́х проду́ктов, санита́рная hygienische Sicherstellung *f* von Lebensmitteln
~, санита́рная hygienischer Schutz *m*
~ труда́ Arbeitsschutz *m*
~ труда́ подро́стков Arbeitsschutz *m* der Jugendlichen
охри́плость *f* Heiserkeit *f*
охроно́з *m* Ochronose *f*
~, алкаптонури́ческий alkaptonurische Ochronose *f*
~, фено́ловый Phenol-Ochronose *f*
~, экзоге́нный exogene Ochronose *f*
~, эндоге́нный endogene Ochronose *f*
оце́нка *f*:
~, гигиени́ческая hygienische Bewertung *f*
~ здоро́вья, ко́мплексная komplexe Gesundheitsauswertung *f*
~ лече́ния, сто́имостная Leistungsaufwandsanalyse *f* der Behandlung
~, ка́чественная Qualifizierung *f*
~, коли́чественная Quantifizierung *f*
~ насле́дуемости Heritabilitätsschätzung *f*
~ обстано́вки Auswertung *f* der Lage
~, органолепти́ческая organoleptische Begutachtung *f*
~ пита́ния Ernährungsbewertung *f*
~ по́чвы, санита́рная Beurteilung *f* des hygienischen Zustands des Bodens
~, пряма́я direkte Auswertung *f*
~ результа́тов Ergebnisbewertung *f*
~, санита́рная hygienische Bewertung *f*
~ сте́пени ри́ска Gefährdungseinschätzung *f*
~ усло́вий труда́ Bewertung *f* der Arbeitsbedingungen
~ фа́ктора вне́шней среды́, гигиени́ческая hygienische Beurteilung *f* des Umweltfaktors
~ фа́кторов ри́ска Risikoeinschätzung *f*
оча́г *m* Herd *m*, Fokus *m*
~ автомати́зма се́рдца Automatieherd *m* [Automatiezentrum *n*] des Herzens
~, ватообра́зный (*сетчатки*) Baumwollflockenherd *m*, Cotton-wool-Herd *m*
~ в коре́ головно́го мо́зга Rindenherd *m*
~ в мозгу́ Gehirnherd *m*
~ возбужде́ния се́рдца, доба́вочный heterotope Reizbildungsstätte *f*, Akzeleranzreizungsherd *m*
~, гла́вный Hauptherd *m*
~, гни́лостный Fäulnisherd *m*
~, гно́йный Eiterherd *m*
~ демиелиниза́ции Entmarkungsherd *m*

~ дестру́кции Destruktionsherd *m*
~, дочёрний Filialherd *m*
~ засто́йного возбужде́ния Stauungsreizherd *m*
~ инфекцио́нной боле́зни Infektionsherd *m*
~, казео́зный Käseherd *m*
~, метафиза́рный Metaphysenherd *m*
~ некро́за Nekroseherd *m*
~ обызвествле́ния Verkalkungsherd *m*
~ омертвле́ния Nekrotisierungsherd *m*
~, остеомиелити́ческий Osteomyelitisherd *m*
~, отдалённый Fernherd *m*
~, перви́чный Primärherd *m*, Ursprungsherd *m*, primärer Herd *m*
~ размозже́ния Quetschungsherd *m*
~ разреже́ния Rarefikationsherd *m*
~ разруше́ния Zerstörungsherd *m*
~ распа́да Zerfallsherd *m*
~, септи́ческий septischer Herd *m*
~, творо́жистый Käseherd *m*
очи́стка *f* Reinigung *f*
~ воды́ Wasseraufbereitung *f*
~ во́здуха Luftreinigung *f*
~ вы́бросов в атмосфе́ру Rauchgasenentstaubung *f*
~, иску́сственная биологи́ческая künstlich-biologische Reinigung *f*
~, механи́ческая mechanische Reinigung *f*
~ населённых мест kommunale Abfallbeseitigung *f*, Beseitigung *f* von Siedlungsabfällen
~ сто́чных вод Abwässerreinigung *f*
~, ультразвукова́я Ultraschallreinigung *f*
очища́ть reinigen
очище́ние *n* Reinigung *f*
~ ра́ны Wundreinigung *f*
~ ра́ны, втори́чное sekundäre Wundreinigung *f*
~ ра́ны, перви́чное primäre Wundreinigung *f*
очки́ *pl* Brille *f*
~, бифока́льные Bifokalbrille *f*, Doppelfokusgläser *pl*
~ в рогово́й опра́ве Hornbrille *f*
~, гермети́ческие [гермети́чные] gasdichte Brille *f*
~ для защи́ты от пы́ли Staubbrille *f*
~ для чте́ния вблизи́ Nahbrille *f*, Lesebrille *f*, Leseglas *n*
~, доро́жные Reisenbrille *f*
~, ды́мчатые Rauchglasbrille *f*
~, защи́тные Schutzbrille *f*, Schonungsbrille *f*
~, зерка́льные Brille *f* mit verspiegelten Gläsern
~, изейкони́ческие isoikonische Brille *f*
~, корриги́рующие Korrekrurbrille *f*
~, неофа́новые Neophanbrille *f*
~, призмати́ческие prismatische Brille *f*
~, слуховы́е Hörbrille *f*
~, слюдяны́е Glimmerbrille *f*
~, стенопи́ческие Lochbrille *f*, Siebbrille *f*
~, телескопи́ческие Fernrohrbrille *f*, Teleskopbrille *f*
~, трифока́льные Dreistärkengläser *pl*
оши́бка *f*:
~, диагности́ческая diagnostischer Fehler *m*
~ измере́ния, статисти́ческая statistischer Meßfehler *m*
~ репрезентати́вности Representativfehler *m*
ощела́чивание *n* мочи́ Alkalisierung *f* des Harns
ощу́пывание *n* Betastung *f*, Palpation *f*
ощуще́ние *n* Empfindung *f*
~, болево́е Schmerzempfindung *f*
~ давле́ния Druckempfindung *f*
~, зри́тельное optische Wahrnehmung *f*
~ тя́жести Schweregefühl *n*, Lastempfindung *f*

П

паде́ние *n*:
~ рожда́емости Abfall *m* der Geburtenrate
~ све́та Lichteinfall *m*
паёк *m*:
~, пищево́й Verpflegungssatz *m*
~, сухо́й пищево́й eiserne Verpflegungsration *f*
па́зуха *f*:
~, ана́льная *Sinus analis*
~, вене́чная *Sinus coronarius*
~, верхнечелюстна́я [га́йморова] Kieferhöhle *f*, Oberkieferhöhle *f*
~, грушеви́дная Schlundbucht *f*
~, ло́бная Stirn(bein)höhle *f*
~, мле́чная Milchsäckchen *n*
~ но́са, прида́точная Nasennebenhöhle *f*
~, основна́я Keilbeinhöhle *f*
~ перика́рда Spaltraum *m* des Herzbeutels
~ селезёнки Milzsinus *m*
~ скле́ры, вено́зная Schlemmscher Kanal *m*, *Sinus venosus sclerae*
~, со́нная *Sinus caroticus*
~ твёрдой мозгово́й оболо́чки, вено́зная Blutleiter *m* der harten Hirnhaut, Durasinus *m*
паке́т *m*, индивидуа́льный перевя́зочный persönliches Verbandpäckchen *n*
пала́та *f*:
~, больни́чная Krankenzimmer *n*
~ выздора́вливающих Genesendenkrankenzimmer *n*
~, диагности́ческая diagnostisches Krankenzimmer *n*
~ интенси́вной терапи́и Intensivpflegestation *f*
~, послеоперацио́нная Frischoperiertenzimmer *n*
~ пробужде́ния Aufwachraum *m*
палатка *f*:
~, кислоро́дная Sauerstoffzelt *n*
~ мозжечка́ Kleinhirnzelt *n*
~, санита́рная Krankenzelt *n*
палатодини́я *f* Palatodynie *f*
палатолали́я Palatolalie *f*
па́лец *m* Finger *m*
~ ки́сти Finger *m*
~ ки́сти, большо́й Daumen *m*
~ стопы́ Zehe *f*
~ стопы́, большо́й Großzehe *f*
~, указа́тельный Zeigefinger *m*
палимнези́я *f* Palimnese *f*
«па́лка *f*, бамбу́ковая», Bambusstabwirbelsäule *f*
паллиати́вный palliativ
па́ллидум *m* Pallidum *n*, *Globus pallidus*
па́лочка *f* Bakterie *f*, Stäbchen *n*
~, ацидофи́льная Azidobakterie *f*

~, болга́рская *Lactobacillus bulgaricus*
~ ботули́зма Botulinusbazillus *m*, *Clostridium botulinum*
~, брюшнотифо́зная Abdominaltyphusbakterie *f*, *Salmonella typhi*
~, дифтери́йная Diphtheriebakterium *n*, *Corynebacterium diphtheriae*
~ для ма́зи Salbenstäbchen *n*
~ для трениро́вки жева́тельной мускулату́ры, наку́сочная Beißstäbchen *n*
~ инфлюэ́нцы Influenzabakterie *f*
~, кислотоупо́рная säurebeständiger Bazillus *m*
~, кише́чная Kolibakterium *n*, *Escherichia coli*
~ коклю́ша Keuchhustenbazillus *m*, Bordet-Gengou-Bazillus *m*, *Bordetella pertussis*
~ ле́пры Aussatzstäbchen *n*, Hansenscher Bazillus *m*
~, ложнодифтери́йная Pseudodiphtheriebakterium *n*
~, моло́чная Milchbakterie *f*, Laktobakterie *f*
~ мыши́ного ти́фа Mäusetyphusbakterium *n*, *Salmonella typhimurium*
~ озе́ны Stinknasestäbchen *n*
~ парагри́ппа Parainfluenzabakterie *f*, *Haemophilus sparainfluencae*
~, паракише́чная Parakoli-Bakterium *n*
~ паракоклю́ша Parapertussis-Bazillus *m*, *Bordetella parapertussis*
~, псевдотуберкулёзная Pseudotuberkulose-Stäbchen *n*, *Pasteurella pseudotuberkulosis*
~ риносклеро́мы Sklerombakterium *n*
~ са́па Rotzstäbchen *n*, Rotzbakterium *n*
~, сенна́я Heubazillus *m*, Subtilisbazillus *m*
~, сибиреязвенная Milzbrandbazillus *m*, Anthraxbazillus *m*
~, синегно́йная Pyozyaneusbakterie *f*
~, спорообразу́ющая sporentragendes [sporenbildendes] Stäbchen *n*, Bazillus *m*
~, стекля́нная Glasstab *m*
~, столбня́чная Wundstarrkrampfstäbchen *n*, Tetanusbazillus *m*
~, туберкулёзная Tuberkulosemykobakterie *f*
~, туляреми́йная Tularämiebakterie *f*, *Pasteurella tularensis*, *Francisella tularensis*
~ чумы́ Pestbakterium *n*
па́лочки *f pl* сетча́тки Stäbchensehzellen *f pl*, Netzhautstäbchen *n pl*
палочкови́дный stäbchenförmig
пальпа́ция *f* Palpation *f*, Abtastung *f*, Abfühlen *n*
~, баллоти́рующая ballotierende Palpation *f*
~, бимануа́льная bimanuelle Palpation *f*
~, глубо́кая tiefe Abtastung *f*
~, ориентиро́вочная Orientierungspalpation *f*
~, пове́рхностная oberflächliche Palpation *f*
~, проника́ющая durchdringende Palpation *f*
~ пу́льса Pulstasten *n*
~, ректа́льная Rektaluntersuchung *f*
~, рентге́новская röntgenologische Betastung *f*
~, скользя́щая rutschende Abtastung *f*, Gleitpalpation *f*
~, стетакусти́ческая stethoakustische Palpation *f*
~, толчкообра́зная Stoß-Palpation *f*
пальпи́руемый tastbar
па́льцы *m pl* Finger *m pl*
~, бараба́нные Trommelschlägelfinger *m pl*, Kolbenfinger *m pl*
~, мёртвые «abgestorbene» [tote] Finger *m pl*, *Digiti mortui*
~, молоткообра́зные Hammerzehen *f pl*
~, пружи́нящие schnellende [federnde] Finger *m pl*
~, чёткообра́зные Perlschnurfinger *m pl*
па́мять *f* Gedächtnis *n*
~, видова́я Artgedächtnis *n*
~, генети́ческая genetisches Gedächtnis *n*
~, зри́тельная visuelles Gedächtnis *n*
~, иммунологи́ческая immunologische Erinnerung *f*
~, кратковре́менная Kurzzeitgedächtnis *n*
~, логи́ческая logisches Gedächtnis *n*
~, подсозна́тельная unterbewußtes Gedächtnis *n*
~, смыслова́я logisches Gedächtnis *n*
панагглютина́ция *f* Panagglutination *f*, unspezifische Agglutination *f*
панари́ций *m* Panaritium *n*
~ в ви́де за́понки Kragenknopfpanaritium *n*
~ доя́рок Melkerpanaritium *n*
~, ко́жный Hautpanaritium *n*
~, ко́стный Knochenpanaritium *n*
~, ногтево́й ungu(in)ales Panaritium *n*
~, околоногтево́й Nagelfalzentzündung *f*, Paronychie *f*
~, пове́рхностный oberflächliches Panaritium *n*
~, подко́жный subkutanes Panaritium *n*
~ под мозо́лью Schwielenpanaritium *n*
~, подногтево́й subunguales Panaritium *n*
~, сухожи́льный Sehnenscheidenpanaritium *n*
~, флегмоно́зный phlegmonöses Panaritium *n*
панартерии́т *m* Panarteriitis *f*
~ ао́рты и её ветве́й Aortenbogensyndrom *n*, Takayasu-Syndrom *n*
~, мно́жественный облитери́рующий multiple obliterierende Panarteriitis *f*
~, нодо́зный [узелко́вый] *panarteriitis nodosa*
пангемоцитопени́я *f* Pan(hämo)zytopenie *f*
пангистерэктоми́я *f* Panhysterektomie *f*
панкарди́т *m* Pankarditis *f*
~, ревмати́ческий rheumatische Pankarditis *f*
панкреатикографи́я *f* Pankreatikographie *f*
панкреатикодуоденостоми́я *f* Pankreatikoduodenostomie *f*
панкреатикохолецистостоми́я *f* Pankreatikocholezystostomie *f*
панкреати́т *m* Pankreatitis *f*, Bauchspeicheldrüsenentzündung *f*
~, абсцеди́рующий [апостемато́зный] abszedierende Pankreatitis *f*
~, диффу́зный diffuse Pankreatitis *f*
~, некроти́ческий nekrotisierende Pankreatitis *f*, Pankreasnekrose *f*
~ с обызвествле́нием verkalkende Pankreatitis *f*
панкреатогра́мма *f* Pankreatogramm *n*
~, ретрогра́дная retrogrades Pankreatogramm *n*
панкреатографи́я *f* Pankreatographie *f*
~, операцио́нная operative Pankreatographie *f*
~, секрето́рная [экскрето́рная] Ausscheidungspankreatographie *f*

панкреатодуоденостоми́я *f* Pankreatoduodenostomie *f*
панкреатолитиа́з *m* Pankreaslithiasis *f*
панкреатолитотоми́я *f* Pankreatolithotomie *f*
панкреатоскани́рование *n*, **панкреатосканогра-фи́я** *f* Pankreatoskanographie *f*, Bauchspeicheldrüsenskanierung *f*
панкреатотоми́я *f* Pankreatotomie *f*
панкреатоэнтеростоми́я *f* Pankreatoenterostomie *f*
панкреатэктоми́я *f* Pankreatektomie *f*, Pankreasexstirpation *f*
панкреозими́н *m* Pankreozymin *n*
панкреофибро́з *m* Pankreasfibrose *f*, Pankreassklerose *f*
~, **кисто́зный** zystische Pankreasfibrose *f*
панмиелопати́я *f* Panmyelopathie *f*
панмиелофти́з *m* Panmyelophthise *f*
панмикси́я *f* Panmixie *f*
панникулёз *m* Pannikulose *f*, Zellulitis *f*
панникули́т *m* Pannikulitis *f*
~, **ненагна́ивающийся рецидиви́рующий лихора́дящий** Pfeifer-Weber-Christian-Krankheit *f*, *panniculitis non soppurativa febrilis recidivans*
~, **спонта́нный** spontane Pannikulitis *f*, Rothmann-Makai-Pannikulitis *f*
па́ннус *m* Pannus *m*
~, **мяси́стый** fleischiger Pannus *m*
~, **не́жный** zarter [dünner] Pannus *m*
~, **трахомато́зный** trachomatöser Pannus *m*
~, **фликтенулёзный** phlyktänulärer Pannus *m*
панофталми́т *m* Panophthalmie *f*
пансерози́т *m* Panserositis *f*
пансинуси́т *m* Pansinusitis *f*
пансперми́я *f* Panspermie *f*
панто́граф *m* Pantograph *m*, Storchschnabel *m*
пантомографи́я *f* Panoramtomographie *f*, Panoramröntgenschichtverfahren *n*
панувеи́т *m* Panuveitis *f*
панфлеби́т *m* Panphlebitis *f*
панфлегмо́на *f* Panphlegmone *f*
панфоби́я *f* Panphobie *f* (*krankhafte Furcht vor allen äußeren Dingen*)
панцитопени́я *f* Pan(hämo)zytopenie *f*
панэнцефали́т *m* Panenzephalitis *f*
~, **подо́стро-склероти́ческий** subakutsklerosierende Panenzephalitis *f*
папилли́т *m* Papillitis *f*, Sehnervpapillenentzündung *f*
~ **по́чки, некроти́ческий** nekrotisierende Entzündung *f* der Nierenpapillen
папиллокарцино́ма *f* Papillokarzinom *n*, papillares Karzinom *n*
папилло́ма *f* Papillom *n*
~, **базальноклéточная** basalzelliges Papillom *n*
~, **внутрипрото́ковая** intraduktales Papillom *n*
~ **ко́жи** Hautpapillom *n*
~ **млéчного прото́ка** Milchgangspapillom *n*
~, **мно́жественная** multiples Papillom *n*
~ **мочево́го пузыря́** Harnblasenpapillom *n*
~, **плоскоклéточная** [**плоскоэпителиа́льная**] Plattenepithelpapillom *n*
~, **пролифери́рующая** proliferierendes Papillom *n*
~ **сли́зистой оболо́чки рта** Mundschleimhautpapillom *n*
~, **фиброэпителиа́льная** fibroepitheliales Papillom *n*
папилломато́з *m* Papillomatose *f*
~ **горта́ни** Larynxpapillomatose *f*
~, **диффу́зный** diffuse Papillomatose *f*
~ **пищево́да** Ösophaguspapillomatose *f*
папиллосфинктеротоми́я *f* Papillosphinkterotomie *f*
папиллотоми́я *f* Papillotomie *f*
папиллэктоми́я *f* Papillektomie *f*
папилля́рный papillar
паповави́русы *m pl* Papovaviren *n pl*
па́поротник *m* Farn *m*, Farnkraut *n*
~, **мужско́й** Wurmfarn *m*, männliches Farnkraut *n*
па́пула *f* Papel *f*, Knötchen *n*
~, **монетови́дная** [**нуммуля́рная**] *papula nummularis*
~, **остроконéчная** Akuminatuspapel *f*
~, **псориати́ческая** psoriatische Papel *f*
~, **сибиреязвенная** Milzbrandpapel *f*
~, **эпидерма́льная** epidermale Papel *f*
папулёзный papulös, knötchenförmig
парaагглютина́ция *f* Paraagglutination *f*
параллéль *f* Paraallel *n*
парааллерги́я *f* Parallergie *f*
параалloко́ртекс *m* Paraallokortex *m*
параанестези́я *f* Par(a)anästhesie *f*
парабио́з *m* Parabiose *f*
парабули́я *f* Parabulie *f*
паравертебра́льный paravertebral
парага́нглий *m* Paraganglion *n*
~, **аорта́льный поясни́чный** Zuckerkandl-Paraganglion *n*, *paraganglion aorticum abdominale*
~, **межсо́нный** Karotisknötchen *n*
~, **надпо́чечный** *paraganglion suprarenale*
~, **нехромаффи́нный** nicht chromaffines Paraganglion *n*
~, **парасимпати́ческий** parasympathisches Paraganglion *n*
~, **симпати́ческий** sympathisches Paraganglion *n*
~, **хромаффи́нный** chromaffines Paraganglion *n*
параганглио́ма *f* Paragangliom *n*
~, **злока́чественная** bösartiges [malignes] Paragangliom *n*
~, **нехромаффи́нная** nicht chromaffines Paragangliom *n*
~ **срéднего у́ха** Mittelohrparagangliom *n*, tympano-juguläres Paragangliom *n*
парагевзи́я *f* Parageusie *f*
парагемофили́я *f* Parahämophilie *f*, Owren-Krankheit *f*
парагонимо́з *m* Paragonimose *f*, Lungenegelkrankheit *f*
парaго́нимус *m* ostasiatischer Lungenegel *m*, *paragonimus westermanii*
парагормо́н *m* Parahormon *n*
параграммати́зм *m* Paragrammatismus *m*
парагранулёма *f* Paragranulom *n*
парагри́пп *m* Paragrippe *f*, Parainfluenza *f*
паради́димис *m* Beihoden *m*

парадуодена́льный paraduodenal
парази́т *m* Parasit *m*, Schmarotzer *m*
~, **вну́тренний** Endoparasit *m*, Entoparasit *m*
~, **кише́чный** Darmparasit *m*
~ **кро́ви** Blutparasit *m*
~, **кровососу́щий** blutsaugender Parasit *m*
~, **нару́жный** Ektoparasit *m*
~, **облига́тный** obligatorischer Parasit *m*
~, **печёночный** Leberparasit *m*
~, **тканево́й** Gewebsparasit *m*
~, **факультати́вный** fakultativer Parasit *m*
паразитеми́я *f* Parasitämie *f*
паразити́зм *m* Parasitismus *m*
~, **вре́менный** temporärer Parasitismus *m*
~, **периоди́ческий** periodischer Parasitismus *m*
~, **постоя́нный [стациона́рный]** permanenter [stationärer] Parasitismus *m*
паразитоло́гия *f* Parasitenkunde *f*
паразитоноси́тель *m* Parasitenträger *m*
параиммуните́т *m* Paraimmunität *f*
параинфе́кция *f* Parainfektion *f*
паракерато́з *m* Parakeratose *f*
паракине́з *m*, **паракинези́я** *f* Parakinese *f*, Parakinesie *f*
паракоклю́ш *m* Parapertussis *f*
паракокцидиоидо́з *m* Parakokzidioidosis *f*
параколи́т *m* Parakolitis *f*
паракузи́я *f* Parakusie *f*, *Paracusis Willisii*
паракупери́т *m* Pericowperitis *f*
паралали́я *f* Paralalie *f*; Paraphasie *f*, Vorbeireden *n*, Danebenreden *n*
параламбдаци́зм *m* Paralambdazismus *m*, L-Stottern *n*
паралекси́я *f* Paralexie *f*
парализо́ванный paralytisch, gelähmt
парализова́ть paralysieren, lähmen
паралимфобла́ст *m* Paralymphoblast *m*
парали́ч *m* Paralyse *f*, Lähmung *f*
~ **аккомода́ции** Akkomodationslähmung *f*
~, **альтерни́рующий** alternierende Lähmung *f*
~ **бе́дренного не́рва** Schenkelnervlähmung *f*
~ **блужда́ющего не́рва** Vaguslähmung *f*
~ **большеберцо́вого не́рва** Tibialislähmung *f*
~, **бульба́рный** Bulbärlähmung *f*
~ **взо́ра** Blicklähmung *f*
~ **возвра́тного не́рва** Rekurrensparese *f*
~ **во́ли** Willenslähmung *f*
~, **восходя́щий** aufsteigende Lähmung *f*, Landry-Paralyse *f*
~, **вя́лый** schlaffe Lähmung *f*
~, **гипокалиеми́ческий** hypokaliämische Lähmung *f*
~ **глазны́х мышц** Augenmuskellähmung *f*
~ **голосово́й скла́дки** Stimmlippenlähmung *f*
~ **горта́ни** Kehlkopflähmung *f*
~, **двигательный** motorische Lähmung *f*, Bewegungslähmung *f*
~, **двусторо́нний** doppelseitige Lähmung *f*
~, **де́тский** Kinderlähmung *f*
~, **де́тский спасти́ческий** spastische Kinderlähmung *f*
~, **де́тский спина́льный** spinale Kinderlähmung *f*
~, **де́тский церебра́льный** zerebrale Kinderlähmung *f*
~ **диафрагма́льного не́рва** Phrenikuslähmung *f*
~, **дрожа́тельный** Schüttellähmung *f*, Parkinson-Krankheit *f*
~ **дыха́тельного це́нтра** zentrale Atemlähmung *f*
~, **дыха́тельный** Atemlähmung *f*, Respirationslähmung *f*
~ **жева́тельных мышц** Kaumuskellähmung *f*
~ **желу́дка** Gastroparalyse *f*
~, **иммунологи́ческий** immunologische Lähmung *f*
~, **истери́ческий** hysterische Paralyse *f* [Lähmung *f*]
~ **кише́чника** Darmlähmung *f*
~, **компрессио́нный** Kompressionslähmung *f*
~ **коне́чностей, периоди́ческий** periodische Extremitätenlähmung *f*
~, **корешко́вый** Wurzellähmung *f*
~, **ко́рковый** Rindenlähmung *f*, kortikale Lähmung *f*
~, **косты́льный** Krückendrucklähmung *f*
~ **кругово́й мы́шцы век** Lagophthalmus *m*, Lähmung *f* des Lidschlußmuskels
~ **лицево́го не́рва** Gesichts(nerven)lähmung *f*, Fazialislähmung *f*
~ **лицевы́х мышц** Gesichtsmuskellähmung *f*
~, **ло́жный** Pseudoparalyse *f*, Scheinlähmung *f*
~ **локтево́го не́рва** Ulnarislähmung *f*
~ **лучево́го не́рва** Radialislähmung *f*
~ **мышц** Muskellähmung *f*, Myoparalyse *f*
~ **нёба** Gaumen(segel)lähmung *f*, Uranoplegie *f*
~ **не́рва** Nervenlähmung *f*
~, **оста́точный** Residuallähmung *f*, Restlähmung *f*
~ **от сдавле́ния не́рва** Drucklähmung *f*
~, **пароксизма́льный** paroxysmale Lähmung *f*, Westphal-Syndrom *n*
~, **периоди́ческий** periodische Lähmung *f*
~ **периста́льтики** Peristaltiklähmung *f*
~, **перифери́ческий** periphere Lähmung *f*
~, **пирами́дный** zentrale Lähmung *f*; Pyramidenbahnlähmung *f*
~, **попере́чный** Querlähmung *f*
~, **посленарко́зный** Narkoselähmung *f*
~, **поствакцина́льный** postvakzinale Lähmung *f*
~, **постинъекцио́нный** Spritzenlähmung *f*
~, **преходя́щий** vorübergehende Lähmung *f*
~, **прогресси́вный** progressive Paralyse *f*, Bayle-Krankheit *f*
~, **псевдобульба́рный** Pseudobulbärparalyse *f*
~ **ра́дужной оболо́чки** Iridoparalyse *f*, Iridoplegie *f*
~, **рефлекто́рный** Reflexlähmung *f*
~, **рецидиви́рующий** Rezidivlähmung *f*
~ **ре́чи** Sprachlähmung *f*
~, **родово́й** Entbindungslähmung *f*
~, **свинцо́вый** Bleilähmung *f*
~ **сосудодви́гательных не́рвов** Vasomotorenlähmung *f*
~, **спасти́ческий** spastische Lähmung *f*
~, **спасти́ческий спина́льный** spastische Spinallähmung *f*, Erb-Krankheit *f*
~ **тройни́чного не́рва** Trigeminuslähmung *f*
~, **у́тренний** Morgenlähmung *f*
~, **функциона́льный** funktionelle Lähmung *f*
~, **центра́льный** zentrale Lähmung *f*, Gehirnlähmung *f*

~ **цилиа́рной мы́шцы** Zykloplegie *f*
~, **эклампти́ческий** Eklampsielähmung *f*
~, **экстрапирами́дный** extrapyramidale Lähmung *f*
~, **эмоциона́льный** Emotionslähmung *f*
~, **эпидеми́ческий** epidemische Lähmung *f*
~, **я́дерный** Kernlähmung *f*
~ **языка́** Zungenlähmung *f*, Hypoglossuslähmung *f*
паралла́кс *m* Parallaxe *f*, parallaktische Verschiebung *f*
параллели́зм *m*, **психофизи́ческий** psychophysischer Parallelismus *m*
параллело́метр *m* Parallelometer *n*
паралоги́я *f* Paralogie *f*
параме́трий *m* Parametralraum *m*
параметри́т *m* Parametritis *f*
~, **послеродово́й** puerperale Parametritis *f*
пара́метры *m pl* **кровообраще́ния** Kreislaufgrößen *f pl*
парамиелобла́ст *m* Paramyeloblast *m*
парамиксови́рус *m* Paramyxovirus *n*
парамилоидо́з *m* Paramyloidose *f*
парамими́я *f* Paramimie *f*
парамиокло́нус *m* Paramyoklonus *m*
парамиотони́я *f* Paramyotonie *f*
~, **врождённая** Heredoparamyotonie *f*
парамицето́ма *f* Paramyzetom *n*
парамнези́я *f* Paramnesie *f*, Erinnerungsfälschung *f*
паране́врий *m* Paraneurium *n*
паранекро́з *m* Paranekrose *f*
паранестези́я *f* Paranästhesie *f*
паранефри́т *m* Paranephritis *f*
~, **гно́йный** eitrige Paranephritis *f*
~, **фибро́зно-липомато́зный** fibrolipomatöse Paranephritis *f*
парано́ид *m* paranoides Syndrom *n*
~ **вне́шней обстано́вки** situativ ausgelöste paranoide Reaktion *f*
~ **ма́лого разма́ха** paranoide Erlebnisse *n pl* mit alltäglichem Inhalt
~, **психоге́нный** psychogen ausgelöste paranoide Reaktion *f*
~, **ситуацио́нный** *s.* **парано́ид вне́шней обстано́вки**
парано́йя *f* Paranoia *f*, Wahnsinn *m*
~, **алкого́льная** Alkoholwahnsinn *m*
~, **инволюцио́нная** Involutionsparanoia *f*, Rückbildungsparanoia *f*
~, **сени́льная** seniler Verfolgungswahn *m*
парапаре́з *m* Paraparese *f*
~, **пирами́дный** Pyramidenbahnparaparesis *f*
парапеде́з *m* Parapedese *f*
параплеври́т *m* Parapleuritis *f*
параплеги́я *f* Paraplegie *f*
~, **истери́ческая** hysterische Paraplegie *f*
~, **ло́жная** Pseudoparaplegie *f*
парапракси́я *f* Parapraxie *f*
парапрокти́т *m* Paraproktitis *f*, Periproktitis *f*
~, **анаэро́бный** anaerobe Paraproktitis *f*
~, **гни́лостно-некроти́ческий** fäulnisnekrotisierende Paraproktitis *f*
~, **ишиоректа́льный** ischiorektale Paraproktitis *f*
~, **пельвиоректа́льный** pelviorektale Paraproktitis *f*
~, **подковообра́зный** hufeisenförmige Paraproktitis *f*
~, **подко́жный** subkutane Paraproktitis *f*
~, **седа́лищно-прямокише́чный** [**та́зово-прямокише́чный**] pelviorektale Paraproktitis *f*
парапростати́т *m* Paraprostatitis *f*
~, **флегмоно́зный** phlegmonöse Paraprostatitis *f*
парапротеи́н *m* Paraprotein *n*
парапротеинеми́я *f* Paraproteinämie *f*
парапротеинури́я *f* Paraproteinurie *f*
парапсориа́з *m* Schüppchenflechte *f*
параректа́льный afternahe, pararektal, mastdarmnahe
параректопневмографи́я *f* Pararektopneumographie *f*
парасексуа́льный parasexuell
парасимпатикотони́я *f* Parasympathikotonie *f*
парасимпати́ческий parasympathisch
парасистоли́я *f* Parasystolie *f*
парастери́льность *f* Parasterilität *f*
паратгормо́н *m* Parathormon *n*, Nebenschilddrüsenhormon *n*
паратенони́т *m* Paratenonitis *f*, Paratendinitis *f*
паратиреоидэктоми́я *f* Parathyreoidektomie *f*, Epithelkörperchenentfernung *f*
паратиреоци́т *m* Parathyreozyt *m*
парати́ф *m* Paratyphus *m*
паратифли́т *m* Paratyphlitis *f*
паратифобацилле́з *m* Paratyphus-Bazillose *f*
паратонзилли́т *m* Peritonsillitis *f*, Paratonsillitis *f*
паратрахо́ма *f* Paratrachom *n*, Schwimmbadkonjunktivitis *f*, Einschlußblennorrhoe *f*
параuретри́т *m* Paraurethritis *f*
парафази́я *f* Paraphasie *f*
~, **верба́льная** verbale Paraphasie *f*, Wortverwechselung *f*
~, **литера́льная** literale Paraphasie *f*, Lautverwechselung *f*
~, **семанти́ческая** semantische Paraphasie *f*
~, **фономати́ческая** phonomatische Paraphasie *f*
парафимо́з *m* Paraphimose *f*
парафи́н *m* Paraffin *n*
парафинолече́ние *n* Paraffinbehandlung *f*, Paraffintherapie *f*
парафино́ма *f* Paraffinom *n*
парафлеби́т *m* Paraphlebitis *f*
парафрази́я *f* Paraphrasie *f*
парафрени́я *f* Paraphrenie *f*
~, **галлюцинато́рная** halluzinatorische Paraphrenie *f*
~, **инволюцио́нная** Involutionsparaphrenie *f*, Spätparaphrenie *f*
~, **ипохондри́ческая** hypochondrische Paraphrenie *f*
~, **меланхоли́ческая** melancholische Paraphrenie *f*
~, **сени́льная** senile Paraphrenie *f*
~, **систематизи́рованная** systematische Paraphrenie *f*
~, **фантасти́ческая** phantastische Paraphrenie *f*
~, **экспанси́вная** expansive Paraphrenie *f*
парацента́з *m* Parazentese *f*

парвови́русы *m pl* Parvoviren *n pl*
паре́з *m* Parese *f*
~ **аккомода́ции** Akkommodationsparese *f*
~ **взо́ра** Blickparese *f*
~ **возвра́тного не́рва** Rekurrensparese *f*
~ **голосово́й скла́дки** Stimmfaltenparese *f*
~, **истери́ческий** hysterische Parese *f*
~ **кише́чника** Enteroparese *f*, Darmschwäche *f*
~ **конверге́нции** Konvergenzparese *f*
~ **лицево́го не́рва** Fazialisparese *f*
~, **постинъекцио́нный** Injektionsparese *f*
~, **родово́й** Entbindungsparese *f*, Geburtsparese *f*
~ **с поте́рей чувстви́тельности** Parese *f* mit Analgesie
парейдоли́и *f pl* pareidolische Illusionen *f pl*
парентера́льный parenteral
паренхи́ма *f* Parenchym *n*
паренхимато́зный parenchymatös, parenchymatisch
парестези́я *f* Parästhesie *f*
~ **бере́менных** Schwangerschaftsparästhesie *f*
~ **кисте́й и стоп** Akroparästhesie *f*
~, **психи́ческая** psychische Parästhesie *f*
париетографи́я *f* Parietographie *f*
париетотомографи́я *f* Parietotomographie *f*
паркинсони́зм *m* Parkinsonismus *m*
~, **артериосклероти́ческий** arteriosklerotischer Parkinsonismus *m*
~, **идиопати́ческий** idiopathischer Parkinsonismus *m*
~, **ма́рганцевый** Manganparkinsonismus *m*
~, **медикаменто́зный** medikamentöser Parkinsonismus *m*
~, **постэнцефалити́ческий** postenzephalitischer Parkinsonismus *m*
~, **семе́йный** familiärer Parkinsonismus *m*
~, **сосу́дистый** vaskulärer Parkinsonismus *m*
пародо́нт *m* Paradentium *n*, Parodont *n*, Zahnbett *n*, Zahnhalteapparat *m*
пародонти́т *m* Parodontitis *f*, Zahnfleischrandentzündung *f*
пародонто́з *m* Parodontose *f*, Paradentose *f*
пародонтоло́гия *f* Parodontologie *f*
пародонто́ма *f* Parodontoma *n*
пародонтопати́я *f* Parodontopathie *f*
пароксизм *m* Paroxysmus *m*, Anfall *m*
~, **маляри́йный** Malariaanfall *m*, Malariaparoxysmus *m*
пароксизма́льный paroxysmal, anfallsartig
парони́хия *f* Paronychie *f*, Nagelfalzentzündung *f*
парорекси́я *f* Parorexie *f*, abnorme Geschmacksrichtung *f*
паросми́я *f* Parosmie *f*, Parosphresie *f*
паросто́з *m* Parostose *f*
паротидэктоми́я *f* Parotidektomie *f*, (totale) Ohrspeicheldrüsenentfernung *f*
пароти́т *m* Parotitis *f*, Ohrspeicheldrüsenentzündung *f*
~, **гно́йный** Ohrspeicheldrüseneiterung *f*
~, **хрони́ческий эссенциа́льный** chronische essentielle Parotitis *f*, epidemische Salivoglandulose *f*
~, **эпидеми́ческий** epidemische Parotitis *f*, Mumps *m*
партеногене́з *m* Parthenogenese *f*
партнёр *m* Partner *m*
~, **близнецо́вый** Zwillingspartner *m*
~, **полово́й** Geschlechtspartner *m*
па́рус *m*:
~, **мозгово́й за́дний** hinteres Marksegel *n*
~, **мозгово́й пере́дний** vorderes Marksegel *n*
парша́ *f* Schorf *m*, Erbgrind *m*, Kopfgrind *m*
па́ры *f pl*:
~ **ге́нов** Genpaare *n pl*
~ **при́знаков** Merkmalspaare *n pl*
пасса́ж *m* **о́пухоли** Tymorpassage *f*
пассиви́зм *m* Passivismus *m*, Masochismus *m*
па́ста *f* Paste *f*
~, **грязева́я** Moorpaste *f*
~, **дрожжева́я** Hefenpaste *f*
~, **защи́тная** Hautschutzsalbe *f*
~, **зубна́я** Zahncreme *f*, Zahnpaste *f*
~, **фто́ристая** Fluoridpaste *f*
~, **электро́дная** Elektrodenpaste *f*, Elektrodencreme *f*, Kontaktpaste *f*
пастере́лла *f Pasteurella*
пастереллёз *m* Pasteurellose *f*
пастериза́ция *f* Pasteurisierung *f*, Pasteurisierungsverfahren *n*
~, **высокотемперату́рная** Hocherhitzung *f*
~, **дли́тельная** Dauererhitzung *f*
~, **кратковре́менная** Kurzzeiterhitzung *f*
~, **лучева́я** Pasteurisieren *n* durch Bestrahlung
~, **момента́льная** Hocherhitzung *f*
пасти́лки *f pl* Pastillen *f pl*
пасто́зность *f* mäßige Schwellung *f*
пасть *f*, **во́лчья** Gaumenspalte *f*, Palatoschisis *f*, Kiefergaumenspalte *f*, Wolfsrachen *m*
пателлопекси́я *f* Kniescheibenanheftung *f*, Patellopexie *f*
пателлопла́стика *f* Patelloplastik *f*, Kniescheibenplastik *f*
пателлэктоми́я *f* Kniescheibenentfernung *f*, Patellektomie *f*
патогене́з *m* Pathogenese *f*, Krankheitsentstehungsweise *f*
патоге́нность *f* Pathogenität *f*
патоге́нный pathogen, krankheitserregend
~ **для челове́ка** menschenpathogen, humanpathogen
патогномони́чный pathognomonisch, krankheitsspezifisch
патокли́за *f* Pathoklise *f*
~, **генети́ческая** genetische [hereditäre] Pathoklise *f*
~, **монотопи́ческая** monotope Pathoklise *f*
~, **о́бщая** allgemeine Pathoklise *f*
~, **политопи́ческая** polytope Pathoklise *f*
~, **сомати́ческая** somatische Pathoklise *f*
~, **специа́льная** spezielle Pathoklise *f*
патологи́ческий pathologisch
патоло́гия *f* Pathologie *f*
~, **географи́ческая** geographische Pathologie *f*
~, **гумора́льная** Humoralpathologie *f*
~ **интегра́ции** Integrationspathologie *f*
~, **кле́точная** Zell(ular)pathologie *f*
~, **клини́ческая** klinische Pathologie *f*
~, **констелляцио́нная** Konstellationspathologie *f*

~, молекулярная Molekularpathologie *f*
~, общая allgemeine Pathologie *f*
~, перинатальная perinatale Pathologie *f*, Perinatalpathologie *f*
~, пренатальная pränatale [antenatale] Pathologie *f*
~, профессиональная Arbeitspathologie *f*
~, пылевая Staubschädigung *f*
~, радиационная Strahlenpathologie *f*
~, солидарная Solidarpathologie *f*
~, сравнительная vergleichende Pathologie *f*
~, функциональная Funktionspathologie *f*
~, частная spezielle Pathologie *f*
~, эволюционная Evolutionspathologie *f*
~, экологическая ökologische Pathologie *f*
~, экспериментальная experimentelle Pathologie *f*
патологоанатом *m* Pathologe *m*
патоморфоз *m* Pathomorphose *f*, Nosomorphose *f*
~, спонтанный spontane Pathomorphose *f*
~, терапевтический обусловленный therapeutisch [durch Behandlung] bedingte Pathomorphose *f*
патоморфология *f* Pathomorphologie *f*, pathologische Anatomie *f*
патопсихология *f* Pathopsychologie *f*
патофизиология *f* pathologische Physiologie *f*
патофобия *f* Nosophobie *f*
патроклиния *f* Patroklinie *f*
пауза *f*:
~, агональная agonale Pause *f*
~, компенсаторная kompensatorische [postextrasystolische] Pause *f*
Пауциартрит *m* Oligoarthritis *f*
пах *m* Leiste *f*
пахигирия *f* Pachygyrie *f*
пахиглоссия *f* Zungenverdickung *f*
пахидермия *f* Pachydermie *f*
пахидермопериостоз *m* Pachydermoperiostose *f*
пахименингит *m* Pachymeningitis *f*
пахионихия *f* Pachyonychie *f*
пахиплеврит *m* Pachypleuritis *f*
пахицефалия *f* Pachyzephalie *f*, Dickschäd(e)ligkeit *f*
паховый inguinal, Leisten...
пахтанье *n* Buttern *n*
пациент *m* Patient *m*, Kranke *m*
педантизм *m*, патологический krankhafter Pedantismus *m*
педерастия *f* Päderastie *f*, Knabenliebe *f*
педиатрия *f* Kinderheilkunde *f*, Pädiatrie *f*
~ периода новорождённости Neonatologie *f*
педикулёз *m* Pedikulose *f*, Läusebefall *m*
~ головы Kopfläusebefall *m*
педопсихиатрия *f* Pädopsychiatrie *f*, Kinderpsychiatrie *f*
педофилия *f* Pädophilie *f*
пекторилоквия *f* Pektoriloquie *f*, deutliche Bronchophonie *f*
пелада *f* Pelade *f*, Alopezie *f*
пеллагра *f* Pellagra *f*
~, вторичная sekundäre Pellagra *f*
~, детская infantile Pellagra *f*, Kwashiorkorsyndrom *n*
пелоидотерапия *f* Schlammbehandlung *f*, Schlammkur *f*
пелоиды *m pl* Peloide *n pl*; Mineralschlamme *m pl*
пельвиграфия *f* Pelvigraphie *f*, Pelvioradiographie *f*
~, газовая Gaspelvigraphie *f*
пельвиметр *m* Pelvimeter *n*, Beckenmesser *m*, Beckenmeßgerät *n*, Beckenzirkel *m*
пельвиметрия *f* Pelvimetrie *f*
пельвиоперитонит *m* Pelvi(o)peritonitis *f*
пельвиоскоп *m* Pelviskop *n*
пельвиоскопия *f* Pelviskopie *f*
пельвиотомия *f* Pelvitomie *f*
пельвиоцеллюлит *m* Pelviozellulitis *f*
пемфигоид *m* Pemphigoid *m*
пемфигус *m* Pemphigus *m*
пена *f*:
~, кровяная Blutschaum *m*
~ у рта Schaumpilz *m*
пенетрантность *f* (*гена*) Penetranz *f*
~, возрастзависимая altersabhängige Penetranz *f*
~, зависимая от пола geschlechtsabhängige Penetranz *f*
~, неполная unvollständige Penetranz *f*
пенетрация *f* Penetration *f*, Durchdringung *f*
~ язвы желудка Magengeschwürpenetration *f*
пенетрирующий penetrierend, durchdringend
пениафобия *f* Peniaphobie *f* (*krankhafte Angst vor der Armut*)
пенициллинорезистентный penizillinresistent
пенсия *f* Rente *f*
~ по инвалидности Invalidenrente *f*
~ по старости Altersrente *f*
пенсне *n* Kneifer *m*, Klemmer *m*, Zwicker *m*
пентастомидоз *m* Pentastomidose *f*, Linguatulose *f*, Zungenwurmkrankheit *f*
пентозурия *f* Pentosurie *f*
пепсин *m* Pepsin *n*
пептид *m* Peptid *n*
пептидаза *f* Peptidase *f*
пептонурия *f* Peptonurie *f*
пептострептококк *m* Peptostreptokokkus *m*
перверсия *f* Perversion *f*, sexuelle Abirrung *f*
первичный primär
первобеременная *f* Erstschwangere *f*
первородящая *f* Erstgebärende *f*
переаминирование *n* Transaminierung *f*
перевариваемость *f* пищи Verdaulichkeit *f* der Nahrung
переваривание *n* Verdauung *f*
перевозбуждённый übererregt
перевязка *f* 1. Überbindung *f*, Unterbindung *f* 2. Verbandwechsel *m*
~ артерии Arterienunterbindung *f*
~ артерии на протяжении Arterienfernunterbindung *f*, Arteriendistanzunterbindung *f*
~ вены Venenunterbindung *f*
~ ножки Stielunterbindung *f*
~ пуповины Nabelschnurligatur *f*
~ раны Wundverbinden *n*
~ сосуда Gefäßabbinden *n*, Gefäßligatur *f*

~ **труб** Tubenunterbindung *f*
перевя́зочная *f* Verbandraum *m*
переги́б *m* Verbiegung *f*, Knickung *f*
~ **желу́дка** *Röntg.* Kaskadenmagen *m*
~ **кише́чной пе́тли** Darmschlingenknickung *f*
~ **кишки́** Darm(rohr)knickung *f*
~ **сосу́да** Gefäßknickung *f*
перего́нка *f* Destillation *f*, Destillieren *n*
перегоро́дка *f* Scheidewand *f*, *Septum*
~, **межальвеоля́рная** Alveolarseptum *n*
~, **межжелу́дочковая** Kammerscheidewand *f*, Kammerseptum *n*
~, **межпредсе́рдная** Vorhofscheidewand *f*, Vorhofseptum *n*
~ **но́са** Nasenscheidewand *f*, Nasenseptum *n*, Nasensteg *m*
~ **но́са, ко́стная** knöchernes Nasenseptum *n*
~ **но́са, хрящева́я** knorpelige Nasenscheidewand *f*
~, **предсе́рдно-желу́дочковая** Vorhof-Kammer-Scheidewand *f*
~ **языка́** Zungenscheidewand *f*
перегрева́ние *n* Überwärmung *f*, Hyperthermie *f*
~, **ме́стное** örtliche Überhitzung *f*
перегру́зка *f* Überladung *f*, Überlastung *f*
~ **желу́дочка, объёмная** Volumüberlastung *f* des Ventrikels
~ **желу́дочка, систоли́ческая** systolische Überlastung *f* des Ventrikels
переда́ча *f*:
~ **возбужде́ния** Erregungsleitung *f*
~, **возду́шная** (*инфекции*) aerogene Übertragung *f*
~ **инфе́кции** Infektionstransmission *f*
~, **однолине́йная** (*инфекции*) unilineare Transmission *f*
~, **пряма́я** (*инфекции*) direkte [unmittelbare] Übertragung *f*
~, **синапти́ческая** synaptische Übertragung *f*
~, **трансовариа́льная** transovariale Übertragung *f*
передозиро́вка *f* Überdosierung *f*
пережёвывание *n* Wiederkauen *n*
пережива́ние *n* **1.** Überleben *n* **2.** Erlebnis *n*
~, **ключево́е** Ausgangserlebnis *n*, auslösendes Erlebnis *n*
~ **о́ргана** Überleben *n* eines Organs
~ **транспланта́та** Transplantatüberleben *n*
пережима́ть abklemmen
перека́рмливание *n* Überfütterung *f*
пе́рекись *f* Peroxid *n*
перекла́дина *f* Trabekel *f*
~, **ко́стная** Knochentrabekel *f*
~, **мы́шечная** Muskeltrabekel *f*
~, **хрящева́я** Knorpeltrabekel *f*
перекомбина́ции *f pl* **плазмо́на** Plasmon-Umkombinationen *f pl*
перекрёст *m* Kreuzung *f*
~ **зри́тельных не́рвов** Sehnervenkreuzung *f*
~ **пирами́д** Pyramidenkreuzung *f*
~ **сухожи́льных воло́кон** Überkreuzung *f* der Sehnenfasern
~ **хромосо́м** Chromosomenkreuzung *f*
перекру́т *m* Torsion *f*, Drehung *f*
~ **кисты́** Zystentorsion *f*
~ **кише́чной пе́тли** Darmschlingendrehung *f*
~ **кишки́** Darm(achsen)drehung *f*
~ **ма́тки** Uterustorsion *f*
~ **но́жки** (*кисты, опухоли*) Stieldrehung *f*
~ **полово́го чле́на** Penistorsion *f*
~ **са́льника** Netztorsion *f*
~ **то́лстой кишки́** Dickdarm(achsen)drehung *f*
~ **яи́чка** Hodentorsion *f*, Hodendrehung *f*
перекры́тие *n*, **резцо́вое** Schneidezahnüberbiß *m*
перелива́ние *n* Transfusion *f*
~ **кро́ви** Bluttransfusion *f*, Blutübertragung *f*
~ **кро́ви, ка́пельное** Blut(dauer)tropfinfusion *f*
~ **кро́ви, масси́вное** massive Bluttransfusion *f*
~ **кро́ви, обме́нное** Blutaustauschtransfusion *f*
~ **кро́ви, обра́тное** Blutreinfusion *f*
~ **кро́ви, прямо́е** Direktblutübertragung *f*
~ **пла́змы** Plasmainfusion *f*
~ **плацента́рной кро́ви** Plazentarbluttransfusion *f*
~ **све́жей кро́ви** Frischbluttransfusion *f*
~ **со́бственной кро́ви** Eigenbluttransfusion *f*, Autotransfusion *f*
~ **тру́пной кро́ви** Leichenbluttransfusion *f*
~ **це́льной кро́ви** Vollbluttransfusion *f*
перело́м *m* Bruch *m*, Fraktur *f*
~, **абдукцио́нный** Abduktionsfraktur *f*
~, **аддукцио́нный** Adduktionsfraktur *f*
~ **бедра́** Femurfraktur *f*, Oberschenkelbruch *m*
~ **большеберцо́вой ко́сти** Schienbeinbruch *m*
~, **вда́вленный** impaktierte Fraktur *f*
~, **вертика́льный** Vertikalfraktur *f*
~ **вертлу́жной впа́дины** Pfannenbruch *m*
~ **ве́рхней че́люсти** Oberkieferbruch *m*
~, **винтообра́зный** Spiralbruch *m*
~, **вколо́ченный** eingekeilter Bruch *m*
~, **внутрисуставно́й** Intraartikulärbruch *m*
~ **груди́ны** Sternumfraktur *f*
~, **диафиза́рный** Diaphysenbruch *m*
~, **ды́рчатый** Lochbruch *m*
~, **закры́тый** geschlossene Fraktur *f*
~, **звёздчатый** sternförmiger Bruch *m*
~ **зу́ба** Zahnbruch *m*
~, **инверсио́нный** Inversionsbruch *m*, Mediorotationsbruch *m*
~ **ключи́цы** Schlüsselbeinbruch *m*
~, **комбини́рованный** Kombinationsfraktur *f*
~, **компрессио́нный** Kompressionsbruch *m*
~ **ко́пчика** Steißbeinbruch *m*
~, **косо́й** Schrägfraktur *f*
~ **косте́й запя́стья** Handwurzel(bein)bruch *m*
~ **ко́сти** Knochenbruch *m*, Beinbruch *m*
~ **кры́ши че́репа** Schädeldachbruch *m*
~ **лоды́жки** Knöchelbruch *m*
~ **локтево́й ко́сти** Ellen(bogenbein)bruch *m*
~ **лучево́й ко́сти** Speichenbruch *m*, Radiusfraktur *f*
~, **ма́ршевый** Marschfraktur *f*
~, **метафиза́рный** metaphysäre Fraktur *f*
~ **надколе́нника** Kniescheibenbruch *m*
~, **надмы́щелковый** Epikondylusfraktur *f*
~, **непо́лный** unvollständiger Knochenbruch *m*, Knickbruch *m*
~, **непрямо́й** indirekte Fraktur *f*
~ **ни́жней че́люсти** Unterkieferbruch *m*
~ **ноги́** (*голени или бедра*) Beinbruch *m*
~, **огнестре́льный** Schußbruch *m*

~, околосуставной juxtaartrikulärer Bruch *m*
~, оскольчатый Splitterbruch *m*
~, осложнённый komplizierte Fraktur *f*
~ основания черепа Schädelbasisbruch *m*
~, открытый offene Fraktur *f*
~, отрывной Rißbruch *m*
~ от сгибания Biegungsbruch *m*
~ от скручивания Torsionsbruch *m*
~ плечевой кости Humerusfraktur *f*
~, поднадкостничный subperiostaler Bruch *m*, Grünholzfraktur *f*
~ позвонка Wirbelbruch *m*
~, поперечный Querbruch *m*
~ по типу «зелёной ветки» *s.* перелом, поднадкостничный
~ предплечья Unterarmbruch *m*
~ при повороте внутрь Einwärtsdrehbruch *m*
~ при повороте кнаружи Auswärtsdrehbruch *m*
~, продольный Längsbruch *m*
~, пронационный Pronationsbruch *m*
~, раздробленный Zertrümmerungsbruch *m*
~ ребра Rippenfraktur *f*
~, ротационный Rotationsbruch *m*
~ руки Armbruch *m*; Handbruch *m*
~ свода черепа Schädeldachfraktur *f*
~ с вывихом Verrenkungsbruch *m*
~, сгибательный Flexionsbruch *m*
~ седалищный кости Sitzbeinbruch *m*
~ скуловой кости Jochbeinfraktur *f*
~ со смещением Fraktur *f* mit Verschiebung
~, спиральный Spiralbruch *m*
~ с поворотом кнаружи Außendrehbruch *m*
~, спонтанный Spontanfraktur *f*
~, спортивный Sportfraktur *f*
~ таза Beckenbruch *m*
~, типичный typische Fraktur *f*
~, торсионный Torsionsbruch *m*
~, усталостный Ermüdungsfraktur *f*
~, флексионный Flexionsbruch *m*
~ хряща Knorpelbruch *m*
~ челюсти Kieferbruch *m*
~ черепа Schädelfraktur *f*
~, чрезвертельный pertrochantäre Fraktur *f*
~, чрезмыщелковый transkondyläre Fraktur *f*
~ шейки бедра Schenkelhalsbruch *m*
~ шейки плеча Oberarmbeinhalsbruch *m*
~, щелевидный Spaltbruch *m*
~, эпикондилярный epikondyläre Fraktur *f*
~, эпифизарный Epiphysenfraktur *f*
перемещение *n*:
~ больного из одного отделения в другое Verlegung *f* des Patienten von einer Abteilung auf die andere
~ зуба вниз Zahnverschiebung *f* nach unten
~ зубов, блочное Blockbewegung *f*
~ лоскута Lappenverschiebung *f*
~ ткани Gewebsverschiebung *f*
перемычка *f*:
~, костная Knochenspange *f*
~, рубцовая Narbenbrücke *f*
перенапряжение *n* Überanstrengung *f*
~ нервной системы Nervenüberanstrengung *f*
перенашивание *n* беременности Schwangerschaftsübertragung *f*
перенесённый (*о болезни*) überstanden
перенос *m* Übertragung *f*, Transfer *m*
~, ано-оральный ano-orale Übertragung *f*
~ опухоли, трансплацентарный transplazentäre Tumorübertragung *f*
~, пассивный passive Übertragung *f* (*von Allergie*)
переносимость *f* Verträglichkeit *f*
переносчик *m* **1.** Übertragerstoff *m*, Mediator *m* **2.** (*болезни*) Überträger *m*
перенощенность *f* Übertragenheit *f*
переосвидетельствование *n* wiederholte Untersuchung *f*
~ инвалидов abermalige Arbeitsunfähiganerkennung *f*
переохлаждение *n* Unterkühlung *f*
перепад *m*:
~ барометрического давления Luftdruckwechsel *m*
~ давления Druckgradient *m*
~, температурный Temperaturdifferenz *f*
перепиливать durchsägen
перепись *f* населения Volkszählung *f*
переполнение *n* вен сетчатки кровью pralle Füllung *f* der Netzhautvenen
перепонка *f*:
~, барабанная Trommelfell *n*
~, мигательная Nickhaut *f*
~, основная Basilarmembran *f*
~, покровная Deckmembran *f*
~ стремени Steigbügelhäutchen *n*
переразгибание *n* Überstreckung *f*
перераздражение *n* Überreizung *f*
~ нервной системы Nerven(system)überreizung *f*
перераспределение *n* крови Blutverschiebung *f*, Blutverlagerung *f*
перерастяжение *n* Überdehnung *f*
перерезать durchschneiden, durchtrennen
перерезка *f*:
~ блуждающего нерва Vagusdurchschneidung *f*
~ нерва Nervendiszision *f*, Nervendurchtrennung *f*
~ сосуда Gefäßdurchtrennung *f*
перерождение *n* Entartung *f*, Degeneration *f*, Dystrophie *f*
~, альбуминоидное albuminoide [albuminöse] Entartung *f*
~, амилоидное Amyloidentartung *f*, amyloide Degeneration *f*
~, баллонирующее [баллонное] ballonierende Entartung *f*
~, вакуольное vakuolige [vakuoläre] Degeneration *f*
~, водяночное hydropische Degeneration *f*
~, восковидное wachsartige Degeneration *f*
~, гиалиновое hyaline Entartung *f*
~, гиалиново-капельное hyalin-tröpfige Degeneration *f*
~, жировое fettige Entartung *f*
~, зернистое körnige Degeneration *f*
~ зрительного нерва Sehnervenentartung *f*
~, коллоидное kolloide Entartung *f*
~ нерва Nervenentartung *f*
~, паренхиматозное parenchymatöse Entartung *f*

~ сетчатки, кистовидное primäre Netzhautspaltung *f* mit Zystenbildung
~, слизистое schleimige [gallertige] Entartung *f*
~, фибриноидное fibrinoide Entartung *f*
перерыв *m* **в лечении** Therapiepause *f*, wash out periode *(engl.)*
пересадка *f* Verpflanzung *f*, Transplantation *f*
~ артерии Arterientransplantation *f*
~ зуба Zahnreplantation *f*
~ кожи Hautverpflanzung *f*
~ кости Knochenverpflanzung *f*
~ костного мозга Knochenmarktransplantation *f*
~ мочеточника Harnleiterverpflanzung *f*
~ надкостницы Knochenhautüberpflanzung *f*
~ нерва Nervenverpflanzung *f*
~ органа Organverpflanzung *f*
~ почки Nierentransplantation *f*
~ роговицы Keratoplastik *f*
~, свободная freie Verpflanzung *f*
~ сердца Herzverpflanzung *f*
~ сосуда Gefäßverpflanzung *f*
~ сухожилия Sehnenverpflanzung *f*
~ ткани Gewebsüberpflanzung *f*
~ фасции Faszienverpflanzung *f*
~ эпителия Epithelverpflanzung *f*, Epithelaussaat *f*
переселение *n* *(населения)* Abwanderung *f*
перестройка *f* **1.** Umbau *m*, Umgestaltung *f* **2.** *(хромосом)* Rearrangement *n*, Umbau *m*
~ нервной системы Nervenumstimmung *f*
~, сложная *(хромосом)* Multibruch-Rearrangement *n*
~, структурная *(хромосом)* Strukturrearrangement *n*
перетренированность *f* Übertrainingszustand *m*
перетяжка *f* Einschnürung *f*
~, хромосомная Chromosomeneinschnürung *f*
переутомление *n* Übermüdung *f*
перефосфорилирование *n* Transphosphorylierung *f*
перехлорирование *n* *(воды)* Hochchlorung *f*
перешеек *m* Isthmus *m*
~ аорты Aortenenge *f*
~ щитовидной железы Schilddrüsenisthmus *m*
перешнуровка *f* Umschnürung *f*
периаденит *m* Periadenitis *f*
периаднексит *m* Periadnexitis *f*
периаппендицит *m* Periappendizitis *f*
периартериит *m* Periarteriitis *f*
~, нодозный [узелковый] Kussmaul-Meyer-Krankheit *f*, *periarteriitis nodosa*
периартрит *m* Periarthritis *f*
~, плечелопаточный Duplay-Krankheit *f*, *periarthritis humeroscapularis*
периартропатия *f*, **системная** systemische Periarthropathie *f*
перибронхит *m* Peribronchitis *f*
периваскулит *m* Perivaskulitis *f*
~ сетчатки Perivaskulitis *f* der Netzhautgefäße
периваскулярный perivaskulär
перигастрит *m* Perigastritis *f*
~, слипчивый adhäsive Perigastritis *f*
перигепатит *m* Perihepatitis *f*; Leberkapselentzündung *f*
перигломерулит *m*, **гранулематозный** granulomatöse Periglomerulitis *f*
перидеферентит *m* Perideferentitis *f*
перидивертикулит *m* Peridivertikulitis *f*
перидуоденит *m* Periduodenitis *f*
перидуральный peridural
перикапсулярный perikapsulär
перикард *m* Herzbeutel *m*, Perikard *n*
перикардиолиз *m* Perikardiolyse *f*
перикардиотомия *f* Perikardiotomie *f*
перикардит *m* Perikarditis *f*, Herzbeutelentzündung *f*
~, адгезивный Adhäsionsperikarditis *f*
~, выпотной exsudative Perikarditis *f*
~, карциноматозный karzinomatöse Perikarditis *f*
~, ксантоматозный xanthomatöse Perikarditis *f*
~, ревматический rheumatische Perikarditis *f*
~, сдавливающий konstriktive Perikarditis *f*
~, серозный seröse Perikarditis *f*
~, слипчивый [спаечный] Adhäsionsperikarditis *f*
~, сухой trockene Perikarditis *f*
~, туберкулёзный tuberkulöse Perikarditis *f*
~, уремический urämische Perikarditis *f*
~, фибринозный fibrinöse Perikarditis *f*
~, холестериновый Cholesterinperikarditis *f*
~, экссудативный exsudative Perikarditis *f*
перикардэктомия *f* Perikardektomie *f*
перикардиотомия *f* **Минца** Minz-Perikardiotomie *f*
периколит *m* Perikolitis *f*
перикорон(ар)ит *m* Perikoron(ar)itis *f*
перикуперит *m* Pericowperitis *f*
перилимфаденит *m* Perilymphadenitis *f*
перилимфангит *m* Perilymphangitis *f*
периметр *m* Perimeter *n*, Gesichtsfeldmesser *m*
~, настольный Tischperimeter *n*
~, портативный portables Perimeter *n*
~, проекционный Projektionsperimeter *n*
~, ручной Handperimeter *n*
периметрий *m* Perimetrium *n*
периметрит *m* Perimetritis *f*
периметрия *f* Perimetrie *f*, Gesichtsfeldmessung *f*
~, статическая statische Perimetrie *f*
~, цветовая Farbenperimetrie *f*
перимизий *m* Perimysium *n*
периневральный perineural
периневрий *m* Perineurium *n*
перинеопластика *f* Perineoplastik *f*
перинеотомия *f* Perineotomie *f*
перинефрит *m* Perinephritis *f*
~, серозный seröse Perinephritis *f*
период *m*:
~, болевой Schmerzzeitraum *m*
~, внутриутробный intrauterine Periode *f*
~, возрастной Altersperiode *f*
~, восстановительный Wiederherstellungsperiode *f*
~ врабатывания Einarbeitungszeit *f*
~ выздоровления Rekonvaleszenzperiode *f*
~ «вымывания» *(лекарств)* Washout-Periode *f*
~, детородный Fertilitätsperiode *f*
~ жизни Lebensperiode *f*
~ изгнания Austreibungsperiode *f*

~, **иммуноадапти́вный** immunoadaptive Periode *f*
~, **инволюцио́нный** Involutionsperiode *f*
~, **инициа́льный** Initialperiode *f*
~, **инкубацио́нный** Inkubationsperiode *f*
~, **интраната́льный** Intranatalperiode *f*
~, **климактери́ческий** Klimakterium *n*
~, **лате́нтный** Latenzperiode *f*
~, **модификацио́нный** Modifikationsperiode *f*
~ **моло́чных зубо́в** Milchzähneperiode *f*
~ **наблюде́ния** Beobachtungszeitraum *m*
~ **наполне́ния** Einfüllungszeit *f*
~ **напряже́ния** Anspannungszeit *f*
~, **неоната́льный** Neugeborenenperiode *f*
~, **перехо́дный** Wechseljahre *n pl*
~, **пло́дный** Fetalperiode *f*
~ **полово́го созрева́ния** Pubertätsperiode *f*
~ **полураспа́да** Halbwertszeit *f*, $T^1/_2$
~, **после́довый** Nachgeburtsperiode *f*
~, **послеоперацио́нный** Nachoperationsperiode *f*
~, **послеродово́й** Wochenbett *n*, Puerperalperiode *f*
~, **преагона́льный** präagonale Periode *f*
~, **продрома́льный** Prodromalperiode *f*
~, **пуберта́тный** Pubertät *f*, Reifungsalter *n*
~ **раскры́тия** Eröffnungsperiode *f*
~ **реконвалесце́нции** Rekonvaleszenzperiode *f*
~ **ро́дов, второ́й** *s.* **пери́од изгна́ния**
~ **ро́дов, пе́рвый** Eröffnungsperiode *f*
~ **ро́дов, тре́тий** Nachgeburtsperiode *f*
~ **Само́йлова — Венкеба́ха** Samoilow-Wenkebach-Periode *f (Periode bei atrioventrikulärem Block II Grades)*
~, **фета́льный** Fetalperiode *f*
~, **эффекти́вный** effektive Halbwertszeit *f*
периоди́чность *f* **сна** Schlafperiodik *f*
периодо́нт *m* Periodont *n*, Zahnwurzelhaut *f*, Wurzelhaut *f*
периодонти́т *m* Periodontitis *f*, Zahnwurzelhautentzündung *f*
~, **верху́шечный** apikale Periodontitis *f*
~, **краево́й** marginale Parodontitis *f*
периоофори́т *m* Perioophoritis *f*
периорхи́т *m* Periorchitis *f*
~, **геморраги́ческий** hämorrhagische Periorchitis *f*
перио́ст *m* Knochenhaut *f*, *Periost*
периости́т *m* Periostitis *f*, Knochenhautentzündung *f*
~, **оссифици́рующий** ossifizierende Periostitis *f*
~, **сифилити́ческий** syphilitische Knochenhautentzündung *f*
~, **тифо́зный** typhöse Periostitis *f*
периостотоми́я *f* Periostotomie *f*, Knochenhautschnitt *m*
перипанкреати́т *m* Peripankreatitis *f*
перипилефлеби́т *m* Peripylephlebitis *f*
периплеври́т *m* Peripleuritis *f*
перипори́т *m* Periporitis *f*, multiple Schweißdrüsenabszesse *m pl*
перипростати́т *m* Periprostatitis *f*
перипсои́т *m* Peripsoitis *f*
перисальпинги́т *m* Perisalpingitis *f*
перисигмоиди́т *m* Perisigmoiditis *f*
перисплени́т *m* Perisplenitis *f*
периста́льтика *f* Peristaltik *f*, peristaltische Bewegung *f*
~, **голо́дная** Nüchternperistaltik *f*
~ **кише́чника** Darmperistaltik *f*
~ **пищево́да** Ösophagusperistaltik *f*, Speiseröhrenperistaltik *f*
пери́стола *f* Peristole *f*, Magensystole *f*, Magenkontraktion *f*
перитендини́т *m* Peritendinitis *f*, Pseudovaginitis *f*
перитифли́т *m* Perityphlitis *f*
перитонеа́льный peritoneal
перитонеографи́я *f* Peritoneographie *f*
перитонеоскопи́я *f* Peritoneoskopie *f*, Laparoskopie *f*, Bauchendoskopie *f*
перитонеотоми́я *f* Peritoneotomie *f*, Laparotomie *f*, Bauchfelleröffnung *f*
перитониза́ция *f* Periton(eal)isierung *f*
перитони́зм *m* Peritonismus *m*, Pseudoperitonitis *f*
перитони́т *m* Peritonitis *f*, Bauchfellentzündung *f*
~, **адгези́вный** adhäsive Peritonitis *f*
~, **аппендикуля́рный** appendikuläre Peritonitis *f*
~, **билиа́рный** *s.* **перитони́т, жёлчный**
~, **гни́лостный** putride [faulige] Peritonitis *f*
~, **гно́йный** eitrige Peritonitis *f* [Bauchfellentzündung *f*]
~, **доброка́чественный** gutartige Peritonitits *f*, periodische [armenische] Krankheit *f*
~, **жёлчный** gallige Peritonitits *f*
~, **ка́ловый** kotige Peritonitis *f*
~, **ло́жный** Pseudoperitonitis *f*, Peritonismus *m*
~, **меко́ниевый** Mekoniumperitonitis *f*
~, **ме́стный** lokale [örtliche] Peritonitis *f*
~, **о́бщий** allgemeine [diffuse, totale, generalisierte] Bauchfellentzündung *f*
~, **ограни́ченный** umschriebene Peritonitis *f*
~, **перфорати́вный** Perforationsperitonitis *f*
~, **послеоперацио́нный** postoperative Peritonitis *f*
~, **послеродово́й** puerperale Peritonitis *f*
~, **разлито́й** *s.* **перитони́т, о́бщий**
~, **ра́ковый** kanzeröse Peritonitis *f*
~, **туберкулёзный** tuberkulöse Peritonitis *f*
~, **септи́ческий** septische Peritonitis *f*
~, **сли́пчивый** adhäsive Peritonitis *f*
~, **фета́льный** fetale Bauchfellentzündung *f*
перитрансверзи́т *m* Peritransversitis *f*
перитри́х *m* diffus begeißelte Bakterie *f*
периуретери́т *m* Periuretheritis *f*
периуретри́т *m* Periurethritis *f*
~, **гоноре́йный** gonorrhoische Periurethritis *f*
перифери́я *f* **сетча́тки** Netzhautperipherie *f*
перифлеби́т *m* Periphlebitis *f*
~ **сетча́тки** juvenile rezidivierende Glaskörperblutung *f*, Ilse-Krankheit *f*
перифока́льный perifokal
перифолликули́т *m* Perifollikulitis *f*
перихолангиоли́т *m* Pericholangiolitis *f*
перихоланги́т *m* Pericholangitis *f*
перихолецисти́т *m* Pericholezystitis *f*
перихо́ндрий *m* Perichondrium *n*, Knorpelhaut *f*
перихондри́т *m* Perichondritis *f*, Knorpelhautentzündung *f*
~ **горта́ни** Kehlkopfperichondritis *f*

~ ушной раковины Ohrmuschelperichondritis *f*
перицементит *m* Periodontitis *f*
перицистит *m* Perizystitis *f*
перицистография *f* Perizystographie *f*
перицитома *f* Perizytom *n*, Hämangioperizytom *n*
периэзофагит *m* Periösophagitis *f*
перколяция *f* Perkolieren *n*, Perkolation *f*
перкуссия *f* Perkussion *f*, Abklopfen *n*
~, аускультативная auskultative Perkussion *f*
~, непосредственная direkte [inmittelbare] Perkussion *f*
~, опосредованная indirekte Perkussion *f*, Finger-auf-Finger-Perkussion *f*
~ с изменением положения Umlagerungsperkussion *f*
~, сравнительная vergleichende Perkussion *f*
~, топографическая topographische Perkussion *f*
перо *n*, писчее Schreibfeder *f*, *Calamus scriptorius*
пероксидаза *f* Peroxydase *f*
персеверация *f* мышления Perseveration *f* [Verharren *n*] der Gedanken
персистенция *f* Persistenz *f*
~ фолликула Follikelpersistenz *f*
персистирование *n* Persistenz *f*
персонал *m* Personal *n*
~, врачебный Ärzteschaft *f*
~, медицинский medizinisches Heilpersonal *n*
~, младший медицинский medizinisches Hilfspersonal *n*
~, обслуживающий Pflegepersonal *n*; Bedienungspersonal *n*
~, парамедицинский paramedizinisches Personal *n*
~, средний медицинский Pflegepersonal *n*, mittleres medizinisches Personal *n*
персонализм *m* Personalismus *m*
пертубация *f* Pertubation *f*
перфоратор *m* 1. Perforator *m*, Perforatorium *n* 2. Löchergerät *n*, Lochzange *f*
~, копьевидный Perforationszange *f*, Blot-Perforatorium *n*
~, нейрохирургический neurochirurgisches Perforatorium *n*
перфорация *f* Perforation *f*, Durchbohrung *f*
~ барабанной перепонки Trommelfellperforation *f*
~ головки плода Perforation *f* des kindlichen Kopfes
~ желудка Magenperforation *f*, Magendurchbohrung *f*
~ катетером Katheterperforation *f*
~ кишечника Darmperforation *f*
~ корневого канала Perforation *f* des Wurzelkanals
~ матки Uterusperforation *f*
~ пищевода Speiseröhrendurchbohrung *f*, Ösophagusdurchbohrung *f*, Ösophagusperforation *f*
~, поздняя Spätperforation *f*
~ пульповой камеры Perforation *f* der Pulpenkammer
~, ранняя Frühperforation *f*
~ роговицы Perforation *f* der Hornhaut
~ язвы Ulkusperforation *f*
перфорировать perforieren, durchbohren
перфузия *f* Perfusion *f*, Durchströmung *f*
~, артериальная arterielle Perfusion *f*
~ конечности Gliedmaßenperfusion *f*
~ почки, экстракорпоральная extrakorporelle Nierenperfusion *f*
~, регионарная regionale Perfusion *f*
перхоть *f* (Kopf-)Schuppe *f*, Schinne *f*
перчатки *f pl* Handschuhe *m pl*
~, защитные Schutzhandschuhe *m pl*
~, резиновые Gummihandschuhe *m pl*
~, хирургические Operations(gummi)handschuhe *m pl*
песок *m* Sand *m*, Grieß *m*
~, жёлчный Gallengrieß *m*
~, мозговой Hirnsand *m*
~, мочевой [почечный] Harngrieß *m*, Harnsand *m*, Nierengries *m*, Nierensand *m*, Sandgries *m*
пессарий *m* Gebärmutterhalter *m*, Mutterhalter *m*, Pessar *n*
~, влагалищный Vaginalpessar *n*, Scheidenpessar *n*
~, внутриматочный Intrauterinpessar *n*
~, восьмиобразный Achterpessar *n*
~, кольцевидный Ringpessar *n*
~, маточный Zervikalpessar *n*
~, окклюзионный Okklusivpessar *n*
~ с ручкой Stielpessar *n*
~, чашевидный Schalenpessar *n*
пессимум *m* раздражения Pessimum *n* der Reizung
пестицид *m* Pestizid *n*, Schädlingsbekämpfungsmittel *n*
петехия *f* Petechie *f*
петледержатель *m* Schlingenträger *m*
петля *f* Schlinge *f*, Schleife *f*
~, бактериологическая bakteriologische Schlinge *f*
~, векторная Vektorschleife *f*
~, глазная Augenschlinge *f*
~ для поворота (*плода*) Wendungsschlinge *f*
~, капиллярная Kapillarschlinge *f*
~ кишечника Darmschlinge *f*
~ нефрона Henlesche Schleife *f*
~, платиновая Platinöse *f*
~, полипная Polypenschlinge *f*
~, проволочная Drahtschleife *f*, Drahtschlinge *f*
~, режущая Schneideschlinge *f*
~ тройничного нерва Trigeminusschleife *f*
петрификация *f* Petrifikation *f*, Verkalkung *f*, Versteinerung *f*
петрозит *m* Petrositis *f*
печень *f* Leber *f*
~, большая пёстрая große bunte Leber *f*
~, глазурная Zuckergußleber *f*
~, гусиная Hänseleber *f*
~, добавочная Nebenleber *f*
~, дольчатая Lappenleber *f*, Paketleber *f*
~, засахаренная Zuckergußleber *f*
~, застойная Stauungsleber *f*; Muskatnußleber *f*
~, кистозная Zystenleber *f*
~, кремнёвая Feuersteinleber *f*
~, подвижная Wanderleber *f*
~, сальная Speckleber *f*

пиартро́з *m* Pyarthrosis *f*, Eitergelenk *n*
пигме́нт *m* Pigment *n*
~, дыха́тельный Atmungspigment *n*
~, жёлчный Gallenfarbstoff *m*
~, зелёный Biliverdin *n*
~, зри́тельный Sehpigment *n*, Rhodopsin *n*
~ изна́шивания Lipofuszin *n*, Abnutzungspigment *n*
~, кровяно́й Blutfarbstoff *m*
~, маляри́йный Malariapigment *n*
~, мочево́й Harnfarbstoff *m*, Urochrom *n*
~ старе́ния Alterspigment *n*
~, у́гольный Kohlepigment *n*
~, чёрный Melanin *n*
пигмента́ция *f* Pigmentierung *f*
~ век по ти́пу очко́в brillenartige Lidpigmentierung *f*
~ глазно́го дна ти́па «соль с пе́рцем» Pfeffer-und-Salz-Fundus *m*
~ ко́жи Pigmentierung *f* der Haut
~, ультрафиоле́товая Ultraviolett-Pigmentierung *f*
пигментофа́г *m* Pigmentophag *m*
пигментофо́р *m* Pigmentophor *m*
пиели́т *m* Pyelitis *f*, Nierenbeckenentzündung *f*
~ бере́менных Schwangerschaftspyelitis *f*
~, дефлорацио́нный Deflorationspyelitis *f*
пиелогра́мма *f* Pyelogramm *n*, Nieren(becken)aufnahme *f*
пиелографи́я *f* Pyelographie *f*
~, антегра́дная antegrade Pyelographie *f*
~, внутриве́нная intravenöse Pyelographie *f*
~, двойна́я Doppelpyelographie *f*
~, интраоперацио́нная intraoperative Pyelographie *f*
~, нисходя́щая Ausscheidungspyelographie *f*, Ablaufpyelographie *f*
~, ретрогра́дная Katheterpyelographie *f*, retrograde Pyelographie *f*
~, сери́йная Serienpyelographie *f*
~, чрездрена́жная Pyelographie *f* durch Drain
~, чреско́жная transkutane Pyelographie *f*
пиелолитотоми́я *f* Pyelolithotomie *f*
пиелонеостоми́я *f* Pyeloneostomie *f*
пиелонефри́т *m* Pyelonephritis *f*, Nierenbeckenentzündung *f*
~, восходя́щий aszendierende Pyelonephritis *f*
~, гематоге́нный hämatogene Pyelonephritis *f*
~, нисходя́щий deszendierende Pyelonephritis *f*
пиелонефрити́ческий pyelonephritisch
пиелоплика́ция *f* Pyeloplikation *f*
пиелоско́п *m* Pyeloskop *n*
пиелоскопи́я *f* Pyeloskopie *f*
пиелостоми́я *f* Pyelostomie *f*, Nierenbeckenfistelanlegung *f*
пиелотоми́я *f* Pyelotomie *f*, Nierenbeckeneröffnung *f*
пиелоуретерографи́я *f* Pyeloureterographie *f*
~, внутриве́нная intravenöse Pyeloureterographie *f*
~, восходя́щая [ретрогра́дная] aszendierende [retrograde] Pyeloureterographie *f*
~, экскрето́рная Ablaufpyeloureterographie *f*, Abflußpyeloureterographie *f*
пиелоуретеропла́стика *f* Pyeloureteroplastik *f*
пиелоцисти́т *m* Pyelozystitis *f*, Zystopyelitis *f*
пиелэктази́я *f* Pyelektasie *f*, Nierenbeckenerweiterung *f*
пиеми́я *f* Pyämie *f*, Septikopyämie *f*, metastasierende Sepsis *f*
пик *m*:
~ адапти́вности Anpassungsgipfel *m*
~, возрастно́й Altersgipfel *m*
~ давле́ния Spitzendruck *m*
пи́кник *m* Pykniker *m*
пикоднави́русы *m pl* Picodnaviren *n pl*
пикорнави́русы *m pl* Picornaviren *n pl*
пиктогра́мма *f* Piktogramm *n*
пила́ *f* Säge *f*
~, ампутацио́нная Amputationssäge *f*
~, анатоми́ческая ло́пастная anatomische Blattsäge *f*
~, анатоми́ческая позвоно́чная двойна́я anatomische Wirbeldoppelblattsäge *f*
~ для ампута́ции па́льцев Phalangensäge *f*
~ для распи́ливания ги́псовых повя́зок Gipssäge *f*
~, ко́стная Knochensäge *f*
~, про́волочная Drahtsäge *f*
~, резекцио́нная Resektionssäge *f*
~, хирурги́ческая chirurgische Säge *f*
~, челюстна́я Kiefersäge *f*
пилетромбо́з *m* Pfortaderthrombose *f*, Pylethrombose *f*
пилефлеби́т *m* Pfortaderentzündung *f*, Pylephlebitis *f*
пилоарре́кция *f* Piloarrektion *f*, Gänsehaut *f*
пилородуодени́т *m* Pyloroduodenitis *f*
пилоропла́стика *f* Pyloroplastik *f*, Pylorusplastik *f*
пилороспа́зм *m* Pylorospasmus *m*, Pyloruskrampf *m*, Magenpförtnerkrampf *m*
пилоростено́з *m* Pylorostenose *f*, Magenausgangstenose *f*
~, гипертрофи́ческий hypertrophiche Pylorusstenose *f*
пилоростоми́я *f* Pylorostomie *f*
пилоротоми́я *f* Pylorotomie *f*, Pylorusdurchtrennung *f*
пилорэктоми́я *f* Pylorektomie *f*
пилю́ля *f* Pille *f*
пингве́кула *f* Lidspaltenfleck *m*
пинеало́ма *f* Pinealom *n*, Zirbeldrüsenadenom *n*
пинеалоци́т *m* Pinealozyt *m*
пиноцито́з *m* Pinozytose *f*
пинце́т *m* Pinzette *f*, Federzange *f*
~, автомати́ческий selbstgreifende Pinzette *f*
~, анатоми́ческий anatomische [stumpfe] Pinzette *f*
~, глазно́й Augenpinzette *f*
~ для вдева́ния ни́ти в иглу́ Einfädelpinzette *f*
~ для коагуля́ции Brennpinzette *f*
~ для предме́тных стёкол Objektträgerpinzette *f*
~ для ра́дужной оболо́чки Irispinzette *f*
~ для сосу́дистого шва Gefäßnahtpinzette *f*
~ для тампона́ды но́са Nasentamponpinzette *f*
~ для твёрдой мозгово́й оболо́чки Durapinzette *f*
~, зубно́й Zahnpinzette *f*

~, зубча́тый Hakenpinzette *f*
~, катаракта́льный Starzange *f*
~, конъюнктива́льный Bindehautpinzette *f*
~, лигату́рный Unterbindungspinzette *f*
~, носово́й Nasenpinzette *f*
~, око́нчатый Fensterzange *f*
~, препарова́льный Präparierpinzette *f*
~, рогови́чный Hornhautpinzette *f*
~, ро́ликовый Rollpinzette *f*
~ с кольцеви́дными бра́ншами Ringpinzette *f*
~, торака́льный Thoraxpinzette *f*
~, торзио́нный Torsionszange *f*
~, ушно́й Ohrpinzette *f*
~, фикси́рующий Fixierpinzette *f*
~, хирурги́ческий chirurgische Pinzette *f*
~, штыкови́дный Bajonettpinzette *f*
~, экстракцио́нный Extraktionspinzette *f*
~, энуклеацио́нный Enukleationspinzette *f*
~, эпиляцио́нный Epilationspinzette *f*
пинце́т-зажи́мка *m* Klemmpinzette *f*
пиова́рий *m* Pyovar *n*
пиогемоперика́рд *m* Pyohämoperikard *n*
пиогемото́ракс *m* Pyohämothorax *m*
пиоге́нный pyogen(isch), eiterbildend
пиодерми́я *f* Pyodermie *f*
~, глубо́кая kutan-subkutane [tiefe] Pyodermie *f*
~, дисгидроти́ческая dyshidrotische Pyodermie *f*
~, пове́рхностная epidermale [oberflächliche] Pyodermie *f*
~, стафилоко́кковая Staphylodermie *f*
~, стрептоко́кковая Streptodermie *f*
~, шанкрифо́рмная schankriforme Pyodermie *f*
~, экземато́идная ekzematoide Pyodermie *f*
пиоме́тра *f* Pyometra *f*
пиомиози́т *m* Pyomyositis *f*, eitrige Muskelentzündung *f*
пионефро́з *m* Pyonephrose *f*, Eitersackniere *f*
~ с обызвествле́нием, казео́зный Mörtelniere *f*
пиоофтальми́я *f* Pyoophthalmie *f*
пиоперика́рд *m* Pyoperikard *n*
пиопневмото́ракс *m* Pyopneumothorax *m*
пиоре́я *f*, альвеоля́рная Alveolarpyorrhoe *f*
пиоса́льпинкс *m* Pyosalpinx *m*
пиосептицеми́я *f* Pyoseptikämie *f*
пиоси́нус *m* Nasennebenhöhleneiterung *f*
пиосперми́я *f* Pyospermie *f*
пиото́ракс *m* Pleuraempyem *n*
пиоуре́тер *m* Pyureter *m*
пиоуретеронефро́з *m* Pyureteronephrose *f*
пиоце́ле *n* Pyozele *f*
пиоцефали́я *f* Pyozephalie *f*
пипе́тка *f* Pipette *f*; Tropfpipette *f*
~, глазна́я Augenpipette *f*
~, градуи́рованная Meßpipette *f*
~, капилля́рная Kapillarpipette *f*
~, ме́рная Meßheber *m*; Meßpipette *f*
пипе́тка-смеси́тель *f* Mischpipette *f*; Blutmisch(ungs)pipette *f*
пирами́да *f* Pyramide *f*
~ висо́чной ко́сти Felsenbeinpyramide *f*
~, возрастна́я Alterspyramide *f*, Lebensbaum *m*
~, по́чечная Nierenpyramide *f*
пиридокса́ль *m*, **пиридокси́н** *m* Pyridoxin *n*, Vitamin *n* B_6
пириформи́т *m* Piriformitis *f*
пироге́ны *m pl* Pyrogene *n pl*, pyrogene Stoffe *m pl*
пирома́ния *f* Pyromanie *f*, triebhafte Brandstiftung *f*
пиро́метр *m* Pyrometer *n*, Hitzemesser *m*
пиропла́зма *f* Piroplasma *n*
пироплазмо́з *m* Piroplasmose *f*
пиротерапи́я *f* Pyretotherapie *f*, künstliche Fiebererzeugung *f*
пирофоби́я *f* Pyrophobie *f* (*krankhafte Angst vor Feuer*)
пируваткина́за *f* Pyruvatkinase *f*
пита́ние *n* Nahrung *f*; Ernährung *f*
~, адеква́тное adäquate [optimale] Ernährung *f*
~, безуглево́дное kohlenhydratfreie Kost *f*
~ больны́х Krankenernährung *f*
~, де́тское Kindernährmittel *n*
~, диабети́ческое Diabetikernahrung *f*
~, диети́ческое Diätverpflegung *f*
~, зо́ндовое Sondenfütterung *f*
~, избы́точное Nahrungsüberschuß *m*
~ космона́втов Raumfahrernährung *f*
~, лече́бное Diättherapie *f*
~ ло́скута Lappenernährung *f*
~, неадеква́тное Fehlernährung *f*
~, недоста́точное Unterernährung *f*
~, неполноце́нное unvollwertige Ernährung *f*
~, непра́вильное Fehlernährung *f*
~, норма́льное Normalkost *f*
~, ограни́ченное Reduktionskost *f*
~, оптима́льное optimale [adäquate] Ernährung *f*
~ пожилы́х Altersernährung *f*
~, полноце́нное vollwertige Kost *f*
~, рациона́льное rationelle [zweckmäßige] Ernährung *f*
~, ректа́льное Rektalernährung *f*
~, сбаланси́рованное bilanzierte Ernährung *f*
~ трансплантáта Transplantatblutversorgung *f*
~, факти́ческое Ernährungs-Ist *n*
~ че́рез гастросто́му Magenfistelernährung *f*
пиури́я *f* Pyurie *f*
~, инициа́льная Initialpyurie *f*
~, термина́льная terminale Pyurie *f*
~, тота́льная totale Pyurie *f*
пи́ща *f* Nahrung *f*, Speise *f*
~, белко́вая Eiweißkost *f*
~ больно́го Krankenkost *f*
~, вегетариа́нская Vegetarierkost *f*
~, ки́слая säureüberschüssige Kost *f*
~, похо́дная Feldkost *f*
~, расти́тельная pflanzliche Nahrung *f*
~, щелочна́я basenüberschüssige Kost *f*
пищеваре́ние *n* Verdauung *f*, Digestion *f*
~, внекле́точное extrazelluläre Verdauung *f*
~, внутрикле́точное intrazelluläre Verdauung *f*
~, дуодена́льное Duodenalverdauung *f*
~, желу́дочное Verdauung *f* im Magen
~, кише́чное Darmverdauung *f*
~, панкреати́ческое Pankreassaftverdauung *f*
пищево́д *m* Speiseröhre *f*
пия́вка *f* Blutegel *m*
плагиоцефали́я *f* Plagiozephalus *m*, Schiefkopf *m*

пла́зма *f* Plasma *n*
~, **до́норская** Spenderplasma *n*
~, **заморо́женная** Gefrierplasma *n*
~, **заро́дышевая** Keimplasma *n*
~, **консерви́рованная** Plasmakonserve *f*
~ **кро́ви** Blutplasma *n*
~ **кро́ви, антигемофи́льная** antihämophiles Blutplasma *n*
~ **кро́ви, нати́вная** natives Blutplasma *n*
~ **кро́ви, суха́я** getrocknetes Blutplasma *n*, Trokkenplasmakonserve *f*
~, **насле́дственная** Erbplasma *n*
~, **оксала́тная** Oxalatplasma *n*
~, **оста́точная** Restplasma *n*
плазматиза́ция *f* Plasmatisation *f*
плазмаферез́ *m* Plasmapherese *f*
плазми́да *f* Plasmide *f*, Episom *n*
плазми́н *m* Fibrinolysin *n*, Plasmin *n*
плазминоге́н *m* Plasminogen *n*, Profibrinolysin *n*
плазмога́мия *f* Plasmogamie *f*
плазмо́дий *m* Plasmodium *n*
~ **трёхдне́вной маляри́и** *Plasmodium vivax*
~ **тропи́ческой маляри́и** *Plasmodium falciparum*
~ **четырёхдне́вной маляри́и** *Plasmodium malariae*
плазмодиотрофобла́ст *m* Plasmodiotrophoblast *m*, Synzytiotrophoblast *m*
плазмозамени́тель *m* Plasmaexpander *m*, Plasmaersatzmittel *n*
плазмокоагула́за *f* Plasmakoagulase *f*
плазмоле́мма *f* Plasmalemm *n*, Zytolemm *n*
плазмо́лиз *m*, **плазмоли́зис** *m* Plasmolyse *f*
плазмо́н *m* Plasmon *n*
плазмообме́н *m* Plasmaaustausch *m*
плазмопоте́ря *f* Plasmaverlust *m*
плазморе́ксис *m* Plasmorrhexis *f*
плазморраги́я *f* Plasmorrhagie *f*
плазмоти́п *m* Plasmotyp *m*
плазмото́к *m* Plasma(durch)strömung *f*, Plasmastrom *m*
~, **по́чечный** Nierenplasmastrom *m*
плазмоци́т *m* Plasmozyt *m*, plasmatische Zelle *f*, Plasmazelle *f*
плазмоцито́ма *f* Plasmozytom *n*, Plasmazellengeschwulst *f*
~ **ко́жи** Hautplasmozytom *n*
план *m* Plan *m*
~ **здравоохране́ния, территориа́льный** Ortsplan *m* des Gesundheitswesens
~ **лече́ния** Therapieplan *m*, Behandlungsplan *m*
~ **опера́ции** Operationsplan *m*
~ **социа́льного разви́тия** Plan *m* der sozialen Entwicklung
планиграфи́я *f* Planigraphie *f*
плани́рование *n* **семьи́** Familienplanung *f*
планиро́вка *f* Planung *f*
~ **населённых мест** Siedlungsplanung *f*
пласт *m*, **заро́дышевый** Keimblatt *n*
пла́стика *f* Plastik *f*, plastische Operation *f*
~ **ве́ка** Lidplastik *f*
~ **ве́рхней губы́** (operative) Oberlippenbildung *f*, Oberlippenplastik *f*
~ **гры́жи** Hernienplastik *f*
~ **губы́** Lippenplastik *f*
~ **дефе́кта нёба** Staphyloplastik *f*
~ **кише́чника** Darmplastik *f*
~ **кишки́, кольцева́я** Darmringplastik *f*
~ **кла́панов** Klappenplastik *f*
~ **ко́жи, островко́вая** Hautinselplastik *f*
~, **ко́жная** Dermatoplastik *f*, Hautplastik *f*
~, **кольцеви́дная** Ringplastik *f*
~, **ко́стная** Knochenplastik *f*
~, **ло́скутная** Umkippplastik *f*
~ **ло́скутом** Lappenplastik *f*
~ **ло́скутом на но́жке** Plastik *f* mit gestieltem Lappen
~, **меата́льная** Gehörgangsplastik *f*
~ **ме́тодом сте́бля** Muffplastik *f*, Brückenplastik *f*
~ **моло́чной железы́** Mammaplastik *f*, Brustdrüsenplastik *f*
~ **мочево́го пузыря́** Ersatzblasenbildung *f*
~ **мочеиспуска́тельного кана́ла** Harnröhrenplastik *f*, Urethroplastik *f*
~ **мочето́чника** Harnleiterplastik *f*, Harnleiterersatz *m*, Ureteroplastik *f*
~, **мы́шечная** Muskelplastik *f*
~ **нёба** Palatoplastik *f*, Gaumenplastik *f*
~ **ни́жней губы́** (operative) Unterlippenbildung *f*
~ **но́са** Rhinoplastik *f*, Nasenplastik *f*
~ **пере́дней брюшно́й сте́нки** Bauchdeckenplastik *f*
~ **пищево́да** Speiseröhrenplastik *f*
~, **пове́рхностная** Oberflächenplastik *f*
~ **прямо́й кишки́** Mastdarmplastik *f*
~, **свобо́дная** freie Plastik *f*
~, **се́тчатая** Netzplastik *f*
~ **сосу́дов** Gefäßplastik *f*, Angioplastik *f*
~ **суста́ва** Gelenkplastik *f*, Arthroplastik *f*
~ **сухожи́лия** Sehnenplastik *f*, Tenoplastik *f*
~ **фа́сции** Faszienplastik *f*
~, **хрящева́я** Knorpelplastik *f*
~, **части́чная** Teilplastik *f*
~ **языка́** Zungenplastik *f*
пласти́нка *f* Platte *f*; Lamelle *f*
~, **акти́вная** Expansionsplatte *f*
~, **база́льная** Basalplatte *f*
~, **вну́тренняя** innere Tafel *f*
~, **ганглио́зная** Ganglienleiste *f*
~, **горизонта́льная** waagerechte Platte *f*
~, **двойна́я** Doppelplatte *f*
~, **двойна́я пружи́нная** Federbügeldoppelplatte *f*
~ **для припасо́вки зубны́х коро́нок и мосто́в** Beißstäbchen *n*
~ **зубно́го проте́за** Gebißschale *f*
~, **интерстициа́льная** interstitielle Lamelle *f*
~, **концева́я** Endplatte *f*
~, **ко́стная** Knochenlamelle *f*; Knochenplatte *f*
~, **кровяна́я** Blutplättchen *n*, Thrombozyt *m*
~ **кры́ши** Vierhügelplatte *f*
~, **медулля́рная** Neuralplatte *f*
~, **мезенхи́мная** Mesenchymplatte *f*
~, **мото́рная** motorische Platte *f*
~, **мы́шечная** Muskelplatte *f*
~ **на ве́рхнюю че́люсть** Oberkieferplatte *f*
~, **наку́сочная** Aufbißplatte *f*
~ **на ни́жнюю че́люсть** Unterkieferplatte *f*
~, **нёбная** Gaumenplatte *f*
~, **не́рвная** Neuralplatte *f*, Neuralleiste *f*

~, ногтева́я Nagelplatte *f*
~, погранйчная Grenzlamelle *f*
~ проте́за, ба́зисная Basisplatte *f*
~, расширя́ющая Dehnplatte *f*
~ рогови́цы, отграни́чивающая Grenzhaut *f*
~ роторасшири́теля, опо́рная Gaumenstützplatte *f*
~ склёры, решётчатая Siebplatte *f*
~, стеклови́дная Glashaut *f*, Glastafel *f*
~, сухожи́льная Sehnenplatte *f*
~, тарза́льная Tarsalplatte *f*, Lidfaserplatte *f*
~, хориа́льная Chorionplatte *f*
~, хрящева́я Knorpelplatte *f*
~ щитови́дного хряща́ Schildknorpelplatte *f*
~, экваториа́льная Äquatorialplatte *f*
~, эма́левая Schmelzlamelle *f*
пласти́нчатый lamellar, laminar
пласти́чность *f* Flexibilität *f*
~, адапти́вная adaptive Flexibilität *f*
~, генети́ческая genetische Flexibilität *f*
~ разви́тия Entwicklungsflexibilität *f*
пластоге́н *m* Plastogen *n*
пла́стырь *m* Pflaster *n*
~, лечёбный Heilpflaster *n*
~, ли́пкий Heftpflaster *n*
~, мозо́льный Hühneraugenpflaster *n*
~, мы́льный Seifenpflaster *n*
~, нарывно́й Vesikatorpflaster *n*, Zugpflaster *n*
~, перцо́вый Paprikapflaster *n*
платибази́я *f* Platybasie *f*, Schädelbasisabplattung *f*
платикрани́я *f* Platykranie *f*, Flachköpfigkeit *f*
плау́н *m* Lykopodium *n*
плацёбо *n placebo*
плаце́нта *f* Mutterkuchen *m*, Plazenta *f*, Nachgeburt *f*
~, матери́нская materne Plazenta *f*
~, пло́дная kindliche Plazenta *f*
плаценти́т *m* Plazentitis *f*, Mutterkuchenentzündung *f*
~, гно́йный неспецифи́ческий eitrige unspezifische Plazentitis *f*
плацентографи́я *f* Plazentographie *f*
плаценто́ма *f* Plazentom *n*, Chorionepitheliom *n*
плацентосканографи́я *f* Plazentaskanographie *f*
плач *m*, наси́льственный Zwangsweinen *n*
плащ *m* головно́го мо́зга Hirnmantel *m*, *Pallium*
плева́ *f*:
~, де́вственная Jungfernhäutchen *n*
~, кольцеви́дная де́вственная ringförmiges Jungfernhäutchen *n*, ringförmiger Hymen *m*
~, крылови́дная Flügelfell *n*, Pterygium *n*
плева́тельница *f* Speibecken *n*, Speischale *f*, Speiglas *n*
плёвра *f* Brustfell *n*, Pleura *f*
~, висцера́льная [вну́тренностная, лёгочная] Lungenfell *n*
~, медиастина́льная Mediastinalpleura *f*
~, па́нцирная Panzerpleura *f*
~, париета́льная [присте́ночная] Parietalpleura *f*
~, рёберная Rippenfell *n*
плевралги́я *f* Pleuralgie *f*, Brustfellschmerz *m*
плеври́т *m* Pleuritis *f*, Brustfellentzündung *f*
~, адгези́вный Adhäsionspleuritis *f*, adhäsive Pleuritis *f*
~, апика́льный Apexpleuritis *f*, Lungenspitzenpleuritis *f*
~, база́льный basale [diaphragmale] Pleuritis *f*
~, геморраги́ческий hämorrhagische Pleuritis *f*
~, гни́лостный ichoröse Pleuritis *f*
~, засто́йный Stauungspleuritis *f*, hypostatische Pleuritis *f*
~, карциномато́зный karzinomatöse Pleuritis *f*
~, коста́льный Kostalpleuritis *f*
~, медиастина́льный Mediastinalpleuritis *f*
~, междолево́й Lungenlappenspaltspleuritis *f*
~, метапневмони́ческий metapneumonische Pleuritis *f*
~, осумко́ванный abgesackte [eingekapselte] Pleuritis *f*
~, парапневмони́ческий parapneumonische Pleuritis *f*
~, продукти́вный produktive [proliferative] Pleuritis *f*
~, серо́зно-геморраги́ческий serös-hämorrhagische Pleuritis *f*
~, серо́зно-фибрино́зный serös-fibrinöse Pleuritis *f*
~, серо́зный seröse Pleuritis *f*
~, сухо́й trockene Pleuritis *f*
~, тота́льный плащеви́дный totale Mantelpleuritis *f*
~, туберкулёзный tuberkulöse Pleuritis *f*
~, фибрино́зный fibrinöse Pleuritis *f*
~, экссудати́вный exsudative Pleuritis *f*
плевроаспира́тор *m* Pleuroaspirator *m*
плеврodéз *m* Pleurafixierung *f*
плевродини́я *f* Pleura(l)schmerz *m*
~, эпидеми́ческая epidemische Pleurodynie *f*, Bornholmer Krankheit *f*
плевро́лиз *m* Pleurolyse *f*, operative Pleuraverwachsung(en)lösung *f*
плевролобэктоми́я *f* Pleurolobektomie *f*
плевропариетопекси́я *f* Pleuroparietopexie *f*
плевроперикарди́т *m* Pleuroperikarditis *f*
плевроперитонеостоми́я *f* Pleuroperitoneostomie *f*
плевропневмо́лиз *m* Pleuropneumolyse *f*
плевропневмони́я *f* Pleuropneumonie *f*, Rippenfell- und Lungenentzündung *f*
плевропневмонэктоми́я *f* Pleuropneumonektomie *f*
плевропневмотоми́я *f* Pleuropneumotomie *f*
плевроре́я *f* Pleuraerguß *m*
плевросегментэктоми́я *f* Lunge(n)segmentektomie *f*
плевроскопи́я *f* Thorakoskopie *f*, Pleuraspiegelung *f*
плевротоми́я *f* Pleurotomie *f*, Pleura(ein)schnitt *m*
плеврофистулографи́я *f* Pleurofistulographie *f*
плевроценте́з *m* Pleurapunktion *f*
плеврэктоми́я *f* Brustfellentfernung *f*
плейотропи́зм *m* Pleiotropie *f*
плейотро́пность *f* де́йствия ге́на Genenpleiotropie *f*
плейохроми́я *f* Pleiochromie *f*, Mehrfarbigkeit *f*

плексалги́я *f* Plexalgie *f*
плекси́т *m* Plexusneuritis *f*, Plexusentzündung *f*
~, **плечево́й** Armplexusentzündung *f*
~, **пояснично-крестцо́вый** Beingeflechtentzündung *f*, *plexitis lumbosacralis*
~, **ше́йный** Halsgeflechtentzündung *f*, *plexitis cervicalis*
пле́ксус-невралги́я *f* Plexus-Neuralgie *f*
плёнка *f* **1.** Membran *f*, Häutchen *n* **2.** Band *n*, Tonband *n* **3.** Film *m*
~, **дифтери́йная** Diphtheriemembran *f*
~, **защи́тная** Schutzschicht *f*, Schutzhaut *f*
~, **пове́рхностная** Oberflächenhäutchen *n*
~, **рентге́новская** Röntgenfilm *m*
~, **фибри́новая** Fibrinschicht *f*; Fibrinfolie *f*
~, **флюорографи́ческая** Schirmbildfilm *m*
плеоморфи́зм *m* Pleomorphismus *m*, Vielgestaltigkeit *f*
плеоцито́з *m* Pleozytose *f*, Zellvermehrung *f*
плесси́метр *m* Plessimeter *n*, Perkussionsstäfelchen *n*, Klopfplättchen *n*
плетизмо́граф *m* Plethysmograph *m*
плетизмографи́я *f* Plethysmographie *f*
~, **окклюзио́нная** Okklusionsplethysmographie *f*
~, **тота́льная** Bodyplethysmographie *f*
пле́тора *f* Plethora *f*, Blutvolumenvermehrung *f*
~, **кра́сная** rote Plethora *f*, Polyzythämie *f*
~, **серо́зная** seröse Plethora *f*, Hydrämie *f*
пле́чико *n*:
~ **мо́ста** mittlerer Kleinhirnstiel *m*, *Pedunculus cerebellaris medius*
~, **соедини́тельное** Kleinhirnschenkel m, *Pedunculus cerebellaris superior, Brachium conjunctivum*
плечо́ *n* Oberarm *m*
~ **хромосо́мы** Chromosomenarm *m*
плеши́вость *f* Haarausfall *m*, Alopezie *f*
плод *m* Frucht *f*, Leibesfrucht *f*
~, **доно́шенный** ausgetragenes Kind *n*
~, **ка́менный** Steinkind *n*, Lithopädion *n*
~, **недоно́шенный** nicht ausgetragenes Kind *n*
~, **перено́шенный** übertragenes Kind *n*
пло́дный fetal, fötal
плодови́тость *f* Fruchtbarkeit *f*, Fertilität *f*
~, **о́бщая** allgemeine Fruchtbarkeit *f* [Fertilität *f*]
~, **повозрастна́я** altersabhängige Fruchtbarkeit *f* [Fertilität *f*]
плоиди́я *f* Ploidie *f*
~, **колеблющаяся** schwankende Ploidie *f*
пло́мба *f* Plombe *f*, Füllung *f*, Zahnfüllung *f*; Zahneinguß *m*
~, **вре́менная** Einlage *f*; vorläufige Füllung *f*
~, **золота́я** Goldplombe *f*
~, **корнева́я** Wurzelfüllung *f*
~, **лита́я** Gußfüllung *f*
~, **ма́сляная** Ölplombe *f*
~, **металли́ческая** Metallfüllung *f*
~, **перло́новая** Perlonplombe *f*
~, **постоя́нная** ständige Füllung *f*
~, **фарфо́ровая** Porzellanfüllung *f*
пломбирова́ние *n*:
~ **зубо́в** Zahneinguß *m*, Zahnfüllung *f*, Plombierung *f* des Zahnes
~ **ко́сти** Knochenplombierung *f*
~ **скле́ры** Plombenaufnähung *f*
пломбирова́ть plombieren
плоскоголо́вость *f* Platyzephalie *f*, Plattköpfigkeit *f*
плоскосто́пие *n* Plattfüßigkeit *f*, Flachfüßigkeit *f*, Platypodie *f*, Plattfuß *m*
~, **врождённое** angeborener Plattfuß *m*, Tintenlöscherfuß *m*, Schaukelfuß *m*
~, **паралити́ческое** paralytische Platypodie *f*
~, **попере́чное** Querplatypodie *f*
~, **продо́льное** Längsplatypodie *f*
~, **профессиона́льное** berufsbedingte Plattfüßigkeit *f*
~, **рахити́ческое** rachitische Platypodie *f*
~, **сочета́ющееся с нару́жной косола́постью** Knick(platt)fuß *m*
~, **стати́ческое** statische Platypodie *f*
пло́скость *f* Ebene *f*
~, **вертика́льная** Vertikalebene *f*
~, **горизонта́льная** Horizontalebene *f*
~, **жева́тельная** Kauebene *f*
~, **накло́нная** schiefe Ebene *f*
~, **окклюзио́нная** Okklusionsebene *f*
~, **орбита́льная** Orbitalebene *f*, Augenebene *f*
~, **попере́чная** Transversalebene *f*
~ **при́куса** Bißebene *f*
~ **прое́кции** Projektionsebene *f*
~, **рабо́чая** Arbeitsebene *f*
~, **сагитта́льная** Sagittalebene *f*
~ **сетча́тки** Netzhautebene *f*
~, **среди́нная** Medianebene *f*
~ **фокусиро́вки гла́за** Einstellebene *f* des Auges
~, **фронта́льная** Frontalebene *f*
плотноме́р *m* Dichtemesser *m*
пло́тность *f*:
~ **жило́го фо́нда** Geschoßflächendichte *f*
~ **заселе́ния бру́тто** Einwohnerdichte *f*
~ **заселе́ния не́тто** Wohndichte *f*
~ **застро́йки** Bebauungsverhältnis *n*
~ **населе́ния** Bevölkerungsdichte *f*
~ **популя́ции** Populationsdichte *f*
~, **рентге́новская** Röntgendichte *f*
~ **те́ни** Schattenintensität *f*
плоть *f*, **кра́йняя** Vorhaut *f*
площа́дка *f*:
~, **и́ловая** Trockenbeet *n*
~, **плацента́рная** Plazentahaftstelle *f*
~ **прикрепле́ния мы́шцы** Muskelansatzfläche *f*
пло́щадь *f*:
~ **водосбо́ра** Einzugsgebiet *n*
~ **митра́льного отве́рстия** Mitralklappenöffnungsfläche *f*
~ **тка́ни** Gewebsfläche *f*
~ **ультразвуково́го излуча́теля, эффекти́вная** wirksame strahlende Fläche *f* des Schallkopfes
площи́ца *f* Filzlaus *f*
плюрипоте́нтность *f* Pluripotenz *f*
плюс-алле́ли *pl* positive Allele *n pl*, Plus-Allele *n pl*
плю́сна *f* Mittelfuß *m*, *Metatarsus*
плюс-симпто́мы *m pl* produktive Symptome *n pl*
пляж *m*, **лече́бный** Kurstrand *m*

пля́ска *f*:
~ **кароти́д** Karotidenhüpfen *n*
~ **свято́го Ви́та** Veitstanz *m*, *chorea minor*
~ **со́нных арте́рий** *s.* **пля́ска кароти́д**
пневмартро́з *m* Pneumarthrose *f*
пневматиза́ция *f* Pneumatisation *f*
пневмато́з *m* Pneumatose *f*
~ **кише́чника** zystöse Darmpneumatose *f*
пневматоце́ле *n* Pneumatozele *f*, Lungenbruch *m*, Lungenhernie *f*
пневматури́я *f* Pneumaturie *f*
пневмобаци́лла *f* Pneumobazillus *m*, *Klebsiella pneumoniae*
пневмобронхотоми́я *f* Pneumobronchotomie *f*
пневмогемото́ракс *m* Hämopneumothorax *m*
пневмогидрото́ракс *m* Hydropneumothorax *m*
пневмогинекографи́я *f* Pneumogynäkographie *f*
пневмо́граф *m* Pneumograph *m*
~, **импеда́нсный** Impedanzpneumograph *m*
пневмографи́я *f* Pneumo(röntgeno)graphie *f*, Aerographie *f*
~ **брюшны́х о́рганов** Pneumoperitoneum *n*, Pneumoabdomen *n*
~, **импеда́нсная** Impedanzpneumographie *f*
~, **ретроперитонеа́льная** retroperitoneale Pneumographie *f*
пневмодермато́м *m* Vacutom *m*
пневмокардиопекси́я *f* Pneumokardiopexie *f*
пневмокистографи́я *f* Pneumozystographie *f*
пневмоко́кк *m* Pneumokokkus *m*
пневмокони́оз *m* Pneumo(no)koniose *f*, Staublunge *f*, Staublungenerkrankung *f*
~, **доброка́чественный** benigne [wenigprogrediente] Pneumokoniose *f*
~, **непрофессиона́льный** nicht berufsbedingte Pneumokoniose *f*
~ **от сме́шанных пы́лей** Mischstaubpneumokoniose *f*
~, **по́здний** späte Pneumokoniose *f*
~, **та́льковый** Talkpneumokoniose *f*
~ **у́гольщиков** Anthrakose *f*, Kohlen(staub)lunge *f*
~ **шлифова́льщиков** Schleiferlunge *f*
пневмо́лиз *m* Pneumolyse *f*
~, **интраплевра́льный** intrapleurale Pneumolyse *f*
~, **экстраплевра́льный** extrapleurale Pneumolyse *f*; extrapleurale Pleurolyse *f*
пневмолизи́н *m* Pneumolysin *n*
пневмоли́т *m* Pneumolith *m*, Lungenstein *m*
пневмоманя́ция *f* Pneumomalazie *f*, saure Erweichung *f* des Lungengewebes
пневмомаммографи́я *f* Pneumomammographie *f*
пневмомано́метр *m* Pneumomanometer *n*
пневмомасса́ж *m* Pneumomassage *f*
пневмомедиастинографи́я *f* Pneumomediastinographie *f*, Pneumomediastinoröntgen(kontrast)darstellung *f*
пневмомедиасти́нум *m* Pneumomediastinum *n*
пневмомелано́з *m* Pneumomelanose *f*
пневмомико́з *m* Pneumomykose *f*, Lungenverpilzung *f*
пневмони́т *m* Pneumonitis *f*
~, **волча́ночный** Lupus-Pneumonitis *f*
~, **обтурацио́нный** Obturationspneumonitis *f*
~, **ревмати́ческий** rheumatische Pneumonie *f*, rheumatische Lungenentzündung *f*
пневмони́я *f* Pneumonie *f*, Lungenentzündung *f*
~, **абсцеди́рующая** abszedierende Pneumonie *f*
~, **абсцеди́рующая обтурацио́нная** abszedierende Obturationspneumonie *f*
~, **аденови́русная** Adenoviruspneumonie *f*
~, **алейкоцита́рная** aleukozytäre Pneumonie *f*
~, **анерги́ческая термина́льная** anergische terminale Pneumonie *f*
~, **ареакти́вная** areaktive Pneumonie *f*
~, **аспергиллёзная** Aspergillosepneumonie *f*
~, **аспирацио́нная** Aspirationspneumonie *f*
~, **асфикти́ческая** Hyalin-Membran-Krankheit *f* der Neugeborenen
~, **ателектати́ческая** atelektatische Pneumonie *f*
~, **атипи́чная** atypische Pneumonie *f*
~, **атипи́чная перви́чная** primär atypische Pneumonie *f*, Mykoplasmenpneumonie *f*
~, **ацино́зная** azinöse Pneumonie *f*
~, **ацино́зно-нодо́зная** azinös-nodöse Pneumonie *f*
~, **бактериа́льная** bakterielle Pneumonie *f*
~, **бе́лая** interstitielle plasmozelluläre Pneumonie *f*
~, **бери́ллиевая** Berylliumpneumonie *f*
~, **билио́зная** biliöse Pneumonie *f*
~, **блужда́ющая** *s.* **пневмони́я, мигри́рующая**
~, **бруцеллёзная** Bruzellosepneumonie *f*
~, **брюшнотифо́зная** Pneumotyphus *m*
~, **ва́гусная** Vaguspneumonie *f*
~, **ветря́ночная** Windpocken-Pneumonie *f*
~, **ви́русная** Viruspneumonie *f*
~, **ви́русно-бактериа́льная** viro-bakterielle Pneumonie *f*
~, **гангрено́зная** gangränöse Pneumonie *f*
~, **геморраги́ческая** hämorrhagische Pneumonie *f*
~, **геморраги́чески-некроти́ческая** hämorrhagisch-nekrotische Pneumonie *f*
~, **гигантокле́точная** Riesenzellenpneumonie *f*, Riesenzellenlungenentzündung *f*
~, **гиповентиляцио́нная** Hypoventilationspneumonie *f*
~, **гипостати́ческая** hypostatische Pneumonie *f*, hypostatische Lungenentzündung *f*, Stauungspneumonie *f*
~, **гла́дкая** *s.* **пневмони́я, желатино́зная**
~, **гриппо́зная** grippöse Pneumonie *f*
~, **двусторо́нняя** doppelseitige Pneumonie *f*
~, **десквамати́вная** desquamative Pneumonie *f*, Desquamativpneumonie *f*
~, **долева́я** lobäre Pneumonie *f*
~, **до́льковая** lobuläre Pneumonie *f*
~, **желатино́зная** glatte [gelatinöse] Pneumonie *f*
~, **засто́йная** *s.* **пневмони́я, гипостати́ческая**
~, **интеркурре́нтная** interkurrente Pneumonie *f*
~, **интерстициа́льная** interstitielle Pneumonie *f*
~, **интерстициа́льная перибронхиа́льно-перивасуля́рная** interstitielle peribronchial-perivaskuläre Pneumonie *f*
~, **инфа́рктная** Infarktpneumonie *f*
~, **казео́зная** käsige Pneumonie *f*

~, **канкрóзная** krebsige Pneumonie *f*
~, **карнифицúрующая** karnifizierende Pneumonie *f*
~, **катарáльно-геморрагúческая** katarrhal-hämorrhagische Pneumonie *f*
~, **коклю́шная** Keuchhustenpneumonie *f*
~, **контузиóнная** Kontusionspneumonie *f*
~, **коревáя** Masernpneumonie *f*, Masernlungenentzündung *f*
~, **крупóзная** kruppöse Pneumonie *f*
~, **латéнтная** latente Pneumonie *f*
~, **липóидная** Lipoidpneumonie *f*
~, **лобáрная** lobäre Pneumonie *f*
~, **лобуля́рная** lobuläre Pneumonie *f*
~, **лучевáя** Strahlenpneumonie *f*
~, **межлобуля́рная** interlobuläre Pneumonie *f*
~, **межу́точная** interstitielle Pneumonie *f*
~, **мелкоочагóвая** kleinherdige [mikrofokale] Pneumonie *f*
~, **мигрúрующая** migrierende Pneumonie *f*
~, **микоплазматúческая** [**микоплáзменная**] Mykoplasmen-Pneumonie *f*, primär atypische Pneumonie *f*
~, **обтурациóнная** Obturationspneumonie *f*
~, **орнитóзная** Ornithose(n)-Pneumonie *f*
~, **остеопластúческая** (razemoses) Osteom *n* der Lungen
~, **очагóвая** Herdpneumonie *f*, Bronchopneumonie *f*
~, **паравертебрáльная** paravertebrale Pneumonie *f*
~, **перибронхиáльная** peribronchiale Pneumonie *f*
~, **перифокáльная** perifokale Pneumonie *f*
~, **плазмоклéточная** plasmazelluläre Pneumonie *f*
~, **пневмокóкковая** Pneumokokkenlungenentzündung *f*, Pneumokokkenpneumonie *f*
~, **послеоперациóнная** postoperative Pneumonie *f*
~, **посттравматúческая** traumatische Pneumonie *f*
~, **прикорневáя** Hiluspneumonie *f*
~, **пролиферативная** proliferative Pneumonie *f*
~, **псевдолобáрная** pseudolobäre Pneumonie *f*
~, **псевдомонáдная** Pseudomonas-Pneumonie *f*
~, **рáковая** krebsige Pneumonie *f*
~, **риккетсиóзная** rickettsiöse Pneumonie *f*
~, **сегментáрная** Segmentpneumonie *f*, segmentäre Pneumonie *f*
~, **септúческая** septische Pneumonie *f*
~, **серóзная** seröse Pneumonie *f*
~, **серóзно-геморрагúческая** seröshämorrhagische Pneumonie *f*
~, **серóзно-десквамативная** serös-desquamative Pneumonie *f*
~, **серóзно-фибринóзная** serös-fibrinöse Pneumonie *f*
~, **сибирея́звенная** Milzbrandpneumonie *f*, Lungenmilzbrand *m*, Hadernkrankheit *f*
~, **сливнáя** konfluierende [konfluente] Pneumonie *f*
~, **стафилокóкковая** Staphylokokkenpneumonie *f*
~, **токсúческая** toxische Pneumonie *f*, toxische Lungenentzündung *f*
~, **тотáльная** totale Pneumonie *f*
~, **туляремúйная** Tularämiepneumonie *f*
~, **фибринóзная** fibrinöse Pneumonie *f*
~, **фибринóзно-геморрагúческая** fibrinös-hämorrhagische Pneumonie *f*
~, **фридлéндеровская** Friedländersche Pneumonie *f*, Klebsiellenpneumonie *f*
~, **центрáльная** zentrale Pneumonie *f*
~, **чумнáя** Pestpneumonie *f*, Lungenpest *f*
~, **эмболúческая** Emboliepneumonie *f*
~, **эозинофúльная** eosinophiles Lungeninfiltrat *n*, Löffler-Infiltrat *n*

пневмонóз *m* Pneumonose *f*
пневмонопексúя *f* Pneumopexie *f*
пневмонэктомúя *f* Pneum(on)ektomie *f*, Lungenentfernung *f*, Pulm(on)ektomie *f*
пневмоорбитографúя *f* Pneumoorbitographie *f*
пневмопатúя *f* Pneumopathie *f*
~, **остеопластúческая** osteoplastische Pneumopathie *f*
пневмопексúя *f* Pneumopexie *f*
пневмоперидурографúя *f* Pneumoperidurographie *f*
пневмоперикáрд *m* Pneumoperikard *n*, Herzbeutelluftansammlung *f*
пневмоперитонéум *m* Pneumoperitoneum *n*
~, **тáзовый** Beckenpneumoperitoneum *n*
пневмоперицистографúя *f* Pneumoperizystographie *f*
пневмопиелогрáмма *f* Pneumopyelogramm *n*
пневмопиелографúя *f* Pneumopyelographie *f*
пневмопиелоуретерографúя *f* Pneumopyeloureterographie *f*
пневмоплеврúт *m* Pneumopleuritis *f*
пневморéн *m* perirenale Lufteinblasung *f*
пневморенографúя *f* Pneumorenographie *f*
пневморентгенографúя *f* Pneumoröntgenographie *f*
пневморетроперитонéум *m* Pneumoretroperitoneum *n*
пневмориккетсиóз *m* Pneumorickettsiose *f*
пневмосúнус *m pneumosinus*
пневмосклерóз *m* Pneumosklerose *f*
~, **антракотúческий** Lungenanthrakose *f*, Kohlenstaublunge *f*
~, **бронхогéнный** bronchogene Pneumosklerose *f*
~, **бронхоэктатúческий** bronchoektatische Pneumosklerose *f*
~, **интерстициáльный** interstitielle Lungenfibrose *f*
~, **кардиогéнный** kardiogene Pneumosklerose *f*

~, лучевóй Strahlenpneumosklerose *f*
~, метатуберкулёзный metatuberkulöse Lungenzirrhose *f*, metatuberkulöse Lungenschrumpfung *f*
~, микотúческий Pneumosklerose *f* nach Lungenmykosen
~, мы́шечный muskuläre Lungenzirrhose *f*, Myopneumosklerose *f*
~, очагóвый Herdpneumosklerose *f*, fokale Pneumosklerose *f*
~, перилобуля́рный perilobuläre Lungenfibrose *f*
~, пылевóй Staublungensklerose *f*
~, сегментáрный segmentäre Pneumosklerose *f*, Segmentärpneumosklerose *f*
~, силикотúческий Pulmonalsklerose *f* als Folge der Silikose
~, склеродемúческий Lungenzirrhose *f* bei diffuser Sklerodermie
~, табáчный Tabaklunge *f*, Tabaklungenverstaubung *f*, Raucherpneumosklerose *f*
~, тóксико-химúческий [токсúческий] toxische Pulmonalsklerose *f*
пневмотахогрáмма *f* Pneumotachogramm *n*
пневмотахóграф *m* Pneumotachograph *m*
пневмотахографúя *f* Pneumotachographie *f*
пневмотахóметр *m* Pneumotachometer *n*
пневмотиреo(идо)графúя *f* Pneumothyreographie *f*
пневмотúф *m* Pneumotyphus *m*
пневмотомúя *f* Pneumotomie *f*, Lungen(ein)schnitt *m*
пневмотóракс *m* Pneumothorax *m*, Aerothorax *m*
~, закры́тый geschlossener Pneumothorax *m*
~, искýсственный künstlicher Pneumothorax *m*, Entspannungspneumothorax *m*
~, клáпанный Ventilpneumothorax *m*
~, лечéбный therapeutischer Pneumothorax *m*
~, напряжённый Spannungspneumothorax *m*
~, операциóнный chirurgischer Pneumothorax *m*
~, откры́тый offener Pneumothorax *m*
~, плащевúдный Mantelpneumothorax *m*
~, рецидивúрующий Rückfallpneumothorax *m*, rezidivierender Pneumothorax *m*
~, селектúвный Selektivpneumothorax *m*
~, спонтáнный Spontanpneumothorax *m*
~, тотáльный Totalpneumothorax *m*
~, хирургúческий chirurgischer Pneumothorax *m*
~, частúчный Teilpneumothorax *m*
~, экстраплеврáльный extrapleuraler Pneumothorax *m*
пневмоуретерографúя *f* Pneumoureterographie *f*
пневмофибрóз *m* Lungenfibrose *f*
пневмоцéле *n* Pneumo(no)zele *f*, Pneumatozele *f*
пневмоциррóз *m* Pneumozirrhose *f*, Lungenschrumpfung *f*
пневмоцистогрáмма *f* Pneumozystogramm *n*, Blasenröntgen(kontrast)darstellung *f* nach Lufteinblasung
пневмоцистографúя *f* Pneumozysto(röntgeno)graphie *f*
~, осáдочная Bodensatzpneumozystographie *f*
пневмоцистóз *m* Pneumozystose *f*
пневмоцисторентгенографúя *f* *s.* пневмоцистографúя
пневмоэнцефалографúя *f* Pneumoenzephalographie *f*
побледнéние *n* Erbleichung *f*
~ дúска зрúтельного нéрва Papillenabblassung *f*, Weißfärbung *f* der Papille, blasse Papille *f*
~ пáльцев «Weißwerden» *n* der Finger
побуждéние *n* Antrieb *m*
поведéние *n*:
~, бредóвое wahnhaftes Verhalten *n*
~, импульсúвное Impulsivverhalten *n*, Impulshandlungen *f pl*
~, неадеквáтное inadäquates Verhalten *n*
~, патологúческое pathologisches [abnormes] Verhalten *n*
~, установóчное absichtlich inadäquates Verhalten *n*
повéрхностно-актúвный oberflächenaktiv
повéрхностный oberflächlich
повéрхность *f*:
~, базáльная basale [untere] Fläche *f*
~, вентрáльная ventrale Fläche *f*
~, височная Schläfenfläche *f*
~, внýтренностная Eingeweidefläche *f*
~, внýтренняя Innenfläche *f*, innere Fläche *f*
~, вóгнутая konkave Fläche *f*, Konkavität *f*
~, вы́пуклая konvexe Fläche *f*, Konvexität *f*
~ головнóго мóзга Gehirnoberfläche *f*
~, грануляциóнная Granulatfläche *f*, Granulationsfläche *f*
~, дорсáльная dorsale Fläche *f*, Dorsalfläche *f*
~, жевáтельная Kaufläche *f*
~, зáдняя Hinterfläche *f*, hintere Fläche *f*
~ зýба Zahnoberfläche *f*
~ зýба, губнáя Lippenfläche *f*, labiale Fläche *f*
~ зýба, контáктная Kontaktfläche *f*, Berührungsfläche *f*
~ зýба, нёбная Gaumenfläche *f*, palatine Fläche *f*
~ зýба, окклюзиóнная okklusale Fläche *f*
~ зýба, щёчная Wangenfläche *f*, bukkale Fläche *f*
~ зýба, язы́чная Zungenfläche *f*
~ кúсти, ладóнная Palmarfläche *f*
~ кóжи Hautoberfläche *f*
~ лёгкого Lungenoberfläche *f*
~, материнская materne [mütterliche] Fläche *f*
~, медиáльная mediale Fläche *f*
~, нарýжная Außenfläche *f*

~, нёбная Gaumenfläche *f*
~, ни́жняя basale [untere] Fläche *f*
~, ожо́говая Verbrennungs(wund)fläche *f*
~, пере́дняя Vorderfläche *f*, vordere Fläche *f*
~ пе́чени Leberoberfläche *f*
~, пло́дная fetale Oberfläche *f*
~, полулу́нная halbmondförmige Platte *f*
~ разре́за Schnittfläche *f*
~, ранева́я Wundfläche *f*
~ рогови́цы, исты́канная [шерохова́тая] gestichelte Hornhaut *f*
~, суставна́я Gelenkfläche *f*
~, суставна́я во́гнутая Gelenkpfanne *f*
~, суставна́я вы́пуклая Gelenkkopf *m*
~ те́ла Körperoberfläche *f*
~ трансплanта́та Transplantatfläche *f*
~, ты́льная *s.* пове́рхность, дорса́льная
~ хруста́лика Linsenfläche *f*
~ хруста́лика, за́дняя Linsenrückfläche *f*, Linsenhinterfläche *f*
~ хруста́лика, пере́дняя Linsenvorderfläche *f*
~ щеки́, вну́тренняя Backeninnenfläche *f*
~ эмбриона́льного ядра́ хруста́лика Embryonalkernoberfläche *f*
~ я́звы Geschwürsfläche *f*
~, язы́чная Zungenfläche *f*
пове́шение *n* Erhängen *n*
поводо́к *m* Zügel *m*, Zügelchen *n*, *Habenula*
поворо́т *m*:
~, акуше́рский (geburtshilfliche) Wendung *f*
~, акуше́рский вну́тренний innere geburtshilfliche Wendung *f*
~, акуше́рский комбини́рованный kombinierte geburtshilfliche Wendung *f*
~, акуше́рский нару́жный äußere geburtshilfliche Wendung *f*
~ кише́чника, незавершённый Darmnonrotation *f*, Darmmalrotation *f*
~ ло́скута Lappendrehung *f*
поврежде́ние *n* Schädigung *f*, Verletzung *f*, Läsion *f*; Trauma *n*
~ всле́дствие перегру́зки Überlastungsschaden *m*
~, ко́лотое Stichverletzung *f*
~, омбини́рованное kombinierte Verletzung *f*
~, компрессио́нное Druckschädigung *f*, Druckverletzung *f*
~, лёгкое Bagatellverletzung *f*
~, лучево́е Strahlenschaden *m*
~ не́рва, компрессио́нное Nervendruckschädigung *f*
~, огнестре́льное Schußverletzung *f*
~, одновре́менное Mitverletzung *f*
~, ожо́говое Brandverletzung *f*, Verbrennungsschaden *m*
~, операцио́нное operationsbedingte Verletzung *f*
~, по́зднее Spätschaden *m*
~, произво́дственное Betriebsverletzung *f*; Gewerbeschädigung *f*
~, профессиона́льное Berufsverletzung *f*
~, рикоше́тное Aufprallverletzung *f*, Begleitverletzung *f*; Mitverletzung *f*
~, теплово́е [терми́ческое] Wärmeschaden *m*, Hitzeschaden *m*
~, тра́нспортное Verkehrsverletzung *f*
~, холодо́вое Kälteschaden *m*
повреждённый geschädigt, verletzt
повыше́ние *n*:
~, внутричерепно́го давле́ния Gehirndrucksteigerung *f*, Hirndrucksteigerung *f*
~ заболева́емости Morbiditätsanstieg *m*
~ при́куса Bißerhöhung *f*, Bißhebung *f*
~ при́куса, физиологи́ческое physiologische Bißhebung *f*
~ раздражи́мости Reizbarkeitssteigerung *f*
~ то́нуса Tonussteigerung *f*
повя́зка *f* Verband *m*, Bandage *f*, Band *n*, Binde *f*
~, антисепти́ческая antiseptischer [keimtötender] Verband *m*
~, асепти́ческая aseptischer [keimfreier] Verband *m*
~, аэрозо́льная Sprayverband *m*
~, бактерици́дная *s.* повя́зка, антисепти́ческая
~, бинтова́я Bindenverband *m*
~, биологи́ческая biologischer Verband *m*
~, вла́жная feuchter Verband *m*
~, восьмиобра́зная Achterbinde *f*, Achtertourenverband *m*, Kreuzband *n*
~, вытя́гивающая Extensionsverband *m*, Streckverband *m*, Zugverband *m*
~, гамашеви́дная Gamaschenverband *m*
~, гемостати́ческая blutstillender Verband *m*
~, ги́псовая Gipsbinde *f*, Gipsverband *m*
~, ги́псовая глуха́я Okklusionsgipsverband *m*
~, ги́псовая мостови́дная Brückengips *m*
~, ги́псовая окклюзио́нная Okklusionsgipsverband *m*
~, ги́псовая око́нчатая Fenstergips *m*
~, ги́псовая редрессио́нная Redressionsgipsverband *m*
~, глуха́я *s.* повя́зка, окклюзио́нная
~, да́вящая Druckverband *m*, Kompressionsverband *m*, Staubinde *f*
~, защи́тная Abdeckverband *m*, Schutzverband *m*, Deckverband *m*
~, защи́тная мя́гкая Polsterverband *m*
~, звездообра́зная Sternbinde *f*
~, иммобилизу́ющая Kontentivverband *m*, Fixationsverband *m*, Immobilisierungsverband *m*, Ruheverband *m*, ruhigstellender Verband *m*
~, клеева́я Leimverband *m*

~, коллóдиевая Kollodiumverband *m*
~, колосови́дная Kornährenverband *m*, *spica*
~, косы́ночная Tuchverband *m*, *mitella*
~, крахмáльная Stärkeverband *m*
~, крестообрáзная *s.* повя́зка, восьмиобрáзная
~, кругова́я Kreisbinde *f*, Kreisverband *m*, zirkulärer Verband *m*
~, лейкоплáстырная Heftpflasterverband *m*
~, лечéбная Kurativverband *m*
~, мáзевая Salbenverband *m*
~, мáрлевая Gazbinde *f*, Mullverband *m*
~, мобилизу́ющая Quengelverband *m*
~, мостови́дная Brückenverband *m*
~ на глазá Augenverband *m*
~ на гóлову Kopfverband *m*
~ на грудь Brustverband *m*
~, налóженная на дли́тельный срок Dauerverband *m*
~ на нос, пращеви́дная Nasenschleuderbinde *f*
~ на подборóдок, пращеви́дная Kinnschleuderbinde *f*
~ на промéжность Dammbinde *f*
~ на рáну Wund(deck)verband *m*
~ на стопу́ Eußverband *m*
~, окклюзиóнная Okklusionsverband *m*, Okklusivverband *m*
~, отвердевáющая erhärtender Verband *m*
~, перчáточная handschuhartiger Handverband *m*
~, плáстырная Heftpflasterverband *m*
~, подвéшивающая Aufhängebinde *f*, Suspensorium *n*
~, подвéшивающая ру́ку Armbinde *f*, Armtragetuch *n*, Armschlinge *f*, Armbandage *f*
~, поддéрживающая Stützverband *m*
~, поддéрживающая плечó Schultertragbinde *f*, Schultertragetuch *n*
~, пращеви́дная Funda *f*, Schleuderverband *m*
~, противоожóговая Verbrennungsbinde *f*, Brandwundeverband *m*
~, радиоакти́вная radioaktiver Umschlag *m*; Radonumschlag *m*
~, спирáльная Hobel(span)binde *f*, Schneckenverband *m*, *dolabra*
~, страху́ющая Sicherheitsbinde *f*
~, Т-обрáзная T-förmiger Verband *m*
~, укрепля́ющая [фикси́рующая] Fixationsverband *m*
~, цинк-желати́новая Zinkgelatineverband *m*
~, черепицеобрáзная Dachziegelverband *m*
~, черепáшья Schildkrötenverband *m*
~, шини́рованная Schienenverband *m*
~, эласти́ческая elastischer Verband *m*
поглощéние *n* Absorption *f*, Aufnahme *f*
~ зву́ка Schallabsorption *f*
погружéние *n* Tauchen *n*, Eintauchen *n*
подавлéние *n*:
~ метафáзы Metaphaseninhibition *f*
~ овуля́ции Ovulationshemmung *f*
подáгра *f* Gicht *f*, Podagra *n*
~ большóго пáльца стопы́ Großzehengicht *f*
~, известкóвая Kalkgicht *f*
~, и́стинная Harnsäuregicht *f*
~, кáльциевая Kalkgicht *f*
~, липóидная Lipoidgicht *f*
~, лóжная Pseudogicht *f*, Chondrokalzinose *f*
~ плечевóго сустáва Omagra *f*
~, пóчечная Nierengicht *f*
~, свинцóвая Bleigicht *f*
подбородóк *m* Kinn *n*
подбугóрье *n* *Hypothalamus*
подвéрженность *f* Disposition *f*, Liabilität *f*
~, дискрéтная diskontinuierliche Disposition *f*
подви́жность *f* Motilität *f*, Beweglichkeit *f*
~ груднóй клéтки Brustkorbbeweglichkeit *f*
~ лёгочных краёв, дыхáтельная Atembeweglichkeit *f* der Lingen
~, патологи́ческая Fehlbeweglichkeit *f*
~, повы́шенная Supermotilität *f*
~ сустáва Gelenkbeweglichkeit *f*
~, функционáльная funktionelle Beweglichkeit *f*
подви́жный beweglich
подвы́вих *m* unvollständige Verrenkung *f*, Subluxation *f*
~ хрустáлика Subluxation *f* der Linse
подголóвник *m* Kopfstütze *f*, Kopferhöher *m*
подготóвка *f*:
~ операциóнного пóля Operationsfeldvorbereitung *f*
~, физи́ческая Körperschulung *f*; Körperertüchtigung *f*
подгру́ппа *f* Untergruppe *f*
поддержáние *n*:
~ здорóвья Gesundheitserhaltung *f*
~ кровообращéния Kreislaufstützung *f*
поддувáние *n* Nachfüllung *f* (*bei Lungenkollapstherapie*)
подёргивание *n* Tick *m*, Zucken *n*, Zuckung *f*
~ лицá, конвульси́вное Gesichtszuckung *f*
~ мышц Muskelzuckung *f*
~ мышцы, фибрилля́рное Muskelfaserzuckung *f*
~, рефлектóрное Reflexzuckung *f*
~, фасцикуля́рное faszikuläre Zuckung *f*
подклáссы *m pl* иммуноглобули́нов Immun(o)globulinsubklassen *f pl*
подковообрáзный hufeisenförmig
подкóжный subkutan
подкреплéние *n* рефлéкса Reflexbekräftigung *f*
подногтевóй subungual
подозри́тельность *f*, болéзненная krankhaftes Mißtrauen *n*
подóшва *f* стопы́ Fußsohle *f*

подпоро́говый unterschwellig
подпры́гивание *n* при хоре́е, непроизво́льное Hüpfkrampf *m*
подсозна́ние *n* Unterbewußtsein *n*
~, коллекти́вное kollektives Unbewußtsein *n*
подста́нция *f* ско́рой по́мощи Unterstation *f* des Notfalldienstes
подтвержде́ние *n* диа́гноза Diagnoseverifikation *f*
поду́шка *f*:
~ вну́тренней оболо́чки (*сосуда*) Intimapolster *n*
~, жирова́я Fettpolster *n*
~ зри́тельного бугра́ Kissen *n*, Polster *n*
~, кислоро́дная Sauerstoffkissen *n*
подчелюстно́й submandibular
подшива́ние *n* Anheften *n*, Pexie *f*
~ желу́дка Gastropexie *f*, Magenanheftung *f*, Magenfixation *f*
~ са́льника Omentopexie *f*
подъём *m*, дикроти́ческий dikrotische Welle *f*, Dikrote *f* (*des Sphygmogramms*)
подъёмник *m*:
~, гинекологи́ческий gynäkologischer Elevator *m*
~, глазно́й Augenhebel *m*
~ для губы́ Lippenhalter *m*
подъязы́чный sublingual
по́езд *m*, вое́нно-санита́рный Sanitätszug *m*, Spitalzug *m*
по́за *f* Haltung *f*; Stellung *f*; Körperposition *f*
~, рабо́чая Arbeitshaltung *f*
~ си́дя Sitzen *n*
~ сто́я Stehen *n*
~ фехтова́льщика Fechterstellung *f*
позвоно́к *m* Wirbel *m*
~, выступа́ющий vorragender Wirbel *m*
~, грудно́й Brustwirbel *m*
~, клинови́дный Keilwirbel *m*
~, ко́пчиковый Steißwirbel *m*
~, крестцо́вый Kreuzwirbel *m*
~, мра́морный Marmorwirbel *m*
~, осево́й Axis *f*, zweiter Halswirbel *m*
~, перехо́дный Übergangswirbel *m*
~, поясни́чный Lendenwirbel *m*
~, ше́йный Halswirbel *m*
позвоно́чник *m* Wirbelsäule *f*
поздноогло́хший *m* Spätertaubte *m*
пози́ция *f* Position *f*
позна́бливание *n* Frösteln *n*
позы́в *m*:
~ на мочеиспуска́ние Harndrang *m*
~ на рво́ту Würgreiz *m*
по́йльник *m* Schnabeltasse *f*, Krankentasse *f*
пойкилодерми́я *f* Poikilodermie *f*
пойкилоперниста́льтика *f* Poikiloperistaltik *f*
пойкилотерми́я *f* Poikilothermie *f*, Wechselwarmblütigkeit *f*, Körpertemperaturschwankungen *f pl*
пойкилото́нус *m* Poikilotonus *m*
пойкилоцито́з *m* Poikilozythämie *f*
показа́ние *n* Indikation *f*, Anzeige *f*
~, вита́льное Vitalindikation *f*
~, гла́вное Hauptindikation *f*
~, жи́зненное *s.* показа́ние, вита́льное
~ к опера́ции Operationsanzeige *f*, Operationsindikation *f*
~ к санато́рно-куро́ртному лече́нию Kurbehandlungsanzeige *f*
~, относи́тельное relative Indikaiton *f*
~, э́кстренное Notindikation *f*, dringliche Indikation *f*
показа́тель *m*:
~ адапти́вности Anpassungswert *m*
~ вре́менной нетрудоспосо́бности Krankheitsabsenzindex *m*
~ дней вре́менной нетрудоспосо́бности Krankheitsabsenzdauerindex *m*
~ заболева́емости Morbiditätskennziffer *f*, Erkrankungshäufigkeitsziffer *f*
~ загрязне́ния по́чвы Indikator *m* der Bodenverunreinigung
~ загрязнённости, микробиологи́ческий Keimgehalt *m*
~ здоро́вья Gesundheitskennziffer *f*
~ испо́льзования ко́йки Bettenausnutzungsgrad *m*
~ кро́ви, реологи́ческий Blutrheologie *f*
~ кро́ви, цветно́й Färbeindex *m*, Farbenindex *m*, F.I.
~, лимити́рующий «Limit»-Wert *m*, Beurteilungsindex *m*
~ мертворожде́ний Totgeburtenkennziffer *f*
~ нагля́дности Anschaulichkeitskennziffer *f*
~ нако́пленной заболева́емости Kennziffer *f* der Erkrankungsspeicherung
~ оборо́та ко́йки (*в году*) Bettenumschlagszahl *f*
~ обраща́емости за медици́нской по́мощью Patienten-Neuzugangskennziffer *f*
~ патологи́ческой поражённости Befallkennwert *m*
~, пла́новый Plankennziffer *f*
~ послеоперацио́нной лета́льности nachoperative Mortalitätsziffer *f*
~ послеоперацио́нных осложне́ний Kennziffer *f* der Nachoperationskomplikationen
~, расчётный Berechnungskennziffer *f*
~ рожда́емости Geburtenzahl *f*
~, систоли́ческий systolischer Index *m*
~ сме́ртности Mortalitätskennziffer *f*, Sterblichkeitskennziffer *f*
~, фагоцита́рный phagozytische Indexzahl *f*
~ физи́ческого разви́тия Kennziffer *f* der physischen Entwicklung
~, эпидемиологи́ческий epidemiologische Kennziffer *f*
~ эффекти́вности Erfolgsquote *f*
покло́ны *m pl*, Салаа́мовы Salaamkrampf *m*; Nickkrampf *m*
поко́й *m*:
~ аккомода́ции Entspannung *f* [Nachlassen *n*] der Akkommodation, Desakkommodation *f*

~ аккомодáции, относи́тельный Akkommodationsruhelage *f*, Sehgleichgewicht *n*
~, приёмный Aufnahmeabteilung *f*
покола́чивание *n* 1. Beklopfen *n* 2. Klopfmassage *f*
поколéние *n* Generation *f*
~, гибри́дное Bastardgeneration *f*
~, здорóвое gesunde Generation *f*
~, пéрвое Initialgeneration *f*
~ пóсле расщеплéния *Gen.* Spaltungsgeneration *f*
покраснéние *n* Rötung *f*
~ кóжи Hautrötung *f*
покрóв *m*:
~, брюши́нный Peritonealüberzug *m*
~, эпителиáльный Epithelüberzug *m*
покры́шка *f* Deckel *m*, Haube *f*
поксви́рус *m* Poxvirus *n*, Pockenvirus *n*
пол *m* Geschlecht *n*
~, жéнский weibliches Geschlecht *n*
~, мужскóй männliches Geschlecht *n*
пóле *n*:
~ взóра Blickfeld *n*
~ дéйствия Wirkungsfeld *n*
~, детерминациóнное Determinationsfeld *n*
~, звуковóе Schallfeld *n*
~ зрéния Gesichtsfeld *n*
~ зрéния, монокуля́рное monokulares Gesichtsfeld *n*
~ зрéния, перифери́ческое peripheres Gesichtsfeld *n*
~ зрéния, трýбчатое röhrenförmiger Gesichtsfeldrest *m*
~ зрéния, физиологи́ческое gesamtes physiologisches Gesichtsfeld *n*
~ зрéния, центрáльное zentrales Gesichtsfeld *n*
~, зри́тельное кóрковое optisches Rindenfeld *n*
~, обоня́тельное Riechfeld *n*
~, операциóнное Operationsfeld *n*
~, освещённое Hellfeld *n*
~, речевóе Sprachfeld *n*
~, сенсóрное sensorisches Rindenfeld *n*
~ сéрдца, электри́ческое kardioelektrisches Feld *n*
~ сетчáтки, рецепти́вное Empfindungsfläche *f* der Netzhaut
~, слуховóе Hörfeld *n*
~ соскá (*молочной железы*) Warzenhof *m*
полиавитаминóз *m* Polyavitaminose *f*
полиадени́т *m* Polyadenitis *f*
полианатокси́н *m* Polyanatoxin *n*
полиартралги́я *f* Polyarthralgie *f*
полиартри́т *m* Polyarthritis *f*
~, бруцеллёзный Bruzellose-Polyarthritis *f*, Maltafieber-Rheumatoid *n*
~, волчáночный Lupus-(Poly-)Arthritis *f*
~, гонорéйный Gonorrhoe-Polyarthritis *f*
~, дизентери́йный Dysenterie-Polyarthritis *f*, Ruhr-Rheumatoid *n*
~, инфекциóнно-аллерги́ческий infektiös-allergische Polyarthritis *f*
~, инфекциóнный Polyarthritis *f* nach *oder* während einer bestimmten Infektionskrankheit
~, палиндрóмный palindromer Rheumatismus *m*
~, псориати́ческий Psoriasis-Polyarthritis *f*
~, ревматóидный rheumatoide Arthritis *f*, primär chronische Polyarthritis *f*
~, септи́ческий septische Polyarthritis *f*
~, скарлатинóзный Scharlach-Polyarthritis *f*
~, туберкулёзный tuberkulöse Polyarthritis *f*, Rheumatoid *n* bei Tuberkulose
~, ювени́льный ревматóидный juvenile chronische Polyarthritis *f*
полиартрóз *m* Polyarthrose *f*
поливакци́на *f* Polyvakzine *f*, Mehrfachvakzine *f*
поливитами́ны *m pl* Polyvitamine *n pl*, Multivitaminpräparate *n pl*
полигáмия *f* Polygamie *f*, Vielehe *f*
полиганглиони́т *m* Polyganglionitis *f*
полигенези́я *f* Polygenesie *f*
полигени́я *f* Polygenie *f*
полигидрáмнион *m* Polyhydramnion *n*
полигиповитаминóз *m* Polyhypovitaminose *f*
полиглобули́я *f* Polyglobulie *f*
полиграфи́я *f* Polygraphie *f*
~ лёгких Lungenpolygraphie *f*
полидактили́я *f* Polydaktylie *f*
полидипси́я *f* Polydipsie *f*
полидонти́я *f* Polydentie *f*
поликардиографи́я *f* Polykardiographie *f*
поликератóз *m*, врождённый kongenitale Polykeratose *f*
поликистóз *m* Polyzystose *f*, Polykystose *f*
~ лёгкого Lungenpolykystose *f*
~ пóчки Zystenniere *f*
поликли́ника *f* Poliklinik *f*
~, дéтская Kinderpoliklinik *f*
~, курóртная Kurortpoliklinik *f*
~, райóнная Kreispoliklinik *f*
~, стоматологи́ческая Poliklinik *f* für Stomatologie
~, территориáльная territoriale Poliklinik *f*
поликлони́я *f* Polyklonie *f*
поликори́я *f* Polykorie *f*
полимасти́я *f* Polymastie *f*, überzählige Brustdrüsen *f pl*
полимели́я *f* Polymelie *f*, überzählige Glieder *n pl*
полименорéя *f* Polymenorrhoe *f*
полимери́я *f* Polymerie *f*, polyoide Vererbung *f*
полимиалги́я *f* Polymyalgie *f*
~, ревмати́ческая rheumatische Polymyalgie *f*
полимиози́т *m* Polymyositis *f*
~, инфекциóнный infektiöse Polymyositis *f*
полиморфи́зм *m* Polymorphismus *m*, Polymorphie *f*, Vielgestaltigkeit *f*
~, клéточный Zellenpolymorphie *f*, Zellenpolymorphismus *m*
~, клини́ческий klinischer Polymorphismus *m*
~, крипти́ческий kryptischer Polymorphismus *m*
~, локáльный Standortpolymorphismus *m*
~, наслéдственный Erbpolymorphismus *m*
~, хромосóмный Chromosomenpolymorphismus *m*
~ ядер Zellkernpolymorphie *f*

полимо́рфно-клёточный polymorphzellig
полиневри́т *m* Polyneuritis *f*
~, **алимента́рный** alimentäre Polyneuritis *f*, Beriberi *f*
~, **алкого́льный** alkoholische Polyneuritis *f*
~, **аллерги́ческий** allergische Polyneuritis *f*
~, **бензо́льный** Polyneuritis *f* infolge der Benzolintoxikation
~ **бере́менных** Schwangerschaftspolyneuritis *f*
~, **вегетати́вный** vegetative Polyneuritis *f*
~, **диабети́ческий** diabetische Polyneuritis *f*
~, **дифтери́йный** Diphtheriepolyneuritis *f*
~, **идиопати́ческий** idiopathische Polyneuritis *f*
~, **мото́рный** motorische Polyneuritis *f*
~, **параинфекцио́нный** parainfektiöse Polyneuritis *f*
~, **пеллагро́зный** Pellagra-Polyneuritis *f*
~, **произво́дственный** Beschäftigungspolyneuritis *f*
~, **сы́вороточный** Serumpolyneuritis *f*
полиневропати́я *f* Polyneuropathie *f*
~, **диабети́ческая** diabetische Polyneuropathie *f*
~, **дифтери́йная** diphtherische Polyneuropathie *f*
~, **паранеопласти́ческая** paraneoplastische Polyneuropathie *f*
~ **при прока́зе** Leprapolyneuropathie *f*
~, **уреми́ческая** urämische Polyneuropathie *f*
полиови́рус *m* Polio(myelitis)virus *n*
полиомиели́т *m* Poliomyelitis *f*, spinale Kinderlähmung *f*, Heine-Medin-Krankheit *f*, epidemische Poliomyelitis *f*
~, **непаралити́ческий** aparalytische Poliomyelitis *f*
~, **эксперимента́льный** experimentale Poliomyelitis *f*
полиопи́я *f* Polyop(s)ie *f*, Mehrfachsehen *n*
~, **галлюцинато́рная** halluzinatorische Polyopie *f*
полиофтальмоско́п *m* Polyophthalmoskop *n*
полиоэнцефали́т *m* Polioenzephalitis *f*
~, **геморраги́ческий** hämorrhagische Polioenzephalitis *f*
полиоэнцефаломиели́т *m* Polioenzephalomyelitis *f*
поли́п *m* Polyp *m*
~, **аденомато́зный** ademonatöser Polyp *m*
~, **ангиомато́зный** angiomatöser Polyp *m*
~, **виллёзный** [**волоса́тый, ворси́нчатый**] villöser Polyp *m*
~, **гиперпласти́ческий** hyperplastischer Polyp *m*
~ **голосово́й скла́дки** Stimmlippenpolyp *m*, Stimmbandpolyp *m*
~, **гранулемато́зный** granulomatöser Polyp *m*
~, **грануляцио́нный** Granulationspolyp *m*
~, **десново́й** Zahnfleischpolyp *m*
~, **деструи́рующий** destruierender Polyp *m*
~, **желе́зистый** glandulärer [adenomatöser] Polyp *m*
~ **желу́дка** Magenpolyp *m*
~, **кисто́зный** Zystenpolyp *m*
~ **ма́тки** Uteruspolyp *m*
~, **миксомато́зный** myxomatöser Polyp *m*
~ **на но́жке** gestielter Polyp *m*
~ **на широ́ком основа́нии** breitbasiger Polyp *m*
~ **но́са** Nasenpolyp *m*
~, **озлокачествлённый** malignisierter Polyp *m*
~, **папилломато́зный** papillomatöser Polyp *m*
~, **плацента́рный** Plazentarpolyp *m*
~ **прямо́й кишки́** Mastdarmpolyp *m*
~, **ретенцио́нный** Retentionspolyp *m*
~, **сосу́дистый** angiomatöser Polyp *m*
~ **то́лстой кишки́** Dickdarmpolyp *m*
~, **фибро́зный** fibröser Polyp *m*
~, **хоана́льный** Choanalpolyp *m*
~ **ше́йки ма́тки** Zervixpolyp *m*
полипепти́д *m* Polypeptid *n*
полипло́ид *m* Polyploid *m*
~, **многоосно́вный** polybasischer Polyploid *m*
~, **части́чный** Teilpolyploid *m*
полиплоиди́я *f* Polyploidie *f*
~, **внутрия́дерная** intranukleare Polyploidie *f*
~, **несбаланси́рованная** unausgeglichene [unbalancierte] Polyploidie *f*
полипно́э *n* Polypnoe *f*, beschleunigte Atmung *f*
полипо́з *m* Polypose *f*
полипото́м *m* Polypotom *n*, Polypenmesser *n*
полипотоми́я *f* Polypotomie *f*
полипрагмази́я *f* Polypragmasie *f*
полирадикули́т *m* Polyradikulitis *f*
полирадикулоневри́т *m* Polyradikuloneuritis *f*
полисахари́д *m* Polysaccharid *n*
полисерози́т *m* Polyserositis *f*
~, **волча́ночный** Lupus-Polyserositis *f*
~, **ревмато́идный** Polyserositis *f* bei primär chronischer (rheumatoider) Polyarthritis
полисо́ма *f* Polysom *n*
~, **ви́русная** Virus-Polysom *n*
полисоми́я *f* Polysomie *f*
полиспleни́я *f* Polysplenie *f*
политопи́я *f* Polytopie *f*
~, **метаболи́ческая** metabolische Polytopie *f*
политра́вма *f* Polytrauma *n*
политрихи́я *f* Polytrichie *f*, Hypertrichose *f*, übermäßige Behaarung *f*
полиури́я *f* Polyurie *f*, Harnflut *f*
~, **вы́нужденная** Zwangspolyurie *f*
~, **компенсато́рная** kompensatorische Polyurie *f*
~, **рена́льная** renale Polyurie *f*
~, **экстрарена́льная** extrarenale Polyurie *f*
полифаги́я *f*, **диабети́ческая** diabetische Polyphagie *f*
полифакториа́льный polyfaktoriell, multifaktoriell
полифаланги́я *f* Polyphalangie *f*
полифени́я *f* **ге́нов** Genenpolyphänie *f*
полифиброматóз *m*, **врождённый семе́йный** angeborene [kongenitale, konnatale, familiäre] Fibromatose *f*
полифибромиози́т *m* Polyfibromyositis *f*
полифрази́я *f* Polyphrasie *f*, Logorrhoe f
полихимиотерапи́я *f* Polychemotherapie *f*
полихондри́т *m* Polychondritis *f*
полихромази́я *f* Polychromasie *f*, Vielfarbigkeit *f* (*der Erythrozyten*)
полихроматофи́л *m* Polychromatophil *m*
полицитеми́я *f* Polyzythämie *f*, Polyglobulie *f*, Erithrämie *f*

~, и́стинная Vaquez-Osler-Krankheit *f*, echte Polyzythämie *f*
~, компенсато́рная kompensatorische Polyzythämie *f*
поллакизури́я *f* Pollakisurie *f*
~, не́рвная neurogene Pollakisurie *f*
~, ночна́я Nachtpollakisurie *f*
поллино́з *m* Pollinose *f*, Pollenallergie *f*, Blumenstauballergie *f*
~, амбрози́йный Ambrosienpollinose *f*
полнокро́вие *n* Hyperämie *f*, Blutfülle *f*
~, ангионевроти́ческое angioneurotische Hyperämie *f*
~, артериа́льное arterielle Hyperämie *f*
~, вазомото́рное vasomotorische Hyperämie *f*
~, вено́зное venöse Hyperämie *f*
~, гипостати́ческое Senkungshyperämie *f*, Senkungsblutfülle *f*
~, ме́стное lokale Hyperämie *f* [Blutfülle *f*]
полноце́нность *f* пита́ния Vollwertigkeit *f* der Ernährung
полово́й sexuell, geschlechtlich
положе́ние *n* 1. Status *m* 2. Lage *f*, Lagerung *f*, Position *f*
~, акти́вное aktive Lage *f*; aktive Bettlage *f*
~, анатоми́ческое anatomische Lagerung *f*
~ ближа́йшей то́чки я́сного ви́дения Nahpunktlage *f*
~ век Lidstellung *f*
~ во вре́мя иссле́дования Untersuchungslage *f*
~, возвы́шенное Hochlagerung *f*
~, вы́нужденное gezwungene Bettlage *f*, Zwangslage *f*
~ головы́ Kopfhaltung *f*
~ голосово́й скла́дки Stellung *f* des Stimmbandes
~, горизонта́льное Flachlagerung *f*
~ дальне́йшей то́чки я́сного ви́дения Fernpunktlage *f*
~, дрена́жное Drainagelagerung *f*
~ иглы́ Nadellage *f*
~, исхо́дное Ausgangslage *f*, Ausgangsstellung *f*
~, коле́нно-грудно́е Kniebrustlage *f*
~, коле́нно-локтево́е Knieellenbogenlage *f*
~ на боку́ Lateroposition *f*
~ на боку́, вы́нужденное Seitenzwangslage *f*
~ на спине́ Rückenlage *f*
~, непра́вильное Fehlstellung *f*, Fehllage *f*
~ о санита́рной слу́жбе Sanitätsordnung *f*
~ отло́мков Bruchstücklage *f*
~, пасси́вное passive Lage *f*
~ плода́ Kindslage *f*
~ при камнесече́нии Steinschnittlage *f*
~, продо́льное Längslage *f*
~ прона́ции Pronationsstellung *f*
~ равнове́сия Gleichgewichtslage *f*
~ разгиба́ния Streckstellung *f*, Deflexionslage *f*
~ руки́ при парали́че лучево́го не́рва Fallhandstellung *f*
~ сгиба́ния Beugestellung *f*
~, семе́йное Familienstand *m*
~ с опу́щенным головны́м концо́м Kopftieflage *f*
~ со све́шенной голово́й Kopfhängelage *f*
~, социа́льное soziale Lage *f*
~ с припо́днятым та́зом Beckenhochlagerung *f*
~ стопы́, пя́точное Hackenfußstellung *f*
~ супина́ции Supinationsstellung *f*
~ те́ла Körperstellung *f*, Körperhaltung *f*; Körperlage *f*
~ те́ла, вертика́льное aufrechte Körperhaltung *f*
~, щадя́щее Schonhaltung *f*, Schonstellung *f*
поло́мка *f* хромосо́м Chromosomenbruch *m*, Chromosomenfragmentation *f*
полоса́ *f*:
~, демаркацио́нная Demarkationszone *f*, Demarkationslinie *f*
~, сопровожда́ющая сосу́д perivaskulärer Begleitstreifen *m*
поло́ска *f* ма́зи Salbenstrang *m*
полоска́ние *n* Spülung *f*
~ рта Mundausspülen *n*, Mundspülung *f*
поло́ски *f pl*, мозговы́е Markstreifen *m pl*
по́лости *f pl* но́са, прида́точные Nasennebenhöhlen *f pl*
по́лость *f* Höhle *f*, Hohlraum *m*
~ абсце́сса Abszeßhöhle *f*, Balghöhle *f*
~, амниоти́ческая Amnionhöhle *f*
~, бараба́нная Paukenhöhle *f*
~, брюши́нная Peritonealhöhle *f*
~, брюшна́я Bauchhöhle *f*
~ гемато́мы Hämatomhöhle *f*
~ гнойника́ Eiterhöhle *f*
~, грудна́я Brusthöhle *f*
~ зу́ба Zahnhöhle *f*, Pulpahöhle *f*
~, карио́зная Kariöshöhle *f*
~ кисты́ Zystenhöhle *f*, Zystenraum *m*, Balghöhle *f*
~, костномозгова́я Markhöhle *f*
~ ма́тки Uterushöhle *f*, Gebärmutterhöhle *f*
~ мочево́го пузыря́ Harnblasenhöhle *f*, Harnblasenraum *m*
~ но́са Nasenhöhle *f*
~, оста́точная Resthöhle *f*
~ перика́рда Herzbeutelhöhle *f*
~, плевра́льная Pleurahöhle *f*
~, подголосова́я subglottischer [infraglottischer] Raum *m*
~, подкрыльцо́вая [подмы́шечная] Achselhöhle *f*
~, пульпа́рная Pulpahöhle *f*, Zahnhöhle *f*
~ размозже́ния Zertrümmerungshöhle *f*
~, ранева́я Wundhöhle *f*
~, синовиа́льная Synovialhöhle *f*
~ суста́ва Gelenkhöhle *f*, Gelenkraum *m*
~ та́за Beckenhöhle *f*, Beckenraum *m*
~ те́ла, втори́чная Zölom *n*, sekundäre Leibeshöhle *f*
~, тимпана́льная Paukenhöhle *f*
полоци́т *m* Polozyt *m*, Polzelle *f*
полува́нна *f* Halbbad *n*
полугапте́н *m* Halb-Hapten *n*, Haptid *n*
полугетерогами́я *f* Halb-Heterogamie *f*
полудомини́рование *n* Semidominanz *f*
полукоро́нка *f* Halbkrone *f*
полулу́ние *n* по́ля зре́ния, висо́чное temporaler Gesichtsfeldhalbmond *m*
полума́ска *f* Halbmaske *f*
полумута́нт *m* Halbmutante *f*

полупери́од *m* вса́сывания Absorptions-Halbwertzeit *f*
полупроница́емость *f* Semipermeabilität *f*
полупроница́емый halbdurchlässig, halbdurchdringbar, semipermeabel
полуси́бсы *m pl* Halbgeschwister *pl*
полусо́н *m* Halbschlaf *m*
полустери́льность *f* Semisterilität *f*
полусуста́в *m* Halbgelenk *n*, Amphiarthrose *f*
полутранслока́ция *f* Halbtranslokation *f*
полуша́рие *n* Halbkugel *f*, Hemisphäre *f*
~ большо́го мо́зга Halbkugel *f* des Großhirns, Großhirnhemisphäre *f*
~ мозжечка́ Kleinhirnhemisphäre *f*
по́люс *m* **1.** Pol *m* **2.** Ende *n*
~ гла́за, за́дний электроотрица́тельный elektronegativer Augenpol *m*
~ глазно́го я́блока Augenpol *m*
~, заты́лочный Hinterhauptpol *m*
~, ло́бный Stirnpol *m*
~, ора́льный oraler Pol *m*
~ островка́ Inselpol *m*
~ по́чки Nierenpol *m*
поляриза́ция *f* Polarisation *f*
~ мембра́н Membranpolarisation *f*
поляри́метр *m* Polarimeter *n*
~, полутенево́й Halbschattenapparat *m*
поляриметри́я *f* Polarimetrie *f*, Polariskopie *f*
поля́рность *f* Polarität *f*
полярогра́мма *f* Polarogramm *n*
помехоусто́йчивость *f* Störfestigkeit *f*
помеша́тельство *n* Irresein *n*, Psychose *f*, Geisteskrankheit *f*
~, индуци́рованное induziertes Irresein *n*
~, мора́льное [нра́вственное] moralisches Irresein *n*, moral insanity *(engl.)*
~, преходя́щее transitorisches Irresein *n*
~, сутя́жное Querulantenwahn *m*
помеще́ние *n*:
~, горячевозду́шное (*в сауне*) Heißluftraum *m*
~ для во́дных процеду́р Wasserraum *m*
~ для иссле́дования слу́ха Hörprüfraum *m*
~ для кормле́ния грудны́х дете́й Stillstube *f*
~ для о́тдыха Erholungsraum *m*
~ для приёма пи́щи Speiseraum *m*
~, звукоизоли́рованное schalldichter Raum *m*
по́мощь *f*:
~, амбулато́рно-поликлини́ческая poliklinische Betreuung *f*; poliklinische Versorgung *f*
~, беспла́тная медици́нская kostenlose medizinische Betreuung *f*
~, больни́чная Krankenhausbetreuung *f*, stationäre Betreuung *f*
~, враче́бная ärztliche Hilfe *f*
~ в усло́виях произво́дства, медици́нская ärztliche Hilfe *f* am Arbeitsplatz
~, доврачебная vorärztliche Hilfe *f*
~, зубовраче́бная zahnärztliche Betreuung *f*
~, интенси́вная медици́нская Intensivmedizin *f*
~, кардиологи́ческая kardiologische Betreuung *f*
~, консультати́вная Beratungsfürsorge *f*
~, лека́рственная Arzneimittelversorgung *f*
~, медици́нская medizinische Hilfeleistung *f*
~ на дому́ Hauspflege *f*
~, неотло́жная Nothilfe *f*, dringliche Hilfe *f*
~, общедосту́пная медици́нская allgemein zugängliche medizinische Betreuung *f*
~, офтальмологи́ческая ophthalmologische [augenärztliche] Betreuung *f*
~, пе́рвая erste Hilfe *f*
~, пла́новая медици́нская planmäßige medizinische Betreuung *f*
~ престаре́лым Altenhilfe *f*, gerontologische Betreuung *f*
~, ско́рая (медици́нская) medizinische Schnellhilfe *f*
~, специализи́рованная медици́нская spezialisierte medizinische Betreuung *f*
~, стациона́рная медици́нская stationäre medizinische Betreuung *f*
~, стоматологи́ческая stomatologische Betreuung *f*
~, фе́льдшерско-акуше́рская Geburtshilfe *f* und Betreuung *f* durch einen Feldscher *oder* Geburtshelferin
помраче́ние *n*:
~ рассу́дка Umnachtung *f*
~ созна́ния Bewußtseinstrübung *f*
~ созна́ния, су́меречное Dämmerzustand *m*
помутне́ние *n*:
~ вла́ги пере́дней ка́меры (*глаза*) Kammerstaub *m*
~ мочи́ Harntrübung *f*
~ рогови́цы Hornhauttrübung *f*
~ сетча́тки Netzhauttrübung *f*
~ стеклови́дного те́ла Glaskörpertrübung *f*
~ хруста́лика Katarakt *f*, grauer Star *m*, Linsentrübung *f*
пониже́ние *n*:
~ слу́ха Gehörabnahme *f*
~ чувстви́тельности Sensibilitätsherabsetzung *f*, Hypästhesie *f*
понима́ние *n*, психологи́ческое psychologisches Verstehen *n*
поно́с *m* Durchfall *m*, Diarrhoe *f*
~, алимента́рный alimentärer Durchfall *m*
~, ахили́ческий achylischer Durchfall *m*
~, гастроге́нный gastrogener Durchfall *m*
~, гиперкинети́ческий hyperkinetischer Durchfall *m*
~, гиперсекрето́рный hypersekretorischer Durchfall *m*
~ грудны́х дете́й Säuglingsdurchfall *m*
~, дизентери́йный Ruhrdurchfall *m*
~, еюна́льный Jejunaldurchfall *m*
~, жи́рный Steatorrhoe *f*
~, запо́рный falscher Durchfall *m* nach Verstopfung
~, илеа́льный Ilealdurchfall *m*
~, крова́вый Blutdurchfall *m*
~, ле́тний Sommerdiarrhoe *f*
~, лямблио́зный lambliöse Diarrhoe *f*
~, медикаменто́зный Arzneimitteldiarrhoe *f*
~, панкреати́ческий Pankreasdiarrhoe *f*
~, уреми́ческий Urämiediarrhoe *f*
~, холе́рный Choleradurchfall *m*
~, энтера́льный Enteraldiarrhoe *f*

поперéчник *m* **спиннóго мóзга** Rückenmarkquerschnitt *m*
поперечнополосáтый quergestreift
попечéние *n* **о слепы́х** Blindenfürsorge *f*
популя́ция *f* Population *f*
~, бактериáльная Bakterienpopulation *f*
~, генети́чески однорóдная genetisch einheitliche Population *f*
~, зáмкнутая Intrabreeding-Population *f*
~, изогéнная isogene Population *f*
~, мéнделевская Mendelsche Population *f*
~, микрóбная Bakterienpopulation *f*
~, сбаланси́рованная ausgeglichene Population *f*
попы́тка *f*:
~ оживлéния Belebungsversuch *m*
~, суицидáльная Suizidversuch *m*
пóра *f* Pore *f*
~, вкусовáя Geschmacksporus *m*, Geschmackspore *f*
~, кóжная Schweißpore *f*
поражéние *n* Affektion *f*, Befall *m*; Schädigung *f*, Verletzung *f*
~ глаз Augenaffektion *f*
~ зрéния Sehbehinderung *f*
~, лучевóе Strahlenschädigung *f*
~ мя́гких ткáней, ревмати́ческое Weichteilrheumatismus *m*
~, очагóвое Herdaffektion *f*, Herdläsion *f*
~ пирами́дного пути́ Pyramidenbahnläsion *f*
~, радиациóнное Strahlenschädigung *f*
~ слýха Hörschaden *m*
~ спиннóго мóзга Rückenmarkaffektion *f*
~ столбóв спиннóго мóзга Strangaffektion *f*
~ электри́ческим тóком Stromschädigung *f*
поражённость *f* Befallkennwert *m*, Befallrate *f*, Befallziffer *f*
поражённый *m* Betroffene *m*, Befallene *m*
пóристость *f* Porosität *f*, Porigkeit *f*
порóг *m* **1.** Schwelle *f* **2.** Schwellenwert *m*
~, болевóй Schmerzschwelle *f*
~ болевóй чувстви́тельности Schmerzreizschwelle *f*
~ возбуди́мости Reizschwelle *f*, Erregungsschwelle *f*
~ восприя́тия звýка Hörschwelle *f*
~ восприя́тия свéта Empfindungsschwelle *f* des Lichtes
~ врéдного дéйствия toxische Wirkungsschwelle *f*
~ выведéния Ausscheidungsschwelle *f*
~ деполяризáции Depolarisationsschwelle *f*
~ дискомфóрта Unbehaglichkeitsschwelle *f*
~, дифференциáльный Unterschiedsschwelle *f*
~ обоня́ния Riechschwelle *f*
~ óстрого дéйствия akute Wirkungsschwelle *f*
~, пóчечный Nierenschwelle *f*
~ различéния Unterscheidungsschwelle *f*
~, рáзностный Differenzschwelle *f*
~, слуховóй Hörschwelle *f*
~, слуховóй воздýшный Luftleitungsschwelle *f*
~, слуховóй кóстный Knochenleitungsschwelle *f*
~, слуховóй стандáртный Standardhörschwelle *f*
~, такти́льный Fühlschwelle *f*, Tastschwelle *f*
~ токси́ческого дéйствия toxische Wirkungsschwelle *f*
~ ускорéния Beschleunigungsschwelle *f*
~ чувстви́тельности Wahrnehmungsschwelle *f*
порóк *m*:
~, врождённый angeborene [kongenitale, konnatale] Mißbildung *f*
~ разви́тия Mißbildung *f*, Fehlbildung *f*
~ разви́тия зубóв Zahnmißbildung *f*
~ сéрдца Herzfehler *m*
~ сéрдца, аортáльный Aortenklappenfehler *m*
~ сéрдца, врождённый angeborener Herzfehler *m*
~ сéрдца, комбини́рованный kombiniertes Herzvitium *n*, Befallen *n* von 2 *oder* mehr Klappen
~ сéрдца, митрáльный Mitralklappenfehler *m*
~ сéрдца, немóй aphonischer Herzfehler *m*
~ сéрдца, папилля́рный Papillarherzfehler *m*
~ сéрдца, приобретённый erworbener Herzklappenfehler *m*
~ сéрдца, ревмати́ческий rheumatischer Herz(klappen)fehler *m*
~ сéрдца, слóжный Herzklappenfehler *m* mit Stenose und Insuffizienz einer Klappe
порокератóз *m* Porokeratosis *f*
порóма *f*, **эккри́нная** ekkrines Porom *n*
порошковдувáтель *m* Pulverbläser *m*
~, уретрáльный Harnröhrenpulverbläser *m*
порошóк *m* Pulver *n*
~ для присы́пки ран Wundpulver *n*
~, дози́рованный Einzelpulver *n*
~, зубнóй Zahnpulver *n*
~, недози́рованный Schachtelpulver *n*
~, шипýчий Brausepulver *n*
портографи́я *f* Portographie *f*
порфири́зм *m* Porphyrismus *m*
порфиринури́я *f* Porphyrinurie *f*
порфири́я *f* Porphyrie *f*
~ кóжи *porphiria cutanea*
~, óстрая перемежáющаяся akute intermittierende Porphyrie *f*
~, печёночная hepatische Porphyrie *f*
~, эритропоэти́ческая erythropoetische Porphyrie *f*
поры́в *m*, **конéчный** psychologischer Schlußantriebseffekt *m*
порэнцефали́я *f* Porenzephalie *f*
поря́док *m*:
~ реáкции Reaktionsfolge *f*, Reaktionsordnung *f*
~ регистрáции смéрти Absterberegistrierungsordnung *f*
поседéние *n* Ergrauen *n* (der Haare)
~, внезáпное plötzliches Ergrauen *n*
~, кольцеви́дное ringförmige Canities *f*
~, перемежáющееся intermittierendes Ergrauen *n*
посещéние *n*:
~, амбулатóрное Konsultation *f*; Erscheinung *f*, Besuch *m*
~ больнóго Krankenbesuch *m*
~, врачéбное Arztbesuch *m*
~ на домý Hausbesuch *m*, Ärztevisite *f*
~, повтóрное Nachkonsultation *f*
послéд *m* Nachgeburt *f*
последéйствие *n* Nachwirkung *f*
~ возбуждéния Erregungsnachdauer *f*
~ я́да Nachwirkung *f* [Nacheffekt *m*] des Giftes

последовательность *f* **применения** (*напр. методов лечения*) Anwendungsreihenfolge *f*
последствие *n* Folge *f*, Folgeerscheinung *f*; Folgezustand *m*
~ **алкоголизма** Alkoholismusfolge *f*
~ **войны** Nachkriegsfolge *f*
~, **медико-социальное** sozial-medizinische Konsequenz *f*
~ **ожога** Verbrennungsfolge *f*
~, **отдалённое** Spätfolge *f*
~ **повреждения** Verletzungsfolge *f*
~ **травмы** Verletzungsfolge *f*; Unfallfolge *f*
посленаркозный postnarkotisch
послеожоговый postkombustionell
послеоперационный postoperativ
послеродовой puerperal
пособие *n*:
~ **на ребёнка, денежное** Kindergeld *n*
~ **по беременности** Schwangerschaftsgeld *n*
~ **по болезни** Krankengeld *n*
~ **по временной нетрудоспособности** Krankengeld *n*; Krankenrente *f*
~ **по инвалидности** Invalidenrente *f*
~ **по уходу за больным** Pflegegeld *n*
~ **Цовьянова, ручное** Zowjanow-Handgriff *m* (*bei totaler Beckenlage der Leibesfrucht*)
пост *m*, **санитарный** (*на предприятии*) Sanitätsstelle *f*
постановка *f* **диагноза** Diagnosefeststellung *f*
поствакцинальный postvakzinal
постель *f*, **водяная** Dauerbad *n*; Wasserbett *n*
постиопластика *f* Vorhautplastik *f*
постит *m* Posthitis *f*, Vorhautentzündung *f*
постолит *m* Vorhautstein *m*
постоянство *n* **числа хромосом** Chromosomenzahlenkonstanz *f*
пострадавший *m* Geschädigte *m*, Verletzte *m*, Betroffene *m*
постсинаптический postsynaptisch
посттравматический posttraumatisch
поступление *n*:
~ **в больницу [в стационар]** Krankenhauseinlieferung *f*
посуда *f* Geschirr *n*
~, **аптечная** Apothekengeschirr *n*
~ **для пересылки** (*напр. патогенного материала*) Versandgefäß *n*
~, **лабораторная** Laboratoriumgläser *n pl*
пот *m* Schweiß *m*
~, **зловонный** stinkender Schweiß *m*
~, **кровавый** blutiger Schweiß *m*, Hämhidrose *f*
~, **подмышечный** Achselschweiß *m*
~, **цветной** farbiger Schweiß *m*, Chromhidrose *f*
потатор *m* Potator *m*, Trinker *m*
потенциал *m* Potential *n*
~, **вызванный** evoziertes [hervorgerufenes] Potential *n*
~, **вызванный слуховой** akustisch evoziertes Potential *n*
~ **глаза, постоянный** Ruhepotential *n* [Ruhestrom *m*] des Auges
~ **головного мозга, вызванный слуховой** akustisch evoziertes Hirnpotential *n*
~ **действия** Aktionspotential *n*
~, **изобарно-изотермический** isobarisch-isothermisches Potential *n*
~ **коры головного мозга, вызванный слуховой** akustisch evoziertes Hirnrindenpotential *n*
~, **мембранный** Membranpotential *n*
~ **мозга, электрический** Hirnpotential *n*
~, **окислительно-восстановительный** Redoxpotential *n*
~, **осцилляторный** oszillatorisches Potential *n*
~, **пиковый** Spitze-Potential *n*
~ **покоя** Ruhepotential *n*
~, **пороговый** Schwellenpotential *n*
~, **ранний рецепторный** frühes Rezeptorpotential *n*
~, **синаптический** synaptisches Potential *n*
~, **следовой** Nachpotential *n*
~, **стволомозговой** Hirnstammpotential *n*
~, **судорожный** Krampfpotential *n*
~, **суммарный** Summationspotential *n*
~, **улитковый** endokochleares Potential *n*
~ **электроокулограммы, постоянный базовый** Basalwert *m* [Ausgangswert *m*] des EOG
~, **эндолимфатический** endolymphatisches Potential *n*
потенцирование *n* Potenzierung *f*, Wirkungsverstärkung *f*
потенция *f* Potenz *f*, Fähigkeit *f*
потёртость *f* Scheuerwunde *f*
потеря *f*:
~ **аппетита** Appetitlosigkeit *f*
~ **веса** Gewichtsverlust *m*
~, **внепочечная** extrarenaler Verlust *m*
~ **жидкости** Flüssigkeitsverlust *m*
~ **жизнеспособности** Vitalitätsverlust *m*
~ **зрения** Erblindung *f*, Gesichtsverlust *m*
~ **памяти** Gedächtnisschwund *m*, Gedächtnisverlust *m*
~ **предков** *Gen.* Ahnenverlust *m*
~ **профессиональной пригодности** Verlust *m* der Berufstauglichkeit
~ **равновесия** Gleichgewichtsverlust *m*
~ **рефлекса** Reflexverlust *m*
~ **слуха** 1. Hörverlust *m* 2. Ertaubung *f*
~ **сознания** Bewußtseinsverlust *m*
~ **тонуса** Tonusverlust *m*
~ **трудоспособности** Verlust *m* der Arbeitsfähigkeit
~ **чувствительности** Sensibilitätsverlust *m*
потливость *f* vermehrte Schweißabsonderung *f*
~ **стоп** Schweißfüße *m pl*
потница *f* Schweißbläschen *n*, Friesel *m*
поток *m* **больных** Patientenstrom *m*
потомство *n* Nachkommenschaft *f*
потоотделение *n* Schweißabsonderung *f*
потребление *n*:
~ **алкоголя** Alkoholgenuß *m*
~ **лекарств** Medikamentenkonsum *m*
потребность *f*:
~ **в белке** Eiweißbedarf *m*
~ **в воде** Wasserbedürfnis *n*
~ **в калориях** Kalorienbedarf *m*
~ **в отдыхе** Erholungsbedürfnis *n*
~ **в углеводах** Kohlenhydratbedarf *m*

~ населе́ния в медици́нской по́мощи Bedarf *m* der Bevölkerung an medizinischer Betreuung
~, су́точная Tagesbedarf *m*
~, энергети́ческая Energiebedarf *m*
потрясе́ние *n*, эмоциона́льное Gemütserschütterung *f*
поту́ги *f pl* Preßwehen *pl*
похло́пывание *n* Abklatschung *f*
похо́дка *f* Gang *m*, Gangart *f*
~, асинерги́ческая asynergischer Gang *m*
~, атакти́ческая ataktischer [ungeordneter] Gang *m*
~, гемиплеги́ческая hemiplegischer Gang *m*
~, истери́ческая hysterische Gangstörung *f*
~, мозжечко́вая Kleinhirngangstörung *f*
~, перонеа́льная [петуши́ная] Steppergang *m*, Hahnen(tritt)gang *m*
~, сени́льная seniler Gang *m*
~, спасти́ческая spastischer Gang *m*
~, ста́рческая seniler Gang *m*
~, ути́ная Entengang *m*
похуда́ние *n* Abmagerung *f*, Gewichtsverlust *m*, Gewichtsabnahme *f*
почесу́ха *f* Prurigo *f*, Juckblattern *pl*
~, де́тская Juckpöckchen *n*
~, ле́тняя Sommerprurigo *f*
по́чка *f* **1.** Niere *f* **2.** Knospe *f*
~, амило́идная Amyloidniere *f*, Wachsniere *f*, Speckniere *f*
~, артериолосклероти́ческая смо́рщенная arteriolosklerotische Schrumpfniere *f*
~, блужда́ющая Wanderniere *f*, Nephroptose *f*
~, вкусова́я Geschmacksknospe *f*
~, втори́чная Nachniere *f*, bleibende Niere *f*
~, втори́чно-смо́рщенная sekundäre Schrumpfniere *f*
~, гу́бчатая schwammige Niere *f*
~, диабети́ческая diabetische Niere *f*
~, доба́вочная akzessorische [überzählige] Niere *f*, Beiniere *f*
~, до́льчатая Lappenniere *f*
~, еди́нственная Einzelniere *f*
~, «жи́рная» Fettniere *f*
~, засто́йная Stauungsniere *f*
~, иску́сственная künstliche Niere *f*
~, кисто́зная Zystenniere *f*
~, перви́чная Urniere *f*, Mesonephros *m*
~, перви́чно-смо́рщенная primäre Schrumpfniere *f*
~, пёстрая bunte Niere *f*
~, пиелонефрити́ческая pyelonephritische Niere *f*
~, подагри́ческая Gichtniere *f*
~, подковообра́зная Hufeisenniere *f*
~, поликисто́зная polyzystische Niere *f*
~, поясни́чная lumbale Niere *f*
~, са́льная Speckniere *f*
~, сли́вшаяся Verschmelzungsniere *f*
~, смо́рщенная Schrumpfniere *f*
~, сосу́дистая Gefäßsproß *m*, Gefäßknospe *f*
~, сулемо́вая Sublimatniere *f*, Sublimatnephrose *f*
~, та́зовая Beckenniere *f*
~, токсикоинфекцио́нная toxisch-infektiöse Niere *f*
~, торака́льная thorakale Nierendystopie *f*
~, трансплanти́рованная transplantierte Niere *f*
~, трансфузио́нная Transfusionsnephrose *f*
~, удво́енная Doppelniere *f*
~, удлинённая Langniere *f*
~, шо́ковая Schockniere *f*
~, эмбриона́льная embryonale Niere *f*
~, эндотелиа́льная Endothelknospe *f*
почкова́ние *n*:
~ клёток Zellsprossung *f*
~ кровено́сных сосу́дов Gefäßsprossung *f*
по́яс *m*:
~, гигиени́ческий Damenbinde *f*
~, плечево́й Schultergürtel *m*
~, та́зовый Beckengürtel *m*
поясни́ца *f* Lende *f*, Kreuz *n*
поясни́чный lumbal
поясо́к *m*:
~ загрязне́ния Schmutzring *m*
~ осадне́ния Schürfsaum *m*
~ растяже́ния Dehnungssaum *m*
права́ *n pl*:
~ больны́х Rechte *n pl* der Kranken; Rechte *n pl* der Patienten
~ медици́нского персона́ла Rechte *n pl* des medizinischen Personals
пра́вило *n*:
~ асе́птики Asepsisregel *f*
~, враче́бное Arztregel *f*
~ «девя́тки» Neunerregel *f*
~ комбини́рования Kombinationsregel *f*
~ предосторо́жности Vorsichtsmaßregel *f*
~ расщепле́ния Spaltungsgesetz *n*, Spaltungsregel *f*
правогра́мма *f* Rechts-Typ *m* (*des EKG*), Dextrogramm *n*
правору́кость *f* Rechtshändigkeit *f*
пра́ктика *f* Praxis *f*
~, враче́бная ärztliche Praxis *f*
~, санита́рная hygienische Praxis *f*
~, ча́стная Privatpraxis *f*
праща́ *f*, подборо́дочная Kinnschleuder *f*
преагона́льный präagonal
преаго́ния *f* Präagonie *f*
пребыва́ние *n*:
~ в больни́це Krankenhausaufenthalt *m*
~ на куро́рте Badeaufenthalt *m*
~ на о́тдыхе Erholungsaufenthalt *m*
~ на све́жем во́здухе Aufenthalt *m* im Freien
превенти́вный präventiv, vorbeugend
превраще́ние *n* Umwandlung *f*, Umsetzung *f*
превыше́ние *n*:
~ поро́га Überschreiten *n* des Schwellenwertes
~ рожда́емости (над сме́ртностью) Geburtenüberschuß *m*
преганглиона́рный präganglionär
прегра́да *f*, грудобрюшна́я Zwerchfell *n*
предболе́знь *f* Vorerkrankung *f*, Krankheitsvorstadium *n*
предве́стник *m* боле́зни Krankheitsvorläufer *m*, Prodrom *n*
преддве́рие *n* Vorhof *m*
~ влага́лища Scheidenvorhof *m*
~ горта́ни Kehlkopfvorhof *m*

~ кóстного лабири́нта Vorhof *m* des knochernen Labyrinths
~ нóса Nasenvorhof *m*
~ рта Mundvorhof *m*
предéл *m*:
~, возрастнóй Altersgrenze *f*
~ дóзы Grenzdose *f*
предиабéт *m* Prädiabetes *m*
предиспози́ны *m pl* Prädisposine *n pl*, Antiphagine *n pl*, Aggressine *n pl*
предкли́нье *n* полушáрий головнóго мóзга Vorkeil *m*, Vorzwickel *m*
предлежáние *n*:
~ плацéнты Plazentavorlagerung *f*, *Placenta praevia*
~ плодá Kindslage *f*
~ плодá, головнóе Kindskopflage *f*, Schädellage *f*
~ плодá, заты́лочное Hinterhauptlage *f*
~ плодá, колéнное Knielage *f*
~ плодá, лицевóе Gesichtslage *f*
~ плодá, лóбное Stirnlage *f*
~ плодá, ножнóе Beinlage *f*
~ плодá, переднеголовнóе [переднетеменнóе] Vorderhauptlage *f*
~ плодá, тáзовое Beckenendlage *f*
~ плодá, ягоди́чное Steißlage *f*
~ пупови́ны Nabelschnurvorliegen *n*
предлейкóз *m* Präleukämie *f*
предмéт *m*:
~ дéтского обихóда Kindergebrauchsgegenstand *m*
~ ухóда за больны́м Krankenpflegeartikel *m*
предоперациóнный präoperativ
предосторóжность *f* Vorsicht *f*
предотвращéние *n* заражéния Ansteckungsverhütung *f*
предохранéние *n* Verhütung *f*, Vorbeugung *f*; Präservierung *f*
~ от заражéния Ansteckungsverhütung *f*
предписáние *n*, санитáрное Sanitätsanordnung *f*
предпи́сывать vorschreiben
предплéчье *n* Unterarm *m*
предплю́сна *f* Vorderfuß *m*, Fußwurzel *f*, *Tarsus*
предприя́тие *n*:
~ общéственного питáния Verpflegungsgaststätte *f*
~ общéственного питáния, доготóвочное Endküche *f*
предрáк *m* Präkanzerose *f*
~, облигáтный obligate Präkanzerose *f*
~, факультати́вный fakultative Präkanzerose *f*
предрасположéние *n* Veranlagung *f*, Prädisposition *f*
~, возрастнóе Altersdisposition *f*
~, наслéдственное Erbdisposition *f*
~, приобретённое erworbene Disposition *f*
предсéрдие *n* Vorhof *m*
предсмéртный prämortal
представлéние *n*, зри́тельное Gesichtsvorstellung *f*
представлéния *n pl*, навя́зчивые Zwangsvorstellungen *f pl*
предупреждéние *n* Vorbeugung *f*, Prävention *f*
~ берéменности Schwangerschaftsverhütung *f*
~ несчáстных слу́чаев Unfallverhütung *f*
~ произвóдственного травмати́зма Betriebsunfälleverhütung *f*
~ утомлéния Ermüdungsprophylaxe *f*
~ шóка Schockverhütung *f*
предуреми́ческий präurämisch
предшéственник *m* Präkusor *m*
презервати́в *m* Präservativ(mittel) *n*, Gummischutz *m*
презéрвы *pl* Präserven *pl*, Halbkonserven *pl*
прекапилля́р *m* Präkapillare *f*
прекли́макс *m* Präklimax *f*
прекóма *f* Präkoma *n*
прекращéние *n*:
~ дóступа вóздуха Luftabschluß *m*
~ кровообращéния Kreislaufunterbrechung *f*
~ лечéния Therapieabbruch *m*
преломлéние *n* свéта Licht(strahlen)brechung *f*
премедикáция *f* Prämedikation *f*
премоля́р *m* Prämolar *m*, Backenzahn *m*
премоноци́т *m* Prämonozyt *m*
преморби́дный prämorbid
премутáция *f* Prämutation *f*
преобразовáние *n* хромосóм Chromosomenumsterung *f*
препарáт *m* Präparat *n*
~, андрогéнный Androgen *n*
~, бронхолити́ческий bronchodilatierendes Mittel *n*
~, витами́нный Vitaminpräparat *n*
~, галéнов(ый) galenisches Mittel *n*
~, ганглиоблоки́рующий ganglioblockierendes Mittel *n*
~, гестагéнный Gestagenstoff *m*
~, гистологи́ческий histologisches Präparat *n*
~, гормонáльный Hormonalpräparat *n*
~, гранули́рованный Granulat *n*
~, дюрáнтный Depotpräparat *n*
~ из сухи́х трав, бальнеологи́ческий balneologisches Heupräparat *n*
~, иммуноглобули́новый Immunoglobulinpräparat *n*
~, коллóидный Kolloidalmittel *n*
~, комбини́рованный Kombinationspräparat *n*
~, коррозиóнный Korrosionspräparat *n*
~, кортикостерóидный kortikosteroides Mittel *n*
~, лекáрственный Heilmittelpräparat *n*
~, медици́нский medizinisches Präparat *n*
~, нати́вный Nativpräparat *n*
~, неогалéнов(ый) [новогалéнов(ый)] neogalenisches Mittel *n*
~, патологоанатоми́ческий pathologisch-anatomisches Präparat *n*
~, питáтельный Nährpräparat *n*
~ плáзмы Plasmaderivat *n*
~, поливитами́нный Polyvitaminpräparat *n*
~ продлённого [пролонги́рованного] дéйствия Depotpräparat *n*
~, стандáртный Standardpräparat *n*
~, ферméнтный Enzympräparat *n*
~, цитологи́ческий zytologischer Abstrich *m*
~, эстрогéнный östrogenes Präparat *n*
препаратоводи́тель *m* Objektführer *m*

препара́торская *f* Präparationsraum *m*
препара́т-отпеча́ток *m* Abklatschpräparat *n*
препара́ты *m pl* **кро́ви** Blutderivate *n pl*
препари́рование *n* Präparierung *f*
прерыва́ние *n*:
~ **бере́менности** Schwangerschaftsunterbrechung *f*
~ **не́рвной проходи́мости** Nervenleitungsunterbrechung *f*
пресбиаку́зис *m* Presbyakusis *f*, Altersschwerhörigkeit *f*
пресбиопи́я *f* Presbyopie *f*, Alters(weit)sichtigkeit *f*
пресбиофрени́я *f* Presbyophrenie *f*, Altersschwachsinn *m*
пресе́ниум *m* Präsenium *n*
пресинапти́ческий präsynaptisch
преси́стола *f* Präsystole *f*
пресклеро́з *m* Präsklerose *f*
«пресле́дователи» *m pl*, «Verfolger» *m pl*
пресс *m*:
~, **брюшно́й** Bauchpresse *f*
~ **для изготовле́ния табле́ток** Pastillenpresse *f*
~, **зуботехни́ческий** zahntechnische Presse *f*
прессореце́птор *m* Druckrezeptor *m*
претанатоло́гия *f* Prätanatologie *f*
преуреми́я *f* Präurämie *f*
префе́рме́нт *m* Zymogen *n*
преципита́т *m* 1. Präzipitat *n* 2. *Ophth.* Endothelbeschlag *m*, Präzipitat *n*
~, **са́льный** speckiges Präzipitat *n*
~ **сетча́тки** subretinales Präzipitat *n*
преципита́ция *f* Präzipitation *f*; Ausflockung *f*
~ **в ге́ле** Gelpräzipitation *f*
~, **холодо́вая** Kryopräzipitation *f*
преципити́н *m* Präzipitin *n*
преципитиноге́н *m* Präzipitinogen *n*
преци́ста *f* Präzyste *f*
преэклампси́я *f* Präeklampsie *f*
прибо́р *m* Gerät *n*, Apparat *m*, Einrichtung *f*, Werkzeug *n*
~ **автомати́ческой регистра́ции пу́льса** automatische Pulsregisteranlage *f*
~ **газообме́нных иссле́дований** Gerät *n* für Gasstoffwechseluntersuchung
~ **для измере́ния давле́ния спинномозгово́й жи́дкости** Liquordruckmesser *m*
~ **для измере́ния за́дней верши́нной рефра́кции линз** Scheitelbrechwertmesser *m*
~ **для измере́ния кровяно́го давле́ния** Blutdruckmeßgerät *n*, Sphygmomanometer *n*
~ **для измере́ния расстоя́ния ме́жду це́нтрами зрачко́в** Augenabstandsmesser *m*, Pupillometer *n*
~ **для измере́ния угла́ косогла́зия** Strabometer *n*
~ **для иссле́дования ночно́го зре́ния** Gerät *n* zur Untersuchung des Nachtsehens
~ **для иссле́дования остроты́ зре́ния для бли́зи** Nahsichtprüfgerät *n*
~ **для иссле́дования остроты́ зре́ния для да́ли** Fernsichtprüfgerät *n*
~ **для определе́ния га́зов кро́ви** Blutgasanalysegerät *n*, Blutgasanalysator *m*
~ **для определе́ния свёртываемости (кро́ви)** Gerinnungsmeßgerät *n*
~ **для определе́ния си́лы преломле́ния линз** Scheitelbrechwertmesser *m*
~ **для перелива́ния кро́ви** Bluttransfusionsapparat *m*
~ **для подбо́ра конта́ктных линз** Gerät *n* für die Kontaktlinsenanpassung
~ **для подсчёта фо́рменных элеме́нтов кро́ви** Blutkörperchenzählapparat *m*
~ **для подсчёта фо́рменных элеме́нтов кро́ви, электро́нный** Zelloskop *n*
~ **для регистра́ции кровяно́го давле́ния** Blutdruckabnehmer *m*
~ **для тонографи́ческих иссле́дований** Ophthalmotonograph *m*
~ **для функциона́льной диагно́стики лёгких** Gerät *n* für Lungenfunktionsdiagnostik
~, **кислоро́дный** Beatmungsgerät *n*
приведе́ние *n* (*коне́чности*) Adduktion *f*, Heranziehen *n*
~ **па́льцев ки́сти** Zusammenziehen *n* der Finger
приве́сок *m*, **ушно́й** Aurikuläranhang *m*
приви́вка *f* Impfung *f*, Impfen *n*
~, **антираби́ческая [пасте́ровская]** Antirabiesimpfung *f*, Pasteur-Impfung *f*
~, **профилакти́ческая** Schutzimpfung *f*
привра́тник *m* Pförtner *m*, *Pylorus*
привыка́ние *n* Gewöhnung *f*
привы́чки *f pl* Gewohnheiten *f pl*
~, **гигиени́ческие** hygienische Gewohnheiten *f pl*
~, **нездоро́вые** ungesunde Gewohnheiten *f pl*
~, **пищевы́е** Ernährungsgewohnheiten *f pl*
привы́чный gewohnheitsmäßig; habituell
приго́дность *f*, **профессиона́льная** Berufstauglichkeit *f*
прида́тки *m pl* **ко́жи** Hautanhangsgebilde *n pl*
прида́ток *m* Anhang *m*
~ **ма́тки** Gebärmutteranhang *m*
~ **мо́зга** Hirnanhang *m*, Hypophyse *f*
~ **мо́зга, ве́рхний** Zirbeldrüse *f*
~ **семенника́ [семенно́й железы́]** *s.* **прида́ток яи́чка**
~, **ушно́й** Ohranhang *m*
~ **яи́чка** Nebenhoden *m*
~ **яи́чника** 1. Nebeneierstock *m* 2. Beieierstock *m*
приём *m* 1. Einnahme *f*, Aufnahme *f*; Sprechstunde *f* 2. Dosis *f*, Gabe *f* 3. Verfahren *n*, Handgriff *m*, Methode *f*
~, **амбулато́рный** (ambulante) Sprechstunde *f*
~ **больны́х** Krankenaufnahme *f*
~, **враче́бный** Arztsprechstunde *f*
~ **лека́рств** Medikamenteneinnahme *f*
~, **масса́жный** Massagegriff *m*
~ **пи́щи** Nahrungsaufnahme *f*, Mahlzeit *f*
~, **ручно́й акуше́рский** geburtshilflicher Handgriff *m*
приёмная *f* **врача́** Sprechzimmer *n*
прижа́тие *n*, **пальцево́е** Digitalkompression *f*
приживле́ние *n* **трансплanта́та** Transplantateinheilung *f*
прижига́ние *n* 1. Kauterisation *f*, Ätzung *f* 2. (*в акупунктуре*) Moxabrennen *n*

~ грануля́ции Granulationsätzung *f*
~ ра́ны Wundkauterisation *f*
~ я́звы Geschwürkauterisation *f*
прижига́ть kauterisieren, ätzen
при́зма *f*, **эма́левая** Schmelzprisma *n*
при́знак *m* Merkmal *n*, Zeichen *n*
~ **акти́вности** Aktivitätszeichen *n*
~ **Белогла́зова** Beloglasow-Zeichen *n* *(Verformung des Sehlochs gleich nach dem Tode)*
~, **ви́димый** Augenmerk *n*
~, **втори́чный полово́й** sekundäres Geschlechtsmerkmal *n*
~, **генети́ческий** genetisches Merkmal *n*
~, **зави́сящий от по́ла** geschlechtsabhängiges Merkmal *n*
~, **контроли́руемый по́лом** geschlechtskontrolliertes Merkmal *n*
~ **ко́рня** Wurzelmerkmal *n*
~ **Кушеле́вского** Kuschelewski-Merkmal *n* *(der Sakroiliitis)*
~ **Линденбра́тена** Lindenbraten-Zeichen *n* *(der Parasternalhernie oder der fibrinösen Pleuritis)*
~, **насле́дственный** Erbmerkmal *n*, erbliches Merkmal *n*
~, **ограни́ченный по́лом** geschlechtsbegrenztes Merkmal *n*
~, **патологи́ческий** krankhaftes Merkmal *n*
~, **перви́чный полово́й** primäres Geschlechtsmerkmal *n*
~ **передозиро́вки** Überdosierungszeichen *n*
~ **перетрениро́вки** Übertrainingszeichen *n*
~, **полиге́нный** polygenes Merkmal *n*
~ **полово́го созрева́ния** Reifezeichen *n*
~, **полово́й** Geschlechtsmerkmal *n*
~, **ра́нний** Frühzeichen *n*
~, **рецесси́вный** rezessives Merkmal *n*
~ **сме́рти** Todeszeichen *n*
~, **соматоскопи́ческий** somatoskopisches Merkmal *n*
~ **с поро́говым эффе́ктом** Merkmal *n* mit Schwellenwerteffekt
~, **сце́пленный с по́лом** geschlechtsgekoppeltes Merkmal *n*
~ **удуше́ния** Würgemerkmal *n*
при́знак-марке́р *m* Marker-Merkmal *n*
прико́рм *m* Zusatznahrung *f*, Beikost *f*
прикрепле́ние *n* **мы́шцы** Muskelansatz *m*
прикры́тие *n* **антибио́тиками** Antibiotikaschutz *m*
при́кус *m* Biß *m*; Okklusion *f*
~, **бипрогнати́ческий** biprognathischer Biß *m*
~, **глубо́кий** tiefer Biß *m*
~, **глубо́кий ло́жный** Pseudotiefbiß *m*
~, **двойно́й** Doppelbiß *m*
~, **диста́льный** Distalbiß *m*, Distalbißlage *f*
~, **конструкти́вный** Konstruktionsbiß *m*
~, **косо́й** schiefer Biß *m*
~, **латера́льный** Kreuzbiß *m*
~, **ле́стничный** Stufenbiß *m*
~, **мезиа́льный** Mesialbiß *m*
~, **моло́чный** Milchzahngebiß *n*
~, **нейтра́льный** Neutralbiß *m*
~, **непра́вильный** Bißanomalie *f*, Mißokklusion *f*
~, **ножницеобра́зный** Scherenbiß *m*
~, **норма́льный** Normalbiß *m*
~, **ортогени́ческий** orthogener Biß *m*
~, **ортогнати́ческий** Orthognathie *f*, orthognathe Okklusion *f*
~, **откры́тый** offener Biß *m*
~, **откры́тый всле́дствие привы́чки соса́ния** lutschoffener Biß *m*
~, **откры́тый и́стинный** echter offener Biß *m*
~, **откры́тый по горизонта́ли** horizontal offener Biß *m*
~, **откры́тый «рахити́ческий»** rachitisch offener Biß *m*
~, **патологи́ческий** fehlerhafte Schlußbißstellung *f*
~, **перекре́стный** Kreuzbiß *m*
~, **перекрыва́ющий** Überbiß *m*
~, **покрыва́ющий** Deckbiß *m*
~, **постоя́нный** beständiger Biß *m*
~, **пра́вильный** Normalbiß *m*
~, **принужде́нный** Zwangsbiß *m*
~, **скользя́щий** Schlittenartikulation *f*
~, **уравнове́шенный** Eugnathie *f*
~, **физиологи́ческий** Normalbiß *m*
прику́сывание *n* **языка́** Zungenbiß *m*
прилипа́ние *n* Anhaften *n*, Ankleben *n*; Adhäsion *f*
~, **иммýнное** Immunadhärenz *f*, immune Haftung *f*
~ **к стеклу́** Glasadhärenz *f*
примене́ние *n*:
~ **внутрь** orale Applikation *f*, innerlicher Gebrauch *m*
~, **дли́тельное** Langzeitanwendung *f*
~, **нако́жное** epikutane Applikatioin *f*
~, **нару́жное** äußerlicher Gebrauch *m*
~, **парентера́льное** parenterale Anwendung *f*
~, **терапевти́ческое** therapeutische Anwendung *f*, therapeutischer Einsatz *m*
~, **эмпири́ческое** empirische Anwendung *f*
примени́мый applizierbar
при́месь *f* Beimengung *f*, Beimischung *f*; Begleitstoff *m*
~ **гно́я** Eiterbeimengung *f*
~ **жёлчи** Gallebeimischung *f*
~ **кро́ви** Blutbeimengung *f*
примо́чка *f* Wasserauflage *f*
при́нцип *m*:
~, **локалисти́ческий** lokalistisches Prinzip *n*
~ **медици́нской по́мощи, территориа́льный** Territorialprinzip *n* der medizinischen Betreuung
при́нципы *m pl* **лече́ния** Behandlungsprinzipien *n pl*
приобретённый erworben
припа́док *m* Anfall *m* (*s. a.* **при́ступ**)
~, **аффекти́вно-эпилепти́ческий** affektepileptischer Anfall *m*
~, **истери́ческий** hysterischer Anfall *m*
~, **катаплекти́ческий** kataplektischer Anfall *m*
~, **эклампти́ческий** Eklampsieanfall *m*
~, **эпилепти́ческий** epileptischer Anfall *m*
~, **эпилепти́ческий аборти́вный** abortiver epileptischer Anfall *m*
~, **эпилепти́ческий диэнцефа́льный** Zwischenhirn-Anfall *m*

~, эпилепти́ческий ма́лый kleiner epileptischer Anfall *m*, petit mal *(franz.)*
~, эпилепти́ческий психомото́рный psychomotorischer epileptischer Anfall *m*
припа́рка *f* Kataplasma *n*, warmer Aufschlag *m*
припуха́ние *n* Anschwellung *f*
~ железы́ Drüsenanschwellung *f*
~ лимфати́ческого узла́ Lymphknoten(an)-schwellung *f*, Lymphdrüsenanschwellung *f*
припу́хлость *f* Geschwollenheit *f*, Anschwellung *f*
~ ве́ка Lidanschwellung *f*
~ околоушно́й слюнно́й железы́ Ohrspeicheldrüsenanschwellung *f*
приращéние *n* плацéнты angewachsene Plazenta *f*
приро́ст *m*:
~ населéния Bevölkerungszuwachs *m*, Bevölkerungszunahme *f*
~ слу́ха Hörgewinn *m*
присмо́тр *m* за больны́м Krankenaufsicht *f*
приспосо́бленность *f* разви́тия Entwicklungsanpassung *f*
приста́вка *f*:
~, (рентгено)томографи́ческая Schichtzusatz *m*
~, флюорографи́ческая Schirmbildzusatz *m*
~, фотографи́ческая Aufnahmeansatz *m*
пристра́стие *n* Sucht *f*
при́ступ *m* Anfall *m*, Paroxysmus *m (s. a.* припа́док)
~, ангино́зный Anginaanfall *m*, Stenokardieanfall *m*
~, астмати́ческий Asthmaanfall *m*
~ бо́ли Schmerzanfall *m*
~, вазомото́рный vasomotorischer Anfall *m*
~ глауко́мы, о́стрый akuter Glaukomanfall *m*
~ головокружéния Schwindelanfall *m*, Schwindelattacke *f*
~, лихора́дочный Fieberanfall *m*, Fieberschub *m*
~ печёночной ко́лики Gallenkolik *f*
~ по́чечной ко́лики [по́чечно-ка́менной болé-зни] Nierenkolik *f*
~, синкопа́льный synkopaler Anfall *m*
~ су́дорог Krampfanfall *m*
~, тони́ческий tonischer Anfall *m*
приступообра́зный anfallsartig, anfallsweise, paroxysmal; schubweise
присы́пка *f* Streupulver *n*
~, дéтская Kinderstreupulver *n*
~ для ран Wundstreupulver *n*
присыха́ть antrocknen
прися́га *f*, врачéбная Ärzteeid *m*
прито́к *m*:
~, вено́зный venöser Blutzufluß *m*
~ во́здуха Luftzufuhr *f*
~ га́за Gaszustrom *m*
~, диастоли́ческий diastolischer Blutzufluß *m*
притуплéние *n*:
~ перкуто́рного то́на perkutorische Dämpfung *f*
~ чувстви́тельности Sensibilitätsabstumpfung *f*
причи́на *f*:
~ инвали́дности Invaliditätsursache *f*
~ кровотечéния Blutungsursache *f*
~ несча́стного слу́чая Unfallursache *f*
~ осложнéния Komplikationsursache *f*
~, основна́я Grundursache *f*
~ смéрти Todesursache *f*
причи́нность *f* Kausalität *f*
проакцелери́н *m* Proakzelerin *n*
про́ба *f* Probe *f*, Test *m*; Prüfung *f* (*s. a.* тест)
~, аллерги́ческая диагности́ческая allergische diagnostische Probe *f*
~ А́рендта Arendt-Test *m (verwendet bei Diagnose der Hydrozephalie)*
~, аспирацио́нная Unterdruckprüfung *f*
~ Ба́бкина Babkin-Test *m*, Insulin-Histamin-Test *m (Methode der Magensekretionuntersuchung)*
~, биологи́ческая biologische Probe *f*
~, биологи́ческая предвари́тельная biologische Vorprobe *f*
~, броди́льная Gärungsprobe *f*
~ Ва́льдмана Endothelialprobe *f*
~, внутрико́жная Intrakutantest *m*
~, во́дная Wasser(belastungs)versuch *m*
~, волды́рная Quaddelprobe *f*
~, враща́тельная Drehprüfung *f*
~ Гéльмана Hellmann-Test *m*, Kauprobe *f*
~, гипервентиляцио́нная Hyperventilationsversuch *m*
~, гипокси́ческая Hypoxietest *m*
~, гистами́новая Histamintest *m*
~, глота́тельная Schlucktest *m*
~, двухстака́нная Zweigläserprobe *f*
~, двухступéнчатая Zweistufentest *m*, Master-Test *m*
~, депрессо́рная Depressorprobe *f*
~, дыха́тельная Atmungsprobe *f*
~, жи́зненная Lebensprobe *f*
~ Залéсского Zalesski-Test *m*, Karboxyhämoglobinbestimmung *f*
~, калори́ческая thermische [kalorische] Prüfung *f*
~, кера́то-конъюнктива́льная Kerato-Konjunktival-Test *m*
~, клиностати́ческая klinostatische Probe *f*
~, ко́жная Kutantest *m*, Hauttest *m*, Hautprobe *f*, Epikutantest *m*
~, ко́жная аллерги́ческая allergischer Kutantest *m*
~, колéнно-пя́точная Knie-Fersen-Probe *f*
~, компрессио́нная Kompressionsprüfung *f*
~, концентрацио́нная Konzentrationsversuch *m*, Volhard-Versuch *m*
~, конъюнктива́льная Konjunktivalprobe *f*; Ophthalmotest *m*, Lidsackprobe *f*
~, липопротеи́новая Lipoproteintest *m*
~, ма́ршевая Gehprobe *f*
~ Мино́ра Minor-Schweißversuch *m*
~, морфологи́ческая morphologische Reaktion *f*
~ на бело́к Eiweißprobe *f*
~ на брожéние Gärungsprobe *f*
~, нагру́зочная максима́льная maximale Belastungsprobe *f*
~, наза́льная Nasalprobe *f*, Nasaltest *m*
~, нако́жная Epikutantest *m*
~ на концентра́цию Konzentrationsversuch *m*
~ на разведéние Verdünnungsversuch *m*

~ **на совмести́мость кро́ви** Blut-Kreuzversuch *m*, Blut-Kreuzprobe *f*
~ **Не́нецкого — Зи́бер** Nenezki-Siber-Test *m*, Urobilinbestimmung *f* im Harn
~, **ортоклиностати́ческая** orthoklinostatische Probe *f*
~, **ортостати́ческая** orthostatische Probe *f*, Orthostase-Test *m*, Stehversuch *m*
~, **оса́дочная** Sedimentationstest *m*, Flockulationstest *m*, Koagulationstest *m*
~ **паде́ния головы́** Kopffalltest *m*
~, **пальценосова́я** Finger-Nasen-Versuch *m*
~, **подъязы́чная** Sublingualtest *m*
~ **попада́ния** (Barany-)Zeigeversuch *m*
~, **прессо́рная** Kompressionsprüfung *f*
~, **провокацио́нная** Provokationstest *m*
~ **Простяко́ва — Бею́л** Prostjakow-Bejul-Test *m* *(Bestimmungsmethode der Intestinalresoption)*
~, **ректа́льная** Rektaltest *m*
~ **с во́дной нагру́зкой** Wasserbelastungsversuch *m*
~ **с втира́нием** Reibetest *m*
~ **с заде́ржкой дыха́ния** Atemanhaltetest *m*, Atemanhalteprobe *f*
~ **с зе́ркалом** Spiegelprobe *f*
~, **скарификацио́нная** Scratchtest *m*, Skarifikationstest *m*
~, **слухова́я** Gehörprobe *f*
~ **с нагру́зкой** Belastungsprobe *f*, Belastungsversuch *m*
~ **с са́харной нагру́зкой** Glukosetoleranztest *m*
~ **с сухояде́нием** Durstversuch *m*
~ **Тихоми́рова** Tichomirow-Probe *f*, skotometrischer Trinktest *m* beim Glaukom
~, **тка́нево-биологи́ческая** histo-biologische Probe *f*, Dold-Probe *f*
~, **трёхстака́нная** Dreigläserprobe *f*
~, **туберкули́новая** Tuberkulinprobe *f*
~, **туберкули́новая градуи́рованная** graduierte Tuberkulinprobe *f*
~, **указа́тельная** Zeigeversuch *m*
~, **ультрафиоле́товая** Ultraviolettprobe *f*
~, **фармакологи́ческая** pharmakologischer Test *m*
~ **фла́нговой похо́дки** Flankengang-Probe *f*
~, **фосфата́зная** alkalischer Phosphatasenachweis *m*
~, **функциона́льная** Funktionsprobe *f*, Funktionsprüfungstest *m*
~, **четырёхдне́вная** Viertageprobe *f*
~, **эмоциона́льная** Emotionalprobe *f*
~, **эпикута́нная** Epikutanprobe *f*
~, **эргостати́ческая** ergostatische Probe *f*
проба́нд *m* Proband *m*, Versuchsperson *f*
проби́рка *f* Prüfglas *n*, Probierröhrchen *n*, Reagenzglas *n*
~, **контро́льная** Kontrollröhrchen *n*
~, **центрифу́жная** Zentrifugenglas *n*
про́бка *f*:
~, **ва́тная** Wattebausch *m*, Wattepfropf *m*
~, **гно́йная** Eiterpfropf *m*
~ **для кате́тера** Katheterstöpsel *m*
~, **жирова́я** Fettpfropf *m*
~, **меко́ниевая** Mekoniumpfropf *m*
~, **се́рная** Zeruminalpfropf *m*, Ohrenschmalzpfropf *m*
~, **сли́зистая** Schleimpfropf *m*
~, **сли́зисто-гно́йная** Schleimeiterpfropf *m*
прободно́й durchbohrend, perforierend
пробоотбо́рник *m* **во́здуха** Luftprobenahmegerät *n*
прова́л *m*:
~, **аускультати́вный** stumme Zone *f*
~, **лейкеми́ческий** leukämische Spalte *f*
~ **па́мяти** Gedächtnislücke *f*
проведе́ние *n* Leitung *f*, Überleitung *f*
~ **возбужде́ния** Erregungsleitung *f*, Reizleitung *f*
~ **и́мпульса** Impulsübertragung *f*
прове́тривание *n* Auslüftung *f*; Fensterlüftung *f*
~, **сквозно́е** Querlüftung *f*
провизо́рный provisorisch, vorläufig
прови́рус *m* Provirus *n*
провитами́н *m* Provitamin *n*, Vitaminvorstufe *f*
проводи́мость *f*, **ко́стная** Knochenleitung *f*
проводни́к *m*:
~ **для интубацио́нной тру́бки** Führungskanüle *f*
~ **лигату́ры** Ligaturenführer *m*
провока́ция *f* Provokation *f*; Reizprobe *f*
про́волока *f*, **ортодонти́ческая** orthodontischer Draht *m*
провоци́ровать provozieren
прогене́з *m*, **прогенера́ция** *f* Progenese *f*, verfrühte [vorzeitige] Entwicklung *f*
прогени́я *f* Progenie *f*
~, **и́стинная** echte Progenie *f*
~, **ло́жная** unechte Progenie *f*, Pseudoprogenie *f*
~, **принуждённая** gezwungene Progenie *f*
~, **физиологи́ческая** physiologische Progenie *f*
прогери́я *f* Progerie *f*, Vorvergreisung *f*
~, **де́тская** Kinderprogerie *f*, Vorvergreisung *f* im Kindesalter
прогестеро́н *m* Progesteron *n*
прогести́ны *m pl* Progestine *n pl*
прогла́тывание *n* Verschlucken *n*
проглотти́да *f* Proglottide *f*, Wurmendglied *n*
прогнати́я *f* Prognathie *f*, Vorstehen *n* der Kiefer
~, **физиологи́ческая** physiologische Prognathie *f*
прогно́з *m* Prognose *f*, Vorhersage *f*
~, **безнадёжный** aussichtslose Prognose *f*
~ **боле́зни, благоприя́тный** günstige Prognose *f*
~ **боле́зни, смерте́льный** fatale Prognose *f*
~ **боле́зни, сомни́тельный** zweifelhafte Prognose *f*
~ **восстановле́ния фу́нкции** Funktionswiederherstellungsprognose *f*
~ **выздоровле́ния** Genesungsprognose *f*
~ **дли́тельности жи́зни** Lebenserwartung *f*
~, **неблагоприя́тный** ungünstige Prognose *f*
~ **сохране́ния жи́зни** Lebensprognose *f*, Lebensvorsage *f*
~, **социа́льно-психиатри́ческий** sozialpsychiatrische Prognose *f*
~ **тече́ния** (*болезни*) Verlaufsprognose *f*
прогнози́рование *n* **заболева́емости** Prognos(tiz)ierung *f* der Morbidität
прогорка́ние *n* Ranzigwerden *n*
~ **жиро́в** Ranzigwerden *n* der Fette
прогормо́н *m* Prohormon *n*, Hormonvorstufe *f*

прогресси́рование *n* Fortschreiten *n*, Progredienz *f*
~ боле́зни Krankheitsprogredienz *f*, Krankheitsfortschreitung *f*
погресси́рующий progredient
прогре́ссия *f* о́пухоли Tumorprogression *f*, Tumorprogredienz *f*
продле́ние *n* жи́зни Lebensverlängerung *f*
продолже́ние *n* лече́ния Weiterbehandlung *f*
продолжи́тельность *f*:
~ возде́йствия Einwirkungsdauer *f*
~ вы́доха Exspirationsdauer *f*
~ жи́зни Lebensdauer *f*
~ жи́зни, предстоя́щая Lebenserwartung *f*
~ инсоля́ции Einstrahlungsdauer *f*
~ кипе́ния Kochzeit *f*
~ кровотече́ния Blutungsdauer *f*
~ лече́ния Behandlungsdauer *f*
~ опера́ции Operationsdauer *f*
~ о́тдыха Erholungsdauer *f*
~ пребыва́ния в стациона́ре Krankenhausverweildauer *f*
продро́м *m* Prodrom *n*; Prodromalperiode *f*
продува́ние *n* Durchblasung *f*
~ слухово́й трубы́ Tubendurchblasung *f*
~ труб Pertubation *f*
~ у́ха Ohrdurchblasung *f*, Luftdusche *f* nach Politzer
проду́кт *m*:
~, белко́вый пищево́й Eiweißnahrungsmittel *n*
~, гото́вый к употребле́нию пищево́й verzehrfertiges Lebensmittel *n*
~ деграда́ции фибриноге́на Fibrinogenspaltprodukt *n*
~, диети́ческий diätetisches Lebensmittel *n*
~, доброка́чественный пищево́й taugliches Lebensmittel *n*
~, кисломоло́чный Sauermilcherzeugnis *n*
~, консерви́рованный Dauerware *f*
~ пита́ния Lebensmittel *n*
~ пита́ния живо́тного происхожде́ния tierisches Lebensmittel *n*
~ пита́ния, основно́й Hauptnahrungsmittel *n*
~ пита́ния расти́тельного происхожде́ния pflanzliches [vegetabilisches] Lebensmittel *n*
~, побо́чный Nebenprodukt *n*
~ пони́женного ка́чества, пищево́й Lebensmittel *n* verminderter Qualität
~ пони́женной калори́йности, пищево́й kalorienreduziertes Lebensmittel *n*
~, промежу́точный Zwischenprodukt *n*
~ радиоакти́вного распа́да radioaktives Zerfallsprodukt *n*
~ распа́да Abbauprodukt *n*
~, синтети́ческий пищево́й synthetisch erzeugtes Lebensmittel *n*
~, скоропо́ртящийся пищево́й leicht verderbliches Lebensmittel *n*
~, соотве́тствующий тре́бованиям станда́рта, пищево́й Lebensmittel *n* von einwandfreier Qualität
~, усло́вно го́дный пищево́й bedingt taugliches Lebensmittel *n*
~ щелочно́й ориента́ции basenüberschüssiges Lebensmittel *n*
проду́кт-суррога́т *m*, пищево́й Ersatzprodukt *n*, Ersatzlebensmittel *n*
прозе́ктор *m* Prosektor *m*
прозекту́ра *f* Prosektur *f*
прозопагнози́я *f* Prosopagnosie *f*, Störung *f* des Gesichterkennens
прозопалги́я *f* Gesichtsschmerz *m*
прозоплази́я *f* Prosoplasie *f*, prosoplastische Metaplasie *f*
прозопоплеги́я *f* Prosopoplegie *f*, Gesichtslähmung *f*
прозопоспа́зм *m* Prosopospasmus *m*
прозра́чность *f* Lichtdurchlässigkeit *f*, Transparenz *f*
~ воды́ Klarheit *f* des Wassers
произво́дные *n pl* Derivate *n pl*, Abkömmlinge *m pl*
проиммуноци́т *m* Proimmunozyt *m*
происхожде́ние *n* Abstammung *f*, Herkunft *f*
проко́л *m* Parazentese *f*, Durchstich *m*
~ брюшно́й сте́нки Bauchwandzentese *f*
~ глазно́го я́блока Ophthalmozentese *f*
~ грудно́й сте́нки Bruststich *m*, Thorakozentese *f*
~, про́бный Probestich *m*
проколлаге́н *m* Prokollagen *n*
проко́л-надре́з *m* Stichinzision *f*
проксима́льный proximal
прокталги́я *f* Proktodynie *f*, Mastdarmschmerzen *m pl*, Rektumschmerzen *m pl*
проктейри́з *m* Mastdarmdehnung *f*
проктейри́нтер *m* Afterdehner *m*
прокти́т *m* Proktitis *f*, Mastdarmentzündung *f*
~, гно́йный Mastdarm(ver)eiterung *f*
~, застó́йный Stauungsproktitis *f*
~, лучево́й Strahlenproktitis *f*
~, паразита́рный parasitäre Proktitis *f*
~, сифилити́ческий syphilitische Proktitis *f*
~, я́з普венный ulzeröse Proktitis *f*
проктоколи́т *m*, я́звенный ulzeröse Proktokolitis *f*
проктоколэктоми́я *f* Proktokolektomie *f*
прокто́лог *m* Proktologe *m*
проктопекси́я *f* Mastdarmanheftung *f*
проктоперинеопла́стика *f* Proktoperineoplastik *f*
проктоперинеорафи́я *f* Proktoperineorraphie *f*
проктопла́стика *f* Proktoplastik *f*, Mastdarmplastik *f*
прокторраги́я Mastdarmblutung *f*
проктосигмоиди́т *m* Proktosigmoiditis *f*
~, катара́льно-геморраги́ческий katarrhalisch-hämorrhagische Proktosigmoiditis *f*
~, полипо́зный polipöse Proktosigmoiditis *f*
~, фолликуля́рный follikuläre Proktosigmoiditis *f*
~, эрози́вный erosive Proktosigmoiditis *f*
~, я́звенный ulzeröse Proktosigmoiditis *f*
проктосигмоидоскопи́я *f* Rektoromanoskopie *f*
проктоскопи́я *f* Proktoskopie *f*, Rektoskopie *f*, Mastdarmspiegelung *f*
проктоспа́зм *m* Proktospasmus *m*
проктоста́з *m* Proktostase *f*
проктостоми́я *f* Proktostomie *f*, Rektumfistelung *f*
проктотоми́я *f* Proktotomie *f*, Mastdarmschnitt *m*

проктэктоми́я *f* Proktektomie *f*, Mastdarmentfernung *f*
пролакти́н *m* Prolaktin *n*
прола́н *m* Prolan *n*, gonadotropes Hypophysenhormon *n*
прола́пс *m* Prolaps *m*, Vorfall *m*
~ **головно́го мо́зга** Hirnvorfall *m*
~, **желу́дочно-пищево́дный** gastro-ösophagealer Prolaps *m*
~ **митра́льного кла́пана** Mitralklappenprolaps *m*
~ **сли́зистой желу́дка** Magenschleimhautprolaps *m*
про́лежень *m* Dekubitalgeschwür *n*, Druckbrand *m*, Durchliegen *n*
пролимфоци́т *m* Prolymphozyt *m*
проли́н *m* Prolin *n*
пролифера́т *m* Proliferat *n*
~, **воспали́тельный** entzündliches Proliferat *n*
~, **нодо́зный** nodöses [noduläres] Proliferat *n*
~, **предо́пухолевый** präblastomatöses Proliferat *n*
~, **предра́ковый** präkanzeröses Proliferat *n*
~, **предсаркомато́зный** präsarkomatöses Proliferat *n*
пролифера́ция *f* Proliferation *f*
~, **глио́зная** Gliaproliferation *f*
~ **клёток** Zellproliferation *f*
~, **лимфо́идная** Lymphoidzellenproliferation *f*
~, **ретикуля́рная** Retikulumzellenproliferation *f*
~, **экстрамедулля́рная миело́идная** extramedulläre Myeloidzellenproliferation *f*
пролифери́рующий proliferierend
промегакариобла́ст *m* Promegakaryoblast *m*
промегакариоци́т *m* Promegakaryozyt *m*
промегалобла́ст *m* Promegaloblast *m*
проме́жность *f* Damm *m*
промежу́ток *m* Zwischenraum *m*
~, **межле́стничный** Skalenuslücke *f*
~, **межрёберный** Interkostalraum *m*, Zwischenrippenraum *m*
~, **све́тлый** helle Zwischenzeit *f*, freies Intervall *n*
промиелоци́т *m* Promyelozyt *m*
промонто́рий *m* Vorgebirge *n*
промо́тор *m* Promotor *m*
промыва́ние *n* Ausspülung *f*, Durchspülung *f*
~ **брюши́ны** Peritonealspülung *f*
~ **га́йморовой па́зухи** Kieferhöhlenspülung *f*
~, **дли́тельное** Dauerspülung *f*
~, **дуодена́льное** Duodenalspülung *f*
~ **желу́дка** Magendusche *f*
~ **кише́чника** Darmwaschung *f*
~, **кише́чное сифо́нное** Syphondarmbad *n*
~, **кише́чное субаква́льное** Unterwasserdarmbad *n*
~ **коъюнктива́льного мешка́** Spülung *f* des Bindehautsackes
~ **мочево́го пузыря́** Blasen(aus)spülung *f*
~ **плевра́льной по́лости** Brusthöhlespülung *f*
~ **по́лости рта** Mund(aus)spülen *n*
~ **по́чечной лоха́нки** Nierenbeckenspülung *f*
~ **прямо́й кишки́** Mastdarm(aus)spülung *f*
~ **ра́ны** Wundspülung *f*
~ **че́рез зонд** Sondenspülung *f*
~ **че́рез кате́тер** Katheterspülung *f*
промыва́ть spülen

прона́тор *m* Einwärtsdreher *m*, Pronator *m*
прона́ция *f* Einwärtsdrehung *f*
проника́ющий durchdringend
проникнове́ние *n* Eindringung *f*; Penetration *f*
проница́емость *f* Permeabilität *f*, Durchlässigkeit *f*
~, **односторо́нняя** Semipermeabilität *f*
~, **осмоти́ческая** osmotische Permeabilität *f*
~, **сосу́дистая** Gefäßpermeabilität *f*
проница́емый durchlässig
пропеде́втика *f* Propädeutik *f*
пропептонури́я *f* Propeptonurie *f*
пропerди́н *m* Properdin *n*
про́пись *f*:
~, **лека́рственная** Arzneiverschreibung *f*
~, **мануа́льная** Manualverschreibung *f*
пропи́тывание *n* Durchtränkung *f*, Imprägnation *f*, Imbibition *f*
~, **тру́пное** Leichenimbibition *f*
пропо́рция *f*, **психестети́ческая** psychästhetische Proportion *f*
проприо(ре)це́птор *m* Interorezeptor *m*
пропу́льсия *f* Propulsion *f*, Trippelgang *m*
проре́зывание *n*:
~ **голо́вки плода́** Durchschneiden *n* des kindlichen Kopfes
~ **зубо́в** Zahnung *f*, Zahndurchbruch *m*, Dentition *f*
проры́в *m* Aufbruch *m*, Durchbrechung *f*
~ **гно́я** Eiterdurchbruch *m*
~, **самопроизво́льный** Spontandurchbruch *m*
просве́т *m* Lumen *n*
~ **влага́лища** Vaginallumen *n*
~ **железы́** Drüsenlumen *n*
~ **кана́льца** Tubuluslumen *n*
~ **кишки́** Darmlumen *n*
~ **сосу́да** Gefäßlumen *n*
просве́чивание *n* Durchleuchtung *f*
~, **диасклера́льное** Diaphanoskopie *f* [diasklerale Durchleuchtung *f*] des Auges
~, **рентге́новское** Röntgendurchleuchtung *f*
просвеще́ние *n*, **санита́рное** hygienische [sanitäre] Aufklärung *f*
простагланди́н *m* Prostaglandin *n*
проста́та *f* Vorsteherdrüse *f*
простати́т *m* Vorsteherdrüsenentzündung *f*, Prostataentzündung *f*
~, **гно́йный** Prostataeiterung *f*
~, **засто́йный [конгестио́нный, ретенцио́нный]** Stauungsprostatitis *f*, Retentionsprostatitis *f*
~, **трихомона́дный** Trichomonadenprostatitis *f*
~, **флегмоно́зный** phlegmonöse Prostatitis *f*
простатографи́я *f* Prostatographie *f*
простатолитотоми́я *f* Prostatolithotomie *f*
простаторе́я *f* Prostatafluß *m*
~, **дефекацио́нная** Defäkationsprostatorrhoe *f*
простатотоми́я *f* Prostatektomie *f*, Prostatotomie *f*
простатэктоми́я *f* Vorsteherdrüse(n)entfernung *f*
~, **позадилобко́вая** retropubische Prostatektomie *f*
~, **трансуретра́льная** transurethrale Prostatektomie *f*
~, **чреспузы́рная** transvesikale Prostatektomie *f*
простацикли́н *m* Prostazyklin *n*
просте́йшие *pl* Protozoen *n pl*

простра́нство *n*:
~, **взрывоопа́сное** explosionsgefährdete Zone *f*
~, **внекле́точное** extrazellulärer Raum *m*
~, **вокругсосу́дистое** Perivaskularraum *m*
~ **горта́ни, надсвя́зочное** epiglottischer Raum *m*
~ **горта́ни, подсвя́зочное** subglottischer [infraglottischer] Raum *m*
~, **забрюши́нное** Retroperitonealraum *m*
~, **загло́точное** Retropharyngealraum *m*
~, **интерглобуля́рное** Interglobularraum *m*
~, **межворси́нчатое** intervillöser Raum *m*
~, **межзубно́е** Interdentalraum *m*
~, **межкле́точное** interzellulärer Raum *m*
~, **мёртвое** Totraum *m*, toter Raum *m*
~, **окологло́точное** Parapharyngealraum *m*
~, **околома́точное** Parametralraum *m*
~, **околопузы́рное [паравезика́льное]** Paravesikalraum *m*
~, **параректа́льное** Pararektalraum *m*
~, **периваскуля́рное** Perivaskularraum *m*
~, **перилимфати́ческое** Perilymphraum *m*
~, **перинeвра́льное** Perineuralraum *m*
~, **перинуклеа́рное** perinuklearer Raum *m*
~, **перисинусоида́льное** Perisinusoidalraum *m*
~, **поддиафрагма́льное** Subdiaphragmalraum *m*
~, **подпаути́нное** Subarachnoidalraum *m*
~, **ретроперитонеа́льное** Retroperitonealraum *m*
~, **ретроректа́льное** Retrorektalraum *m*
~, **ретростерна́льное** Retrosternalraum *m*
~, **ретрофарингеа́льное** Retropharyngealraum *m*
~, **сосу́дистое** Gefäßpforte *f*
~, **субарахноида́льное** Subarachnoidalraum *m*
~, **субдура́льное** Subduralraum *m*
~, **супрахориоида́льное** Suprachorioidalraum *m*
~, **щелеви́дное** Spaltraum *m*
~, **экстрадура́льное** Extraduralraum *m*
~, **эпидура́льное** Epiduralraum *m*
простра́ция *f* Prostration *f*
просту́да *f* Erkältung *f*
протанопи́я *f* Protanopie *f*, Rotblindheit *f*
протеа́за *f* Protease *f*, proteolytisches Ferment *n*
проте́з *m* Prothese *f*, Körperersatzstück *n*
~, **адгезио́нный** Adhäsionsprothese *f*
~, **биоуправля́емый** biologisch lenkbare Prothese *f*
~, **бю́гельный** *Stom.* Bügelprothese *f*
~, **глазно́й** Augenprothese *f*
~ **голо́вки бедра́** Hüftkopfprothese *f*
~ **для вертлу́жной впа́дины** Hüftpfannenprothese *f*
~, **замеща́ющий** Ersatzprothese *f*
~, **зубно́й** Zahnprothese *f*
~, **зубно́й ретенцио́нный** Retentionszahnprothese *f*
~, **зубно́й съёмный** herausnehmbare Zahnprothese *f*
~, **имплanти́рованный** Implantatprothese *f*
~ **коне́чности** Ersatzglied *n*
~, **космети́ческий** kosmetische Prothese *f*
~, **магни́тный** Magnetprothese *f*
~, **мостови́дный** *Stom.* Brückenersatz *m*
~, **непосре́дственный** Immediatprothese *f*
~, **несъёмный** *Stom.* festsitzende Prothese *f*
~ **ноги́** Kunstbein *n*, Stelzbein *n*
~, **опира́ющийся** Stützprothese *f*
~, **пласти́ночный** Plattenprothese *f*
~, **пластма́ссовый** Plastprothese *f*
~, **по́лный** Totalprothese *f*
~, **постоя́нный** Dauerprothese *f*
~, **про́волочно-соединительнотка́нный** Draht-Bindegewebeprothese *f*
~, **про́волочный** Drahtprothese *f*
~, **разгружа́ющий** Entlastungsprothese *f*
~ **руки́** Kunstarm *m*
~ **сосу́да** künstliches Blutgefäß *n*
~ **с расши́ренным ба́зисом, пласти́ночный** Extensionsprothese *f*
~ **стре́мени** Steigbügelprothese *f*, Stapesprothese *f*
~ **тазобе́дренного суста́ва** Hüftprothese *f*
~, **тексти́льный** Textilprothese *f*
~, **функциона́льный** funktionelle Prothese *f*
~, **части́чный** Teilprothese *f*
~, **челюстно́й** Kieferprothese *f*
~, **че́люстно-лицево́й** Kiefergesichtsprothese *f*
~, **шарни́рный двойно́й** Doppelscharnierprothese *f*
~, **шини́рующий** Schienenprothese *f*
протези́рование *n* prothetische Versorgung *f*
~ **зубо́в** Zahnprothetik *f*
~ **коне́чности** Gliedmaßenersatz *m*
протеи́д *m* Proteid *n*
протеи́н *m* Eiweiß *n*
протеина́за *f* Proteinase *f*
протеинеми́я *f* Proteinämie *f*
протеино́з *m* Proteinose *f*
~, **липо́идный** Lipoidproteinose *f*
~, **мы́шечный** Muskelproteinose *f*
протеинотерапи́я *f* Eiweißbehandlung *f*
протеинохоли́я *f* Proteincholie *f*
протеинури́я *f* Proteinurie *f*
проте́й *m* Proteus *m*
проте́ктор *m*, **губно́й** Lippenschutz *m*
протео́лиз *m* Proteolyse *f*
противове́с *m* Ausgleichsgewicht *n*, Gegengewicht *n*
противовоспали́тельный antiphlogistisch, entzündungshemmend
противовытяже́ние *n* Gegenextension *f*, Gegenzug *m*
противога́з *m* Gasmaske *f*, Atemschutzgerät *n*
~, **кислоро́дный** Sauerstoffschutzmaske *f*
~, **промы́шленный** Industriegasschutzmaske *f*
противодавле́ние *n* Gegendruck *m*
противоесте́ственный widernatürlich
противозача́точный antikonzeptionell, empfängnisverhütend
противокарио́зный kariesprotektiv
противоотве́рстие *n* Kontrapertur *f*
противопоказа́ние *n* Gegenanzeige *f*
~, **медици́нское** medizinische Kontraindikation *f*
противопоставле́ние *n* (*пальца*) Opposition *f*
противосу́дорожный antikonvulsiv
противотя́га *f* Gegenzug *m*
противоуда́р *m* Gegenstoß *m*
противоя́дие *n* Antidot *n*, Gegengift *n*
протодиа́стола *f* Protodiastole *f*
протодиастоли́ческий protodiastolisch
протозооло́гия *f* Protozoologie *f*

прото́к *m* Gang *m*
~, **артериа́льный откры́тый** *Ductus arteriosus apertus*
~, **вста́вочный** Schaltstück *n*
~, **выводно́й** Ausführungsgang *m*
~, **выдели́тельный** Ausscheidungsgang *m*
~, **грудно́й** Milchbrustgang *m*
~ **железы́, выводно́й** Drüsenausführungsgang *m*
~, **желто́чно-кише́чный** Dottergang *m*
~, **жёлчный** Gallengang *m*
~, **жёлчный печёночный** Lebergang *m*
~, **жёлчный пузы́рный** Gallenblasengang *m*
~, **исчёрченный** Streifenstück *n*
~, **мле́чный** Milchgang *m*
~, **но́со-слёзный** Tränennasengang *m*
~ **околоушно́й железы́** Ohrspeicheldrüsengang *m*
~, **печёночный** Lebergang *m*
~ **поджелу́дочной железы́** Hauptausführungsgang *m* der Bauchspeicheldrüse
~ **подчелюстно́й железы́** Ausführungsgang *m* der Unterkieferspeicheldrüse
~ **подъязы́чной железы́** Ausführungsgang *m* der Unterzungenspeicheldrüse
~ **са́льной железы́** Talgdrüsenausführungsgang *m*
~, **семенно́й [семявыбра́сывающий]** Spritzkanal *m*
~, **семявынося́щий** Samenleiter *m*
~ **слюнно́й железы́** Speichel(drüsen)gang *m*
~, **ули́тковый** Schneckengang *m*
протоко́л *m* **вскры́тия** Sektionsprotokoll *n*
протопла́зма *f* Protoplasma *n*
протопорфири́я *f* Protoporphyrie *f*
протофибри́лла *f* Protofibrille *f*
~, **коллаге́новая** Kollagenprotofibrille *f*
протромби́н *m* Prothrombin *n*
протромбокина́за *f* Prothrombokinase *f*
протру́зия *f* Protrusion *f*
~, **альвеоля́рная** Alveolarprotrusion *f*
~, **верхнечелюстна́я** Maxillarprotrusion *f*
~ **мо́зга** Gehirnprotrusion *f*
профа́г *m* Prophage *m*
профа́за *f* Vorphase *f*
профила́ктика *f* Prophylaxe *f*, Prophylaxis *f*, Prävention *f*
~ **ателекта́зов** Atelektasenverhütung *f*
~ **близору́кости** Myopieprophylaxe *f*
~, **втори́чная** Metaphylaxe *f*, Sekundärprophylaxe *f*
~, **йо́дная** Jodprophylaxe *f* des Kropfes
~ **ка́риеса** Kariesprophylaxe *f*
~ **ка́риеса фто́ром** Fluor-Kariesprophylaxe *f*
~, **перви́чная** (primäre) Prophylaxe *f*, (primäre) Vorbeugung *f*
~ **при́ступов** Anfallsprophylaxe *f*
~ **профессиона́льных заболева́ний** Prophylaxe *f* der Berufskrankheiten
~, **сы́вороточная** Serumprophylaxe *f*
~ **травмати́зма** Unfallverhütung *f*
профилакти́ческий prophylaktisch
профилакто́рий *m* Prophylaktorium *n*
~, **ночно́й** Nachtsanatorium *n*
профили́рование *n* Profilierung *f*
про́филь *m*:
~, **гастри́новый** Gastrinprofil *n*
~, **лейкоцита́рный** Leukozytenformel *f*
~, **психологи́ческий** psychologisches Profil *n*
~ **ри́ска** Risikoprofil *n*
профконсульта́ция *f* Berufsberatung *f*
профориента́ция *f* Berufsorientierung *f*, Berufswahl *f*
прохо́д *m*:
~, **вну́тренний слухово́й** innerer Gehörgang *m*
~, **за́дний** After *m*
~, **нару́жный слухово́й** äußerer Gehörgang *m*
~, **противoесте́ственный за́дний** Kunstafter *m*, *Anus praeternaturalis*
проходи́мость *f* Passierbarkeit *f*, Durchgängigkeit *f*
процеду́ра *f* Heilverfahren *n*, Prozedur *f*
процеду́рная *f* Manipulationsraum *m*
проце́сс *m*:
~, **адгези́вный** Adhäsionsprozeß *m*
~ **возбужде́ния** Erregungsprozeß *m*
~ **воспроизво́дства населе́ния** Reproduktionsprozeß *m* der Bevölkerung
~, **демиелинизи́рующий** Entmarkungsprozeß *m*
~ **заживле́ния ра́ны** Wundheilungsvorgang *m*
~, **инфекцио́нный** Infektionsvorgang *m*
~, **компенсато́рный** Kompensationsvorgang *m*
~ **кроссинго́вера** Crossing-over-Vorgang *m*
~ **лече́ния** Behandlungsvorgang *m*, Behandlungsprozeß *m*
~, **ме́стный** lokaler [örtlicher] Prozeß *m*
~, **мутацио́нный** Mutationsvorgang *m*
~, **некробиоти́ческий** Nekrobiose *f*
~ **не́рвного возбужде́ния** Nervenerregungsvorgang *m*
~, **психи́ческий** psychischer Prozeß *m*
~ **разви́тия** Entwicklungsprozeß *m*
~ **раздраже́ния** Reizvorgang *m*
~, **ранево́й** Wundprozeß *m*
~ **ро́ста** Wachstumsgeschehen *n*
~ **самоочище́ния** Selbstreinigungsvorgang *m*
~ **смо́рщивания** Schrumpfungsprozeß *m*
~ **созрева́ния** Reifungsprozeß *m*
~, **спа́ечный** Adhäsionsprozeß *m*
~ **торможе́ния** Hemmungsprozeß *m*
прошива́ть durchnähen
проэнзи́м *m* Proferment *n*, Fermentvorstufe *f*
проэритробла́ст *m* Proerythroblast *m*
проявле́ние *n* Erscheinung *f*, Manifestation *f*; Auftreten *n* (*der Krankheit*)
~ **акселера́ции** Kennzeichen *n* der Akzeleration
~ **ге́на** Genmanifestierung *f*
~ **дефици́та ка́лия** Kaliummangelerscheinung *f*
~ **утомле́ния** Ermüdungserscheinung *f*
~, **фенотипи́ческое** phänotypische Ausprägung *f*
прури́го *n* Prurigo *f*, Juckblattern *f pl*
псаммокарцино́ма *f* Psammokarzinom *n*
псаммотерапи́я *f* Sandbadbehandlung *f*
псаммо́ма *f* Psammom *n*
псевдоабсце́сс *m* Pseudoabszeß *m*
псевдоазоосперми́я *f* Pseudoazoospermie *f*
псевдоалле́ли *pl* Pseudoallele *n pl*
~, **позицио́нные** Positionspseudoallele *n pl*
псевдоаллели́зм *m* Pseudoallelie *f*

псевдоальбуминури́я *f* Pseudoalbuminurie *f*
псевдоаппендици́т *m* Pseudoappendizitis *f*
псевдоартри́т *m*, **ризомели́ческий** rhizomelische Pseudoarthritis *f*
псевдоартро́з *m* Pseudoarthrose *f*, Falschgelenk *n*
псевдобивале́нт *m* Pseudobivalent *n*
псевдоблепси́я *f* Pseudoblepsie *f*, optische Halluzination *f*
псевдовоспомина́ние *n* Erinnerungsfälschung *f*
~, псевдогаллюцинато́рное pseudohalluzinatorische Erinnerungsfälschung *f*
псевдогаллюцина́ции *f pl* Pseudohalluzinationen *f pl*
~, гипнагоги́ческие hypnagogische Pseudohalluzinationen *f pl*
~, зри́тельные optische Pseudohalluzinationen *f pl*
~, слуховы́е akustische Pseudohalluzinationen *f pl*
псевдогаллюцино́з *m* pseudohalluzinatorisches Syndrom *n*
псевдогемоглоби́н *m* Pseudohämoglobin *n*
псевдогемофили́я Pseudohämophilie *f*
псевдогермафродити́зм *m* Pseudohermaphroditismus *m*
псевдогибри́д *m* Scheinbastard *m*
псевдогипертрофи́я *f* Pseudohypertrophie *f*
псевдого́лос *m* Ersatzstimme *f*
псевдоде́менция *f* Pseudodemenz *f*
псевдодиверти́кул *m* Pseudodivertikel *n*
псевдодиплоиди́я *f* Pseudodiploidie *f*
псевдокри́зис *m* Pseudokrisis *f*, Pseudokrise *f*
псевдокрипторхи́зм *m* Pseudokryptorchismus *m*
псевдокру́п *m* Pseudokrupp *m*, falscher Krupp *m*
псевдоксантомато́з *m* Pseudoxanthomatose *f*
псевдолейкоде́рма *f* Pseudoleukoderma *n*
псевдолимфо́ма *f* Pseudolymphom *n*
псевдолипо́ма *f* Pseudolipom *n*
псевдоло́гия *f* krankhaftes Lügen *n*
псевдомелано́з *m* Pseudomelanose *f*
псевдомели́я *f* Pseudomelie *f*
псевдоменструа́ция *f* Pseudomenstruation *f*
псевдометаплази́я *f* Pseudometaplasie *f*
псевдомиксо́ма *f* Pseudomyxom *n*
псевдомиопи́я *f* Pseudomyopie *f*, Scheinmyopie *f*
псевдомуци́н *m* Pseudomuzin *n*
псевдонарколепси́я *f* Pseudonarkolepsie *f*
псевдоневри́т *m* **зри́тельного не́рва** Pseudostauungspapille *f*, optische Pseudoneuritis *f*
псевдоо́пухоль *f s.* **псевдоту́мор**
псевдоофтальмоплеги́я *f* Pseudoophthalmoplegie *f*
псевдопарали́ч *m* Pseudoparalyse *f*, Scheinlähmung *f*
псевдоперитони́т *m* Pseudoperitonitis *f*, Peritonismus *m*
псевдопода́гра *f* Pseudogicht *f*, Chondrokalzinose *f*, Kalkgicht *f*
псевдополиплоиди́я *f* Pseudopolyploidie *f*
~ за счёт слия́ния Fusionspseudopolyploidie *f*
~, фрагментацио́нная Bruch-Pseudopolyploidie *f*
псевдопсихопа́т *m* Pseudopsychopath *m*
псевдоптери́гий *m* Pseudopterygium *n*, Narbenpterygium *n*
псевдопто́з *m* Pseudoptose *f*
псевдорахи́т *m*, **по́чечный** renaler Infantilismus *m*, renale Osteodystrophie *f*
псевдореминисце́нция *f* falsche Erinnerung *f*
псевдосарко́ма *f* Pseudosarkom *n*
псевдоси́филис *m*, **папулёзный** *pseudosyphilis papulosa*
псевдосклеро́з *m* Pseudosklerose *f*, Westphal-Strümpell-Syndrom *n*
~, спасти́ческий spastische Pseudosklerose *f*
псевдоспу́тники *m pl*, **хромосо́мные** Chromosomenpseudosatelliten *m pl*
псевдота́бес *m* Pseudotabes *f*
псевдотуберкулёз *m* Pseudotuberkulose *f*
псевдоту́мор *m* Pseudotumor *m*, Scheingeschwulst *f*
псевдоузелки́ *m pl* **певцо́в** Sängerknötchen *n pl*
псевдофасцикуля́ция *f* Myokymie *f*
псевдофолли́кул *m* falscher Follikel *m*
псевдофрагме́нты *m pl*, **хромосо́мные** Chromosomenpseudofragmente *n pl*
псевдофурункулёз *m* multiple Schweißdrüsenabszesse *m pl*, periporale Pyodermien *f pl (der Säuglinge)*
псевдохиа́зма *f*, **межхромосо́мная** interchromosomales Pseudochiasma *n*
псевдохолелитиа́з *m* Pseudocholelithiasis *f*
псевдохоле́ра *f* Melioidose *f*
псевдохолестеато́ма *f* Pseudocholesteatom *n*
псевдоцили́ндр *m* Pseudozylinder *m*
псевдоэксфолиа́ция *f* Pseudoexfoliation *f*, Abschilferung *f* der vorderen Linsenkapsel
псевдоэлефантиа́з *m* Pseudoelephantiasis *f*
псевдоэпи́физ *m* Pseudoepiphyse *f*
псевдоэро́зия *f* Pseudoerosion *f*
~ ше́йки ма́тки Pseudoerosion *f* der *Portio uteri*
пситтако́з *m* Psittakose *f*, Papageienkrankheit *f*
психаго́гика *f* Psychagogik *f*, psychologische Erziehung *f*
психалги́я *f* Psychalgie *f*
психастени́я *f* Psychasthenie *f*
психиатри́я *f* Psychiatrie *f*
~, антропологи́ческая anthropologische Psychiatrie *f*
~, больни́чная Anstaltspsychiatrie *f*
~, вое́нная Militärpsychiatrie *f*
~ «враща́ющихся двере́й» Drehtürpsychiatrie *f*
~, геронтологи́ческая gerontologische Psychiatrie *f*
~, де́тская Kinderpsychiatrie *f*
~, пограни́чная Psychiatrie *f* der Grenzzustände
~, подро́стковая Jugendpsychiatrie *f*, Adoleszentenpsychiatrie *f*
~, социа́льная Sozialpsychiatrie *f*
~, суде́бная forensische [gerichtliche] Psychiatrie *f*
~, транскультура́льная transkulturelle Psychiatrie *f*
~, эндокринологи́ческая endokrinologische Psychiatrie *f*
пси́хика *f* Psyche *f*
психоаку́стика *f* Psychoakustik *f*
психоанале́птики *m pl* Leistungsstimulanzien *n pl*
психоана́лиз *m* Psychoanalyse *f*
психогени́я *f* Psychogenie *f*

психогигие́на *f* Psychohygiene *f*
~ **труда́** Arbeitspsychohygiene *f*
~, **промы́шленная** Betriebspsychohygiene *f*
~, **шко́льная** Schulpsychohygiene *f*
психодиагно́стика *f* Psychodiagnostik *f*
психодина́мика *f* Psychodynamik *f*
психо́з *m* Psychose *f*, Irresein *n*, Geisteskrankheit *f*
~, **акинети́ческий** akinetische Psychose *f*
~, **алкого́льный** Alkoholpsychose *f*
~, **артериосклероти́ческий** arteriosklerotische Psychose *f*
~, **аффекти́вный** affektive Psychose *f*
~, **гиперкинети́ческий** hyperkinetische Psychose *f*
~, **гипоксеми́ческий** hypoxämische Psychose *f*
~, **интоксикацио́нный** Intoxikationspsychose *f*
~, **инфекцио́нный** Infektionspsychose *f*
~, **ипохондри́ческий реакти́вный** hypochondrische reaktive Psychose *f*
~, **истери́ческий** hysterische Psychose *f*
~ **истоще́ния** Erschöpfungspsychose *f*
~, **климактери́ческий** klimakterische Psychose *f*
~, **кока́иновый** Kokainpsychose *f*
~, **Ко́рсаковский** Korsakow-Irrsein *n*, alkoholbedingtes Irrsein *n* mit Polyneuritis
«~, **краево́й**» Randpsychose *f*
~, **лате́нтный** latente Psychose *f*
~, **лека́рственный** pharmakogene Psychose *f*
~, **лизерги́новый** Lyserginpsychose *f*
~, **маниака́льно-депресси́вный** manisch-depressives Irresein *n*, Zyklophrenie *f*
~, **маниака́льный** manische Psychose *f*
~, **органи́ческий** organische Psychose *f*
~, **периоди́ческий** periodische Psychose *f*
~, **предста́рческий** präsenile Psychose *f*
~, **психоге́нный** psychogene [reaktive] Psychose *f*
~, **ремитти́рующий** remittierende Psychose *f*
~, **сени́льный** senile Psychose *f*, Alterspsychose *f*
~, **симптомати́ческий** symptomatische Psychose *f*
~, **сме́шанный** Mischpsychose *f*, Legierungspsychose *f*
~, **соматоге́нный** somatogene Psychose *f*
~, **сосу́дистый** Gefäßpsychose *f*
~ **стра́ха — сча́стья** Angst-Glück-Psychose *f*
~, **табети́ческий** tabische Psychose *f*
~, **токси́ческий** toxische Psychose *f*
~, **танзито́рный** vorübergehende [transitorische] Psychose *f*
~, **тюре́мный** Haftpsychose *f*
~, **фа́зный** phasische Psychose *f*
~, **функциона́льный** funktionelle Psychose *f*
~, **шизоаффекти́вный** schizoaffektive Psychose *f*
~, **экзоге́нный** exogene [symptomatische Psychose *f*
~, **эндоге́нный** endogene Psychose *f*
~, **эпилепти́ческий** epileptische Psychose *f*
психоло́гия *f* Psychologie *f*
~, **авиацио́нная** Luftfahrtpsychologie *f*
~, **аналити́ческая** analytische Psychologie *f*
~, **ассоциати́вная** Assoziationspsychologie *f*
~, **глуби́нная** Tiefenpsychologie *f*
~, **группова́я** Gruppenpsychologie *f*
~, **де́тская** Kinderpsychologie *f*
~, **инжене́рная** Ingenieurpsychologie *f*
~, **косми́ческая** Raumfahrtpsychologie *f*
~, **медици́нская** medizinische Psychologie *f*
~, **социа́льная** Sozialpsychologie *f*
~ **труда́** Arbeitspsychologie *f*
психометри́я *f* Psychometrie *f*
психомото́рика *f* Psychomotorik *f*
психомото́рный psychomotorisch, ideokinetisch
психоневро́з *m* Psychoneurose *f*
психоневроло́гия *f* Psychoneurologie *f*
психопа́т *m* Psychopath *m*
~, **ананкасти́ческий** anankastischer Psychopath *m*
~, **асоциа́льный** asozialer Psychopath *m*
~, **астени́ческий** asthenischer Psychopath *m*
~, **безво́льный** willenloser Psychopath *m*
~, **возбуди́мый** explosibler [haltloser] Psychopath *m*
~, **истери́ческий** hysterischer [geltungsbedürftiger] Psychopath *m*
~, **неусто́йчивый** willenloser [willensschwacher, unstetlabiler] Psychopath *m*
~, **паранойя́льный** fanatischer [paranoider] Psychopath *m*
~, **реакти́вно-лаби́льный** stimmungslabiler Psychopath *m*
~, **сутя́жный** querulatorischer Psychopath *m*
~, **циклотими́ческий** zyklothymer Psychopath *m*
~, **шизо́идный** schizoider [autistischer] Psychopath *m*
~, **эпилепто́идный** epileptoider Psychopath *m*
психопати́я *f* Psychopathie *f*
~, **нажита́я** erworbene Psychopathie *f*
~, **органи́ческая** organisch bedingte [organische] Psychopathie *f*
~, **психастени́ческая** selbstunsichere Psychopathie *f*, Psychasthenie *f*
психопатоло́гия *f* Psychopathologie *f*
~, **возрастна́я** Alterspsychopathologie *f*
~, **о́бщая** allgemeine Psychopathologie *f*
~, **объясня́ющая** erklärende Psychopathologie *f*
~, **понима́ющая** verstehende [einfühlende] Psychopathologie *f*
~, **феноменологи́ческая** phänomenologische Psychopathologie *f*
психопрофила́ктика *f* Psychoprophylaxe *f*
психосиндро́м *m* Psychosyndrom *n*
~, **органи́ческий** organisches Psychosyndrom *n*
~, **резидуа́льный** Residualpsychosyndrom *n*, Restpsychosyndrom *n*
~, **эндокри́нный** endokrines Psychosyndrom *n*
психосома́тика *f* Psychosomatik *f*
психостимуля́тор *m* psychostimulierendes Mittel *n*
психотерапи́я *f* Psychotherapie *f*
~, **амбулато́рная** ambulante Psychotherapie *f*
~, **аналити́ческая** psychoanalytische Therapie *f*
~, **гипноти́ческая** hypnotische Psychotherapie *f*
~, **группова́я** Gruppenpsychotherapie *f*
~, **индивидуа́льная** Einzelpsychotherapie *f*
~, **институциона́льная** stationäre Psychotherapie *f*
~, **кауза́льная** Kausal(psycho)therapie *f*
~, **отвлека́ющая** ablenkende Psychotherapie *f*

~, суггестивная suggestive Psychotherapie *f*
психофизиология *f*:
~ труда Psychophysiologie *f* der Arbeit
~, экологическая ökologische Psychophysiologie *f*
психрогиперестезия *f* Psychrohyperästhesie *f*
психрометр *m* Psychrometer *n*, Luftfeuchtigkeitsmesser *m*
~, аспирационный Aspirationspsychrometer *n*
психрофобия *f* Psychrophobie *f*
псоас-абсцесс *m* Psoasabszeß *m*
псоас-симптом *m* Psoaszeichen *n*
~, краевой Psoasrandsymptom *n*
псоит *m* Psoitis *f*, Lendenmuskelentzündung *f*
псориаз *m* Schuppenflechte *f*, Schuppengrind *m*
~, артропатический Psoriasis *f* mit Arthropathie
~, буллёзный blasige Psoriasis *f*
~, дискоидный diskoide Psoriasis *f*
~ ладоней и подошв Psoriasis *f* der Handfläche und der Fußsohle
~ ногтей Nagelpsoriasis *f*
птеригий *m* Pterygium *n*, Flügelfell *n*
~, ложный [рубцовый] Narbenpterygium *n*, Pseudopterygium *n*
птиализм *m* Ptyalismus *m*, Speichelfluß *m*, Sialorrhoe *f*
птиалин *m* Ptyalin *n*
птоз *m* Ptose *f*, Lidvorfall *m*
~, приобретённый erworbene Ptosis *f*
птома(т)ин *m* Ptomain *n*
пубитомия *f* Pubeotomie *f*
пузырёк *m* **1.** Vesikel *f*, Bläschen *n* **2.** Apothekenfläschchen *n*
~, амниотический Amnionbläschen *n*
~, пиноцитозный [плазмолемматический] Plasmalemmvesikel *f*, Pinozytosebläschen *n*
~, синаптический synaptische Vesikel *f*
пузырчатка *f* Pemphigus *m*
~, акантолитическая akantholytischer Pemphigus *m*
~, бразильская brasilianischer Pemphigus *m*
~, вегетирующая vegetierender Pemphigus *m*, Neumannsches Syndrom *n*
~ глаз Augenpemphigus *m*
~, истинная echter Pemphigus *m*
~ конъюнктивы Augenbindehautpemphigus *m*
~, лепрозная lepröser Pemphigus *m*
~, листовидная Schälblasensucht *f*
~, мышьяковая Arsenpemphigus *m*
~, неакантолитическая nichtakantholytischer Pemphigus *m*
~, себорейная seborrhoischer Pemphigus *m*
~ слизистой, хроническая chronischer Schleimhautpemphigus *m*
~, старческая Alterspemphigus *m*
пузырь *m* **1.** Bulla *f*, Blase *f* **2.** Blase *f*
~, блуждающий жёлчный Wandergallenblase *f*
~, геморрагический hemorrhagische Blase *f*
~, глазной Augenblase *f*
~, гнойный Eiterblase *f*
~ для льда Eisbeutel *m*, Eisblase *f*
~, дочерний (*эхинококка*) Tochterblase *f*
~, желточный Dottersack *m*
~, жёлчный Gallenblase *f*
~, крапчатый жёлчный Stippchengallenblase *f*
~, мочевой Harnblase *f*, Blase *f*
~, ожоговый Brandblase *f*
~, плодный Fruchtblase *f*, Blase *f*
~, сморщенный жёлчный Schrumpfgallenblase *f*
~, сморщенный мочевой Schrumpfblase *f*
~, трабекулярный мочевой Trabekelblase *f*, Balkenblase *f*
~, фарфоровый жёлчный Porzellangallenblase *f*
~, чешуйчатый жёлчный Fischschuppengallenblase *f*
~, эхинококковый Echinokokkusblase *f*, Blasenwurmhydatide *f*
пульверизатор *m* Pulverisator *m*, Zerstäuber *m*, Spray *m*
пульмокардиография *f* Pulmokardiographie *f*
пульмонология *f* Pulmo(no)logie *f*
пульмонорадиография *f* Radiopulmonographie *f*, Lungenszintigraphie *f*
пульмосканирование *n* Lungenszintigraphie *f*
~, внутривенное intravenöse Lungenszintigraphie *f*
~, ингаляционное Inhalationslungenszintigraphie *f*
пульмонэктомия *f* Lungenentfernung *f*, Pulm(on)ektomie *f*
пульпа *f* Pulpa *f*
~, белая weiße Pulpa *f*
~ зуба Zahnpulpa *f*, Zahnmark *n*
~, красная rote Pulpa *f*
~ селезёнки Milopulpa *f*
~, эмалевая Schmelzpulpa *f*
пульпит *m* Pulpitis *f*, Zahnmarkentzündung *f*
~, остаточный Restpulpitis *f*
пульпотомия *f* Pulpotomie *f*
пульпоэкстрактор *m* Pulpaextraktor *m*
пульпэктомия *f* Pulpektomie *f*, Pulpaentfernung *f*
пульс *m* Puls *m*
~, большой großer Puls *m*
~, венный Venenpuls *m*
~, высокий hoher [hochschwellender] Puls *m*
~, вялый träger Puls *m*
~, дефицитный Defizitpuls *m*
~, дискротический doppelschlägiger Puls *m*
~, интермиттирующий intermittierender [aussetzender] Puls *m*
~, капиллярный Kapillarpuls *m*
~, каротидный Karotispuls *m*
~, кислородный Sauerstoffpuls *m*
~, медленный langsamer Puls *m*
~, мягкий weicher Puls *m*
~, напряжённый gespannter Puls *m*
~, нерегулярный [неритмичный] unregelmäßiger Puls *m*
~, нитевидный fadenförmiger Puls *m*
~, парадоксальный Paradoxalpuls *m*
~, перемежающийся alternierender Puls *m*
~, подскакивающий Sprungpuls *m*, Bocksprungpuls *m*
~, полный voller Puls *m*
~, пустой «leerer» Puls *m*
~, различный unterschiedlicher [unsymmetrischer] Puls *m*
~, редкий seltener Puls *m*, Bradykardie *f*
~, ритмичный regelmäßiger Puls *m*

~, скóрый schneller Puls *m*
~, твёрдый harter Puls *m*
~, ундулúрующий undulierender Puls *m*
~, чáстый Tachykardie *f*
~, «щёлкающий» schnellender Puls *m*
пульсáция *f* Pulsation *f*
~, загрудúнная Retrosternalpulsation *f*
~, надчрéвная epigastrale Pulsation *f*
~ пéчени, венóзная [úстинная] Venenleberpuls *m*, Leberpuls *m*
пульсотахóметр *m* Pulszähler *m*, Pulsfrequenzkontrollgerät *n*
пульт *m* Pult *n*
~ дистанциóнного управлéния Fernbedienungspult *n*
~ управлéния рентгéновского аппарáта Schalteinheit *f* der Röntgeneinrichtung
пункт *m*:
~, акушéрский Hebammenstelle *f*
~, аптéчный Apothekenstelle *f*
~, венерологúческий Geschlechtskrankenfürsorgestelle *f*
~, дóнорский Blutspenderzentrale *f*
~, медицúнский Sanitätsstelle *f*
~ медицúнской пóмощи Schwesternsanitätsstelle *f*
~ пéрвой медицúнской пóмощи Sanitätswache *f*
~, перевязочный Verbandplatz *m*, Verbandpunkt *m*
~, санитáрно-контрóльный Sanitätskontrollstelle *f*
~ сбóра груднóго молокá Frauenmilchsammelstelle *f*
~, травматологúческий Unfallhilfsstelle *f*; Unfallstation *f*
пунктáт *m* Punktat *n*
~ пéчени Leberpunktat *n*
~, плеврáльный Pleurapunktat *n*
~ сустáва Gelenkpunktat *n*
пунктúровать punktieren, einstechen
пýнкция *f* Punktion *f*, Stich *m*, Punktionsstich *m* (*s. a.* прокóл)
~, абдоминáльная Laparozentese *f*, Bauchstich *m*
~ Арúнкина Arinkin-Knochenmarknadelpunktion *f*
~, вентрикулярная (Gehirn-)Ventrikelpunktion *f*
~ вéны Venenpunktion *f*
~ гáйморовой пáзухи Kieferhöhlenpunktion *f*
~ головнóго мóзга Gehirnpunktion *f*
~ грéбня подвздóшной кóсти Beckenkammpunktion *f*
~ грудúны Brustbeinpunktion *f*
~, диагностúческая diagnostische Punktion *f*
~ жёлчных путéй Gallenwegspunktion *f*
~, костномозговáя Knochenmarkpunktion *f*
~ лёгкого Lungenpunktion *f*
~, люмбáльная Lendenstich *m*
~, надлобкóвая suprapubische Punktion *f*
~ перéдней кáмеры (*глаза*) Kammerwasserentnahme *f*
~, плеврáльная Pleurapunktion *f*, Pleurazentese *f*
~, повтóрная wiederholte Punktion *f*
~, прицéльная gezielte Punktion *f*
~, прóбная Probepunktion *f*
~ сéрдца Herzpunktion *f*
~ сúнуса твёрдой мозговóй оболóчки Sinuspunktion *f*
~, слепáя Blindpunktion *f*
~, спинномозговáя Spinalpunktion *f*
~, стернáльная Sternalpunktion *f*
~, субокципитáльная Subokzipitalpunktion *f*
~ сустáва Gelenkpunktion *f*
~, чрескóжная Transkutanpunktion *f*
пупиллóметр *m* Pupillometer *n*
пупиллоскопúя *f* Pupilloskopie *f*
пупиллостатóметр *m* Pupillostatometer *n*
пупиллотонúя *f* Pupillotonie *f*, tonische Pupillenstarre *f*
~, миотонúческая myotonische Pupillotonie *f*
пуповúна *f* Nabelschnur *f*
пупóк *m* Nabel *m*
~ барабáнной перепóнки Nabel *m* des Trommelfells
пурúн *m* Purin *n*, Purinkörper *m*
пуриннуклеотúд *m* Purinnukleotid *n*
пýрпур *m*, зрúтельный Rhodopsin *n*, Sehpurpur *m*
пýрпура *f* Purpura *f*, Blutfleckenkrankheit *f*
~, анафилактóидная anaphylaktoide Purpura *f*
~, атромбопенúческая athrombopenische Purpura *f*
~, кокардообрáзная frühinfantile Kokardenpurpura *f*, Seidmayer-Syndrom *n*
~, лекáрственная *purpura medicamentosa*
~, молниенóсная Waterhouse-Friedrichsen-Syndrom *n*, *purpura fulminans*
~, óспенная Pockenpurpura *f*, primärhämorrhagische Blattern *pl*
~, пигмéнтная семéйная familiäre Pigmentpurpura *f*
~, ревматúческая Schönlein-Henoch-Purpura *f*, *purpura rheumatica*
~, тромботúческая thrombotische Purpura *f*
~, тромбоцитопенúческая thrombozytopenische Purpura *f*
пýстула *f* Pustel *f*, Eiterbläschen *n*
~ вéка, вакцúнная Vakzinepustel *f* am Lid
~, óспенная Pockenpustel *f*, Variolapustel *f*
~, сибиреязвенная Hautmilzbrand *m*, Milzbrandkarbunkel *m*
путёвка *f*:
~ для лечéния Kurscheck *m*
~ для óтдыха Ferienscheck *m*
путú *m pl*:
~, вéрхние дыхáтельные obere Luftwege *m pl*
~, внепечёночные жёлчные extrahepatische Gallenwege *m pl*
~, внутрипечёночные жёлчные intrahepatische Gallenwege *m pl*
~, глубóкие дыхáтельные tiefe Luftwege *m pl*
~, дыхáтельные Luftwege *m pl*, Respirationstrakt *m*
~, желчевыводящие ableitende [abführende] Gallenwege *m pl*
~, лимфатúческие Lymphwege *m pl*
~, мочевыводящие ableitende Harnwege *m pl*
~, семявыносящие ableitende Samenwege *m pl*
~, слёзные Tränenwege *m pl*

путресци́н *m* Putreszin *n*
путь *m*:
~, ассоциати́вный Assoziationsbahn *f*
~, афферéнтный afferente [kortikofugale] Bahn *f*
~ выведéния Ausscheidungsweg *m*
~, зри́тельный Sehbahn *f*, Sehstrang *m*
~, кóрково-мозжечкóвый Kleinhirnpyramidenbahn *f*
~ лимфоттóка Lymphabflußbahn *f*
~, метаболи́ческий Stoffwechselweg *m*
~, обоня́тельный Riechbahn *f*
~, оливомозжечкóвый Oliven-Kleinhirnbahn *f*
~, пентозофосфáтный Pentosephosphatzyklus *m*
~, пирами́дный Pyramidenbahn *f*
~, проводя́щий Leitungsbahn *f*
~ распространéния инфéкций Ausbreitungsweg *m* für Infektionen
~, резцóвый *Stom.* Inzisalweg *m*
~ рефлéкса Reflexweg *m*
~, слезоотводя́щий Tränenweg *m*
~, слуховóй центрáльный zentrale Hörbahn *f*
~, экстрапирами́дный extrapyramidale Bahn *f*
пучеглáзие *n* Exophthalmus *m*, Augenvorfall *m*, Glotzauge *n*
пучéние *n* Aufblähung *f*, Meteorismus *m*
пучóк *m* Bündel *n*
~, атриовентрикуля́рный Atrioventrikularbündel *n*, His-Bündel *n*
~, дугообрáзный Bogenbündel *n*
~ зри́тельного нéрва, аксиáльный papillomakuläres Faserbündel *n*
~ излучéния, рабóчий Nutzstrahlungsbündel *n*
~, коллагéновый Kollagenbündel *n*
~, крючкови́дный Hakenbündel *n*
~, нéрвный Nervenbündel *n*
~, папилломакуля́рный papillomakuläres Bündel *n*
~, перви́чный Primärbündel *n*
~, продóльный медиáльный mediales Längsbündel *n*
~ свéта Lichtbündel *n*, Lichtbüschel *n*
~ свéта, щелеви́дный Spaltlampenbüschel *n*
~, сосýдисто-нéрвный Gefäßnervenbündel *n*
~, сосýдистый Gefäßbündel *n*
~, сухожи́льный Sehnenbündel *n*, Faserzug *m*
~, эмáлевый Schmelzbüschel *n*
пушóк *m* Lanugohaare *n pl*, Wollhaare *n pl*
пуэрили́зм *m* Puerilismus *m*
~, истери́ческий hysterischer Puerilismus *m*
пуэрпéрий *m* Nachgeburtsperiode *f*
пыль *f* Staub *m*
пьéдра *f* Piedra *f*, Haarknötchenkrankheit *f*, Trichosporie *f*
пьезографи́я *f* Piezographie *f*
пьезопульсографи́я *f* Piezopulsographie *f*
пясть *f* Mittelhand *f*
пя́тка *f* Ferse *f*
пя́тна *n pl*:
~ Бéльского — Филáтова — Кóплика Belski-Filatow-Koplick-Flecken *m pl* (*bei Masern*)
~ Вишнéвского Wischnewski-Totenflecken *m pl* (*Zeichen des Todes an Unterkühlung*)
~ Минакóва Minakow-Flecken *m pl* (*Zeichen der Entblutung als Todesursache*)
~ Расскáзова — Лукóмского — Пальтáуфа Rasskasow-Lukomski-Paltauf-Flecken *m pl* (*Zeichen des Todes infolge Ertrinken*)
~, трýпные Leichenflecken *m pl*
~ Филáтова Filatow-Flecken *n pl* (*im Mund beim Masernvorstadium*)
пятни́стость *f*:
~, тропи́ческая (*эритроцитов*) Tropika-Flekkung *f*
~ эмáли зубóв Zahnschmelzflecken *m pl*
пятни́стый fleckig, fleckförmig
пятнó *n* Fleck *m*
~, двойнóе Doppelfleck *m*, double spot (*engl.*)
~, жёлтое gelber Fleck *m*
~ крóви Blutfleck *m*
~ рогови́цы Hornhautfleck *m*
~, роди́мое Nävus *m*, Muttermal *n*
~ сетчáтки, gelber Fleck *m*
~, слепóе blinder Fleck *m*, physiologisches Skotom *n*
~, фóкусное рентгéновское Röntgenröhrenfokus *m*

Р

рабдови́рус *m* Rhabdovirus *n*
рабдомиóма *f* Rhabdomyom *n*
рабдомиосаркóма *f* Rhabdomyosarkom *n*
~, плеомóрфная pleomorphes Rhabdomyosarkom *n*
~, эмбрионáльная embryonales Rhabdomyosarkom *n*
рабóта *f*:
~ в горя́чем цéхе Hitzearbeit *f*
~, врéдная gesundheitsschädigende [gesundheitsgefährdende] Arbeit *f*
~, динами́ческая dynamische Arbeit *f*
~, дози́рованная, ýмственная dosierte geistige Arbeit *f*
~ инвали́дов, надóмная Heimarbeit *f* der Invaliden
~ кóйки в годý Bettenauslastung *f* im Jahr
~, монотóнная monotone Arbeit *f*
~, мы́шечная Muskelarbeit *f*
~, ночнáя Nachtarbeit *f*
~, профилакти́ческая prophylaktische Arbeit *f*
~, санитáрно-просвети́тельная hygienische Aufklärungsarbeit *f*
~, стати́ческая statische Arbeit *f*
рабóтник *m*:
~, медици́нский Medizinarbeiter *m*, medizinischer Mitarbeiter *m*
~ учреждéния социáльного обеспéчения Sozialarbeiter *m*
работоспосóбность *f* Arbeitsfähigkeit *f*, Leistungsfähigkeit *f*
~, мы́шечная körperliche [physische] Leistungsfähigkeit *f*
~, психи́ческая [ýмственная] psychische [geistige] Leistungsfähigkeit *f*
равновéсие *n* Gleichgewicht *n*
~, адсорбциóнное Adsorptionsgleichgewicht *n*

~, биохими́ческое biochemisches Gleichgewicht *n*
~, во́дное Wassergleichgewicht *n*
~, ио́нное Ionengleichgewicht *n*
~, генети́ческое genetisches Gleichgewicht *n*
~, динами́ческое Flußgleichgewicht *n*
~, кисло́тно-щелочно́е Säuren-Basen-Gleichgewicht *n*
~, окисли́тельно-восстанови́тельное Oxydations-Reduktionsgleichgewicht *n*
~, популяцио́нное Populationsgleichgewicht *n*
~ по сцепле́нию Kopp(e)lungsgleichgewicht *n*
~ те́ла Körpergleichgewicht *n*
~, электроли́тное Elektrolytgleichgewicht *n*
равноме́рность *f* освеще́ния Gleichmäßigkeit *f* der Beleuchtung
радиа́ция *f*, косми́ческая kosmische Strahlung *f*
радикотоми́я *f* Nervenwurzeldurchtrennung *f*
радикули́т *m* Radikulitis *f*
~, дискоге́нный Bandscheibenradikulitis *f*
~, компрессио́нный Kompressionsradikulitis *f*
~, поясни́чно-крестцо́вый lumbosakrale Radikulitis *f*
~, сакра́льный sakrale Radikulitis *f*
~, ше́йно-грудно́й zervikothorakale Radikulitis *f*
радикулоневри́т *m* Radikuloneuritis *f*
радикулотоми́я *f* Radikulotomie *f*
радиоакти́вность *f*, есте́ственная [приро́дная] natürliche Radioaktivität *f*
радиобиоло́гия *f* Strahlenbiologie *f*
радиогепатографи́я *f* Radiohepatographie *f*, Leberskanierung *f*
радиогра́мма *f* Radiogramm *n*
радиографи́я *f* Radiographie *f*
радиодерм(ат)и́т *m* Radiodermatitis *f*
радиоизото́п *m* Radioisotop *n*
радиоиммуноэлектрофоре́з *m* Radioimmun(o)elektrophorese *f*
радиока́псула *f* Endoradiosonde *f*
радиокардиографи́я *f* Radiokardiographie *f*
радиомимети́ческий radiomimetisch
радиоскопи́я *f* Röntgendurchleuchtung *f*
радиотелеметри́я *f* Radiotelemetrie *f*
радиотерапи́я *f* Strahlentherapie *f*
радиотокси́чность *f* Radiotoxizität *f*
радиохолеграфи́я *f* Röntgenocholegraphie *f*
радиочувстви́тельность *f* Strahlenempfindlichkeit *f*
радиоэлектро́д *m* Radioelektrode *f*
радонотерапи́я *f* Radon(bad)behandlung *f*
ра́дужка *f* Regenbogenhaut *f*
~, «бомби́рованная» Napfkucheniris *f*
разбави́тель *m* lösendes Mittel *n*
разведе́ние *n* Verdünnung *f*
~, комбинацио́нное Kombinationszüchtung *f*
~, конверге́нтное Konvergenzzüchtung *f*
~, перекрёстное Kreuzzüchtung *f*
~, подде́рживающее Erhaltungszüchtung *f*
~ по родосло́вной Stammbaumzüchtung *f*
разве́дка *f*:
~, бактериологи́ческая Bakterienaufklärung *f*
~, биологи́ческая biologische Aufklärung *f*
~, медици́нская Sanitätsaufklärung *f*
разветвле́ние *n* Verzweigung *f*, Gabelung *f*
~ бро́нхов Bronchialverzweigung *f*
~, древови́дное Dendritverästelung *f*
~, концево́е Endverzweigung *f*
~ не́рва Nervenverzweigung *f*
~ сосу́дов сетча́тки Gefäßgabel *f*
разви́тие *n* Entwicklung *f*; Entwicklungsprozeß *m*
~ возбужде́ния, обра́тное Erregungsrückbildung *f*
~, гармони́чное harmonische Entwicklung *f*
~ ли́чности, патологи́ческое psychische Fehlentwicklung *f*
~ ли́чности, ипохондри́ческое hypochondrische Fehlentwicklung *f*
~ ли́чности, невроти́ческое neurotische Fehlentwicklung *f*
~ ли́чности, паранои́яльное paranoide Fehlentwicklung *f*
~, обра́тное Rückbildung *f*, Regredienz *f*
~, полово́е Geschlechtsentwicklung *f*
~, послезаро́дышевое [постэмбриона́льное] Postembryonalentwicklung *f*
~, преждевре́менное полово́е Frühreife *f*
~, пропорциона́льное proportionale Entwicklung *f*
~, психи́ческое psychische Entwicklung *f*
~, психопати́ческое psychopathische Entwicklung *f*, charakterliche Fehlentwicklung *f*
~ ре́чи, заме́дленное verzögerte Sprachentwicklung *f*
~ ре́чи, норма́льное normale Sprachentwicklung *f*
~, социа́льное soziale Entwicklung *f*
~, у́мственное geistige Entwicklung *f*
~, физи́ческое Körperentwicklung *f*
~, эмбриона́льное embryonale Entwicklung *f*, Embryogenese *f*
разгиба́ние *n* Streckung *f*, Extension *f*
~, недоста́точное Streckdefizit *n*
разгиба́тель *m* Strecker *m*, Extensor *m*
~ большо́го па́льца ки́сти Daumenstrecker *m*
~ большо́го па́льца стопы́ Großzehenstrecker *m*
~ запя́стья Handstrecker *m*
~ па́льцев ки́сти gemeinsamer Fingerstrecker *m*
разгру́зка *f* Entlastung *f*
разда́вливание *n* Quetschung *f*, Zermalmung *f*
~ диафрагма́льного не́рва Phrenikusquetschung *f*
~ мышц Muskelquetschung *f*, Muskelzertrümmerung *f*
~ мя́гких тка́ней Weichteilquetschung *f*
~ не́рва Neurotripsie *f*
~ сосу́да Gefäßquetschung *f*, Angiotripsie *f*
~ сухожи́лия Sehnenquetschung *f*
~ тка́ни Gewebsquetschung *f*
~ че́репа Schädelzermalmung *f*
раздвое́ние *n*:
~ то́на се́рдца Herztonspaltung *f*
~ трахе́и Luftröhrengabelung *f*
разделе́ние *n* Zertrennung *f*, Durchtrennung *f*
~ спа́ек Strangdurchtrennung *f*
~ тупы́м путём stumpfe Präparation *f*
раздели́тель *m*:
~ поле́й зре́ния Sehfeldteiler *m*
~, ра́стровый Rastertrenner *m*
раздража́ющий reizend

~ **почки** nierenreizend
раздражение *n* Reiz *m*; Reizung *f*
~ **блуждающего нерва** Vagusreizung *f*
~, **болевое** Schmerzreizung *f*
~ **брюшины** Bauchfellreizung *f*
~ **глаз** Augenreizung *f*
~, **двигательное** kinetischer [motorischer] Reiz *m*, Bewegungsreiz *m*
~ **коры головного мозга** Rindenreizung *f*
~, **местное** Lokalreizung *f*
~, **механическое** mechanischer Reiz *m*; mechanische Stimulation *f*
~ **мочевого пузыря** Harnblasenreizung *f*
~ **мышцы** Muskelreiz *m*
~, **надпороговое** überschwelliger Reiz *m*
~ **нерва** Nervenreiz *m*
~ **нервного корешка** Nervenwurzelreizung *f*
~, **ответное** Reizantwort *f*
~, **подкрепляющее** bekräftigender Reiz *m*
~, **пороговое** Schwellenreiz *m*
~, **рефлекторное** Reflexreiz *m*
~, **световое** Lichtreiz *m*
~, **симпатическое** sympathische Reizung *f*
~, **субмаксимальное** submaximaler Reiz *m*
~, **тепловое [термическое]** thermischer Reiz *m*
~, **чрезмерное** Überreizung *f*
~, **электрическое** elektrischer Reiz *m*
раздражимость *f* Reizbarkeit *f*, Irritabilität *f*
~ **мышцы** Muskelirritabilität *f*
~, **повышенная** Übererregbarkeit *f*
раздражимый reizbar
раздражитель *m* Reiz *m*, Reizfaktor *m*, Reizerreger *m*
~, **адекватный** adäquater [homologer] Reiz *m*
~, **безусловный** unbedingter Reiz *m*
~, **болевой** Schmerzreiz *m*
~, **звуковой** Lautreizerreger *m*
~, **интероцептивный** intero(re)zeptiver Reizerreger *m*
~, **надпороговый** überschwelliger Reiz *m*
~, **неадекватный [неспецифический]** inadäquater [heterologer, unspezifischer] Reiz *m*
~, **обонятельный** Geruchsreizerreger *m*
~, **обстановочный** Situationsreiz *m*
~, **отрицательный** negativer Reiz *m*
~, **патогенный** pathogener Reiz *m*
~, **пищевой** Nahrungsreiz *m*
~, **подпороговый** unterschwelliger Reiz *m*
~, **положительный** positiver Reiz *m*
~, **речевой** verbaler Reiz *m*
~, **сверхсильный** überstarker [supramaximaler] Reiz *m*
~, **световой** Lichtreiz *m*
~, **словесный** verbaler Reiz *m*
~, **слуховой** akustischer Reiz *m*
~, **специфический** spezifischer Reiz *m*
~, **тактильный** Tastreiz *m*
~, **тепловой** Wärmereiz *m*
~, **условный** bedingter Reiz *m*
~, **химический** chemischer Reiz *m*
~, **холодовый** Kältereiz *m*
~, **чрезвычайный** außerordentlicher Reizerreger *m*
~, **экстероцептивный** extero(re)zeptiver Reizerreger *m*
раздробление *n* Zertrümmerung *f*, Zermalmung *f*
~ **кости** Knochenzersplitterung *f*, Knochenzertrümmerung *f*
разжижение *n* Verdünnung *f*, Verflüssigung *f*, Dilution *f*
~ **крови** Blutverdünnung *f*, Hämodilution *f*
~ **стекловидного тела** Glaskörperverflüssigung *f*
различение *n* **звуковых колебаний, частотное** Frequenzdiskriminationsvermögen *n*
различие *n*:
~, **основное менделирующее** mendelnder Grundunterschied *m*
~, **статистическое существенное** statistisch signifikante Differenz *f*
~, **структурное** Strukturunterschied *m*
различия *n pl*:
~ **в частотах** Häufigkeitsunterschiede *m pl*
~, **геногеографические** genogeographische Unterschiede *m pl*
~, **реципрокные** Reziprokenunterschiede *m pl*
разложение *n* Zersetzung *f*
~, **гнилостное** fäulige Zersetzung *f*
~ **трупа** Leichenzersetzung *f*
размах *m* **модификаций** Modifikationsbreite *f*
размер *m*:
~ **инфаркта миокарда** Infarktausdehnung *f*
~ **поля зрения** Größe *f* des Gesichtsfeldes
~ **популяции, эффективный** effektive Populationsgröße *f*
~ **тела** Körpergröße *f*
~ **тела, дефинитивный** Endgröße *f* [Endwert *m*] des Körperwachstums
разминка *f* Vorübung *f*
размножение *n* Fortpflanzung *f*, Reproduktion *f*
~, **бесполое** ungeschlechtliche Vermehrung *f*
~, **вегетативное** vegetative Fortpflanzung *f*, asexuelle Reproduktion *f*
~, **девственное** Parthenogene *f*, Jungfernzeugung *f*
~, **половое** sexuelle [geschlechtliche] Fortpflanzung *f*
размозжение *n* Quetschung *f*, Zerquetschung *f*
~ **ткани** Gewebsquetschung *f*
размягчение *n* Erweichung *f*, Malazie *f*
~ **головного мозга, прогрессирующее** fortschreitende Gehirnerweichung *f*
~, **кислое** saure Erweichung *f*
~ **костей черепа** Schädelerweichung *f*
~ **кости** Osteomalazie *f*, Knochenerweichung *f*
~ **мозга** Enzephalomalazie *f*, Hirnerweichung *f*
~ **мышц** Myomalazie *f*, Muskelerweichung *f*
~ **мышцы сердца** Herzmuskelerweichung *f*, Kardiomyomalazie *f*
~ **тромба** Erweichung *f* des Thrombus
~ **хрусталика** Linsenerweichung *f*
разница *f* Differenz *f*, Unterschied *m*
~, **селективная** Selektionsdifferenz *f*
~, **фенотипическая** phänotypische Differenz *f*
разновидность *f* Varietät *f*
разорванность *f* **речи** Sprachzerfahrenheit *f*, Sprachverwirrtheit *f*
разрастание *n* Wucherung *f*

~, вака́тное Vakatwucherung *f*
~ грануля́ций Granulationswucherung *f*
~, периоста́льное Periostalwucherung *f*
~ пигме́нтного эпите́лия Pigmentepithelwucherung *f*
разраще́ния *n pl*, аденóидные adenoide Vegetationen *f pl*
разреже́ние *n* кóсти Osteoporose *f*, Knochenrarefizierung *f*
разре́з *m* Schnitt *m*, Diszision *f*
~, барье́рный Grenzschnitt *m*
~, боковóй Flankenschnitt *m*, Seitenschnitt *m*
~ брюшнóй сте́нки Bauchschnitt *m*
~, вертика́льный Vertikalschnitt *m*
~, волнообра́зный Wellenschnitt *m*
~, воронкообра́зный Trichterschnitt *m*
~, воротникообра́зный Kragenschnitt *m*
~, дугообра́зный Bogenschnitt *m*
~ За́йцева Saizew-Synovialscheidenschnitt *m*
~, зигзагообра́зный Zickzackschnitt *m*
~, косóй Schrägschnitt *m*
~, крестообра́зный Kreuzschnitt *m*
~, круговóй Kreisschnitt *m*
~, кули́сный Kulissenschnitt *m*
~, лине́йный Linearschnitt *m*
~, лóскутный Lappenschnitt *m*
~ мя́гких тка́ней Weichteilschnitt *m*
~ нóжницами Scherendiszision *f*
~ ножóм Messerschnitt *m*
~, основнóй Hauptschnitt *m*
~, отде́льный Sonderinzision *f*
~, парарект а́льный Pararektalschnitt *m*
~, подковообра́зный Hufeisenschnitt *m*
~, полулу́нный Halbmondschnitt *m*
~, попере́чный Quer(durch)schnitt *m*
~, послабля́ющий Entspannungsschnitt *m*
~, прóбный Probenschnitt *m*
~, продóльный Längsschnitt *m*
~ проме́жности Dammschnitt *m*
~, прóфильный Profilschnitt *m*
~ рогови́цы Keratotomie *f*
~, сред и́нный Medianschnitt *m*
~, стремяобра́зный Steigbügelschnitt *m*
~, торакоабдомина́льный Thorakoabdominalschnitt *m*
~ Шевкуне́нко Schewkunenko-Schnitt *m* *(Modifikation der extraperitonealer Laparotomie)*
~, щелеви́дный Schlitzung *f*
разруше́ние *n* Zerstörung *f*
~ клéток Zellzerstörung *f*
~ эритроци́тов Erythrozytenzerstörung *f*
разры́в *m* Zerreißung *f*, Ruptur *f*, Lazeration *f*
~ аóрты Aortenruptur *f*
~ ахи́ллова сухожи́лия Achillessehnenriß *m*, Achillessehnenruptur *f*
~ брóнха Bronchusruptur *f*
~ в ви́де ру́чки ле́йки Korbhenkelriß *m*
~ глазнóго я́блока Ophthalmorrhexis *f*
~ грыжевóго мешка́ Bruchsackzerreißung *f*
~ диафра́гмы Zwerchfellzerreißung *f*
~ жёлтого те́ла Gelbkörperruptur *f*
~ желу́дка Magenruptur *f*
~ жёлчного пузыря́ Gallenblasenzerreißung *f*
~, изохромати́дный Isochromatidenbruch *m*
~, капсуля́рный Kapselriß *m*
~, кóстно-возду́шный (*на аудиограмме*) Knochenleitungs-Luftleitungs-Differenz *f*
~ ма́тки Uterusruptur *f*
~ ме́жду сосе́дними зда́ниями Gebäudeabstand *m*
~ межжелу́дочковой перегорóдки Kammerseptumruptur *f*
~ мени́ска Meniskusriß *m*
~ мозжечкóвого намёта Tentoriumriß *m*
~ мочевóго пузыря́ Harnblasenzerreißung *f*
~ мочеиспуска́тельного кана́ла Harnröhrenriß *m*
~ мы́шцы Muskelriß *m*, Muskelruptur *f*
~ пе́чени Leberruptur *f*
~ плóдного пузыря́ Blasensprung *m*
~ плóдного пузыря́, преждевре́менный vorzeitiger Blasensprung *m*
~, пóлный totale Ruptur *f*
~, полухромати́дный Halbchromatidenbruch *m*
~, попере́чный Querruptur *f*
~, продóльный Längsruptur *f*
~ проме́жности Damm(ein)riß *m*
~ прямóй кишки́ Mastdarmriß *m*
~ рубца́ Narbenzerreißung *f*, Narbenruptur *f*
~ свя́зок Bänderzerreißung *f*, Bänderruptur *f*
~ селезёнки Milzruptur *f*
~ се́рдца Herz(wand)ruptur *f*
~ сетча́тки Einriß *m* der Netzhaut
~ спиннóго мóзга Rückenmarkzerreißung *f*
~, субкапсуля́рный subkapsuläre Ruptur *f*
~ суста́ва Gelenkruptur *f*
~ сухожи́лия Sehnenriß *m*
~ сцепле́ния Kopplungsbruch *m*
~ трубы́ Tubenruptur *f*
~ фолли́кула яи́чника Follikelsprung *m*
~, хромосóмный Chromosomenbruch *m*
~ ше́йки ма́тки Zervixriß *m*
~ ядра́ Karyorrhexis *f*
разрыхле́ние *n* Auflockerung *f*
~ дёсен Zahnfleischauflockerung *f*
~ конъюнкти́вы Auflockerung *f* der Augapfelbindehaut
разъеда́ние *n* Zerfressen *n*, Korrosion *f*
~ гнóем Eiterfraß *m*
райóн *m*:
~ медици́нского обслу́живания Rayon *n* [Kreis *m*] der medizinischen Betreuung
~, эндеми́ческий Endemiegebiet *n*
рак *m* Krebs *m*, Karzinom *n*
~, аденóидно-кистóзный adenoid-zystischer Krebs *m*, adenoid-zystisches Karzinom *n*
~, альвеоля́рно-клéточный Alveolarzellenkarzinom *n*
~ ана́льного кана́ла Analkanalkarzinom *n*
~ антра́льного отде́ла желу́дка Antrumkarzinom *n*
~, база́льно-клéточный basalzelliger Krebs *m*
~, блюдцеобра́зный schüsselförmiger Krebs *m*
~, бранхиогéнный branchiogener Krebs *m*
~, бронхогéнный bronchogener Krebs *m*
~, внутрипротóковый intraduktaler Krebs *m*
~, внутриэпителиа́льный intraepithelialer Krebs *m*

~, **водяно́й** Wasserkrebs *m*, Noma *n*
~, **воспали́тельный** inflammatorisches Karzinom *n*
~ **в рубце́** Narbenkarzinom *n*
~ **в свище́** Fistelkrebs *m*
~, **высокодифференци́рованный** hoch [gut] differenzierter Krebs *m*
~, **гигантокле́точный** Riesenzellenkrebs *m*
~, **гипернефро́идный** hypernephroider Krebs *m*
~ **гло́тки** Schlundkrebs *m*
~ **голо́вки поджелу́дочной железы́** Pankreaskopfkrebs *m*
~, **гормона́льно-зави́симый** hormonabhängiger Krebs *m*
~ **горта́ни** Kehlkopfkrebs *m*
~ **гортаногло́тки** Kehlkopfrachenkrebs *m*
~, **грибови́дный** fungöser Krebs *m*
~, **дегтя́рный** Teerkrebs *m*, Rußkarzinom *n*
~, **дифференци́рованный** differenzierter Krebs *m*
~, **желе́зистый** Drüsenkrebs *m*, Adenokarzinom *n*
~ **желу́дка** Magenkrebs *m*
~, **инвази́вный** invasiver Krebs *m*
~ **карди́и** Kardiakarzinom *n*
~, **колло́идный** Gallertkrebs *m*
~ **коры́ надпо́чечника** Nebennierenrindenkarzinom *n*
~, **крупнокле́точный** großzelliger Krebs *m*
~ **культи́ желу́дка** Magenstumpfkarzinom *n*
~ **культи́ ше́йки ма́тки** Zervixstumpfkarzinom *n*
~ **лёгкого** Lungenkrebs *m*
~ **лёгкого, перифери́ческий** peripherer Lungenkrebs *m*
~ **лёгкого, центра́льный** zentraler [hilusnaher] Lungenkrebs *m*
~, **лучево́й** Strahlenkrebs *m*
~, **малодифференци́рованный** wenig differenzierter Krebs *m*
~ **ма́точной трубы́** Tubenkarzinom *n*
~, **медулля́рный** medullärer Krebs *m*
~, **мелкокле́точный** kleinzelliger Krebs *m*
~ **мле́чного прото́ка** Milchgangskrebs *m*
~, **мно́жественный** Mehrfachkrebs *m*
~ **моло́чной железы́** Mammakarzinom *n*
~, **недифференци́рованный** undifferenzierter Krebs *m*, undifferenziertes Karzinom *n*
~, **неинвази́вный** nicht invasiver Krebs *m*
~ **носогло́тки** Nasenrachenkrebs *m*
~, **овся́но-кле́точный** Haferzellkarzinom *n*, Oatcell-Karzinom *n*
~, **одонтоге́нный** odontogener Krebs *m*
~ **околоу́шной слюнно́й железы́** Ohrspeicheldrüsenkrebs *m*
~, **па́нцирный** Panzerkrebs *m*
~, **папилля́рный** papillärer Krebs *m*
~, **перехо́дно-кле́точный** Übergangszell(en)karzinom *n*
~, **перстневи́дно-кле́точный** Siegelringzellenkrebs *m*
~ **пе́чени** Leberkrebs *m*
~, **печёночно-кле́точный** hepatozellulärer Krebs *m*
~, **плоскокле́точный** Plattenepithelkarzinom *n*, Pflasterzellenkarzinom *n*, epidermoider Krebs *m*, epidermoides Karzinom *n*
~, **плоскокле́точный орогове́вающий** verhornender Plattenepithelkrebs *m*
~, **пове́рхностный** Oberflächenkrebs *m*
~ **поджелу́дочной железы́** Pankreaskrebs *m*
~, **полимо́рфно-кле́точный [полимо́рфный]** polymorphzelliges [pleomorphes] Karzinom *n*
~, **по́чечно-кле́точный** Nierenzellenkarzinom *n*
~ **по́чки** Nierenkrebs *m*
~, **преинвази́вный** präinvasiver Krebs *m*, präinvasives Karzinom *n*
~, **произво́дственный [профессиона́льный]** Berufskrebs *m*, Berufskarzinom *n*
~ **прямо́й кишки́** Mastdarmkrebs *m*, Mastdarmkarzinom *n*
~ **ротогло́тки** Mundrachenraumkrebs *m*, Mesopharynxkarzinom *n*
~, **светлокле́точный** klarzelliger Krebs *m*
~ **сигмови́дной кишки́** Sigmoidkarzinom *n*
~, **скирро́зный** szirrhöser [fibroser] Krebs *m*
~, **слизеобразу́ющий** schleimbildender Krebs *m*
~, **сли́зистый** Gallertkrebs *m*
~ **слухово́го прохо́да** Gehörgangskarzinom *n*
~, **со́лидный** solider Krebs *m*
~, **сосо́чковый** Zottenkrebs *m*, papilläres Karzinom *n*
~, **спиноцеллюля́рный** Stachelzellenkrebs *m*, Spinaliom *n*
~ **те́ла ма́тки** Korpuskarzinom *n*
~ **то́лстой кишки́** Dickdarmkrebs *m*, Kolonkarzinom *n*
~, **трабекуля́рный** trabekulärer Krebs *m*
~ **трубочи́стов** Schornsteinfegerkrebs *m*
~, **тубуля́рный** tubulärer Krebs *m*
~, **фолликуло́идный** Granulosazelltumor *m*
~, **холангиоге́нный [холангиоцеллюля́рный]** cholangiogener [cholangiozellulärer] Krebs *m*
~, **целоми́ческий** (malignes) Mesotheliom *n*
~ **ше́йки ма́тки** Gebärmutterhalskrebs *m*
~ **щитови́дной железы́** Schilddrüsenkrebs *m*
~, **эксперимента́льный** experimenteller Krebs *m*
~, **эмбриона́льный** Embryonalkarzinom *n*, Teratokarzinom *n*
~, **эндофи́тный** endophyter Krebs *m*
~ **я́ичка, эмбриона́льный** embryonales Hodenkarzinom *n*

ра́ковина *f*:
~, **носова́я** Nasenmuschel *f*
~, **ушна́я** Ohrmuschel *f*
~, **ушна́я оттопы́ренная** abstehende Ohrmuschel *f*

рак-я́зва *m* Ulkuskarzinom *n*

рамно́за *f* Rhamnose *f*

ра́на *f* Wunde *f*
~, **асепти́ческая** aseptische [infektionsfreie] Wunde *f*
~, **бытова́я** Alltagswunde *f*
~, **глубо́кая** tiefe Wunde *f*
~, **гно́йная** eitrige Wunde *f*
~, **гранули́рующая** granulierende Wunde *f*
~, **закры́тая** geschlossene Wunde *f*
~, **зия́ющая** klaffende Wunde *f*
~, **инфици́рованная** infizierte Wunde *f*
~, **ко́лотая** Stichwunde *f*
~, **ко́лотая сквозна́я** Durchspießverletzung *f*

~, **ко́лото-ре́заная** Schnittstichwunde *f*
~, **ло́скутная** Lappenwunde *f*
~, **нагнои́вшаяся** vereiterte Wunde *f*
~, **ножева́я** Messerwunde *f*
~, **огнестре́льная** Schußwunde *f*
~, **огнестре́льная рикоше́тная** Prallschußwunde *f*
~, **ожо́говая** Brandwunde *f*, Verbrennungswunde *f*
~, **операцио́нная** Operationswunde *f*
~, **осложнённая** komplizierte Wunde *f*
~, **откры́тая** offene Wunde *f*
~, **пове́рхностная** oberflächliche Wunde *f*
~, **проника́ющая** penetrierende [durchdringende] Wunde *f*
~, **пулева́я** Gewehrschußwunde *f*
~, **размозжённая** Quetschwunde *f*
~, **рва́ная** Rißwunde *f*
~, **рва́но-уши́бленная** Rißquetschwunde *f*
~, **ре́заная** Schnittwunde *f*
~, **ру́бленая** Hiebwunde *f*
~, **септи́ческая** septische Wunde *f*
~, **случа́йная** Gelegenheitswunde *f*, Zufallswunde *f*
~ **с отделя́емым** sezernierende Wunde *f*
~, **уку́шенная** Bißwunde *f*
~, **уши́бленная** Schlagwunde *f*, Prellwunde *f*
~, **уши́бленно-рва́ная** Quetschrißwunde *f*
~, **штыкова́я** Bajonettwunde *f*
рандомбри́динг *m* Zuffalspaarung *f*, random breeding *(engl.)*
ране́ние *n* Verwundung *f*, Verletzung *f*
~ **ве́рхней че́люсти** Oberkieferverletzung *f*
~ **ве́рхней че́люсти, огнестре́льное** Oberkieferschußverletzung *f*
~ **гла́за** Augenverletzung *f*, Augenverwundung *f*
~ **дро́бью** Schrotschuß *m*
~, **каса́тельное огнестре́льное** Tangentialschuß *m*, Streifschuß *m*, Rinnenschuß *m*, Schrammschuß *m*
~, **огнестре́льное** Schußverletzung *f*
~, **оско́лочное** Splitterverwundung *f*, Sprengstückverletzung *f*
~, **рикоше́тное** Aufschläger *m*
~, **сквозно́е огнестре́льное** Durchschuß *m*
~, **слепо́е** Steckschuß *m*
~, **случа́йное** Zufallsverwundung *f*
~, **че́репно-мозгово́е** Schädelhirnwunde *f*
ра́неный *m* Verwundete *m*
ра́нец-апте́чка *f* Sanitätstornister *m*
ранжи́рование *n*, **санита́рно-статисти́ческое** gesundheitsstatistische Rangierung *f*
ра́нить verwunden, blessieren
ранорасшири́тель *m* Wundspreizer *m*, Wund(rand)sperrer *m*
ра́нула *f* Fröschleingeschwulst *f*, Unterzungengeschwulst *f*
ра́птус *m* Raptus *m*
~, **истери́ческий** hysterischer Raptus *m*
~, **меланхоли́ческий** melancholischer Raptus *m*
рарефика́ция *f* **ко́сти** Knochenrarefizierung *f*
ра́са *f* Rasse *f*
раскры́тие *n* Eröffnung *f*
~ **корнево́го кана́ла** Wurzelkanalöffnung *f*
~ **рта, широ́кое** Mundaufsperren *n*
~ **суста́ва** Gelenkaufklappung *f*
распа́д *m* Zerfall *m*, Abbau *m*
~, **глы́бчатый** scholliger Zerfall *m*
~, **коне́чный** Endabbau *m*
~ **миели́новой оболо́чки** Markscheidenzerfall *m*
~ **не́рвных воло́кон** Nervenfaserzerfall *m*
~ **о́пухоли** Tumorzerfall *m*
~ **ре́чи** Sprachzerfall *m*
распа́тор *m* Raspatorium *n*, Schaber *m*, Schabeisen *n*
~, **вилкообра́зный** Gabelraspatorium *n*
~, **надко́стничный** Periostraspatorium *n*
~, **нёбный** Gaumenraspatorium *n*
~, **носово́й** Nasenraspatorium *n*
~, **рёберный** Rippenraspatorium *n*
~, **сухожи́льный** Sehnenraspatorium *n*
~, **ушно́й** Ohrraspatorium *n*
распа́тор-скребо́к *m* Schabraspatorium *n*
распи́л *m* **1.** Sägeschnittstelle *f* **2.** Sägeschnitt *m*
расплавле́ние *n* Schmelzen *n*, Einschmelzung *f*
~, **гно́йное** eitrige Einschmelzung *f*
~ **ка́псулы** Kapseleinschmelzung *f*
~ **рогови́цы** Keratomalazie *f*
~ **тка́ни, гно́йное** eitrige Gewebsverschmelzung *f*
~ **тро́мба** Einschmelzung *f* des Thrombus
распознава́ние *n* Erkennung *f*
~, **иммунологи́ческое** immunologische Erkennung *f*
~, **ра́ннее** Früherkennung *f*
расположе́ние *n* Lage *f*, Stellung *f*, Position *f*
~ **зубо́в** Zahnstellung *f*
~ **клыка́, вестибуля́рное** Eckzahnaußenstand *m*
~ **отделе́ний больни́цы, простра́нственно-функциона́льное** funktionell-räumliche Anordnung *f* der Krankenhausabteilungen
распо́рка *f*, **ги́псовая** Gipsspreizer *m*
распределе́ние *n* Verteilung *f*
~, **возрастно́е** Altersverteilung *f*, Altersgliederung *f*
~, **двусторо́ннее** zweiseitige Verteilung *f*
~ **до́зы** Dosisverteilung *f*
~ **жирово́й клетча́тки** Lokalisation *f* des Fett(zell)gewebes
~ **пигме́нта** Pigmentverteilung *f*
~ **подве́рженности** Dispositionsverteilung *f*
~ **по по́лу** Geschlechterverteilung *f*
~ **температу́ры** Temperaturverteilung *f*
~ **хромосо́м, незави́симое** selbständige [unabhängige] Chromosomenverteilung *f*
распростране́ние *n*:
~ **возбужде́ния** Erregungsausbreitung *f*
~ **гно́я** Eiterverbreitung *f*
~ **эпиде́мии** Verbreitung *f* der Seuche
распространённость *f* **боле́зней** Prävalenz *f*
распыле́ние *n* Zerstäubung *f*; Vernebelung *f*
распыли́тель *m* Vernebler *m*
~ **для лека́рств** Medikamentenvernebler *m*
расса́сывание *n* Resorption *f*
~ **гемато́мы** Hämatomresorption *f*
~ **иноро́дных тел** Fremdkörperresorption *f*
~ **ко́рня (зу́ба)** Wurzelresorption *f* des Zahnes
~ **ко́стной тка́ни** Knochenresorption *f*
рассе́ивание *n* Zerstreuung *f*
~ **све́та** Lichtzerstreuung *f*
рассека́ть durchtrennen, trennen

рассечéние *n* Durchtrennung *f*, Trennung *f*
~ **кишкú** Darmschnitt *m*
~ **крáйней плóти** Vorhautspaltung *f*
~ **мы́шцы** Muskeldurchtrennung *f*
~ **нéрва** Nervendurchtrennung *f*
~, **поперéчное** Querschnittstrennung *f*
~ **рáны** Wundöffnung *f*
~ **рубцá** 1. Narbendurchtrennung *f*, Narbenspaltung *f* 2. Uletomie *f*
~ **свя́зок** Bändedurchtrennung *f*
~ **синéхий рáдужки** Korelyse *f*
~ **языкá** Glossotomie *f*
рассéянность *f* Zerstreutheit *f*
расслаблéние *n* Erschlaffung *f*; Entspannung *f*
~ **мы́шцы** Muskelerschlaffung *f*; Muskelrelaxation *f*
~, **постизометрúческое** postisometrische Relaxation *f*
~ **сéрдца** Herzentspannung *f*, Herzerschlaffung *f*
рассóл *m* Salzlösung *f*, Sole *f*
расспрóс *m* Befragung *f*, Anamneseerhebung *f*
расстоя́ние *n*:
~ **вы́стрела** Schußentfernung *f*
~, **дифференциáльное** Differentialabstand *m*
~ **мéжду гéнами** Genabstand *m*
~ **мéжду цéнтрами зрачкóв** Pupillenabstand *m*, Augenabstand *m*
~, **фóкусное** Fokusabstand *m*, Fokaldistanz *f*, Brennweite *f*
расстрóйство *n* Störung *f*
~, **вестибуля́рное** Vestibularisstörung *f*
~ **движéний** Bewegungsstörung *f*
~, **декомпрессиóнное** Dekompressionsstörung *f*, dekompressive Störung *f*
~ **дыхáния** Respirationsstörung *f*
~ **жевáния** erschwertes Kauen *n*
~ **зрéния** Sehstörung *f*, Parablepsie *f*
~ **координáции** Koordinationsstörung *f*
~ **кровообращéния** Zirkulationsstörung *f*
~ **мы́шечной чувствúтельности** Muskelsinnstörung *f*
~, **нéрвное** Nervenstörung *f*
~, **основнóе** Grundstörung *f*
~ **осязáния** Taststörung *f*
~, **пароксизмáльное** paroxysmale [anfallartige] Störung *f*
~ **питáния, злокáчественное** Kwaschiorkor *m*
~, **психúческое резидуáльное** psychische Reststörung *f*
~ **рéчи** Sprachstörung *f*
~ **сна** Schlafstörung *f*
~ **сознáния** Bewußtseinsstörung *f*
~ **цветоощущéния** Farbensinnstörung *f*
~ **чувствúтельности** Gefühlsstörung *f*
раствóр *m* Lösung *f*, Solution *f*
~, **анестезúрующий** Anästhesielösung *f*
~, **белкóвый** Eiweißlösung *f*
~, **бýферный** Pufferlösung *f*
~, **вóдный** Wasserlösung *f*
~, **гипертонúческий** hypertonische Lösung *f*
~, **гипотонúческий** hypotonische Lösung *f*
~, **грязевóй** Schlammlösung *f*
~, **диализúрующий** Dialysierflüssigkeit *f*, Dialysierlösung *f*
~ **для инъéкций** Injektionslösung *f*
~, **изоосмотúческий [изотонúческий]** isotonische [isoosmotische] Lösung *f*
~, **инфузиóнный** Infusionslösung *f*
~, **úстинный** echte Lösung *f*
~, **коллóидный** kolloidale Lösung *f*
~, **кровезамещáющий** Blutersatzlösung *f*
~, **мáсляный** Öllösung *f*
~, **нейтрáльный** Neutrallösung *f*
~, **нормáльный** Normallösung *f*
~, **основнóй** Stammlösung *f*
~, **плазмозамещáющий** Plasmaersatzlösung *f*
~, **солевóй** Salzlösung *f*
~, **стандáртный** Bulklösung *f*, Standardlösung *f*
~, **физиологúческий** physiologische Kochsalzlösung *f*
~, **электролúтный** Elektrolytlösung *f*
растворéние *n* Lösen *n*, Auflösen *n*
~ **камнéй** Litholyse *f*, Steinauflösung *f*
~ **ядрá** Karyolyse *f*
растворúмость *f* Löslichkeit *f*
растворúтель *m* Lösungsmittel *n*
растéние *n*, **лекáрственное** Heilpflanze *f*
растéрянность *f* Ratlosigkeit *f*
растирáние *n* Abreibung *f*
~, **óбщее** Ganzkörperabreibung *f*
растормáживание *n* Enthemmung *f*
растормoжéние *n* **влечéний** Triebenthemmung *f*
растормóженность *f*, **психомотóрная** psychomotorische Enthemmung *f*
растрéскивание *n* **гýбы** Lippenaufspringen *n*
растяжéние *n* Dehnung *f*; Zerrung *f*
~ **в сустáве** Gelenkzerrung *f*, Gelenkausdehnung *f*
~, **кариокинетúческое** karyokinetische Streckung *f*
~ **нéрва** Nervendehnung *f*
~ **свя́зок голеностóпного сустáва** Fußverstauchung *f*
~ **свя́зок сустáва** Gelenkdistorsion *f*
~ **сухожúлия** Sehnenzerrung *f*
~ **сфúнктера** Sphinkterdehnung *f*
расхóд *m* **медикамéнтов** Medikamentenaufwand *m*
расхóды *m pl* Kosten *pl*, Ausgaben *pl*
~ **на лечéние** Behandlungskosten *pl*
~ **на приобретéние медикамéнтов** Medikamentenkosten *pl*
расхождéние *n* 1. Auseinanderweichen *n*, Dehiszenz *f*, Diastase *f* 2. Divergenz *f*, Auseinandergehen *n* 3. Trennung *f* 4. (*хромосом*) Disjunktion *f*
~, **альтернатúвное** *Gen.* Alternativverteilung *f*, Zick-Zack-Verteilung *f*
~ **диáгнозов** Diagnosennichtzusammenfallung *f*, Diagnosennichtübereinstimmung *f*
~ **клинúческого и патологоанатомúческого диáгнозов** Unübereinstimmung *f* von klinischen und pathologisch-anatomischen Diagnosen
~ **краёв рáны** Wunddehiszenz *f*
~, **параллéльное** *Gen.* Paralleldisjunktion *f*
~ **хромосóм** Chromosomendisjunktion *f*
~ **швов** Nahtdehiszenz *f*
расчёс *m* Kratzspur *f*

расчленéние *n* Zergliederung *f*
~ **трýпа** Leichenzerstückelung *f*
расшáтанность *f* **зубóв** Zahnlockerung *f*
расшáтывание *n* **зубóв** Zahnwackeln *n*
расширéние *n* Erweiterung *f*, Ektasie *f*, Dilatation *f*
~ **вен** Venektasie *f*, Venenerweiterung *f*
~ **вен, варикóзное** Varikose *f*, Krampfaderleiden *n*
~ **вен пищевóда, варикóзное** Ösophagusvarikose *f*
~ **вен семеннóго канáтика, варикóзное** Varikozele *f*, Krampfaderbruch *m*
~ **глазнóй щéли** Lidspaltenerweiterung *f*
~ **глазнóй щéли, оперативное** Kanthotomie *f*
~ **желýдка** Magenerweiterung *f*, Gastrektasie *f*
~ **жёлчного пузыря́** Gallenblasenerweiterung *f*
~ **зрачкá** Pupillenerweiterung *f*, *mydriasis*
~ **пáхового кольцá** Leistenringerweiterung *f*
~ **пищевóда** Speisenröhrenerweiterung *f*
~ **показáний** Indikationserweiterung *f*
~ **рáны** Wunderweiterung *f*
~ **сéрдца** Herzerweiterung *f*, Herzdilatation *f*
~ **слёзного канáла** Tränengangerweiterung *f*
~ **шéйки мáтки** Zervixdilatation *f*
расшири́тель *m* Dilatator *m*, Erweiterer *m*, Dilatationssonde *f*
расширя́ть erweitern, dilatieren
расщéлина *f* Spalte *f*, Spalt *m*
~ **вéрхней губы́** Oberlippenspalte *f*
~, **верхнечелюстнáя** Oberkieferspalte *f*
~ **губы́** Lippenspalte *f*
~ **лицá** (angeborene) Gesichtsspalte *f*
~ **нёба** Gaumenspalte *f*
~ **ни́жней губы́** Unterlippenspalte *f*
расщеплéние *n* **1.** *Gen.* Segregation *f* **2.** Spaltung *f*; Zerlegung *f*
~ **дýжки позвонкá** Spaltwirbel *m*
~ **жирóв** Fettspaltung *f*, Lipolyse *f*
~ **зубцóв ЭКГ** Spaltung *f* der Zacken des EKG
~ **при́знаков** Merkmalsaufspaltung *f*
~ **сетчáтки** Netzhautspalte *f*
~ **сознáния** Bewußtseinsspaltung *f*
~ **тóна сéрдца** Herztonspaltung *f*
~ **хромати́д** Chromatidenspaltung *f*
рáуш-наркóз *m* Rauschnarkose *f*
рафини́рование *n* **питáния** Verfeinerung *f* der Nahrung
рахиалги́я *f* Rhachialgie *f*
рахиотоми́я *f* Rhachiotomie *f*
рахисхи́зис *m* Rhachischisis *f*
рахи́т *m* Rachitis *f*, Vitamin-D-Mangel-Krankheit *f*
~, **витаминорезистéнтный** Vitamin-D-resistente Rachitis *f*
~, **гепатогéнный** hepatogene Rachitis *f*
~, **пóздний** Spätrachitis *f*
~, **пóчечный** Nierenrachitis *f*, renale Rachitis *f*
~, **фосфатазодефици́тный** Phosphatasemangelrachitis *f*
рахитермометри́я *f* Rhachithermometrie *f*
рациóн *m*:
~, **белкóвый** Eiweißkost *f*
~, **пищевóй** Verpflegungskostensatz *m*
~, **пóлный сýточный пищевóй** Ganztagsverpflegung *f*
~, **субкалори́йный** kalorienarmes Menü *n*
рационализáция *f* **питáния** Rationalisierung *f* der Ernährung
рвóта *f* Erbrechen *n*
~ **берéменных** Schwangerschaftserbrechen *n*
~, **гиперсекретóрная** hypersekretorisches Erbrechen *n*
~ **гнóем** Eitererbrechen *n*
~ **жёлчью** Gallenerbrechen *n*
~, **истери́ческая** hysterisches Erbrechen *n*
~, **кáловая** Koterbrechen *n*, Miserere *f*
~ **кофéйной гýщей** kaffeesatzartiges Erbrechen *n*
~, **кровáвая** Bluterbrechen *f*
~, **мозговáя** zerebrales Erbrechen *n*
~, **наркóзная** Narkoseerbrechen *n*
~, **неукроти́мая** übermäßiges [unstillbares] Erbrechen *n*
~, **привы́чная** habituelles Erbrechen *n*
~, **психогéнная** psychogenes Erbrechen *n*
~, **рефлектóрная** reflektorisches Erbrechen *n*
реабилитáция *f* Rehabilitation *f*, Wiederherstellung *f*
~, **медици́нская** medizinische Rehabilitation *f*
~, **профессионáльная** berufliche Rehabilitation *f*
~ **психи́ческих больны́х** Rehabilitation *f* der psychischen Kranken
~ **слýха** Gehörrehabilitation *f*
~, **социáльная** soziale Rehabilitation *f*
реабсóрбция *f* Rückresorption *f*
реагéнт *m* Reagens *n*
реадаптáция *f* Readaptation *f*
~, **медици́нская** medizinische Readaptation *f*
~, **профессионáльная** berufliche Readaptation *f*
~, **социáльная** soziale Rehabilitation *f*
реакклиматизáция *f* Reakklimatisation *f*
реактивáция *f* Reaktivierung *f*
~, **мнóжественная** Mehrfachreaktivierung *f*
~, **перекрёстная** Kreuzungsreaktivierung *f*
~, **тепловáя** Hitzereaktivierung *f*
реакти́вность *f* Reaktivität *f*, Reaktionsfähigkeit *f*
~, **извращённая** verkehrte Reaktivität *f*
~, **иммунологи́ческая** immunologische Reaktivität *f*
реáкция *f* Reaktion *f*
~ **Áбелева — Татáринова** Abelew-Tatarinow-Reaktion *f*, Alpha-Fetoprotein-Test *m*
~ **агглютинáции** Agglutinationsreaktion *f*
~, **аллерги́ческая** allergische Reaktion *f*
~, **анамнести́ческая** anamnestische Reaktion *f*
~, **анафилакти́ческая** Anaphylaxiereaktion *f*
~ **антигéн — антитéло** Antigen-Antikörper-Reaktion *f*, AAR
~, **антиглобули́новая** Antiglobulinreaktion *f*
~, **астени́ческая** asthenische Reaktion *f*
~, **атопи́ческая** atopische [reaginbedingte] Reaktion *f*
~, **аутоаллерги́ческая** autoallergische Reaktion *f*
~, **аффекти́вно-шокóвая** Schreckreaktion *f*
~, **бальнеологи́ческая** Badereaktion *f*
~ **бéгства** Fluchtreaktion *f*
~ **Бокальчукá** Bokaltschuk-Reaktion *f* *(für Bilirubinbestimmung im Blut)*

~ **возбужде́ния** Erregungsreaktion *f*
~, **волды́рная** Quaddelreaktion *f*
~ **восстановле́ния** **1.** Reduktionsreaktion *f* **2.** Regenerationsprozeß *m*
~, **втори́чная** Sekundärreaktion *f*
~, **гелиометеопати́ческая** helio-meteoropathische Reaktion *f*
~ **гемагглютина́ции** Hämagglutinationsreaktion *f*
~, **гемотрансфузио́нная** Bluttransfusionsreaktion *f*
~, **гиперерги́ческая** Überempfindlichkeitsreaktion *f*
~ **Григо́рьева — Рапопо́рта** Grigorjew-Rapoport-Reaktion *f (Modifikation der Komplementbindungsreaktion)*
~, **депресси́вная** depressive Erlebnisreaktion *f*
~, **депрессо́рная** Depressorreaktion *f*
~ **диверге́нции** Divergenzreaktion *f*
~ **заме́дленного ти́па, аллерги́ческая** allergische Spätreaktion *f*
~ **замеще́ния** Substitutionsreaktion *f*
~, **защи́тная** Abwehrreaktion *f*
~ **зрачка́** Pupillenreaktion *f*
~ **иммобилиза́ции бле́дных трепоне́м** Treponemen-Immobilisierungstest *m*, Nelson-Mayer-Reaktion *f*
~ **иммýнной флюоресце́нции** Immunfluoreszenzmethode *f*
~, **иммунологи́ческая** Immunreaktion *f*
~, **импульси́вная** Impulsreaktion *f*
~, **ионообме́нная** Ionenaustauschreaktion *f*
~, **ипохондри́ческая** hypochondrische Reaktion *f*
~, **истери́ческая** hysterische Reaktion *f*
~ **катастро́фы** Schreckreaktion *f*
~, **ко́жная** Hautreaktion *f*
~, **консекути́вная** Folgereaktion *f*
~ **коро́ткого замыка́ния** Kurzschlußreaktion *f*
~, **лейкемо́идная** leukämoide Reaktion *f*
~, **макрофага́льная** makrophagale Reaktion *f*
~, **ме́стная** Lokalreaktion *f*
~, **миастени́ческая** myasthenische Reaktion *f*
~, **миело́идная** myeloide Reaktion *f*
~, **миелооксида́зная** Myelooxydase-Reaktion *f*
~, **миоспасти́ческая** myospastische Reaktion *f*
~, **миостати́ческая** myostatische Reaktion *f*
~, **миотони́ческая** myotonische Reaktion *f*
~ **Миха́йлова** Michailow-Probe *f*, Eosinophilieprobe *f*
~ **на куро́ртное лече́ние** Kurreaktion *f*
~ **на охлажде́ние** Abkühlungsreaktion *f*
~, **неадеква́тная** inadäquate Reaktion *f*
~, **невроти́ческая** neurotische Reaktion *f*
~ **нейтрализа́ции** Neutralisationsreaktion *f*
~ **неме́дленного ти́па, аллерги́ческая** allergische Sofortreaktion *f*
~, **необрати́мая** irreversible Reaktion *f*
~, **оборони́тельная** Abwehrreaktion *f*
~, **обрати́мая** reversible [umkehrbare] Reaktion *f*
~, **о́бщая** Allgemeinreaktion *f*
~ **окисле́ния** Oxydationsreaktion *f*
~, **окисли́тельно-восстанови́тельная** Redoxreaktion *f*
~ **окружа́ющей тка́ни** Umgebungsreaktion *f*
~, **оксида́зная** Oxydasereaktion *f*
~ **оппози́ции, патологи́ческая** abnorme Trotzreaktion *f*
~, **опсо́но-фагоцита́рная** opsono-phagozytäre Reaktion *f*
~ **осажде́ния** Fällungsreaktion *f*
~ **оседа́ния эритроци́тов** Blutsenkungsgeschwindigkeit *f*
~ **отры́ва** Abreißreaktion *f*
~ **отторже́ния трансплanта́та** Abstoßungsreaktion *f*
~, **патологи́ческая** abnorme psychische Reaktion *f*
~, **перекрёстная** Kreuzreaktion *f*, Überlappungsreaktion *f*
~ **перерожде́ния** Entartungsreaktion *f*
~, **пероксида́зная** Peroxydase-Reaktion *f*
~ **повы́шенной чувстви́тельности** Überempfindlichkeitsreaktion *f*
~, **после́довательная** Folgereaktion *f*
~, **прижи́зненная** supravitale Reaktion *f*
~, **примити́вная** Primitivreaktion *f*
~ **просветле́ния** Aufhellungsreaktion *f*
~, **психоге́нная** Erlebnisreaktion *f*
~, **психопати́ческая** psychopathische Reaktion *f*
~, **рефлекто́рная** reflektorische Reaktion *f*
~ **свя́зывания комплеме́нта** Komplementbindungsreaktion *f*
~, **систе́мная** Systemreaktion *f*
~, **сопряжённая** Kopplungsreaktion *f*
~, **сутя́жная** querulatorische Reaktion *f*
~, **сывороточноподо́бная** serumkrankheitsähnliche Reaktion *f*
~, **тетани́ческая** tetanische Reaktion *f*
~, **тка́невая** Gewebsreaktion *f*
~, **то́ксико-аллерги́ческая** toxiko-allergische Reaktion *f*
~ **токси́н — антитокси́н** Toxin-Antitoxin-Reaktion *f*
~ **торможе́ния гемагглютина́ции** Hämagglutinationshemmungstest *m*
~ **«трансплanта́т про́тив хозя́ина»** Graft-versus-Host-Reaktion *f*
~, **трансфузио́нная** Transfusionsreaktion *f*
~, **фагоцита́рная** phagozytische Reaktion *f*
~, **ферментати́вная** Enzymreaktion *f*
~, **хими́ческая** chemische Reaktion *f*
~ **«хозя́ин про́тив трансплanта́та»** Host-versus-Graft-Reaktion *f*
~, **цепна́я** Kettenreaktion *f*
~, **шизофрени́ческая** schizophrene Reaktion *f*
~, **экзотерми́ческая** exotherme Reaktion *f*
~, **эндотерми́ческая** endotherme Reaktion *f*
реализа́тор *m* **по́ла** Geschlechtsbestimmer *m*
реампута́ция *f* Reamputation *f*
реанима́ция *f* Reanimation *f*, Wiederbelebung *f*
реанкило́з *m* **стре́мени** Refixation *f* des Steigbügels
реаэра́ция *f* Wiederbelüftung *f*
ребёнок *m* Kind *n*
~, **вска́рмливаемый иску́сственно** Flaschenkind *n*
~, **грудно́й** Säugling *m*
~, **доно́шенный** ausgetragenes [reifgeborenes] Kind *n*
~ **дошко́льного во́зраста** Vorschulkind *n*

~, недонóшенный Frühgeborene *m*
~, перенóшенный übergetragenes Kind *n*
ребрó *n* Rippe *f*
~, и́стинное wahre Rippe *f*
~, кóстное Rippenknochen *m*
~, лóжное falsche Rippe *f*
~ мáтки Uteruskante *f*
ревакцинáция *f* Wiederimpfung *f*, Auffrischimpfung *f*
реваскуляризáция *f* Revaskularisation *f*
ревербераáция *f* 1. Wiederhall *m*, Schallreflexion *f* 2. Licht(strahlen)-Reflexion *f*
ревéрсия *f* Reversion *f*
рéверс-мутáция *f* Reversmutation *f*, reversible mutation *(engl.)*
реверти́рование *n* Revertierung *f*
реви́зия *f* Revision *f*
~ брюшнóй пóлости Bauchhöhlenrevision *f*
~ óбщего жёлчного протóка Choledochusrevision *f*
~ рáны Wundrevision *f*
ревмати́зм *m* rheumatisches Fieber *n* und rheumatische Herzerkrankung *f*
~, акти́вный rheumatisches Fieber *n*
~, неакти́вный Zustand *m* nach überstandenem rheumatischem Fieber
ревмати́ческий rheumatisch
ревматолóгия *f* Rheumatologie *f*
ревмокарди́т *m* rheumatische Karditis *f*
~, возврáтный rekurrente Rheumokarditis *f*
~, перви́чный Erstattacke *f* der rheumatischen Karditis
рéвность *f* Eifersucht *f*
~, патологи́ческая abnorme Eifersucht *f*
~, сверхцéнная überwertige Eifersuchtsidee *f*
регенерáция *f* Regeneration *f*
~, атипи́ческая atypische Regeneration *f*
~, внутриклéточная intrazelluläre Regeneration *f*
~ вóздуха Luftregeneration *f*
~, восстанови́тельная reparative Regeneration *f*
~, избы́точная Superregeneration *f*
~ мы́шцы Muskelregeneration *f*
~ кóсти Knochenregeneration *f*
~ лечéбной гря́зи Schlammregeneration *f*
~, пóлная vollständige [vollkommene] Regeneration *f*
~, репарати́вная reparative Regeneration *f*
~ эпитéлия Epithelregeneration *f*
регидратáция *f* Rehydratation *f*
реги́стр *m* Register *n*
~ гóлоса Stimmlage *f*
~, óпухолевый Tumorregister *n*
регистратýра *f* Registratur *f*
регистрáция *f* 1. Registrierung *f*, Registrieren *n* 2. *Gen.* Auslese *f*, Erfassung *f*
~ болéзней Krankheitsregistrierung *f*
~, долговрéменная Langzeitschreibung *f*, Dauerregistrierung *f*
~, исчéрпывающая erschöpfende Auslese *f*
~, многокрáтная multiple Auslese *f*
~, пóлная vollständige Auslese *f*
~, поодинóчная Einzelauslese *f*
~ пýльса Pulsregistrierung *f*
~ рождáемости Geburtenregistrierung *f*
регрéсс *m*, филогенети́ческий phylogenetischer Rückschritt *m*
регрéссия *f* Regression *f*
~ дочь — мать Tochter-Mutter-Regression *f*
~ óпухоли Tumorregression *f*
~ óпухоли, послелучевáя strahleninduzierte Tumorregression *f*
~ óпухоли, спонтáнная spontane Tumorregression *f*
~, психи́ческая psychische Regression *f*
рéгулы *pl* Menstruation *f*, Regelblutung *f*
регуля́тор *m* Regler *m*
~ рóста Wachstumsregulator *m*
~ фýнкций Funktionsregler *m*
регуля́ция *f* Regelung *f*
~, вегетати́вная vegetative Regulation *f*
~, гуморáльная humorale Regelung *f*
~ кислóтно-щелочнóго равновéсия Säure-Basen-Regulation *f*
~, нейрогуморáльная neurohumorale Regulation *f*
~ пóзы (Körper-)Haltungsausgleich *m*
~, экстрапирами́дная extrapyramidale Regelung *f*
регургитáция *f* Regurgitation *f*
редуктáза *f* Reduktase *f*
редýкция *f* Reduktion *f*
~, двойнáя doppelte Reduktion *f*
~ жевáтельного аппарáта, филогенети́ческая phylogenetische Gebißreduktion *f*
~, избирáтельная gerichtete Reduktion *f*, Selektivreduktion *f*
~, соматическая somatische Reduktion *f*
~ числá хромосóм Chromosomenzahlreduktion *f*
редупликáция *f* Reduplikation *f*
режи́м *m* Regime *n*
~, вóдно-солевóй Wasser- und Salzregime *n*
~, дви́гательный Bewegungsregime *n*
~ дня Tagesregime *n*
~, климатотерапевти́ческий klimatherapeutisches Regime *n*
~ кормлéния Ernährungsregime *n*
~, курóртный Kurortregime *n*
~ питáния Ernährungsregime *n*
~, питьевóй Trinkregime *n*
~, постéльный Bettruhe *f*
~, санатóрный Sanatorium-Regime *n*
~, световóй Beleuchtungsverhältnisse *n pl*
~, температýрный Wärmeregime *n*
~ трудá Arbeitszeitregime *n*
~ учéбных заня́тий Unterrichtsregime *n*
~, щадя́щий Schonregime *n*
резектоскóп *m* Resektoskop *n*
резéкция *f* Resektion *f*, Teilentfernung *f*
~ брóнха Bronchusresektion *f*
~ брóнха, манжéтная [циркуля́рная] Manschettenbronchusresektion *f*
~ верхýшки кóрня зýба Zahnwurzelresektion *f*
~ голóвки бедрá Schenkelkopfentfernung *f*
~ гортáни Kehlkopf(teil)resektion *f*
~ Грéкова Grekow-Resektion *f (wegen Verschlingung)*
~ желýдка Magenresektion *f*
~ желýдка, субтотáльная subtotale Magenresektion *f*
~ кишки́ Darmresektion *f*, Darmabtragung *f*

~, клинови́дная Keilresektion *f*
~ колéнного сустáва Knie(gelenk)resektion *f*
~ Кóрнева Kornew-Methode *f* der Kniegelenkresektion *(wegen Tuberkulose)*
~ кóсти, клинови́дная Keilosteotomie *f*
~ лёгкого Lungenresektion *f*
~ лёгкого, сегментáрная Lungensegmentresektion *f*, Lungensegmentektomie *f*
~ Николáева Nikolajew-Kropfresektion *f*
~ носовóй перегорóдки Septumresektion *f*
~ носовы́х рáковин Nasenmuschelresektion *f*, Konchotomie *f*
~, окóнчатая Fensterresektion *f*
~, панкреатодуоденáльная Duodenopankreatektomie *f*
~ пéчени, сегментáрная Lebersegmentresektion *f*
~ пограни́чного ствола́ Grenzstrangresektion *f*, Sympathektomie *f*
~ пóчки Nieren(teil)resektion *f*
~ предстáтельной железы́ Prostataresektion *f*
~ приврáтника Pylorusresektion *f*
~ ребрá Rippenresektion *f*
~ сáльника Netzresektion *f*
~, сегментáрная Segmentresektion *f*
~, секторáльная Sektoralresektion *f*
~ сустáва Gelenkresektion *f*
~ чéлюсти Kieferresektion *f*
~ шéйки мочевóго пузыря́ Blasenhalsresektion *f*
~, экономная sparsame Resektion *f*
резéрв *m* Reserve *f*
~ аккомодáции Akkomodationsreserve *f*
~ дыхáния Atemreserve *f*
~ фýзии Fusionsbreite *f*
~, щелочнóй Alkalireserve *f*
резéц *m* Schneidezahn *m*
резеци́ровать resezieren
резидуáльный residual
резистéнтность *f* Resistenz *f*, Widerstandsfähigkeit *f*
~, группова́я Gruppenresistenz *f*
~, иммунологи́ческая immunologische Resistenz *f*, Immuntoleranz *f*, Unempfänglichkeit *f*
~, перекрёстная Kreuzresistenz *f*
рéзкость *f* рентгéновского изображéния Röntgenbildschärfe *f*
резонáнс *m*, аффекти́вный emotionale Resonanz *f*
резонáтор *m* Resonator *m*, Mitschwinger *m*
резонёрство *n* Grübelei *f*, Grübeln *n*
резóрбция *f* Resorption *f*
~ кóсти Knochenresorption *f*
~ мочи́, обрáтная Harnrückresorption *f*
результáт *m* Erfolg *m*, Ergebnis *n*; Effekt *m*
~ лечéния Behandlungserfolg *m*, Behandlungsergebnis *n*
~ оперáции Operationserfolg *m*
~ раздражéния Reizfolge *f*
результáты *m pl*, отдалённые Spätergebnisse *n pl*
рéзус-антителá *pl* Rh-Antikörper *n pl*
рéзус-несовмести́мость *f* Rh-Inkompatibilität *f*
рéзус-отрицáтельный rh-negativ
рéзус-положи́тельный rh-positiv
рéзус-фáктор *m* Rhesus(-Faktor) *m*, Rh

реимплантáция *f* Re(im)plantation *f*, Wiedereinpflanzen *n*
реинтегрáция *f* Wiedereingliederung *f*
реинфéкция *f* Reinfektion *f*
реинфýзия *f* Reinfusion *f*
рекальцификáция *f* плáзмы Plasmarekalzifizierung *f*
реканализáция *f* Rekanalisation *f*
~ трóмба Rekanalisation *f* des Thrombus
рекапитуля́ция *f* Rekapitulation *f*
реклинáция *f* Reklination *f*, Rückwärtsbiegen *n*
рекомбинáция *f* Rekombination *f*
~ бактéрий Bakterienrekombination *f*
~ бактериофáгов Bakteriophagenrekombination *f*
~, межгéнная Intergenrekombination *f*
~, митоти́ческая mitotische Rekombination *f*
~ профáгов Prophagenrekombination *f*
~ хромосóм Chromosomenrekombination *f*
рекомендáция *f* Empfehlung *f*
~, врачéбная ärztliche Empfehlung *f*
~ Всеми́рной организáции здравоохранéния Empfehlung *f* der Gesundheitsweltorganisation, WHO-Empfehlung *f*
~, генети́ческая genetischer Rat *m*
рекомпрéссия *f* Rekompression *f*
реконвалесцéнт *m* Genesende *m*, Rekonvaleszent *m*
реконвалесцéнция *f* Genesung *f*
реконстрýкция *f* ви́русов Virenrekonstruktion *f*
ректификáция *f* Rektifikation *f*
ректоколи́т *m* Rektokolitis *f*
ректопекси́я *f* Mastdarmanheftung *f*
ректороманоскопи́я *f* Rektoromanoskopie *f*
ректосигмоиди́т *m* Rektosigmoiditis *f*
ректосигмоидэктоми́я *f* Rektosigmoidektomie *f*
ректоскóп *m* Rektoskop *n*, Mastdarmspiegel *m*
~ с волокóнным световóдом Rektoskop *n* mit Faserlichtleiter
~ с холóдным освещéнием Kaltlichtrektoskop *n*
ректоскопи́я *f* Rektoskopie *f*
ректотоми́я *f* Mastdarmschnitt *m*
релаксáнты *m pl* Relaxantien *n pl*, Entspannungsmittel *n pl*
релаксáция *f* Relaxation *f*
~ диафрáгмы Zwerchfellerschlaffung *f*
~, медикаментóзная pharmakogene Entspannung *f*
~ мышц Muskelentspannung *f*
~, психотерапевти́ческая psychotherapeutische Entspannung *f*
релапаротоми́я *f* Bauchhöhlenwiedereröffnung *f*
релевáнтный relevant
рельéф *m* склáдок Faltenrelief *n*
ремéнь *m* для вытяжéния Zuggurt *m*
реми́ссия *f* Remission *f*
~, гиперстени́ческая hypersthenische Remission *f*
~, пóлная Vollremission *f*
~, спонтáнная Spontanremission *f*
рени́н *m* Renin *n*
реновазографи́я *f* Renovasographie *f*
ренограмма *f* Renogramm *n*, Nierenaufnahme *f*
ренографи́я *f* Renographie *f*, Nierenröntgendarstellung *f*
~, радиоизотóпная Radioisotopennephrographie *f*

рентгеноанато́мия *f* röntgenologische Anatomie *f*
рентгеноангиографи́я *f*, рентгеновазографи́я *f* Röntgenangiographie *f*
рентгеногра́мма *f* Röntgenogramm *n*, Röntgenbild *n*
~, конта́ктная Röntgenkontaktaufnahme *f*
рентгенограмметри́я *f* Röntgenogrammetrie *f*
рентгенографи́я *f* Röntgenographie *f*, Röntgenaufnahme *f*
~, безэкра́нная schirmlose Röntgenographie *f*
~, конта́ктная Röntgenkontaktaufnahme *f*, Röntgenkontaktdarstellung *f*
~, контра́стная Röntgenkontrastdarstellung *f*
~, прице́льная gezielte Röntgenaufnahme *f*
~, сери́йная Röntgenreihenuntersuchung *f*
~ с прямы́м увеличе́нием Röntgenographie *f* mit gerader Vergrößerung
~, «суха́я» Xeroradiographie *f*
рентгеноденситометри́я *f* Röntgendensitometrie *f*
рентгенодиагно́стика *f* Röntgendiagnostik *f*
~, дифференциа́льная Differentialröntgendiagnostik *f*
~, неотло́жная urgente Röntgendiagnostik *f*
~, посме́ртная postmortale Röntgendiagnostik *f*
~, прижи́зненная vitale Röntgendiagnostik *f*
~, топи́ческая topische Röntgendiagnostik *f*
~, урге́нтная urgente Röntgendiagnostik *f*
рентгенокардиометри́я *f* Röntgenherzmessung *f*
рентгенокимографи́я *f* Röntgenkymographie *f*
~, многощелева́я vielspaltige Röntgenkymographie *f*
~, непреры́вная laufende Röntgenkymographie *f*
~, ступе́нчатая Stufenröntgenkymographie *f*
рентгенолимфографи́я *f* Röntgenlymphographie *f*, Lymphographie *f*
рентгенологи́ческий röntgenologisch
рентгеноло́гия *f* Röntgenologie *f*
~, стоматологи́ческая zahnärztliche Röntgenologie *f*
рентгено́метр *m* Dosisleistungsmesser *m*
рентгеномикроско́п *m* Röntgenmikroskop *n*
рентгеноостеоло́гия *f* Röntgenosteologie *f*
рентгеноскопи́я *f* Röntgendurchleuchtung *f*, Röntgenoskopie *f*
рентгеностереоскопи́я *f* Röntgenstereoskopie *f*
рентгенотелеви́дение *n* Röntgenfernsehen *n*
рентгенотерапи́я *f* Röntgentherapie *f*
~, глубо́кая Röntgentiefentherapie *f*
рентгенотомографи́я *f* Röntgenschichtverfahren *n*, Stratigraphie *f*
рентгеноустано́вка *f* Röntgenanlage *f*, Röntgeneinrichtung *f*
рентгенофлюорографи́я *f* Fluorographie *f*, Röntgenschirmbildverfahren *n*
рентгеноцервикогистерографи́я *f* Röntgenzervikohysterographie *f*
рентгеноцистографи́я *f* Röntgenozystographie *f*
рентгеноцистоуретрографи́я *f* Röntgenzystourethrographie *f*
рентгеноэлектрокимографи́я *f* Elektroröntgenkymographie *f*
реоба́за *f* Rheobase *f*
реови́рус *m* Reovirus *n*
реогепатографи́я *f* Rheohepatographie *f*
реографи́я *f* Rheo(angio)graphie *f*
реокардиографи́я *f* Rheokardiographie *f*
реоло́гия *f* Rheologie *f*, Fließkunde *f*
~ кро́ви Blutrheologie *f*
рео́метр *m* Rheometer *n*
реоплетизмографи́я *f* Rheoplethysmographie *f*, Impedanzplethysmographie *f*
реорганиза́ция *f*, сегме́нтная Segmentrearrangement *n*
репара́ция *f* Reparation *f*; Wiederherstellung *f*, reparative Regeneration *f*
репелле́нт *m* Repellent *n*, Abschreckungsmittel *n*
репланта́ция *f* Replantation *f*
~ зу́ба Zahnreimplantation *f*, Zahnrück(ein)pflanzung *f*
реплика́тор *m* Replikator *m*
реплика́ция *f* Replikation *f*, Reproduktion *f*
~, автоно́мная Autonomreplikation *f*
~ ви́русов Virusreplikation *f*
~, поля́рная Polarreplikation *f*
реплико́н *m* Replikon *n*
репневматиза́ция *f* Repneumatisation *f*
репози́ция *f* Reposition *f*, Lageberichtigung *f*
реполяриза́ция *f* Repolarisation *f*
~, преждевре́менная vorzeitige Repolarisation *f*
репре́ссия *f* Repression *f*
~, катаболи́ческая katabolische Repression *f*
репри́за *f* Reprise *f*
репроду́кция *f* ви́руса Virusreproduktion *f*
ресни́цы *f pl* Augenwimpern *f pl*
ресни́чка *f* Zilie *f*
~, неподви́жная Stereozilie *f*
~, подви́жная Kinozilie *f*, Flimmerhärchen *n*
ресоциализа́ция *f* психи́ческих больны́х Resozialisation *f* der psychischen Kranken
респира́тор *m* 1. Respirator *m*, Atemschutzmaske *f* 2. Atemgerät *n*, Beatmungsgerät *n*
~, кира́сный Panzer-Respirator *m*
~, кислоро́дный Sauerstoffbeatmungsgerät *n*
~, объёмный volumengesteuerter Respirator *m*
~ по давле́нию druckgesteuerter Respirator *m*, Preßluftatemgerät *n*
~, противопылево́й Staubrespirator *m*
~, ручно́й Handbeatmungsgerät *n*
~, фильтру́ющий Filteratemgerät *n*
~, шла́нговый Druckschlauchgerät *n*
респира́тор-повя́зка *m* Staubmaske *f*
респира́ция *f*, дли́тельная Langzeitbeatmung *f*
респиро́метр *m* Respirometer *n*
рестено́з *m* Restenose *f*
ретарда́ция *f* Retardation *f*
~ проце́ссов разви́тия Retardation *f* des Wachstums
рете́нция *f* Retention *f*, Zurückhaltung *f*; Behalten *n* (*der Gedächtnisspuren*)
~ зу́ба Zahnretention *f*
~, пузы́рная vesikale Retention *f*
ретикулёз *m* Retikulose *f*, Retikuloendotheliose *f*
~ ко́жи Hautretikulose *f*
~, липомеланоти́ческий lipomelanotische Retikulose *f*, Pautrier-Woringer-Krankheit *f*
~ по́сле коша́чьей цара́пины Katzenkratzkrankheit *f*
ретикулёма *f* Retikulom *n*

ретикулолимфомато́з *m*, **макроглобулинеми́ческий** Makroglobulinretikulolymphomatose *f*, Waldenström-Krankheit *f*
ретикулосарко́ма *f* Retikulosarkom *n*, Retikulumzellsarkom *n*
ретикулоци́т *m* Retikulozyt *m*
ретикулоцито́з *m* Retikulozytose *f*
ретикулоэндоте́лий *m* Retikuloendothel *n*
ретикулоэндотелио́з *m* Retikuloendotheliose *f*
~, **инфекцио́нный** infektiöse Retikuloendotheliose *f*
~, **лейкеми́ческий** leukämische Retikuloendotheliose *f*
~, **липо́идный** lipoide Retikuloendotheliose *f*
~, **метаболи́ческий** metabolische Retikuloendotheliose *f*
~, **эпителио́идно-клёточный хрони́ческий** chronische Epithelzellenretikuloendotheliose *f*
ретикулоэндотелио́ма *f* Retikuloendotheliom *n*
ретикуля́рный retikulär
рети́на *f* Netzhaut *f*
ретини́т *m* Retinitis *f*, Netzhautentzündung *f*
ретинобласто́ма *f* Retinoblastom *n*
ретино́л *m* Retinol *n*, Vitamin *n* A, Axerophthol *n*
ретинопати́я *f* Retinopathie *f*
ретиноскиаскопи́я *f* Retinoskiaskopie *f*
ретиноско́п *m* Retinoskop *n*
ретинохориоиди́т *m*, **околососо́чковый [юкстапапилля́рный]** Jensen-Neuroretinitis *f*, *retinochorioiditis juxtapapillaris*
ретиноши́зис *m* Retinoschisis *f*, Netzhautspalte *f*
ретораколла́стика *f* Rethorakoplastik *f*
ретораkотоми́я *f* Rethorakotomie *f*
ретрави́рус *m* Retravirus *n*
ретрактози́м *m* Retraktozym *n*
ретра́ктор *m* Retraktor *m*, Rückzieher *m*
~, **ампутацио́нный** Amputationsretraktor *m*
~, **глазно́й** Augenretraktor *m*
~ **для предста́тельной железы́** Prostataretraktor *m*
ретрактоэнзи́м *m* Retraktozym *n*
ретра́кция *f* Retraktion *f*, Zurückziehung *f*
~ **десны́** Zahnfleischretraktion *f*
~ **кровяно́го сгу́стка** Blutgerinnselretraktion *f*
ретрансфу́зия *f* Retransfusion *f*
~ **кро́ви** Blutretransfusion *f*
ретровакци́на *f* Retrovakzine *f*
ретрове́рсия *f* Retroversion *f*
ретрогнати́я *f* Retrognathie *f*
ретрогра́дный retrograd, rückläufig
ретрокардиа́льный retrokardial
ретромамма́рный retromammär
ретромандибуля́рный retromandibulär
ретроперитонеа́льный retroperitoneal
ретропилори́ческий retropylorisch
ретропневмогра́мма *f* Retropneumogramm *n*
ретропневмографи́я *f* Retropneumographie *f*
ретропневмоперитоне́ум *m* Retropneumoperitoneum *n*
ретропози́ция *f* Retroposition *f*
~ **зубо́в** Gebißrückstand *m*
~ **ма́тки** *retropositio uteri*
ретростерна́льный retrosternal

ретрофлекси́я *f* Retroflexie *f*, Rückwärtsknickung *f*
~ **ма́тки** *retroflexio uteri*
ретроцека́льный retrozäkal
рефле́кс *m* Reflex *m*
~, **адду́кторный** Adduktorenreflex *m*
~ **аккомода́ции** Akkommodationsreflex *m*
~, **аксиа́льный** axialer Reflex *m*
~, **акусти́ческий** akustischer Reflex *m*
~, **ана́льный** Analreflex *m*
~, **антагонисти́ческий** antagonistischer Reflex *m*
~, **антидиурети́ческий** antidiuretischer Reflex *m*
~ **Аствацату́рова** Astwazaturow-Reflex *m* *(Merkmal der pseudobulbaren Lämung)*
~, **ахи́ллов** Achillessehnenreflex *m*
~, **безусло́вный** unbedingter Reflex *m*
~, **болево́й** Schmerz-Reflex *m*
~, **брюшно́й** Bauch(decken)reflex *m*
~, **букка́льный** Bukkalreflex *m*
~, **бульба́рный** Bulbarreflex *m*
~, **бульбокаверно́зный** Bulbocavernosus-Reflex *m*
~, **вазоконстрикто́рный** Vasokonstriktorenreflex *m*
~, **вдыха́тельный** Einatmungsreflex *m*
~, **вегетати́вный** vegetativer Reflex *m*
~, **вестибуломото́рный** vestibulomotorischer Reflex *m*
~, **висцера́льный** viszeraler Reflex *m*
~, **ви́сцеро-висцера́льный** viszeroviszeraler Reflex *m*
~, **висцеродерма́льный** viszerokutaner Reflex *m*
~, **волоско́вый** pilomotorischer Reflex *m*
~, **вре́менный** zeitweiliger Reflex *m*
~, **выдыха́тельный** Ausatmungsreflex *m*
~, **выпрями́тельный** Streckreflex *m*
~, **гальвани́ческий** galvanischer Reflex *m*
~, **глабелля́рный** Glabellarreflex *m*
~, **глазосерде́чный** okulokardialer Reflex *m*, Aschner-Reflex *m*
~, **глота́тельный** Schluckreflex *m*
~, **глютеа́льный** Glutäalreflex *m*
~, **горта́нный** Kehlkopfreflex *m*
~ **грудно́го соска́** Brustwarzenreflex *m*
~, **губно́й** Lippenreflex *m*
~, **дви́гательный** motorischer Reflex *m*
~, **депрессо́рный** Depressorreflex *m*
~, **диафрагма́льный** Zwerchfellreflex *m*
~, **дыха́тельный** respiratorischer Reflex *m*
~ **жёлчного пузыря́** Gallenblasenreflex *m*
~, **запа́здывающий** verspäteter Reflex *m*
~, **зрачко́вый** Pupillarreflex *m*, Pupillenreaktion *f*
~, **идеомото́рный** ideomotorischer Reflex *m*
~, **кардиоваскуля́рный** kardiovaskulärer Reflex *m*
~, **карпорадиа́льный** Radiusperiostreflex *m*
~, **кашлево́й** Hustenreflex *m*
~ **Кита́ева** Kitajew-Reflex *m* *(bei Mitralstenose)*
~, **ко́жно-мы́шечный** Haut-Muskel-Reflex *m*
~, **ко́жно-серде́чный** Haut-Herz-Reflex *m*
~, **ко́жный** Hautreflex *m*
~, **коле́нный** Patellar(sehnen)reflex *m*
~, **конъюнктива́льный** Konjunktivalreflex *m*
~, **ко́рковый** Rindenreflex *m*

~, кóртико-висцерáльный kortikoviszeraler Reflex *m*
~, кремáстерный Kremaster-Reflex *m*
~, лабирúнтный Labyrinthreflex *m*
~, лопáточно-плечевóй skapulohumeraler Reflex *m*
~, лопáточный Skapularisreflex *m*
~, лучевóй Radiusperiostreflex *m*
~, медиоплантáрный Medioplantarreflex *m*
~, межлопáточный Interskapularreflex *m*
~, мигáтельный Lidschlußreflex *m*, Blinzelreflex *m*
~, миостатúческий myostatischer Reflex *m*
~, мы́шечный Muskelreflex *m*
~, надбрóвный Supraorbitalreflex *m*
~, нёбный Palatumreflex *m*
~, нижнечелюстнóй Unterkieferreflex *m*
~, орбикуля́рный Orbikularisreflex *m*
~, ориентирóвочный Orientierungsreflex *m*
~, ортостатúческий orthostatischer Reflex *m*
~, периостáльный Periostreflex *m*
~, пиломотóрный pilomotorischer Reflex *m*
~, пилорúческий Pylorusreflex *m*
~, пищевóй Nahrungsreflex *m*
~, повы́шенный gesteigerter Reflex *m*
~, подборóдочный Mandibularreflex *m*
~, подóшвенный Plantarreflex *m*
~ пóзы Positionsreflex *m*
~, половóй Geschlechtsreflex *m*
~ положéния Positionsreflex *m*, Lagerungsreflex *m*
~ потоотделéния Schweißtriebreflex *m*
~, приобретённый erworbener Reflex *m*
~, пронáторный Pronatorreflex *m*
~, проприоцептúвный propriozeptiver Reflex *m*, Eigenreflex *m*
~, псевдобульбáрный Pseudobulbärreflex *m*
~, пузы́рный Vesikalreflex *m*
~, пя́стно-лучевóй karporadialer Reflex *m*
~ равновéсия Gleichgewichtsreflex *m*
~, разгибáтельный Streckreflex *m*, Extensorreflex *m*
~ растяжéния Dehnungsreflex *m*
~, рвóтный Würgreflex *m*
~, роговúчный Kornealreflex *m*, Hornhautreflex *m*
~ Россолúмо Rossolimo-Reflex *m* *(bei Pyramidenbahnstörung)*
~, световóй Lichtreflex *m*
~, сгибáтельно-локтевóй Bizeps(sehnen)reflex *m*
~ с дугú аóрты Aortenbogenreflex *m*
~, секретóрный sekretorischer Reflex *m*
~, скапуля́рный Skapularisreflex *m*
~ с каротúдного сúнуса Karotissinus-Reflex *m*
~, слуховóй Hörreflex *m*
~, слю́нный Speichelreflex *m*
~ смыкáния век Augenlidschlußreflex *m*
~ сóлнечного сплетéния Solar(plexus)reflex *m*
~, сосáтельный Saugreflex *m*
~, сосудосу́живающий vasokonstriktorischer Reflex *m*
~, стóпный Fußreflex *m*
~ стременнóй мы́шцы Stapediusreflex *m*
~ с трёхглáвой мы́шцы рукú Trizepssehnenreflex *m*
~, суммациóнный summarischer Reflex *m*
~, сухожúльный Sehnenreflex *m*
~, тонúческий tonischer Reflex *m*
~, тормознóй Hemmreflex *m*
~, ты́льно-стóпный Fußrückenreflex *m*
~ угрóзы Gefahr(en)reflex *m*
~, удлинúтельный Verlängungsreflex *m*
~, укоротúтельный Verkürzungsreflex *m*
~, ульнáрный Ulnarisreflex *m*
~, услóвный bedingter Reflex *m*
~, услóвный следовóй Spurenreflex *m*
~, установóчный Einstellungsreflex *m*, Stellreflex *m*
~, феморáльный Femoralreflex *m*
~, хватáтельный Greifreflex *m*
~, хоботкóвый Saugreflex *m*
~, четверохóлмный Vierhügelreflex *m*
~, чихáтельный Niesreflex *m*
~, шéйный Halsreflex *m*
~, экстрапирамúдный extrapyramidaler Reflex *m*
~, эпигастрáльный epigastrischer Reflex *m*
~, эрекциóнный Erektionsreflex *m*
~, эякуляциóнный Ejakulationsreflex *m*
~, ягодúчный Glutäalreflex *m*
~ язычкá Uvulareflex *m*
рефлексóграф *m* Reflexograph *m*
рефлексолóгия *f* Reflexologie *f*
рефлексотерапúя *f* Reflextherapie *f*; Akupunktur *f*
рефлéксы *m pl* **Бéхтерева** Bechterew-Reflexe *m pl (unterschiedliche Reflexe, die als Zeichen der Pyramidenbahnstörungen dienen)*
рефлéктор *m* Reflektor *m*, Reflexspiegel *m*
~, лóбный Stirnspiegel *m*, Hohlspiegel *m*
рефлю́кс *m* Reflux *m*, Rückfluß *m*, Regurgitation *f*
~, вéзико-уретерáльный vesikoureteraler Reflux *m*
~, дуоденогастрáльный duodenogastraler Reflux *m*
~, желу́дочно-пищевóдный Magen-Ösophagus-Reflux *m*
~ жёлчи Gallenrückfluß *m*
~, мочетóчниково-венóзный ureterovenöser Reflux *m*
~, пиеловенóзный pyelovenöser Reflux *m*
~, пиелоинтерстициáльный pyelointerstitieller Reflux *m*
~, пиелолимфатúческий pyelolymphatischer Reflux *m*
~, пиеlоренáльный pyelorenaler Reflux *m*, pyelorenaler Influx *m*
~, пиелотубуля́рный pyelotubulärer Reflux *m*
~, пóчечный renaler Reflux *m*
~, пузы́рно-пóчечный vesikorenaler Reflux *m*
~, субкапсуля́рный subkapsulärer Reflux *m*
~, тубуля́рный tubulärer Reflux *m*
~, уретровенóзный urethrovenöser Reflux *m*
рефлю́кс-эзофагúт *m* Refluxösophagitis *f*
рефрактéрность *f* refraktärer Zustand *m*, Unempfindlichkeit *f*

рефракто́метр *m* Refraktometer *n*, Refraktionsmesser *m*
~, **глазно́й** Augenrefraktometer *n*
~, **паралла́ксный** Parallaxenrefraktometer *n*
~, **погружно́й** Eintauchrefraktometer *n*
~, **при́зменный** Prismenrefraktometer *n*
~, **ручно́й** Handrefraktometer *n*
рефра́кция *f* Refraktion *f*
~ **гла́за** Refraktion *f* [Brechkraft *f*] des Auges
реце́пт *m* Rezept *n*
реце́птор *m* Rezeptor *m*, Reizempfänger *m*, Reizaufnehmer *m*
~, **болево́й** Schmerzrezeptor *m*
~, **гормона́льный** Hormonalrezeptor *m*
~, **диста́нтный** Distanzrezeptor *m*
~, **зри́тельный** Photorezeptor *m*
~, **инкапсули́рованный** eingekapselter Rezeptor *m*
~, **конта́ктный** Kontaktrezeptor *m*
~, **медиа́торный** Mediatorrezeptor *m*
~, **ноцицепти́вный** Schmerzrezeptor *m*, Nozirezeptor *m*
~, **обоня́тельный** Geruchsrezeptor *m*
~, **прессо́рный** Pressorezeptor *m*
~, **температу́рный** Thermorezeptor *m*
рецесси́вный rezessiv
рециди́в *m* Rezidiv *n*, Rückfall *m*
~ **боле́зни** Krankheitsrezidiv *n*
~, **ме́стный** Lokalrezidiv *n*
~ **о́пухоли** Tumorrezidiv *n*
~ **я́звенной боле́зни** Ulkuskrankheitsrezidiv *n*
~ **я́звы** Geschwürsrückfall *m*
реципие́нт *m* Empfänger *m*, Rezipient *m*
~ **кро́ви** Blutempfänger *m*
~, **универса́льный** Universalempfänger *m*
реципро́кный reziprok
рециркуля́ция *f* Rezirkulation *f*
~ **во́здуха** Luftrezirkulation *f*
речь *f* Sprache *f*
~, **бульба́рная** Bulbärsprache *f*
~, **вы́чурная** [**мане́рная**] bizarre [manierierte] Sprache *f*
~, **обстоя́тельная** umständliche Sprache *f*
~, **разгово́рная** Umgangssprache *f*
~, **сенсибилизи́рованная** sensibilisierte Sprache *f*
~, **слаща́вая** süßliche Sprache *f*
~, **шёпотная** Flüstersprache *f*
решётка *f*:
~, **демографи́ческая** demographisches Gitter *n*
~, **рентгенокимографи́ческая** Röntgenschlitzraster *m*
~, **рентгенотерапевти́ческая** Therapieraster *m*
рибонуклеа́за *f* Ribonuklease *f*
рибонуклеоти́д *m* Ribonukleotid *n*
рибосо́ма *f* Ribosom *n*
рибофлави́н *m* Riboflavin *n*, Vitamin *n* B_2
рибуло́за *f* Ribulosa *f*
риги́дность *f* Rigidität *f*, Starre *f*, Steifheit *f*, Umbiegsamkeit *f*
~, **воскови́дная** Wachssteifheit *f*
~, **децеребрацио́нная** Dezerebrierungsstarre *f*
~ **заты́лка** Nackensteifigkeit *f*, Genickkrampf *m*
~, **мы́шечная** Muskelrigor *m*, Muskelrigidität *f*, Muskelsteifigkeit *f*
~ **мышц ше́и** Starrhals *m*
~, **паллида́рная** Pallidumrigidität *f*
~, **психи́ческая** psychische Steifheit *f*
~, **экстрапирами́дная** extrapyramidale Rigidität *f*
ризартро́з *m* Rhizarthrose *f*
риккетсио́з *m* Rickettsiose *f*
~, **гама́зовый** Gamasidiosis *f*, Vogelmilbenkrätze *f*
~, **клещево́й** Zeckenrickettsiose *f*
~, **крыси́ный** Rattenrickettsiose *f*, Rattentyphus *m*
риккетсиопла́зма *f* Rickettsioplasma *n*
рини́т *m* Rhinitis *f*, Schnupfen *m*
~, **аллерги́ческий** allergische Rhinitis *f*, Heuschnupfen *m*
~, **атрофи́ческий** atrophische Rhinitis *f*
~, **вазомото́рный** vasomotorische [vasospastische] Rhinitis *f*, vasomotorischer Schnupfen *m*
~, **геморраги́ческий** hämorrhagische Rhinitis *f*
~, **гиперпласти́ческий** hyperplastische Rhinitis *f*
~, **гипертрофи́ческий** hyperthrophische Rhinitis *f*
~, **гоноре́йный** gonorrhoische Rhinitis *f*
~, **катара́льный** Nasenkatarrh *m*, katarrhalische Rhinitis *f*
~, **лека́рственный** medikamentöse Rhinitis *f*
~, **сухо́й пере́дний** *rhinitis sicca anterior*
~, **фибрино́зный** fibrinöse Rhinitis *f*
~, **хрони́ческий** chronischer Schnupfen *m*
ринобленоре́я *f* Rhinoblennorrhoe *f*
ринови́рус *m* Rhinovirus *n*
риноге́нный rhinogen
ринолали́я *f* Näseln *n*
~, **закры́тая** geschlossenes Näseln *n*
~, **откры́тая** offenes Näseln *n*
риноликворе́я *f* Rhinoliquorrhoe *f*
риноли́т *m* Rhinolith *m*, Nasenstein *m*
риноло́гия *f* Nasenheilkunde *f*
риноманометри́я *f* Rhinomanometrie *f*
риномиа́з *m* Rhinomyasis *f*
риномико́з *m* Rhinomykosis *f*
ринопла́стика *f* Nasenplastik *f*, Rhinoplastik *f*
ринораги́я *f* Rhinorrhagie *f*, starkes Nasenbluten *n*
ринореографи́я *f* Rhinorheographie *f*
ринореоманометри́я *f* Rhinorheomanometrie *f*
риноре́я *f* Rhinorrhoe *f*, profuser wäßriger Nasenausfluß *m*
риносклеро́ма *f* Rhinosklerom *n*
риноско́п *m* Rhinoskop *n*, Konchoskop *n*, Nasenspekulum *n*
риноскопи́я *f* Rhinoskopie *f*
~, **за́дняя** Spiegelung *f* des Nasenrachenraums
~, **пере́дняя** Nasenspiegelung *f*
риноспоридио́з *m* Rhinosporidiose *f*
ринофаринги́т *m* Rhinopharyngitis *f*
ринофи́ма *f* Rhinophym *n*, Knollennase *f*
ринофони́я *f* Näseln *n*, Rhinophonie *f*
риск *m* Risiko *n*
~, **высо́кий** High-Risiko *n*
~ **заболева́ния** Erkrankungsrisiko *n*
~, **ни́зкий** Low-Risiko *n*
~ **опера́ции** Operationsrisiko *n*
~ **рециди́ва** Wiederholungsrisiko *n*, recurrence risks (*engl.*)
~ **сме́рти** Todesrisiko *n*
~ **шо́ка** Schockrisiko *n*

рискóванный gefährlich, riskant
ритм *m* Rhythmus *m*
~, **биологи́ческий** biologischer Rhythmus *m*, Biorhythmus *m*
~, **блуждáющий** (*сердца*) Wanderrhythmus *m*
~ **Бóткина** Botkin-Herzrhytmus *m*, Wachtelschlag *m*
~ **выделéния, сýточный** Tagesausscheidungsrhythmus *m*
~ **галóпа** (*сердца*) Galopprhythmus *m*
~, **годовóй** Jahresrhythmus *m*
~ **жи́зни** Lebensrhythmus *m*
~, **идиоветрикуля́рный** (*сердца*) Kammerrhythmus *m*, idioventrikularer Rhythmus *m*
~, **конкури́рующий** (*сердца*) konkurrenter Rhythmus *m*
~, **«крóличий»** (*сердца*) Kaninchenrhythmus *m*, Kyniklokardie *f*
~, **навя́занный** (*сердца*) Schrittmacherrhythmus *m*
~, **основнóй** (*сердца*) Grundrhythmus *m*
~ **пéрепела** (*сердца*) Wachtelschlag *m*
~, **прáвильный** Eurhythmie *f*
~ **рабóты** Arbeitsrhythmus *m*
~, **сезóнный** jahreszeitlicher Biorhythmus *m*
~ **сна и бóдрствования** Schlaf-Wach-Rhythmus *m*
~, **сýточный** Tagesrhythmus *m*
~, **трёхчлéнный** (*сердца*) Dreirhythmus *m*
~, **узловóй** (*сердца*) Knotenherzrhythmus *m*, Nodalherzrhythmus *m*
~, **физиологи́ческий** Rhythmus *m* der physiologischen Funktionen
~, **циркадиáнный [циркáдный]** Zirkadianrhythmus *m*, zirkadianer Rhythmus *m*
~, **экзогéнный** exogener Rhytmus *m*
~, **эктопи́ческий** (*сердца*) ektopischer Rhythmus *m*
~, **эндогéнный** endogener Rhythmus *m*
ри́шта *f* Drakunkulose *f*
РНК-синтетáза *f* RNK-Synthetase *f*
рог *m* Horn *n*
~ **аммóнов** Ammonhorn *n*
~, **кóжный** Hauthorn *n*
~ **мáтки** Uterushorn *n*
~ **пýльпы зýба** Pulpahorn *n*
рогови́ца *f* Kornea *f*, Hornhaut *f* (des Auges)
~, **гигáнтская** Mega(lo)kornea *f*
~, **искýсственная** Hornhautprothese *f*
~, **коничéская** Keratokonus *m*
~, **мáлая** Mikrokornea *f*
~, **электроположи́тельная** elektropositive Kornea *f*
роди́льница *f* Wöchnerin *f*
родиóла *f* Fetthenne *f*
роди́тели *pl* Eltern *pl*
~ **пробáнда** Probandeneltern *pl*
родничóк *m* Fontanelle *f*
~, **зáдний [заты́лочный]** hintere [kleine] Fontanelle *f*, Hinterhauptsfontanelle *f*
~, **клинови́дный [крылови́дный]** Keilbeinfontanelle *f*, *Fonticulus sphenoidaiis*
~, **перéдний** vordere [große] Fontanelle *f*, Stirnfontanelle *f*, *Fonticulus frontalis*
~, **сосцеви́дный** Warzenfortsatzfontanelle *f*, *Fonticulus mastoideus*
родовспоможéние *n* Geburtshilfe *f*
родопси́н *m* Rhodopsin *n*, Sehpurpur *m*
родоразрешéние *n* Entbindung *f*
родослóвная *f* Sippentafel *f*, Stammbaum *m*, genealogische Tabelle *f*
родостимуля́ция *f* **Хмелёвского** Chmelewski-Wehenstimulation *f*
рóдственники *m pl* Verwandten *m pl*
~, **ближáйшие** nächste Angehörigen *m pl*
~, **бли́зкие** nahe Verwandten *m pl*
~, **дáльние** entfernte Verwandten *m pl*
~ **по мáтери** Verwandten *m pl* mütterlicherseits
~ **по отцý** Verwandten *m pl* väterlicherseits
родствó *n* Verwandtschaft *f*
~, **бли́зкое** nahe Verwandtschaft *f*
~, **крóвное** Blutsverwandtschaft *f*, Konsanguinität *f*
~ **роди́телей, крóвное** Elternkonsanguinität *f*
~ **I стéпени** Verwandtschaft *f* des 1. Grades
рóды *pl* Geburt *f*, Entbindung *f*
~, **бы́стрые** Schnellgeburt *f*
~ **двóйней** Zwillingsgeburt *f*
~, **запоздáлые** Spätgeburt *f*
~, **многоплóдные** Mehrlingsgeburt *f*
~, **несостоя́вшиеся** nicht aufgetretene Wehentätigkeit *f*, missed labour *(engl.)*
~, **преждеврéменные** Frühgeburt *f*
~, **преждеврéменные привы́чные** habituelle Frühgeburt *f*
~, **преждеврéменные угрожáющие** drohende Frühgeburt *f*
~, **самопроизвóльные** Spontangeburt *f*
~, **своеврéменные** Termingeburt *f*
~, **стреми́тельные** Sturzgeburt *f*
~, **сухи́е** trockene Geburt *f*
рóжа *f* Erysipel *n*, Rose *f*
~, **абсцеди́рующая** abszedierende Rose *f*
~, **бéлая** weißes Erysipel *n*
~, **буллёзная** Bläschenrotlauf *m*
~, **вакцинáльная** *erysipel vaccinale*
~, **втори́чная** sekundäres Erysipel *n*
~ **головы́** Kopfrose *f*
~ **лицá** Gesichtsrose *f*, Gesichtsrotlauf *m*
~, **лóжная** Pseudoerysipel *n*
~, **мигри́рующая** Wanderrose *f*
~, **некроти́ческая** nekrotisierendes Erysipel *n*
~, **перви́чная** primäres Erysipel *n*
~, **раневáя** Wundrose *f*
~, **рецидиви́рующая** rezidivierendes Erysipel *n*
~ **свинéй** Erysipeloid *n*
~ **сли́зистых оболóчек** Schleimhautrose *f*
рождáемость *f* Geburtenzahl *f*, Geburtenziffer *f*
рожени́ца *f* Kreißende *f*, Gebärende *f*
рожóк *m*:
~ **гортáни** Kehlkopfhorn *n*
~ **подъязы́чной кóсти** Zungenbeinhorn *n*
рóза *f* **ветрóв** Windrose *f*
розáцеа-конъюнктиви́т *m* Rosazea-Konjunktivitis *f*, Pseudophlyktäne *f*, Rosazea-Pseudophlyktäne *f*
розéола *f* Roseola *f*
~, **брюшнотифóзная** Typhusroseola *f*
рóкот *m*:

~, диастоли́ческий diastolisches Schwirren *n*
~, систоли́ческий systolisches Schwirren *n*
рост *m* **1.** Wachstum *n* **2.** Körpergröße *f*, Körperhöhe *f*
~, автоно́мный [аллоно́мный] autonomes Wachstum *n*
~, аппозицио́нный Appositionswachstum *n*
~, атипи́ческий atypisches Wachstum *n*
~, аутохто́нный autochtones Wachstum *n*
~ в длину́ Längenwachstum *n*
~ грануля́ции Granulationswuchs *m*
~, деструи́рующий [деструкти́вный] destruktives [destruierendes] Wachstum *n*
~, инвази́вный invasives Wachstum *n*
~, инфильтрати́вный [инфильтри́рующий] infiltratives [infiltrierendes] Wachstum *n*
~, ка́рликовый Zwergwuchs *m*, Nanosomie *f*
~ ко́сти Knochenwachstum *n*
~, мультицентри́ческий multizentrisches Wachstum *n*
~ населе́ния Bevölkerungszunahme *f*
~ о́пухоли Geschwulstwachstum *n*
~, периферийческий Randwachstum *n*
~ рожда́емости Geburtensteigerung *f*
~ сто́я Standhöhe *f*
~ те́ла Körperwachstum *n*
~, экзофи́тный exophytes Wachstum *n*
~, экспанси́вный expansives Wachstum *n*
~, эндофи́тный endophytes Wachstum *n*
рот *m* Mund *m*
ротово́й oral, mündlich
ротогло́тка *f* Mundrachenraum *m*
роторасшири́тель *m* Kiefersperrer *m*
~, винтово́й Mundschraube *f*
рубе́ц *m* Narbe *f*
~, гипертрофи́ческий hypertrophische Narbe *f*
~, глио́зный Glianarbe *f*, gliale Narbe *f*
~, глиомезенхи́мный gliomesenchymale Narbe *f*
~, кело́идный Wulstnarbe *f*, Keloidnarbe *f*
~, ко́жный Hautnarbe *f*
~, лапарото́мный Laparotomienarbe *f*
~ мы́шцы Muskelnarbe *f*
~ на ме́сте я́зви Geschwürsnarbe *f*
~, ожо́говый Verbrennungsnarbe *f*
~, послеоперацио́нный Operationsnarbe *f*
~, послео́спенный Pockennarbe *f*
~ по́сле оспопривива́ния Impfnarbe *f*
~ по́сле разре́за Schnittnarbe *f*
~, постинфа́рктный Infarktnarbe *f*
~, ранево́й Wundmal *n*
~ рогови́цы Hornhautnarbe *f*
~, соединительнотка́нный Bindegewebsnarbe *f*
~ сухожи́лия Sehnennarbe *f*
рубромико́з *m* Rubromykose *f*
руброфити́я *f* Rubrophytie *f*
рубцева́ние *n* Vernarbung *f*, Narbenbildung *f*
~ ра́ны Wundvernarbung *f*
~ я́звы Geschwürsvernarbung *f*
рубцо́вый narbig
рубцы́ *m pl* **бере́менной** *striae gravidarum*
рудиме́нт *m* Rudiment *n*
рука́ *f* Hand *f*; Arm *m*
~ гри́фа Greifenklaue *f*
~, когти́стая Klauenhand *f*
~, па́дающая Fallhand *f*
~ пра́чки Beefsteakhand *f*, Waschfrauenhand *f*
~, таламическая Thalamus-Hand *f*
рукодержа́тель *m* Armhalter *m*
рукоя́тка *f* Griff *m*, Stiel *m*
~ груди́ны Brustbeinhandgriff *m*
~ молото́чка Hammerhandgriff *m*, *Manubrium mallei*
румина́ция *f* Rumination *f*, Meryzismus *m*
~, психи́ческая Rumination *f*, Grübelzwang *m*, Grübelsucht *f*
ру́пия *f rupia*
ру́сло *n*:
~, кровено́сное Blutbahn *f*
~, микроциркуля́торное Endstrombahn *f*
рути́н *m* Rutin *n*
ру́чка *f*:
~ для гorта́нных зерка́л Kehlkopfspiegelhalter *m*
~ про́волочной пилы́ Drahtsägenhalter *m*
~ ска́льпеля Skalpellgriff *m*
рыльце *n* **ма́тки** Portio *f*
ряд *m*:
~, ве́рхний зубно́й Oberkiefergebiß *n*
~, зубно́й Gehege *n* der Zähne, Zahnreihe *f*
~, ни́жний зубно́й Unterkiefergebiß *n*
~, пёстрый bunte Reihe *f*
~ разведе́ний Verdünnungsreihe *f*
~, цветно́й bunte Reihe *f*

С

сади́зм *f* Sadismus *m*, Schmerzgeilheit *f*
са́йты *m pl*, **генети́ческие** genetic sites *(engl.)*
сакрализа́ция *f* Sakralisation *f*
сакродини́я *f* Sakrodynie *f*
сакроилеи́т *m* Sakroileitis *f*, Ileosakralarthritis *f*
сала́т *m*, **«слове́сный»** Wortsalat *m*
саливогландулёз *m*, **эпидеми́ческий** epidemische Salivoglandulose *f*
саливографи́я *f* Sialographie *f*
салуре́тики *m pl* Saluretika *n pl*, saluretische Mittel *n pl*
сальмоне́лла *f* Salmonella *f*
~ брюшно́го ти́фа typhöse Salmonella *f*, *Salmonella typhi*
~ мыши́ного ти́фа Mäusetyphusbazillus *m*, *Salmonella typhimurium*
~ парати́фа *Salmonella paratyphi*
сальмонеллёз *m* Salmonellose *f*
са́льник *m* Netz *n*
сальпинги́т *m* Salpingitis *f*, Eileiterentzündung *f*
сальпингографи́я *f* Salpingographie *f*
сальпингоотит *m*, **катара́льный** Tubenmittelohrkatarrh *m*
сальпингоофори́т *m* Salpingoooophoritis *f*
сальпингоскопи́я *f* Salpingoskopie *f*
сальпингостоми́я *f* Salpingostomie *f*, Tubenfistelung *f*
сальпингэктоми́я *f* Salpingektomie *f*
сальта́ция *f* Saltation *f*
самовнуше́ние *n* Autosuggestion *f*

самоизлече́ние *n* Selbstheilung *f*, Spontanheilung *f*
самолёт *m*, **санита́рный** Sanitätsflugzeug *m*
самолёт-лаборато́рия *f* Fluglabor *n*
самооце́нка *f* Selbstwerterleben *n*
самоочище́ние *n* (natürliche) Selbstreinigung *f*
~ **окружа́ющей среды́** (natürliche) Selbstreinigung *f* der Umwelt
самоперева́ривание *n* Selbstverdauung *f*; Autolyse *f*
самопи́сец *m* Selbstschreiber *m*, Registriergerät *n*, Schreibgerät *n*
~ **давле́ния** Druckschreiber *m*
~, **координа́тный** Koordinatenschreiber *m*
~ **с то́чечной за́писью** Punktschreiber *m*, Punktdrucker *m*
самоповрежде́ние *n* Selbstbeschädigung *f*
саморане́ние *n* Selbstverletzung *f*
самосозна́ние *n* Selbstbewußtsein *n*
самостимуля́ция *f* Eigenstimulation *f*
самоуби́йство *n* Suizid *m*, *n*, Selbstmord *m*
самоутвержде́ние *n* Selbstbehauptung *f*
самочу́вствие *n* Befinden *n*
~, **о́бщее** Allgemeinbefinden *n*
~, **хоро́шее** Wohlbefinden *n*
санато́рий *m* Sanatorium *n*, Kuranstalt *f*, Kurhaus *n*
~, **дневно́й** Tagessanatorium *n*
~ **ма́тери и ребёнка** Sanatorium *n* für Mutter und Kind
~, **неврологи́ческий** Nervenheilstätte *f*
~, **ночно́й** Nachtsanatorium *n*
~ **о́бщего ти́па** Allgemeinsanatorium *n*
~, **плаву́чий** Schiffssanatorium *n*
~, **специализи́рованный** Fachsanatorium *n*, Spezialsanatorium *n*
санато́рий-профилакто́рий *m* Sanatorium *n* für prophylaktische Betreuung
сана́ция *f* Sanierung *f*
~ **носогло́тки** Nasenrachensanierung *f*
~ **по́лости рта** Mundsanierung *f*
санинстру́ктор *m* Sanitätsunteroffizier *m*
сани́ровать sanieren
санита́р *m* Krankenpfleger *m*
санитари́я *f* Sanitätswesen *n*, Gesundheitswesen *n*
~, **жили́щно-коммуна́льная** Wohnungshygiene *f*
~, **пищева́я** hygienische Lebensmittelkontrolle *f*
~, **произво́дственная** Betriebshygiene *f*
санита́рка *f* Krankenpflegerin *f*
санита́рно-противоэпидеми́ческий seuchenhygienisch
санита́р-носи́льщик *m* Krankenträger *m*
сап *m* Rotz *m*, Maliasmus *m*, *malleus*
~, **ко́жный** Hautrotz *m*
~, **лёгочный** Lungenrotz *m*
~, **ло́жный** Melioidose *f*, Malleoidosis *f*
сапожо́к *m*, **ги́псовый** Gipsschuh *m*
сапрофи́т *m* Saprophyt *m*
сапфи́зм *m* Sapphismus *m*, lesbische Liebe *f*, Tribadie *f*
саркобла́ст *m* Sarkoblast *m*
сарко́ид *m* Sarkoid *n*
~, **диффу́зно-инфильтри́рующий** diffus infiltrierendes Sarkoid *n*
~, **крупноузлова́тый оча́говый** großknotiges herdförmiges Sarkoid *n*
~, **подко́жный** subkutanes Sarkoid *n*, Darier-Roussy-Sarkoid *n*
саркоидо́з *m* Sarkoidose *f*, Boeck-Krankheit *f*
саркокарцино́ма *f* Sarkokarzinom *n*, Karzinosarkom *n*
сарколе́мма *f* Sarkolemm *n*
сарко́ма *f* Sarkom *n*
~, **адвентициа́льная** Adventitialsarkom *n*
~, **альвеоля́рная** Alveolarsarkom *n*
~, **ангиопласти́ческая** angioplastisches Sarkom *n*, Angiosarkom *n*
~, **ботрио́идная** botryoides Sarkom *n*, Traubensarkom *n*, traubenartiges Sarkom *n*
~, **веретенокле́точная** Spindelzellsarkom *n*
~, **ви́русная** virales Sarkom *n*
~, **гигантокле́точная** Riesenzellensarkom *n*
~, **дифференци́рованная** differenziertes Sarkom *n*
~, **идиопати́ческая мно́жественная геморраги́ческая** multiples idiopathisches hämorrhagisches Sarkom *n*, Kaposi-Sarkom *n*
~, **иммунобла́стная** immunoblastisches Sarkom *n*
~, **круглокле́точная** Rundzellensarkom *n*, rundzelliges Sarkom *n*
~, **лучева́я** Strahlensarkom *n*
~ **ма́тки, строма́льная** stromogenes Uterussarkom *n*
~, **миксопласти́ческая** myxoplastisches Sarkom *n*, Myxosarkom *n*
~ **мя́гких тка́ней** Weichteilsarkom *n*
~, **остеобласти́ческая** osteoblastisches Sarkom *n*, Osteosarkom *n*
~, **остеоге́нная** osteogenes Sarkom *n*, Osteosarkom *n*
~, **остеолити́ческая** osteolytisches Sarkom *n*
~, **параоста́льная** paraossäres [paraostales] Sarkom *n*
~, **полимо́рфно-кле́точная** polymorphzelliges Sarkom *n*
~, **ретикулокле́точная** Retikulumzellsarkom *n*, Retikulosarkom *n*
~, **синовиа́льная** Synovialsarkom *n*
~ **сухожи́лий, светлокле́точная** klarzelliges Sehnensarkom *n*
~, **фасциоге́нная** fasziogenes Sarkom *n*
~, **эпителио́идно-кле́точная** Epithelioidzellensarkom *n*
саркопла́зма *f* Sarkoplasma *n*
сарци́ны *f pl* Sarzinen *f pl*
сатириа́з *m* Satyriasis *f*
сатура́ция *f* Saturation *f*
сатурни́зм *m* Saturnismus *m*, Bleivergiftung *f*
са́уна *f* Sauna *f*, finnisches Bad *n*
сафенэктоми́я *f* Rosenvenenentfernung *f*, Saphenektomie *f*
са́хар *m* Zucker *m*
~, **виногра́дный** Glukose *f*, Traubenzucker *m*
~, **моло́чный** Milchzucker *m*, Laktose *f*
~, **мы́шечный** Muskelzucker *m*
~, **солодо́вый** Maltose *f*
сахара́за *f* Sacharase *f*, Invertase *f*

сахари́метр *m* Sa(c)charimeter *n*, Zuckermesser *m*
~ **кро́ви** Blutzuckermeßgerät *n*
~, **мочево́й** Harnzuckermesser *m*
сбаланси́рованность *f* Ausgeglichenheit *f*
~ **аминокисло́т** Aminosäurenausgeglichenheit *f*
~ **пита́ния** bilanzierte Ernährung *f*
сбаланси́рованный ausgeglichen
сбор *m* **ана́мнеза** Anamnesenerhebung *f*
сведе́ние *n* **че́люстей** Trismus *m*, Kaumuskelkrampf *m*
сверле́ние *n* **зу́ба** Aufbohren *n* eines Zahnes
сверли́ть bohren
сверло́ *n* Bohrer *m*, Drillbohrer *m*
~, **копьеви́дное** Lanzettbohrer *m*
~, **ко́стное** Knochenbohrer *m*
~, **пло́ское** Flachbohrer *m*, Flachfräser *m*
~, **спира́льное** Spiralbohrer *m*
~, **чернов́ое** Vorbohrer *m*
свёртываемость *f* Gerinnbarkeit *f*
~ **кро́ви** Blutgerinnbarkeit *f*
свёртывание *n* Gerinnung *f*, Koagulation *f*; Pektisation *f*
~, **внутрисосу́дистое распространённое** disseminierte intravasale Gerinnung *f*
~ **ко́ек** Bettensperrung *f*
~ **кро́ви** Blutgerinnung *f*, Blutkoagulation *f*
свёртываться (*о крови*) gerinnen, koagulieren
сверхви́д *m* Superart *f*, supraspecies *(engl.)*
сверхдомини́рование *n* *Gen.* Superdominanz *f*, Überdominanz *f*
сверхоплодотворе́ние *n* Superfecundatio *f*, Überbefruchtung *f*
сверхпастериза́ция *f* Uperisation *f*
сверхреду́кция *f* Superreduktion *f*
свет *m* Licht *n*
~, **ослепля́ющий** blendendes Licht *n*
~, **отражённый** Reflexlicht *n*, Auflicht *n*
~, **па́дающий** auffallendes Licht *n*
~, **поляризо́ванный** polarisiertes Licht *n*
~, **проходя́щий** durchfallendes Licht *n*
~, **со́лнечный** Sonnenlicht *n*
свети́льник *m* Leuchte *f*
~, **бестенево́й** schattenfreie Leuchte *f*
~, **операцио́нный** Operations(saal)leuchte *f*
~, **потоло́чный** Deckenleuchte *f*
~ **прямо́го све́та** Direktluchte *f*
~, **штати́вный** Stativlampe *f*; Stativstrahler *m*
светобо́язнь *f* Lichtscheu *f*, Photophobie *f*
светово́д *m*, **стекловолоко́нный** Glasfaserlichtleiter *m*
световоспри́ятие *n* Lichtscheinwahrnehmung *f*
светолече́ние *n* Lichtbehandlung *f*, Phototherapie *f*; Chromo(photo)therapie *f*
светонепроница́емость *f* Lichtundurchlässigkeit *f*
светоощуще́ние *n* Lichtsinn *m*, Lichtempfindung *f*
светофи́льтр *m* Lichtfilter *n*; Farbfilter *n*
~, **абсорбцио́нный** Absorptionslichtfilter *n*
~, **нейтра́льный** Graufilter *n*
~, **поляризацио́нный** Polarisationsfilter *n*
светочувстви́тельность *f* Lichtempfindlichkeit *f*
свеча́ *f*:
~, **бактериа́льная** Bakterienfilter *n*
~, **фильтрова́льная** Filtrierkerze *f*
све́чи *f pl* Zäpfchen *n pl*, *suppositorien*
~, **геморроида́льные** Hämorrhoidalzäpfchen *n pl*
~, **уретра́льные** Harnröhrenkerzen *f pl*, Harnröhrenzäpfchen *n pl*
свиде́тельство *n*:
~ **об инвали́дности** Invalidenausweis *m*, Beschädigtenausweis *m*
~ **о нетрудоспосо́бности** Arbeitsunfähigkeitsschein *m*
~ **о сме́рти** Totenschein *m*
~ **о состо́янии здоро́вья** Gesundheitsschein *m*
сви́нка *f* epidemische Parotitis *f*, Ziegenpeter *m*, Mumps *m*
свищ *m* Fistel *f*
~, **антра́льный** Antrumfistel *f*
~, **бранхиоге́нный** Kiemen(gangs)fistel *f*
~, **бронхиа́льный** Bronchialfistel *f*
~, **бронхоплевра́льный** bronchopleurale Fistel *f*
~, **влага́лищный** Vaginalfistel *f*
~, **вну́тренний** innere Fistel *f*
~, **возду́шный** Luftfistel *f*
~, **гно́йный** eitrige Fistel *f*, Eitergang *m*
~, **гранули́рующий** Granulationsfistel *f*
~, **губови́дный** Lippenfistel *f*
~, **двойно́й** Doppelfistel *f*
~, **дуодена́льный** Duodenalfistel *f*
~, **желу́дочный** Magenfistel *f*; Gastrostoma *n*
~ **жёлчного пузыря́** Gallenblasenfistel *f*; Cholezystostoma *n*
~, **жёлчный** Gallen(wegs)fistel *f*
~ **за́днего прохо́да** Analfistel *f*, Afterfistel *f*
~, **зау́шный** retroaurikuläre Fistel *f*
~, **иску́сственный** künstliche Fistel *f*
~, **ка́ловый** Kotfistel *f*
~, **кише́чный** Darmfistel *f*
~, **ко́пчиковый** Steiß(bein)fistel *f*
~, **лёгочный** Lungenfistel *f*
~, **лигату́рный** Ligaturfistel *f*
~ **мле́чного хо́да** Milchfistel *f*
~ **моло́чной железы́** Brustdrüsenfistel *f*
~, **мочево́й** Harnfistel *f*, Urinfistel *f*
~, **мочето́чниковый** Harnleiterfistel *f*
~, **несформирова́вшийся** unvollständige [inkomplette] Fistel *f*
~, **панкреати́ческий** Pankreasfistel *f*
~, **параректа́льный** Pararektalfistel *f*
~, **печёночный** Leberfistel *f*
~, **пищево́дно-трахеа́льный** Ösophagotrachealfistel *f*
~, **пищево́дный** Speiseröhrenfistel *f*
~, **плевра́льный** Pleuralfistel *f*
~, **подборо́дочный** Kinnfistel *f*
~, **послеоперацио́нный** Operationsfistel *f*
~ **по́чечной лоха́нки** Nierenbeckenfistel *f*
~, **по́чечный** Nierenfistel *f*
~, **прямокише́чный** Rektalfistel *f*, Mastdarmfistel *f*
~, **пупо́чно-кише́чный** Nabeldarmfistel *f*
~, **пупо́чный** Nabelfistel *f*
~, **слюнно́й** Speichelfistel *f*
~, **сформирова́вшийся** vollständige [komplette] Fistel *f*
~, **трахеа́льный** Trachealfistel *f*

~, трýбчатый Röhrenfistel *f*
~, уретрáльный Harnröhrenfistel *f*, Urethralfistel *f*
~ ýха, врождённый kongenitale Ohrfistel *f*
~, холедоходуоденáльный Choledochoduodenalfistel *f*
~ шéи Halsfistel *f*
свод *m* Gewölbe *n*, *Fornix*
~ влагáлища Scheidengewölbe *n*
~ конъюнктúвы Bindehautgewölbe *n*
~ нёба Gaumengewölbe *n*
~ носоглóтки Rachendach *n*
~, поперéчный Quergewölbe *n*
~, продóльный Längsgewölbe *n*
~ чéрепа Schädelgewölbe *n*
свóйство *n* Eigenschaft *f*
~, канцерогéнное Karzinogenität *f*
~, кумулятúвное kumulative Eigenschaft *f*
~, приобретённое erworbene Eigenschaft *f*
~, реологúческое Fließeigenschaft *f*
~, эргономúческое ergonomische Eigenschaft *f*
СВЧ-терапúя *f* Ultrahochfrequenztherapie *f*, UHF-Therapie *f*, Höchstfrequenztherapie *f*
свя́зка *f* Band *n*, *Ligamentum*
~, боковáя Seitenband *n*
~, большеберцóвая боковáя tibiales Seitenband *n*
~ вéка Augenlidband *n*, Lidbändchen *n*
~ верхýшки зýба *Ligamentum apicis dentis*
~, голосовáя Stimmband *n*
~, дугообрáзная латерáльная Quadratusarkade *f*
~, дугообрáзная медиáльная Psoasarkade *f*
~, зýбчатая Zackenband *n*
~, крестообрáзная Kreuzband *n*
~, малоберцóвая боковáя fibulares Seitenband *n*
~ мáтки, крýглая rundes Mutterband *n*
~, междýжковая Zwischenbogenband *n*
~, межостúстая Zwischendornband *n*
~, надостúстая Dornspitzenband *n*
~ наковáльни Amboßband *n*
~, пáховая Leistenband *n*
~ пéчени, крýглая *Ligamentum teres hepatis*
~, подвздóшно-бéдренная *Ligamentum illiofemorale*
~, подóшвенная Fußsohlenband *n*
~, пращевúдная Schleuderband *n*
~, продóльная Längsband *n*
~, пупáртова *s.* свя́зка, пáховая
~, пя́точно-ладьевúдная Pfannenband *n*
~, реснúчная Linsenaufhängeapparat *m*, Zonulafaser *f*
~, укрепля́ющая Verstärkungsband *n*
свя́зки *f pl*, поддéрживающие надколéнную чáшечку Haltebänder *n pl* der Kniescheibe [der Patella]
связь *f*:
~, врéменная zeitweilige Verbindung *f*
~, высокоэргúческая [макроэргúческая] makroergische Bindung *f*
~, обрáтная Rückverbindung *f*, Rückkopplung *f*
сгиб *m* Beuge *f*
~, колéнный Kniebeuge *f*
~, локтевóй Ellenbeuge *f*
~, пáховый Leistenbeuge *f*
сгибáние *n* Beugung *f*, Flexion *f*
~ вбок Lateralflexion *f*, Seitwärtsneigung *f*
~ кúсти, ладóнное Palmarflexion *f*, Volarflexion *f*
~, недостáточное Beugedefizit *n*
~ стопы́, подóшвенное Plantarflexion *f*
~ тýловища Rumpfbeugung *f*
~, ты́льное Dorsalflexion *f*
сгибáтель *m* Beuger *m*
~ большóго пáльца кúсти Daumenbeuger *m*
~ большóго пáльца стопы́ Großzehenbeuger *m*
~ запя́стья, локтевóй ulnarer Handbeugemuskel *m*
~ запя́стья, лучевóй radialer Handbeugemuskel *m*
~ мизúнца кúсти Kleinfingerbeuger *m*
~ пáльцев кúсти, глубóкий tiefer Fingerbeuger *m*
~ пáльцев кúсти, повéрхностный oberflächlicher Fingerbeuger *m*
~ пáльцев стопы́ Zehenbeuger *m*
сгýсток *m* Gerinnsel *n*, Koagulum *n*, Klumpen *m*
~ крóви Blutgerinnsel *n*
~, фибрúновый Fibringerinnsel *n*
сгущéние *n* крóви Bluteindickung *f*
сдавлéние *n* Kompression *f*
~ головнóго мóзга Gehirnkompression *f*
~ груднóй клéтки Thoraxkompression *f*
~ лёгкого Lungenkompression *f*
~ нéрва Nervenkompression *f*
~ нéрвного корешкá Nervenwurzelkompression *f*
~ сосýда Gefäßkompression *f*
~ спиннóго мóзга Rückenmarkkompression *f*
сдáвленный komprimiert
сдвиг *m*:
~ лейкоцитáрной фóрмулы Leukozytenformelverschiebung *f*, Differentialblutbildverschiebung *f*
~, лúчностный Persönlichkeitsverschiebung *f*
~ перúода половóго созревáния Geschlechtsreifeschub *m*, Pubertätsschub *m*
~ прúкуса Bißverschiebung *f*
себорéя *f* Seborrhoe *f*, Schmerfluß *m*, Talgfluß *m*
~, густáя dichte Seborrhoe *f*
~, жúрная ölige Seborrhoe *f*
~, сухáя [чешýйчатая] trockene Seborrhoe *f*
сегмéнт *m* Segment *n*
~, бронхолёгочный bronchopulmonales Segment *n*, Lungensegment *n*
~, груднóй Brustsegment *n*
~, изофéнный isophänes Segment *n*
~, интерстициáльный interstitielles Segment *n*
~ конéчности Gliedabschnit *m*
~, кóстный Knochensegment *n*, Knochenabschnitt *m*
~ лёгкого Lungensegment *n*
~ мáтки Uterinsegment *n*
~, межцентрúческий interzentrisches Segment *n*
~, перемещённый verschobenes [disloziertes] Segment *n*
~ пéчени Lebersegment *n*
~, поясничный Lendensegment *n*
~ сосýда Gefäßsegment *n*, Gefäßabschnitt *m*
~ спиннóго мóзга Rückenmarksegment *n*

~ чéлюсти Kieferabschnitt *m*
~, шéйный Halssegment *n*
~ ЭКГ Segment *n* des EKG
сегментáция *f* Segmentierung *f*
~ ядрá Kernsegmentierung *f*
сегментэктомúя *f* Lungensegmentektomie *f*
седатúвный sedativ
седиментáция *f* Sedimentation *f*, Ausfällung *f*
сединá *f* ergrautes Haar *n*
седлó *n*, турéцкое Türkensattel *m*
сезóн *m* Saison *f*
~, купáльный Badezeit *f*, Badesaison *f*
~, курóртный Kurortsaison *f*, Brunnenzeit *f*
сезóнность *f* Saisonschwankungen *f pl*
~ заболевáемости Jahreszeitabhängigkeit *f* der Morbidität
сейсмокардиографúя *f* Seismokardiographie *f*
секвéстр *m* Sequester *m*
~, кóрковый [кортикáльный] Rindensequester *m*, Kortikal(is)sequester *m*
~, кóстно-мозговóй Marksequester *m*
~, кóстный Knochensequester *m*
~, пенетрúрующий penetrierender Sequester *m*
~, тканевóй Gewebssequester *m*
~, totáльный Totalsequester *m*
секвестрáция *f* Sequestration *f*
~ лёгкого Lungensequestration *f*
секвестротомúя *f* Sequestrotomie *f*
секрéт *m* Sekret *n*
~, бронхиáльный Bronchialsekret *n*
~, желýдочный Magensekret *n*
~, кишéчный Darmsekret *n*
секретúн *m* Sekretin *n*
секретóрный sekretorisch
секрéция *f* Absonderung *f*, Sekretion *f*
~, апокрúнная apokrine Sekretion *f*
~, внéшняя Exkretion *f*, äußere Sekretion *f*
~, внýтренняя Inkretion *f*, innere Sekretion *f*
~, голокрúнная holokrine Sekretion *f*
~ желýдка, базáльная Basalsekretion *f* des Magens
~, кишéчная Darmsekretion *f*
~, мерокрúнная merokrine Sekretion *f*
~ слюны́ Speichelabsonderung *f*
~, эккрúнная ekkrine Sekretion *f*
селезёнка *f* Milz *f*
~, блуждáющая Wandermilz *f*
~, подвúжная Wandermilz *f*
~, порфúрная Porphyrmilz *f*, Bauernwurstmilz *f*
~, придáточная Nebenmilz *f*
~, пятнúстая Fleckmilz *f*
~, сáговая Sagomilz *f*
~, сáльная Speckmilz *f*
~, септúческая septische Milzhyperplasie *f*
селéкция *f*, естéственная natürliche Selektion *f*, natürliche Auslese *f*
семéйный familiär
семинóма *f* Seminom *n*
~, сперматоцитáрная [сперматоцúтная] spermatozytäres Seminom *n*, Spermatozytom *n*
~ яúчка Hodenseminom *n*
семиолóгия *f*, семиóтика *f* Semiologie *f*, Semiotik *f*, Symptomatologie *f*
сéмьи *f pl*:
~, вторúчные сúбсовые sekundäre Geschwisterschaften *f pl*
~, многокрáтные *(более чем с одним больным)* multiple Familien *f pl*
~, мнóжественные сúбсовые Multiplex-Geschwisterschaften *f pl*
~, несегрегúрующие nichtsegregierende Familien *f pl*
~, полусúбсовые Halbgeschwisterfamilien *f pl*
~, простые *(с одним больным)* Simplex-Familien *f pl*
~ с высóким рúском High-ricks-Familien *f pl*
~, сегрегúрующие segregierende Familien *f pl*
~, сúбсовые Vollgeschwisterfamilien *f pl*, Geschwisterschaften *f pl*
~ с нúзким рúском Low-risks-Familien *f pl*
семяизвержéние *n* Ejakulation *f*, Samenerguß *m*
~, ночнóе Pollution *f*, nächtlicher Samenerguß *m*
семяпровóд *m* Samenleiter *m*
семятечéние *n* Spermatorrhoe *f*, Samenfluß *m*
сенестопатúя *f* Coenästhopathie *f*, hypochondrische Sensationen *f pl*
сенсибилизáция *f* Sensibilisierung *f*
~, контáктная Kontaktsensibilisierung *f*
~, перекрёстная Kreuzsensibilisierung *f*
сенсопатúи *f pl* pathologische Sensationen *f pl*
сепарáтор *m* Separator *m*, Trennvorrichtung *f*
сéпсис *m* Sepsis *f*
~, анаэрóбный Gasbazillensepsis *f*
~, гонокóкковый Gonokokkensepsis *f*
~, грибкóвый mykotische Sepsis *f*
~, кандидамикотúческий Kandidasepsis *f*
~, кóжный Hautsepsis *f*
~, кóли-бактериáльный [кóли-бациллярный] Koli-Sepsis *f*
~, криптогéнный kryptogenetische Sepsis *f*
~, латéнтный latente Sepsis *f*
~, менингокóкковый Meningokokkensepsis *f*
~, неонатáльный Sepsis *f* der Neugeborenen
~, операциóнный Operationssepsis *f*
~, острéйший fulminante [perakute] Sepsis *f*
~, отогéнный otogene Sepsis *f*
~, перитонеáльный peritoneale Sepsis *f*
~, пневмокóкковый Pneumo(kokken)sepsis *f*
~, послеабóртный postabortive Sepsis *f*
~, послеродовóй Puerperalsepsis *f*
~, пупóчный Nabelsepsis *f*
~, раневóй Wundsepsis *f*
~, ротовóй [стоматогéнный] Oralsepsis *f*, stomatogene Sepsis *f*
~, стрептокóкковый Streptokokkensepsis *f*
~, тонзиллогéнный tonsillogene Sepsis *f*
~, хронúческий Chroniosepsis *f*
септикогранулематóз *m* новорождённых Septikogranulomatose *f* der Neugeborenen
септикопиемúя *f* Septikopyämie *f*
септицемúя *f* Septikämie *f*
~, чумнáя Pest-Septikämie *f*
септúческий septisch
септотомúя *f* Septotomie *f*
сéра *f* Schwefel *m*
~, ушнáя Ohrenschmalz *n*
сéрдце *n* Herz *n*
~ астéника Asthenikerherz *n*, Tropfenherz *n*

~, **блуждáющее** Wanderherz *n*
~, **бы́чье** Ochsenherz *n*, *Cor bovinum*
~, **вертикáльно располóженное** Steillageherz *n*
~, **волосáтое [ворси́нчатое]** Zottenherz *n*
~, **жи́рное** Fettherz *n*, Herzverfettung *f*
~, **лёгочное** Lungenherz *n*
~, **микседематóзное** Myxödemherz *n*
~, **миоматóзное** Myomherz *n*
~, **пáнцирное** Panzerherz *n*
~, **пивнóе** Bierherz *n*
~, **подви́жное** Wanderherz *n*
~, **спорти́вное** Sportherz *n*, Athletenherz *n*
~, **стáрческое** Altersherz *n*
~, **тигрóвое** Tigerherz *n*
~, **тиреотокси́ческое** Basedowherz *n*, Kropfherz *n*
сердцебиéние *n* Herzklopfen *n*; Herzpalpitation *f*, Herzjagen *n*
серкля́ж *m* Gerclage *m*, äquatoriale Bulbuseinschnürung *f*
серогру́ппа *f* Serogruppe *f*
серодиагнóстика *f* Serodiagnostik *f*
серози́м *m* Serozym *n*
серози́т *m* Serositis *f*
~, **уреми́ческий** urämische (Poly-)Serositis *f*
серóзно-гнóйный seröseiterig, seropurulent
серóзно-фибринóзный serofibrinös
серóзный serös
серолóгия *f* Serologie *f*, Serumkunde *f*
серóма *f* Serom *n*
~ **брюшнóй стéнки** Bauchdeckenserom *n*
серонегати́вный seronegativ
серопневмоперикáрд *m* Seropneumoperikard *n*
серопневмотóракс *m* Seropneumothorax *m*
серопозити́вный seropositiv
серопрофилáктика *f* Seroprophylaxe *f*, Serumprophylaxe *f*
серотерапи́я *f* Serotherapie *f*
сероти́п *m* Serotyp *m*
серотони́н *m* Serotonin *n*, Enteramin *n*
сероци́т *m* Serozyt *m*
серп *m*:
~ **большóго мóзга** Großhirnsichel *f*
~ **вóздуха** Luftsichel *f*
~ **мозжечкá** Kleinhirnsichel *f*
серпови́дный sichelförmig
сертолиóма *f* Sertoliom *n*, Sertoli-Zelltumor *m*
сестрá *f* Schwester *f*
~, **дипломи́рованная медици́нская** Vollschwester *f*
~, **диспансéрная** Gesundheitsfürsorgerin *n*, Fürsorgerin *f*
~, **медици́нская** Krankenschwester *f*
~, **операциóнная** Operationsschwester *f*
~, **палáтная** Stationsschwester *f*
~, **стáршая (медици́нская)** Oberschwester *f*
сетеви́дный netzartig, netzförmig
сетчáтка *f* Netzhaut *f*, Retina *f*
~, **воронкообрáзная** trichterförmige Netzhaut *f*
сéтчатый retikulär
сеть *f* Netz *n*
~, **аптéчная** Apothekennetz *n*
~, **артериáльная** Arteriennetz *n*
~, **венóзная** Venennetz *n*
~, **капилля́рная** Kapillarnetz *n*
~, **капилля́рная концевáя** terminales Kapillarnetz *n*
~, **саркоплазмати́ческая** sarkoplasmatisches Retikulum *n*
~, **сосу́дистая** Gefäßnetz *n*
~, **чудéсная** Wundernetz *n*, *Rete mirabile*
~, **эндоплазмати́ческая** endoplasmatisches Retikulum *n*
~, **эндоплазмати́ческая агрануля́рная** agranuläres [glattes] endoplasmatisches Retikulum *n*
~, **я́дерная** Chromatinnetz *n*
сечéние *n*:
~ **астигмати́зма, глáвное** Hauptschnitt *m* des Astigmatismus
~, **кéсарево** Kaiserschnitt *m*, Schnittentbindung *f*
~, **кéсарево абдоминáльное** klassischer (abdominaler) Kaiserschnitt *m*, klassische (abdominale) Schnittentbindung *f*
~, **кéсарево внебрюши́нное** extraperitonealer Kaiserschnitt *m*
~, **кéсарево надлобкóвое** suprapubischer Kaiserschnitt *m*
~, **кéсарево чрезбрюши́нное** transperitonealer Kaiserschnitt *m*
~ **мочевóго пузыря́** Blasenschnitt *m*
сжáтие *n* Kompression *f*, Zusammenpressen *n*, Konstriktion *f*
сжимáть komprimieren, zusammenpressen
сиалadeни́т *m* Speicheldrüsenentzündung *f*, Sialadenitis *f*
сиаладенэктоми́я *f* Sial(o)adenektomie *f*, Speicheldrüsenextirpation *f*
сиалографи́я *f* Sialographie *f*
сиалодохоплáстика *f* Sialodochoplastik *f*
сиалолитиáзис *m* Sialolithiasis *f*, Speichelsteinleiden *n*
сиалолитотоми́я *f* Sialolithotomie *f*, Speichelsteinentfernung *f*
сиалорéя *f* Sialorrhoe *f*
сиалосканографи́я *f* Sialoszintigraphie *f*
сиалостáз *m* Sialostase *f*, Speichelverhaltung *f*
сибс-анáлиз *m* Geschwisteranalyse *f*
си́бсы *pl* Geschwister *pl*, Vollgeschwister *pl*, siblings *(engl.)*
сигмати́зм *m* Sigmatismus *m*; Lispeln *n*
сигмоиди́т *m* Sigmoiditis *f*
сигмоидоскóп *m* Sigmoidoskop *n*
~ **с волокóнной óптикой** faseroptisches Sigmoidoskop *n*
сигмопликáция *f* Sigmaanheftung *f*
сигмостоми́я *f* Sigmostomie *f*
сигнáл *m* Signal *n*, Zeichen *n*
~, **световóй** Lichtsignal *n*
~ **тревóги** Alarmsignal *n*
сигнализáция *f* Signalisierung *f*, Zeichengebung *f*
сидерóз *m* Siderose *f*
~ **глаз** Siderose *f* der Augen
~ **кóжи** Siderosis *f* der Haut
~ **лёгких, крáсный** rote Eisenlunge *f*, Lungenhämosiderose *f*
~, **мéстный** örtliche [lokale] Siderose *f*
~, **óбщий** allgemeine Hämosiderose *f*
~, **трансфузиóнный** Posttransfusionshämosiderose *f*

~ хруста́лика Eisenstar *m*
сидеропени́я *f* Sideropenie *f*, Eisenmangel *m*
сидеросилико́з *m* Siderosilikose *f*
сидерофа́г *m* Siderophag *m*
сидерофаги́я *f* Siderophagie *f*
сидероци́т *m* Siderozyt *m*
сико́з *m* Sykose *f*
~ **бороды́** Bartflechte *f*
си́ла *f*:
~, **абсолю́тная мы́шечная** absolute Muskelkraft *f*
~ **аккомода́ции** Akkommodationsbreite *f*, Akkommodationsfähigkeit *f*
~ **зву́ка** Schallintensität *f*
~ **изгна́ния** Austreibungskraft *f*
~, **мы́шечная** Muskelkraft *f*
~, **насо́сная** Pumpkraft *f*
~ **све́та** Lichtstärke *f*
~, **физи́ческая** Körperkraft *f*
силикоантрако́з *m* Anthrakosilikose *f*
силикоартри́т *m* Silikoarthritis *f*, Caplan-Syndrom *n*
силико́з *m* Silikose *f*, Quarzstaublunge *f*
силико́н *m* Silikon *n*
силикотуберкулёз *m* Silikotuberkulose *f*
си́лы *f pl*:
~, **защи́тные** Abwehrkräfte *f pl*, Widerstandskräfte *f pl*
~, **родовы́е** Geburtskräfte *f pl*
симбио́з *m* Symbiose *f*
~, **ви́русно-бактериа́льный** Virusbakteriensymbiose *f*
симблефаро́н *m* Symblepharon *n*, Verwachsung *f* der Bindehaut
симпаталги́я *f* Sympathalgie *f*
~ **лица́** Gesichtssympathalgie *f*
симпатикотони́я *f* Sympathikotonie *f*
симпати́ческий sympathisch
симпатобласто́ма *f* Sympathikoblastom *n*
симпатого́нии *f pl* Sympatogonien *f pl*
симпатогонио́ма *f* Sympath(ik)ogoniom *n*
симпатэктоми́я *f* Sympathikusresektion *f*
~, **грудна́я** Thoraxsympathektomie *f*
~, **периартериа́льная** periarterielle Sympathektomie *f*, Lériche-Operation *f*
~, **поясни́чная** Lumbalsympathektomie *f*
симпто́м *m* Symptom *n*, Krankheitszeichen *n*
~ **А́вцына — Киа́ри** Awzyn-Chiari-Zeichen *n*
~, **анамнести́ческий** anamnestisches Symptom *n*
~ **апельси́новой ко́рки** Apfelsinenschalenphänomen *n*
~ **артериа́льного пу́льса** Arterienpuls *m*, arterielle Pulsation *f*, «Druckpuls» *m*
~ **артериовено́зного перекрёста** Gunn-Zeichen *n*, Salus-Zeichen *n*
~ **ба́бочки** Schmetterlingssymptom *n*
~ **болта́ющейся руки́** Fallhandmerkmal *n*
~ **большо́го па́льца** (*кисти*) Daumenzeichen *n*; Mayerscher Grundgelenkreflex *m*
~ **Бо́ткина** Botkin-Zeichen *n (der Stenosis der Mitralklappe)*
~ **буди́льника** Weckuhrzeichen *n*
~ **Василе́нко** Wassilenko-Zeichen *n (1. der Cholezystitis 2. der Pylorusstenose)*
~, **веду́щий** Leitsymptom *n*
~ **ве́ера** Fächerphänomen *n*
~ **вено́зного пу́льса** Venenpulsation *f*
~ **вишнёвой ко́сточки** kirschroter Fleck *m*
~ **возду́шной поду́шки** Haltungsstereotypie *f* (*Liegen mit hochgehobenem Kopf*)
~ **врéзывания ни́ти** Ligaturzeichen *n*
~ **втяже́ния ко́жи** Hauteinziehungssymptom *n*
~ **выдвижно́го я́щика** Schubladensymptom *n*
~, **гла́вный** Hauptsymptom *n*
~ **Го́ворова** Goworow-Godelier-Zeichen *n*, Goworow-Zeichen *n (des typhus exanthematicus)*
~, **губно́й** Lippenzeichen *n*
~ **Гу́сева** Gussew-Zeichen *m (der chronischen Appendizitis)*
~ **жгута́** Rumpel-Leede-Phänomen *n*
~, **заты́лочный** Nackenzeichen *n*
~ **Заха́рьина** Sacharjin-Zeichen *n (der Cholezystitis)*
~ **зу́бчатого колеса́** Zahnradphänomen *n*
~ **истоще́ния** Entkräftungserscheinung *f*
~ **Ке́рнига** Kernig-Zeichen *n (des Meningismus)*
~, **клини́ческий** klinisches Symptom *n*
~ **колéнной ча́шечки** Patellarklonus *m*
~ **Кончало́вского — Ру́мпеля — Ле́еде** Kontschalowski-Rumpel-Leede-Zeichen *n*, Schlauchzeichen *n (Merkmal der erhöhten Kapillarbrüchigkeit)*
~ **Ко́роткова** Korotkow-Zeichen *n (zur Bestimmung der Kollateraldurchblutung bei Aneurismen)*
~ **Левинсо́на** Lewinson-Merkmal *n (der Meningitis)*
~ **лимо́нной ко́рки** Zitronenschalenphänomen *n*
~ **Ма́слова** Maslow-Zeichen *n (der Spasmophilie)*
~ **ме́дной про́волоки** Kupferdrahtreflex *m*
~ **мёртвых па́льцев** Totenfingersymptom *n*
~ **мише́ни** Zielsymptom *n*
~, **мозгово́й** Hirnsymptom *n*
~, **мозжечко́вый** Kleinhirnzeichen *n*
~ **натяже́ния** Dehnungssymptom *n*
~, **нача́льный** Initialsymptom *n*
~, **неврологи́ческий** Nervenerscheinung *f*
~ **Нико́льского** Nikolski-Zeichen *n (des echten Pemphygus)*
~ **ни́ши** Nischensymptom *n*
~ **обезья́ньей ла́пы** Affenhandstellung *f*
~ **обкра́дывания** Steal-Syndrom *n*
~, **объекти́вный** objektives Merkmal *n*
~ **О́ппеля** Zeichen *n* der Beindurchblutungsstörungen
~ **О́сипова** Ossipow-Zeichen *n (der endogenen Depression)*
~, **основно́й** Grundsymptom *n*
~, **оста́точный** Restsymptom *n*
~, **очаго́вый** Herdsymptom *n*, Fokalsymptom *n*
~ **очко́в** Augenbrillensymptom *n*
~ **Па́далки** Padalka-Zeichen *n (der Lymphadenopathie beim Abdominaltyphus oder bei der Ruhr)*
~ **Пастерна́цкого** Pasternazki-Merkmahl *n (der Nierenbeckenerkrankungen)*
~, **патогномони́чный** pathognomonisches Symptom *n*
~, **перви́чный** Erstsymptom *n*

~ «песо́чных часо́в» Sanduhrsymptom *n*
~ пирами́дного паре́за Pyramidenbahnlähmungssymptom *n*
~ площа́дки Plateau-Phänomen *n*
~ повы́шенного внутричерепно́го давле́ния Hirndrucksymptom *n*
~ прили́вов Hitzewallungssymptom *n*
~, психи́ческий негати́вный psychopathologisches Defektsymptom *n*
~, психи́ческий позити́вный produktives psychopathologisches Symptom *n*
~ «ра́нее ви́денного» Déjàvu-Erlebnis *n*
~, ра́нний Frühzeichen *n*, Frühmerkmal *n*
~ Ра́ухфуса Rauchfuß-Zeichen *n (bei exsudativer Pleuritis)*
~ Рома́нова Romanow-Zeichen *n (der Mediastinitis)*
~ рогови́чного кольца́ Kornealringsymptom *n*
~ са́льного лица́ Talggesichtsphänomen *n*
~ серебряной про́волоки Silberdrahtreflex *m*
~ Ситко́вского Sitkowski-Symptom *n (Zeichen der Appendizitis)*
~ «соль с пе́рцем» «Pfeffer-und-Salz-Fundus» *m*
~ сопротивле́ния Widerstandssymptom *n*
~, сопу́тствующий Begleitzeichen *n*
~, спинномозгово́й Rückenmarkerscheinung *f*
~ среди́нного не́рва Medianusphänomen *n*
~, субъекти́вный subjektives Zeichen *n*
~ торможе́ния Hemmungssymptom *n*
~ умбилика́ции Nabelbildungszeichen *n*
~, фи́стульный Fistelsymptom *n*
~ Холоде́нко Cholodenko-Zeichen *n (der Meningitis)*
~ Шереше́вского Schereschewski-Symptom *n (Zeichen der Myopathie, Thyreotoxikose, Polyradikuloneuritis)*
~ щипка́ Kniffprobe *f*, Knifftest *m*
~, эндотелиа́льный Endothelsymptom *n*
~ Янише́вского Janischewski-Zeichen, «Buldoggen-Reflex» *m*
симптомати́ческий symptomatisch
симптомоко́мплекс *m* Symptomenkomplex *m*
симпто́мы *m pl* Symptome *n pl*
~, контралатера́льные kontralaterale Symptome *n pl*
симуля́ция *f* Simulation *f*, Vortäuschung *f*
~, фенотипи́ческая phänotypische Simulation *f*
симфаланги́я *f* Symphalangie *f*, Symphalangismus *m*
симфи́з *m* Symphyse *f*, Symphysis *f*
симфизиотоми́я *f* Symphyseotomie *f*
си́напс *m* Synapse *f*
~, а́ксо-аксона́льный axo-axonale Synapse *f*
~, аксодендрити́ческий axo-dendritische Synapse *f*
~, аксосомати́ческий axo-somatische Synapse *f*
~, возбужда́ющий erregende Synapse *f*
~, дендроаксона́льный dendroaxonale Synapse *f*
~, дендросомати́ческий dendrosomatische Synapse *f*
~ на расстоя́нии Synapse *f* par distance
~, тормозно́й hemmende Synapse *f*
~ хромосо́м Chromosomensynapse *f*, Chromosomenkonjugation *f*
синартро́з *m* Synarthrose *f*
синдене́з *m* Syngenese *f*
сингено́та *f* Syngenote *f*
синдактили́я *f* Syndaktylie *f*
синдесмо́з *m* Syndesmose *f*, Bandhaft *m*
синдесмоло́гия *f* Syndesmologie *f*, Bandlehre *f*
синдро́м *m* Syndrom *n*, Symptomenkomplex *m*
~, абстине́нтный Abstinenzsyndrom *n*, Entzugssyndrom *n*
~, абстине́нтный алкого́льный alkoholische Abstinenzsyndrom *n*, alkoholisches Entzugssyndrom *n*
~, абули́чески-акинети́ческий abulisch-akinetisches Syndrom *n*
~, агастра́льный agastrisches Syndrom *n*
~, адаптацио́нный Anpassungssyndrom *n*
~, адреногенита́льный Adrenogenitalsyndrom *n*, adrenogenitales Syndrom *n*
~, акине́тико-гипертони́ческий akinetisch-hypertonisches Syndrom *n*
~, акинети́ческий akinetisches Syndrom *n*
~ акинети́ческого мути́зма akinetischabulisches Syndrom *n*
~ «Али́сы в стране́ чуде́с» Alice-im-Wunderland-Syndrom *n*
~, альтерни́рующий alternierendes Syndrom *n*
~, амнести́ческий amnestisches Syndrom *n*
~, ангиодистони́ческий neurozirkulatorische Dystonie *f*
~, аноректа́льный Ano-Rektal-Syndrom *n*
~, апалли́ческий apallisches Syndrom *n*
~, апати́ческий apathisches Syndrom *n*, Apathie *f*
~, астени́ческий asthenisches Syndrom *n*
~, астеноадинами́ческий asthenisch-adynamisches Syndrom *n*
~, астеновегетати́вный asthenischvegetatives Syndrom *n*
~, аффекти́вный Affektsyndrom *n*
~ бе́лых па́льцев Absterben *n* der Finger, Raynaud-Syndrom *n*
~ бло́ка Stop-Syndrom *n*, Nonne-Froin-Syndrom *n*, Liquorblock *m*
~, болево́й Schmerzsyndrom *n*
~, брадикарди́ческо-гипотони́ческий brandykardie-hypotonisches Syndrom *n*
~ бре́да delirantes Syndrom *n*
~ варо́лиевого моста́ Pons-Syndrom *n*
~, вегетати́вно-сосу́дистый vasovegetatives Syndrom *n*
~, вегетати́вный vegetatives Syndrom *n*
~ вентрикуля́рной геморраги́и Ventrikelblutungssyndrom *n*
~, верти́го-гемиплеги́ческий vertigo-hemiplegisches Syndrom *n*
~ ве́рхней по́лой ве́ны Vena-cava-superior-Syndrom *n*
~, верхнемедиастина́льный Obermediastinal-Syndrom *n*
~, вести́було-мозжечко́вый vestibulozerebellares Syndrom *n*
~, вести́було-спина́льный vestibulo-spinales Syndrom *n*

~, **вестибуля́рный** Vestibularissyndrom *n*
~, **вестибуля́рный корешко́вый** radikuläres Vestibularissyndrom *n*
~, **вестибуля́рный ко́рковый** kortikales Vestibularissyndrom *n*
~, **вестибуля́рный лабири́нтный** labyrinthbedingtes Vestibularissyndrom *n*
~, **вестибуля́рный сосу́дистый** vasogenes Vestibularissyndrom *n*; kreislaufbedingtes Vestibularissyndrom *n*
~, **вестибуля́рный стволово́й** hirnstammbedingtes Vestibularissyndrom *n*
~, **вирилизи́рующий** Androgenisationssyndrom *n*
~ **висо́чной до́ли** Temporallappensyndrom *n*
~ **вну́тренней ка́псулы** (inneres) Kapselsyndrom *n*
~, **гастрокардиа́льный** gastro-kardiales Syndrom *n*
~, **гебефрени́ческий** hebephrenisches Syndrom *n*
~, **гебо́идный** heboides Syndrom *n*
~, **гемоли́тико-уреми́ческий** hämolytisch-urämisches Syndrom *n*, Gasser-Syndrom *n*
~, **геморраги́ческий** hämorrhagisches Syndrom *n*
~, **генитоаноректа́льный** genitoanorektales Syndrom *n*
~, **гепатокардиа́льный** hepato-kardiales Syndrom *n*
~, **гепатолиена́льный** hepatolienales Syndrom *n*
~, **гепаторена́льный** hepatorenales Syndrom *n*
~, **гепатоцеребра́льный** hepatozerebrales Syndrom *n*
~, **гидроцефа́льный** Hydrozephalussyndrom *n*
~, **гипервентиляцио́нный** Hyperventilationssyndrom *n*
~, **гипергликеми́ческий** Hyperglikämie-Syndrom *n*
~, **гипертерми́ческий** Hyperthermiesyndrom *n*
~, **гипоталами́ческий** dienzephalisches Syndrom *n*
~, **гипотони́чески-гиперкинети́ческий** hypotonisch-hyperkinetisches Syndrom *n*
~, **гипотони́ческий** Hypotoniesyndrom *n*, Hypotensionssyndrom *n*
~ **Гиргола́ва** Girgolaw-Syndrom *n (disseminierte Nekroseherde als Frühstadium der Frostgangrän)*
~ **глазодви́гательного не́рва** Okulomotoriussyndrom *n*
~ **голубы́х склер** Syndrom *n* der blauen Skleren
~ **деперсонализа́ции** Depersonalisationssyndrom *n*
~, **депресси́вный** depressives Syndrom *n*
~ **дефибрини́рования** Defibrinierungssyndrom *n*
~ **дефици́та антите́л** Antikörpermangelsyndrom *n*
~, **дискоге́нный** Bandscheibensyndrom *n*
~, **дизнцефа́льный** dienzephalisches Syndrom *n*
~ **дли́тельного разда́вливания** Verschüttungssyndrom *n*, Crush-Syndrom *n*
~ **дуги́ ао́рты** Aortenbogensyndrom *n*, Takayasu-Syndrom *n*
~, **желе́зисто-плевра́льный** Drüsen-Pleural-Syndrom *n*
~ **жже́ния ног** Akroparästhesiesyndrom *n*
~ **за́днего ро́га спинно́го мо́зга** Hinterhornsyndrom *n*
~ **за́днего столба́ спинно́го мо́зга** Hinterstrangsyndrom *n*
~, **заднеше́йный симпати́ческий** zervikales Sympathikus-Syndrom *n*
~ **заты́лочной до́ли** Okzipitallappensyndrom *n*
~ **зри́тельного бугра́** Thalamussyndrom *n*
~, **ипохондри́ческий** hypochondrisches Syndrom *n*
~, **истери́ческий** hysterisches Syndrom *n*
~, **кардиоплечево́й** Herz-Schulter-Syndrom *n*
~, **кардиопульмона́льный** kardiopulmonales Syndrom *n*
~, **кардиофоби́ческий** Herzangst-Syndrom *n*
~, **кардиоцеребра́льный** kardiozerebrales Syndrom *n*
~ **кароти́дного си́нуса** Karotissinussyndrom *n*
~ **карпа́льного кана́ла** Karpaltunnelsyndrom *n*
~, **карцино́идный** Karzinoidsyndrom *n*
~, **кататони́ческий** katatonisches Syndrom *n*, Katatonie *f*
~, **кататони́ческий смерте́льный [кататони́ческий фебри́льный]** febrile [fieberhafte, perniziöse, tödliche] Katatonie *f*
~, **кашлево́й** Husten-Syndrom *n*
~, **ка́шлево-мозгово́й [ка́шлево-о́бморочный]** Bettolepsie *f*
~, **климактери́ческий** klimakterisches Syndrom *n*
~, **колидиста́льный** Syndrom *n* des Darmendabschnittes
~ **Колты́пина** Koltypin-Syndrom *n (beim Scharlach mit Herzkreislaufstörungen)*
~, **коммоцио́нный** Kommotionssyndrom *n*
~, **компрессио́нный** Kompressionssyndrom *n*
~ **ко́нского хвоста́** Cauda-equina-Syndrom *n*
~ **ко́нуса** Conus-medullaris-Syndrom *n*, Konussyndrom *n*
~ **концентрацио́нных лагере́й** KZ-Syndrom *n*
~, **корешко́вый** Wurzelsyndrom *n*, radikuläres Syndrom *n*
~ **коро́ткой ше́и** Kurzhalssyndrom *n*
~, **кохлеовестибуля́рный** kochleovestibuläres Syndrom *n*
~ **коша́чьего кри́ка** Katzenschreisyndrom *n*
~ **кра́сного ядра́** Rotkernsyndrom *n*, Claude-Loyer-Syndrom *n*
~, **лабири́нтный позицио́нный** lagebedingtes Labyrinthsyndrom *n*
~, **лёгочно-по́чечный** pulmo-renales Syndrom *n*
~ **ли́кворной блока́ды** Sperrliquorsyndrom *n*
~ **ли́кворной гипоте́нзии** Liquorunterdrucksyndrom *n*
~ **лицево́го не́рва** Fazialis-Syndrom *n*
~ **ло́бной до́ли** Stirnlappensyndrom *n*
~, **ло́бный** Stirnhirnsyndrom *n*
~ **локтево́го не́рва** Ellenbogennerv-Syndrom *n*
~ **лучево́го не́рва** Speichennerv-Syndrom *n*
~ **ма́лого та́за** Becken-Syndrom *n*
~, **маниака́льно-парафре́нный** manisch-paraphrenes Syndrom *n*
~ **медиа́льной пе́тли** mediales Schleifenbahn-Syndrom *n*

~, **медиастина́льный** Mediastinalsyndrom *n*, Mittelfellsyndrom *n*
~, **миелоапласти́ческий** myelo-aplastisches Syndrom *n*, Panmyelophthisis *f*
~, **миелопролиферати́вный** myeloproliferatives Syndrom *n*
~, **миоклони́ческий** myoklonisches Syndrom *n*
~ **мозжечко́вого намёта** Kleinhirnzelt-Syndrom *n*
~, **мозжечко́вый** Kleinhirnsyndrom *n*, Zerebellarsyndrom *n*
~ **мозо́листого те́ла** Balkensyndrom *n*
~, **моло́чно-щелочно́й** Milch-Basen-Syndrom *n*, Burnett-Syndrom *n*
~ **мо́сто-мозжечко́вого угла́** Kleinhirn-Brückenwinkelsyndrom *n*
~ **недоста́точности антите́л** Antikörpermangelsyndrom *n*
~ **недоста́точности ка́лия** Kaliummangelsyndrom *n*
~, **нейролепти́ческий** neuroleptisches Syndrom *n*, Neurolepsie *f*
~, **нефроти́ческий** nephrotisches Syndrom *n*
~ **ожире́ния с гиповентиля́цией** Pickwick-Syndrom *n*
~, **окулопупилля́рный** okulopupilläres Syndrom *n*, Horner-Symptomenkomplex *m*
~, **онейро́идный** oneiroides Syndrom *n*
~, **орбита́льный** Orbitalsyndrom *n*
~, **ортостати́ческий** orthostatischer Symptomenkomplex *m*, orthostatisches Syndrom *n*
~, **осево́й** Achsensyndrom *n*
~ **основно́й арте́рии** Grundschlagader-Syndrom *n*, Basilaris-Syndrom *n*
~ **отводя́щей пе́тли** Syndrom *n* der abführenden Schleife
~ **отёка мо́зга** Hirnödem-Syndrom *n*
~ **отме́ны лека́рства** Medikamentenentzugssyndrom *n*
~ **отчужде́ния** Entfremdungssyndrom *n*
~, **паллида́рный** Pallidum-Syndrom *n*
~, **паранеопласти́ческий** paraneoplastisches Syndrom *n*
~, **парано́идный** paranoides Syndrom *n*
~, **парафре́нный** paraphrenes Syndrom *n*
~, **парие́то-окципита́льный** parietookzipitales Syndrom *n*
~ **паркинсони́зма** Parkinson-Syndrom *n*
~ **пароксизма́льного паралича́ коне́чностей** Syndrom *n* der paroxysmalen Extremitätenlähmung
~ **пере́дней ле́стничной мы́шцы** Halsrippen-Syndrom *n*, Skalenus-Syndrom *n*
~ **перекрёста зри́тельных не́рвов** Chiasma-Syndrom *n*
~ **периоди́ческой спя́чки** periodisches Schlafsucht-Syndrom *n*
~, **печёночно-селезёночный** hepatolinales Syndrom *n*
~, **пирами́дный** Pyramidenbahnsyndrom *n*
~ **плечево́го сплете́ния** Armgeflechtsyndrom *n*, Armplexussyndrom *n*
~, **плечево́й постинфа́ркный** Postinfarktbrachialgie *f*
~, **плечекистево́й** Schulter-Hand-Syndrom *n*
~ **позвоно́чной арте́рии** Zervikobrachialsyndrom *n*
~ **полоса́того те́ла** striärer Symptomenkomplex *m*
~ **полуку́ртки** Körperviertelsyndrom *n*
~ **попере́чного пораже́ния спинно́го мо́зга** Rückenmarkquerschnittssyndrom *n*
~, **постгепати́тный** Posthepatitis-Syndrom *n*
~, **постинфа́ркный** Postinfarktsyndrom *n*
~, **посткардиото́мный** Postkardiotomie-Syndrom *n*
~, **посткомиссурото́мный** Postkommissurotomie-Syndrom *n*
~, **посткоммоцио́нный** postkommotionelles Syndrom *n*
~, **постконтузио́нный** Postkontusionssyndrom *n*
~, **постперфузио́нный** Postperfusionssyndrom *n*
~, **посттахикарди́ческий** Posttachykardie-Syndrom *n*
~, **посттромбофлеби́ти́ческий** postthrombophlebitisches Syndrom *n*
~ **поте́ри белка́** Eiweißverlustsyndrom *n*
~ **поте́ри соле́й** Salzverlustsyndrom *n*
~, **предменструа́льный** prämenstruelles Syndrom *n*
~ **преждевре́менного возбужде́ния желу́дочков** Präexzitationssyndrom *n*, Wolff-Parkinson-White-Syndrom *n*, WPW-Syndrom *n*
~ **приобретённого иммунодефици́та** Syndrom *n* des erworbenen Immunodefizites
~ **Протопо́пова** Protopopow-Syndrom *n (bei Depression)*
~, **псевдобульба́рный** pseudobulbäres Syndrom *n*
~ **психи́ческого автомати́зма** psychischer Automatismus *m*
~, **психооргани́ческий** organisches Psychosyndrom *n*, psychoorganisches Syndrom *n*
~, **реакти́вно-вегетати́вный** reaktives vegetatives Syndrom *n*
~, **ретрооліва́рный** retroolivares Syndrom *n*
~, **рубротала́ми́ческий** rubrothalamisches Syndrom *n*
~ **седа́лищного не́рва** Ischiadicus-Syndrom *n*
~, **серде́чно-лёгочный** kardiopulmonales Syndrom *n*
~ **со́лнечного сплете́ния** Sonnengeflecht-Syndrom *n*
~, **спасти́ческий** spastisches Syndrom *n*
~ **среди́нного не́рва** Syndrom *n* des Mittelhandnerves
~ **сре́днего мо́зга** Mittelhirn-Syndrom *n*
~ **сре́дней до́ли (лёгкого)** Mittellappensyndrom *n*
~ **ствола́ мо́зга** Hirnstammsyndrom *n*
~, **стриа́рный** striärer Symptomkomplex *m*
~, **сухо́й** Sicca-Syndrom *n*, Sjögren-Syndrom *n*
~ **теменно́й до́ли** Scheitellappen-Syndrom *n*
~, **тетано́идный** tetaniformes Syndrom *n*
~, **токси́ческий** toxisches Syndrom *n*
~, **трево́жно-депресси́вный** ängstlichdepressives Syndrom *n*
~, **тромбогеморраги́ческий** thrombohämorrhagisches Syndrom *n*
~ **тромбо́за мозговы́х вен** Hirnvenen-Thrombose-Syndrom *n*

~, **тромбоэмболи́ческий** Thromboemboliesyndrom *n*
~, **уретроокулосиновиа́льный** Reiter-Syndrom *n*, urethroconjunctivosynoviales Syndrom *n*
~ **хиа́змы** Chiasma-Syndrom *n*
~, **холецистокорона́рный** cholezystokoronares Syndrom *n*, Botkin-Syndrom *n*
~, **хореифо́рмный** choreiformes Syndrom *n*
~, **хореи́ческий** Chorea-Syndrom *n*
~ **четверохо́лмия** Vierhügelsyndrom *n*
~ **ше́йного ребра́** Halsrippensyndrom *n*
~, **ше́йно-плечево́й** Zervikalbrachial-Syndrom *n*
~, **ше́йный** Zervikalsyndrom *n*
~ **шо́ка** Schocksyndrom *n*
~, **экспанси́вно-конфабулято́рный** expansiv-konfabulatorisches Syndrom *n*
~, **экстрапирами́дный** extrapyramidales Syndrom *n*
~, **эпилептифо́рмный** epileptiformes Syndrom *n*
синдро́мы *m pl*, **перекрёстные** Überlappungssyndrome *n pl*
синерги́зм *m* Synergismus *m*, Synergie *f*, gegenseitiges Zusammenwirken *n*
~ **мы́шцы** Muskelsynergie *f*
синерги́ст *m* Synergist *m*
синехиото́м *m* Synechiotom *n*
сине́хия *f* Synechie *f*, Verwachsung *f*
синистрове́рсия *f* Linkswendung *f*
~ **ма́тки** Gebärmutterlinkswendung *f*
синкинези́я *f* Synkinese *f*
синклити́зм *m* Synklitismus *m*
синкопе́ *m* Synkope *f*, Ohnmacht *f*
синовиало́ма *f* Synovialom *n*
~, **доброка́чественная** «benignes Synovialom» *n*, villo-noduläre Synovitis *f*
синовиоартри́т *m* Synovioarthritis *f*
синовио́ма *f* Synoviom *n*
~, **гигантокле́точная** Riesenzellensynoviom *n*
~, **злока́чественная** malignes [bösartiges] Synoviom *n*, Synovialsarkom *n*
~, **ксантомато́зная** xanthomatöses Syndrom *n*
синовиоци́т *m* Synoviozyt *m*, Synovialzelle *f*
~, **фагоцита́рный** Synoviozyt-Phagozyt *m*
синови́т *m* Synovi(ali)tis *f*
~, **ворси́нчатый** villöse Synovi(ali)tis *f*
~, **втори́чный** Begleitsynovi(ali)tis *f*
~, **кристалли́ческий** Kristallsynovi(ali)tis *f*
~, **нодуля́рный** noduläre Synovi(ali)tis *f*
синовэктоми́я *f* Synovektomie *f*
синосто́з *m* Synostose *f*, Knochenhaft *m*, Knochenfuge *f*, Knochenzusammenhang *m*
синоти́я *f* Synotie *f*
си́нтез *m* Synthese *f*
~ **белка́** Eiweißsynthese *f*, Proteinsynthese *f*
~, **индуци́рованный** (*фермента*) induzierte Synthese *f*
~, **конститути́вный** (*фермента*) Konstitutivsynthese *f*
~, **репарацио́нный** Reparativsynthese *f*
~, **репресси́рованный** unterdrückte Synthese, Repressionssynthese *f*
синтета́за *f* Synthetase *f*
синто́нность *f* Syntonie *f*
~, **регресси́вная** regressive Syntonisation *f* (*bei Schizophrenie*)
синтопи́я *f* Syntopie *f*
синтрофи́зм *m* Syntrophismus *m*
синуи́т *m s.* **синуси́т**
си́нус *m* Sinus *m*
~, **ана́льный** Rektalsinus *m*
~ **ао́рты** Aortensinus *m*
~, **вено́зный** Venensinus *m*
~, **краево́й** Randsinus *m*, Marginalsinus *m*
~, **крестцо́во-ко́пчиковый эктодерма́льный** ektodermaler Kreuzbein-Steißbein-Sinus *m*
~ **лимфати́ческого узла́** Lymphknotensinus *m*
~, **мозгово́й** Marksinus *m*
~, **параназа́льный** Nasennebenhöhle *f*
~, **плевра́льный** Pleurarezessus *m*
~ **селезёнки** Milzsinus *m*
синуси́т *m* Sinusitis *f*, Nasennebenhöhlenentzündung *f*
~, **вазомото́рный** vasomotorische Sinusitis *f*
~, **гно́йный** Nasennebenhöhleneiterung *f*
~, **катара́льный** katarrhalische Sinusitis *f*
синусо́ид *m* **пе́чени** Lebersinusoid *m*
синустромбо́з *m* Sinusthrombose *f*
синусфлеби́т *m* Sinusphlebitis *f*
синхондро́з *m* Synchondrose *f*
синци́тий *m* Synzytium *n*
синцитиотрофобла́ст *m* Synzytiotrophoblast *m*
синю́шность *f* Zyanose *f*, Blausucht *f*
синя́к *m* Ekchymose *f*
сирингоадено́ма *f* Syringoadenom *n*
сирингобульби́я *f* Syringobulbie *f*
сирингo̕ма *f* Syringom *n*
сирингомиели́я *f* Syringomyelie *f*
сирингото́м *m* Syringotom *n*
сирингоцист(аден)о́ма *f* Syringozyst(aden)om *n*
сирингэктоми́я *f* Syringektomie *f*, Fistelektomie *f*
сиро́п *m* Sirup *m*
систе́ма *f* System *n*
~, **адрена́ловая** Adrenalsystem *n*
~ **антиге́нов, изосерологи́ческая** isoserologisches Antigensystem *n*
~, **бу́ферная** Puffersystem *n*, Puffergemisch *n*
~, **втора́я сигна́льная** zweites Signalsystem *n*
~ **вытяжно́й вентиля́ции** Entlüftungsanlage *f*
~, **генети́ческая** genetisches System *n*
~, **гипотала́мо-гипофиза́рная** hypothalamo-hypophysäres System *n*
~, **гипофиза́рно-адрена́ловая** hypophysäres adrenales System *n*
~, **гомоге́нная** homogenes System *n*; Einphasensystem *n*
~, **двухалле́льная** Biallelsystem *n*
~, **диоптри́ческая** dioptrisches System *n*
~ **диспансе́рного обслу́живания** Dispensairbetreuungssystem *n*
~, **диспе́рсная** disperses System *n*
~, **диэнцефа́ло-гипофиза́рная** Zwischenhirn-Hypophysen-System *n*, dienzephal-hypophysäres System *n*
~, **дыха́тельная** Atemsystem *n*
~, **дыха́тельная закры́тая** geschlossenes Beatmungssystem *n*

~, дыха́тельная ма́ятниковая Pendelatemkreislauf *m*
~, дыха́тельная нереверси́вная Nichtrückatemsystem *n*
~, дыха́тельная откры́тая offenes Beatmungssystem *n*
~, дыха́тельная циркуляцио́нная Zirkulationsatemkreislaufsystem *n*
~, дыха́тельная части́чно реверси́вная teilweise reversibles Atemkreislaufsystem *n*
~ жизнеобеспе́чения Lebensversorgungssystem *n*
~, за́мкнутая экологи́ческая geschlossenes Ökosystem *n*
~ здравоохране́ния System *n* des Gesundheitswesens
~, иммерсио́нная Immersionssystem *n*
~, иммý нная Immunsystem *n*
~, инкрето́рная Inkretsystem *n*
~, колеба́тельная Schwingungssystem *n*
~, ко́стная Skelettsystem *n*
~, кровено́сная Blutgefäßsystem *n*
~, кроветво́рная hämopoetisches System *n*
~ кро́ви, антисвёртывающая Blut-Antikoagulationssystem *n*
~ кро́ви, бу́ферная Blutpuffersystem *n*
~ кро́ви, фибринолити́ческая fibrinolytisches Blutsystem *n*
~, лимфати́ческая Lymph(gefäß)system *n*
~, лимфомакрофага́льная Lymphomakrophagalsystem *n*
~ макрофа́гов Makrophagensystem *n*
~ медици́нского обслу́живания medizinisches Betreuungssystem *n*
~, многофа́зная Mehrphasensystem *n*
~, мочеполова́я Urogenitalsystem *n*
~, мультифакториа́льная multifaktorielles System *n*
~, мы́шечная Muskelsystem *n*
~, нейрогумора́льная neurohumorales System *n*
~, нейроэндокри́нная neuro-endokrines System *n*
~ непреры́вного наблюде́ния за состоя́нием больно́го Patientenüberwachungssystem *n*
~, не́рвная Nervensystem *n*
~, не́рвная автоно́мная [не́рвная вегетати́вная] autonomes [vegetatives, eigengesetzliches] Nervensystem *n*
~, не́рвная парасимпати́ческая parasympathisches Nervensystem *n*
~, не́рвная периферическая peripheres Nervensystem *n*
~, не́рвная симпати́ческая sympathisches Nervensystem *n*
~, не́рвная центра́льная Zentralnervensystem *n*
~, одноразовая Einmal(gebrauchs)system *n*
~, однофа́зовая Einphasensystem *n*
~, окисли́тельно-восстанови́тельная Redoxsystem *n*
~ о́рганов чувств Sinnessystem *n*
~ откры́тых двере́й Offentürsystem *n*
~, паллидостриа́льная striopallidäres System *n*
~, пе́рвая сигна́льная erstes Signalsystem *n*
~, пищевари́тельная Verdauungssystem *n*
~, проводя́щая Reizleitungssystem *n*
~ радиацио́нной безопа́сности Strahlenschutzsystem *n*
~ реабилита́ции, дифференци́рованная gegliedertes System *n* der Rehabilitation
~, рени́н-ангиотензи́нная Renin-Angiotensin-System *n*
~, ретикулоэндотелиа́льная retikuloendotheliales System *n*, RES
~, серде́чно-сосу́дистая Herz-Kreislaufsystem *n*
~, сигна́льная Signalsystem *n*
~, слухова́я Sinnesorgansystem *n*
~ соедини́тельной тка́ни Bindegewebesystem *n*
~, сосу́дистая Gefäßsystem *n*
~, стриопаллида́рная striopallidäres System *n*
~, ферме́нтная Fermentsystem *n*
~, функциона́льная funktionelles System *n*
~, экстрапирами́дная extrapyramidales System *n*
~, эндокри́нная Inkretsystem *n*, endokrines System *n*
си́стола *f* Systole *f*
~ желу́дочков (*сердца*) Kammersystole *f*
~, механи́ческая mechanische Systole *f*
~ предсе́рдий Vorhofsystole *f*
~, электри́ческая elektrische Systole *f*
систоли́ческий systolisch
ситофоби́я *f* Sitophobie *f*, Nahrungsverweigerung *f*
ситуа́ция *f* Situation *f*
~, акуше́рская geburtshilfliche Situation *f*
~, демографи́ческая demographische Situation *f*
~, метеорологи́ческая Wetterlagesituation *f*
~, неотло́жная Notfallsituation *f*
сифили́д *m* Syphilid *n*
~, бугорко́вый (klein)gummöses Syphilid *n*
~ ладо́ней и подо́шв Syphilid *n* der Hände und Fußsohlen
~, лихено́идный lichenoides Syphilid *n*
~, орбикуля́рный korymbiformes Syphilid *n*
~, папулёзный papulöses Syphilid *n*
~, папулёзный монетови́дный münzenförmiges papulöses Syphilid *n*
~, пигме́нтный pigmentöses Syphilid *n*
~, пустулёзный pustelartiges Syphilid *n*
~, пятни́стый fleckiges Syphilid *n*
~ сли́зистых Schleimhautsyphilid *n*
сифилидоло́гия *f* Syphilidologie *f*
си́филис *m* Syphilis *f*
~, бытово́й Sittensyphilis *f*
~, висцера́льный Syphilis *f* innerer Organe
~, врождённый angeborene [konnatale] Syphilis *f*
~, втори́чный sekundäre Syphilis *f*
~, гуммо́зный gummöse Lues *f*
~, невенери́ческий Sittensyphilis *f*
~ не́рвной систе́мы Neurosyphilis *f*
~, перви́чный primäre Syphilis *f*
~, скры́тый latente Syphilis *f*
~ спинно́го мо́зга Rückenmarksyphilis *f*
~, трети́чный tertiäre Syphilis *f*
~ тре́тьего поколе́ния Lues *f* der dritten Generation
~, фрамбезиофо́рмный frambösiforme Lues *f*
~, эндеми́ческий endemische Syphilis *f*
сифило́ма *f* Syphilom *n*
сия́ние *n*, зри́тельное Sehstrahlung *f*

скале́нус-синдро́м Skalenussyndrom *n*
скальп *m* Skalp *m*, Kopfschwarte *f*
ска́льпель *m* Skalpell *n*, Inzisionsmesser *n*
~, глазно́й Augenskalpell *n*
~, остроконе́чный spitzes Skalpell *n*
~, препарова́льный Präparierskalpell *n*
скальпи́ровать skalpieren
скамья́ *f*, **масса́жная** Massagebank *f*
сканди́рование *n* Skandieren *n*
ска́нер *m* Scanner *m*, Abtastgerät *n*
скани́рование *n*, **радиоизото́пное** Radioisotopenszintigraphie *f*
скарифика́тор *m* Skarifikator *m*, Impffeder *f*
~ для се́рдца Herzskarifikator *m*
~, рогови́чный Hornhautschaber *m*
~, трахо́мный Trachomskarifikator *m*
скарифика́тор-копьё *m* Skarifikationslanzette *f*
скарифика́ция *f* Skarifikation *f*
скарлати́на *f* Scharlach *m*
скат *m*:
~ мозжечка́ Abhang *m* des Kleinhirns
~ че́репа Blumenbachscher Clivus *m*
скато́л *m* Skatol *n*
скатофаги́я *f* Koprophagie *f*
скаф(ал)оцефали́я *f* Skaphozephalie *f*
скафа́ндр *m* Raumschutzanzug *m*; Tauchpanzer *m*
ска́чка *f* **иде́й** Ideenflucht *f*
скачо́к *m*:
~, пуберта́тный ростово́й Pubertätswachstumsschub *m*
~, ростово́й Wachstumsschub *m*
скеле́т *m* Skelett *n*, Gerippe *n*, Knochengerüst *n*
~ горта́ни Kehlkopfgerüst *n*
~, ко́стный Knochenskelett *n*, Gerippe *n*, Knochengerüst *n*
~, лицево́й Gesichtsskelett *n*
~, хрящево́й Knorpelskelett *n*, Knorpelgerüst *n*
скиаме́тр *m* Skiameter *n*; Röntgenstrahlen-Intensitäts-Messer *m*
скиаско́п *m* Skiaskop *n*
скиаскопи́я *f* Skiaskopie *f*, Schattenprobe *f*
скирр *m* Skirrhus *m*, Szirrhus *m*
~ желу́дка Magenszirrhus *m*
склад *m*, **апте́чный** Arzneimittelausgabestelle *f*, Arzneimittellager *n*
скла́дка *f* Falte *f*
~, амниоти́ческая Amnionfalte *f*
~, голосова́я Stimmfalte *f*, Stimmlippe *f*
~ десцеме́товой оболо́чки Descemet-Falte *f*
~, желу́дочковая Taschenfalte *f*
~, желу́дочная Magen(schleimhaut)falte *f*
~, ко́жная Hautfalte *f*
~, кругова́я Ringfalte *f*
~ молото́чка Hammerfalte *f*
~, носогубна́я Nasolabialfalte *f*, Nasenlippenfalte *f*
~, плевроперикардиа́льная Pleuroperikardialfalte *f*
~, подборо́дочная Supramentalfalte *f*
~, попере́чная Querfalte *f*
~, продо́льная Längsfalte *f*
~ сетча́тки Netzhautfalte *f*
~, синовиа́льная Synovialfalte *f*
~ сли́зистой оболо́чки Schleimhautfalte *f*
~, черпа́ло-надгорта́нная *Plica aryepiglottica*
скла́дки *f pl* Falten *f pl*
~, обезья́ньи Affenfurchen *f pl*
скла́дчатость *f* **сетча́тки** fächerartige Fälterung *f* der Netzhaut
скла́дчатый faltig
скле́ивание *n*:
~ тка́ней Gewebsklebung *f*
~, фибри́новое Fibrinverklebung *f*
скле́ра *f* Sklera *f*, Augapfelhaut *f*, Lederhaut *f* des Auges
склераден́ит *m* Skleradenitis *f*
склереде́ма *f* Sklerödem *n*, ödematöses Sklerem *n*
склере́ма *f* Sklerem *n*
склери́т *m* Skleritis *f*, Lederhautentzündung *f*
склеробла́ст *m* Skleroblast *m*
склеродактили́я *f* Sklerodaktylie *f*
склеродерми́я *f* Sklerodermie *f*
~, диффу́зная прогресси́рующая diffuse progressive Sklerodermie *f*
~, кольцеви́дная *sclerodermia anularis*
~, лентови́дная bandförmige Sklerodermie *f*, *morphea linearis*
~, лине́йная *sklerodermia linearis*
~, мелкопятни́стая kleinfleckige Sklerodermie *f*
~, мелкопятни́стая ограни́ченная kleinfleckige zirkumskripte Sklerodermie *f*
~ наподо́бие игра́льной ка́рты kartenblattartige Sklerodermie *f*
~ наподо́бие уда́ра са́бли säbelhiebförmige Sklerodermie *f*
~, ограни́ченная zirkumskripte [umschriebene] Sklerodermie *f*
~, прогресси́рующая progressive Sklerodermie *f*
~, пятни́стая fleckförmige Sklerodermie *f*
~, систе́мная (progressive) systemische Sklerodermie *f*
~ ту́ловища, прогресси́рующая progressive stammlokalisierte Sklerodermie *f*
склеро́з *m* Sklerose *f*
~, ангиоге́нный angiogene [vaskuläre] Sklerose *f*
~, боково́й амиотрофи́ческий amyotrophische Lateralsklerose *f*
~, возрастно́й Alterssklerose *f*
~, воспали́тельный entzündliche Sklerose *f*
~ головно́го мо́зга Zerebralsklerose *f*, Gehirnsklerose *f*
~, диффу́зный diffuse Sklerose *f*
~, концентри́ческий konzentrische Sklerose *f*
~ ко́сти Osteosklerose *f*
~, мно́жественный multiple Sklerose *f*
~, очаго́вый fokale [herdförmige] Sklerose *f*
~, перибронхиа́льный Peribronchialsklerose *f*
~, периваскуля́рный perivaskuläre Sklerose *f*
~, прямо́й direkte [azelluläre] Sklerose *f*
~, рассе́янный multiple Sklerose *f*
~ се́рдца Kardiosklerose *f*
~, систе́мный прогресси́рующий *s.* **склеродерми́я, систе́мная**
~ спинно́го мо́зга Rückenmarksklerose *f*
~, туберо́зный tuberose Sklerose *f*
~ хруста́лика Phakosklerose *f*
~ эндока́рда, врождённый angeborene Endo-

kardsklerose *f*, angeborene Endokardfibroelastose *f*, subendokardiale Fibroelastose *f*
склеролампа *f* Skleralleuchte *f*
склерома *f* Sklerom *n*
~ **гортани** Laryngosklerom *n*
склеромаляция *f* Skleromalazie *f*
~, **прободная** perforierende Skleromalazie *f*
склерометр *m* Sklerometer *n*
склеромикседема *f* Skleromyxödem *n*
склеронихия *f* Skleronychie *f*
склероотит *m* Tympanosklerose *f*
склеропротеин *m* Skleroprotein *n*, Gerüsteiweiß *n*, Faserprotein *n*
склеротом *m* Sklerotom *n*, Kapselstanze *f*
склеротомия *f* Skleraschnitt *m*, Lederhautschnitt *m*
склеротонометр *m* Sklerotonometer *n*
склероэктазия *f* Sklerektasie *f*
склонность *f*:
~ **к кровотечениям** Blutungsneigung *f*
~ **к рубцеванию** Vernarbungstendenz *f*
~ **к сморщиванию** Schrumpfungstendenz *f*
скоба *f*:
~ **для вытяжения** Extensionsbügel *m*, Spannbügel *m*
~ **для лечения переломов** Frakturklammer *f*
скобка *f* Klammer *f*
скобки *f pl* **для соединения краёв раны** Wundklammern *f pl*
скованность *f* Steifheit *f*, Bewegungsarmut *f*
~, **утренняя** Morgensteifheit *f*
сколекс *m* Bandwurmkopf *m*, Skolex *m*
сколиоз *m* Skoliose *f*
~, **болевой** Schmerzskoliose *f*
~ **грудных детей** Säuglingsskoliose *f*; Schräglagewirbelsäulendeformität *f*
~, **послеоперационный** postoperative Skoliose *f*
~, **поясничный** lumbale Skoliose *f*
~, **привычный** habituelle Skoliose *f*, Gewohnheitsskoliose *f*
~, **рахитический** rachitische Skoliose *f*
~, **рубцовый** Narbenzugskoliose *f*
~, **спастический** spastische Skoliose *f*
~, **статический** statische Skoliose *f*
скопление *n* Ansammlung *f*, Häufung *f*
скорбут *m* Skorbut *m*
скорлупа *f* Schale *f*, Hülse *f*, *Putamen*
скорость *f* Geschwindigkeit *f*
~ **выведения** Ausscheidungsgeschwindigkeit *f*
~ **изменения рефракции** Akkommodationsgeschwindigkeit *f*, Akkommodationszeit *f*
~ **коронарного кровообращения** Koronardurchblutungsgeschwindigkeit *f*
~ **кровотока** Durchblutungszeit *f*, Kreislaufzeit *f*
~ **оседания эритроцитов** Blutsenkungsgeschwindigkeit *f*
~ **проведения возбуждения по нерву** Nervenleitungsgeschwindigkeit *f*
~ **распада** Abbaurate *f*
~ **распространения возбуждения** Erregungsausbreitungsgeschwindigkeit *f*
~ **распространения пульсовой волны** Pulswellengeschwindigkeit *f*
~ **реабсорбции** Reabsorptionsrate *f*
~ **реакции** Reaktionsgeschwindigkeit *f*
скотоложество *n* Tierliebe *f*, Bestialität *f*, Zooerastie *f*
скотома *f* Skotom *n*, Gesichtsfeldausfall *m*
~, **абсолютная** absolutes Skotom *n*
~, **кольцевидная** Ringskotom *n*, Gürtelskotom *n*
~, **относительная** Relativskotom *n*, relatives Skotom *n*
~, **отрицательная** negatives [objektives] Skotom *n*
~, **парацентральная** Parazentralskotom *n*
~, **положительная** positives [subjektives] Skotom *n*
~, **секторальная** sektorenförmiges Skotom *n*
~, **физиологическая** physiologisches Skotom *n*, blinder Fleck *m*
~, **функциональная** Schielaugenhemmung *f* ohne Amblyopie
~, **цветовая** Farbenskotom *n*
скотометр *m* Skotometer *n*
скрежетание *n* **зубами** Zähneknirschen *n*
скрепление *n* (*отломков кости*) Knochenbolzung *f*
скрещивание *n* Kreuzung *f*, Paarung *f*
~, **возвратное** Rückkreuzung *f*, backcross *(engl.)*
~ **в случае притяжения генов** Attraktionskreuzung *f*
~ **в фазе отталкивания** Kreuzung *f* für den Repulsionsfall
~, **двойное** Doppelkreuzung *f*
~, **двойное обратное** doppelte Rückkreuzung *f*
~, **конгруентное** kongruente Kreuzung *f*
~, **линейное** lineare Kreuzung *f*
~, **межвидовое** interspezifische Kreuzung *f*
~, **многократное** vielfache Kreuzung *f*
~, **одностороннее** unilaterale Kreuzung *f*
~, **поглотительное** Verdrängungskreuzung *f*
~, **полиаллельное** Polyallelkreuzung *f*
~, **проверочное** Testkreuzung *f*, check cross *(engl.)*
~, **реципрокное** reziproke Kreuzung *f*
~ **сибсов** Geschwisterkreuzung *f*
~, **циклическое** zyklische Kreuzung *f*
скрининг *m* Screening *n*, Reihenuntersuchung *f*
~, **массовый** Massenscreening *n*
скрофулодерма *f* Skrofuloderm *n*
скручивание *n* Torsion *f*
скудность *f* **мыслей** Gedankenarmut *f*
скула *f* Jochbein *n*, Backenknochen *m*
скученность *f* **зубов** Engstand *m* der Zähne
слабость *f* Schwäche *f*
~, **врождённая** angeborene Schwäche *f*
~, **нервная** Nervenschwäche *f*
~ **памяти** Erinnerungsschwäche *f*
~ **родовой деятельности** Wehentätigkeitsschwäche *f*
слабоумие *n* Blödsinn *m*, Schwachsinn *m*, Demenz *f*, Verblödung *f*
~, **алкогольное** alkoholische Demenz *f*
~, **амнестическое** amnestische Demenz *f*
~, **апоплектическое** apoplektische Demenz *f*
~, **артериосклеротическое** arteriosklerotische Demenz *f*
~, **врождённое** angeborener Schwachsinn *m*
~, **дисмнестическое** dysmnestische Demenz *f*

~, лакуна́рное Partialdemenz *f*
~, органи́ческое hirnorganische Demenz *f*
~, паралити́ческое paralytische Demenz *f*
~, парано́идное paranoide Demenz *f*
~, пресени́льное präsenile Demenz *f*
~, приобретённое erworbene Demenz *f*
~, ста́рческое senile Demenz *f*, Altersblödsinn *m*
~, ста́рческое конфабуляторное konfabulatorischer Altersblödsinn *m*
~, тота́льное Totaldemenz *f*
~, травмати́ческое traumatische Demenz *f*
~, шизофрени́ческое schizophrene Verblödung *f*
~, эпилепти́ческое epileptischer Schwachsinn *m*
слабо́умный geistesschwach, debil
следы́ *m pl* Spuren *f pl*
~ борьбы́ Kampfspuren *f pl*
~ кро́ви Blutspuren *f pl*
~ удуше́ния Würgespuren *f pl*
слеза́ *f* Träne *f*
слезоотделе́ние *n* Tränenabsonderung *f*
слезотече́ние *n* Tränenfluß *m*, Dakryorrhoe *f*
слепо́й blind
слѐпок *m* Abdruck *m*
~, анатоми́ческий anatomischer Abdruck *m*
~, ги́псовый Gipsabdruck *m*
~, компрессио́нный Kompressionsabdruck *m*
~, фибри́нный Fibrinabguß *m*
слепота́ *f* Blindheit *f*, Ablepsie *f*, Amaurose *f*
~, верба́льная Schreibblindheit *f*, Aleksie *f*
~, дневна́я Tagblindheit *f*, Nachtsichtigkeit *f*
~, ко́рковая kortikale Blindheit *f*
~, кури́ная Hemeralopie *f*, eigentliche Tagsichtigkeit *f*, Nachtblindheit *f*
~ на зелёный цвет Deuteranop(s)ie *f*, Grünblindheit *f*
~ на кра́сный цвет Protanop(s)ie *f*, Rotblindheit *f*
~ на си́ний цвет Tritanop(s)ie *f*, Blaublindheit *f*
~, психи́ческая psychische Blindheit *f*
~, психоге́нная psychogene Amaurose *f*, psychogene Blindheit *f*
~, сне́жная Schneeblindheit *f*
~, су́меречная Zwielichtblindheit *f*
~, цветова́я Farbenblindheit *f*, Daltonismus *m*
сли́зи *f pl* schleimartige Arzneimittel *n pl*
сли́зисто-гно́йный schleimigeitrig, mukopurulent
сли́зистый schleimig, mukös, mukulent
слизь *f* Schleim *m*
сли́пчивый adhäsiv
слия́ние *n* Konfluenz *f*, Fusion *f*
~ хромосо́м Chromosomenfusion *f*
слой *m* Schicht *f*
~, база́льный basale Schicht *f*, Basalschicht *f*
~, волокни́стый Faserschicht *f*
~ воло́кон зри́тельного не́рва Optikusfaserschicht *f*
~ ганглио́зных клѐток Ganglienzellenschicht *f*
~ желѐзистых клѐток Drüsenzellenschicht *f*
~, защи́тный Schutzschicht *f*
~, зерни́стый Körnerschicht *f*
~, камбиа́льный Keimschicht *f*, Kambiumschicht *f*
~, клѐточный Zellschicht *f*
~ ко́жи Hautschicht *f*
~, кольцево́й Ringschicht *f*
~, ко́рковый Rindenschicht *f*
~ коры́, пирами́дный Pyramidenzellschicht *f* der Hirnrinde
~, краево́й Randschicht *f*
~, мозгово́й Marklager *n*, Markzone *f*
~, мы́шечный Muskelschicht *f*
~, мы́шечный кольцево́й Ringmuskelschicht *f*
~, мы́шечный косо́й Schrägmuskelschicht *f*
~, мы́шечный продо́льный longitudinale Muskelschicht *f*, Längsmuskelschicht *f*
~, мы́шечный циркуля́рный Ringmuskelschicht *f*
~ не́рвных воло́кон сетча́тки Nervenfaserschicht *f* der Netzhaut
~ одонтобла́стов Odontoblastenschicht *f*
~, остеоге́нный osteogene [knochenbildende] Schicht *f*
~ па́лочек и ко́лбочек Stäbchenzapfenschicht *f*
~ пигме́нтного эпите́лия сетча́тки Pigmentepithel *n* der Netzhaut
~ повя́зки Verbandschicht *f*
~, подсеро́зный subseröse Schicht *f*
~, подсли́зистый Submukosa *f*
~ покро́вных клѐток Deckzellschicht *f*
~, продо́льный Longitudinalschicht *f*, Längsschicht *f*
~ ра́дужной оболо́чки, пигме́нтный Irispigmentblatt *n*
~, рогово́й Hornschicht *f*
~, ростко́вый Keimschicht *f*
~ сетча́тки Netzhautschicht *f*
~ сетча́тки, зерни́стый Körnerschicht *f*
~ сетча́тки, ганглиона́рный Ganglienzellschicht *f*
~ сетча́тки, се́тчатый plexiforme Schicht *f*
~, се́тчатый retikuläre Schicht *f*
~, синовиа́льный Synovialschicht *f*
~, сосо́чковый Papillarschicht *f*
~, сре́дний Mittelschicht *f*
~, субсеро́зный subseröse Schicht *f*
~, циркуля́рный Ringschicht *f*
~, шипова́тый Dorn(zellen)schicht *f*
~ эма́левого о́ргана, эпителиа́льный Schmelzepithel *n*
слоно́вость *f* Elephantiasis *f*, Elephantenkrankheit *f*
~, ло́жная Pseudoelephantiasis *f*
~ мошо́нки и оболо́чек яи́чек Oschelephantiasis *f*
~ ни́жней коне́чности Barbadosbein *n*, Knollenbein *n*
слу́жба *f*:
~, биоклимати́ческая bioklimatischer Dienst *m*
~, вое́нно-медици́нская militärmedizinischer Dienst *m*, Armeesanitätsdienst *m*
~ здоро́вья Gesundheitsdienst *m*
~ здоро́вья, обще́ственная öffentlicher Gesundheitsdienst *m*
~ перелива́ния кро́ви Bluttransfusionswesen *n*
~ пого́ды Wetterdienst *m*
~ радиацио́нной безопа́сности Strahlenschutzdienst *m*
~ ско́рой и неотло́жной медици́нской по́мощи Notfalldienst *m*

слух *m* Gehör *n*
~, бинауральный binaurales Gehör *n*
~, болезненный schmerzhafte Gehörsempfindung *f*
~, моноауральный monaurales Gehör *n*
~, пространственный Richtungshören *n*
~, речевой Sprachgehör *n*
~, тональный Tongehör *n*
слухонемота *f* Taubstummheit *f*, Surdomutitas *f*
слухопротезирование *n* Hörgeräteversorgung *f*
случай *m* Fall *m*, Kasus *m*; Vorkommen *n*
~ болезни Krankheitsfall *m*
~, вторичный Sekundärfall *m*
~ госпитализации Krankenhausfall *m*
~ заболевания Erkrankungsfall *m*
~, изолированный isolierter Fall *m*
~ на производстве, несчастный Arbeitsunfall *m*, Betriebsunfall *m*
~ на улице, несчастный Straßenunfall *m*
~, несчастный Unfall *m*, Unglücksfall *m*
~ обращения к врачу, первичный Neuzugang *m*, Neuerkrankung *f*
~ смерти Todesfall *m*, Sterbefall *m*
~, сомнительный Zweifelsfall *m*
~, спорадический sporadischer Fall *m*
~, экстремальный Extremfall *m*
слущенный abgeschilfert, desquamiert
слущивание *n* Abschilferung *f*, Desquamation *f*
~ эпителия Epithelabschilferung *f*
слюна *f* Speichel *m*
слюногонный speicheltreibend
слюноотделение *n* Speichelabsonderung *f*
слюноотсос *m* Speichelsauger *m*
слюнотечение *n* Speichelfluß *m*, Sialorrhoe *f*, Ptyalismus *m*
смазка *f* Schmiere *f*
~, первородная Fruchtschmiere *f*, Käseschmiere *f*
смазывание *n* йодом Jodanstrich *m*
смачивание *n* Anfeuchten *n*, Benetzen *n*
смегма *f* Vorhauttalg *m*
смегмолит *m* Präputialstein *m*, Smegmolith *m*
смена *f*:
~ зубов Zahnwechsel *m*
~ повязки Verbandwechsel *m*
смертельный tödlich
смертность *f* Sterblichkeit *f*, Mortalität *f*
~, антенатальная antenatale Sterblichkeit *f*
~, детская Kindersterblichkeit *f*
~, материнская Müttersterblichkeit *f*
~, общая Gesamtsterblichkeit *f*, Gesamtmortalität *f*
~, операционная Operationssterblichkeit *f*, Operationsmortalität *f*
~, перинатальная perinatale Mortalität *f* [Säuglingssterblichkeit *f*]
~, повышенная Mehrsterblichkeit *f*, Übersterblichkeit *f*
~, послеоперационная Nachoperationssterblichkeit *f*
~, постнатальная postnatale Sterblichkeit *f*
~, преждевременная frühzeitige Sterblichkeit *f*
смерть *f* Tod *m*, Exitus *m*
~, антенатальная antenataler Tod *m*
~, биологическая (biologischer) Tod *m*
~, внезапная plötzlicher Tod *m*
~, внутриутробная intrauteriner Fruchttod *m*
~, голодная Hungertod *m*
~, естественная natürlicher Tod *m*
~, интранатальная intranataler Tod *m*
~, клиническая klinischer Tod *m*
~, мгновенная сердечная Sekundenherztod *m*
~, мнимая Scheintod *m*
~, мозговая zerebraler Tod *m*
~, насильственная gewaltsamer [nichtnatürlicher] Tod *m*
~, облегчённая Euthanasie *f*
~ от действия электрического тока Elektrotod *m*, Stromtod *m*
~ от замерзания Erfrierungstod *m*
~ от истощения Erschöpfungstod *m*
~ от кровопотери Verblutungstod *m*
~ от наркоза Narkosetod *m*
~ от несчастного случая Unfalltod *m*
~ от отравления Vergiftungstod *m*
~ от охлаждения Auskühlungstod *m*
~ от удушения Erstickungstod *m*
~ от шока Schocktod *m*
~, постнатальная postnataler Tod *m*
~, преждевременная vorzeitiger Tod *m*
~, рефлекторная Reflextod *m*
~, скоропостижная plötzlicher Tod *m*
~, физиологическая physiologischer Tod *m*
смеси *f pl*:
~, масло-мучные Mehl-Butter-Zubereitungen *f pl*
~, молочные Milchmischungen *f pl*
~, питательные готовые Säuglingsfertignahrung *f*
смесь *f* Gemisch *n*
~, вдыхаемая Einatemgemisch *n*
~, взрывоопасная explosionsgefährliches Gemisch *n*
~, газовая дыхательная Atemgas *n*
~, гелиево-кислородная Helium-Sauerstoff-Gemisch *n*
~, литическая lytischer Cocktail *m*
~, охлаждающая Kältemischung *f*
смех *m* Lachen *n*
~, насильственный Zwangslachen *n*
~, немотивированный unmotiviertes Lachen *n*
смешение *n* Vermischung *f*
~, фенотипическое phänotypische Vermischung *f*
~ цветов Farbenmischung *f*
смещение *n* Verschiebung *f*, Dislozierung *f*, Verlagerung *f*
~, боковое Seitenverschiebung *f*
~ внутренних органов Eingeweideverlagerung *f*
~ кости Knochenverschiebung *f*
~ нерва Nervenluxation *f*
~ нижней челюсти Mandibularverschiebung *f*
~ нижней челюсти, латеральное Lateralverschiebung *f* des Unterkiefers
~ отломов Bruchstückverschiebung *f*
~ по длине Längsverschiebung *f*
~ под углом Winkelverschiebung *f*
~ по оси Achsenverschiebung *f*
~ почки Nierendislokation *f*
~ прикуса Bißverschiebung *f*
~ хрусталика Linsenverlagerung *f*
смола *f* Harz *n*
~, бальзамическая Balsamharz *n*

~, ионообме́нная Ionenaustauscher *m*
сморщивание *n* Schrumpfung *f*, Verschrumpfung *f*
~ конъюнкти́вы Bindehautschrumpfung *f*
~ по́чки Nierenschrumpfung *f*
~ по́чки, рубцо́вое Narbenniere *f*
~, рубцо́вое Narbenschrumpfung *f*
~ стеклови́дного те́ла Glaskörperschrumpfung *f*
смыка́ние *n* **век, рефлекто́рное** Lid(schluß)reflex *m*
снабже́ние *n*, **медици́нское** medizinische Versorgung *f*
снаря́д *m*, **гимнасти́ческий** Übungsgerät *n*
сниже́ние *n* Senkung *f*, Herabsetzung *f*
~ ве́са Gewichtsreduktion *f*, Gewichtsabnahme *f*
~ до́зы Dosisreduktion *f*, Dosisabfall *m*, Dosisabbau *m*
~ заболева́емости Morbiditätssenkung *f*
~ заболева́емости, ре́зкое Morbiditätsabfall *m*
~ концентрацио́нной спосо́бности Konzentrationsschwäche *f* (*der Nieren*)
~ при́куса Bißsenkung *f*
~ рожда́емости Geburtenrückgang *m*
~ сме́ртности Mortalitätssenkung *f*, Mortalitätsverminderung *f*
~ температу́ры (те́ла), амфиболи́ческое amphiboler Fieber-Abfall *m*, amphibole Entfieberung *f*
~ температу́ры (те́ла), крити́ческое schneller Temperaturabfall *m*, Krisis *f*
~ температу́ры (те́ла), лити́ческое lythische Entfieberung *f*, Lysis *f*
~ то́нуса Tonusabfall *m*
~ у́ровня ли́чности Persönlichkeitsabbau *m*
~ фу́нкции Leistungsabnahme *f*
сни́мок *m*:
~, рентге́новский Röntgenaufnahme *f*, Röntgenbild *n*
~, рентге́новский конта́ктный Röntgenkontaktaufnahme *f*
сновиде́ния *n pl* Träume *m pl*
~, внушённые Suggestivträume *m pl*
~, кошма́рные Alpträume *m pl*, Alpdrücken *n*
~, сде́ланные gemachte Träume *m pl* (*bei Schizophrenie*)
сноговоре́ние *n* Somniloquie *f*, Sprechen *n* im Schlaf
снотво́рный erschläfernd, einschläfernd
снохожде́ние *n* Schlafwandeln *n*, Somnambulismus *m*
сня́тие *n*:
~ зубно́го ка́мня Zahnsteinentfernung *f*
~ повя́зки Verbandabnahme *f*
~ швов Nahtabnahme *f*
соба́ка *f*, **санита́рная** Sanitätshund *m*
совершенноле́тие *n* Volljährigkeit *f*
сове́т *m*:
~, больни́чный Krankenhausrat *m*
~, каранти́нный Quarantänerat *m*
совмести́мость *f* Kompatibilität *f*
~, генети́ческая Genekompatibilität *f*
~, тканева́я Histokompatibilität *f*
совокупле́ние *n* Kohabitation *f*, Koitus *m*, Begattung *f*

совпаде́ние *n*:
~ диа́гнозов Diagnosenübereinstimmung *f*
~ клини́ческого и патологоанатоми́ческого диа́гнозов Übereinstimmung *f* von klinischen und pathologisch-anatomischen Diagnosen
~ поликлини́ческого и клини́ческого диа́гнозов Übereinstimmung *f* der poliklinischen und klinischen Diagnosen
содержа́ние *n*:
~ белка́ в моче́ Harneiweißgehalt *m*, Proteinurie *f*
~ мочево́й кислоты́ Harnsäuregehalt *m*
~ оста́точного азо́та Reststickstoffgehalt *m*
~ помеще́ний, санита́рное Raumhygiene *f*
содержи́мое *n*:
~ грыжево́го мешка́ Brucheingeweide *n*
~, дуодена́льное Duodenalinhalt *m*
~ желу́дка Mageninhalt *m*
~ кисты́, жи́дкое Zystenflüssigkeit *f*
~ пузыря́ Blaseninhalt *m*
содоку́ *m* Sodoku *n*, Rattenbißkrankheit *f*
соедине́ние *n* Verbindung *f*; Zusammenfügung *f*; Synthese *f*
~, алифати́ческое [ацикли́ческое] aliphatische [azyklische] Verbindung *f*
~, высокоэрги́ческое energiereiche Verbindung *f*
~ клéток Zellverbindung *f*
~, кремнийоргани́ческое siliziumorganische Verbindung *f*
~, лобко́вое [ло́нное] Schamfuge *f*
~, межклéточное Interzellulärverbindung *f*
~, моноцикли́ческое monozyklische Verbindung *f*
~, ненасы́щенное [непреде́льное] ungesättigte Verbindung *f*
~, оргни́ческое organische Verbindung *f*
~, рацеми́ческое Razemverbindung *f*
~, фосфороргани́ческое organische Phosphorverbindung *f*
~ швом Nahtschluß *m*, Nahtverbindung *f*
~, эпидермодерма́льное epidermo-dermale Verbindung *f*
созна́ние *n* Bewußtsein *n*
~, альтерни́рующее alternierendes Bewußtsein *n*
~ боле́зни Krankheitseinsicht *f*
~ иденти́чности «я» Bewußtsein *n* der Ich-Identität
~, су́женное eingeengtes Bewußtsein *n*
~, я́сное klares [volles] Bewußtsein *n*
созрева́ние *n* Reifung *f*
~, полово́е Geschlechtsreifung *f*
~ фолли́кула Follikelreifung *f*
сок *m* Saft *m*
~, аппети́тный Appetitsaft *m*
~, желу́дочный Magensaft *m*
~, запа́льный Appetitsaft *m*
~, кишéчный Darmsaft *m*
~, млéчный Milchsaft *m*
~, панкреати́ческий Pankreassaft *m*
~, перча́точный Handschuhsaft *m*
~, пищевари́тельный Verdauungssaft *m*
сокоотделе́ние *n* Saftabsonderung *f*
сократи́мость *f* Kontraktilität *f*
~ миока́рда Myokardkontraktilität *f*
сокраще́ние *n*:

~, анóдное замыкáтельное Anodenschließungszuckung *f*
~, анóдное размыкáтельное Anodenöffnungszukkung *f*
~, изотони́ческое isotonische Kontraktion *f*
~, клони́ческое klonische Kontraktion *f*
~ мы́шцы Muskelkontraktion *f*
~, одинóчное (*мышцы*) Einzelzuckung *f*
~ сéрдца Herzkontraktion *f*
~ срóков лечéния Abkürzung *f* der Behandlungszeit
солитёр *m* Bandwurm *m*
сóллюкс-лáмпа *f* Solluxlampe *f*
солнцелечéние *n* Heliotherapie *f*, Sonnenbadbehandlung *f*
соль *f* Salz *n*
~, двууглеки́слая Bikarbonat *n*
~ для вáнны Badesalz *n*
~, йоди́рованная jodiertes Kochsalz *n*
солюбилизáция *f* Löslichmachung *f*
солÿрий *m* Solarium *n*
сóма *f* Soma *n*, Körper *m*
соматомеди́н *m* Somatomedin *n*
соматостати́н *m* Somatostatin *n*
сомнамбули́зм *m* Nachtwandeln *n*, Schlafwandeln *n*
~, гипноти́ческий hypnotischer Somnambulismus *m*
сомнéние *n*, болéзненное Zweifelsucht *f*
сомнилокви́я *f* Somniloquie *f*, Sprechen *n* im Schlaf
сон *m* Schlaf *m*
~, гипноти́ческий hypnotischer Schlaf *m*
~, дли́тельный Dauerschlaf *m*
~, дневнóй Tagesschlaf *m*
~, естéственный natürlicher Schlaf *m*
~, летарги́ческий lethargischer Schlaf *m*
~, медикаментóзный medikamentöser Schlaf *m*
~, наркоти́ческий narkotischer Schlaf *m*
~, ночнóй Nachtschlaf *m*
~, пасси́вный passiver Schlaf *m*
~, синхронизи́рованный synchronisierter Schlaf *m*
~, удлинённый verlängerter Schlaf *m*
сонли́вость Schläfrigkeit *f*, Somnolenz *f*, Schlafdrang *m*
сонотерапи́я *f* Sonotherapie *f*
сонофорéз *m* Sonophorese *f*
сооружéние *n*:
~, водозабóрное Wasserfassungsanlage *f*
~, очистнóе Kläranlage *f*, Abwasserbehandlungsanlage *f*
соотношéние *n*:
~, возрастнóе Altersverhältnis *n*
~, зубочерепнóе Gebiß-Schädelkorrelation *f*
~ полóв Geschlechterverhältnis *n*
~ челюстéй Bißbeziehung *f*, Bißlage *f*
~, чéлюстно-лицевóе Kiefer-Gesichtsbeziehung *f*
~, чéрепно-лицевóе Gesichts-Schädelbeziehung *f*
~, ÿдерно-цитоплазмати́ческое Kern-Plasma-Relation *f*
сóпор *m* Sopor *m*
сопротивлéние *n* Widerstand *m*
~, бронхиáльное Bronchialwiderstand *m*
~ вы́броса Auswurfwiderstand *m*
~, дыхáтельное Atemwiderstand *m*
~, коронáрное Kranzgefäßwiderstand *m*
~ лёгочных сосýдов Lungengefäßwiderstand *m*
~ на вдóхе Einatemwiderstand *m*
~ на вы́дохе Ausatemwiderstand *m*
~, сосýдистое Gefäßwiderstand *m*
~ ткáни Gewebewiderstand *m*
~, эласти́ческое elastischer Widerstand *m*
сопротивлÿемость *f* Resistenz *f*, Widerstandsfähigkeit *f*
сорбéнт *m* Sorbens *n*, Sorptionsmittel *n*
сóрбция *f* Sorption *f*
сорóчка *f*, сердéчная Herzbeutel *m*, Perikardium *n*
сосáльщики *m pl* Saugwürmer *m pl*
сосáние *n* Lutschen *n*
~, ослáбленное Trinkfaulheit *f*
~ пáльца Daumenlutschen *n*
сóска *f* Lutscher *m*, Sauger *m*
~, дéтская Nuppel *m*
~, рези́новая Gummisauger *m*
соскáльзывание *n* позвонкóв Wirbelgleiten *n*
сосóк *m* Warze *f*
~, втÿнутый Hohlwarze *f*
~, груднóй Brustwarze
~ двенадцатипéрстной кишки́ *Papilla duodeni*
~ зри́тельного нéрва, застóйный Stauungspapille *f*
сосóчек *m* Papille *f*
~, валикообрáзный unwallte Papille *f*
~, волосянóй Haarpapille *f*
~, грибкови́дный pilzförmige Papille *f*
~ дéрмы Koriumpapille *f*
~ зýба Zahnpapille *f*
~, кóжный Koriumpapille *f*
~, кони́ческий kegelförmige Papille *f*
~, листови́дный Blätterpapille *f*
~, межзубнóй Interdentalpapille *f*
~, нитеви́дный fadenförmige Papille *f*
~, окружённый вáликом unwallte Papille *f*
~, пóчечный Nierenpapille *f*
~, слёзный Tränenpapille *f*, Tränenwärzchen *n*
~ языкá Zungenwärzchen *n*
сосóчковый papillär
состáв *m* Zusammensetzung *f*
~, аминокислóтный Aminosäurezusammensetzung *f*
~ больны́х Krankenbestand *m*
~ вóздуха, иóнный Ionenluftmasse *f*
~ мочи́ Harnzusammensetzung *f*
~ населéния Bevölkerungszusammensetzung *f*, Bevölkerungsstruktur *f*
~ населéния, возрастнóй Alterszusammensetzung *f* der Bevölkerung
~ населéния по пóлу Geschlechtszusammensetzung *f* der Bevölkerung
состоÿние *n* Zustand *m*, Status *m*
~, ангинóзное *status anginosus*
~, астмати́ческое asthmatischer Status *m*
~ атмосфéры, гигиени́ческое lufthygienische Situation *f*
~ без изменéний unveränderter Befund *m*, *status idem*

~, бессознáтельное Bewußtlosigkeit *f*
~ в настоя́щее вре́мя gegenwärtiger Zustand *m*, *status praesens*
~ возбужде́ния Exzitationszustand *m*
~, гипноти́ческое hypnotischer Zustand *m*
~ здоро́вья Gesundheitszustand *m*
~, исключи́тельное *Psych.* Ausnahmezustand *m*
~ истоще́ния Erschöpfungszustand *m*
~, исхо́дное Ausgangszustand *m*
~, коллапто́идное kollaptoider Zustand *m*
~, комато́зное komatöser Zustand *m*
~, крити́ческое kritischer Zustand *m*
~, летарги́ческое lethargischer Zustand *m*
~, лихора́дочное Fieberzustand *m*
~, навя́зчивое Zwangszustand *m*
~ невесо́мости Zustand *m* der Schwerelosigkeit *f*
~, о́бморочное Ohnmachtszustand *m*
~, о́бщее Allgemeinzustand *m*
~ оглуше́ния Rauschzustand *m*
~ перетрениро́вки Übertrainingszustand *m*
~ пита́ния населе́ния Ernährungszustand *m* [Ernährungssituation *f*] der Bevölkerung
~, пограни́чное psychischer Grenzzustand *m*
~, подве́шенное Hängelage *f*
~, преагона́льное Präagonalzustand *m*
~, предо́пухолевое präblastomatöser Zustand *m*
~, преморби́дное prämorbider Zustand *m*
~ при поступле́нии Aufnahmestatus *m*
~, психи́ческое psychischer Zustand *m*
~, психопати́ческое psychopathischer Zustand *m*
~ ра́ны Wundzustand *m*
~ расслабле́ния Erschlaffungszustand *m*
~, реакти́вное abnorme Erlebnisreaktion *f*
~, санита́рное hygienischer Zustand *m*
~, сопоро́зное soporöser Zustand *m*
~, спасти́ческое Krampfzustand *m*
~ сре́дней тя́жести mittelschwerer Zustand *m*
~, ступоро́зное stuporöser Zustand *m*
~, су́меречное Dämmerzustand *m*
~, су́меречное истери́ческое hysterischer Dämmerzustand *m*
~, су́меречное ориенти́рованное orientierter Dämmerzustand *m*
~, су́меречное постпароксизма́льное postparoxysmaler Dämmerzustand *m*
~, су́меречное травмати́ческое posttraumatischer Dämmerzustand *m*
~, су́меречное эпилепти́ческое epileptischer Dämmerzustand *m*
~, термина́льное Terminalzustand *m*, Agonalzustand *m*
~, ти́мико-лимфати́ческое *status thymico-lymphaticus*
~ трениро́ванности Trainingszustand *m*
~, тяжёлое schwerer Zustand *m*
~, угрожа́ющее bedrohlicher Zustand *m*
~ уста́лости Ermüdungszustand *m*
~, усто́йчивое stabiler Zustand *m*, steady state *(engl.)*
~, фа́зовое Phasenzustand *m*
~ физи́ческого разви́тия körperlicher Entwicklungsstand *m*
~, физи́ческое Körperzustand *m*
~, функциона́льное Funktionszustand *m*

~, шо́ковое Schockzustand *m*
~, эпилепти́ческое *status epilepticus*
сосу́д *m* Gefäß *n*
~, вене́чный Kranzgefäß *n*
~, коллатера́льный Kollateralgefäß *n*
~, кровено́сный Blutgefäß *n*
~, лимфати́ческий Lymphgefäß *n*
~, отводя́щий ableitendes Gefäß *n*, *Vas efferens*
~, принося́щий zuleitendes Gefäß *n*, *Vas afferens*
сотрясе́ние *n* Erschütterung *f*, Kommotion *f*
~ головно́го мо́зга Gehirnerschütterung *f*, Hirnerschütterung *f*
~ грудно́й кле́тки Brusterschütterung *f*
соу́стье *n* Anastomose *f*
~, артериовено́зное arteriovenöse Anastomose *f*
~, желу́дочно-кише́чное Gastroenteroanastomose *f*
~, кише́чное Enteroanastomose *f*, Darmanastomose *f*
сохране́ние *n* здоро́вья Gesundbleiben *n*, Gesunderhaltung *f*
социа́л-гигиени́ст *m* Sozialhygieniker *m*
социоло́гия *f*, медици́нская medizinische Soziologie *f*
социотерапи́я *f* Soziotherapie *f*
сочета́ние *n* феноти́пов Phänotypenkombination *f*
сочлене́ние *n* Gelenk *n*, *Articulatio*
~, груди́но-ключи́чное inneres Schlüsselbeingelenk *n*
~, крестцо́во-подвздо́шное Kreuz-Darmbeingelenk *n*
~, ло́нное Schamfuge *f*
со́шник *m* Pflugscharbein *n*
спаде́ние *n* вен Venenkollaps *m*
спазм *m* Spasmus *m*, Krampf *m*
~, адду́кторный Adduktorenspasmus *m*
~ аккомода́ции Akkommodationskrampf *m*
~ вене́чных арте́рий Koronarospasmus *m*
~ взо́ра Blickkrampf *m*
~ глазны́х мышц Augenmuskelkrampf *m*
~ мочево́го пузыря́ Harnblasenkrampf *m*
~ мочеиспуска́тельного кана́ла Harnröhrenkrampf *m*
~ мочето́чника Harnleiterkrampf *m*
~, мы́шечный Muskelkrampf *m*
~, пи́счий Schreibkrampf *m*
~, привы́чный Gewohnheitskrampf *m*
~, рефлекто́рный Reflexkrampf *m*
~, тони́ческий tonischer Spasmus *m*
~, торсио́нный Torsionsspasmus *m*
~ языка́ Zungenkrampf *m*
~ язычка́ Gaumensegelkrampf *m*
спазмати́ческий spasmisch, krampfhaft
спазмоли́тики *m pl* Spasmolytika *n pl*, krampflösende Mittel *n pl*
спазмофили́я *f* Spasmophilie *f*, spasmophile Diathese *f*
~ новорождённых Neugeborenentetanie *f*
спайк *m* Spike-Potential *n*, Aktionspotential *n*
спа́йка *f* 1. Komissur *f* 2. Synechie *f*, Schwarte *f*
~, витреоретина́льная Glaskörper-Netzhautsynechie *f*
~, кише́чная Darmschwarte *f*
~, плевра́льная Pleuraadhäsion *f*

~, фибринóзная Fibrinschwarte *f*
спасти́ческий spastisch
спасти́чность *f* Spastizität *f*, Spasmus *m*
спацио(электро)кардиографи́я *f* Spatio(elektro)kardiographie *f*
спектр *m* Spektrum *n*
~ абсóрбции Absorptionsspektrum *n*
~, белкóвый Eiweißspektrum *n*
~ дéйствия (*лекарственного вещества*) Wirkungsspektrum *n*
~, рентгéновский Röntgenspektrum *n*
~, цветовóй Farbenbild *n*
~ шýма Lärmspektrum *n*
спектóграф *m* Spektrograph *m*
спектрозóль *m* Spektrosol *n*
спектроскóп *m* Spektroskop *n*
спектрофотометри́я *f*, абсорбциóнная Absorptionsspektrophotometrie *f*
спелеотерапи́я *f* Speleotherapie *f*
спелеотоми́я *f* Speleotomie *f*, Kavernotomie *f*, Kaverneneröffnung *f*
спéрма *f* Sperma *n*, Samen *m*, Samenflüssigkeit *f*
спермати́да *f* Spermatide *f*
сперматит *m* Spermatitis *f*
сперматогенéз *m* Spermatogenese *f*
сперматогониóма *f* Spermatogoniom *n*
сперматозóид *m* Spermatozoon *n*, Samenfaden *m*
~, гигáнтский Riesenspermium *n*
~, кáрликовый Zwergspermium *n*
сперматолизи́н *m* Spermatolysin *n*
сперматорéя *f* Spermatorrhoe *f*, Samenfluß *m*
~, дефекациóнная Defäkationsspermatorrhoe *f*
сперматоцéле *n* Spermatozele *f*
сперматоцелэктоми́я *f* Spermatozelektomie *f*
сперматоцисти́т *m* Spermatozystitis *f*, Samenblasenentzündung *f*
~, гонорéйный gonorrhoische Spermatozystitis *f*
сперматоцистографи́я *f* Spermatozystographie *f*
сперматоцистотоми́я *f* Samenblaseneröffnung *f*, Spermatozystotomie *f*
сперматоцистэктоми́я *f* Samenblasenentfernung *f*
сперматоцитóма *f* Spermatozytom *n*, spermatozytäres Seminom *n*
сперматури́я *f* Spermaturie *f*
спермацéт *m* Spermazet *n*, Walrat *m*
спермогенéз *m* Spermatogenese *f*
спермогрáмма *f* Sperm(i)ogramm *n*
специализáция *f* медици́нской пóмощи Spezialisierung *f* der medizinischen Betreuung
специализи́рованный fachdisziplinär
специфи́ческий spezifisch
специфи́чность *f* Spezifi(zi)tät *f*
~ белкóв Spezifität *f* der Eiweiße
~, видовáя Artspezifität *f*
~, возрастнáя Altersspezifität *f*
~ противоопухолевого дéйствия Spezifität *f* der antiblastomatösen Wirkung
~, тканевáя Gewebsspezifität *f*
~, фáзовая Phasenspezifität *f*
спецодéжда *f* Arbeitskleidung *f*, Spezialkleidung *f*
~ для защи́ты от высóких температýр Hitzekleidung *f*
~, кислотозащи́тная Säureschutzanzug *m*
~, пылезащи́тная Arbeitsschutz(be)kleidung *f* gegen Staubeinwirkung
спинá *f* Rücken *m*
~, плóская Flachrücken *m*
спиналги́я *f* Spinalgie *f*, Wirbelschmerz *m*
спинáльный spinal
спи́нка *f* Rücken *m*
~ нóса Nasenrücken *m*
~ языкá Zungenrücken *m*
спинномозговóй spinal
спири́лла *f* Spirille *f*
спирóграф *m* Spirograph *m*
~ с одни́м кóлоколом Einglockenspirograph *m*
спирóметр *m* Spirometer *n*
~, водянóй Wasserspirometer *n*
~ с кóлоколом, водянóй Glocken-Naß-Spirometer *n*
~ с мехáми, сухóй Balgspirometer *n*
~, сухóй Trockenspirometer *n*
~, сухóй клинови́дный Keilbalgspirometer *n*
спирометри́я *f* Spirometrie *f*
~, барометри́ческая Barometerspirometrie *f*
спирохéта *f* Spirochäte *f*, Spironema *f*
~, блéдная blasse Spirochäte *f*
~ возврáтного ти́фа Rückfallfieberspirochäte *f*, Obermeier-Spirochäte *f*
спирохетóз *m* Spirochätose *f*
~, возврáтный клещевóй Rückfall(zecken)fieber *n*, Rückfalltyphus *m*
~, возврáтный эпидеми́ческий epidemisches Rückfallfieber *n*
~, клещевóй Zeckenfieber *n*
спирт *m* Alkohol *m*, Spiritus *m*
~, бути́ловый Butylalkohol *m*, Butanol *n*
~, ви́нный Weingeist *m*
~, мети́ловый Methanol *n*, Holzgeist *m*
~, муравьи́ный Ameisenspiritus *m*
~, мы́льный Seifenspiritus *m*
~, нашаты́рный Salmiakgeist *m*
~, эти́ловый Äthylalkohol *m*
спи́ца *f* для скелéтного вытяжéния Extensionsdraht *m*
спланхникотоми́я *f* Splanchnikusdurchtrennung *f*
спланхнолóгия *f* Splanchnologie *f*
спланхномегали́я *f* Splanchnomegalie *f*
~, парциáльная [части́чная] partielle Splanchnomegalie *f*
спланхнопекси́я *f* Splanchnopexie *f*
спланхноптóз *m* Eingeweidesenkung *f*
спланхэктоми́я *f* Splanchnikusresektion *f*
спленаденóма *f* Splenadenom *n*, Splenom *n*
спленалги́я *f* Lienschmerz *m*
спленизáция *f* Splenisation *f*
сплени́т *m* Splenitis *f*, Milzentzündung *f*
спленогепатомегали́я *f*, липóидно-клéточная lipozelluläre Spleno-Hepatomegalie *f*, Niemann-Pick-Krankheit *f*
спленографи́я *f* Lienographie *f*
спленóма *f* Splen(aden)om *n*
спленоманометри́я *f* Splenomanometrie *f*
спленомегали́я *f* Splenomegalie *f*
~, тромбофлебити́ческая Milzvenenthrombose *f* mit Splenomegalie

~, тропи́ческая tropische Splenomegalie *f*, viszerale Leishmaniose *f*, Kala-Azar *n*
спленопати́я *f* Splenopathie *f*
спленопекси́я *f* Milzanheftung *f*
спленопортографи́я *f* Splenoportographie *f*
спленорафи́я *f* Milznaht *f*
спленотоми́я *f* Splenotomie *f*, Milzinzision *f*
спленотромбо́з *m* Milzvenenthrombose *f*
спленэктоми́я *f* Splenektomie *f*, Milzexstirpation *f*
сплете́ние *n* Geflecht *n*, Plexus *m*
~, вено́зное Venenplexus *m*
~, висцера́льное Eingeweidegeflecht *n*
~ воло́кон Fasergeflecht *n*
~, ко́пчиковое Steißgeflecht *n*
~, крестцо́вое Kreuzgeflecht *n*
~, не́рвное Nervengeflecht *n*
~, плечево́е Armgeflecht *n*
~, поясни́чное Lendengeflecht *n*
~, поясни́чно-крестцо́вое Beingeflecht *n*
~, серде́чное Herzgeflecht *n*
~, со́лнечное Sonnengeflecht *n*
~, сосу́дистое Gefäßplexus *m*
~, чре́вное Bauchhöhlengeflecht *n*
~, ше́йное Halsgeflecht *n*
спонгиобла́ст *m* Spongioblast *m*
спонгио́з *m* Spongiose *f*
спондилёз *m* Spondylose *f*, Spondylosis *f*
~, гиперостоти́ческий hyperostotische Spondylose *f*, Forestier-Krankheit *f*
~, деформи́рующий (deformierende) Spondylose *f*
спондили́т *m* Spondylitis *f*, Wirbelsäulenentzündung *f*
~, анкилози́рующий ankylosierende Spondylitis *f*
~, бруцеллёзный bruzellöse Spondylitis *f*, Bang-Spondylitis *f*
~, инфекцио́нный infektiöse Spondylitis *f*
~, туберкулёзный tuberkulöse Spondylitis *f*, Pott-Krankheit *f*, tuberkulöse Wirbelsäulenentzündung *f*
спондилоартри́т *m* Spondyloarthritis *f*, Wirbelgelenkentzündung *f*
~, анкилози́рующий ankylosierende Spondyloarthritis *f*, versteifende Wirbelgelenkentzündung *f*, Bechterew-Pierre-Marie-Strümpell-Erkrankung *f*
~, бруцеллёзный bruzellöse Spondyloarthritis *f*
спондилоартро́з *m* Spondyloarthrose *f*
~, грудно́й Dorsarthrose *f*
~, поясни́чный Lendenspondyloarthrose *f*
~, ше́йный Halsspondyloarthrose *f*
спондилодисци́т *m* Spondylodiszitis *f*
спондилолисте́з *m* Spondylolisthesis *f*, Wirbelgleiten *n*
спондиломаля́ция *f* Spondylomalazie *f*
спондилопати́я *f* Spondylopathie *f*
~, гормона́льная hormonale Spondylopathie *f*
~, табети́ческая Tabesspondylopathie *f*
спондилохондро́з *m* Spondylochondrose *f*
спонта́нный spontan
споради́ческий sporadisch, vereinzelt auftretend
споротрихо́з *m* Sporotrichose *f*
спорт *m* Sport *m*
~, лече́бный Heilsport *m*, Sporttherapie *f*
~, оздорови́тельный Gesundheitssport *m*
спорти́вно-методи́ческий sport-methodisch
спо́ры *f pl* Sporen *f pl*
~, бактериа́льные Bakteriensporen *f pl*
спо́соб *m*:
~ вправле́ния Repositionsmanöver *n*
~ Гру́здева Grusdew-Verfahren *n* *(Methode der Unfruchtbarmachung)*
~ дезинфе́кции Desinfektionsverfahren *n*
~ Капла́на Kaplan-Verfahren *n* *(der Osteosynthese)*
~ лече́ния Heilverfahren *n*
~ нарко́за Narkoseverfahren *n*
~ примене́ния Anwendungsweise *f*
~ Ша́пошникова Schaposchnikow-Verfahren *n* *(Herzbeutelpunktionsmethode)*
~ Ю́дина Judin-Methode *f*, «Schnecken-Methode» *f* *(bei Magenresektion)*
~ Яно́вского Janowski-Perkussionsmethode *f*, unmittelbare [direkte] Perkussion *f*
спосо́бность *f* Fähigkeit *f*
~, абсорбцио́нная Absorptionsfähigkeit *f*
~, адаптацио́нная Anpassungsfähigkeit *f*
~ глаза, разреша́ющая Auflösungsvermögen *n* des Auges
~, компенсацио́нная Kompensationsfähigkeit *f*
~, концентрацио́нная Konzentrationsfähigkeit *f* (*der Niere*)
~ к самоочище́нию Selbstreinigungsvermögen *n*
~, относи́тельная репродукти́вная relative Reproduktionsrate *f*
~, перева́ривающая Verdauungsvermögen *n*
~ пережива́ния Überlebensfähigkeit *f*
~, поглоти́тельная Saugfähigkeit *f*
~, преломля́ющая Lichtbrechungsvermögen *n*
~, регенерацио́нная Regenerationsfähigkeit *f*
~, функциона́льная Leistungsfähigkeit *f*, Leistungsvermögen *n*, Funktionsfähigkeit *f*, Funktionstüchtigkeit *f*
спотофоби́я *f* Spotophobie *f* (*krankhafte Angst vor der Dunkelheit*)
спот-тест *m* Fleckentest *m*
спра́вка *f* **о состоя́нии здоро́вья** Gesundheitsattest *n*, Gesundheitszeugnis *n*
спринцо́вка *f* Spritzflasche *f*
~, рези́новая Ball(on)spritze *f*
спру *m* Sprue *f*
~, нетропи́ческий nichttropische Sprue *f*
спу́танность *f*:
~, речева́я Sprachverwirrtheit *f*
~ созна́ния Verwirrtheit *f*
~ созна́ния, галлюцинато́рная halluzinatorische Verwirrtheit *f*
~ созна́ния, кататони́ческая katatonische Verwirrtheit *f*
~ созна́ния, конфабулято́рная konfabulatorische Verwirrtheit *f*
~ созна́ния, маниака́льная manische (*ideenflüchtige*) Verwirrtheit *f*
~ созна́ния, ста́рческая senile Verwirrtheit *f*
спу́тники *m pl*, **танде́мные** Tandemsatelliten *m pl*
сравне́ние *n*:
~ де́йствия Wirkungsvergleich *m*

~ мéтодом парокóпий paarweiser Vergleich *m*
сращéние *n* Verwachsung *f*, Zusammenwachsung *f*
~ век Augenlidverwachsung *f*
~ зрачкá ringförmige hintere Synechie *f*
~ кóсти Knochenkonsolidierung *f*
~ краёв век Lidränderverwachsung *f*
~, лобкóвое [лóнное] Scham(bein)fuge *f*
~ пéтель кишóк Darmschlingenverwachsung *f*
~ шва Nahtverwachsung *f*
средá *f* Milieu *n*
~ Вéйнберга Weinberg-Nährboden *m (zur Züchtung der Botulinusclostridien)*
~ Виногрáдского Winogradski-Nährboden *m (zur Untersuchung des Bakterienmetabolismus)*
~, внéшняя Umwelt *f*, äußeres Milieu *n*
~, внýтренняя inneres Milieu *n*
~, генотипи́ческая genotypisches Milieu *n*
~, дисперсиóнная Dispergiermittel *n*
~ здорóвья gesunder Lebensraum *m*
~, консерви́рующая Konservierungsmilieu *n*
~ культиви́рования Kultivierungsnährboden *m*
~ Минкéвича — Рогóзина Minkewitsch-Rogosin-Nahrboden *m (zur Beurteilung der Kolibakterien)*
~ обитáния человéка Lebensmilieu *n*, Umwelt *f* des Menschen
~ Перцóвского Perzowski-Nährboden *m (zur Tuberkuloseerregerzüchtung)*
~, питáтельная Nährboden *m*
~, питáтельная дифференциáльная Differenzierungsnährboden *m*
~, питáтельная желати́новая Gelatine-Nährboden *m*
~, питáтельная желтóчная Dotternährboden *m*
~, питáтельная жёлчная Gallennährboden *m*
~, питáтельная жи́дкая flüssiger Nährboden *m*
~, питáтельная избирáтельная Selektivnährboden *m*
~, питáтельная казеи́новая Kaseinnährboden *m*
~, питáтельная мя́со-пептóнная Fleisch-Pepton-Nährboden *m*
~, питáтельная плóтная fester Nährboden *m*
~, питáтельная полужи́дкая halbflüssiger Nährboden *m*
~, питáтельная синтети́ческая synthetischer Nährboden *m*
~, питáтельная сухáя trockener Nährboden *m*
~, питáтельная сы́вороточная Serumnährboden *m*
~, питáтельная твёрдая fester Nährboden *m*
~, питáтельная тóщая Mangelnährboden *m*
~, питáтельная я́ичная Eiernährboden *m*
~ поддéржки Erhaltungsnährboden *m*
~, произвóдственная Arbeitsumwelt *f*
~ Рапопóрта Rapoport-Nährboden *m (Selektivnährboden für Enterobakterienzüchtung)*
~ рóста *s.* средá культиви́рования
~, социáльная soziale Umwelt *f*
~, терапевти́ческая therapeutisches Milieu *n*
~ Терски́х Terskich-Nährboden *m (zur Leptospizenzüchtung)*
~ Шýстовой Schustowa-Nährboden *m (zur Salmonellenzüchtung)*

средовáрка *f* Nährbodenküche *f*
средостéние *n* Mittelfell *n*, Mediastinum *n*
срéдство *n*:
~, аборти́вное Abtreibungsmittel *n*
~, адреноблоки́рующее Adrenoblocker *m*
~, адреномимети́ческое adrenergisches [adrenomimetisches] Mittel *n*
~, адсорби́рующее Adsorptionsmittel *n*
~, алкили́рующее alkylierender Stoff *m*
~, анаболи́ческое Anabolikum *n*
~, аналгези́рующее schmerzstillendes [analgetisches, schmerzlinderndes] Mittel *n*
~, аналепти́ческое analeptisches Mittel *n*, Exzitans *n*, Weckmittel *n*
~, анестези́рующее Anästhetikum *n*
~, анорексигéнное anorektisches [appetithemmendes] Mittel *n*
~, антаци́дное Antazidium *n*
~, антиадренерги́ческое antiadrenergisches Mittel *n*
~, антиангинáльное antianginöses [antistenokardisches] Mittel *n*
~, антиаритми́ческое antiarrhythmisches Mittel *n*
~, антигормонáльное Antihormonalmittel *n*
~, антидиабети́ческое Antidiabetikum *n*
~, антидиурети́ческое Antidiuretikum *n*
~, антиметаболи́ческое Antimetabolit *m*
~, антимитоти́ческое Mitosehemmer *m*, antimitotisches Mittel *n*
~, антиревмати́ческое Antirheumatikum *n*
~, антисепти́ческое antiseptisches [keimtötendes] Mittel *n*
~, антисеротони́новое Antiserotoninmittel *n*
~, антихолинэстерáзное Cholinesterase-Hemmstoff *m*
~, бактерици́дное mikrobentötendes Mittel *n*
~ борьбы́ с вреди́телями, хими́ческое chemisches Schädlingsbekämpfungsmittel *n*
~, бронхолити́ческое Broncho(spasmo)lytikum *n*
~, возбуждáющее аппети́т appetitsteigerndes Mittel *n*
~, восполня́ющее объём крóви Volumenersatzmittel *n*
~, вспомогáтельное Hilfsmittel *n*
~, вызывáющее менструáцию menstruationsförderndes Mittel *n*
~, вызывáющее слёзоотделéние tränentreibendes Mittel *n*
~, вя́жущее Adstringens *n*
~, галлюциногéнное Halluzinogen *n*
~, ганглиоблоки́рующее Ganglioplegikum *n*, Ganglienblocker *m*
~, геморроидáльное Hämorrhoidenmittel *n*
~ гигиéны Hygienemittel *n*
~, гипертензи́вное hypertensives [blutdrucksteigerndes] Mittel *n*
~, гипогликеми́ческое hypoglykämiehervorrufendes Mittel *n*
~, гипотензи́вное drucksenkendes Mittel *n*
~, гипохолестеринеми́ческое hypocholesterinämisierendes Mittel *n*
~, гормонáльное Hormonalmittel *n*
~, дегидратациóнное dehydratisierendes [wasserentbindendes] Mittel *n*

~, дезинфици́рующее Desinfektionsmittel *n*
~, деперсонализи́рующее Depersonalisans *n*
~, десенсибилизи́рующее desensibilisierendes [desallergisierendes, antiallergisches] Mittel *n*
~, диагности́ческое diagnostisches Mittel *n*
~ для изоля́ции пу́льпы Pulpenüberkappungsmittel *n*
~ для лече́ния ра́ны Wundmittel *n*
~ для пломбиро́вания (*зубов*) Kavitätenverschlußmittel *n*
~ для похуда́ния Abmagerungsmittel *n*
~, дома́шнее лече́бное Hausarzneimittel *n*
~, дополни́тельное Additivmittel *n*
~, жаропонижа́ющее fiebersenkendes Mittel *n*, Antipyretikum *n*
~, желчего́нное gallentreibendes Mittel *n*, Choleretikum *n*
~ зака́ливания Abhärtungsmittel *n*
~, иммунодепресси́вное Immunosuppressivum *n*
~, иммунорегули́рующее immunomodulierendes Mittel *n*
~, иммуностимули́рующее immunostimulierendes Mittel *n*
~ индивидуа́льной защи́ты personelles Schutzmittel *n*
~, инсектици́дное Insektizidmittel *n*
~, кардиотони́ческое kardiotonisches [kardiostimulierendes] Mittel *n*
~, кератоли́ческое keratolytisches Mittel *n*
~, коронарорасширя́ющее Koronarolytikum *n*, Koronarodilatator *m*
~, космети́ческое Kosmetikum *n*, Schönheitsmittel *n*
~, кровезамени́тельное Blutersatzmittel *n*
~, кровоостана́вливающее blutstillendes [hämostatisches] Mittel *n*
~, лека́рственное Arzneimittel *n*
~, лека́рственное просто́е einfaches Heilmittel *n*
~, лече́бное Heilmittel *n*
~, ма́точное Muttermittel *n*
~, местноанестези́рующее Lokalanästhetikum *n*
~, мидриати́ческое Mydriatikum *n*
~, мочего́нное Diuretikum *n*
~, мочего́нное калийсберега́ющее kaliumretinierendes [kaliumersparendes] Diuretikum *n*
~, мо́ющее Waschmittel *n*, Detergens *n*
~, мягчи́тельное erweichendes Mittel *n*, Emollens *n*
~, наркоти́ческое Narkotikum *n*
~, наро́дное лече́бное Voksheilmittel *n*
~, нарывно́е blasenziehendes Mittel *n*
~, нейролепти́ческое [нейроплеги́ческое] neuroleptisches Mittel *n*, Beruhigungsmittel *n*
~, ню́хательное Schnüpfelmittel *n*
~, обвола́кивающее schleimhaltiges Mittel *n*
~, общеукрепля́ющее allgemein kräftigendes Mittel *n*, Roboranzium *n*
~, отвлека́ющее Ablenk(ungs)mittel *n*
~, отпу́гивающее (*насекомых*) Abschreckmittel *n*, Repellent *n*
~, оття́гивающее гной eiterziehendes Mittel *n*
~, отха́ркивающее auswurfförderndes [expektorierendes] Mittel *n*
~, охлажда́ющее Abkühlmittel *n*
~, очища́ющее reinigendes Mittel *n*
~, паллиати́вное palliatives Mittel *n*
~, парасимпатиколити́ческое Parasympathikolytikum *n*
~, парасимпатикомимети́ческое Parasympathikomimetikum *n*
~, перевя́зочное Verbandzeug *n*, Verbandmittel *n*
~, послабля́ющее Abführmittel *n*
~, потого́нное schweißtreibendes Mittel *n*
~, прижига́ющее Ätzmittel *n*
~ про́тив головно́й бо́ли Kopfschmerzmittel *n*
~ про́тив головокруже́ний Antivertiginosum *n*
~ про́тив зубно́й бо́ли Zahnschmerzmittel *n*
~ про́тив ле́нточных глисто́в Bandwurmmittel *n*
~ про́тив метеори́зма Karminativum *n*
~ про́тив мигре́ни Migränemittel *n*
~, противоалкого́льное antialkoholisches Mittel *n*
~, противоамёбное Mittel *n* gegen Ruhramöben
~, противоанеми́ческое Antianämikum *n*
~, противоастмати́ческое Antiasthmatikum *n*, Bronchospasmolytikum *n*
~, противоатеросклероти́ческое antiatherosklerotisches Mittel *n*
~, противовоспали́тельное Antiphlogistikum *n*
~, противогистами́нное Antihistaminikum *n*
~, противогли́стное Anthelminthikum *n*, Wurmmittel *n*
~, противогрибко́вое Antimyzeticum *n*, Fungizid *n*
~, противозача́точное Kontrazeptivum *n*
~, противокашлево́е Antitussivum *n*
~, противомикро́бное mikrobizides Mittel *n*
~, противоо́пухолевое antiblastomatöses Mittel *n*
~, противопарази́тарное Antiparasitikum *n*
~, противоподагри́ческое Gichtmittel *n*
~, противорво́тное Antibrechmittel *n*
~, противосвёртывающее Antikoagulans *n*
~, противоспирохето́зное Antispirochätenmittel *n*
~, противосу́дорожное Antikonvulsivmittel *n*
~, противотуберкулёзное Tuberkulostatikum *n*
~, психомимети́ческое psychomimetisches Mittel *n*, Psychomimetikum *n*
~, психостимули́рующее psychostimulierendes Mittel *n*
~, психотро́пное Psychopharmakon *n*
~, радиозащи́тное Strahlenschutzstoff *m*
~, расса́сывающее resorptionsbegünstigendes Mittel *n*
~, растворя́ющее auflösendes Mittel *n*, Lös(ungs)mittel *n*
~, рво́тное Brechmittel *n*
~, салурети́ческое Saluretikum *n*
~, седати́вное Beruhigungsmittel *n*, Sedativum *n*
~, симпатолити́ческое sympath(ik)olytisches Mittel *n*
~, симпатомимети́ческое sympath(ik)omimetisches Mittel *n*, Sympath(ik)omimetikum *n*
~, симптомати́ческое symptomatisches Mittel *n*
~, слаби́тельное Abführmittel *n*, *laxans*, *purgativum*
~, снотво́рное Schlafmittel *n*, Hypnotikum *n*
~, сосудорасширя́ющее vasodilatierendes [gefäßerweiterndes] Mittel *n*
~, сосудосу́живающее Vasokonstringens *n*

~, спазмолити́ческое spasmolytisches [krampflösendes] Mittel *n*
~, стеро́идное Steroid *n*
~, тимолепти́ческое thymoleptisches [stimmungshebendes] Mittel *n*, Antidepressant *n*
~, тиреостати́ческое Thyreostatikum *n*
~, тонизи́рующее Tonikum *n*
~, тромболити́ческое Thrombolytikum *n*
~, ферме́нтное Enzymmittel *n*
~, фибринолити́ческое Fibrinolytikum *n*
~, фотозащи́тное lichtschützendes Mittel *n*
~, хелатообразу́ющее Chelatbildner *m*
~, химиотерапевти́ческое Chemotherapeutikum *n*
~, холинолити́ческое Cholinolytikum *n*
~, холиномимети́ческое Cholinomimetikum *n*
~, цитостати́ческое Zytostatikum *n*
~, чиха́тельное Niesmittel *n*
срез *m* Schnitt *m*
~, гистологи́ческий histologischer Schnitt *m*
~, заморо́женный Gefrierschnitt *m*
~, микрото́мный Mikrotomschnitt *m*
~, парафи́новый Paraffinschnitt *m*
~, полуто́нкий Semidünnschnitt *m*
~, ультрато́нкий Ultradünnschnitt *m*
~, целлоиди́новый Zelloidinschnitt *m*
сродство́ *n* Affinität *f*
~, дифференциа́льное Differentialaffinität *f*
~, термина́льное Terminalaffinität *f*
срок *m*:
~ лече́ния Behandlungsdauer *f*
~ минерализа́ции зубо́в Mineralisationszeit *f*
~ наступле́ния мена́рхе Menarchetermin *m*
~ пребыва́ния в стациона́ре Krankenhausverweildauer *f*
~ реализа́ции (*напр. пищевого продукта*) Verbrauchsfrist *f*
~ хране́ния 1. Aufbewahrungszeit *f*, Aufbewahrungsdauer *f* 2. Haltbarkeitsdauer *f*, Lagerfrist *f*
сры́гивание *n* Rülpsen *n*
сса́дина *f* Hautabschürfung *f*
стабилиза́ция *f* раство́ров Lösungsstabilisierung *f*
стаби́льность *f* Stabilität *f*
~, генети́ческая genetische Stabilität *f*
~, мутаге́нная Mutagenstabilität *f*
~ при хране́нии Lagerbeständigkeit *f*
~ разви́тия Entwicklungsstabilität *f*
~, суспензио́нная Suspensionsstabilität *f* (*des Blutes*)
ста́дия *f* Stadium *n*
~ аналгези́и Analgesiestadium *n*
~ боле́зни Krankheitsstadium *n*
~ возбужде́ния Erregungsstadium *n*
~ заживле́ния Heilungsstadium *n*
~, коне́чная Endstadium *n*
~ нагное́ния Eiterungsstadium *n*
~ нарко́за Narkosestadium *n*
~, нача́льная Initialstadium *n*
~ о́пухоли Tumorstadium *n*
~, продрома́льная Prodromalstadium *n*
~ ра́ка Krebsstadium *n*
~ разви́тия Entwicklungsstufe *f*
~, ра́нняя Frühstadium *n*
~, рефракте́рная refraktäre Stadium *n*
~, синапти́ческая Bukettstadium *n*
~ сна Schlafstadium *n*
стаз *m* Stase *f*, Stillstand *m*
~, дли́тельный Dauerstase *f*
~, дуодена́льный Duodenostase *f*
~, жёлчный Cholestase *f*
~, инфекцио́нно-токси́ческий infektiöns-toxische Stase *f*
~, ишеми́ческий ischämischer Stillstand *m*
~, ка́ловый Koprostase *f*, Kotstauung *f*
~, кровяно́й Hämostase *f*, Blutstauung *f*
~ ли́мфы Lymphostase *f*
~, мочево́й Harnstauung *f*
стака́н *m* для полоска́ния Spülglas *n*
станда́рт *m* Standard *m*
~, бактериа́льный Bakterienstandard *m*
~, госуда́рственный staatlicher Standard *m*
~ му́тности Trübstandard *m*
~ му́тности, стекля́нный gläserner Trübstandard *m*
~ на пищево́й проду́кт Standard *m* für Lebensmittel
стандартиза́ция *f* Standardisierung *f*
~ аллерге́нов Allergenstandardisierung *f*
~ антитокси́ческих сы́вороток Standardisierung *f* der antitoxischen Seren
~ лека́рственных препара́тов Arzneimittelstandardisierung *f*
станда́рты *m pl* физи́ческого разви́тия Normenwerte *m pl* der physischen [körperlichen] Entwicklung *f*
ста́нция *f*:
~, биоклимати́ческая bioklimatische Station *f*
~, водоочистна́я Abwasserreinigungsanlage *f*, Kläranlage *f*
~, дезинфекцио́нная Desinfektionsanstalt *f*
~, мясоконтро́льная Fleischkontrollstation *f* (*auf dem Markt*)
~, мусоросортиро́вочная Abfallsortieranlage *f*
~ перелива́ния кро́ви Blutspendezentrale *f*
~ ско́рой медици́нской по́мощи Unfallstation *f*, Notdienstzentrale *f*
стапедоли́зис *m* Stapedolyse *f*
стапедопла́стика *f* Stapesplastik *f*
стапедэктоми́я *f* Stapedektomie *f*
старе́ние *n* Altern *n*, Alterung *f*
~, демографи́ческое demographische Alterung *f*
~ населе́ния Bevölkerungsalterung *f*
~, преждевре́менное vorzeitiges Altern *n*
~, физиологи́ческое physiologisches Altern *n*
старе́ть altern
ста́рость *f* Greisenalter *n*
старт-рефле́кс *m* Start-Reflex *m*
ста́тика *f* Statik *f*
стати́стика *f* Statistik *f*
~, больни́чная Krankenhausstatistik *f*
~ вре́менной нетрудоспосо́бности Statistik *f* der Arbeitsunfähigkeit
~, демографи́ческая Bevölkerungsstatistik *f*
~ заболева́емости *f* Morbiditätsstatistik *f*
~ здоро́вья Gesundheitsstatistik *f*
~ инвали́дности Invaliditätsstatistik *f*
~ несча́стных слу́чаев Unfallstatistik *f*

~ операциóнной смéртности Operationssterblichkeitsstatistik *f*
~ причи́н смéртности Todesursachenstatistik *f*
~ рождáемости Geburtsstatistik *f*
~ смéртности Sterblichkeitsstatistik *f*
статический statisch
статокóнии *f pl*, **статоли́ты** *m pl* Statolithen *m pl*, Otokonien *f pl*, Gehörsand *m*
стáтус *m* 1. Status *m*, Zustand *m* 2. Konstitution *f*
~, алиментáрный Ernährungszustand *m*
~, астмати́ческий *status asthmaticus*
~, лимфати́ческий lymphatische Konstitution *f*
~, секретóрный sekretorischer Status *m*
~, ти́мико-лимфати́ческий *status thymico-lymphaticus*
~, тифóзный *status typhosus*
стафилодерми́я *f* Staphylodermie *f*
стафилокинáза *f* Staphylokinase *f*
стафилокóкк *m* Staphylokokkus *m*, Traubenkokkus *m*
~, бéлый weißer Staphylokokkus *m*
~, золоти́стый *Staphylococcus aureus*
~, лимóнно-жёлтый zitronen-gelber Staphylokokkus *m*
стафилолизи́н *m* Staphylolysin *n*
стафилóма *f* Staphylom(a) *n*
~ рогови́цы Hornhautstaphylom *n*, Traubenauge *n*
~ склéры Skleralstaphylom *n*
стафилорафи́я *f* Staphylorrhaphie *f*
стафилотокси́н *m* Staphylotoxin *n*
стафилотоми́я *f* Staphylotomie *f*
стационáр *m* Krankenstation *f*
~, дневнóй Tagesspital *n*
~ на домý stationäre Hausbehandlung *f*
ствол *m* Stamm *m*
~, лёгочный Lungenarterienstamm *m*
~, лимфати́ческий Lymphstamm *m*
~ лицевóго нéрва Gesichtsnervenstamm *m*
~ мóзга Hirnstamm *m*
~ мозóлистого тéла Balkenstamm *m*
~, симпати́ческий (пограни́чный) Grenzstrang *m*
~, чрéвный Bauchhöhlenstamm *m*
~ эндоскóпа Schaft *m* des Endoskopes
створка *f* **клáпана** Zipfel *m*, Klappensegel *n*
стеатогранулёма *f* Steatogranulom *n*, Lipogranulom *n*, Oleogranulom *n*
стеатóма *f* Steatom *n*, Talggeschwulst *f*
стеатопиги́я *f* Steatopygie *f*
стеаторéя *f* Stea(to)rrhoe *f*
~, идиопати́ческая idiopathische Steatorrhoe *f*
~, кишéчная intestinale Steatorrhoe *f*
~, панкреати́ческая pankreatische Steatorrhoe *f*
~, семéйная familiäre Steatorrhoe *f*
стеатофáг *m* Steatophag *m*
стéбель *m* Stiel *m*, Stengel *m*
~, крýглый Rundstiel *m*
~, лóскутный Lappenstiel *m*
~, трýбчатый Rohrstiel *m*
стебéльчатый gestielt
стеклó *n* Glas *n*
~, бифокáльное (очкóвое) Bifokalglas *n*
~, вóгнутое Konkavglas *n*
~, вы́пуклое Konvexglas *n*
~, двояковы́пуклое Bikonvexglas *n*
~, квáрцевое Quarzglas *n*
~, мáтовое Mattglas *n*, Milchglas *n*
~, очкóвое Brillenglas *n*
~, плóское Planglas *n*
~, покрóвное Deckglasplatte *f*
~, предмéтное Objektglas *m*, Objektträger *m*
~, светозащи́тное Blendschutzglas *n*
~, свинцóвое Bleiglas *n*
~ с углублéнием, предмéтное Hohlschliffobjektträger *m*
~, увеличи́тельное Vergrößerungsglas *n*
~, цилиндри́ческое (очкóвое) Zylinderglas *n*
стéнка *f* Wand *f*
~ аóрты Aortenwand *f*
~ артéрии Arterienwand *f*
~ барабáнной пóлости Paukenhöhlenwand *f*
~, брюшнáя Bauchwand *f*
~, груднáя Brustwand *f*
~ грыжевóго мешкá Bruchsackwand *f*
~ желýдка Magenwand *f*
~ желýдочка (*сердца*) Kammerwand *f*, Ventrikelwand *f*
~ капилля́ра Kapillarwand *f*
~ кисты́ Balgwand *f*, Zystenwand *f*
~ кишки́ Darmwand *f*
~, нарýжная Außenwand *f*
~ предсéрдия Vorhofwand *f*
~ сосýда Gefäßwand *f*
стенóз *m* Stenose *f*, Verengerung *f*
~, аортáльный Aortenstenose *f*
~ брóнха Bronchialstenose *f*
~ влагáлища Scheidenstenose *f*
~ гортáни Larynxstenose *f*
~ двенадцатипéрстной кишки́ Duodenalstenose *f*
~ кишки́ Darmstenose *f*
~ лéвого атриовентрикуля́рного отвéрстия Mitralstenose *f*, Mitralöffnungsverengerung *f*
~ мочеиспускáтельного канáла Harnröhrenstenose *f*, Harnröhrenverengerung *f*
~ мочетóчника Harnleiterstenose *f*, Ureterostenose *f*
~ нарýжного слуховóго прохóда Gehörgangsstenose *f*
~ óбщего жёлчного протóка Choledochusstenose *f*
~, относи́тельный relative Stenose *f*
~ пищевóда Speiseröhrenstenose *f*
~ приврáтника Pylorusstenose *f*
~, рубцóвый Narbenstenose *f*
~, субаортáльный Subaortalstenose *f*
~, трикуспидáльный Trikuspidalstenose *f*
~ ýстья лёгочной артéрии Pulmonalisstenose *f*
~ шéйки мочевóго пузыря́ Blasenhalsstenose *f*
стенокарди́ческий pektanginös
стенокарди́я *f* Stenokardie *f*
~ напряжéния Belastungsstenokardie *f*
~, нарастáющая Crescendo-Angina *f*
~ покóя Ruhestenokardie *f*
~, постинфáрктная Stenokardie *f* nach eimem überstandenen Myokardinfarkt
~, постурáльная Ruhestenokardie *f*

~, прединфа́ркrная Präinfarktangina *f*
~, рефлекто́рная reflektorische Stenokardie *f*
стеноти́ческий stenotisch, verengt
сте́пень *f*:
~ адапта́ции Anpassungsgrad *m*
~ астигмати́зма Astigmatismusgrad *m*
~ диспе́рсности Dispersionsgrad *m*
~ злока́чественности Malignitätsgrad *m*
~ зре́лости катара́кты Starreife *f*
~ иониза́ции elektrolytischer Dissoziationsgrad *m*
~ кисло́тности Säuregrad *m*, Aziditätsgrad *m*
~ насыще́ния Sättigungsgrad *m*
~ ожо́га Verbrennungsgrad *m*
~ отклоне́ния кося́щего гла́за Schiefablenkung *f*
~ разведе́ния Verdünnungsstufe *f*
~ разма́зывания рентгенотомографи́ческого изображе́ния Verwischungsgrad *m* der Schichtaufnahme
~ родства́ Verwandtschaftsgrad *m*
~ токси́чности Toxizitätsgrad *m*
~ тя́жести заболева́ния Erkrankungsschweregrad *m*
~ чистоты́ Reinheitsgrad *m*
степпа́ж *m* Steppergang *m*, Hahnertrittgang *m*
стереоагнози́я *f* Stereoagnosie *f*
стереовекторкардиографи́я *f* Stereovektorkardiographie *f*
стереогно́з *m* Raumtastsinn *m*
стереопиелографи́я *f* Stereopyelographie *f*
стереорентгеноангиографи́я *f* Stereoröntgenangiographie *f*
стереорентгенографи́я *f* Stereoröntgenographie *f*
стереорентгеноскопи́я *f* Stereoröntgenoskopie *f*
стереоскопи́я *f* Stereoskopie *f*
~, ло́жная Pseudostereoskopie *f*
стереоти́п *m* Stereotyp *m*
~, дви́гательный Bewegungsstereotyp *m*, Bewegungsmuster *n*
~, динами́ческий dynamischer Stereotyp *m*
~, су́точный Tag-Nacht-Stereotyp *m*
стереотипи́я *f* Stereotypie *f*
~, дви́гательная [мото́рная] motorische Stereotypie *f*
~, речева́я Sprachstereotypie *f*
стереофони́я *f* Stereophonie *f*
стереоэлектрокардиографи́я *f* Stereoelektrokardiographie *f*
сте́ржень *m*:
~ во́лоса Haarschaft *m*
~ нары́ва Butz *m*, Nekrosepfropf *m*
~ тро(а)ка́ра Schaft *m* eines Trokars
~ ули́тки Schneckenachse *f*
стерилиза́тор *m* Sterilisator *m*, Sterilisationsapparat *m*, Sterilisationsgerät *n*, Instrumentenkocher *m*
~, водяно́й Wassersterilisator *m*
~, возду́шный Heißluftsterilisator *m*
~, высокова́куумный Hochvakuumsterilisator *m*
~, га́зовый Gassterilisator *m*
~, горячевозду́шный Heißluftsterilisator *m*
~ для игл Nadelsterilisierdose *f*
~ для хирурги́ческих инструме́нтов Instrumentensterilisator *m*
~, инфракра́сный Infrarotsterilisator *m*
~, ма́сляный Ölsterilisator *m*
~, парово́й Dampfsterilisator *m*, Autoklav *m*
~, парога́зовый Gas-Dampf-Sterilisator *m*
~, скоростно́й Hochgeschwindigkeitssterilisator *m*
стерилиза́тор-укла́дка *m* для шприцо́в Spritzensterilisierbehälter *m*
стерилиза́ция *f* **1.** Sterilisation *f*, Sterilisierung *f*, Entkeimung *f*, Keimfreimachung *f* **2.** Sterilisierung *f*, Unfruchtbarmachung *f*
~ белья́ Wäschesterilisation *f*
~ во́здуха Luftentkeimung *f*
~ во́здуха ультрафиоле́товым облуче́нием Ultraviolettluftentkeimung *f*
~, высокова́куумная Hochvakuumsterilisation *f*
~, га́зовая Gassterilisation *f*
~, горя́чая Hitzesterilisation *f*
~ горя́чим во́здухом Heißluftsterilisation *f*
~ горя́чим па́ром Wasserdampfsterilisation *f*
~, дро́бная fraktionierte Sterilisation *f*
~ инструме́нтов Instrumentensterilisation *f*
~ кипяче́нием Sterilisation *f* durch Kochen
~, лучева́я Strahlungssterilisation *f*
~ па́ром Dampfsterilisation *f*
~ перевя́зочного материа́ла Verbandstoffsterilisation *f*
~ под давле́нием Hochdrucksterilisation *f*
~, полова́я вре́менная temporäre Sterilisierung *f*, zeitweilige Unfruchtbarmachung *f*
~, полова́я лучева́я Unfruchtbarmachung *f* durch Bestrahlen
~, радиацио́нная radioaktive Sterilisation *f*, Strahlensterilisation *f*
~ рук Händesterilisation *f*
~, скоростна́я Hochgeschwindigkeitssterilisation *f*
~, суха́я Trockensterilisation *f*
~ сухи́м жа́ром Sterilisation *f* durch trockene Hitze
~, ультрафиоле́товая Ultraviolettsterilisation *f*
~, хими́ческая chemische Sterilisation *f*
~, холо́дная Kältesterilisation *f*
~, централизо́ванная Zentralsterilisation *f*
стери́льность *f* **1.** Sterilität *f*, Keimfreiheit *f* **2.** Sterilität *f*, Unfruchtbarkeit *f*
~, гибри́дная Bastardsterilität *f*
~, копуляцио́нная Kopulationssterilität *f*
~, межвидова́я interspezifische Sterilität *f*
~ при расщепле́нии ге́нов Segregationssterilität *f* [Aufspaltungssterilität *f*] von Genen
стери́льный steril; keimlos, bakterienfrei
стеркобили́н *m* Sterkobilin *n*
стерналги́я *f* Sternalgie *f*, Brustbeinschmerz *m*
стернотоми́я *f* Sternotomie *f*
стероидогене́з *m* Steroidogenese *f*
стероидсберега́ющий steroideinsparend
стеро́иды *m pl* Steroide *n pl*
~, анаболи́ческие anabolische [anabole] Steroide *n pl*
~, андроге́нные androgene Steroide *n pl*
~ коры́ надпо́чечников Nebennierensteroide *n pl*
стёртый unausgeprägt, verwischt, larviert
стетоско́п *m* Stethoskop *n*, Hörtrichter *m*
~, акуше́рский Fetoskop *n*
~, бинаура́льный Schlauchstethoskop *n*, Membranstethoskop *n*

~, электро́нный elektronisches Stethoskop *n*
стетофонендоско́п *m* Doppelmembranstethoskop *n*
стигматиза́ция *f*, вегетати́вная vegetative Stigmatisation *f*
сти́гмы *f pl* Stigmata *n pl*
~, дегенерати́вные психи́ческие psychische Degenerationsstigmata *n pl*
~, дегенерати́вные физи́ческие somatische Degenerationsstigmata *n pl*
~, истери́ческие hysterische Stigmata *n pl*
~, профессиона́льные Berufsmerkmale *n pl*
стиле́т *m* Stilett *n*
~ троака́ра Trokardorn *m*
стилоиди́т *m* Styloiditis *f*
«стиль *m*, телегра́фный» Telegrammstil *m*, Depeschenstil *m*
сти́мул *m*, мелька́ющий светово́й intermittierender Lichtreiz *m*
стимуля́тор *m* Stimulator *m*
~, биоге́нный Biostimulator *m*, biogener Stimulator *m*
~ дыха́ния Atmungsstimulator *m*
~ лейкопоэ́за Leukopoesestimulator *m*
~ мито́за Mitoseauslöser *m*
~ ро́ста Wachstumsfaktor *m*
~ се́рдца, жду́щий Demand-Herzschrittmacher *m*, Schrittmacher *m* bei Bedarf
~ се́рдца, интракорпора́льный intrakorporaler Herzschrittmacher *m*
~ се́рдца, синхронизи́рованный synchronisierter Herzschrittmacher *m*
~ се́рдца, экстракорпора́льный extrakorporaler Herzstimulator *m*
~ центра́льной не́рвной систе́мы Zentralnervensystemstimulator *m*, tonisierendes Mittel *n*
стимуля́ция *f* Stimulation *f*, Förderung *f*, Anregung *f*
~, антиге́нная Antigenstimulation *f*
~, дли́тельная Langzeitstimulation *f*
~, и́мпульсная Impulsstimulation *f*
~, многокра́тная Mehrfachstimulation *f*
~ предсе́рдия atriale Stimulation *f*
~ ро́дов Geburtseinleitung *f*, Geburtsstimulierung *f*, Geburtsstimulation *f*
~ се́рдца Herzstimulierung *f*
~ се́рдца, интракардиа́льная intrakardiale Herzstimulierung *f*
~ се́рдца «по тре́бованию» Herzstimulation *f* bei Bedarf, Demand-Stimulation *f*
~ се́рдца, электри́ческая elektrische Herzstimulierung *f*, Kardiostimulation *f*
стира́ние *n* зубо́в Zahnabnutzung *f*
сто́имость *f*:
~ ко́йко-дня Kosten *pl* je Krankenversorgungstag [je Pflegetag]
~ лече́ния Behandlungskosten *pl*
~ мы́шечной рабо́ты, кислоро́дная Sauerstoffwert *m* der Muskelarbeit
~ стациона́рного лече́ния Behandlungskosten *pl* im Krankenhaus
сто́йка *f*:
~, исхо́дная Grundhaltung *f*
~ сни́мков Kassettenaufnahmegerät *n*

сто́йкость *f* эритроци́тов, осмоти́ческая osmotische Resistenz *f* der Erythrozyten
стол *m* **1.** Tisch *m* **2.** Kost *f*, Diät *f*
~, вспомога́тельный Assistiertisch *m*
~ для вытяже́ния Extensionstisch *m*
~ для накла́дывания ги́пса Gipstisch *m*
~, лаборато́рный Labortisch *m*
~ лече́бного пита́ния Diät *f*, Kostform *f*
~, операцио́нный Operationstisch *m*, OP-Tisch *m*
~, операцио́нный универса́льный Universaloperationstisch *m*
~, операцио́нный электрогидравли́ческий elektrohydraulischer Operationstisch *m*
~, ортостати́ческий orthostatischer Tisch *m*
~, проктологи́ческий Proktologietisch *m*
~, процеду́рный Behandlungstisch *m*
~, рабо́чий Arbeitstisch *m*
~ с автомати́ческим управле́нием, операцио́нный, automatisch gesteuerter Operationstisch *m*
~, секцио́нный Sektionstisch *m*
~, урологи́ческий Urologentisch *m*
стол-весы́ *pl* Wägetisch *m*
столб *m*, позвоно́чный Wirbelsäule *f*, Rückgrat *n*
сто́лбик *m* кро́ви (*в артериях сетчатки*) Blutsäule *f*
«сто́лбики *m pl*, моне́тные» (*эритроцитов*) «Geldrollen» *f pl*
столбня́к *m* Tetanus *m*, Wundstarrkrampf *m*, Starrkrampf *m*
~, ме́стный lokaler Tetanus *m*
~, молниено́сный fulminanter Tetanus *m*
~, о́бщий generalisierter Wundstarrkrampf *m*
~, послесы́вороточный postvakzinaler Tetanus *m*
столбы́ *m pl*:
~, заднепрохо́дные *Columnae anales*
~, по́чечные *Columnae renales*
сто́лик *m*:
~, измери́тельный ортодонти́ческий Kiefermeßtisch *m*
~, инструмента́льный Instrumentenplatte *f*
~, предме́тный Objekttisch *m*
~, прикрова́тный Bett(aufsatz)tisch *m*
столо́вая *f* Speiseraum *m*
столо́вая-догото́вочная *f* Endküche *f*, Garendküche *f*
столо́вая-загото́вочная *f* Vorbereitungsbetrieb *m* für andere Endküchen
столо́вая-разда́точная *f* Anrichteendküche *f*
сто́ма *f* Mund *m*
стомати́т *m* Stomatitis *f*
~, афто́зный Mundfäule *f*
~, катара́льный Mund(höhlen)katarrh *m*
~, я́звенный geschwürige Stomatitis *f*
стомато́лог *m* Stomatologe *m*, Facharzt *m* für Zahnheilkunde
стоматоло́гия *f* Stomatologie *f*
стоматохирурги́я *f* Stomatochirurgie *f*
стопа́ *f* Fuß *m*
~, ва́льгусная Knickfuß *m*
~, ва́русная Klumpfuß *m*
~, ко́нская Spitzfuß *m*
~, маду́рская Madurafuß *m*, Maduramykose *f*

~, ма́ршевая [перегру́женная] Marschierfuß *m*
~, пло́ская Plattfuß *m*
~, по́лая Hohlfuß *m*
~, пя́точная Fersenfuß *m*
~, транше́йная Grabenfuß *m*
сторона́ *f* Seite *f*
~, дорса́льная Rückenseite *f*
~, латера́льная Lateralseite *f*
~, медиа́льная Medialseite *f*
~, разгиба́тельная Streckseite *f*
~, сгиба́тельная Beugeseite *f*
стоя́ние *n* (*головки плода*):
~, высо́кое Hochstand *m*
~, высо́кое прямо́е gerader Hochstand *m*
~, попере́чное Querstand *m*
~, прямо́е Geradstand *m*
страби́зм *m* Strabismus *m*, Schielen *n*
страбо́метр *m* Strabismometer *n*, Schielwinkelmesser *m*, Strabometer *n*
страда́ть leiden
странгуля́ция *f* Strangulation *f*
~ полово́го чле́на Penisstrangulation *f*
странгури́я *f* Strangurie *f*, Harnzwang *m*
стратиграфи́я *f* Tomographie *f*, Röntgenschichtverfahren *n*
страх *m* Furcht *f*, Angst *f*; Phobie *f*
~, навя́зчивый Phobie *f*
~, предсерде́чный Präkordialangst *f*
~ стра́ха Phobophobie *f*
страхова́ние *n* Versicherung *f*
~, госуда́рственное Staatsversicherung *f*
~ жи́зни Lebensversicherung *f*
~ на слу́чай боле́зни Krankenversicherung *f*
~, социа́льное Sozialversicherung *f*
стре́мя *n* Steigbügel *m*
стрептобациллёз *m* Streptobazillose *f*
стрептодерми́я *f* Streptodermie *f*
стрептодорна́за *f* Streptodornase *f*
стрептокина́за *f* Streptokinase *f*
стрептоко́кк *m* Streptokokkus *m*, Kettenkokkus *m*
~, гемолити́ческий hämolytischer [hämolysierender] Streptokokkus *m*
~, гноеро́дный pyogener Streptokokkus *m*
~, негемолити́ческий anhämolytischer [unhämolysierender] Streptokokkus *m*
~, скарлатино́зный Scharlachstreptokokkus *m*
стрептолизи́н *m* Streptolysin *n*
стрептомице́ты *pl* Streptomyzeten *pl*
стресс *m* Stress *m*
~, психи́ческий psychischer Stress *m*
~, физи́ческий Körperüberbelastung *f*
~, эмоциона́льный emotioneller Stress *m*
стресс-фа́ктор *m* Stressfaktor *m*, Stressor *m*
стриа́тум *m* Streifenkörper *m*
стри́дор *m* Stridor *m*
стрикту́ра *f* Striktur *f*
~ мочеиспуска́тельного кана́ла Harnröhrenstriktur *f*
~ мочето́чника Harnleiterstriktur *f*
~, рубцо́вая Narbenstriktur *f*
~ ше́йки мочево́го пузыря́ Blasenhalsstriktur *f*
стриопа́ллидум *m* striopallidäres System *n*
стробоскопи́я *f* Stroboskopie *f*
стро́ма *f* Stroma *n*
~, гона́дная Gonadenstroma *n*
~ железы́ Drüsenstroma *n*
~ ко́стного мо́зга Knochenmarkstroma *n*
~ лимфати́ческого узла́ Lymphknotenstroma *n*
~ миока́рда Herzmuskelstroma *n*
стронгилоидо́з *m* Strongyloidosis *f*
структу́ра *f* Struktur *f*
~, антиге́нная Antigenstruktur *f*
~ антите́л Antikörperstruktur *f*
~ белка́ Eiweißbau *m*
~ больни́цы, простра́нственная räumliche Krankenhausstruktur *f*
~, возрастна́я Altersaufbau *m*
~, во́зрастно-полова́я Alters- und Geschlechtsaufbau *m*
~, генотипи́ческая genotypischer Aufbau *m*
~ заболева́емости Morbiditätsstruktur *f*
~ населе́ния Bevölkerungsaufbau *m*
~, насле́дственная Erbgefüge *n*, Erbbau *m*
~ пита́ния Ernährungsstruktur *f*
~ сме́ртности Sterblichkeitsverhältnis *n*
стру́ма *f* Struma *f*, Kropf *m*
~, базедовифици́рованная basedowifizierte Struma *f*
~, злока́чественная maligne [bösartige] Struma *f*
~ ко́рня языка́ Zungengrundstruma *f*
~, твердожеле́зная eisenharte Struma *f*
~, ю́ношеская Adoleszentenstruma *f*
струмэктоми́я *f* Strumektomie *f*, Kropfentfernung *f*
струна́ *f*:
~, бараба́нная Paukensaite *f*
~, слухова́я Hörsaite *f*
струне́ц *m* Spulwurm *m*, *Ascaris lumbricoides*
струп *m* Schorf *m*
~, гангрено́зный Brandschorf *m*
~, моло́чный Milchschorf *m*
~, ожо́говый Brandschorf *m*
~ от хими́ческого ожо́га Ätzschorf *m*
~, ранево́й Wundschorf *m*
~, сибиреязвенный Milzbrandborke *f*
струя́ *f* мочи́ Harnstrahl *m*
стул *m* **1.** Stuhl *m*, Kot *m* **2.** Stuhl *m*
~ в ви́де «горо́хового су́па» Erbsenbreistuhl *m*
~, дёгтеобра́зный Teerstuhl *m*, Schwarzruhr *f*, *melaena*
~ для перено́ски больны́х Tragstuhl *m*
~, жи́дкий dünnflüssiger Stuhl *m*
~, жи́рный Stea(to)rrhoe *f*
стульча́к *m* Leibstuhl *m*
ступе́нь *f*, возрастна́я Altersstufe *f*
сту́пка *f* для растира́ния порошко́в Pulvermörser *m*
ступня́ *f* Fußsohle *f*
сту́пор *m* Stupor *m*
~, акинети́ческий akinetiscner Stupor *m*
~, апати́ческий apatischer Stupor *m*
~, депресси́вный depressiver [melancholischer] Stupor *m*
~, кататони́ческий katatonischer Stupor *m*
~, маниака́льный manischer Stupor *m*
~, негативисти́ческий negativistischer Stupor *m*
~ под влия́нием аффе́кта Emotionsstupor *m*
~, психоге́нный psychogener Stupor *m*

~, раневой Wundstupor *m*
~ с восковой гибкостью, кататонический katatonischer Stupor *m* mit Katalepsie
~, эпилептический epileptischer Stupor *m*
стушёванность *f* **границ диска зрительного нерва** verwaschene Papillengrenze *f*
субарахноидальный subarachnoidal
субген *m* Subgen *n*
субдепрессия *f* Subdepression *f*
субиктеричность *f* leichteste Gelbsucht *f*, Subikterus *m*
субинволюция *f* **матки** *subinvolutio uteri*
субклинический inapparent
сублимация *f* Sublimierung *f*
сублингвальный sublingual
субмаксиллит *m* Submaxillitis *f*
субмукозный submukös
субпериостальный subperiostal
субплевральный subpleural
субсепсис *m*, **аллергический** Wissler-Fanconi-Syndrom *n*, *subsepsis allergica*
субсерозный subserös
субстанциальный substantiell
субстанция *f* Substanz *f*
~, базофильная basophile Substanz *f*
~, ретикулярная netzgeformte Substanz *f*
~, тигроидная Tigroidsubstanz *f*, Tigroid *n*
субституция *f* Substitution *f*
субталамотомия *f* Subthalamotomie *f*
субфебрилитет *m* subfebrile Temperatur *f*
субфебрильный subfebril
субэндокардиальный subendokardial
субэпикардиальный subepikardial
суггестия *f* Suggestion *f*
судебно-медицинский forensisch, gerichtsmedizinisch
судно I *n*:
~, госпитальное Ambulanzschiff *n*
судно II *n*:
~, подкладное Steckbecken *n*, Bettpfanne *f*, Schieber *m*
судорога *f* Krampf *m*, Konvulsion *f*, Spasmus *m*
~, аффективно-респираторная respiratorischer Affektkrampf *m*
~ взора Blickkrampf *m*
~, вращательная Drehkrampf *m*
~, гипнагогическая hypnagoger Krampf *m*
~, длительная Dauerkrampf *m*
~, дрожательная Tremorkrampf *m*
~ жевательных мышц Kaumuskelkrampf *m*, Kieferkrampf *m*
~ затылочных мышц Genickkrampf *m*, Nackenmuskelkrampf *m*
~, зевательная Gähnkrampf *m*
~ икроножных мышц Wadenkrampf *m*
~, кивательная Nickkrampf *m*, Salaamkrampf *m*
~, клоническая klonischer Krampf *m*
~ мимических мышц mimischer Gesichtskrampf *m*
~, молниеносная Blitzkrampf *m*
~ мышц Muskelkrampf *m*
~ мышц, тоническая Muskeltetanus *m*
~ мышц шеи Halsmuskelkrampf *m*
~, оральная oraler Krampf *m*
~, пароксизмальная paroxysmaler Krampf *m*
~, писчая Schreibkrampf *m*, Graphospasmus *m*
~, послеродовая Puerperalkrampf *m*
~, предсмертная Todeskrampf *m*
~, привычная Gewohnheitskrampf *m*
~ при массивной кровопотере Verblutungskrampf *m*
~, профессиональная Berufskrampf *m*
~, разгибательная Streckkrampf *m*
~, рефлекторная Reflexkrampf *m*
~, сальтаторная [скакательная] saltatorischer Krampf *m*
~, тетаническая tetanischer Krampf *m*
~, тоническая tonischer Krampf *m*, Spannkrampf *m*
~ центрального происхождения Gehirnkrampf *m*
~, эпилептиформная epileptiformer Krampf *m*
суеверие *n* Aberglaube *n*
сужение *n* Verengerung *f*, Striktur *f*, Stenose *f* (*s. a.* стеноз, стриктура)
~ артериол сетчатки, резкое Schwund *m* der Präkapillaren, «kahler Fundus» *m*
~ бронха Bronchialverengerung *f*
~ вены Blutaderverengerung *f*
~ глазной щели Lidspaltenverengerung *f*
~ границ поля зрения, концентрическое konzentrische Gesichtsfeldeinengung *f*
~ границ поля зрения, локальное Gesichtsfeldeinengung *f*
~ жёлчных протоков Gallengangsverengerung *f*
~ зрачка Miosis *f*
~ зрачка во время сна Schlafmiosis *f*
~ кишки Darmrohrverengerung *f*
~ пищевода, физиологическое Ösophagusenge *f*
~ поля зрения Gesichtsfeldeinengung *f*
~ просвета Lumenverengerung *f*
~ прямой кишки Rektumstriktur *f*
~ слёзного канала Tränengangverengerung *f*
~ слёзных точек Stenose *f* der Tränenpunkte
~ трахеи Tracheostenose *f*
суицид *m* Suizid *m*, Selbstmord *m*
~, двойной doppelter Suizid *m*
суицидальный suizidal, selbstmörderisch
суицидомания *f* Suizidomanie *f*, Selbstmordtrieb *m*
сукцинатдегидр(оген)аза *f* Sukzinatdehydr(ogen)ase *f*
сульфгемоглобин *m* Sulfhämoglobin *n*
сумасшествие *n* Irresein *n*, Geisteskrankheit *f*, Wahnsinn *m*
сумка *f*:
~, волосяная Haarbalg *m*
~, врачебная Ärztetasche *f*, Arztkoffer *m*
~, медицинская Medizinkasten *m*
~, околосердечная Herzbeutel *m*, *Perikardium*
~, сальниковая Netzbeutel *m*
~, санитарная Verbandtasche *f*, Sanitätstasche *f*
~, синовиальная [слизистая] Schleimbeutel *m*
~, суставная Gelenkkapsel *f*
~ хрусталика Linsenkapsel *f*
суммация *f* **возбуждения** Erregungssummation *f*
суммирование *n* Summation *f*

~ действия Wirkungssummation *f*
~ эффекта Summationswirkung *f*
супергён *m* Supergen *n*
суперинфекция *f* Superinfektion *f*
суперрегенерация *f* Superregeneration *f*
суперсенситивность *f* Supersensitivität *f*
суперфетация *f* Überschwängerung *f*
суперхлорирование *n* Überchlorung *f*
супер-эго *n* Über-Ich *n*
супинатор *m* **1.** Supinator *m*, Auswärtsdreher *m* **2.** Plattfußeinlage *f*, Schuheinlage *f*
супинация *f* Supination *f*, Auswärtsdrehung *f*
суппозиторий *m* Suppositorium *n*; Stuhlzäpfchen *n*
~, вагинальный Vaginalzäpfchen *n*
~, ректальный Rektalzäpfchen *n*
суппурация *f* Suppuration *f*, Eiterung *f*
супрадентия *f* Zahnüberzahl *f*
супраокклюзия *f* Supraokklusion *f*
супраренэктомия *f* Adrenalektomie *f*, Suprarenektomie *f*
супратонзиллярный supratonsillar
супрессор *m* Suppressor *m*
~ пола Geschlechtssuppressor *m*
сурдокамера *f* schallisolierte Kabine *f*, Hörprüfkabine *f*, Surdokammer *f*
сурдология *f* Surdologie *f*
сурдомутизм *m* Taubstummheit *f*
суррогат *m* Ersatz *m*, Ersatzmittel *n*
~, пищевой Ersatzprodukt *n*, Ersatzlebensmittel *n*
сурфактант *m* Surfaktant *m*; Antiatelektasefaktor *m*
~, лёгочный Lungensurfaktant *m*
суспензия *f* Suspension *f*, Aufschwemmung *f*
суспензорий *m* Suspensorium *n*, Tragbeutel *m*
сустав *m* Gelenk *m*
~, акромиально-ключичный äußeres Schlüsselbeingelenk *n*
~, атлантозатылочный oberes Kopfgelenk *n*
~, атлантоосевой unteres Kopfgelenk *n*
~, болтающийся Schlottergelenk *n*
~, винтовой Schraubengelenk *n*
~, височно-нижнечелюстной Kiefergelenk *n*
~, ворсинчатый Zottengelenk *n*
~, вращательно-шарнирный Dreh-Winkelgelenk *n*
~, вращательный Drehgelenk *n*, Radgelenk *n*
~, голеностопный oberes Sprunggelenk *n*
~, грудиноключичный inneres Schlüsselbeingelenk *n*
~, запястно-пястный Handwurzel-Mittelhandgelenk *n*
~, коленный Kniegelenk *n*
~, крестцово-подвздошный lumbosakrale Gelenkverbindung *f*
~, ложный Scheingelenk *n*
~, лучезапястный proximales Handgelenk *n*
~, межфаланговый Interphalangealgelenk *n*
~, ореховидный Nußgelenk *n*
~, перстне-щитовидный Krikothyreoidgelenk *n*
~, плечевой Schultergelenk *n*
~, плоский ebenes Gelenk *n*, Plangelenk *n*
~, предплюсне-плюсневой Fußwurzel-Mittelfußgelenk *n*
~, пястно-фаланговый Fingergrundgelenk *n*
~, седловидный Sattelgelenk *n*
~, тазобедренный Hüftgelenk *n*
~, шарнирный Scharniergelenk *n*
~, шаровидный Kugelgelenk *n*
~, эллипсоидный [яйцевидный] Ellipsoidgelenk *n*
сустентоцит *m* Sustentozyt *m*, Sertoli-Zelle *f*
сухожилие *n* Sehne *f*
~, ахиллово Achillessehne *f*
сухость *f* Trockenheit *f*
~ во рту Mundtrockenheit *f*
~ губ Trockenheit *f* der Lippen, Cheiloxerosis *f*
сухотка *f* **спинного мозга** Rückenmarkschwindsucht *f*, Rückendarre *f*
сухоядение *n* Trockenkost *f*
сушилка *f* Trockner *m*
сфеноидит *m* Keilbeinhöhlenentzündung *f*, Sphenoiditis *f*
сфера *f* **применения** (*напр. метода*) Anwendungsbereich *m*
сферолит *m* Sphärolith *m*
сферометр *m* Sphärometer *n*, Krümmungsmesser *m*
сферопериметр *m* Kugelperimeter *n*
сферопласт *m* Sphäroplast *m*
сфероцит *m* Sphärozyt *m*, Kugelzelle *f*
сфероцитоз *m* Sphärozytose *f*, Kugelzellenanämie *f*
сфигмограмма *f* Sphygmogramm *n*
~, объёмная Volumensphygmogramm *n*, Spatiosphygmogramm *n*
~, периферическая peripheres Sphygmogramm *n*
~, центральная zentrales Sphygmogramm *n*
сфигмограф *m* Sphygmograph *m*, Pulsschreiber *m*
сфигмография *f* Sphygmographie *f*, Pulsdruckkurvenaufzeichnung *f*
~, интестинальная Intestinalsphygmographie *f*
~, объёмная Raumsphygmographie *f*
~, прямая direkte Sphygmographie *f*
сфигмоманометрия *f* Sphygmomanometrie *f*
сфигмотонометрия *f* Sphygmotonometrie *f*
сфигмофония *f* Sphygmophonie *f*
сфингозин *m* Sphingosin *n*
сфинголипид *m* Sphingolipid *n*
сфинголипидоз *m* Sphingolipidose *f*
сфингомиелин *m* Sphingomyelin *n*
сфингомиелиноз *m* Sphingomyelinose *f*, Niemann-Pick-Krankheit *f*, Phosphatidspeicherkrankheit *f*
сфинктер *m* Sphinkter *m*, Schließmuskel *m*
~ заднего прохода Afterschließmuskel *m*
~, зрачковый Pupillensphinkter *m*
сфинктерометр *m* Sphinkterometer *n*
сфинктерометрия *f* Sphinkterometrie *f*
сфинктеропластика *f* Sphinkterplastik *f*
сфинктерорафия *f* Sphinkterorrhaphie *f*
сфинктеротомия *f* Sphinkterotomie *f*
сфинктеротонометрия *f* Sphinktertonusmessung *f*
сфинктерэктомия *f* Sphinkterektomie *f*, Sphinkterexstirpation *f*
схватки *f pl*, **родовые** Wehen *f pl*, Geburtswehen *f pl*

схе́ма *f* Schema *n*
~ **дозиро́вки** Dosierungsschema *n*
~ **лече́ния** Behandlungsschema *n*
~ **облуче́ния** Bestrahlungsschema *n*
~ **по́ля зре́ния** Gesichtsfeldschema *n*
~ **примене́ния** Anwendungsschema *n*
схо́дство *n* Ähnlichkeit *f*
сцепле́ние *n* Kopplung *f*
~, **аутосо́мное** autosomale Kopplung *f*
~ **ге́нов** Genenkopplung *f*
~, **ло́жное** Pseudokopplung *f*
~, **мно́жественное** multiple Kopplung *f*
~ **с по́лом** Geschlechtskopplung *f*
сцинтигра́мма *f* Szintigramm *n*
сцинтигра́фия *f* Szintigraphie *f*
счёт *m* **па́льцев у лица́** Fingerzählen *n*
счётчик *m*:
~, **га́зовый** Gasuhr *f*, Gasmesser *m*
~ **ио́нов** Ionisationszähler *m*, Ionenzähler *m*
~ **клёток** Zellzählgerät *n*
~ **клёток кро́ви** Blutkörperchenzählgerät *n*
~ **пу́льса** Pulszähler *m*
~, **сцинтилляцио́нный** Szintillationszähler *m*
сшива́ние *n* **не́рва** Neurorrhaphie *f*
съёмный abnehmbar
сы́воротка *f* Serum *n*
~, **адсорби́рованная** adsorbiertes Serum *n*
~, **антибактериа́льная** Antibakterialserum *n*
~, **антилимфоцита́рная** Antilymphozytenserum *n*
~, **антимикро́бная** Antibakterialserum *n*
~, **антитимоцита́рная** Antithymusserum *n*
~, **антитокси́ческая** antitoxisches Serum *n*
~, **антифа́говая** Antiphagserum *n*
~, **антицеллюля́рная** antizelluläres Serum *n*
~, **аутологи́чная** autolog(isch)es Serum *n*
~, **гемолити́ческая** hämolytisches Serum *n*
~, **гетероиммýнная** heteroimmunes Serum *n*
~, **гетерологи́чная** heterolog(isch)es Serum *n*
~, **гипериммýнная** hyperimmunes Serum *n*
~, **диагности́ческая** diagnostisches Serum *n*
~, **диагности́ческая типоспецифи́ческая** typospezifisches diagnostisches Serum *n*
~, **иммýнная** Immunserum *n*
~, **индика́торная** Indikatorserum *n*
~, **истощённая** Konsumptionsserum *n*
~ **кро́ви** Blutserum *n*
~, **лейкотокси́ческая** leukotoxisches Serum *n*
~, **моноспецифи́ческая** monospezifisches Serum *n*
~, **поливале́нтная** polyvalentes Serum *n*
~, **преципити́рующая** präzipitierendes Serum *n*
~ **про́тив змеи́ного я́да** Schlangen(gift)serum *n*
~, **противоменингоко́кковая** Meningokokkenserum *n*
~ **реконвалесце́нтов** Rekonvaleszentenserum *n*
~, **станда́ртная** Standardserum *n*
~, **цитотокси́ческая** zytotoxisches Serum *n*
сыпь *f* Ausschlag *m*, Exanthem *n*
~, **аллерги́ческая** allergischer Ausschlag *m*
~, **корева́я** Masernauschlag *m*, Masernexanthem *n*
~, **лека́рственная** Arzneimittelausschlag *m*
~ **по́сле ва́нны** Badeausschlag *m*
~, **продрома́льная** prodromaler Ausschlag *m*
~, **скарлатино́зная** Scharlachausschlag *m*
сыроеде́ние *n* Rohkost *f*
сырьё *n*, **лека́рственное** Arzneimittelrohstoff *m*

Т

табаке́рка *f*, **анатоми́ческая** Tabatière *f*
табако́з *m* Tabakose *f*, Tabaklunge *f*
табани́ды *pl* Bremsen *f pl*
табле́тка *f* Tablette *f*
~ **в целлофа́новой упако́вке** Filmtablette *f*
~ **для соса́ния** Mundtablette *f*
~, **кише́чно-раствори́мая** darmlösbare Tablette *f*
табли́ца *f* Tabelle *f*
~, **генеалоги́ческая** genealogische Tabelle *f*
~ **для иссле́дования остроты́ зре́ния** Sehprobentafel *f*
~, **полихромати́ческая** Farbsinnprüftafel *f*
~ **сме́ртности** Sterbetafel *f*
~ **хими́ческого соста́ва пищевы́х проду́ктов** Nährwerttabelle *f*, Nahrungsmitteltabelle *f*
табли́цы *f pl* **Головина́-Си́вцева** Golowin-Siwzew-Tabellen *f pl (zur Bestimmung der Sehschärfe)*
табопарали́ч *m* Taboparalyse *f*
табу́ *n* Tabu *n*
таз *m* Becken *n*
~, **асимметри́чный** asymmetrisches Becken *n*
~, **большо́й** großes Becken *n*
~ **в ви́де ка́рточного се́рдца** Kartenherzbecken *n*
~, **воронкообра́зный** Trichterbecken *n*
~, **кифоти́ческий** kyphotisches Becken *n*
~, **коксалги́ческий** koxalgisches Becken *n*
~, **кокси́тный** Koxitisbecken *n*
~, **кососмещённый [кососу́женный]** schräg verengtes Becken *n*
~, **лордо́зный** lordotisches Becken *n*
~, **ма́лый** kleines Becken *n*
~, **общеравномерносу́женный** allgemein verengtes Becken *n*
~, **остеомаляти́ческий** osteomalazisches Becken *n*
~, **пло́ский** plattes Becken *n*
~, **плоскорахити́ческий** plattrachitisches Becken *n*
~, **попере́чно-су́женный** querverengtes Becken *n*
~, **сколиоти́ческий** Skoliosebecken *n*
~, **у́зкий** enges Becken *n*
та́зик *m*, **почкообра́зный** Nierenschale *f*
тазоме́р *m* Beckenmesser *m*, Beckenzirkel *m*
тазоподъёмник *m* Beckenhalter *m*
та́йна *f*, **враче́бная** Ärztegeheimnis *n*, ärztliche Schweigepflicht *f*
таламотоми́я *f* Thalamotomie *f*
тала́мус *m* Sehhügel *m*
таласcеми́я *f* Thalassämie *f*
~, **больша́я** erythroblastische Anämie *f*, Cooley-Anämie *f*, *thalassaemia major*
~, **ма́лая** Rietti-Greppi-Micheli-Syndrom *n*, *thalassaemia minor*
~, **минима́льная** minimale Thalassämie *f*, *thalassaemia minima*
таласcотерапи́я *f* Thalassotherapie *f*

та́лия *f*, серде́чная Herztailie *f*
тальк *m* Talk *m*, *talcum*
тампо́н *m* Tampon *m*, (Gase-)Bausch *m*, Stopfbausch *m*
~, ва́тный Wattebausch *m*
~, влага́лищный Vaginaltampon *m*
~, грязево́й Schlammtampon *m*
~, ма́рлевый Gazetampon *m*, Gazebausch *m*, Mulltampon *m*
тампона́да *f* **1.** Tamponade *f* **2.** Ausstopfung *f*
~ влага́лища Scheidentamponade *f*
~ каве́рны Kavernentamponade *f*
~ но́са Nasentamponade *f*
~ по́лости перика́рда [се́рдца] Herz(beutel)tamponade *f*
~, экстраплевра́льная extrapleurale Tamponade *f*
тампони́рование *n* Ausstopfung *f*
тампони́ровать tamponieren, ausstopfen
танатогене́з *m* Thanatogenese *f*
танатоло́гия *f* Thanatologie *f*
танатофоби́я *f* Thanatophobie *f*
тарзи́т *m* Tarsitis *f*, Lidknorpelentzündung *f*
тарзорафи́я *f* Blepharorrhaphie *f*
тарт-кле́тки *f pl* Tartzellen *f pl*, Pseudo-LE-Zellen *f pl*
татуиро́вка *f* Tätowierung *f*, Tatauierung *f*
~ рогови́цы Hornhauttätowierung *f*
таури́н *m* Taurin *n*
тахиаритми́я *f* Tachyarrhythmie *f*
~, мерца́тельная tachykardische Flimmerarrythmie *f*
тахикарди́я *f* Tachykardie *f*
~, желу́дочковая Kammertachykardie *f*
~, наджелу́дочковая supraventrikuläre Tachykardie *f*
~, невроге́нная neurogene Tachykardie *f*
~, нормотопи́ческая normotopische Tachykardie *f*
~, ортостати́ческая orthostatische Tachykardie *f*
~, пароксизма́льная paroxysmale Tachykardie *f*, anfallsweises Herzjagen *n*
~, рефлекто́рная Reflextachykardie *f*, reflektorische Tachykardie *f*
~, си́нусовая Sinustachykardie *f*
~, суправентрикуля́рная supraventrikuläre Tachykardie *f*
~, физиологи́ческая physiologische Tachykardie *f*, physiologisches Herzjagen *n*
~, эмоциона́льная emotionelle Tachykardie *f*
~, эндокри́нная endokrine Tachykardie *f*
тахиосциллогра́мма *f* Tachyoszillogramm *n*
тахипно́э *n* Tachypnoe *f*
тахисистоли́я *f* Tachysystolie *f*
~, желу́дочковая Kammertachysystolie *f*
тахисфигми́я *f* Tachysphygmie *f*
тахифилакси́я *f* Tachyphylaxie *f*
театра́льность *f* поведе́ния theatralisches demonstratives Verhalten *n*
тезаурисмо́з *m* Thesaurismose *f*, Speicherungskrankheit *f*
тейлерио́з *m* Theileriose *f*, Küstenfieber *n*
текафолликуло́ма *f* Thekafollikulom *n*
теко́ма *f* Thekazelltumor *m*
телеангиэктази́я *f* Teleangiektasie *f*, sichtbare Kapillarenerweiterung *f*
~, геморраги́ческая hämorrhagische Teleangiektasie *f*
~ пе́чени, рассе́янная disseminierte Leberteleangiektasie *f*
~, приобретённая erworbene Teleangiektasie *f*
телегаммааппара́т *m* Telegammaapparat *m*
теле́жка *f*:
~ для перево́зки новорождённых Säuglingstransportwagen *m*
~ для перевя́зочного материа́ла Verbandstoffwagen *m*
~ для транспортиро́вки белья́ Wäschetransportwagen *m*
~, нарко́зная Narkosewagen *m*
телеметри́я *f* Telemetrie *f*, Fernmessung *f*
телепа́тия *f* Telepathie *f*
телерентгенографи́я *f* Teleröntgenographie *f*, Röntgenfernaufnahme *f*
телерентгеноскопи́я *f* Teleröntgenoskopie *f*, Röntgenferndurchleuchtung *f*
телерентгенотерапи́я *f* Röntgenfernbestrahlung *f*
телеэлектрокардиографи́я *f* Teleelektrokardiographie *f*
телеэлектростимуля́тор *m* Teleelektrostimulator *m*
телигени́я *f* Thelygenie *f*
тели́т *m* Thelitis *f*, Brustwarzenentzündung *f*
те́ло *n* Körper *m*
~ бе́дреной ко́сти Femurschaft *m*
~, верёвчатое unterer Kleinhirnstiel *m*
~ ве́рхней че́люсти Oberkieferkörper *m*
~, жёлтое Gelbkörper *m*
~, жирово́е Fettkörper *m*
~, иноро́дное Fremdkörper *m*
~, каверно́зное Schwellkörper *m*
~, кето́новое Ketonkörper *m*
~ кле́тки Zellkörper *m*
~, коле́нчатое Kniehöcker *m*
~ конъюнкти́вы, иноро́дное Fremdkörper *m* der Bindehaut
~ ко́сти Mittelstück *n*, Schaft *m*
~ лобко́вой ко́сти Schambeinkörper *m*
~, мамилля́рное Mamillarkörper *m*
~ ма́тки Uteruskörper *m*
~, мозо́листое (Gehirn-)Balken *m*
~ основно́й ко́сти Keilbeinkörper *m*
~, пеще́ристое Schwellkörper *m*
~ плечево́й ко́сти Humerusschaft *m*
~ поджелу́дочной железы́ Pankreaskörper *m*
~ подъязы́чной ко́сти Zungenbeinmittelstück *n*
~ позвонка́ Wirbelkörper *m*
~ полово́го чле́на Penisschaft *m*
~, полоса́тое Streifenhügel *m*
~, стеклови́дное Glaskörper *m*
~, трапециеви́дное Trapezkörper *m*
~, шишкови́дное Zirbeldrüse *f*, Epiphyse *f*
~ языка́ Zungenkörper *m*
телодвиже́ние *n* Körperbewegung *f*
телосложе́ние *n* Körperbau *m*, Konstitution *f*
телохромосо́ма *f* Telochromosom *n*
те́льце *n* Körperchen *n*
~, амило́идное [амилоидоподо́бное] Amyloidkörperchen *n*
~, астеро́идное Asteroidkörperchen *n*

~, база́льное Basalkörperchen *n*
~ Бо́ткина — Гу́мпрехта Botkin-Gumprecht-Körperchen *n*, Gumprecht-Scholle *f*
~, вирусоподо́бное virusähnliches Körperchen *n*
~, гематоксили́новое Hämatoxylinkörperchen *n*
~, генита́льное Genitalkörperchen *n*
~, гно́йное Eiterzelle *f*
~, канкро́идное Hornperle *f*, Krebsperle *f*
~, ко́стное Knochenkörperchen *n*, Osteozyt *m*
~, крахмалоподо́бное Amyloidkörperchen *n*
~, кровяно́е бе́лое Leukozyt *m*
~, кровяно́е кра́сное Erytrozyt *m*
~, направля́ющее Leitkörperchen *n*, Richtkörperchen *n*
~, не́рвное инкапсули́рованное eingekapseltes Nervenkörperchen *n*
~, не́рвное концево́е Nervenendkörperchen *n*
~, осяза́тельное Tastkörperchen *n*
~, песча́ное Psammomkörperchen *n*
~, пласти́нчатое Lamellenkörperchen *n*
~ полово́го хромати́на Geschlechtschromatinkörperchen *n*
~, поля́рное Polkörperchen *n*
~, псаммо́мное Psammomkörperchen *n*
~, рисови́дное Reiskörperchen *n*
~, такти́льное Tastkörperchen *n*
~, хромати́новое Chromatinkörperchen *n*
~, элемента́рное Elementarkörperchen *n*
~, эозинофи́льное eosinophiles Körperchen *n*
~, эпителиа́льное Epithelkörperchen *n*, Nebenschilddrüse *f*
тембр *m* го́лоса Stimmklangfarbe *f*
темп *m* Tempo *n*
~ жи́зни Lebenstempo *n*
~ рабо́ты Arbeitstempo *n*
~ ро́ста Wachstumsintensität *f*
темпера́мент *m* Temperament *n*
~, меланхоли́ческий melancholisches Temperament *n*
~, сангвини́ческий sanguinisches Temperament *n*
~, флегмати́ческий phlegmatisches Temperament *n*
~, холери́ческий cholerisches Temperament *n*
температу́ра *f* Temperatur *f*
~, база́льная Basaltemperatur *f*
~, бактерици́дная Entkeimungstemperatur *f*
~, биологи́чески акти́вная biologische Wirkungstemperatur *f*, biologisch aktive Temperatur *f*
~, за́данная Solltemperatur *f*
~ замерза́ния Gefrierpunkt *m*
~ кипе́ния Siedetemperatur *f*
~, ко́жная Hauttemperatur *f*
~, ко́мнатная Zimmertemperatur *f*
~, комфо́ртная Behaglichkeitstemperatur *f*
~, максима́льная Höchsttemperatur *f*
~, операти́вная Wirkungstemperatur *f*
~, пове́рхностная Oberflächentemperatur *f*
~, рабо́чая Betriebstemperatur *f*
~, радиацио́нная Strahlungstemperatur *f*, Radiationstemperatur *f*
~, радиацио́нно-эффекти́вная Strahlenwirkungstemperatur *f*
~, ректа́льная Rektaltemperatur *f*
~ те́ла Körpertemperatur *f*
~ те́ла, высо́кая hohe Temperatur *f*, Fieber *n*
~ те́ла, гиперпирети́ческая hyperpyretische Körpertemperatur *f*, Hyperpyrexie *f*
~ те́ла, норма́льная normale Körpertemperatur *f*
~ те́ла, повы́шенная erhöhte Körpertemperatur *f*
~ те́ла, субнорма́льная Hypothermie *f*
~ те́ла, субфебри́льная subfebrile Körpertemperatur *f*
~ те́ла, фебри́льная febrile Körpertemperatur *f*
~, эффекти́вная effektive Temperatur *f*
те́мя *n* Scheitel *m*
теналги́я *f* Tenalgie *f*, Sehnenschmerz *m*
те́нар *m* Daumenballen *m*
тендини́т *m* Tendinitis *f*, Sehnenentzündung *f*
тендобурси́т *m* Tendobursitis *f*
тендовагини́т *m* Tendovaginitis *f*, Sehnenscheidenentzündung *f*
~, крепити́рующий krepitierende Tendovaginitis *f*
~, профессиона́льный Berufstendovaginitis *f*
тендопериости́т *m* Tendoperiostitis *f*
тендосинови́т *m* Tendosynovitis *f*, Sehnenscheidenentzündung *f*
~, нодуля́рный [узлова́тый] noduläre Tendosynovitis *f*
тене́змы *pl* Tenesmus *m*
те́нзия *f* Spannung *f*
~ гла́за Augeninnendruck *m*
тениаринхо́з *m* Rinderbandwurmkrankheit *f*
те́ния *f* Bandwurm *m*
тноде́з *m* Tenodese *f*, Sehnenfesselung *f*
тенолигаментокапсулотоми́я *f* Tenoligamentokapsulotomie *f*
тенопла́стика *f* Tenoplastik *f*, Sehnenplastik *f*
теносинови́т *m* Tenosynovitis *f*
тенотоми́я *f* Tenotomie *f*, Sehnendurchtrennung *f*, Sehnendurchschneidung *f*, Sehnenschnitt *m*
тень *f* Schatten *m*
~ на глазно́м дне, сосу́дистая Gefäßschattenfigur *f*
~ се́рдца Herzschatten *m*
~ средосте́ния Mediastinalschatten *m*
тео́рия *f* Theorie *f*
~ боковы́х цепе́й Seitenkettentheorie *f*
~ возбужде́ния Erregungstheorie *f*
~, ге́нная Genentheorie *f*
~ домина́нтности Dominanztheorie *f*
~ заро́дышевой пла́змы Keimplasmatheorie *f*
~ «иммунологи́ческого надзо́ра» immunologische Überwachungstheorie *f*
~, миграцио́нная Migrationstheorie *f*
~ мише́ни Treffertheorie *f*
~ образова́ния антите́л, клона́льно-селекцио́нная Klon-Selektionstheorie *f* der Antikörperproduktion, Burnett-Theorie *f*
~ образова́ния антите́л, ма́тричная Matrizentheorie *f* der Antikörperbildung
~ преформи́зма Präformationstheorie *f*
~, рефлекто́рная Reflextheorie *f*
~ слу́ха Hörtheorie *f*
~ тка́невой эволю́ции Gewebeentwicklungstheorie *f*
~ усили́теля Verstärkerstheorie *f*

~, эволюцио́нно-генети́ческая evolutions-genetische Theorie *f*
тепло́ *n* Wärme *f*
теплоизлуче́ние *n* Wärmestrahlung *f*
теплолече́ние *n* Thermotherapie *f*, Wärmebehandlung *f*
~, о́бщее Ganzkörper-Thermotherapie *f*
теплообме́н *m* Wärmeaustausch *m*
~, конвекти́вный Wärmeaustausch *m* durch Konvektion
~, кондукти́вный Wärmeaustausch *m* durch Leitung
~, радиацио́нный Wärmeaustausch *m* durch Strahlung
теплоотда́ча *f* Wärmeabgabe *f*
теплопоте́ри *f pl* Wärmeverlust *m*
теплопрово́дность *f* Wärmeleitung *f*
теплопроду́кция *f* Wärmebildung *f*
теплорегуля́ция *f* Wärmeregulation *f*
теплосветолече́ние *n* Wärmelichtbehandlung *f*
терапе́вт *m* Internist *m*
терапе́втика *f* Lehre *f* von der Krankenbehandlung
терапи́я *f* **1.** innere Medizin *f* **2.** Behandlung *f*, Therapie *f*
~, акти́вная Aktivtherapie *f*
~, альтерни́рующая alternierende Therapie *f*
~, антидо́тная Antidotbehandlung *f*, Gegengiftbehandlung *f*
~, ба́зисная Basisbehandlung *f*
~, восстанови́тельная Restitutionstherapie *f*
~, гемостати́ческая hämostatische Behandlung *f*
~, гормона́льная hormonale Behandlung *f*
~, дезинтоксикацио́нная Desintoxikationsbehandlung *f*
~, десенсибилизи́рующая desensibilisierende Behandlung *f*
~, дли́тельная Langzeittherapie *f*
~, дополни́тельная Zusatzbehandlung *f*
~, дыха́тельная Atemtherapie *f*
~, замести́тельная Substitutionstherapie *f*
~, иммуномодули́рующая immunomodulierende Bahandlung *f*
~, ингаляцио́нная Inhalationstherapie *f*
~, интенси́вная Intensivbehandlung *f*, Intensivtherapie *f*
~, инфузио́нная Infusionstherapie *f*
~, кислоро́дная Sauerstoffbehandlung *f*
~, ко́мплексная Komplextherapie *f*
~, консервати́вная konservative Behandlung *f*
~, коротково́лновая Kurzwellentherapie *f*
~, лучева́я Strahlentherapie *f*
~, медикаменто́зная medikamentöse Bahandlung *f*
~, ме́стная lokale Therapie *f*, Lokalbehandlung *f*, örtliche Behandlung *f*
~, микрово́лновая Mikrowellentherapie *f*
~, неспецифи́ческая unspezifische Behandlung *f*
~, общеукрепля́ющая Allgemeinstärkungsbehandlung *f*
~, патогенети́ческая pathogenetische Therapie *f*
~, подде́рживающая Erhaltungstherapie *f*
~, противорециди́вная rückfallverhütende Therapie *f*
~, радика́льная radikale Therapie *f*
~ раздраже́нием Reiztherapie *f*
~ расслабле́ния, функциона́льная funktionelle Entspannungstherapie *f*
~, регуля́торная Ordnungstherapie *f*
~, сегмента́рно-рефлекто́рная Segmenttherapie *f*
~, симптомати́ческая symptomatische Therapie *f*
~ сном Schlaftherapie *f*
~, специфи́ческая spezifische Bahandlung *f*
~, стимули́рующая stimulierende Behandlung *f*
~, су́дорожная Krampfbehandlung *f*
~, тканева́я Gewebstherapie *f*
~, трудова́я Arbeitstherapie *f*, Ergotherapie *f*
~, уда́рная Stoßtherapie *f*
~, ультравысокочасто́тная Ultrahochfrequenztherapie *f*, UHF-Therapie *f*
~, ультразвукова́я Ultraschalltherapie *f*
~, ультракоротково́лновая Ultrakurzwellentherapie *f*
~, урге́нтная urgente Behandlung *f*, dringende Therapie *f*, Soforttherapie *f*
~, физи́ческая physikalische Therapie *f*
~, цитостати́ческая zytostatische Behandlung *f*
~, экстракцио́нная *Stom.* Extraktionstherapie *f*
~, электросу́дорожная Elektrokrampfbehandlung *f*, Elektroschockbehandlung *f*
~, этиотро́пная ätiotrope Behandlung *f*, Kausaltherapie *f*
тератобласто́ма *f* Teratoblastom *n*
~ я́ичка Hodenteratoblastom *n*
~ я́ичника Ovarialteratoblastom *n*
тератогене́з *m* Teratogenese *f*
тератогене́тика *f* Teratogenetik *f*
тератоге́нность *f* Teratogenität *f*
тератокарцино́ма *f* Teratokarzinom *n*
терато́ма *f* Teratom *n*
~, бидерма́льная bidermales Teratom *n*, Bidermom *n*
~, злока́чественная Teratoblastom *n*
термалги́я *f* Thermalgie *f*
терманестези́я *f* Thermanästhesie *f*
термоба́ня *f* Heizbad *n*; Warmbad *n*
термобарока́мера *f* Thermobarokammer *f*
термогиперстези́я *f* Thermohyperästhesie *f*
термозо́нд *m* Thermosonde *f*
термока́устика *f* Thermokaustik *f*
термокоагуля́ция *f* Hitzekoagulation *f*, Thermokoagulation *f*
термолаби́льность *f* Thermolabilität *f*
термо́метр *m* Thermometer *n*, Temperaturmesser *m*
~, ва́нный Badethermometer *n*
~, гло́точный Schlundthermometer *n*
~, дистанцио́нный Fernthermometer *n*
~, ко́жный Hautthermometer *n*
~, конта́ктный Kontaktthermometer *n*
~, максима́льный Maximalthermometer *n*
~, медици́нский Körperthermometer *n*
~, мину́тный Minutenthermometer *n*
~, регистри́рующий Temperaturaufzeichner *m*, Registrierthermometer *n*
~, ректа́льный Rektalthermometer *n*
~, рту́тный Quecksilberthermometer *n*
~, электро́нный Elektronenthermometer *n*

термометри́я *f* Thermometrie *f*, Temperaturmessung *f*
термопенетра́ция *f* Thermopenetration *f*, Diathermie *f*, Transthermie *f*, Wärmedurchdringung *f*
термопреципита́ция *f* Thermopräzipitation *f*, Ascoli-Reaktion *f*
терморегуля́тор *m* Temperaturregler *m*
терморегуля́ция *f* Thermoregulation *f*, Wärmeregulation *f*
~, **физи́ческая** physikalische [äußere] Wärmeregelung *f*
~, **хими́ческая** chemische [innere] Wärmeregelung *f*
терморецéптор *m* Thermorezeptor *m*, Temperatursinnesorgan *n*
термоста́т *m* Thermostat *m*
~, **водяно́й** Wasserthermostat *m*
~, **встря́хивающий** Schüttelthermostat *m*
~ **для проби́рок** Reagenzglasthermostat *m*
~, **охлажда́емый и обогрева́емый** Kühl-Heiz-Thermostat *m*
термофо́р *m* Thermophor *m*
термоэстезиометри́я *f* Thermästhesiometrie *f*
тéрмы *pl* Thermalwässer *n pl*, Thermalquellen *f pl*
~, **азо́тные слабоминерализо́ванные** stickstoffhaltige schwachmineralisierte Thermen *f pl*
~, **кремни́стые** siliziumhaltige Thermen *f pl*
тернидentóз *m* Ternidentose *f*
терренку́р *m* Terrainkur *f*
тест *m* Test *m* (*s. a.* **про́ба**)
~, **а́льфа-фетопротеи́новый** Alpha-Fetoprotein-Probe *f*, Abelew-Tatarinow-Reaktion *f*
~, **базофи́льный** Basophilprobe *f*
~, **влага́лищный** Vaginaltest *m*
~, **гипоксеми́ческий** Hypoxämietest *m*
~, **гормона́льный** Hormonaltest *m*
~ **дегрануля́ции базофи́лов** Basophilen-Degranulationstest *m*
~, **дистанцио́нный** Gehstreckentest *m*
~, **ингаляцио́нный** Inhalationstest *m*, Inhalationsprobe *f*
~ **исчеза́ющего то́на** Schwellenschwundtest *m*
~, **камертона́льный** Stimmgabelprüfung *f*
~ **«ко́жное окно́»** Hautfensterprobe *f*
~, **ко́мплексный** Komplextest *m*
~ **комплемента́ции** Komplementationstest *m*
~ **консу́мпции** Konsumptionstest *m*, Steffen-Test *m*
~, **концентрацио́нный** Konzentrationsprobe *f*
~, **крахма́льный** Stärke-Test *m*
~ **лейкоцито́лиза** Leukozytolysetest *m*
~, **лейкоцитопени́ческий** leuko(zyto)penischer Test *m*
~, **нако́жный** Hauttest *m*, Epikutantest *m*
~ **нейтрализа́ции** Neutralisationstest *m*
~, **пентагастри́новый** Pentagastrintest *m*
~, **пироге́нный** Pyrogentest *m*, Pyrogenprobe *f*
~ **потребле́ния протромби́на** Protrombinkonsumptionstest *m*
~, **провокацио́нный** Provokationstest *m*
~, **прожекти́вный** projektiver Test *m*
~, **речево́й слухово́й** Sprachverständnistest *m*
~ **с двойно́й нагру́зкой глюко́зой** Glukose-Doppelbelastung-Test *m*, Staub-Traugott-Versuch *m*
~, **секрети́новый** Sekretinprobe *f*
~, **температу́рный** Temperaturtest *m*
~ **толера́нтности к глюко́зе** Glukose-Toleranz-Test *m*
~ **торможе́ния мигра́ции макрофа́гов** Makrophagenmigrationinhibitionstest *m*
~, **трансдукцио́нный** Transduktionstest *m*
~, **трансплантацио́нный** Transplantationstest *m*
~ **трансформа́ции лимфоци́тов** Lymphozytentransformationstest *m*
~, **тромбоцитопени́ческий** thrombo(zyto)penische Probe *f*, thrombopenischer Test *m*
~ **уко́лом** Stichtest *m*, Stichprobe *f*, Pricktest *m*
~, **флюктуацио́нный** Fluktuationstest *m*
~, **хиломикро́новый** Chylomikronentest *m*
~, **числово́й** (*слуховой*) Zahlenverständlichkeitstest *m*
~, **эозинофи́льный мéстный** lokale Eosinophilprobe *f*
тест-культу́ра *f* Testbakterienkultur *f*
тетани́я *f* Tetanie *f*
~ **берéменных и рожени́ц** Maternitätstetanie *f*
~ **вслéдствие гипервентиля́ции** Überventilationstetanie *f*
~, **гипокальциеми́ческая** hypokalziämische Tetanie *f*
~, **дéтская** infantile Tetanie *f*, Spasmophilie *f*
~, **желу́дочная** gastrische Tetanie *f*
~, **нормокальциеми́ческая** normokalziämische Tetanie *f*
~, **скры́тая** latente Tetanie *f*
тетано(гемо)лизи́н *m* Tetanushämolysin *n*
тетаноспазми́н *m* Tetanospasmin *n*
тéтанус *m* Tetanus *m*, Starrkrampf *m*
~ **ма́тки** Krampfwehen *pl*
~ **новорождённых** Neugeborenentetanus *m*
тетравакци́на *f* Tetravakzine *f*
тетрагибри́д *m* Tetrahybrid *m*
тетра́да *f* Tetrade *f*
~, **аберра́нтная** Aberranttetrade *f*
тетрако́кк *m* Tetrakokkus *m*
тетрапарéз *m* Tetraparese *f*
тетраплеги́я *f* Tetraplegie *f*, Quadriplegie *f*
тéхник *m*, **зубно́й** Zahntechniker *m*
тéхника *f* Technik *f*
~ **безопа́сности** Sicherheitstechnik *f*, Unfallschutz *m*
~, **гистологи́ческая** histologische Technik *f*
~, **диагности́ческая** diagnostische Technik *f*
~, **зубопротéзная** Zahnersatzkunde *f*
~ **инъéкции** Injektionstechnik *f*
~, **медици́нская** medizinische Technik *f*
~, **микроскопи́ческая** Mikroskopietechnik *f*
~ **наложéния шва** Nahttechnik *f*
~, **патогистологи́ческая** pathohistologische Technik *f*
~ **почто́вых ма́рок** Briefmarkentechnik *f*
~ **сосу́дистого шва** Gefäßnahttechnik *f*
течéние *n*:
~ **болéзни** Krankheitsverlauf *m*
~ **болéзни, аборти́вное** abortiver Krankheitsverlauf *m*

~ болéзни, атипи́чное atypischer Krankheitsverlauf *m*
~ болéзни, гла́дкое unkomplizierter Krankheitsverlauf *m*
~ болéзни, затяжнóе verzögerter Krankheitsverlauf *m*
~ болéзни, осложнённое komplizierter Krankheitsverlauf *m*
~ болéзни, прогресси́рующее progredienter Krankheitsverlauf *m*
~ болéзни, рециди́вирующее rezidivierender Krankheitsverlauf *m*
~ болéзни, торпи́дное torpider Krankheitsverlauf *m*
~ раневóго процéсса Wundverlauf *m*
тиами́н *m* Thiamin *n*, Vitamin *n* B_1
тиамина́за *f* Thiaminase *f*, Aneurinase *f*
тиаминпирофосфа́т *m* Thiaminpyrophosphat *n*, TPP
тигрóид *m* Tygroidsubstanz *f*
тигрóлиз *m* Tygrolyse *f*
тизони́т *m* Tysonitis *f*
тик *m* Tic *m*, Tick *m*
~, болевóй Schmerztic *m*
~, лицевóй Gesichtstic *m*
~, локализóванный lokaler Tic *m*
~, мы́шечный Muskeltic *m*
~, óбщий allgemeine Tickkrankheit *f*
тимиди́н *m* Thymidin *n*
тимидинфосфорила́за *f* Thymidinphosphorylase *f*
тими́т *m* Thymitis *f*, Thymusentzündung *f*
тимолéптики *m pl* stimmungshebende Psychopharmaka *pl*
тимóма *f* Thymom *n*
тимопоэти́н *m* Thymopoetin *n*
тимопси́хика *f* Thymopsyche *f*
тимоци́т *m* Thymozyt *m*
тимпани́т *m* tympanischer Perkussionsschall *m*
тимпаногéнный tympanogen, von der Paukenhöhle ausgehend
тимпаноманометри́я *f* Tympanomanometrie *f*
тимпанопла́стика *f* Tympanoplastik *f*
тимпанопу́нкция *f* Trommelfellpunktion *f*
тимпаносклерóз *m* Tympanosklerose *f*
тимпанотоми́я *f* Tympanotomie *f*; Parazenthese *f*
тимпанофони́я *f* Thympanophonie *f*
тимэктоми́я *f* Thymektomie *f*, Thymusentfernung *f*
тиндализа́ция *f* Tyndallisation *f*
тиомочеви́на *f* Thioharnstoff *m*, Schwefelharnstoff *m*
тиоспирты́ *m pl* Thioalkohole *m pl*
тип *m*:
~, астени́ческий asthenischer Konstitutionstyp *m*
~, атлети́ческий athletischer Typ *m*
~ больни́цы Krankenhaustyp *m*
~ больни́цы, павильóнный Pavillon-Krankenhausbautyp *m*
~ бра́ка Ehetyp *m*
~ вóзрастно-половóй структу́ры населéния Alters- und Geschlechtsstrukturtyp *m* der Bevölkerung
~ вы́сшей нéрвной дéятельности Typ *m* der höheren Nerventätigkeit
~, гиперстени́ческий hypersthenischer Konstitutionstyp *m*
~, гипостени́ческий hyposthenischer Konstitutionstyp *m*
~, ди́кий Wildtyp *m*
~, диспласти́ческий dysplastischer Typ *m*
~ иммуноглобули́нов Immunoglobulintyp *m*
~ интегра́ции Integrationsmuster *n*
~, конституциона́льный Konstitutionstyp *m*
~, лептосóмный leptosomer Typ *m*
~ наслéдования Erbgang *m*, Vererbungstyp *m*
~ оволосéния Behaarungstyp *m*
~ патолóгии, инфекциóнный Infektionserkrankungstyp *m*
~ патолóгии, неэпидеми́ческий nichtepidemischer Erkrankungstyp *m*
~ пéвческого гóлоса Stimmlage *f*
~, пикни́ческий pyknischer Konstitutionstyp *m*
~, предилекциóнный Prädilektionstypus *m*
~ проявлéния Manifestationsmuster *n*
~, психопати́ческий psychopathischer Typus *m*
~ реа́кции, экзогéнный exogener Reaktionstyp *m*
~ родословных Stammbaumtyp *m*
~ спа́ривания Paarungstyp *m*
~, станда́ртный Standardtyp *m*
~, характерологи́ческий charakterologischer Typ *m*
типи́рование *n* Typi(si)erung *f*, Typen(angehörigkeits)bestimmung *f*
типолóгия *f* Typologie *f*
типоспецифи́ческий typospezifisch
тирами́н *m* Tyramin *n*
тиреоаплази́я *f* Thyreoaplasie *f*
тиреоглобули́н *m* Thyreoglobulin *n*
тиреографи́я *f* Thyreographie *f*
тиреоиди́т *m* Thyreoiditis *f*, Schilddrüsenentzündung *f*
~, аутоиммýнный autoimmune Thyreoiditis *f*
~, подóстрый subakute Thyreoiditis *f*, De Quervain-Thyreoiditis *f*
~, фибрóзный fibröse Thyreoiditis *f*
тиреоидэктоми́я *f* Schilddrüsenentfernung *f*
тиреокальцитони́н *m* Thyreokalzitonin *n*
тиреоста́тик *m* thyreostatisches [antithyreoides] Mittel *n*
тиреотоксикóз *m* Thyreotoxikose *f*
тиреотропи́н *m* Thyreotropin *n*, thyreotropes Hormon *n*
тирози́н *m* Thyrosin *n*
тирозинóз *m* Tyrosinose *f*
тирокси́н *m* Thyroxin *n*
титр *m* Titer *m*, Verdünnungsstufe *f*
~ антитéл Antikörpertiter *m*
~ бактериофа́га Bakteriophagentiter *m*
~ кишéчной па́лочки Kolititer *m*
~ эстрогéнов Östrogentiter *m*
титрова́ние *n* Titrierung *f*, Titration *f*
~, аллергометри́ческое allergometrische Titrierung *f*
~ комплемéнта Komplementtitrierung *f*, Komplementtitration *f*
~, потенциометри́ческое Potentiometrie *f*
~, серологи́ческое serologische Titrierung *f*

тиф *m* Typhus *m*
~, амари́льный Gelbfieber *n*
~, брюшно́й Bauchtyphus *m*, Abdominaltyphus *m*
~, возвра́тный вши́ный Rückfallfieber *n*, Rekurrenstyphus *m*
~, возвра́тный клещево́й Rückfallzeckenfieber *n*
~, возвра́тный эндеми́ческий endemisches Rückfallfieber *n*
~, голо́дный Hungertyphus *m*
~ джу́нглей Tsutsugamushifieber *n*, japanisches Flußfieber *n*
~ Кви́нсленда, клещево́й Queenslandfieber *n*
~, клещево́й инди́йский indisches Zeckenfieber *n*, tick typhus *(engl.)*
~, сыпно́й европе́йский europäisches Fleckfieber *n*
~, сыпно́й клещево́й Zeckenfleckfieber *n*
~, сыпно́й клещево́й североазиа́тский sibirisches Fleckfieber *n*, *rickettsiosis sibirica*
~, сыпно́й рециди́вный wiederholter Petechialtyphus *m*, Brill-Krankheit *f*
~, сыпно́й эндеми́ческий endemischer Flecktyphus *m*, mexikanischer Typhus *m*, Tabardillofieber *n*
~, сыпно́й эпидеми́ческий Flecktyphus *m*, (epidemisches) Fleckfieber *n*, europäisches Petechialfieber *n*, Kopftyphus *m*, *typhus exanthematicus*
~, туло́нский [эндеми́ческий туни́сский] Mittelmeerzeckenfieber *n*, Marseille-Fieber *n*
тифли́т *m* Typhlitis *f*, Blinddarmentzündung *f*
тифлоколи́т *m* Typhlokolitis *f*
тифломегали́я *f* Typhlomegalie *f*, Blinddarmvergrößerung *f*
тифлопекси́я *f* Typhlopexie *f*
тифлопто́з *m* Typhloptose *f*
тифлоспа́зм *m* Typhlospasmus *m*, Blinddarmkrampf *m*
тифлоста́з *m* Thyphlostase *f*
тифлостоми́я *f* Typhlostomie *f*
тифлотрансверзостоми́я *f* Typhlotransversostomie *f*
тифлэктази́я *f* Blinddarmerweiterung *f*
тифо́ид *m* Typhoid *n*
~, жёлчный Gelbsucht-Typhoid *n*
~, маляри́йный Malaria-Typhoid *n*
~, холе́рный Choleratyphoid *n*
тка́ни *f pl*:
~, мя́гкие Weichteile *m pl*
~ пародо́нта Parodontalgewebe *n pl*
ткань *f* Gewebe *n*
~, грануляцио́нная Granulationsgewebe *n*
~, до́норская Spendergewebe *n*
~, жирова́я Fettgewebe *n*
~, жирова́я бу́рая braunes Fettgewebe *n*
~, жирова́я подко́жная Unterhautfettgewebe *n*
~, замеща́ющая Ersatzgewebe *n*
~, верни́стая Granulationsgewebe *n*
~ зу́ба, твёрдая Zahnhartgewebe *n*
~, интерстициа́льная Interstitialgewebe *n*, interstitielles Gewebe *n*
~, камбиа́льная Kambiumgewebe *n*
~, ко́стная Knochengewebe *n*
~, ко́стная пласти́нчатая lamellares Knochengewebe *n*
~, кроветво́рная blutbildendes Gewebe *n*
~, лимфати́ческая [лимфо́идная] lymphoides Gewebe *n*
~, миело́идная myeloides Gewebe *n*
~, мы́шечная Muskelgewebe *n*
~, мы́шечная гла́дкая glattes Muskelgewebe *n*
~, мы́шечная поперечнополоса́тая quergestreiftes Muskelgewebe *n*
~, мы́шечная серде́чная Herzmuskelgewebe *n*
~, мы́шечная скеле́тная Skelettmuskelgewebe *n*
~, не́рвная Nervengewebe *n*
~, обызвествлённая verkalktes Gewebe *n*
~, опо́рная Stützgewebe *n*
~, о́пухолевая Geschwulstgewebe *n*, Tumorgewebe *n*
~, остеоге́нная osteogenes Gewebe *n*
~, пигме́нтная Pigmentgewebe *n*
~, ранева́я Wundgewebe *n*
~, ретикуля́рная retikuläres Bindegewebe *n*
~, рубцо́вая Narbengewebe *n*
~, се́тчатая retikuläres Bindegewebe *n*
~, соедини́тельная Bindegewebe *n*
~, соедини́тельная ры́хлая lockeres Bindegewebe *n*
~, соедини́тельная пло́тная straffes Bindegewebe *n*
~, соедини́тельная студени́стая gallertiges Bindegewebe *n*
~, соедини́тельная эласти́ческая elastisches Bindegewebe *n*
~, соедини́тельная эмбриона́льная embryonales Bindegewebe *n*, Mesenchym *n*
~, хондро́идная chondroides Gewebe *n*
~, хрящева́я Knorpelgewebe *n*
~, эпителиа́льная Epithelgewebe *n*
ток *m*:
~, ампуллопета́льный *(эндолимфы)* ampullopetale Strömung *f*
~, ампуллофуга́льный *(эндолимфы)* ampullofugale Strömung *f*
~ во́здуха Luftstrom *m*
~, гальвани́ческий galvanischer Strom *m*
~ де́йствия Aktionsstrom *m*
~, диадинами́ческий diadynamischer Strom *m*
~, диатерми́ческий hochfrequenter Wechselstrom *m*
~ жи́дкости Flüssigkeitsstrom *m*
~, и́мпульсный Impulsstrom *m*
~, обра́тный Rückstrom *m*, Rückfluß *m*
~, переме́нный Wechselstrom *m*
~ поврежде́ния Verletzungsstrom *m*
~ поко́я Ruhestrom *m*
~, поро́говый Schwellstrom *m*
~, постоя́нный Gleichstrom *m*
~, синусоида́льный Sinusstrom *m*
~, сла́бый Schwachstrom *m*
~, су́дорожный Krampfstrom *m*
~, экспоненциа́льный Exponentialstrom *m*
токографи́я *f* Tokographie *f*
токодинамометри́я *f* Tokodynamometrie *f*
токо́лиз *m* Tokolyse *f*

токоферо́л *m* Tokopherol *n*, Vitamin *n* E
токсеми́я *f* Toxämie *f*
токсиге́нность *f* Toxigeni(zi)tät *f*
токсикодерми́я *f* Toxikodermie *f*
токсикодина́мика *f* Toxikodynamik *f*
токсико́з *m* Toxikose *f*
~ бере́менных Gestose *f*, Gestationstoxikose *f*, Schwangerschaftstoxikose *f*
~, пищево́й Nahrungsmittelintoxikation *f*
~ по́чвы Bodentoxikose *f*
~, сорняко́вый Toxikose *f* durch Unkrautsamen
~, травмати́ческий traumatische Toxikose *f*, Crush-Syndrom *n*, Quetschungssyndrom *n*
токсикоинфе́кция *f* Toxikoinfektion *f*
~, пищева́я alimentäre Toxikoinfektion *f*
токсиколо́гия *f* Toxikologie *f*
~, вое́нная Militärtoxikologie *f*
~, клини́ческая klinische Toxikologie *f*
~, лека́рственная Arzneimitteltoxikologie *f*
~, пищева́я Nahrungsmitteltoxikologie *f*
~, сельскохозя́йственная Landwirtschaftstoxikologie *f*
~, суде́бная Gerichtstoxikologie *f*, forensische Toxikologie *f*
токси́н *m* Toxin *n*
~, бактериа́льный Bakterientoxin *n*, Bakteriengift *n*
~, ботулини́ческий Botulinustoxin *n*, Botulotoxin *n*
~, дифтери́йный Diphtherietoxin *n*
~, и́стинный echtes Toxin *n*
~, стафилоко́кковый Staphylokokkentoxin *n*
~, столбня́чный Tetanustoxin *n*
~, стрептоко́кковый Streptokokkentoxin *n*
~, термостаби́льный hitzestabiles Toxin *n*
~, эритроге́нный erythrogenes Toxin *n*
токсинеми́я *f* Toxinämie *f*
токси́ческий toxisch
токси́чность *f* Toxizität *f*, Giftigkeit *f*
~, избира́тельная selektive Toxizität *f*
~, эффекти́вная effektive Toxizität *f*
токсо́ид *m* Toxoid *n*, Anatoxin *n*
токсомико́з *m* Toxomykose *f*
токсопла́зма *f* Toxoplasma *n*
токсоплазмо́з *m* Toxoplasmose *f*
~ новорождённых Neugeborenentoxoplasmose *f*
~, приобретённый erworbene Toxoplasmose *f*
толера́нтность *f* Toleranz *f*, Ertragung *f*
~, иммунологи́ческая immunologische Toleranz *f*
~ к ишеми́и Ischämietoleranz *f*
~ к углево́дам Kohlenhydrattoleranz *f*
~ к физи́ческой нагру́зке Belastungstoleranz *f*
~ к шо́ку Schockfestigkeit *f*
~, перекре́стная Kreuztoleranz *f*
толкова́ние *n* снов Traumdeutung *f*
толчо́к *m* Stoß *m*, Ruck *m*
~, верху́шечный Herzspitzenstoß *m*
~, верху́шечный куполообра́зный kuppelartiger Herzspitzenstoß *m*
~, верху́шечный приподнима́ющий hebender Herzspitzenstoß *m*
~, верху́шечный разлито́й verbreiteter Herzspitzenstoß *m*
~, верху́шечный резисте́нтный resistenter Herzspitzenstoß *m*
~, кашлево́й Hustenstoß *m*
~, серде́чный Herzstoß *m*
толщина́ *f* жирово́й скла́дки Hautfaltendicke *f*
томо́граф Tomograph *m*, Schichtgerät *n*
~, вертика́льный Vertikalschichtgerät *n*
~, рентге́новский Schichtaufnahmegerät *n*
томографи́я *f* Tomographie *f*, Röntgenschichtverfahren *n*, Stratigraphie *f*
~, компью́терная Computertomographie *f*
~, панора́мная Pan(oram)tomographie *f*
~, ультразвукова́я Ultraschalltomographie *f*
томоскани́рование *n* Tomoskanieren *n*
томофлюорографи́я *f* Tomofluorographie *f*, fluorographisches Röntgenschichtverfahren *n*
томоэхокардиографи́я *f* Schnittbildechokardiographie *f*
тон *m* Ton *m*
~, артериа́льный Arterienton *m*
~, ве́нный Venenton *m*
~, двойно́й Doppelton *m*, Traube-Doppelton *m*
~ замыка́ния митра́льного кла́пана Mitralklappenschlußton *m*
~, основно́й Grundton *m*
~ откры́тия митра́льного кла́пана Mitralklappenöffnungston *m*
~, перикардиа́льный Perikardialton *m*
~, перкуто́рный Perkussionston *m*, Perkussionsschall *m*
~, перкуто́рный бе́дренный Schenkelschall *m*
~ се́рдца Herzton *m*
~ се́рдца, желу́дочковый Herzkammerton *m*
~ се́рдца, осла́бленный abgeschwächter Herzton *m*
~ се́рдца, предсе́рдный Herzvorhofton *m*, präsystolischer Vorschlag *m*
~ се́рдца, расщеплённый gespalteter Herzton *m*
~ се́рдца, сумми́рованный Summationston *m*
~ се́рдца, физиологи́ческий physiologischer [normaler] Herzton *m*
~ се́рдца, хло́пающий Schnapp *m*
~, сосу́дистый Gefäßton *m*
~ Страже́ско, пу́шечный paukender erster Herzton *m*, Strashesko-Kanonenton *m*
~, чи́стый Reinton *m*
тонзилли́т *m* Tonsillitis *f*, Mandelentzündung *f*
~, о́стрый Angina *f*, akute Tonsillitis *f*
тонзиллотоми́я *f* Tonsillotomie *f*
тонзиллэктоми́я *f* Tonsillektomie *f*
тоно́метр *m* Tonometer *n*, Druckmeßapparat *m*
~ Маклако́ва Maklakow-Tonometer *n* *(zur Augenbinnendruckbestimmung)*
тонометри́я *f* Tonometrie *f*
~, баллисти́ческая Ballistotonometrie *f*
~, глазна́я Messung *f* des Augeninnendruckes
~, импрессио́нная Impressionstonometrie *f*
~, инфракра́сная infrarote Tonometrie *f*
тонофибри́лла *f* Tonofibrille *f*
то́нус *m* Ruhespannung *f*, Tonus *m*
~, артериа́льный Arterientonus *m*
~ блужда́ющего не́рва Vagustonus *m*
~, вено́зный Venentonus *m*
~, вита́льный Vitaltonus *m*

~, **лаби́ринтный** labyrinthärer Tonus *m*, Labyrinthtonus *m*
~, **мы́шечный** Muskeltonus *m*
~, **не́рвный** Nervenspannung *f*
~, **рефлекто́рный** Reflextonus *m*
~ **симпати́ческой не́рвной систе́мы** Sympathikotonus *m*
~, **сосу́дистый** Gefäßtonus *m*
~ **сосудосу́живающих не́рвов** Vasokonstriktorentonus *m*
~ **сфи́нктера** Sphinktertonus *m*
топагнози́я *f* Topagnosie *f*
топалги́я *f* Topalgie *f*
~, **истери́ческая** hysterische Topalgie *f*
топанестези́я *f* Topanästhesie *f*
торакобронхотоми́я *f* Thorakobronchotomie *f*
торакока́устика *f* Thorakokaustik *f*
торакολапаротоми́я *f* Thorakolaparotomie *f*
торакопла́стика *f* Thorakoplastik *f*
торакоско́п *m* Thorakoskop *n*
торакоскопи́я *f* Thorakoskopie *f*
торакостоми́я *f* Thorakostomie *f*
торакотоми́я *f* Thorakotomie *f*
~, **межрёберная** interkostale Thorakotomie *f*
~, **неотло́жная** Notthorakotomie *f*
~, **про́бная** [**эксплорати́вная**] Probethorakotomie *f*
торакофренолапаротоми́я *f* Thorakophrenolaparotomie *f*
торакоценте́з *m* Thorakozentese *f*, Brust(höhlen)stich *m*
торможе́ние *n* Inhibition *f*; Hemmung *f*
~ **в коре́ головно́го мо́зга** Rindenhemmung *f*
~ **гемагглютина́ции** Hämagglutinationshemmung *f*
~, **дифференциро́вочное** Differenzierungshemmung *f*
~ **дыха́ния** Atemsperre *f*
~ **мигра́ции макрофа́гов** Makrophagenmigrationshemmung *f*
~, **митоти́ческое** Mitosehemmung *f*
~, **охрани́тельное** Schutzhemmung *f*
~, **пессима́льное** Pessimalhemmung *f*
~, **психи́ческое** [**психоге́нное**] psychische Hemmung *f*
~ **рефле́кса** Reflexhemmung *f*
~ **трансформа́ции лимфоци́тов** Lymphozytentransformationshemmung *f*
~, **угаса́тельное** Erlöschungshemmung *f*
~, **усло́вное** bedingte Hemmung *f*
торпи́дность *f* Torpidität *f*, Regungslosigkeit *f*
торс *m* Rumpf *m*, Torso *m*
то́рсия *f* Torsion *f*
торф *m*:
~, **лече́бный** Heiltorf *m*
торфолече́ние *n* Torfbehandlung *f*, Moorbehandlung *f*
тоска́ *f* Schwermut *f*
~, **вита́льная** vitale Traurigkeit *f*
~, **предсерде́чная** Präkordialangst *f*
тосkли́вость *f* Traurigkeit *f*
то́фус *m* Tophus *m*
~, **подагри́ческий** Gichttophus *m*
то́чка *f* Punkt *m*
~ **акупункту́ры** Akupunkturpunkt *m*
~, **антропометри́ческая** Meßpunkt *m*
~ **аускульта́ции** Auskultationspunkt *m*
~, **болева́я** Schmerzpunkt *m*
~, **болева́я сосу́дистая** Gefäßschmerzpunkt *m*
~ **Бо́ткина** Botkin-Auskultationspunkt *m*, Erb-Auskultationspunkt *m*, V. Auskultationspunkt *m* des Herzens
~ **замерза́ния** Gefrierpunkt *m*
~ **кипе́ния** Siedepunkt *m*, Siedetemperatur *f*
~ **окостене́ния** Verknöcherungspunkt *m*
~ **опо́ры** Stützpunkt *m*
~ **отведе́ния** Ableit(ungs)punkt *m*
~, **неподви́жная** fester Punkt *m*
~, **подви́жная** bewegter Punkt *m*
~, **подо́швенная** Plantarpunkt *m*
~ **приложе́ния** Angriffspunkt *m*
~, **репликати́вная** Replikativpunkt *m*
~ **росы́** Taupunkt *m*
~, **светя́щаяся** Lichtpunkt *m*
~ **сетча́тки, диспара́тная** disparater [nichtkorrespondierender] Netzhautpunkt *m*
~ **сетча́тки, корреспонди́рующая** identischer [korrespondierender] Netzhautpunkt *m*
~, **слёзная** Tränenpünktchen *n*
то́чки *f pl*, **конта́ктные** Kontaktpunkte *m pl*
то́чность *f*:
~ **дозиро́вки** Dosiergenauigkeit *f*
~ **измере́ния** Meßgenauigkeit *f*
тошнота́ *f* Übelkeit *f*
~, **мозгова́я** zerebrale Übelkeit *f*
~, **не́рвная** neurogene Übelkeit *f*
~, **рефлекто́рная** reflektorische Übelkeit *f*
трабе́кула *f* Trabekel *f*
~, **ко́стная** Knochentrabekel *f*
~, **мы́шечная** Muskelbalken *m*
~, **печёночная** Lebertrabekel *m*, Leberbälkchen *n*
~, **соедини́тельноткáнная** bindgewebige Trabekel *f*
~, **хрящева́я** Knorpeltrabekel *f*
трабекулотоми́я *f* Trabekulotomie *f*
трава́ *f*, **лека́рственная** Heilkraut *n*
тра́вма *f* Trauma *n*, Unfallverletzung *f*, Verletzung *f*
~, **акусти́ческая** Schalltrauma *n*
~, **боева́я** Kriegsverletzung *f*
~, **бытова́я** Alltagsverletzung *f*
~, **вое́нная** Kriegsverletzung *f*
~, **втори́чная** Sekundärverletzung *f*
~ **гла́за, проника́ющая** durchbohrende [perforierende] Augenverletzung *f*
~ **грудно́й кле́тки** Brustkorbtrauma *n*
~, **закры́тая** geschlossenes Trauma *n*
~, **мно́жественная** Polytrauma *n*
~, **нанесённая предме́том с тупы́м кра́ем** stumpfkantige Gewalt *f*
~, **нарко́зная** Narkosetrauma *n*
~, **одино́чная** Monotrauma *n*
~, **ожо́говая** Verbrennungstrauma *n*
~, **опа́сная для жи́зни** lebensbedrohliche Verletzung *f*
~, **операцио́нная** Operationstrauma *n*
~, **откры́тая** offenes Trauma *n*
~ **от несча́стного слу́чая** Unfallverletzung *f*

~, позиционная Lagerungstrauma *n*
~ при падении с высоты Sturzverletzung *f*
~, производственная Betriebsunfall *m*
~, психическая psychisches Trauma *n*
~, родовая Geburtstrauma *n*
~, сочетанная Mixttrauma *n*
~, спортивная Sportverletzung *f*
~, транспортная Verkehrsunfall *m*
~, хлыстообразная Schleudertrauma *n*, Schleuderbruch *m*
~, черепно-мозговая Schädel-Hirn-Trauma *n*
~, электрическая elektrisches Trauma *n*
травматизм *m* Traumatismus *m*
~, автодорожный Verkehrstraumatismus *m*
~, бытовой Alltagstraumatismus *m*
~, детский Kindertraumatismus *m*
~, производственный Betriebstraumatismus *m*
~, промышленный Industrietraumatismus *m*
~, сельскохозяйственный landwirtschaftlicher Traumatismus *m*
~, транспортный Verkehrstraumatismus *m*
~, уличный Straßentraumatismus *m*
травматология *f* Traumatologie *f*, Unfallheilkunde *f*
тракт *m* Trakt *m*
~, желудочно-кишечный Magen-Darm-Kanal *m*
~, зрительный Sehbahn *f*
~, корково-мостовой Großhirn-Brückenbahn *f*
~, кортико-спинальный Pyramidenstrangbahn *f*
~, мочеполовой Urogenitaltrakt *m*
~, оливо-мозжечковый Oliven-Kleinhirnbahn *f*
~, пищеварительный Verdauungstrakt *m*
~, половой Genitaltrakt *m*
трактовка *f*, ошибочная Fehldeutung *f*
тракция *f* Zug *m*, Traktion *f*
~, витрео-ретинальная vitreo-retinales Traktionssyndrom *n*
~, длительная Dauerzug *m*
~, пробная Probezug *m*
транквилизатор *m* Tranquilizer *m*, Beruhigungsmittel *n*
транс *m* Trancezustand *m*
трансаминаза *f* Transaminase *f*
трансацетилаза *f* Transazetylase *f*
трансверзостомия *f* Transversostomie *f*
трансвестизм *m* Transvestismus *m*
трансгенация *f* Transgenation *f*
трансгрессия *f* Transgression *f*
трансдукция *f* Transduktion *f*
~, абортивная abortive Transduktion *f*
~ бактерий Bakterientransduktion *f*
~, локализованная Lokaltransduktion *f*
~, специфическая spezifische Transduktion *f*
транскапиллярный transkapillär
транскониоскопия *f* Transkonioskopie *f*
транс-конфигурация *f* Transkonfiguration *f*
транскортикальный transkortikal
трансметилирование *n* Transmethylierung *f*
трансмутация *f* Transmutation *f*
трансплантат *m* Transplantat *n*
~, кожный Hauttransplantat *n*
~, кожный перфорированный Hautnetztransplantat *n*
~, костно-надкостничный Periostknochenspan *m*
~, костный Knochenspan *m*, Span *m*
~, костный кортикальный Kortikalisspan *m*
~ сосуда Gefäßtransplantat *n*
~ твёрдой мозговой оболочки Duratransplantat *n*
~ фасции Faszientransplantat *n*
~, эпителиальный Epitheltransplantat *n*
трансплантация *f* Transplantation *f*, Überpflanzung *f*
~ кожи Hauttransplantation *f*
~ кости Knochentransplantation *f*
~ костного мозга Knochenmarktransplantation *f*
~ нерва Nerventransplantation *f*
~ опухоли Tumortransplantation *f*
~ органа Organtransplantation *f*, Organüberpflanzung *f*
~ почки Nierentransplantation *f*, Nierenüberpflanzung *f*
~, свободная freie Transplantation *f*
~ эпителия Epitheltransplantation *f*
трансплантировать transplantieren, überpflanzen, verpflanzen
трансплантология *f* Transplantologie *f*, Überpflanzungslehre *f*
~, клиническая klinische Transplantologie *f*
транспозиция *f* Transposition *f*, Verlagerung *f*
~ артерий Arterientransposition *f*
~ органов Organtransposition *f*
транспорт *m*, санитарно-эвакуационный Sanitätsabtransport *m*
транспортабельный transportabel, fahrbar
трансрепликация *f* Transreplikation *f*
транссексуализм *m* Transsexualismus *m*
транссудат *m* Transsudat *n*
транссудат-экссудат *m* Transsudat-Exsudat *n*
транссудация *f* Transsudation *f*
трансторакальный transthorakal
трансуретральный transurethral
трансфераза *f* Transferase *f*
трансферрин *m* Transferrin *n*, Siderophillin *n*
трансфер-фактор *m* Transferfaktor *m*
трансформация *f* Transformation *f*
~ бактерий Bakterientransformation *f*
~, генетическая genetische Transformation *f*
~, жировая Verfettung *f*, fettige Transformation *f*
~ клеток Zelltransformation *f*
трансформизм *m* Transformismus *m*
трансфосфорилирование *n* Transphosphorylierung *f*
трансфузиология *f* Transfusionswesen *n*
трансфузия *f* Transfusion *f*, Übertragung *f*
~, избыточная [чрезмерная] Übertransfusion *f*
трахеальный tracheal
трахеит *m* Tracheitis *f*
трахелопексия *f* Trachelopexie *f*
трахелорафия *f* Trachelorrhaphie *f*
трахелотомия *f* Trachelotomie *f*, Zervixdiszision *f*
трахеобронхит *m* Tracheobronchitis *f*
трахеобронхомегалия *f* Tracheobronchomegalie *f*
трахеобронхоскопия *f* Tracheobronchoskopie *f*
трахеомаляция *f* Tracheomalazie *f*
трахеомегалия *f* Tracheomegalie *f*
трахеопатия *f*, хондроостеопластическая chondroosteoplastische Tracheopathie *f*

трахеопла́стика *f* Luftröhrenplastik *f*, Tracheoplastik *f*
трахеоскопи́я *f* Tracheoskopie *f*
трахеостено́з *m* Tracheostenose *f*
трахеосто́ма *f* Tracheostoma *n*
трахеостоми́я *f* Tracheostomie *f*
трахеотоми́я *f* Tracheotomie *f*
трахеоце́ле *n* Tracheozele *f*
трахе́я *f* Luftröhre *f*, *Trachea*
трахископи́я *f* Trachiskopie *f*
трахо́ма *f* Trachom *n*, ägyptische Augenkrankheit *f*
~ **I ста́дии** «Körner» *n*
~ **II ста́дии** «sulziges» Trachom *n*
~ **III ста́дии** Ersetzung *f* der Infiltration und Körner durch Bindegewebszüge
~ **IV ста́дии** völlige narbige Schrumpfung *f*
~, **студени́стая** «sulziges» Trachom *n*
~, **хрони́ческая** echtes chronisches Seuchentrachom *n*
трахоско́п *m* Trachoskop *n*
тре́бования *n pl*, **гигиени́ческие** hygienische Forderungen *f pl*
тре́дбан *m* **«дви́жущаяся доро́жка»** Laufband *n*
трематодо́з *m* Trematodose *f*, Distomatose *f*
~, **печёночный** Lebertrematodose *f*, Lebergelkrankheit *f*
тре́мор *m* Tremor *m*, Zittern *n*
~, **интенцио́нный** Intentionstremor *m*
~, **кива́тельный** Nicktremor *m*, Wackelkopf *m*
~, **мозжечко́вый** zerebellärer Tremor *m*
~, **мы́шечный** Muskelzittern *n*
~, **не́рвный** Nervenzittern *n*
~, **паркинсони́ческий** Parkinsonzittern *n*
~ **поко́я** Ruhetremor *m*
~, **психоге́нный** psychogener Tremor *m*
~, **эссенциа́льный** essentieller Tremor *m*
тре́нинг *m*, **аутоге́нный** autogenes Training *n*
трениро́ванность *f* Trainingszustand *m*, Konditionierungszustand *m*
трениро́вка *f* Training *n*
~, **аутоге́нная** autogenes Training *n*
~, **вестибуля́рная** Vestibulartraining *n*
~, **высо́тная** Höhentraining *n*
~, **гипокси́ческая** Hypoxietraining *n*
~, **интерва́льная** Intervalltraining *n*
~ **на выно́сливость** Ausdauertraining *n*
~ **на си́лу** Krafttraining *n*
~ **на ско́рость** Schnelligkeitstraining *n*
~, **переме́нная** Wechseltraining *n*
~ **слу́ха** Hörtraining *n*
~, **спорти́вная** Sporttraining *n*
~, **физи́ческая** Körpertraining *n*, Körperschulung *f*
трениру́емость *f* Trainierbarkeit *f*
трепа́н *m* Trepan *m*
~ **для рогови́цы** Hornhauttrepan *m*
~, **ручно́й** Handbohrer *m*
трепана́ция *f* Trepanation *f*, Durchbohrung *f*
~, **декомпресси́вная** Entlastungstrepanation *f*
~ **зу́ба** Zahntrepanation *f*
~ **костномозгово́й по́лости** Markhöhlentrepanation *f*
~ **скле́ры** Skleratrepanation *f*
~ **сосцеви́дного отро́стка** Mastoidotomie *f*
~ **че́репа** Schädeltrepanation *f*
трепани́ровать trepanieren
трепанобиопси́я *f* Trepanobiopsie *f*
трепета́ние *n* Flattern *n*
~ **желу́дочков се́рдца** Kammerflattern *n*, Herzventrikelflattern *n*
~ **предсе́рдий** Vorhofflattern *n*
~ **предсе́рдий, диссоции́рованное** dissoziiertes Vorhofflattern *n*
трепоне́ма *f* *treponema*
~, **бле́дная** blasse Spirochäte *f*, *treponema pallidum*
треуго́льник *m*:
~, **волокни́стый** Faserdreieck *n*
~ **мочево́го пузыря́** Blasendreieck *n*
~, **мочеполово́й** Urogenitaldreieck *n*
~, **обоня́тельный** Riechdreieck *n*
~, **подборо́дочный** Kinndreieck *n*
~, **подчелюстно́й** Unterkieferdreieck *n*
~, **поясни́чный** Lendendreieck *n*
~ **ше́и** Halsdreieck *n*
тре́щина *f* Fissur *f*, Spalte *f*
~ **за́днего прохо́да** Analfissur *f*, Analschrunde *f*
~ **ко́жи** Hautschrunde *f*
~ **ко́сти** Knochenspalte *f*, Knochenfissur *f*
~ **соска́** Warzenschrunde *f*
триа́да *f* Trias *f*
~, **астмати́ческая** asthmatische Trias *f*
~, **клини́ческая** klinische Trias *f*
~, **мерзебу́ргская** Merseburger Trias *f*
~, **печёночная** Lebertrias *f*
трибади́я *f* Tribadie *f*, lesbische Liebe *f*
тривале́нт *m Gen.* Trivalent *n*
тригемини́я *f* Trigeminie *f*
тригибри́д *m* Trihybrid *m*
триглицери́ды *m pl* Triglyzeride *n pl*
~ **сы́воротки кро́ви** Serumtriglyzeride *n pl*
тригони́т *m* Trigonitis *f*
тригоноцефали́я *f* Trigonozephalie *f*
тригоноуретеросигмоанастомо́з *m* Trigonoureterosigmoanastomose *f*
три́зм *m* Trismus *m*, Kieferklemme *f*, Kiefersperre *f*
трийодтирони́н *m* Trijodthyronin *n*
трили́стник *m* Klee *m*, *Trifolium*
трио́за *f* Triose *f*
триозофосфа́т *m* Triosephosphat *n*, Phosphotriose *n*
трипаносомо́з *m* Trypanosomiasis *f*, Trypanosomose *f*
~, **америка́нский** Pseudomyxödem *n*, Chagas-Krankheit *f*
~, **африка́нский** afrikanische Schlafkrankheit *f* [Trypanosomiasis *f*]
трипаносо́мы *f pl* Trypanosomen *n pl*
триплеги́я *f* Triplegie *f*
трипле́т *m* Triplet *n*
трипло́ид *m* triploid *(engl.)*
три́ппер *m* Tripper *m*, Gonorrhoe *f*
трипси́н *m* Trypsin *n*
трипсиноге́н *m* Trypsinogen *n*
триптами́н *m* Tryptamin *n*
триптофа́н *m* Tryptophan *n*

трис-бу́фер *m* Trispuffer *m*
трисоми́я *f* Trisomie *f*
~ **D** Patau-Syndrom *n*
тританомали́я *f* Tritanomalie *f*, Blauschwäche *f*
тританопи́я *f* Tritanopie *f*, Blaublindheit *f*
трихиа́з *m* Trichiasis *f*, Mißwuchs *m* der Zilien
трихатрофи́я *f trichatrophia*
трихине́лла *f* Trichine *f*, *Trichin(ell)a spiralis*
трихинеллёз *m* Trichinose *f*, Trichinenkrankheit *f*, *trichinellosis*
трихинеллоскопи́я *f* Trichinelloskopie *f*
трихино́з *m s.* **трихинеллёз**
трихобазалио́ма *f* Trichobasaliom *n*
трихобакте́рии *f pl* Trichobakterien *f pl*
трихобезоа́р *m* Trichobezoar *m*, Haargeschwulst *f*
трихогиали́н *m* Trichohyalin *n*
триходесмотоксико́з *m* Toxikose *f* durch Trichodesma, Trichodesma-Toxikose *f*
трихо́з *m* Trichosis *f*
трихокине́з *m trichokinesis*
трихоклази́я *f* Trichoklasie *f*
~, **идиопати́ческая** idiopathische Form *f* der Trichoklasie
~, **узлова́тая** *trichoclasia nodosa*
трихо́ма *f* Trichom *n*
трихомаля́ция *f* Trichomalazie *f*
трихомико́з *m* Trichomykose *f*
трихомона́да *f Trichomonas*
~, **влага́лищная** *Trichomonas vaginalis*
трихомониа́з *m*, **трихомоно́з** *m* Trichomoniasis *f*
трихоре́ксис *m* Trichorrhexis *f*, Haarbrüchigkeit *f*
~, **очаго́вый** Perlenkrankheit *f*, Knötchenkrankheit *f*
~, **узлова́тый** Knötchenkrankheit *f*
трихоспори́я *f* Trichosporie *f*
трихостронгилидо́з *m* Trichostrongylidosis *f*
трихотиллomани́я *f* Haarrupfsucht *f*
трихофити́я *f* Trichophytie *f*, Scher(pilz)flechte *f*
~ **бороды́ и усо́в, глубо́кая** Trichophytie *f* der Bartregion
~ **волоси́стой ча́сти головы́** Kopfhaartrichophytie *f*
~, **глубо́кая** tiefe Trichophytie *f*
~, **инфильтрати́вно-нагнои́тельная** chronisch entzündliche infiltrative Trichophytie *f*
~ **ногте́й** Onychomykosis *f*, Nagelflechte *f*
~, **пове́рхностная** oberflächliche Trichophytie *f*
~, **распространённая** disseminierte Trichophytie *f*
~, **сикозифо́рмная** sykosiforme Trichophytie *f*
~, **экзематизи́рованная** ekzematisierte Trichophytie *f*
~, **экземато́идная** ekzematoide Trichophytie *f*
трихофи́тон *m* Trichophyton *n*
трихоцефалёз *m* Trichozephalose *f*, Peitschenwurmerkrankung *f*, Trichurose *f*
трихоэпителио́ма *f* Trichoepitheliom *n*
~, **кисто́зная** zystisches Trichoepitheliom *n*
трихромази́я *f* Trichromasie *f*
~, **анорма́льная** Farbenblindheit *f*
троака́р *m* Trokar *m*
~ **для га́йморовой по́лости** Kieferhöhlentrokar *m*
~ **для ло́бной па́зухи** Stirnhöhlentrokar *m*
~ **для про́бной пу́нкции** Explorativtrokar *m*, Probetrokar *m*
~ **для проко́ла живота́** Trokar *m* zum Bauchstich
~ **для проко́ла мочево́го пузыря́** Trokar *m* zum Blasenstich
~ **для проко́ла прида́точных па́зух но́са** Nebenhöhlentrokar *m*
~, **ко́стный** Knochenmarkpunktionstrokar *m*
~, **полостно́й** Trokar *m* für Höhlen
~, **универса́льный** Universaltrokar *m*
тройни́к-наса́дка *f* Dreiwegansatz *m*
тромб *m* Thrombus *m*, Blutpfropf *m*
~, **агглютинацио́нный** Agglutinationsthrombus *m*
~, **акси́альный** Axialthrombus *m*
~, **бе́лый** weißer Thrombus *m*
~, **гиали́новый** hyaliner Thrombus *m*
~, **дилятацио́нный** Dilatationsthrombus *m*
~, **жёлчный** Gallenthrombus *m*
~, **закупо́ривающий** obturierender Thrombus *m*
~, **засто́йный** Stagnationsthrombus *m*
~, **коагуляцио́нный** Koagulationsthrombus *m*
~, **кра́сный** roter Thrombus *m*
~, **лейкоцита́рный** Leukozytenthrombus *m*
~, **микоти́ческий** mykotischer Thrombus *m*
~, **обтури́рующий** obturierender Thrombus *m*
~, **о́пухолевый** Tumorthrombus *m*
~, **организо́ванный** organisierter Thrombus *m*
~, **петрифици́рованный** petrifizierter Thrombus *m*
~, **пласти́ночный** Plättchenthrombus *m*
~, **присте́ночный** wandständiger Thrombus *m*
~, **провизо́рный** provisorischer Thrombus *m*
~, **продо́лженный** fortgesetzter Thrombus *m*
~, **реканализо́ванный** (re)kanalisierter [vaskularisierter] Thrombus *m*
~, **септи́ческий** septischer Thrombus *m*
~, **сме́шанный** gemischter Thrombus *m*
~, **тромбоцита́рный** Plättchenthrombus *m*
~, **червеобра́зный** wurmartiger Thrombus *m*
~, **шарови́дный** Kugelthrombus *m*
~, **экстраваскуля́рный** extravaskulärer Thrombus *m*
~, **эритроцита́рный** Erythrozytenthrombus *m*
тромбангии́т *m* Thrombangiitis *f*
~, **облитери́рующий** obliterierende Thrombangiitis *f*
тромбартерии́т *m* Thromb(o)arteriitis *f*
~, **некроти́ческий** nekrotisierende Thrombarteriitis *f*
тромбартериэктоми́я *f* Thrombarteriektomie *f*
тромбастени́н *m* Thrombasthenin *n*, Retrakto(en)zym *n*
тромбастени́я *f*, **геморраги́ческая** hämorrhagische Thrombasthenie *f*
тромбидиа́з *m* Thrombidiase *f*, Grasmilbenkrankheit *f*
тромби́н *m* Thrombin *n*, Fibrinferment *n*
тромбоагглютина́ция *f* Plättchenagglutination *f*
тромбоагглютини́ны *m pl* Thromboagglutinine *n pl*
тромбоваскули́т *m* Thrombovaskulitis *f*
тромбоге́н *m* Thrombogen *n*
тромбо́з *m* Thrombose *f*
~, **внутрисосу́дистый** intravaskuläre Thrombose *f*

~, внутристе́ночный [интрамура́льный] intramurale Thrombose *f*
~, комбини́рованный kombinierte Thrombose *f*
~, маранти́ческий marantische Thrombose *f*
~, обтури́рующий obturierende Thrombose *f*
~, париета́льный wandständige Thrombose *f*
~ по́чечной ве́ны Nierenvenenthrombose *f*
~, присте́ночный wandständige Thrombose *f*
~, прогресси́рующий progressive [progrediente] Thrombose *f*
~ си́нусов Sinusthrombose *f*
~, экстраваскуля́рный extravaskuläre Thrombose *f*
тромбокапилляри́т *m* Thrombokapillaritis *f*
тромбокса́н *m* Thromboxan *n*
тромбо́лиз *m* Thrombolyse *f*, Thrombenauflösung *f*
тромболизи́н *m* Thrombolysin *n*
тромбопени́я *f* Thrombo(zyto)penie *f*
~, остеосклероти́ческая osteosklerotische Thrombopenie *f*
тромбопилефлеби́т *m* Thrombopylephlebitis *f*
тромбопласти́н *m* (*крови*) Thromboplastin *n*
~, тканево́й Gewebethromboplastin *n*
тромбопластиноге́н *m* Thromboplastinogen *n*
тромбофили́я *f* Thrombophilie *f*
тромбофлеби́т *m* Thrombophlebitis *f*
~, восходя́щий aufsteigende Thrombophlebitis *f*
~, мигри́рующий wandernde Thrombophlebitis *f*
~, послеродово́й puerperale Thrombophlebitis *f*
тромбоци́т *m* Thrombozyt *m*, Blutplättchen *n*
~, гига́нтский Riesen(blut)plättchen *n*
~, я́дерный kernhaltiger Thrombozyt *m*
тромбоцитастени́я *f* Thrombasthenie *f*, Glanzmann-Naegeli-Krankheit *f*
тромбоцитеми́я *f* Thrombozytämie *f*
тромбоцитогра́мма *f* Thrombozytogramm *n*
тромбоцитодистрофи́я *f* Blutplättchendystrophie *f*
тромбоцито́з *m* Thrombozytose *f*
тромбоцито́лиз *m* Thrombozytolyse *f*
тромбоцито́метр *m*, **капилля́рный** Kapillarthrombozytometer *n*
тромбоцитопати́я *f* Thrombo(zyto)pathie *f*
~, геморраги́ческая hämorrhagische Thrombopathie *f*
~, конституциона́льная konstitutionelle Thrombopathie *f*
~, симптомати́ческая symptomatische Thrombopathie *f*
тромбоцитопени́я *f* Thrombozytopenie *f*
тромбоцитопоэ́з *m* Thrombozytopoese *f*
тромбоэластогра́мма *f* Thromboelastogramm *n*
тромбоэластографи́я *f* Thromboelastographie *f*
тромбоэмболи́я *f* Thromboembolie *f*, Blutpfropfembolie *f*
~ лёгочной арте́рии Lungenarterienthromboembolie *f*
тромбоэндокарди́т *m* Thromboendokarditis *f*
~, кла́панный valvuläre Thromboendokarditis *f*
~, париета́льный parietale Thromboendokarditis *f*
тромбэктоми́я *f* Thrombektomie *f*
тромбэндартериэктоми́я *f* Thrombendarterienektomie *f*
тропи́зм *m* Thropismus *m*
~ ви́русов Virentropismus *m*
тропи́н *m* Tropin *n*
тропоколлаге́н *m* Tropokollagen *n*
тропомиози́н *m* Tropomyosin *n*
тро́фика *f* Trophik *f*
~, не́рвная Nerventrophik *f*
~ тка́ней Gewebstrophik *f*
трофобла́ст *m* Trophoblast *m*
трофодерматоневро́з *m* Trophodermatoneurose *f*
трофозо́ит *m* Trophozoit *m*
трофоневро́з *m* Trophoneurose *f*
трохантери́т *m* Trochanteriitis *f*
трохоскопи́я *f* Trochoskopie *f*
трохоцефали́я *f* Trochozephalie *f*
труба́ *f* Rohr *n*, Röhre *f*
~, ма́точная Eileiter *m*
~, слухова́я Ohrtrompete *f*, Eustachische Röhre *f*
тру́бка *f* Rohr *n*, Röhre *f*
~, аспирацио́нная Aspirationsrohr *n*, Absaugrohr *n*
~, газоотво́дная Darmrohr *n*, gasableitendes Rohr *n*
~, гастростоми́ческая Magenfisteltubus *m*
~, гло́точная Rachentubus *m*
~, гофриро́ванная Faltenschlauch *m*
~, двухпросве́тная Doppellumentubus *m*
~ для пода́чи га́за Gaszuführungsrohr *n*
~, дрена́жная Drainierröhre *f*, Drain *m*
~, дыха́тельная Luftröhre *f*
~, изо́гнутая под угло́м Winkelröhrchen *n*
~, интубацио́нная Intubationstubus *m*, Intubationsrohr *n*
~, капилля́рная Kapillarrohr *n*, Kapillare *f*, Kapillarröhrchen *n*
~, кише́чная Darmrohr *n*
~, клисти́рная Klistierrohr *n*
~, мя́гкая Schlauch *m*
~, назотрахеа́льная Nasotrachealtubus *m*
~, назофарингеа́льная Nasopharyngealtubus *m*, Nasenrachentubus *m*
~, нарко́зная Narkosetubus *m*
~, отса́сывающая Saugrohr *n*
~, пищевари́тельная Verdauungstrakt *m*, Verdauungskanal *m*
~, рези́новая Gummischlauch *m*
~, рентге́новская Röntgenröhre *f*
~, слухова́я Hörrohr *n*, Hörtrichter *m*
~, собира́тельная Sammelrohr *n*
~, соедини́тельная Verbindungsrohr *n*
~, стекля́нная Glasröhre *f*
~, трахеа́льная Trachealtubus *m*
~, трахеостоми́ческая Tracheostomietubus *m*
~, трахеотоми́ческая Tracheotomietubus *m*, Trachealkanüle *f*
~, удлини́тельная Verlängerungsrohr *n*
~, эндотрахеа́льная Endotrachealtubus *m*
~, эндотрахеа́льная двупросве́тная Doppellumentubus *m*
тру́бчатый tubulär
труд *m* Arbeit *f*
~, интенси́вный физи́ческий schwere körperliche Arbeit *f*

~, лёгкий физический leichte körperliche Arbeit *f*
~, умственный geistige Arbeit *f*
~, физический körperliche [physische] Arbeit *f*
трудоспособность *f* Arbeitsfähigkeit *f*
трудоспособный arbeitsfähig
трудотерапия *f* Arbeitstherapie *f*, Beschäftigungstherapie *f*
труп *m* Leiche *f*, Leichnam *m*
туалет *m* раны Wundtoilette *f*, Wundreinigung *f*
туалетная *f* (*комната*) Abort *m*, Toilette *f*
туберкул *m* Tuberkel *m*
~, милиарный Miliartuberkel *m*
~, сливной Konglomerattuberkel *m*
~, солитарный Solitärtuberkel *m*, solitärer Tuberkel *m*
туберкулёз *m* Tuberkulose *f*, Tbk
~, активный aktive Tuberkulose *f*
~, вторичный sekundäre Tuberkulose *f*
~ гортани Kehlkopftuberkulose *f*, Larynophthise *f*
~ губ, шанкриформный schankriforme Lippentuberkulose *f*
~ кожи Hauttuberkulose *f*
~ конъюнктивы Bindehauttuberkulose *f*
~ костей Knochentuberkulose *f*
~ лёгких Lungentuberkulose *f*
~ лёгких, верхушечный Lungenspitzenkatarrh *m*, Lungenspitzentuberkulose *f*, Lungenapextuberkulose *f*
~ лёгких, диссеминированный disseminierte Lungentuberkulose *f*
~ лёгких, инфильтративно-пневмонический infiltrativpneumonische Lungentuberkulose *f*
~ лёгких, кавернозный kavernöse Lungentuberkulose *f*
~ лёгких, очаговый herdförmige Lungentuberkulose *f*
~ лёгких, фиброзно-кавернозный fibrokavernöse Lungentuberkulose *f*
~ лёгких, цирротический zirrhotische [fibröse] Lungentuberkulose *f*, tuberkulöse Lungenschrumpfung *f*
~ лимфатических узлов Lymphknotentuberkulose *f*
~ мезентериальных узлов Gekröseschwindsucht *f*
~, милиарный Miliartuberkulose *f*
~, оккультный okkulte Tuberkulose *f*
~, первичный Tuberkuloseerstinfektion *f*
~, послепервичный sekundäre Tuberkulose *f*
~, поствакцинальный Impftuberkulose *f*
~ придатков матки Adnextuberkulose *f*
~ спинного мозга Rückenmarktuberkulose *f*
~ суставов Gelenktuberkulose *f*
туберкулёзный tuberkulös
туберкулёма *f* Tuberkulom *n*
~ лёгких Lungentuberkulom *n*
туберкулид *m* Tuberkulid *n*
туберкулин *m* Tuberkulin *n*
~, полный [старый] Koch-Alt-Tuberkulin *n*
~, сухой очищенный trockenes gereinigtes Tuberkulin *n*
туберкулинодиагностика *f* Tuberkulindiagnostik *f*
тубоотит *m* Tubenmittelohrkatarrh *m*
тубулизация *f* Tubulisation *f*
тубулярный tubulär
тубус *m* Tubus *m*; Aufnahmetubus *m*
тугоподвижность *f* Steifigkeit *f*
~ мышления Steifheit *f* [Schwerfälligkeit *f*] des Denkens
тугоухий schwerhörig, hörbehindert
тугоухость *f* Schwerhörigkeit *f*, Hypakusis *f*
~, кондуктивная Schalleitungsschwerhörigkeit *f*, Mittelohrschwerhörigkeit *f*
~, нейросенсорная [перцептивная] neurosensorische Schwerhörigkeit *f*, Schallempfindungsschwerhörigkeit *f*, Innenohrschwerhörigkeit *f*
~, приобретённая erworbene Schwerhörigkeit *f*
~, прогрессирующая progrediente Schwerhörigkeit *f*
~, профессиональная arbeitsbedingte Lärmschwerhörigkeit *f*
~, старческая Altersschwerhörigkeit *f*, Presbyakusis *f*
туловище *n* Rumpf *m*, Stamm *m*
туляремия *f* Tularämie *f*, Kaninchenfieber *n*
~, абдоминальная Darmtularämie *f*
~, бубонная Bubonentularämie *f*, Beulentularämie *f*, glanduläre Tularämie *f*
~, глазобубонная [глазожелезистая] okuloglanduläre Tularämie *f*
~, кишечная Darmtularämie *f*
~, тифоидная Typhoidtularämie *f*
~, язвенно-железистая ulzeroglanduläre Tularämie *f*
тулярин *m* Tularin *n*
туман *m*, токсический giftiger Nebel *m*
тупой (*о перкуторном тоне*) dumpf
тупость *f*:
~, абсолютная absolute Dämpfung *f*
~, аффективная Affektverflachung *f*; Gefühlsverarmung *f*
~, бедренная absolute Dämpfung *f*
~, относительная relative Dämpfung *f*
~, сердечная Herzdämpfung *f*
~, эмоциональная Affektverödung *f*, affektive Stumpfheit *f*
тупоумие *n* Geistesstumpfheit *f*
тупфер *m*, марлевый Gazetupfer *m*
турбидометр *m* Turbidometer *n*
тургор *m* Turgor *m*
туризм *m* Touristik *f*
турникет *m* Tourniquet *n*, Aderpresse *f*; Kompressionsband *n*, Staubinde *f*
турунда *f*, марлевая Gazestreifen *m*
тутор *m* Tutor *m*
тучность *f* Fettleibigkeit *f*, Beleibtheit *f*
туширование *n* язвы роговицы Hornhauttätowierung *f*
тыл *m* стопы Fußrücken *m*
тысячелистник *m* Schafgarbe *f*
тюбаж *m* Tubage *f*
~, беззондовый schlauchlose Duodenalsondierung *f*; schlauchlose Magensondierung *f*
тяга *f*, межчелюстная intermaxillarer Zug *m*
тяж *m* Strang *m*, Streifen *m*
~, боковой Seitenstrang *m*

~, мя́котный Markstrang *m*
~, рубцо́вый Narbenstrang *m*, Narbenzug *m*
~, соединительнотка́нный Bindegewebsstrang *m*
~, сухожи́льный Sehnenstrang *m*
~, тканево́й Gewebszug *m*
~, фасциа́льный Faszienstreifen *m*
~, фибро́зный Faserstrang *m*, Faserzug *m*
тяжелобольно́й *m* Schwerkranke *m*
тяжелора́неный *m* Schwerverletzte *m*

У

убе́жище *n*, медици́нское Sanitätsbunker *m*
уби́йство *n* Mord *m*
убихино́н *m* Ubichinon *n*, Koferment *n* Q
увеи́т *m* Uveitis *f*, Traubenhautentzündung *f*
увеличе́ние *n*:
~ предста́тельной железы́ Prostatavergrößerung *f*
~ се́рдца Herzvergrößerung *f*
~ языка́ Zungenvergrößerung *f*
увеопароти́т *m* Uveoparotitis *f*
увеопати́я *f* Uveopathie *f*
уве́чье *n* Verstümmelung *f*
увлажне́ние *n* Befeuchtung *f*
увлажни́тель *m* Befeuchtungsapparat *m*, Anfeuchter *m*
~, аэрозо́льный Aerosolanfeuchter *m*
~ га́зовой сме́си Atemgasanfeuchter *m*
~ дыха́тельного во́здуха Atemluftanfeuchter *m*, Atemgasanfeuchter *m*
~, испаря́ющий Verdampfungsanfeuchter *m*
~, прото́чный Durchlaufanfeuchter *m*
~, распы́ливающий Verneb(e)lungsanfeuchter *m*
~, ультразвуково́й Ultraschallanfeuchter *m*
увлажня́ть anfeuchten
увулотоми́я *f* Uvulotomie *f*
УВЧ-терапи́я *f* Ultrahochfrequenztherapie *f*, UHF-Therapie *f*
~, и́мпульсная Ultrahochfrequenzimpulstherapie *f*
увяда́ние *n* органи́зма Organismusverwelkung *f*
угаса́ние *n* рефле́кса Reflexerlöschung *f*
углева́ние *n* воды́ Aktivkohlenbehandlung *f* des Wassers
углеводоро́ды *m pl* Kohlenwasserstoffe *m pl*
~, аромати́ческие aromatische Kohlenwasserstoffe *m pl*
~, полицикли́ческие онкоге́нные polyzyklische onkogene Kohlenwasserstoffe *m pl*
углево́ды *m pl* Kohlenhydrate *n pl*
~, просты́е einfache Kohlenhydrate *n pl*
~, рафини́рованные raffinierte [resorptionsfähige] Kohlenhydrate *n pl*
~, усвоя́емые resorptionsfähige [assimilierbare] Kohlenhydrate *n pl*
углекислота́ *f* Kohlensäure *f*
угломе́р *m* Winkelmesser *m*, Goniometer *n*
углубле́ние *n* Aushöhlung *f*, Bucht *f*
~ бараба́нной перепо́нки, ве́рхнее obere Trommelfelltasche *f*
у́гол *m*:
~, вено́зный Venenwinkel *m*
~ гла́за, латера́льный äußerer [temporaler] Augenwinkel *m*
~ гла́за, медиа́льный innerer [nasaler] Augenwinkel *m*
~ глазно́й ще́ли Augenlidwinkel *m*, Lidwinkel *m*
~ зре́ния Sehwinkel *m*, Gesichtswinkel *m*
~, илеоцека́льный Ileozökalwinkel *m*
~ косогла́зия Schielwinkel *m*
~, лицево́й Profilwinkel *m*
~, лобко́вый Schambeinwinkel *m*
~, мандибуля́рный Unterkieferwinkel *m*
~, ма́точно-тру́бный Uterustubenwinkel *m*
~, мозжечко́во-мостово́й [мостомозжечко́вый] Kleinhirnbrückenwinkel *m*
~ надло́ма Knickungswinkel *m*
~ отклоне́ния ко́сящего гла́за Schielwinkel *m*
~ пере́дней ка́меры гла́за Kammerwinkel *m*, Kammerbucht *f*, Iriswinkel *m*
~, подгруди́нный epigastrischer Winkel *m*
~ преломле́ния Brechungswinkel *m*
~ ра́ны Wundwinkel *m*
~ рассма́тривания Blickwinkel *m*
~ ребра́ Brustwinkel *m*
~ рентге́новской томогра́фии Schichtwinkel *m*
~ рта Mundwinkel *m*
у́голь *m*, активи́рованный aktivierte [medizinische] Kohle *f*
угри́ *pl* Akne *f*
~, бе́лые Milium *n*
~, бро́мистые Bromakne *f*
~, дегтя́рные Teerakne *f*
~, йо́дистые Jodakne *f*
~, кортикостеро́идные Kortikosteroidakne *f*
~ лица́ Gesichtsfinnen *f pl*
~, ма́сляные Ölakne *f*
~, медикаменто́зные Arznei(mittel)akne *f*
~, некроти́ческие Pockfinnen *f pl*
~ новорождённых, чёрные Komedonen *m pl* der Neugeborenen
~, профессиона́льные beruflich bedingte Akne *f*
~, стеро́идные Steroidakne *f*
~, хло́рные Chlorakne *f*
~, чёрные Komedonen *m pl*, Komedo *m*
~, ю́ношеские Hautfinnen *f pl*, Gemeinefinnen *f pl*
у́грица *f*, кише́чная Kotälchen *n*, Darmstrongyloida *f*
угрожа́емый gefährdet
угрожа́ющий drohend
~ жи́зни lebensbedrohlich
уда́вка *f* Paraphimose *f*
удавле́ние *n* Erdrosseln *n*
удале́ние *n* Entfernung *f*, Abtragung *f*; Ex(h)airese *f*
~ варико́зного узла́ Varizenentfernung *f*
~ дренажа́ Drainentfernung *f*
~ желе́зного иноро́дного те́ла, диасклера́льное diasklerale Eisensplitterentfernung *f*
~ желу́дка Gastrektomie *f*, Magenentfernung *f*
~ зу́ба Zahnextraktion *f*
~ зубно́го ка́мня Zahnsteinentfernung *f*
~ иноро́дного те́ла Fremdkörperentfernung *f*
~ ка́мня Steinentfernung *f*

~ крайней плоти Vorhautabtragung *f*, Zirkumzision *f*, Beschneidung *f*
~ лимфатических узлов Lymphknotenabtragung *f*
~ мочевого камня Harnsteinentfernung *f*
~ мутного хрусталика Extraktion *f* des Stars
~ опухоли Geschwulstabtragung *f*
~ осколка Splitterentfernung *f*
~, пальцевое Digitalausräumung *f*
~ паховых лимфатических узлов Leistendrüsenausräumung *f*
~ пульпы Pulpektomie *f*
~ селезёнки Splenektomie *f*
~ слюнного камня Sialolithotomie *f*
~ слюнной железы Speicheldrüsenexstirpation *f*
~ сустава Arthrektomie *f*
~ фибромы Fibromentfernung *f*
~ языка Zungenabtragung *f*
удалять entfernen; extrahieren
удар *m* Schlag *m*
~, апоплексический Schlaganfall *m*, apoplektischer Insult *m*
~, водный Wasserstoß *m*
~, солнечный Sonnenstich *m*
~, тепловой Hitzeschlag *m*
удвоение *n* Verdoppelung *f*
~ мочеточника Harnleiterverdoppelung *f*
~ полового члена Penisdoppelung *f*
~ почечной лоханки Nierenbeckendoppelung *f*
~ почки Doppelniere *f*
~ спинного мозга Rückenmarksverdoppelung *f*
удлинение *n* Verlängerung *f*, Elongation *f*
~ сухожилия Sehnenverlängerung *f*
удушение *n* Erstickung *f*, Erdrosselung *f*, Erwürgen *n*
удушье *n* Asphyxie *f*, Erstickung *f*
ужин *m*, пробный Probeabendmahlzeit *f*
уздечка *f* Bändchen *n*
~ верхней губы Oberlippenbändchen *n*
~ губы Lippenbändchen *n*
~ клитора Kitzlerbändchen *n*
~ крайней плоти Vorhautbändchen *n*
~ нижней губы Unterlippenbändchen *n*
~ языка Zungenbändchen *n*
узел *m* 1. Knoten *m*, Nodus *m* 2. Ganglion *n*
~, антракотический Anthrakoseknötchen *n*
~, атриовентрикулярный Atrioventrikularknoten *m*
~, базальный Basalganglion *n*
~, варикозный Venenknoten *m*, Krampfaderknoten *m*, Varix *m*, *f*
~ ворот лёгкого, лимфатический Hilus(lymph)knoten *m*
~, гемолимфатический Hämolymphknoten *m*
~, геморроидальный Hämorrhoidalknoten *m*, Hämorrhoiden *f pl*
~, звёздчатый Sternganglion *n*
~, коленчатый Knieganglion *n*
~, лимфатический Lymphknoten *m*
~, нервный Nervenknoten *m*, Ganglion *n*
~, околосуставной juxtaartikulärer Knoten *m*
~, паравертебральный Paravertebralganglion *n*, Paravertebralnervenknoten *m*
~, парасимпатический parasympathisches Ganglion *n*
~, подагрический Gichttophus *m*
~, подчелюстной Submandibularknoten *m*
~ симпатического ствола Grenzstrangganglion *n*
~, синоатриальный [синусно-предсердный, синусный] Sinusknoten *m*
~, солнечный Sonnenganglion *n*
~, спинномозговой Spinalganglion *n*
~, хирургический chirurgischer Knoten *m*
~, хирургический женский Weiberknoten *m*
~, хирургический морской Schifferknoten *m*
~, хирургический обвивной überschlungener Knoten *m*
~, шейный Halsganglion *n*
узелки *m pl* Knötchen *n pl*
~, глиальные Gliaknötchen *n pl*
~ голосовых складок Stimmlippenknötchen *n pl*
~, певческие Sängerknötchen *n pl*, Schreiknötchen *n pl*
~, ревматические rheumatische Knötchen *n pl*
узелковый nodulär
узелок *m* Knötchen *n*
~, лимфоидный Lymphfollikel *m*
~, пылевой Staubknötchen *n*
~, ревматоидный rheumatoides Knötchen *n*
~, силикотический Silikoseknötchen *n*
~, тифозный Typhusgranulom *n*
~, туберкулёзный Tuberkuloseknötchen *n*
узкоголовость *f* Stenokephalie *f*
узловатый knotig
узлообразование *n* кишок Darmknotenbildung *f*
узость *f* глазной щели Lidspaltenenge *f*
узура *f* Usur *f*
~, костная Knochenusur *f*
~, краевая Marginalusur *f*
~, центральная Zentralusur *f*
укачивание *n* Seekrankheit *f*; Luftkrankheit *f*
укладка *f*:
~ пациента Patientenlagerung *f*
~ с низко опущенной головой Kopftieflagerung *f*
~, хирургическая Operationsbesteckkasten *m*
укол *m* Stich *m*, Einstich *m*, Injektion *f*
~ иглой Nadelstich *m*
укоренение *n* зуба (*после реплантации*) Zahnverwurzelung *f*
укорочение *n* Verkürzung *f*
~ конечности Extremitätenverkürzung *f*
укрепление *n*:
~ здоровья Gesundheitskräftigung *f*
~ зуба (*искусственного*) Zahnbefestigung *f*
~ склеры (*при прогрессирующей близорукости*) Bulbusverkürzung *f*
укус *m* Biß *m*
~ змей Schlangenbiß *m*
~ кошки Katzenbiß *m*
~ крысы Rattenbiß *m*
~ насекомого Insektenstich *m*
~ собаки Hundsbiß *m*
укутывание *n* Packung *f*, Umschlag *m*
улитка *f* Schnecke *f*
«улыбка *f*, сардоническая» *risus sardonicus*
ультразвук *m* Ultraschall *m*

ультрамикроско́п *m* Ultramikroskop *n*
ультрамикрото́м *m* Ultramikrotom *n*
ультратермоста́т *m* Ultrathermostat *m*
ультрафильтра́т *m* Ultrafiltrat *n*
ультрафонофоре́з *m* Ultraphonophorese *f*, Ultraschallphorese *f*
ультрацентрифу́га *f* Ultrazentrifuge *f*
ульцера́ция *f* Ulzeration *f*
уме́ренный geringgradig, mäßig
уме́рший *m* Verstorbene *m*
умерщвле́ние *n* **пу́льпы зу́ба** Devitalisation *f*
умира́ние *n* Sterben *n*
умыва́льник *m* Waschtisch *m*; Waschbecken *n*
умягче́ние *n* **воды́** Enthärtung *f* des Wassers
ундуля́ция *f* Undulation *f*
унивале́нт *m* Univalent *n*
~, **за́мкнутый** geschlossenes Univalent *n*
~, **ло́жный** falsches Univalent *n*
унифика́ция *f* Unifizierung *f*, Vereinheitlichung *f*, Standardisierung *f*
уничтожа́ть vernichten, vertilgen, ausrotten
уплотне́ние *n* Verhärtung *f*, Induration *f*, Obduration *f*
~ **лёгких, бу́рое** braune Lungeninduration *f*
~ **сте́нки сосу́да** Gefäßwandverhärtung *f*
~ **тка́ни** Gewebsinduration *f*
уплоще́ние *n* Abflachung *f*, Abplattung *f*
~ **зубца́ ЭКГ** Abflachung *f* der EKG-Zacke
~ **рогови́цы** Abflachung *f* [Schrumpfung *f*] der Kornea
употребле́ние *n* **лека́рств** Gebrauch *m* von Medikamenten
управле́ние *n* **1.** Lenkung *f*, Steuerung *f*, Führung *f* **2.** Verwaltung *f*
~, **гла́вное враче́бно-санита́рное** Hauptsanitätsverwaltung *f*
~, **гла́вное санита́рно-эпидемиологи́ческое** sanitätsepidemiologische Hauptverwaltung *f*
~, **дистанцио́нное** Fernbedienung *f*, Fernsteuerung *f*
~ **проре́зыванием зубо́в** Steuerung *f* des Zahndurchbruchs
упражне́ние *n* Übung *f*
~ **в положе́нии лёжа** Übung *f* im Liegen
~ **в положе́нии си́дя** Übung *f* im Sitzen
~ **в положе́нии сто́я** Übung *f* im Stand
~ **в положе́нии сто́я на четвере́ньках** Übung *f* im Vierfüßlerstand
~, **дви́гательное** Bewegungsübung *f*
~ **на координа́цию** Koordinationsübung *f*
~ **на полу́** Bodenübung *f*
~ **на расслабле́ние** Entspannungsübung *f*
~ **на сопротивле́ние** Widerstandsübung *f*
упру́гость *f* **ко́жи** Hautturgor *m*
урани́зм *m* Uranismus *m*, Homosexualität *f*
ураnопла́стика *f* Uranoplastik *f*, Gaumenplastik *f*
уранофоби́я *f* Uranophobie *f*
уратоксида́за *f* Uratoxydase *f*, Urikase *f*
ураткури́я *f* Uraturie *f*
ура́ты *m pl* Urate *n pl*, Harnsäuresalze *n pl*
урбаниза́ция *f* Urbanisierung *f*
уреа́за *f* Urease *f*
уреи́д *m* Ureid *n*
уреми́я *f* Urämie *f*, Harn(stoff)vergiftung *f*
~, **ло́жная** Pseudourämie *f*
~, **натриепри́вная** Kochsalzmangelurämie *f*
уретери́т *m* Ureteritis *f*, Harnleiterentzündung *f*
~, **туберкулёзный** tuberkulöse Ureteritis *f*
уретеровезикостоми́я *f* Ureterovesikostomie *f*
уретерогидронефро́з *m* Ureterohydronephrose *f*
уретерографи́я *f* Ureterographie *f*
уретероилеопла́стика *f* Ureteroileoplastik *f*
уретерокаликостоми́я *f* Ureterokalikostomie *f*
уретероколостоми́я *f* Ureterokolostomie *f*
уретерокутанеостоми́я *f* Harnleiterfistelung *f*
уретеролитиа́з *m* Ureterolithiasis *f*
уретеролитотоми́я *f* Ureterolithotomie *f*
уретеронеоимпланта́ция *f* Ureteroneueinpflanzung *f*
уретеронеоцистостоми́я *f* Ureteroneozystostomie *f*
уретеропиелографи́я *f* Ureteropyelographie *f*
уретеропиелонеостоми́я *f* Ureteropyeloneostomie *f*
уретеропиелостоми́я *f* Ureteropyelostomie *f*
уретерорафи́я *f* Ureterorraphie *f*
уретероректонеостоми́я *f* Ureterorektoneostomie *f*
уретеросигмоанастомо́з *m* Sigma-Harnleiter-Darm-Anastomose *f*
уретеростено́з *m* Harnleiterstenose *f*
уретеростоми́я *f* Ureterostomie *f*
уретеротоми́я *f* Harnleiterschnitt *m*
уретерэктоми́я *f* Harnleiterentfernung *f*
уре́тра *f* Harnröhre *f*
уретратрези́я *f* Harnröhrenatresie *f*
уретри́т *m* Urethritis *f*, Harnröhrenentzündung *f*
~, **гоноре́йный** Harnröhrentripper *m*
~, **за́дний** hintere Urethritis *f*
~, **пере́дний** vordere Urethritis *f*
~, **просто́й** einfache Urethritis *f*
~, **сифилити́ческий** syphilitische Urethritis *f*
~, **трихомона́дный** Trichomonadenurethritis *f*
уретрогра́мма *f* Urethrogramm *n*
уретрографи́я *f* Urethrographie *f*
~, **восходя́щая** aufsteigende [retrograde] Urethrographie *f*
~, **нисходя́щая** Ausscheidungsurethrographie *f*
уретролитотоми́я *f* Urethrolithotomie *f*
уретрометри́я *f* Urethrometrie *f*
уретропла́стика *f* Urethroplastik *f*, Harnröhrenplastik *f*
уретроре́я *f* Urethrorrhoe *f*
уретроррагия́ *f* Harnröhrenblutung *f*
уретроско́п *m* Urethroskop *n*, Harnröhrenspiegel *m*
~, **промывно́й** Spülurethroskop *n*
уретроскопи́я *f* Urethroskopie *f*, Harnröhrenspiegelung *f*
уретростено́з *m* Harnröhrenstenose *f*
уретростоми́я *f* Urethrostomie *f*
уретротоми́я *f* Urethrotomie *f*, Harnröhrenschnitt *m*
уретроце́ле *n* Urethrozele *f*
уретроцисти́т *m* Urethrozystitis *f*
уретроцистогра́мма *f* Urethrozystogramm *n*
уретроцистометри́я *f* Urethrozystometrie *f*
уретроцистопекси́я *f* Urethrozystopexie *f*

урикеми́я *f* Urikämie *f*
уробили́н *m* Urobilin *n*
уробилиноге́н *m* Urobilinogen *n*
уробилиногенури́я *f* Urobilinogenurie *f*
уробилинури́я *f* Urobilinurie *f*, Harnurobilinausscheidung *f*
у́ровень *m* Spiegel *m*
~ **биологи́ческого разви́тия индиви́дуума** Entwicklungsstand *m*
~ **в крови́** Blutspiegel *m*
~ **облуче́ния, преде́льно допусти́мый** höchstzulässige Bestrahlungsdosis *f*
~ **госпитализа́ции** Hospitalisierungsniveau *n*
~ **жи́дкости** Flüssigkeitsspiegel *m*
~, **жи́зненный** Lebensstandard *m*
~ **заболева́емости** Morbiditätsniveau *n*, Erkrankungshäufigkeit *f*
~ **загрязне́ния пове́рхности, преде́льно допусти́мый** zulässige Stufe *f* der Flächenverschmutzung
~ **зву́ка** Schallpegel *m*, Schallspiegel *m*
~ **подве́рженности** Dispositionswert *m*
~ **регуля́ции** Regulationsebene *f*
~ **шу́ма** Lärmpegel *m*
~ **шу́ма, преде́льно допусти́мый** zulässiger Schallpegel *m*
~ **шу́ма, сумма́рный** Gesamtgeräuschpegel *m*
урогастро́н *m* Urogastron *n*
урогемато́ма *f* Urohämatom *n*
~, **забрюши́нная** retroperitoneales Urohämatom *n*
~, **перирена́льная** perirenales Urohämatom *n*
урогенитографи́я *f* Urogenitographie *f*
урографи́я *f* Urographie *f*
~, **внутриве́нная** intravenöse Urographie *f*
~, **выдели́тельная** Ausscheidungsurographie *f*
~, **инфузио́нная** Infusionsurographie *f*
~, **компрессио́нная** Kompressionsurographie *f*
~, **непреры́вная** fortlaufende Urographie *f*
уро́дство *n* Mißbildung *f*
~, **двойно́е** Doppelmißbildung *f*
~ **ки́сти** Handformfehler *m*
урокимогра́мма *f* Urokymogramm *n*
уроли́т *m* Urolith *m*, Harnstein *m*
уролитиа́з *m* Urolithiasis *f*, Harnsteinkrankheit *f*
уро́лог *m* Urologe *m*
уронефро́з *m* Uronephrose *f*, Sackniere *f*
уропепси́н *m* Uropepsin *n*
уропорфири́н *m* Uroporphyrin *n*
урорентгеноскопи́я *f* Uroröntgenoskopie *f*
уросе́псис *m* Urosepsis *f*, Harnsepsis *f*
уростереорентгенографи́я *f* Urostereoröntgendarstellung *f*
урстратиграфи́я *f* Urostratigraphie *f*
уроцитоло́гия *f* Harnzytologie *f*
урча́ние *n* Knurren *n*, Kollern *n*
~ **в животе́** Magenknurren *n*
усвоя́емость *f* Assimilierbarkeit *f*, Nahrungsverwertung *f*
~, **и́стинная** wahre Ausnutzung *f*
~ **пищевы́х веще́ств** Nahrungsverwertung *f*
усиле́ние *n* Verstärkung *f*
~ **бо́лей** Schmerzsteigerung *f*
уси́лие *n* Anstrengung *f*
усили́тель *m* Verstärker *m*
~ **биоэлектри́ческих то́ков** Biostromverstärker *m*
~ **изображе́ния** Bildverstärker *m*
~ **рентге́новского изображе́ния** Röntgenbildverstärker *m*
~ **све́та** Lichtverstärker *m*
~ **ЭКГ** EKG-Verstärker *m*
ускоре́ние *n* Beschleunigung *f*, Akzeleration *f*
~ **проце́ссов созрева́ния** Reifungsakzeleration *f*
~ **психи́ческого разви́тия** psychische Entwicklungsbeschleunigung *f*
~ **разви́тия** Entwicklungsbeschleunigung *f*
~ **ро́ста** Wachstumsbeschleunigung *f*
~, **углово́е** Winkelakzeleration *f*
усло́вия *n pl*:
~ **ви́димости** Sichtverhältnisse *n pl*
~ **возде́йствия шу́ма** Lärmsituation *f*
~ **воспита́ния** Erziehungsbedingungen *f pl*
~ **жи́зни** Lebensbedingungen *f pl*
~, **жили́щные** Wohnverhältnisse *n pl*
~ **окружа́ющей среды́** Umweltbedingungen *f pl*
~ **освеще́ния** Lichtverhältnisse *n pl*
~, **пого́дные** Witterungsbedingungen *f pl*
~, **по́чвенные** Bodenverhältnisse *n pl*
~ **равнове́сия** Gleichgewichtsbedingungen *f pl*
~, **социа́льные** soziale Umwelt *f*
~ **труда́** Arbeitsbedingungen *f pl*
~ **ухо́да за больны́м** Krankenpflegebedingungen *f pl*
усло́вно-рефлекто́рный bedingt-reflektorisch
усоверше́нствование *n* **враче́й** ärztliche Fort- und Weiterbildung *f*
успе́х *m* Erfolg *m*
~ **лече́ния** Heilerfolg *m*
~ **опера́ции** Operationserfolg *m*
успока́ивающий beruhigend, sedativ
уста́в *m*, **враче́бный** Ärztestatut *n*
уста́лость *f* Müdigkeit *f*, Ermüdung *f*
устано́вка *f* **1.** Anlage *f*, Installation *f*, Einrichtung *f*, Vorrichtung *f* **2.** *Psych.* Einstellung *f*
~, **аспирацио́нная** Saugapparat *m*, Absaugvorrichtung *f*
~, **вентиляцио́нная** Durchlüfter *m*, Lüftungsanlage *f*
~, **га́мма-терапевти́ческая** Gammatherapieeinrichtung *f*, Gammastrahlenkanone *f*
~, **дезинфекцио́нная** Desinfektionseinrichtung *f*
~ **для опресне́ния воды́** Entsalzungsanlage *f*
~ **для осветле́ния воды́** Kläranlage *f*
~, **душева́я** Duschanlage *f*
~, **кислоро́дная** Sauerstoffanlage *f*
~ **кондициони́рования во́здуха** Klimaanlage *f*
~, **пылеула́вливающая** Entstaubungsanlage *f*
~, **рентге́новская** Röntgeneinrichtung *f*, Röntgenanlage *f*
~, **рентгенотелевизио́нная** Röntgenfernseheinrichtung *f*
~, **рентгенотерапевти́ческая** Röntgentherapieeinrichtung *f*
~, **сигнализацио́нная** Alarmanlage *f*
~, **флюорографи́ческая** Schirmbildeinrichtung *f*
~, **центра́льная стерилизацио́нная** Zentralsterilisationsanlage *f*
установле́ние *n*:
~ **диа́гноза** Diagnosestellung *f*

~ показа́ний Indikationsstellung *f*
~ фа́кта сме́рти Todesbestimmung *f*
усто́йчивость *f* Resistenz *f*, Widerstandsfähigkeit *f*
~, высо́тная Höhenstabilität *f*
~ к инсектици́ду Insektizidresistenz *f*
~, лека́рственная Arzneiresistenz *f*, Arzneiunempfindlichkeit *f*
усто́йчивый к лече́нию therapierefraktär, therapieresistent
устро́йство *n* Anlage *f*, Einrichtung *f*, Vorrichtung *f*
~ для вытяже́ния Extensionsvorrichtung *f*
~, обеспы́ливающее Entstaubungsgerät *n*
~, освети́тельное Beleuchtungseinrichtung *f*
~, переговóрное Gegensprecheinrichtung *f*
~, предохрани́тельное Schutzvorrichtung *f*
~, прито́чное вентиляцио́нное Belüftungsanlage *f*
~, противошу́мное Gehörschutzmittel *n*
~, регистри́рующее Registriereinrichtung *f*
~, телеизмери́тельное Fernmeßeinrichtung *f*
~ трево́жной сигнализа́ции Alarmeinrichtung *f*
~, фоторегистри́рующее Lichtschreiber *m*
~, электрорентгенографи́ческое Elektroröntgenographiegerät *n*
у́стье *n*:
~ слухово́й трубы́ Tubenmündung *f*
~ сосу́да Gefäßeinmündungsstelle *f*
утилиза́ция *f* белка́, чи́стая net protein utilization *(engl.)*, NPU
у́тка *f* Ente *f*, Uringlas *n*
утолще́ние *n*:
~ губ Lippenverdickung *f*
~ конъюнкти́вы Verdickung *f* der Bindehaut
~ ко́сти Knochenverdickung *f*
~ мозо́листого те́ла Balkenwulst *m*
~ надко́стницы Knochenhautverdickung *f*
~ париета́льной плевры Rippenfellverdickung *f*
~, поясни́чное (*спинного мозга*) Lendenanschwellung *f*
~ сте́нки Wandverdickung *f*
~ суставно́й су́мки Gelenkkapselverdickung *f*
~, ше́йное (*спинного мозга*) Halsanschwellung *f*
утомле́ние *n* Ermüdung *f*, Ermattung *f*
~ гла́за Augenermüdung *f*
~, мозгово́е Gehirnermüdung *f*
~, мы́шечное Muskelermüdung *f*
~ мышц, боле́зненное (*после нагрузки*) Muskelkater *m*
~, «перифери́ческое» periphere Ermüdung *f*
~ слу́ха Hörermüdung *f*
~, у́мственное Geistesabspannung *f*
~, физи́ческое körperliche [physische] Ermüdung *f*
~, цветово́е Farbschwäche *f*
утомля́емость *f* Erschöpfbarkeit *f*, Ermüdbarkeit *f*
~, психи́ческая psychische Ermüdbarkeit *f*
утопле́ние *n* Ertrinken *n*
уто́пленник *m* Ertrunkene *m*, Ertrinkungsleiche *f*
уточне́ние *n* диа́гноза Diagnosepräzisierung *f*
утра́та *f*:
~ трудоспосо́бности Arbeitsunfähigkeit *f*; Erwerbsunfähigkeit *f*
~ трудоспосо́бности, сто́йкая ständige Arbeitsunfähigkeit *f*, Invalidität *f*
~ фу́нкции Funktionseinbuße *f*
у́хо *n* Ohr *n*
~, вну́треннее inneres Ohr *n*
~, коша́чье Katzenohr *n*
~, нару́жное äußeres Ohr *n*
~, оттопы́ренное abstehende Ohrmuschel *f*
~, противополо́жное Gegenohr *n*
~, сре́днее Mittelohr *n*
ухо́д *m* Pflege *f*
~ за больны́м Krankenpflege *f*
~ за по́лостью рта Mundpflege *f*
~ за ребёнком Kindespflege *f*
~, интенси́вный Intensivpflege *f*
ухудше́ние *n* Verschlechterung *f*, Verschlimmerung *f*
уча́сток *m*:
~ кишки́ Darmabschnitt *m*
~ ко́жи Hautabschnitt *m*
~ медици́нского обслу́живания Bereich *m* der medizinischen Betreuung, Betreuungsbereich *m*
~ те́ла Körperabschnitt *m*
~, фе́льдшерский Feldschersbereich *m*
~, эухромати́новый Euchromatinabschnitt *m* (*des Chromosoms*)
учаще́ние *n* Beschleunigung *f*
~ дыха́ния Atemfrequenzbeschleunigung *f*
~ мочеиспуска́ния Miktionfrequenzbeschleunigung *f*
~ пу́льса Pulsfrequenzbeschleunigung *f*
учёт *m*, диспансе́рный Dispensairestatistik *f*
учи́лище *n*, медици́нское medizinische Fachschule *f*
учрежде́ние *n*:
~ амбулато́рного ти́па Ambulatorium *n*
~, геронтологи́ческое Einrichtung *f* für Gerontologie
~, де́тское Kindereinrichtung *f*, Kinderanstalt *f*
~ для слепы́х Blindenanstalt *f*
~ здравоохране́ния Gesundheitseinrichtung *f*
~, куро́ртное Kuranstalt *f*, Kureinrichtung *f*, Badeanstalt *f*
~, лече́бно-профилакти́ческое therapeutisch-prophylaktische Einrichtung *f*
~, медици́нское medizinische Anstalt *f*
~, многопро́фильное медици́нское medizinische Vielfacheinrichtung *f*
~, нау́чно-иссле́довательское медици́нское medizinisch-wissenschaftliche Forschungseinrichtung *f*
~, поликлини́ческое poliklinische Einrichtung *f*, Poliklinik *f*
~ родовспоможе́ния Entbindungsheim *n*
~ стациона́рного ти́па Krankenhaus *n*
уши́б *m* Kontusion *f*, Schlagverletzung *f*
~ гла́за Prellung *f* des Augapfels
~ живота́ Bauchstoß *m*, Bauchkontusion *f*
~ мо́зга Gehirnprellung *f*
~ суста́ва Gelenkkontusion *f*
~ тка́ней Gewebskontusion *f*
~ че́репа Schädelprellung *f*
ушива́тель *m* Nähapparat *m*
~ сосу́дов Gefäßnähapparat *m*

~, **универсáльный** Universalnähapparat *m*
ушкó *n*:
~ **прокáлывающей иглы́** Ohr *n* einer durchstechenden Nadel
~ **сéрдца** Herzohr *n*
~ **хирурги́ческой иглы́, пружи́нящее** federndes Ohr *n* einer chirurgischen Nadel
ущемлéние *n* Einklemmung *f*, Inkarzeration *f*
~ **блуждáющей пóчки** Wanderniereneinklemmung *f*
~ **гры́жи** Brucheinklemmung *f*
~ **жёлчного кáмня** Gallensteineinklemmung *f*
~ **кишки́** Darmeinklemmung *f*, Darmeinknickung *f*
~, **мни́мое** Scheineinklemmung *f*
~, **ретрогрáдное** retrograde Einklemmung *f*
~, **странгуляциóнное** Strangulationseinklemmung *f*
ущемлённый eingeklemmt, impaktiert; gequetscht
ущéрб *m* Schaden *m*; Verlust *m*; Nachteil *m*
~ **в связи́ с врéменной нетрудоспосóбностью** Verlust *m* wegen der Arbeitsunfähigkeit
~ **в связи́ с заболевáемостью, óбщий экономи́ческий** krankheitsbedingter gesamtökonomischer Verlust *m*
~ **в связи́ с инвали́дностью** Verlust *m* wegen der Invalidität
~ **в связи́ с летáльностью** Verlust *m* wegen der Mortalität
~, **предотвращённый** vorgebeugter Nachteil *m*

Ф

фáбрика-кýхня *f* Speisenproduktionsbetrieb *m* mit Großküche
фáбула *f* **брéда** Wahninhalt *m*
фабули́рование *n* Fabulieren *n*
фави́д *m* *favid(um)*
фави́зм *m* Fabismus *m*, Favismus *m*
фáвус *m* Favus *m*, Kopfgrind *m*, Erbgrind *m*
~ **волоси́стой чáсти головы́** Kopffavus *m*, Schildchen *n*
фаг *m* Bakteriophag(e) *m* (*s. a.* **бактериофáг**)
~, **дефéктный** Defektbakteriophag *m*
~, **трансдуци́рующий** Transduzensphag *m*
фагедени́зм *m*, **фагедени́я** *f* Phagedänie *f*
фагодиагнóстика *f* Bakteriophagendiagnostik *f*
фаголизосóма *f* Phagolysosom *n*
фагосóма *f* Phagosom *n*
фаготерапи́я *f* Phagotherapie *f*
фаготипи́рование *n* Phagotypierung *f*, Lysotypie *f*
фагоци́т *m* Phagozyt *m*
~, **альвеоля́рный** Alveolarphagozyt *m*
фагоцитоблáст *m* Phagozytoblast *m*
фагоцитóз *m* Phagozytose *f*
~, **завершённый** vollständige [vollendete] Phagozytose *f*
~, **назавершённый** unvollständige [unvollendete] Phagozytose *f*
фáза *f* Phase *f*
~ **болéзни, латéнтная** latente Krankheitsphase *f*
~ **выздоровлéния** Heilphase *f*, Rekonvaleszenzphase *f*
~ **гипертерми́и** Hyperthermiephase *f*, Hitzeperiode *f*
~ **деполяризáции** Depolarisationsperiode *f*
~, **депресси́вная** depressive Phase *f*
~ **десквамáции** Desquamationsphase *f*
~, **дисперсная** disperse Phase *f*
~ **изгнáния** Austreibungsphase *f*
~, **изоволюметри́ческая** isovolumetrische Phase *f*
~ **логарифми́ческого рóста** Phase *f* des logarithmischen Wuchses
~ **максимáльного изгнáния** Maximalauswurfphase *f*
~, **маниакáльная** manische Phase *f*
~ **наполнéния** Einfüllungszeit *f*
~ **напряжéния** Anspannungsperiode *f*
~ **óтдыха** Erholungsphase *f*, Erholungsperiode *f*
~ **оттáлкивания** (*генов*) Repulsionsphase *f*
~, **парадоксáльная** paradoxe Phase *f*
~ **повы́шенной возбуди́мости** Phase *f* der erhöhten Erregbarkeit
~, **полиури́ческая** polyurische Phase *f*
~ **преобразовáния** Transformationsphase *f*
~, **пролиферати́вная** Proliferationsphase *f*
~, **психопати́ческая** psychopathische Phase *f*
~ **расслаблéния** Erschlaffungsphase *f*, Relaxationsphase *f*
~ **реполяризáции** Repolarisationsperiode *f*
~, **рефрактéрная** Refraktärphase *f*, Refraktärperiode *f*
~, **секретóрная** Sekretionsphase *f*
~ **сокращéния** Kontraktilphase *f*
~ **сцеплéния** *Gen.* Kopplungsphase *f*
~ **трансформáции** Transformationsphase *f*
~, **уравни́тельная** Ausgleichphase *f*
~, **фолликуля́рная** Follikelphase *f*
~ **шóка** Schockphase *f*
факоматóз *m* Phakomatose *f*
факосклерóз *m* Phakosklerose *f*
факоскопи́я *f* Phakoskopie *f*
фáктор *m* Faktor *m*
~, **абиоти́ческий** abiotischer Faktor *m*
~, **алиментáрный** alimentärer Faktor *m*
~, **антианеми́ческий внéшний** Castle-Extrinsic-Faktor *m*, Vitamin *n* B_{12}
~, **антианеми́ческий внýтренний** Castle-Intrinsic-Faktor *m*, endogener antianämischer Faktor *m*
~, **антиателектати́ческий** 1. antiatelektatischer Faktor *m*, oberflächenaktive Lungensubstanz *f* 2. Surfactant *n*
~, **антигемофи́льный** antihämophiles Globulin *n*
~, **антинуклеáрный** Antinuklearfaktor *m*
~, **атерогéнный** atherogener Faktor *m*
~, **ведýщий** Leitfaktor *m*
~ **внéшней среды́** Umweltfaktor *m*
~, **волчáночный** Lupus-erythematosus-Faktor *m*, LE-Faktor *m*
~, **врéдный** Schadfaktor *m*
~, **гемопоэти́ческий** hämopoetischer Faktor *m*
~, **генети́ческий** Erbfaktor *m*
~, **градообразýющий** städtebildender Faktor *m*
~, **защи́тный** Schutzfaktor *m*

~, иммунодепрессивный immunodepressiver [immunosupressiver] Faktor *m*
~, климатический Klimafaktor *m*
~ комплемента Komplementfaktor *m*
~ контакта Kontaktfaktor *m*
~, курортный Kur(ort)faktor *m*
~, летальный Letalfaktor *m*
~, лечебно-климатический heilklimatischer Faktor *m*
~, лечебный Heilfaktor *m*
~, липотропный lipotroper Faktor *m*
~, медико-социальный sozialmedizinischer Faktor *m*
~, метеорологический meteorologischer Faktor *m*
~, наследственный Erbfaktor *m*, genetischer Faktor *m*
~ несовместимости Inkompatibilitätsfaktor *m*
~ окружающей среды Umweltfaktor *m*
~, патогенетический pathogenetischer Faktor *m*
~ передачи устойчивости Resistenzvererbungsfaktor *m*, resistenttransfer-factor *(engl.)*, RTF
~ переноса Transferfaktor *m*
~ питания, незаменимый essentieller [exogener] Nahrungsfaktor *m*
~, пищевой Nahrungsfaktor *m*
~, повреждающий Schadfaktor *m*, Störfaktor *m*, Noxe *f*
~ пола Sexualfaktor *m*
~, предрасполагающий prädisponierender Faktor *m*
~, преобладающий überwiegender Faktor *m*
~, природный natürlicher Faktor *m*
~, причинный ursächlicher Faktor *m*
~ проницаемости Permeabilitätsfaktor *m*
~, психологический psychologischer Faktor *m*
~ развития Faktor *m* der Entwicklung *f*
~, разрешающий Auslöser *m*
~ распространения Verbreitungsfaktor *m*, spreading factor *(engl.)*
~, ревматоидный Rheuma(toid)faktor *m*
~ риска Risikofaktor *m*
~ роста Wachstumsfaktor *m*, growth factor *(engl.)*
~ свёртывания крови Blutgerinnungsfaktor *m*
~ сосудистой проницаемости Gefäßpermeabilitätsfaktor *m*
~ среды Umweltfaktor *m*
~, сублетальный Subletalfaktor *m*
~, тимусный Thymusfaktor *m*
~ торможения миграции макрофагов Makrophagenmigration-Inhibitionsfaktor *m*
~, тормозящий Hemmungsfaktor *m*
~, фибринстабилизирующий fibrinstabilisierender Faktor *m*
~, физический physikalischer Faktor *m*
~, цитоплазматический zytoplasmatischer Faktor *m*
~, этиологический ätiologischer Faktor *m*
фактор-«убийца» *m* Killerfaktor *m*
фаланга *f*:
~ пальца Phalange *f*
~ пальца, концевая Endphalange *f*, Endglied *n*
~ пальца, основная Grundphalange *f*, Grundglied *n*
~ пальца, средняя Mittelphalange *f*, Mittelglied *n*
фалангит *m* Phalangitis *f*
фаллопластика *f* Phalloplastik *f*
фальсификация *f* Verfälschung *f*
~ пищевых продуктов Nahrungsmittelfälschung *f*
фанго *m* Mineralschlamm *m*
фанголечение *n* Fangotherapie *f*
фанероз *m* Phanerose *f*
~, жировой Fettphanerose *f*
фантазии *f pl* Phantasien *f pl*
~, бредоподобные wahnartige Phantasien *f pl*
~, детские kindliche Phantasien *f pl*
фантазирование *n*, патологическое krankhaftes Phantasieren *n*
фантазм *m* Trugbild *n*, Hirngespinst *n*
фантом *m* Phantom *n*
~ ампутированных Phantomglied *n*
фарадизация *f* Faradisation *f*, Faradotherapie *f*
фарингит *m* Pharyngitis *f*
~, атрофический athrophische Pharyngitis *f*
~, боковой Seitenstrangentzündung *f*
~, гипертрофический hypertrophische Pharyngitis *f*
фаринграфия *f* Rachenröntgendarstellung *f*
фарингоплегия *f* Rachenmuskellähmung *f*
фарингоскоп *m* Pharyngoskop *n*
фарингоскопия *f* Pharyngoskopie *f*
фарингоспазм *m* Pharyngospasmus *m*
фарингостома *f* Pharyngostoma *n*
фаринготомия *f* Pharyngotomie *f*
фармакоангиография *f* Pharmakoangiographie *f*
фармакогенетика *f* Pharmakogenetik *f*
фармакогнозия *f* Pharmakognosie *f*
фармакокинетика *f* Pharmakokinetik *f*
фармакопея *f* Pharmakopöe *f*, Arzneibuch *n*
фармакорентгенография *f* Pharmakoradiographie *f*
фармакотерапия *f* Pharmakotherapie *f*, medikamentöse Behandlung *f*
фармацевт *m* Pharmazeut *m*, Farmaziefachmann *m*, Apothekenfacharbeiter *m*
фартук *m* Schürze *f*
~ из свинцовой резины, защитный Bleigummischürze *f*
~, резиновый Gummischürze *f*
фасетка *f* Facette *f*
фасцикуляция *f* faszikuläre Zuckungen *pl*, Faszikulieren *n*
фасциолёз *m* Fasziolose *f*, Leberegelkrankheit *f*
фасциолопсидоз *m* Fasziolopsidose *f*
фасциит *m* Faszi(i)tis *f*
~, эозинофильный eosinophile Fasziitis *f*, Eosinophilen-Fasziitis *f*
фасция *f* Faszie *f*, Muskelbinde *f*
~ бедра, широкая Oberschenkelfaszie *f*
~, решётчатая Siebplatte *f*
~ шеи Halsfaszie *f*
фекалии *pl* Fäkalien *f pl*, Fäzes *f pl*, Kot *m*, Exkremente *n pl*
фекальный fäkal, fäkulent, kötig
фелиноз *m* Katzenkratzkrankheit *f*
фельдшер *m* Feldscher *m*, Arzthelfer *m*
феминизация *f* Feminisierung *f*, Verweiblichung *f*
~, тестикулярная testikuläre Feminisierung *f*
феминизм *m* *Psych.* Feminismus *m*

фенантре́н *m* Phenanthren *n*
фенестра́ция *f* **лабири́нта** Bogengangsfensterung *f*
фенилалани́н *m* Phenylalanin *n*
фенилами́н *m* Phenylamin *n*
фенилкетонури́я *f* Phenylketonurie *f*
феногене́з *m* Phänogenese *f*
феногене́тика *f* Phänogenetik *f*
фенокли́н *m Gen.* phenocline (*engl.*)
феноко́пия *f* Phänokopie *f*
фенокри́з *m* Phänokrise *f*
фенолфталеи́н *m* Phenolphthalein *n*
фено́мен *m* Phänomen *n*
~ **адапта́ции** Anpassungserscheinung *f*
~ **арбориза́ции** *s.* **фено́мен па́поротника**
~ **возвра́та** Rückflußphänomen *n*, Refluxphänomen *n*
~, **волчаночнокле́точный** Hargraves-Phänomen *n*, LE-Phänomen *n*, Lupus-erythematodes-Zelltest *m*
~ **гаше́ния сы́пи** Auslöschphänomen *n*, Schultz-Charlton-Phänomen *n*
~ **жгута́** Bandagezeichen *n*, Rumpel-Leede-Phänomen *n*
~ **желобка́** Tastenphänomen *n*
~, **имитацио́нный** Imitationsphänomen *n*
~ **интерфере́нции** Interferenzphänomen *n*
~ **кла́вишей** Tastenphänomen *n*
~ **конкуре́нции** Kompetitionsphänomen *n*
~ **кровяно́й росы́** Auspitz-Phänomen *n*
~, **мозжечко́вый имитацио́нный** Imitationsphänomen *n*
~, **опти́ческий** Gesichtserscheinung *f*
~, **ортостати́ческий** orthostatischer Symptomenkomplex *m*
~ **отклоне́ния комплеме́нта** Neisser-Wechsberg-Phänomen *n*, Komplementableitungsphänomen *n*
~ **па́поротника** Farnkrautbild *n*, Arborisationsphänomen *n*, Kristallisationsphänomen *n*
~, **парадокса́льный мы́шечный** periodische Extremitätenlähmung *f*, Westphal-Syndrom *n*
~ **патологи́ческого артериовено́зного перекрёста** Salus-Gunn-Kreuzungsphänomen *n*
~ **погаше́ния** Auslöschphänomen *n*
~, **поро́говый** Schwellenwertphänomen *n*
~, **пронацио́нный синерги́ческий** Pronationsphänomen *n*
~ **раздраже́ния** (isomorpher) Reizeffekt *m*
~ **рикоше́та** Rebound-Effekt *m*, Rückpralleffekt *m*, Rückschlag-Effekt *m*
~ **ро́вика** Tastenphänomen *n*
~ **складно́го ножа́** Taschenmesserphänomen *n*
~, **тибиа́льный** Tibialphänomen *n*
~, **щёчный** Wangenphänomen *n*
феноти́п *m* Phänotyp *m*
~, **патобиохими́ческий** pathobiochemischer Phänotyp *m*
~, **рецесси́вный** rezessiver Phänotyp *m*
~, **хромосо́мный** Chromosomenphänotyp *m*
~, **я́дерный** Kernphänotyp *m*
феноти́пы *m pl*, **роди́тельские** elterliche Phänotypen *m pl*
фенстеркоро́нка *f* Fensterkrone *f*
феохромобла́ст *m* Phäochromoblast *m*
феохромоцито́ма *f* Phäochromozytom *n*
ферме́нт *m* Ferment *n*, Enzym *n*
~, **аллостери́ческий** allosterisches Enzym *n*
~, **дыха́тельный** Atmungs(ketten)ferment *n*, respiratorisches Enzym *n*
~, **жёлтый** Flavoprotein *n*, gelbes Atmungsferment *n*
~ **желу́дочного со́ка** Magensaftenzym *n*, Magensaftferment *n*
~, **защи́тный** Schutzenzym *n*, Abwehrferment *n*
~, **коагуляцио́нный** Gerinnungsferment *n*
~, **обме́нный** Stoffwechselferment *n*
~ **панкреати́ческого со́ка** Pankreasenzym *n*, Bauchspeicheldrüsenferment *n*
~, **пищевари́тельный** Verdauungsenzym *n*
~, **протеолити́ческий** proteolytisches Enzym *n*
~, **раствори́мый** lösliches Ferment *n*
~, **регулято́рный** *s.* **ферме́нт, аллостери́ческий**
~ **слюны́** Speichelenzym *n*
~, **сычу́жный** Chymosin *n*
фермента́ция *f* Fermentation *f*
ферментопати́я *f* Enzymopathie *f*, Fermentopathie *f*
ферментотерапи́я *f* Enzymbehandlung *f*
ферментури́я *f* Fermenturie *f*
феромо́н *m* Pheromon *n*
феррити́н *m* Ferritin *n*
ферти́льный fertil
фета́льный fetal
фетиши́зм *m* Fetischismus *m*
фето́з *m* Fetose *f*
фетопати́я *f* Fetopathie *f*
фибри́лла *f* Fibrille *f*
~ **коллаге́на** Kollagenfibrille *f*
~ **проколлаге́на** Prokollagenfibrille *f*
~ **ретикули́на** Retikulinfibrille *f*
фибриллогене́з *m* Fibrillogenese *f*
фибрилло́лиз *m* Fibrillolyse *f*
фибрилля́ция *f* Flimmern *n*, Fibrillieren *n*
~ **желу́дочков** Kammerflimmern *n*
~ **мы́шцы** Muskelfibrillieren *n*
~ **предсе́рдий** Vorhofflimmern *n*
фибри́н *m* Fibrin *n*
фибриноге́н *m* Fibrinogen *n*
фибриногена́за *f* Fibrinogenase *f*
фибриногенопени́я *f* Fibrinogenopenie *f*, Fibrinogenmangel *m*
фибрино́зно-гно́йный fibrinös-eitrig
фибрино́зный fibrinös
фибрино́ид *m* Fibrinoid *n*
фибринокина́за *f* Fibrinokinase *f*
фибрино́лиз *m* Fibrinolyse *f*
~ **тру́пной кро́ви** Leichenblutfibrinolyse *f*
фибринолизи́н *m* Fibrinolysin *n*, Plasmin *n*
фибринури́я *f* Fibrinurie *f*
фибринферме́нт *m* Fibrinferment *n*, Thrombin *n*
фиброадени́я *f* Fibroadenie *f*
фиброадено́ма *f* Fibroadenom *n*
~, **интраканаликуля́рная** intrakanalikuläres Fibroadenom *n*
~ **голосово́й скла́дки** Stimmlippenfibrom *n*, Stimmfaltenfibrom *n*

~, десмоидная [инвазивная] invasives Fibrom *n*, Desmoid(fibrom) *n*
~ кожи Dermatofibrom *n*, Hautfibrom *n*
~ кости Osteofibrom *n*, Knochenfibrom *n*
~, миксоматозная myxomatöses Fibrom *n*
~, мягкая weiches Fibrom *n*
~ носоглотки Nasenrachenfibrom *n*
~, папиллярная papilläres Fibrom *n*
~, плексиформная plexiformes Fibrom *n*
~, полипозная polypöses Fibrom *n*
~, твёрдая festes Fibrom *n*
~, текаклеточная Thekom *n*
~, туберозная tuberöses Fibrom *n*
~, хондромиксоидная Chondromyxoidfibrom *n*
~, эмбриональная Embryonalfibrom *n*
~ яичника Eierstockfibrom *n*, Ovarialfibrom *n*
фиброаденоматоз *m* Fibroadenomatose *f*
~ молочной железы Mammafibroadenomatose *f*
фиброателектаз *m* Fibroatelektase *f*
фибробласт *m* Fibroblast *m*
фибробластома *f* Fibroblastom *n*
фиброгастроскоп *m* Fibergastroskop *n*, Glasfasergastroskop *n*
фиброз *m* Fibrose *f*
~, кистозный Zystenfibrose *f*
~ кости, локальный lokale Knochenfibrose *f*
~ лёгких Lungenfibrose *f*, Lungenzirrhose *f*
~ лёгких, интерстициальный (diffuse) interstitielle Lungenfibrose *f*
~ лёгких, острый диффузный akute diffuse Lungenfibrose *f*, Hamman-Rich-Syndrom *n*
~ печени Leberfibrose *f*, Hepatofibrose *f*
~ поджелудочной железы, кистозный zystische Pankreasfibrose *f*, Mukoviszidose *f*
~, ретроперитонеальный retroperitoneale Fibrose *f*
~, эндомиокардиальный Endomyokardialfibrose *f*, Fibroelastose *f* des Endo- und Myokardes
фиброзит *m* Fibrositis *f*, Weichteilrheumatismus *m*
~, бруцеллёзный bruzellöse Fibrositis *f*
фиброзный fibrös
фиброкератома *f* Fibrokeratom *n*
фиброксантома *f* Fibroxanthom *n*
фибролейомиома *f* Fibroleyomyom *n*
фибролипоангиомиома *f* Fibrolipangiomyom *n*
фибролипома *f* Fibrolipom *n*
фиброма *f* Fibrom *n*
~, амелобластическая ameloblastisches Fibrom *n*
фиброматоз *m* Fibromatose *f*
~, агрессивный aggressive Fibromatose *f*
~ век Fibroblastom *n* der Lidhaut
~, врождённый семейный angeborene [kongenitale, konnatale] familiäre Fibromatose *f*
~, ладонный Palmarfibromatose *f*, Palmarkontraktur *f*, Dupuytren-Krankheit *f*
~, юношеский апоневротический juvenile aponeurotische Fibromatose *f*
фибромиксома *f* Fibromyxom *n*
фибромиксосаркома *f* Fibromyxosarkom *n*
фибромиозит *m* Fibromyositis *f*
фибромиома *f* Fibromyom *n*
фибраневрома *f* Fibroneurom *n*
фибронектин *m* Fibronektin *n*
фиброплазия *f*, ретролентальная retrolentale Fibroplasie *f*
фибросаркома *f* Fibrosarkom *n*
фибраторакс *m* Fibrothorax *m*
фиброцит *n* Fibrozyt *m*
фиброэластоз *m* Fibroelastose *f*, Fibroelastosis *f*
~, субэндокардиальный subendokardiale Fibroelastose *f*
~, эндокардиальный Endokard-Fibroelastose *f*, endokardiale Fibroelastose *f*
фиброэндотелиома *f* Fibroendotheliom *n*
фиброэпителиома *f* Fibroepitheliom *n*
фигура *f*:
~ Андреевского креста Andreaskreuzfigur *f*
~ бабочки Schmetterlingsfigur *f*
~ звезды Sternfigur *f*
~ слезы Tränenfigur *f*
физиология *f* Physiologie *f*
физиопрофилактика *f* physikalische [physiotherapeutische] Prophylaxe *f*
физиотерапевт *m* Facharzt *m* für Physiotherapie
физиотерапия *f* physikalische Therapie *f*
физкультура *f*, лечебная Heilgymnastik *f*
фиксатор *m* 1. Fixator *m* (*Fixierungsflüssigkeit*), Fixationsmittel *n*, Fixierungsmittel *n* 2. Fixator *m*, Blockierungseinrichtung *f*, Arretierungseinrichtung *f*
фиксация *f* Fixation *f*, Fixierung *f*; Befestigung *f*
~, бинокулярная binokulare Fixation *f*
~, внутрикостная Marknagelung *f*
~ комплемента Komplementfixation *f*, Komplementbindung *f*; Alexinbindung *f*
~ мостовидного протеза Brückenverankerung *f*
~, неправильная *Ophth.* exzentrische Fixation *f* des Schielauges
~, рандомная *Gen.* zufällige Fixation *f*, random fixation *(engl.)*
~ сальника Omentopexie *f*
~, формалиновая Formolfixation *f*
филамент *m*, осевой Achsenfilament *n*
филлохинон *m* Phyllochinon *n*, Vitamin *n* K, Koagulationsvitamin *n*, antihämorrhagisches Vitamin *n*, Vitamin-K-Komplex *m*
филогенетика *f* Phylogenetik *f*
филогистогенез *m* Phylohistogenese *f*
фильтр *m* Filter *n*
~, алюминиевый Aluminiumfilter *n*
~, асбестовый Asbestfilter *n*
~, аспирационный Aspirationsfilter *n*, Saugfilter *n*, Absaugfilter *n*
~, аэрозольный Aerosolfilter *n*
~, бактериальный Bakterienfilter *n*
~, бактерицидный Entkeimungsfilter *n*
~, биологический Biokörper *m*, Tropfkörper *m*
~, бумажный Papierfilter *n*
~, ватный Wattefilter *n*
~, воздушный Luftfilter *n*
~, дополнительный Zusatzfilter *n*
~, кварцевый Quarzfilter *n*
~ Климова Klimow-Gerät *n* für Osteosynthese
~, компенсационный Ausgleichsfilter *n*
~, матерчатый Gewebefilter *n*
~, медленный Langsamfilter *n*
~, мембранный Membranfilter *n*

~, óбщий Gesamtfilter *n*
~, поляризациóнный Polarisationsfilter *n*
~, рентгéновский Röntgenfilter *n*
~, скóрый Schnellfilter *n*
~, ýгольный Kohlenfilter *n*
~, фарфóровый Porzellanfilter *n*
~, цветнóй Farbfilter *n*
~, частóтный Frequenzfilter *n*
~, электрúческий elektrisches Filter *n*
фильтрáт *m* Filtrat *n*
фильтрáция *f* Filtration *f*, Filtrieren *n*
~, бактерицúдная Entkeimungsfiltration *f*, EK-Filtration *f*
~ воды́ Wasserfilterung *f*
~, каскáдная Kaskadenfiltration *f*
~, клубóчковая Glomerularfiltration *f*
~, мембрáнная Membranfiltration *f*
фúльтрум *m* Oberlippengrübchen *n*, Philtrum *n*
филяриатóз *m* Filarieninfektion *f*, Fadenwurmkrankheit *f*, Filariatosis *f*
филя́рия *f* Filarie *f*, Fadenwurm *m*
~, западноафрикáнская глазнáя westafrikanischer Augenwurm *m*
~, мигрúрующая Wanderfilarie *f*
фимóз *m* Phimose *f*, Vorhautsperre *f*
~ век Blepharophimose *f*, Lidspaltenvereng(er)ung *f*
фúнна *f* Finne *f*
фúстула *f* Fistel *f*
~, дермóидная Dermoidfistel *f*
~ для кормлéния Ernährungsfistel *f*
~ лабирúнта Labyrinthfistel *f*, Innenohrfistel *f*; Bogengangsfistel *f*
~ окнá лабирúнта Labyrinthfensterfistel *f*
~ полукрýжного канáла Bogengangsfistel *f*
~, преаурикуля́рная врождённая kongenitale präaurikuläre Fistel *f*
~ промéжности Dammfistel *f*
~ пузыря́ Blasenfistel *f*
~ слёзного мешкá Fistel *f* des Tränensacks
~ сосцевúдного отрóстка Mastoidfistel *f*
~, уретероперинеáльная Harnröhrendammfistel *f*
фистулографúя *f* Fistulographie *f*
фистулохолангиографúя *f* Fistelcholangiographie *f*
фитогемагглютинúн *m* Phytohämagglutinin *n*, PHA
фитонцúд *m* Phytonzid *n*, pflanzliches Antibiotikum *n*
фитостерúн *m* Phytosterin *n*
фитосфингозúн *m* Phytosphingosin *n*
фитотерапúя *f* Phytotherapie *f*, Pflanzenheilkunde *f*, Pflanzenheilverfahren *n*
флавúн *m* Flavin *n*
флавинадениндинуклеотúд *m* Flavinadenindinukleotid *n*, FAD
флавинмононуклеотúд *m* Flavinmononukleotid *n*, FMN
флавобактéрии *f pl* Flavobakterien *f pl*
флавовúрус *m* Flavovirus *n*
флавопротеúд *m* Flavoproteid *n*, Flavinenzym *n*, gelbes Ferment *n*
флагелля́ция *f* Flagellation *f*
флакóн *m* с пипéткой Pipettflasche *f*
флебúт *m* Phlebitis *f*, Venen(wand)entzündung *f*
~, гнóйный eitrige Venenentzündung *f*, eitrige Phlebitis *f*
~, мигрúрующий wandernde Phlebitis *f*
~, печёночный облитерúрующий obliterierende Lebervenenentzündung *f*, Budd-Chiari-Syndrom *n*
флебогéнный phlebogen
флебогрáмма *f* Phlebogramm *n*
флебографúя *f* Phlebographie *f*
~, мáточная Uterusphlebographie *f*, Gebärmutterphlebographie *f*
~, орбитáльная Orbitalphlebographie *f*
~, пóчечная Nierenphlebographie *f*
~, тáзовая Beckenphlebographie *f*
~, церебрáльная zerebrale Phlebographie *f*
~, церебрáльная ретрогрáдная zerebrale retrograde Phlebographie *f*
~, чрезрёберная transkostale Phlebographie *f*
флебокавографúя *f* Phlebokavographie *f*
флебóлиз *m* Phlebolyse *f*, Venolyse *f*
флеболúт *m* Phlebolith *m*, Venenstein *m*
флеболóгия *f* Phlebologie *f*, Venenlehre *f*
флебометрúт *m* Phlebometritis *f*
флебопатолóгия *f* Phlebopathologie *f*
флебоплáстика *f* Phleboplastik *f*, Venenplastik *f*
флебопьезогрáмма *f* Phlebopiezogramm *n*
флебопьезографúя *f* Phlebopiezographie *f*
флебосклерóз *m* Phlebosklerose *f*, Venensklerose *f*
флебостáз *m* Phlebostase *f*
флебостенóз *m* Phlebostenose *f*, Venenstenose *f*
флебосфигмографúя *f* Venenpuls(druck)schreibung *f*
флеботензиографúя *f* Phlebotensiographie *f*, Venentensioschreiben *n*
флеботензиометрúя *f* Phlebotensiometrie *f*, Venentensiomessung *f*
~, бескрóвная [непрямáя] indirekte [blutlose] Phlebotonometrie *f*, indirekte Venentonusmessung *f*
флеботомúя *f* Phlebotomie *f*, Veneneröffnung *f*
флеботóмус *m* Phlebotomus *m*
флеботоногрáмма *f* Phlebotonogramm *n*
флеботромбóз *m* Phlebothrombose *f*
флебофибрóз *m* Venenfibrose *f*
флебэктазúя *f* Phlebektasie *f*, Venenektasie *f*
флебэктомúя *f* Venenentfernung *f*
флегмáзия *f* *phlegmasia*
~, тромботúческая *phlegmasia alba dolens*
флегмóна *f* Phlegmone *f*
~, анаэрóбная anaerobe Phlegmone *f*, Gasphlegmone *f*
~, аэрóбно-гнúлостная aerobfaulige Phlegmone *f*
~, гáзовая Gasphlegmone *f*
~, гнúлостная jauchige [putride] Phlegmone *f*
~, деревянúстая Holzphlegmone *f*
~ дна пóлости рта Mundbodenphlegmone *f*
~, забрюшúнная Retroperitonealphlegmone *f*
~, капсуля́рная Kapselphlegmone *f*
~ кúсти Handphlegmone *f*
~ лимфатúческого узла Lymphknotenphlegmone *f*
~, межмы́шечная intermuskuläre Phlegmone *f*

~ мя́гких тка́ней Weichteilphlegmone *f*
~, некроти́ческая nekrotische Phlegmone *f*
~ новорождённых Phlegmone *f* der Neugeborenen
~, перивезика́льная Perivesikalphlegmone *f*
~ плю́сны Vorfußphlegmone *f*
~, подко́жная subkutane Phlegmone *f*
~ подмы́шечной впа́дины Achselhöhlenphlegmone *f*
~, подфасциа́льная subfasziale Phlegmone *f*
~, ползу́чая schleichende Phlegmone *f*
~, субпектора́льная Subpektoralphlegmone *f*
флегмоно́зный phlegmonös
фле́ксия *f* Beugung *f*, Biegung *f*
флikте́на *f* Phlyktäne *f*
~, блужда́ющая Wanderphlyktäne *f*
~ конъюнкти́вы Bindehautphlyktäne *f*
~, краева́я Randphlyktäne *f*
~, милиа́рная miliare Phlyktäne *f*, Sandkornphlyktäne *f*
~, солита́рная Solitärphlyktäne *f*, vereinzelte Phlyktäne *f*
флоккуля́ция *f* Flockung *f*, Flockungsreaktion *f*
фло́ра *f* Flora *f*
~, бактериа́льная Bakterienflora *f*
~, кише́чная Darmflora *f*
~, кише́чная йодофи́льная jodophile Darmflora *f*
~, микро́бная Mikrobenflora *f*, Bakterienbesiedlung *f*
~, патоге́нная pathogene Flora *f*
~, ранева́я Wundflora *f*
~, усло́вно-патоге́нная bedingt-pathogene Flora *f*
флота́ция *f* **средосте́ния** Mediastinalflattern *n*
флуори́метр *m* Strömungsmesser *m*, Flow-Meter *n*
флюктуа́ция *f* Fluktuation *f*
~ компете́нтности Kompetenzfluktuation *f*
флюорографи́я *f* Fluorographie *f*, Röntgenschirmbildverfahren *n*
флюоро́з *m* Fluorose *f*
флюорокардиометри́я *f* Fluorokardiometrie *f*, Fluoroherzmessung *f*
флюорокимографи́я *f* Fluorokymographie *f*
флюоротомографи́я *f* Fluorotomographie *f*
фоби́я *f* Phobie *f*, Zwangsbefürchtung *f*
фобофоби́я *f* Phobophobie *f*
фо́кус *m* **1.** Herd *m*, Krankheitsherd *m* **2.** Fokus *m*, Brennpunkt *m*
~, туберкулёзный Tuberkuloseherd *m*
~, туберкулёзный нодо́зный nodöser Tuberkuloseherd *m*
фолли́кул *m* **1.** Follikel *m* **2.** Knötchen *n*
~, атрети́ческий atretischer Follikel *m*
~, везикуля́рный Graaf-Bläschenfollikel *m*
~, волосяно́й Haarbalg *m*, Haarfollikel *m*
~, втори́чный **1.** Sekundärknötchen *n* **2.** Sekundärfollikel *m*
~, зре́лый ausgereifter [reifer] Follikel *m*
~, зре́ющий reifender Follikel *m*
~, зубно́й Zahnfollikel *m*
~, кисто́зный zystischer Follikel *m*
~, лимфати́ческий Lymphfollikel *m*
~, лютеинизи́рованный luteinisierter Follikel *m*
~ минда́лины Mandelfollikel *m*
~, перви́чный Primärfollikel *m*
~, примордиа́льный Primordialfollikel *m*
~, тирео́идный Schilddrüsenfollikel *m*
~, трети́чный Tertiärfollikel *m*
~ языка́ Zungenbalg *m*
~ яи́чника Eierstockfollikel *m*
фолликулёз *m* **конъюнкти́вы** Follikulose *f* der Bindehaut
фолликули́н *m* Follikelhormon *n*
фолликули́т *m* Follikulitis *f*
~ век Follikulitis *f* der Lider
~ волоско́в но́са Follikulitis *f* der Vibrissen
~, келóидный Keloidakne *f*
фолликуло́ма *f* Follikulom *n*, Granulosazelltumor *m*
фолликулоци́т *m* Follikulozyt *m*
фолликуля́рный follikulär
фон *m*:
~, генети́ческий genetischer Hintergrund *m*, genetic background (*engl.*)
~, есте́ственный радиацио́нный natürliches Strahlungsklima *n*
фона́ция *f* Stimmbildung *f*
фонд *m*:
~, генети́ческий gen-pool (*engl.*)
~, ко́ечный Bettenfond *m*
~ социа́льного страхова́ния Sozialversicherungsfond *m*
фонендоско́п *m* Phonendoskop *n*
фоне́тика *f* Phonetik *f*
фониатри́я *f* Phoniatrie *f*
фони́зма *f* Phonisma *n*
фоногра́мма *f* Phonogramm *n*
фонографи́я *f* Phonographie *f*, Schallregistrierung *f*
фонокардиогра́мма *f* Phonokardiogramm *n*, Herzschallkurve *f*
~, спектра́льная Spektralphonokardiogramm *n*
фонокардиографи́я *f* Phonokardiographie *f*, Herzsonographie *f*
~, бесконта́ктная kontaktlose Phonokardiographie *f*
~, избира́тельная Selektivphonokardiographie *f*
~, интегра́льная Integralphonokardiographie *f*
~, спектра́льная Spektralphonokardiographie *f*
фонопси́я *f* Phonopsie *f*, Farbenhören *n*
фонофоби́я *f* Phonophobie *f*
фонофоре́з *m* Phonophorese *f*
фо́рма *f*:
~ гры́жи Bruchform *f*
~ заме́дленного де́йствия, лека́рственная Retardform *f*
~, инволюти́вная Involutionsform *f*
~, лека́рственная Arzneimittelform *f*
~, лека́рственная гранули́рованная Granulat *n*
~ медици́нского обслу́живания [медици́нской по́мощи] Form *f* der medizinischen Betreuung
~, нозологи́ческая Krankheitsform *f*
~, нозологи́ческая основна́я Hauptkrankheitsform *f*
~, осо́бая Sonderform *f*
~ перело́ма Bruchform *f*
~ примене́ния Applikationsform *f*
~ про́писи Verschreibungsform *f*
формализа́ция *f* **статисти́ческой ка́рты** Formali-

sierung *f* [Formalisation *f*] der statistischen Karte
формáция *f*, **ретикулярная** netzgeformte Substanz *f*
формикáция *f* Ameisenlaufen *n*, Kribbeln *n*
формировáние *n*:
~ **и́мпульса** Impulsbildung *f*
~, **передвижнóе медици́нское** mobile [bewegliche] medizinische Formation *f*
фóрмула *f*:
~, **зубнáя** Gebißformel *f*, Zahnformel *f*, Zahnbuchstabe *m*
~, **лейкоцитáрная** Leukozytenformel *f*, Leukozytendifferentialbild *n*
~ **половóго разви́тия** Entwicklungsprofil *n*
~ **сбаланси́рованного питáния** Formel *f* der bilanzierten Ernährung
фóрмы *f pl* **заболевáний** Formen *f pl* der Erkrankungen
фосфáт *m* Phosphat *n*
фосфатáза *f* Phosphatase *f*
~, **ки́слая** saure Phosphatase *f*
~, **щелочнáя** alkalische Phosphatase *f*
фосфáт-диабéт *m* Prosphatdiabetes *m*
фосфати́д *m* Phosphatid *n*
фосфатури́я *f* Phosphaturie *f*
фосфатцемéнт *m* Phosphatzement *m*
фосфéн *m* Phosphen *n*
~ **аккомодáции** Akkommodationsphosphen *n*
~, **электри́ческий** elektrisches Phosphen *n*
фосфокреати́н *m* Kreatinphosphorsäure *f*
фосфолипáза *f* Phospholipase *f*, Lezithinase *f*
фосфолипи́д *m* Phospholipid *n*
фосфопротеи́д *m* Phosphoproteid *n*, Phosphoprotein *n*
фосфоресцéнция *f* Phosphoreszenz *f*
фосфорили́рование *n* Phosphorylierung *f*
~, **окисли́тельное** oxydative Phosphorylierung *f*
фотáрий *m* Photarium *n*; Lichtbad *n*
фотодермати́т *m* Photodermatitis *f*, Lichtdermatitis *f*
фотодерматóз *m* Photodermatose *f*, Aktinodermatose *f*
фотодозиметри́я *f* Lichtdosimetrie *f*
фотокоагуля́ция *f* Lichtkoagulation *f*
фотóметр *m* Photometer *n*, Lichtmesser *m*
~, **плáменный** Flammenphotometer *n*
фотометри́я *f* Photometrie *f*
фотоморфóз *m* Photomorphose *f*
фотонистагмографи́я *f* Photonystagmographie *f*
фотоокисли́тель *m* Photooxydator *m*
фотоофтальми́я *f* Photoophthalmie *f*
фотопси́я *f* 1. Photopsie *f*, photopisches Sehen *n*, Funkensehen *n*, Blitzsehen *n*, Lichtsehen *n* 2. *Psych.* Photopsie *f*, Photome *f*
фотореактивáция *f* Photoreaktivierung *f*
фотоевéрсия *f* Photoreversion *f*
фоторентгенографи́я *f s.* **флюорографи́я**
фоторецéптор *m* Photorezeptor *m*, Lichtreizempfänger *m*
фотосенсибилизáция *f* Photosensibilität *f*
фотостимуля́тор *m* Lichtreizgerät *n*
фототáксис *m* Phototaxis *f*
фототерапи́я *f* Phototherapie *f*, Lichtbehandlung *f*
фотофоби́я *f* Photophobie *f*, Lichtscheu *f*, Heliophobie *f*
фотоцистоскопи́я *f* Photozystoskopie *f*
фоточувстви́тельность *f* Photosensibilität *f*
фотоэлектронистагмографи́я *f* Photoelektronystagmographie *f*
фотоэлемéнт *m* Photoelement *n*, Lichtzelle *f*, Photozelle *f*
фрагмéнт *m* Fragment *n*, Bruchstück *n*
фрагментáция *f* Fragmentation *f*
~ **миокáрда** Fragmentation *f* des Herzmuskels
~ **хромосóм** Chromosomenfragmentation *f*
фракциони́рование *n* **плáзмы** Plasmafraktionierung *f*
фракциони́рованный fraktioniert
фрáкция *f* Fraktion *f*
~ **изгнáния** Ejektionsfraktion *f*
~ **крóви, гепариносаждáемая** heparinpräzipitierbare Blutfraktion *f*
~, **регургитациóнная** Regurgitationsfraktion *f*
~ **сы́воротки крóви, белкóвая** Serumeiweißfraktion *f*
фрамбези́я *f* Frambösie *f*
франклинизáция *f* Franklinisation *f*
фрезá *f* Fräse *f*, Fräser *m*
~, **зубнáя** Zahnfräser *m*
~, **нейрохирурги́ческая** Schädelbohrer *m*
~, **полировáльная** Polierer *m*
~, **трепанациóнная** Trepanbohrer *m*
~, **цилиндри́ческая** Zylinderfräser *m*
~, **шаровáя [шарови́дная]** Kopffräser *m*, Kugelfräser *m*
френикоалкоголизáция *f* Phrenikoalkoholisation *f*
френикотоми́я *f* Phrenikotomie *f*
френикотрипси́я *f* Phrenikotripsie *f*, Phrenikusquetschung *f*
френикоэкзерéз *m* Phrenikusexärese *f*
фрéникус-симптóм *m* Phrenikus-Symptom *n*
френокарди́я *f* Phrenokardie *f*
френоспáзм *m* Phrenospasmus *m*
френэктоми́я *f* Phrenektomie *f*
фриги́дность *f* Frigidität *f*, geschlechtliche Gleichgültigkeit *f*
фринодерми́я *f* Phrynodermie *f*, Phrynoderm *n*, Krötenhaut *f*
фронти́т *m* Stirnhöhlenentzündung *f*, *sinusitis frontalis*
фруктóза *f* Fruktose *f*, Fruchtzucker *m*
фруктозури́я *f* Fruktosurie *f*
фрустрáция *f* Frustrierung *f*
фтизиатри́я *f* Phtisiatrie *f*, Phtisiologie *f*
фтизиоларингологи́я *f* Phthisiolaryngologie *f*
фтизиохирурги́я *f* Phthisiochirurgie *f*
фтори́рование *n* **воды́** Fluoridierung *f* des Wassers, Trinkwasserfluoridierung *f*
фýга *f* Fugue *f*
фузариотоксикóз *m* Mykotoxikose *f* durch Fisariumpilze
фýзия *f* Fusion *f*, Verschmelzung *f*
фузоспириллёз *m*, **фузоспирохетóз** *m* Fusospirillose *f*, Fusospirochätose *f*
фукозидóз *m* Fukosidose *f*
фумигáнт *m* Räuchermittel *n*

фумига́ция *f* Fumigation *f*
фунгици́д *m* Fungizid *n*
фу́нгус *m* **пупка́** Nabelgranulom *n*
фундоплика́ция *f* Fundoplikation *f*, Magengrundwandraffung *f*
фуникули́т *m* Funikulitis *f*
фуникулопекси́я *f* Funikulopexie *f*
фуникулоце́ле *n* Funikulozele *f*
фуникуля́рный funikulär
фу́нкция *f* Funktion *f*
~, **барье́рная** Schrankenfunktion *f*; Entgiftungs- und Kupplungsfunktion *f*
~, **вегетати́вная** vegetative Funktion *f*
~, **генерати́вная** [**детоpо́дная**] Fertilitätsfunktion *f*
~, **жева́тельная** Kaufunktion *f*
~, **жи́зненная** Lebensfunktion *f*
~, **защи́тная** Schutzfunktion *f*, Abwehrfunktion *f*
~ **мочево́го пузыря́** Harnblasentätigkeit *f*, Harnblasenfunktion *f*
~, **насо́сная** Pumpenfunktion *f*
~ **пе́чени, барье́рная** Leberentgiftungsfunktion *f*
~ **по́чек** Nierentätigkeit *f*, Nierenfunktion *f*
~ **по́чек, водовыдели́тельная** wasserausscheidende Nierenfunktion *f*
~ **по́чек, концентрацио́нная** Nierenkonzentrationsfunktion *f*
~ **се́рдца, сократи́тельная** Herzkontraktilitätsfunktion *f*
~, **сни́женная** eingeschränkte Funktion *f*
~, **тра́нспортная** Trägerfunktion *f*
~, **трофи́ческая** trophische Funktion *f*
фуру́нкул *m* Furunkel *m*, Blutschwär *m*
фурункулёз *m* Furunkulose *f*
фуру́нкулы *m pl*, **мно́жественные** multiple Furunkel *m pl*
футля́р-стерилиза́тор *m* Spritzensterilisationsbehälter *m*

X

хала́зион *m* Chalazion *n*, Hagelkorn *n*
халази́я *f* **ка́рдии** Erschlaffung *f* der Kardia
хала́т *m*:
~, **враче́бный** Arztkittel *m*
~, **купа́льный** Bademantel *m*
~, **операцио́нный** Operationskittel *m*, Operationsmantel *m*
халько́з *m* Chalkosis *f*
~ **хруста́лика** Kupferstar *m*
хара́ктер *m* Charakter *m*
характери́стика *f* Charakteristik *f*, Charakteristikum *n*
~ **труда́, психофизиологи́ческая** psychophysiologische Charakteristik *f* der Arbeit
~ **усло́вий труда́, санита́рная** Sanitätscharakteristik *f* der Arbeitsbedingungen
~, **часто́тная** Frequenzgang *m*
характеропати́я *f* Charakteropathie *f*
хвата́ние *n*, **навя́зчивое** Zwangsgreifen *n*
хвост *m*:
~ **поджелу́дочный железы́** Pankreasschwanz *m*
~ **прида́тка семенно́й железы́** Nebenhodenschwanz *m*
~ **тро́мба** Thrombusschwanz *m*
хейли́т *m* Cheilitis *f*, Lippenentzündung *f*
хейло́з *m* Cheilosis *f*
хейлопла́стика *f* Cheiloplastik *f*, Lippenplastik *f*
хейлофаги́я *f* Cheilophagie *f*, Lippenbeißen *n*
хейромегали́я *f* Ch(e)iromegalie *f*
хемодекто́ма *f* Chemodektom *n*, nichtchromaffines Paragangliom *n*
хемо́з *m* Chemose *f* *(der Bindehaut)*
хеморецептор *m* Chemorezeptor *m*
хемота́ксис *m* Chemotaxis *f*
хиа́зма *f* 1. *Gen.* Chiasma *n*, Kreuzung *f* 2. *Ophth.* Sehnervenkreuzung *f*, *chiasma opticum*
~, **дистанцио́нная** Distanzchiasma *n*
~ **за счёт слия́ния** Fusionschiasma *n*
~, **концева́я** Endchiasma *n*, Endbindung *f*
~, **латера́льная** Lateralchiasma *n*
~, **перевёрнутая** umgekehrtes Chiasma *n*, chiasma reversed *(engl.)*
~, **термина́льная** Terminalchiasma *n*
хилангио́ма *f* Chylangiom *n*, Lymphangiom *n*
хиломикронеми́я *f* Chylomikronämie *f*
хилопиопневмото́ракс *m* Chylopiopneumothorax *m*
хилопневмото́ракс *m* Chylopneumothorax *m*
хилоста́з *m* Chylostase *f*
хилото́ракс *m* Chylothorax *m*
хилури́я *f* Chylurie *f*
хилэктази́я *f* Chylektasie *f*
химери́зм *m* Chimärismus *m*
химиоархитекто́ника *f* Chemoarchitektonik *f*
химиока́устика *f* Kauterisation *f* durch Ätzmittel, Chemokauterisation *f*
химиотерапи́я *f* Chemotherapie *f*
~, **внутриартериа́льная** intraarterielle Chemotherapie *f*
~, **внутрилимфати́ческая** endolymphatische Chemotherapie *f*
~, **инфузио́нная** Infusionschemotherapie *f*
~, **ме́стная** örtliche [lokale] Chemotherapie *f*
~, **перфузио́нная** Perfusionschemotherapie *f*
~, **послеоперацио́нная** postoperative Chemotherapie *f*
~, **противоо́пухолевая** antiblastomatöse Chemotherapie *f*
~, **систе́мная** Systemchemotherapie *f*
хи́мия *f* Chemie *f*
~, **биологи́ческая** Biochemie *f*
~, **гистологи́ческая** Histochemie *f*
~, **фармацевти́ческая** pharmazeutische [pharmakologische] Chemie *f*
химози́н *m* Chymosin *n*, Labferment *n*
химотрипси́н *m* Chymotrypsin *n*
химотрипсиноге́н *m* Chymotrypsinogen *n*
хи́мус *m* Chymus *m*
хиропра́ктика *f* Chiropraktik *f*
хиру́рг *m* Chirurg *m*
хирурги́ческий chirurgisch
хирурги́я *f* Chirurgie *f*
~, **абдомина́льная** [**брюшна́я**] Abdominalchirurgie *f*
~, **вое́нно-полева́я** Kriegschirurgie *f*

~, восстановительная Wiederherstellungschirurgie *f*, rekonstruktive Chirurgie *f*
~, гнойная septische Chirurgie *f*
~, грудная Thoraxchirurgie *f*
~, желудочно-кишечная Magen-Darm-Chirurgie *f*
~, косметическая kosmetische Chirurgie *f*
~, костная Knochenchirurgie *f*
~, лазерная Laserchirurgie *f*
~ мозга Hirnchirurgie *f*
~, неотложная dringliche Chirurgie *f*
~, общая Allgemeinchirurgie *f*
~, оперативная Operationslehre *f*
~, пластическая plastische Chirurgie *f*
~, сердечно-сосудистая Herz-Gefäß-Chirurgie *f*
~, торакальная Thoraxchirurgie *f*
~, ультразвуковая Ultraschallchirurgie *f*
~, челюстно-лицевая Kiefer- und Gesichtschirurgie *f*
хитинэктомия *f* Chitinektomie *f*
хламидии *pl Chlamydia*
хламидоспоры *f pl* Chlamidosporen *f pl*
хлоазма *f chloasma*
~ беременных Schwangerenchloasma *n*
хлор *m* Chlor *n*
~, активный aktives [wirksames] Chlor *n*
~, остаточный Restchlor *n*
хлоранемия *f* Chloranämie *f*
хлорирование *n* Chlorierung *f*
~ воды, двойное Doppelwasserchlorierung *f*
хлорлейкемия *f*, **хлорлейкоз** *m* Chloroleukämie *f*, Chloroleukose *f*
хлороз *m* Chlorosis *f*, Bleichsucht *f*
~, египетский Ankylostomiasis *f*
хлорпения *f* Chloropenie *f*, Chloridmangel *m*
хлыстовик *m* Peitschenwurm *m*, *Trichocephalus*
хоаны *f pl* Choanen *f pl*
ход *m*:
~, альвеолярный Alveolargang *m*
~, боковой Nebengang *m*
~, гнойный Eitergang *m*
~, жёлчный Gallengang *m*
~ исследования Untersuchungsgang *m*
~, косой (*бинта*) Schrägtour *f*
~, ложный falscher Gang *m*
~, молочный Milchgang *m*
~, мочевой Harngang *m*
~ нерва Nervenverlauf *m*
~, носовой Nasengang *m*
~ операции Operationsverlauf *m*
~, свищевой Fistelgang *m*
~ сосудов сетчатки, прямолинейный Streckung *f* der Netzhautarterien
ходьба *f*, дозированная Terrainkur *f*
хозяин *m*:
~, дефинитивный Endwirt *m*
~, дополнительный Zusatzwirt *m*
~, окончательный Endwirt *m*
~, побочный Nebenwirt *m*
~, промежуточный Zwischenwirt *m*
холангиогепатома *f* Cholangiohepatom *n*
холангиография *f* Cholangiographie *f*
~, интраоперационная intraoperative Cholangiographie *f*
~, инфузионная Infusionscholangiographie *f*
~, лапароскопическая Bauchspiegelungscholangiographie *f*
~, пероральная perorale Cholangiographie *f*
~, прямая direkte [prograde] Cholangiographie *f*
~, субоперационная intraoperative Cholangiographie *f*
~, трансдуоденальная transduodenale Cholangiographie *f*
~, чрезъюгулярная transjuguläre Cholangiographie *f*
~, чрескожная transkutane Cholangiographie *f*
~, эндоскопическая endoskopische Cholangiographie *f*
холангиокавернoэнтеростомия *f* Cholangiokavernoenterostomie *f*
холангиокинематография *f* Cholangiokinematographie *f*
холангиоманометрия *f* Cholangiomanometrie *f*
холангиопанкреатикография *f* Cholangiopankreatikographie *f*
~, эндоскопическая ретроградная endoskopische retrograde Cholangiopankreatikographie *f*, ERCP
холангиоскопия *f* Cholangioskopie *f*
холангиостомия *f* Gallengangsdrainage *f*
холангиохолецистография *f* Cholangiocholezystographie *f*
холангиоцистостомия *f* Cholangiozystostomie *f*
холангиоцистоэнтероанастамоз *m* Cholangiozystoenteroanastamose *f*
холангиоэнтеростомия *f* Cholangioenterostomie *f*
холангит *m* Cholangitis *f*
~, абсцедирующий abszedierende Cholangitis *f*
холеглобин *m* Choleglobin *n*
холеграфия *f* Cholegraphie *f*
~, внутривенная intravenöse Cholegraphie *f*
~, выделительная Ausscheidungscholegraphie *f*, exkretorische Cholegraphie *f*
~, инфузионная Infusionscholegraphie *f*
~, пероральная perorale Cholegraphie *f*
~, ускоренная beschleunigte Cholegraphie *f*
холедохит *m* Choledochusentzündung *f*
холедоходуоденостомия *f* Choledochoduodenostomie *f*
~, трансдуоденальная transduodenale Choledochoduodenostomie *f*
холедохоеюностомия *f* Choledochojejunostomie *f*
холедохоилеостомия *f* Choledochoileostomie *f*
холедохолитотомия *f* Choledocholithotomie *f*
холедохопластика *f* Choledochoplastik *f*
холедохоскопия *f* Choledochoskopie *f*
холедохостомия *f* Choledochostomie *f*
холедохотомия *f* Choledochotomie *f*
холедохоэнтеростомия *f* Choledochoenterostomie *f*
холелитиаз *m* Cholelithiasis *f*, Gallensteinleiden *n*
холелитотрипсия *f* Cholelithotripsie *f*
холемия *f* Cholämie *f*
~, простая семейная gutartige familiäre Cholämie *f*
холера *f* asiatische [epidemische] Cholera *f*
~, летняя Sommercholera *f*
холерина *f* Cholerine *f*

холеста́з *m* Cholestase *f*, Gallen(flüssigkeits)stauung *f*
~, внепечёночный extrahepatische Cholestase *f*
~, внутрипечёночный intrahepatische Cholestase *f*
холестеато́ма *f* Cholesteatom *n*, Perlgeschwulst *f*
~, имплантацио́нная Implantationscholesteatom *n*
~, нагнои́вшаяся Cholesteatomeiterung *f*
холестери́н *m* Cholesterin *n*
холестеро́з *m* Cholesterose *f*
~, внекле́точный extrazelluläre Cholesterose *f*
~ жёлчного пузыря́ Gallenblasencholesterose *f*
холетомографи́я *f* Choletomographie *f*
холецисти́т *m* Cholezystitis *f*, Gallenblasenentzündung *f*
~, беска́менный steinlose Cholezystitis *f*
~, калькулёзный Gallensteinleiden *n*
~, лямблио́зный lambliöse Gallenblasenentzündung *f*
холецистоангиографи́я *f* Cholezystoangiographie *f*
холецистогастроанастомо́з *m* Cholezystogastroanastomose *f*
холецистогастростоми́я *f* Cholezystogastrostomie *f*
холецистогепати́т *m* Cholezystohepatitis *f*
холецистографи́я *f* Cholezystographie *f*
~, лапароскопи́ческая laparoskopische Cholezystographie *f*
~, перора́льная orale Cholezystographie *f*
холецистодуоденостоми́я *f* Cholezystoduodenostomie *f*
холецистоеюностоми́я *f* Cholezystojejunostomie *f*
холецистокини́н *m* Cholezystokinin *n*
холецистоколостоми́я *f* Cholezystokolostomie *f*
холецистопанкреати́т *m* Cholezystopankreatitis *f*
холецистопекси́я *f* Cholezystopexie *f*
холецистостоми́я *f* Cholezystostomie *f*
холецистотоми́я *f* Cholezystotomie *f*
холецистотомографи́я *f* Cholezystotomographie *f*
холецистохоланги́т *m* Cholezystocholangitis *f*
холецистоэнтероанастомо́з *m* Cholezystenteroanastomose *f*
холецистоэнтеростоми́я *f* Cholezystenterostomie *f*
холецистэктази́я *f* Gallenblasenerweiterung *f*
холецистэктоми́я *f* Cholezystektomie *f*, Gallenblasenabtragung *f*
холинацетила́за *f* Cholinazetylase *f*
холиноли́тики *m pl* Cholinolytika *n pl*
холиномиме́тики *m pl* Cholinomimetika *n pl*
холинореце́птор *m* Cholinorezeptor *m*
холинэстера́за *f* Cholinesterase *f*
холм *m*, **вене́рин [ло́нный]** Schamberg *m*, Venusberg *m*
хо́лмик *m*:
~ аксо́на Axonhügel *m*
~, семенно́й Samenhügel *m*
~, яйцено́сный Eihügel *m*
хо́лодность *f*, **полова́я** Frigidität *f*, geschlechtliche Gleichgültigkeit *f*
холоще́ние *n* (*животных*) Entmannung *f*, Emaskulation *f*
холури́я *f* Cholurie *f*, Gallenharnen *n*
хондриоге́н *m* Chondriogen *n*
хондри́т *m* Knorpelentzündung *f*
хондробласто́ма *f* Chondroblastom *n*
хондрогене́з *m* **Русако́ва, несоверше́нный** unvollständige Russakow-Chondrogenese *f*, *chondrogenesis imperfecta*
хондродистрофи́я *f* Chondrodystrophie *f*
~, кальцифици́рующая kalzifizierende Chondrodystrophie *f*
хондроитинсульфа́т *m* Chondroitinsulfat *n*
хондрокальцино́з *m* Chondrokalzinose *f*, Pseudogicht *f*
хондроло́гия *f* Chondrologie *f*, Knorpellehre *f*
хондро́ма *f* Chondrom *n*
~, пролифери́рующая proliferierendes Chondrom *n*
хондромаля́ция *f* Chondromalazie *f*, Knorpelerweichung *f*
хондромато́з *m* **ко́сти** chondromatöse Knochendysplasie *f*
хондромиксо́ма *f* Chondromyxom *n*
хондромиксосарко́ма *f* Chondromyxosarkom *n*
хондромуко́ид *m* Chondromukoid *n*
хондроперихондри́т *m* Chondroperichondritis *f*
хондросарко́ма *f* Chondrosarkom *n*
~, мезенхима́льная mesenchymales Chondrosarkom *n*
хондротоми́я *f* Chondrotomie *f*, Knorpeldurchschneidung *f*
хондрофи́т *m* Chondrophyt *m*, Knorpelauswuchs *m*
хондроци́т *m* Chondrozyt *m*, Knorpelzelle *f*
хо́рда *f* Chorda *f*
хореоатето́з *m* Choreoathetose *f*
хоре́я *f* Chorea *f*
~ бере́менных Schwangerschaftschorea *f*
~, больша́я *chorea major*
~, истери́ческая hysterischer Anfall *m*
~, ма́лая Veitstanz *m*, *chorea minor*
~, мя́гкая paralytische Chorea *f*
хориоамниони́т *m* Chorioamnionitis *f*
хориоиде́я *f* Aderhaut *f*
хориоиди́т *m* Chor(i)oiditis *f*, Aderhautentzündung *f*
~, диссемини́рованный disseminierte Chor(i)oiditis *f*
~, парацентра́льный parazentrale Chorioiditis *f*
хориоидпапилло́ма *f* Chorioidpapillom *n*
хориокарцино́ма *f* Choriokarzinom *n*; Chorionepitheliom *n*
хо́рион *m* Chorion *n*, Zottenhaut *f*
хорионадено́ма *f* Chorionadenom *n*
~, деструи́рующая destruierendes Chorionadenom *n*
хорионэпителио́ма *f* Chorionepitheliom *n*
хориоменинги́т *m*, **лимфоцита́рный** lymphozytäre Choriomeningitis *f*, *meningitis lymphozytaria benigna*
хориоретини́т *m* Chorioretinitis *f*
хористобласто́ма *f* Choristoblastom *n*
храпе́ние *n* Schnarchen *n*
хри́пы *m pl* Rasselgeräusche *n pl*, Rasseln *n*
~, басо́вые tiefbrummende Rasselgeräusche *n pl*
~, вла́жные feuchte Rasselgeräusche *n pl*
~, гудя́щие summende Rasselgeräusche *n pl*

~, дискантóвые Diskantrasselgeräusche *n pl*
~, жужжáщие schwirrende Rasselgeräusche *n pl*
~, звýчные klingende Rasselgeräusche *n pl*
~, консонúрующие konsonierende Rasselgeräusche *n pl*
~, крепитúрующие Krepitation *f*
~, крупнопузы́рчатые grobblasige Rasselgeräusche *n pl*
~, мелкопузы́рчатые feinblasige Rasselgeräusche *n pl*
~, потрéскивающие knatternde Rasselgeräusche *n pl*
~, свистя́щие pfeifende Rasselgeräusche *n pl*
~, сухúе trockene Rasselgeräusche *n pl*
~, трескýчие Knister-Rasselgeräusche *n pl*
хроматúда *f* Chromatide *f*
~, дицентрúческая dizentrische Chromatide *f*
~, кольцевáя Ringchromatide *f*
хроматúды *f pl* Chromatiden *f pl*
~, сéстринские Schwesterchromatiden *f pl*
хроматúн *m* Chromatin *n*
~, базофúльный basophyles Chromatin *n*
~, гéнный Genchromatin *n*
~, половóй Geschlechtschromatin *n*, Sexchromatin *n*
хроматогрáмма *f* Chromatogramm *n*
хроматографúя *f* Chromatographie *f*
~, адсорбциóнная Adsorptionschromatographie *f*
~, гáзовая Gaschromatographie *f*
~, газожúдкостная Cas-Flüssig-Chromatographie *f*
~, ионообмéнная Ionenaustauschchromatographie *f*
~, колóночная Säulenchromatographie *f*
~, распределúтельная Verteilungschromatographie *f*
~, тонкослóйная Dünnschichtchromatographie *f*
хроматóлиз *m* Chromatolyse *f*
~, перинуклеáрный perinukleare Chromatolyse *f*
~, центрáльный zentrale Chromatolyse *f*
хроматопсúя *f* Chromatopsie *f*, Farbensehen *n*, chromatisches Sehen *n*
~, спектрáльная Regenbogenfarbensehen *n*
хроматофобúя *f* Chromatophobie *f*, Farbenscheu *f*
хроматофорóма *f* Chromatophorom *n*
хромаффúнный chromaffin
хромобактериóз *m* Chromobakteriose *f*, Farbstoffbakteriose *f*
хромобластомикóз *m* Chromoblastomykose *f*
хромóй lahm, hinkend
хромомéры *m pl* Chromomeren *n pl*
~, слóжные Sammelchromomeren *n pl*
~, элементáрные Elementarchromomeren *n pl*
хромомикóз *m* Chromomykose *f*
хромонéма *f* Chromonema *n*
хромопротеúд *m* Chromoproteid *n*
хромосóма *f* Chromosom *n*
~, акроцентрúческая akrozentrisches Chromosom *n*
~, анафáзная Anaphasechromosom *n*
~, ателомитúческая atelomitisches Chromosom *n*
~, ацентрúческая azentrisches Chromosom *n*
~, бивалéнтная Bivalentchromosom *n*
~, гетеромóрфная heteromorphes Chromosom *n*
~, гетеротрóпная heterotropisches Chromosom *n*
~, гетероцентрúческая heterozentrisches Chromosom *n*
~, гигáнтская Riesenchromosom *n*
~, голокинетúческая holokinetisches Chromosom *n*
~, голоцентрúческая holozentrisches Chromosom *n*
~, дицентрúческая dizentrisches Chromosom *n*
~, дочéрняя Tochterchromosom *n*
~, кольцевáя Ringchromosom *n*
~, маркёрная Markerchromosom *n*
~, метафáзная Metaphasenchromosom *n*
~, митотúческая Mitosechromosom *n*
~, моноцентрúческая monozentrisches Chromosom *n*
~, неоцентрúческая neozentrisches Chromosom *n*
~, одноплéчая monobrachiales Chromosom *n*
~, остáточная Restchromosom *n*, Residualchromosom *n*
~, полицентрúческая polyzentrisches Chromosom *n*
~, половáя Geschlechtschromosom *n*, Sexchromosom *n*
~, разветвлённая verzweigtes Chromosom *n*
~, телоцентрúческая telozentrisches Chromosom *n*
~ тúпа «лáмповых щёток» Lampenbürstenchromosom *n*
~, я́дрышковая Nukleolenchromosom *n*
хромосомúн *m* Chromosomin *n*
хромосомопатúя *f* Chromosomopathie *f*
хромосóмы *f pl* Chromosomen *n pl*
~, воссоединённые Reunionschromosomen *n pl*
~, гомологúчные homologe Chromosomen *n pl*
~, изодицентрúческие isodizentrische Chromosomen *n pl*
~, кроссóверные Krossing-over-Chromosomen *n pl*
~, мнóжественные multiple Chromosomen *n pl*
~, негомологúчные unhomologe Chromosomen *n pl*
~, неравноплéчие heterobrachiale Chromosomen *n pl*
~, пáрные Paarchromosomen *n pl*
~, политéнные Polytänchromosomen *n pl*
~, равноплéчие isobrachiale Chromosomen *n pl*
хромосóмы-дóноры *f pl* Donatorenchromosomen *n pl*
хромосóмы-спýтники *f pl* Satellitenchromosomen *n pl*
хромотá *f* Hinken *n*
~, перемежáющаяся intermittierendes Hinken *n*
~ при поражéнии тазобéдренного суставá Hüfthinken *n*
хромохолеграфúя *f* Chromocholegraphie *f*
хромоцистоскопúя *f* Chromozystoskopie *f*
хронаксúметр *m* Chronaxiemeter *n*
хронаксиметрúя *f* Chronaxiemetrie *f*
хронаксúя *f* Chronaxie *f*
хрониосéпсис *m* Chronioseps is *f*
хронúческий chronisch
хронометрáж *m* Zeitmessung *f*
хронофармаколóгия *f* Chronopharmakologie *f*

хруст *m* Knistern(geräusch) *n*
хрустáлик *m* Linse *f* (des Auges), Augenlinse *f*, Kristallinse *f*
~ **Краснóва, искýсственный** künstliche Krasnow-Augenlinse *f*
~, **шаровúдный** Kugellinse *f*
хрящ *m* Knorpel *m*
~, **бронхиáльный** Bronchialknorpel *m*
~ **вéка** Lidknorpel *m*, Tarsalplatte *f*, Lidfaserplatte *f*
~ **вéка, корытообрáзный** «kahnförmige Verkrümmung» *f* des Tarsus (*beim Trachom*)
~, **волокнúстый** Faserknorpel *m*
~, **гиалúновый** hyaliner Knorpel *m*
~ **гортáни** Kehlkopfknorpel *m*
~, **кольцевúдный** Ringknorpel *m*
~ **крылá нóса** Nasenflügelknorpel *m*
~, **межпозвонóчный** Zwischenwirbelscheibe *f*, Bandscheibe *f*
~, **надгортáнный** Kehldeckel(knorpel) *m*
~, **нижнечелюстнóй** Mandibularknorpel *m*
~ **нóса** Nasenknorpel *m*
~, **обызвествлённый** verkalkter Knorpel *m*
~, **перстневúдный** Ringknorpel *m*
~, **растýщий** wachsender [wuchernder] Knorpel *m*
~, **рёберный** Rippenknorpel *m*
~, **рожковúдный** Hörnchenknorpel *m*, Santorini-Knorpel *m*
~ **слуховóго прохóда** Gehörgangsknorpel *m*
~ **слуховóй трубы́** Tubenknorpel *m*
~, **суставнóй** Gelenkknorpel *m*
~, **трахеáльный** Trachealknorpel *m*, Luftröhrenknorpel *m*
~, **ушнóй** Muschelknorpel *m*, Ohrknorpel *m*
~, **черпаловúдный** Arylknorpel *m*, Gießbeckenknorpel *m*
~, **щитовúдный** Schildknorpel *m*
~, **эластúческий** elastischer Knorpel *m*
~, **эпифизáрный** Epiphysen(fugen)knorpel *m*

Ц

цара́пина *f* Schramme *f*, Kratzwunde *f*, Ritze *f*, Kratzer *m*
цвет *m* Farbe *f*
~, **дополнúтельный** Komplementärfarbe *f*
~, **контрáстный** Gegenfarbe *f*
~, **основнóй [первúчный]** Grundfarbe *f*
цветобоя́знь *f* Chromophobie *f*, Farbenscheu *f*
цветоощущéние *n* Farbensinn *m*, Farbempfindung *f*, Farbenwahrnehmung *f*
цветоразличéние *n* Farbenunterscheidung *f*, Farbenunterscheidungsvermögen *n*
цветотéст *m* Farbenprobe *f*
цебоцефалúя *f* Affenköpfigkeit *f*
цекопексúя *f* Zökopexie *f*, Blinddarmanheftung *f*
цекопликáция *f* Zökoplikation *f*, Zäkoplikation *f*
цекорафúя *f* Zökorrhaphie *f*, Zäkorrhaphie *f*
цекостомúя *f* Zökostomie *f*, Zäkostomie *f*
цекотомúя *f* Zökotomie *f*, Zäkotomie *f*
целесообрáзный zweckmäßig, sachgemäß
целиакúя *f* Zöliakie *f*, intestinaler Infantilismus *m*
целлоидúн *m* Zelloidin *n*
целлюлúт *m* Zellulitis *f*, Zellgewebsentzündung *f*; Pannikulose *f*
целотелиóма *f* Zölotheliom *n*, Mesotheliom *n*, Bauchhöhlengeschwulst *f*
цемéнт *m*:
~ **зýба** Zement *m*, Zahnzement *m*
~, **кóстный** Knochenzement *m*
цементоблáст *m* Zementoblast *m*
цементóма *f* Zementom *n*
цементоцúт *f* Zementozyt *m*
цéнность *f*:
~ **белкá** Wertigkeit *f* der Proteine
~ **питáния, энергетúческая** energetischer Nährwert *m*, Kalorienwert *m*
~, **пищевáя** Nährwert *m*, ernährungsphysiologischer Wert *m*
~ **пúщи, биологúческая** biologische Wertigkeit *f* der Nahrung, biologischer Nährwert *m*
ценогамéта *f* Coenogamet *m*
ценозигóта *f* Coenozygote *f*
центр *m* Mittelpunkt *m*; Zentrum *n*
~ **аккомодáции** Akkommodationszentrum *n*
~ **антитéла, актúвный** Antikörperantideterminante *f*
~ **вдóха** Inspirationszentrum *n*
~ **вкýса** Geschmackszentrum *n*
~ **восприя́тия, оптúческий** Sehzentrum *n*
~, **герминатúвный** Keimzentrum *n*
~ **глотáния** Schluckzentrum *n*
~ **груднóй хирургúи** Zentrum *n* für Thoraxchirurgie
~, **двúгательный** Bewegungszentrum *n*
~, **диáлизный** Dialysezentrum *n*
~, **дыхáтельный** Atmungszentrum *n*
~, **зарóдышевый** Keimzentrum *n*
~, **зрúтельный** Sehzentrum *n*
~, **кардиохирургúческий** kardiochirurgisches Zentrum *n*
~, **лечéбно-диагностúческий поликлинúческий** diagnostisches und therapeutisches Zentrum *n* des Bezirkes
~, **медицúнский** medizinisches Zentrum *n*
~, **нéрвный** Nervenzentrum *n*
~, **нефрологúческий** nephrologisches Zentrum *n*
~ **обоня́ния** Geruchszentrum *n*
~ **ожóговый** Verbrennungszentrum *n*
~ **окостенéния** Verknöcherungszentrum *n*, Ossifikationskern *m*
~ **охрáны материнства и дéтства** Zentrum *n* für Mutter- und Säuglingsschutz
~ **переливáния крóви** Transfusionszentrum *n*
~ **письмá** Schreibzentrum *n*
~, **пóчечный** Nierenzentrum *n*
~ **развúтия** Entwicklungszentrum *n*
~ **размножéния** Keimzentrum *n*
~, **рвóтный** Brechzentrum *n*
~, **реабилитациóнный** Rehabilitationszentrum *n*
~, **реанимациóнный** Reanimationszentrum *n*
~ **рéчи** Sprachzentrum *n*
~ **рóста** Wachstumszentrum *n*
~ **слýха** Gehörzentrum *n*

~ сосу́дистой хирурги́и Zentrum *n* für Gefäßchirurgie
~, сосудодви́гательный Vasomotorenzentrum *n*
~, стерилизацио́нный Sterilisationszentrale *f*
~, сухожи́льный Sehnenzentrum *n*
~ торможе́ния Hemmungszentrum *n*
~ тя́жести те́ла Körperschwerpunkt *m*
~ хирурги́и, нау́чный Wissenschaftliches Zentrum *n* für Chirurgie
~ чте́ния Lesezentrum *n*
~, чувстви́тельный sensorisches Zentrum *n*
~, эктопи́ческий Ersatzzentrum *n*
централиза́ция *f* Zentralisierung *f*
~ больни́чных служб Zentralisierung *f* der Versorgungsdienste des Krankenhauses
центрифу́га *f* Zentrifuge *f*, Schleuder(maschine) *f*
~, гематокри́тная Hämatokritzentrifuge *f*
~, насто́льная Tischzentrifuge *f*
~, охлажда́емая Kühlzentrifuge *f*
~, ручна́я Handzentrifuge *f*
центрифуги́рование *n* Zentrifugieren *n*
центробе́жный zentrifugal; efferent
центросо́ма *f* Zentrosom *n*, Zellzentrum *n*
центростреми́тельный zentripetal; afferent
це́пень *m*:
~, вооружённый Schweinebandwurm *m*
~, ка́рликовый Zwergbandwurm *m*
~, невооружённый Rinderbandwurm *m*, unbewaffneter Bandwurm *m*
це́пи *f pl*:
~ глобули́нов, лёгкие leichte Globulinketten *f pl*
~ глобули́нов, тяжёлые schwere Globulinketten *f pl*
цепь *f*:
~, дыха́тельная Atmungskette *f*
~, кинети́ческая kinetische Kette *f*
цервикоартро́з *m* Zervikoarthrose *f*, Halswirbelsäulenarthrose *f*
церници́т *m* Gebärmutterhalsentzündung *f*
церебрастени́я *f* organische Hirnleistungsschwäche *f*
цереброзидо́з *m* Zerebrosidspeicherkrankheit *f*, Gaucher-Krankheit *f*
церулоплазми́н *m* Zeruloplasmin *n*
цестодо́з *m* Zestodose *f*, Bandwurmkrankheit *f*
цефалги́я *f* Kephalgie *f*, Kopfschmerz *m*
цефалопа́г *m* Kraniopagus *m*, Zephalopagus *m*
цефалоспорио́з *m* Zephalosporiose *f*
цефалотоми́я *f* Kephalotomie *f*
цефалоце́ле *n* Kephalozele *f*
циано́з *m* Zyanose *f*
цианокобалами́н *m* Zyanokobalamin *n*, Vitamin *n* B_{12}
цикл *m* Zyklus *m*
~, дыха́тельный Atmungszyklus *m*
~, кле́точный Zellzyklus *m*
~, лимо́нно-кисло́тный Zitronensäurezyklus *m*
~, менструа́льный Menstrualzyklus *m*
~, митоти́ческий Mitosezyklus *m*
~, овулято́рный ovulatorischer Zyklus *m*
~, пенто́зный Pentosezyklus *m*
~ рабо́ты се́рдца Herztätigkeitszyklus *m*
~, репликацио́нный Replikationszyklus *m*
~ серде́чного сокраще́ния Herzkontraktionszyklus *m*
~, яи́чниковый Ovarialzyklus *m*
цикли́т *m* Ziliarkörperentzündung *f*
цикли́ческий 1. zyklisch 2. ringförmig, kreisförmig
циклодиа́лиз *m* Zyklodialyse *f*
циклокриотерми́я *f* Kryozyklothermie *f*
циклопи́я *f* Zyklopie *f*
циклотими́я *f* zirkuläres [manischdepressives] Irresein *n*
циклофори́я *f* Zyklophorie *f*
циклофрени́я *f* Zyklophrenie *f*, manisch-depressive Psychose *f*
ци́кута *f* Schierling *m*
цили́ндр *m* 1. Zylinder *m* 2. Zylinder *m*, Harnzylinder *m*
~, воскови́дный wachsartiger Harnzylinder *m*
~, гемоглоби́новый Blutfarbstoffzylinder *m*, Hämoglobinzylinder *m*
~, гиали́новый Hyalinzylinder *m*, hyaliner Zylinder *m*
~, зерни́стый granulierter Harnzylinder *m*
~, ме́рный (*градуированный*) Meßzylinder *m*
~, осево́й Achsenzylinder *m*, Axon *n*
~, по́чечный Nierenzylinder *m*
~, сли́зистый ло́жный falscher Zylinder *m*, Schleimzylinder *m*
~ шпри́ца Spritzenzylinder *m*
цилиндро́ма *f* Zylindrom *n*
~ ко́жи Hautzylindrom *n*, Turban-Tumor *m*, Spiegler-Tumor *m*
цилиндрури́я *f* Zylindrurie *f*
цимбоцефали́я *f* Cymbozephalie *f*, Kahnschädel *m*
цинга́ *f* Skorbut *m*, Barlow-Krankheit *f*
~ грудны́х дете́й Säuglingsskorbut *m*, Möller-Barlow-Krankheit *f*
~, зверо́вая Tschinga *f*
ци́ркуль *m*:
~, акуше́рский Beckenzirkel *m*
~, скользя́щий Gleitzirkel *m*
циркуля́ция *f* Zirkulation *f*
~ кро́ви Blutzirkulation *f*
~ спинномозгово́й жи́дкости Liquorzirkulation *f*
цирро́з *m* Zirrhose *f*
~ лёгкого Lungenzirrhose *f*
~ пе́чени Leberzirrhose *f*
~ пе́чени, атрофи́ческий atrophische Leberzirrhose *f*
~ пе́чени, билиа́рный biliäre [Hanotsche] Leberzirrhose *f*
~ пе́чени, бро́нзовый hämochromatische Leberzirrhose *f*
~ пе́чени, жи́рный Fettleberzirrhose *f*
~ пе́чени, засто́йный Stauungsleber(zirrhose) *f*
~ пе́чени, ксантомато́зный xanthomatöse Leberzirrhose *f*
~ пе́чени, пигме́нтный Pigmentzirrhose *f* der Leber
~ пе́чени, порта́льный portale Leberzirrhose *f*
~ пе́чени, постгепати́тный posthepatitische Leberzirrhose *f*

~ пе́чени, постдистрофи́ческий postdystrophische Leberzirrhose *f*
~ пе́чени, постнекроти́ческий postnekrotische Leberzirrhose *f*
~ пе́чени, спленомегали́ческий splenomegale Leberzirrhose *f*
~ пе́чени, холангити́ческий cholangitische Leberzirrhose *f*
~ пе́чени, холестати́ческий cholestatische Leberzirrhose *f*
цирро́з-рак *m* Zirrhosekrebs *m*
цисгетерогено́та *f* Cis-Heterogenote *f*
цисгетерозиго́та *f* Cis-Heterozygote *f*
ци́ста *f*, **паразита́рная** parasitäre Zyste *f*
цистаденокарцино́ма *f* Zystadenokarzinom *n*
~, муцино́зная muzinöses Zystadenokarzinom *n*
~, серо́зная seröses Zystadenokarzinom *n*
цистадено́ма *f* Zystadenom *n*
~, серо́зная seröses Zystadenom *n*
~, сосо́чковая papilläres Zystadenom *n*
цисталги́я *f* Zystalgie f, Harnblasenschmerz *m*
циста́ми́н *m* Zyst(e)amin *n*
цистатионинури́я *f* Zystathioninurie *f*
цисте́ин *m* Zystein *n*
цисте́рна *f* Zisterne *f*
цистикотоми́я *f* Zystikotomie *f*
цистино́з *m* Zystinose *f*, Zystinspeicherkrankheit *f*
цистинури́я *f* Zystinurie *f*
цисти́т *m* Harnblasenentzündung *f*, Zystitis *f*
~, гангрено́зный gangränöse Zystitis *f*
~, геморраги́ческий hämorrhagische Zystitis *f*
~, дефлорацио́нный Deflorationszystitis *f*
~, катара́льный Harnblasenkatarrh *m*
~, лучево́й Strahlenzystitis *f*
~, мембрано́зный membranöse Zystitis *f*
~, некроти́ческий nekrotische Zystitis *f*
~, флегмоно́зный phlegmonöse Zystitis *f*
~, ше́ечный Blasenhalsentzündung *f*
~, я́звенный ulzeröse Zystitis *f*
цистице́рк *m* Zystizerkus *m*, Finne *f*
~ головно́го мо́зга Gehirnfinne *f*
цистицерко́з *m* Zystizerkose *f*
цистоаденокарцино́ма *f* Zystoadenokarzinom *n*
цистоаденофибро́ма *f* Zystoadenofibrom *n*
цистогра́мма *f* Harnblasenröntgenaufnahme *f*
цистографи́я *f* Röntgendarstellung *f* der Harnblase
~, восходя́щая aszendierende [retrograde] Zystographie *f*
~, контра́стная Kontrastzystographie *f*
~, лакуна́рная lakunäre Zystographie *f*
~, микцио́нная Miktionszystographie *f*
~, нисходя́щая deszendierende [exkretorische] Zystographie *f*
цистокарцино́ма *f* Zystokarzinom *n*
цистоколопла́стика *f* Zystokoloplastik *f*
цистолапаротоми́я *f* Laparozystotomie *f*
цистолитиа́з *m* Blasensteinleiden *n*
цистолитотоми́я *f* Blasensteinschnitt *m*
цистолитотрипси́я *f* Zystolithotripsie *f*
цистоманометри́я *f* Zystomanometrie *f*, Blasendruckmessung *f*
цистометри́я *f* Zystometrie *f*, Blasenbinnendruckmesser *m*
цистометрогра́мма *f* Zystometrogramm *n*
цистоневралги́я *f* Harnblasenneuralgie *f*
цистопекси́я *f* Blasenfixation *f*
цистопиели́т *m* Pyelozystitis *f*
цистопиелонефри́т *m* Zystopyelonephritis *f*
цистопла́стика *f* Harnblasenplastik *f*
цистоплеги́я *f* Harnblasenlähmung *f*
цистопростатографи́я *f* Zystoprostatagraphie *f*
цистосарко́ма *f* Zystosarkom *n*
цистосигмоидостоми́я *f* Zystosigmoidostomie *f*
цистоско́п *m* Zystoskop *n*
~, ирригацио́нно-промывно́й [ирригацио́нный] Spülzystoskop *n*
~ с волоко́нным светово́дом Zystoskop *n* mit Faserlichtleiter
~, смотрово́й Untersuchungszystoskop *n*, Inspektionszystoskop *n*
~ с холо́дным освеще́нием Kaltlichtzystoskop *n*
~, универса́льный Universalzystoskop *n*
~, эвакуацио́нный Evakuationszystoskop *n*
цистоскопи́я *f* Blasenspiegelung *f*, Zystoskopie *f*
цистоспа́зм *m* Harnblasenkrampf *m*
цистотоми́я *f* Harnblasenschnitt *m*, Harnblaseneröffnung *f*
~, чрезвлага́лищная Kolpozystotomie *f*, Scheidenblasenschnitt *m*
цистотрахелографи́я *f* Zystotrachelographie *f*
цистоуретрографи́я *f* Zystourethrographie *f*
~, микцио́нная Miktionszystourethrographie *f*
цистофибро́ма *f* Zystofibrom *n*
цистоце́ле *n* Zystozele *f*
цистэктази́я *f* Zystektasie *f*
цистэктоми́я *f* Harnblasenentfernung *f*
цитоархитекто́ника *f* Zytoarchitektonik *f*
цитобласто́ма *f* Meristom *n*
цитогене́тика *f* Zytogenetik *f*
цитоглоби́н *m* Zytoglobin *n*
цитодиагно́стика *f* zytologische Diagnostik *f*
цитокине́з *m* Zytokinese *f*
цитоле́мма *f* Plasmalemm *n*
цито́лиз *m*, **иммунологи́ческий** Immunzytolyse *f*
цитоло́гия *f* Zytologie *f*
~ мокро́ты Sputumzytologie *f*
~, пункцио́нная Punktionszytologie *f*
~ синовиа́льной жи́дкости Synovialflüssigkeitszytologie *f*
~, эксфолиати́вная Exfoliativzytologie *f*
цитомегали́я *f* Zytomegalie *f*
~, генерализо́ванная generalisierte Zytomegalie *f*
~, инклюзио́нная Inklusionszytomegalie *f*
~, локализо́ванная lokale Zytomegalie *f*
цитометри́я *f* Zytometrie *f*
цитоморфоло́гия *f* Zytomorphologie *f*
цитопатоге́нный zytopathogen
цитопени́я *f*, **аутоимму́нная** autoimmune Zytopenie *f*
цитопла́зма *f* Zytoplasma *n*, Zellplasma *n*
цитоста́тик *m* Zytostatikum *n*, zytostatisches Mittel *n*
цитотокси́н *m* Zytotoxin *n*
цитотокси́чность *f* **лимфоци́тов** Lymphozyten-Zytotoxizität *f*
цитофотометри́я *f* Zytophotometrie *f*
цитохро́м *m* Zytochrom *n*

цитохромоксида́за *f* Zytochromoxydase *f*
цитра́т *m* Zitrat *n*
цитруллинури́я *f* Zitrullinurie *f*
цуцугаму́ши *n* Tsutsugamushi-Krankheit *f*, japanisches Flußfieber *n*

Ч

чай *m*:
~, **грудно́й** Brusttee *m*
~, **лека́рственный** Kräutertee *m*
~, **сбо́рный** Teemischung *f*, Teegemisch *n*
~, **слаби́тельный** Abführtee *m*
~, **успокои́тельный** Beruhigungstee *m*
части́ца *f* Partikel *f*, Teilchen *n*
~, **ви́русная** Virusteilchen *n*, Viruspartikel *f*
~ **ла́текса** Latexpartikel *f*
~, **пылева́я** Staubteilchen *n*, Staubpartikel *f*
~, **элемента́рная** Elementarkörperchen *n*
части́чный partiell
частота́ *f* **1.** Häufigkeit *f* **2.** Frequenz *f*
~ **вибра́ции** Vibrationsfrequenz *f*
~ **возникнове́ния** Häufigkeit *f* des Auftretens
~ **ге́на** Genhäufigkeit *f*, Genfrequenz *f*
~ **госпитализа́ции** Hospitalisierungshäufigkeit *f*
~ **дефека́ции** Defäkationsfrequenz *f*
~ **дыха́ния** Atemfrequenz *f*
~ **дыха́ния аппара́та иску́сственной вентиля́ции лёгких** Beatmungsfrequenz *f*
~ **есте́ственного вска́рмливания** Häufigkeit *f* der natürlichen Ernährung
~ **живорожде́ний** Lebendgeburtenziffer *f*
~ **заболева́ний** Morbidität *f*, Erkrankungshäufigkeit *f*; Inzidenz *f*
~ **звуковы́х колеба́ний** Schallschwingungsfrequenz *f*
~ **инвали́дности** Invaliditätshäufigkeit *f*
~ **индуци́рованных мута́ций** Häufigkeit *f* der induzierten Mutationen
~ **мертворожде́ний** Totgeburtenhäufigkeit *f*; Totgeburtenziffer *f*
~ **мута́ций** Mutationsrate *f*
~, **непреры́вно-переме́нная сегрегацио́нная** kontinuierlich-variable Segregationsrate *f*
~ **несча́стных слу́чаев** Unfallhäufigkeit *f*
~ **обме́нов** Austauschwert *m*, Rekombinationswert *m*
~ **осложне́ний** Komplikationshäufigkeit *f*, Komplikationsrate *f*
~ **побо́чных явле́ний** Nebenwirkungsrate *f*
~, **популяцио́нная** (*напр. признака*) Populationsfrequenz *f*
~ **преждевре́менных ро́дов** Frühgeburtenhäufigkeit *f*
~ **при́ступов** Anfallshäufigkeit *f*
~ **пу́льса** Pulsfrequenz *f*
~ **распростране́ния заболева́ния** Verbreitungshäufigkeit *f* der Erkrankung
~ **расхожде́ний диа́гнозов** Häufigkeit *f* der nichtzusammenfallenden [der nichtübereinstimmenden] Diagnosen
~, **резона́нсная** Resonanzfrequenz *f*
~ **рекомбина́ций** *s.* **частота́ обме́нов**
~ **ри́тма се́рдца до нагру́зки** preload-Herzfrequenz *f*, Herzfrequenz *f* vor der Belastung
~ **ри́тма се́рдца по́сле нагру́зки** afterload-Herzfrequenz *f*, Herzfrequenz *f* nach der Belastung
~, **сегрегацио́нная** Segregationsrate *f*
~ **серде́чных сокраще́ний** Herzfrequenz *f*
~ **се́рдца, со́бственная** Eigenfrequenz *f* des Herzens
~ **слия́ния** (*световых*) **мелька́ний** kritische Fusionsfrequenz *f*, Flimmerverschmelzungsfrequenz *f*
~ **слу́чаев вре́менной нетрудоспосо́бности** Häufigkeit *f* der Arbeitsunfähigkeitsfälle
~ **сокраще́ний желу́дочков** Kammerfrequenz *f*, Ventrikelkontraktionszahl *f*
~ **сокраще́ний предсе́рдий** Vorhoffrequenz *f*
~ **спонта́нных мута́ций** Spontanmutationsfrequenz *f*
~ **тромбо́зов** Thromboserate *f*
~ **хиа́зм** Chiasmafrequenz *f*
часть *f*:
~ **бараба́нной перепо́нки, натя́нутая** gespannter Trommelfellteil *m*
~ **гипо́физа, промежу́точная** Hypophysenzwischenlappen *m*
~ **гло́тки, горта́нная** Kehlkopfrachen *m*
~ **гло́тки, носова́я** Nasenrachen(raum) *m*
~ **гло́тки, ротова́я** Mundrachenraum *m*
~ **губы́, кра́сная [перехо́дная, промежу́точная]** Lippenrot *n*
~, **ме́дико-санита́рная** Gesundheitszentrum *n* des Betriebs
~, **стволова́я** Stammteil *m*
~ **те́ла** Körperteil *m*, Körperpartie *f*
~ **ше́йки ма́тки, влага́лищная** Scheidenteil *m* des Gebärmutterhalses, *Portio vaginalis*
часы́ *pl*:
~, **биологи́ческие** biologische Uhr *f*
~, **ва́нные** Badeuhr *f*
~, **конта́ктные** Schaltuhr *f*
~, **контро́льные** Kontrolluhr *f*
~, **песо́чные** Sanduhr *f*
~, **приёмные** Sprechstunde *f*
чахо́тка *f* Phthisis *f*, Phthise *f*
~ **ко́стного мо́зга** Panmyelophthise *f*
~, **лёгочная** Schwindsucht *f*, Lungenphthise *f*
~, **скороте́чная** galoppierende Schwindsucht *f*
~, **чёрная** schwarze Schwindsucht *f*, Silikotuberkulose *f*
ча́шечка *f*, **по́чечная** Nierenkelch *m*
ча́шка *f*:
~, **коле́нная [надколе́нная]** Kniescheibe *f*, *Patella*
~, **рези́новая** Gumminapf *m*
челове́к *m* Mensch *m*
~, **«станда́ртный»** Standardmensch *m*
че́люсть *f* Kiefer *m*
~, **беззу́бая** unbezahnter Kiefer *m*
~, **ве́рхняя** Oberkiefer *m*
~, **дельтови́дная** Deltakiefer *m*
~, **ни́жняя** Unterkiefer *m*
червь *m* Wurm *m*
~ **мозжечка́** Kleinhirnwurm *m*

чередова́ние *n* поколе́ний Generationswechsel *m*
че́реп *m* Schädel *m*
~, ба́шенный Turmschädel *m*, Spitzkopf *m*
~, брахицефали́ческий Rundschädel *m*
~ в ви́де листка́ кле́вера Kleeblattschädel *m*
~, долихоцефали́ческий Langschädel *m*
~, «ды́рчатый» Lückenschädel *m*
~, ладьеви́дный Kahnschädel *m*
~, лицево́й Gesichtsschädel *m*
~, лодкообра́зный Kahnschädel *m*
~, мозгово́й Hirnschädel *m*
~, обезья́ний Zebozephalie *f*
~, седлови́дный Klinozephalie *f*, Sattelkopf *m*
черепно́й kranial
че́репно-лицево́й kraniofazial
чесо́тка *f* Krätze *f*, Skabies *f*
~ валя́льщиков Walkerkrätze *f*
~, водяна́я Zerkariendermatitis *f*
~, вы́званная пти́чьими клеща́ми Vogelmilbenkrätze *f*
~, зернова́я Strohkrätze *f*
~, ни́келевая Nickelkrätze *f*
~, норве́жская Borkenkrätze *f*
четверохо́лмие *n* Vierhügel *m*, Vierhügelplatte *f*
чешу́йка *f* Schuppe *f*
~, ко́стная Knochenschuppe *f*
чешуя́ *f*:
~ висо́чной ко́сти Schläfenbeinschuppe *f*
~ заты́лочной ко́сти Hinterhauptschuppe *f*
чигуате́ра *f* Siguatera *f*
чинга́ *f* Tschinga *f*
число́ *n*:
~ больны́х, проше́дших че́рез стациона́р (за год) Patientendurchgangszahl *f* (im Jahr)
~ больны́х, среднегодово́е Patientendurchschnittszahl *f* im Jahr
~ враче́й Anzahl *f* der Ärzte
~ дней рабо́ты ко́йки в году́, сре́днее mittlere Bettenbelegungsdauer *f* im Jahr
~, йо́дное Jodzahl *f*
~, кисло́тное Säurezahl *f*
~, ко́довое *Gen.* Kodezahl *f*
~ ко́ек, о́бщее Gesamtzahl *f* von Betten
~ ко́ек, факти́ческое Ist-Bettenzahl *f*
~, микро́бное Mikrobenzahl *f*
~ несча́стных слу́чаев Unfallziffer *f*
~, основно́е ме́нделевское mendelsche Grundzahl *f*
~ пла́новых ко́ек Plan-Bettenzahl *f*
~ посеще́ний на одно́ заболева́ние Zahl *f* der Konsultationen je Behandlungsfall
~ преждевре́менно роди́вшихся Anzahl *f* der Frühgeborenen, Frühgeborenenzahl *f*
~ хромосо́м Chromosomenzahl *f*
~ хромосо́м, основно́е Chromosomengrundzahl *f*
чи́стка *f* зубо́в Zahnreinigung *f*, Zahnbürsten *n*
чистота́ *f* Sauberkeit *f*, Reinheit *f*
чи́стый 1. sauber, rein 2. infektionsfrei, keimfrei
чиха́нье *n* Niesen *n*
член *m*:
~, мужско́й полово́й Penis *m*, männliches Glied *n*
~ семьи́ Familienangehörige *m*
чле́ник *m* Glied *n*
~ лентеца́ Proglottid *m*, Bandwurmglied *n*
чревосече́ние *n* Laparotomie *f*, Bauchschnitt *m*
~ Пирого́ва extraperitoneale Pirogow-Laparotomie *f*
~, про́бное Probelaparotomie *f*
чрезбрюши́нный transperitoneal
чрезме́рный übermäßig
чреско́жный transkutan
чте́ние *n* с губ Lippenlesen *n*, Mundablesen *n*
чу́вства *n pl*, контра́стные Kontrastgefühle *n pl*
чувстви́тельно-дви́гательный sensomotorisch
чувстви́тельность *f* Empfindlichkeit *f*, Sensibilität *f*
~, болева́я Schmerzsinn *m*
~, вибрацио́нная Vibrationsempfindlichkeit *f*
~, висцера́льная Organempfindung *f*
~ гла́за, светова́я Lichtempfindlichkeit *f*
~ гла́за, светова́я различи́тельная Kontrastempfindlichkeit *f*; Auflösungsvermögen *n*
~ зу́ба, повы́шенная Zahnhypersensibilität *f*
~, интероцепти́вная interozeptive Sensibilität *f*
~ к антибио́тикам Antibiotikaempfindlichkeit *f*
~ к нада́вливанию Druckempfindlichkeit *f*
~, ко́жная Hautempfindlichkeit *f*
~ к раздраже́нию Reizempfindlichkeit *f*
~ к я́дам Giftempfindlichkeit *f*
~, мы́шечная Muskelempfindung *f*, Muskelsensibilität *f*
~, ноцицепти́вная Schmerzempfindlichkeit *f*
~, осяза́тельная Tastempfindlichkeit *f*
~, пове́рхностная Oberflächensensibilität *f*
~, повы́шенная Überempfindlichkeit *f*
~, повы́шенная болева́я Hyperalgesie *f*
~, пони́женная болева́я Hypalgesie *f*
~, проприоцепти́вная propriozeptive [tiefe] Sensibilität *f*
~, сомати́ческая somatische Empfindung *f*
~, такти́льная Tastsinn *m*
~, температу́рная Temperatursinn *m*
~, экстероцепти́вная exterozeptive Sensibilität *f*
~, эпикрити́ческая epikritische Sensibilität *f*
чу́вство *n* 1. Gefühl *n*, Sinn *m*, Empfindungsvermögen *n* 2. *Psych.* Gefühl *n*, Affekt *m*
~ бо́ли Schmerzgefühl *n*, Schmerzsinn *m*
~ давле́ния Druckgefühl *n*
~ иноро́дного те́ла за 'еком «Sand *m* in den Augen»
~ локализа́ции Lokalisationsempfindung *f*
~ насыще́ния Sättigungsgefühl *n*
~ неполноце́нности Minderwertigkeitsgefühl *n*
~ осяза́ния Tastgefühl *n*
~ переполне́ния Vollgefühl *n*
~ поте́ри равнове́сия Taumelgefühl *n*
~, простра́нственное Orts- und Raumsinn *m*
~ равнове́сия Gleichgewichtsgefühl *n*
~ сдавле́ния «о́бручем» Reifengefühl *n*
~ сонли́вости Einschlafgefühl *n*
~ уду́шья Erstickungsgefühl *n*
~ утомле́ния Ermüdungsgefühl *n*
~, фанто́мное Phantomgefühl *n*
~ цве́та Farbensinn *m*
чу́вствовать fühlen, empfinden
чужеро́дный körperfremd, heterolog, xenogen
чуло́к *m*, эласти́ческий Gummistrumpf *m*

чумá *f* Pest *f*
~, бубóнная [железистая] Bubonenpest *f*, Beulenpest *f*
~, лёгочная Lungenpest *f*
~, мáлая leichte Pestadenitis *f*
~, молниенóсная *pestis fulminans*

Ш

шаблóн *m*, прикуснóй Bißschablone *f*
шагрéнь *f* кáпсулы хрустáлика Chagrin *n* der Linse
шáйба *f*, скиаскопи́ческая Skiaskopiescheibe *f*
шалфéй *m* Salbei *f*
шанкр *m* Schanker *m*
~, биполя́рный bipolarischer Schanker *m*
~, мя́гкий weicher Schanker *m*
~ на сли́зистой рта Mundschanker *m*
~, твёрдый harter Schanker *m*
шар *m*:
~, волосянóй Trichobezoar *m*, Haargeschwulst *f*
~, гиали́новый Hyalinkugel *f*
~, зерни́стый Fettkörnchenkugel *f*
~, миели́новый Myelinkugel *f*
шáрики *m pl*, влагáлищные Vaginalkugeln *f pl*, Vaginalglobuli *m pl*
шáшка *f*:
~, аэрозóльная Aerosolgranate *f*, Nebelkörper *m*
шваннóма *f* Schwannom *n*, Neurinom *n*
швáрта *f* Verwachsungsstrang *m*, Schwarte *f*
~, плеврáльная Pleuraschwarte *f*, Brustfellschwarte *f*
~, ретролентáльная retrolentare Schwarte *f*
шéйка *f* Hals *m*
~ бедрá Schenkelhals *m*, Oberschenkelhals *m*, Femurhals *m*
~ грыжевóго мешкá Bruchsackhals *m*
~ железы́ Drüsenhals *m*
~ зýба Zahnhals *m*
~ мáтки Gebärmutterhals *m*, Uterushals *m*
~ ребрá Rippenhals *m*, *Collum costae*
шёлк *m*, лигатýрный Ligaturseide *f*, Nähseide *f*
шеллакбезоáр *m* Schellackbezoar *m*, Magenharzstein *m*
шелушéние *n* Abschuppung *f*, *desquamatio*
~ кóжи, отрубеви́дное лéтнее (*после солнечного облучения*) Sommerabschilferung *f* der Haut
~, крупнопласти́нчатое Abblatterung *f*, Exfoliation *f*, lamelläre Schuppung *f*, *exfoliatio*
~, отрубеви́дное Abschilferung *f*
шепеля́вить lispeln
шероховáтость *f* Rauhigkeit *f*
шестипáлость *f* Sechsfingrigkeit *f*
шигеллёз *m* Shigellose *f*, Bakterienruhr *f*
шигéллы *f pl* Dysenteriebakterien *f pl*
шизогони́я *f* Schizogonie *f*
шизóнт *m* Schizont *m*
шизонтоци́ды *m pl* Schizontenmittel *n pl*
шизотими́я *f* Schizothymie *f*
шизофази́я *f* Schizophasie *f*
шизофрени́я *f* Schizophrenie *f*, Spaltungsirresein *n*
~, вялотекýщая Schizophrenie *f* mit schleichendem Verlauf
~, гебефрени́ческая hebephrene Schizophrenie *f*, Hebephrenie *f*
~, гебóидная Heboidophrenie *f*
~, гипертокси́ческая tödliche [perniziöse] Katatonie *f*
~, дéтская Schizophrenie *f* des Kindesalters
~, ипохондри́ческая hypochondrische Schizophrenie *f*
~, кататони́ческая katatone Schizophrenie *f*
~, латéнтная latente [verkappte] Schizophrenie *f*
~, малопрогредиéнтная langsam progrediente Schizophrenie *f*
~, «мя́гкая» «mitigierte» [«gemilderte»] Schizophrenie *f*
~, неврозоподóбная pseudoneurotische Schizophrenie *f*
~, непреры́вно-прогредиéнтная Schizophrenie *f* mit kontinuierlichem Verlauf
~, паранóидная paranoide Schizophrenie *f*
~, паранойя́льная paranoische Schizophrenie *f*
~, парафрéнная paraphrene Schizophrenie *f*
~, периоди́ческая periodische Schizophrenie *f*, zykloide Psychose *f* (*nach K. Leonhard*)
~, пóздняя Spätschizophrenie *f*
~, приступообрáзно-прогредиéнтная Schizophrenie *f* mit schubartigem Verlauf
~, простáя einfache Schizophrenie *f*
~, психопатоподóбная pseudopsychopathische Schizophrenie *f*
~, резидуáльная schizophrener Restzustand *m*
~, сенестопати́ческая koenästhopatische Schizophrenie *f*
~, симптомати́ческая symptomatische Schizophrenie *f*
~, стáрческая Schizophrenie *f* im Senium, senile Schizophrenie *f*
~, шизокáрная galoppierende Schizophrenie *f*, Schizokarie *f*
~, шубообрáзная Schizophrenie *f* mit schubartigem Verlauf
~, я́дерная Kernschizophrenie *f*
шизофреноподóбный schizoform, schizophrenieform
шизоэпилепси́я *f* Schizoepilepsie *f*
ши́ло *n*:
~, кóстное Knochenpfriem *m*, Knochenahle *f*
~, пóлое Hohlahle *f*
ши́на *f* Schiene *f*
~, абдукциóнная Abduktionsschiene *f*, Abspreizschiene *f*
~, бéдренная Schenkelschiene *f*, Hüftschiene *f*
~ Вилéнского Wilenski-Schiene *f* (*zur Behandlung der angeborenen Hüftverrenkung*)
~, внутриротовáя intraorale Schiene *f*
~, ги́псовая Gipsschiene *f*
~, деревя́нная Holzschiene *f*
~ для вытяжéния Extensionsschiene *f*
~ для иммобилизáции перелóма Bruchschiene *f*, Immobilisationsschiene *f*
~ для плечá Oberarmschiene *f*

~ для руки́ Armschiene *f*
~ для ходьбы́ Gehschiene *f*
~, желобова́тая Rinnenschiene *f*
~, карто́нная Pappschiene *f*
~, ко́стная Knochenschiene *f*
~, ле́стничная про́волочная Drahtleiterschiene *f*, Lagerungsschiene *f*
~, межчелюстна́я intermaxilare Schiene *f*
~, металли́ческая Metallschiene *f*
~, назу́бная Einbißschiene *f*
~, наку́сочная Aufbißschiene *f*
~, направля́ющая Leitschiene *f*
~, натяжна́я Spannschiene *f*
~, пальцева́я Fingerschiene *f*
~ Панко́ва Pankow-Schiene *f (für Transportierung des Patienten und Behandlung beim Beinbruch)*
~, перевя́зочная Verbandschiene *f*
~, подве́шивающая Schwebeschiene *f*
~, по́лая Hohlschiene *f*
~, попере́чная Querschiene *f*
~, про́волочная Drahtschiene *f*
~, скользя́щая Gleitschiene *f*
~, тра́нспортная Transportschiene *f*
~, углова́я Winkelschiene *f*
~, укрепля́ющая Verstärkungsschiene *f*
~, челюстна́я Zahnschiene *f*
~, шарни́рная Gelenkschiene *f*
широта́ *f* де́йствия (*терапевтического*) Wirkungsspektrum *n*
шистозо́ма *f* Bilharzie *f*, Pärchenegel *m*
шистозомато́з *m* Schistosomatosis *f*, Schistosomiasis *f*, Bilharziose *f*
~, кише́чный Darmschistosomiasis *f*, Manson-Krankheit *f*
~, мочеполово́й Urogenitalschistosomiasis *f*, Urogenitalbilharziose *f*, ägyptische Hämaturie *f*, Blasenbilharziose *f*
~, япо́нский japanische Schistosomiasis *f*, Katayama-Krankheit *f*
шкала́ *f* Skala *f*, Skale *f*
~, оце́ночная Bewertungsskala *f*
~, подви́жная gleitende Skala *f*
~ потре́бности Bedürfnisskala *f*
~ цвето́в Farbenskala *f*
шкаф *m*
~, вытяжно́й Abzugsschrank *m*
~, дезинфекцио́нный Desinfektionsschrank *m*
~ для лека́рств Medikamentenschrank *m*
~ для перевя́зочного материа́ла Verbandstoffschrank *m*
~, инструмента́льный Instrumentenschrank *m*
~, суши́льный Trockenschrank *m*, Trockenkasten *m*
шла́ки *m pl*, обме́нные Stoffwechselschlacken *f pl*
шланг *m* Schlauch *m*
~ для облива́ния Gießschlauch *m*
~, дрена́жный Drainageschlauch *m*
~, дыха́тельный Atemschlauch *m*, Beatmungsschlauch *m*
~, охлажда́ющий Kühlschlauch *m*
шлем *m*:
~, апоневроти́ческий Sehnenhaube *f*
~, противошу́мный Lärmschutzhaube *f*
шле́мник *m*, байка́льский Baikal-Helmkraut *n*, *Scutellaria baicalensis*
шлиф *m* Schliff *m*
шлюз *m*, лече́бный Krankenschleuse *f*
шов *m* 1. Naht *f*, Raphe *f*, *Sutura chirurgica* 2. Naht *f*, *Sutura cranii*
~, артериа́льный Arteriennaht *f*
~, боково́й Seitennaht *f*
~, вене́чный Kranznaht *f*
~ ве́ны Venennaht *f*
~, втори́чный Sekundärnaht *f*
~, гемостати́ческий blutstillende Naht *f*
~, глухо́й Verschlußnaht *f*
~, двойно́й Doppelnaht *f*
~, желу́дочный Magennaht *f*
~, захлёстывающий überwendliche Naht *f*
~, зигзагообра́зный Zickzacknaht *f*
~, зу́бчатый Zackennaht *f*
~ ке́тгутом Catgutnaht *f*
~, кисе́тный Tabakbeutelnaht *f*, Schnürnaht *f*, Raffnaht *f*
~, кише́чный Darmnaht *f*
~, ко́жный Hautnaht *f*
~, космети́ческий kosmetische Naht *f*
~, ко́стный Knochennaht *f*
~, краево́й Randnaht *f*
~, кругово́й Rundnaht *f*, Zirkulärnaht *f*
~, ламбдови́дный Lambdanaht *f*
~, лигату́рный Ligaturnaht *f*
~, лине́йный Linearnaht *f*
~, матра́цный Matratzennaht *f*, Steppnaht *f*
~, металли́ческий Metallnaht *f*
~, механи́ческий ско́бочный Klammerung *f*
~, направля́ющий Situationsnaht *f*
~ на ра́ну Wundnaht *f*
~, нёбный Gaumennaht *f*
~, непреры́вный fortlaufende Naht *f*, Kürschner-Naht *f*
~, непреры́вный вывора́чивающий Schmieden-Naht *f*
~ Но́викова, ко́стный Nowikow-Knochennaht *f*
~, обвивно́й überwendliche Naht *f*, Umschlingungsnaht *f*
~, обка́лывающий Umstichnaht *f*
~, S-обра́зный S-Naht *f*
~, отсро́ченный verzögerte Naht *f*
~, перви́чный primäre Naht *f*
~, пе́тельный Schlingennaht *f*
~ Петраше́вской, ко́стный Petraschewskaja-Knochennaht *f (Methode der Bruchstückezusammensetzung)*
~, погружно́й versenkte Naht *f*
~, подве́шивающий Aufhängenaht *f*
~, подко́жный Subkutannaht *f*
~, попере́чный Quernaht *f*
~, послабля́ющий Entspannungsnaht *f*
~, посло́йный Schichtnaht *f*, Etagenaht *f*
~, провизо́рный Schienennaht *f*, Sicherheitsnaht *f*
~, про́волочный Drahtnaht *f*
~, ро́вный glatte Naht *f*
~ Ро́зова Rozow-Naht *f*, Sehnennaht *f*

~, сагиттáльный Pfeilnaht *f*
~, свинцóво-шёлковый Pirogow-Naht *f*
~, серéбряный Silbernaht *f*
~, сердéчный Herznaht *f*
~, сéро-серóзный seroseröse Naht *f*
~, ситуациóнный Situationsnaht *f*
~, скóбочный Klammernaht *f*
~, соедини́тельный Vereinigungsnaht *f*
~, сосýдистый Gefäßnaht *f*
~, стебéльчатый Stiftnaht *f*
~, сухожи́льный Sehnennaht *f*
~, узловóй Knopfnaht *f*, Einzelknopfnaht *f*
~, фасциáльный Fasziennaht *f*
~, хирурги́ческий chirurgische Naht *f*
~ Шкóльникова Schkolnikow-Knochennaht *f* *(Osteosynthese mittels Nabelschnur)*
~ шёлком Seidennaht *f*
~ языкá Zungennaht *f*
шок *m* Schock *m*
~, аллерги́ческий allergischer Schock *m*
~, анафилакти́ческий anaphylaktischer Schock *m*
~, бактериáльный bakterieller Schock *m*
~, болевóй Schmerzschock *m*
~, вакцинáльный Vakzinalschock *m*
~ вслéдствие ущемлéния Einklemmungsschock *m*
~, втори́чный Sekundärschock *m*
~, гемолити́ческий hämolytischer Schock *m*
~, геморраги́ческий hämorrhagischer Schock *m*
~, гемотрансфузиóнный Transfusionsschock *m*
~, гипогликеми́ческий hypoglykämischer Schock *m*
~, гистами́новый Histaminschock *m*
~, затянýвшийся protrahierter Schock *m*
~, инсули́новый Insulinschock *m*
~, кардиогéнный kardiogener Schock *m*
~, начáльный erethische Schockphase *f*, initiales Schockstadium *n*
~, нéрвный Nervenschock *m*
~, обрати́мый reversibler Schock *m*
~, ожóговый Verbrennungsschock *m*
~, операциóнный Operationsschock *m*
~, перви́чный primärer Schock *m*
~, плевропульмонáльный pleuropulmonaler Schock *m*
~, послеоперациóнный Postoperationsschock *m*
~ при взры́ве Explosionsschock *m*
~, психи́ческий psychischer Schock *m*
~, психогéнный psychogener Schock *m*
~, раневóй Wundschock *m*
~, родовóй Geburtsschock *m*
~, сосýдистый Gefäßschock *m*
~, спинáльный spinaler Schock *m*
~, сы́вороточный Serumschock *m*
~, трансфузиóнный Transfusionsschock *m*
~, холодóвый Kälteschock *m*
~, электри́ческий elektrischer Schock *m*
~, эндотокси́новый Endotoxinschock *m*
шпáтель *m* Spatel *m*
~, аптéчный Apothekerspatel *m*
~, глазнóй Augenspatel *m*
~, деревя́нный Holzspatel *m*
~ для прямóй ларингоскопи́и Autoskopiespatel *m*
~ для рта Mundspatel *m*
~ для языкá Zungenspatel *f*
~, желобовáтый Hohlspatel *m*
~, измери́тельный Meßspatel *m*
~, изóгнутый gekrümmter Spatel *m*
~ ларингоскóпа Laryngoskopspatel *m*
~, лёгочный Lungenspatel *m*
~, мозговóй Gehirnspatel *m*
~, ротовóй Mundspatel *m*
~, стеклянный Glasspatel *m*
~, трансплантациóнный Transplantationsspatel *m*
шпóра *f* Sporn *m*
~, кóстная Knochensporn *m*
~, пти́чья Vogelsporn *m*
~, пя́точная Kalkaneussporn *m*, Fersensporn *m*
~, трахéйная Trachealsporn *m*
шприц *m* Spritze *f*
~, гортáнный Kehlkopfspritze *f*
~, двухходóвый Rotandaspritze *f*
~ для переливáния крóви Bluttransfusionsspritze *f*
~ для промывáния мочевóго пузыря́ Blasenspritze *f*
~, дозирóвочный Dosierungsspritze *f*; Pipettierspritze *f*
~, инсули́новый Insulinspritze *f*
~, инъекциóнный Injektionsspritze *f*
~, мáточный Gebärmutterspritze *f*, Uterusspritze *f*
~ непреры́вного дéйствия, инфузиóнный Dauerinfusionsspritze *f*
~ однорáзового пóльзования Einmalgebrauchsspritze *f*
~, пластмáссовый Plastspritze *f*
~, стекля́нный Glasspritze *f*
~, ушнóй Ohr(en)spritze *f*
~, цельнометалли́ческий Ganzmetallspritze *f*
~, цельностекля́нный Ganzglasspritze *f*
шприц-тю́бик *m* Syrette *f*
шрам *m* Schramme *f*, Schmiß *m*
штамм *m* Stamm *m*
~ бактéрий Bakterienstamm *m*
~ ви́русов Virusstamm *m*
~, ди́кий wilder Stamm *m*
~, иммуногéнный immunogener Stamm *m*
~, лизогéнный lysogener Stamm *m*
~ микроорганизмов Mikrobienstamm *m*
~, óпухолевый Tumorstamm *m*, Geschwulststamm *m*
штати́в *m* Stativ *n*, Gestell *n*, Ständer *m*
штифт *m* Stift *m*
~ для пломбировáния канáла зýба Wurzelfüllstift *m*
~, корневóй Wurzelstift *m*
штопфéр *m* Stopfer *m*, Stopfinstrument *n*
шуб *m* Schub *m* (*bei Schizophrenie*)
шум *m* Geräusch *n*
~, артериáльный Arterialgeräusch *n*
~, бéлый weißes Rauschen *n* [Geräusch *n*]
~, вéнный Venengeräusch *n*
~, веретенообрáзный spindelförmiges Geräusch *n*
~ Виногрáдова-Дюрозьé, двойнóй Duroziez-Doppelgeräusch *n* (*bei Aorteninsuffizienz*)
~, внесердéчный extrakardiales Geräusch *n*
~, воздýшный Luftschall *m*

~ волчка́ Drehwürfelgeräusch *n*
~ в подключи́чной я́мке Subklavikulargeräusch *n*
~ в уша́х Ohrensausen *n*, Ohrenklingen *n*, Ohrgeräusch *n*
~, высокочасто́тный Hochfrequenzgeräusch *n*
~, голосистоли́ческий holosystolisches Herzgeräusch *n*
~, диастоли́ческий diastolisches Herzgeräusch *n*
~, ду́ющий «blasendes» Herzgeräusch *n*
~, дыха́тельный Atemgeräusch *n*
~, жужжа́щий summendes Herzgeräusch *n*
~ изгна́ния Austreibungsgeräusch *n*
~, и́мпульсный Impulsschall *m*
~, интракардиа́льный intrakardiales Herzgeräusch *n*
~, кише́чный Darmgeräusch *n*
~, кла́панный Klappengeräusch *n*
~, ма́точный Uterusgeräusch *n*
~, маши́нный Maschinengeräusch *n*
~, мезодиастоли́ческий mesodiastolisches Herzgeräusch *n*
~, мезосистоли́ческий mesosystolisches Herzgeräusch *n*
~ ме́льничного колеса́ Mühlradgeräusch *n*, bruit de moulin *(franz.)*
~ наполне́ния Einfüllungsgeräusch *n*
~, нараста́ющий zunehmendes Herzgeräusch *n*, Crescendo-Herzgeräusch *n*
~ на удале́нии Distanzgeräusch *n*
~, неимпульсный gleichförmiger Lärm *m*
~, низкочасто́тный Niederfrequenzgeräusch *n*
~, органи́ческий organisches Herzgeräusch *n*
~, пансистоли́ческий pansystolisches Herzgeräusch *n*
~, паракардиа́льный parakardiales Geräusch *n*
~ пле́ска Plätschergeräusch *n*
~, пресистоли́ческий präsystolisches Herzgeräusch *n*
~, продолжи́тельный kontinuierliches Geräusch *n*
~, произво́дственный Industrielärm *m*, Betriebslärm *m*
~, протодиастоли́ческий protodiastolisches Herzgeräusch *n*
~ пупови́ны Nabelschnurgeräusch *n*
~, ромбови́дный rhomboidales Geräusch *n*
~, серде́чный Herzgeräusch *n*
~, систоли́ческий systolisches Herzgeräusch *n*
~, систолодиастоли́ческий systolodiastolisches Herzgeräusch *n*
~, сосу́дистый Gefäßgeräusch *n*
~, среднечасто́тный Mittelfrequenzgeräusch *n*
~, стаби́льный Dauerschall *m*
~, стеноти́ческий Stenosegeräusch *n*
~, тра́нспортный Verkehrslärm *m*, Fahrgeräusch *n*
~, тре́ния Reibegeräusch *n*
~ тре́снувшего горшка́ Geräusch *n* des zersprungenen Topfes
~, убыва́ющий abnehmendes Herzgeräusch *n*, Diminuendo-Herzgeräusch *n*
~, узкополо́сный Schmalbandgeräusch *n*
~, ушно́й *s.* шум в уша́х

~, функциона́льный funktionelles [anorganisches] Herzgeräusch *n*
~, широкополо́сный Breitbandgeräusch *n*
~, экстракардиа́льный extrakardiales Herzgeräusch *n*
шунт *m* Shunt *m*, Nebenschluß *m*, Kurzschluß *m*
~, артериовено́зный arteriovenöser Shunt *m*
~, лимфовено́зный lymphovenöser Shunt *m*
~, сосу́дистый vaskulärer Shunt *m*
~, спленорена́льный splenorenaler Shunt *m*
~, субарахноида́льный subarachnoidaler Shunt *m*
~, экстракорпора́льный extrakorporaler Shunt *m*
шунти́рование *n* Shunting *f*, Shuntanlegung *f*

Щ

щадя́щий schonend
щебёнка *f*, ко́стная Knochensplitter *m pl*, Knochenstückchen *n pl*
щека́ *f* Backe *f*, Wange *f*
щелеви́дный spaltförmig, schlitzförmig
щёлканье *n*:
~ в висо́чно-нижнечелюстно́м суста́ве Kiefergelenksknacken *n*
~ зуба́ми Zähneklappen *n*
щёлочность *f* кро́ви, резе́рвная Alkalireserve *f* des Blutes
щелчо́к *m* откры́тия митра́льного кла́пана Mitralöffnungsknall *m*
щель *f* Fissur *f*, Spalt *m*, Spalte *f*, Riß *m*, Schlitz *m*
~ век Lidspalte *f*
~, глазни́чная Augenhöhlenspalt *m*
~, голосова́я Stimmritze *f*
~, жа́берная Kiemenspalte *f*
~, междолева́я Lappenspalte *f*, Interlobärspalte *f*
~, междо́льковая Interlobulärspalte *f*
~, пере́дняя среди́нная vordere Längsspalte *f*
~ перело́ма Bruchspalte *f*
~, редукцио́нная Reduktionsspalt *m*
~, ротова́я Mundspalte *f*, Mundschlitz *m*, Mundritze *f*
~, срамна́я Schamspalte *f*
~, суставна́я Gelenkspalt *m*
~, сухожи́льная Adduktorenschlitz *m*
~, тка́невая Gewebsspalte *f*
~ хруста́лика, водяна́я radiäre Wasserspalte *f*
щипцы́ *pl* Zange *f*; Forzeps *m*, *f*
~, або́ртные Abort(us)zange *f*
~, акуше́рские Geburtszange *f*, Forzeps *m*, *f*
~, акуше́рские головны́е Kopfzange *f*
~, акуше́рские зубча́тые Kopfschwartenzange *f*, Galeazange *f*
~, акуше́рские осевы́е Achsenzugzange *f*
~, альвеоля́рные Alveolarzange *f*
~, биопси́йные Biopsiezange *f*, Probeexzisionszange *f*
~, влага́лищные Scheidenzange *f*
~, высо́кие Beckeneingangszange *f*
~, выходны́е Beckenausgangszange *f*
~, геморроида́льные Hämorrhoidenzange *f*

~, **ги́бкие** flexible Zange *f*
~, **горта́нные** Kehlkopfzange *f*
~, **горта́нные поли́пные** Kehlkopfpolypenzange *f*
~ **для захва́тывания жёлчных камне́й** Gallensteinfaßzange *f*
~ **для захва́тывания по́чечных камне́й** Nierensteinfaßzange *f*
~ **для захва́тывания по́чки** Nierenfaßzange *f*
~ **для извлече́ния иноро́дных тел** Fremdkörperzange *f*
~ **для извлече́ния иноро́дных тел, горта́нные** Kehlkopffremdkörperzange *f*
~ **для наложе́ния кли́псов** Klammeranlegezange *f*, Gehirnklammerzange *f*
~ **для простатэктоми́и** Prostatektomiezange *f*
~ **для резе́кции ребра́** Rippenresektionszange *f*
~ **для ско́бок** Klammerzange *f*
~ **для удале́ния камне́й** Steinzange *f*
~ **для удале́ния ко́рня зу́ба** Zahnwurzelzange *f*
~, **зубны́е [зубовраче́бные]** Zahn(extraktions)zange *f*
~, **интубацио́нные** Intubationszange *f*
~, **кише́чные** Darmklemme *f*
~, **клювови́дные** Rabenschnabelzange *f*
~, **конта́ктные** Kontaktzange *f*
~, **ко́стные** Knochenzange *f*
~, **крампо́нные** Kramponzange *f*
~, **кривы́е** Krummzange *f*
~, **лёгочные** Lungenfaßzange *f*
~, **ложкообра́зные** Löffelmaulzange *f*
~, **ма́точные** Uteruszange *f*
~, **ма́точные пулевы́е** Uterusfaßzange *f*
~, **носовы́е поли́пные** Nasenpolypenzange *f*
~, **овариа́льные** Andexklemme *f*, Ovarienzange *f*
~, **око́нчатые** gefensterte [durchlöcherte] Zange *f*
~, **поли́пные** Polypenzange *f*
~, **пулевы́е** Kugelzange *f*
~, **рёберные** Rippenzange *f*
~, **ротацио́нные** Rotationszange *f*
~, **секвестра́льные** Sequesterzange *f*
~ **с та́зовой кривизно́й** Zange *f* mit Beckenkrümmung
~, **сухожи́льные** Sehnenfaßzängchen *n*
~, **тампо́нные** Tamponhalter *m*
~, **техни́ческие** Technikzange *f*
~, **ти́гельные** Tiegelzange *f*
~, **трепанацио́нные** Trepanationszange *f*, Schädelzange *f*
~, **универса́льные** Universalzange *f*
~, **уретра́льные** Harnröhrenzange *f*
~, **ушны́е** Ohrenzange *f*
~, **хирурги́ческие** chirurgische Zange *f*
~, **штыкови́дные** Bajonettzange *f*
~, **экстракцио́нные** Extraktionszange *f*
~, **эмбриотоми́ческие перфорацио́нные** embryotomische Perforationszange *f*
щуп *m* Fühler *m*, Taster *m*

Э

эбурнеа́ция *f* Eburnisierung *f*, Eburnifizierung *f*
эвагина́ция *f* Evagination *f*, Ausstülpung *f*
эвакого́спиталь *m* Abtransportlazarett *n*
эвакопу́нкт *m* Abtransportstelle *f*
эвакуа́ция *f* Evakuation *f*
~ **больны́х** Krankenabgabe *f*
эвентра́ция *f* Eventration *f*, Eingeweidevorfall *m*
~ **за́днего прохо́да** Afterprolaps *m*
~, **интраплевра́льная** intrapleurale Eventration *f*
~, **подко́жная** subkutane Eventration *f*
эвисцера́ция *f* Eviszeration *f*
~ **гла́за** Eviszeration *f* des Augapfels
~ **плода́** Kindseviszeration *f*
э́го *n* Ich *n*, Ego *n*
эгофони́я *f* Ägophonie *f*
эгоцентри́зм *m* Egozentrismus *m*
эзотропи́я *f* Esotropie *f*, Einwärtsschielen *n*, Konvergenzschielen *n*
эзофаги́т *m* Ösophagitis *f*, Speiseröhrenentzündung *f*
~, **агранулоцита́рный** Ösophagitis *f* bei Agranulozytose
~, **пепти́ческий** peptische Ösophagitis *f*
~, **сидеропени́ческий** Eisenmangelösophagitis *f*
~, **склеродерми́ческий** sklerodermische Ösophagitis *f*
~, **я́звенный** ulzeröse Ösophagitis *f*
эзофагоаортографи́я *f* Ösophagoaortographie *f*
эзофагоатриогра́мма *f* Ösophagoatriogramm *n*
эзофагоатриографи́я *f* Ösophagoatriographie *f*
эзофаговентрикулографи́я *f* Ösophagoventrikulographie *f*
эзофагогастроанастомо́з *m* Ösophagogastroanastomose *f*
эзофагогастродуоденоскопи́я *f* Ösophagogastroduodenoskopie *f*
эзофагогастроско́п *m* Ösophagogastroskop *n*
~ **с волоко́нной о́птикой, биопси́йный ги́бкий** flexibles faseroptisches Biopsie-Ösophagogastroskop *n*
эзофагогастростоми́я *f* Ösophagogastrostomie *f*, Gastroösophagostomie *f*
эзофагографи́я *f* Ösophagographie *f*
эзофагодини́я *f* Ösophagodynie *f*, Speiseröhrenschmerz *m*
эзофагодуоденоанастомо́з *m* Ösophagoduodenoanastomose *f*
эзофагоеюноанастомо́з *m* Ösophagojejunoanastomose *f*
эзофагокардиографи́я *f* Ösophagokardiographie *f*
эзофагокимографи́я *f* Ösophagokymographie *f*
эзофагомаля́ция *f* Ösophagomalazie *f*
эзофагоманометри́я *f* Ösophagomanometrie *f*
эзофагопла́стика *f* Speiseröhrenplastik *f*
эзофагоплика́ция *f* Speiseröhrenfaltenbildungsoperation *f*
эзофагорраги́я *f* Speiseröhrenblutung *f*
эзофагоско́п *m* Ösophagoskop *n*
эзофагоскопи́я *f* Ösophagoskopie *f*
эзофагоспа́зм *m* Speiseröhrenkrampf *m*
эзофагостоми́я *f* Speiseröhrenfistelung *f*
эзофагото́м *m* Ösophagotom *n*
эзофаготоми́я *f* Ösophagotomie *f*, Ösophaguseröffnung *f*, Speiseröhrenschnitt *m*
эзофаготонографи́я *f* Ösophagotonographie *f*
эзофагофиброскопи́я *f* Ösophagofibroskopie *f*

эзофагофренопла́стика *f* Ösophagophrenoplastik *f*
эзофагофундоанастомо́з *m* Ösophagofundusanastomose *f*
эзофагоэнтероанастомо́з *m* Ösophagoenteroanastomose *f*
эзофагоэнтеростоми́я *f* Ösophagoenterostomie *f*
эзофагэктази́я *f* Speiseröhrenerweiterung *f*
эзофагэктоми́я *f* Ösophagektomie *f*
эзофори́я *f* Esophorie *f*
эйдети́зм *m* Eidetik *f*
эйзоптрофоби́я *f* Eisoptrophobie *f* (*krankhafte Angst vor Spiegeln*)
эйконо́метр *m* Eikonometer *n*
эйконометри́я *f* Eikonometrie *f*
эйритми́я *f* Eurhythmie *f*, Herzschlagfolgeregelmäßigkeit *f*
эйтанази́я *f* Euthanasie *f*
эйфори́ческий, эйфори́чный euphorisch
эйфори́я *f* Euphorie *f*, Wohlbefinden *n*
~, **ипохондри́ческая** hypochondrische Euphorie *f*
эквивале́нт *m* Äquivalent *n*
~ **депре́ссии** depressives Äquivalent *n*
~ **депре́ссии, сомати́ческий** somatisch-depressives Äquivalent *n*
~, **до́зовый** (biologisches) Dosisäquivalent *n*
~ **кислоро́да, калори́ческий** kalorisches Oxygenäquivalent *n*
~, **лета́льный** Letaläquivalent *n*
~, **психи́ческий** psychisch-epileptisches [psychisches] Äquivalent *n*
~, **тимопати́ческий** thymopathisches Äquivalent *n*
~, **эпилепти́ческий** epileptisches Äquivalent *n*
экзанте́ма *f* Hautausschlag *m*, Exanthem(a) *n*
~, **бо́стонская** Boston-Exanthem *n*
~ **в ви́де тру́сиков** Badehosenexanthem *n*
~, **внеза́пная** Dreitagefieber *n*, Dukes-Filatow-Krankheit *f*, *exanthema subitum*
~, **энтерови́русная** Enteroviren-Hautausschlag *m*
~, **эпидеми́ческая** *s.* **экзанте́ма, бо́стонская**
экзартикуля́ция *f* Exartikulation *f*, Gliederauslösung *f*
~ **плеча́** Schultergelenkexartikulation *f*
~ **стопы́** Fußexartikulation *f*
экзацерба́ция *f* Exazerbation *f*, Wiederaufflakkern *n*, Wiederaufbruch *m*
экзе́ма *f* Ekzem *n*, *eczema*
~, **бактериа́льная** bakterielles Ekzem *n*
~ **валя́льщиков** Walkerekzem *n*
~, **втори́чно сенсибилизи́рованная** sekundär sensibilisiertes Ekzem *n*
~ **грудны́х дете́й, себоре́йная** seborrhoisches Säuglingsekzem *n*
~, **дегенерати́вная** degeneratives Ekzem *n*
~, **де́тская** Kinderekzem *n*
~, **дисгидроти́ческая** dyshidrotisches Ekzem *n*
~, **импетигино́зная** impetiginöses Ekzem *n*
~, **интертригино́зная** intertriginöses Ekzem *n*
~, **и́стинная** echtes [vulgäres] Ekzem *n*
~, **йодофо́рмная** Jodoformekzem *n*
~, **конституциона́льная** konstitutionelles Ekzem *n*
~, **конта́ктная** Kontaktekzem *n*
~ **лесору́бов** Holzfällerekzem *n*
~, **микотизи́рованная** mykotisiertes Ekzem *n*
~, **микро́бная** mikrobielles Ekzem *n*
~, **мо́кнущая** nässendes Ekzem *n*
~, **монетови́дная [нуммуля́рная]** nummuläres Ekzem *n*
~, **околоротова́я** Perioralekzem *n*
~ **пе́карей** Bäckerekzem *n*
~, **перина́льная** Perianalekzem *n*
~, **перигенита́льная** Perigenitalekzem *n*
~, **периорифициа́льная** periorifizielles Ekzem *n*
~, **профессиона́льная** Berufsekzem *n*, Arbeitsekzem *n*
~, **пустулёзная амикро́бная** pustulöses amikrobielles Ekzem *n*
~, **рагадифо́рмная** rhagadiformes [spaltförmiges] Ekzem *n*
~, **себоре́йная** seborrhoisches Ekzem *n*
~, **со́лнечная** Sonnenbrand *m*
~, **эндоге́нная** endogenes Ekzem *n*
экземати́д *m* Ekzematid *n*
экзематиза́ция *f* Ekzematisation *f*
экземато́ид *m* Ekzematoid *n*
экзентера́ция *f* Exenteration *f*
экзерéз *m* Ex(h)airese *f*
экзистенциали́зм *m* Existentialismus *m*, daseinsanalytische Psychiatrie *f*
экзоаллерге́н *m* Fremdallergen *n*
экзобиоло́гия *f* Exobiologie *f*
экзогени́я *f* Exogenie *f*, exogene [symptomatische] Psychose *f*
экзогено́та *f* Exogenote *f*
экзоколо́нии *f pl* Exokolonien *f pl*
экзомута́ция *f* Exomutation *f*
экзопептида́за *f* Exopeptidase *f*
экзосто́з *m* Exostose *f*, Knochenauswuchs *m*
~, **ко́стно-хрящево́й** osteokartilaginäre Exostose *f*
~, **насле́дственный** erbliche Exostose *f*
~, **солита́рный** solitäre Exostose *f*, Solitärexostose *f*
~, **хрящево́й** kartilaginäre Exostose *f*
экзотокси́н *m* Exotoxin *n*
экзотропи́я *f* Exotropie *f*, Auswärtsschielen *n*, Divergenzschielen *n*
экзофи́т *m* Exophyt *m*, Osteophyt *m*
экзофори́я *f* Exophorie *f*
экзофта́льм *m* Exophthalmus *m*, Glotzauge *n*, Augenvorfall *m*
экзофтальмометри́я *f* Exophthalmometrie *f*
эклампси́зм *m* Eklampsismus *m*, Präeklampsie *f*
эклампси́я *f* Eklampsie *f*
~ **без су́дорог** krampflose Eklampsie *f*
~, **плацента́рная** plazentäre Eklampsie *f*
~, **по́чечная** renale Eklampsie *f*
эколо́гия *f* Ökologie *f*
экразе́р *m* Écraseur *m*
экра́н *m* Schirm *m*, Schirmwand *f*
~ **для гелиотерапи́и, жалюзи́йный** Jalousieschirm *m* [Rolladenschirm *m*] für die Heliotherapie
~, **защи́тный** Schutzschild *m*, Schirmwand *f*
~, **рентге́новский** Röntgenschirm *m*, Durchleuchtungsschirm *m*
~ **с послесвече́нием** Nachleuchtschirm *m*
~, **уси́ливающий** Verstärkerfolie *f*, Röntgenverstärkerfolie *f*, Verstärkungsschirm *m*

~, флюоресцирующий Fluoreszenzschirm *m*, Leuchtschirm *m*
экранирование *n* Abschirmung *f*
эксгибиционизм *m* Exhibitionismus *m*
эксгумация *f* Exhumierung *f*
эксиканты *m pl* Exsikkanzien *n pl*, austrocknende Mittel *n pl*
эксикоз *m* Exsikkose *f*
~, вододефицитный Wassermangelexsikkose *f*
~, соледефицитный Salzmangelexsikkose *f*
экскавация *f*:
~ зрительного нерва, краевая randständige Exkavation *f* der Pupille
~ зрительного нерва, физиологическая physiologische Exkavation *f* der Pupille
экскориация *f* Exkoriation *f*, Hautabschürfung *f*
экскохлеация *f* Exkochleation *f*, Evidement *n*
экскременты *pl* Exkremente *n pl*, Kot *m*
экскрет *m* Exkret *n*, Auswurfstoff *m*
экскреция *f* Exkretion *f*, Absonderung *f*
эксперимент *m*:
~, ассоциативный Assoziationsversuch *m*
~ на человеке Humanexperiment *n*
экспертиза *f* Gutachten *n*, Expertise *f*
~, ветеринарно-санитарная veterinärhygienische Besichtigung *f*
~, военно-врачебная militärärztliches Gutachten *n*
~, врачебная ärztliche Gutachtung *f* [Expertise *f*]
~, врачебно-трудовая ärztliche Arbeitsfähigkeitsexpertise *f*
~ временной нетрудоспособности Krankschreibungsexpertise *f*
~ пищевых продуктов Begutachtung *f* von Lebensmitteln
~ профессиональной пригодности, врачебная ärztliche Expertise *f* zu Berufstauglichkeit
~, психическая psychiatrisches Gutachten *n*
~, санитарная Hygienkontrolle *f*, hygienische Begutachtung *f*
~, судебно-медицинская gerichtsmedizinisches Gutachten *n*
~, токсикологическая toxikologische Expertise *f*
экспирация *f* Expiration *f*
эксплантат *m* Explantat *n*
эксплантация *f* матки Uterusexplantation *f*
эксплорация *f* Exploration *f*
экспресс-диагностика *f* expressdiagnostisches Verfahren *n*
экспрессивность *f* Expressivität *f*
~ признака Merkmalexpressivität *f*
экспресс-метод *m* Schnell-Methode *f*
экссудат *m* Exsudat *n*
~, геморрагический hämorrhagisches Exsudat *n*
~, параметральный parametrales Exsudat *n*
~, перикардиальный Perikardialexsudat *n*
~, плевральный Pleuralexsudat *n*
~, раневой Wundexsudat *n*
~, серозный seröses Exsudat *n*
~, фибринозный fibrinöses Exsudat *n*
экссудация *f* Exsudation *f*
экстерорецептор *m* Extero(re)zeptor *m*
экстирпация *f* Exstirpation *f*
~ гортани Kehlkopftotalexstirpation *f*
~ матки Gebärmutterexstirpation *f*
~ поджелудочной железы Pankreasexstirpation *f*
~ прямой кишки Mastdarmexstirpation *f*
~ пульпы Pulpexstirpation *f*, Pulpektomie *f*
~ языка Glossektomie *f*
экстравазат *m* Extravasat *n*
экстравертированность *f* Extraversion *f*
экстрагирование *n* Extrahieren *n*
экстракорпоральный extrakorporal
экстракт *m* Extrakt *m*, Auszug *m*
~, густой zähflüssiger Extrakt *m*
~, жидкий dünnflüssiger Extrakt *m*, Fluidextrakt *m*
~ пыльцы Pollenextrakt *m*
~, сухой Trockenextrakt *m*
экстрактор *m* Extraktor *m*
~, вакуумный Vakuumextraktor *m*
~, корневой Wurzelheber *m*
~ костномозговых гвоздей Nagelziehgerät *n*
~, ногтевой Nagelauszieher *m*
~ с крючком Ausziehhaken *m*
~, сухожильный Sehnenstripper *m*
экстракция *f* Extraktion *f*, Herausziehen *n*
~ катаракты Starextraktion *f*
~ плода Kindsextraktion *f*
экстралабиринтный extralabyrinthisch
экстраплевральный extrapleural
экстрасистола *f* Extrasystole *f*
~, атриовентрикулярная Atrioventrikularextrasystole *f*
~, блокированная blockierte Extrasystole *f*
~, возвратная rekurrente Extrasystole *f*
~, вставочная interpolierte Extrasystole *f*
~, единичная vereinzelte Extrasystole *f*
~, желудочковая Kammerextrasystole *f*
~, инфрабифуркационная infrabifurkale Extrasystole *f*
~, наджелудочковая supraventrikulare Extrasystole *f*
~, предсердная Vorhofextrasystole *f*
~, синусовая Sinusextrasystole *f*
~, супрабифуркальная suprabifurkale Extrasystole *f*
~, узловая Nodalextrasystole *f*
экстрасистолия *f* Extrasystolie *f*
~ напряжения Arbeitsextrasystolie *f*
~ покоя Ruheextrasystolie *f*
экстрасистолы *f pl* Extrasystolen *f pl*
~, групповые [залповые] gehäufte Extrasystolen *f pl*
~, политопные polytope [multifokale] Extrasystolen *f pl*
экстратон *m* überzähliger Ton *m*
экстрофия *f* Extrophie *f*
~ мочевого пузыря Harnblasen(aus)stülpung *f*
экстубация *f* Extubation *f*
эксфолиация *f* Exfoliation *f*, Abblätterung *f*
эксцеребрация *f* Exzerebration *f*
эктазия *f* Ektasie *f*, Erweiterung *f*
~ роговицы Keratektasie *f*
~ склеры Sklerektasie *f*
эктима *f* Ekthym *n*
эктобласт *m* Ektoblast *m*

эктогли́я *f* Ektoglia *f*
эктоде́рма *f* Ektoderm *n*
эктомезенхи́ма *f* Neuromesenchym *n*
эктоми́я *f* Herausschneiden *n*
эктопарази́т *m* Ektoparasit *m*
эктопи́я *f* Ektopie *f*, Organverlagerung *f*
~ **зрачка́** Korektopie *f*
~ **мочево́го пузыря́** Blasenektopie *f*
~ **хруста́лика** Subluxation *f* der Linse
~ **яи́чка** Hodenektopie *f*
эктопла́зма *f* Ektoplasma *n*
эктродактили́я *f* Oligodaktylie *f*
эктромели́я *f* Ektromelie *f*, Gliedmaßenmißbildung *f*
эктро́пион *m* Ektropium *n*, Ektropion *n*
~, **рубцо́вый** Narbenektropium *n*
экхимо́з *m* Ekchymose *f*
экхондро́з *m* Ekchondrose *f*
экхондро́ма *f* Ekchondrom *n*
эласта́за *f* Elastase *f*
эласти́чность *f* Elastizität *f*
эласти́чный elastisch
эласто́з *m* Elastose *f*
~, **ста́рческий** Alterselastose *f*
эласто́лиз *m* Elastolyse *f*
эласто́ма *f* **ко́жи** *elastoma cutis*
эласторе́ксис *m* Elastorrhexis *f*
эластотоно́метр *m* Elastotonometer *n*
эластофибро́ма *f* Elastofibrom *n*
элева́тор *m* Elevator *m*, Elevatorium *n*
~ **для минда́лин** Tonsillenelevatorium *n*
~ **для по́чки** Nierenhebel *m*
~ **для репози́ции косте́й** Knochenrepositionshebel *m*
~ **для репони́рования носовы́х косте́й** Nasenknochenelevator *m*
~, **зубно́й** Zahnhebel *m*
~, **корнево́й** Wurzelheber *m*
~, **ко́стный** Knochenhebel *m*
~ **носово́й перегоро́дки** Septumelevatorium *n*
~ **по́чечных камне́й** Nierensteinhebel *m*
~, **рёберный** Rippenelevator *m*
~, **ушно́й** Ohrhebel *m*
~, **челюстно́й** Kieferhebel *m*
~, **штыкови́дный** Geißfuß *m*
электроакупункту́ра *f* Elektroakupunktur *f*
электроанестези́я *f* Elektroanästhesie *f*
электроаэрозо́ль *m* Elektroaerosol *n*
электроаэрозольингаля́ция *f* Elektroaerosolinhalation *f*
электробаллистокардиографи́я *f* Elektroballistokardiographie *f*
электровагинографи́я *f* Elektrovaginographie *f*
электрогастрографи́я *f* Elektrogastrographie *f*
электрогидротерапи́я *f* Elektrohydrotherapie *f*
электрогимна́стика *f* Elektrogymnastik *f*
электрогипсоре́з *m* elektrische Gipsschere *f*
электроглоттографи́я *f* Elektroglottographie *f*
электрогустометри́я *f* Elektrogustometrie *f*
электро́д *m* Elektrode *f*
~, **абдомина́льный** Abdominalelektrode *f*
~, **акти́вный** aktive [differente] Elektrode *f*
~, **база́льный** Basalelektrode *f*
~, **биоэлектри́ческий** bioelektrische Elektrode *f*
~, **биполя́рный** Zweipolelektrode *f*
~, **боково́й** Seitenelektrode *f*
~, **ва́куумный** Vakuumelektrode *f*
~, **вживлённый** implantierte Elektrode *f*
~, **влага́лищный** Vaginalelektrode *f*
~, **внутрижелу́дочный** Mageninnenelektrode *f*
~, **внутрипищево́дный** Ösophaguselektrode *f*
~, **внутрисерде́чный** Herzinnenelektrode *f*
~, **внутрисосу́дистый** Gefäßinnenelektrode *f*
~, **встро́енный** Einbauelektrode *f*
~, **глуби́нный** Tiefenelektrode *f*
~, **горта́нный** Kehlkopfelektrode *f*
~, **грудно́й** Brust(wand)elektrode *f*
~, **ди́сковый** Scheibenelektrode *f*
~ **для коне́чностей** Extremitätenelektrode *f*
~, **ёмкостный** Kapazitätselektrode *f*
~, **жи́дкостный** Flüssigkeitselektrode *f*
~, **иго́льчатый** Einstichelektrode *f*
~, **изоли́рованный** isolierte Elektrode *f*
~, **индиффере́нтный** indifferente [inaktive] Elektrode *f*
~, **кислоро́дный** Sauerstoffelektrode *f*
~, **клея́щийся** Klebeelektrode *f*
~, **ко́жный** Hautelektrode *f*
~, **кольцево́й** Ringelektrode *f*
~, **мя́гкий рези́новый** Weichgummielektrode *f*
~, **нако́жный** Hautelektrode *f*
~, **нейтра́льный** neutrale Elektrode *f*
~, **нулево́й** Null-Elektrode *f*
~, **объединённый** Sammelelektrode *f*
~, **однопо́люсный** einpolige Elektrode *f*
~ **однора́зового примене́ния** Wegwerfelektrode *f*
~, **отводя́щий** Ableitungselektrode *f*
~, **отрица́тельный** negative Elektrode *f*
~, **пасси́вный** passive Elektrode *f*
~, **пищево́дный** Ösophaguselektrode *f*
~, **пове́рхностный** Oberflächenelektrode *f*
~, **подкладно́й** Unterlegeelektrode *f*
~, **подко́жный** Unterhautelektrode *f*
~, **положи́тельный** positive Elektrode *f*
~, **полостно́й** Körperhöhlenelektrode *f*
~, **прижимно́й** Andruckelektrode *f*
~, **приса́сывающийся** Saug(napf)elektrode *f*, Haftelektrode *f*
~, **раздража́ющий** Reizelektrode *f*
~, **ре́жущий** Schneidelektrode *f*
~, **ректа́льный** Rektalelektrode *f*
~, **рогови́чный** Hornhautelektrode *f*
~, **ро́ликовый** Rollenelektrode *f*
~, **ротово́й** Mundelektrode *f*
~, **спира́льный** Spiralelektrode *f*
~, **тканево́й** Gewebeelektrode *f*
~, **фета́льный** Fetalelektrode *f*
~, **черепно́й** Kopfelektrode *f*
~, **ша́риковый** Kugelelektrode *f*
~, **ше́йный** Halselektrode *f*
электродекальцина́ция *f* Elektroentkalkung *f*
электродерматогра́мма *f* Elektrodermatogramm *n*
электродерматометри́я *f* Elektrodermatometrie *f*
электродиагно́стика *f* Elektrodiagnostik *f*
электродиа́лиз *m* Elektrodialyse *f*
электродиализа́тор *m* Elektrodialysegerät *n*
электро́д-крючо́к *m* Hakenelektrode *f*
электродыха́ние *n* Elektrobeatmung *f*

электроиглоука́лывание *n* Elektroakupunktur *f*
электроимпульса́тор *m* Elektroimpulsgerät *n*
электроинтестинографи́я *f* Elektrointestinographie *f*
электрокардиогра́мма *f* Elektrokardiogramm *n*, EKG
~, пове́рхностная Oberflächen-Elektrokardiogramm *n*
~ с нагру́зкой Belastungs-EKG *n*
электрокардио́граф *m* Elektrokardiograph *m*, EK
~, многокана́льный Mehrkanalelektrokardiograph *m*
электрокардиографи́я *f* Elektrokardiographie *f*, Elektrokardiographik *f*
~, ве́кторная Vektorkardiographie *f*
электрокардиоско́п *m* Elektrokardioskop *n*
электрокардиотахо́граф *m* Elektrokardiotachograph *m*
электрокардиотахо́метр *m* Elektrokardiotachometer *n*
электрока́утер *m* Glühkauter *m*
электрокимографи́я *f* Elektrokymographie *f*
электрокоагулотоми́я *f* Elektrokoagulotomie *f*
электрокоагуля́ция *f* Elektrokoagulation *f*, Elektrokauterisation *f*
электроколори́метр *m* elektrisches Kolorimeter *n*
электрокольпотонометри́я *f* Elektrokolpotonometrie *f*
электрокортико́граф *m* Elektrokortikograph *m*
электрокохлеографи́я *f* Elektrokochleographie *f*
электромагни́т *m*, **глазно́й** Augen(elektro)magnet *m*
электроманометри́я *f* Elektromanometrie *f*, elektrische Druckmessung *f*
электроме́тка *f* Stromspur *f*, Strommarke *f*
электромиогра́мма *f* Elektromyogramm *n*, EMG
электромиографи́я *f* Elektromyographie *f*
электромиостимуля́тор *m* Elektromyostimulator *m*
электронейрографи́я *f* Elektroneurographie *f*
электронистагмогра́мма *f* Elektronystagmogramm *n*
электронистагмографи́я *f* Elektronystagmographie *f*, ENG
электроно́ж *m* Elektrokauter *m*, Messerelektrode *f*, elektrisches Messer *n*
электроно́жницы *pl* Elektroschere *f*
электроокулогра́мма *f* Elektrookulogramm *n*, EOG
электроотсо́с *m* Elektroaspirator *m*, Elektro(ab)saugerät *n*
электроофтальми́я *f* *ophthalmia electrica*
электроофтальмодинамо́метр *m* elektrisches Ophthalmodynamometer *n*
электроофтальмо́метр *m* Elektroophthalmometer *n*
электроофтальмоско́п *m* Elektroophthalmoskop *n*
~, ручно́й elektrisches Handophthalmoskop *n*; elektrischer Handaugenspiegel *m*, Refraktionsaugenspiegel *m*
электропенетра́ция *f* Diathermie *f*
электропирекси́я *f* Elektrofieber *n*
электроплетизмо́граф *m* Elektroplethysmograph *m*
электропневмоэнцефало́граф *m* Elektropneumoenzephalograph *m*
электрополоте́нце *n* elektrischer Händetrockner *m*
электропреципита́тор *m* elektrostatisches Staubbestimmungsgerät *n*
электропункту́ра *f* Elektropunktur *f*
электроразре́з *m* Elektroschnitt *m*
электрорезе́кция *f* Elektroresektion *f*
электрорентгенографи́я *f* Elektroröntgenographie *f*
электрорентгенокимо́граф *m* Elektroröntgenkymograph *m*
электрорентгенокимографи́я *f* Elektroröntgenkymographie *f*
электроретиногра́мма *f* Elektroretinogramm *n*, ERG
~, мелька́ющая Flimmer-Elektroretinogramm *n*
~, норма́льная normale Elektroretinogrammskurve *f*
~, субнорма́льная subnormales Elektroretinogramm *n*
~, супернорма́льная supernormales Elektroretinogramm *n*
~, уга́сшая ausgelöschtes Elektroretinogramm *n*
электроретинографи́я *f* Elektroretinographie *f*
~, динами́ческая dynamische Elektroretinographie *f*
~, клини́ческая klinische Elektroretinographie *f*
электросо́н *m* Elektroschlaf *m*
электроспиро́граф *m* Elektrospirograph *m*
электроспиро́метр *m* Elektrospirometer *n*
электростерилиза́тор *m* Elektrosterilisator *m*
электростимуля́тор *m* Elektrostimulationsgerät *n*
электростимуля́ция *f* Elektrostimulation *f*, elektrische Reizung *f*
~ мышц elektrische Muskelstimulation *f*
~ се́рдца Elektrostimulation *f* des Herzens
~ се́рдца, посто́янная permanente Elektrostimulation *f* des Herzens
~ се́рдца по тре́бованию Herzstimulation *f* bei Bedarf, Demand-Herzstimulation *f*
~, чреско́жная transkutane [perkutane] Elektrostimulation *f*
электросу́дорога *f* Elektrokrampf *m*
электросфигмо́граф *m* Elektrosphygmograph *m*
электросфигмомано́метр *m* Elektrosphygmomanometer *n*
электротерапи́я *f* Elektrotherapie *f*
электротермобу́ж *m* Elektrothermobougie *f*
электротермо́метр *m* Elektrothermometer *n*, elektrisches Thermometer *n*
электротоми́я *f* Elektrotomie *f*
электрото́н *m* Elektrotonus *m*
электротонометри́я *f* Elektrotonometrie *f*, elektrische Druckmessung *f*
электротра́вма *f* Elektrotrauma *n*, Elektrounfall *m*
электротранстерми́я *f* Elektrotransthermie *f*
электротрепа́н *m* elektrischer Trepanbohrer *m*
электроутерографи́я *f* Elektrohysterographie *f*
электрофонопульмо́граф *m* Elektrophonopulmograph *m*

электрофонофоре́з *m* Elektrophonophorese *f*
электрофоре́з *m* Elektrophorese *f*
~, **зона́льный** Zonenelektrophorese *f*
~, **лека́рственный** medikamentöse Elektrophorese *f*, Arzneimittelelektrophorese *f*
~ **на бума́ге** Papierelektrophorese *f*
электрофоре́з-диатерми́я *m* elektrophoretische Diathermie *f*
электрофорез-индуктотерми́я *f* elektrophoretische Induktothermie *f*
электрохирурги́я *f* Elektrochirurgie *f*
электрошо́к *m* Elektroschock *m*, Elektrokrampf *m*
электроэкси́зия *f* Elektroexzision *f*
электроэлимина́ция *f* Elektroelimination *f*
электроэнцефалогра́мма *f* Elektroenzephalogramm *n*, EEG
электроэнцефалографи́я *f* Elektroenzephalographie *f*
электроэнцефалоско́п *m* Elektroenzephaloskop *n*
электроэякуля́ция *f* Elektroejakulation *f*
элеме́нт *m* Element *n*
~ **кро́ви, фо́рменный** Blutzelle *f*
~, **норма́льный** Normalelement *n*
элеме́нты *m pl*, **минера́льные** Mineralstoffe *m pl*
элеутероко́кк *m* Stachelstrauch *m*
элефантиа́з *m* Elephanthiasis *f*
элимина́ция *f* Elimination *f*
~ **гаме́т** Gametenelimination *f*
~, **зиготи́ческая** Zygotenelimination *f*
~, **по́лная** vollständige Elimination *f*
~ **хромосо́м** Chromosomenelimination *f*
эллиптоци́т *m* Elliptozyt *m*, Ovalozyt *m*
элю́ция *f* Eluieren *n*, Auswaschung *f*
~ **ви́руса** Virenelution *f*
эмало́ид *m* Adamant(in)om *n*
эма́ль *f*, **зубна́я** Zahnschmelz *m*, Adamantin *n*
эмаскуля́ция *f* Emaskulation *f*, Entmannung *f*
эмбо́л *m* Embolus *m*
~, **речево́й** Sprachembolus *m*
эмболи́я *f* Embolie *f*
~, **амниоти́ческая** Fruchtwasserembolie *f*
~, **артериа́льная** Arterienembolie *f*
~, **бактериа́льная** bakterielle Embolie *f*
~, **возду́шная** Luftembolie *f*
~, **га́зовая** Gasembolie *f*
~, **жирова́я** Fettembolie *f*
~, **клéточная** Zellenembolie *f*
~, **о́пухолевая** Geschwulstembolie *f*
~, **парадокса́льная** paradoxe Embolie *f*
~, **ретрогра́дная** retrograde Embolie *f*
~ **сосу́дов головно́го мо́зга** Gehirnembolie *f*
~, **тканева́я** Gewebs(zellen)embolie *f*
эмболэктоми́я *f* Embolektomie *f*, Embolusentfernung *f*
эмбриогене́з *m* Embryogenese *f*
эмбриокарди́я *f* Embryokardie *f*
эмбриоло́гия *f* Embryologie *f*
~, **эволюцио́нная** Evolutionsembryologie *f*
эмбрио́н *m* Embryo *m*
эмбриопати́я *f* Embryopathie *f*, Fetopathie *f*
~, **алкого́льная** Alkoholembryopathie *f*
эмбриотокси́чность *f* Embryotoxizität *f*
эмбриотоми́я *f* Embryotomie *f*
эмбриотро́пность *f* Embryotropie *f*
эмметропи́я *f* Rechtsichtigkeit *f*, Normalsichtigkeit *f*
эмоциона́льный emotional
эмо́ция *f* Emotion *f*, Gefühl *n*, Gemütsbewegung *f*
~, **вита́льная** Vitalgefühl *n*
эмпие́ма *f* Empyem *n*
~ **жёлчного пузыря́** Gallenblasenempyem *n*
~ **мочето́чника** Hydropyoureter *m*
~ **пле́вры** Pleuraempyem *n*
~ **пле́вры, парапневмони́ческая** parapneumonisches Pleuraempyem *n*
~ **суста́ва** Gelenkeiterung *f*, Gelenkempyem *n*
эмульга́тор *m* Emulgier(ungs)mittel *n*
эму́льсия *f* Emulsion *f*
~, **жирова́я** Fettemulsion *f*
эмфизе́ма *f* Emphysem *n*
~ **век** palpebrales Emphysem *n*
~, **забрюши́нная** retroperitoneales Emphysem *n*
~ **лёгких** Lungenemphysem *n*
~ **лёгких, альвеоля́рная** alveolares Lungenemphysem *n*
~ **лёгких, буллёзная** bullöses Lungenemphysem *n*
~ **лёгких, вика́рная** vikariierendes Lungenemphysem *n*
~ **лёгких, кисто́зная** zystisches Lungenemphysem *n*
~ **лёгких, компенсато́рная** kompensatorisches Lungenemphysem *n*
~ **лица́** Gesichtsemphysem *n*
~, **подко́жная** Hautemphysem *n*, Unterhautemphysem *n*
~, **подко́жная высо́тная** subkutanes Höhenemphysem *n*
~, **подко́жная универса́льная** universelles Hautemphysem *n*
~ **средосте́ния** Mediastinalemphysem *n*
~, **тру́пная** Leichenemphysem *n*
энанте́ма *f* Enanthem *n*
~, **корева́я** Masernenanthem *n*
энартро́з *m* Nußgelenk *n*
энгра́мма *f* Gedächtnisspur *f*
эндаорти́т *m* Endaortitis *f*
эндартерии́т *m* Endarteriitis *f*
~, **облитери́рующий** obliterierende Endarteriitis *f*
эндартерэктоми́я *f* Endarterektomie *f*
эндеми́ческий endemisch
эндеми́я *f* Endemie *f*
~, **геохими́ческая** geochemische Endemie *f*
~, **зо́бная** Kropfendemie *f*
эндоаллерге́н *m* Endoallergen *n*, endogenes Allergen *n*, Autoallergen *n*
эндоаллерги́я *f* Endoallergie *f*, Autoallergie *f*
эндоботалли́т *m* Endobotallitis *f*
эндоваскули́т *m* Endovaskulitis *f*
~, **борода́вчатый** verruköse Endovaskulitis *f*
эндогени́я *f* endogene Psychose *f*
эндоге́нный endogen
эндогено́та *f* Endogenote *f*
эндока́рд *m* Herzinnenhaut *f*
эндокарди́т *m* Endokardentzündung *f*
~, **абактериа́льный присте́ночный** abakterielle Parietalendokarditis *f*
~, **асепти́ческий тромботи́ческий** aseptische Thromboendokarditis *f*

~, бактериа́льный подо́стрый bakterielle subakute Endokarditis *f*
~, борода́вчато-я́звенный verrukösulzeröse Endokarditis *f*
~, борода́вчатый verruköse Endokarditis *f*
~, борода́вчатый атипи́ческий atypische verruköse Endokarditis *f*
~, вальвуля́рный Klappenendokarditis *f*
~, возвра́тный rekurrente Endokarditis *f*
~, волча́ночный Lupus-Endokarditis *f*, Libman-Sacks-Syndrom *n*
~, кахекти́ческий kachektische Endokarditis *f*
~, моранти́ческий marantische Endokarditis *f*
~, нектроти́ческий я́звенный nekrotisch-ulzeröse Endokarditis *f*
~, париета́льный Parietalendokarditis *f*
~, полипо́зно-я́звенный polypös-ulzeröse Endokarditis *f*
~, полипо́зный polypöse Endokarditis *f*
~, присте́ночный Parietalendokarditis *f*
~, продукти́вный produktive Endokarditis *f*
~, ревмати́ческий rheumatische Endokarditis *f*
~, септи́ческий septische Endokarditis *f*
~, септи́ческий затяжно́й [септи́ческий подо́стрый] bakterielle [subakute septische] Endokarditis *f*, *endokarditis septica lenta*
~, термина́льный terminale Endokarditis *f*
~, фета́льный fetale Endokarditis *f*
~, фибро́зный fibröse Endokarditis *f*
~, фибропласти́ческий fibroplastische Endokarditis *f*
~, хорда́льный Chordalendokarditis *f*
~, я́звенный ulzeröse Endokarditis *f*
эндокриноло́гия *f* Endokrinologie *f*
эндокринопати́я *f* Endokrinopathie *f*
эндоларингеа́льный endolaryngeal
эндоли́мфа *f* Endolymphe *f*
эндоме́трий *m* Gebärmutterschleimhaut *f*
эндометрио́з *m* Endometriose *f*
~, генита́льный вну́тренний innere genitale Endometriose *f*, Adenomyosis *f*
~, генита́льный нару́жный äußere genitale Endometriose *f*
~ ма́точных труб Tubenendometriose *f*
~, экстрагенита́льный Extragenitalendometriose *f*
эндометри́т *m* Endometritis *f*
~, гоноре́йный Gonorrhoe-Endometritis *f*
~, децидуа́льный Dezidualendometritis *f*
~, интерстициа́льный interstitielle Endometritis *f*
~, казео́зный käsige Endometritis *f*
~, кисто́зный zystische Endometritis *f*
~, милиа́рный Miliarendometritis *f*
~, послеродово́й Puerperalendometritis *f*
~, постабо́ртный postabortale Endometritis *f*
эндоми́зий *m* Endomysium *n*
эндомиокардиосклеро́з *m*, **семе́йный** familiäre Endomyokardiosklerose *f*
эндомиокарди́т *m* Endomyokarditis *f*
эндомиометри́т *m* Endomyometritis *f*
~, послеродово́й puerperale Endomyometritis *f*
эндомиоперикарди́т *m* Endomyoperikarditis *f*, Pankarditis *f*
эндоне́врий *m* Endoneurium *n*
эндопарази́т *m* Binnenschmarotzer *m*
эндопептида́за *f* Endopeptidase *f*
эндопериартери́т *m*, **продукти́вный** produktive [proliferative] Endoperiarteriitis *f*
эндопла́зма *f* Endoplasma *n*
эндополиплоиди́я *f* Endopolyploidie *f*
эндопроте́з *m* Endoprothese *f*
эндорадиозо́нд *m* Intestinalsender *m*
эндоредуплика́ция *f* Endoreduplikation *f*
эндорфи́н *m* Endorphin *n*
эндосальпинги́т *m* Endosalpingitis *f*
~, гоноре́йный Gonorrhoe-Endosalpingitis *f*
~, серо́зный seröse Endosalpingitis *f*
эндоско́п *m* Endoskop *n*
~, биопси́йный Biopsie-Endoskop *n*
~, ги́бкий flexibles Endoskop *n*
~, ла́зерный Laser-Endoskop *n*
~, носово́й Nasenendoskop *n*
~, операцио́нный Operationsendoskop *n*
~, смотрово́й Inspektionsendoskop *n*
~ с холо́дным освеще́нием Kaltlichtendoskop *n*
~, телевизио́нный Fernsehendoskop *n*
эндоспо́ры *f pl* Endosporen *f pl*
эндо́ст *m* Endost *n*
эндоте́лий *m* Endothel *n*
эндотелио́з *m* Endotheliose *f*
эндотелио́ма *f* Endotheliom *n*
эндотерми́я *f* Endothermie *f*; Diathermie *f*
эндотокси́н *m* Endotoxin *n*
~, бактериа́льный Bakterienendotoxin *n*
эндотрахеа́льный intratracheal
эндофлеби́т *m* Endophlebitis *f*
~ печёночных вен, облитери́рующий Lebervenenentzündung *f*
эндофтальми́т *m* Endophthalmitis *f*
эндоцервици́т *m* Endozervizitis *f*
эне́ргия *f* Energie *f*
~, звукова́я Schallenergie *f*
~, не́рвная Nervenkraft *f*
энерготра́ты *f pl* Energieverbrauch *m*, Energieaufwand *m*
энзи́м *m* Enzym *n*, Ferment *n*
~, непо́лный Teilenzym *n*
~, пищевари́тельный Verdauungsenzym *n*
~, фосфорили́рующий phosphatübertragendes Enzym *n*
энзимоло́гия *f* Enzymologie *f*
энзимопати́я *f* Enzymopathie *f*
энзимотерапи́я *f* Enzymotherapie *f*
энофта́льм *m* Enophthalmus *m*
энтери́т *m* Enteritis *f*, Dünndarmentzündung *f*
~, броди́льный Gärungsenteritis *f*, Gärungsdünndarmkatarrh *m*
~, ви́русный Virusenteritis *f*
~, десквамати́вный desquamative Enteritis *f*, Desquamativenteritis *f*
~, региона́рный regionäre [segmentäre] Enteritis *f*
~, сальмонеллёзный Salmonellen-Enteritis *f*
~, стафилоко́кковый Staphylokokkenenteritis *f*
~, я́звенно-некроти́ческий ulzerösnekrotische Enteritis *f*
энтероанастомо́з *m* Enteroanastomose *f*
энтеробакте́рии *f pl* Enterobakterien *f pl*

энтеробио́з *m* Enterobiosis *f*, Magenwurmkrankheit *f*
энтеробиопси́я *f* Dünndarmbiopsie *f*
энтерови́рус *m* Enterovirus *n*, Darmvirus *n*
энтерогормо́н *m* Enterohormon *n*
энтеродуоденостоми́я *f* Enteroduodenostomie *f*
энтерокина́за *f* Enterokinase *f*
энтерокисто́ма *f* Enterozystom *n*
энтероко́кк *m* Enterokokkus *m*, Darmstreptokokkus *m*
энтероколи́т *m* Enterokolitis *f*, Dünndarm-Dickdarmentzündung *f*
~, **гранулемато́зный** granulomatöse Enterokolitis *f*
~, **лямблио́зный** lambliöse Enterokolitis *f*
~, **паразита́рный** parasitäre Enterokolitis *f*
~, **псевдомембрано́зный** pseudomembranöse Enterokolitis *f*
энтероли́т *m* Darmstein *m*
энтеропати́я *f* Enteropathie *f*
~, **глюте́новая** Glutenenteropathie *f*
~, **экссудати́вная** exsudative Enteropathie *f*
энтеропекси́я *f* Darmfixierung *f*
энтероплика́ция *f* Enteroplikation *f*
энтеропроктостоми́я *f* Enteroproktostomie *f*
энтеропто́з *m* Darmsenkung *f*
энтерорафи́я *f* Darmnaht *f*
энтероско́п *m* Enteroskop *n*
энтероспа́зм *m* Darmkrampf *m*
энтеростоми́я *f* Enterostomie *f*
энтеротокси́н *m* Enterotoxin *n*
энтеротоми́я *f* Darmeröffnung *f*, Darmschnitt *m*
энтеротри́б *m* Enterotrib *m*
энтерохромаффино́ма *f* Enterochromaffinom *n*
энтероэнтероанастомо́з *m* Darm-zu-Darm-Anastomose *f*
~ **«бок в бок»** Seit-zu-Seit-Enteroanastomose *f*
~ **«коне́ц в бок»** End-zu-Seit-Enteroanastomose *f*
~ **«коне́ц в коне́ц»** End-zu-End-Enteroanastomose *f*
энтобла́ст *m*, **энтоде́рма** *f* inneres Keimblatt *n*
энуклеа́тор *m* **для предста́тельной железы́** Prostataenukleator *m*
энуклеа́ция *f* **1.** Enukleation *f*, Ausschälung *f* **2.** Entkernung *f*
~ **гла́за** Enukleation *f* des Auges
~ **мио́мы** Myomenukleation *f*
энуре́з *m* nächtliches Bettnässen *n*
энхондро́з *m* Enchondrose *f*
энхондро́ма *f* Enchondrom *n*
энцефаластени́я *f* organische Hirnleistungsschwäche *f*
энцефали́т *m* Gehirnentzündung *f*
~, **австрали́йский** Australienenzephalitis *f*
~, **америка́нский** amerikanische Enzephalitis *f*
~, **ви́русный** Virusenzephalitis *f*
~, **гриппо́зный** Influenza-Gehirnentzündung *f*
~, **демиелинизи́рующий** Entmarkungsenzephalitis *f*
~, **джаланга́рский** Dzhalangar-Enzephalitis *f*
~ **За́падного Ни́ла** West-Nil-Enzephalitis *f*, West-Nil-Fieber *n*
~, **клещево́й весе́нне-ле́тний** (russische) Frühsommer-Enzephalitis *f*
~, **клещево́й шотла́ндский** Loupingill-Enzephalitis *f*, (virusbedingte) Drehkrankheit *f* der Schafe
~, **комари́ный** Mückenenzephalitis *f*
~, **летарги́ческий эпидеми́ческий** lethargische epidemische Enzephalitis *f*, Economo-Enzephalitis *f*
~, **маляри́йный** Malaria-Enzephalitis *f*
~, **менингоко́кковый** Meningokokkenenzephalitis *f*
~, **ме́стный** Trichodesmotoxikose *f*
~, **очаго́вый** Herdenzephalitis *f*
~, **параинфекцио́нный** parainfektiöse Enzephalitis *f*
~, **перивено́зный** perivenöse Enzephalitis *f*
~, **попуга́йный ви́русный** Papageienenzephalitis *f*
~, **поствакцина́льный** Impfenzephalitis *f*
~, **ревмати́ческий** rheumatische Enzephalitis *f*
~, **цитомегалови́русный** Einschlußkörperchenenzephalitis *f*
~, **эндеми́ческий** endemische Enzephalitis *f*
~, **япо́нский (комари́ный)** japanische B-Enzephalitis *f*
энцефаломаля́ция *f* Gehirnerweichung *f*
энцефаломенингоце́ле *n* Enzephalomeningozele *f*
энцефаломиели́т *m* Enzephalomyelitis *f*
~, **о́стрый рассе́янный** akute disseminierte Enzephalomyelitis *f*
~, **параинфекцио́нный** parainfektiöse Enzephalomyelitis *f*
~, **поствакцина́льный** postvakzinale Enzephalomyelitis *f*
энцефаломиелополирадикулоневри́т *m* Enzephalomyelopolyradikuloneuritis *f*
энцефаломиокарди́т *m* Enzephalomyokarditis *f*
~ **новорождённых** Enzephalomyokarditis *f* der Neugeborenen
энцефалопати́я *f* Enzephalopathie *f*
~, **алкого́льная** alkoholische Enzephalopathie *f*, Wernicke-Krankheit *f*
~, **анокси́ческая** anoxische Enzephalopathie *f*
~, **артериосклероти́ческая** arteriosklerotische Enzephalopathie *f*
~, **билируби́новая** Bilirubinenzephalopathie *f*
~, **гепатопорта́льная** hepatoportale Enzephalopathie *f*
~, **гипертони́ческая** Hochdruckenzephalopathie *f*
~, **гипокси́ческая** hypoxische Enzephalopathie *f*
~, **инфекцио́нная** Infektionsenzephalopathie *f*
~ **новорождённых** Enzephalopathie *f* der Neugeborenen
~, **постанокси́ческая** postanoxische Enzephalopathie *f*
~, **посттравмати́ческая** posttraumatische Enzephalopathie *f*
~, **приобретённая** erworbene Enzephalopathie *f*
~, **сосу́дистая** Gefäßenzephalopathie *f*
~, **тиреотокси́ческая** thyreotoxische Enzephalopathie *f*
эозинопени́я *f* Eosinopenie *f*
эозинофи́л *m* eosinophiler Leukozyt *m*
эозинофили́я *f* Eosinophilie *f*
~, **лека́рственная** Arzneimitteleosinophilie *f*

~, мéстная Lokaleosinophilie *f*
эпéндима *f* Ependym *n*
эпендиматúт *m* Ependym(at)itis *f*
~, гранулематóзный granulomatöse Ependym(at)itis *f*
~, зернúстый granuläre Ependym(at)itis *f*
~, менингокóкковый Meningokokken-Ependym(at)itis *f*
~, продуктúвный produktive [proliferative] Ependym(at)itis *f*
~, продуктúвный туберкулёзный produktive [proliferative] tuberkulöse Ependym(at)itis *f*
~, серóзный seröse Ependym(at)itis *f*
~, фибринóзный fibrinöse Ependym(at)itis *f*
эпендимоблáст *m* Ependymoblast *m*
эпендимóма *f* Ependymom(a) *n*
эпендимоцúт *m* Ependymzelle *f*
эпиблáст *m* Ektoderm *n*
эпигастралгúя *f* Oberbauchschmerz *m*
эпигáстрий *m* Oberbauch *m*, Oberbauchgegend *f*
эпиглоттúт *m* Epiglottitis *f*, supraglottische Laryngitis *f*
эпигнатúя *f* Epignathie *f*
эпигнатýс *m* Epignatus *m*
эпидемиолóгия *f* Epidemiologie *f*
~ неинфекциóнных заболевáний Epidemiologie *f* der nichtinfektiösen Erkrankungen
~, психиатрúческая psychiatrische Epidemiologie *f*
эпидéмия *f* Epidemie *f*, Seuche *f*
эпидéрмис *m* Epidermis *f*, Oberhaut *f*
эпидермóид *m* Epidermoid *n*
эпидермóлиз *m* Epidermolyse *f*
эпидермомикóз *m* Epidermomykose *f*
эпидермофитúя *f* Epidermophytie *f*
~ ногтéй Epidermophytie *f* der Nägel
~ стоп, интертригинóзная intertriginöse Epidermophytie *f* der Fußsohlen
~ стоп, сквамóзная [сквамóзно-гиперкератотúческая] hyperkeratotisch-squamöse Epidermophytie *f*
эпидидимúт *m* Epididymitis *f*, Nebenhodenentzündung *f*
эпидидимографúя *f* Epididymographie *f*
эпизиоклéйзис *m* Episiokleisis *f*
эпизиорафúя *f* Episiorrhaphie *f*, Dammnaht *f*
эпизиотомúя *f* Episiotomie *f*, Scheidendammschnitt *m*
эпикáнтус *m* Mongolenfalte *f*
эпикáрд *m* Epikard *n*
эпикардэктомúя *f* Epikardektomie *f*
эпикондилúт *m* Epikondylitis *f*
эпикрúз *m* Epikrise *f*, Endurteil *n*
~, этáпный Etappenepikrise *f*
эпилепсúя *f* Epilepsie *f*, Anfallsleiden *n*, Fallsucht *f*
~, брюшнáя Abdominalepilepsie *f*
~, вегетатúвная vegetative Epilepsie *f*, Zwischenhirnepilepsie *f*
~, висóчная Schläfenlappenepilepsie *f*
~, генуúнная genuine Epilepsie *f*
~, дéтская Epilepsie *f* im Kindesalter
~, диффýзная diffuse Epilepsie *f*
~, заты́лочная Okzipitalepilepsie *f*
~, кашлевáя Hustenepilepsie *f*
~, кóрковая Rindenepilepsie *f*
~, мáлая petit mal-Epilepsie *f*
~, миоклонúческая Myoklonus-Epilepsie *f*
~, нарколептúческая (idiopathische) Narkolepsie *f*
~, ночнáя Nachtepilepsie *f*
~, односторóнняя Halbseitenepilepsie *f*
~, óпухолевая Tumorepilepsie *f*
~, остáточная Residualepilepsie *f*
~, очагóвая Herdepilepsie *f*
~, падýчая постоя́нная частúчная Koshewnikow-Syndrom *n*, *epilepsia partialis continua*
~, париетáльная Scheitellappenepilepsie *f*
~, пóздняя Spätepilepsie *f*
~ пробуждéния Aufwachepilepsie *f*
~, прокурсúвная Laufepilepsie *f*
~, психомотóрная psychomotorische Epilepsie *f*
~, рефлектóрная Reflexepilepsie *f*
~, семéйная familiäre Epilepsie *f*
~, сенсóрная sensorische Epilepsie *f*
~, симптоматúческая symptomatische Epilepsie *f*
~, стáрческая senile Epilepsie *f*
~, статúческая statische Epilepsie *f*
~, травматúческая (post)traumatische Epilepsie *f*
~, ýтренняя Aufwachepilepsie *f*
~, фокáльная Herdepilepsie *f*
~, фотогéнная photogene Epilepsie *f*
~, фронтáльная Stirnlappenepilepsie *f*
эпилептифóрмный epileptiform
эпиля́ция *f* Epilation *f*
~, рентгéновская Röntgenepilation *f*
эпимúзий *m* Muskelscheide *f*
эпинéврий *m* Epineurium *n*, Nervenscheide *f*
эпинефрэктомúя *f* Adrenalektomie *f*, Nebennierenabtragung *f*, Nebennierenentfernung *f*, Nebennierenexstirpation *f*
эпиплоúт *m* Netzentzündung *f*
эписклéра *f* Episklera *f*
эписклерúт *m* Episkleritis *f*
эписóма *f* Episom *n*
эписпадúя *f* obere Harnröhrenspalte *f*
эпистáз *m* Epistasis *f*
эпистрофéй *m* Axis *m*, zweiter Halswirbel *m*
эпиталáмус *m* Epithalamus *m*
эпителизáция *f* Epithelisierung *f*
~, краевáя Randepithelisation *f*
эпитéлий *m* Epithel *n*
~, альвеоля́рный Alveolarepithel *n*
~, амниотúческий Amnionepithel *n*
~, бронхиáльный Bronchialepithel *n*
~, герминатúвный Germinativepithel *n*; Keimepithel *n*
~, дыхáтельный respiratorisches Epithel *n*
~, железúстый Drüsenepithel *n*
~, зарóдышевый Keimepithel *n*
~, зрúтельный Sehepithel *n*
~, каёмчатый Saumepithel *n*
~, кишéчный Darmepithel *n*
~, кóжный Hautepithel *n*
~, кубúческий kubisches Epithel *n*
~, многоря́дный mehrreihiges Epithel *n*
~, многослóйный mehrschichtiges Epithel *n*
~, обоня́тельный Riechepithel *n*

~, однослойный einschichtiges Epithel *n*
~, ороговевающий verhornendes Epithel *n*
~, переходный Übergangsepithel *n*
~, пигментный Pigmentepithel *n*
~, плоский Plattenepithel *n*, Pflasterepithel *n*
~, поверхностный oberflächliches Epithel *n*
~, покровный Deckepithel *n*
~, призматический prismatisches Epithel *n*
~, реснитчатый Zilienepithel *n*, Flimmerepithel *n*
~, респираторный respiratorisches Epithel *n*
~, секретирующий [сецернирующий] sezernierendes Epithel *n*
~, сенсорный Sinnesepithel *n*
~, сперматогенный [спермиогенный] spermiogenes Epithel *n*
~, фолликулярный Follikelepithel *n*
~, целомический Zölomepithel *n*
~, цилиндрический Zylinderepithel *n*, (hoch)prismatisches Epithel *n*
~, эмалевый Schmelzepithel *n*
~, эпендимный Ependymepithel *n*
эпителиома *f* Epitheliom *n*
~, аденоидная кистозная adenoidzystisches Epitheliom *n*
~, базальноклеточная Basalzellenepitheliom *n*
~, железисто-кистозная glandulärzystisches Epitheliom *n*
~, некротизирующаяся nekrotisierendes Epitheliom *n*
~, обызвествлённая verkalktes Epitheliom *n*
~, переходная Übergangsepitheliom *n*
~, пигментированная pigmentiertes Epitheliom *n*
~, светлоклеточная klarzelliges Epitheliom *n*
~, слизеобразующая schleimbildendes Epitheliom *n*
~, спиноцеллюлярная Spinaliom *n*
эпителиоцит *m* Epithelzelle *f*
эпитимпанит *m* Epitympanitis *f*
эпитифлит *m* Epithyphlitis *f*
эпифарингит *m* Epipharyngitis *f*, Nasopharyngitis *f*
эпифарингография *f* Epipharyngographie *f*
эпифарингоскопия *f* Spieg(e)lung *f* des Nasenrachenraums
эпифаринкс *m* Epipharynx *f*, Nasenrachenraum *m*
эпифиз *m* **1.** Epiphyse *f*, Zirbeldrüse *f* **2.** Epiphyse *f*, Endstück *n* des Knochens
эпифизеолиз *m* Epiphyseolyse *f*, Epiphysenlösung *f*
эпифизеонекроз *m* Epiphyseonekrose *f*
эпифизэктомия *f* Epiphysektomie *f*, Zirbeldrüsenentfernung *f*
эпифилаксия *f* Epiphylaxie *f*
эпицистостомия *f* Epizystostomie *f*
эпонихий *m* Nagelepithel *n*, Nagelhäutchen *n*
эпулис *m* Zahnfleischgeschwulst *f*, Alveolarfortsatztumor *m*
эргометр *m* Belastungsmesser *m*
~, велосипедный Fahrradergometer *n*
эргометрия *f* Ergometrie *f*
эргономика *f* Ergonomik *f*
эргоспирография *f* Ergospirographie *f*
эргоспирометрия *f* Ergospirometrie *f*
эрготизм *m* Mutterkornvergiftung *f*
эрекция *f* Erektion *f*
эретизм *m* Erethismus *m*
эризипелоид *m* Erysipeloid *n*, Rotlauf *m*
эризипелотрикс *m* Erysipelothrix *f*
эритема *f* Erythem *n*
~, варикозная застойная variköses Stauungserythem *n*
~ девятого дня Erythem *n* des 9. Tages
~, инфекционная Ringelröteln *pl*, fünfte Krankheit *f*
~, кольцевидная Ringerythem *n*, annulares Erythem *n*
~, ладонно-подошвенная Palmoplantarerythem *n*
~, осенняя Erntekrätze *f*
~, персистирующая persistierendes Erythem *n*
~, предупреждающая prämonitorisches Erythem *n*
~, световая Lichterythem *n*
~, семейная кольцевидная familiäres annuläres Erythem *n*
~, септическая septisches Erythem *n*
~, солнечная Sonnenbrand *m*
~, телеангиэктатическая врождённая kongenitales teleangiektatisches Erythem *n*
~ ягодиц грудных детей Windelausschlag *m*, Windelekzem *n*
эритематоз *m* Erythematodes *m*
эритемотерапия *f* **1.** Sonnenlichttherapie *f* **2.** UV-Therapie *f*
эритразма *f* Erythrasma *n*
эритробласт *m* Erythroblast *m*
эритробластограмма *f* Erythroblastogramm *n*
эритробластоз *m* Erythroblastose *f*
~ новорождённых Erythroblastose *f* der Neugeborenen
эритробластома *f* Erythroblastom *n*
эритробластопения *f* Erythroblastopenie *f*
эритробластофтиз *m* Erythroblastophthise *f*
эритрограмма *f* Erythrogramm *n*
эритродермия *f* Erythrodermie *f*
~, аллерготоксическая allergotoxische Erythrodermie *f*
~, вторичная sekundäre Erythrodermie *f*
~, десквамативная desquamative Erythrodermie *f*
~, инфекционно-обусловленная infektionsbedingte Erythrodermie *f*
~, ихтиозиформная врождённая kongenitale ichthyosiforme Erythrodermie *f*
~, ихтиозиформная врождённая буллёзная kongenitale ichthyosiforme bullöse Erythrodermie *f*
~, лимфаденопатическая lymphadenopathische Erythrodermie *f*
~, миелоидная myeloische Erythrodermie *f*
~, первичная primäre Erythrodermie *f*
~, первично-гиперпластическая ретикулярная primäre hyperplastische retikuläre Erythrodermie *f*
~, псориатическая psoriatische Erythrodermie *f*
~, себорейная seborrhoische Erythrodermie *f*
~, старческая себорейная seborrhoische Alterserythrodermie *f*
~, экзематозная ekzematöse Erythrodermie *f*

эритрокариоци́т *m* Erythrokaryozyt *m*
эритрокератодерми́я *f* Erythrokeratodermie *f*
~, **ограни́ченная** lokalisierte Erythrokeratodermie *f*
~, **прогресси́рующая симметри́чная** symmetrische progressive Erythrokeratodermie *f*
эритролейкеми́я *f*, **эритролейко́з** *m* Erythroleukämie *f*
эритромегали́я *f* Erythromegalie *f*
эритромелалги́я *f* Erythromelalgie *f*
эритромиело́з *m* Erythromyelose *f*, Erythroblastomatose *f*
~, **реакти́вный** reaktive Erythromyelose *f*
эритроплази́я *f* Erythroplasie *f*
эритропоэ́з *m* Erythropoese *f*
эритропоэти́н *m* Erythropoetin *n*
эритропси́я *f* Rotsehen *n*
эритроре́ксис *m* Erythrorrhexis *f*
эритрофа́г *m* Erythrophag *m*
эритрофагоцито́з *m* Erythrophagozytose *f*
эритрофоби́я *f* Erythrophobie *f*
эритрофти́з *m* Erythrophthise *f*, aplastische Anämie *f*
эритроциано́з *m* Erythrozyanose *f*
эритроци́т *m* Erythrozyt *m*, rotes Blutkörperchen *n*
~, **гиперхро́мный** hyperchromer Erythrozyt *m*
~, **гипохро́мный** hypochromer Erythrozyt *m*
~, **кольцеви́дный** Anulozyt *m*
~, **мишеневи́дный** Targetzelle *f*, target cell *(engl.)*
~, **нормохро́мный** normochromer [orthochromatischer] Erythrozyt *m*
~, **полихроматофи́льный** Polychromat *m*
~, **серпови́дный** sichelförmiger Erythrozyt *m*
~, **шарови́дный** kugelförmiger Erythrozyt *m*, Kugelzelle *f*, Sphärozyt *m*
~, **эллипсови́дный** kameloider Erythrozyt *m*, Kamelozyt *m*
~, **ядросодержа́щий** kernhaltiger Erythrozyt *m*
эритроцито́з *m* Erythrozytose *f*
эритроцито́лиз *m* Erythro(zyto)lyse *f*
эритроцитометри́я *f* Erythrozytometrie *f*
эритроцитопати́я *f* Erythro(zyto)pathie *f*
эро́зия *f* Erosion *f*
~, **воспали́тельная** entzündliche Erosion *f*
~, **геморраги́ческая** hämorrhagische Erosion *f*
~, **и́стинная** echte Erosion *f*
~ **рогови́цы** Hornhauterosion *f*
~ **хромосо́м** Chromosomenerosion *f*
~ **ше́йки ма́тки** Portioerosion *f*, Zervixerosion *f*
~ **ше́йки ма́тки, желе́зистая** glanduläre Portioerosion *f*
эротомани́я *f* Erotomanie *f*
эспа́ндер *m* Expander *m*, Muskelstrecker *m*
эспу́ндия *f* Espundia *f*, bösartige südamerikanische Leishmaniose *f*
эссенциа́льный essentiell
эстезиобласто́ма *f* Ästhesioblastom *n*
эстезионейробласто́ма *f* Ästhesioneuroblastom *n*
эстезионейроцито́ма *f* Ästhesioneurozytom *n*
эстезионейроэпителио́ма *f* Ästhesioneuroepitheliom *n*
эстрадио́л *m* Östradiol *n*
эстрио́л *m* Östriol *n*
эстроге́ны *m pl* Östrogene *n pl*
эстро́н *m* Östron *n*
э́струс *m* Östrus *m*
этана́ль *m* Äthanal *n*, Azetaldehyd *n*
этано́л *m* Äthanol *n*, Äthylalkohol *m*
этанолами́н *m* Äthanolamin *n*
эта́п *m*:
~, **возрастно́й** Altersstufe *f*, Altersperiode *f*
~, **госпита́льный** Hospitaletappe *f*, stationäre Etappe *f*, Hospitalstufe *f*
~, **догоспита́льный** Prähospitaletappe *f*, vorstationäre Etappe *f*; Prähospitalstufe *f*
~ **опера́ции** Operationsetappe *f*, Operationsphase *f*
~ **разви́тия органи́зма** Entwicklungsphase *f*, Entwicklungsperiode *f*
э́тика *f*, **враче́бная** ärztliche Sittenlehre *f* [Ethik *f*]
этили́зм *m* chronischer Alkoholismus *m*
этиоло́гия *f* **1.** Ätiologie *f*, Krankheitsursachenlehre *f* **2.** Ätiologie *f*, Krankheitsursache *f*
этиопатогене́з *m* Ätiopathogenese *f*
этиотро́пный ätiotrop
этмоиди́т *m* Ethmoiditis *f*, Siebbeinentzündung *f*
эуглобули́н *m* Euglobulin *n*
эумейо́з *m* Eumeiose *f*
эумито́з *m* Eumitose *f*
эуплоиди́я *f* Euploidie *f*
эупротеинеми́я *f* Euproteinämie *f*
эуритми́я *f* Rhythmusregelmäßigkeit *f*
эутиреоидный euthyreot
эухромати́н *m* Euchromatin *n*
эухромосо́ма *f* Euchromosom *n*
эфи́р *m* Äther *m*
эфи́рница *f* Ätherverdunster *m*
эфиромани́я *f* Ätherismus *m*
эффе́кт *m* Effekt *m*; Wirkung *f*
~, **аддити́вный** additiver Effekt *m*
~, **бинаура́льный** Richtungshören *n*
~, **внутрихромосо́мный** Intrachromosomeneffekt *m*
~ **ге́на, аддити́вный** additive Genwirkung *f*
~ **ге́на, сре́дний** durchschnittliche Genwirkung *f*
~ **ге́нных разли́чий** Gendifferenzeffekt *m*
~, **депрессо́рный** Depressoreffekt *m*
~ **до́зы** Dosiseffekt *m*
~, **домина́нтный** Dominanzeffekt *m*
~, **лимфопени́ческий** lymphopenischer Effekt *m*, lymphopenische Wirkung *f*
~, **ме́дико-социа́льный** sozialmedizinischer Effekt *m*
~, **метахромосо́мный** Metachromosomeneffekt *m*
~, **неме́дленный** Soforteffekt *m*
~, **неспецифи́ческий** unspezifischer Effekt *m*
~, **окклюзио́нный** Okklusionseffekt *m*, Verschlußeffekt *m*
~, **перекрыва́ющийся** Überlappungseffekt *m*
~ **положе́ния** Positionseffekt *m*, Lagewirkung *f*
~ **положе́ния ге́нов** Genlagewirkung *f*
~, **поро́говый** Schwellenwerteffekt *m*
~ **родонача́льника** Stammvatereffekt *m*
~ **спо́соба регистра́ции** *Gen.* Ausleseeffekt *m*
~, **стереофони́ческий** stereophoner Effekt *m*

~, стробоскопи́ческий stroboskopischer Effekt *m*, Bewegungsflimmern *n*
~ сцепле́ния *Gen.* Kopplungseffekt *m*
~ ули́тки, микрофо́нный Mikrophoneffekt *m* der Schnecke
~ электроретиногра́ммы d-Welle *f* des Elektroretinogramms
~, эпистати́ческий epistatischer Effekt *m*
off-эффе́кт *m* off-Effekt *m*
эффекти́вность *f* Effektivität *f*
~, генети́ческая genetische Effektivität *f*
~ лече́ния Behandlungseffektivität *f*
~, относи́тельная биологи́ческая relative biologische Wirksamkeit *f*, RBW
~ реабилита́ции, экономи́ческая ökonomische Rehabilitationseffektivität *f*
эффе́ктор *m* 1. Effektor *m*, Erfolgsorgan *n* 2. *Gen.* Effektor *m*
эффемина́ция *f* Effemination *f*
эффере́нтный efferent, herausführend, ableitend
эффлоресце́нция *f* Effloreszenz *f*
эхиноко́кк *m* Echinokokkus *m*, Blasenwurm *m*, Hundeblasenwurm *m*, Hundebandwurm *m*, *Echinococcus*
~, альвеоля́рный alveolärer Echinokokkus *m*, Alveokokkus *m*, *Echinococcus alveolaris*
~, кисто́зный zystischer Echinokokkus *m* [Blasenwurm *m*], *Echinococcus cysticus*
~, многока́мерный *s.* эхиноко́кк, альвеоля́рный
~, однока́мерный *s.* эхиноко́кк, кисто́зный
~ пе́чени Leber-Echinokokkus *m*
эхинококко́з *m* Echinokokkose *f*, Blasenwurmkrankheit *f*
~, альвеоля́рный Alveolarechinokokkose *f*, Alveokokkose *f*
эхинококкотоми́я *f* Echinokokkotomie *f*
эхинококкэктоми́я *f* Echinokokkektomie *f*
э́хо *n* мы́слей Gedankenlautwerden *n*
эхокардиогра́мма *f* Echokardiogramm *n*
эхокардиографи́я *f* Echokardiographie *f*, Ultraschallkardiographie *f*
~, До́пплеровская Doppler-Echokardiographie *f*
~, контра́стная Kontrastechokardiographie *f*
~, посло́йная Schnittbildechokardiographie *f*
эхолали́я *f* Echolalie *f*
эхомими́я *f* Echomimie *f*
эхоофтальмографи́я *f* ophthalmologische Ultraschalldiagnostik *f*
эхопракси́я *f* Echopraxie *f*
эхоэнцефалографи́я *f* Echoenzephalographie *f*
эшерихио́з *m* Kolibazillose *f*, Koliinfektion *f*
эякуля́т *m* Ejakulat *n*; Samenflüssigkeit *f*
эякуля́ция *f* Ejakulation *f*, Samenerguß *m*
~, уско́ренная Prospermie *f*, vorzeitiger Samenerguß *m*

Ю

ювенили́зм *m* Juvenilismus *m*
юкстагломеруля́рный juxtaglomerulär
ю́мор *m* Humor *m*
~ алкого́ликов Trinkerhumor *m*
~ «ви́сельников» Galgenhumor *m*
~ пья́ниц Trinkerhumor *m*

Я

я́блоко *n*:
~, ада́мово Adamsapfel *m*
~, глазно́е Augapfel *m*
явле́ния *n pl* Erscheinungen *f pl*
~, втори́чные sekundäre Erscheinungen *f pl*, Folgeerscheinungen *f pl*
~, наси́льственные Zwangserscheinungen *f pl*
~, оста́точные Resterscheinungen *f pl*
~, побо́чные Nebenerscheinungen *f pl*
ягоди́цы *f pl* Gesäßbacken *f pl*, Hinterbacken *f pl*
яд *m* Gift *n*
~, вегетати́вный vegetotropes Gift *n*
~, возбужда́ющий erregendes Gift *n*
~, гемолити́ческий hämolytisches Gift *n*
~, гни́лостный Fäulnisgift *n*
~, грибно́й Pilzgift *n*, Schwammgift *n*
~, дыха́тельный Atmungsgift *n*
~ живо́тного происхожде́ния Zootoxin *n*
~, змеи́ный Schlangengift *n*
~, капилля́рный Kapillargift *n*
~, колба́сный Wurstgift *n*
~, конта́ктный Kontaktgift *n*
~, кровяно́й Blutgift *n*
~, крыси́ный Rattengift *n*
~, медленноде́йствующий Schleichgift *n*
~, митоти́ческий mitotisches Gift *n*, Mitosegift *n*
~, мясно́й Fleischgift *n*
~, наркоти́ческий Rauschgift *n*
~, не́рвный Nervengift *n*
~, образу́ющийся при распа́де (*клеток*) Zerfallsgift *n*
~, парализу́ющий lähmendes Gift *n*
~, печёночный Hepatotoxin *n*, hepatotropes Gift *n*, Lebergift *n*
~, потенциа́льный Potentialgift *n*
~, промы́шленный Industriegift *n*
~, протоплазмати́ческий Protoplasmagift *n*
~, пчели́ный Bienengift *n*
~, раздража́ющий Reizgift *n*
~, расти́тельный pflanzliches Gift *n*
~, ры́бный Ichthyotoxin *n*, Fischgift *n*
~, симпатикотро́пный sympathikotropes Gift *n*
~, синапти́ческий sinaptisches Gift *n*
~, сосу́дистый vasoaktives Gift *n*
~, су́дорожный Krampfgift *n*
~, тканево́й Gewebsgift *n*
~, тру́пный Ptomain *n*, Leichengift *n*
~, холинолити́ческий cholinolytisches Gift *n*
~, холиномимети́ческий cholinomimetisches Gift *n*
~, хромосо́мный Chromosomentoxin *n*
~, я́дерный Nukleargift *n*
ядови́тый giftig; gifthaltig
ядообразу́ющий giftbildend
я́дра *n pl* мозжечка́ Kleinhirnkerne *m pl*
ядро́ *n* Kern *m*
~, бактериа́льное Bakterienkern *m*

~ ви́руса Viruskern *m*
~, втори́чное Sekundärkern *m*
~, генерати́вное generativer Kern *m*
~ глазодви́гательного не́рва Okulomotoriuskern *m*
~, доба́вочное Zusatzkern *m*, Nebenkern *m*
~, диа́дное Diadenkern *m*
~ дробле́ния Segmentationskern *m*
~ зри́тельного не́рва Sehnervenkern *m*
~, зу́бчатое Zahnkern *m*
~, интерфа́зное Interphasenkern *m*
~ кле́тки Zellkern *m*
~, кра́сное roter Kern *m*
~ лицево́го не́рва Fazialiskern *m*
~, миндалеви́дное Mandelkern *m*
~ окостене́ния Ossifikationspunkt *m*, Ossifikationskern *m*, Knochenkern *m*
~, оли́вное Olivenkern *m*
~ отводя́щего не́рва Abduzenskern *m*
~, побо́чное Nebenkern *m*
~ подъязы́чного не́рва Hypoglossuskern *m*
~, поко́ящееся Ruhekern *m*
~, пробкови́дное Pfropfkern *m*
~, регрессио́нное Regressionskern *m*
~, реституцио́нное Restitutionskern *m*
~, сегменти́рованное segmentierter Kern *m*
~, сегме́нтное Segmentkern *m*
~, слюнно́е [слюноотдели́тельное] Speichelkern *m*
~, студени́стое Gallertkern *m*
~, хвоста́тое Schweifkern *m*
~ хруста́лика Linsenkern *m*
~, чечевицеобра́зное Linsenkern *m*
~, шарови́дное Kugelkern *m*
я́дрышко *n* Kernchen *n*
я́зва *f* Geschwür *n*, Ulkus *n*
~, анастомо́зная Anastomosengeschwür *n*
~, атеромато́зная atheromatöses Geschwür *n*
~, бессимпто́мная symptomloses Ulkus *n*
~, брюшнотифо́зная Typhusgeschwür *n*
~, бульба́рная Bulbärgeschwür *n*
~, вакцина́льная Vakzinalgeschwür *n*
~, варико́зная variköses Geschwür *n*
~, венери́ческая weicher Schanker *m*
~, гангрено́зная Brandgeschwür *n*
~, гастродуодена́льная Gastroduodenalulkus *n*
~, гно́йная Eitergeschwür *n*
~, двойна́я Doppelulkus *n*, Doppelgeschwür *n*
~, декубита́льная Dekubitalulkus *n*
~, замаскиро́ванная maskiertes Geschwür *n*
~, каллёзная kallöses Geschwür *n*
~, ка́ловая Sterkoralgeschwür *n*
~ ко́жи, сиби́рская Anthrax *m* der Haut
~, кольцеви́дная Ringgeschwür *n*
~, краева́я Randgeschwür *n*
~, кру́глая rundes Geschwür *n*
~, лучева́я Strahlenulkus *n*
~, механи́ческая mechanisches Geschwür *n*
~, неосложнённая unkompliziertes Geschwür *n*
~, околопривра́тниковая parapylorisches [juxtapylorisches] Geschwür *n*
~, осложнённая kompliziertes Geschwür *n*
~, пенетри́рующая penetrierendes Geschwür *n*
~, пепти́ческая peptisches Geschwür *n*
~ под стру́пом Schorfgeschwür *n*
~, постбульба́рная postbulbäres Geschwür *n*
~, прободна́я Perforationsgeschwür *n*
~ рогови́цы, краева́я Randgeschwür *n* der Hornhaut
~ рогови́цы, перфори́рующая perforierendes Hornhautulkus *n*
~ рогови́цы, ползу́чая kriechendes Geschwür *n*, Wanderflechte *f*
~, са́пная Rotzgeschwür *n*
~, сиби́рская Milzbrand *m*
~, специфи́ческая spezifisches Geschwür *n*
~, стеро́идная Steroidgeschwür *n*
~, стре́ссовая Stressgeschwür *n*, Stressulkus *n*
~, трофи́ческая trophisches Geschwür *n*
~, фагедени́ческая progredientes [phagedänisches] Geschwür *n*
~, холодо́вая Kältegeschwür *n*
~ языка́, сиби́рская Glossanthrax *m*, Zungenanthrax *m*
я́звенный ulzerös
язы́к *m* Zunge *f*, Lingua *f*
~, вла́жный feuchte Zunge *f*
~, волоса́тый (schwarze) Haarzunge *f*
~, «географи́ческий» Landkartenzunge *f*
~, до́льчатый gelappte Zunge *f*
~, лакиро́ванный lackierte Zunge *f*, «Lackzunge» *f*
~, мали́новый Himbeerzunge *f*
~, обло́женный belegte Zunge *f*
~, расщеплённый Spaltzunge *f*, Glossoschisis *f*
~, скла́дчатый Faltenzunge *f*, Furchenzunge *f*
~, сухо́й trockene Zunge *f*
~, чёрный (schwarze) Haarzunge *f*
~, чи́стый reine [unbelegte] Zunge *f*
языкодержа́тель *m* Zungenhalter *m*, Zungenzange *f*
~, пружи́нный Federzungenhalter *m*
язы́чный lingual
язычо́к *m* **1.** (*мозжечка*) Züngelchen *n*, Zünglein *n*, *Lingula* **2.** (*мягкого нёба*) Zäpfchen *n*, Gaumenzäpfchen *n*, *Uvula*
яи́чко *n* Hoden *m*
яи́чник *m* Eierstock *m*
~, поликисто́зный polyzystisches Ovarium *n*
~, склерокисто́зный sklerozystisches Ovarium *n*
я́йца *n pl* гельми́нтов Helmintheneier *n pl*, Eingeweidewürmereier *n pl*
яйцево́д *m* Eileiter *m*
яйцекле́тка *f* Eizelle *f*
якта́ция *f* Jaktation *f*
я́мка *f* Grübchen *n*
~, висо́чная Schläfengrube *f*
~, вкусова́я Geschmacksgrube *f*
~, желу́дочная Magengrübchen *n*
~, клыко́вая Oberkiefergrube *f*
~, крылонёбная Flügelgaumengrube *f*
~, локтева́я Ellenbogengrube *f*
~, надглазни́чная Supraorbitalhöhle *f*
~, надключи́чная Supraklavikulargrube *f*

~, надо́стная *Fossa supraspinata*
~, нижнечелюстна́я Unterkiefergrube *f*
~, па́ховая Leistengrube *f*
~, подборо́дочная Kinngrübchen *n*
~, подвисо́чная Unterschläfengrube *f*
~, подключи́чная *Trigonum deltoideopectorale*
~, подколе́нная Kniekehle *f*
~, подкрыльцо́вая [подмы́шечная] Achselgrube *f*, Achselhöhle *f*
~, ромбови́дная Rautengrube *f*
~ сетча́тки, центра́льная Netzhautmitte *f*, Netzhautgrübchen *n*
~ слёзного мешка́ Tränensackgrube *f*
~ слёзной железы́ Tränen(drüsen)grube *f*
~, черепна́я Schädelgrube *f*
~, ярёмная *Fossa jugularis*
ячéйка *f*, **зубна́я** Zahnfach *n*
ячме́нь *m Ophth.* Gerstenkorn *n*, *hordeolum*
я́щур *m* epidemische Stomatitis *f*, Aphthenseuche *f*, Maul- und Klauenseuche *f*

DEUTSCH-RUSSISCHES

WÖRTERBUCH

Mit etwa 38 000 Fachbegriffen

DEUTSCHES ALPHABET

Aa	Gg	Nn	Uu
Bb	Hh	Oo	Vv
Cc	Ii	Pp	Ww
Dd	Jj	Qq	Xx
Ee	Kk	Rr	Yy
Ff	Ll	Ss	Zz
	Mm	Tt	

A

A-Antigen *n* А-антигéн *m*
abakteriell абактериáльный, свобóдный от бактéрий
Abartungen *f pl*, **multiple** мнóжественные нарушéния *n pl* развúтия
Abasie *f* абазúя *f*
Abätzung *f* прижигáние *n*; выжигáние *n*
Abbau *m* **1.** распáд *m*, разложéние *n*, деструкция *f* **2.** упáдок *m (сил)*
Abbauintoxikation *f* аутоинтоксикáция *f (продуктами распада)*
Abbaupigment *n* пигмéнт *m*, образýющийся при распáде *(тканей)*
Abbauprodukt *n*, **Abbaustoff** *m* продýкт *m* распáда
Abbaustoffwechsel *m* катаболúзм *m*
Abbildung *f* **1.** отображéние *n*; отражéние *n* **2.** изображéние *n*
Abbildungsfehler *m* аберрáция *f*, искажéние *n* изображéния
Abbildungsgesetz *n* закóн *m* отражéния
Abbildungsmaßstab *m* масштáб *m* изображéния
Abbildungsunterschied *m* анизейконúя *f*
Abbinden *n* **1.** перевя́зка *f (напр. сосуда)* **2.** затвердевáние *n (напр. гипса)*
Abblassung *f* побледнéние *n*
Abblätterung *f* эксфолиатúвное шелушéние *n*, слýщивание *n*, отслоéние *n*
Abbruchblutung *f* кровотечéние *n*, свя́занное с внезáпным снижéнием ýровня половы́х гормóнов
abbrühen ошпáривать
Abdampfschale *f* сосýд *m* для выпáривания
Abdeckprobe *f* прóба *f* с попеременным прикрывáнием глáза пациéнта
Abdecktuch *n* простыня́ *f* для закрывáния больнóго
Abdomen *n*, **akutes** óстрый живóт *m*
Abdominalatmung *f* брюшнóе дыхáние *n*
Abdominalelektrode *f* абдоминáльный электрóд *m*
Abdominalepilepsie *f* брюшнáя эпилепсúя *f*
Abdominalgravidität *f* брюшнáя берéменность *f*
Abdominalreflex *m* брюшнóй рефлéкс *m*
Abdominalschwangerschaft *f* брюшнáя берéменность *f*
Abdominalsyndrom *n* абдоминáльный синдрóм *m*
Abdominaltyphus *m* брюшнóй тиф *m*
Abdominaltyphusbakterien *f pl* брюшнотифóзные бактéрии *f pl*
Abdominoskopie *f* лапароскопúя *f*
Abdruck *m* **1.** отпечáток *m* **2.** слéпок *m*
Abdruckgips *m* гúпсовый слéпок *m*
Abduktion *f* абдýкция *f*, отведéние *n (напр. конечности)*
Abduktionselevationsverfahren *n* мéтод *m* вправлéния вы́виха плечá по Матьé
Abduktionsschiene *f* абдукциóнная [отводя́щая] шúна *f*
Abduktor *m* абдýктор *m*, отводя́щая мы́шца *f*
Abduktorenlähmung *f* паралúч *m* мы́шцы, расширя́ющей голосовýю щель
Abdunstung *f* выпáривание *n*
Abduzens *m* отводя́щий нерв *m*
Abduzenslähmung *f* паралúч *m* отводя́щего нéрва
Abendtemperatur *f* вечéрняя температýра *f (тела)*
Aberration *f* **1.** аберрáция *f* **2.** дистопúя *f (органа)*
Abfälle *m pl s.* **Abfallstoffe**
Abfallstoffe *m pl* отбрóсы *m pl*; отхóды *m pl*
~, **feste** твёрдые отбрóсы *m pl*
~, **flüssige** жúдкие отбрóсы *m pl*
~, **radioaktive** радиоактúвные отхóды *m pl*
abfetten обезжúривать
abfiltern фильтровáть
Abflachung *f* уплощéние *n (напр. зубца электрокардиограммы)*
~ **der Cornea** уплощéние *n* роговúцы
Abfluß *m* оттóк *m*, сток *m*; выделéние *n (напр. гноя)*
Abflußbehinderung *f* затруднéние *n* оттóка
Abflußhindernis *n* препя́тствие *n* оттóку
Abflußleichtigkeit *f* лёгкость *f* оттóка
Abflußstörung *f* нарушéние *n* оттóка
Abflußweg *m* путь *m* оттóка
Abfühlen *n* пальпáция *f*, ощýпывание *n*
Abfuhr *f* отведéние *n*; дренúрование *n*
Abführeinlauf *m*, **Abführklistier** *n* очистúтельная клúзма *f*
Abführmittel *n* слабúтельное [послабля́ющее] срéдство *n*
~, **salinisches** солевóе слабúтельное *n*
Abführtee *m* слабúтельный чай *m*
Abgangstenose *f* стенóз *m* [сужéние *n*] мéста отхождéния *(напр. артерии)*
abgebadet испóльзованный *(о грязи, минеральной воде)*
abgeheilt зажúвший
abgesackt осумкóванный

Abgeschlagenheit *f* пода́вленность *f*, состоя́ние *n* простра́ции
abgestorben уме́рший, поги́бший; омертве́лый
Abgießen *n*, **Abgießung** *f* облива́ние *n*
Abhang *m* скат *m (черепа)*
Abhängigkeit *f*, **psychische** психи́ческая зави́симость *f*
Abhebung *f*, **totale** по́лная отсло́йка *f (сетчатки)*
Abhorchen *n* аускульта́ция *f*, выслу́шивание *n*
Abhörstelle *f* ме́сто *n* аускульта́ции
Abhustemittel *n* отха́ркивающее сре́дство *n*
Abiogenesis *f* абиогене́з *m*
Abiotrophie *f* абиотрофи́я *f*
~, **tapetoretinale** тапеторетина́льная абиотрофи́я *f*; тапеторетина́льная дегенера́ция *f*
Abirrungen *f pl*, **sexuelle** перве́рсии *f pl*, полово́е извраще́ния *n pl*
abklären осветля́ть, очища́ть; отста́ивать
Abklatsch *m* отпеча́ток *m*
Abklatsch-Ausstrich *m* мазо́к-отпеча́ток *m*
Abklatschgeschwür *n* «отпеча́тывающаяся» я́зва *f*
Abklatschkrebs *m* имплантацио́нный [конта́ктный] метаста́з *m* ра́ка
Abklatschschanker *m шанкр-отпечаток m*
abklemmen пережима́ть *(зажимом)*
Abklingquote *f* сте́пень *f* сниже́ния концентра́ции лека́рственного вещества́
Abklingraum *m* ёмкость *f или* помеще́ние *n* для вы́держки оде́жды и предме́тов, загрязнённых короткожив́ущими радионукли́дами
Abklopfung *f* перку́ссия *f*, высту́кивание *n*
Abknickung *f* надло́м *m*
Abkochung *f* отва́р *m*, деко́кт *m*
Abkommenschaft *f* пото́мство *n*
Abkühlraum *m* **1.** холоди́льная ка́мера *f* **2.** помеще́ние *n* для проведе́ния охлажда́ющих процеду́р *(в сауне)*
Abkühlung *f* охлажде́ние *n*
~ **der Leiche** тру́пное охлажде́ние *n*
Abkühlungsdauer *f* продолжи́тельность *f* охлажде́ния
Abkühlungsreaktion *f* реа́кция *f* на охлажде́ние
Ablassen *n* **der subretinalen Flüssigkeit** выпуска́ние *n* субретина́льной жи́дкости
Ablauf *m* тече́ние *n*, ход *m (процесса)*
Ablederung *f* отслое́ние *n* [отстава́ние *n*] ко́жи
Ableitpunkt *m* то́чка *f* отведе́ния *(напр. электрокардиограммы)*
Ableitsystem *n* систе́ма *f* отведе́ний *(напр. электрокардиограммы)*
Ableitung *f* отведе́ние *n (напр. электрокардиограммы)*
~, **bipolare** двухпо́люсное отведе́ние *n*
~, **direkte** прямо́е отведе́ние *n*
~ **des ERG** отведе́ние *n* электроретиногра́ммы
~, **klassische** класси́ческое отведе́ние *n*, отведе́ние *n* от коне́чностей
~, **korrigierte** корриги́рованное отведе́ние *n*
~, **orthogonale** ортогона́льное отведе́ние *n*
~, **semiunipolare** полуоднопо́люсное отведе́ние *n*
~, **unipolare** однопо́люсное отведе́ние *n*

Ableitungselektrode *f* отводя́щий электро́д *m*
Ableitungsoperation *f* дрени́рующая опера́ция *f*
Ableitungsstelle *f* ме́сто *n* отведе́ния *(напр. электрокардиограммы)*
Ablenkungstherapie *f* отвлека́ющая терапи́я *f*
Ablepharia *f* аблефари́я *f*, отсу́тствие *n* ве́ка
~, **beiderseitige** двусторо́нняя аблефари́я *f*, двусторо́ннее отсу́тствие *n* век
Ablepsie *f* слепота́ *f*
Ablesungsfehler *m* погре́шность *f* при сня́тии [чте́нии] *(показаний прибора)*
Ablösung *f* **1.** отсло́йка *f*; слу́щивание *n* **2.** отторже́ние *n*; отделе́ние *n*, ампута́ция *f*
Abluft *f* отводи́мый [удаля́емый] во́здух *m*
Abluftrohr *n* тру́бка *f* для отво́да [удале́ния] во́здуха
Abmagerung *f* похуда́ние *n*; исхуда́ние *n*; истоще́ние *n*
Abmagerungsmittel *n* сре́дство *n* для похуда́ния
Abnabeln *n*, **Abnabelung** *f* перере́зка *f* пупови́ны
abnehmbar съёмный *(о протезе)*
Abnormität *f* отклоне́ние *n* от но́рмы; анома́лия *f*; уро́дство *n*
Abnutzung *f* изна́шивание *n*, изно́с *m*
Abnutzungsdermatose *f* дермато́з *m*, возника́ющий от «изна́шивания» [старе́ния] ко́жи
Abnutzungserscheinung *f* явле́ние *n* изно́са
Abnutzungspigment *n* пигме́нт *m* изна́шивания *(липофусцин)*
Abnutzungstheorie *f* тео́рия *f* изно́са *(о старении)*
ABO-Inkompatibilität *f* несовмести́мость *f (групп крови)* по АВО
Abort I *m* убо́рная *f*, туале́т *m*
Abort II *m* або́рт *m*
~, **drohender** угрожа́ющий або́рт *m*
~, **habitueller** привы́чный або́рт *m*
~, **unvollständiger** непо́лный або́рт *m*
Abortin *n* аборти́н *m*, взвесь *f* уби́тых бруце́лл
Abortivbehandlung *f* аборти́вное лече́ние *n*
Abortreste *m pl* оста́тки *m pl* тка́ни плаце́нты *или* плода́ в ма́тке по́сле або́рта
Abortursache *f* причи́на *f* або́рта
Abortus *m s.* **Abort II**
Abortus-Bang-Infektion *f* бруцеллёз *m*
Abortzange *f* абортца́нг *m*
ABO-System *n* систе́ма *f* АВО *(групп крови)*
Abpufferung *f* восстановле́ние *n* pH в бу́ферном раство́ре
abpumpen отка́чивать *(насосом)*
abquetschen разда́вливать
Abquetschungsbruch *m*, **Abquetschungsfraktur** *f* размозжённый перело́м *m*
Abrachie *f* абрахи́я *f*
Abradat *n* соско́б *m*
Abrasion *f* выска́бливание *n*
~, **fraktionierte** разде́льное выска́бливание *n*
Abrasionsgebiß *n* стира́ющиеся зу́бы *m pl*
Abrasionslöffel *m* кюрета́жная ло́жечка *f*
Abreibung *f* растира́ние *n*; обтира́ние *n (тела)*
Abriß *m* **des Sehnervs vom Bulbus** отры́в *m* зри́тельного не́рва от глазно́го я́блока

Abrißbruch *m*, **Abrißfraktur** *f* отрывно́й перело́м *m*
absägen отпи́ливать *(напр. кость)*
Absättigung *f* насыще́ние *n*
Absatzbecken *n* отсто́йный резервуа́р *m*
Absauganlage *f* вытяжна́я вентиляцио́нная установка *f*
Absauger *m*, **Absauggerät** *n* отса́сывающее приспособле́ние *n*
Absaugkanal *m* манипуляцио́нный кана́л *m* для аспира́ции в эндоско́пе
Absaugkatheter *m* отса́сывающий кате́тер *m*
Abschabung *f s.* **Abrasion**
abscheiden сепари́ровать, отделя́ть, выделя́ть
abscheren отстрига́ть; среза́ть *(ножницами)*
Abschilferung *f* отрубеви́дное шелуше́ние *n*
Abschirmung *f* **1.** экрани́рование *n* **2.** экра́н *m*, заве́са *f*
~ **durch Wasserberieselung** водяна́я заве́са *f*
Abschirmungsgerät *n* приспособле́ние *n* для экрани́рования
Abschlußplatte *f* замыка́тельная пласти́нка *f* опо́рной площа́дки те́ла позвонка́
Abschnürbinde *f* кровоостана́вливающая повя́зка *f*
Abschnürschlauch *m* кровоостана́вливающий жгут *m*
Abschnürung *f* наложе́ние *n* жгута́
Abschreckmittel *n* репелле́нт *m*, вещество́ *n*, отпу́гивающее насеко́мых
Abschuppung *f* шелуше́ние *n*, слу́щивание *n*, десквама́ция *f*
Abschürfung *f* **1.** соско́б *m* **2.** сса́дина *f*, экскориа́ция *f*
~, **oberflächliche** пове́рхностное наруше́ние *n* це́лостности ко́жи, эро́зия *f*
Abschwellung *f* детумесце́нция *f*
Absence *f*, **Absenz** *f* кратковре́менное затемне́ние *n* созна́ния *(напр. при эпилепсии)*
absetzen I осажда́ть
absetzen II отменя́ть *(приём лекарства)*
Absiedlung *f* метастази́рование *n*
Absiedung *f* отва́р *m*, деко́кт *m*
Absonderung *f* **1.** отделе́ние *n*; выделе́ние *n*, секре́ция *f* **2.** изоля́ция *f*
~, **soziale** социа́льная изоля́ция *f*
Absonderungsmittel *n* сре́дство *n*, вызыва́ющее секре́цию
Absorbens *n* абсорбе́нт *m*, поглоща́ющее [абсорби́рующее] сре́дство *n*
Absorber *m* абсо́рбер *m*, поглоти́тель *m*
Absorbierbarkeit *f* абсорби́руемость *f*, поглоща́емость *f*
Absorption *f* абсо́рбция *f*, поглоще́ние *n*
~, **kreuzweise** перекрёстная абсо́рбция *f*
Absorptionshalbwertszeit *f* полупери́од *m* вса́сывания
Absorptionskohle *f* активи́рованный у́голь *m*
abspalten отка́лывать, отщепля́ть
Absperrkette *f* загради́тельная цепь *f*, оцепле́ние *n*
absplittern отка́лывать, отщепля́ть
Abspreizschiene *f* абдукцио́нная [отводя́щая] ши́на *f*
Abspreizung *f* отведе́ние *n (напр. конечности)*
Abstammungslehre *f* уче́ние *n* о происхожде́нии *(видов)*
Abstand *m* расстоя́ние *n*, диста́нция *f*; зазо́р *m*
Abstandhalten *n* защи́та *f* расстоя́нием *(принцип радиационной безопасности)*
absteigend нисходя́щий
«Absterben» *n* **der Finger** «мёртвые па́льцы» *m pl*
Abstilldyspepsie *f* диспепси́я *f* в связи́ с прекраще́нием грудно́го вска́рмливания
Abstillen *n* прекраще́ние *n* грудно́го вска́рмливания
Abstinenz *f*, **sexuelle** полова́я абстине́нция *f*
Abstinenzsyndrom *n*, **alkoholisches** алкого́льный абстине́нтный синдро́м *m*
Abstoßung *f* отторже́ние *n (напр. трансплантата)*
~, **menstruelle** менструа́льное отторже́ние *n (эндометрия)*
Abstoßungskrise *f* криз *m* отторже́ния
Abstoßungsreaktion *f* реа́кция *f* отторже́ния
Abstrich *m* мазо́к *m (напр. крови)*
Abstützen *n* опо́ра *f*
Absud *m* отва́р *m*, деко́кт *m*
Abszedierung *f* абсцеди́рование *n*
Abszeß *m* абсце́сс *m*, гнойни́к *m*
~, **anorektaler** аноректа́льный абсце́сс *m*
~, **apikaler** апика́льный [верху́шечный] абсце́сс *m*
~, **cholangiogener** холангиоге́нный абсце́сс *m*
~, **epinephritischer** эпинефра́льный [паранефра́льный] абсце́сс *m*
~, **gekammerter** яче́истый абсце́сс *m*
~, **gingivaler** десне́во́й [гингива́льный] абсце́сс *m*
~, **hämatogener** гематоге́нный абсце́сс *m*
~, **kalter** холо́дный абсце́сс *m*
~, **marginaler** маргина́льный абсце́сс *m*
~, **palatinaler** нёбный абсце́сс *m*
~, **parapharyngealer** окологло́точный [парафаринге́альный] абсце́сс *m*
~, **paratonsillärer** паратонзилля́рный [перитонзилля́рный, окоминда́ликовый] абсце́сс *m*
~, **perisinuöser** перисину́озный абсце́сс *m*
~, **retroaurikularer** зау́шный абсце́сс *m*
~, **retromammärer** ретромамма́рный абсце́сс *m*
~, **retropharyngealer** загло́точный [ретрофаринге́альный] абсце́сс *m*
~, **retrotonsillärer** за́дний перитонзилля́рный [ретротонзилля́рный] абсце́сс *m*
~, **subperiostaler** субпериоста́льный абсце́сс *m*
~, **steriler** стери́льный абсце́сс *m*
~, **subphrenischer** поддиафрагма́льный абсце́сс *m*
~, **supratonsillärer** ве́рхний перитонзилля́рный [супратонзилля́рный] абсце́сс *m*
~, **urinogener** уриноге́нный абсце́сс *m*
~, **verschleppter** метастати́ческий абсце́сс *m*
Abszesse *m pl* **im Säuglingsalter, multiple** мно́жественные абсце́ссы *m pl* грудны́х дете́й
Abszeßentleerung *f* опорожне́ние *n* абсце́сса
Abszeßeröffnung *f* вскры́тие *n* абсце́сса
Abszeßhöhle *f* по́лость *f* абсце́сса

Abszeßmembran *f* кáпсула *f* абсцéсса
Abszeß-Metastase *f* метастатúческий абсцéсс *m*
Abszeßspaltung *f* вскрытие *n* абсцéсса
Abtastung *f* пальпáция *f*, ощýпывание *n*
Abteilung *f* отделéние *n* *(напр. в больнице)*
~ **für die Marktkontrolle von Lebensmitteln der sanitär-epidemiologischen Station** контрóльно-пищевóй пункт *m* на рынке
~ **für innere Medizin** терапевтúческое отделéние *n*
~ **Mutter und Kind** отделéние *n* для матерéй и детéй
Abteilungsvisite *f* обхóд *m* в отделéнии
Abt-Letterer-Siwe-Krankheit *f* болéзнь *f* Áбта — Лéттерера — Сúве, злокáчественный гистиоцитóз *m* у детéй
Abtötung *f* **der Zahnpulpa** девитализáция *f* пýльпы зýба
Abtragung *f* удалéние *n*
Abtransport *m* эвакуáция *f*
abtrennen отделя́ть
Abtrocknen *n* вытирáние *n* *(напр. тела после водной процедуры)*
abtupfen осушáть *(напр. тупфером, ватно-марлевым шариком и т.п.)*
Abulie *f* абулúя *f*
Aburabaku *n* лихорáдка *f* дéнге, семиднéвная лихорáдка *f*
Abusus *m* абýзус *m*, злоупотреблéние *n* *(напр. алкоголем)*
Abwärtsschielen *n* косоглáзие *n* с отклонéнием глáза книзу
Abwässer *n pl* стóчные вóды *f pl*
~, **häusliche** бытовы́е стóчные вóды *f pl*; фекáльно-хозя́йственные стóчные вóды *f pl*
~, **industrielle** промы́шленные стóчные вóды *f pl*
Abwasser-Abklinganlage *f* отстóйник-накопúтель *m* *(для обезвреживания короткоживущих радиоактивных отходов)*
Abwasserbehandlung *f* очúстка *f* стóчных вод
Abwasserbehandlungsanlage *f* стáнция *f* очúстки стóчных вод
Abwasserbelüftung *f* аэрáция *f* стóчных вод
Abwasserbeseitigung *f* отведéние *n* стóчных вод
Abwasserkanal *m* канализациóнный канáл *m*; канализациóнный коллéктор *m*
Abwasser-Kläranlage *f*, **mechanisch-biologische** биокоагуля́тор *m* для стóчных вод
Abwehr *f* защúта *f* *(организма)*
~, **humorale** гуморáльная защúта *f*
~, **immunologische** иммунологúческая защúта *f*
~, **unzureichende** неполноцéнная защúта *f*
~, **zelluläre** клéточная защúта *f*
Abwehrferment *n* защúтный фермéнт *m*
Abwehrfunktion *f* защúтная фýнкция *f*
Abwehrkräfte *f pl* защúтные сúлы *f pl*
Abwehrlage *f* состоя́ние *n* защúтных сил организма
Abwehrmaßnahme *f* защúтное [профилактúческое] мероприя́тие *n*
Abwehrmechanismus *m* защúтный механúзм *m*
Abwehrphase *f*, **monozytäre** моноцитáрная фáза *f* иммунологúческой защúты *(по Шиллингу)*
Abwehrreaktion *f* защúтная реáкция *f*
Abwehrreflex *m* защúтный [оборонúтельный] рефлéкс *m*
Abwehrschwäche *f* слáбость *f* иммýнной защúты
~, **zelluläre** недостáточность *f* клéточного иммýнного отвéта
Abwehrspannung *f* защúтное напряжéние *n* мышц *(брюшной стенки)*
Abwehrstoff *m* защúтное веществó *n*, антитéло *n*
~ **gegen Insekten** репеллéнт *m*, веществó *n*, отпýгивающее насекóмых
Abwehrstoffe *m pl*, **humorale** гуморáльные фáкторы *m pl* резистéнтности организма
Abweichung *f* отклонéние *n* *(от нормы)*
~, **gestaltliche** морфологúческое отклонéние *n*
~ **in Primärstellung der Augen** гетерофорúя *f*, скры́тое косоглáзие *n*
abwiegen взвéшивать
Abzehrung *f* кахексúя *f*, истощéние *n*
Abzieher *m* абдýктор *m*, отводя́щая мы́шца *f*
Abziehung *f* абдýкция *f*, отведéние *n* *(напр. конечности)*
Abzug *m* **1.** сток *m*, оттóк *m*; дренáж *m* **2.** фотоотпечáток *m* **3.** слéпок *m*
Abzugsrohr *n* вытяжнáя *или* отводя́щая трубá *f*
Abzugsschrank *m* вытяжнóй шкаф *m*
Abzugsventilation *f* вытяжнáя вентиля́ция *f*
Acariasis *f* акариáз *m*, поражéние *n* кóжи клещáми
Acarodermatitis *f* **urticarioides** зерновáя чесóтка *f*
Acauliosis *f* акаулиóз *m*
Accretio *f* сращéние *n*; приращéние *n*
Acetatdialyse *f* ацетáтный диáлиз *m*
Achard-Syndrom *n* синдрóм *m* Ашáра, арахнодактилúя *f*
Achard-Thiers-Syndrom *n* синдрóм *m* Ашáра — Тьéра, синдрóм *m* диабéта бородáтых жéнщин
Ach(e)ilie *f* врождённое отсýтствие *n* губ
Achillessehne *f* ахúллово [пя́точное] сухожúлие *n*
Achillessehnenreflex *m* рефлéкс *m* ахúллова сухожúлия, ахúллов рефлéкс *m*
Achillessehnenriß *m* разры́в *m* ахúллова сухожúлия
Achillobursitis *f* бурсúт *m* у мéста прикреплéния ахúллова сухожúлия
Achillodynie *f* ахиллодинúя *f*
Achirie *f* ахирúя *f*, врождённое отсýтствие *n* кистéй
Achlorhydrie *f* ахлоргидрúя *f*, отсýтствие *n* соля́ной кислоты́ в желýдочном сóке
Achloropsie *f* ахлоропсúя *f*, слепотá *f* на зелёный цвет
Acholie *f* ахолúя *f*
Achromatopsie *f* ахроматопсúя *f*, цветовáя слепотá *f*
Achromia *f* **parasitaria** паразитáрная [микотúческая] ахромúя *f* кóжи
Achromobakterien *f pl* ахроматúческие бактéрии *f pl*
Achse *f* ось *f*
~, **astigmatische** ось *f* астигматúзма

~, **optische** оптическая ось *f*
Achsel *f* плечо *n*
Achselbehaarung *f* оволосение *n* подмышечной впадины
Achselblutader *f* подмышечная [подкрыльцовая] вена *f*
Achseldrüse *f* потовая железа *f* подмышечной впадины
Achseldrüsenabszeß *m* гидраденит *m*
Achselfalte *f* подмышечная [подкрыльцовая] складка *f*
Achselfett *n* жир *m* подмышечной впадины
Achselgegend *f* подмышечная [подкрыльцовая] область *f*
Achselgrube *f*, **Achselhöhle** *f* подмышечная [подкрыльцовая] впадина *f*
Achselhöhlenfettgewebe *n* жировая ткань *f* подмышечной [подкрыльцовой] впадины
Achselhöhlenhaare *n pl* волосы *m pl* подмышечной впадины
Achselhöhlenphlegmone *f* флегмона *f* подмышечной впадины
Achsellymphknoten *m* подмышечный [подкрыльцовый] лимфатический узел *m*
Achselschlagader *f* подмышечная [подкрыльцовая] артерия *f*
Achselschweiß *m* пот *m* подмышечных впадин
~, **gelb-rötlich gefärbter** пот *m* подмышечных впадин жёлто-красного цвета
~, **schwarz gefärbter** пот *m* подмышечных впадин чёрного цвета
Achselvene *f* подмышечная [подкрыльцовая] вена *f*
Achselvenensperre *f*, **akute** острый тромбоз *m* подмышечной [подкрыльцовой] вены, синдром *m* Педжета — Шреттера
Achsenametropie *f* осевая аметропия *f*
Achsendrehung *f* вращение *n* вокруг оси
Achsenfaden *m* осевая нить *f* *(напр. в хвосте сперматозоида)*
Achsenhyperopie *f* осевая дальнозоркость *f*
Achsenknickung *f* перелом *m* со смещением по оси
Achsenlänge *f* **des Auges** длина *f* оси глаза
Achsenmyopie *f* осевая близорукость *f*
Achsenrichtung *f* **bei Astigmatismus** ось *f* астигматизма
Achsenskelett *n* скелет *m* туловища, осевой скелет *m*
Achsenzugzange *f* осевые акушерские щипцы *pl*
Achsenzylinder *m*, **Achsenzylinderfortsatz** *m* аксон *m*, осевой цилиндр *m*
Achterbinde *f* повязка *f* «восьмёркой»
Achterpessar *n* восьмёркообразный пессарий *m*
Achtertourenverband *m* повязка *f* «восьмёркой»
Achtmonatskind *n* восьмимесячный новорождённый ребёнок *m*
Achylie *f* ахилия *f*
Acidum *n* кислота *f*
Acladiosis *f* **cutis** акладиоз *m* кожи, язвенный дерматомикоз *m*
Acne *f* акне *pl*, угри *m pl* *(s. a.* **Akne***)*
~ **bromica** бромные угри *m pl*
~ **chlorica** хлорные угри *m pl*
~ **corticosteroides** угри *m pl*, возникающие при длительном лечении кортикостероидными препаратами
~ **furunkulosa** угри *m pl* с изменениями, подобными фурункулам
~ **jodica** йодные угри *m pl*
~ **keloidea** келоидные акне *pl*
~ **neonatorum** угревая сыпь *f* у новорождённых
~ **paraffinica** парафиновые угри *m pl*
~ **professionalis** профессиональные угри *m pl*
~ **seborrhoica adultorum** себорейные акне *pl* у взрослых
~ **sexualis seu praemenstrualis** угри *m pl*, появляющиеся *или* обостряющиеся в дни менструации
~ **toxica** акнеподобные изменения *n pl* на коже лица вследствие применения косметических средств
~ **tropica** угри *m pl* у людей с белой кожей в тропиках
~ **urticata polycythaemica** акне *pl* при полицитемии
Acnephobia *f* акнефобия *f*, боязнь *f* появления угрей
Aconitase *f* аконитаза *f*
Aconitum *n* аконит *m*
Acroangioneurosis *f* **congenita** врождённый акроангионевроз *m*
Acrodermatitis *f* акродерматит *m*
~ **continua** стойкий акродерматит *m*
~ **enteropathica** энтеропатический акродерматит *m*
~ **sclerodermiformis recidivans** склеродермиформный рецидивирующий акродерматит *m*
Acroerythrosis *f* акроэритроз *m*
Actinonychia *f* актинонихия *f*
Acusticusneurinom *n* невринома *f* слухового нерва
Adamantin *n* зубная эмаль *f*
Adamantinom *n* адамантинома *f*, адамантобластома *f*
Adamantoblast *m* адамантобласт *m*
Adamantoblastom *n s.* **Adamantinom**
Adamantom *n* адамантома *f*
Adamsapfel *m* адамово яблоко *n*, кадык *m*
Adaptabilität *f* приспособляемость *f*, адаптационная способность *f* *(организма)*
Adaptation *f* адаптация *f*, приспособление *n*
~, **funktionelle** функциональная адаптация *f*
~, **phänische** генетически детерминированная адаптация *f* к окружающей среде
Adaptationsblendung *f* адаптационное ослепление *n*, дезадаптация *f*
Adaptationsbrille *f* адаптационные очки *pl*
Adaptationshypertrophie *f* адаптационная [приспособительная] гипертрофия *f*
Adaptationskrankheit *f* болезнь *f* адаптации
Adaptationskurve *f* кривая *f* адаптации
Adaptationsleuchtdichte *f* уровень *m* яркости адаптации
Adaptationsphase *f* фаза *f* адаптации
Adaptationsprüfung *f* исследование *n* адаптации

Adaptationsstörung *f* нарушéние *n* адаптáции
Adaptationssyndrom *n* адаптациóнный синдрóм *m*
~, **allgemeines** óбщий адаптациóнный синдрóм *m*
Adaptationstest *m* адаптациóнная прóба *f*
Adaptationsverlauf *m* **von der Farbe des Reizlichtes** цветовáя адаптáция *f*
Adaptationsvorgang *m* процéсс *m* адаптáции
Adaptationszustand *m* состоя́ние *n* [ýровень *m*] адаптáции
Adaptometrie *f* адаптометри́я *f*
~ **im Ganzfeld** адаптометри́я *f* при засвéтке всегó пóля зрéния
~, **objektive** объекти́вная адаптометри́я *f*
Addison-Biermer-Anämie *f* анеми́я *f* Аддисóна — Би́рмера, пернициóзная анеми́я *f*
Addison-Gull-Krankheit *f* болéзнь *f* Аддисóна — Гáлла, ксантоматóз *m* и меланóз *m* кóжи при билиáрном циррóзе пéчени
Addisonismus *m* аддисони́зм *m*
Addison-Syndrom *n* синдрóм *m* [болéзнь *f*] Аддисóна, недостáточность *f* коры́ надпóчечников
Addis-Sediment *n* осáдок *m* мочи́ для исслéдования по Áддису — Какóвскому
Addition *f* **einer multifokalen Linse** добáвочная рефрáкция *f* многофокáльной ли́нзы
Additivmittel *n* дополни́тельное срéдство *n*
Additivtherapeutikum *n* дополни́тельное лечéбное срéдство *n*
Adduktion *f* аддýкция *f*, приведéние *n* *(напр. конечности)*
Adduktionsbewegung *f* движéние *n* приведéния *(конечности)*
Adduktionsbruch *m*, **Adduktionsfraktur** *f* аддукциóнный перелóм *m*
Adduktor *m* аддýктор *m*, приводя́щая мы́шца *f*
Adduktorenfalten *f pl* склáдки *f pl* в óбласти приводя́щих мышц бедрá *(у новорождённых)*
Adduktorenkanal *m* канáл *m* приводя́щих мышц бедрá, гýнтеров канáл *m*
Adduktorenkontraktur *f* контрактýра *f* приводя́щих мышц бедрá
Adduktorenlähmung *f* парали́ч *m* мышц, сýживающих голосовýю щель
Adduktorenreflex *m* рефлéкс *m* приведéния бедрá
Adduktorenschlitz *m* сухожи́льная щель *f*
Adduktorenspasmus *m* спазм *m* аддýкторов
Adenoakanthom *n* аденоакантóма *f*
Adenohypophyse *f* аденогипóфиз *m*, перéдняя дóля *f* гипóфиза
Adenoide *n pl* аденóиды *m pl*, аденóидные вегетáции *f pl*
Adenoidektomie *f* аденоидэктоми́я *f*
Adenoiditis *f* аденоиди́т *m*
Adenokankroid *n* аденоканкрóид *m*
Adenokarzinom *n* аденокарцинóма *f*
~, **gut [hoch] differenziertes** высокодифференци́рованная аденокарцинóма *f*
~, **mäßig differenziertes** умéренно дифференци́рованная аденокарцинóма *f*
~, **schleimbildendes** слизеобразýющая аденокарцинóма *f*
~, **solides** соли́дная аденокарцинóма *f*
~, **szirrhöses** скиррóзная аденокарцинóма *f*
~, **wenig differenziertes** малодифференци́рованная аденокарцинóма *f*
Adenokystom *n* аденокистóма *f*, цистаденóма *f*
Adenolymphom *n* аденолимфóма *f*
Adenom *n* аденóма *f*
~, **follikuläres** фолликуля́рная аденóма *f*
~, **malignes** злокáчественная аденóма *f*
~, **trabekuläres** трабекуля́рная аденóма *f*
~, **tubuläres** тубуля́рная аденóма *f*
~, **villöses** ворси́нчатая аденóма *f*
Adenomyofibrom *n* аденомиофибрóма *f*
Adenomyom *n* аденомиóма *f*
Adenomyose *f* аденомиóз *m*
Adenopharyngokonjunktivalfieber *n* аденофарингоконъюнктивáльная лихорáдка *f*
Adenopituizyt *m* аденопитуи(то)ци́т *m*
Adenosarkom *n* аденосаркóма *f*
~, **embryonales** эмбрионáльная аденосаркóма *f*, óпухоль *f* Ви́льмса
Adenosatellit *m* аденоассоции́рованный ви́рус *m*
Adenose *f* аденóз *m*
Adenosin *n* аденози́н *m*
Adenosindesamidase *f*, **Adenosindesaminase** *f* аденáза *f*, аденозиндезаминáза *f*
Adenosindiphosphat *n* аденозиндифосфáт *m*
Adenosinmonophosphat *n* аденозинмонофосфáт *m*
Adenosinmonophosphorsäure *f s.* **Adenylsäure**
Adenosintriphosphatase *f* аденозинтрифосфатáза *f*
Adenotom *n* аденотóм *m*
Adenotomie *f* аденотоми́я *f*
adenotrop аденотрóпный *(о гормоне гипофиза)*
Adenovirus *n* аденови́рус *m*
Adenovirusinfektion *f* аденови́русная инфéкция *f*
Adenoviruspneumonie *f* аденови́русная пневмони́я *f*
Adenovirusschutzimpfung *f* предохрани́тельная приви́вка *f* [вакцинáция *f*] прóтив аденови́руса
Adenozystom *n* аденокистóма *f*, цистаденóма *f*
Adentie *f* аденти́я *f*
~, **primäre** перви́чная аденти́я *f*
~, **sekundäre** втори́чная аденти́я *f*
Adenylsäure *f* аденозинмонофóсфорная кислотá *f*, адени́ловая кислотá *f*
Adenylsäuredesamidase *f* аденилдезаминáза *f*
Adeps *m* жир *m*
Ader *f* **1.** кровенóсный сосýд *m* **2.** вéна *f*
Aderbruch *m* варикоцéле *n* *(расширение вен семенного канатика)*
Aderfigur *f* фигýра *f* сосýдистого дéрева сетчáтки
Adergeflecht *n* **1.** сосýдистое сплетéние *n* **2.** венóзное сплетéние *n*
Adergeflechtschlagader *f* артéрия *f* сосýдистого сплетéния

Aderhaut *f* сосу́дистая оболо́чка *f* гла́за, хориоиде́я *f*
Aderhautabhebung *f*, **Aderhautablösung** *f* отсло́йка *f* сосу́дистой оболо́чки гла́за
Aderhautangiom *n* ангио́ма *f* сосу́дистой оболо́чки гла́за
Aderhautatrophie *f* атрофи́я *f* сосу́дистой оболо́чки гла́за
~, **essentielle progressive** эссенциа́льная прогресси́вная атрофи́я *f* сосу́дистой оболо́чки гла́за
~, **zentrale progressive** центра́льная прогресси́рующая атрофи́я *f* сосу́дистой оболо́чки гла́за
Aderhautdurchblutung *f* кровото́к *m* в сосу́дистой оболо́чке гла́за
Aderhautentzündung *f* хориоиди́т *m*, воспале́ние *n* сосу́дистой оболо́чки гла́за
Aderhautgefäßsklerose *f* атероскле́ро́з *m* сосу́дистой оболо́чки гла́за, хориоваскулосклеро́з *m*
Aderhautriß *m*, **Aderhautruptur** *f* разры́в *m* сосу́дистой оболо́чки гла́за
Aderhauttumor *m* о́пухоль *f* сосу́дистой оболо́чки гла́за
Aderhautzyste *f* киста́ *f* сосу́дистой оболо́чки гла́за
Aderknoten *m*, **Aderkropf** *m* варико́зный у́зел *m*, варико́зное расшире́ние *n* ве́ны
Aderlaß *m* кровопуска́ние *n*; взя́тие *n* кро́ви *(из вены)*
Aderlaßnadel *f* игла́ *f* для кровопуска́ния
Aderminmangel-Anämie *f* анеми́я *f* при дефици́те витами́на B_6
Aderunterbindung *f* перевя́зка *f* ве́ны
Adhärenz *f* спа́йка *f*
Adhäsiolyse *f* рассече́ние *n* спа́ек
Adhäsion *f* **1.** спа́йка *f* **2.** адге́зия *f*, сцепле́ние *n*; прилипа́ние *n*
Adhäsionsbauch *m* «спа́ечный живо́т» *m*
Adhäsionsileus *m* спа́ечная непроходи́мость *f* кише́чника
Adhäsionsperikarditis *f* адгези́вный [спа́ечный] перикарди́т *m*
Adhäsionspleuritis *f* адгези́вный [спа́ечный] плеври́т *m*
Adhäsionsprothese *f* адгезио́нный проте́з *m*
Adhäsionsprozeß *m* адгези́вный проце́сс *m*
adhäsiv 1. сли́пчивый; образу́ющий спа́йки; адгези́вный **2.** кле́йкий, ли́пкий *(о пластыре, ленте и т.п.)*
Adhäsivprozeß *m* адгези́вный проце́сс *m*
Adiadochokinese *f* адиадохокине́з *m*
Adipocire *f* жирово́ск *m*
Adiponecrosis *f* адипонекро́з *m*
~ **subcutanea** подко́жный адипонекро́з *m (новорождённых)*
Adiposektomie *f* операти́вное удале́ние *n* жирово́й тка́ни
Adipositas *f*, **Adipositát** *f* ожире́ние *n*
~ **dolorosa** боле́зненное ожире́ние *n*, боле́знь *f* Де́ркума
~, **zonale** ме́стное ожире́ние *n*
Adiposogigantismus *m* адипозогиганти́зм *m*
Adipozele *f* жирова́я гры́жа *f*
Adipozyt *m* адипоци́т *m*, жирова́я кле́тка *f*
Adiuretika *n pl* адиурети́ческие [антидиурети́ческие] сре́дства *n pl*
Adiuretin *n* адиурети́н *m*, вазопресси́н *m*, антидиурети́ческий гормо́н *m*
Adjuvans *n* адъюва́нт *m*
Adjuvansarthritis *f* адъюва́нтный артри́т *m*
Adnexe *m pl* прида́тки *m pl (напр. матки)*
Adnexektomie *f* аднексэктоми́я *f*, удале́ние *n* прида́тков *(матки)*
Adnexentzündung *f*, **Adnexitis** *f* аднекси́т *m*, воспале́ние *n* прида́тков *(матки)*
Adnextuberkulose *f* туберкулёз *m* прида́тков *(матки)*
Adnextumor *m* адне́кс-ту́мор *m*, тубоовариа́льная о́пухоль *f*
Adoleszent *m* подро́сток *m*
Adoleszentenalbuminurie *f* альбуминури́я *f* подро́стков
Adoleszentenherz *n* ю́ношеское се́рдце *n*
Adoleszentenmastitis *f* масти́т *m* подро́стков
Adoleszentenpsychiatrie *f* подростко́вая психиатри́я *f*
Adoleszentenstruma *f* пуберта́тная стру́ма *f*
Adoptivkind *n* приёмный [усыновлённый] ребёнок *m*
Adrenalektomie *f* адреналэктоми́я *f*, удале́ние *n* надпо́чечника
Adrenalin *n* адренали́н *m*
Adrenalinausschüttung *f* вы́брос *m* адренали́на
Adrenalindiabetes *m* адренали́новый диабе́т *m*
Adrenoblocker *m pl* адреноблока́торы *m pl*
Adrenogenitalsyndrom *n* адреногенита́льный синдро́м *m*
Adrenokortikotropin *n* адренокортикотро́пный гормо́н *m*, АКТГ
Adrenoleukodystrophie *f* адренолейкодистрофи́я *f*
Adrenosteron *n* адреностеро́н *m*
adrenotrop адренотро́пный
Adsorbat *n* адсорба́т *m*
Adsorbatimpfstoff *m* адсорби́рованная вакци́на *f*
Adsorbens *n* адсорбе́нт *m*
Adsorbierbarkeit *f* адсорби́руемость *f*
Adsorption *f* адсо́рбция *f*
Adsorptionsmittel *n*, **Adsorptivmittel** *n* адсорби́рующее сре́дство *n*
Adstringens *n* вя́жущее сре́дство *n*
Adventitia *f* адвенти́ция *f*
Adventitialzelle *f* адвентициа́льная кле́тка *f*
Adversivanfälle *m pl* адверси́вные при́ступы *m pl*
Aerämie *f* аэреми́я *f*, возду́шная эмболи́я *f*
Aerobic *f* аэро́бика *f*, ритми́ческая гимна́стика *f*
Aerobier *m pl* аэро́бы *m pl*
~, **fakultative** факультати́вные аэро́бы *m pl*
~, **obligate** аэрофи́лы *m pl*, облига́тные аэро́бы *m pl*
Aerochir *m* санита́рный самолёт *m* с хирурги́ческим оснаще́нием
Aerocholie *f* аэрохоли́я *f*, нали́чие *n* во́здуха в жёлчных путя́х

Aerodispersion *f* аэрозо́ль *m*
Aerootitis *f* аэроотит *m*, бароотит *m*
Aerophagie *f* аэрофаги́я *f*, загла́тывание *n* во́здуха
Aerophile *m pl* аэрофи́лы *m pl*, облига́тные аэро́бы *m pl*
Aerophobie *f* аэрофоби́я *f*
Aerosol *n* аэрозо́ль *m*
Aerosolimpfstoff *m* аэрозо́льная вакци́на *f*
Aerosoltherapie *f* лече́ние *n* аэрозо́лями
Aerosoltherapiegerät *n* аппара́т *m* для лече́ния аэрозо́лями
Aerotherapie *f* аэротерапи́я *f*, лече́ние *n* во́здухом
Aerothorax *m* пневмото́ракс *m*
Aerozele *f* аэроце́ле *n*, возду́шная киста́ *f*
Affekt *m* аффе́кт *m*
Affektepilepsie *f* аффе́кт-эпилепси́я *f*
Affekterythem *n* эрите́ма *f* [гиперемия *f* лица́] при возбужде́нии
Affektinkontinenz *f* аффекти́вная инконтине́нция *f*, недержа́ние *n* аффе́кта
Affektkrämpfe *m pl* су́дороги *f pl*, свя́занные с аффе́ктом *(у грудных детей)*
Affektlabilität *f* аффекти́вная лаби́льность *f*
Affektsyndrome *n pl* аффекти́вные синдро́мы *m pl*
Affektverflachung *f* аффекти́вное безразли́чие *n*
Affektverödung *f* эмоциона́льная ту́пость *f*; эмоциона́льное опустоше́ние *n*
Affenlücke *f* диасте́ма *f* зубо́в
Affenspalte *f* «обезья́нья щель» *f (порок развития головного мозга)*
afferent афферéнтный
Afferent-loop-Syndrom *n* синдро́м *m* приводя́щей пе́тли
Afferenzsynthese *f* си́нтез *m* восприя́тия
Affinität *f* сродство́ *n (напр. химическое)*
~ **der Antikörper** сродство́ *n* антите́л
affiziert поражённый
Afibrinogenämie *f* афибриногенеми́я *f*
Aflatoxine *n pl* афлатокси́ны *m pl*
After *m* за́дний прохо́д *m*, заднепрохо́дное отве́рстие *n*
~, **künstlicher** иску́сственное заднепрохо́дное отве́рстие *n*
Afterbürde *f* чу́вство *n* давле́ния в за́днем прохо́де при ро́дах
Afterentzündung *f* парапрокти́т *m*
Afterfistel *f* фи́стула *f* [свищ *m*] прямо́й кишки́
Afterfurche *f* межъягоди́чная борозда́ *f*
Afterheber *m* мы́шца *f*, поднима́ющая за́дний прохо́д
Afterjucken *n* зуд *m* за́днего прохо́да
Afterkanal *m* заднепрохо́дный [ана́льный] кана́л *m*
Afterschlagader *f* ни́жняя прямокише́чная арте́рия *f*
Afterschleimhautschrunde *f* тре́щина *f* сли́зистой за́днего прохо́да
Afterschließmuskel *m* сфи́нктер *m* за́днего прохо́да
Afterschrunde *f* тре́щина *f* за́днего прохо́да
Afterverkehr *m* полово́е сноше́ние *n* че́рез за́дний прохо́д
Aftervorfall *m* выпаде́ние *n* прямо́й кишки́
Afterwurm *m* остри́ца *f*
Agalaktie *f* агалакти́я *f*
Agammaglobulinämie *f* агаммаглобулинеми́я *f*
Agar *m* ага́р *m*
~, **halbstarrer** полужи́дкий ага́р *m*
Agardiffusionstest *m* тест *m* диффу́зии в ага́ре
Agargelelektrophorese *f* электрофоре́з *m* в ага́ровом ге́ле
Agargel-Präzipitation *f* преципита́ция *f* в ага́ровом ге́ле
Agarkultur *f* культу́ра *f (напр. бактерий)* на ага́ре
Agarnährboden *m* пита́тельная среда́ *f* с ага́ром
Agarplatte *f* ага́ровая пласти́нка *f*
Agar-Präzipitation *f* преципита́ция *f* в ага́ре
Agenesie *f* агенези́я *f*
Agenitalismus *m* отсу́тствие *n* половы́х о́рганов
Agens *n* аге́нт *m*, де́йствующий фа́ктор *m*
Ageusie *f* агевзи́я *f*, отсу́тствие *n* вкусовы́х ощуще́ний
Agglomeration *f* агломера́ция *f*
Agglugen *n* аглютиноге́н *m*
Agglutinat *n* агглютина́т *m*
Agglutination *f* агглютина́ция *f*
Agglutinationshemmung *f* торможе́ние *n* [ингиби́ция *f*] агглютина́ции
Agglutinationshemmversuch *m* тест *m* ингиби́ции агглютина́ции
Agglutinationstiter *m* титр *m* реа́кции агглютина́ции
Agglutinationstyp *m* тип *m* агглютина́ции
Agglutinin *n* агглютини́н *m*
Agglutininabsättigung *f* насыще́ние *n* агглютини́нов
Agglutininabsprengung *f* отщепле́ние *n* агглютини́нов
Agglutinogen *n* агглютиноге́н *m*, агглютини́руемый антиге́н *m*
Agglutinoid *n* непо́лный агглютини́н *m*
Agglutinoskop *n* агглютиноско́п *m*
Aggregation *f* агрега́ция *f*
Aggregat(ions)zustand *m* агрега́тное состоя́ние *n*
Aggressivität *f* агресси́вность *f*, ави́дность *f (напр. микроорганизма)*
Agitiertheit *f* ажита́ция *f*
Aglossie *f* аглосси́я *f*, отсу́тствие *n* языка́
Agnathia *f*, **Agnathie** *f* агнати́я *f (врождённое отсутствие челюсти)*
Agnosie *f* агнози́я *f*
~, **akustische** акусти́ческая [слухова́я] агнози́я *f*
~, **optische** опти́ческая [зри́тельная] агнози́я *f*
~, **taktile** такти́льная [осяза́тельная] агнози́я *f*
Agonadismus *m* агонади́зм *m*, синдро́м *m* Ту́рнера
Agonalatmung *f* агона́льное дыха́ние *n*
Agonalzustand *m* агона́льное [термина́льное] состоя́ние *n*
Agonie *f* аго́ния *f*
Agonist *m* агони́ст *m*
Ägophonie *f* эгофони́я *f*

Agranulozytose *f* агранулоцитóз *m*
~, **erbliche infantile** наслéдственный агранулоцитóз *m* детéй
~, **medikamentöse** медикаментóзный агранулоцитóз *m*
~, **myelotoxische** миелотокси́ческий агранулоцитóз *m*
~, **periodische** периоди́ческий агранулоцитóз *m*
Agraphie *f* аграфи́я *f*
Agrobakterien *f pl* агробактéрии *f pl*, пóчвенные бактéрии *f pl*
Agyrie *f* агири́я *f*, отсýтствие *n* изви́лин(ы) мóзга
Ahaptoglobulinämie *f* агаптоглобулинеми́я *f*
Ahnenmerkmal *n* при́знак *m*, свóйственный прéдкам
Ahnenverlust *m* уменьшéние *n* числá прéдков *(за счёт родственных браков)*
Ähnlichkeitsdiagnose *f* **1.** установлéние *n* схóдства **2.** диагнóстика *f* на основáнии схóдства
Ähnlichkeitsgutachten *n* эксперти́за *f* схóдства
Ahornsirupkrankheit *f* валинолейцинури́я *f*, болéзнь *f* кленóвого сирóпа
Ainhum *n* аньюм *m*, áйнгум *m*
air velocity index *engl.* скóрость *f* движéния вóздуха *(вдыхаемого и выдыхаемого)*
Akalkulie *f* акалькули́я *f*, неспосóбность *f* считáть
Akanthamöbe *f* акантамёба *f*, гартманéлла *f*
Akanthocheilonematose *f* акантохейлонематóз *m*
Akanthom *n* акантóма *f*
Akanthozyt *m* акантоци́т *m*, шиповáтая клéтка *f* эпидéрмиса
Akarizid *n* акарици́д *m*
Akatalasämie *f* акаталаземи́я *f*, болéзнь *f* Такахáры
Akaziengummi *n* арави́йская камéдь *f*
Akerlund-Hernie *f* гры́жа *f* Áкерлунда *(вид диафрагмальной грыжи)*
Akinesie *f* акинези́я *f*, дви́гательный парали́ч *m*
Akinospermie *f* акиноспéрми́я *f*, неподви́жность *f* сперматозóидов
Akklimatisation *f* акклиматизáция *f*
Akkommodation *f* аккомодáция *f*, приспособлéние *n*
Akkommodationsanspannung *f* напряжéние *n* аккомодáции
Akkommodationsbreite *f* объём *m* [си́ла *f*] аккомодáции
~, **relative** объём *m* [си́ла *f*] относи́тельной аккомодáции
Akkommodationsdauer *f* дли́тельность *f* аккомодáции
Akkommodationsgeschwindigkeit *f* скóрость *f* аккомодáции
Akkommodationsimpuls *m* и́мпульс *m* к аккомодáции
Akkommodations-Konvergenzkopplung *f* связь *f* аккомодáции с конвергéнцией
Akkommodationskrampf *m* псевдомиопи́я *f*, спазм *m* аккомодáции
Akkommodationslähmung *f* парали́ч *m* аккомодáции
Akkommodationsmechanismus *m*, **intracapsulärer** механи́зм *m* внутрикапсуля́рной аккомодáции глáза
Akkommodationsmuskel *m* аккомодациóнная [ресни́чная, цилиáрная] мы́шца *f*
Akkommodationsparese *f* парéз *m* аккомодáции
Akkommodationsreflex *m* реáкция *f (зрачков)* на аккомодáцию
Akkommodationsreserve *f* резéрв *m* аккомодáции
Akkommodationsrest *m* остáточная аккомодáция *f*
Akkommodationsruhelage *f* покóй *m* аккомодáции
Akkommodationsspasmus *m* псевдомиопи́я *f*, спазм *m* аккомодáции
Akkommodationsspatium *n* длинá *f* [óбласть *f*] аккомодáции
Akkommodationsträgheit *f* слáбость *f* аккомодáции *(при экзофтальме)*
Akkommodations- und Konvergenzkrampf *m* спазм *m* аккомодáции и конвергéнции
Akkommodationsvermögen *n s.* **Akkommodationsbreite**
Akkommodationszeit *f* дли́тельность *f* аккомодáции
Akkommodometrie *f* аккомодометри́я *f*
Akkumulation *f* аккумуля́ция *f*, накоплéние *n*
Akne *f* áкне *pl*, угри́ *m pl (s. a.* **Acne***)*
~, **berufliche [beruflich bedingte]** профессионáльные угри́ *m pl*
~, **cachectische** угревáя сыпь *f* у истощённых больны́х
~ **conglobata** конглобáтные [сливны́е] угри́ *m pl*
~ **decalvans** подрывáющие угри́ *m pl*
~ **indurata** уплотнённые угри́ *m pl*
~, **medikamentöse** медикаментóзные угри́ *m pl*
~, **nekrotische** некроти́ческие угри́ *m pl*
~ **picea** дегтя́рные угри́ *m pl*
~ **pruriginosa** пруригинóзные [зудя́щие] угри́ *m pl*
~ **rosacea** крáсные *или* рóзовые угри́ *m pl*
~ **varioliformis** вариолифóрмные [оспенновидные] угри́ *m pl*
~ **vulgaris** обыкновéнные угри́ *m pl*
Aknekranke *m* больнóй *m* угревóй сы́пью
Akoasma *n* акоáзмы *pl*
Akonitase *f* аконитáза *f*
Akorie *f* акори́я *f (1. отсутствие чувства насыщения 2. отсутствие радужной оболочки глаза)*
Akortizismus *m* акортици́зм *m*
Akratothermen *f pl* акратотéрмы *pl*, слабоминерализóванные термáльные истóчники *m pl*
Akrengroßwuchs *m* гиганти́зм *m* конéчностей *(при акромегалии)*
Akroanästhesie *f* акроанестези́я *f*, потéря *f* чувстви́тельности кóнчиков пáльцев
Akroasphyxie *f* «мёртвый пáлец» *m*, синдрóм *m* Рейнó
Akrodynie *f* акродини́я *f*
~, **infantile** синдрóм *m* Сви́фта, инфанти́льная акродини́я *f*
Akrogerie *f* акрогери́я *f*, атрофи́я *f* кóжи конéчностей

Akrokalzinose *f* акрокальцинóз *m*, кальцинóз *m* кистéй и стоп
Akrokeratosis *f* **verruciformis** бородáвчатый [верруцифóрмный] акрокератóз *m*
Akrolein *n* акролеи́н *m*
Akromelalgie *f* акромелалги́я *f*
Akromikrie *f* акромикри́я *f*, мáлый размéр *m* кистéй и стоп
Akromioklavikulargelenk *n* акромиáльно-ключи́чный сустáв *m*
Akromion *n* акромиáльный отрóсток *m* ключи́цы
Akroosteolyse *f* акроостеóлиз *m*
Akropachie *f* пáльцы *m pl* в ви́де «барабáнных пáлочек»
Akroparästhesie *f* акропарестези́я *f*
Akropathie *f*, **ulzerös-verstümmelnde** я́звенно-мутили́рующая акропати́я *f*
Akrophobie *f* акрофоби́я *f*, боя́знь *f* высоты́
Akropigmentation *f* пигментáция *f* кóжи конéчностей
~ **reticularis** сéтчатая пигментáция *f* кóжи конéчностей
~, **symmetrische** симметри́чная пигментáция *f* кóжи конéчностей
Akrosarkom *n* саркóма *f* Кáпоши
Akrosom *n*, **Akrosom-Kappe** *f* акросóма *f*
Akrosporen *f pl* акроспóры *f pl*
Akrotismus *m* отсýтствие *n* пýльса
Akrozephalosyndaktylie *f* акроцефалосиндактили́я *f*
Akrozyanose *f* акроцианóз *m*
Akrylsäure *f* акри́ловая кислотá *f*
Aktinfilament *n* акти́новый филамéнт *m*
Aktinobazillose *f* актинобациллёз *m*, псевдоактиномикóз *m*
Aktinographie *f* актинографи́я *f*
Aktinomykose *f* актиномикóз *m*
~ **cervicognathofacialis** шéйно-чéлюстно-лицевóй актиномикóз *m*
Aktinomyzeten *m pl* актиномицéты *m pl*
Aktinoskopie *f* актиноскопи́я *f*
Aktinotherapie *f* актинотерапи́я *f*, светолечéние *n*
Aktionspotential *n* потенциáл *m* дéйствия
Aktionsstoff *m* акти́вное веществó *n*; дéйствующее начáло *n*
Aktionsstrom *m* **1.** ток *m* дéйствия **2.** биотóк *m*
~ **der Hirnrinde** ток *m* дéйствия [вы́званный потенциáл *m*] коры́ головнóго мóзга
~ **der Netzhaut** ток *m* дéйствия сетчáтки
Aktionssubstanz *f s.* **Aktionsstoff**
Aktivator *m* активáтор *m*
aktivieren активизи́ровать
Aktivieren *n*, **Aktivierung** *f* активáция *f*
Aktivität *f* акти́вность *f*
~, **elektrische** электри́ческая акти́вность *f*
~, **postheparinlipolytische** постгепаринолиполити́ческая акти́вность *f*
~, **psychische** психи́ческая акти́вность *f*
~ **eines radioaktiven Stoffes** акти́вность *f* радиоакти́вного веществá
Aktivitätsbeurteilung *f* диагнóстика *f* акти́вности процéсса
Aktivitätshypertrophie *f* рабóчая гипертрофи́я *f*
Aktivitätsindex *m* и́ндекс *m* акти́вности
Aktivitätskoeffizient *m* коэффициéнт *m* дéйствия [акти́вности]
Aktivitätskriterien *n pl* критéрии *m pl* акти́вности
Aktivitätsparameter *m pl* парáметры *m pl* акти́вности
Aktivitätssteuerung *f* регули́рование *n* акти́вности
Aktivkohlefilterung *f* фильтровáние *n* чéрез активи́рованный ýголь
Aktomyosin *n* актомиози́н *m*
Akuität *f* остротá *f*
Akupressur *f* акупрессýра *f*, массáж *m* акупунктýрных тóчек
Akupunktur *f* акупунктýра *f*, иглоукáлывание *n*
~, **aurikuläre** аурикуля́рная [ушнáя] акупунктýра *f*
~, **kraniale** краниáльная акупунктýра *f*
Akupunkturmassage *f s.* **Akupressur**
Akupunkturnadel *f* акупунктýрная иглá *f*
Akupunkturpunkt *m* тóчка *f* акупунктýры, акупунктýрная тóчка *f*
Akupunkturpunktmassage *f s.* **Akupressur**
Akupunkturstelle *f s.* **Akupunkturpunkt**
Akustikus *m* слуховóй нерв *m*
Akustikusneurinom *n* невринóма *f* слуховóго нéрва
~, **intrakanalikuläres** внутриканáльная акусти́ческая невринóма *f*
akut óстрый
Akutdiagnostik *f* э́кстренная диагнóстика *f*
Akute-Phase-Protein *n* протеи́н *m* [белóк *m*] óстрой фáзы
Akutkrankenhaus *n* больни́ца *f* для неотлóжного лечéния больны́х
Akutmaßnahme *f* срóчное мероприя́тие *n*
Akutphase *f* óстрая фáза *f*
Akzeleranzreizungsherd *m* добáвочный очáг *m* возбуждéния *(напр. сéрдца)*
Akzeleration *f* акцелерáция *f*
~ **der Altersentwicklung** акцелерáция *f* возрастнóго разви́тия
~ **der funktionellen Reifung** акцелерáция *f* функционáльного созревáния
~, **individuelle** индивидуáльная акцелерáция *f*
~, **psychische** психи́ческая акцелерáция *f*
~, **psychophysische** психофизиологи́ческая акцелерáция *f*
~, **somatische** акцелерáция *f* физи́ческого разви́тия
Akzelerationsgeschehen *n* процéсс *m* акцелерáции
Akzeleratorglobulin *n*, **Akzelerin** *n* акцелери́н *m*, глобули́н-акцелерáтор *m*, фáктор *m* VI свёртывания крóви
Akzeptor *m* акцéптор *m*
akzessorisch добáвочный
Akzessorius *m* добáвочный нерв *m*
Akzessoriusläsion *f* повреждéние *n* добáвочного нéрва
Alabasterhaut *f* алебáстровая кóжа *f*

Alaktoflavinose *f* алактофлавинóз *m*, дефици́т *m* витами́на B_2, арибофлавинóз *m*
Alalie *f* алали́я *f*
Alarmanlage *f* установка *f* тревóжной сигнализáции
Alarmeinrichtung *f* устрóйство *n* тревóжной сигнализáции
Alarmglocke *f* сигнáльный звонóк *m*
Alarmreaktion *f* реáкция *f* тревóги
Alarmsignal *n* сигнáл *m* тревóги
Alarmsystem *n* систéма *f* тревóжной сигнализáции
Alarmzeichen *n* тревóжный при́знак *m*
Alastrim *f* алáстрим *m*, бéлая óспа *f*, óспа *f* кáфров
Alastrimviren *n pl* ви́русы *m pl* алáстрима
Albarran-Krankheit *f* болéзнь *f* Альбаррáна, нали́чие *n B. coli* в мочé
Albedo *f* альбéдо *n*
Albers-Schönberg-Krankheit *f* болéзнь *f* Áльберс-Шёнберга, мрáморная болéзнь *f*
Albino *m* альбинóс *m*
Albright-Buttler-Bloomberg-Syndrom *n* синдрóм *m* Óлбрайта — Бáттлера, семéйный пóчечный ацидóз *m*
Albumin *n* альбуми́н *m*
Albumin-Antikörper *m pl* антителá *n pl* к альбуми́ну
Albuminimeter *n* альбуминóметр *m*
Albuminmilch *f* альбуми́новое молокó *n*
Albuminocholie *f* альбуминохоли́я *f*
Albuminolyse *f* альбуминóлиз *m*
Albuminurie *f* альбуминури́я *f*
~, **febrile** лихорáдочная альбуминури́я *f*
~, **juvenile** ю́ношеская альбуминури́я *f*
~, **orthostatische** ортостати́ческая альбуминури́я *f*
Albumose *f* альбумóза *f*
Alcaligenesbakterien *f pl* ощелáчивающие бактéрии *f pl*
Aldehyd *n* альдеги́д *m*
Aldehydzucker *m* альдóза *f*
Alder-Keilly-Anomalie *f* грáнулы *f pl* Áльдера, аномáлия *f* зерни́стости лейкоци́тов
Aldolase *f* альдолáза *f*
Aldopentose *f* альдопентóза *f*, ксилóза *f*, древéсный сáхар *m*
Aldosteron *n* альдостерóн *m*
Aldosteron-Antagonisten *m pl* антагони́сты *m pl* альдостерóна
Aldosteronismus *m* гиперальдостерони́зм *m*, альдостерони́зм *m*, избы́ток *m* альдостерóна
~, **primärer** первичный гиперальдостерони́зм *m*, синдрóм *m* Кóнна
Aleppobeule *f* кóжный лейшманиóз *m*
Aleukämie *f* алейкеми́я *f*
Aleukie *f* алейки́я *f*
~, **alimentär-toxische** алиментáрно-токси́ческая алейки́я *f*
Aleurismosis *f* плесневóй микóз *m*, вы́званный грибкóм *Aleurisma*
Aleuron *n* алейрóн *m*, расти́тельный белóк *m*
Alexander-Adam-Operation *f* операция *f* Алексáндера — Áдама *(при ретрофлексии матки)*
Alexie *f* алекси́я *f*
Algesie *f* ал(ь)гези́я *f*, боль *f*
Algizid *n* альгици́д *m*
Algodystrophie *f* альгодистрофи́я *f*
Algolagnie *f* альголагни́я *f*
Algophobie *f* патологи́ческий страх *m* бóли
alimentär алиментáрный, свя́занный с питáнием
Alimentärgastritis *f* алиментáрный гастри́т *m*
Alimentärinfektion *f* алиментáрная [пищевáя] инфéкция *f*
Alimentotherapie *f* диетотерапи́я *f*
aliphatisch алифати́ческий
Alkaleszenz-Bakterien *f pl* ощелáчивающие бактéрии *f pl*
Alkalialbuminat *n* щелочнóй альбуминáт *m*
alkalilöslich щёлочерастворимый
Alkalireserve *f* щелочнóй резéрв *m (крови)*
Alkaloid *n* алкалóид *m*
Alkalose *f* алкалóз *m*
~, **metabolische** метаболи́ческий алкалóз *m*
~, **respiratorische** дыхáтельный [респиратóрный] алкалóз *m*
Alkohol *m* алкогóль *m*, спирт *m*
~, **absoluter** абсолю́тный спирт *m*
~, **verdünnter** разведённый спирт *m*
Alkoholabstinenz *f* алкогóльная абстинéнция *f*
Alkoholase *f*, **Alkoholdehydrase** *f* алкогольдегидрáза *f*
Alkoholdehydrogenase *f* алкогольдегидрогенáза *f*
Alkoholdelirium *n* «бéлая горя́чка» *f*, алкогóльный бред *m*
Alkoholentziehung *f* алкогóльная абстинéнция *f*
Alkoholepilepsie *f* алкогóльная эпилепси́я *f*
Alkoholfolgekrankheit *f* заболевáние *n*, вы́званное алкогóлем
Alkoholgastritis *f* алкогóльный гастри́т *m*
Alkoholismus *m* алкоголи́зм *m*
Alkoholprobetrunk *m* алкогóльный прóбный зáвтрак *m*
Alkoholpsychose *f* алкогóльный психóз *m*
Allantiasis *f* аллантиáзис *m*
Allästhesie *f*, **akustische** акусти́ческая аллоэстези́я *f*
Allastrim *f s.* **Alastrim**
Alleldiminution *f* диминýция *f* аллéлей
Allele *n pl* аллéли *f pl*, аллеломóрфы *m pl*, аллéльные гéны *m pl*
~, **identische** иденти́чные аллéли *f pl*
~, **multiple** мнóжественные аллéли *f pl*
~, **positive** плюс-аллéли *f pl*
~, **rezessive** рецесси́вные аллéли *f pl*
~, **stumme** немы́е [молчáщие] аллéли *f pl*
Allelenreihe *f* ряд *m* аллéлей
Allelenvielzahl *f* мнóжество *n* аллéлей
Allemann-Syndrom *n* синдрóм *m* Áллеманна, врождённое урóдство *n* пóчек и «барабáнные» пáльцы *m pl*
Allergen *n* аллергéн *m*
~, **bakterielles** бактериáльный аллергéн *m*
~, **diagnostisches** диагности́ческий аллергéн *m*

~, **endogenes** эндоге́нный аллерге́н *m*, эндоаллерге́н *m*
~, **exogenes** экзоге́нный аллерге́н *m*
~, **infektiöses** инфекцио́нный аллерге́н *m*
~, **körpereigenes** аутоаллерге́н *m*
~, **medikamentöses** медикаменто́зный аллерге́н *m*
~, **mykotisches** мико́тический аллерге́н *m*
~, **nutritives** пищево́й аллерге́н *m*
~, **virales** ви́русный аллерге́н *m*
Allergen-Extrakt *m* экстра́кт *m* аллерге́на
Allergenität *f* аллерге́нность *f*
Allergenkarenz *f* исключе́ние *n* аллерге́нов
~, **absolute** стро́гое исключе́ние *n* пищевы́х аллерге́нов
~, **spezielle** исключе́ние *n* индивидуа́льных пищевы́х аллерге́нов
Allergenprobe *f*, **epikutane** нако́жная аллерги́ческая про́ба *f*
Allergenstandardisierung *f* стандартиза́ция *f* аллерге́на
Allergid *n* сыпь *f* аллерги́ческого гене́за
Allergie *f* аллерги́я *f*
~, **bakterielle** бактериа́льная аллерги́я *f*
~, **enterale** пищева́я аллерги́я *f*
~, **latente** лате́нтная аллерги́я *f*
~, **nutritive** пищева́я аллерги́я *f*
~, **passive** пасси́вная аллерги́я *f*
~, **unspezifische** неспецифи́ческая аллерги́я *f*
~, **verzögerte** аллерги́я *f* заме́дленного ти́па
~ **vom Schnelltyp** аллерги́я *f* неме́дленного ти́па
Allergiediät *f* гипоаллерге́нная дие́та *f*
Allergiedisposition *f* предрасположе́ние *n* к аллерги́и
Allergodiagnostik *f* аллергодиагно́стика *f*
Allergometrie *f* аллергометри́я *f*
Allergose *f* аллерго́з *m*, аллерги́ческое заболева́ние *n*
Alles-oder-Nichts-Gesetz *n* зако́н *m* «всё и́ли ничего́» *(для сокращения мышечного волокна)*
Allgemeinanästhesie *f* о́бщее обезбо́ливание *n*
Allgemeinarzt *m* врач *m* о́бщей пра́ктики
Allgemeinbefinden *n* о́бщее состоя́ние *n*
Allgemeinbestrahlung *f* о́бщее облуче́ние *n*
Allgemeinbetäubung *f* о́бщее неглубо́кое обезбо́ливание *n*
Allgemeinerkrankung *f* о́бщее заболева́ние *n*
Allgemeinerscheinung *f* о́бщее явле́ние *n*; о́бщий симпто́м *m*
Allgemeininfektion *f* о́бщая инфе́кция *f*
Allgemeinkrankenhaus *n* общесомати́ческая больни́ца *f*
Allgemeinpraktiker *m* врач *m* о́бщей пра́ктики
Allgemeinpraxis *f* о́бщая [неспециализи́рованная] враче́бная пра́ктика *f*
Allgemeinreaktion *f* о́бщая [генерализо́ванная] реа́кция *f*
Allgemeinzustand *m* о́бщее состоя́ние *n*
Allheilmittel *n* панаце́я *f*
Alloarthroplastik *f* аллоартропла́стика *f*
Allochromosom *n* аллохромосо́ма *f*
Allokortex *n* аллоко́ртекс *m*
Allolaktose *f* аллолакто́за *f*
Allopathie *f* аллопа́тия *f*
Alloplastik *f* аллопла́стика *f*
Allopolyploidie *f* аллополиплоиди́я *f*
Allorhythmie *f* аллоритми́я *f*
Allotransplantat *n* аллотрансплента́т *m*
Alloxandiabetes *m* аллокса́новый диабе́т *m*
Alltagswunde *f* бытова́я ра́на *f*
Aloinprobe *f* ало́иновая про́ба *f (на примесь крови)*
Alopecia *f*, **Alopezie** *f* алопеци́я *f*, облысе́ние *n*, выпаде́ние *n* воло́с
~ **ab acaris** выпаде́ние *n* воло́с в ви́де пле́шин от уку́са клеще́й
~ **areata** кругови́дное облысе́ние *n*
~ **a Thallio** выпаде́ние *n* воло́с всле́дствие приёма та́ллия
~ **atrophicans** атрофи́рующая алопеци́я *f*
~ **praematura** преждевре́менная алопеци́я *f*, ра́ннее облысе́ние *n*
~ **symptomatica** симптомати́ческая алопеци́я *f*
~ **totalis** о́бщее выпаде́ние *n* воло́с
~ **traumatica** травмати́ческая алопеци́я *f*
Alopezien *f pl* **des Säuglingsalters, akzidentelle hormonale** вре́менные гормона́льные алопеци́и *f pl* дете́й грудно́го во́зраста
Alpdrücken *n* ночно́й кошма́р *m*
Alpenkropf *m* альпи́йский зоб *m*
Alphaglobulin *n* а́льфа-глобули́н *m*
Alpha-Rezeptorblocker *m* а́льфа-блока́тор *m*
Alphawellenblockade *f* блока́да *f* а́льфа-волн *(электроэнцефалограммы)*
Alpha-Zelle *f* а́льфа-кле́тка *f*
Alter *n* **1.** во́зраст *m* **2.** ста́рость *f*
Altern *n s.* **Alterung**
Alternativbehandlung *f* альтернати́вное лече́ние *n*
Alternsforschung *f* геронтоло́гия *f*
Alternsvorgang *m* проце́сс *m* старе́ния
Altersamyloid *n* ста́рческий амило́ид *m*
Altersatrophie *f* возрастна́я [ста́рческая] атрофи́я *f*
Altersbestimmung *f* определе́ние *n* во́зраста
Altersblödsinn *m* ста́рческое слабоу́мие *n*
~, **konfabulatorischer** конфабулято́рное ста́рческое слабоу́мие *n*
Altersbogen *m* ста́рческая дуга́ *f*
Altersbrand *m* ста́рческая гангре́на *f*
Altersdiabetes *m* ста́рческий диабе́т *m*
Altersdisposition *f* возрастно́е предрасположе́ние *n*
Alterserythrodermie *f*, **seborrhoische** ста́рческая себоре́йная эритродерми́я *f*
Altersgicht *f* пода́гра *f* ста́рых люде́й
Altersgliederung *f* распределе́ние *n* по во́зрасту
Altersgrenze *f* возрастно́й преде́л *m*
Altersgruppe *f* возрастна́я гру́ппа *f*
Altershaut *f* ста́рческая ко́жа *f*
Altersheilkunde *f* гериатри́я *f*
Altersherz *n* ста́рческое се́рдце *n*
Altershochdruck *m* ста́рческая гипертони́я *f*
Altershörverlust *m* возрастно́е пониже́ние *n* слу́ха
Altersklassen-Einteilung *f* возрастна́я группиро́вка *f*

Alterskost *f* диéта *f* для пожилы́х
Alterskyphose *f* стáрческий кифóз *m*
Altersosteoarthrose *f* стáрческий остеоартрóз *m*
Altersosteochondrose *f* стáрческий остеохондрóз *m*
Altersosteoporose *f* стáрческий остеопорóз *m*
Alterspemphigus *m* стáрческая [сени́льная] пузырчáтка *f*
Altersperiode *f* возрастнóй пери́од *m*, возрастнóй этáп *m*
Altersphysiologie *f* возрастнáя физиолóгия *f*
Alterspsychopathologie *f* возрастнáя психопатолóгия *f*
Alterspsychose *f* сени́льный психóз *m*
Altersreife *f* половóе созревáние *n*
Altersrheumatismus *m* заболевáния *n pl* суставóв у лиц пожилóго вóзраста
Altersschwäche *f* стáрческая слáбость *f*
Altersschwerhörigkeit *f* пресбиакýзис *m*, стáрческая тугоýхость *f*
Alterssichtigkeit *f* пресбиопи́я *f*, стáрческая дальнозóркость *f*
altersspezifisch специфи́чный для дáнного вóзраста
Altersstar *m* стáрческая катарáкта *f*
Altersstimme *f* стáрческий гóлос *m*
Alterstod *m* смерть *f* от стáрости
Alterstuberkulose *f* стáрческий туберкулёз *m*
Altersturnen *n* заня́тия *n pl* физи́ческой подготóвкой лиц пожилóго вóзраста
altersunabhängig незави́симый от вóзраста
Alters- und Geschlechtsstrukturtyp *m* тип *m* вóзрастно-половóй структýры *(населения)*
Altersveränderungen *f pl* возрастны́е изменéния *n pl*
~ **der Linse** возрастны́е изменéния *n pl* хрустáлика
Alterswarze *f* стáрческая бородáвка *f*
Alterszahnheilkunde *f* геродонти́я *f*
Alterszunahme *f* старéние *n (напр. населения)*
Alterung *f* старéние *n*
~, **demographische** демографи́ческое старéние *n*
~, **vorzeitige** преждеврéменное старéние *n*
Alterungsprozeß *m* процéсс *m* старéния
Alterungstyp *m* тип *m* старéния
Alterungsvorgang *m* процéсс *m* старéния
Altweiberbart *m* климактери́ческий гипертрихóз *m* лицá жéнщин
Aluminiumlunge *f*, **Aluminiumstaublunge** *f* алюми́ниевое лёгкое *n*
Aluminose *f* алюминóз *m*
Alveokokkose *f* альвеококкóз *m*, альвеоля́рный эхинококкóз *m*
Alveolarabszeß *m* альвеоля́рный абсцéсс *m*
Alveolarblutung *f* кровотечéние *n* пóсле удалéния зýба
Alveolarbogen *m* альвеоля́рная дугá *f*
Alveolardeckzelle *f* покрóвная клéтка *f* альвеóлы
Alveolardrüse *f* альвеоля́рная железá *f*
Alveolardysplasie *f*, **zystische** кистóзная диспласи́я *f* альвеóл *(лёгкого)*
Alveolareingang *m* вход *m* в альвеóлу
Alveolarektasie *f* расширéние *n* альвеóл лёгких
Alveolarepithel *n* альвеоля́рный эпитéлий *m*
Alveolarfortsatz *m* альвеоля́рный отрóсток *m*
Alveolarfortsatzbruch *m* перелóм *m* альвеоля́рного отрóстка
Alveolarfortsatzschwund *m* атрофи́я *f* альвеоля́рного отрóстка
Alveolarfortsatztumor *m* эпули́с *m*
Alveolargang *m* альвеоля́рный ход *m*
Alveolarkamm *m* грéбень *m* альвеоля́рного отрóстка
Alveolarknochen *m* альвеоля́рная кость *f*
Alveolarluft *f* альвеоля́рный вóздух *m*
Alveolarmakrophagen *m pl* альвеоля́рные макрофáги *m pl*
Alveolarprotrusion *f* протрýзия *f* альвеóлы
Alveolarpyorrhoe *f* альвеоля́рная пиорéя *f*
Alveolarrand *m* край *m* альвеóлы
Alveolarsäckchen *n* альвеоля́рный мешóчек *m*
Alveolarseptum *n* (меж)альвеоля́рная перегорóдка *f*
Alveolarzell(en)karzinom *n* альвеоля́рно-клéточный рак *m*
Alveole *f* альвеóла *f*
~ **dentis** альвеóла *f* зýба
Alveolenlichtung *f*, **Alveolenlumen** *n* просвéт *m* альвеóл(ы)
Alveolitis *f* альвеоли́т *m*
~, **diffus fibrosierende** диффýзный фибрози́рующий альвеоли́т *m*, синдрóм *m* Хáммен — Ри́ча
~, **exogen allergische** экзогéнно-аллерги́ческий альвеоли́т *m*, лёгкие *n pl* фéрмеров
Alveolotomie *f* альвеолотоми́я *f*
Alymphozytose *f* алимфоцитóз *m*
Alzheimer-Krankheit *f* болéзнь *f* Альцгéймера *(вид пресенильного слабоумия)*
Amarum *n* гóречь *f*
Amastie *f* амасти́я *f (отсутствие молочных желёз)*
Amatophobie *f* аматофоби́я *f*
Amaurose *f* амаврóз *m*, пóлная слепотá *f*
Amaxophobie *f* амаксофоби́я *f*
Ambitendenz *f* амбитендéнтность *f*
Ambivalenz *f* амбивалéнтность *f*
Amblyopie *f* амблиопи́я *f*
~ **als Folge der Anisometropie** анизометропи́ческая амблиопи́я *f*
~, **angeborene** врождённая амблиопи́я *f*
~ **ex anopsia** обскурациóнная амблиопи́я *f*
~, **hysterische** истери́ческая амблиопи́я *f*
~ **des Schielauges** дисбинокуля́рная амблиопи́я *f*
Amblyopiebehandlung *f* плеопти́ческое лечéние *n*
Amboß *m* наковáльня *f*
Amboßfalte *f* склáдка *f* наковáльни
Ambozeptor *m* амбоцéптор *m*
Ambrosienpollinose *f* поллинóз *m*, вы́званный пыльцóй амбрóзии
Ambulanz *f* амбулатóрия *f*
Ambulanzschiff *n* госпитáльное сýдно *n*
Ambulatorium *n* амбулатóрия *f*
Amegakariozytose *f* амегакариоцитóз *m*

Ameisenkriechen *n*, **Ameisenlaufen** *n* парестези́я *f* с ощуще́нием по́лзания мура́шек
amelanotisch амеланоти́ческий, беспигме́нтный
Amelie *f* амели́я *f (отсутствие конечностей)*
Ameloblast *m* амелобла́ст *m*, адамантобла́ст *m*
Ameloblastom *n* амелобласто́ма *f*, адамантино́ма *f*
Amenorrhoe *f* аменоре́я *f*
Amentia *f* аме́нция *f*
Ametropie *f* аметропи́я *f*
Amikrobiose *f* амикробио́з *m*, отсу́тствие *n* микрооргани́змов
Amimie *f* амими́я *f*
Amine *n pl* ами́ны *m pl*
~, **aromatische** аромати́ческие ами́ны *m pl*
~, **biogene** биоге́нные ами́ны *m pl*
~, **proteinogene** протеиноге́нные ами́ны *m pl*
Aminoazidurie *f* аминоацидури́я *f*
Aminooxydase *f* аминооксида́за *f*
Aminooxydasehemmer *m* ингиби́тор *m* аминооксида́зы
Aminopeptidase *f* аминопептида́за *f*
Aminopherase *f* аминофера́за *f*, трансамина́за *f*
Aminopolypeptidase *f* аминополипептида́за *f*
Aminosäure *f* аминокислота́ *f*
~, **antiketogene** антикетоге́нная аминокислота́ *f*
~, **essentielle** незамени́мая аминокислота́ *f*
~, **ketoplastische** кетоге́нная аминокислота́ *f*
~, **limitierende** лимити́рующая аминокислота́ *f*
~, **nichtessentielle** замени́мая аминокислота́ *f*
Aminosäurebestand *m* аминокисло́тный соста́в *m*
Aminosäure-Diabetes *m* глюкоаминофосфатдиабе́т *m*, синдро́м *m* Дебре́ — де То́ни — Фанко́ни
Aminosäureimbalance *f*, **Aminosäureimbilanz** *f* имбала́нс *m* аминокисло́т
Aminosäurenbestimmung *f*, **mikrobiologische** микробиологи́ческий ме́тод *m* аминокисло́тного ана́лиза
Aminosäurenlösung *f*, **frauenmilchadaptierte** раство́р *m* аминокисло́т, схо́дный с же́нским молоко́м
Aminosäurezusammensetzung *f* аминокисло́тный соста́в *m*
Amitose *f* амито́з *m*, прямо́е деле́ние *n* кле́ток
Amme *f* корми́лица *f*
Ammenwachstum *n Bakt.* рост *m* с «ня́нькой»
Ammenzelle *f* кле́тка-корми́лица *f*
Ammoniak *n* аммиа́к *m*
ammoniakalisch аммиа́чный
Ammoniakflüssigkeit *f*, **Ammoniaklösung** *f* нашаты́рный спирт *m*
Ammonshorn *n* аммо́ниев рог *m*, «морско́й конёк» *m*, гиппока́мп *m*
Ammotherapie *f* псаммотерапи́я *f*, песо́чные ва́нны *f pl*
Amnesie *f* амнези́я *f*
~, **autohypnotische** аутогипноти́ческая амнези́я *f*
~, **fixierte** фикси́рованная амнези́я *f*
~, **retardierte** запа́здывающая амнези́я *f*
Amnion *n* амнио́н *m*
Amnioskopie *f* амниоскопи́я *f*
Amniozentese *f* амниоценте́з *m*
Amöbe *f* амёба *f*
Amöbendysenterie *f* амёбная дизентери́я *f*
Amöbenkolitis *f* амёбный коли́т *m*
Amöbenleberabszeß *m* амёбный абсце́сс *m* пе́чени
Amöbenruhr *f* амёбная дизентери́я *f*
Amöbiasis *f* амебиа́з *m*
amöboid амёбови́дный *(о движениях)*
Amoklaufen *n* а́мок *m*
Ampelotherapie *f* лече́ние *n* виногра́дом
Amphikranie *f* головна́я боль *f* в обе́их полови́нах головы́
Amphitrich *n* амфитри́х *m*
Amphorophonie *f* амфори́ческое дыха́ние *n*
Amplipulstherapie *f* амплипульстерапи́я *f*, лече́ние *n* аппара́том «Амплипу́льс»
Amplitude *f* амплиту́да *f*
Ampulle *f* а́мпула *f*
~ **der Bogengänge** а́мпула *f* полукру́жных кана́лов
~ **des Eileiters** а́мпула *f* яйцево́да
Ampullenspritze *f* шприц-а́мпула *m*
Ampullenteil *m* **des Mastdarmes** ампуля́рный отде́л *m* прямо́й кишки́
Amputation *f* ампута́ция *f*
~, **spontane** спонта́нная ампута́ция *f*
~, **supravaginale** надвлага́лищная ампута́ция *f (матки)*
~, **traumatische** травмати́ческая ампута́ция *f*
Amputationsmesser *n* ампутацио́нный нож *m*
Amputationsneurom *n* ампутацио́нная невро́ма *f*
Amputationssäge *f* ампутацио́нная пила́ *f*
Amputationsschmerz *m* фанто́мная боль *f*
Amputationsstumpf *m* ампутацио́нная культя́ *f*
amputieren ампути́ровать
Amtsarzt *m* врач *m* на госуда́рственной до́лжности
Amyelie *f* амиели́я *f*, аплази́я *f* спинно́го мо́зга
Amygdalitis *f* тонзилли́т *m*
Amylase *f* амила́за *f (диастаза)*
Amyloid *n* амило́ид *m*
Amyloidfibrille *f* амило́идная фибри́лла *f*
Amyloidnephrose *f* амило́идный нефро́з *m*
Amyloidniere *f* амило́идная по́чка *f*
Amyloidose *f* амилоидо́з *m*
~, **adventitielle** адвентициа́льный амилоидо́з *m*
~, **idiopathische** идиопати́ческий амилоидо́з *m*
~, **intimale** интима́льный амилоидо́з *m*
~, **myokardiopatische** миокардиопати́ческий амилоидо́з *m*
~, **perikollagene** периколлаге́новый амилоидо́з *m*
~, **periretikuläre** периретикуля́рный амилоидо́з *m*
Amyloidreaktion *f* реа́кция *f* на амило́ид
Amyloidschrumpfniere *f* амило́идно-смо́рщенная по́чка *f*
Amyloid-Thesaurismose *f* боле́знь *f* накопле́ния амило́ида
Amyloidtumor *m* опухолеви́дное отложе́ние *n* амило́ида
amylolytisch амилолити́ческий

Amylopektinose *f* амилопектинóз *m*, гликогенóз *m* IV тúпа, болéзнь *f* Áндерсен
Amylorrhoe *f* амилорéя *f*
Amylum *n* крахмáл *m*
Amyotrophie *f* амиотрофúя *f*, атрофúя *f* мышц
Anabiotikum *n* анабиотúческое срéдство *n*
Anabolikum *n* анаболúческое срéдство *n*
Anabolismus *m* анаболúзм *m*
Anaerobier *m pl* анаэрóбы *m pl*, анаэрóбные бактéрии *f pl*
Anaerobierinfektion *f* анаэрóбная инфéкция *f*
Anaerobierserum *n* сы́воротка *f* прóтив анаэрóбных бактéрий
Anaerostat *n* термостáт *m* с анаэрóбными услóвиями
Anaesthesie *f s.* **Anästhesie**
Anakrotie *f* анакротúя *f*, пéрвый подъём *m* сфигмогрáммы
Anaktinose *f* анактинóз *m*
Anakusis *f* глухотá *f*
Analabstrich *m* мазóк *m* из заднепрохóдного отвéрстия
Analatresie *f* атрезúя *f* заднепрохóдного отвéрстия, анáльная атрезúя *f*
Analbuminämie *f* анальбуминемúя *f*
Analerotik *f* анáльный эротúзм *m*
Analeptikum *n* аналептúческое срéдство *n*
Analfissur *f* трéщина *f* зáднего прохóда
Analfistel *f* свищ *m* зáднего прохóда
Analgesie *f* анальгезúя *f*
~, **operative** интраоперациóнная анальгезúя *f*
~, **postoperative** послеоперациóнная анальгезúя *f*
~, **selektive** селектúвная анальгезúя *f*
Analgesiedauer *f* длúтельность *f* анальгезúи
Analgesieeffekt *m* анальгетúческое дéйствие *n*
Analgesiehöhe *f* максимáльная вы́раженность *f* анальгезúи
Analgesieniveau *n* ýровень *m* анальгезúи
Analgesieverfahren *n* спóсоб *m* анальгезúи
Analgetika-Mißbrauch *m* злоупотреблéние *n* анальгетúческими срéдствами
Analgetika-Verbrauch *m* потреблéние *n* анальгéтиков
Analgetikum *n* анальгетúческое срéдство *n*
Analinkontinenz *f* недостáточность *f* фýнкции áнуса
Analkanal *m* анáльный [заднепрохóдный] канáл *m*
Analkanalkarzinom *n* рак *m* анáльного канáла
Analkarzinom *n* рак *m* зáднего прохóда
Analmelanom *n* меланóма *f* зáднего прохóда
Analöffnung *f* зáдний прохóд *m*, заднепрохóдное отвéрстие *n*
Analpruritus *m* зуд *m* зáднего прохóда
Analreflex *m* анáльный рефлéкс *m*
Analschrunde *f* трéщина *f* зáднего прохóда
Analsphinkter *m* сфúнктер *m* зáднего прохóда
Analysator *m* анализáтор *m*
Analysatorenfunktion *f* анализáторная фýнкция *f*
Analyse *f* анáлиз *m*
~ **der Bevölkerungsentwicklung** анáлиз *m* демографúческих процéссов
~ **des ERG** анáлиз *m* электроретиногрáммы
~, **genetische** генетúческий анáлиз *m*
~, **prospektive** проспектúвный анáлиз *m*
Analysenbefund *m* результáт *m* анáлиза
Anämie *f* анемúя *f*, малокрóвие *n*
~, **achlorhydrische** ахлоргидрúческая [ахилúческая] анемúя *f*
~, **achrestische** ахрестúческая анемúя *f*
~, **achylische** *s.* **Anämie, achlorhydrische**
~, **agastrische** агастрúческая анемúя *f*
~, **akanthozytäre hämolytische** гемолитúческая акантоцитáрная анемúя *f*
~, **alimentäre** алиментáрная анемúя *f*
~, **anenterale** анэнтерáльная анемúя *f*
~, **aplastische [aregeneratorische]** гипопластúческая [апластúческая] анемúя *f*
~, **autoimmunhämolytische** аутоиммýнная гемолитúческая анемúя *f*
~, **bösartige** злокáчественная [пернициóзная] анемúя *f*
~, **endokrine** анемúя *f* при эндокрúнных нарушéниях
~, **enzymopenische** энзимопенúческая анемúя *f*
~, **hämolytische** гемолитúческая анемúя *f*
~, **hämolytische nichtsphärozytäre** гемолитúческая несфероцитáрная анемúя *f*
~, **hyperchrome** гиперхрóмная анемúя *f*
~, **hypochrome** гипохрóмная анемúя *f*
~, **hypoplastische** гипопластúческая анемúя *f*
~, **makrozytäre** макроцитáрная анемúя *f*
~, **megalozytäre** мегалоцитáрная анемúя *f*
~, **mikrosphärozytäre** микросфероцитáрная анемúя *f*
~, **myelotoxische** миелотоксúческая анемúя *f*
~, **neonatale** анемúя *f* новорождённых
~, **normochrome** нормохрóмная анемúя *f*
~, **normozytäre** нормоцитáрная анемúя *f*
~, **nutritive** алиментáрная анемúя *f*
~, **osteosklerotische** остеосклеротúческая анемúя *f*
~, **perniziöse** *s.* **Anämie, bösartige**
~, **posthämorrhagische** постгеморрагúческая анемúя *f*
~, **pseudoleukämische** псевдолейкемúческая анемúя *f*
~, **refraktäre** рефрактéрная анемúя *f*
~, **renale** пóчечная анемúя *f*
~ **der Säuglinge, pseudoperniziöse** псевдопернициóзная анемúя *f* грудны́х детéй, анемúя *f* Гербáзи
~, **serogene hämolytische** серогéнная гемолитúческая анемúя *f*
~, **sideroachrestische [sideroblastische]** железорефрактéрная [сидероблáстная] анемúя *f*
~, **sideroprive** железодефицúтная анемúя *f*
~, **splenische** спленогéнная анемúя *f*
~, **toxische hämolytische** токсúческая гемолитúческая анемúя *f*
~, **zerebrale** анемúя *f* мóзга
Anamnese *f* анáмнез *m*
~, **belastete** отягощённый анáмнез *m*
~, **berufliche** профессионáльный анáмнез *m*
~, **epidemiologische** эпидемиологúческий анáмнез *m*

~, familiäre семе́йный ана́мнез *m*
~, pharmakologische фармакологи́ческий ана́мнез *m*
~, psychiatrische психиатри́ческий ана́мнез *m*
~, soziale социа́льный ана́мнез *m*
Anamneseerhebung *f* сбор *m* ана́мнеза
Anankasmus *m* обсе́ссия *f*, ананка́зм *m*, навя́зчивое состо́яние *n*
Anaphorie *f* анафори́я *f*, тенде́нция *f* к одновре́менному поворо́ту глаз вве́рху
Anaphrodisiakum *n* сре́дство *n*, подавля́ющее полово́е влече́ние
Anaphylaxie *f* анафилакси́я *f*
Anaphylaxiereaktion *f* анафилакти́ческая реа́кция *f*
Anasarka *f* ана́сарка *f*
Anästhesie *f* анестези́я *f*, обезбо́ливание *n*
~, lokale [örtliche] ме́стная анестези́я *f*
~, psychische психи́ческая анестези́я *f*, боле́зненное бесчу́вствие *n*
~, psychische quälende скорбное психи́ческое бесчу́вствие *n*
~, pudendale пуденда́льная [ишиоректа́льная] анестези́я *f*
Anästhesieabteilung *f* анестезиологи́ческое отделе́ние *n*
Anästhesieeinleitung *f* введе́ние *n* в нарко́з
Anästhesieerfolg *m* результа́т *m* анестези́и
Anästhesieform *f* фо́рма *f* анестези́и
Anästhesiegas *n* газообра́зный анесте́тик *m*
Anästhesielösung *f* анестези́рующий раство́р *m*
Anästhesiemittel *n s.* **Anästhetikum**
Anästhesiepersonal *n* анестезиологи́ческий персона́л *m*
Anästhesieprotokoll *n* нарко́зная ка́рта *f*
Anästhesiologie *f* анестезиоло́гия *f*
Anästhesist *m* анестезио́лог *m*
Anästhetikakombination *f* комбина́ция *f* анесте́тиков
Anästhetikum *n* анесте́тик *m*, анестези́рующее [обезбо́ливающее] сре́дство *n*
Anastomose *f* анастомо́з *m*
~, arteriovenöse артериовено́зный анастомо́з *m*
~, biliodigestive билиодигести́вный анастомо́з *m*
~, funktionierende функциони́рующий анастомо́з *m*
~, isoperistaltische изоперистальти́ческий анастомо́з *m*
~, latero-laterale анастомо́з *m* «бок в бок»
~, nahtlose бесшо́вный анастомо́з *m*
~, portokavale портокава́льный анастомо́з *m*
~, termino-terminale анастомо́з *m* «коне́ц в коне́ц»
Anastomoseinkompetenz *f*, **Anastomoseinsuffizienz** *f* несостоя́тельность *f* [недоста́точность *f*] анастомо́за
Anastomosenbereich *m* о́бласть *f* анастомо́за
Anastomosengeschwür *n* я́зва *f* анастомо́за
Anastomosenödem *n*, **Anastomosenschwellung** *f* отёк *m* анастомо́за
Anastomosentumor *m* о́пухоль *f* в о́бласти анастомо́за
Anatomie *f* анато́мия *f*
~, allgemeine pathologische о́бщая патологи́ческая анато́мия *f*
~, beschreibende описа́тельная анато́мия *f*
~, mikroskopische гистоло́гия *f*, микроскопи́ческая анато́мия *f*
~, normale норма́льная анато́мия *f*
~, pathologische патологи́ческая анато́мия *f*
~, spezielle pathologische ча́стная патологи́ческая анато́мия *f*
~, topographische топографи́ческая анато́мия *f*
Anatoxin *n* анатокси́н *m*
Anatoxinimmunisierung *f* иммуниза́ция *f* анатокси́ном
anätzen прижига́ть
Anavakzine *f* анавакци́на *f*
Anazidität *f*, **histaminrefraktäre** гистаминрезисте́нтная анаци́дность *f* желу́дочного со́ка
Anazidurie *f* анацидури́я *f*
Anbaustoffwechsel *m* анаболи́зм *m*
Anbruch *m* надло́м *m*; тре́щина *f*
Andauung *f* пове́рхностное поврежде́ние *n* всле́дствие пепти́ческого возде́йствия
Anderntagsfieber *n* маляри́я *f* с при́ступами че́рез день
Andersen-Krankheit *f s.* **Amylopektinose**
Androgamet *m* мужска́я гаме́та *f*, микрогаме́та *f*
Androgene *n pl* андроге́ны *m pl*, андростеро́иды *m pl*
Androgenisierung *f* андрогениза́ция *f*, маскулиниза́ция *f*
Androgenurie *f* андрогенури́я *f*
Androgynie *f* андрогини́я *f*, омужествле́ние *n*
Aneosinophilie *f* анэозинофили́я *f*
Anergie *f* анерги́я *f*
Aneroidmanometer *n* мано́метр-анеро́ид *m*, мано́метр *m* мембра́нного ти́па
Anerythropsie *f* слепота́ *f* на кра́сный цвет
Anetodermie *f* анетодерми́я *f*, атрофи́рующий пятни́стый дермати́т *m*
Aneuploidie *f* анеуплоиди́я *f*
Aneurin *n* витами́н *m* B_1, аневри́н *m*
Aneurysma *n* аневри́зма *f*
~, angeborenes врождённая аневри́зма *f*
~, arteriovenöses артериовено́зная аневри́зма *f*
~ cirsoides змееви́дная аневри́зма *f*
~, diffuses диффу́зная аневри́зма *f*
~ dissecans рассла́ивающая аневри́зма *f*
~, echtes и́стинная аневри́зма *f*
~, falsches ло́жная аневри́зма *f*
~, hirsekorngroßes милиа́рная аневри́зма *f*
~, intrakranielles внутричерепна́я аневри́зма *f*
~, kahnförmiges ладьеви́дная аневри́зма *f*
~, kongenitales врождённая аневри́зма *f*
~, mykotisches микоти́ческая аневри́зма *f*
~, postinfarzielles постинфа́ркная аневри́зма *f*
~, spindliges веретенообра́зная аневри́зма *f*
~, traumatisches травмати́ческая аневри́зма *f*
~, umschriebenes ограни́ченная аневри́зма *f*
~, verzweigtes ветви́стая аневри́зма *f*
~, zirkusskriptes ограни́ченная аневри́зма *f*
~, zylindrisches цилиндри́ческая аневри́зма *f*
Aneurysmenoperation *f* опера́ция *f* по по́воду аневри́змы

Anfahrverletzung *f* тра́вма *f* при нае́зде тра́нспортного сре́дства
Anfall *m* припа́док *m*; при́ступ *m*; пароксе́зм *m*
~, affekt-epileptischer аффекти́вно-эпилепти́ческий припа́док *m*
~, epileptischer эпилепти́ческий при́ступ *m*
~, hysterischer истери́ческий припа́док *m*
~, paralytischer паралити́ческий припа́док *m*
~, psychischer психи́ческий припа́док *m*
~, schmerzhafter болево́й при́ступ *m*, при́ступ *m* бо́лей
~, synkopaler о́бморок *m*
~, vasomotorischer вазомото́рный при́ступ *m*
~, vasovagaler вазовага́льный при́ступ *m*
Anfallsart *f* хара́ктер *m* припа́дка; хара́ктер *m* при́ступа; хара́ктер *m* пароксе́зма
Anfallsdauer *f* дли́тельность *f* при́ступа
anfallsfördernd провоци́рующий припа́дки
Anfallshäufigkeit *f* частота́ *f* при́ступов
Anfallskrankheit *f*, **Anfallsleiden** *n* **1.** боле́знь *f*, протека́ющая с при́ступами **2.** эпилепси́я *f*
Anfallsprophylaxe *f* профила́ктика *f* при́ступов
Anfallsschwindel *m* приступообра́зное головокруже́ние *n*
Anfallssyndrom *n* су́дорожный синдро́м *m*
Anfangsdosierung *f* нача́льная дозиро́вка *f*
Anfangsschrei *m* инициа́льный крик *m* *(в начале припадка)*
Anfärbung *f* **der Hornhaut mit Fluoreszein** окра́шивание *n* рогови́цы флуоресце́ином
Anfermentie *f* отсу́тствие *n* ферме́нтов
angeboren врождённый
Angelhakenform *f* фо́рма *f* (рыболо́вного) крючка́ *(форма желудка при рентгенологическом исследовании)*
Angelman-Syndrom *n* синдро́м *m* Э́нгельмана, врождённое слабоу́мие *n* с наруше́ниями мото́рики
angewachsen приро́сший, сращённый
Angialgie *f* ангиалги́я *f*, сосу́дистые бо́ли *f pl*
Angiektasie *f* ангиэктази́я *f*
Angiitis *f* ангии́т *m*, васкули́т *m*
~, granulomatöse гранулемато́зный ангии́т *m*, боле́знь *f* Ве́генера
Angina *f* анги́на *f*
~, abdominale брюшна́я анги́на *f*
~, agranulozytäre агранулоцита́рная анги́на *f*
~, diphtherische дифтери́йная анги́на *f*
~ follicularis фолликуля́рная анги́на *f*
~ fusospirillaris *s.* **Angina, ulcero-membranöse**
~, herpetische герпети́ческая анги́на *f*
~, katarrhale катара́льная анги́на *f*
~, lakunäre лакуна́рная анги́на *f*
~ Ludovici анги́на *f* Лю́двига, флегмо́на *f* дна рта
~, monozytäre моноцита́рная анги́на *f*
~ pectoris стенокарди́я *f*, грудна́я жа́ба *f*
~ pectoris spuria ло́жная стенокарди́я *f*
~ pectoris, vasomotorische вазомото́рная стенокарди́я *f*
~ pectoris vera и́стинная стенокарди́я *f*
~ retronasalis носоглоточная анги́на *f*
~, septische септи́ческая анги́на *f*, алимента́рно-токси́ческая алейки́я *f*
~ simplex катара́льная анги́на *f*
~, skarlatinöse скарлатино́зная анги́на *f*
~ syphilitica сифилити́ческая анги́на *f*
~, ulzeromembranöse я́звенно-плёнчатая анги́на *f*, анги́на *f* Симано́вского — Пла́ута — Венса́на
anginös ангино́зный
Angioblast *m* ангиобла́ст *m*
Angiocholezystitis *f* ангиохолецисти́т *m*
Angiofibrom *n* ангиофибро́ма *f*
Angiogramm *n* ангиогра́мма *f*
Angiographie *f* ангиографи́я *f*
Angiohämophilie *f* ангиогемофили́я *f*, псевдогемофили́я *f*
Angiokardiogramm *n* ангиокардиогра́мма *f*
Angiokardiopathie *f* ангиокардиопати́я *f*
~, angeborene врождённая патоло́гия *f* се́рдца и сосу́дов
Angiokeratom(a) *n* ангиокерато́ма *f*
~ corporis circumscriptum naeviforme ограни́ченная невифо́рмная ангиокерато́ма *f* ту́ловища
~ corporis diffusum диффу́зная ангиокерато́ма *f* ту́ловища
Angiolepsie *f* ангиолепси́я *f*, ортостати́ческая эпилепси́я *f*
Angiolith *m* ангиоли́т *m*
Angiolopathie *f* ангиолопати́я *f*
Angiom(a) *n* ангио́ма *f*
~ corporis diffusum диффу́зная ангио́ма *f* ту́ловища
~ serpiginosum серпигини́рующая [ползу́чая] ангио́ма *f* ко́жи
Angiomatose *f*, **Angiomatosis** *f* ангиомато́з *m*
~, hereditäre multiple врождённый мно́жественный ангиомато́з *m*, боле́знь *m* О́слера
~, Hippel-Lindausche ангиомато́з *m* сетча́тки, глиомато́з *m* сетча́тки, боле́знь *f* Ги́ппеля — Линда́у
~ retinae cystica *s.* **Angiomatose, Hippel-Lindausche**
Angiomyoneurom *n* ангиомионевро́ма *f*, гло́мусная о́пухоль *f*
Angioneuropathie *f*, **Angioneurose** *f* ангионевро́з *m*, сосу́дистый невро́з *m*
~, berufsbedingte профессиона́льный ангионевро́з *m*, профессиона́льная вазопати́я *f*
~, traumatische травмати́ческий ангионевро́з *m*
Angioödem *n* сосу́дистый отёк *m*
Angiopathie *f* ангиопати́я *f*, заболева́ние *n* сосу́дов
~, diabetische диабети́ческая ангиопати́я *f*
~ retinae traumatica измене́ние *n* сетча́тки при тра́вмах
Angioplastik *f* ангиопла́стика *f*, сосу́дистая пла́стика *f*
Angiopsathyrose *f* повы́шенная ло́мкость *f* ме́лких сосу́дов
Angiorezeptor *m* сосу́дистый реце́птор *m*
Angiosarkom *n* ангиосарко́ма *f*
Angioskopie *f* капилляроскопи́я *f*
Angioblastom *n* ангиобласто́ма *f*
Angiospasmus *m* спазм *m* сосу́дов

Angiotonooszillographie *f* ангиотоноосциллография *f*
Angle-Klassen *f pl* классы *m pl* аномалии прикуса по Энглу
Angreifbarkeit *f* доступность *f* воздействию; уязвимость *f*
Angriffsort *m* место *n* [участок *m*, зона *f*] воздействия
Angriffspunkt *m* точка *f* приложения воздействия
Angst *f* боязнь *f*, страх *m*
~, **krankhafte** фобия *f*, навязчивый страх *m*
~ **vor dem Berührtwerden** гаптофобия *f*, боязнь *f* прикосновений
~ **vor Dämonen** демонофобия *f*
~ **vor Dieben** гарпаксофобия *f*, боязнь *f* воров
~ **vor der Eifersucht** целофобия *f*
~ **vor dem Erröten** эритрофобия *f*
~ **vor Geld** хрематофобия *f*
~ **vor Gewitter** астрапофобия *f*, кераунофобия *f*, боязнь *f* грозы
~ **vor Herzschmerzen** ангинофобия *f*, боязнь *f* приступов стенокардии
~ **vor dem Himmel** уранофобия *f*
~ **vor der Höhe** акрофобия *f*, боязнь *f* высоты
~ **vor Körpergeruch** бромидрофобия *f*, боязнь *f* запаха (своего) тела
~ **vor offenen Räumen oder Plätzen** агорафобия *f*, боязнь *f* открытых пространств
~ **vor der Phobie** фобофобия *f*, страх *m* страха
~ **vor Spinnen** арахнофобия *f*, боязнь *f* пауков
~ **vor Sternen** астрофобия *f*
~ **vor dem Tode** танатофобия *f*
~ **vor der Verantwortung** гипенгиофобия *f*, боязнь *f* ответственности
Anguillulose *f* ангвиллюлёз *m*, стронгилоидоз *m*, кохинхинская диарея *f*
Angularis *f* угловая вена *f*
Angulus *m* **oculi** угол *m* глазной щели
anhaken захватывать крючком
Anheftungslinie *f* линия *f* прикрепления
Anheilen *n* вживление *n*, приживление *n*
Anhidrosis *f* ангидроз *m*, отсутствие *n* пота
animieren оживлять
Aniridie *f* аниридия *f*
Aniseikonie *f* анизейкония *f*
Anisochromie *f* анизохромия *f* *(напр. эритроцитов)*
Anisokorie *f* анизокория *f*
Anisometropie *f* анизометропия *f*
Anisozytose *f* анизоцитоз *m*
Anker *m* клапан *m* для укрепления зубных протезов
Ankyloblepharon *n* анкилоблефарон *m*, анкилоблефария *f*
Ankyloglossia *f* анкилоглоссия *f*
Ankylose *f* анкилоз *m*
Ankylostomiasis *f*, **Ankylostomidose** *f* анкилостомидоз *m*
Anlage I *f* закладка *f*; предрасположение *n*
~, **angeborene** врождённое предрасположение *n*
~, **embryonale** эмбриональная закладка *f*
Anlage II *f* установка *f*; устройство *n*
anlagemäßig обусловленный эмбриональной закладкой, врождённый
Anlagepaarlinge *m pl s.* **Allele**
Anlageträger *m* носитель *m* предрасположения
Anlockungsmittel *n s.* **Attraktant**
Annagung *f* разъедание *n*, аррозия *f*
Anomaloskop *n* аномалоскоп *m*
Anonychie *f* отсутствие *n* ногтей
~ **congenita** врождённое отсутствие *n* ногтей
~ **mycotica** отсутствие *n* ногтей при грибковых заболеваниях
Anopheles-Mücke *f* комар *m* анофелес, малярийный комар *m*
Anophthalmie *f* анофтальм *m*
Anopsie *f* анопсия *f*, слепота *f*
anordnen 1. прописывать *(лечение)* **2.** располагать *(в определённом порядке)*
Anoretikum *n* средство *n*, подавляющее аппетит
Anorexie *f* анорексия *f*, отсутствие *n* аппетита
~, **nervöse** нервная анорексия *f*
Anorexiemittel *n s.* **Anoretikum**
Anorgasmie *f* аноргазмия *f*
anorthoploid анортоплоидный
Anoskop *n* аноскоп *m*
Anosmie *f* аносмия *f*
Anosognosie *f* анозогнозия *f*
Anostose *f* аностоз *m*, отсутствие *n* кости
Anotie *f* анотия *f*
Anoxämie *f* аноксемия *f*
Anpassung *f* адаптация *f*, приспособление *n*
~, **funktionelle** функциональная адаптация *f*
~, **klimatische** акклиматизация *f*, климатическая адаптация *f*
Anpassungserscheinung *f* феномен *m* адаптации
Anpassungsfähigkeit *f* способность *f* к адаптации
Anpassungsgrad *m* степень *f* адаптации
Anpassungsimmunität *f* адаптационный иммунитет *m*
Anpassungskrankheit *f* болезнь *f* адаптации
Anpassungsreaktion *f* реакция *f* приспособления
Anpassungsstörung *f* нарушение *n* (способности к) адаптации
Anpassungssyndrom *n* синдром *m* адаптации
Anpassungsversuch *m* попытка *f* адаптации
anregen возбуждать, побуждать; стимулировать
Anreiz *m* стимул *m*, импульс *m*; раздражение *n*
Anriß *m* надрыв *m*, надлом *m*
Ansatzlinie *f* линия *f* прикрепления
Ansatzperiostose *f* периостоз *m* в месте прикрепления связки
Ansatzpunkt *m* место *n* прикрепления *(напр. мышцы)*
ansäuern подкислять
Ansaugegebiß *n* искусственная челюсть *f* на «присосках»
Ansaugelektrode *f* присасывающийся электрод *m*
anschichten наслаивать, накладывать слоями *(напр. повязку, мазь)*
anschienen шинировать
anschlingen накладывать лигатуру

Anschlußheilbehandlung *f*, **Anschlußheilverfahren** *n* санатóрно-курóртное восстанови́тельное лечéние *n*
Anschnitt *m* разрéз *m*; надрéз *m*
Anschoppung *f* **1.** застóй *m*; гиперемия *f* **2.** накоплéние *n*
Anschraubgriff *m* винтообрáзные движéния *n pl* *(приём ручного массажа)*
Anschütz-Zeichen *n* при́знак *m* Áншютца
Ansiedlungsort *m* мéсто *n* имплантáции *(напр. оплодотворённой яйцеклетки)*
Anspanner *m* тéнзор *m*, напрягáющая мы́шца *f*
Anspannung *f* напряжéние *n (напр. мышц)*
Anspannungsperiode *f* фáза *f* напряжéния *(сердца)*
Anspannungsübung *f* упражнéние *n* на напряжéние *(мышц)*
Anspannungszeit *f* пери́од *m* напряжéния *(серца)*
Anspreizmuskel *m* аддýктор *m*, приводя́щая мы́шца *f*
Anspreizung *f* аддýкция *f*, приведéние *n (напр. конечности)*
Anstalt *f* учреждéние *n*, заведéние *n*; больни́ца *f*; кли́ника *f*; приют *m*
Anstaltsbehandlung *f* лечéние *n* в стационáре
Anstaltseinweisung *f* госпитализáция *f*, помещéние *n* в лечéбное заведéние
Anstaltsinsasse *m* стационáрный больнóй *m*
Anstaltsunterbringung *f s.* **Anstaltseinweisung**
Ansteckung *f* инфéкция *f*, заражéние *n*
~, **aerogene** аэрогéнное заражéние *n*
~, **alimentäre** пищевóе заражéние *n*
~, **direkte** непосрéдственное заражéние *n*
Ansteckungsfähigkeit *f* контагиóзность *f*
Ansteckungskrankheit *f* зарáзная болéзнь *f*
Ansteckungsträger *m* заразоноси́тель *m*
Anstich *m* прокóл *m*, пýнкция *f*
Anstichstelle *f* мéсто *n* прокóла
Anstichversuch *m* прóбная пýнкция *f*
Anstrengung *f* напряжéние *n*, уси́лие *n*
Anstrengungsasthma *n* áстма *f*, свя́занная с напряжéнием
Anstrengungsatemnot *f*, **Anstrengungsdyspnoe** *f* оды́шка *f* при нагрýзке
Anstrengungsmyoglobulinurie *f* мáршевая миоглобинури́я *f*
Anstrengungsschmerz *m* боль *f* при напряжéнии
Antagonismus *m* антагони́зм *m*
Antagonist *m* антагони́ст *m*
~, **direkter** прямóй [непосрéдственный] антагони́ст *m*
Antagonistentremor *m* трéмор *m* антагони́стов
Antazidum *n* антаци́дное срéдство *n*
Antebrachium *n* предплéчье *n*
Antefixatio *f* **uteri** антефиксáция *f* мáтки
Antefixationsgeburt *f* рóды *pl* при антефиксáции мáтки
Antefixationsoperation *f* оперáция *f* антефиксáции мáтки
Anteflexio *f* **uteri** антефлéксия *f* мáтки
antemenstruell предменструáльный
Anteroseptalinfarkt *m* переднеперегорóдочный инфáркт *m* миокáрда
Anteversio *f* **uteri** антевéрсия *f* мáтки
Anteversion *f* поворóт *m* вперёд
Anthelminthikum *n* противогли́стное срéдство *n*
Anthrakose *f* антракóз *m*
~, **fleckförmige** пятни́стый антракóз *m*
~, **netzförmige** сетеви́дный антракóз *m*
Anthrakosilikose *f* антракосиликóз *m*
Anthrax *m* сиби́рская я́зва *f*
Anthraxbazillen *m pl* сибиреязвенные пáлочки *f pl*
Antiallergikum *n* противоаллерги́ческое срéдство *n*
Antianaphylaxie *f* антианафилакси́я *f*
Antiandrogenum *n* антиандрогéн *m*
antianginös антиангинóзный, противостенокардити́ческий
Anti-Antikörper *m* антиантитéло *n*
Antiarrhythmikum *n* антиаритми́ческое срéдство *n*
Antiasthmatikum *n* противоастмати́ческое срéдство *n*
Antiatelektasefaktor *m* антиателектати́ческий фáктор *m*
Antibakterialwirkung *f* антибактериáльное дéйствие *n*
Antibiogramm *n* антибиогрáмма *f*
Antibiose *f* антибиóз *m*
Antibiotika *n pl* антибиóтики *m pl*
~, **antibakterielle** антибиóтики *m pl* с антибактериáльным дéйствием
~, **antimykotische** противогрибкóвые антибиóтики *m pl*
~, **pflanzliche** фитонци́ды *m pl*
Antibiotikaabhängigkeit *f* зави́симость *f* от антибиóтиков
Antibiotikaempfindlichkeit *f* чувстви́тельность *f* к антибиóтикам
Antibiotikainfiltration *f* инфильтрáция *f* антибиóтиками
Antibiotikaresistenz *f* устóйчивость *f* к антибиóтикам
~, **erworbene** приобретённая [втори́чная] устóйчивость *f* к антибиóтикам
~, **natürliche** естéственная [перви́чная] устóйчивость *f* к антибиóтикам
Antibiotika-Testung *f* определéние *n* чувстви́тельности к антибиóтикам
Antibiotikaunempfindlichkeit *f s.* **Antibiotikaresistenz**
Antiblutungsfaktor *m* антигеморраги́ческий фáктор *m*
Antibrechmittel *n* противорвóтное срéдство *n*
Antidepressant *n* антидепрессáнт *m*, тимолéптик *m*
Antidermatitis-Vitamin *n* противодермати́тный витами́н *m*, витами́н *m* B_6
Antidiabetikum *n* антидиабети́ческое срéдство *n*
Antidiuretikum *n* антидиурети́ческое срéдство *n*
Antidot(um) *n* противоя́дие *n*
Antiemetikum *n* противорвóтное срéдство *n*
Antienzym *n* антифермéнт *m*

Antiepileptikum *n* антиэпилептическое средство *n*
Antifibrinokinase *f* антифибринокиназа *f*
Antifibrinolysin *n* антифибринолизин *m*
Antifibrinolytikum *n* антифибринолитическое средство *n*
Antifungalmittel *n* противогрибковое средство *n*
Antigen *n* антиген *m*
~, **allogenes** аллогенный антиген *m*
~, **artspezifisches** видоспецифический антиген *m*
~, **diagnostisches** антиген-диагностикум *m*
~, **hepatitis-assoziiertes** австралийский антиген *m*
~, **heterogenes** гетерогенный антиген *m*
~, **homogenes** гомогенный антиген *m*
~, **karzinoembryonales** раково-эмбриональный антиген *m*
~, **konjugiertes** конъюгированный антиген *m*
~, **kreuzreagierendes** перекрёстно реагирующий антиген *m*
~, **oberflächengebundenes** антиген *m*, связанный с поверхностью клетки
~, **organospezifisches** органоспецифический антиген *m*
~, **somatisches** соматический антиген *m*, О-антиген *m*
~, **thermolabiles** термолабильный антиген *m*
~, **unvollständiges** неполный антиген *m*, гаптен *m*
~, **virales** вирусный антиген *m*
~, **zellgebundenes** антиген *m*, связанный с клетками
~, **zelliges** клеточный антиген *m*
Antigenaktivität *f* антигенная активность *f*
Antigen-Antikörper-Bindung *f* связывание *n* антигена с антителом
Antigen-Antikörper-Reaktion *f* реакция *f* антиген — антитело
Antigeneigenschaft *f* антигенное свойство *n*
Antigenformel *f* антигенная характеристика *f*
Antigengemeinschaft *f* антигенная общность *f*
Antigenität *f* антигенность *f*
Antigenreiz *m* антигенное раздражение *n*
Antigenstimulierung *f* антигенная стимуляция *f*
Antigenstruktur *f* антигенная структура *f*
Antigenträger *m* носитель *m* антигена
Antiglobulin-Konsumptionstest *m* тест *m* консумпции [истощения] антиглобулина, проба *f* Штеффена
Antiglobulinreaktion *f* антиглобулиновая реакция *f*
Antiglobulinserum *n* антиглобулиновая сыворотка *f*
Antihämophilieglobulin *n* антигемофильный глобулин *m*, фактор *m* VIII свёртывания крови
Antihämorrhagikum *n* гемостатическое средство *n*
Antihistaminikum *n* противогистаминное [антигистаминное] средство *n*
Antihormon *n* антигормон *m*
Antihormonalmittel *n* антигормональное средство *n*
Antihyaluronidase *f* антигиалуронидаза *f*
Antihypertensivum *n*, **Antihypertonikum** *n* гипотензивное [противогипертоническое] средство *n*
Antikernfaktor *m* антиядерный фактор *m*
Antikoagulant *m* антикоагулянт *m*, противосвёртывающее вещество *n*
Antikoagulationsblutsystem *n* антисвёртывающая система *f* крови
Antikomplementarität *f* антикомплементарность *f*
Antikomplementserum *n* антикомплементарная сыворотка *f*
Antikomplementtest *m* антикомплементарный тест *m*
Antikonvulsivmittel *n*, **Antikonvulsivum** *n* противосудорожное средство *n*
Antikonzipiens *n* контрацептив *m*, противозачаточное средство *n*
Antikörper *m pl* антитела *n pl*
~, **abgelagerte** фиксированные антитела *n pl*
~, **agglutinierende** агглютинины *m pl*
~, **antiidiotypische** антиидиотипические антитела *n pl*
~, **antikardiale** антикардиальные антитела *n pl*
~, **antinukleäre** антинуклеарные [антиядерные] антитела *n pl*
~, **atopische** атопические антитела *n pl*
~, **autoaggressive** аутоагрессивные антитела *n pl*
~, **autologe** аутологичные антитела *n pl*
~, **blockierende** блокирующие антитела *n pl*
~, **heterophile** гетерофильные антитела *n pl*
~, **homozytotrope** гомоцитотропные антитела *n pl*
~, **inkomplette** неполные антитела *n pl*
~, **komplementbindende** комплементсвязывающие антитела *n pl*
~, **komplette** полные антитела *n pl*
~, **kreisende** циркулирующие антитела *n pl*
~, **lymphozytotoxische** лимфоцитотоксические антитела *n pl*
~, **mitochondriale** митохондриальные антитела *n pl*
~, **monoklonale** моноклональные антитела *n pl*
~, **monovalente** моновалентные антитела *n pl*
~, **organospezifische** органоспецифические антитела *n pl*
~, **univalente** моновалентные антитела *n pl*
~, **unvollständige** неполные антитела *n pl*
~, **virusneutralisierende** вируснейтрализующие антитела *n pl*
~, **zellauflösende** цитолитические антитела *n pl*
~, **zirkulierende** циркулирующие антитела *n pl*
~, **zytotoxische** цитотоксические антитела *n pl*
Antikörper-Affinität *f* сродство *n* антител
Antikörperantwort *f* иммунный ответ *m*
Antikörperbildungshemmer *m* ингибитор *m* антителообразования
Antikörperdeterminante *f* активный центр *m* [детерминанта *f*] антитела
Antikörperglobulin *n* иммунный глобулин *m*
Antikörpermangelsyndrom *n* синдром *m* дефицита антител, синдром *m* иммунодефицита

~, **erworbenes** синдро́м *m* приобретённого иммунодефици́та, СПИД *m*
Antikörpermarkierung *f* ме́тка *f* антите́л
Antikörperspezifität *f* специфи́чность *f* антите́л
Antikörpertiter *m* титр *m* антите́л
Antikrebspropaganda *f* противора́ковая санита́рно-просвети́тельная рабо́та *f*
Antikus *m* перстнещитови́дная мы́шца *f*
Antileukozytenantikörper *m pl* антилейкоцита́рные антитела́ *n pl*
Antilymphozytenglobulin *n* антилимфоцита́рный глобули́н *m*
Antilymphozytenserum *n* антилимфоцита́рная сы́воротка *f*
Antimetabolit *m* антиметаболи́т *m*
Antimitotikum *n* антимитоти́ческое [цитостати́ческое] сре́дство *n*
Antimykotikum *n* противогрибко́вое сре́дство *n*
antineoplastisch противоо́пухолевый
antinukleär антинуклеа́рный
Antinuklearfaktor *m* антинуклеа́рный фа́ктор *m*
Antioxygenmittel *n* антиоксида́нт *m*
Antipellagrafaktor *m*, **Antipellagra-Vitamin** *n* противопеллагри́ческий фа́ктор *m*, витами́н *m* PP, никоти́новая кислота́ *f*
Antiperistaltik *f* антипериста́льтика *f*
Antipermeabilitäts-Vitamin *n* витами́н *m* P
Antiperniziosafaktor *m* антиперницио́зный фа́ктор *m*, витами́н *m* B_{12}
Antiphlogistikum *n* противовоспали́тельное сре́дство *n*
Antipodenpaar *n* антипо́ды *m pl (оптические)*
Antiprotozoa *n pl* антипротозо́йные вещества́ *n pl*
Antipruriginosa *n pl* сре́дства *n pl* про́тив зу́да
Antipyretikum *n* жаропонижа́ющее сре́дство *n*
Antirabiesimpfung *f* антирабический [пасте́ровская] приви́вка *f*
Antirefluxbehandlung *f* лече́ние *n* рефлю́кса; предупрежде́ние *n* рефлю́кса
Antirhesusgammaglobulin *n* анирe͡зусный га́мма-глобули́н *m*
Antirheumatikum *n* антиревмати́ческое сре́дство *n*
Anti-Rh-Serum *n* антире́зусная сы́воротка *f*
Antiscabiosum *n* противочесо́точное сре́дство *n*
Antisepsis *f* антисе́птика *f*, обеззара́живание *n*
Antiseptikum *n* антисепти́ческое сре́дство *n*, антисе́птик *m*
~ **zur Konservierung von Lebensmitteln** пищево́й антисе́птик *m*
Antiserum *n* антисы́воротка *f*
Antistaphylolysin *n* антистафилолизи́н *m*
Antisterilitätsvitamin *n* витами́н *m* E, токофе́ро́л *m*
Antistreptokinase *f* антистрептокина́за *f*
Antistreptolysin *n* антистрептолизи́н *m*
Antisympathykomimetikum *n* антисимпатикомимети́ческое [симпатиколити́ческое] сре́дство *n*
Antisyphilitikum *n* противосифилити́ческое сре́дство *n*
Antithrombinzeit *f* антитромби́новое вре́мя *n*
Antithrombokinase *f* антитромбокина́за *f*
Antithrombotikum *n* антитромботи́ческое сре́дство *n*
Antitoxin *n* антитокси́н *m*
Antitoxineinheit *f* антитокси́ческая едини́ца *f*
Antitoxinserum *n* антитокси́ческая сы́воротка *f*
Antitrypsin *n* антитрипси́н *m*
Antitumoraktivität *f* противоо́пухолевая акти́вность *f*
Antitussivum *n* противока́шлевое сре́дство *n*
Antivertiginosum *n* сре́дство *n* про́тив головокруже́ния
Antivirus *n* антиви́рус *m*
Antivitamin *n* антивитами́н *m*
Antizentromeren-Antikörper *m pl* антитела́ *n pl* к центроме́рам
Anton-Babinski-Syndrom *n* синдро́м *m* А́нтона — Баби́нского, гемиасоматогнози́я *f*, анозогнози́я *f*
Antoniusfeuer *n* «анто́нов ого́нь» *m*, гангре́на *f*
Antrieb *m* побужде́ние *n*; сти́мул *m*, и́мпульс *m*
Antriebsmangel *m* аспонта́нность *f*
Antritis *f* антри́т *m*
Antrittsuntersuchung *f* осмо́тр *m* при поступле́нии *(в больницу, на службу)*
antrocknen присыха́ть
Antroskop *n* антроско́п *m*
Antroskopie *f* антроскопи́я *f*
Antrotomie *f* антротоми́я *f*
Antrumdrainage *f* антродрена́ж *m*
Antrumgastritis *f* а́нтрум-гастри́т *m*
Antrumpunktion *f* антропу́нкция *f*
antupfen дотра́гиваться тампо́ном
Antwort *f*:
~, **immunologische** иммунный отве́т *m*
~, **kortikale lichtprovozierte** вы́званный потенциа́л *m* зри́тельной коры́
~, **lokale** ме́стный отве́т *m*
Antwortfähigkeit *f* спосо́бность *f* отвеча́ть *(напр. на раздражение)*
Anulozyt *m* кольцеви́дный эритроци́т *m*
Anurie *f* анури́я *f*
Anus *m* за́дний прохо́д *m*, заднепрохо́дное отве́рстие *n*
~ **praeternaturalis** иску́сственный за́дний прохо́д *m*
Anusklaffen *n* зия́ние *n* за́днего прохо́да
Anus-praeter-Bandage *f* банда́ж *m* для иску́сственного за́днего прохо́да
Anwendbarkeit *f* примени́мость *f*, приго́дность *f* к употребле́нию
Anwendung *f* примене́ние *n*
~, **äußerliche** нару́жное примене́ние *n*
~, **breite** широ́кое примене́ние *n*
~, **empirische** эмпири́ческое примене́ние *n*
~, **innerliche** вну́треннее примене́ние *n*
~, **parenterale** паренте́ра́льное примене́ние *n*
Anwendungsbereich *m* о́бласть *f* примене́ния
Anwendungsreihenfolge *f* после́довательность *f* примене́ния
Anwendungsschema *n* схе́ма *f* примене́ния
Anxiolytikum *n* анксиоли́тик *m*
Anzeigegerät *n* прибо́р-индика́тор *m*
anzeigepflichtig подлежа́щий обяза́тельной регистра́ции *(о заболевании)*

Anzeiger *m* индикáтор *m*
Anzieher *m* аддýктор *m*, приводя́щая мы́шца *f*
Aorta *f* аóрта *f*
~, **abdominale** брюшнáя аóрта *f*
~, **absteigende** нисходя́щая аóрта *f*
~, **aufsteigende** восходя́щая аóрта *f*, *Aorta aszendens*
~, **thorakale** груднáя аóрта *f*
Aortalgie *f* аортальги́я *f*
Aortenaneurysma *n* аневри́зма *f* аóрты
~, **disseziiertes** *s.* **Aortenaneurysma, zerschneidendes**
~, **spindelartiges** веретенообрáзная аневри́зма *f* аóрты
~, **zerschneidendes** расслáивающая аневри́зма *f* аóрты, *aneurysma aortae dissecans*
Aortenaneurysmaruptur *f* разры́в *m* аневри́змы аóрты
Aortenbifurkation *f* бифуркáция *f* аóрты
Aortenbogen *m* дугá *f* аóрты, *Arcus aortae*
Aortenbogenreflex *m* рефлéкс *m* с дуги́ аóрты
Aortenbogensyndrom *n* синдрóм *m* дуги́ аóрты
Aortendruckkurve *f* кривáя *f* давлéния в аóрте
Aortenenge *f* перешéек *m* аóрты
Aortengabelung *f* бифуркáция *f* аóрты
Aortenherz *n* аортáльное сéрдце *n*
Aorteninsuffizienz *f*, **valvuläre** недостáточность *f* клáпанов аóрты
Aortenisthmusstenose *f* стенóз *m* ýстья аóрты
Aortenklappe *f* клáпан *m* аóрты
Aortenklappenfehler *m* порóк *m* клáпанов аóрты
Aortenklappenregurgitation *f* недостáточность *f* клáпанов аóрты
Aortenklemme *f* аортáльный зажи́м *m*
Aortenkonfiguration *f* **des Herzens** аортáльная конфигурáция *f* сéрдца
Aortenmessung *f* аортометри́я *f*
Aortenquerschnitt *m* поперéчник *m* аóрты
Aortenruptur *f* разры́в *m* аóрты
Aortenschmerz *m* аортальги́я *f*
Aortenstenose *f* стенóз *m* аóрты
~, **supravalvuläre** надклáпанный стенóз *m* аóрты
Aortenverschluß *m*, **abdominaler** аортоподвздóшная окклю́зия *f*, синдрóм *m* Лери́ша
Aortenvitium *n* аортáльный порóк *m* сéрдца
Aortenwand *f* стéнка *f* аóрты
Aortenzweiganeurysma *n* аневри́зма *f* вéтви аóрты
Aortitis *f* аорти́т *m*
~, **syphilitische** сифилити́ческий аорти́т *m*, сифилити́ческий мезаорти́т *m*
Aortogramm *n* аортогрáмма *f*
Aparathyreose *f* апаратиреóз *m*, отсýтствие *n* паращитови́дной железы́
Apathie *f* апáтия *f*
apathogen непатогéнный
APC-Virus *n* аденоидофарингеáльно-конъюнктивáльный ви́рус *m*
Aperitivum *n* аперити́в *m*, срéдство *n*, вызывáющее аппети́т
Apertur *f* апертýра *f*; отвéрстие *n*
Aperturblende *f* апертýрная диафрáгма *f*
Apert-Wheatow-Syndrom *n* синдрóм *m* Апéра, врождённая акроцефалосиндактили́я *f*
Apex *m* верши́на *f*, верхýшка *f*
Apexkardiographie *f* апекскардиографи́я *f*
Apexschwirren *n* грýбый шум *m* на верхýшке сéрдца
Apfelkur *f* лечéние *n* я́блоками
Aphagie *f* афаги́я *f*
Aphakie *f* афаки́я *f*
~, **kongenitale** врождённая афаки́я *f*
Aphasie *f* афази́я *f*
~, **amnestische** амнести́ческая афази́я *f*
~, **motorische** мотóрная афази́я *f*
~, **sensorische** сенсóрная афази́я *f*
Aphonie *f* афони́я *f*
~, **hysterische** истери́ческая афони́я *f*
~, **psychogene** психогéнная афони́я *f*
Aphrodisiakum *n* веществó *n*, стимули́рующее половýю акти́вность
Aphthae *f pl*, **Aphthen** *f pl* áфты *f pl*, мéлкие изъязвлéния *n pl (в полости рта)*
~ **malignae** злокáчественные áфты *f pl*
~, **tropische** тропи́ческие áфты *f pl*
Aphthengeschwür *n* афтóзная я́зва *f*
Aphthenseuche *f* я́щур *m*
Aphthose *f* афтóз *m*
apikal апикáльный, верхýшечный
Apikalabszeß *m* апикáльный абсцéсс *m*
Apikalherd *m* верхýшечный очáг *m (напр. туберкулёзный)*
Apikalpleuritis *f* апикáльный [верхýшечный] плеври́т *m*
Apikalzyste *f* апикáльная [корневáя] кистá *f* зýба
apikocochleär, apikokochleär апикокохлеáрный *(напр. о типе тугоухости)*
Apikotomie *f* апикотоми́я *f*, резéкция *f* верхýшки кóрня зýба
Apiphobie *f* апифоби́я *f*
Apituitarismus *m* апитуитари́зм *m*, отсýтствие *n* гипóфиза
Aplasie *f* аплази́я *f*, недоразви́тие *n*
~ **cutis congenita** врождённое недоразви́тие *n* кóжи
~ **der Finger- und Zehennägel** недоразви́тие *n* ногтéй пáльцев кистéй и стоп
~ **der Linse** аплази́я *f* [врождённая афаки́я *f*] хрустáлика
Apnoe *f* апнóэ *n*, остановка *f* дыхáния
~, **willkürliche** произвóльная задéржка *f* дыхáния
Apnoezeit *f* дли́тельность *f* апнóэ
Apoenzym *n*, **Apoferment** *n* апофермéнт *m*
Apoferritin *n* апоферрити́н *m*
Apollonienkraut *n* акони́т *m*
Aponeurose *f* апоневрóз *m*, *aponeurosis*
Apophänie *f* апофени́я *f*
Apophyse *f* апóфиз *m*, втори́чный эпи́физ *m*
Apoplexia *f* апоплекси́я *f*
~ **cutanea** апоплекси́я *f* кóжи
Apotheke *f* аптéка *f*
Apothekenfläschchen *n* аптéчный пузырёк *m*
Apotheker *m* аптéкарь *m*

Apothekerbuch *n* фармакопéя *f*
Apothekerwaage *f* аптéчные весы́ *pl*
Apozymase *f* апозимáза *f*
Apparat *m* аппарáт *m*
~, **juxtaglomerulärer** юкстагломерулярный аппарáт *m (почки)*
~, **leukopoetischer** лейкопоэтúческий аппарáт *m*
~, **lokomotorer** опóрно-двúгательный аппарáт *m*
~, **lymphatischer** лимфóидная ткань *f*; лимфóидные óрганы *m pl*; лимфóидный аппарáт *m*
~, **orthopädischer** ортопедúческий аппарáт *m*
Apparateturnen *n* механогимнáстика *f*
Apparatur *f* аппаратýра *f*
Appendektomie *f* аппендэктомúя *f*
Appendizitis *f* аппендицúт *m*
~, **perforative** перфоратúвный аппендицúт *m*
Appetit *m* аппетúт *m*
~, **selektiver** избирáтельный аппетúт *m*
Appetitanregung *f* возбуждéние *n* аппетúта
appetitaufregend, appetiterregend возбуждáющий аппетúт
Appetithemmer *m* аналéптик *m*, срéдство *n*, снижáющее аппетúт
Appetitlosigkeit *f* анорексúя *f*, отсýтствие *n* аппетúта
~, **neuropsychische** нéрвно-психúческая анорексúя *f*
Appetitperversion *f* извращéние *n* аппетúта
Applanatio *f* **corneae** уплощéние *n* роговúцы
Applanationstonometer *n* аппланациóнный тонóметр *m*
Applikation *f* **1.** применéние *n*, воздéйствие *n* **2.** аппликáция *f*, наклáдывание *n*
~, **intramuskuläre** внутримы́шечный спóсоб *m* применéния, внутримы́шечное применéние *n*
~, **intravenöse** внутривéнный спóсоб *m* применéния, внутривéнное применéние *n*
~, **örtliche** мéстная аппликáция *f*
~, **parenterale** парентерáльное применéние *n*
~, **perorale** применéние *n* внутрь
~, **systematische** систематúческое применéние *n*
~, **transdermale** чрескóжное применéние *n*
Applikationsform *f* фóрма *f* применéния
Applikationsort *m* мéсто *n* применéния; тóчка *f* приложéния
applizierbar применúмый, пригóдный к употреблéнию
Approbation *f* апробáция *f*; одобрéние *n*
Apraxie *f* апраксúя *f*
~, **baccofaciale** щёчно-лицевáя апраксúя *f*
~, **bilaterale** билатерáльная апраксúя *f*
~, **einseitige** одностороннняя апраксúя *f*
~, **konstruktive** конструктúвная апраксúя *f*
Aprosopie *f* апрозопúя *f*
aptieren приспосáбливать, подгонять *(напр. протез)*
Apudom *n* апудóма *f*
Apudozyt *m* апудоцúт *m*, клéтка *f* APUD-системы
Aqua *f* **destillata** дистиллирóванная водá *f*
Aquäduktsyndrom *n* синдрóм *m* водопровóда
Aquaeductus *m*:
~ **cochleae** водопровóд *m* [канáлец *m*] улúтки
~ **vestibuli** водопровóд *m* преддвéрия, вестибулярный водопровóд *m*
Äquator *m* эквáтор *m*
~ **des Auges** эквáтор *m* глáза
Äquatorialebene *f* экваториáльная плóскость *f (в клеточном делении)*
äquimolekular эквимолекулярный
äquipotential, äquipotentiell эквипотенциáльный
äquivalent эквивалéнтный
Äquivalent *n* эквивалéнт *m*
~, **epileptisches** психúческий припáдок *m*, эквивалéнт *m* эпилептúческого припáдка
~, **kalorisches** калорúйный [термúческий] эквивалéнт *m*
~, **tymopathisches** тимопатúческиий эквивалéнт *m*
~, **somatisch-depressives** соматúческий эквивалéнт *m* депрéссии
Äquivalentdosis *f* эквивалéнтная дóза *f*
~, **biologische** биологúческая эквивалéнтная дóза *f*
Äquivalentgewicht *n* эквивалéнтный вес *m*
Äquivalenttemperatur *f* эквивалéнтная температýра *f*
Äquivalenz *f* эквивалéнтность *f*, равнознáчность *f*
~, **kerngenetische** ядерно-генетúческая эквивалéнтность *f*
Arachidonsäure *f* арахидóновая кислотá *f*
Arachnodaktylie *f* арахнодактилúя *f*, «паýчьи пáльцы» *m pl (при синдроме Марфана)*
Arachnoidalzotten *f pl* пахиóновы грануляции *f pl*
Arachnoidea *f* паутúнная мозговáя оболóчка *f*
Arbeit *f* труд *m*, рабóта *f*
~, **dynamische** динамúческая рабóта *f*
~, **geistige** ýмственный труд *m*
~, **gesundheitsgefährdende [gesundheitsschädigende]** врéдная рабóта *f*
~, **körperliche** физúческий труд *m*
~, **monotone** монотóнная рабóта *f*
~, **physische** физúческий труд *m*
~, **statische** статúческая рабóта *f*
Arbeitsalbuminurie *f* профессионáльная альбуминурúя *f*
Arbeitsangina *f* стенокардúя *f* напряжéния
Arbeitsbelastungsprobe *f* прóба *f* с физúческой нагрýзкой
Arbeitsdermatose *f* профессионáльный дерматóз *m*
Arbeitsekzem *n* профессионáльная экзéма *f*
Arbeitsextrasystolie *f* экстрасистолúя *f* напряжéния
Arbeitsfähigkeit *f* трудоспосóбность *f*
Arbeitshaltung *f* рабóчая пóза *f*
Arbeitsherzinsuffizienz *f* недостáточность *f* сéрдца при нагрýзке
Arbeitshyperämie *f* рабóчая гиперемúя *f*
Arbeitshyperglykämie *f* рабóчая гипергликемúя *f*
Arbeitshypertrophie *f* рабóчая гипертрофúя *f*
Arbeitshypoglykämie *f* рабóчая гипогликемúя *f*
arbeitsinduziert вы́званный рабóтой

Arbeitsintensität *f* напряжённость *f* труда́
Arbeitsknick *m* перело́м *m* при перегру́зке
Arbeitsmedizin *f* разде́л *m* медици́ны, объединя́ющий гигие́ну труда́, профессиона́льную патоло́гию и физиоло́гию труда́
Arbeitspathologie *f* профессиона́льная патоло́гия *f*
Arbeitsphysiologie *f* физиоло́гия *f* труда́
Arbeitsplatz *m* рабо́чее ме́сто *n*
Arbeitsplatzanamnese *f* профессиона́льный ана́мнез *m*
Arbeitsplatzkonzentration *f*, **maximale** преде́льно допусти́мая концентра́ция *f* вре́дных веще́ств в во́здухе рабо́чих помеще́ний
Arbeitspsychohygiene *f* психогигие́на *f* труда́
Arbeitspuls *m* частота́ *f* пу́льса при рабо́те
Arbeitssanitätsinspektion *f* о́рганы *m pl* санита́рно-промы́шленного надзо́ра
Arbeitsschaden *m* профессиона́льная вре́дность *f*
Arbeitsschädigungen *f pl* профессиона́льные поврежде́ния *n pl* *(напр. кожи)*
Arbeitsschweregrad *m* интенси́вность *f* физи́ческого труда́
Arbeitsstereotype *f* рабо́чий стереоти́п *m*
Arbeitsstoffwechsel *m* обме́н *m* веще́ств при нагру́зке
Arbeitsstoffwechselzusatz *m* рабо́чаяириба́вка *f* обме́на веще́ств
Arbeitsumgebung *f*, **Arbeitsumwelt** *f* произво́дственная среда́ *f*
Arbeitsumweltfaktor *m* фа́ктор *m* произво́дственной среды́
Arbeitsunfähigkeit *f* нетрудоспосо́бность *f*
~, **temporäre** вре́менная нетрудоспосо́бность *f*
Arbeitsunfähigkeitsbescheinigung *f*, **Arbeitsunfähigkeitsschein** *m* свиде́тельство *n* о нетрудоспосо́бности; больни́чный лист *m*
Arbeitsunfall *m* несча́стный слу́чай *m* на произво́дстве
Arbeitsvorgeschichte *f* профессиона́льный ана́мнез *m*
Arborisationsblock *m* блока́да *f* воло́кон Пуркинье́
Arborizid *n* арборици́д *m*
Arboviren *n pl* арбови́русы *m pl*
~, **ätherresistente** арбови́русы *m pl*, усто́йчивые к эфи́ру
Arbovirose *f*, **Arbovirusinfektion** *f* арбови́русная инфе́кция *f*
Archoplasma *n* архопла́зма *f*
Arcus *m* **corneae:**
~ **juvenilis** ю́ношеская дуга́ *f*
~ **senilis** ста́рческая дуга́ *f*
Arden-Quotient *m* коэффицие́нт *m* Арде́на, све́то-темново́й коэффицие́нт *m* электроокулогра́ммы
Areflexie *f* арефлекси́я *f*
Arenovirus *n* аренови́рус *m*
Areola *f* арео́ла *f*, околососко́вый кружо́к *m*
Areolitis *f* ареоли́т *m*
Argentaffinität *f* аргентаффи́нность *f*
argentophil аргентофи́льный
Argentumstift *m* ля́писный каранда́ш *m*

Arginase *f* аргина́за *f*
Argyll-Robertson-Phänomen *n* синдро́м *m* Арджи́ла [Арга́йлла] Ро́бертсона, рефлекто́рная неподви́жность *f* зрачко́в
Argyrophilie *f* аргирофили́я *f*, аргирофи́льность *f*
Argyrose *f* аргиро́з *m*
~ **der Bindehaut** аргиро́з *m* конъюнкти́вы
Arhytmie *f s.* **Arrhythmie**
Ariboflavinose *f* арибофлавино́з *m*
Arkadenvene *f* арка́дная [дугообра́зная] ве́на *f*
Arm *m* ве́рхняя коне́чность *f*, рука́ *f*
Armamputation *f* ампута́ция *f* руки́ *(выше кисти)*
Armanni-Ebstein-Zellen *f pl* кле́тки *f pl* Арма́нни — Эбште́йна, гликогенсодержа́щие кле́тки в по́чечных кана́льцах при са́харном диабе́те
Armaturenbrett *n* прибо́рная доска́ *f*
Arm-Aufhängung *f* подве́шивание *n* предпле́чья *(метод вытяжения)*
Armbad *n* ва́нна *f* для рук
Armbeuger *m* плечева́я мы́шца *f*
Armbruch *m* перело́м *m* руки́
Armeelazarett *n* вое́нный го́спиталь *m*
Armgeflecht *n* плечево́е сплете́ние *n*
Armknochen *m* кость *f* ве́рхней коне́чности
Armlähmung *f* парали́ч *m* руки́
Armlösung *f* освобожде́ние *n* ру́чки плода́ *(в родах)*
Arm-Lungenzeit *f* вре́мя *n* кровото́ка от локтево́й ве́ны до лёгких *(при измерении скорости кровотока)*
Armmanschette *f* манже́та *f* на плечо́ *(для измерения кровяного давления)*
Armmuskel *m* мы́шца *f* плеча́
~, **dreiköpfiger** трёхглавая мы́шца *f* плеча́
~, **zweiköpfiger** двугла́вая мы́шца *f* плеча́
Armplexuslähmung *f* парали́ч *m* плечево́го сплете́ния
Armschiene *f* ши́на *f* для руки́
Armschlagader *f* арте́рия *f* плеча́
Armskelett *n* скеле́т *m* ве́рхней коне́чности
Armspeichenmuskel *m* плечелучева́я мы́шца *f*
Armstütze *f* опо́ра *f* для рук
Armtragetuch *n* косы́нка *f* для подвя́зывания руки́
Arm- und Kopfblutader *f* плечеголовна́я ве́на *f*
Armvenensperre *f* наруше́ние *n* отто́ка кро́ви в ве́не руки́
Armvorfall *m* выпаде́ние *n* ру́чки *(плода)*
Armwanne *f* ва́нна *f* для ве́рхних коне́чностей
Arm-Zungenzeit *f* вре́мя *f* кровото́ка от локтево́й ве́ны до ко́нчика языка́ *(при измерении скорости кровотока)*
Arrestovisographie *f* определе́ние *n* остроты́ зре́ния по остано́вке оптокинети́ческого ниста́гма
Arrhenoblastom *n* арренобласто́ма *f*, андробласто́ма *f*
Arrhythmie *f* аритми́я *f*
~, **absolute** мерца́тельная [абсолю́тная] аритми́я *f*

~, **extrasystolische** экстрасистоли́ческая аритми́я *f*
~, **paroxysmale** пароксизма́льная аритми́я *f*
~, **respiratorische** дыха́тельная аритми́я *f*
~, **supraventrikuläre** суправентрикуля́рная аритми́я *f*
~, **ventrikuläre** желу́дочковая аритми́я *f*
Arrosion *f* арро́зия *f*, разъеда́ние *n*
Arrosionsaneurysma *n* арrози́онная аневри́зма *f*
Arrosionsblutung *f* арrози́онное кровотече́ние *n*
arsenhaltig содержа́щий мышья́к
Arsenhyperkeratose *f* гиперкерато́з *m* от возде́йствия мышьяка́
Arsenkrebs *m* мышьяко́вый рак *m*
Arsenmelanose *f* мышьяко́вый мелано́з *m*
Arsenpemphigus *m* мышьяко́вая пузырча́тка *f*
Arsenpolyneuritis *f* мышьяко́вый полиневри́т *m*
Arsonvalisation *f* дарсонвализа́ция *f*
artefiziell артифициа́льный, иску́сственный
Arteria *f s.* **Arterie**
Arterialisation *f*, **Arterialisierung** *f* артериализа́ция *f* *(крови)*
Arterie *f* арте́рия *f*
~ **elastischen Types** арте́рия *f* эласти́чного ти́па
~, **fadendünne** арте́рия *f* нитеви́дного кали́бра
~ **muskulären Types** арте́рия *f* мы́шечного ти́па
~, **versorgende** арте́рия *f*, пита́ющая [снабжа́ющая кро́вью] да́нный уча́сток *или* о́рган
Arterienanästhesie *f* внутриартериа́льное обезбо́ливание *n*
Arterienarrosion *f* арро́зия *f* арте́рии
Arterienbogen *m* артериа́льная дуга́ *f*
Arterienektasie *f* диффу́зное расшире́ние *n* арте́рий
Arterienembolie *f* артериа́льная эмболи́я *f*
Arterienentzündung *f* артери́ит *m*
Arterienersatz *m* замеще́ние *n* арте́рии
Arteriengeräusch *n* артериа́льный шум *m*
Arterienklemme *f* артериа́льный зажи́м *m*
Arteriennaht *f* артериа́льный шов *m*
Arterienokklusion *f* окклю́зия *f* арте́рий
Arterienpuls *m* артериа́льный пульс *m*
Arterienpunktion *f* пу́нкция *f* арте́рии
Arterienstamm *m* артериа́льный ствол *m*
Arterienstein *m* артериоли́т *m*, ка́мень *m* в арте́рии
Arterienstumpf *m* культя́ *f* арте́рии
Arterienton *m* артериа́льный тон *m*
Arterientransplantation *f* переса́дка *f* арте́рии
Arterienunterbindung *f* перевя́зка *f* арте́рии
Arterienverkalkung *f* обызвествле́ние *n* [кальцино́з *m*] арте́рии
Arterienverletzung *f* поврежде́ние *n* арте́рии
Arterienwand *f* сте́нка *f* арте́рии
Arteriitis *f* артери́ит *m*
~, **obliterierende** облитери́рующий артери́ит *m*
Arteriographie *f* артериографи́я *f*
Arteriole *f* артерио́ла *f*
Arteriolith *m* артериоли́т *m*, ка́мень *m* в арте́рии
Arteriolonekrose *f* артериолонекро́з *m*
Arteriosklerose *f* артериосклеро́з *m*
Arteriotomie *f* артериотоми́я *f*, рассече́ние *n* арте́рии
artfremd чужеро́дный, сво́йственный друго́му биологи́ческому ви́ду
Arthralgie *f* артральги́я *f*, бо́ли *f pl* в сустáвах
Arthrektomie *f* удале́ние *n* суста́ва
Arthritis *f* артри́т *m*, воспале́ние *n* суста́ва
~, **alcaptonurische** алкаптонури́ческий артри́т *m*
~, **allergische** аллерги́ческий артри́т *m*
~, **dysenterische** (пост)дизентери́йный артри́т *m*
~, **gonorrhoische** гоноре́йный артри́т *m*
~, **hämophilische** гемофили́ческий артри́т *m*
~, **infektiöse** инфекцио́нный артри́т *m* *(с известным возбудителем)*
~, **juvenile** ювени́льный артри́т *m*
~, **migrierende** мигри́рующий артри́т *m*
~ **mutilans** мутили́рующий артри́т *m*
~, **paraneoplastische** паранеопласти́ческий артри́т *m*
~, **periphere** перифери́йный артри́т *m*
~, **postvakzinale** поствакцина́льный артри́т *m*
~, **primär chronische** перви́чно-хрони́ческий [ревмато́идный] артри́т *m*
~, **psoriatische** псориати́ческий артри́т *m*; псориати́ческая артропати́я *f*
~, **reaktive** реакти́вный артри́т *m*
~, **rheumatische** ревмати́ческий артри́т *m*
~, **septische** септи́ческий артри́т *m*
~, **seronegative** серонегати́вный *(по ревматоидному фактору)* артри́т *m*
~, **springende** «лету́чий артри́т» *m*
~, **tuberkulöse** туберкулёзный артри́т *m*
~ **urica** подагри́ческий артри́т *m*
Arthritismus *m* артрити́зм *m*
Arthrodese *f* артроде́з *m*
Arthrographie *f* артрографи́я *f*
Arthrolyse *f* артро́лиз *m*
Arthropathie *f* артропати́я *f*, заболева́ние *n* суста́вов
~, **deformierende** деформи́рующая артропати́я *f*
~, **degenerative** дегенерати́вная артропати́я *f*
~, **ovariprive** климактери́ческая артропати́я *f*
~ **psoriatica** псориати́ческая артропати́я *f*
Arthroplastik *f* артропла́стика *f*
Arthrose *f* артро́з *m*
~, **aktivierte** артро́з *m* с втори́чным синови́том
~, **distale interfalangeale** артро́з *m* диста́льных межфала́нговых суста́вов, боле́знь *f* Ге́бердена
Arthroskopie *f* артроскопи́я *f*
Arthrotomie *f* артротоми́я *f*
Arthus-Phänomen *n* фено́мен *m* Артю́са, ме́стная гиперерги́ческая реа́кция *f* с некро́зом тка́ни
Artikulation *f* **1.** сочлене́ние *n*, суста́в *m* **2.** артикуля́ция *f*, членоразде́льное произноше́ние *n* **3.** простра́нственное соотноше́ние *n* зубны́х рядо́в при движе́нии ни́жней че́люсти
Artikulationsfehler *m* дефе́кт *m* артикуля́ции
Aryknorpel *m* черпалови́дный хрящ *m*
Aryknorpelentzündung *f* аритеноиди́т *m*
Arytaenoidwinkel *m* у́гол *m* черпалови́дного хряща́
Arytenektomie *f* аритеноидэктоми́я *f*

Arytenoiditis *f* аритеноиди́т *m*
Arznei *f* лека́рство *n*, лека́рственное сре́дство *n* *(s. a.* **Arzneimittel***)*
~, **dermatologische [kutane]** лека́рство *n* для лече́ния ко́жных боле́зней
Arzneiabhängigkeit *f* лека́рственная зави́симость *f*
Arzneibuch *n* фармакопе́я *f*
Arzneiexanthem *n* лека́рственная сыпь *f*
Arzneiflasche *f* скля́нка *f* для лека́рств
Arzneiform *f* лека́рственная фо́рма *f*
~, **mikroverkapselte** лека́рственная фо́рма *f* в микрока́псулах
~, **schwerlösliche** труднораствори́мая фо́рма *f* медикаменто́зного сре́дства
Arzneigefäß *n* сосу́д *m* для (хране́ния) лека́рств
Arzneimaße *n pl*, **gebräuchliche** употреби́тельные до́зы *f pl* лека́рств
Arzneimischung *f*, **unverträgliche** несовмести́мая лека́рственная смесь *f*
Arzneimittel *n* лека́рство *n*, лека́рственное сре́дство *n* *(s. a.* **Arznei***)*
~, **flüssiges** жи́дкое лека́рство *n*
~, **öliges** ма́сляное лека́рственное сре́дство *n*
Arzneimittelabbau *m* распа́д *m* [разложе́ние *n*] лека́рственных средств
Arzneimittelabhängigkeit лека́рственная зави́симость *f*
Arzneimittelallergie *f* лека́рственная аллерги́я *f*
Arzneimittelausschlag *m* лека́рственная сыпь *f*
arzneimittelbedingt вы́званный медикаменто́зным сре́дством
Arzneimittelbehandlung *f* лека́рственная терапи́я *f*
Arzneimittelbeurteilung *f* испыта́ние *n* медикаме́нтов
Arzneimitteleinlauf *m* лека́рственная кли́зма *f*
Arzneimitteleosinophilie *f* лека́рственная эозинофили́я *f*
Arzneimittelexanthem *n* лека́рственная сыпь *f*
Arzneimittelfieber *n* лека́рственная лихора́дка *f*
Arzneimittelform *f s.* **Arzneiform**
Arzneimittelforschung *f* фармаколо́гия *f*
Arzneimittelgebrauch *m* употребле́ние *n* лека́рств
Arzneimittelgebrauchsanamnese *f*, **Arzneimittelgebrauchsgeschichte** *f* фармакологи́ческий ана́мнез *m*
Arzneimittelgemisch *n* смесь *f* лека́рственных веще́ств
Arzneimittelinkompatibilität *f* несовмести́мость *f* лека́рственных средств
Arzneimittelinteraktion *f* взаимоде́йствие *n* медикаме́нтов
Arzneimittelkonzentration *f* концентра́ция *f* лека́рственных средств
Arzneimittelnebenwirkungen *f pl* побо́чные де́йствия *n pl* лека́рственных веще́ств
Arzneimittelprüfung *f* испыта́ние *n* лека́рственных веще́ств
Arzneimittelrohstoff *m* лека́рственное сырьё *n*
Arzneimittelunverträglichkeit *f* непереноси́мость *f* лека́рственного вещества́
Arzneimittelurtikaria *f* лека́рственная [медикаменто́зная] крапи́вница *f*
Arzneimittelvergiftung *f* отравле́ние *n* лека́рственными сре́дствами
Arzneimittelverordnung *f* назначе́ние *n* лека́рств
Arzneimittelversorgung *f* обеспе́чение *n* медикаме́нтами
Arzneipflanze *f* лека́рственное расте́ние *n*
Arzneipflaster *n* пла́стырь *m* с лека́рственными сре́дствами
Arzneistift *m* лека́рственный каранда́ш *m*
Arzneitee *m* лече́бный чай *m*
Arzneivorschrift *f* лека́рственная про́пись *f*, реце́пт *m*
Arzneiwirkung *f* де́йствие *n* лека́рства
Arzneizettel *m* сигнату́ра *f*
Arzneizubereitung *f* приготовле́ние *n* лека́рства
Arzt *m* врач *m*
~, **beratender** врач-консульта́нт *m*
~, **diensttuender** дежу́рный врач *m*
~, **leitender** гла́вный врач *m*
~, **niedergelassener** врач *m*, име́ющий ча́стную пра́ктику
Arztbereich *m* враче́бный уча́сток *m*
Arztberuf *m* профе́ссия *f* врача́
Ärztegeheimnis *n* враче́бная та́йна *f*
Ärztegesellschaft *f* о́бщество *n* враче́й
Ärztekammer *f* объедине́ние *n* [ассоциа́ция *f*] враче́й
Ärztemuster *n* образе́ц *m* *(напр. лекарства)*
Ärztepersonal *n*, **Ärzteschaft** *f* враче́бный персона́л *m*, коллекти́в *m* враче́й
Ärztestatut *n* враче́бный уста́в *m*
Ärztetasche *f* враче́бная су́мка *f*
Arztgebühr *f* гонора́р *m* врача́
Arztgeheimnis *n* враче́бная та́йна *f*
Arzthaftpflichtrecht *n* юриди́ческая отве́тственность *f* врача́
Arzthonorar *n* гонора́р *m* врача́
Ärztin *f* же́нщина-врач *f*
Arztkittel *m* враче́бный хала́т *m*
Arztkontrolle *f* враче́бный контро́ль *m*; враче́бный надзо́р *m*
Arzt-Patient-Verhältnis *n* отноше́ние *n* врач — больно́й
Arztpflicht *f* враче́бный до́лг *m*
Arztpflichtverletzung *f* наруше́ние *n* враче́бного до́лга
Arztrechnung *f* счёт *m* врача́ *(за лечение, обследование)*
Arztrecht *n* враче́бное пра́во *n*, пра́во *n* врача́
Arztstuhl *m* стул *m* *(стоматологический)*
Arztvisite *f* враче́бный обхо́д *m*
Arztwahl *f* вы́бор *m* врача́
Arztwechsel *m* перехо́д *m* *(на лечение)* к друго́му врачу́
Asbestnadel *f* асбе́стовая «игла́» *f*
Asbestose *f*, **Asbeststaublunge** *f* асбесто́з *m*, асбе́стовое лёгкое *n*
Asbestwarze *f* асбе́стовая борода́вка *f*
Ascaris *f* аскари́да *f*
Aschenbildverfahren *n* сподографи́я *f*

Aschoff-Geißel-Knötchen *n pl* гранулёма *f* А́шоффа — Талала́ева *(при ревматизме)*
Aschoff-Tavara-Knoten *m* у́зел *m* А́шоффа — Тава́ры, предсе́рдно-желу́дочковый [атриовентрикуля́рный] у́зел *m*
Ascoli-Reaktion *f* реа́кция *f* Аско́ли *(для диагностики сибирской язвы)*
Asepsis *f*, **Aseptik** *f* асе́птика *f*
Asexualität *f* асексуа́льность *f*
Asia-Influenzapandemie *f* пандеми́я *f* азиа́тского гри́ппа
Askariasis *f*, **Askaridiasis** *f* аскаридо́з *m*
Asklepiadenschwur *m* кля́тва *f* Гиппокра́та
Askomyzeten *m pl* аскомице́ты *m pl*
Askorbinsäure *f* аскорби́новая кислота́ *f*, витами́н *m* C
Äskulap *m* Эскула́п *m*, анти́чный бог *m* медици́ны
Äskulapstab *m* по́сох *m* Эскула́па *(символ медицины)*
Asparagin *n* аспараги́н *m*
Asparaginase *f* аспарагина́за *f*
Aspergillose *f* аспергиллёз *m*
~ **der Bindehaut** аспергиллёз *m* конъюнкти́вы
Aspermatismus *m* асперматизм *m*, аспермия *f*
Asphyxie *f* асфикси́я *f*
~, **lokale** ме́стная асфикси́я *f*
Aspiration *f* аспира́ция *f*
Aspirationsbiopsie *f* аспирацио́нная биопси́я *f*
Aspirationsdrainage *f* отса́сывающий дрена́ж *m*
Aspirationsmethode *f* аспирацио́нный ме́тод *m*
Aspirations-Pneumonie *f* аспирацио́нная пневмони́я *f*
Aspontanität *f* аспонта́нность *f*
Assänisation *f* ассениза́ция *f*
Assimilation *f*, **genetische** генети́ческая ассимиля́ция *f*
Assimilierbarkeit *f* усвоя́емость *f*
Assistenz *f* ассисти́рование *n*, по́мощь *f*
Assoziation *f* ассоциа́ция *f*
~, **obligate** облига́тная ассоциа́ция *f*
Assoziationsbahn *f* ассоциати́вный путь *m*
Assoziationsversuch *m* ассоциати́вный экспериме́нт *m*
Astasie *f* астази́я *f*, невозмо́жность *f* стоя́ть
Astasie-Abasie *f* астази́я-абази́я *f*
Astblock *m* блока́да *f* ве́тви *(пучка Гиса)*
Aster *f* звезда́ *f (в цитологии)*
Astform *f* ветви́стая фо́рма *f (бактерий)*
Ästhäsiometer *n* эстезио́метр *m*, алгези́метр *m*
Asthenie *f* астени́я *f*
~, **toxikochemische** то́ксико-хими́ческая астени́я *f*
Asthenopie *f* астенопи́я *f*
~, **akkommodative** аккомодати́вная астенопи́я *f*
~, **muskuläre** мы́шечная астенопи́я *f*
~, **präsenile** возрастна́я астенопи́я *f*
Ästhesiometer *n* эстезио́метр *m*, алгези́метр *m*
Ästhesioneuroblastom *n* эстезионейробласто́ма *f*
Ästhesioneuroepitheliom *n* эстезионейроэпителио́ма *f*
Ästhesioneurozytom *n* эстезионейроцито́ма *f*
Asthma *n* а́стма *f*
~, **abdominales** брюшна́я а́стма *f*
~, **belastungsbedingtes** а́стма *f* при нагру́зке
~, **bronchiales** бронхиа́льная а́стма *f*
~, **cardiales** серде́чная [кардиа́льная] а́стма *f*
~, **exogenallergisches** экзоге́нно-аллерги́ческая а́стма *f*
~, **urämisches** уреми́ческая а́стма *f*
Asthma-Bronchitis *f* астмати́ческий бронхи́т *m*
Asthmahusten *m* астмати́ческий ка́шель *m*
Asthmakristalle *m pl* криста́ллы *m pl* Шарко́ — Ле́йдена
Astigmatismus *m* астигмати́зм *m*
~ **bei Hornhautulcus** астигмати́зм *m* при я́звах рогови́цы
~, **einfacher kurzsichtiger** просто́й миопи́ческий астигмати́зм *m*
~, **einfacher übersichtiger** просто́й гиперметропи́ческий астигмати́зм *m*
~, **gleichhoher** пра́вильный астигмати́зм *m*
~, **irregulärer** непра́вильный астигмати́зм *m*
~ **mit Achsenrichtung gegen die Regel** обра́тный астигмати́зм *m*
~ **mit Achsenrichtung nach der Regel** прямо́й астигмати́зм *m*
~ **nach Staroperation** астигмати́зм *m* по́сле экстра́кции катара́кты
~, **physiologischer** физиологи́ческий астигмати́зм *m*
Astigmatismusgrad *m* сте́пень *f* астигмати́зма
Astroblastom *n* астробласто́ма *f*
Astrophobie *f* астрофоби́я *f*
Astrovirus *n* астрови́рус *m*
Astrozyt *m* астроци́т *m*
Astrozytenfortsatz *m* отро́сток *m* астроци́та
Astrozytom *n* астроцито́ма *f*
asymmetrisch асимметри́чный
asymptomatisch бессимпто́мный
Asynergie *f* асинерги́я *f*
Asynklitismus *m* асинклити́зм *m*
Asystolie *f* асистоли́я *f*
Aszendenz *f* родство́ *n* по восходя́щей ли́нии
aszendierend асценди́рующий, восходя́щий
Aszites *m* асци́т *m*, водя́нка *f* брюшно́й по́лости
Aszitesagar *m* асци́т-ага́р *m*
Aszitespunktion *f* пу́нкция *f (брюшной полости)* при асци́те
Ataraktikum *n* атара́ктик *m*, атаракти́ческое сре́дство *n*
Ataxie *f* атакси́я *f*
~, **cerebellare** мозжечко́вая атакси́я *f*
~, **intrapsychische** интрапсихи́ческая атакси́я *f*
~, **literale** бу́квенная атакси́я *f*
~, **lokomotorische** локомото́рная атакси́я *f*
~, **sensorische** сенсо́рная атакси́я *f*
~, **statische** стати́ческая атакси́я *f*
Atelektase *f* ателекта́з *m*
~, **angeborene** врождённый ателекта́з *m*
~, **erworbene** приобретённый ателекта́з *m*
~, **kongestive** засто́йный ателекта́з *m*
Atelektaseknistern *n* треску́чие хри́пы *m pl* при ателекта́зе лёгких
Atelektasenverhütung *f* профила́ктика *f* ателекта́зов
Atem *m* дыха́ние *n (s. a.* **Atmung***)*

Atemamplitude *f* амплитýда *f* дыхáтельных движéний
Atemanhalteelektrokardiogramm *n* электрокардиогрáмма *f* с задéржкой дыхáния
Atemanhalteprobe *f*, **Atemanhaltetest** *m* тест *m* с задéржкой дыхáния
Atemanhaltevermögen *n* спосóбность *f* к задéржке дыхáния
Atemäquivalent *n* дыхáтельный [вентиляциóнный] эквивалéнт *m (кислорода)*
Atembehinderung *f* затруднéние *n* дыхáния
Atemdepression *f* угнетéние *n* [депрéссия *f*] дыхáния
Atemdruck *m* давлéние *n* дыхáния
Atemexkursionen *f pl* дыхáтельные экскýрсии *f pl* груднóй клéтки
Atemfrequenz *f* частотá *f* дыхáния
Atemgaswechsel *m* газообмéн *m* при дыхáнии
Atemgeräusch *n* дыхáтельный шум *m*
~, **sakkadiertes** саккадúрованное дыхáние *n*
~, **scharfes** жёсткое дыхáние *n*
~, **vesikuläres** везикулярное дыхáние *n*
Atemgrenzwert *m* максимáльный минýтный объём *m* дыхáния
Atemgymnastik *f* дыхáтельная гимнáстика *f*
Ateminsuffizienz *f* дыхáтельная [респиратóрная] недостáточность *f*
~, **obstruktive** обструктúвная дыхáтельная [респиратóрная] недостáточность *f*
~, **restriktive** рестриктúвная дыхáтельная [респиратóрная] недостáточность *f*
Atemlähmung *f* паралúч *m* дыхáния
~, **zentrale** центрáльный паралúч *m* дыхáния
Atemluftbewegung *f* движéние *n* вóздуха при дыхáнии
Atemluftprobe *f* прóба *f* дыхáтельного вóздуха
Atemmaske *f* дыхáтельная мáска *f*
Atemminutenvolumen *n* минýтный объём *m* дыхáния
Atemmuskel *m* дыхáтельная мышца *f*
Atemnot *f* одышка *f*; удýшье *n*
~, **anfallweise** приступообрáзная одышка *f*
~, **reflektorische** рефлектóрная одышка *f*
Atemnotsyndrom *n* синдрóм *m* удýшья, синдрóм *m* одышки
Atempause *f* дыхáтельная пáуза *f*
Atemschutz *m* защúта *f* óрганов дыхáния
Atemschützer *m* мáрлевая мáска *f (на рот и нос)*
Atemschutzgerät *n* респирáтор *m*
Atemschutzreflex *m* рефлéкс *m*, вызывáющий ограничéние дыхáтельных движéний
Atemspende *f* искýсственное дыхáние *n*
Atemstillstand *m* апнóэ *n*
Atemstörung *f* нарушéние *n* дыхáния
Atemstoß *m* толчкообрáзное дыхáтельное движéние *n*
Atemstoßtest *m* прóба *f* с форсúрованным выдохом, прóба *f* Тиффнó
Atemsystem *n* дыхáтельная систéма *f*
Atemtyp *m* тип *m* дыхáния
~, **abdominaler** брюшнóй тип *m* дыхáния
~, **kostaler** груднóй тип *m* дыхáния

Atemübungen *f pl* дыхáтельные упражнéния *n pl*; дыхáтельная гимнáстика *f*
Atemunregelmäßigkeit *f* неравномéрность *f* дыхáния
Atemvolumen *n* дыхáтельный объём *m*
Atemwege *m pl* дыхáтельные путú *m pl*
Atemwegserkrankung *f* заболевáние *n* дыхáтельных путéй
Atemwegsinfektion *f* инфéкция *f* дыхáтельных путéй
Atemwegsobstruktion *f* обструкция *f* дыхáтельных путéй
Atemwegsstenose *f* стенóз *m* дыхáтельных путéй
Atemzeitquotient *m* временнóй коэффициéнт *m* дыхáния
Atemzentrum *n* дыхáтельный цéнтр *m*
Atemzug *m* вдох *m*
Atemzugdauer *f* длúтельность *f* вдóха
Atemzugtiefe *f* глубинá *f* вдóха
Atemzugvolumen *n* объём *m* вдóха
Äthanol *n* этанóл *m*, этúловый спирт *m*
Athelie *f* ателúя *f (отсутствие соска)*
Äther *m* (простóй) эфúр *m*
Ätherauszug *m* эфúрная вытяжка *f*
Ätherbetäubung *f* эфúрный наркóз *m*
ätherisch эфúрный
ätherisieren применять эфúр
Äthermaske *f* мáска *f* для эфúрного наркóза
Atherom *n* атерóма *f*
Atheromatose *f* атероматóз *m*
Atherosklerose *f* атеросклерóз *m*; артериосклерóз *m*
Ätherrausch *m* эфúрный рáуш-наркóз *m*
Äthertod *m* смерть *f* от эфúрного наркóза
Athetose *f* атетóз *m*
Äthylalkohol *m* этанóл *m*, этúловый спирт *m*
äthylieren этилúровать
Ätiologie *f* этиолóгия *f*
Ätioporphyrin *n* этиопорфирúн *m*
ätiotrop этиотрóпный, воздéйствующий на причúнный фáктор
Atlantookzipitalgelenk *n* атлантозатылочный сустáв *m*
Atlas *m* атлáнт *m*, I шéйный позвонóк *m*
Atmung *f* дыхáние *n*
~, **abgeschwächte** ослáбленное дыхáние *n*
~, **assistierte** вспомогáтельное дыхáние *n*
~, **äußere** внéшнее дыхáние *n*
~, **beschleunigte** ускóренное дыхáние *n*
~, **erschwerte** затруднённое дыхáние *n*
~ **in Druckluft** дыхáние *n* под избыточным давлéнием
~, **innere** клéточное дыхáние *n*
~, **künstliche** искýсственное дыхáние *n*
~, **periodische** периодúческое дыхáние *n*, дыхáние *n* Чéйна — Стóкса
~, **pfeifende** свистящее дыхáние *n*
~, **rasselnde [röchelnde]** хрúплое дыхáние *n*
~, **spontane** самостоятельное дыхáние *n*
~, **stertorose** стерторóзное дыхáние *n*
~, **stridorose** стридорóзное дыхáние *n*, стрúдор *m*
~, **tiefe** глубóкое дыхáние *n*

~, **verhinderte** затруднённое дыхание *n*
~, **vesikuläre** везикулярное дыхание *n*
Atmungsdepression *f* угнетение *n* [депрессия *f*] дыхания
Atmungsdynamik *f* динамика *f* дыхания
Atmungsferment *n* дыхательный фермент *m*, дыхательный энзим *m*
~, **gelbes** жёлтый дыхательный энзим *m*
Atmungsorgane *n pl* органы *m pl* дыхания
Atmungsregulation *f* регуляция *f* дыхания
Atmungsschreibung *f* спирография *f*
Atmungsstimulator *m* средство *n*, стимулирующее дыхание
Atmungssystem *n* дыхательная система *f*
Atmungstetanie *f* судороги *f pl* при гипервентиляции
atomar атомарный; атомный
Atombombenschaden *m* поражения *n pl*, причинённые атомной бомбой
Atomspätschäden *m pl* поздние проявления *n pl* лучевых поражений
Atonie *f* атония *f*
Atopie *f* атопия *f*
Atransferrinämie *f* атрансферринемия *f*
Atresie *f* атрезия *f*
Atrichose *f* полное отсутствие *n* волос
Atrioventrikularextrasystole *f* атриовентрикулярная экстрасистола *f*
Atrioventrikularklappe *f* предсердно-желудочковый клапан *m*
~, **linke** митральный клапан *m*
~, **rechte** трёхстворчатый клапан *m*
Atrioventrikularknoten *m* атриовентрикулярный узел *m*, узел *m* Ашоффа — Тавары
Atrioventrikularknotenrhythmus *m* узловой ритм *m* сердца
Atrophie *f* атрофия *f*
~, **braune** бурая атрофия *f*
~, **depigmentierte straffe** атрофия *f* с выраженной депигментацией
~, **echte** истинная атрофия *f*
~, **einfache** простая атрофия *f*
~, **entdifferenzierte** атрофия *f* с дедифференцировкой
~, **erbliche** наследственная [врождённая] атрофия *f*
~ **gyrata chorioideae et retinae** дольчатая атрофия *f* сосудистой оболочки и сетчатки
~, **hormonell bedingte** гормонально обусловленная атрофия *f*
~, **lokalisierte** ограниченная атрофия *f*
~, **neurotische** (трофо)невротическая атрофия *f*
~, **numerische** атрофия *f* с уменьшением числа клеток
~, **nutritive** алиментарная атрофия *f*
~, **physiologische** физиологическая атрофия *f*
~ **des Pigmentepithels** атрофия *f* пигментного эпителия
~, **primäre** первичная атрофия *f*
~, **pseudosklerodermiforme** псевдосклеродермоподобная атрофия *f*
~, **schlaffe** вялая [дряблая] атрофия *f*
~ **des Sehnervs** атрофия *f* зрительного нерва
~ **des Sehnervs, deszendierende** нисходящая атрофия *f* зрительного нерва
~ **des Sehnervs, glaukomatöse** глаукоматозная атрофия *f* зрительного нерва
~, **straffe** выраженная атрофия *f*
~, **streifenförmige** полосовидная атрофия *f*
~, **zyanotische** застойная атрофия *f*
Atrophodermie *f* атрофодермия *f*, атрофия *f* кожи
~, **idiopatische progressive** прогрессирующая идиопатическая атрофодермия *f*
~, **neurotische** невротическая атрофия *f* кожи
~ **vermiculata buccarum** червеобразная атрофодермия *f* щёк
Atropinpsychose *f* атропиновый психоз *m*
Atropinschockbehandlung *f* атропиношоковая терапия *f*
Attacke *f* атака *f*, приступ *m*
Attackenschwindel *m* приступообразное головокружение *n*
Attenuierung *f* аттенуирование *n*, ослабление *n* вирулентности
Attest *n*, **ärztliches** врачебное [медицинское] свидетельство *n* *(напр. о нетрудоспособности)*
Attestkranke *m* больной *m*, имеющий больничный лист
Attikoantrotomie *f* аттикоантротомия
Attikotomie *f* аттикотомия *f*
~, **osteoplastische** остеопластическая аттикотомия *f*
Attraktant *n* аттрактант *m*, вещество *n*, привлекающее насекомых
Attraktion *f* аттракция *f*
Attraktionskreuzung *f* скрещивание *n* в случае притяжения генов
Ätzgeschwür *n* ожоговая язва *f*
Ätzmittel *n* прижигающее средство *n*
Ätzschorf *m* струп *m* от химического ожога
Ätzung *f* выжигание *n*; прижигание *n*
Audimutitas *f* слухонемота *f*
Audiogramm *n* аудиограмма *f*
Audiologie *f* аудиология *f*
Audiometrie *f* аудиометрия *f*
~, **objektive** объективная аудиометрия *f*
~, **schwellennahe** околопороговая аудиометрия *f* *(по Бекеши)*
~, **überschwellige** надпороговая аудиометрия *f*
Audiometriebefund *m* результат *m* аудиометрии; аудиограмма *f*
auditiv слуховой
Aufbau *m* строение *n*, структура *f*
~, **genotypischer** генотипическая структура *f*
Aufbaustoffwechsel *m* анаболизм *m*; ассимиляция *f*
Aufblähung *f* вздутие *n*; эмфизема *f*
Aufblick *m* взгляд *m* вверх
Aufbohren *n* **eines Zahnes** сверление *n* зуба
Aufbrauchdosis *f* доза *f* гликозида, вызывающая остановку сердца
Aufbrauchkrankheit *f* болезнь *f* износа
Aufbruch *m* вскрытие *n*; прорыв *m* *(гнойника)*
Auffangeglas *n* собирательная линза *f*
auffrischen освежать *(напр. края раны)*

Auffrisch(ungs)impfung *f*, **Auffrischungsspritze** *f* ревакцинáция *f*
aufgebläht вздýтый
aufgedunsen одутловáтый
aufgehen 1. расходи́ться *(о шве)* **2.** прорывáться *(о гнойнике)*
aufgelockert разрыхлённый; ры́хлый
Aufguß *m* настóй *m*, инфýз *m*
~, **wässeriger** вóдный настóй *m*
Aufgußtierchen *n* инфузóрия *f*
Aufhängeapparat *m* **der Linse** подвéшивающий аппарáт *m* хрустáлика
Aufhängeband *n* подвéшивающая свя́зка *f*
Aufhängebinde *f* подвéшивающая повя́зка *f*
Aufhängefasern *f pl* **der Linse des Auges** подвéшивающие волóкна *n pl* хрустáлика глáза, *Fibrae zonulares*
Aufhängemuskel *m* **des Hodens** мы́шца *f*, подвéшивающая [поднимáющая] яи́чко
Aufhängenaht *f* подвéшивающий шов *m*
Aufhängeschiene *f* ши́на *f* для подвéшивания, подвéшивающая ши́на *f (при вытяжении)*
Aufhängung *f* подвéшивание *n (при вытяжении)*
~, **passive** пасси́вное подвéшивание *n*
~, **schwebende** свобóдное подвéшивание *n*
aufhellen осветля́ть, просветля́ть *(жидкость)*
Aufhellmittel *n* осветля́ющее срéдство *n*
Aufklappung *f* отсепарóвка *f* лóскута мя́гких ткáней
Aufklärung *f* **1.** разъяснéние *n*; просвещéние *n* **2.** развéдка *f*
~, **gesundheitliche** санитáрное просвещéние *n*
~, **hygienisch-epidemiologische** санитáрно-эпидемиологи́ческая развéдка *f*
Aufklärungspflicht *f* обя́занность *f* врачá сообщáть больнóму о его состоя́нии
Auflagerung *f* налёт *m*, отложéние *n*
Auflegetechnik *f* мирингоплáстика *f* путём наложéния трансплантáта
Auflichtmikroskopie *f* микроскопи́я *f* в пáдающем свéте
Auflichtprüftafeln *f pl* табли́цы *f pl* для определéния остроты́ зрéния, освещáемые рассéянным свéтом
Aufliegen *n* прóлежни *m pl*
Auflösung *f* ли́зис *m*, растворéние *n*
Auflösungsvermögen *n* **1.** растворя́ющая спосóбность *f* **2.** распознаю́щая спосóбность *f (анализатора)*, порóг *m* различéния
~, **taktiles** такти́льный порóг *m* различéния
~, **visuelles** зри́тельный порóг *m* различéния
Aufmeißelung *f* выдáлбливание *n*
Aufmerksamkeit *f* внимáние *n*
Aufmerksamkeitsablenkung *f* отвлечéние внимáния *n*
Aufnahme *f* **1.** поступлéние *n (вещества в организм)* **2.** приём *m*, приня́тие *n* **3.** госпитализáция *f* **4.** сни́мок *m*
Aufnahmearzt *m* врач *m* приёмного отделéния
Aufnahmebefund *m* дáнные *pl* осмóтра при поступлéнии
Aufnahmebereitschaft *f*, **erhöhte** готóвность *f* к приёму повы́шенного числá больны́х
Aufnahmefähigkeit *f* спосóбность *f* к усвоéнию
Aufnahmekapazität *f* мóщность *f* лечéбного учреждéния
Aufnahmemöglichkeit *f* пропускнáя спосóбность *f (напр. больницы)*
Aufnahmeschein *m* направлéние *n (напр. в больницу)*
Aufnahmestation *f* приёмное отделéние *n*, приёмный покóй *m*
Aufnahmestatus *m* состоя́ние *n* при поступлéнии
Aufregungsmittel *n* возбуждáющее срéдство *n*
Aufrichten *n* выпрямлéние *n (тела)*; подъём *m*, вставáние *n*
Aufrichter *m* выпрямля́ющая [поднимáющая] мы́шца *f*, *Arrector*
Aufrichtungsreflex *m* выпрями́тельный рефлéкс *m*
aufsättigen насыщáть
aufsäuern подкисля́ть
aufsaugen всáсывать, впи́тывать, абсорби́ровать
Aufschnitt *m* разрéз *m*
aufschrammen расцарáпать, ссади́ть
Aufschwemmung *f* взвесь *f*
Aufsicht *f* надзóр *m*, контрóль *m*; ухóд *m*; наблюдéние *n*
Aufsichtsbeamte *m* санитáрный инспéктор *m*
Aufspaltung *f*, **Aufsplitterung** *f* расщеплéние *n*
~ **des QRS-Komplexes** расщеплéние *n* желýдочкового кóмплекса [QRS-кóмплекса] *(электрокардиограммы)*
aufspürbar выявля́емый, обнарýживаемый
Aufstehschmerz *m* боль *f* при вставáнии
Aufsteigen *n* **der Entzündung** восходя́щее распространéние *n* воспалéния
Aufstoßen *n* отры́жка *f*
~, **saures** отры́жка *f* ки́слым
Auftreibung *f* вздýтие *n*; расширéние *n*
~, **sackartige** мешкови́дное расширéние *n*
Aufwacheffekt *m* пробуждáющее [взбáдривающее] дéйствие *n*
Aufwachepilepsie *f* эпилепси́я *f* пробуждéния, ýтренняя эпилепси́я *f*
Aufwachphase *f* пери́од *m* пробуждéния
Aufwärter *m* санитáр *m*
Aufwärtsdrehung *f* супинáция *f*
Aufweichungsmittel *n* размягчáющее срéдство *n*
Augapfel *m* глазнóе я́блоко *n*
Augapfelachse *f* ось *f* глазнóго я́блока
Augapfelbindehaut *f* конъюнкти́ва *f*
Augapfelhaut *f* склéра *f*
Augapfelhervortreten *n* пучеглáзие *n*, экзофтáльм *m*
Augapfelschrumpfung *f* атрофи́я *f* глáза
Augapfelvergrößerung *f* врождённая глаукóма *f*
Augapfelzucken *n* нистáгм *m*
Auge *n* глаз *m*
~, **alterssichtiges** пресбиопи́я *f*, стáрческая дальнозóркость *f*
~, **emmetropisches** эмметропи́ческий глаз *m*
~, **fehlsichtiges** аметропи́ческий глаз *m*
~, **«großes»** экзофтáльм *m*
~, **«kleines»** микрофтáльм *m*
~, **kurzsichtiges** миопи́ческий глаз *m*

~, **linsenloses** афаки́ческий глаз *m*
~, **presbyopes** *s.* **Auge, alterssichtiges**
~, **reduziertes** редуци́рованный глаз *m*
~, **schematisches** схемати́ческий глаз *m*
~, **übersichtiges** гиперметропи́ческий глаз *m*
Augenabstand *m* расстоя́ние *n* ме́жду це́нтрами зрачко́в
Augenachse *f* ось *f* гла́за
Augenaderhaut *f* хориоиде́я *f*, сосу́дистая оболо́чка *f* гла́за
Augenanalysator *m* зри́тельный анализа́тор *m*
Augenapfelschmerzen *m pl* бо́ли *f pl* в глазны́х я́блоках
Augenarzt *m* окули́ст *m*, глазно́й врач *m*
Augenauflage *f*, **Augenaufschlag** *m* компре́сс *m* на глаз
Augenbad *n* глазна́я ва́нночка *f*
Augenbeben *n* подёргивание *n* глазны́х я́блок
Augenbecher *m* глазно́й бока́л *m*
Augenbefund *m* да́нные *pl* иссле́дования гла́за
Augenbewegung *f* движе́ние *n* глаз
~, **unwillkürliche** непроизво́льное движе́ние *n* глаз
Augenbindehaut *f* конъюнкти́ва *f*
Augenbinnendruck *m* внутриглазно́е давле́ние *n*
Augenblennorrhoe *f* бленноре́я *f*
Augenblinzeln *n* мига́ние *n*, морга́ние *n*
Augenbraue *f* бровь *f*
Augenbrauenbogen *m* надбро́вная дуга́ *f*
Augenbrauenhaare *n pl* во́лосы *m pl* брове́й
Augenbrauensenker *m* мы́шца *f*, опуска́ющая бровь
Augenbrennen *n* жже́ние *n* в глаза́х
Augenchirurgie *f* операти́вная офтальмоло́гия *f*
Augendach *n* кры́ша *f* глазни́цы [орби́ты]
Augendarre *f* ксерофтальми́я *f*
Augendistanz *f* расстоя́ние *n* ме́жду це́нтрами зрачко́в
Augendruck *m* внутриглазно́е давле́ние *n*
Augendruckversuch *m* глазосерде́чная про́ба *f*, про́ба *f* А́шнера
Augendrüse *f* слёзная железа́ *f*
Augendurchleuchtung *f* диафаноскопи́я *f*, просве́чивание *n* гла́за
Augenentzündung *f*, **ägyptische** трахо́ма *f*
Augenermüdung *f* утомле́ние *n* глаз
Augenerweiterung *f* расшире́ние *n* глазно́й ще́ли
Augenfaserhaut *f* фибро́зная оболо́чка *f* глазно́го я́блока
Augenfazialis *m* глазна́я ветвь *f* лицево́го не́рва
Augenfeld *n* по́ле *n* зре́ния
Augenflimmern *n* мелька́ние *n* в глаза́х
Augengegend *f* о́бласть *f* гла́за
Augengrund *m* глазно́е дно *n*
Augenhaut *f* оболо́чка *f* гла́за
Augenheilkunde *f* офтальмоло́гия *f*
Augenhintergrund *m* глазно́е дно *n*
Augenhintergrunduntersuchung *f* офтальмоскопи́я *f*
Augenhöhle *f* глазни́ца *f*, орби́та *f*
Augenhöhlenblutader *f* глазни́чная [глазна́я] ве́на *f*
Augenhöhlenboden *m* дно *n* глазни́цы
Augenhöhlendach *n* кры́ша *f* глазни́цы
Augenhöhlenrand *m* край *m* глазни́цы
Augenhöhlenwindung *f* глазни́чная изви́лина *f*
Augenhornhaut *f* рогова́я оболо́чка *f* гла́за, рогови́ца *f*
Augenhypotonie *f* гипотони́я *f* гла́за
Augeninnendruck *m* внутриглазно́е давле́ние *n*
Augeninnere *n* вну́тренняя структу́ра *f* гла́за
Augenkammer *f* ка́мера *f* гла́за
Augenklappe *f* нагла́зник *m*
Augenklinik *f* глазна́я больни́ца *f*
Augenknorpelentartung *f* перерожде́ние *n* хряща́ век
Augenkrankheit *f* глазна́я боле́знь *f*
Augenkrise *f* глазно́й криз *m*
Augenleuchten *n* свече́ние *n* гла́за
Augenlicht *n* зре́ние *n*
Augenlid *n* ве́ко *n*
Augenlidband *n* свя́зка *f* ве́ка
Augenlidbildung *f* пла́стика *f* ве́ка
Augenlidbrand *m* гангре́на *f* ве́ка
Augenliddrüse *f* мейбо́миева железа́ *f*
Augenlideinwärtskehrung *f* энтро́пион *m*, за́ворот *m* век
Augenlidektropium *n* эктро́пион *m*, вы́ворот *m* век
Augenlidhaar *n* ресни́ца *f*
Augenlidkrampf *m* блефароспа́зм *m*
Augenlidrandentzündung *f* блефари́т *m*
Augenlidrandverwachsung *f* сраще́ние *n* век
Augenlidsack *m* конъюнктива́льный мешо́к *m*
Augenlidschlußreflex *m* рефле́кс *m* смыка́ния век
Augenlidspalte *f* глазна́я щель *f*
Augenlidvene *f* ве́на *f* ве́ка
Augenlidverwachsung *f* сраще́ние *n* век
Augenlidvorfall *m* птоз *m* ве́ка
Augenlidwinkel *m* у́гол *m* гла́за
Augenlidzurückbleiben *n* отстава́ние *n* ве́ка при взгля́де вниз, симпто́м Гре́фе
Augenlinse *f* **1.** хруста́лик *m* **2.** окуля́р *m*
Augenmigräne *f* глазна́я мигре́нь *f*
Augenmißbildung *f* поро́к *m* разви́тия гла́за
Augenmuskel *m* глазна́я мы́шца *f*
~, **gerader** пряма́я глазна́я мы́шца *f*
~, **schräger** коса́я глазна́я мы́шца *f*
~, **temporaler gerader** нару́жная пряма́я глазна́я мы́шца *f*
Augenmuskelanomalie *f*, **angeborene** врождённая анома́лия *f* глазодви́гательных мышц
Augenmuskelapparat *m* мы́шечный аппара́т *m* гла́за
Augenmuskelkrampf *m* спазм *m* глазны́х мышц
Augenmuskellähmung *f*, **Augenmuskelparese** *f* парали́ч *m* глазны́х мышц
Augenmuskelstörung *f* окуломото́рное наруше́ние *n*
Augenmuskulatur *f* глазодви́гательные мы́шцы *f pl*; нару́жные мы́шцы *f pl* гла́за
Augennetzhaut *f* сетча́тка *f*, се́тчатая оболо́чка *f* гла́за
Augenpendeln *n*, **optokinetisches** оптокинети́ческие маятникообра́зные движе́ния *n pl* глаз
Augenpflege *f* ухо́д *m* за глаза́ми

Augenpol *m* пóлюс *m* глáза
Augenprothese *f* глазнóй протéз *m*
Augenregenbogenhaut *f* рáдужная оболóчка *f* глáза
Augenreizung *f* раздражéние *n* глаз
Augenringmuskel *m* круговáя мы́шца *f* глáза
Augenrollmuskel *m* боковáя мы́шца *f* глáза
Augensalbe *f* глазнáя мазь *f*
Augenschirm *m* защи́тный щитóк *m* для глаз
Augenschlagader *f* глазнáя артéрия *f*
Augenschleimfluß *m* отделя́емое *n* из конъюнктивáльной пóлости
Augenschutz *m* защи́та *f* глаз
Augenschwarz *n* пигмéнт *m* сетчáтки
Augenschwund *m* атрофи́я *f* глáза
Augensehloch *n* зрачóк *m*
Augenspiegeluntersuchung *f* офтальмоскопи́я *f*
Augenspülflüssigkeit *f* жи́дкость *f* для промывáния глаз
Augenstar *m* катарáкта *f*
Augenstern *m* зрачóк *m*
Augentäuschung *f* обмáн *m* зрéния
Augentriefen *n* гноетечéние *n* из глаз
Augentripper *m* бленнорéйное [гонорéйное] воспалéние *n* конъюнкти́вы
Augentropfen *m pl* глазны́е кáпли *f pl*
Augenüberanstrengung *f* перенапряжéние *n* глаз
Augenverätzung *f* хими́ческий ожóг *m* глаз
Augenverband *m* повя́зка *f* на глазá
Augenverbrennung *f* ожóг *m* глаз
Augenvereiterung *f* нагноéние *n* глáза
Augenverletzung *f*, **Augenverwundung** *f* ранéние *n* [повреждéние *n*, трáвма *f*] глáза
~, **doppelt perforierende** сквознóе ранéние *n* глáза
~, **durchbohrende [perforierende]** проникáющая трáвма *f* глáза
Augenvorderkammer *f* передняя кáмера *f* глáза
Augenvorfall *m* экзофтáльм *m*, пучеглáзие *n*
Augenwanne *f* глазнáя вáнночка *f*
Augenweiß *n* белóк *m* глáза
Augenwimper *f* ресни́ца *f*
Augenwinkel *m* ýгол *m* глазá, ýгол *m* глазнóй щéли
Augenwurm *m*, **afrikanischer [westafrikanischer]** африкáнская глазнáя филя́рия *f*, лóалóа *f*
Augenzahn *m* «глазнóй зуб» *m*, клык *m*
Augenzittern *n*, **Augenzucken** *n* подёргивание *n* глазнóго я́блока, нистáгм *m*
Äugigkeit *f* домини́рование *n* одногó глáза
Aujeszky-Krankheit *f* болéзнь *f* Ауéски, псевдобéшенство *n*
Au-Laser *m* лáзер *m* на парáх зóлота
Aura *f* áура *f*
~ **der Epileptiker** эпилепти́ческая áура *f*
~, **kardiale** кардиáльная [сердéчная] áура *f*
~, **sensorische** сенсóрная áура *f*
aurikulär аурикуля́рный, относя́щийся к ушнóй рáковине
Aurikularisphänomen *n* гиперестези́я *f* нарýжного слуховóго прохóда при менинги́те
Aurikulotherapie *f* аурикуля́рная [ушнáя] акупункту́ра *f*, аурикулотерапи́я *f*
Ausarbeitung *f* **der statistischen Angaben** разрабóтка *f* статисти́ческого материáла
Ausatemminutenvolumen *n* минýтный объём *m* вы́доха [выдыхáемого вóздуха]
Ausatemvolumen *n* объём *m* вы́доха [выдыхáемого вóздуха]
Ausatmung *f* вы́дох *m*
~, **maximale** максимáльный вы́дох *m*
~, **verzögerte** удлинённый вы́дох *m*
Ausatmungszug *m s.* **Ausatmung**
Ausätzung *f* выжигáние *n*
Ausbildungskrankenhaus *n* клини́ческая больни́ца *f*
Ausblutung *f* кровопотéря *f*
ausbohren высвéрливать
Ausbrecherkrebs *m* рак *m* лёгкого с прорастáнием в париетáльную плéвру и мя́гкие ткáни
Ausbreitung *f* распространéние *n*
~, **hämatogene** гематогéнное распространéние *n*
~, **lymphogene** лимфогéнное распространéние *n* *(напр. инфекции)*
~ **der Netzhautablösung, allgemeine** пóлная отслóйка *f* сетчáтки
Ausbruch *m* вспы́шка *f*, внезáпное появлéние *n*
~, **regionaler** мéстная вспы́шка *f* *(напр. инфекции)*
Ausbruchsalter *n* вóзраст *m*, когдá имéло мéсто проявлéние заболевáния
Ausbuchtung *f* вы́ступ *m*, выпя́чивание *n*; расширéние *n*; углублéние *n*
ausdampfen выпáривать, испаря́ть
Ausdauer *f* вынóсливость *f*
Ausdehnung *f* **1.** распространéние *n* **2.** размéр *m* *(напр. инфаркта миокарда)*
Ausdifferenzierung *f* дифференцирóвка *f*
~, **atypische** атипи́ческая дифференцирóвка *f*
ausdorren высýшивать; иссушáть; пересыхáть
Auseinanderklaffen *n* зия́ние *n*
Auseinanderweichen *n* расхождéние *n* *(напр. краёв раны)*
auseitern опорожня́ться *(о гнойнике)*
Ausfall *m* **1.** выпадéние *n* **2.** исхóд *m*, результáт *m* **3.** *s.* **Ausfällung**
~ **des Gesichtsfeldes, kometenschweifartige [sektorenförmige]** секторообрáзное выпадéние *n* пóля зрéния, скотóма *f*
Ausfallserscheinungen *f pl* явлéния *n pl* выпадéния
Ausfällung *f* выделéние *n*; осаждéние *n*, преципитáция *f*; выпадéние *n* осáдка; осáдок *m*
Ausfällungsreaktion *f* реáкция *f* преципитáции
Ausfallwinkel *m* ýгол *m* отражéния
Ausfaulgrube *f* сéптик *m*
Ausflockungstest *m* флокуляциóнная прóба *f*
Ausfluß *m* выделéния *n pl*; бéли *pl*
Ausflußröhrchen *n* трýбка *f* для оттóка; дренáжная трýбка *f*
Ausführungsgang *m* выводнóй протóк *m*
Ausführungsorgan *n* эффéкторный оргáн *m*
Ausgang *m* **1.** вы́ход *m* **2.** исхóд *m*, результáт *m*

~ des kleinen Beckens вы́ход *m* из ма́лого та́за
~, tödlicher смерте́льный исхо́д *m*
Ausgangsbefund *m* исхо́дные да́нные *pl (обследования)*
Ausgangserlebnis *n* ключево́е пережива́ние *n*
Ausgangsverschluß *m* закры́тие *n* [заку́порка *f*] вы́хода
Ausgangszange *f* выходны́е щипцы́ *pl*
Ausgangszustand *m* исхо́дное состоя́ние *n*
ausgeblutet обескро́вленный
ausgeglichen сбаланси́рованный *(о питании)*
Ausgetragensein *n* доно́шенность *f (плода)*
ausgewogen сбаланси́рованный
Ausgleichsbewegung *f* пла́вное [просле́живающее] движе́ние *n (глаз)*
Ausgleichsgymnastik *f* корриги́рующая гимна́стика *f*
Ausgleichsphase *f* уравни́тельная фа́за *f*
Ausgleichungsfunktion *f* фу́нкция *f* вы́равнивания *(напр. кислотно-щелочного равновесия)*
Ausgleichungsphase *f* уравни́тельная фа́за *f*
Aushebern *n* извлече́ние *n* желу́дочного содержи́мого
Ausheilung *f* заживле́ние *n*; выздоровле́ние *n*
Ausheilungsform *f* фо́рма *f* выздоровле́ния; фо́рма *f* заживле́ния
Ausheilungsrate *f* проце́нт *m* выздоровле́ния
Aushilfsmethode *f* вспомога́тельный ме́тод *m*
Aushöhlung *f* экскава́ция *f (напр. при удалении зуба)*
auskegeln вы́вихнуть
Auskleidung *f* вы́стилка *f*
~, endotheliale эндотелиа́льная вы́стилка *f*
~, epitheliale эпителиа́льная вы́стилка *f*
~, mesotheliale мезотелиа́льная вы́стилка *f*
Auskratzung *f* выска́бливание *n*
auskugeln вы́вихнуть
Auskühlung *f* гипотерми́я *f*, охлажде́ние *n*
Auskühlungstod *m* смерть *f* от гипотерми́и [охлажде́ния]
Auskultation *f* аускульта́ция *f*, выслу́шивание *n*
Auskultationspunkt *m* то́чка *f* аускульта́ции
Auslaßdiät *f* элиминацио́нная дие́та *f*
Auslese *f* отбо́р *m*
~, natürliche есте́ственный отбо́р *m*
~, selektive напра́вленный отбо́р *m*
Auslesekrankheiten *f pl* заболева́ния *n pl* с избира́тельной контагио́зностью
Ausleuchten *n* освеще́ние *n*
Auslöffelung *f* выска́бливание *n* ло́жечкой
auslösbar 1. поддающийся выделе́нию [вылу́щиванию] **2.** провоци́руемый
Auslöschphänomen *n* фено́мен *m* гаше́ния сы́пи *(при скарлатине)*
Auslösefaktor *m* разреша́ющий фа́ктор *m*
auslösen 1. вылу́щивать **2.** освобожда́ть; высвобожда́ть
Auslöser *m* разреша́ющий фа́ктор *m*
Auslüftung *f* прове́тривание *n*
ausnehmen извлека́ть, удаля́ть *(напр. инородное тело)*
Ausnutzbarkeit *f* усвоя́емость *f*
Ausnutzung *f* усвое́ние *n*; усвоя́емость *f*
~, wahre и́стинная усвоя́емость *f*
Auspuffabgase *n pl* абга́зы *m pl*, выделя́ющиеся га́зы *m pl*; выхлопны́е га́зы *m pl*; отрабо́тавшие га́зы *m pl*
Auspumpung *f* выка́чивание *n*
Auspunzung *f* der Aorta втяже́ние *n* и́нтимы ао́рты при сифилити́ческом аорти́те
Ausrenkung *f* вы́вих *m*
Ausrüstung *f* обору́дование *n*, инвента́рь *m*; снаряже́ние *n*
Aussaat *f* **1.** посе́в *m* **2.** диссемина́ция *f*, обсемене́ние *n*
~, fraktionierte фракциони́рованный посе́в *m (в микробиологии)*
~, hämatogene гематоге́нная диссемина́ция *f*
Aussagefähigkeit *f*, prognostische прогности́ческая це́нность *f*
Aussagesicherheit *f* достове́рность *f* показа́ния
Aussagewert *m* значе́ние *n* показа́теля
aussalzen выса́ливать
Aussatz *m* прока́за *f*, ле́пра *f*
~, lombardischer пелла́гра *f*, авитамино́з B_2
Aussatzhaus *n* лепрозо́рий *m*
Aussatzmykobakterien *f pl* микобакте́рии *f pl* прока́зы, па́лочка *f* Ха́нзена
Aussaugung *f* отса́сывание *n*, выса́сывание *n*
Ausschabung *f* выска́бливание *n*, кюрета́ж *m*
Ausschälung *f* вылу́щивание *n*
Ausscheider *m* выдели́тель *m (патогенных микроорганизмов)*
~, symptomloser бессимпто́мный выдели́тель *m*
Ausscheidung *f* выделе́ние *n*, элимина́ция *f*
Ausscheidungsabszeß *m* элиминацио́нный абсце́сс *m*
Ausscheidungsalkalose *f* выдели́тельный алкало́з *m*
Ausscheidungsenteritis *f* элиминацио́нный энтери́т *m*
Ausscheidungsgastritis *f* элиминацио́нный гастри́т *m*
Ausscheidungsgeschwindigkeit *f* ско́рость *f* выделе́ния
Ausscheidungshemmung *f* затрудне́ние *n* выделе́ния
Ausscheidungspyelographie *f* выдели́тельная [экскрето́рная, нисходя́щая] пиелографи́я *f*
Ausscheidungsschwäche *f* сла́бость *f* выдели́тельной фу́нкции
Ausscheidungsschwelle *f* поро́г *m* элимина́ции [выделе́ния]
Ausscheidungsstarre *f* моното́нность *f* выдели́тельной фу́нкции
Ausscheidungsweg *m* путь *m* выведе́ния
Ausschlag *m* сыпь *f*
~, makulöser макулёзная [пятни́стая] сыпь *f*
~ des neunten Tages эрите́ма *f* девя́того дня
~, papulöser папулёзная сыпь *f*
~, prodromaler продрома́льная сыпь *f*
~, roseolöser розеолёзная сыпь *f*
~ eines Zahnes проре́зывание *n* зу́ба
ausschleudern центрифуги́ровать
Ausschlußdiagnostik *f* диагно́стика *f* путём исключе́ния, *diagnosis per exclusionem*
Ausschneidung *f* иссече́ние *n*, удале́ние *n*

ausschröpfen высáсывать, отсáсывать
Ausschuß I *m* выходнóе отвéрстие *n* сквознóго огнестрéльного ранéния
Ausschuß II *m* комитéт *m*, комúссия *f*
Ausschwemmung *f* вымывáние *n*
~, **agonale** агонáльное вымывáние *n* *(клеток крови из костного мозга)*
Ausschwemmungshemmung *f* задéржка *f* вымывáния
Ausschwitzung *f* **1.** экссудáция *f*, вы́пот *m* **2.** выпотевáние *n*
Aussehen *n* внéшний вид *m*
Außenblutung *f* нарýжное кровотечéние *n*
Außenrand *m* нарýжный край *m*
Außenwelt *f* окружáющая [внéшняя] средá *f*
Äußere *n* внéшний вид *m*
außerklinisch внебольнúчный
außermedizinisch немедицúнский, внемедицúнский
Ausspannung *f* **1.** растяжéние *n* **2.** расслаблéние *n*
Ausspritzungsgang *m* **des Samenleiters** семявыбрáсывающий протóк *m*, *Ductus ejaculatorius*
Ausspülen *n* **1.** вымывáние *n* *(напр. солей)* **2.** промывáние *n*; орошéние *n*
Ausstanzung *f* **der Hornhaut** трепанáция *f* роговúцы
Ausstich *m* выходнóе отвéрстие *n* кóлотой рáны
Ausstopfung *f* тампонúрование *n*; тампонáда *f*
Ausstoßungsgeräusch *n* шум *m* изгнáния
Ausstrahlung *f* **1.** излучéние *n* **2.** иррадиáция *f* *(напр. боли)*
Ausstrichblutpräparat *n* мазóк *m* крóви
Ausstrichpräparat *n* мазóк *m*
Ausstülpung *f* выпя́чивание *n*; вы́ворот *m*
Austausch *m* обмéн *m* *(напр. хромосом)*
~, **genetischer** генетúческий обмéн *m*, кроссингóвер *m*
Austauschharz *n* ионообмéнная смолá *f*
Austauschtransfusion *f* обмéнное переливáние *n* крóви, кровезамéна *f*
Australia-Antigen *n* австралúйский антигéн *m*
Austreibungsgeräusch *n* шум *m* изгнáния
Austreibungsperiode *f*, **Austreibungsphase** *f* perúод *m* [фáза *f*] изгнáния *(плода)*
Austreibungswehen *f pl* потýги *f pl*
Austreibungswelle *f* волнá *f* изгнáния
Austreibungswiderstand *m* сопротивлéние *n* изгнáнию
Austreibungszeit *f* врéмя *n* изгнáния *(сердечного цикла)*
Austrittsöffnung *f* выходнóе отвéрстие *n*
Austrittsstelle *f* мéсто *n* вы́хода
Austrocknung *f* осушéние *n*; высýшивание *n*
auströpfeln вытекáть по кáплям
Aus- und Weiterbildung *f*, **medizinische** медицúнское образовáние *n* и усовершéнствование *n* врачéй
Auswahl *f* **1.** вы́бор *m* **2.** подбóр *m*; селéкция *f*
Auswahlkriterien *n pl* критéрии *m pl* отбóра
Auswanderung *f* выхождéние *n*, эмигрáция *f* *(напр. лейкоцитов)*
Auswärtsdrehung *f* поворóт *m* кнарýжи
Auswärtskehrung *f* эктропиóн *m*, вы́ворот *m* нарýжу
Auswärtsroller *m* мы́шца *f*, вращáющая кнарýжи
Auswärtsschielen *n* экзотропúя *f*, расходя́щееся косоглáзие *n*
Auswärtswender *m* супинáтор *m*, мы́шца *f*, поворáчивающая кнарýжи
Auswärtswendung *f* **des Lidrandes** вы́ворот *m* век
Auswärtszieher *m* абдýктор *m*, отводя́щая мы́шца *f*
ausweiten 1. расширя́ть, растя́гивать **2.** распространя́ть
Auswertung *f* оцéнка *f*
~, **statistische** анáлиз *m* статистúческих дáнных
Auswuchs *m* **1.** отрóсток *m*, нарóст *m* **2.** вы́рост *m*
~, **knolliger** опухолевúдное образовáние *n* в кóже
Auswurf *m* **1.** вы́брос *m* **2.** мокрóта *f* **3.** рвóтные мáссы *f pl* **4.** вы́кидыш *m*
~, **blutiger** кровянúстая мокрóта *f*
~, **dünnflüssiger** жúдкая мокрóта *f*
~, **eitriger** гнóйная мокрóта *f*
~, **fauler** гнúлостная мокрóта *f*
~, **münzenförmiger** монетовúдная мокрóта *f*
~, **perlenartiger** жемчýжная мокрóта *f*
~, **radioaktiver** радиоактúвный вы́брос *m*
~, **rostbrauner** ржáвая мокрóта *f*
~, **schaumiger** пéнистая мокрóта *f*
~, **schleimiger** слúзистая мокрóта *f*
~, **zäher** вя́зкая мокрóта *f*
Auswurfabsonderung *f* отхождéние *n* [выделéние *n*] мокрóты
Auswurffraktion *f* фрáкция *f* вы́броса *(сердечного)*
Auswurfphase *f* фáза *f* изгнáния *или* вы́броса
Auswurfwiderstand *m* сопротивлéние *n* вы́броса
Auswurfzeit *f* врéмя *n* вы́броса *(сердечного)*
Ausziehen *n* удалéние *n*, экстрáкция *f* *(напр. зуба)*
Ausziehtubus *m* выдвижнóй тýбус *m*
Auszug *m* экстрáкт *m*, вы́тяжка *f*
Autismus *m* аутúзм *m*
Autoagglutination *f* аутоагглютинáция *f*
Autoagglutinine *n pl* аутоагглютинúны *m pl*
Autoaggressions-Anämie *f* аутоагрессúвная анемúя *f*
Autoaggressionskrankheit *f* аутоагрессúвная болéзнь *f*
Autoallergen *n* аутоаллергéн *m*
~, **intermediäres [virusinduziertes]** вирусиндуцúрованный [промежýточный] аутоаллергéн *m*
Autoallergie *f* аутоаллергúя *f*
Autoantigen *n* аутоантигéн *m*
Autoantikörper *m pl* аутоантителá *n pl*

Autoantikörper-Zeugen *m pl* аутоантитела́-свиде́тели *n pl*
Autobluttransfusion *f* перелива́ние *n* со́бственной кро́ви
autochthon аутохто́нный
Autodigestion *f* самоперева́ривание *n*, ауто́лиз *m*
Autoerythrophagie *f* аутоэритрофаги́я *f*
Autoflora *f* аутофло́ра *f*
Autohämolysine *n pl* аутогемолизи́ны *m pl*
Autohämotherapie *f* аутогемотерапи́я *f*
Autohämotransfusion *f* ауто(гемо)трансфу́зия *f*
Autohypnose *f* аутогипно́з *m*
Autoimmunantwort *f* аутоимму́нный отве́т *m*
Autoimmunkrankheit *f* аутоимму́нное заболева́ние *n*
Autoinfektion *f* аутоинфе́кция *f*
Autoinokulation *f* аутоинокуля́ция *f*
Autointoxikation *f* аутоинтоксика́ция *f*
~, **enterogene** энтероге́нная аутоинтоксика́ция *f*
~, **infektiöse** инфекцио́нная аутоинтоксика́ция *f*
Autoklavmethode *f* ме́тод *m* автоклави́рования
autolog аутологи́чный
Autolysat *n* аутолиза́т *m*
Autolyse *f* ауто́лиз *m*, самоперева́ривание *n*
Autolysine *n pl* аутолизи́ны *m pl*
Automatie *f* **des Herzens** автомати́зм *m* се́рдца
Automatiezentrum *n* центр *m* автомати́зма
Automatisierung *f* **der Bewegungsabläufe** автомати́зм *m* движе́ний
Automatismus *m* автомати́зм *m*
~, **affektiver** аффекти́вный автомати́зм *m*
~ **des Denkens** ассоциати́вный [идеато́рный] автомати́зм *m*
~, **koenästhopatischer** сенестопати́ческий автомати́зм *m*
~, **motorischer** кинети́ческий автомати́зм *m*
~, **oraler** ора́льный автомати́зм *m*
~, **psychischer** психи́ческий автомати́зм *m*; синдро́м *m* психи́ческого автомати́зма
~, **sprachmotorischer** речедви́гательный автомати́зм *m*
Automutagen *n* аутомутаге́н *m*
Autoophthalmoskop *n* аутоофтальмоско́п *m*
Autooxydation *f* самоокисле́ние *n*
Autophagozytose *f* аутофагоцито́з *m*
Autopolyploidie *f* аутополиплоиди́я *f*
Autoradiographie *f* авторадиографи́я *f*
Autoreinvasion *f* аутореинва́зия *f*
Autosensibilisierung *f* аутосенсибилиза́ция *f*
Autoserotherapie *f* аутосеротерапи́я *f*
Autosomen *n pl* аутосо́мы *f pl*, па́рные хромосо́мы *f pl*
Autosterilisation *f* аутостерилиза́ция *f*
Autosuggestion *f* самовнуше́ние *n*
Autosuperinvasion *f* аутосуперинва́зия *f*
Autotopagnosie *f* аутотопагнози́я *f*
Autotransfusion *f* ауто(гемо)трансфу́зия *f*
Autotransplantat *n* аутотрансплanта́т *m*
Autotransplantation *f* аутотрансплanта́ция *f*
Autovakzine *f* аутовакци́на *f*
Autozytotoxin *n* аутоцитотокси́н *m*
Auxillaratmung *f* дыха́ние *n* с уча́стием вспомога́тельной мускулату́ры
Auxin *n* ауксин *m*
Avidität *f* агресси́вность *f*, ави́дность *f*
Avipoxvirus *n* ви́рус *m* о́спы птиц
Avitaminose *f* авитамино́з *m*
AV-Knoten *m* атриовентрикуля́рный у́зел *m*
Axenzylinder *m* аксо́н *m*, осево́й цили́ндр *m*
Axerophthol *n* аксерофто́л *m*, витами́н *m* A
axial аксиа́льный, осево́й
Axialfilament *n* осево́й филаме́нт *m*, осева́я нить *f*
Axialthrombus *m* аксиа́льный тромб *m*
Axilla *f* подмы́шечная впа́дина *f*
axillar подмы́шечный
Axillardrüse *f* потова́я железа́ *f* подмы́шечной впа́дины
Axillarfalte *f* подмы́шечная скла́дка *f*
Axillarlinie *f* подмы́шечная ли́ния *f*
Axillarlymphknoten *m* подмы́шечный лимфати́ческий у́зел *m*
Axillartemperatur *f* температу́ра *f* в подмы́шечной впа́дине
Axis *m* **1.** ось *f* **2.** II ше́йный позвоно́к *m*
Axolemm *n* аксоле́мма *f*, оболо́чка *f* осево́го цили́ндра [аксо́на]
Axonometrie *f* аксонометри́я *f*
Axonreflex *m* аксо́н-рефле́кс *m*
Ayerza-Syndrom *n* синдро́м *m* Айе́рсы *(склероз в системе лёгочной артерии)*
Azetabuloplastik *f* пла́стика *f* вертлу́жной впа́дины
Azetaldehyd *n* ацетальдеги́д *m*
Azetessigsäure *f* ацетоу́ксусная кислота́ *f*
Azetongeruch *m* за́пах *m* ацето́на
Azetonkörper *m pl* ацето́новые тела́ *n pl*
Azetylcholin *n* ацетилхоли́н *m*
Azetylierung *f* ацетили́рование *n*
Azidimetrie *f* ацидиметри́я *f*
Aziditätskurve *f* крива́я *f* кисло́тности
Azidobakterien *f pl* ацидофи́льные бакте́рии *f pl*
azidophil ацидофи́льный, оксифи́льный
azidoresistent кислотоусто́йчивый
Azidose *f* ацидо́з *m*
~, **diabetische** диабети́ческий ацидо́з *m*
~, **hyperchlorämische** гиперхлореми́ческий ацидо́з *m*
~, **kompensierte** компенси́рованный ацидо́з *m*
~, **metabolische** метаболи́ческий [обме́нный] ацидо́з *m*
~, **renale** по́чечный ацидо́з *m*
~, **respiratorische** дыха́тельный ацидо́з *m*
azidotisch ацидоти́ческий
Azinus *n* а́цинус *m*
Azinuszellentumor *m* ацино́зно-кле́точная о́пухоль *f*
Azoospermie *f* азооперми́я *f*
Azoreaktion *f* азореа́кция *f*
Aztekenschädel *m* «че́реп *m* ацте́ка»
Azurgranulum *n* азурофи́льная гра́нула *f*
azyklisch ацикли́ческий, алифати́ческий
Azymie *f* азими́я *f*, отсу́тствие *n* ферме́нта
Azystie *f* ацисти́я *f*

B

Babesiose *f* бабезиóз *m*
Babinsky-Nageotti-Syndrom *n* параплегúя *f* Бабúнского *(вид перемежающейся гемиплегии)*
Babinsky-Reflex *m* рефлéкс *m* Бабúнского *(симптом поражения пирамидного пути)*
Babynahrung *f* дéтское питáние *n*, питáние *n* грудны́х детéй
Babywaage *f* весы́ *pl* для грудны́х детéй
Bacillus *m* бацúлла *f*
Backe *f* щекá *f*
Backenarterie *f* артéрия *f* щёчной мы́шцы
Backenfistel *f* свищ *m* [фúстула *f*] щекú
Backenfläche *f* повéрхность *f* щекú
Backenfortsatz *m* скуловóй отрóсток *m*
Backenhöhle *f* щёчный кармáн *m* ротовóй пóлости
Backeninnenfläche *f* внýтренняя повéрхность *f* щекú
Backenknochen *m* скуловáя кость *f*
Backenmuskel *m* щёчная мы́шца *f*, мы́шца *f* трубачéй
Backenschleimhaut *f* слúзистая оболóчка *f* щекú
Bäckerasthma *n* áстма *f* пéкарей
Bäckerekzem *n* экзéма *f* пéкарей
Bäckerkrätze *f* чесóтка *f* [кóжный зуд *m*] пéкарей
Backzahn *m*ореннóй зуб
~, **großer** молéр *m*, большóй кореннóй зуб *m*
~, **kleiner** премолéр *m*, мáлый кореннóй зуб *m*
Bad *n* **1.** курóрт *m* **2.** бáня *f* **3.** вáнна *f* **4.** купáние *n*, вáнна *f*
~, **arabisches** арáбская бáня *f*
~, **finnisches** сáуна *f*, фúнская бáня *f*
~, **hydroelektrisches** гидроэлектрúческая вáнна *f*
~, **irisches** ирлáндская бáня *f*
~, **japanisches** япóнская бáня *f*
~, **medizinisches** вáнна *f* с лекáрственными добáвками
~, **römisches** рúмская бáня *f*
~, **russisches** рýсская [парнáя] бáня *f*
~, **türkisches** турéцкая бáня *f*
~, **wechselwarmes** контрáстная вáнна *f*
Baddiurese *f* диурéз *m* пóсле приёма вáнны
Badeanstalt *f* **1.** купáльня *f* **2.** бáня *f* **3.** водолечéбница; бальнеолечéбница *f*
Badearzt *m* курортóлог *m*; бальнеóлог *m*
Badeaufenthalt *m* пребывáние *n* на курóрте
Badeausschlag *m* сыпь *f* пóсле приёма вáнны
Badedermatitis *f* дерматúт *m*, вы́званный вáннами
Badefieber *n* лихорáдка *f* как проявлéние бальнеологúческой реáкции
Badefrau *f*, **Badegehilfin** *f* бáнщица *f*, вáнщица *f*
Badehaus *n* бáня *f*; вáнное здáние *n*
badehosenförmig в вúде плáвок *(напр. об эритеме)*
Badekonjunktivitis *f* конъюнктивúт *m* плáвательного бассéйна
Badekur *f* **1.** бальнеолечéние *n*, бальнеотерапúя *f*; лечéние *n* вáннами [купáниями] **2.** курóртное лечéние *n*
~, **freie [offene]** амбулатóрный курс *m* курóртного лечéния
Badekurort *m* бальнеологúческий курóрт *m*
Bademeister *m* бáнщик *m*, вáнщик *m*
Bademoor *n* лечéбные грязи *f pl*
Badeort *m* курóрт *m*
Badeotitis *f* нарýжный отúт *m*, развúвшийся в результáте попадáния воды́ в ýхо
Badeprozedur *f* бальнеопроцедýра *f*, применéние *n* лечéбной вáнны
Bäder *n pl* вáнны *f pl*
~, **absteigende** вáнны *f pl* с понижéнием температýры воды́
~, **ansteigende** вáнны *f pl* с повышéнием температýры воды́
Bäderabteilung *f* вáнное отделéние *n*
Baderaum *m* бáня *f*
Bäderbehandlung *f s.* **Badekur**
Bäderbeschreibung *f* бальнеографúя *f*
Badereaktion *f* бальнеореáкция *f*, реáкция *f* на бальнеолечéние
Bäderheilkunde *f*, **Bäderkunde** *f* курортолóгия *f*; бальнеолóгия *f*
Bäderkur *f s.* **Badekur**
Bädertechnik *f* бальнеотéхника *f*
Badesalz *n* соль *f* для приготовлéния вáнны
Badestrand *m* пляж *m*
Badethermometer *n* термóметр *m* для вáнны
Badetod *m* смерть *f* во врéмя купáния, смерть *f* во врéмя приёма вáнны
Badetorf *m* лечéбный торф *m*
Badetuch *n* купáльное полотéнце *n*; купáльная простынé *f*
Badeunfall *m* несчáстный слýчай *m* при купáнии
Badewanne *f* вáнна *f*
Badewärme *f* температýра *f* воды́ в вáнне
Badewärter *m* бáнщик *m*, вáнщик *m*
Badewasser *n* вóдная средá *f* вáнны; водá *f* для купáния
Badewirkung *f* дéйствие *n* вáнны; эффéкт *m* бальнеопроцедýры
Badezeit *f* **1.** купáльный сезóн *m* **2.** врéмя *n* [продолжúтельность *f*] купáния
Badezelle *f* вáнная кабúна *f*, кабúна *f* для проведéния ванн
Badezusatz *m* добáвка *f* к водé вáнны
Badstein *m* вáнный кáмень *m (камень, который после измельчения используют для бальнеолечения)*
Bagassose *f* багассóз
Bagatellinfektion *f* пустякóвая [несерьёзная] инфéкция *f*
Bagatellverletzung *f* лёгкое поврежéние *n*; лёгкая трáвма *f*
Bagdadbeule *f*, **Bagdadgeschwür** *n* кóжный лейшманиóз *m*
Bahla-Beule *f* эспýндия *f*
Bahnarzt *m* железнодорóжный врач *m*

Bahnung *f* проведе́ние *n (напр. импульса)*
Bahre *f* носи́лки *pl*
Bahrenwagen *m* санита́рная маши́на *f* с носи́лками
Bajonettwunde *f* штыкова́я ра́на *f*
Bajonettzange *f* штыкови́дные щипцы́ *pl*
Bakterialvirus *n s.* **Bakteriophag**
Bakteriämie *f* бактериеми́я *f*
Bakterie *f s.* **Bakterium**
Bakteriellindex *m* бактериа́льный и́ндекс *m*
Bakterien *f pl* бакте́рии *f pl (s. a.* **Bakterium***)*
~, **abgetötete** уби́тые бакте́рии *f pl*
~, **aerobe** аэро́бные бакте́рии *f pl*
~, **alkalophile** алкалофи́льные бакте́рии *f pl*
~, **anaerobe** анаэро́бные бакте́рии *f pl*
~, **apathogene** непатоге́нные бакте́рии *f pl*
~, **azidophile** ацидофи́льные бакте́рии *f pl*
~, **bewegliche** подви́жные бакте́рии *f pl*
~, **fusiforme** веретенообра́зные бакте́рии *f pl*
~, **geißellose** безжгу́тиковые бакте́рии *f pl*
~, **gramnegative** грамнегати́вные [грамотрица́тельные] бакте́рии *f pl*
~, **grampositive** грампозити́вные [грамположи́тельные] бакте́рии *f pl*
~, **hämotherme** *s.* **Bakterien, mesophile**
~, **heterotrophe** гетеротро́фные бакте́рии *f pl*
~, **hitzeinaktivierte** бакте́рии *f pl*, инактиви́рованные нагрева́нием
~, **indolbildende** индолобразу́ющие бакте́рии *f pl*
~, **jodophile** йодофи́льные бакте́рии *f pl*
~, **kapselbildende** ка́псульные бакте́рии *f pl*
~, **kapsellose** беска́псульные бакте́рии *f pl*
~, **kolizinogene** колициноге́нные бакте́рии *f pl*
~, **menschenpathogene** бакте́рии *f pl*, патоге́нные для челове́ка
~, **mesophile** мезофи́льные бакте́рии *f pl*, бакте́рии *f pl*, расту́щие при сре́дних температу́рах
~, **pathogene** патоге́нные бакте́рии *f pl*
~, **pigmentbildende** пигментообразу́ющие бакте́рии *f pl*
~, **pleomorphe** плеомо́рфные бакте́рии *f pl*
~, **potentiell pathogene** потенциа́льно патоге́нные бакте́рии *f pl*
~, **psychrophile** психрофи́льные бакте́рии *f pl*
~, **pyogene** пиоге́нные [гноеро́дные] бакте́рии *f pl*
~, **saprophytäre** сапрофити́рующие бакте́рии *f pl*
~, **säurebildende** кислотообразу́ющие бакте́рии *f pl*
~, **säurefeste** кислотоусто́йчивые бакте́рии *f pl*
~, **sporenlose** неспорообразу́ющие бакте́рии *f pl*
~, **sulfurierende** сульфури́рующие бакте́рии *f pl*
~, **thermophile** термофи́льные бакте́рии *f pl*
bakterienabtötend бактерици́дный
Bakterienantagonismus *m* бактериа́льный антагони́зм *m*
Bakterienantigen *n* бактериа́льный антиге́н *m*
Bakterienauflösung *f* бактерио́лиз *m*, ли́зис *m* бакте́рий
Bakterienausscheider *m* бацилловыдели́тель *m*
Bakterienbeweglichkeit *f* подви́жность *f* бакте́рий
Bakterieneinwirkung *f* возде́йствие *n* бакте́рий
Bakterienembolus *m* бактериа́льный эмбо́л *m*
Bakterienenzyme *n pl*, **Bakterienfermente** *n pl* бактериа́льные ферме́нты *m pl*
Bakterienfilter *n* бактериа́льная свеча́ *f*, бактериа́льный фильтр *m*
Bakterienflora *f* бактериа́льная фло́ра *f*
Bakteriengeißeln *f pl* жгу́тики *m pl* бакте́рий
Bakteriengift *n* бактериа́льный токси́н *m*
Bakterienhämolysine *n pl* бактериа́льные гемолизи́ны *m pl*
Bakterienhemmstoff *m* бактериа́льный ингиби́тор *m*
Bakterienhülle *f* оболо́чка *f* бакте́рии
Bakterienkapsel *f* бактериа́льная ка́псула *f*
Bakterienkern *m* ядро́ *n* бакте́рии
Bakterienkolonie *f* коло́ния *f* бакте́рий
Bakterienlysis *f* бактерио́лиз *m*, ли́зис *m* бакте́рий
Bakterienmetastase *f* бактериа́льный метаста́з *m*
Bakterienprodukt *n* проду́кт *m* жизнеде́ятельности бакте́рий
Bakterienrekombination *f* рекомбина́ция *f* бакте́рий
Bakterienruhr *f* бактериа́льная дизентери́я *f*
Bakteriensporen *f pl* спо́ры *f pl* бакте́рий
Bakterienstamm *m* штамм *m* бакте́рий
Bakterienstandard *m* бактериа́льный станда́рт *m*
Bakterientoxin *n* бактериа́льный токси́н *m*
Bakterientyp *m* тип *m* бакте́рий
Bakterienwachstum *n* рост *m* бакте́рий
Bakterienwaffe *f* бактериологи́ческое ору́жие *n*
Bakterienzelle *f* бактериа́льная кле́тка *f*
Bakterienzellwand *f* сте́нка *f* бактериа́льной кле́тки
Bakterienzüchtung *f* культиви́рование *n* бакте́рий
Bakteriolyse *f* бактерио́лиз *m*, ли́зис *m* бакте́рий
Bakteriolysine *n pl* бактериолизи́ны *m pl*
Bakteriophag *m* бактериофа́г *m*
~, **defektiver** дефе́ктный бактериофа́г *m*
~, **vegetativer** вегетати́вный бактериофа́г *m*
~, **virulenter** вируле́нтный бактериофа́г *m*
Bakteriophageninkompatibilität *f* несовмести́мость *f* бактериофа́гов
Bakteriotropine *n pl* бактериотропи́ны *m pl*, опсони́ны *m pl*
Bakteriozinotypie *f* бактериоцинотипи́я *f*
Bakteriozynogenie *f* бактериоциногени́я *f*
Bakteriozyt *m* бактериоци́т *m*, палочкови́дный эритроци́т *m*
Bakterium *n* бакте́рия *f (s. a.* **Bakterien***)*
~ **paratyphosum C** бакте́рия *f* парати́фа С, *Salmonella hirschfeldii*
~ **typhosum** тифо́зная бакте́рия *f*, эберте́лла *f*
Bakteriumsporen *f pl* спо́ры *f pl* бакте́рий
Bakteriurie *f* бактериури́я *f*, выделе́ние *n* бакте́рий с мочо́й
bakterizid бактерици́дный
Balanitis *f* балани́т *m*

~ **erosiva circinata** эрози́вный циркуля́рный балани́т *m*
~ **gangraenosa** гангрено́зный балани́т *m*
~ **plasmacellularis** плазмоцеллюля́рный балани́т *m*
~ **xerotica obliterans** ксероти́ческий облитери́рующий балани́т *m*
Balanolith *m* баланоли́т *m*
Balanoposthitis *f* баланопости́т *m*
Balantidienruhr *f*, **Balantidiose** *f* балантидиа́з *m*
Balantidium *n* баланти́дий *m*
Balg *m* мешо́к *m*; киста́ *f*
Balgabszeß *m* инкапсули́рованный абсце́сс *m*
Balggeschwulst *f* атеро́ма *f*
Balghöhle *f* по́лость *f* кисты́; по́лость *f* абсце́сса
Balgwand *f* сте́нка *f* кисты́
Balint-Syndrom *n* синдро́м *m* Ба́линта, опти́ческая атакси́я *f*
Balkanfieber *n* балка́нская лихора́дка *f*, лихора́дка *f* Q
Balken *m* мозо́листое те́ло *n* *(мозга), Corpus callosum*
Balkenarterie *f* трабекуля́рная арте́рия *f*
Balkenblase *f* мочево́й пузы́рь *m* с вы́раженной гипертрофи́ей мышц
Balkenstich *m* прoко́л *m* мозо́листого те́ла
Balkenstrahlung *f* лучи́стость *f* мозо́листого те́ла
Ballaststoff *m*, **Ballastsubstanz** *f* балла́стное вещество́ *n*
Ballismus *m* балли́зм *m*
Ballistokardiogramm *n* баллистокардиогра́мма *f*
~, **direktes** прямáя [непосре́дственная] баллистокардиогра́мма *f*
Ballondilatation *f* балло́нная дилата́ция *f*, дилата́ция *f* балло́нным кате́тером
Ballonkatheter *m* балло́нный кате́тер *m*, кате́тер *m* с балло́нчиком на конце́
Ballotement *n*, **Ballotieren** *n* баллоти́рование *n* *(напр. головки плода)*
Ballspritze *f* рези́новая спринцо́вка *f*
Ballungsreaktion *f* реа́кция *f* преципита́ции
Balneo-Gynäkologie *f* бальнеотерапи́я *f* гинекологи́ческих заболева́ний
Balneologie *f* бальнеоло́гия *f*
Balneotherapie *f* бальнеолече́ние *n*, бальнеотерапи́я *f*
Balneum *n* **1.** ба́ня *f* **2.** ва́нна *f* **3.** исто́чник *m* целе́бной воды́ *(s. a.* **Bad***)*
Balsam *m* бальза́м *m*
Bambusstabwirbelsäule *f* позвоно́чник *m* в ви́де бамбу́ковой па́лки, «бамбу́ковый» позвоно́чник *m*
Band *n* **1.** свя́зка *f* **2.** повя́зка *f* **3.** банда́ж *m*
~, **bogenförmiges** дугообра́зная свя́зка *f*
~, **breites** широ́кая свя́зка *f*
~, **dorsales** дорса́льная [ты́льная] свя́зка *f*
~, **palmares** ладо́нная свя́зка *f*
~, **plantares** подо́швенная свя́зка *f*
~, **ringförmiges** кольцеви́дная свя́зка *f*
~, **rundes** кру́глая свя́зка *f*
~, **seitliches** бокова́я [коллатера́льная] свя́зка *f*
~, **sichelförmiges** серпови́дная свя́зка *f*
Bandage *f* банда́ж *m*
Bandagezeichen *n* симпто́м *m* «жгута́», симпто́м *m* Ру́мпеля — Ле́еде — Кончало́вского
Bändchen *n* узде́чка *f*, *Frenulum*
Bändchen-Keratitis *f* фасцикуля́рный керати́т *m*, стра́нствующая фликте́на *f*
Bänderlehre *f* синдесмоло́гия *f*
Bänderriß *m* разры́в *m* свя́зок
Bandhaft *m* синдесмо́з *m*
Bandlaxität *f* сла́бость *f* свя́зки
Bandscheibe *f* межпозвоно́чный [межпозвонко́вый] диск *m*, *Discus intervertebralis*
Bandscheibenkern *m* ядро́ *n* межпозвоно́чного [межпозвонко́вого] ди́ска, студени́стое ядро́ *n*
Bandverletzung *f* поврежде́ние *n* свя́зки
Bandwurm *m* солитёр *m*, це́пень *m*, ленте́ц *m*, ле́нточный глист *m*, *Cestoda*
~, **bewaffneter** свино́й солитёр *m*, вооружённый це́пень *m*
~, **breiter** широ́кий ленте́ц *m*
~, **unbewaffneter** бы́чий солитёр *m*, невооружённый це́пень *m*
Bandwurmbefall *m* тенио́з *m*, зараже́ние *n* ле́нточными глиста́ми
Bandwurmfinne *f* фи́нна *f* ле́нточного глиста́
Bandwurmglied *n* проглотти́да *f*, члéник *m* лентеца́
Bandwurmmittel *n* сре́дство *n* про́тив ле́нточных глисто́в
Bangin *n* взвесь *f* уби́той культу́ры бруце́лл *(для кожной пробы)*
Bang-Rheumatoid *n* боле́знь *f* Ба́нга, артропати́я *f* при бруцеллёзе
Barach-Index *m* и́ндекс *m* Ба́раха *(суммарный индекс, косвенно характеризующий кровообращение)*
Barany-Trommel *f* трещо́тка *f* Ба́рани *(прибор для выявления нистагма)*
Barästhesie *f* барэстези́я *f*
Barbadosbein *n* слоно́вость *f* ни́жней коне́чности
Bardenheuer-Extension *f* вытяже́ние *n* Барденге́йера *(с помощью пластыря при переломах бедра у детей)*
Bard-Pic-Syndrom *n* синдро́м *m* Ба́ра — Пи́ка, панкреа́тико-билиа́рный синдро́м *m*
Bärenkrankheit *f* «медве́жья боле́знь» *f*
Barnett-Nordin-Index *m* и́ндекс *m* Барне́т — Но́рдина *(индекс толщины компактного слоя кости)*
Barorezeptor *m* бароре́це́птор *m*
Barosinusitis *f* аэросинуси́т *m*, баросинуси́т *m*
Barotherapie *f* баротерапи́я *f*
Barre-Lieou-Syndrom *n* синдро́м *m* Барре́ — Лье́у, ше́йная мигре́нь *f*
Barriere *f* барье́р *m*
~, **hämato-enzephalische** гематоэнцефали́ческий барье́р *m*
Barsony-Divertikel *n* псевдодиверти́кул *m* Ба́ршоня
Bartfinne *f* глубо́кая трихофити́я *f* [паразита́рный сико́з *m*] бороды́
Bartflechte *f*, **Barthaarsykose** *f* сико́з *m* бороды́

Bartholini-Zyste *f* бартоли́нова киста́ *f* *(киста на малых срамных губах)*
Bartholinitis *f* бартолини́т *m*
Bartonelle *f* бартоне́лла *f*
Bartonellose *f* перуа́нская борода́вка *f*, боле́знь *f* Каррио́на, лихора́дка *f* Оро́я, бартонеллёз *m*
Bart-Syndrom *n* синдро́м *m* Ба́рта, врождённый буллёзный эпидермо́лиз *m*
Barytose *f* барито́з *m*
Basaliom *n* базалио́ма *f*, база́льно-клёточный рак *m*
~, **adenoides** адено́идная базалио́ма *f*
~, **fibroepitheliales** фиброэпителиа́льная базалио́ма *f*, фиброэпителио́ма *f* Пи́нкуса
~, **oberflächliches multizentrisches** пове́рхностная мультицентри́ческая базалио́ма *f*
~, **sklerodermiförmiges** склеродермоподо́бная базалио́ма *f*
~, **solides** соли́дная базалио́ма *f*
Basalisschicht *f* база́льный слой *m* *(эндометрия)*
Basalkörperchen *n* база́льное те́льце *n*
Basalmembran *f* база́льная мембра́на *f*
Basalmembranantigen *n* антиге́н *m* база́льной мембра́ны
Basalmeningitis *f* база́льный менинги́т *m*
Basalsekretion *f* **des Magens** база́льная секре́ция *f* желу́дка
Basalstoffwechsel *m* основно́й обме́н *m*
Basaltemperatur *f* база́льная температу́ра *f*
Basalumsatz *m* основно́й обме́н *m*
Basalwindung *f* основно́й завито́к *m* *(улитки)*
Basalzelle *f* база́льная кле́тка *f*
Basalzellenkarzinom *n*, **Basalzellenkrebs** *m* *s.* **Basaliom**
Basedow-Krankheit *f* базе́дова боле́знь *f*, диффу́зный токси́ческий зоб *m*
Basidiomyzeten *m pl* базидиомице́ты *m pl*
Basidiosporen *f pl* базидиоспо́ры *f pl*
Basilaris *f* основна́я арте́рия *f*
Basilarmembran *f* база́льная пласти́нка *f* *(в кортиевом органе)*
Basilarmeningitis *f* база́льный менинги́т *m*
Basion *n* базио́н *m*
Basis *f* основа́ние *n*, ба́зис *m*
~, **apikale** апика́льный ба́зис *m*
Basisbruch *m*, **Basisfraktur** *f* перело́м *m* основа́ния че́репа
Basis-Medikation *f* ба́зисная лека́рственная терапи́я *f*
Basisnarkose *f* основно́й [ба́зисный] нарко́з *m*
Basistherapeutikum *n* ба́зисное терапевти́ческое сре́дство *n*, ба́зисный медикаме́нт *m*
Basistherapie *f* ба́зисное лече́ние *n*, ба́зисная терапи́я *f*
Basophilen-Degranulation-Test *m* тест *m* дегрануля́ции базофи́лов
Basozyt *m* базофи́льная кле́тка *f*
Basozytom *n* базофи́льная адено́ма *f* гипо́физа
Bassen-Kornzweig-Syndrom *n* синдро́м *m* Бе́ссена — Ко́рнцвейга, абеталипопротеинеми́я *f*, акантоци́то́з *m*
Baßschwerhörigkeit *f*, **Baßtaubheit** *f* басо́вая тугоу́хость *f*, наруше́ние *n* восприя́тия ни́зких зву́ков
Bastard *m* гибри́д *m*, результа́т *m* скре́щивания
Bastardierung *f* гибридиза́ция *f*, скре́щивание *n*
Bastardsterilität *f* гибри́дная стери́льность *f*
bathmotrop батмотро́пный, возде́йствующий на возбуди́мость се́рдца
Bathophobie *f* батофоби́я *f*
Bathyästhesie *f* проприоцепти́вная чувстви́тельность *f*
Bathypnoe *f* батипно́э *n*, глубо́кое дыха́ние *n*
Bau *m* строе́ние *n*, структу́ра *f*
~ **der Bindehaut, mikroskopischer** микроскопи́ческое строе́ние *n* конъюнкти́вы
Bauch *m* **1.** живо́т *m* **2.** брюшко́ *n* *(мышцы)*
~, **akuter** о́стрый живо́т *m*
~, **aufgetriebener** взду́тый живо́т *m*
~, **bretthart** тве́рдый живо́т *m*
~, **eingefallener** запа́вший живо́т *m*
~, **eingezogener** втя́нутый живо́т *m*
~, **weicher** мя́гкий живо́т *m*
Bauchangina *f* брюшна́я жа́ба *f*, *angina abdominalis*
Bauchaorta *f* брюшна́я ао́рта *f*
Bauchaortenaneurysma *n* аневри́зма *f* брюшно́й ао́рты
Bauchasthma *n* брюшна́я а́стма *f*, брюшна́я мигре́нь *f*
Bauchauftreibung *f*, **Bauchblähung** *f* взду́тие *n* живота́
Bauchbruch *m* гры́жа *f* живота́
Bauchchirurgie *f* абдомина́льная [брюшна́я] хирурги́я *f*
Bauchdecke *f* брюшна́я сте́нка *f*, сте́нка *f* живота́
Bauchdeckenarterie *f*, **obere** ве́рхняя надчре́вная арте́рия *f*, *Arteria epigastrica superior*
Bauchdeckenbruch *m* гры́жа *f* брюшно́й сте́нки
Bauchdeckendesmoid *n* десмо́ид *m* брюшно́й сте́нки
Bauchdeckenemphysem *n* эмфизе́ма *f* брюшно́й сте́нки
Bauchdeckenerschlaffung *f* расслабле́ние *n* брюшно́й сте́нки
Bauchdeckenplastik *f* пла́стика *f* брюшно́й сте́нки
Bauchdeckenreflex *m* брюшно́й рефле́кс *m*, рефле́кс *m* брюшно́й сте́нки
Bauchdeckenspannung *f* напряже́ние *n* брюшно́й сте́нки
Bauchdeckensperrer *m* брюшно́й ранорасшири́тель *m*
Bauchdurchschuß *m* сквозно́е огнестре́льное ране́ние *n* живота́
Baucheingeweide *n* о́рганы *m pl* брюшно́й по́лости, о́рганы *m pl* живота́
Bauchendoskopie *f* эндоскопи́я *f* брюшно́й по́лости
Baucheröffnung *f* чревосече́ние *n*, лапаротоми́я *f*
Bauchfell *n* брюши́на *f*, *Peritoneum*
~, **parietales** париета́льная [присте́ночная] брюши́на *f*
~, **viszerales** висцера́льная брюши́на *f*

Bauchfellappen *m* брюши́нный ло́скут *m*
Bauchfellblatt *n* листо́к *m* брюши́ны
~, **parietales** париета́льный [присте́ночный] листо́к *m* брюши́ны
~, **viszerales** висцера́льный [вну́тренний] листо́к *m* брюши́ны
Bauchfellduplikatur *f* дупликату́ра *f* брюши́ны
Bauchfellentzündung *f* перитони́т *m*, воспале́ние *n* брюши́ны
~, **eitrige** гно́йный перитони́т *m*
~, **fibrinöse** фибрино́зный перитони́т *m*
~, **gallige** жёлчный перитони́т *m*
~, **postoperative** послеоперацио́нный перитони́т *m*
~, **tuberkulöse** туберкулёзный перитони́т *m*
Bauchfellmesotheliom *n* мезотелио́ма *f* брюши́ны
Bauchfellraum *m* по́лость *f* брюши́ны
Bauchfellreizung *f* раздраже́ние *n* брюши́ны
Bauchfellreizungssyndrom *n* синдро́м *m* раздраже́ния брюши́ны
Bauchfelltasche *f* карма́шек *m* брюши́ны, брюши́нный карма́н *m*
Bauchfellumschlagsfalte *f* перехо́дная скла́дка *f* брюши́ны
Bauchhautreflex *m s.* **Bauchdeckenreflex**
Bauchhirn *n* со́лнечное сплете́ние *n*
Bauchhoden *m* брюшно́й крипторхи́зм *m*
Bauchhöhle *f* брюшна́я по́лость *f*
Bauchhöhlenblutung *f* кровотече́ние *n* в брюшну́ю по́лость
Bauchhöhlengeflecht *n* со́лнечное сплете́ние *n*
Bauchhöhlenschlagader *f* чре́вная арте́рия *f*, *Arteria coeliaca*
Bauchhöhlenschwangerschaft *f* брюшна́я бере́менность *f*
Bauchhydrops *m* асци́т *m*, водя́нка *f* брюшно́й по́лости
Bauchlage *f* положе́ние *n* на животе́
Bauchmassage *f* масса́ж *m* живота́
Bauchmigräne *f* брюшна́я а́стма *f*, брюшна́я мигре́нь *f*
Bauchmitte *f* мезогастра́льная о́бласть *f*
Bauchmuskel *m* мы́шца *f* живота́
~, **gerader** пряма́я мы́шца *f* живота́
~, **querer** попере́чная мы́шца *f* живота́
~, **schräger** коса́я мы́шца *f* живота́
Bauchnabel *m* пупо́к *m*
Bauchöffnung *f* чревосече́ние *n*, лапаротоми́я *f*
Bauchoperation *f* опера́ция *f* на брюшно́й по́лости
Bauchpresse *f* брюшно́й пресс *m*
Bauchpunktion *f* пу́нкция *f* [проко́л *m*] брюшно́й по́лости
Bauchraum *m* брюшна́я по́лость *f*
Bauchschnitt *m* чревосече́ние *n*, лапаротоми́я *f*
Bauchspannung *f* напряже́ние *n* мышц живота́
Bauchspeicheldrüse *f* поджелу́дочная железа́ *f*
Bauchspeicheldrüsenausführungsgang *m* выводно́й прото́к *m* поджелу́дочной железы́
Bauchspeicheldrüsenentzündung *f* панкреати́т *m*
Bauchspeicheldrüsenhormon *n* гормо́н *m* поджелу́дочной железы́
Bauchspeicheldrüsenkopf *m* голо́вка *f* поджелу́дочной железы́
Bauchspeicheldrüsenkörper *m* те́ло *n* поджелу́дочной железы́
Bauchspeicheldrüsenschwanz *m* хвост *m* поджелу́дочной железы́
Bauchspeichelstein *m* ка́мень *m* поджелу́дочной железы́
Bauchspiegelung *f* лапароскопи́я *f*
Bauchsteinschnitt *m* надлобко́вое камнесече́ние *n*
Bauchstich *m* проко́л *m* [пу́нкция *f*] живота́
Bauchstichwunde *f* ко́лотая ра́на *f* живота́
Bauchtyphus *m* брюшно́й тиф *m*, *typhus abdominalis*
Bauchwand *f* брюшна́я сте́нка *f*
~, **gespannte** напряжённая брюшна́я сте́нка *f*
Bauchwandbruch *m* гры́жа *f* брюшно́й сте́нки
Bauchwanddurchbohrung *f* проко́л *m* брюшно́й сте́нки
Bauchwanddurchbruch *m* прободе́ние *n* брюшно́й сте́нки
Bauchwassersucht *f* асци́т *m*, водя́нка *f* брюшно́й по́лости
Bauchweh *n* боль *f* в животе́
Bauchwunde *f* ра́на *f* живота́
Bauernwurstmilz *f* порфи́рная селезёнка *f*
Bauhin-Klappe *f* бауги́ниева засло́нка *f (в кишечнике)*
Bauhygiene *f* гигие́на *f* планиро́вки и застро́йки населённых мест
Baumstar *m* древови́дная [ветви́стая] катара́кта *f*
Baumwollfleck *m*, **Baumwollflockenherd** *m* дистрофи́ческий ватообра́зный оча́г *m* сетча́тки
Bausch *m* тампо́н *m*
Bauschmuskel *m* ремённая мы́шца *f*
Bazillen *m pl* баци́ллы *f pl*, спорообразу́ющие бакте́рии *f pl*
Bazillenruhr *f* бацилля́рная дизентери́я *f*
Bazillenträger *m* бациллоноси́тель *m*
BCG-Impfung *f* приви́вка *f* про́тив туберкулёза, бецежи́рование *n*
Beals-Hecht-Syndrom *n* синдро́м *m* Би́лса — Ге́хта, арахнодактили́я *f* с контракту́рами
Beanspruchung *f* напряже́ние *n (напр. организма в ответ на нагрузку или стресс)*
~, **nervale** эмоциона́льное напряже́ние *n*
Bean-Syndrom *n* синдро́м *m* Би́на (*малабсорбция с офтальмоплегией и поражением сосудов*)
Beatmung *f* иску́сственная вентиля́ция *f* лёгких
~, **assistierte** вспомога́тельная иску́сственная вентиля́ция *f* лёгких
~, **maschinelle** аппара́тное иску́сственное дыха́ние *n*
~, **seitendifferente** разде́льная иску́сственная вентиля́ция *f* лёгких
~, **steuerbare** управля́емая иску́сственная вентиля́ция *f* лёгких
Beatmungsbronchoskopie *f* бронхоскопи́я *f* с управля́емым дыха́нием

Beatmungsfrequenz *f* частота́ *f* дыха́ния
Beatmungszentrum *n* реанимацио́нный [дыха́тельный] центр *m*
Beben *n* **1.** дрожь *f*; дрожа́ние *n* **2.** тря́ска *f*; сотрясе́ние *n*
~, **diastolisches** диастоли́ческое дрожа́ние *n* грудно́й сте́нки
~, **systolisches** систоли́ческое дрожа́ние *n* грудно́й сте́нки
Bebrütung *f* засе́в *m* *(питательной среды микроорганизмами)*
Becherzelle *f* бокалови́дная клётка *f*
Becherzell(en)karzinoid *n* бокаловидно-клёточный карцино́ид *m*
Bechterew-von-Strümpell-Krankheit *f* боле́знь *f* Бе́хтерева — Штрю́мпелля — Мари́, анкилози́рующий спондилоартри́т *m*
Beck-Bohrung *f* просве́рливание *n* ло́бной па́зухи по Бе́ку
Becken I *n* таз *m*, *Pelvis*
~, **allgemein verengtes** общесу́женный таз *m*
~, **enges** у́зкий таз *m*
~, **geradverengtes** пло́ский таз *m*
~, **großes** большо́й таз *m*
~, **kleines** ма́лый таз *m*
~, **kyphotisches** кифоти́ческий таз *m*
~, **langes** дли́нный таз *m*
~, **osteomalazisches** остеомаляти́ческий таз *m*
~, **plattes** пло́ский таз *m*
~, **plattrachitisches** рахити́ческий пло́ский таз *m*
~, **querverengtes** попере́чно су́женный таз *m*
~, **rachitisches** рахити́ческий таз *m*
~, **schräg verengtes** ко́со су́женный таз *m*
~, **unregelmäßig verengtes** неравноме́рно су́женный таз *m*
Becken II *n* бассе́йн *m*
Beckenachse *f* ось *f* та́за, *Axis pelvis*
Beckenanomalie *f* анома́лия *f* та́за
Beckenausgang *m* вы́ход *m* из та́за
Beckenausgangsebene *f* пло́скость *f* вы́хода из та́за
Beckenbauchfellentzündung *f* пельвиоперитони́т *m*, та́зовый перитони́т *m*
Becken-Bein-Aufhängung *f* подве́шивание *n* о́бласти та́за и ног *(при вытяжении)*
Beckenbereich *m* о́бласть *f* та́за
Beckenbindegewebe *n* параме́трий *m*
Beckenblutung *f* кровотече́ние *n* в по́лость та́за
Beckenboden *m* дно *n* та́за, *Diaphragma pelvis*
Beckenbodenmuskulatur *f* мускулату́ра *f* дна та́за
Beckenbodenplastik *f* пла́стика *f* дна та́за
Beckenbruch *m* перело́м *m* та́за
Beckendiameter *m*, **Beckendurchmesser** *m* диа́метр *m* та́за
Beckenebene *f* пло́скость *f* та́за
Beckeneingang *m* вход *m* в таз
Beckeneingangsebene *f* пло́скость *f* вхо́да в таз
Beckeneingangszange *f* высо́кие щипцы́ *pl*
Beckenende *n* та́зовый коне́ц *m*
Beckenendlage *f* та́зовое предлежа́ние *n* *(плода)*
Beckenendlageentbindung *f*, **Beckenendlagegeburt** *f* ро́ды *pl* [родоразреше́ние *n*] в та́зовом предлежа́нии
Beckenenge *f* **1.** у́зкий уча́сток *m* та́за **2.** у́зость *f* та́за
Beckenform *f* фо́рма *f* та́за
Beckenführungslinie *f* веду́щая [проводна́я] ли́ния *f* таза
Beckengürtel *m* та́зовый по́яс *m*
Beckenhöhle *f* по́лость *f* та́за, *Cavum pelvis*
Beckenkamm *m* гре́бень *m* подвздо́шной ко́сти
Beckenkammbiopsie *f* биопси́я *f* гре́бня подвздо́шной ко́сти
Beckenkammpunktion *f* пу́нкция *f* гре́бня подвздо́шной ко́сти
Beckenmaß *n* разме́р *m* та́за
Beckenmessung *f* пельвиметри́я *f*, измере́ние *n* та́за
Beckenneigung *f* накло́н *m* та́за
Beckenneigungswinkel *m* у́гол *m* накло́на та́за
Beckenvene *f* **1.** ве́на *f* та́за, та́зовая ве́на *f* **2.** вну́тренняя подвздо́шная ве́на *f*
Beckenzirkel *m* тазоме́р *m*
Bedingungen *f pl* усло́вия *n pl*
~, **sanitär-hygienische** санита́рно-гигиени́ческие усло́вия *n pl*
~, **schonende** щадя́щие усло́вия *n pl*
Bedingungsreflex *m* усло́вный рефле́кс *m*
Bednar-Aphthen *f pl* а́фты *f pl* Бедна́ра *(в полости рта у новорождённых)*
Bednar-Tumor *m* о́пухоль *f* Бедна́ра, меланинсодержа́щая нейрофибро́ма *f* ко́жи
Bedürfnisanstalt *f*, **öffentliche** обще́ственная убо́рная *f*
Beeinflußbarkeit *f* подве́рженность *f* *(напр. влиянию)*
Beeinflussungsgefühl *n* чу́вство *n* овладе́ния
Beeinflussungsidee *f* внушённая иде́я *f*
Beeinflussungswahn *m* бред *m* возде́йствия
Befallrate *f* частота́ *f* [распространённость *f*] пораже́ния
Befestigungsband *n* укрепля́ющая свя́зка *f*
Befeuchtung *f* увлажне́ние *n*, сма́чивание *n*
Befragen *n*, **Befragung** *f* опро́с *m* *(больного)*, выясне́ние *n* жа́лоб и ана́мнеза
~, **standardisierte** стандартизи́рованный анке́тный опро́с *m*
Befruchtung *f* оплодотворе́ние *n*; зача́тие *n*
~, **extrakorporale** экстракорпора́льное оплодотворе́ние *n*
~, **künstliche** иску́сственное оплодотворе́ние *n*
Befruchtungsoptimum *n* оптима́льный пери́од *m* для зача́тия
Befruchtungspessimum *n* наибо́лее неблагоприя́тный пери́од *m* для зача́тия
Befund *m* результа́т *m*, да́нные *pl* *(напр. исследования больного)*
Befundaufnahme *f* освиде́тельствование *n*
Befunddokumentation *f* документа́ция *f*, содержа́щая результа́ты обсле́дования
Befürchtungen *f pl*, **hypochondrische** ипохондри́ческие трево́жные опасе́ния *n pl*
Begasung *f* гази́рование *n*, насыще́ние *n* га́зом *(минеральной воды)*

Begattung *f* совокупле́ние *n*, полово́е снoше́ние *n*
Begleitanämie *f* сопу́тствующая анеми́я *f*
Begleitantikörper *m pl* антитела́-свиде́тели *n pl*
Begleitbakterien *f pl* бакте́рии-спу́тники *f pl*, сателли́тные бакте́рии *f pl*
Begleiterkrankung *f* сопу́тствующее заболева́ние *n*
Begleiterscheinung *f* сопу́тствующее явле́ние *n*
Begleitflora *f* сопу́тствующая фло́ра *f* *(напр. бактериальная)*
Begleitreiz *m* сопу́тствующее раздраже́ние *n* *(при формировании условного рефлекса)*
Begleitschielen *n* содру́жественное косогла́зие *n*
Begleitschlagader *f* сопу́тствующая арте́рия *f*
Begleitstoff *m* сопу́тствующее вещество́ *n*; при́месь *f*
Begleitstreifen *m pl*, **perivaskuläre** по́лосы *f pl*, сопровожда́ющие ретина́льный сосу́д
Begleittrikuspidalinsuffizienz *f* сопу́тствующая недоста́точность *f* трёхство́рчатого кла́пана
Begleitverletzung *f* сопу́тствующее поврежде́ние *n*
Begleitzeichen *n* сопу́тствующий симпто́м *m*
Begräbnis *n* захороне́ние *n*; по́хороны *pl*
Begrenzung *f* **der Papille, unscharfe** стушёванная грани́ца *f* ди́ска зри́тельного не́рва
Begutachtung *f* эксперти́за *f*
~, **hygienische** санита́рная эксперти́за *f*
~, **organoleptische** органолепти́ческая эксперти́за *f*; органолепти́ческое иссле́дование *n*
~ **von Lebensmitteln, hygienische** санита́рная эксперти́за *f* пищевы́х проду́ктов
Behaarung *f* оволосе́ние *n*
~, **überflüssige** гипертрихо́з
Behaarungstyp *m* тип *m* оволосе́ния
Behaglichkeitsbereich *m* зо́на *f* комфо́рта
Behaglichkeitsempfinden *n* чу́вство *n* комфо́рта
Behaglichkeitsklima *n* комфо́ртный кли́мат *m*
Behaglichkeitstemperatur *f* комфо́ртная температу́ра *f*
Behalten *n* **der Gedächtnisspuren** рете́нция *f* [сохране́ние *n*] энгра́мм *(как функция памяти)*
behandelbar поддаю́щийся лече́нию; излечи́мый
Behandlung *f* **1.** лече́ние *n*, терапи́я *f* **2.** обрабо́тка *f*
~, **abwartende** выжида́ющая лече́бная та́ктика *f*
~, **allgemeinstimulierende** стимули́рующая терапи́я *f*
~, **alternierende** перемежа́ющееся лече́ние *n*
~, **ambulante** амбулато́рное [поликлини́ческое] лече́ние *n*
~, **ätiotrope** этиотро́пная терапи́я *f*
~, **chirurgische** хирурги́ческое лече́ние *n*
~, **erhaltende** подде́рживающая терапи́я *f*
~, **expektative** выжида́ющая лече́бная та́ктика *f*
~, **freie** беспла́тное лече́ние *n*
~, **hormonale** гормона́льное лече́ние *n*
~, **hydroelektrische** гидроэлектротерапи́я *f*
~, **hyposensibilisierende** десенсибилизи́рующая терапи́я *f*
~, **immunomodulierende** иммуномодули́рующая терапи́я *f*
~, **immunostimulierende** иммуностимули́рующее лече́ние *n*
~, **immunosuppressive** иммунодепресси́вное лече́ние *n*
~, **intermittierende** преры́вистое лече́ние *n*
~, **medikamentöse** медикаменто́зное лече́ние *n*
~, **orthoptische** ортопти́ческое лече́ние *n*
~, **palliative** паллиати́вное лече́ние *n*
~, **pathogenetische** патогенети́ческое лече́ние *n*
~, **spezifische** специфи́ческое лече́ние *n*
~, **stationäre** стациона́рное лече́ние *n*
~, **supportive** подде́рживающее лече́ние *n*
~, **symptomatische** симптомати́ческое лече́ние *n*
~, **unspezifische** неспецифи́ческое лече́ние *n*
~, **unzureichende** недоста́точное лече́ние *n*
~, **urgente** неотло́жная [урге́нтная] терапи́я *f*
~, **ursächliche** причи́нное лече́ние *n*
~, **vorbeugende** профилакти́ческое лече́ние *n*
~, **wirksame** де́йственное лече́ние *n*
~, **zusätzliche** вспомога́тельное лече́ние *n*
~, **zwangsläufige** принуди́тельное лече́ние *n*
~, **zytostatische** цитостати́ческая терапи́я *f*
Behandlungsabbruch *m* прекраще́ние *n* лече́ния
Behandlungsaussicht *f* прогно́з *m* лече́ния
behandlungsbedürftig нужда́ющийся в лече́нии, тре́бующий лече́ния
Behandlungserfolg *m* успе́х *m* лече́ния
Behandlungsfehler *m* непра́вильное лече́ние *n*; оши́бка *f* в лече́нии
Behandlungskosten *pl* сто́имость *f* лече́ния
Behandlungsmethode *f* ме́тод *m* лече́ния
~, **herkömmliche** обы́чный [общепри́нятый] ме́тод *m* лече́ния
~, **krankengymnastische** лече́бная гимна́стика *f*
Behandlungsmöglichkeit *f* возмо́жность *f* лече́ния
Behandlungspflicht *f* обя́занность *f* *(врача)* оказа́ть медици́нскую по́мощь
Behandlungsprinzipien *n pl* при́нципы *m pl* лече́ния
Behandlungsschema *n* схе́ма *f* лече́ния
behandschuhen надева́ть перча́тки
Behset-Syndrom *n* синдро́м *m* [боле́знь *f*] Бе́хчета, большо́й афто́з *m* Туре́на
behindert физи́чески неполноце́нный
Behinderung *f*, **schwerste geistige** идиоти́я *f*
Behorchen *n* аускульта́ция *f*, выслу́шивание *n*
Behring-Heilserum *n* противодифтери́йная лече́бная сы́воротка *f* Бе́ринга
beidohrig бинаура́льный
Beihoden *m* паради́димис *m*
Beiklang *m* отте́нок *m* зву́ка *(перкуторного)*
beimengen приме́шивать; подме́шивать; добавля́ть
Beimengung *f* при́месь *f*
Beimischung *f* **von Jod zum Kochsalz** йоди́рование *n* со́ли
Bein I *n* ни́жняя коне́чность *f*, ного́ *f*
Bein II *n* кость *f*
Beinamputation *f* ампута́ция *f* ни́жней коне́чности
Beinbad *n* ножна́я ва́нна *f*, ва́нна *f* для ног

Beinbruch *m* **1.** перелóм *m* кóсти **2.** перелóм *m* ноги́ *(голени или бедра)*
Beinerv *m* добáвочный нерв *m*, *Nervus accessorius*
Beinfäule *f*, **Beinfraß** *m* остеомиели́т *m*, костоéда *f*
Beingeflecht *n* пояснúчно-крестцóвое сплетéние *n*
Beingeschwür *n* я́зва *f* гóлени
Beinhalter *m* ногодержáтель *m*
Beinhaut *f* **1.** надкóстница *f* **2.** кóжа *f* ни́жней конéчности
Beinhautentzündung *f* периости́т *m*
Beinknochen *m* кость *f* ни́жней конéчности
Beinkrampf *m* сýдорога *f* в ногáх
Beinlade *f* лубóк *m*
Beinlähmung *f* парали́ч *m* ног
Beinmuskel *m* мы́шца *f* ноги́, мы́шца *f* ни́жней конéчности
Beinnaht *f* кóстный шов *m*
Beinschiene *f* ши́на *f* для ни́жней конéчности
Beinskelett *n* кóсти *f pl* ни́жней конéчности
Beinverkürzung *f* укорочéние *n* ни́жней конéчности
Beinverlängerung *f* удлинéние *n* ни́жней конéчности
Beischilddrüse *f* околощитови́дная [паращитови́дная] железá *f*
Beischlaf *m* половóе сношéние *n*
Beißstäbchen *n* пласти́нка *f* для припасóвки корóнок зубóв и мостóв
Beißzahn *m* резéц *m*
Beitel *m* долотó *n*
Beitoval *n* арáбская тепловоздýшная бáня *f*
Beitrag *m* сообщéние *n* *(в заголовках статей не переводится)*
Bekämpfungsmaßnahmen *f pl* мероприя́тия *n pl* по борьбé *(напр. с заболеванием)*
Bekesy-Audiometrie *f* аудиометри́я *f* по Бéкеши *(для оценки адаптации и утомления слуха)*
Beklemmung *f* стеснéние *n*, сжáтие *n*; сдáвливание *n*
Bekräftigung *f* подкреплéние *n* *(напр. условного рефлекса)*
Belag *m* налёт *m* *(напр. на языке)*
~, **festhaftender** прóчно удéрживающийся налёт *m*
Belagstag *m* кóйко-день *m*
Belastbarkeit *f* толерáнтность *f* к нагрýзке, спосóбность *f* переноси́ть нагрýзку
~, **physische** спосóбность *f* переноси́ть физи́ческую нагрýзку
Belastung *f* нагрýзка *f*
~, **ergometrische** эргометри́ческая нагрýзка *f*
~, **funktionelle** функционáльная нагрýзка *f*
~, **geistige** ýмственная нагрýзка *f*
~, **höchstzulässige** максимáльно допусти́мая нагрýзка *f*
~, **körperliche [physische]** физи́ческая нагрýзка *f*
~, **thermische** терми́ческая [тепловáя] нагрýзка *f*
Belastungsanpassung *f* адаптáция *f* к нагрýзке
Belastungsatemnot *f*, **Belastungsdyspnoe** *f* оды́шка *f* при нагрýзке
Belastungsdystrophie *f* травмати́ческая окклю́зия *f*, дистрофи́я *f* от перегрýзки зубóв
Belastungselektrokardiogramm *n* электрокардиогрáмма *f* с нагрýзкой
Belastungsextrasystolie *f* экстрасистоли́я *f* напряжéния
Belastungsklima *n* кли́мат *m*, создаю́щий нагрýзку на органи́зм
Belastungskost *f* нагрýзочная диéта *f*
Belastungsprobe *f* прóба *f* с нагрýзкой, нагрýзочная прóба *f*
Belastungsschmerz *m* боль *f* при нагрýзке
Belastungsstenokardie *f* стенокарди́я *f* напряжéния
Belastungsstufe *f* стéпень *f* нагрýзки
Belastungstest *m s.* **Belastungsprobe**
Belastungstoleranz *f* толерáнтность *f* к (физи́ческой) нагрýзке
Belastungsuntersuchung *f* исслéдование *n* с нагрýзкой
Belebung *f* реанимáция *f*, оживлéние *n*
Belebungsabteilung *f* отделéние *n* реанимáции
Belebungsanlage *f* аэротéнк *m*
Belebungsmittel *n* срéдство *n* оживлéния, реанимациóнное срéдство *n*
Belebungsversuch *m* попы́тка *f* оживлéния
Belegarzt *m* врач *m*, рабóтающий в стационáре [больни́це]
Belegknochen *m* обклáдочная кость *f*, покрóвная кость *f* *(черепа)*
Belegtheitsgefühl *n* чýвство *n* «залóженности»
Belegung *f* загрýженность *f* *(койки)*
Belegzelle *f* обклáдочная клéтка *f*
Beleuchtung *f* освещéние *n*
~, **direkte** освещéние *n* прямы́м свéтом
~, **fokale** фокáльное освещéние *n*
~, **halbindirekte** освещéние *n* рассéянным свéтом
~, **indirekte** освещéние *n* отражённым свéтом
~, **kombinierte** комбини́рованное освещéние *n*
~, **künstliche** искýсственное освещéние *n*
~, **seitliche** боковóе освещéние *n*
Beleuchtungsbedingungen *f pl* световóй режи́м *m*
Beleuchtungsfeld *n*, **ophthalmoskopisches** пóле *n* освещéния глазнóго дна при офтальмоскопи́и
Beleuchtungsfrequenz *f* частотá *f* вспы́шек свéта
Beleuchtungskörper *m* истóчник *m* свéта
Beleuchtungsstärke *f* освещённость *f*
Beleuchtungsverhältnisse *n pl* световóй режи́м *m*
Belichtung *f* облучéние *n* (*световое*)
Bell-Lähmung *f* парали́ч *m* Бéлла (*вид периферического паралича лицевого нерва*)
Belüftung *f* **1.** аэрáция *f* **2.** вентиля́ция *f*
Belüftungssystem *n* систéма *f* вентиля́ции
benarbt покры́тый рубцáми *или* шрáмами
Bence-Jones-Protein *n* белóк *m* Бенс-Джóнса *(при плазмоцитоме)*
Benedict-Probe *f* прóба *f* Бенеди́кта (*полуколичественный метод определения сахара в моче*)

Benedict-Syndrom *n* синдрóм *m* Бенеди́кта (*синдром поражения красного ядра*)
Benehmen *n*, **querulatorisches** кверуля́нтство *n*
Benignität *f* доброка́чественность *f*
Bennett-Fraktur *f* перелóм *m* Бéннетта (*внутрисуставной косой перелом I пястной кости*)
Bennhold-Probe *f* прóба *f* Бéннхольда (*диагностика амилоидоза*)
Benommenheit *f* обнубиля́ция *f* созна́ния
Benzidinprobe *f* бензиди́новая прóба *f*
Beobachtung *f* наблюдéние *n*
~, hygienisch-epidemiologische санита́рно-эпидемиологи́ческое наблюдéние *n*
Beobachtungsdauer *f* дли́тельность *f* наблюдéния
Beobachtungseinheit *f* едини́ца *f* наблюдéния
Beobachtungsgut *n* объём *m* наблюдéний; совокýпность *f* наблюда́емых больны́х
Beobachtungsstation *f* отделéние *n* для наблюдéния больны́х
Beobachtungszeitraum *m* пери́од *m* наблюдéния
Beratung *f* **1.** консульта́ция *f*; консульти́рование *n* **2.** конси́лиум *m*
~, genetische генети́ческое консульти́рование *n*
Beratungsarzt *m* врач-консульта́нт *m*
Beratungsdienst *m*, **Beratungsstelle** *f* консульта́ция *f* (*лечебное учреждение*), диспансéр *m*
Beratungsstunden *f pl* часы́ *m pl* консультацио́нного приёма
Berechtigungsschein *m* больни́чный лист *m*
Beregnung *f* обдава́ние *n* [облива́ние *n*] дýшем
Bereich *m* **1.** óбласть *f*; райóн *m* **2.** часть *f*, уча́сток *m* **3.** сфéра *f*
Bereichsarzt *m* участкóвый врач *m*
Bereichskrankenhaus *n* участкóвая больни́ца *f*
Bereitschaft *f* **1.** готóвность *f* **2.** предрасположéние *n*
Bereitschaftsdienst *m*, **ärztlicher** скóрая врачéбная пóмощь *f*
Bergarbeiteranämie *f* анеми́я *f* горнякóв (*проявление анкилостомиаза*)
Bergflachslunge *f* асбестóз *m*, асбéстовое лёгкое *n*
Bergklima *n* гóрный кли́мат *m*
Bergkrankheit *f* гóрная болéзнь *f*
Bergmannskrankheit *f* анкилостомидóз *m*, анкилостомиа́з *m*
Bergstrand-Leberzirrhose *f* циррóз *m* пéчени ти́па Бéргстранда (*хроническая атрофия печени с обострениями*)
Bergtorf *m* лигни́т *m*
Beriberi *f* бéри-бéри *f*, авитаминóз *m* B_1
Bericht *m* отчёт *m*; сообщéние *n*; докла́д *m*
Berieselung *f* орошéние *n*
Bernard-Horner-Syndrom *n* синдрóм *m* Берна́ра — Гóрнера (*при поражении симпатического ствола*)
Bernard-Syndrom *n* синдрóм *m* Берна́ра (*вид острой семейной гемолитической анемии*)
Bernbeck-Osteotomie *f* остеотоми́я *f* Бéрнбека, межвéртельная остеотоми́я *f*
Bernhardt-Syndrom *n* синдрóм *m* Бéрнгардта, парестети́ческая невралги́я *f*
Bernheim-Krankheit *f* синдрóм *m* Бернгéйма (*смещение межжелудочковой перегородки сердца вправо*)
Berry-Syndrom *n* синдрóм *m* Бéрри, чéрепно-лицевóй дизостóз *m*
Bertin-Band *n* бертéнова свя́зка *f* (*тазобедренного сустава*)
Beruf *m* профéссия *f*
Berufsallergie *f* профессиона́льная аллерги́я *f*
Berufsanamnese *f* профессиона́льный ана́мнез *m*
Berufsbeschränkung *f* профессиона́льные ограничéния *n pl* (*связанные с состоянием здоровья*)
Berufsdermatose *f* профессиона́льный дерматóз *m*
Berufsdysphonie *f* профессиона́льная дисфони́я *f*
Berufsekzem *n* профессиона́льная экзéма *f*
Berufserkrankung *f* профессиона́льное заболева́ние *n*
Berufsgeheimnis *n* профессиона́льная та́йна *f* (*медицинских работников*)
Berufsgruppe *f* профессиона́льная грýппа *f*
Berufskarzinogen *n* профессиона́льный канцерогéн *m*
Berufskrankenkasse *f* профессиона́льная больни́чная ка́сса *f*
Berufskrebs *m* рак *m* как профессиона́льное заболева́ние
Berufsmerkmal *n* профессиона́льная сти́гма *f*
Berufsorientierung *f* профессиона́льная ориента́ция *f*
Berufspflicht *f* **des Arztes** профессиона́льный долг *m* врача́
Berufsschädlichkeit *f* профессиона́льная врéдность *f*
Berufssprecher *m* человéк *m* речевóй профéссии
Berufsstigma *n* профессиона́льная сти́гма *f*
Berufsstimmstörung *f* профессиона́льная дисфони́я *f*
Berufstauglichkeit *f* профпригóдность *f*, профессиона́льная пригóдность *f*
Berufsunfähigkeit *f* профнетрудоспосóбность *f*, профессиона́льная нетрудоспосóбность *f*
Berufsunfall *m* несча́стный слýчай *m* на произвóдстве
Berufsverletzung *f* профессиона́льная тра́вма *f*
Berufszeichen *n* профессиона́льная сти́гма *f*
Beruhigungsbad *n* успока́ивающая [седати́вная] ва́нна *f*
Beruhigungsmittel *n* успокои́тельное срéдство *n*
Beruhigungstee *m* успокои́тельный чай *m*
Berührung *f* прикосновéние *n*
Berührungsempfindlichkeit *f* такти́льная чувстви́тельность *f*
Berührungsempfindung *f* такти́льное чýвство *n*
Berührungsfläche *f* конта́ктная повéрхность *f* (*напр. зуба*)
berührungsfrei бесконта́ктный, не имéющий конта́кта (*с кожей*)
Berührungsortbestimmung *f* топэстези́я *f*
Berührungsreiz *m* такти́льное раздражéние *n*

Berührungsschmerzhaftigkeit *f* болевы́е ощуще́ния *n pl* при дотра́гивании
Berylliose *f* бериллио́з *m*
Berylliumpneumonie *f* бери́ллиевая пневмони́я *f*
Besamung *f* осемене́ние *n*
~, **extrakorporelle** экстракорпора́льное осемене́ние *n*
~, **künstliche** иску́сственное осемене́ние *n*
Besatz *m* каймá *f*, край *m (напр. губы)*
Beschädigtenrente *f* пе́нсия *f* по тра́вме
Beschädigung *f* поврежде́ние *n*, ране́ние *n*; ушиб *m*
Beschäftigungslähmung *f* профессиона́льный парали́ч *m*
Beschäftigungsmyalgie *f* профессиона́льная миалги́я *f*
Beschäftigungstherapie *f* трудова́я терапи́я *f*, трудотерапи́я *f*
Beschallung *f* возде́йствие *n* ультразву́ком
Beschattung *f* затемне́ние *n*; затене́ние *n*
Bescheinigung *f* вы́дача *f* свиде́тельства *или* спра́вки *(о болезни, травме)*
beschienen шини́ровать, накла́дывать ши́ну
Beschleunigungsballistokardiogramm *n* баллистокардиогра́мма *f* ускоре́ния
Beschluß *m* заключе́ние *n*
Beschneidung *f* обреза́ние *n*
Beschwerdefreiheit *f* отсу́тствие *n* жа́лоб
Beschwerden *f pl* жа́лобы *f pl*
~, **asthenopische** астенопи́я *f*, астенопи́ческие жа́лобы *f pl*
Beschwerdeprobe *f* про́ба *f* пищево́го проду́кта, отобранная по жа́лобе
Beseitigung *f* **von Siedlungsabfällen** (санита́рная) очи́стка *f* населённых мест
Besichtigung *f* осмо́тр *m*
Besichtigungsendoskop *n* смотрово́й эндоско́п *m*
Besichtigungszystoskop *n* смотрово́й цистоско́п *m*
Besinnungslosigkeit *f* бессозна́тельное состоя́ние *n*
Besnier-Boeck-Schaumann-Krankheit *f* боле́знь *f* Бенье́ — Бе́ка — Шаума́нна, саркоидо́з *m*
Besonderheiten *f pl* осо́бенности *f pl*
~, **altersspezifische** возрастны́е осо́бенности *f pl*
~ **des Falles** осо́бенности *f pl* слу́чая
~ **des Organismus des Kindes, anatomisch-physiologische** морфофункциона́льные осо́бенности *f pl* де́тского органи́зма
Besonnung *f* инсоля́ция *f*; со́лнечное облуче́ние *n*; облуче́ние *n* УФ-луча́ми
Besonnungszeit *f* продолжи́тельность *f* инсоля́ции
Bespritzen *n*, **Besprühen** *n* опры́скивание *n*
Bestallung *f* враче́бно-медици́нская аттеста́ция *f*
Bestand *m* **1.** состоя́ние *n* **2.** нали́чие *n*; число́ *n*
Bestandpotential *n* постоя́нный потенциа́л *m (напр. глаза)*
Bestattungswesen *n* захороне́ние *n*
Besteck *n* набо́р *m* инструме́нтов
Bestialität *f* скотоло́жство *n*, зоофили́я *f*
Bestimmung *f* определе́ние *n*; установле́ние *n*; назначе́ние *n*
~ **der Refraktion** определе́ние *n* рефра́кции
Bestimmungsmethode *f* ме́тод *m* определе́ния
Bestimmungsrecht *n* пра́во *n* реше́ния *(больного об операции, исследовании)*
Bestrahlung *f* облуче́ние *n*
~, **äußere** вне́шнее облуче́ние *n*
~, **bakterizide** бактерици́дное облуче́ние *n*
~, **einmalige** одномоме́нтное облуче́ние *n*
~, **endokavitale** внутripо́лостное облуче́ние *n*
~, **fraktionierte** фракциони́рованное облуче́ние *n*
~, **gleichmäßige** равноме́рное облуче́ние *n*
~, **lokale** облуче́ние *n* ча́сти те́ла
~, **partielle** парциа́льное облуче́ние *n*
~, **totale** облуче́ние *n* всего́ органи́зма
~, **ultraviolette** ультрафиоле́товое облуче́ние *n*
~, **ununterbrochene** непреры́вное облуче́ние *n*
Bestrahlungsbehandlung *f* **1.** лучево́е лече́ние *n*, лучева́я терапи́я *f* **2.** светолече́ние *n*
Bestrahlungsdauer *f* дли́тельность *f* облуче́ния
Bestrahlungsdosis *f* до́за *f* облуче́ния
~, **maximalzulässige** преде́льно допусти́мая до́за *f* облуче́ния
Bestrahlungsdosismessung *f* дозиметри́я *f* при облуче́нии
Bestrahlungseinheit *f* едини́ца *f* облуче́ния
Bestrahlungserythem *n* лучева́я эрите́ма *f*
Bestrahlungskanone *f* **mit radioaktivem Kobalt** ко́бальтовая пу́шка *f*
Bestrahlungskrankheit *f* лучева́я боле́знь *f*
Bestrahlungslampe *f* ла́мпа *f* для светолече́ния
Bestrahlungsraum *m* каби́на *f* для облуче́ния
Besuchszeit *f* вре́мя *n* приёма; вре́мя *n* посеще́ния *(больного)*
Betablocker *m pl* бе́та-блока́торы *m pl*
~, **kardioselektive** бе́та-блока́торы *m pl*, избира́тельно де́йствующие на се́рдце
betagt пожило́й
Beta-Rezeptor *m* бе́та-реце́птор *m*
Beta-Rezeptorblocker *m pl* бе́та-блока́торы *m pl*
Betäubung *f* (лёгкий) нарко́з *m*
Betäubungsmittel *n* наркоти́ческое сре́дство *n*
Betäubungsmittelgesetz *n* зако́н *m* о примене́нии нарко́тиков
Betäubungsmittelrezept *n* реце́пт *m* на наркоти́ческое сре́дство
Betäubungsverfahren *n* спо́соб *m* нарко́за
Beta-Zellen *f pl* бе́та-кле́тки *f pl*
Betrachtung *f*, **äußere** нару́жный осмо́тр *m*
Betrachtungskasten *m* фильмоско́п *m*; негатоско́п *m*
Betreuung *f* обслу́живание *n*, попече́ние *n*
~ **für Blinde, Taube und Hirnverletzte** попече́ние *n* о слепы́х, немы́х и име́ющих поврежде́ния мо́зга
~, **medizinische** медици́нское обслу́живание *n*, медици́нская по́мощь *f*
~, **poliklinische** поликлини́ческая по́мощь *f*
~, **stationäre** больни́чная [стациона́рная] медици́нская по́мощь *f*
~, **stomatologische** стоматологи́ческая по́мощь *f*
~, **zahnärztliche** зубовраче́бная по́мощь *f*
Betreuungsbereich *m* уча́сток *m* медици́нского обслу́живания

Betreuungskapazität *f* **der Poliklinik** мóщность *f* поликли́ники
Betriebsambulatorium *n* заводскáя *или* фабри́чная амбулатóрия *f*
Betriebsarzt *m* заводскóй врач *m*
Betriebsgesundheitswesen *n* охрáна *f* здорóвья на производстве
Betriebshygiene *f* промы́шленная гигиéна *f*
Betriebskrankenkasse *f* заводскáя больни́чная кáсса *f*
Betriebspoliklinik *f* медсанчáсть *f*, заводскáя поликли́ника *f*
Betriebspsychohygiene *f* промы́шленная психогигиéна *f*
Betriebsschwester *f* заводскáя медсестрá *f*
Betriebsunfall *m* несчáстный слу́чай *m* на произвóдстве
Betriebsverletzung *f* произвóдственная трáвма *f*
Bett *n* кровáть *f*, кóйка *f*
Bettaufsatztisch *m* накровáтный стóлик *m*
Bettbelegung *f* зáнятость *f* кóйки
Bettenangebot *n* кóечная мóщность *f* *(напр. курорта)*
Bettenaufbereitung *f* обрабóтка *f* больни́чных кóек
Bettenauslastung *f* испóльзование *n* [загру́женность *f*] кóек
Bettenbedarf *m* потрéбность *f* в кóйках
Bettenbelegung *f* зáнятость *f* кóек
Bettennutzung *f* испóльзование *n* кóечного фóнда
Bettenstation *f* стационáр *m*, больни́ца *f*
Bettenzahl *f* числó *n* кóек
Bettenzimmer *n* палáта *f* *(в больнице)*
Bettflasche *f* постéльный мочеприёмник *m*, у́тка *f*
Bettlage *f* положéние *n* в постéли
~, **aktive** акти́вное положéние *n* в постéли
~, **gezwungene** вы́нужденное положéние *n* в постéли
~, **passive** пасси́вное положéние *n* в постéли
~, **schonende** щадя́щее положéние *n* в постéли
bettlägerig лежáчий, постéльный *(о больном)*
Bettlaken *n* простыня́ *f*
Bettmann-Zeichen *n* при́знак *m* Бéттмана *(при врождённом вывихе бедра)*
Bettnässen *n* ночнóе недержáние *n* мочи́
Bettpfanne *f* подкладнóе су́дно *n*
Bettruhe *f* постéльный режи́м *m*
Bettschüssel *f* подкладнóе су́дно *n*
Bettwaage *f* кровáть-весы́ *f*
Bettwärmer *m* грéлка *f* для постéли
Bettwäsche *f* постéльное бельё *n*
Beugebewegung *f* движéние *n* наклóна, наклóн *m*; сгибáние *n*
Beugedefizit *n* недостáточное сгибáние *n*
Beugefixation *f* сгибáтельная контракту́ра *f*
Beugehaltung *f* сгибáтельное [сóгнутое] положéние *n*; наклóнное положéние *n*
Beugekontraktur *f* сгибáтельная контракту́ра *f*
Beugekrampf *m* сгибáтельная су́дорога *f*
Beugelage *f* сóгнутое положéние *n*
Beugemuskel *m* мы́шца-сгибáтель *f*, сгибáющая мы́шца *f*
beugen сгибáть; наклоня́ть
Beuger *m s.* **Beugemuskel**
Beugeschonstellung *f* щадя́щее сгибáтельное положéние *n*
Beugesehne *f* сухожи́лие *n* мы́шцы-сгибáтеля
Beugeseite *f* сгибáтельная повéрхность *f*
Beugestellung *f s.* **Beugehaltung**
Beugezwangsstellung *f* вы́нужденное сгибáтельное [сóгнутое] положéние *n*
Beugung *f* **1.** изги́б *m*; сгибáние *n*; наклóн *m* **2.** дифрáкция *f*; отклонéние *n*
Beule *f* бубóн *m*, желвáк *m*
Beulenkrankheit *f* кóжный лейшманиóз *m*
Beulenpest *f* бубóнная чумá *f*
Beulentularämie *f* бубóнная туляреми́я *f*
Be- und Entlüftung *f* притóчно-вытяжнáя вентиля́ция *f*
Beurteilung *f* суждéние *n*; оцéнка *f* *(напр. результатов исследования)*
Beurteilungskriterium *n* критéрий *m* оцéнки
Beutel *m* мешóк *m*; су́мка *f*; кармáн *m*
Beutelnaht *f* кисéтный шов *m*
Bevan-Operation *f* оперáция *f* Бéвена *(при дистонии яичка)*
Bevölkerung *f* населéние *n*
Bevölkerungsabnahme *f* снижéние *n* чи́сленности населéния
Bevölkerungsalterung *f* старéние *n* населéния
Bevölkerungsdosis *f* популяциóнная дóза *f*
Bevölkerungsmenge *f* чи́сленность *f* населéния
Bevölkerungsmigration *f* миграция *f* населéния
Bevölkerungsstatistik *f* демографи́ческая стати́стика *f*
Bevölkerungsuntersuchung *f* обслéдование *n* населéния
bevölkerungsweit охвáтывающий всё населéние
Bevölkerungszunahme *f*, **Bevölkerungszuwachs** *m* прирóст *m* [увеличéние *n* чи́сленности] населéния
Bevormundung *f* опéка *f*, попечи́тельство *n*
Beweglichkeit *f* подви́жность *f*; лаби́льность *f*
~, **amöboide** амёбови́дная подви́жность *f*
~, **funktionelle** функционáльная подви́жность *f*, лаби́льность *f*
Beweglichkeitsstörung *f* нарушéние *n* подви́жности
Bewegung *f* движéние *n*
~, **aktive** акти́вное движéние *n*
~, **amöboide** амёбови́дное движéние *n*
~ **gegen Widerstand** упражнéние *n* на сопротивлéние
~, **krampfhafte** су́дорожное движéние *n*
~, **mimische** мими́ческое движéние *n*
~, **passive** пасси́вное движéние *n*
~, **unwillkürliche** непроизвóльное движéние *n*
Bewegungsaktivität *f* дви́гательная акти́вность *f*
Bewegungsarmut *f* гиподинами́я *f*, гипокинези́я *f*
Bewegungsausmaß *n* объём *m* движéний
Bewegungsbad *n* бассéйн *m* для проведéния гидрокинезитерапи́и
Bewegungsbehandlung *f* лечéбная гимнáстика *f*; кинезитерапи́я *f*

Bewegungseinschränkung *f* ограничéние *n* подви́жности *или* движéний
Bewegungsempfindung *f* кинестези́я *f*
Bewegungsflimmern *n* стробоскопи́ческий эффéкт *m*
Bewegungsgewohnheit *f* дви́гательный нáвык *m*
Bewegungshemmung *f* дви́гательная затормóженность *f*
Bewegungskoordination *f* координáция *f* движéний
Bewegungskrankheit *f* укáчивание *n*, болéзнь *f* передвижéния *(напр. воздушная, морская)*
Bewegungslähmung *f* дви́гательный парали́ч *m*
Bewegungslehre *f* кинезиолóгия *f*
Bewegungsleukozytose *f* миогéнный лейкоцитóз *m*, лейкоцитóз *m*, вы́званный движéнием
Bewegungsmangel *m* гиподинами́я *f*, гипокинези́я *f*
Bewegungsmechanismus *m* механи́зм *m* движéния
Bewegungsmuster *n* дви́гательный стереоти́п *m*
Bewegungspotential *n* потенциáл *m* дéйствия
Bewegungsraum *m*, **physiologischer** рабóчая зóна *f*
Bewegungsschmerz *m* боль *f* при движéнии
Bewegungssperre *f* ограничéние *n* подви́жности
Bewegungsstereotypie *f* стереотипи́я *f* движéний
Bewegungsstörung *f* расстрóйство *n* движéний
Bewegungssturm *m* дви́гательная бýря *f*
Bewegungstherapie *f* кинезитерапи́я *f*
Bewegungsumfang *m* объём *m* движéний
Bewegungsverlangsamung *f* брадикинези́я *f*, замéдленность *f* движéний
Bewegungsverlust *m* потéря *f* подви́жности
Bewegungszentrum *n* спорти́вно-оздорови́тельный центр *m*; физкультýрно-оздорови́тельный центр *m*
Bewertung *f* оцéнка *f*
~, **hygienische** санитáрная [гигиени́ческая] оцéнка *f*
~ **der Staubsedimentation** седиментометри́ческий анáлиз *m*
~, **vergleichende** сравни́тельная оцéнка *f (напр. медикаментов)*
Bewertungskriterium *n* критéрий *m* оцéнки
Bewertungsmethode *f* мéтод *m* оцéнки
Bewußtlosigkeit *f* бессознáтельное состоя́ние *n*
~, **tiefe** глубóкое бессознáтельное состоя́ние *n*
Bewußtsein *n* сознáние *n*
~, **alternierendes** альтерни́рующее сознáние *n*
~, **eingeengtes** сýженное сознáние *n*
~ **der Ich-Identität** сознáние *n* идენти́чности «я»
~, **vernebeltes** затумáненное сознáние *n*
Bewußtseinslage *f* состоя́ние *n* сознáния
Bewußtseinsstörung *f* расстрóйство *n* сознáния
Bewußtseinstrübung *f* обнубиля́ция *f* сознáния
~, **oneiroide** снови́дное изменéние *n* сознáния
Beziehungswahn *m* бред *m* отношéния
~, **sensitiver** сенсити́вный бред *m* отношéния
Bezirksarzt *m* окружнóй *или* райóнный врач *m*
Bezirkskrankenhaus *n* окружнáя *или* райóнная больни́ца *f*
Bezold-Jarisch-Reflex *m* рефлéкс *m* Бéцольда — Я́риша *(гипономия и брадикардия вследствие рефлекса с миокарда)*
Biallelsystem *n* двухаллéльная систéма *f*
Bialveolarprotrusion *f* биальвеоля́рная протрýзия *f*
Bidet *n* бидé *n*
Biegsamkeit *f*, **wächserne** воскoвáя ги́бкость *f*
Biegung *f* **1.** сгибáние *n* **2.** изги́б *m*
Biegungsbruch *m*, **Biegungsfraktur** *f* перелóм *m* от сгибáния
Biegungskeilbruch *m* клинови́дный перелóм *m (кости)* от сгибáния
Bielschowsky-Syndrom *n* болéзнь *f* Бильшóвского — Я́нского, пóздняя дéтская амавроти́ческая идиоти́я *f*
Bienengift *n* пчели́ный яд *m*
Bienengiftallergie *f* аллерги́я *f* к пчели́ному я́ду
Bienenstichstar *m* катарáкта *f*, вы́званная укýсом пчелы́
Bienenwabenmakula *f* кистови́дная [сотови́дная] дегенерáция *f* мáкулы
Bier-Agar *m* пивнóй агáр *m*
Bier-Anästhesie *f* анестези́я *f* Би́ра
Bierherz *n* пивнóе сéрдце *n*
Bierprobe *f* пивнáя прóба *f (для провокации при лечении гонореи)*
Biertripper *m* неинфекциóнный óстрый уретри́т *m*
Bifaszikulärherzblock *m* бифасцикуля́рная блокáда *f* сéрдца
Bifidobakterien *f pl* бифидобактéрии *f pl*
Bifidusfaktor *m* бифидофáктор *m*
Bifidusflora *f* бифидофлóра *f*
Bifokalgläser *n pl* бифокáльные очкóвые стёкла *n pl*
Bifurkation *f* бифуркáция *f*
Bifurkationslymphknoten *m* бифуркациóнный лимфати́ческий ýзел *m*
Bigeminie *f* бигемини́я *f*
Bigeminus *m* пульс *m* при бигемини́и
Bikarbonatdialyse *f* бикарбонáтный диáлиз *m*
bikarbonisch двууглеки́слый
Bikonkavlinse *f* двояковóгнутая ли́нза *f*
Bikonvexgläser *n pl* двояковы́пуклые стёкла *n pl*
Bikonvexlinse *f* двояковы́пуклая ли́нза *f*
Bikuspidalklappe *f* двуствóрчатый клáпан *m*
Bikuspidat *m* премоля́р *m*, мáлый креннóй зуб *m*
Bilanzstörung *f* нарушéние *n* равновéсия [балáнса]
Bildpunkt *m* тóчка *f* на сетчáтке, где воспринимáется ви́димое
Bildraum *m* пространство *n* изображéния
Bildschärfe *f* чёткость *f* (кóнтуров) изображéния
Bildspeicherung *f* накоплéние *n* изображéний *(при компьютерной томографии)*
Bildsprung *m* смещéние *n* изображéний *(при использовании очков, призм)*
Bildungsgleichheit *f* анизейкони́я *f*
Bildungsplasma *n* зарóдышевая плáзма *f*, *Vitellus formativus*

Bildungsstätte *f* мéсто *n* образовáния *(напр. иммунного комплекса)*
Bildungszelle *f* блáстная клéтка *f*
Bildwerfer *m* проéктор *m*; эпидиаскóп *m*
Bilharziose *f* бильгарциóз *m*
biliär жёлчный
Bilinse *f* билúнза *f*
biliös жёлчный
Bilirubin *n* билирубúн *m*
Bilirubinämie *f* билирубинемúя *f*
Bilirubinbelastungsprobe *f* прóба *f* с билирубúновой нагрýзкой
Bilirubinurie *f* билирубинурúя *f*, выделéние *n* билирубúна с мочóй
Bilis *f* жёлчь *f*
Biliverdin *n* биливердúн *m*
Billroth-Resektion *f* резéкция *f* желýдка по Бúльроту
Bilobektomie *f* билобэктомúя *f*
bimanuell бимануáльный
binaural бинаурáльный, двуýшный
Binde *f* **1.** фáсция *f* **2.** свя́зка *f* **3.** повя́зка *f*; бинт *m*
Bindearm *m* соединúтельная нóжка *f*
Bindegewebe *n* соединúтельная ткань *f*
~, elastisches эластúческая соединúтельная ткань *f*
~, embryonales эмбрионáльная соединúтельная ткань *f*, мезенхúма *f*
~, gallertiges студенúстая соединúтельная ткань *f*
~, lamellares пластúнчатая соединúтельная ткань *f*
~, lockeres рыхлая волокнúстая соединúтельная ткань *f*
~, retikuläres ретикуля́рная соединúтельная ткань *f*
~, straffes плóтная соединúтельная ткань *f*
Bindegewebsbälkchen *n* соединительноткáнная бáлочка *f*
Bindegewebserkrankung *f* (систéмное) заболевáние *n* соединúтельной ткáни, коллагенóз *m*
Bindegewebsfaser *f* соединительноткáнное волокнó *n*
Bindegewebsgeschwulst *f* соединительноткáнная óпухоль *f*
Bindegewebshülle *f* соединительноткáнная оболóчка *f*
Bindegewebskapsel *f* соединительноткáнная [фибрóзная] кáпсула *f*
Bindegewebsknochen *m* соединúтельная кость *f*
Bindegewebskomponente *f* соединúтельный компонéнт *m*
Bindegewebsmassage *f* массáж *m* соединúтельной ткáни, соединительноткáнный массáж *m*
Bindegewebsmembran *f* соединительноткáнная мембрáна *f*
Bindegewebsnarbe *f* соединительноткáнный рубéц *m*
Bindegewebsnekrose *f* некрóз *m* соединúтельной ткáни
Bindegewebsscheidewand *f* соединительнотканная перегорóдка *f*
Bindegewebsschicht *f* соединительноткáнный слой *m*
Bindegewebsschlauch *m* соединительноткáнная трýбка *f*
Bindegewebsschwarte *f* соединительноткáнная швáрта *f*
Bindegewebssprossung *f*, **gefäßführende** пролифератúвная ретинопатúя *f*
Bindegewebsstrang *m* соединительноткáнный тяж *m*
Bindegewebsstroma *n* соединительноткáнная стрóма *f*
Bindegewebsvermehrung *f* разрастáние *n* соединúтельной ткáни
Bindegewebswucherung *f* избы́точное разрастáние *n* соединúтельной ткáни
Bindegewebszelle *f* клéтка *f* соединúтельной ткáни, соединительноткáнная клéтка *f*
~, fixe фиксúрованная соединительноткáнная клéтка *f*
Bindegewebszug *m* соединительноткáнный тяж *m*
Bindehaut *f* конъюнктúва *f*, соединúтельная оболóчка *f* глáза
Bindehautblutung *f* кровоизлия́ние *n* в конъюнктúву
Bindehautdiphtherie *f* дифтерúйное воспалéние *n* конъюнктúвы
Bindehautentzündung *f* конъюнктивúт *m*
Bindehautepithel *n* эпитéлий *m* конъюнктúвы
Bindehautgefäß *n* сосýд *m* конъюнктúвы
Bindehautkatarrh *m*, **chronische** хронúческий конъюнктивúт *m*
Bindehautphlyktäne *f* фликтéна *f* конъюнктúвы
Bindehautsack *m* конъюнктивáльный мешóк *m*
Bindehautschlagader *f* конъюнктивáльная артéрия *f*
Bindehautschleim *m* слизь *f* конъюнктúвы
Bindehautschrumpfung *f* смóрщивание *n* конъюнктúвы
Bindehautschwellung *f* набухáние *n* конъюнктúвы
Bindehauttuberkulose *f* туберкулёз *m* конъюнктúвы
Bindehautwucherung *f* гипертрофúя *f* конъюнктúвы
Bindehautzyste *f* кистá *f* конъюнктúвы
Bindemittel *n* свя́зывающее веществó *n*; пластúческое веществó *n*
Bindentour *f* витóк *m* [тур *m*] бинтá
Bindenverband *m* бинтовáя повя́зка *f*
Bindestauung *f* застóй *m*, вы́званный наложéнием жгутá *или* дáвящей повя́зки
Bindestützgewebe *n* опóрная соединúтельная ткань *f*
Bindungskraft *f* свя́зывающая спосóбность *f*
Binet-Simon-Test *m* прóба *f* Бинé — Симóна, тест *m* для интеллектуáльного вóзраста детéй 3 — 5 лет
Bing-Horton-Neuralgie *f* невралгúя *f* Бúнга — Хóртона, эритропрозопалгúя *f*, «гистамúновые» головны́е бóли *f pl*

Binnenband *n* внутренняя связка *f*
Binnenbündel *n* **des Rückenmarks** собственный пучок *m* спинного мозга
Binnenmuskel *m* внутренняя мышца *f*
Binnenohrmuskeln *m pl* мышцы *f pl* барабанной полости
Binnenschmarotzer *m* эндопаразит *m*
Binnenverletzung *f* внутреннее повреждение *n*
Binokularsehen *n* бинокулярное зрение *n*
Bioäquivalenz *f* биологическая эквивалентность *f*
Biochemie *f* биохимия *f*
Biochronometrie *f* биохронометрия *f*
Biodosis *f* биодоза *f*, биологическая доза *f*
Biofeedbacktherapie *f* лечение *n* методом биологической обратной связи
Bioflavonoid *n* биофлавоноид *m*, витамин *m* P
Biokatalysator *m* биокатализатор *m*
Bioklimatik *f*, **Bioklimatologie** *f* биоклиматология *f*
Biokompatibilität *f* биологическая совместимость *f*
Biologie *f* биология *f*
~, **kosmische** космическая биология *f*
Biomaterial *n* биоматериал *m*
Biomedizin *f* натуропатия *f*, учение *n* о природных лечебных факторах
Biometeorologie *f* биометеорология *f*
Biomikroskopie *f* биомикроскопия *f*
Biomorphose *f* биоморфоз *m*
Bionik *f* бионика *f*
biophysikalisch биофизический
Biopotential *n* биопотенциал *m*
Biopräparat *n* биопрепарат *m*
Biopsie *f* биопсия *f*
~, **gezielte** прицельная биопсия *f*
~, **offene** открытая биопсия *f*
~, **perkutane** чрескожная биопсия *f*
~, **schnelle** срочная биопсия *f*
Biopsieentnahme *f* биопсия *f*, забор *m* биоптата
Biopsiematerial *n* биопсийный материал *m*; биоптат *m*
Biopsieprobe *f* биоптат *m*
Biorheuse *f* процесс *m* старения
Biorhythmus *m* биоритм *m*, биологический ритм *m*
Biosphäre *f* биосфера *f*
Biostimulator *m* биогенный стимулятор *m*
Bioströme *m pl* биотоки *m pl*
Biosynthese *f* биосинтез *m*
Biotelemetrie *f* биотелеметрия *f*
Biotin *n* биотин *m*, витамин *m* H
Biotransformation *f* биологическая трансформация *f*
Biotropismus *m* **1.** тропизм *m (вирусов)* к живым клеткам **2.** активизация *f* латентных возбудителей
Biotyp *m* биотип *m*
Biozönose *f* биоценоз *m*
Bipara *f* женщина *f*, родившая двойню
Biphakie *f* врождённое расщепление *n* хрусталиков
Bipolarenkern *m* внутренний зернистый слой *m* сетчатки
Bisexualität *f* бисексуализм *m*
Biskrabeule *f* «бутон *m* Бискры», кожный лейшманиоз *m*
Bismarckbraun *n* везувин *m (микробиологический краситель)*
Bismutum *n* висмут *m*, Bi
Biß *m* **1.** укус *m* **2.** прикус *m*
~, **beständiger** постоянный прикус *m*
~, **biprognathischer** бипрогнатический прикус *m*
~, **echter offener** открытый истинный прикус *m*
~, **horizontal offener** открытый по горизонтали прикус *m*
~, **offener** открытый прикус *m*
~, **orthogener** ортогенический прикус *m*
~, **pathologischer** патологический прикус *m*
~, **rachitisch offener** открытый «рахитический» прикус *m*
~, **schiefer** косой прикус *m*
~, **tiefer** глубокий прикус *m*
Bißanomalie *f* аномалия *f* прикуса
Bißbereich *m* область *f* укуса
Bißbeziehung *f* соотношение *n* челюстей
Bißebene *f* плоскость *f* прикуса
Bißerhöhung *f*, **Bißhebung** *f* повышение *n* прикуса
Bißhöhe *f* высота *f* прикуса
Bißlage *f s.* **Biß 2.**
Bißsenkung *f* снижение *n* прикуса
Bißstelle *f* место *n* укуса
Bißverletzung *f* повреждение *n* от укуса
Bißverschiebung *f* смещение *n* прикуса
Bißwunde *f* укушенная рана *f*
Bittermittel *n*, **Bitterstoff** *m* горечь *f*
Bittertropfen *m pl* горькая настойка *f*, горькие капли *f pl*
Bitterwasser *n* горькая минеральная вода *f*
Biuretreaktion *f* биуретовая реакция *f*
Bivalentchromosomen *n pl* бивалентные хромосомы *f pl*
Bivalente *n pl* биваленты *m pl*
~, **indirekte** непрямые биваленты *m pl*
~, **ungleiche** неравные биваленты *m pl*
Bizeps *m* двуглавая мышца *f (плеча или бедра)*
Bizepsreflex *m* рефлекс *m* с двуглавой мышцы
Bizepssehne *f* сухожилие *n* двуглавой мышцы *(плеча или бедра)*
Bjerrum-Tafel *f* кампиметр *m*
Blackfan-Diamond-Anämie *f* врождённая гипопластическая анемия *f* Даймонда — Блекфена
Blähsucht *f* склонность *f* к метеоризму
Blähung *f* метеоризм *m*, вздутие *n*
bland(e) щадящий, нераздражающий *(о диете, медикаменте)*
Bland-White-Garland-Syndrom *n* синдром *m* Бланда — Уайта — Гарленда, отхождение *n* левой венечной артерии от *Truncus pulmonalis*
Bläschen *n* **1.** везикула *f*, пузырёк *m* **2.** альвеола *f*
~, **synaptisches** синаптический пузырёк *m*
Bläschenatmen *n* везикулярное дыхание *n*
Bläschendrüse *f* семенной пузырёк *m*

Bläschenflechte *f* ге́рпес *m*, пузырько́вый лиша́й *m*
bläschenförmig пузырькови́дный
Bläschenrotlauf *m* буллёзная ро́жа *f*
Blase *f* пузы́рь *m*
Blasebalg *m* воздуходу́вка *f*
Blasenadenom *n* внутрипузы́рная адено́ма *f* предста́тельной железы́
Blasenatonie *f* атони́я *f* мочево́го пузыря́
Blasenausschlag *m* буллёзная сыпь *f*
Blasenausspülung *f* промыва́ние *n* мочево́го пузыря́
Blasenberstung *f* разры́в *m* пузыря́
Blasenbildung *f* образова́ние *n* пузыре́й
Blasenbilharziose *f* шистозомиа́з *m* мочево́го пузыря́
Blasenblutung *f* гематури́я *f* пузы́рного происхожде́ния
Blasenbruch *m* гры́жа *f* мочево́го пузыря́
Blasendarmfistel *f* пузы́рно-кише́чный свищ *m*
Blasendivertikel *n* диверти́кул *m* мочево́го пузыря́
Blasendreieck *n* треуго́льник *m* мочево́го пузыря́
Blasendruckmessung *f* измере́ние *n* давле́ния в мочево́м пузыре́
Blasendurchbohrung *f* прободе́ние *n* мочево́го пузыря́
Blasenektopie *f* эктопи́я *f* мочево́го пузыря́
Blasenemphysem *n* буллёзная эмфизе́ма *f* лёгких
Blasenentleerung *f* опорожне́ние *n* мочево́го пузыря́
Blasenentzündung *f* цисти́т *m*
Blasenerweiterung *f* расшире́ние *n* мочево́го пузыря́
Blasenfieber *n* уросе́псис *m*
Blasenfistel *f* фи́стула *f* мочево́го пузыря́
Blasenfixation *f* цистопекси́я *f*, фикса́ция *f* мочево́го пузыря́
Blasenfüllung *f* наполне́ние *n* пузыря́ *(мочевого, жёлчного)*
Blasengalle *f* пузы́рная жёлчь *f*, по́рция *f* С жёлчи
Blasengrieß *m* песо́к *m* в пузыре́
Blasenhals *m* ше́йка *f* мочево́го пузыря́
Blasenhalsentzündung *f* ше́ечный цисти́т *m*
Blasenkarzinom *n* рак *m* мочево́го пузыря́
Blasenkatarrh *m* катара́льный цисти́т *m*
Blasenkörper *m* те́ло *n* мочево́го пузыря́
Blasenkrebs *m* рак *m* мочево́го пузыря́
Blasenkropf *m* гиперплази́я *f* предста́тельной железы́
Blasenlähmung *f* парали́ч *m* мочево́го пузыря́
Blasenmanometrie *f* измере́ние *n* давле́ния в мочево́м пузыре́
Blasenmole *f* пузы́рный зано́с *m*
Blasenmund *m* вну́треннее отве́рстие *n* уре́тры
Blasenpapillom *n* папилло́ма *f* мочево́го пузыря́
Blasenreizung *f* раздраже́ние *n* мочево́го пузыря́
Blasenriß *m* разры́в *m* мочево́го пузыря́
Blasenrose *f* буллёзная ро́жа *f*
Blasenscheidenfistel *f* пузы́рно-влага́лищный свищ *m*
Blasenschließmuskel *m* сфи́нктер *m* мочево́го пузыря́
Blasenschnitt *m* цистотоми́я *f*
Blasenschwäche *f* атони́я *f* мочево́го пузыря́
Blasensphinkter *m* сфи́нктер *m* мочево́го пузыря́
Blasensprengung *f* иску́сственный разры́в *m* пло́дного пузыря́
Blasensprung *m* разры́в *m (естественный самопроизвольный)* пло́дного пузыря́
~, **frühzeitiger** ра́нний разры́в *m* пло́дного пузыря́
~, **rechtzeitiger** своевре́менный разры́в *m* пло́дного пузыря́
~, **verspäteter** запозда́лый разры́в *m* пло́дного пузыря́
~, **vorzeitiger** преждевре́менный разры́в *m* пло́дного пузыря́
Blasenspülung *f* промыва́ние *n* мочево́го пузыря́
Blasenstein *m* ка́мень *m* мочево́го пузыря́
Blasensteinentfernung *f* удале́ние *n* ка́мня мочево́го пузыря́
Blasensteinschnitt *m* литотоми́я *f*, камнесече́ние *n*
Blasensteinzermalmung *f* литотрипси́я *f*, камнедробле́ние *n*
Blasenstottern *n* преры́вистое мочеиспуска́ние *n*
Blasensucht *f* **der Neugeborenen** пузырча́тка *f* новорождённых
Blasentumor *m* о́пухоль *f* мочево́го пузыря́
Blasenumstülpung *f* вы́ворот *m* пузыря́
Blasenwurm *m* эхиноко́кк *m*
blasig буллёзный, пузы́рчатый
Blässe *f* бле́дность *f*
~, **periorale** бле́дность *f* ко́жи вокру́г рта *(при скарлатине)*
~, **wachsartige** воскова́я бле́дность *f*
Blastenkrise *f* бла́стный криз *m*
Blastogenese *f* онкогене́з *m*
Blastom *n* бласто́ма *f*, о́пухоль *f*
Blastomykose *f* бластомико́з *m*
~, **europäische** европе́йский бластомико́з *m*, криптококко́з *m*, боле́знь *f* Бу́ссе — Бу́шке, торулёз *m*
~, **nordamerikanische** североамерика́нский бластомико́з *m*, боле́знь *f* Ги́лкриста
~, **südamerikanische** южноамерика́нский бластомико́з *m*
Blastomyzeten *m pl* бластомице́ты *m pl*
Blastzelle *f* бла́стная кле́тка *f*
Blatt *n* **1.** лист *m*, листо́к *m* **2.** плёнка *f (рентгеновская)*
~, **äußeres** нару́жный листо́к *m*
~, **inneres** вну́тренний листо́к *m*
~, **oberflächliches** пове́рхностный листо́к *m*
~, **parietales** париета́льный [присте́ночный] листо́к *m*
~, **viszerales** висцера́льный [вну́тренний] листо́к *m*
Blättchentest *m* про́ба *f* с ди́сками *(определение*

чувствительности микроорганизмов к антибиотику)
Blatter *f* оспенная пу́стула *f*
Blattern *pl* о́спа *f*
~, **konfluierende** сливна́я о́спа *f*
~, **schwarze** чёрная [геморраги́ческая] о́спа *f*
~, **spitze** ве́тряная о́спа *f*
Blatternarbe *f* о́спенный рубе́ц *m*
blatternarbig рябо́й
Blatternpurpura *f* о́спенная пу́рпура *f*, кра́сная о́спа *f*
Blatternvirus *n* ви́рус *m* о́спы
Blattgoldfüllung *f* пломбирова́ние *n* зу́ба золото́й вкла́дкой
Blattpapille *f* листови́дный сосо́чек *m* *(на языке)*
Blattsäure *f* фо́лиевая кислота́ *f*
Blauausscheidung *f* выделе́ние *n* си́ньки *(при хромоцистоскопии)*
Blaugelbblindheit *f* слепота́ *f* на си́ний и жёлтый цвета́
Blauprobe *f* про́ба *f* с си́нькой *(при хромоцистоскопии)*
Blausucht *f* циано́з *m*, синю́ха *f*
Bleckzahn *m* клык *m*
Blegvad-Haxthausen-Syndrom *n* синдро́м *m* Бле́гвада — Ха́кстхаусена *(сочетание синдрома голубых склер с рядом других аномалий)*
Bleiamaurose *f* слепота́ *f* при отравле́нии свинцо́м
Bleianämie *f* свинцо́вая анеми́я *f*
Bleiarthralgie *f* свинцо́вая артралги́я *f*
Bleibasedow *m* свинцо́вый базедови́зм *m*
Bleiche *f* бле́дность *f*
Bleichsucht *f* хлоро́з *m*
Bleigehirnleiden *n* свинцо́вая энцефалопати́я *f*
Bleigicht *f* свинцо́вая пода́гра *f*
Bleikolik *f* свинцо́вая ко́лика *f*
Bleipolyglobulie *f* свинцо́вая полиглобули́я *f*
Bleisaum *m* свинцо́вая каймá *f*
Bleistiftkot *m* сту́л *m* в фо́рме «карандаша́»
Blendfilarie *f* глазна́я филя́рия *f*
Blendschutzbrille *f*, **gelbe** жёлтые защи́тные очки́ *pl*
Blendung *f* **1.** ослепле́ние *n* **2.** бле́скость *f*
Blendungserscheinung *f* явле́ние *n* ослепле́ния, ослепле́ние
Blendungsschmerz *m* боль *f* при ре́зком суже́нии зрачка́
Blennorrhagie *f* бленнорраги́я *f*
Blennorrhoe *f* бленноре́йное [гоноре́йное] воспале́ние *n* конъюнкти́вы
Blepharitis *f* блефари́т *m*
~ **angularis** ангуля́рный блефари́т *m*
~ **squamosa** чешу́йчатый блефари́т *m*
~ **ulcerosa** я́звенный блефари́т *m*
Blepharoadenitis *f* блефароадени́т *m*
Blepharoconjunctivitis *f* **herpetica** герпети́ческий блефароконъюнктиви́т *m*
Blepharoklonus *m* клони́ческий блефароспа́зм *m*
Blepharophimose *f* блефарофимо́з *m*
Blepharoplastik *f* блефаропла́стика *f*
Blepharorrhaphie *f* блефарорафи́я *f*, тарзорафи́я *f*
Blepharospasmus *m* блефароспа́зм *m*
~, **essentieller** эссенциа́льный блефароспа́зм *m*
~, **funktioneller** функциона́льный блефароспа́зм *m*
~, **habitueller** привы́чный блефароспа́зм *m*
~, **reflektorischer** рефлекто́рный блефароспа́зм *m*
~, **seniler** сени́льный блефароспа́зм *m*
~, **tonischer** тони́ческий блефароспа́зм *m*
Blessur *f* ране́ние *n*
Blick *m* взор *m*, взгляд *m*
~ **geradeaus** взгляд *m* пря́мо пе́ред собо́й
Blickabweichung *f* отклоне́ние *n* взо́ра
Blickbewegung *f* движе́ние *n* взо́ра
~, **disjugierte** движе́ние *n* взо́ра при расхожде́нии зри́тельных осе́й
~, **horizontale** горизонта́льное движе́ние *n* взо́ра
~, **konjugierte** движе́ние *n* взо́ра при схожде́нии зри́тельных осе́й
~, **vertikale** вертика́льное движе́ние *n* взо́ра
Blickfeld *n* по́ле *n* взо́ра
Blickkrampf *m* спазм *m* взо́ра
Blicklähmung *f* парали́ч *m* взо́ра
Blicklinie *f* ли́ния *f* взо́ра
Blicknystagmus *m* ниста́гм *m* при измене́нии направле́ния взо́ра
Blickparese *f* паре́з *m* взо́ра
~, **horizontale** горизонта́льный паре́з *m* взо́ра
~, **vertikale** вертика́льный паре́з *m* взо́ра
Blickrichtung *f* направле́ние *n* взгля́да
Blickrichtungsnystagmus *m* ниста́гм *m* взо́ра
~, **regelloser** фиксацио́нный ниста́гм *m* при лю́бых направле́ниях взгля́да
~, **regelmäßiger** фиксацио́нный ниста́гм *m*, отсу́тствующий при взгля́де пря́мо
Blicktonus *m* то́нус *m* взо́ра
Blickweite *f* да́льность *f* взгля́да
Blickwendung *f* отведе́ние *n* взо́ра
Blickwinkel *m* **1.** у́гол *m* зре́ния; у́гол *m* обзо́ра **2.** у́гол *m* поворо́та *(при переводе взора с одного предмета на другой)*
Blinddarm *m* слепа́я кишка́ *f*
Blinddarmerweiterung *f* тифлэктази́я *f*
Blinddarmkot *m* цека́льный кал *m*
Blinddarmkrampf *m* тифлоспа́зм *m*
Blinde *m* слепо́й
Blindenanstalt *f* прию́т *m* для слепы́х
Blindengeldstufe *f* разме́р *m* де́нежного посо́бия для незря́чих
Blindenheim *n* прию́т *m* для слепы́х
Blindenhilfsmittel *n* вспомога́тельное сре́дство *n* для слепы́х *(техническое)*
Blindenhund *m* соба́ка-проводни́к *f* для слепы́х
Blindenschrift *f* *s.* **Braille-Schrift**
Blindfleck *m* слепо́е пятно́ *n*
Blindgeborene *m* слепорождённый *m*
Blindheit *f* слепота́ *f*
~, **hysterische** истери́ческий амавро́з *m*
~, **psychische** психи́ческая слепота́ *f*
~, **psychogene** психоге́нная слепота́ *f*
Blindpassagen *f pl* слепы́е пасса́жи *m pl* *(микроорганизмов)*

Blindpunkt *m* слепо́е пятно́ *n*
Blindverschluß *m* закры́тие *n (раны)* на́глухо
Blindversuch *m* слепо́й о́пыт *m (напр. при апробации медикаментов)*
Blink *m* светова́я сигнализа́ция *f*
Blinklicht *n* мига́ющий [мерца́ющий] свет *m*
Blinzelkrampf *m* су́дорожное мига́ние *n*
Blinzeln *n* морга́ние *n*, мига́ние *n*
Blinzelreflex *m* корнеа́льный [рогови́чный] рефле́кс *m*
blitzartig молниено́сный *(о течении болезни)*
Blitzfigur *f* «фигу́ра *f* мо́лнии», рису́нок *m* ожо́га ко́жи мо́лнией
Blitzguß *m* облива́ние *n* из шла́нга под повы́шенным давле́нием
Blitzgußmassage *f* масса́ж *m* струёй из шла́нга под повы́шенным давле́нием
Blitzkrämpfe *m pl* молниено́сно возника́ющие су́дороги *f pl (у детей)*
Blitzröhre *f* ла́мпа-вспы́шка *f*
Blitzschlag *m* **1.** уда́р *m* мо́лнии **2.** пораже́ние *n* мо́лнией
Blitzsehen *n* фотопси́я *f*
Blitzstar *m* электри́ческая катара́кта *f*
Block *m* **1.** блока́да *f (напр. сердца)* **2.** блок *m*
~, **alternierender** альтерни́рующая блока́да *f*
~, **atrioventrikulärer** атриовентрикуля́рная блока́да *f*
~, **bifaszikulärer** бифасцикуля́рная блока́да *f*
~, **faszikulärer** фасцикуля́рный блок *m*
~, **myoneuraler** мионевра́льная блока́да *f*
~, **totaler** по́лный [попере́чный] блок *m*
~, **unifaszikulärer** монофасцикуля́рная блока́да *f*
Blockbewegung *f* бло́чное перемеще́ние *n (зубов)*
Blocker *m* блока́тор *m*; ингиби́тор *m*
Blockierung *f*, **genetische** генети́ческое блоки́рование *n*
blocking-test *engl.* тест *m* блоки́рования *(агглютинации эритроцитов)*
Blödsinn *m* слабоу́мие *n*
bloßlegen обнажа́ть, раскрыва́ть
blue babies *engl.* де́ти *pl* с ре́зким циано́зом вследствие врождённого поро́ка се́рдца
Blumberg-Zeichen *n* симпто́м *m* Блю́мберга *(при аппендиците)*
Blumenkohlgewächs *n* разраста́ние *n* в фо́рме «цветно́й капу́сты»
Blumenstauballergie *f* поллино́з *m*, пыльцо́вая аллерги́я *f*
Blut *n* кровь *f*
~, **abfließendes** оттека́ющая *(от органа)* кровь *f*
~, **arterielles** артериа́льная кровь *f*
~, **defibriniertes** дефибрини́рованная кровь *f*
~, **durchfließendes** протека́ющая *(напр. через поперечное сечение сосуда)* кровь *f*
~, **einfließendes** притека́ющая кровь *f*
~, **gruppenfremdes** иногру́ппная кровь *f*
~, **gruppengleiches** одногру́ппная кровь *f*
~, **hämolysiertes** гемолизи́рованная [«ла́ковая»] кровь *f*
~, **kapillares** капилля́рная кровь *f*
~, **okkultes** скры́тая кровь *f*
~, **rhesusnegatives** ре́зус-отрица́тельная кровь *f*
~, **strömendes** циркули́рующая кровь *f*
~, **venöses** вено́зная кровь *f*
~, **zufließendes** притека́ющая *(к органу)* кровь *f*
Blutabflußhindernis *n* препя́тствие *n* отто́ку кро́ви
Blutabflußstauung *f* застой *m* кро́ви всле́дствие наруше́ния отто́ка
Blutabszeß *m* нагнои́вшаяся гемато́ма *f*
Blutader *f* ве́на *f (s. a.* **Vene***)*
Blutaderausdehnung *f* расшире́ние *n* вен
Blutaderblutung *f* вено́зное кровотече́ние *n*
Blutaderentzündung *f* флеби́т *m*, воспале́ние *n* ве́ны
Blutadererweiterung *f* расшире́ние *n* вен
Blutaderknoten *m* варико́зный у́зел *m*
Blutaderschnitt *m* веносе́кция *f*
Blutaderunterbindung *f* перевя́зка *f* ве́ны
Blutaderverstopfung *f* заку́порка *f* ве́ны
Blut-Agar *m* кровяно́й ага́р *m*
Blutalkaliagar *m* щёлочно-кровяно́й ага́р *m*
Blutalkalose *f* алкало́з *m* [щёлочность *f*] кро́ви
Blutalkoholbestimmung *f* определе́ние *n* содержа́ния алкого́ля в крови́
Blutalkoholgehalt *m* концентра́ция *f* алкого́ля в крови́
Blutansammlung *f* скопле́ние *n* кро́ви
Blutanschoppung *f* **1.** скопле́ние *n* кро́ви; гипереми́я *f* **2.** обогаще́ние *n* кро́вью
Blutarmut *f* анеми́я *f*; ишеми́я *f*
Blutaspiration *f* аспира́ция *f* кро́ви
Blutauflösung *f* гемо́лиз *m*
Blutauge *n* гемофта́льм *m*, кровоизлия́ние *n* в глаз
Blutausfluß *m* истече́ние *n* кро́ви
Blutausstrich *m* мазо́к *m* кро́ви
Blutausstrichfixation *f* фикса́ция *f* мазко́в кро́ви
Blutaustausch *m*, **Blutaustauschtransfusion** *f* обме́нное перелива́ние *n* кро́ви
Blutaustritt *m* диапеде́зное кровотече́ние *n*
Blutazidose *f* ацидо́з *m* кро́ви
Blutbahn *f* кровяно́е ру́сло *n*
Blutbakterizidie *f* бактерици́дная спосо́бность *f* кро́ви
Blutbank *f* банк *m* кро́ви, храни́лище *n* до́норской кро́ви
Blutbefund *m* результа́т *m* иссле́дования кро́ви
Blutbeimengung *f*, **Blutbeimischung** *f* при́месь *f* кро́ви
Blutbestandteil *m* составна́я часть *f* кро́ви
Blutbeule *f* гемато́ма *f*
Blutbild *n* карти́на *f* кро́ви
~, **pseudoregeneratives** псевдорегенерати́вная карти́на *f* кро́ви, пе́льгеровская анома́лия *f* лейкоци́тов
Blutbildung *f* гемопоэ́з *m*, кроветворе́ние *n*
~, **extramedulläre** внекостномозгово́е кроветворе́ние *n*
~, **megaloblastische** мегалобласти́ческое кроветворе́ние *n*, эмбриона́льный тип *m* кроветворе́ния
Blutbildungsherd *m*, **extramedullärer** оча́г *m* внекостномозгово́го кроветворе́ния

Blutbildungsstätte *f* мéсто *n* кроветворéния; кроветвóрный очáг *m*; кроветвóрный óрган *m*
Blutbildzähler *m* счётчик *m* кровяны́х клéток
Blutblase *f* геморраги́ческий пузы́рь *m*
Blutbrechen *n* гематемéзис *m*, кровáвая рвóта *f*
Blutclearance *f* кли́ренс *m*, коэффициéнт *m* очищéния крóви
Blutdauertropfinfusion *f* кáпельное переливáние *n* крóви
Blutdepot *n* депó *n* крóви
Blutderivat *n* препарáт *m* крóви
Blutdialyse *f* гемодиáлиз *m*
Blutdruck *m* кровянóе давлéние *n*
~, **additiver** добáвочное [дополни́тельное] кровянóе давлéние *n*
~, **arterieller** артериáльное кровянóе давлéние *n*
~, **basaler** базáльное кровянóе давлéние *n*
~, **diastolischer** диастоли́ческое [минимáльное] кровянóе давлéние *n*
~, **maximaler** максимáльное [систоли́ческое] кровянóе давлéние *n*
~, **minimaler** *s.* **Blutdruck, diastolischer**
~, **mittlerer** срéднее артериáльное давлéние *n*
~, **systolischer** *s.* **Blutdruck, maximaler**
Blutdruckabfall *m* падéние *n* артериáльного давлéния
Blutdruckamplitude *f* амплиту́да *f* кровянóго давлéния
Blutdruckanstieg *m* повышéние *n* кровянóго давлéния
Blutdruckkrise *f* гипертони́ческий криз *m*
Blutdruckmessung *f* измерéние *n* кровянóго давлéния
~, **halbautomatische** полуавтомати́ческое измерéние *n* кровянóго давлéния
~, **unblutige** бескрóвное измерéние *n* кровянóго давлéния
Blutdruckmonitor *m* монитóр *m* кровянóго давлéния
Blutdrucknormalwerte *m pl* нормáльные показáтели *m pl* кровянóго давлéния
Blutdruckregulation *f* регуля́ция *f* кровянóго давлéния
Blutdrucksenkung *f* снижéние *n* кровянóго давлéния
~, **gesteuerte** регули́руемое снижéние *n* кровянóго давлéния
~, **kontrollierte** контроли́руемая [управля́емая] гипотони́я *f*
Blutdrucksteigerung *f* повышéние *n* кровянóго давлéния
Blutdrucküberwachung *f* монитóринг *m* кровянóго давлéния
Blutdruckzügler *m* барорецéптор *m*, снижáющий артериáльное давлéние
Blutdrüse *f* железá *f* вну́тренней секрéции, эндокри́нная железá *f*
Blutdurchflußmessung *f* измерéние *n* кровотóка, флуометри́я *f*
Blüte *f* сыпь *f*
Blutegel *m* (медици́нская) пия́вка *f*, *Hirudo medicinalis*
Blutegelbehandlung *f* лечéние *n* пия́вками
Bluteindickung *f* сгущéние *n* крóви
Bluteiweißstoff *m* белóк *m* крóви
Blutelemente *n pl*, **korpuskuläre** клéтки *f pl* крóви, клéточные составны́е чáсти *f pl* крóви
Blutempfänger *m* реципиéнт *m* крóви
bluten кровоточи́ть
Blutentnahme *f* взя́тие *n* крóви *(для анализа)*
Blutentschlackung *f* гемодиáлиз *m*
Blutenzyme *n pl* энзи́мы *m pl* [фермéнты *m pl*] крóви
Bluterguß *m* кровоизлия́ние *n*; гематóма *f*
~, **pleuraler** гематотóракс *m*, кровоизлия́ние *n* в плеврáльную пóлость
~, **subarachnoidaler** субарахноидáльное кровоизлия́ние *n*
Bluterkrankheit *f* гемофили́я *f*
Blutersatz *m* кровезамещéние *n*
Blutersatzflüssigkeit *f* кровезамещáющая жи́дкость *f*
Blutersatzlösung *f* кровезамещáющий раствóр *m*
Blutersatzmittel *n* кровезамещáющее срéдство *n*
Blutexchange *f* обмéнное переливáние *n* крóви
Blutexpander *m* кровезамени́тель *m*
Blutfadenwurm *m* нитчáтка *f* Бáнкрофта, микрофиля́рия *f* крóви, *Wuchereria bancrofti*
Blutfarbstoff *m* гемоглоби́н *m*, крáсящее веществó *n* крóви
Blutfärbung *f* окрáска *f* (мазкá) крóви
~ **der Cornea** инфильтрáция *f* рогови́цы крóвью вну́тренней повéрхности
Blutfermente *n pl s.* **Blutenzyme**
Blutfixierung *f* фиксáция *f* мазкá крóви
Blutfleckenkrankheit *f* пу́рпура *f*
Blutflußgeschwindigkeit *f* скóрость *f* кровотóка
Blutflüssigkeit *f* плáзма *f* крóви
Blutflüssigkeitersatz *m* замещéние *n* объёма плáзмы крóви
Blutflußmessung *f* гемодромометри́я *f*
Blutforschung *f* гематолóгия *f*
Blutfraktion *f*, **heparinpräzipitierbare** гепариносаждáемая фрáкция *f* крóви
Blutfülle *f* кровенаполнéние *n*; гипереми́я *f*, полнокрóвие *n*
~, **venöse** венóзная [пасси́вная] гипереми́я *f*
Blutfüllung *f* кровенаполнéние *n*
Blutgefäß *n* кровенóсный сосу́д *m*
Blutgefäßerweiterung *f* расширéние *n* кровенóсного сосу́да
Blutgefäßgeschwulst *f* óпухоль *f* кровенóсных сосу́дов; гемангиóма *f*
Blutgefäßklemme *f* кровоостанáвливающий зажи́м *m*
Blutgefäßläsion *f* повреждéние *n* кровенóсного сосу́да
Blutgefäßmal *n* ангиóма *f*, сосу́дистое роди́мое пятнó *n*
Blutgefäßreflex *m* сосу́дистый рефлéкс *m*
Blutgefäßsystem *n* систéма *f* кровенóсных сосу́дов
Blutgefäßverschluß *m*, **Blutgefäßverstopfung** *f* заку́порка *f* [закры́тие *n* просвéта] кровенóсного сосу́да

Blutgefäßzerreißung *f* разры́в *m* кровено́сного сосу́да
Blutgehalt *m* **1.** содержа́ние *n* кро́ви **2.** содержа́ние *n* *(напр. сахара)* в крови́
Blutgerinnsel *n* сгу́сток *m* [свёрток *m*] кро́ви
Blutgerinnselauflösung *f* тромбо́лиз *m*
Blutgerinnselelastizität *f* эласти́чность *f* кровяно́го сгу́стка
Blutgerinnselretraktion *f* ретра́кция *f* кровяно́го сгу́стка
Blutgerinnung *f* свёртывание *n* кро́ви
~, extravasale внесосу́дистое [экстраваза́льное] свёртывание *n* кро́ви
~, intravasale внутрисосу́дистое свёртывание *n* кро́ви
Blutgerinnungszeit *f* вре́мя *n* свёртывания кро́ви
Blutgeschwulst *f* гемато́ма *f*
Blutgeschwür *n* фуру́нкул *m*
Blutgewebsschranke *f* чи́сто гемати́ческий барье́р *m*
Blutgift *n* яд *m*, де́йствующий на кровь, кровяно́й яд *m*
Blutgruppe *f* гру́ппа *f* кро́ви
Blutgruppenbestimmung *f* определе́ние *n* групп кро́ви
Blutgruppeneigenschaften *f pl* группові́е свойства *n pl* кро́ви
Blutgruppenkompatibilität *f* группова́я совмести́мость *f* кро́ви
Blutgruppenkreuzversuch *m* перекрёстная про́ба *f* на совмести́мость кро́ви
Blutgruppen-Rhesus-System *n* систе́ма *f* групп кро́ви по ре́зус-фа́ктору
Blutgruppentestserum *n* сы́воротка *f* для определе́ния групп кро́ви
Blutgruppenvererbung *f* насле́дование *n* гру́ппы кро́ви
Blutgruppenverträglichkeitsuntersuchung *f* иссле́дование *n* совмести́мости групп кро́ви
Blutharn *m* крова́вая моча́ *f*
Blutharnsäurewert *m* содержа́ние *n* мочево́й кислоты́ в крови́
Bluthirnschranke *f* гематоэнцефали́ческий барье́р *m*
Bluthochdruck *m* повы́шенное кровяно́е давле́ние *n*, артериа́льная гиперто́ния *f*
Bluthusten *m* кровоха́рканье *n*
Blutinkompatibilität *f* несовмести́мость *f* кро́ви
Blutkammerwasserschranke *f* гематоофтальми́ческий барье́р *m*
Blutkapillare *f* кровено́сный капилля́р *m*
Blutkoagulation *f* свёртывание *n* кро́ви
Blutkoagulum *n s.* **Blutgerinnsel**
Blutkonserve *f* консерви́рованная кровь *f*
Blutkörperchen *n pl* кровяны́е клётки *f pl*, фо́рменные элеме́нты *m pl* кро́ви
~, rote эритроци́ты *m pl*
~, weiße лейкоци́ты *m pl*
Blutkörperchenlebensdauer *f* дли́тельность *f* жи́зни клёток кро́ви
Blutkörperchensenkungsgeschwindigkeit *f* ско́рость *f* оседа́ния эритроци́тов, СОЭ *f*
Blutkrankheit *f* боле́знь *f* систе́мы кро́ви, гематологи́ческое заболева́ние *n*
Blutkreislauf *m* кровообраще́ние *n*
Blutkruste *f* струп *m*, кровяна́я ко́рка *f*
Blutkuchen *m* большо́й кровяно́й сгу́сток *m* *(используемый как питательная среда в бактериологии)*
Blutkultur *f* культу́ра *f* микроорганизма, вы́деленная из кро́ви
Blutlagerung *f* хране́ние *n* кро́ви
Blutlassen *n* кровопуска́ние *n*
Blutleere *f* анеми́я *f*
Blutleerschlauch *m* кровоостана́вливающий жгут *m*
Blutleiden *n s.* **Blutkrankheit**
Blutleiter *m* вено́зный си́нус *m* твёрдой мозгово́й оболо́чки
Blutliquorschranke *f* гематоэнцефали́ческий барье́р *m*
Blutmal *n* **1.** роди́мое пятно́ *n* **2.** кровоподтёк *m*
Blutmauserung *f* есте́ственное обновле́ние *n* кро́ви
Blutmenge *f*, **zirkulierende** ма́сса *f* циркули́рующей кро́ви
Blutmengenbestimmung *f* определе́ние *n* ма́ссы кро́ви
Blutminutenvolumen *n* мину́тный объём *m* кро́ви
Blutmole *f* кровяно́й зано́с *m*
Blutnachweis *m* обнаруже́ние *n* кро́ви
Blutparasit *m* парази́т *m* кро́ви
Blutpfropf *m* тромб *m*
Blutpfropfembolie *f* тромбоэмболи́я *f*
Blutplasma *n* пла́зма *f* кро́ви
Blutplasmadiapedese *f* диапеде́з *m* пла́змы кро́ви
Blutplättchen *n* тромбоци́т *m*
Blutplättchendystrophie *f* тромбастени́я *f*, дистрофи́я *f* тромбоци́тов
Blutplättchenmangel *m* тромбоцитопени́я *f*
Blutplättchenproduktion *f* тромбоцитопоэ́з *m*
Blutpräparat *n*, **natives** нати́вный препара́т *m* кро́ви
Blutprobe *f* кровь *f*, взя́тая для иссле́дования
«Blutpunkt» *m* микроаневри́зма *f* сетча́тки
Blutregeneration *f* регенера́ция *f* кро́ви
Blutreinigungsverfahren *n* ме́тод *m* очище́ния кро́ви *(напр. гемосорбция)*
Blutretinaschranke *f* гематоофтальми́ческий барье́р *m*
Blutriesenzelle *f* мегакариоци́т *m*
Blutrückfluß *m*, **Blutrückstrom** *m* обра́тный ток *m* [регургита́ция *f*] кро́ви
Blutsack *m*, **präretinaler** претина́льное кровоизлия́ние *n*
Blutsauerstoffgehalt *m* содержа́ние *n* кислоро́да в крови́
Blutsäule *f* сто́лбик *m* кро́ви в арте́риях сетча́тки
Blutschande *f* инце́ст *m*
Blutschatten *m pl* «те́ни» *f pl* эритроци́тов
Blutschicht *f* слой *m* кро́ви
Blutschmarotzer *m* кровяно́й парази́т *m*
Blutschwäre *f* фуру́нкул *m*

Blutsenkung *f* 1. оседáние *n* эритроци́тов 2. гипостáз *m*
Blutsenkungsgeschwindigkeit *f* скóрость *f* оседáния эритроци́тов
Blutserum *n* сы́воротка *f* крóви
Blutserumkultur *f* сы́вороточная культýра *f*
Blutspeicher *m* депó *n* крóви
Blutspender *m* дóнор *m* крóви
Blutspendezentrale *f* дóнорский пункт
Blutspiegel *m* ýровень *m* *(чего-л.)* в крови́
~, **gleichbleibender** постоя́нный ýровень *f* в крови́
Blutspucken *n* кровохáрканье *n*
Blutspuren *f pl* следы́ *m pl* крóви
Blutstammzellen *f pl* стволовы́е клéтки *f pl* крóви
Blutstäubchen *n pl* гематокóнии *f pl*
Blutstauung *f* гемостáз *m*, застóй *m* крóви
Blutstillstand *m* остановка *f* кровотóка
Blutstillung *f* остановка *f* кровотечéния
~, **endgültige** окончáтельная остановка *f* кровотечéния
~, **temporäre** врéменная остановка *f* кровотечéния
~, **vorläufige** предвари́тельная остановка *f* кровотечéния
Blutstillungsligatur *f* гемостати́ческая лигатýра *f*
Blutstillungsmittel *n* гемостати́ческое срéдство *n*
Blutstippchen *n* петéхия *f*, петехиáльное [тóчечное] кровоизлия́ние *n*
Blutstockung *f* стаз *m* крóви
Blutstrahl *m* струя́ *f* крóви
Blutstriemen *m* кровáвый рубéц *m*, кровоподтёк *m* *(от удара)*
Blutstrom *m*, **Blutströmung** *f* кровотóк *m*
Blutstuhl *m* стул *m* с крóвью
Blutsturz *m* профýзное лёгочное кровотечéние *n*
Blutsverwandtschaft *f* крóвное родствó *n*
Bluttherapie *f* гемотерапи́я *f*
Bluttransfusion *f* переливáние *n* крóви
Bluttransfusionsapparat *m*, **Bluttransfusionsgerät** *n* аппарáт *m* для переливáния крóви
Bluttransfusionsreaktion *f* трансфузиóнная реáкция *f*, реáкция *f* на переливáние крóви
bluttriefend окровáвленный
Blutüberfüllung *f* гиперемúя *f*, полнокрóвие *n*
Blutübergerinnbarkeit *f* повы́шенная свёртываемость *f* крóви
Blutübertragung *f* переливáние *n* крóви
Blutübertragungsgerät *n* аппарáт *m* для переливáния крóви
Blutung *f* кровотечéние *n*, геморраги́я *f*
~, **akute** óстрое кровотечéние *n*
~, **arterielle** артериáльное кровотечéние *n*
~, **äußere** нарýжное кровотечéние *n*
~, **chronische** хрони́ческое кровотечéние *n*
~, **dysfunktionelle** дисфункционáльное кровотечéние *n*
~, **epidurale** эпидурáльное кровоизлия́ние *n*
~, **expulsive** экспульси́вная геморраги́я *f*
~, **flammenzungenartige** кровоизлия́ние *n* в ви́де языкóв плáмени *(в сетчатку)*
~, **flohstichartige** мéлкое кровоизлия́ние *n* *(в сетчатку)*
~ **in den Glaskörperraum** гемофтáльм *m*
~, **innere** внýтреннее кровотечéние *n*
~, **kapillare** капилля́рное кровотечéние *n*
~, **kleinfleckige** *s.* **Blutung, flohstichartige**
~, **menstruelle** менструáльное кровотечéние *n*
~, **okkulte** скры́тое кровотечéние *n*
~, **petechiale** *s.* **Blutstippchen**
~, **präklimakterische** преклимактери́ческое кровотечéние *n*
~, **punktförmige** *s.* **Blutung, flohstichartige**
~, **radiär-streifige tiefrote** симптóм *m* «раздáвленного помидóра»
~, **strichförmige** штрихови́дное кровоизлия́ние *n*
~, **venöse** венóзное кровотечéние *n*
~, **verborgene** скры́тое кровотечéние *n*
Blutungsanämie *f* постгеморраги́ческая анеми́я *f*
blutungsbefördernd уси́ливающий кровотечéние, спосóбствующий кровотечéнию
Blutungsbereitschaft *f s.* **Blutungsneigung**
Blutungsepisode *f* эпизóд *m* кровотечéния
blutungserzeugend вызывáющий кровотечéние
blutungsfrei не кровоточáщий
Blutungsherd *m* очáг *m* [истóчник *m*] кровотечéния
Blutungsneigung *f* геморраги́ческий диатéз *m*, кровоточи́вость *f*
Blutungspuls *m* мáлый чáстый пульс *m* при кровотечéнии
Blutungsquelle *f* истóчник *m* кровотечéния
Blutungsübel *n s.* **Blutungsneigung**
Blutungsursache *f* причи́на *f* кровотечéния
Blutungszeit *f* врéмя *n* кровотечéния
Blutungszeitbestimmung *f* определéние *n* врéмени кровотечéния
Blutunterlaufung *f* кровоподтёк *m*
Blutverdauung *f* перевáривание *n* крóви
Blutverdünnung *f* гидреми́я *f*, гемодилю́ция *f*
Blutverlust *m* кровопотéря *f*
Blutversorgung *f* кровоснабжéние *n*
~, **kollaterale** коллатерáльное кровоснабжéние *n*
Blutverteilung *f* распределéние *n* крóви
Blutviskosität *f* вя́зкость *f* крóви
Blutvolumen *n* объём *m* крóви
~, **ausgeworfenes** удáрный объём *m* крóви
~, **systolisches** систоли́ческий объём *m* крóви
Blutvolumenmangel *m* недостáточность *f* объёма циркули́рующей крóви
Blutwärmebakterien *f pl* мезофи́льные бактéрии *f pl*
Blutwarze *f* ангиокератóма *f*
Blutwassersucht *f* гидреми́я *f*, гемодилю́ция *f*
Blutwechsel *m* обмéнное переливáние *n* крóви
Blutweg *m* гематогéнный путь *m*
Blutzählung *f* подсчёт *m* элемéнтов клéток крóви
Blutzellbildung *f* образовáние *n* крóви
Blutzelle *f* клéтка *f* крóви
Blutzellzähler *m* счётчик *m* клéток крóви
Blutzerfall *m* распáд *m* (клéток) крóви
Blutzucker *m* сáхар *m* крóви

Blutzuckerkurve *f* гликеми́ческая [са́харная] крива́я *f*
Blutzufluß *m* прито́к *m* кро́ви
~, diastolischer диастоли́ческий прито́к *m* кро́ви
Blutzusammensetzung *f* соста́в *m* кро́ви
Blutzustrom *m s.* **Blutzufluß**
Blutzyste *f* кровяна́я киста́ *f*
B-Lymphozyt *m* B-лимфоци́т *m*
Boas-Druckpunkt *m* то́чка *f* Бо́аса *(при язвенной болезни и патологии жёлчного пузыря)*
Boas-Stäbchen *n pl* па́лочки *f pl* Бо́аса — О́пплера, ацидофи́льные лактобакте́рии *f pl*
Bochdalek-Dreieck *n* поясни́чно-рёберный треуго́льник *m* Бохда́лека
Bochdalek-Zyste *f* киста́ *f* Бохда́лека *(врождённая киста у корня языка)*
Bocksprungspuls *m* подска́кивающий пульс *m*, *pulsus saliens, pulsus capricans*
Boden *m* основа́ние *n*; дно *n*, *Fundus*
Bodensatz *m* оса́док *m*
Bodyplethysmographie *f* плетизмографи́я *f* всего́ те́ла
Boerhaave-Syndrom *n* синдро́м *m* Бу́рхаве *(подслизистый разрыв пищевода)*
Bogaert-Hozay-Syndrom *n* синдро́м *m* Ван-Бо́гарта — Озе́ *(наследственное множественное уродство, мезоэктодермальная дисплазия)*
Bogen *n* дуга́ *f*, *Arcus*
~, hysterischer истери́ческая дуга́ *f*
Bogenband *n* дугова́я [дугообра́зная] свя́зка *f*
Bogenbruch *m* перело́м *m* ду́жки *(позвонка)*
Bogenfasern *f pl* дугообра́зные воло́кна *n pl*, *Fibrae arcuatae*
Bogenfuß *m* но́жка *f* дуги́ позвонка́, но́жка *f* позвонко́вой дуги́
Bogengang *m* полукру́жный кана́л *m*
~, häutiger перепо́нчатый полукру́жный кана́л *m*, *Ductus semicircularis*
~, knöcherner ко́стный полукру́жный кана́л *m*
Bogengangfensterung *f* фенестра́ция *f* полукру́жного кана́ла
Bogengangleiste *f* ампуля́рный гребешо́к *m*
«Bogenlinie *f*, **weiße»** пере́дняя часть *f* клоке́това кана́ла
Bogenperimeter *n* пери́метр *m (прибор для определения границ поля зрения)*
Bogenschlagader *f* полукру́жная арте́рия *f*
Bogenschnitt *m* дугообра́зный разре́з *m*
Bohrloch *n* просверлённое отве́рстие *n*
Bohrlochostitis *f* ости́т *m* у ме́ста наложе́ния спи́цы *или* гвоздя́ *(при вытяжении)*
Bolus *m* пилю́ля *f* ве́сом от 0,5 до 3,0 г
Bolustod *m* смерть *f* от шо́ка *или* асфикси́и при попада́нии иноро́дного те́ла в дыха́тельные пути́
Bolzung *f* скрепле́ние *n (отломков кости)* штифта́ми
Bolzungsarthrodese *f* операти́вное созда́ние *n* неподви́жного суста́ва
Bombage *f* бомба́ж *m (консервных банок)*
Bombaybeule *f* ко́жный лейшмание́з *m*, бомбе́йская я́зва *f*
Bombensyphilid *n* сифили́д *m* в ви́де разры́ва бо́мбы
Bordarzt *m* судово́й [корабе́льный] врач *m*
Borderline-Ovarialtumor *m* о́пухоль *f* яи́чника пограни́чного ти́па
Borderline-Tumor *m* пограни́чная о́пухоль *f*, о́пухоль *f* пограни́чного ти́па
Bordetella *f* бордете́лла *f*
~ parapertussis па́лочка *f* паракоклю́ша
~ pertussis па́лочка *f* коклю́ша
Borke *f* ко́рочка *f*, струп *m*
Borkenflechte *f* **1.** ге́рпес *m*, пузырько́вый лиша́й *m* в ста́дии ко́рочек **2.** контагио́зное импети́го *n*
Borkenkrätze *f* норве́жская [ко́рочковая, импетигино́зная] чесо́тка *f*
Borrelia *f* борре́лия *f*
~ recurrentis возбуди́тель *m* возвра́тного ти́фа
Borrelien-Infektion *f*, **Borreliose** *f* боррелио́з *m*
Borrellota *f* **variolae** ви́рус *m* о́спы
bösartig злока́чественный
Bösartigkeit *f* злока́чественность *f*
Boston-Exanthem *n* бо́стонская экзанте́ма *f*, ECHO-ви́русная боле́знь *f*
Botallismus *m* незараще́ние *n* бота́ллова прото́ка с эмбриокарди́ей
Boten-Ribonukleinsäure *f* информацио́нная рибонуклеи́новая кислота́ *f*
Bothriocephalose *f* ботриоцефалёз *m*, диботриоцефалёз *m*
Bothriocephalus *m* **latus** широ́кий ленте́ц *m*
Bothriozephalusanämie *f* анеми́я *f*, вы́званная широ́ким лентецо́м
Botryomykom *n* ботриомико́ма *f*, пиоге́нная гранулёма *f*
Botryomykose *f* ботриомико́з *m*
Botulinusklostridien *f pl* клостри́дии *f pl* ботули́зма
Botulinustoxin *n* ботулотокси́н *m*
Botulismus *m* ботули́зм *m*, аллантиа́зис *m*, ихтии́зм *m*
Botulismus-Serum *n* антиботулини́ческая сы́воротка *f*
Botulotoxin *n* ботулини́ческий токси́н *m*
Bouchard-Knoten *m pl* узлы́ *m pl* Буша́ра *(при остеоартрозе пальцев рук)*
Bougainville-Rheumatismus *m* эпидеми́ческий тропи́ческий полиартри́т *m*, бугенви́ллький полиартри́т *m*
Bougie *f* буж *m*
Bougierung *f* бужи́рование *n*
Bougierungsbehandlung *f* лече́ние *n* бужи́рованием
Bouillonkultur *f* бульо́нная культу́ра *f (бактерий)*
Bouillonprobefrühstück *n* бульо́нный про́бный за́втрак *m*
Boutonneuse-Fieber *n* марсе́льская лихора́дка *f*
Boutonniere *f* бутонье́р *m*, ма́ленький разре́з *m* у́стья мочеиспуска́тельного кана́ла
Bovotuberkulin *n* туберкули́н *m* из *Mycobacterium bovis*
Bovovakzine *f* вакци́на *f* про́тив туберкулёза, полу́ченная из *Mycobacterium bovis*

Box *f* бокс *m* *(палата)*
Boxensystem *n* бóксовая систéма *f*
Boxerkrankheit *f* энцефалопатúя *f* боксёров
Boxerstellung *f* пóза *f* боксёра, вторóе косóе положéние *n* при рентгенологúческих исслéдованиях
Brachialgia *f* брахиалгúя *f*, невралгúя *f* плечевóго сплетéния
Brachialislähmung *f* паралúч *m* плечевóго сплетéния
Bracht-Handgriff *m* спóсоб *m* Бráхта *(вид ручного пособия при ягодичном предлежании плода)*
Brachydaktylie *f* брахидактилúя *f*, короткопáлость *f*
Brachymenorrhoe *f* укорóченные менструáции *f pl*
Brachyphalangie *f* брахифалангúя *f*
Brachyzephalus *m* брахицефáл *m*
Bradyarrhythmie *f* брадиаритмúя *f*
Bradykardie *f* брадикардúя *f*
~, **relative** относúтельная брадикардúя *f*
Bradykinesie *f* брадикинезúя *f*, замéдленность *f* движéний
Bradykinin *n* брадикинúн *m*
Bradylalie *f* брадилалúя *f*, замéдленная речь *f*
Bradypepsie *f* брадипепсúя *f*
Bradyphagie *f* брадифагúя *f*
Bradyphrenie *f* брадифренúя *f*, брадипсихúзм *m*
Bradypnoe *f* брадипнóэ *n*
Bradysphygmie *f* рéдкий пульс *m*
Bradyurie *f* брадиурúя *f*
Braham-Zeichen *n* прúзнак *m* Бráхама *(признак артериовенозной аневризмы)*
Braille-Schrift *f* тóчечная áзбука *f* Брáйля, брáйлевский шрифт *m* для слепы́х, рельéфная пúсьменность *f* для слепы́х, шеститóчие *n* Брáйля
Braille-Tafel *f* доскá *f* для письмá по Брáйлю
Branchen *pl* брáнши *pl*
~, **gezackte** зу́бчатые брáнши *pl* *(зажима Кохера)*
~, **glatte** глáдкие брáнши *pl* *(зажима Пеана)*
Branchiom *n* бранхиóма *f*
Brand *m* гангрéна *f* *(s. a.* **Gangrän***)*
~, **arteriosklerotischer** атеросклеротúческая гангрéна *f*
~, **begrenzter** огранúченная гангрéна *f*
~, **diabetischer** диабетúческая гангрéна *f*
~, **emphysematoser** гáзовая гангрéна *f*
~, **feuchter** влáжная [гнúлостная] гангрéна *f*
~, **kalter** холóдная гангрéна *f*
~, **trockener** сухáя гангрéна *f*
Brandbalsam *m* противоожóговый бальзáм *m*
Brandbeule *f* карбу́нкул *m*
Brandbeulenseuche *f* сибúрская я́зва *f*
Brandbinde *f* противоожóговая повя́зка *f*
Brandblase *f* пузы́рь *m* от ожóга
Brandflecken *m* **1.** пятнó *n* от ожóга **2.** пятнó *n* при гангрéне
Brandgas *n* газ *m*, образу́ющийся в ткáни при гангрéне
Brandgeschwür *n* гангренóзная я́зва *f*
Brandherd *m* гангренóзный очáг *m*
brandig **1.** гангренóзный **2.** омозолéлый *(напр. о крае язвы)*
Brandliniment *n* противоожóговая мазь *f*
Brandnarbenkrebs *m* рак *m* в рубцé пóсле ожóга
Brandsaum *m* каймá *f* ожóга *(при выстреле с близкого расстояния)*
Brandschorf *m* **1.** гангренóзный струп *m* **2.** струп *m* пóсле ожóга
Brandstelle *f* мéсто *n* ожóга
Brandstiftungstrieb *m* пироманúя *f*, импульсúвное поджигáтельство *n*
Brandtorso *m* обгорéвший труп *m* в «пóзе фехтовáльщика»
Brandverletzte *m* обожжённый *m*
Brandwunde *f* ожóговая рáна *f*
Braue *f* бровь *f*
Braun-Anastomose *f* анастомóз *m* Брáуна *(вид анастомоза при гастроэнтеростомии)*
Bräune *f* **1.** ангúна *f* **2.** сму́глый цвет *m* кóжи, загáр *m*
~, **falsche** лóжный круп *m*
braunhäutig темнокóжий, сму́глый
Braunnesseln *f pl* пигмéнтная крапúвница *f*, мастоцитóз *m* кóжи
Brause *f* **1.** душ *m* **2.** шипу́чий напúток *m*
Brausebad *n*, **Brausedusche** *f* душ *m*
Brausegranulat *n* гранулúрованное шипу́чее срéдство *n*
breakbone-fever *engl.* лихорáдка *f* дéнге
Brechattacke *f* прúступ *m* рвóты
Brechbewegung *f* рвóтное движéние *n*
Brechdurchfallkrankheit *f* холéра *f*
brecherregend вызывáющий рвóту
Brechkraftänderung *f* изменéние *n* сúлы преломлéния, аккомодáция *f*
Brechreflex *m* рвóтный рефлéкс *m*
Brechreiz *m* позы́вы *m pl* на рвóту, тошнотá *f*
Brechreizhemmung *f* подавлéние *n* рвóтного рефлéкса
Brechschale *f* лотóк *m* для рвóтных масс
Brechung *f* преломлéние *n*
Brechungsabweichung *f* аметропúя *f*
Brechungsametropie *f* рефракциóнная аметропúя *f*
Brechungsfehler *m* дефéкт *m* преломлéния
Brechungshyperopie *f* осевáя гиперметропúя *f*, осевáя дальнозóркость *f*
Brechungsindex *m* показáтель *m* преломлéния
~ **der Hornhaut** показáтель *m* преломлéния роговúцы
Brechungsmyopie *f* осевáя миопúя *f*
Brechwertunterschied *m* рáзница *f* рефрáкции во взаимно перпендикуля́рных [глáвных] меридиáнах, стéпень *f* астигматúзма
Brechzahl *f* s. **Brechungsindex**
Brechzentrum *n* рвóтный центр *m* *(головного мозга)*
breiartig кашицеобрáзный
Breibad *n* вáнна *f* из грязевóй кашúцы
Breigeschwulst *f* атерóма *f*
Breitbandantibiotikum *n* антибиóтик *m* ширóкого спéктра дéйствия
Breite *f*:

~ **der Fusion** резе́рв *m* [ширина́ *f*, амплиту́да *f*] фу́зии
~, **therapeutische** спектр *m* лече́бного де́йствия
Breitgesicht *n* широ́кое лицо́ *n*
Breitspektrumantibiotikum *n s.* **Breitbandantibiotikum**
Breiumschlag *m* компре́сс *m* с грязево́й кашицей
Brennemann-Syndrom *n* синдро́м *m* Бре́ннемана (*абдоминальный синдром при острых респираторных заболеваниях)*
Brenner-Tumor *m* о́пухоль *f* Бре́ннера, оофоро́ма *f*, аденофибро́ма *f* яи́чника
Brennkolben *m* перего́нный куб *m*
Brennpunkt *m* фо́кус *m*
~ **der Hornhautvorderfläche, virtueller** мни́мый фо́кус *m* пере́дней пове́рхности рогови́цы
Brennpunktsehschärfe *f* острота́ *f* зре́ния редуци́рованного [схемати́ческого] гла́за
Brennschorf *m* струп *m* по́сле ожо́га
Brennweite *f* фо́кусное расстоя́ние *n*
Brennwert *m* калори́йная це́нность *f (питательных веществ)*
Brenzkatechin *n* пирокатехи́н *m*
Brenztraubensäure *f* пировиногра́дная кислота́ *f*
Brenztraubensäureschwachsinn *m* пировиногра́дная олигофрени́я *f*
Bride *f* спа́йка *f*; сраще́ние *n*
Brideileus *m* спа́ечная кише́чная непроходи́мость *f*
Briefmarkentechnik *f* спо́соб *m* [те́хника *f*] почто́вых ма́рок *(при пересадке кожи)*
Brillantgrün *n* бриллиантгрю́н *m*
Brille *f* очки́ *pl*
Brillenaniseikonie *f* коррекцио́нная анизейкони́я *f*
Brillenanpassung *f* подбо́р *m* очко́в
brillenbedürftig нужда́ющийся в очка́х
Brillenbügel *m* ду́жка *f* очко́в
Brillen(ein)fassung *f* очко́вая опра́ва *f*, опра́ва *f* для очко́в
Brillenfutteral *n* футля́р *m* для очко́в
Brillengestell *n s.* **Brillen(ein)fassung**
Brillenglas *n* очко́вое стекло́ *n*
~, **astigmatisches** цилиндри́ческое очко́вое стекло́ *n*
~, **farbenfehlerfreies** очко́вая ли́нза *f* без хромати́ческой аберра́ции
Brillenglassplitter *m* оско́лок *m* стекла́ от очко́в
Brillenhämatom *n* кровоизлия́ние *n* в фо́рме очко́в
Brillenkasten *m* я́щик *m* с набо́ром очко́вых стёкол
Brillenkorrektur *f* очко́вая корре́кция *f*
Brillenlinse *f* очко́вая ли́нза *f*
~, **afokale** очко́вая афока́льная ли́нза *f*
~, **asphärische** очко́вая асфери́ческая ли́нза *f*
~, **astigmatische** очко́вая астигмати́ческая ли́нза *f*
~, **beschichtete farbige** очко́вая цветна́я ли́нза *f* с покры́тием
~, **bifokale** очко́вая бифока́льная ли́нза *f*
~, **degressive farbige** очко́вая цветна́я дегресси́вная ли́нза *f*
~, **dezentrierte** очко́вая децентри́рованная ли́нза *f*
~, **iseikonische** очко́вая изейкони́ческая ли́нза *f*
~, **lentikulare** очко́вая лентикуля́рная ли́нза *f*
~, **monofokale** очко́вая однофока́льная ли́нза *f*
~, **multifokale** очко́вая многофока́льная ли́нза *f*
~, **prismatische** очко́вая призмати́ческая ли́нза *f*
~, **stigmatische** очко́вая стигмати́ческая ли́нза *f*
Brillenverschreibung *f* назначе́ние *n* очко́в
Brill-Zinsser-Krankheit *f* боле́знь *f* Бри́лла — Ци́нссера, споради́ческий сыпно́й тиф *m*, отдалённый рециди́в *m* сыпно́го ти́фа
Brissaud-Syndrom *n* синдро́м *m* Бриссо́ — Ска́ра (*вид альтернирующей гемиплегии)*
Broca-Aphasie *f* афази́я *f* Брока́, мото́рная афази́я *f*
Brodie-Abszeß *m* абсце́сс *m* Броди́ *(вид хронического остеомиелита)*
Bromakne *f* угри́ *m pl* по́сле приёма бро́ма, бро́мные угри́ *m pl*
Bromhidrosis *f* бромидро́з *m*
Bromidrosiphobie *f* бромидрозифоби́я *f*
Bromoderma *n* **tuberosum** узлова́тая [туберо́зная] бромоде́рма *f*
Bromomenorrhoe *f* менструа́ция *f* с отхожде́нием ре́зко па́хнущей кро́ви
Brompemphigus *m* пузырча́тка *f* по́сле приёма бро́ма, медикаменто́зная [бро́мная] токсикодерми́я *f* в ви́де пузыре́й
Bromsalz *n* бромсодержа́щая соль *f*
Bromsulfaleintest *m* бромсульфалеи́новая про́ба *f* выдели́тельной фу́нкции пе́чени
Bronchadenitis *f* бронхадени́т *m*
Bronchialadenom *n* адено́ма *f* бро́нха
Bronchialarterie *f* бронхиа́льная арте́рия *f*
Bronchialast *m* ветвь *f* бро́нха
Bronchialasthma *n* бронхиа́льная а́стма *f*
~, **arbeitsbedingtes** профессиона́льная бронхиа́льная а́стма *f*
~, **atopisches** атопи́ческая бронхиа́льная а́стма *f*
Bronchialatmen *n* бронхиа́льное дыха́ние *n*
Bronchialbaum *m* бронхиа́льное де́рево *n*
Bronchialblocker *m* бронхиа́льный блока́тор *m*
Bronchialblutung *f* кровотече́ние *n* из бро́нхов, бронхиа́льное кровотече́ние *n*
Bronchialdrüse *f* бронхиа́льная железа́ *f*, железа́ *f* бро́нха
Bronchialdrüsentuberkulose *f* туберкулёзный бронхадени́т *m*
Bronchialepithel *n* бронхиа́льный эпите́лий *m*, эпите́лий *m* бро́нхов
Bronchialfistel *f* фи́стула *f* бро́нха
Bronchialfremdkörper *m* иноро́дное те́ло *n* бро́нха
Bronchialfremitus *m* «бронхиа́льное дрожа́ние» *n* грудно́й клётки
Bronchialintubation *f* бронхиа́льная интуба́ция *f*
Bronchialkarzinom *n* бронхоге́нный рак *m*, рак *m* бро́нха
~, **kleinzelliges** мелкоклёточный бронхоге́нный рак *m*
~, **peripheres** периферический бронхоге́нный рак *m*
~, **zentrales** центра́льный бронхоге́нный рак *m*

Bronchialkonkrement *n* бронхолит *m*, камень *m* бронха
Bronchialkrampf *m* бронхоспазм *m*
Bronchialkrebs *m s.* **Bronchialkarzinom**
Bronchiallymphknoten *m* бронхопульмональный лимфатический узел *m*, *Nodus lymphaticus bronchopulmonalis*
Bronchiallymphknotentuberkulose *f* туберкулёзный лимфаденит *m*
Bronchialröhre *f* бронхиальная трубка *f*
Bronchialsekret *n* бронхиальный секрет *m*
Bronchialstein *m* бронхолит *m*, камень *m* бронха
Bronchialstenose *f* стеноз *m* бронха
Bronchialtuberkulose *f* туберкулёз *m* бронхов
Bronchialvene *f* бронхиальная вена *f*
Bronchialverengerung *f* сужение *n* бронха
Bronchialverstopfung *f* закупорка *f* бронха
Bronchialwiderstand *m* бронхиальное сопротивление *n*
Bronchiektasie *f* бронхоэктазия *f*
Bronchienast *m* ветвь *f* бронха
Bronchienverschluß *m* закупорка *f* бронха; обтурация *f* бронха
Bronchiole *f* бронхиола *f*
Bronchiolenobstruktion *f*, **spastische einseitige** односторонняя спастическая обструкция *f* бронхиол, синдром *m* Мак-Лауда
Bronchiolitis *f* бронхиолит *m*, капиллярный бронхит *m*
~, **obliterierende** облитерирующий бронхиолит *m*
~, **paragrippöse** парагриппозный бронхиолит *m*
Bronchitis *f* бронхит *m*
~, **eosinophile** эозинофильный бронхит *m*
~, **herabsteigende** нисходящий бронхит *m*
~, **kongestive** застойный бронхит *m*
~, **obstruktive** обструктивный бронхит *m*
~, **toxische** токсический бронхит *m*
~, **trockene** сухой бронхит *m*
Bronchitisvirus *n* вирус *m* (инфекционного) бронхита
Bronchodilatator *m* бронхолитическое средство *n*
Bronchogramm *n* бронхограмма *f*
Bronchographie *f* бронхография *f*
Broncholith *m* бронхолит *m*, камень *m* бронха
Broncholyticum *n* бронхолитическое средство *n*
Bronchomykose *f* бронхомикоз *m*
Bronchophonie *f* бронхофония *f*
Bronchopneumonie *f* бронхопневмония *f*, очаговая пневмония *f*
Bronchorrhoe *f* бронхорея *f*
Bronchoskopie *f* бронхоскопия *f*
Bronchospasmus *m* бронхоспазм *m*
Bronchospirochätose *f* бронхоспирохетоз *m*, бронхит *m* Кастеллани
Bronchospirometrie *f* бронхоспирометрия *f*
Bronchostenose *f* стеноз *m* бронха
Bronchotetanie *f* бронхоспазм *m* при тетании *(у детей)*
Bronchotomie *f* бронхотомия *f*, рассечение *n* бронха
Bronchotomogramm *n* бронхотомограмма *f*
Bronchotomographie *f* бронхотомография *f*
Bronchus *m* бронх *m*
Bronchusblocker *m* бронхиальный блокатор *m*
Bronchusdivertikel *n* дивертикул *m* бронха
Bronchusfistel *f* фистула *f* бронха, бронхиальный свищ *m*
Bronchuskarzinom *n s.* **Bronchialkarzinom**
Bronchuspapillom *n* папиллома *f* бронха
Bronchusresektion *f* резекция *f* бронха
Bronchusstumpf *m* культя *f* бронха
Bronchustuberkulose *f* туберкулёз *m* бронхов
Brontophobie *f* бронтофобия *f*
Bronzediabetes *m* бронзовый диабет *m*
Bronzehaut *f* бронзовая окраска *f* кожи
Bronzekrankheit *f* бронзовая [аддисонова] болезнь *f*
Brot-Einheit *f* «хлебная единица» *f (при подсчёте углеводного баланса)*
Brotprobefrühstück *n* хлебный пробный завтрак *m*
Brucella *f* бруцелла *f (группа возбудителей бруцеллёза)*
Brucellin *n* бруцеллин *m*
Brucellose *f* бруцеллёз *m*, мальтийская лихорадка *f*
Brucellose-Arthritis *f* бруцеллёзный артрит *m*
Bruch *m* **1.** перелом *m* **2.** грыжа *f (s. a.* **Hernie***)*
~, **falscher** ложная грыжа *f*
~, **obturatorischer** запирательная грыжа *f*
~, **parasternaler** парастернальная грыжа *f*
~, **retrosternaler** ретростернальная грыжа *f*
~ **der weißen Linie** грыжа *f* белой линии
Bruchanlage *f* предрасположение *n* к грыже
Bruchband *n* грыжевой бандаж *m*
Brucheinbringung *f* вправление *n* грыжи
Brucheingeweide *n* содержимое *n* грыжевого мешка
Brucheinklemmung *f* ущемление *n* грыжи
Bruchentzündung *f* воспаление *n* грыжи
Bruchform *f* **1.** форма *f* перелома **2.** форма *f* грыжи
Bruchgebiet *n* область *f* перелома
Bruchgeschwulst *f* грыжевая опухоль *f*
Bruchhalter *m* грыжевой бандаж *m*
Bruchhülle *f* грыжевая оболочка *f*
Brüchigkeit *f* ломкость *f*, хрупкость *f*
Bruchmesser *n* герниотом *m*
Bruchöffnung *f* грыжевое отверстие *n*
Bruchoperation *f* герниотомия *f*, грыжесечение *n*
Bruchpforte *f* грыжевые ворота *pl*
Bruchring *m* грыжевое кольцо *n*
Bruchrisiko *n* риск *m* перелома
Bruchsack *m* грыжевой мешок *m*
Bruchsackboden *m* дно *n* грыжевого мешка
Bruchsackeröffnung *f* рассечение *n* грыжевого мешка
Bruchsackhals *m* шейка *f* грыжевого мешка
Bruchsackkörper *m* тело *n* грыжевого мешка
Bruchsackwand *f* стенка *f* грыжевого мешка
Bruchschnitt *m* герниотомия *f*, грыжесечение *n*
Bruchspalt *m* щель *f*, образовавшаяся при переломе
Bruchstelle *f* место *n* перелома

Bruchstück *n* отло́мок *m*; оско́лок *m*, фрагме́нт *m*
Bruchwasser *n* грыжева́я жи́дкость *f*
Brücke *f* мост *m*; мо́стик *m*
~, **abnehmbare** съёмный мостови́дный проте́з *m* *(зубной)*
~, **festsitzende** несъёмный [постоя́нный] мостови́дный проте́з *m* *(зубной)*
~, **intermolekulare** межмолекуля́рный мо́стик *m*
Brückenarm *m* но́жка *f* варо́лиева моста́, *Brachium pontis*
Brückenersatz *m* мостови́дный проте́з *m* *(зубной)*
~, **abnehmbarer** съёмный мостови́дный проте́з *m*
~, **festsitzender** несъёмный [постоя́нный] мостови́дный проте́з *m*
Brückenhirn *n* варо́лиев мост *m*
Brückenkallus *m* соединя́ющая ко́стная мозо́ль *f* *(после перелома)*
Brückenlappen *m* ло́скут *m* для образова́ния мо́стика [сте́бля] при пласти́ческой опера́ции
Brückenläsion *f* пораже́ние *n* ствола́ мо́зга
Brückenplastik *f* пла́стика *f* ме́тодом мо́стика [сте́бля]
Brückenprothese *f s.* **Brückenersatz**
Brudzinski-Nackenzeichen *n* ве́рхний симпто́м *m* Брудзи́нского *(признак менингита)*
Brudzinski-Wangenzeichen *n* щёчный симпто́м *m* Брудзи́нского *(признак менингита)*
Brugsch-Syndrom *n* синдро́м *m* Бру́гша, акромикри́я *f*
Brunnen *m* **1.** коло́дец *m* **2.** минера́льный исто́чник *m* *(несамоизливающийся)*
Brunnenarzt *m* куро́ртный врач *m*
Brunnengebrauch *m* по́льзование *n* во́дами *(лечебными)*
Brunnenkoller *m* бальнеореа́кция *f*, реа́кция *f* на бальнеолече́ние
Brunnenkur *f* лече́ние *n* минера́льными во́дами
Brunnenrausch *m* чу́вство *n* лёгкого опьяне́ния от де́йствия минера́льной воды́ с высо́ким содержа́нием CO_2
Brunnenwasser *n* **1.** коло́дезная вода́ *f* **2.** вода́ *f* из минера́льного исто́чника *(без самоизлива)*
Brunnenzeit *f* куро́ртный сезо́н *m*
Brunner-Operation *f* опера́ция *f* Бру́ннера *(по поводу воронкообразной грудной клетки)*
Brust *f* **1.** грудь *f*; грудна́я кле́тка *f* **2.** моло́чная железа́ *f*
Brustabtragung *f* мастэктоми́я *f*, удале́ние *n* моло́чной железы́
Brustaorta *f* грудна́я ао́рта *f*
Brustatmung *f* грудно́й тип *m* дыха́ния
Brustbein *n* груди́на *f*
Brustbeinhandgriff *m* рукоя́тка *f* груди́ны
Brustbeinschildknorpelmuskel *m* грудинощитови́дная мы́шца *f*
Brustdrüse *f* моло́чная [грудна́я] железа́ *f*
Brustdrüsenabtragung *f* ампута́ция *f* моло́чной железы́
Brustdrüsenadenose *f* адено́з *m* моло́чной железы́
Brustdrüsenentzündung *f* масти́т *m*, воспале́ние *n* моло́чной железы́
Brustdrüsenfistel *f* свищ *m* моло́чной железы́
Brustdrüsenkrebs *m* рак *m* моло́чной железы́
~, **lobulärer** до́льковый рак *m* моло́чной железы́
~, **marginaler** краево́й рак *m* моло́чной железы́
~, **nodoser** узлова́тый рак *m* моло́чной железы́
Brustdrüsenläppchen *n* до́лька *f* моло́чной железы́
Brustelektrode *f* грудно́й электро́д *m*
Brusterschütterung *f* сотрясе́ние *n* грудно́й кле́тки
Brustfell *n* пле́вра *f*
Brustfellausschwitzung *f* плевра́льный вы́пот *m*
Brustfellaußenblatt *n* нару́жный листо́к *m* пле́вры
Brustfellentzündung *f* плеври́т *m*
Brustfellerguß *m* плевра́льный вы́пот *m*
Brustfellinnenblatt *n* вну́тренний [висцера́льный] листо́к *m* пле́вры
Brustfellschwarte *f* плевра́льная шва́рта *f*
Brustfellwassersucht *f* гидрото́ракс *m*
Brustgang *m* грудно́й прото́к *m*, *Ductus thoracicus*
Brusthöhle *f* грудна́я по́лость *f*
Brusthöhlenstich *m* торакоценто́з *m*, проко́л *m* грудно́й сте́нки
Brustkind *n* грудно́й ребёнок *m*, ребёнок *m*, вска́рмливаемый гру́дью
Brustkorb *m* грудна́я кле́тка *f*, *Thorax*
~, **tonnenartiger** бочкообра́зная грудна́я кле́тка *f*
Brustkorbatmung *f* грудно́й тип *m* дыха́ния
Brustkorbdeformierung *f* деформа́ция *f* грудно́й кле́тки
Brustkorböffnung *f* аперту́ра *f* [отве́рстие *n*] грудно́й кле́тки
Brustkorbtrauma *n* тра́вма *f* грудно́й кле́тки
Brustkorbvene *f*, **innere** вну́тренняя грудна́я ве́на *f*
Brustkrebs *m s.* **Brustdrüsenkrebs**
Brustlymphknoten *m* внутригрудно́й лимфати́ческий у́зел *m*
Brustmark *n* грудно́й отде́л *m* спинно́го мо́зга
Brustmilch *f* грудно́е молоко́ *n*
Brustmilchgang *m* грудно́й моло́чный прото́к *m*
Brustmuskel *m* грудна́я мы́шца *f*
Brustpumpe *f* молокоотсо́с *m*
Brustraum *m* грудна́я по́лость *f*
Brustrückenschlagader *f* дорса́льная арте́рия *f* грудно́й кле́тки
Brustschlagader *f* грудна́я арте́рия *f*
~, **innere** вну́тренняя грудна́я арте́рия *f*
Brust-Schlüsselbeingelenk *n* грудиноключи́чный суста́в *m*
Brustschuß *m* огнестре́льное ране́ние *n* грудно́й кле́тки
Bruststich *m* торакоценте́з *m*, проко́л *m* грудно́й кле́тки
Bruststichwunde *f* ко́лотая ра́на *f* грудно́й кле́тки
Brusttee *m* грудно́й чай *m*, грудно́й сбор *m*
Brustteil *m* грудно́й отде́л *m* *(напр. аорты)*

Brustteilspondyloarthrose *f* спондилоартро́з *m* грудно́го отде́ла позвоно́чника
Brustverband *m* повя́зка *m* на грудь
Brustwand *f* грудна́я сте́нка *f*
Brustwandableitung *f* грудно́е отведе́ние *n* *(напр. электрокардиограммы)*
Brustwandelektrode *f* грудно́й электро́д *m*
Brustwandwunde *f* ра́на *f* грудно́й сте́нки
Brustwarze *f* сосо́к *m* моло́чной железы́
Brustwarzeneindellung *f* втяже́ние *n* соска́ моло́чной железы́
Brustwarzenentzündung *f* воспале́ние *n* соска́ моло́чной железы́
Brustwarzenhof *m* околососко́вый кружо́к *m*, арео́ла *f* моло́чной железы́, *Areola mammae*
Brustwarzenhofentzündung *f* ареоли́т *m*
Brustwarzenschrunde *f* тре́щина *f* соска́ моло́чной железы́
Brustwassersucht *f* гидрото́ракс *m*
Brustwirbel *m* грудно́й позвоно́к *m*
Brustwirbeldornfortsatz *m* ости́стый отро́сток *m* грудно́го позвонка́
Brustwirbelquerfortsatz *m* попере́чный отро́сток *m* грудно́го позвонка́
Brustwirbelsäule *f* грудно́й отде́л *m* позвоно́чника
Brustwunde *f* ра́на *f* грудно́й сте́нки
Brutapparat *m* инкуба́тор *m*; кувё́з *m* *(для недоношенных детей)*
Bruteiervakzine *f* вакци́на *f* из материа́ла, вы́ращенного на кури́ных эмбрио́нах
Bruteimethode *f* ме́тод *m* культиви́рования ви́руса на кури́ных эмбрио́нах
Bruxismus *m* бруксú́зм *m*, скрежета́ние *n* зуба́ми
Bubo *m* бубо́н *m*
Bubonenpest *f* бубо́нная чума́ *f*
Bubonentularämie *f* бубо́нная туляреми́я *f*
Bubonulus *m* ме́лкий бубо́н *m* при мя́гком ша́нкре
Bubopest *f* бубо́нная чума́ *f*
Buchstabenblindheit *f* алекси́я *f*
Buckel *m* горб *m*
Budd-Chiari-Syndrom *n* синдро́м *m* Ба́дда — Киа́ри, синдро́м *m* облитера́ции печё́ночных вен
Budgetmethode *f* бюдже́тный ме́тод *m* *(изучения питания)*
Buhl-Krankheit *f* се́псис *m* новорождё́нных с тяжё́лой желту́хой
bukkal щё́чный
Bukkalabstrich *m* мазо́к *m* со сли́зистой оболо́чки щеки́
Bukkalreflex *m* щё́чный рефле́кс *m*
Bulbärblutung *f* бульба́рное кровоизлия́ние *n*
Bulbärlähmung *f*, **Bulbärparalyse** *f* бульба́рный парали́ч *m*
Bulbärsprache *f* бульба́рная речь *f*
Bulbourethraldrüse *f* бульбоуретра́льная железа́ *f*
Bulbus *m* глазно́е я́блоко *n*
Bulbusbewegung *f* движе́ние *n* глазно́го я́блока
Bulbus-Druckversuch *m s.* **Bulbusreflex**
Bulbushülle *f* оболо́чка *f* глазно́го я́блока
Bulbusluxation *f* вы́вих *m* гла́за
Bulbusperforation *f* прободно́е ране́ние *n* глазно́го я́блока
Bulbusreflex *m* глазосерде́чный рефле́кс *m*, рефле́кс *m* А́шнера
Bulbustieferstand *m* западе́ние *n* глазно́го я́блока
Bulbusverkalkung *f* обызвествле́ние *n* глазно́го я́блока
Bulbusverkürzung *f* склеропла́стика *f*, операти́вное укороче́ние *n* глазно́го я́блока
Bulbusverletzung *f* ране́ние *n* глазно́го я́блока
Bulbuszyste *f* киста́ *f* глазно́го я́блока
Bulklösung *f* станда́ртный раство́р *m*
Bulla *f* **actinica** светова́я о́спа *f*
Bulldoggnase *f* **bei Syphilis** «бульдо́жий» но́с *m* при си́филисе
Bullenflechte *f* стригу́щий лиша́й *m*
Bündel *n* пучо́к *m*
~, **papillomakuläres** папилломакуля́рный пучо́к *m*
Bündelblock *m* блока́да *f* пучка́ Ги́са
Bündelstammextrasystole *f* экстраси́стола *f*, исходя́щая из пучка́ Ги́са
Bundesärztekammer *f* Федера́льная ассоциа́ция *f* враче́й *(Австрия, ФРГ)*
Bundesvereinigung *f*, **kassenärztliche** Федера́льная ассоциа́ция *f* больни́чных касс *(ФРГ)*
Bundeszentrale *f* **für gesundheitliche Aufklärung** Центр *m* санита́рного просвеще́ния *(ФРГ)*
Buphthalmus *m* буфта́льм *m*; «бы́чий глаз» *m*, гидрофта́льм *m*, водя́нка *f* гла́за
Bürette *f* бюре́тка *f*
Bürger-Grütz-Krankheit *f* идиопати́ческий липоидо́з *m*, эссенциа́льная гиперлипеми́я *f*
Bursektomie *f* бурсэктоми́я *f*
Bursitis *f* бурси́т *m*
Bursolith *m* бурсоли́т *m*
Bursotomie *f* бурсотоми́я *f*
Bürstenbad *n* ва́нна *f* с растира́нием те́ла щё́тками
Bürstenmassage *f* масса́ж *m* щё́ткой
Bürstensaum *m* щё́точная кайма́ *f*
Buruligeschwür *n* тропи́ческая я́зва *f* на коне́чностях
Buschfleckfieber *n* лихора́дка *f* цуцугаму́ши, клещева́я пятни́стая лихора́дка *f*
Buschgelbfieber *n* жё́лтая лихора́дка *f* джу́нглей
Buschke-Ollendorf-Syndrom *n* синдро́м *m* Бу́шке — О́ллендорфа, лентикуля́рный диссемини́рованный дерматофибро́з *m*
Busen *m* **1.** грудь *f* **2.** па́зуха *f*
Buttler-Albright-Syndrom *n* синдро́м *m* О́лбрайта — Ба́ттлера, по́чечный [тубуля́рный] ацидо́з *m*
Buttermehlnahrung *f* ма́сляно-мучна́я смесь *f* *(для вскармливания грудных детей)*
Buttermilch *f* па́хтанье *n*
Buttersäure *f* ма́сляная кислота́ *f*
Butterstuhl *m* стеаторе́я *f*
Butz *m* сердцеви́на *f*, сте́ржень *m* *(фурункула)*

Butzenscheibenphänomen *n* **der Linse** центра́льное помутне́ние *n* хруста́лика
Bypaß *m* байпа́с *m*, анастомо́з *m*, соу́стье *n*, шунт *m*
~, **koronarer** корона́рный шунт *m*
Bypaß-Arthropathie *f* артропати́я *f* по́сле наложе́ния кише́чного шу́нта
Bypaßenteritis *f* энтери́т *m* по́сле наложе́ния шу́нта
Bypaßoperation *f* наложе́ние *n* байпа́са [обходно́го пути́]
Byssinose *f* биссино́з *m*, профессиона́льная бронхоре́я *f*
B-Zelle *f* B-кле́тка *f*; B-лимфоци́т *m*

C

Cabot-Ringe *m pl* ко́льца *n pl* Ке́бота *(в эритроцитах)*
Caenogenese *f* ценогене́з *m*
Caissonkrankheit *f* кессо́нная [водола́зная, декомпрессио́нная] боле́знь *f*
Calabarbeule *f* калаба́рская я́зва *f*, лоао́з *m*, калаба́рский бубо́н *m*, нигери́йский филярио́з *m*
Calcaneus *m* пя́точная кость *f*
Calcarina *f* шпо́рная борозда́ *f*
Calciferol *n* кальциферо́л *m*, витами́н *m* D
Calcinosis *f* кальцино́з *m*
~ **cutis** кальцино́з *m* ко́жи
~ **cutis circumscripta** ограни́ченный кальцино́з *m* ко́жи
~ **cutis universalis** универса́льный кальцино́з *m* ко́жи
California-Valley-Enzephalitis *f* калифорни́йский энцефали́т *m*
Callositas *f* омозоле́лость *f*
Calor *m* тепло́ *n*; жар *m*
Calvities *f* облысе́ние *n*, плеши́вость *f*
~ **frontalis adolescentium** ю́ношеское облысе́ние *n* ло́бной ча́сти головы́
~ **frontalis neonatorum** облысе́ние *n* ло́бной ча́сти головы́ у новорождённых
Cambricbinde *f* эласти́ческий бинт *m* из хлопчатобума́жной тка́ни
CAMP-Test *m* про́ба *f* Хри́сти — Э́ткинса — Мю́нха — Пе́терсена *(диагностика стрептококковых инфекций)*
Campylobakter *m* кампилоба́ктер *m*
Campylobakteriose *f* кампилобактерио́з *m*
Canalis *m* **hyaloideus [cloqueti]** кана́л *m* стеклови́дного те́ла, стеклови́дный [клоке́тов] кана́л *m*
Candida *f* канди́да *f*
~ **tropicans** тропи́ческая канди́да *f*
Candida-Antikörper *m pl* антитела́ *n pl* к канди́де
Candida-Endomykose *f* кандидо́зный эндомико́з *m*
Candida-Invasion *f* инва́зия *f* канди́дой
Candida-Kolonisation *f* колониза́ция *f* канди́ды
Candidamykose *f*, **Candidiasis** *f*, **Candidose** *f* кандидо́з *m*, кандидамико́з *m*, кандидиа́з *m*
Canicola-Fieber *n* соба́чья штýтгартская лихора́дка *f*
Canities *f* поседе́ние *n* воло́с, про́седь *f*
Canthus *m* у́гол *m* глазно́й ще́ли
Capsikumpflaster *n* перцо́вый пла́стырь *m*
Capsula *f* ка́псула *f*
Caput *n* **Medusae** голова́ *f* Меду́зы *(рисунок подкожных вен живота при циррозе печени)*
Carate *f* пи́нта *f*, трепонемато́з *m* стран Лати́нской Аме́рики
Cardiacum *n* серде́чное сре́дство *n*
Cardiomegalie *f* кардиомегали́я *f*
Cardiotonicum *n* кардиотони́ческое сре́дство *n*
Carminativum *n* ветрого́нное сре́дство *n*
Caro *f* **luxurians** «ди́кое мя́со» *n*, избы́точно разраста́ющиеся грануля́ции *f pl*
Carpaltunnel-Syndrom *n* карпа́льный тунне́льный синдро́м *m*, синдро́м *m* карпа́льного кана́ла
Caruncula *f* **lacrimalis** слёзное мясцо́ *n*
Castle-Faktor *m* фа́ктор *m* Ка́сла
~, **externer** вне́шний фа́ктор *m* Ка́сла
~, **innerer** вну́тренний фа́ктор *m* Ка́сла
Casus *m* слу́чай *m*
Cataracta *f* катара́кта *f*, помутне́ние *n* хруста́лика
~ **brunescens** бу́рая катара́кта *f*
~ **caerulea** голуба́я катара́кта *f*
~ **complicata** осложнённая катара́кта *f*
~ **congenita** врождённая катара́кта *f*
~ **coralliformis** кораллови́дная катара́кта *f*
~ **coronaria** вене́чная катара́кта *f*
~ **corticalis** ко́рковая катара́кта *f*
~ **cuneiformis** клинови́дная катара́кта *f*
~ **diabetica** диабети́ческая катара́кта *f*
~ **electrica** электри́ческая катара́кта *f*
~ **floriformis** цвето́чная катара́кта *f*
~ **hypermatura** перезре́лая катара́кта *f*
~ **immatura** незре́лая катара́кта *f*
~ **incipiens** начина́ющаяся катара́кта *f*
~ **intumescens** набуха́ющая катара́кта *f*
~ **lutea** моло́чная катара́кта *f*
~ **matura** зре́лая катара́кта *f*
~ **membranacea** мембрано́зная катара́кта *f*
~ **nigra** чёрная катара́кта *f*
~ **nuclearis** я́дерная [нуклеа́рная] катара́кта *f*
~ **pisciformis** катара́кта *f* в ви́де ры́бьего плавника́
~ **punctata** то́чечная катара́кта *f*
~ **pyramidalis** пирамида́льная катара́кта *f*
~ **rubra** бу́рая катара́кта *f*
~ **secundaria** втори́чная катара́кта *f*
~ **senilis** ста́рческая катара́кта *f*
~ **stellata** звездча́тая катара́кта *f*
~ **traumatica** травмати́ческая катара́кта *f*
~ **zonularis suturata** околоя́дерная [слои́стая, зонуля́рная] катара́кта *f*
Caudalanästhesie *f* кауда́льная анестези́я *f*
Caudasyndrom *n* синдро́м *m* хвоста́
Causa *f* причи́на *f*
Causaltherapie патогенети́ческая терапи́я *f*
Caustica *n pl* **remedia** прижига́ющие сре́дства *n pl*
Cavernom *n* каверно́зная гемангио́ма *f*

Cephaline *n pl* кефали́ны *m pl*, цефали́ны *m pl*
Cercariendermatitis *f* дермати́т *m*, вы́званный личи́нками церка́рий
Ceruminaldrüse *f* се́рная железа́ *f*
Cervicalsyndrom *n* ше́йный синдро́м *m*
Cervix *f* ше́я *f*
Cestodes *m pl* цесто́ды *f pl*, ле́нточные че́рви *m pl*
Ceylontang *m* цейло́нский [мала́йский] ага́р *m*
Chagas-Krankheit *f* америка́нский трипаносомо́з *m*, боле́знь *f* Ша́гаса
Chalasie *f* халази́я *f*, зия́ющая карди́я *f*
Chalazion *n* гра́дина *f*, хала́зион *m*
Chalkosis *f* халько́з *m*
~ **lentis [der Linse]** халько́з *m* хруста́лика
Chalodermie *f* морщи́нистая [скла́дчатая] ко́жа *f*
Chamäprosopie *f* широ́кое лицо́ *n*
chamäzephal плоскоголо́вый
Charakteranomalien *f pl* характеропати́и *f pl*
Charakteristik *f* характери́стика *f*; оце́нка *f*
Charakteropathien *f pl* характеропати́и *f pl*
Charas *n* гаши́ш *m*
Charite *f* Шарите́ *(название многих больниц)*
Charlarose *f* хара́ра *f*, эндеми́ческая многофо́рмная крапи́вница *f* стран ара́бского Восто́ка
Charta *f* бума́га *f*
~ **cerata** вощёная бума́га *f*
~ **sinapisata** горчи́чник *m*
Chaulmoograöl *n* ма́сло *n* чальмо́гры
Chefarzt *m* гла́вный врач *m*
Chefgutachter *m* гла́вный экспе́рт *m*
Cheilitis *f* хейли́т *m*, воспале́ние *n* губ
~ **abrasiva praecancerosa** абрази́вный предра́ковый хейли́т *m*
~ **actinica** актини́ческий хейли́т *m*
~ **angularis** ангуля́рный хейли́т *m*
~ **candidamycetica** кандидамикоти́ческий хейли́т *m*
~ **exfoliativa** эксфолиати́вный [шелуша́щийся] хейли́т *m*
~ **exsudativa** экссудати́вный хейли́т *m*
~ **glandularis apostematosa** гландуля́рный апостемато́зный хейли́т *m*
~ **granulomatosa** гранулемато́зный хейли́т *m*
~ **vulgaris** обыкнове́нный хейли́т *m*
Cheilognathopalatoschisis *f* хейлогнатопалатосхи́зис *m*
Cheilophagie *f* хейлофаги́я *f*
Cheiloplastik *f* хейлопла́стика *f*
Cheiloschisis *f* расще́лина *f* губы́
Cheilosis *f* хейло́з *m (трещины в углах рта при дефиците витамина B_2)*
Cheiloxerosis *f* су́хость *f* губ
Cheiromegalie *f* хейромегали́я *f*, увеличе́ние *n* кисте́й рук
Cheiropathie *f*, **diabetische** диабети́ческая артропати́я *f* па́льцев рук
Cheiropompholyx *f* хейропомфо́ликс *m*, просто́й дисгидро́з *m*
Cheirospasmus *m* пи́счий спазм *m*
Chemie *f*, **physiologische** биохи́мия *f*
Chemodectom *n* хемодекто́ма *f*
Chemoimmuntherapie *f* химиоиммунотерапи́я *f*
Chemokoagulation *f* хими́ческая коагуля́ция *f*
Chemolumineszenz *f* хемолюминесце́нция *f*
Chemoprophylaxe *f* химиопрофила́ктика *f*
Chemoresistenz *f* усто́йчивость *f* к хими́ческим возде́йствиям
Chemorezeptor *m* хеморецептор *m*, химиорецептор *m*
Chemosensitivitätstestung *f* иссле́дование *n* чувстви́тельности к хими́ческим вещества́м
Chemosis *f* хемо́з *m*
~ **der Bindehaut** хемо́з *m* конъюнкти́вы
Chemosuppression *f* хими́ческая супре́ссия *f*
Chemotaxis *f* хемота́ксис *m*
Chemotherapeutikum *n* химиотерапевти́ческое сре́дство *n*
Chemotherapie *f* химиотерапи́я *f*
~, **antiblastomatöse** противоо́пухолевая химиотерапи́я *f*
~, **endolymphatische** внутрилимфати́ческая химиотерапи́я *f*
~, **intraarterielle** внутриартериа́льная химиотерапи́я *f*
~, **regionäre** ме́стная химиотерапи́я *f*
Chemothermodesinfektionswaschverfahren *n* термохими́ческая дезинфе́кция *f* мытьём
Chemotropismus *m* химиотропи́зм *m*
Cherubismus *m* херуви́зм *m (семейная поликистозная болезнь)*
Chiasma *n* хиа́зма *f*
Chiasmasyndrom *n* синдро́м *m* хиа́змы
Chickenpox *n* ве́тряная о́спа *f*
Chiderogeschwür *n* южноамерика́нский ко́жный лейшманио́з *m*
Chilblain-Lupus *m* эритемато́з *m*, «озно́бленная» кра́сная волча́нка *f*
Chiragra *f* подагри́ческий артри́т *m* ве́рхних коне́чностей
Chiromegalie *f s.* **Cheiromegalie**
Chiropraxis *f* хиропра́ктика *f*, вид *m* мануа́льной терапи́и
Chirotherapie *f* мануа́льная терапи́я *f*
Chirurg *m* хиру́рг *m*
Chirurgie *f* хирурги́я *f*
~, **plastische** пласти́ческая хирурги́я *f*
Chirurgieeingriff *m* хирурги́ческое вмеша́тельство *n*
Chitralfieber *n* лихора́дка *f* паппата́чи
Chlamydien *f pl* хлами́дии *f pl*
Chloasma *n* хлоа́зма *f (пигментация кожи коричневого цвета)*
~ **gravidarum** хлоа́зма *f* бере́менных
~ **hepaticum** печёночная хлоа́зма *f*, печёночные пя́тна *n pl*
~ **periorale virginum** хлоа́зма *f* вокру́г рта у молоды́х же́нщин
~ **uterinum** хлоа́зма *f* бере́менных
Chlonorchiasis *f* пораже́ние *n* кита́йской двуу́сткой
Chlor *n* хлор *m*, Cl
~, **aktives [wirksames]** акти́вный хлор *m*
Chlorakne *f* хло́рные а́кне *pl*
Chlorammonium *n* хло́ристый аммо́ний *m*, нашаты́рь *m*
Chloranämie *f s.* **Chlorose**

Chloräthylrausch *m* хлорэти́ловый ра́уш-нарко́з *m*
Chlorbedarf *m* хлорпотре́бность *f*
Chlorbehandlung *f* **des Wassers** хлори́рование *n* воды́
Chlorbindungsvermögen *n* хлорпоглоща́емость *f*
chlorhaltig хлорсодержа́щий
Chloridwässer *n pl* хлори́дные минера́льные во́ды *f pl*
Chlornatrium *n* хло́ристый на́трий *m*, пова́ренная соль *f*
Chlorochinretinopathie *f* хлорохи́новая ретинопати́я *f*
Chlorodontie *f* хлородонти́я *f*, зеленова́тая окра́ска *f* моло́чных зубо́в
Chloroformbetäubung *f* хлорофо́рмный нарко́з *m*
Chloroformwirkung *f* де́йствие *n* хлорофо́рма
Chloroleukämie *f* хлорлейко́з *m*, хлорлейкеми́я *f*, боле́знь *f* Бальфу́ра
Chlorom *n* хлоро́ма *f*
Chlorose *f* хлоро́з *m*, хлоранеми́я *f*
~, **ägyptische** еги́петский хлоро́з *m*, анкилосто́мная анеми́я *f*
~, **frühe** ра́нний хлоро́з *m*
~, **späte** по́здний хлоро́з *m*
Chlorpromazin-Retinopathie *f* хлорпромази́новая ретинопати́я *f*
Chlorung *f*, **Chlorungsverfahren** *n* хлори́рование *n (воды)*
Chlorzehrung *f* хлорпоглоща́емость *f*
Choanalatresie *f* атрези́я *f* хоа́н, хоана́льная атрези́я *f*
Choanalpolyp *m* хоана́льный поли́п *m*
Choanen *f pl* хоа́ны *f pl*
Choc *m* шок *m*
Cholagogum *n* желчего́нное сре́дство *n*
Cholämie *f* холеми́я *f*
~, **familiäre gutartige** проста́я семе́йная холеми́я *f*
Cholangie *f* жёлчный ход *m*; внутрипечёночный жёлчный прото́к *m*
Cholangioenterostomie *f* холангиоэнтеростоми́я *f*
Cholangiographie *f* холангиографи́я *f*
~, **endoskopische** эндоскопи́ческая холангиографи́я *f*
~, **transjugulare** чрезъюгуля́рная холангиографи́я *f*
Cholangiole *f* жёлчный капилля́р *m*
Cholangiolitis *f* холангиоли́т *m*, воспале́ние *n* жёлчных капилля́ров
Cholangiom *n* **1.** рак *m* жёлчного прото́ка **2.** о́пухоль *f* жёлчного прото́ка
Cholangiometrie *f* холангио(мано)метри́я *f*
Cholangioskopie *f* холангиоскопи́я *f*
Cholangiostomie *f* холангиостоми́я *f*
Cholangitis *f* холанги́т *m*, воспале́ние *n* жёлчных прото́ков
~, **sklerosierende** склерози́рующий холанги́т *m*
Cholecalciferol *n* холекальциферо́л *m*, витами́н *m* D_3
Choledochoduodenostomie *f* холедоходуоденостоми́я *f*
Choledochographie *f* холедохографи́я *f*
Choledocholithotomie *f* холедохолитотоми́я *f*
Choledochoplastik *f* холедохопла́стика *f*
Choledochoskopie *f* холедохоскопи́я *f*
Choledochotomie *f* холедохотоми́я *f*
Choledochus *m* о́бщий жёлчный прото́к *m*
Choledochusfege *f* дрена́ж *m* о́бщего жёлчного прото́ка
Choledochuskarzinom *n* рак *m* о́бщего жёлчного прото́ка
Choledochuslithiasis *f* холедохолитиа́з *m*
Choledochusrevision *f* реви́зия *f* о́бщего жёлчного прото́ка
Choledochusstein *m* ка́мень *m* о́бщего жёлчного прото́ка
Choledochusstenose *f* стено́з *m* о́бщего жёлчного прото́ка
Choledochusstriktur *f* стрикту́ра *f* о́бщего жёлчного прото́ка
Choledochusverschluß *m* **1.** обтура́ция *f* о́бщего жёлчного прото́ка **2.** ушива́ние *n* о́бщего жёлчного прото́ка
Choleglobin *n* холеглоби́н *m*
Cholegraphie *f* холеграфи́я *f*
~, **intravenöse** внутриве́нная холеграфи́я *f*
~, **perorale** перора́льная холеграфи́я *f*
Cholelith *m* жёлчный ка́мень *m*
Cholelithiasis *f* холелитиа́з *m*, желчнока́менная боле́знь *f*
Cholelithotripsie *f* холелитотрипси́я *f*, раздробле́ние *n* жёлчных камне́й внутри́ жёлчного пузыря́
Cholera *f* холе́ра *f*
~, **asiatische** азиа́тская холе́ра *f*
Choleradurchfall *m* холе́рный поно́с *m*
Choleratyphoid *n* холе́рный тифо́ид *m*
Choleravakzine *f* холе́рная вакци́на *f*
Choleravibrio *m* вибрио́н *m* холе́ры
Cholerese *f* желчеотделе́ние *n*
Choleretikum *n* сре́дство *n*, уси́ливающее желчеобразова́ние
Cholestase *f* холеста́з *m*
Cholesteatom *n* холестеато́ма *f*
Cholesteatomchirurgie *f* опера́ции *f pl* при холестеато́ме
Cholesteatomeiterung *f* нагно́ившаяся холестеато́ма *f*
Cholesteatomrezidiv *n* рециди́в *m* холестеато́мы
Cholesterase *f* холестера́за *f*
Cholesterin *n* холестери́н *m*
Cholesterinämie *f* холестеринеми́я *f*
Cholesterinester *m* эфи́р *m* холестери́на
Cholesterinesterase *f* холестеринэстера́за *f*
Cholesteringallenstein *m* холестери́новый жёлчный ка́мень *m*
Cholesteringranulom *n* холестери́новая гранулёма *f*
Cholesterinstein *m* холестери́новый ка́мень *m*
Cholesterin-Thesaurismose *f* боле́знь *f* накопле́ния холестери́на, боле́знь *f* Хе́нда — Шю́ллера — Кри́счена
Cholesterodermie *f* холестеродерми́я *f*, диффу́зное отложе́ние *n* в ко́же ка́пель и криста́ллов холестери́на

Cholestokinin *n* холестокинин *m*
Cholezystektasie *f* холецистэктазия *f*, расширение *n* жёлчного пузыря
Cholezystektomie *f* холецистэктомия *f*, удаление *n* жёлчного пузыря
Cholezystenteroanastomose *f* холецистоэнтероанастомоз *m*
Cholezystitis *f* холецистит *m*, воспаление *n* жёлчного пузыря
~, **steinlose** бескаменный холецистит *m*
Cholezystoangiographie *f* холецистоангиография *f*
Cholezystocholangitis *f* холецистохолангит *m*, холецистоангиохолит *m*
Cholezystoduodenostomie *f* холецистодуоденостомия *f*
Cholezystogastroanastomose *f* холецистогастроанастомоз *m*
Cholezystogramm *n* холецистограмма *f*
Cholezystographie *f* холецистография *f*
~, **intravenöse** внутривенная холецистография *f*
~, **perorale** пероральная холецистография *f*
Cholezystokinin *n* холецистокинин *m*
Cholezystopankreatitis *f* холецистопанкреатит *m*
Cholezystopathie *f* холецистопатия *f*
Cholezystotomie *f* холецистотомия *f*
Cholin *n* холин *m*
Cholinazetylase *f* холинацетилаза *f*
cholinergisch холинэргический
Cholinesterase *f* холинэстераза *f*
Cholinesterasehemmer *m*, **Cholinesterase-Hemmstoff** *m* ингибитор *m* холинэстеразы
Cholinolytikum *n* холинолитик *m*
Cholinomimeticum *n* холиномиметическое средство *n*
Cholinphosphatid *n* лецитин *n*, холинфосфатид *m*
cholostatisch холестатический
Cholsäure *f* холевая кислота *f*
Cholurie *f* холурия *f*, выделение *n* жёлчи с мочой
chondral хрящевой
Chondriokont *m* хондриоконт *m*, хондриосома *f*, митохондрия *f*
Chondriom *n* совокупность *f* митохондрий одной клетки
Chondritis *f* хондрит *m*, воспаление *n* хряща
Chondroblast *m* хондробласт *m*
Chondroblastom *n* хондробластома *f*
~ **cutis** хондробластома *f* кожи
Chondrodystrophie *f* хондродистрофия *f*, ахондроплазия *f*
Chondroektodermal-Dysplasie *f* хондроэктодермальная дисплазия *f*, синдром *m* Эллиса — ван-Кревельда
Chondrofibrom *n* хондрофиброма *f*
Chondroitinschwefelsäure *f* хондроитинсерная кислота *f*
Chondroitinsulfat *n* хондроитинсульфат *m*
Chondrokalzinose *f* хондрокальциноз *m*, псевдоподагра *f*
Chondroklast *m* хондрокласт *m*
Chondrom *n* хондрома *f*
~ **der Haut** хондрома *f* кожи
Chondromalazie *f* хондромаляция *f*, размягчение *n* хряща
Chondromatose *f* хондроматоз *m*
Chondromukoid *n* хондромукоид *m*
Chondromyxoidfibrom *n* хондромиксоидная фиброма *f*
Chondromyxom *n* хондромиксома *f*
Chondroosteodystrophie *f* хондроостеодистрофия *f*
Chondropathie *f* хондропатия *f*
Chondroproteid *n* хондропротеид *m*, гликопротеид *m* хрящевой ткани
Chondrosarkom *n* хондросаркома *f*
~, **mesenchymales** мезенхимальная хондросаркома *f*
Chondrotomie *f* хондротомия *f*, рассечение *n* хряща
Chondrozyt *m* хондроцит *m*, хрящевая клетка *f*
Chorangiom *n* хорионангиома *f*
Chordektomie *f* хордэктомия *f* *(1. удаление голосовой складки 2. иссечение барабанной стружки)*
Chorditis *f* воспаление *n* голосовых складок
Chordom *n* хордома *f*
Chordotomie *f* хордотомия *f*
Chorea *f* хорея *f*
~ **major** большая хорея *f*; истерическая хорея *f*
~ **minor** малая хорея *f*
Choreoathetose *f* хореоатетоз *m*
chorial хориальный
Choriocapillaris *f* хориокапиллярный слой *m*
Chorioidea *f* сосудистая оболочка *f* глаза, хориоидея *f*
Chorioidealring *m* хориоидальное кольцо *n* *(вокруг диска зрительного нерва)*
Chorioideaprolaps *m* выпадение *n* сосудистой оболочки глаза *(при травме)*
Chorioideasklerose *f* хориоваскулосклероз *m*
Chorioidepitheliom *n* хориоидэпителиома *f*, папиллома *f* сосудистого сплетения *(желудочков мозга)*
Chorioiditis *f* хориоидит *m*, воспаление *n* сосудистой оболочки
~ **ad papillam** околососочковый [юкстапапиллярный] хориоидит *m*, ретинохориоидит *m* Йенсена
~ **albuminurica** альбуминурический хориоидит *m*
~ **centralis** центральный хориоидит *m*
~ **disseminata** диссеминированный хориоидит *m*
~, **herdförmige** ограниченный хориоидит *m*
~, **honigwabenartige** сотовидный хориоидит *m* Дойна
~, **parazentrale** парацентральный хориоидит *m*
~ **peripherica** периферический хориоидит *m*
~ **proliferans traumatica** травматический пролиферативный хориоидит *m*
Choriomeningitis-Viren *n pl* вирусы *m pl* хориоменингита
Chorion *n* хорион *m*
Chorionepithel *n* хориальный [хорионический] эпителий *m*

Chorionepitheliom *n* хорионэпителиóма *f*
Chorionepitheliommetastase *f* метастáз *m* хорионэпителиóмы
Choriongonadotropin *n* хориáльный [хорионúческий] гонадотропúн *m*
Chorionkarzinom *n* хорионэпителиóма *f*
Chorionzotte *f* ворсúн(к)а *f* хориóна
Chorioretinitis *f* хориоретинúт *m*
~ **centralis serosa** центрáльный серóзный хориоретинúт *m*
~ **diffusa** диффýзный хориоретинúт *m*
~ **striata** витреоретинáльная швáрта *f*
Chorioretinopathie *f*, **arteriosklerotische** артериосклеротúческая хориоретинопатúя *f*
Choristie *f* хорúстия *f*
Chrisotherapie *f* хризотерапúя *f*, лечéние *n* солями зóлота
chromaffin хромаффúнный
Chromatide *f* хроматúда *f*
Chromatidenbruch *m* полóмка *f* хроматúд
Chromatin *n* хроматúн *m*
Chromatinbröckel *m* фрагмéнт *m* хроматúна
Chromatinbrücke *f* хроматúновый мóстик *m*
Chromatindiminution *f* диминýция *f* хроматúна
chromatisch хроматúческий, цветнóй
Chromatolyse *f* хроматóлиз *m*
Chromatophor *m* хроматофóр *m*
Chromatophorennävus *m* хроматофóрный нéвус *m*, пигмéнтный дерматóз *m* Сúменса — Блóха — Сýльцбергера
Chromatopsie *f* хроматопсúя *f*, цветоощущéние *n*, цветоразличéние *n*, цветовóе зрéние *n*
Chromekzem *n* экзéма *f*, вы́званная соединéниями хрóма
Chromhidrosis *f* хромидрóз *m*, окрáшенный пот *m*
Chromobakterien *f pl* хромобактéрии *f pl*
Chromoblastomykose *f s.* **Chromomykose**
Chromofibrille *f* хромофибрúлла *f*
Chromomer *n* хромомéр *m*
Chromomykose *f* хромомикóз *m*, хромобластомикóз *m*
Chromonem *n* хромонéма *f*
chromophob хромофóбный, неокрáшиваемый
Chromophor *n* хромофóр *m*
Chromosomen *n pl* хромосóмы *f pl*
~, **akrozentrische** акроцентрúческие хромосóмы *f pl*
~, **akzessorische** добáвочные хромосóмы *f pl*
~, **azentrische** ацентрúческие хромосóмы *f pl*
~, **dizentrische** дицентрúческие хромосóмы *f pl*
~, **gepaarte** пáрные хромосóмы *f pl*
~, **haploide** гаплóидные хромосóмы *f pl*
~, **heterobrachiale** неравноплéчие хромосóмы *f pl*
~, **heteromorphe** гетеромóрфные хромосóмы *f pl*
~, **heterozentrische** гетероцентрúческие хромосóмы *f pl*
~, **holokinetische** голокинетúческие хромосóмы *f pl*
~, **isobrachiale** равноплéчие хромосóмы *f pl*
~, **limitierte** лимитúрованные хромосóмы *f pl*
~, **metazentrische** метацентрúческие хромосóмы *f pl*
~, **monobraciale** одноплéчие хромосóмы *f pl*
~, **telozentrische** телоцентрúческие хромосóмы *f pl*
~, **unpaarige** непáрные хромосóмы *f pl*
Chromosomenaberration *f* аберрáция *f* хромосóм
Chromosomenabweichung *f* делéция *f* хромосóм
Chromosomenarm *m* хромосóмное плечó *n*
Chromosomenbruch *m* полóмка *f* [разры́в *m*] хромосóм
Chromosomenbruchstück *n* отлóмок *m* [фрагмéнт *m*] хромосóмы
Chromosomendekondensation *f* деконденсáция *f* хромосóм
Chromosomendiminution диминýция *f* хромосóм
Chromosomenelimination *f* элиминáция *f* хромосóм
Chromosomenerosion *f* эрóзия *f* хромосóм
Chromosomenfragmentation *f* фрагментáция *f* хромосóм
Chromosomenfusion *f* слиянние *n* хромосóм
Chromosomengrundzahl *f* основнóе числó *n* хромосóм
Chromosomenkarte *f* хромосóмная [генетúческая] кáрта *f*
Chromosomenkomplex *m* кóмплекс *m* хромосóм
Chromosomenmutation *f* хромосóмная мутáция *f*
Chromosomennichttrennen *n* нерасхождéние *n* хромосóм
Chromosomenpaarung *f* конъюгáция *f* хромосóм
Chromosomenphänotyp *m* хромосóмный фенотúп *m*
Chromosomenrate *f* числó *n* хромосóм
Chromosomenrekombination *f* рекомбинáция *f* хромосóм
Chromosomensatz *m* хромосóмный набóр *m*, набóр *m* хромосóм
~, **diploider** диплóидный набóр *m* хромосóм
~, **haploider** гаплóидный набóр *m* хромосóм
Chromosomensegment *n* сегмéнт *m* [отрéзок *m*] хромосóмы
Chromosomensynapse *f* сúнапс *m* хромосóм
Chromosomentoxin *n* хромосóмный яд *m*
Chromosomenummusterung *f* преобразовáние *n* хромосóм
Chromosomenunstabilität *f* нестабúльность *f* хромосóм
Chromosomenverdopplung *f* дупликáция *f* [удвоéние *n* числá] хромосóм
Chromosomenverdreifachung *f* трисомúя *f*, утроéние *n* числá хромосóм
Chromosomenverklebung *f* склéивание *n* хромосóм
Chromosomenvermehrung *f* увеличéние *n* числá хромосóм
Chromosomenverteilung *f*, **selbständige** независúмое распределéние *n* хромосóм
Chromosomenwanderung *f* мигрáция *f* хромосóм
Chromosomenzahl *f* числó *n* хромосóм
Chromosomenzahlenkonstanz *f* постоянство *n* числá хромосóм

Chromosomin *n* хромосоми́н *m*
Chromosomopathie *f* хромосомопати́я *f*
Chromozentrum *n* хромоце́нтр *m*
Chronaxie *f* хронакси́я *f*
Chronaximetrie *f* хронаксиметри́я *f*
Chronifizierung *f* хрониза́ция *f (процесса)*
Chronischkranke *m* хрони́ческий больно́й *m*
Chronizität *f* хрони́ческое тече́ние *n*
Chronobiologie *f* хронобиоло́гия *f*
Chronopharmakologie *f* хронофармаколо́гия *f*
Chronophysiologie *f* хронофизиоло́гия *f*
Chronotherapie *f* хронотерапи́я *f*
chronotrop хронотро́пный
Chrysanthemumdermatitis *f* дермати́т *m*, вы́званный конта́ктом с хризанте́мой
Chrysiasis *f* хризиа́з *m*
Chylangiektasie *f* хилангиэктази́я *f*
Chylangiom *n* хилангио́ма *f*, каверно́зная лимфангио́ма *f* с хилёзным содержи́мым
Chylomikron *n* хиломикро́н *m (капелька нейтрального жира в сыворотке крови)*
Chylomikronämie *f* хиломикронеми́я *f*
Chylopneumothorax *m* хилопневмото́ракс *m*
Chylopyopneumothorax *m* хилопиопневмото́ракс *m*
Chylorrhoe *f* лимфоре́я *f*
chylös хилёзный, мле́чный
Chylothorax *m* хилото́ракс *m*
Chylozele *f* хилёзная водя́нка *f* яи́чка
Chylurie *f* хилури́я *f*
Chylus *m* хи́лус *m*, мле́чный сок *m*
Chylusgefäß *n* мле́чный сосу́д *m*
Chyluszyste *f* мле́чная киста́ *f*
Chymotrypsin *n* химотрипси́н *m*
Cicutoxin *n* цикутокси́н *m*
Ciguatera *f* чигуате́ра *f*, сигвате́ра *f*, отравле́ние *n* ры́бным я́дом
Ciliarmuskel *m* цилиа́рная [ресни́чная] мы́шца *f*
Cilium *n* ресни́ца *f*
Cimikose *f* пораже́ние *n* ко́жи в ви́де волдыре́й и пузыре́й, вы́званное клопа́ми
circadian цирка́дный, су́точный *(о ритме)*
circamensuell ме́сячный *(о ритме)*
circannuell годово́й *(о ритме)*
circaseptadian неде́льный *(о ритме)*
Circularstrahler *m* кругово́й [кольцево́й] излуча́тель *m*
Citocholreaktion *f* цитохо́левая флокуляцио́нная реа́кция *f*
Citrushaut *f* ко́жа *f* в ви́де «лимо́нной ко́рочки»
Cladosporiose *f* кладоспорио́з *m*
Claudicatio *n* хромота́ *f*
Clavi *m pl* **syphilitici** сифилити́ческие «мозо́ли» *f pl*
Clavus *m* мозо́ль *f*
Clearance *f* кли́ренс *m*, коэффицие́нт *m* очище́ния
Click *m* щелчо́к *m*
Clonorchiasis *f* клонорхо́з *m*, пораже́ние *n* восточноазиа́тской печёночной двуу́сткой
Coarctatio *f* **aortae** коаркта́ция *f* ао́рты
Cochlea *f* ули́тка *f*
Cochlea-Implantat *n* кохлеа́рный [ули́тковый] имплента́т *m*
Cochlea-Implantation *f* кохлеа́рная [ули́тковая] импланта́ция *f (имплантация электродов слухового протеза в улитку)*
Cochleapotential *n* ули́тковый потенциа́л *m*
Cochleazellschaden *m* поврежде́ние *n* кле́ток спира́льного [ко́ртиева] о́ргана
cochleobasal базокохлеа́рный, относя́щийся к ни́жнему завитку́ ули́тки *(напр. о характере тугоухости)*
Cocktail *m* кокте́йль *m*
~, lytischer литиче́ский кокте́йль *m*
Codex *m* **alimentarius** пищево́й ко́декс *m*
Coeruloplasmin *n* церулоплазми́н *m*
CO_2-Gasbäder *n pl* «сухи́е» углеки́слые ва́нны *f pl*
CO_2-Laser *m* углекисло́тный ла́зер *m*, ла́зер *m* на углеки́слом га́зе
Colektomie *f* колэктоми́я *f*, удале́ние *n* то́лстой кишки́
Colicine *n pl* колици́ны *m pl*
Colicit-Probe *f* про́ба *f* на ко́ли-бакте́рии
Collemplastrum *n* каучу́ковый пла́стырь *m*
Collodium *n* колло́дий *m*
Collum *f* **dentis** ше́йка *f* зу́ба
Colonkontrasteinlauf *m* ирригографи́я *f*
Columbia-Grippe *f* колумби́йский грипп *m*
Columella *f* колюме́лла *f (1. нижний край носовой перегородки, Columella nasi 2. протез для слухулучшающих операций)*
Comberg-Fremdkörperaufnahme *f* рентгенодиагно́стика *f* иноро́дных металли́ческих тел по Ко́мбергу
common-cold *engl.* о́строе респирато́рное заболева́ние *n*, просту́дное заболева́ние *n*
Common-cold-Virus *n* ви́рус *m* о́строго респирато́рного заболева́ния
Commotio *f* сотрясе́ние *n*
Commotionssyndrom *n* синдро́м *m* сотрясе́ния мо́зга
Compliance *f* компла́йэнс *m (участие пациента в лечении, согласие и желание выполнять назначения)*
Compressio *f* давле́ние *n*
Computer-Audiometrie *f* компью́терная аудиометри́я *f*
Computertomographie *f* компью́терная томографи́я *f*
~, ultraschnelle сверхбы́страя [скоростна́я] компью́терная томографи́я *f*
Concretio *f* сраще́ние *n*
Condyloma *n* кондило́ма *f*
~ acuminatum остроконе́чная кондило́ма *f*
~ latum широ́кая кондило́ма *f*
Congelatio *f* обмороже́ние *n*
Conjunctivitis *f* конъюнктиви́т *m (s. a.* **Konjunktivitis***)*
~ gonorrhoica бленноре́йное воспале́ние *n* конъюнкти́вы
Contractura *f* контрaкту́ра *f*
Contusio *f* конту́зия *f*, уши́б *m*
Conus *m* ко́нус *m*
~, myopischer миопи́ческий ко́нус *m*

~, schwarzer пигментáция *f* дúска зрúтельного нéрва
Copulatio *f* копуляция *f*
Cor *n* **pulmonale** лёгочное сéрдце *n*
Cornea *f* роговáя оболóчка *f* глáза, роговúца *f*
~ **globosa** кератоглóбус *m*
~ **plana** плóская роговúца *f*
~, walzenförmige [zylindrische] овáльная роговúца *f*
Corneaendothel *n* эндотéлий *m* роговúцы
Corneaepithel *n* эпитéлий *m* роговúцы
Cornealreflex *m* корнеáльный рефлéкс *m*
Corona *f* корóна *f*
~ **seborrhoica** себорéйная корóна *f*
~ **veneris** венерúческая [сифилитúческая] корóна *f*
Coronarverletzung *f* повреждéние *n* коронáрных сосýдов
Coronaviren *n pl* коронавúрусы *m pl*
Corpus *n* тéло *n*
~ **ciliare** цилиáрное тéло *n*
~ **vitreum** стекловúдное тéло *n*
Corti-Lymphe *f* кортилúмфа *f*
Cortisonakne *f* кортикостерóидные áкне *pl*
Cortison-Glaukom *n* стерóидная глаукóма *f*
Cortisonstar *m* стерóидная катарáкта *f*
Coryne-Bakterien *f pl* коринебактéрии *f pl*
CO_2-Segment-Gasbad *n* кáмерная «сухáя» углекúслая вáнна *f*
CO_2-Solebad *n* солёная углекúслая вáнна *f*
CO_2-Trockengas-Hüllenbad *n* «сухáя» углекúслая футлярная вáнна *f*
Couveuse *f* кувéз *m*, инкубáтор *m* для недонóшенных детéй
Cow-pox *n* корóвья óспа *f*
Coxiella *f* коксиéлла *f*, риккéтсия *f* Бёрнета
Coxsackie-Myokarditis *f* миокардúт *m* Коксáки
Creme *f* крем *m*
Crescendo-Angina *f* нарастáющая стенокардúя *f*
Cri-du-chat-Syndrom *n* синдрóм *m* кошáчьего крúка
Crimean haemorrhagic fever *engl.* крымская геморрагúческая лихорáдка *f*
Crista *f* **ampullaris** ампулярный гребешóк *m*
CROS-Hörgerät *n* слуховóй аппарáт *m* тúпа CROS *(обеспечивающий возможность передачи звука на ухо, противоположное протезируемому)*
Crossbreeding *n* кроссбрúдинг *m*
Cross-Infektion *f* перекрёстное инфицúрование *n*
Cross-over-Studie *f* перекрёстное исслéдование *n*
Croup *m* круп *m*
Crush-Syndrom *n* синдрóм *m* раздáвливания, краш-синдрóм *m*
Cuffschädigung *f* повреждéние *n*, вызванное надувнóй манжéткой эндотрахеáльной [интубациóнной] трýбки
Cu-Laser *m* лáзер *m* на парáх мéди
Cutis *f* кóжа *f*
~ **anserina** «гусúная» кóжа *f*, обуслóвленная охлаждéнием
~ **callosa** омозолéлая кóжа *f*
~ **hyperelastica [laxa]** вялая [гиперэластúчная] кóжа *f*
~ **marmorata** «мрáморная» кóжа *f*
~ **rhomboidalis nuchae** ромбовúдная кóжа *f* шéи
~ **verticis gyrata** склáдчатая кóжа *f (головы)*
Cyanopsie *f* цианопсúя *f (отравление дигиталисом, при котором окружающее кажется окрашенным в синий цвет)*
Cyclitis *f* **anularis exsudativa pseudotumorosa** кольцевúдный экссудатúвный псевдотуморóзный циклúт *m*
Cycloplegicum *n* циклоплéгик *m (препарат, вызывающий паралич аккомодации)*
Cystin *n* цистúн *m*
Cysto-Fiberskop *n* цистоскóп *m* с волокóнной óптикой

D

Dabska-Tumor *m* óпухоль *f* Дáбской, парахордóма *f*
Da-Costa-Krankheit *f* синдрóм *m* да Кóсты, высóтная болéзнь *f*
Dagga *n* гашúш *m*
dahinsiechen чáхнуть
dahinsterben мéдленно умирáть
Dakin-Lösung *f* дезинфицúрующий раствóр *m* натрийгипохлорúда Каррéля — Дéйкина
Dakryoadenitis *f* дакриоаденúт *m*, воспалéние *n* слёзной железы
Dakryographie *f* дакриографúя *f*
Dakryolith *m* слёзный кáмень *m*
Dakryorhinostomie *f* дакриоцисториностомúя *f*
Dakryorrhoe *f* слезотечéние *n*
Dakryostenose *f* стриктýра *f* слёзно-носовóго канáла
Dakryozystitis *f* дакриоцистúт *m*, воспалéние *n* слёзного мешкá
~ **der Neugeborenen** дакриоцистúт *m* новорождённых
~ **phlegmonosa** флегмóна *f* слёзного мешкá
Dakryozystographie *f* дакриоцистографúя *f*
Dakryozystorhinostomie *f* дакриоцисториностомúя *f*
Daktylogramm *n* дактилогрáмма *f*, отпечáтки *m pl* пáльцев
Daktylolyse *f*, **spontane** спонтáнный дактилóлиз *m*
Daktyloskopie *f* дактилоскопúя *f*
Dalrympl-Zeichen *n* симптóм *m* Дáльримпля, симптóм *m* офтальмопатúи при гипертиреóзе
Daltonismus *m* дальтонúзм *m*
Dam-Einheit *f* единúца *f* витамúна K, соответствующая $^1/_{30}$ мкг
Damenbart *m*, **postklimakterischer** бородá *f* у жéнщин в постклимактерúческом периóде
Damenbinde *f* гигиенúческий пóяс *m*
Damm *m* промéжность *f*
~ **, rigider** ригúдная промéжность *f*

Dammastdarmfistel *f* промéжностно-прямокишéчный свищ *m*
Dammbinde *f* 1. фáсция *f* промéжности 2. повя́зка *f* на промéжность
Dammbruch *m* гры́жа *f* промéжности
Dammeinriß *m s.* **Dammriß**
Dämmernarkose *f* неглубóкий наркóз *m*
Dämmerschlaf *m* дремóта *f*
Dämmerungsblindheit *f* гемералопи́я *f*, кури́ная слепотá *f*
Dämmerungssehen *n* сýмеречное зрéние *n*
Dämmerzustand *m* сýмеречное состоя́ние *n*
~, **epileptischer** эпилепти́ческое сýмеречное состоя́ние *n*
~, **hysterischer** истери́ческое сýмеречное состоя́ние
~, **orientierter** ориенти́рованное сýмеречное состоя́ние *n*
~, **postkonvulsiver** послесýдорожное сýмеречное состоя́ние *n*
~, **posttraumatischer** травмати́ческое сýмеречное состоя́ние *n*
Dammfistel *f* фи́стула *f* промéжности
Dammhoden *m* промéжностный крипторхи́зм *m*
Dammhypospadie *f* промéжностная гипоспади́я *f*
Dammkreuzbinde *f* крестообрáзная повя́зка *f* на промéжность
Dammuskel *m* мы́шца *f* промéжности
~, **oberflächlicher querer** повéрхностная поперéчная мы́шца *f* промéжности
~, **tiefer querer** глубóкая поперéчная мы́шца *f* промéжности
Dammplastik *f* пласти́ческая оперáция *f* на промéжности
Dammriß *m* разры́в *m* промéжности
Dammrißgefahr *f* опáсность *f* разры́ва промéжности
Dammschlagader *f* артéрия *f* промéжности
Dammschnitt *m* перинеотоми́я *f*
Dammschutz *m* защи́та *f* промéжности *(при родах)*
Dammspalte *f* трéщина *f* промéжности
Damoiseau-Ellis-Kurve *f* ли́ния *f* Э́ллиса — Дамуазó — Соколóва *(при экссудативном плеврите)*
Dämonophobie *f* демонофоби́я *f*
Dampfbad *n* **1.** паровáя вáнна *f* **2.** паровáя бáня *f*
Dampfbehandlung *f* лечéние *n* пáром
Dampfdesinfektion *f* дезинфéкция *f* пáром
Dampfdesinfektionskammer *f* паровáя дезинфекциóнная кáмера *f*
Dampfdruck *m* давлéние *n* пáра
Dampfeinatmung *f* ингаля́ция *f* пáра
Dampfeinwirkung *f* воздéйствие *n* пáра
Dampf-Formalindesinfektionsmethode *f* пароформали́новый мéтод *m* дезинфéкции
Dampfinhalation *f* ингаля́ция *f* пáра
Dampfkammer *f* паровáя кáмера *f*, паровóй бокс *m*
Dampfkochtopf *m* автоклáв *m*
Dampfkompresse *f* припáрка *f*
Dampf-Luftdesinfektionsmethode *f* паровоздýшный мéтод *m* дезинфéкции
Dampfraum *m* парнáя *f*, парнóе помещéние *n* *(в бане)*
Dampfsterilisationsapparat *m* паровóй стерилизáтор *m*
Dampfsterilisationsmethode *f* паровóй мéтод *m* стерилизáции
Dampfstrahl *m* струя́ *f* пáра
Dampfstromdesinfektion *f* дезинфéкция *f* текýчим пáром
Dämpfung *f* притуплéние *n (перкуторного тона)*
~, **absolute** абсолю́тная тýпость *f*
~, **relative** относи́тельное притуплéние *n*
Dämpfungsbezirk *m* óбласть *f* притуплéния *(перкуторного тона)*
Dämpfungsgrenze *f* грани́ца *f* притуплéния *(перкуторного тона)*
Dampfverbrennung *f*, **Dampfverbrühung** *f* ожóг *m* пáром
Danforth-Symptom *n* симптóм *m* Дéнфорта *(симптом разрыва фаллопиевой трубы)*
Danysz-Phänomen *n* закономéрность *f* Дáниша *(эквивалентное взаимодействие антисыворотки с токсином)*
Darbietungszeit *f* дли́тельность *f* экспози́ции *(знаков)*
Darier-Krankheit *f* болéзнь *f* Дарьé, вегети́рующий фолликуля́рный псороспермóз
Darm *m* кишкá *f*; кишéчник *m*
Darmabschnitt *m* отдéл *m* [отрéзок *m*] кишéчника
Darmabtragung *f* резéкция *f* кишки́
Darmamöbe *f* кишéчная амёба *f*
Darmamöbiasis *f* амёбиáз *m* кишéчника
Darmatonie *f* атони́я *f* кишéчника
Darmausspülung *f* промывáние *n* кишéчника
Darmbad *n*, **subaquales** субаквáльная кишéчная вáнна *f*
Darmbakterien *f pl* кишéчные бактéрии *f pl*
Darmbein *n* подвздóшная кость *f*
Darmbeinbruch *m* перелóм *m* подвздóшной кóсти
Darmbeingrube *f* подвздóшная я́ма *f*
Darmbeinkamm *m* грéбень *m* подвздóшной кóсти
Darmbeinrippenmuskel *m* подвздóшно-рёберная мы́шца *f*
Darmbeinschaufel *f* крылó *n* подвздóшной кóсти
Darmbeinstachel *m* подвздóшная ость *f*
Darmbesiedelung *f* кишéчная флóра *f*
Darmbilharziose *f* бильгарциóз *m* [шистосоматóз *m*] кишéчника, болéзнь *f* Мáнсона
Darmblähung *f* вздýтие *n* кишéчника
Darmblatt *n* энтодéрма *f*
Darmblutung *f* кишéчное кровотечéние *n*
Darmbrand *m* гангрéна *f* кишки́
~, **Lübecker** некротизи́рующий энтери́т *m*
Darmdistomiasis *f* кишéчный дистомиáз *m*
Darmdivertikel *n* диверти́кул *m* кишéчника
Darmdrüse *f* железá *f* кишки́
Darm-Dysbakteriose *f* дисбактериóз *m* кишéчника
Darmdyskinesie *f* дискинези́я *f* кишéчника

Darmdyspepsie *f* кишéчная диспепсия *f*
Darmegel *m* кишéчная трематóда *f*, кишéчная двуýстка *f*
Darmeinklemmung *f*, **Darmeinknickung** *f* ущемлéние *n* кишки́
Darmeinlauf *m* кли́зма *f*
Darmeinstülpung *f* инвагинáция *f* кишóк
Darmemphysem *n* кистóзный пневматóз *m* кишéчника
Darmenteropathie *f* глютéновая энтеропати́я *f*, нетропи́ческая спру *f*
Darmentleerung *f* опорожнéние *n* кишéчника
Darmepithel *n* кишéчный эпитéлий *m*
Darmepithelzelle *f* клéтка *f* кишéчного эпитéлия
Darmeröffnung *f* энтеротоми́я *f*
Darmfaden *m* кéтгут *m*
Darmfäulnisdyspepsie *f* гни́лостная диспепси́я *f*
Darmfellentzündung *f* перитони́т *m*
Darmfistel *f* кишéчный свищ *m*
Darmflora *f* кишéчная флóра *f*
Darmgasblähung *f* вздýтие *n* кишéчника
Darmgefäßthrombose *f*, **Darmgefäßverstopfung** *f* тромбóз *m* сосýдов кишéчника
Darmgeräusch *n* кишéчный шум *m* *(при аускультации)*
Darmgeschwür *n* я́зва *f* кишки́
Darmgrimmen *n* кишéчная кóлика *f*
Darmgrippe *f* кишéчный грипп *m*
Darmhormon *n* кишéчный гормóн *m*
Darminfektion *f* кишéчная инфéкция *f*
Darminfusion *f* вливáние *n* в кишéчник
Darminvagination *f* инвагинáция *f* кишóк
Darmkanal *m* кишéчник *m*
Darmkanalverschluß *m* непроходи́мость *f* кишéчника
Darmkarzinoid *n* карцинóид *m* кишки́
Darmkeimfreiheit *f* кишéчный амикробиóз *m*
Darmklemme *f* кишéчный зажи́м *m*
Darmknickung *f* перегиб *m* кишки́
Darmkolik *f* кишéчная кóлика *f*
Darmkrampf *m* спазм *m* кишéчника
Darmkrebs *m* рак *m* кишки́
Darmkrise *f* кишéчный криз *m*
Darmlichtung *f* просвéт *m* кишки́
Darmlipodystrophie *f* кишéчная липодистрофи́я *f*
darmlösbar раствори́мый в кишéчнике
Darmlumen *n* просвéт *m* кишки́
Darmlymphom *n* лимфóма *f* кишéчника
Darmmikroflora *f* кишéчная микрофлóра *f*
Darmmilzbrand *m* кишéчная фóрма *f* сиби́рской я́звы
Darmmuskulatur *f* мускулатýра *f* кишéчника
Darmnadel *f* кишéчная иглá *f*
Darmnaht *f* кишéчный шов *m*
Darmnarkose *f* ректáльный наркóз *m*
Darmnetzbruch *m* гры́жа *f* с выхождéнием кишки́ и сáльника
Darmparalyse *f* парали́ч *m* кишéчника
Darmparasit *m* кишéчный парази́т *m*
Darmperforation *f* прободéние *n* кишéчника
Darmperistaltik *f* перистáльтика *f* кишéчника
Darmplastik *f* плáстика *f* кишéчника
Darmpneumatose *f*, **zystöse** кистóзный пневматóз *m* кишéчника
Darmpolyp *m* поли́п *m* кишки́
~, hyperplastischer гиперпласти́ческий поли́п *m* кишки́
Darmprolaps *m* пролáпс *m* кишки́
Darm-Pseudotuberkulose *f*, **yersinöse** йерсиниóзный псевдотуберкулёз *m* кишéчника, болéзнь *f* Мáсгофа
Darmquetsche *f* кишéчный жом *m*
Darmresektion *f* резéкция *f* кишéчника
Darmresorption *f* всáсывание *n* в кишéчнике
Darmringplastik *f* кольцевáя плáстика *f* кишки́
Darmriß *m* разры́в *m* кишки́
Darmrohr *n* **1.** кишéчная трýбка *f* **2.** газоотвóдная трýбка *f*
Darmrohrknickung *f* переги́б *m* кишéчника
Darmsaft *m* кишéчный сок *m*
Darmsaite *f* кéтгут *m*
Darmschere *f* кишéчные нóжницы *pl*
Darmschistosomose *f s.* **Darmbilharziose**
Darmschleimhaut *f* сли́зистая оболóчка *f* кишéчника
Darmschlinge *f* кишéчная пéтля *f*
Darmschlingenbruch *m* гры́жа *f* с выхождéнием кишéчной пéтли
Darmschlingendrehung *f* перекрýт *m* кишéчной пéтли
Darmschlingenknickung *f* переги́б *m* кишéчной пéтли
Darmschlingenverwachsung *f* сращéние *n* пéтель кишóк
Darmschmarotzer *m* кишéчный парази́т *m*
Darmschnitt *m* рассечéние *n* кишки́
Darmschonkost *f* диéта *f*, щадя́щая кишéчник
Darmschußwunde *f* огнестрéльная рáна *f* кишéчника
Darmsekret *n* кишéчный секрéт *m*
Darmseuche *f* кишéчная инфéкция *f*
Darmspülung *f* промывáние *n* кишéчника
Darmstein *m* энтероли́т *m*
Darmstenose *f* стенóз *m* кишки́
Darmstreptokokkus *m* энтерокóкк *m*
Darmstrongyloida *f* кишéчная ýгрица *f*
Darmstumpf *m* культя́ *f* кишки́
Darmsymbionten *m pl* кишéчные симбиóнты *m pl*
Darmträgheit *f* вя́лость *f* кишéчника
Darmtrakt *m* кишéчник *m*
Darmtrichinose *f* трихинеллёз *m* кишéчника
Darmtuberkulose *f* туберкулёз *m* кишéчника
Darmtularämie *f* кишéчная фóрма *f* тулареми́и
Darmverdauung *f* кишéчное пищеварéние *n*
Darmverengerung *f* стенóз *m* кишки́
Darmverschlingung *f* зáворот *m* кишóк
Darmverschluß *m* закры́тие *n* просвéта кишки́
~ durch Achsenumdrehung зáворот *m* кишóк с перекрýтом вокрýг оси́
Darmverwachsung *f* сращéние *n* кишóк
Darmverwickelung *f* зáворот *m* кишóк
Darmvirus *n* энтерови́рус *m*
Darmvorfall *m* выпадéние *n* кишóк
Darmwand *f* стéнка *f* кишки́
Darmwandbruch *m* гры́жа *f* Литтрé

Darmwandemphysem *n* эмфизе́ма *f* сте́нки кишки́
Darmwandschädigung *f* пораже́ние *n* сте́нки кишки́
Darmwaschung *f* промыва́ние *n* кише́чника
Darmwunde *f* ра́на *f* кише́чника
Darmzerreißung *f* разры́в *m* кишки́
Darmzotte *f* ворси́нка *f* сли́зистой оболо́чки кишки́
Darmzwang *m* тене́змы *pl*
Darnaud-Syndrom *n* синдро́м *m* Дарно́ (*сочетание сахарного диабета, липоматоза и цирроза печени*)
Darreichungsform *f* фо́рма *f* примене́ния
Darrfieber *n* гекти́ческая лихора́дка *f*
Darwin-Höcker *m* да́рвинов бугоро́к *m* (*на ушной раковине*)
Daseinsbedingungen *f pl* усло́вия *n pl* существова́ния
Dasselbeule *f* ко́жный миа́з *m*
Dasselfliege *f* о́вод *m*
Dasyma *n* гипертрихо́з *m*, волоса́тость *f*
Dattelbeule *f* ко́жный лейшманио́з *m*
Dattelgeschwür *n* тропи́ческий лейшманио́з *m*
Dauer *f* **des Lichtreizes** дли́тельность *f* светово́го раздраже́ния
Dauerabsaugung *f* дли́тельная аспира́ция *f*
Dauerausscheider *m* бактериовыдели́тель *m*
Dauerbehandlung *f* дли́тельное лече́ние *n*
Dauerbelastung *f* дли́тельная нагру́зка *f*
Dauerdialyse *f* дли́тельный диа́лиз *m*
Dauerdosis *f* до́за *f* для дли́тельного примене́ния
Dauereinnahme *f* дли́тельный приём *m*
Dauerepilation *f* дли́тельная [сто́йкая] эпиля́ция *f*
Dauerergebnis *n* усто́йчивый результа́т *m*
Dauerfolgen *f pl* сто́йкие результа́ты *m pl*; отдалённые после́дствия *n pl*
Dauerfraktur *f* уста́лостный перело́м *m*
Dauergebiß *n* постоя́нный зубно́й проте́з *m*
Dauergeräusch *n* постоя́нный шум *m*
Dauergrenzwert *m* среднесу́точная преде́льно допусти́мая до́за *f*
Dauergymnastik *f* дли́тельные заня́тия *n pl* гимна́стикой
Dauerheilung *f* сто́йкое излече́ние *n*
Dauerinfusion *f* дли́тельное внутриве́нное влива́ние *n*
Dauerinfusionsspritze *f* инфузио́нный шприц *m* непреры́вного де́йствия
Dauerintubation *f* пролонги́рованная интуба́ция *f*
Dauerkatheter *m* постоя́нный кате́тер *m*
Dauerkopfschmerz *m* дли́тельная головна́я боль *f*
Dauerkost *f* дие́та *f* для дли́тельного примене́ния
Dauerkrämpfe *m pl* дли́тельные су́дороги *f pl*
Dauerleistung *f* выно́сливость *f*
Dauerleistungsgrenze *f* преде́л *m* выно́сливости
Dauermedikation *f* дли́тельное медикаменто́зное лече́ние *n*
Dauermuskelkontraktion *f* дли́тельное мы́шечное сокраще́ние *n*
Dauernarkose *f* дли́тельный нарко́з *m*
Dauerpräparat *n* препара́т *m* для дли́тельного хране́ния
Dauerprothese *f* постоя́нный проте́з *m*
Dauerreiz *m* дли́тельное раздраже́ние *n*
Dauerschall *m* (ультра)зву́к *m* в непреры́вном режи́ме
Dauerschmerz *m* постоя́нная боль *f*
Dauerschwindel *m* дли́тельное головокруже́ние *n*
Dauersonde *f* постоя́нный зонд *m*
Dauersporen *f pl* дли́тельно сохраня́ющиеся спо́ры *f pl* (*бактерий*)
Dauerspülzystoskop *n* промывно́й цистоско́п *m*
Dauerstase *f* сто́йкий [дли́тельный] стаз *m*
Dauerstimulation *f* непреры́вная стимуля́ция *f*
Dauerstreß *m* продолжи́тельный стресс *m*
Dauertropfberieselung *f* дли́тельное ка́пельное ороше́ние *n* гла́за
Dauertropfeinlauf *m* ка́пельная кли́зма *f*
Dauertropfinfusion *f* ка́пельное влива́ние *n*
Dauertropftransfusion *f* ка́пельное перелива́ние *n* кро́ви
Dauerüberwachung *f* дли́тельное наблюде́ние *n*
Dauerunterbringung *f* госпитализа́ция *f* на дли́тельный срок
Dauerverband *m* повя́зка *f*, нало́женная на дли́тельный срок
Dauerwirkung *f* дли́тельное де́йствие *n*
Dauerzug *m* дли́тельная тра́кция *f*
Daumen *m* большо́й па́лец *m* ки́сти
Daumenabzieher *m* мы́шца *f*, отводя́щая большо́й па́лец ки́сти
Daumenballen *m* мя́коть *f* большо́го па́льца ки́сти
Daumenbeuger *m* мы́шца-сгиба́тель *f* [сгиба́тель *m*] большо́го па́льца ки́сти
Daumengegensteller *m* мы́шца *f*, противопоставля́ющая большо́й па́лец ки́сти
Daumenlutschen *n* соса́ние *n* большо́го па́льца
Daumenluxation *f* вы́вих *m* большо́го па́льца ки́сти
Daumenstrecker *m* мы́шца-разгиба́тель *f* [разгиба́тель *m*] большо́го па́льца ки́сти
Daumenverletzung *f* поврежде́ние *n* большо́го па́льца ки́сти
Daumenverrenkung *f* вы́вих *m* большо́го па́льца ки́сти
Daumenwunde *f* ра́на *f* большо́го па́льца ки́сти
David-Syndrom *n* сезо́нный геморраги́ческий диате́з *m* Дэ́вида
D-C-Platten *f pl* компрессио́нно-дистракцио́нные пласти́нки *f pl*
Deafferentierung *f* деафферента́ция *f*, рассече́ние *n* аффере́нтных не́рвных корешко́в
Deaggregation *f* де(з)агрега́ция *f* (*тромбоцитов*)
Debasierung *f* удале́ние *n* суставно́й голо́вки ко́сти
De-Beuermann-Gougerot-Krankheit *f* боле́знь *f* Берма́нна, споротрихо́з *m*
Debilität *f* деби́льность *f*

Debler-Syndrom *n* синдрóм *m* Дéблера *(форма гемолитической анемии грудных детей)*
Debre-Semelaigne-Syndrom *n* синдрóм *m* Дебрé — Семелéна *(вариант врождённой микседемы и миопатии)*
Decerebration *f* децеребрáция *f*
Decholinumlaufzeit *f* скóрость *f* кровотóка по дехолúну
Deckbiß *m* покрывáющий прúкус *m*
Deckel *m* покрышка *f*
Deckelbruch *m* перелóм *m* свóда чéрепа
Deckengewichtsausgleich *m* потолóчный противовéс *m*
Deckglas *n* покрóвное стеклó *n*
Deckknochen *m* обклáдочная кость *f*
Deckmembran *f* покрóвная мембрáна *f*
Deckpflaster *n* покрывáющий [защúтный] плáстырь *m*
Deckplättchen *n* покрóвная пластúнка *f*
Deckschicht *f* покрывáющий [покрóвный] слой *m*
Deckstellen *f pl* корреспондúрующие местá *n pl* сетчáток
Deckverband *m* защúтная повязка *f*
Deckzelle *f* покрóвная [крóющая] клéтка *f*
Decoctum *n* отвáр *m*, декóкт *m*
Decrescendo-Geräusch *n* стихáющий [убывáющий] шум *m*
Decubitalalopezie *f* **der Säuglinge** выпадéние *n* волóс в óбласти затылка у грудных детéй
Dedifferenzierung *f* дедифференцирóвка *f*
Defäkation *f* дефекáция *f*
Defäkationsdrang *m*, **falscher** тенéзмы *pl*
Defäkationsfrequenz *f* частотá *f* дефекáции
Defäkationsspermatorrhoe *f* сперматорéя *f* при дефекáции
Defekt *m* дефéкт *m*; недостáток *m*
~ , **angeborener** врождённый недостáток *m*
Defektbakteriophag *m* дефéктный бактериофáг *m*
Defektdeckung *f* закрытие *n* дефéкта
Defektfüllung *f* заполнéние *n* дефéкта
Defektheilung *f* **1.** заживлéние *n* дефéкта **2.** непóлное выздоровлéние *n*
Defektpseudarthrose *f* дефéктный лóжный сустáв *m*
defense musculaire *franz.* защúтное напряжéние *n* мышц
Deferentitis *f* деферентúт *m*, воспалéние *n* семявыводящего протóка
Deferveszenz *f* снижéние *n* (высóкой) температýры
Defibrinieren *n* дефибринúрование *n (крови)*
Deflexion *f* разгибáние *n*
Deflexionshaltung *f*, **Deflexionslage** *f* разгибáтельное положéние *n (напр. головки плода)*
Defloration *f* дефлорáция *f*
Deflorationspyelitis *f* дефлорациóнный пиелúт *m*
Deflorationszystitis *f* дефлорациóнный цистúт *m*
Defluorierung *f* **des Wassers** дефторúрование *n* воды
Deformität *f* деформáция *f*
Defurfuration *f* отрубевúдное шелушéние *n*
Degeneration *f* дегенерáция *f*
~ , **basophile** базофúльная дегенерáция *f*
~ , **fettige** жировáя дегенерáция *f*
~ , **fibrinoide** фибринóидная дегенерáция *f*
~ **des Glaskörpergerüstes** дестрýкция *f* стекловúдного тéла
~ , **hepatolentikuläre** гепатолентикулярная дегенерáция *f*
~ , **hydropische** вакуóльная дегенерáция *f*
~ **der Makula, zystische** кистовúдная дегенерáция *f* мáкулы
~ , **parenchymatöse** паренхиматóзная дегенерáция *f*
~ , **psychische** психúческая дегенерáция *f*
~ , **tapetoretinale** тапеторетинáльная дегенерáция *f*
~ , **wachsartige** восковúдная дегенерáция *f*
Deglutition *f* глотáние *n*; проглáтывание *n*
Degranulierung *f* дегрануляция *f*
Dehelminthisation *f* дегельминтизáция *f*
Dehiszenz *f* расхождéние *n*; зияние *n (напр. краёв раны)*
Dehnbarkeit *f* растяжúмость *f*, эластúчность *f*
Dehnsonde *f* буж *m*
Dehnung *f* растяжéние *n*; вытяжéние *n*
Dehnungsbehandlung *f* дилатациóнное лечéние *n*
Dehnungsdruck *m* давлéние *n* растяжéния
Dehnungsgeschwür *n* язва *f* вслéдствие перерастяжéния
Dehnungsgymnastik *f* гимнастúческие упражнéния *n pl* на растяжéние
Dehnungsnarben *f pl* рубцы *m pl* пóсле растяжéния
Dehnungsreiz *m* раздражéние *n* растяжéнием
Dehnungsrezeptor *m* рецéптор *m*, реагúрующий на растяжéние
Dehnungssaum *m* поясóк *m* растяжéния
Dehnungssymptom *n* симптóм *m* растяжéния
Dehnungstechnik *f* тéхника *f* [методика *f*] (ручнóго) вытяжéния
Dehnungsveränderung *f* **der Netzhaut** изменéния *n pl* сетчáтки от растяжéния
Dehydratationskollaps *m* коллáпс *m* вслéдствие дегидратáции
Dehydrati(si)erung *f* дегидратáция *f*, обезвóживание *n*
Dehydrocholsäure *f* дегидрохóлевая кислотá *f*
Deiters-Zellen *f pl* нарýжные фалáнговые клéтки *f pl* Дéйтерса
Dejektion *f* выделéние *n (напр. мочи)*
Dejerine-Klumpke-Lähmung *f* паралúч *m* Дежерúна — Клюмпке *(синдром поражения нижней части плечевого сплетения)*
Dejerine-Sottas-Syndrom *n* гипертрофúческий неврúт *m* Дежерúна — Соттá
Dekanulement *n* деканюляция *f*, удалéние *n* канюли
Dekapitation *f* декапитáция *f*
Dekapitationshaken *m* крючóк *m* для декапитáции
Dekapsulation *f* декапсуляция *f*
Dekokt *n* отвáр *m*, декóкт *m*

Dekompensation *f* декомпенсáция *f*
Dekompensationserscheinungen *f pl* явлéния *n pl* декомпенсáции
Dekompensationsgrad *m* стéпень *f* декомпенсáции
Dekompression *f* декомпрéссия *f*
~, **explosive** взрывнáя декомпрéссия *f*
Dekompressionskammer *f* декомпрессиóнная кáмера *f*
Dekompressivtrepanation *f* декомпрессúвная трепанáция *f*
Dekontamination *f*, **Dekontaminierung** *f* дезактивáция *f*; обеззарáживание *n*
Dekorporation *f* декорпорáция *f*
Dekortikation *f* декортикáция *f*
Dekrement *n* стáдия *f* снижéния проявлéний болéзни *(напр. температуры)*
Dekubitalgeschwür *n*, **Dekubitus** *m* прóлежень *m*
deletär разрушáющий
Deletion *f* делéция *f (напр. хромосом)*
Delhigeschwür *n* тропúческий лейшманиóз *m*
deligieren снимáть лигатýру
Delipoidose *f* уменьшéние *n* содержáния липóидов
Delirium *n* бред *m*, делúрий *m*
~ , **hypnagogisches** гипнагогúческий делúрий *m*
~ **tremens** бéлая горячка *f*
Dellwarze *f* контагиóзный моллюск *m*
Delmas-Schnellentbindung *f* спóсоб *m* Дельмá *(способ ускорения родов)*
Delta-Hepatitis *f* дéльта-гепатúт *m*
Deltamuskel *m* дельтовúдная мышца *f*
Deltoideuskrampf *m* сýдорога *f* дельтовúдной мышцы
Demand-Schrittmacher *m* «ждýщий» водúтель *m* рúтма
Demarkation *f* демаркáция *f*
Demarkationsentzündung *f* демаркациóнное воспалéние *n*
Demarkationsstrom *m* ток *m* повреждéния
Demaskierung *f* выявлéние *n* скрытого прúзнака
Demastikation *f* «изнóс» *m* жевáтельной повéрхности зубóв
Demenz *f* слабоýмие *n*, демéнция *f*
~, **alkoholische** алкогóльное слабоýмие *n*
~, **amnestische** амнестúческое слабоýмие *n*
~, **apoplektische** апоплектúческое слабоýмие *n*
Demographie *f*, **medizinische** медицúнская демогрáфия *f*
Demyelinisation *f* демиелинизáция *f*
Denaturierung *f* денатурúрование *n*
Dendrit *n* дендрúт *m*
Denervation *f*, **Denervierung** *f* денервáция *f*
Dengue-Fieber *n*, **klassisches** классúческая лихорáдка *f* дéнге, костолóмная [суставнáя] лихорáдка *f*
Dengueviren *n pl* вúрусы *m pl* лихорáдки дéнге
Denken *n* мышлéние *n*
~, **ambivalentes** амбивалéнтное мышлéние *n*
~, **anschauliches** óбразное мышлéние *n*
~, **autistisches** аутистúческое мышлéние *n*
~, **entgleisendes** соскáльзывающее мышлéние *n*
~, **inkohärentes** инкогерéнтное мышлéние *n*
~, **klebriges** вязкое мышлéние *n*
~, **paralogisches** паралогúческое мышлéние *n*
~, **schizophrenes** шизофренúческое мышлéние *n*
~, **situatives** конкрéтное мышлéние *n*
~, **sprunghaftes** скачкообрáзное мышлéние *n*
~, **zerfahrenes** разóрванное мышлéние *n*
Denkenssteifheit *f* затормóженность *f* мышлéния
Denman-Selbstentwicklung *f* самостоятельные рóды *pl* по Дéнману *(ведение родов при поперечном положении мёртвого плода)*
Dens *m* зуб *m*
~ **angularis** клык *m*
~ **bicuspidatus** премоляр *m*, мáлый креннóй зуб *m*
~ **deciduus** молóчный [врéменный] зуб *m*
~ **incisivus** резéц *m*
~ **lactalis** *s.* **Dens deciduus**
~ **molaris** моляр *m*, большóй креннóй зуб *m*
~ **permanentus** постоянный зуб *m*
~ **serotinus [sophroneticus]** зуб *m* мýдрости
Densität *f* плóтность *f (напр. населения)*
Densitographie *f* денситографúя *f*
Dentalbehandlungsstuhl *m* стоматологúческое крéсло *n*
Dentalbohrmaschine *f* бормашúна *f*
Dentalgie *f* зубнáя боль *f*
Dentalinfektion *f* одонтогéнная инфéкция *f*
dentalmedizinisch стоматологúческий
Dentalosteom *n* одонтóма *f*
Dentimetrie *f* дентиметрúя *f*
Dentin *n* дентúн *m*
~, **irreguläres** иррегулярный дентúн *m*
~, **kariöses** кариóзный дентúн *m*
~, **pigmentiertes** пигментúрованный дентúн *m*
Dentinbildung *f* образовáние *n* дентúна
Dentindesinfektion *f* дезинфéкция *f* дентúна
Dentinfortsatz *m* дентúнный отрóсток *m*
Dentinkanälchen *n* дентúнный канáлец *m*
Dentinoblast *m* дентинобláст *m*
Dentinogenese *f* дентиногенéз *m*
~ , **inkomplette [unkomplette, unvollkommene]** несовершéнный дентиногенéз *m*
Dentinzelle *f* одонтобláст *m*
Dentist *m* зубнóй врач *m*, дантúст *m*
Dentisverrenkung *f* вывих *m* зýба
Dentition *f* прорéзывание *n* зубóв
~ **praecox** внутриутрóбное прорéзывание *n* молóчных резцóв
Dentitionsgeschwür *n* язва *f* [áфта *f*] во рту при прорéзывании зубóв
Denudation *f* денудáция *f*, обнажéние *n*
Deontologie *f* деонтолóгия *f*
Depersonalisantia *n pl* деперсонализúрующие срéдства *n pl*
Depersonalisation *f* деперсонализáция *f*
Depeschenstil *m* «телегрáфный стиль» *m*
Depigmentierung *f* депигментáция *f*, исчезновéние *n* пигмéнта
Depilation *f* депилáция *f*, удалéние *n* волóс
Depot *n* депó *n (напр. крови)*

Depoteisen *n* депони́рованное желе́зо *n*
Depotbehandlung *f* лече́ние *n* препара́тами продлённого де́йствия
Depotfettmobilisation *f* мобилиза́ция *f* жи́ра из депо́
Depotpräparat *n* дюра́нтный препара́т *m*, препара́т *m* продлённого де́йствия
Depotwirkung *f* продлённое де́йствие *n* *(медикаментозных средств)*
Depression *f* **1.** депре́ссия *f* **2.** движе́ние *n* *(глаза)* вниз
~, **adynamische** адинами́ческая депре́ссия *f*
~, **agitierte** ажити́рованная депре́ссия *f*
~, **ängstliche** трево́жная депре́ссия *f*
~, **endogene** эндоге́нная депре́ссия *f*
~, **gehemmte** затормо́женная депре́ссия *f*
~, **hypochondrische** ипохондри́ческая депре́ссия *f*
~, **lächelnde** улыба́ющаяся депре́ссия *f*
~, **larvierte** ларви́рованная депре́ссия *f*
~, **neuroleptische** нейролепти́ческая депре́ссия *f*
~, **neurotische** невроти́ческая депре́ссия *f*
~, **präsenile** пресени́льная депре́ссия *f*
~, **psychogene** психоге́нная депре́ссия *f*
~, **reaktive** патологи́ческая депресси́вная реа́кция *f*
~, **vitale** вита́льная депре́ссия *f*
Depressorreflex *m* депрессо́рный рефле́кс *m*
Deprivation *f* деприва́ция *f*, лише́ние *n* *(чего-л.)*
~, **sensorielle** сенсо́рная изоля́ция *f*
De-Quervain-Syndrom *n* синдро́м *m* де Керве́на, стенози́рующий тендовагини́т *m* большо́го па́льца ки́сти
Derivat *n* дерива́т *m*, произво́дное *n*
Derma *n* де́рма *f*, ко́риум *m*, со́бственно ко́жа *f*
Dermallergose *f* ко́жный аллерго́з *m*
Dermatitis *f* дермати́т *m*, воспале́ние *n* ко́жи
~ **bullosa** буллёзный дермати́т *m*
~ **calorica** терми́ческий дермати́т *m*
~ **combustionis bullosa** терми́ческий пузы́рный дермати́т *m*
~ **combustionis erythematosa** терми́ческий эритемато́зный дермати́т *m*
~ **congelationis bullosa** буллёзный дермати́т *m* при отмороже́нии
~ **congelationis erythematosa** эритемато́зный дермати́т *m* при отмороже́нии
~ **congelationis necroticans** некротизи́рующий дермати́т *m* при отмороже́нии
~ **contusiformis** контузифо́рмный дермати́т *m*
~ **diffusa atrophicans progressiva** диффу́зный атрофи́ческий прогресси́рующий дермати́т *m*
~ **dysmenorrhoica symmetrica** дисменоре́йный симметри́чный дермати́т *m*
~ **erythematosa** эритемато́зный дермати́т *m*
~ **exfoliativa generalisata** эксфолиати́вный генерализо́ванный дермати́т *m*
~ **follicularis et perifollicularis conglobata** фолликуля́рный и перифолликуля́рный сливно́й дермати́т *m*
~ **gangraenosa** гангрено́зный дермати́т *m*
~ **des Gesichtes, rosaceaartige periorale** розацеаподо́бный периора́льный дермати́т *m* лица́
~ **herpetiformis senilis** герпетифо́рмный ста́рческий дермати́т *m*
~ **linearis** лине́йный дермати́т *m*
~ **papillaris capillitii** сосо́чковый дермати́т *m* головы́
~ **papillaris nuchae** сосо́чковый дермати́т *m* ше́и
~ **photoelectrica** фотоэлектри́ческий [со́лнечный] дермати́т *m*
~ **pratensis** лугово́й дермати́т *m*
~ **psoriasiformis nodularis** псориазифо́рмный узелко́вый дермати́т *m*
~, **pyämisches** пиеми́ческий дермати́т *m*
~ **seborrhoides** себоре́йный дермати́т *m*
~ **suberythematosa** дермати́т *m* в ви́де слабовы́раженной эрите́мы
~ **ulcerosa** я́звенный дермати́т *m*
~ **verrucosa** борода́вчатый [веррукo̕зный] дермати́т *m*
Dermato-Candidose *f* кандидо́з *m* ко́жи
Dermatochalasis *f* вя́лость *f* [скла́дчатость *f*] ко́жи
Dermatofibrom *n* дерматофибро́ма *f*
Dermatofibrosarkoma *n* дерматофибросарко́ма *f*
~ **protuberans** возвыша́ющаяся дерматофибросарко́ма *f*
Dermatograph *m s.* **Dermograph**
Dermatoleiomyom *n* дерматолейомио́ма *f*, лейомио́ма *f* ко́жи
Dermatoleukose *f* дерматолейко́з *m*
Dermatologie *f* дерматоло́гия *f*, уче́ние *n* о боле́знях ко́жи
Dermatomykose *f* дерматомико́з *m*
Dermatomyom *n* дерматомио́ма *f*, мио́ма *f* ко́жи
Dermatomyositis *f* дерматомиози́т *m*
Dermatophytie *f* дерматофити́я *f*
Dermatose *f* дермато́з *m*
~, **berufsbedingte** профессиона́льный дермато́з *m*
~, **chronische idiopathische** хрони́ческий идиопати́ческий дермато́з *m*
~, **chronische idiopathische entzündliche** хрони́ческий воспали́тельный идиопати́ческий дермато́з *m*
~, **juckende** зудя́щий дермато́з *m*
~, **Leinersche** дермато́з *m* Ле́йнера *(у грудных детей)*
~, **subcorneale pustuläre** субкорнеа́льный пустуля́рный дермато́з *m*
~, **waschmittelbedingte** дермато́з *m*, вызыва́емый мо́ющими сре́дствами
Dermatosklerose *f* дерматоскле́ро́з *m*
Dermatostomatitis *f* дерматостомати́т *m*
Dermatozoonose *f* дерматозоono̕з *m*
Dermoepidermitis *f*, **paraulzeröse** околоя́звенный дермоэпидерми́т *m*
Dermograph *m* дермо́граф *m*, каранда́ш *m* по ко́же
Dermographismus *m* дермографи́зм *m*
~ **albus** бе́лый дермографи́зм *m*
~ **elevatus** возвы́шенный дермографи́зм *m*
~ **ruber** кра́сный дермографи́зм *m*

Dermoid *n* **1.** дермóид *m* **2.** дермóидная кистá *f*
Dermoidkystom *n*, **Dermoidzyste** *f* дермóидная кистá *f*
Desakkommodation *f* дезаккомодáция *f*
Desaktualisierung *f* **des Wahns** дезактуализáция *f* брéда
Desallergisierung *f* десенсибилизáция *f*
Descemet-Drusen *f pl* дрýзы *f pl* десцемéтовой оболóчки
Descemet-Falte *f* склáдка *f* десцемéтовой оболóчки
Descemet-Membran *f* десцемéтова оболóчка *f*
Descemetozele *f* десцеметоцéле *n*, грыжа *f* десцемéтовой оболóчки
Descemet-Riß *m* трéщина *f* десцемéтовой оболóчки
Desensibilisierung *f* десенсибилизáция *f*
Desinfektion *f* дезинфéкция *f*
~ **, biologisch-thermische** биотермúческий мéтод *m* обеззарáживания
~ **, laufende** текýщая дезинфéкция *f*
~ **mit Radiation** радиациóнная дезинфéкция *f*
~ **, physikalische** дезинфéкция *f* физúческими мéтодами
Desinfektionsapparat *m* аппарáт *m* для дезинфéкции
Desinfektionseinrichtung *f* дезинфекциóнная установка *f*
Desinfektionsflüssigkeit *f* дезинфицúрующая жúдкость *f*
Desinfektionskontrolle *f* контрóль *m* дезинфéкции
Desinfektionslösung *f* дезинфицúрующий раствóр *m*
Desinfektionsmaßnahme *f* мероприя́тие *n* по дезинфéкции
Desinfektionsmaßregel *f* прáвило *n* дезинфéкции
Desinfektionsmethode *f* мéтод *m* дезинфéкции
~ **, chemische** химúческий мéтод *m* дезинфéкции
~ **, physikalische** физúческий мéтод *m* дезинфéкции
~ **, thermische** термúческий мéтод *m* дезинфéкции
Desinfektionsmittel *n* дезинфицúрующее срéдство *n*
Desinfektionsmitteldose *f* дóза *f* дезинфицúрующего срéдства
Desinfektionstemperatur *f* температýра *f* дезинфéкции
Desinfektionswesen *n* сýщность *f* [прúнцип *m*] дезинфéкции
Desinfektionszyklus *m* цикл *m* дезинфéкции
Desinsektion *f* дезинсéкция *f*
Desintoxikationsbehandlung *f* дезинтоксикациóнная терапúя *f*
Desmodont *n* десмодóнт *m*, амфодóнт *m*
Desmoenzym *n*, **Desmoferment** *n* десмоэнзúм *m*
Desmokranium *n* перепóнчатый чéреп *m* *(эмбриона)*
Desmolase *f* десмолáза *f*
Desmosom *n* десмосóма *f*
Desodoransmittel *n* дезодорúрующее срéдство *n*
Desorganisation *f* дезорганизáция *f* *(напр. ткани)*
Desorientierung *f* *Psych.* дезориентирóвка *f*
Desoxyribonukleinsäure *f* дезоксирибонуклеúновая кислотá *f*
Desquamation *f* десквамáция *f*, шелушéние *n*
Dessertlöffel *m* десéртная лóжка *f*
Destillation *f* дистилля́ция *f*; перегóнка *f*
Destillationsapparat *m* перегóнный аппарáт *m*
Destruktion *f* дестрýкция *f*
Destruktionsluxation *f* вы́вих *m* вслéдствие дестрýкции *(напр. сустава)*
Detergentium *n* детергéнт *m*
Determinante *f* детерминáнта *f*
Determinantengruppe *f* детерминáнтная грýппа *f*
Determinationskoeffizient *m* коэффициéнт *m* детерминáции
Detoxikation *f* детоксикáция *f*
Detrusorschwäche *f* слáбость *f* сокращéния мочевóго пузыря́
Detumeszenz *f* уменьшéние *n* размéров *(напр. опухоли)*
Deuteranopie *f* дейтеранопúя *f*
Deuteroplasma *n* дейтероплáзма *f*, питáтельная плáзма *f* *(напр. яичного желтка)*
Deuticke-Plastik *f* плáстика *f* мочетóчника при его стенóзе по Дéйтике
Deutschländer-Syndrom *n* синдрóм *m* Дéйчлендера, мáршевая стопá *f*, устáлостный перелóм *m* II *или* III кóсти плюсны
Devaskularisation *f* деваскуляризáция *f*
De-Vega-Plastik *f* плáстика *f* де Вéга *(разновидность пластики трёхстворчатого клапана)*
Deviation *f* девиáция *f*, отклонéние *n*, смещéние *n*
~ **, disjunktive** аномáлия *f* конвергéнции *или* дивергéнции
~ **, sexuelle** половóе извращéние *n*
Devitalisation *f* умерщвлéние *n* *(пульпы зуба)*
Dextrin *n* декстрúн *m*
Dextrogramm *n* декстрогрáмма *f*, ангиокардиографúческая картúна *f* прáвой половúны сéрдца
Dextrokardie *f* декстрокардúя *f*
Dextrose *f* декстрóза *f*
Dextrosupraduktion *f* движéние *n* *(глаза)* вверх и вправо
dextrovertiert смещённый впрáво
Dezentralisierung *f* децентрализáция *f*
Dezentrierung *f* **der Brillengläser** децентрúрование *n* очкóвых стёкол
Dezerebrierung *f* децеребрáция *f*
Dezerebrierungsstarre *f* децеребрациóнная ригúдность *f*
Dezidua *f* децидуáльная оболóчка *f*
Dezimeterwellentherapie *f* дециметровóлновая терапúя *f*
D-Hypervitaminose *f* гипервитаминóз *m* D
Diabetes *m* диабéт *m*
~ **insipidus** несáхарный диабéт *m*, несáхарное мочеизнурéние *n*

~ , **insulinabhängiger [insulinpflichtiger]** инсулинозави́симый диабе́т *m*
~ , **insulinunabhängiger** инсулиннезави́симый диабе́т *m*
~ , **juveniler** ювени́льный диабе́т *m*
~ , **labiler** лаби́льный диабе́т *m*
~ **mellitus** са́харный диабе́т *m*
~ **renalis** по́чечный диабе́т *m*
~ , **thyreogener** тиреоге́нный диабе́т *m*
Diabetes-Kost *f* диабети́ческая дие́та *f*
Diabrosisblutung *f* аррозио́нное кровотече́ние *n*
Diadochokinese *f* диадохокине́з *m*
Diagnose *f* диа́гноз *m*
~ , **ätiologische** этиологи́ческий диа́гноз *m*
~ , **differentiale** дифференциа́льный диа́гноз *m*
~ , **dubiöse** сомни́тельный диа́гноз *m*
~ , **endgültige** оконча́тельный диа́гноз *m*
~ **ex juvantibus** диа́гноз *m* по эффе́кту лече́ния
~ , **fehlerhafte** оши́бочный диа́гноз *m*
~ , **klinische** клини́ческий диа́гноз *m*
~ , **morphologische** анатоми́ческий диа́гноз *m*
~ **per exclusionem** диа́гноз *m* путём исключе́ния
~ , **postmortale** посме́ртный диа́гноз *m*
~ , **ungeklärte** невы́ясненный диа́гноз *m*
~ , **verspätete** по́здний диа́гноз *m*
~ , **vorläufige** предвари́тельный диа́гноз *m*
~ , **zweifelhafte** сомни́тельный диа́гноз *m*
Diagnosedivergenz *f* расхожде́ние *n* диа́гнозов
Diagnosefeststellung *f* установле́ние *n* диа́гноза
Diagnosekriterien *n pl* крите́рии *m pl* диа́гноза
Diagnosepräzisierung *f* уточне́ние *n* диа́гноза
Diagnosesicherung *f* верифика́ция *f* диа́гноза
Diagnosetabelle *f* диагности́ческая табли́ца *f*
Diagnoseübereinstimmung *f* совпаде́ние *n* диа́гнозов
Diagnostik *f* диагно́стика *f*
Diagnostikstrategie *f* страте́гия *f* диагно́стики
Diagnostikum *n*, **allergologisches** диагности́ческий аллерге́н *m*
Diakonisse *f* сестра́ *f* милосе́рдия евангели́ческой общи́ны
Dialysat *n* диализа́т *m*
Dialyse *f* диа́лиз *m*
~ , **extrakorporale** экстракорпора́льный диа́лиз *m*
Dialyseabteilung *f* отделе́ние *n* иску́сственной по́чки *(в больнице)*
Dialysebehandlung *f* лече́ние *n* диа́лизом
Dialysegerät *n* аппара́т *m* «иску́сственная по́чка»
Dialysierflüssigkeit *f* диализи́рующая жи́дкость *f*
Diamantfräser *m* алма́зный бор *m*
Diaminophosphatid *n* сфингомиели́н *m*
Diapedese *f* диапеде́з *m*
Diapedeseblutung *f* диапеде́зное кровотече́ние *n*
diaphan прозра́чный *(напр. для рентгеновских лучей)*
Diaphanophotographie *f* диафанометри́я *f*, фотогра́фия *f* диафаноскопи́ческой карти́ны
Diaphanoskopie *f* диафаноскопи́я *f*
Diaphanoskopierlampe *f*, **Diaphanoskopierleuchte** *f* диасклера́льная ла́мпа *f*
Diaphorese *f* диафоре́з *m*, потоотделе́ние *n*
Diaphoretika *n pl* потого́нные сре́дства *n pl*
Diaphragma *n* диафра́гма *f*
Diaphragmatozele *f* диафрагма́льная гры́жа *f*
Diaphyse *f* диа́физ *m*, те́ло *n* дли́нной (тру́бчатой) ко́сти
diaplazentar диаплацента́рный
Diarrhoe *f* диаре́я *f*, поно́с *m*
Diarthrose *f* диартро́з *m*, и́стинный суста́в *m*
Diaskleralleuchte *f* диасклера́льная ла́мпа *f*
Diastase *f* **1.** расхожде́ние *n*, диаста́з *m* **2.** диаста́за *f*, амила́за *f*
Diastema *n* диасте́ма *f*
Diastole *f* диа́стола *f*
~ , **elektrische** электри́ческая диа́стола *f*
Diastolendauer *f* продолжи́тельность *f* диа́столы
Diastolikum *n* диастоли́ческий шум *m*
Diät *f* дие́та *f*
~, **bilanzierte** сбаланси́рованная дие́та *f*
~, **eiweißarme** дие́та *f* с ограниче́нием белка́
~, **eiweißfreie** безбелко́вая дие́та *f*
~, **eiweißreiche** белко́вая дие́та *f*
~, **fettarme** дие́та *f* с ограниче́нием жи́ра
~, **fettreiche** дие́та *f*, бога́тая жи́ром
~, **hyperkalorische** высококалори́йная дие́та *f*
~, **kalorienarme** дие́та *f* с ограни́ченной калори́йностью
~, **kalorienreiche** высококалори́йная дие́та *f*
~, **kochsalzarme** дие́та *f* с ограниче́нием пова́ренной со́ли
~, **kohlenhydratarme** дие́та *f* с ограниче́нием углево́дов
~, **kohlenhydratfreie** дие́та *f* с исключе́нием углево́дов
~, **milchfreie** безмоло́чная дие́та *f*
~, **salzlose** бессолева́я дие́та *f*
~, **schonende** щадя́щая дие́та *f*
~, **strenge** стро́гая дие́та *f*
Diätbehandlung *f* диетотерапи́я *f*
Diätetik *f* диете́тика *f*
Diätfehler *m* наруше́ние *n* дие́ты
Diätgestaltung *f* **1.** режи́м *m* диети́ческого пита́ния **2.** составле́ние *n* дие́ты
Diathermie *f* диатерми́я *f*
~ , **chirurgische** диатермокоагуля́ция *f*
Diathermiebehandlung *f* лече́ние *n* диатерми́ей
Diathermiepunktur *f* то́чечная диатермокоагуля́ция *f*
Diathermieschlinge *f* диатерми́ческая пе́тля *f*
Diathese *f* диате́з *m*
~, **allergische** аллерги́ческий диате́з *m*
~, **exsudative** экссудати́вный диате́з *m*
~, **hämorrhagische** геморраги́ческий диате́з *m*
~, **lymphatisch-hypoplastische** лимфа́тико-гипопласти́ческий диате́з *m*
Diätkur *f* диетотерапи́я *f*
Diätmaßnahmen *f pl* диети́ческие мероприя́тия *n pl*
Diättherapie *f* диетотерапи́я *f*
Diätverpflegung *f* обеспе́чение *n* рацио́на дие́ты
Diätwechsel *m* измене́ние *n* дие́ты
Diätzettel *m* диети́ческое меню́ *n*

Diätzubereitung *f*, **küchentechnische** диетокулинари́я *f*
Diazoreaktion *f* диазореа́кция *f*
Diazoverbindung *f* диазосоедине́ние *n*
Dibothriocephalose *f* дифиллоботрио́з *m*, ботриоцефалёз *m*
Dichotomie *f* дихотоми́я *f*, раздвое́ние *n*
Dichromasie *f* дихромази́я *f*
Dichromat *m* дихрома́т *m*
~ , **inkompletter** непо́лный дихрома́т *m*
Dichte *f* пло́тность *f*; уде́льная ма́сса *f*
Dichtigkeitsmessung *f* **1.** пикнометри́я *f* **2.** денсиметри́я *f*
Dickdarm *m* то́лстая кишка́ *f*; то́лстый кише́чник *m*
~ , **absteigender** нисходя́щая то́лстая кишка́ *f*
~ , **aufsteigender** восходя́щая то́лстая кишка́ *f*
~ , **querliegender** попере́чно-ободо́чная кишка́ *f*
Dickdarmabführmittel *n* слаби́тельное сре́дство *n*, де́йствующее на то́лстый кише́чник
Dickdarmachsendrehung *f* перекру́т *m* то́лстой кишки́
Dickdarmamöbe *f* кише́чная амёба *f*, *Entamoeba coli*
Dickdarmausstülpung *f* диверти́кул *m* то́лстой кишки́
Dickdarmdurchbohrung *f* прободе́ние *n* то́лстой кишки́
Dickdarmgekröse *n* брыже́йка *f* то́лстой кишки́
Dickdarmgeschwür *n* я́зва *f* то́лстой кишки́
Dickdarmkarzinoid *n* карцино́ид *m* то́лстой кишки́
Dickdarmkarzinom *n*, **Dickdarmkrebs** *m* рак *m* то́лстой кишки́
Dickdarmperforation *f* перфора́ция *f* то́лстой кишки́
Dickdarmpolyp *m* поли́п *m* то́лстой кишки́
Dickdarmschleimhaut *f* сли́зистая оболо́чка *f* то́лстой кишки́
Dickdarmstenose *f* суже́ние *n* то́лстой кишки́
Dickenzunahme *f* увеличе́ние *n* толщины́ *(напр. стенки желудочка сердца)*
Dicker-Tropfen-Methode *f* ме́тод *m* (иссле́дования кро́ви) в то́лстой ка́пле
Dickfuß *m* маду́рская стопа́ *f*, мицето́ма *f*, мадуромико́з *m*
Dick-Test *m* про́ба *f* Ди́ка *(тест для выявления восприимчивости к скарлатине)*
Dick-Toxin *n* токси́н *m* Ди́ка, эритроге́нный токси́н *m* А-стрептоко́кка
Didymitis *f* орхи́т *m*, воспале́ние *n* яи́чка
Dieffenbach-Verschiebplastik *f* пла́стика *f* губы́ по Ди́ффенбаху
Dienst *m*:
~ , **hygienisch-epidemiologischer** санита́рно-эпидемиологи́ческая слу́жба *f*
~ , **medizinischer** вое́нно-медици́нская слу́жба *f*
Dienstbeschädigte *m* инвали́д *m* труда́ *или* войны́
Dienstmädchenknie *n* коле́но *n* служа́нок, препателля́рный бурси́т *m*
Dienstplan *m* план *m* дежу́рств
Diensttauglichkeit *f* приго́дность *f* к слу́жбе
Dientamöbe *f* непатоге́нная амёба *f*
Dienzephalon *n* промежу́точный мозг *m*
Dienzephalose *f* диэнцефалёз *m*
Dierk-Verhornungszone *f* зо́на *f* Ди́рка *(зона ороговения плоского эпителия шейки матки)*
Differential-Agglutinationstest *m* дифференциа́льный агглютинацио́нный тест *m*
Differentialblutbild *n* гемогра́мма *f*
Differentialdiagnose *f* дифференциа́льный диа́гноз *m*
Differentialtherapie *f* дифференци́рованное лече́ние *n*
Differenz *f* ра́зница *f*; ра́зность *f*
~ , **alveolo-arterielle** альвеолоартериа́льная ра́зность *f (напр. по кислороду)*
~ , **astigmatische** астигмати́ческая ра́зность *f*
Differenzierung *f* дифференциро́вка *f*
Differenzierungsgrad *m* сте́пень *f* дифференциро́вки
Differenzierungshemmung *f* дифференциро́вочное торможе́ние *n*
Differenzierungsnährboden *m* дифференциа́льная пита́тельная среда́ *f (напр. «пёстрый ряд»)*
Differenzierungsprodukt *n* проду́кт *m* дифференциро́вки
Differenzschwelle *f* ра́зностный поро́г *m*
Diffraktion *f* дифра́кция *f*
Diffusion *f* диффу́зия *f*
Diffusionskapazität *f* диффузио́нная ёмкость *f*
Diffusionspotential *n* диффузио́нный потенциа́л *m*
Diffusionstest *m* диффузио́нный тест *m (для исследования чувствительности микроба к антибиотику)*
Diffusionstotenfleck *m* тру́пное пятно́ *n*
Digestion *f* пищеваре́ние *n*; перева́ривание *n*
Digestionskapazität *f* перева́ривающая спосо́бность *f*
Digestionstrakt *m* пищевари́тельный тракт *m*
Digitalausräumung *f* пальцево́е удале́ние *n*
Digitalkompression *f* пальцево́е сдавле́ние *n*
Digitaluntersuchung *f* пальцево́е иссле́дование *n*
Digiti *m pl* па́льцы *m pl*
~ **mortui** «мёртвые» па́льцы *m pl (синдром Рейно)*
Diglyzerid *n* диглицери́д *m*
Dignität *f* биологи́ческое значе́ние *n*, биологи́ческая су́щность *f (напр. болезни, опухоли)*
Dihydrocholesterin *n* дигидрохолестери́н *m*
Dikrotie *f* дикроти́я *f (пульса)*
Dilatation *f* дилата́ция *f*, расшире́ние *n*
Dilatationssonde *f* дилатацио́нный зонд *m*, зонд-расшири́тель *m*
Dilatator *m* дилата́тор *m*, расшири́тель *m*
Dilution *f* разведе́ние *n*, растворе́ние *n*
Dilutionsverfahren *n* ме́тод *m* разведе́ния
Dimethylaminoazobenzol *n* диметиламиноазобензо́л *m*
Diminuendo-Herzgeräusch *n* убыва́ющий серде́чный шум *m*
Dimorphismus *m*, **sexueller** полово́й диморфи́зм *m*

Dingbrennweite *f* перéднее фóкусное расстоя́ние *n*
Dingraum *m* простра́нство *n* мéжду объéктом и ли́нзой
Dinitrophenolstar *m* динитрофенóловая катара́кта *f*
Dioctophyma *n* **renale** сва́йник-велика́н *m*, *Strongylus gigas*
Dioptriefurcht *f* страх *m* пéред прогресси́рованием миопи́и
Diphtherie *f* дифтери́я *f*
~ **der Haut** дифтери́я *f* кóжи
Diphtherieantitoxin *n* дифтери́йный антитокси́н *m*
Diphtheriebakterie *f* па́лочка *f* дифтери́и
Diphtheriebazillen-Konjunktivitis *f* дифтери́йный конъюнктиви́т *m*
Diphtherie-Croup *m* дифтери́йный круп *m*
Diphtherieimmunserum *n*, **Diphtherieimpfstoff** *m* препара́т *m* для вакцина́ции прóтив дифтери́и
Diphtherie-Pertussis-Tetanus-Impfung *f* комбини́рованная приви́вка *f* прóтив дифтери́и, коклю́ша и столбняка́
Diphtherieserum *n* противодифтери́йная сывоpотка *f*
Diphtherietoxin *n* дифтери́йный токси́н *m*
Diphthongie *f* удвоéние *n* гóлоса
Diphyllobothriosis *f* дифиллоботриóз *m*, ботриоцефалёз *m*
Diplegie *f* диплеги́я *f*, парали́ч *m* двух конéчностей
Diplobazillen-Konjunktivitis *f* конъюнктиви́т *m*, вызыва́емый диплобаци́ллами Мора́кс — А́ксенфельда
Diplobazillus *m* диплобаци́лла *f*, диплобактéрия *f*
Diplokokkus *m* диплокóкк *m*
Diplophonie *f* диплофони́я *f*, дифтонги́я *f*
Diplopie *f* диплопи́я *f*, двоéние *n* в глаза́х
~ , **paralytische** диплопи́я *f* при паралити́ческом косогла́зии
Diplosom *n* диплосóма *f*
Diprosopie *f* дипрозопи́я *f*, дипросóпус *m*, Я́нус *m* двули́кий *(порок развития)*
Dipsomanie *f* дипсомани́я *f*
Direktauskultation *f* непосрéдственная аускульта́ция *f*
Direkteinweisung *f* непосрéдственное направлéние *n* больнóго *(напр. на курорт после стационарного лечения)*
Direktnachweis *m* непосрéдственное [прямóе] обнаружéние *n (напр. возбудителя)*
Direktperkussion *f* непосрéдственная перку́ссия *f*
Diskantschwerhörigkeit *f*, **Diskanttaubheit** *f* дискантóвая глухота́ *f*, дискантóвая туго́ухость *f*, нарушéние *n* восприя́тия высóких зву́ков
Diskographie *f* дискографи́я *f*
diskontinuierlich преры́вистый
Diskontinuität *f* преры́вистость *f*, непостоя́нство *n (напр. течения процесса)*
Diskoordination *f* нарушéние *n* координа́ции
Diskopathie *f* дископати́я *f*
Diskordanz *f* дискорда́нтность *f (1. разнонаправленность зубцов ЭКГ 2. различие определённых признаков у близнецов)*
Diskrimination *f* дискримина́ция *f (1. разборчивость речи 2. раздельное восприятие касания кожи)*
Diskriminationsstörung *f* нарушéние *n* дискримина́ции
Diskriminationsverlust *m* потéря *f* спосóбности дискримина́ции
Diskriminierungsfaktor *m* коэффициéнт *m* дискримина́ции
Diskusmethode *f* мéтод *m* ди́сков *(метод определения чувствительности к антибиотикам)*
Dislokation *f* смещéние *n*
Dispensaire *n* диспансéр *m*
Dispensairebetreuung *f* диспансéрное обслу́живание *n*; диспансéрное наблюдéние *n*, диспансериза́ция *f*
Dispensairemethode *f* диспансéрный мéтод *m*
Dispensairesprechstunde *f* диспансéрный приём *m*
Dispensierrecht *n* пра́во *n* изготовля́ть и выдава́ть лека́рства
Dispersionsanalyse *f* дисперсиóнный ана́лиз *m*
Dispersionsgrad *m* стéпень *f* дисперсности
Dispersionsmittel *n pl* дисперга́торы *m pl*, дисперги́рующие срéдства *n pl*
Dispersität *f* диспéрсность *f*
Dispersitätsgrad *m* стéпень *f* диспéрсности
Disposition *f* диспози́ция *f*, предрасположéние *n (к заболеванию)*
~ , **angeborene** врождённое предрасположéние *n*
~ , **erworbene** приобретённое предрасположéние *n*
Dispositionsprophylaxe *f* профила́ктика *f* путём воздéйствия на предрасположéние органи́зма
dissecans рассéивающий, рассла́ивающий
Dissektion *f* рассечéние *n*
Dissemination *f*, **Disseminierung** *f* диссемина́ция *f*
Dissimilation *f* диссимиля́ция *f*; распа́д *m*
Dissoziation *f* диссоциа́ция *f*, разъединéние *n*; распа́д *m*
dissoziiert диссоци́ированный, разлóженный на составны́е ча́сти
Distalbiß *m*, **Distalbißlage** *f* диста́льный при́кус *m*
Distalbrille *f* телескопи́ческие очки́ *pl*
Distanz *f* диста́нция *f*, расстоя́ние *n*, удалéние *n*
Distanzelektrokardiographie *f* дистанциóнная электрокардиографи́я *f*
Distanzgeräusch *n* шум *m*, слы́шимый на расстоя́нии
Distanzrezeptor *m* телерецéптор *m*, дистанциóнный рецéптор *m*
Distanzton *m* сердéчный тон *m*, слы́шимый на расстоя́нии
Distension *f* растяжéние *n*

Distensionsluxation *f* вы́вих *m* в результа́те растяже́ния
Distomatose *f* фасциолёз *m*, пораже́ние *n* печёночной двуу́сткой
Distraktion *f* вытяже́ние *n*
Distraktionsbügel *m* дуга́ *f* для вытяже́ния
Distraktionsklammer *f* зажи́м *m* для вытяже́ния
Distributionsleukozytose *f* распредели́тельный лейкоцито́з *m*
Diszision *f* дисци́зия *f*, разре́з *m*
Diurese *f* диуре́з *m*, мочеотделе́ние *n*
Diuretikum *n* диуре́тик *m*, мочего́нное сре́дство *n*
Divergenz *f* диверге́нция *f*, расхожде́ние *n*
Divergenzlähmung *f* парали́ч *m* диверге́нции
Divergenzparese *f* паре́з *m* диверге́нции
Divergenzschielen *n* расходя́щееся косогла́зие *n*
Divertikel *n* диверти́кул *m*
Divertikeleinklemmung *f* ущемле́ние *n* диверти́кула
Divertikel-Entzündung *f* дивертикули́т *m*, воспале́ние *n* диверти́кула
Divertikulose *f* дивертикулёз *m*
DL-Hämolysine *n pl s.* **Donath-Landsteiner-Antikörper**
DMF-Index *m* и́ндекс *m* КПУ *(кариозные, пломбированные, удалённые зубы)*
Döderlein-Stäbchen *n* лактобаци́лла *f* Дедерле́йна
Doggerbank itch. *engl.* фо́рма *f* аллерги́ческого дермати́та у рыбако́в
Dokumentation *f*, **medizinstatistische** ме́дико-статисти́ческая документа́ция *f*
Dolabra *f* спира́льная повя́зка *f*
Doleris-Operation *f* опера́ция *f* Джи́льяма — Долери́, опера́ция *f* антефикса́ции ма́тки
Dolichokolon *n* долихоколо́н *m*, удлине́ние *n* то́лстой кишки́
Dolichosigma *n* долихоси́гма *f*, удлине́ние *n* сигмови́дной кишки́
Dolichostenomelie *f* долихостеномели́я *f*, арахнодактили́я *f (при синдроме Марфана)*
Dolichozephalie *f* долихоцефали́я *f*
Dolichozephalus *m* долихоцефа́л *m*
Dolor *m* боль *f*
Dominante *f* домина́нта *f*
Dominanz *f* домини́рование *n*
Dominanzgrad *m* сте́пень *f* домини́рования
Dominanztheorie *f* тео́рия *f* домина́нтности
Donath-Landsteiner-Antikörper *m pl* двухфа́зные гемолизи́ны *m pl* До́ната — Ла́ндштейнера
Donovania *f* **granulomatis** возбуди́тель *m* венери́ческой гранулёмы
Donovanosis *f* донована́з *m*, венери́ческая гранулёма *f*
dopen принима́ть до́пинг
Doping *n* до́пинг *m*
Doppelalbuminämie *f* двойна́я альбуминеми́я *f*
doppelbäuchig двубрю́шный
Doppelbazillus *m* диплобаци́лла *f*, диплобакте́рия *f*
Doppelbefruchtung *f* сверхоплодотворе́ние *n*
Doppelbettkrankenzimmer *n* пала́та *f* на две ко́йки
Doppelbild *n* двойно́е изображе́ние *n*
~ **, gekreuztes** перекрёстное двойно́е изображе́ние *n*
Doppelbildprüfung *f* иссле́дование *n* скры́того косогла́зия
Doppelbildung *f* удвое́ние *n*; двойно́й поро́к *m* разви́тия, двойно́е уро́дство *n*
Doppelbinde *f* двугла́вый бинт *m*
Doppelbiß *m* двойно́й при́кус *m*
Doppelblindversuch *m* двойно́й слепо́й о́пыт *m*
Doppelbrechung *f* двойно́е преломле́ние *n*
doppeldestilliert бидистилли́рованный
Doppelempfindung *f* двухфа́зное восприя́тие *n (боли)*
Doppelfaltung *f* дупликату́ра *f*
Doppelfilterverfahren *n* ме́тод *m* двойно́й фильтра́ции
Doppelfokusgläser *n pl* бифока́льные очко́вые стёкла *n pl*
Doppelgängerillusionen *f pl* иллю́зии *f pl* двойника́
Doppelgeräusch *n* двойно́й шум *m* Дюрозье́
Doppelgeschlechtlichkeit *f* бисексуа́льность *f*
Doppelgeschwür *n* двойна́я я́зва *f*
Doppelgesicht *n* лицо́ *n* Я́нуса *(уродство)*
Doppelgipfigkeit *f* нали́чие *n* двух верши́н на криво́й *(пульса при дикротии)*
Doppelhören *n* диплакузи́я *f*
Doppelinfektion *f* двойна́я инфе́кция *f (напр. вирусно-бактериальная)*
Doppelkinn *n* двойно́й подборо́док *m*
Doppelkokkus *m* диплоко́кк *m*
doppelkonkav двояково́гнутый
doppelkonvex двояковы́пуклый
Doppellappenverschluß *m* закры́тие *n (дефекта)* двойны́м ло́скутом
Doppellippe *f* двойна́я губа́ *f*
Doppellumenkatheter *m* кате́тер *m* с двойны́м просве́том
Doppellumentubus *m* двухпросве́тный ту́бус *m*
Doppelmalignom *n* злока́чественная о́пухоль *f* двойно́й локализа́ции
Doppelmembran *f* двойна́я мембра́на *f*
Doppelmesser *n* двойно́й нож *m (для гистологических срезов)*
Doppelnaht *f* двойно́й шов *m*
Doppelniere *f* удвое́ние *n* по́чечной лоха́нки
Doppelplatte *f* двойна́я пласти́нка *f*
Doppelscharnierprothese *f* шарни́рный двойно́й проте́з *m*
Doppelschicht *f*, **elektrische** электри́ческий двойно́й слой *m (клеточной мембраны)*
Doppelstoß *m* дикроти́я *f*, двойно́й толчо́к *m (пульса)*
Doppelton *n* двойно́й тон *m (Траубе)*
Doppeltrage *f* двойны́е носи́лки *pl*
Doppelsehen *n s.* **Diplopie**
Doppelung *f* **der Herztöne** удвое́ние *n* тоно́в се́рдца
Doppelwasserchlorung *f* двойно́е хлори́рование *n* воды́

Doppelzähne *m pl* шизодо́нты *m pl*, сро́сшиеся «двойны́е» зу́бы *m pl*
Doppelzucker *m* дисахари́д *m*
Doppler-Echokardiographie *f*, **Doppler-Kardiographie** *f*, **Dopplerkardiographie** *f* до́плеровская эхокардиографи́я *f*, ультразвукова́я эхокардиографи́я *f*
~ , **transösophageale** чреспищево́дная до́плеровская эхокардиографи́я *f*
Dopplersonographie *f* ультразвукова́я эхография́ *f*
Dorn *m* шип *m*
Dornfortsatz *m* ости́стый отро́сток *m*
Dornfortsatzabriß *m* отры́в *m* ости́стого отро́стка
Dornmuskel *m* ости́стая мы́шца *f*
Dorsalfläche *f* дорса́льная пове́рхность *f*
Dorsalflexion *f* сгиба́ние *n* кза́ди
Dorsalwurzel *f* за́дний спинномозгово́й корешо́к *m*, за́дний корешо́к *m* спинно́го мо́зга
Dorschlebertran *m* треско́вый ры́бий жир *m*
dorso-plantar ты́льно-подо́швенный *(о направлении)*
dorso-ventral в направле́нии от спины́ к животу́
dorso-volar ты́льно-ладо́нный *(о направлении)*
Dosiergenauigkeit *f* то́чность *f* дозиро́вки
Dosierung *f* дозиро́вка *f*
~ , **ausschleichende** постепе́нно снижа́ющаяся дозиро́вка *f*
~ , **einschleichende** постепе́нно нараста́ющая дозиро́вка *f*
~ , **fallende** бы́стро снижа́ющаяся дозиро́вка *f*
~ , **zirkadiane** су́точная дозиро́вка *f*
Dosierungsschema *n* схе́ма *f* дозиро́вки
Dosimeter *n* дози́метр *m*
~ , **füllhalterförmiges** дози́метр *m* в фо́рме автору́чки
~ , **speicherndes** нака́пливающий дози́метр *m*
Dosimetrie *f* дозиметри́я *f*
Dosis *f* до́за *f*
~ , **curative** лече́бная до́за *f*
~ , **genetisch signifikante** генети́чески зна́чимая до́за *f*
~ , **halbierte** до́за *f*, уме́ньшенная вдво́е
~ , **höchstzulässige** преде́льно допусти́мая до́за *f*
~ **letalis** смерте́льная до́за *f*
~ **letalis minima** смерте́льная минима́льная до́за *f*
~ , **maximale** максима́льная до́за *f*
~ , **mittlere** сре́дняя до́за *f*
~ , **tödliche** смерте́льная до́за *f*
~ , **toxische** токси́ческая до́за *f*
~ , **unterschwellige** подпоро́говая до́за *f*
~ , **wirksame** эффекти́вная до́за *f*
Dosisabbau *m* сниже́ние *n* до́зы
Dosisabhängigkeit *f* зави́симость *f* де́йствия от до́зы
Dosiseffekt *m* эффе́кт *m* до́зы
Dosis-Ereignishäufigkeits-Relation *f* зави́симость *f* до́за — частота́ патологи́ческих проявле́ний в популя́ции
Dosisrate *f* мо́щность *f* до́зы
Dosisreduktion *f* сниже́ние *n* до́зы
Dosisreduzierung *f*, **vorübergehende** вре́менное сниже́ние *n* до́зы
Dosisverteilung *f* распределе́ние *n* до́зы *(напр. в тканях)*
Dosis-Wirkungs-Kurve *f* крива́я *f* до́за — эффе́кт
Dosis-Wirkungs-Relation *f* зави́симость *f* до́за — эффе́кт
Dotternährboden *m* желто́чная пита́тельная среда́ *f*
Dottersack *m* желто́чный мешо́к *m*
Dottersackimpfstock *m* вакци́на *f* из культу́ры на желто́чном мешке́
Dottersackkultur *f* культу́ра *f* на желто́чном мешке́
Douglas-Abszeß *m* абсце́сс *m* ду́гласова простра́нства
Douglas-Punktion *f* пу́нкция *f* ду́гласова простра́нства
Down-Syndrom *n* синдро́м *m* Да́уна, монголо́идное слабоу́мие *n*, эмбриоди́я *f*
DPT-Impfung *f* вакцина́ция *f* про́тив дифтери́и, коклю́ша и столбняка́
Drachenschuß *m* люмба́го *n*
Drachme *f* дра́хма *f* *(единица веса, применяемая в английском и североамериканском аптечном деле, 3,888 г)*
Dragee *f* драже́ *n*, заса́харенные пилю́ли *f pl*
Draht *m* про́волока *f*
~ , **orthodontischer** ортодонти́ческая про́волока *f*
Drahtextension *f* вытяже́ние *n* при по́мощи про́волоки
Drahtleiterschiene *f* ле́стничная про́волочная ши́на *f*
Drahtnaht *f* про́волочный шов *m*
Drahtpuls *m* твёрдый напряжённый пульс *m*
Drahtsäge *f* про́волочная пила́ *f*
Drahtschiene *f* про́волочная ши́на *f*, ши́на *f* Бёлера
Drahtschleife *f*, **Drahtschlinge** *f* про́волочная пе́тля *f*
Drahtschnürung *f* про́волочная перетя́жка *f*; про́волочная лигату́ра *f*
Drahtzug *m* вытяже́ние *n* при по́мощи про́волоки
Drain *m*, **Drainage** *f* дрена́ж *m*
Drainagebronchus *m* дрена́жный бронх *m*
Drainagefunktion *f* дрена́жная фу́нкция *f* *(напр. слуховой трубы)*
Drainagekatheter *m* дрени́рующий кате́тер *m*
Drainagelagerung *f* дрена́жное положе́ние *n*
Drainagerohr *n*, **Drainageschlauch** *m* дрена́жный шланг *m*; дрена́жная тру́бка *f*; дрена́ж *m*
Drainentfernung *f* удале́ние *n* дрена́жа
Drakunkulose *f* дракункулёз *m*
Dränage *f* дрена́ж *m*
Drangedal-Krankheit *f* бо́рнхольмская боле́знь *f*, эпидеми́ческая плевродини́я *f*
drängend неотло́жный, сро́чный
Drastikum *n* си́льное слаби́тельное *n*
Drehachse *f* ось *f* враще́ния гла́за

Dreher *m* мышца-ротатор *f*, вращающая мышца *f*
Drehgelenk *n* вращательный сустав *m*
Drehkeilbruch *m* клиновидный перелом *m* со смещением вокруг оси
Drehmann-Zeichen *n* признак *m* Дреймана *(признак эпифизеолиза головки бедра)*
Drehnystagmus *m* вращательный нистагм *m*
Drehosteotomie *f* остеотомия *f* с целью ликвидации патологического смещения конечности вокруг оси
Drehprüfung *f* вращательная проба *f*
Drehreiz *m* вращательное раздражение *n*
Drehschwindel *m* вращательное головокружение *n*; системное головокружение *n*
Drehungsnystagmus *m* вращательный нистагм *m*
Drehwürgelgeräusch *m* шум *m* волчка
Dreieck *n* треугольник *m*
~ **, nasolabiales** носогубный треугольник *m*
Dreiecksbein *n* треугольная кость *f*
Dreieckschema *n* **von Einthoven** треугольник *m* Эйнтховена, схема *f* стандартных отведений электрокардиограммы
Dreiecktuch *n* треугольная косынка *f (для иммобилизации руки)*
Dreierrhythmus *m* трёхчленный ритм *m*
Dreifachimpfstoff *m* тройная вакцина *f*
Dreigläserprobe *f* трёхстаканная проба *f*
Dreikammerherz *n* трёхкамерное сердце *n*
dreiköpfig трёхглавый
Dreischichten-Sputum *n* трёхслойная мокрота *f*
Dreistäbchenmethode *f* метод *m* исследования глубинного зрения
Dreistärkengläser *n pl* трифокальные очковые стёкла *n pl*
Dreiviertelkrone *f* трёхчетвертная коронка *f*
Drepanozyt *m* дрепаноцит *m*, менискоцит *m*, серповидно-клеточный эритроцит *m*
Drepanozythämie *f*, **Drepanozytose** *f* дрепаноцитоз *m*, менискоцитоз *m*, серповидно-клеточная анемия *f*
Dressler-Syndrom *n* **1.** постинфарктный синдром *m* Дресслера **2.** пароксизмальная холодовая гемоглобинурия *f*
Drillbohrer *m* дрель *f*, бурав *m*, сверло *n*; дрильбор *m*
dringend срочный, неотложный
Dringlichkeitsantrag *m* требование *n* неотложной помощи
Dringlichkeitsfall *m* неотложный случай *m*
Dr. med. habil. врач *m*, защитивший диссертацию [имеющий учёную степень]
Droge *f* **1.** высушенные лекарственные растения *n pl* **2.** исходное вещество *n* для изготовления лекарств
Drogen *f pl*, **quellende** набухающие средства *n pl*
Drogenabhängigkeit *f* токсикомания *f*; наркомания *f*
Drogenabstinenzsyndrom *n* синдром *m* воздержания от наркотиков
Drogenikterus *m* медикаментозная желтуха *f*
Drogenkonsument *m* злоупотребляющий *m* лекарствами
Drogenkunde *f* фармакогнозия *f*
Drogenmißbrauch *m* абузус *m*, злоупотребление *n* лекарствами
Drogenmißbrauchkontrolle *f* борьба *f* с наркоманией
Drogensucht *f* токсикомания *f*; наркомания *f*
Dromedarblattern *pl* оспа *f* верблюдов
Dromedarfieber *n* двугорбая лихорадка *f*
Dromomanie *f* дромомания *f*, страсть *f* к путешествиям
dromotrop дромотропный, воздействующий на проводимость *(в сердце)*
Drosselgrube *f* яремная ямка *f*
Drosselmarke *f* странгуляционная борозда *f (след удушения)*
Drosselungshochdruck *m* гипертензия *f* при сужении почечной артерии, реноваскулярная гипертензия *f*
Drosselvene *f* **1.** яремная вена *f* **2.** замыкающая вена *f*
Drosselwerkzeug *n* орудие *n* удушения
Druck *m* **1.** давление *n* **2.** печать *f*
~ **, atrialer** предсердное давление *n*
~ **, enddiastolischer** давление *n* в конце диастолы
~ **, endexpiratorischer** давление *n (в грудной клетке)* в конце выдоха
~ **, intragastraler** внутрижелудочное давление *n*
~ **, intrakranieller** внутричерепное давление *n*
~ **, intraokularer** внутриглазное давление *n*
~ **, intrauteriner** внутриматочное давление *n*
~ **, osmotischer** осмотическое давление *n*
~ **von Blindenschrift** печать *f* брайлевским шрифтом
Druckabfall *m* падение *n* давления
Druckabnehmer *m* прибор *m* для записи давления
Druckamplitude *f* пульсовое давление *n*
Druckänderung *f* изменение *n* давления
Druckanstieg *m* нарастание *n* [подъём *m*] давления
Druckatrophie *f* атрофия *f* от давления
~ **des Opticus** атрофия *f* зрительного нерва от сдавления
Druckausgleich *m* выравнивание *n* давления
Druckbeatmung *f* гипербарическая оксигенация *f*; гипербарическая ингаляция *f*
~ **, alternierende** искусственное дыхание *n* под переменным [положительным] давлением
Druckbrand *m* пролежень *m*
Druckempfindlichkeit *f* чувствительность *f* к надавливанию [пальпации]
Druckentlastung *f* декомпрессия *f*
~ **, stufenförmige** ступенчатая декомпрессия *f*
Druckerhöhung *f s.* **Druckanstieg**
Druckfallkrankheit *f* кессонная [водолазная, декомпрессионная] болезнь *f*
Druckgefühl *n* чувство *n* давления
Druckgeschwür *n* пролежень *m*
Druckgradient *m* градиент *m* давления
Druckinfusion *f* вливание *n* под давлением
Druckkammer *f* барокамера *f*

Druckkessel *m* автокла́в *m*
Drucklähmung *f* парали́ч *m* от сдавле́ния не́рва
Druckliegen *n* про́лежень *m*
Druckluft *f* сжа́тый во́здух *m*
Druckluftbeatmungsgerät *n* респира́тор *m*, регули́руемый по давле́нию
Druckluftkrankheit *f s.* **Druckfallkrankheit**
Druckluftventilation *f* иску́сственная прито́чная вентиля́ция *f*
Druckmanschette *f* манже́та *f* тоно́метра
Druckmarke *f* след *m* сдавле́ния *(головки плода в родовых путях)*
Druckmessung *f* тонометри́я *f*, измере́ние *n* давле́ния
Druckneuritis *f* неври́т *m* вследствие сдавле́ния не́рвного ствола́
Drucknystagmus *m* прессо́рный ниста́гм *m*
Druckpuls *m* **1.** ме́дленный и по́лный пульс *m* **2.** симпто́м *m* артериа́льного пу́льса *(при офтальмоскопии)*
Druckpunkt *m* то́чка *f* нада́вливания
Druckrezeptor *m* **1.** барореце́птор *m* **2.** такти́льный реце́птор *m*
Druckschädigung *f* компрессио́нное поврежде́ние *n*
Druckschlauchgerät *n* шла́нговый респира́тор *m* с принуди́тельной пода́чей во́здуха
Druckschmerz *m* боль *f* при нада́вливании
Druckschmerzhaftigkeit *f* боле́зненность *f* при нада́вливании
Druck-Schnellfilter *n* напо́рный фильтр *m*
Druckschwankung *f* колеба́ние *n* давле́ния
Drucksenkung *f* декомпре́ссия *f*
Drucksinn *m* барестези́я *f*, восприя́тие *n* давле́ния
Drucksteigerung *f*, **intrakranielle** повыше́ние *n* внутричерепно́го давле́ния
Druckstelle *f* ме́сто *n* сдавле́ния
Drucksturz *m* ре́зкое паде́ние *n* давле́ния
Druckulkus *n* про́лежень *m*
Druckurtikaria *f* крапи́вница *f* на места́х сдавле́ния
Druckverband *m* да́вящая повя́зка *f*
Druckverletzung *f* компрессио́нное поврежде́ние *n*
Druckversuch *m* про́ба *f* с нада́вливанием
Druckwelle *f* **1.** волна́ *f* давле́ния **2.** уда́рная волна́ *f*
drug dependence *engl.* лека́рственная зави́симость *f*
drug fever *engl.* лека́рственная лихора́дка *f*
Druse *f* дру́за *f*
~ **am Augenhintergrund** дру́за *f* сетча́тки
Drüse *f* железа́ *f*
~ , **albuminöse** белко́вая железа́ *f*
~ , **außensekretorische** железа́ *f* вне́шней секре́ции
~ , **einzellige** однокле́точная железа́ *f*
~ , **ekkrine** эккри́нная железа́ *f*
~ , **innensekretorische** железа́ *f* вну́тренней секре́ции
~ , **intraepitheliale** внутриэпителиа́льная [интраэпителиа́льная] железа́ *f*
~ , **mehrzellige** многокле́точная железа́ *f*
~ **mit äußerer Sekretion** железа́ *f* вне́шней секре́ции
~ , **muköse** сли́зистая [муко́зная] железа́ *f*
~ , **paraprostatische** парапростати́ческая железа́ *f*
~ , **subepitheliale** подэпителиа́льная железа́ *f*
~ , **tubuläre** тру́бчатая железа́ *f*
~ , **tubulo-azinöse** тубулоацино́зная железа́ *f*
~ , **vulvovaginale** вульвовагина́льная [бартоли́нова] железа́ *f*
~ , **zirkumanale** парaана́льная железа́ *f*
Drüsenangina *f s.* **Drüsenfieber**
Drüsenatrophie *f*, **pluriglanduläre** плюригландуля́рная атрофи́я *f* эндокри́нных желёз, синдро́м *m* Фа́льты
Drüsenausführungsgang *m* выводно́й прото́к *m* железы́
Drüsenendstück *n* концево́й отде́л *m* железы́
Drüsenepithel *n* желе́зистый эпите́лий *m*
Drüsenepithelkrebs *m* аденокарцино́ма *f*, желе́зистый рак *m*
Drüsenexstirpation *f* удале́ние *n* железы́
Drüsenfeld *n* желе́зистое по́ле *n*
Drüsenfieber *n* желе́зистая лихора́дка *f*, инфекцио́нный мононуклео́з *m*; «студе́нческая анги́на» *f* Пфе́йфера — Фила́това
Drüsengewebe *n* желе́зистая ткань *f*, ткань *f* железы́
Drüsengruppe *f* гру́ппа *f* желёз
Drüsenkrebs *m* аденокарцино́ма *f*, желе́зистый рак *m*
Drüsenläppchen *n* до́лька *f* железы́
Drüsenlappen *m* до́ля *f* железы́
Drüsenpest *f* бубо́нная чума́ *f*
Drüsenpolyp *m* желе́зистый поли́п *m*
Drüsenpunktion *f* пу́нкция *f* железы́
Drüsenschlauch *m* выводно́й прото́к *m* железы́
Drüsenschwellung *f* увеличе́ние лимфати́ческих желёз
Drüsensekretion *f* секре́ция *f* желёз
Drüsentuberkulose *f* туберкулёз *m* желёз
Drüsentularämie *f* желе́зистая фо́рма *f* туляреми́и
Drüsenverhärtung *f* склераденит *m*; уплотне́ние *n* железы́
Dschungelgelbfieber *n* жёлтая лихора́дка *f* джу́нглей
DTP-Impfstoff *m* коклю́шно-дифтери́йно-столбня́чная вакци́на *f*
D-Trias *f* три «д» *(диарея, дерматит, деменция)* при пелла́гре
Dubin-Johnson-Sydrom *n* желту́ха *f* Ду́бина — Джо́нсона *(аутосомально рецессивно наследуемое нарушение экскреции билирубина)*
Dubreuilh-Krankheit *f* предра́ковый мелано́з *m* Дюбре́я
Duchenne-Aran-Krankheit *f* амиотрофи́я *f* Ара́на — Дюше́нна
Ductus *m* прото́к *m*, кана́л *m*
Duftdrüse *f* «паху́чая железа́» *f (потовая железа подмышечной впадины)*
Duftstoff *m* аромати́ческое вещество́ *n*
Duldsamkeit *f*, **Duldung** *f* переноси́мость *f*, толера́нтность *f*; терпели́вость *f*

Duldungspflicht *f* обя́занность *f* переноси́ть обсле́дование *или* лече́ние
Dumpingsyndrom *n* де́мпинг-синдро́м *m*
Dunkeladaptation *f* темнова́я адапта́ция *f*
Dunkeladaptationsschwelle *f* поро́г *m* темново́й адапта́ции
Dunkelanpassung *f* темнова́я адапта́ция *f*
Dunkelfeldmikroskopie *f* микроскопи́я *f* в тёмном по́ле
Dunkelwerden *n* **des Urins** потемне́ние *n* мочи́
Dunkelwert *m* **des Elektrookulogramms** амплиту́да *f* электроокулогра́ммы в темноте́
Dünndarm *m* то́нкая кишка́ *f*; то́нкий кише́чник *m*
Dünndarmbiopsie *f* биопси́я *f* то́нкой кишки́
Dünndarmblutader *f* ве́на *f* то́нкого кише́чника
Dünndarmblutung *f* кровотече́ние *n* из то́нкого кише́чника
Dünndarmgekröse *n* брыже́йка *f* то́нкой кишки́
Dünndarmgeschwür *n* я́зва *f* то́нкой кишки́
Dünndarmkarzinoid *n* карцино́ид *m* то́нкой кишки́
Dünndarmkarzinom *n* рак *m* то́нкой кишки́
Dünndarmkatarrh *m* энтери́т *m*, воспале́ние *n* то́нкого кише́чника
Dünndarmkrebs *m* рак *m* то́нкой кишки́
Dünndarmpassage *f* пасса́ж *m* по то́нкому кише́чнику
Dünndarmperforation *f* перфора́ция *f* то́нкой кишки́
Dünndarmringplastik *f* кольцева́я пла́стика *f* то́нкой кишки́
Dünndarmschienung *f* дрени́рование *n* то́нкой кишки́
Dünndarmschleimhaut *f* сли́зистая оболо́чка *f* то́нкой кишки́
Dünndarmschleimhautzotte *f* ворси́нка *f* сли́зистой оболо́чки то́нкой кишки́
Dünndarmschlinge *f* пе́тля *f* то́нкой кишки́
dünnleibig астени́ческий *(о конституции)*
Dünnschichtchromatographie *f* тонкосло́йная хроматографи́я *f*
Dunstumschlag *m* **1.** парово́е обёртывание *n* **2.** припа́рка *f*
duodenal дуодена́льный
Duodenalbulbus *m* лу́ковица *f* двенадцатипе́рстной кишки́
Duodenalgalle *f* дуодена́льная жёлчь *f*, по́рция *f* А жёлчи
Duodenalgeschwür *n* я́зва *f* двенадцатипе́рстной кишки́
~ **, penetrierendes** пенетри́рующая я́зва *f* двенадцатипе́рстной кишки́
Duodenalgeschwürvernarbung *f* рубцева́ние *n* я́звы двенадцатипе́рстной кишки́
Duodenalsaft *m* сок *m* двенадцатипе́рстной кишки́
Duodenalschlauch *m*, **Duodenalsonde** *f* дуодена́льный зонд *m*
Duodenalsondenährung *f* кормле́ние *n* че́рез дуодена́льный зонд
Duodenalsondierung *f* зонди́рование *n* двенадцатипе́рстной кишки́
Duodenalstenose *f* стено́з *m* двенадцатипе́рстной кишки́
Duodenalstumpf *m* культя́ *f* двенадцатипе́рстной кишки́
Duodenalulkus *n* я́зва *f* двенадцатипе́рстной кишки́
Duodenin *n* дуодени́н *m*, инкрети́н *m*
Duodenitis *f* дуодени́т *m*
Duodenojejunostomie *f* дуоденоеюностоми́я *f*
Duodenoskopie *f* дуоденоскопи́я *f*
Duodenostomie *f* дуоденостоми́я *f*
Duodenum *n* двенадцатипе́рстная кишка́ *f*
Duplikation *f* дуплика́ция *f (напр. хромосом)*
Duplikatur *f* дупликату́ра *f*
Dupuytren-Geräusch *n* «перга́ментный хруст» *m* Дюпюитре́на *(признак тонкостенной кисты челюсти)*
Dupuytren-Kontraktur *f* контрακту́ра *f* ладо́нного апоневро́за, контракту́ра *f* Дюпюитре́на
Dupuytren-Zeichen *n* при́знак *m* Дюпюитре́на *(дисплазии вертлужной впадины)*
Dura *f* твёрдая мозгова́я оболо́чка *f*
Duraendotheliom *n* менингио́ма *f*
Duratransplantat *n* трасплента́т *m* твёрдой мозгово́й оболо́чки
Durazyste *f* киста́ *f* твёрдой мозгово́й оболо́чки
Durchblasung *f* продува́ние *n*
Durchblutung *f* кровоснабже́ние *n*; кровото́к *m*
Durchblutungsnot *f* недоста́точное кровоснабже́ние *n*
Durchblutungsstörung *f* наруше́ние *n* кровоснабже́ния, наруше́ние *n* [расстро́йство *n*] кровото́ка; наруше́ние *n* ме́стного кровообраще́ния
Durchblutungszeit *f* вре́мя *n* кровообраще́ния, ско́рость *f* кровото́ка
durchbohrend прободно́й
Durchbrechung *f* проры́в *m*; перфора́ция *f*; проре́зывание *n (зуба)*
Durchdringungsfähigkeit *f* проника́ющая спосо́бность *f*
Durchfall *m* диаре́я *f*, поно́с *m*
~ **, profuser** профу́зный поно́с *m*
Durchfall(s)erkrankung *f* заболева́ние *n*, протека́ющее с поно́сом
Durchgängigkeit *f* проходи́мость *f*; проница́емость *f*
durchimpfen проводи́ть сери́йную приви́вку
Durchleuchtung *f* рентгеноскопи́я *f*; просве́чивание *n*
~ **des Auges, diasklerale** диафаноскопи́я *f*, диасклера́льное просве́чивание *n*
Durchleuchtungsstellung *f* пози́ция *f* [положе́ние *n*] те́ла при просве́чивании
Durchleuchtungszimmer *n* рентгеноскопи́ческий кабине́т *m*
Durchliegen *n* про́лежень *m*
durchlöchert, durchlocht перфори́рованный
Durchmesser *m* **1.** диа́метр *m* **2.** косо́е положе́ние *n* при рентгенологи́ческом иссле́довании
~**, biparietaler** бипариета́льный диа́метр *m*, попере́чный диа́метр *m* че́репа

durchnähen прошивáть
Durchreißen *n* **des Nachstars** дисцúзия *f* вторúчной катарáкты
Durchrieselung *f* орошéние *n*
Durchschlafmittel *n* снотвóрное срéдство *n*, обеспéчивающее длúтельный сон
Durchschneiden *n* **1.** перерéзывание *n (напр. нерва)* **2.** прорéзывание *n (напр. зуба)*
Durchschnitt *m* **1.** поперéчный разрéз *m* **2.** срéднее (числó) *n*
Durchschnittsalter *n* срéдний вóзраст *m*
Durchschnittsdosis *f* срéдняя дóза *f*
Durchschnittswert *m* срéдняя величинá *f*
Durchschreitebecken *n* проходнáя ножнáя вáнна *f*
Durchschuß *m* сквознóе огнестрéльное ранéние *n*
Durchseihung *f* процéживание *n*
Durchsetzung *f* пропúтывание *n*, инфильтрáция *f*
Durchseuchung *f* стéпень *f* распространéния инфекциóнного начáла
Durchsichtigkeitsgrad *m* стéпень *f* прозрáчности
Durchspülung *f* промывáние *n*, прополáскивание *n*; спринцевáние *n*
Durchstechen *n* прокáлывание *n*
Durchstich *m* прокóл *m*
Durchtränkung *f* пропúтывание *n*, имбибúция *f*
~, **blutige** кровянúстое пропúтывание *n*
Durchtrennung *f* рассечéние *n*, разделéние *n* оперативным путём
Durchtrittsblutung *f* диапедéзное кровотечéние *n*
Durchtrittsebene *f* плóскость *f* чéрепа плодá, в котóрой он прохóдит родовóй канáл
Durchtrittsstelle *f* мéсто *n* прохождéния
Durchuntersuchung *f* поголóвное обслéдование *n*
Durchwachsung *f* прорастáние *n*
Durchwärmung *f* прогревáние *n*
Durhämatom *n* эпидурáльная гематóма *f*
Duroplast *m* отвердевáющая пластмáсса *f*
Dürrhaut *f* ксеродéрма *f*
Durst *m* жáжда *f*
Durstfieber *n* лихорáдка *f* грудны́х детéй, свя́занная с недостáтком жúдкости
Durstgefühl *n* чýвство *n* жáжды
Durstkur *f* дипсотерапúя *f*, лечéние *n* жáждой
Durstlosigkeit *f* адипсúя *f*, патологúческое отсýтствие *n* жáжды
Durstrezeptor *m* рецéптор *m* чýвства жáжды
Durstversuch *m* прóба *f* с лишéнием жúдкости, концентрациóнная прóба *f* Фóльгарда
Dusche *f* душ *m*
~, **alternierende** [**wechselwarme**] контрáстный душ *m*
Düsenimpfung *f* аэрозóльная вакцинáция *f*
Dye-Test *m* **nach Sabin-Feldman** цветнóй тест *m* Сéйбина — Фéльдмана *(при токсоплазмозе)*
Dyke-Young-Anämie *f* гемолитúческая макроцитáрная анемúя *f* Дáйка — Я́нга
Dynamokardiogramm *n* динамокардиогрáмма *f*
Dynamometer *n* динамóметр *m*
Dynamometrie *f* динамометрúя *f*
Dysaesthesie *f* дизестезúя *f*
Dysakusis *f* нарушéние *n* слýха; искажéние *n* слуховóго восприя́тия
Dysarthrosis *f* лóжный састáв *m*
Dysbakteriose *f* дисбактериóз *m* кишéчника
Dyschezie *f* бóли *f pl* при дефекáции
Dyschondroplasie *f* хондродистрофúя *f*
Dysenterie *f* дизентерúя *f*
Dysenteriebakterien *f pl* шигéллы *f pl*, дизентерúйные бактéрии *f pl*
Dysenterieserum *n* противодизентерúйная сы́воротка *f*
Dysequilibriumsyndrom *n* синдрóм *m* нарушéния равновéсия
Dyserythropoese *f* нарушéние *n* эритропоэ́за
Dysgammaglobulinämie *f* дисгаммаглобулинемúя *f*
Dysgerminom *n* дисгерминóма *f*
dysglandulär дисгормонáльный
Dysgnathie *f* дисгнатúя *f*, нарушéния *n pl* прикýса
Dysgranulopoese *f* нарушéние *n* гранулопоэ́за
Dyshepatie *f*, **lipidogene** липидогéнное поражéние *n* пéчени, синдрóм *m* Воренжé
Dyshidrose *f*, **Dyshidrosis** *f* дисгидрóз *m*
~, **idiopathische** идиопатúческий дисгидрóз *m*
~ **lamellosa sicca** сухóй пластúнчатый дисгидрóз *m*
~ **simplex** простóй дисгидрóз *m*
Dyshormonose *f* гормонáльное расстрóйство *n*
Dysionie *f* нарушéние *n* иóнного равновéсия
Dyskeratose *f* дискератóз *m (аномалия ороговения кожи)*
~ **congenita** врождённый дискератóз *m*
~ **follicularis vegetans** фолликуля́рный вегетúрующий дискератóз *m*
Dyskinesie *f* дискинезúя *f*
~ **der Gallenwege** дискинезúя *f* жёлчных путéй
~ **des Magen-Darm-Traktes** дискинезúя *f* пищеварúтельного трáкта
Dyskomfort *m* дискомфóрт *m*
Dyskortizismus *m* дискортицúзм *m*, синдрóм *m* Фúбигера — Дебрé
Dyslipidämie *f* дислипидемúя *f*
Dysmenorrhoe *f* дисменорéя *f*
Dysostose *f*, **Dysostosis** *f* дизостóз *m*, нарушéние *n* окостенéния костéй
Dyspareunie *f* диспареунúя *f*, аноргазмúя *f*, половáя хóлодность *f*
Dyspepsie *f* диспепсúя *f*, нарушéние *n* переварúвания
~, **nervöse** неврогéнная диспепсúя *f*
~ **der Säuglinge** диспепсúя *f* грудны́х детéй
Dyspepsiebeschwerden *f pl* диспептúческие жáлобы *f pl*
Dyspepsie-Koli *n* кишéчная пáлочка *f*, вызывáющая диспепсúю грудны́х детéй
Dysperistaltik *f*, **intermittierende ischämische** перемежáющееся ишемúческое нарушéние *n* перистáльтики кишéчника
Dysphagie *f* дисфагúя *f*, расстрóйство *n* глотáния
Dysphasie *f* дисфазúя *f*, расстрóйство *n* рéчи

Dysphonie *f* дисфони́я *f*
~, **habituelle** привы́чная дисфони́я *f*
~, **hyperdynamische** [**hyperfunktionelle**] гиперфункциона́льная дисфони́я *f*
~, **hypofunktionelle** гипофункциона́льная дисфони́я *f*
~, **myogene** миоге́нная дисфони́я *f*
~, **psychogene** психоге́нная дисфони́я *f*
~, **somatogene** соматоге́нная дисфони́я *f*
~, **spastische** спасти́ческая дисфони́я *f*
Dyspituitarismus *m* диспитуитари́зм *m*
Dysplasie *f* дисплази́я *f*
~, **geringgradige** незначи́тельная дисплази́я *f*
~ **glossofacialis** язы́чно-лицева́я дисплази́я *f*
~, **mäßige** уме́ренная дисплази́я *f*
~, **schwere** тяжёлая дисплази́я *f*
dysplastisch диспласти́ческий
Dyspnoe *f* оды́шка *f*
Dysposition *f* предрасполо́женность *f*, предрасположе́ние *n*
Dyspraxie *f* диспракси́я *f*
Dysraphie *f* дизрафи́я *f*
Dyssynergie *f* наруше́ние *n* синерги́зма
Dysthyreose *f* дистирео́з *m*, наруше́ние *n* фу́нкции щитови́дной железы́
Dystokie *f* дистоки́я *f*, наруше́ние *n* родово́го а́кта
Dystonie *f* дистони́я *f*
~, **neuro-zirkulatorische** нейроциркулято́рная дистони́я *f*
~, **vegetative** вегетати́вная дистони́я *f*
Dystopie *f* дистопи́я *f*
Dystrophie *f* дистрофи́я *f*
~ **adiposo-genitalis** адипо́зо-генита́льная дистрофи́я *f*, боле́знь *f* Фре́лиха
~, **alimentare** алимента́рная дистрофи́я *f*
~ **der Hornhaut** дистрофи́я *f* рогови́цы
~, **osteogenitale** остеогенита́льная дистрофи́я *f* *(при гипофункции передней доли гипофиза)*
Dystropie *f* дистропи́я *f*, несовмести́мость *f* заболева́ний
Dysurie *f* дизури́я *f*
Dzhalangar-Enzephalitis *f* джаланга́рский энцефали́т *m*

E

EAA-Index *m* и́ндекс *m* незамени́мых аминокисло́т
Eales-Syndrom *n* боле́знь *f* И́лза, ю́ношеская ангиопати́я *f* сетча́тки
Eaton-Lambert-Syndrom *n* синдро́м *m* И́тона — Ла́мберта *(паранеопластический псевдомиастенический синдром)*
Eaton-Virus *n* ви́рус *m* И́тона
Eberthella *f* па́лочка *f* [сальмоне́лла *f*] брюшно́го ти́фа
Ebner-Halbmonde *m pl* полулу́нные кле́тки *f pl* Э́бнера *(в слюнных железах)*
Ebola-Fieber *n* лихора́дка *f* Э́болы
Ebstein-Syndrom *n* синдро́м *m* Эбште́йна *(рентгенологический признак экссудативного перикардита)*
Eburnifikation *f*, **Eburnisierung** *f* эбурнеа́ция *f*
Echinokokkose *f* эхинококко́з *m*
Echinokokkus *m* эхиноко́кк *m*
~ **alveolaris** многока́мерный эхиноко́кк *m*
~ **hominis** эхиноко́кк *m*, пато́генный для челове́ка
~ **hydatidosus** гидати́дный [однока́мерный] эхиноко́кк *m*
~ **multilocularis** многока́мерный эхиноко́кк *m*
~ **unilocularis** *s.* **Echinokokkus hydatidosus**
Echinokokkusblase *f* пузы́рь *m* эхиноко́кка
Echoarthrographie *f* эхоартрографи́я *f*
Echoencephalographie *f* эхоэнцефалографи́я *f*
Echographie *f* эхографи́я *f*
Echokardiogramm *n* эхокардиогра́мма *f*
Echokardiographie *f* эхокардиографи́я *f*, ультразвукова́я кардиографи́я *f*
~, **transösophageale** пищево́дная эхокардиографи́я *f*
Echokardiotomographie *f* эхокардиотомографи́я *f*
Echolalie *f* эхолали́я *f*
Echomnesie *f* эхомнези́я *f*, редубли́рующие воспомина́ния
Echopraxie *f* эхопракси́я *f*
Echotomographie *f* эхотомографи́я *f*
ECHO-Virus *n* ECHO-ви́рус *m*
ECHO-Virus-Infektionen *f pl* гру́ппа *f* инфе́кций, вызыва́емых ECHO-ви́русом
Eck-Fistel *f* фи́стула *f* Э́кка
Eckzahn *m* клык *m*
Eckzahnaußenstand *m* вестибуля́рное расположе́ние *n* клыка́
Economo-Krankheit *f* эпидеми́ческий летарги́ческий энцефали́т *m* Эконо́мо
Ectopia *f* **lentis** эктопи́я *f* хруста́лика, подвы́вих *m* хруста́лика
Edelman-Syndrom *n* синдро́м *m* Э́дельмана *(параинфекционная анемия)*
Eden-Hybinette-Operation *f* ме́тод *m* Э́дена — Хю́бинетте (*операция при привычном вывихе плеча*)
Edwards-Syndrom *n* синдро́м *m* Э́двардса *(комплекс врождённых аномалий с трисомией)*
EEG-Audiometrie *f*, **EEG-Computer-Audiometrie** *f* регистра́ция *f* слуховы́х вы́званных потенциа́лов, компью́терная аудиометри́я *f*
Effekt *m* эффе́кт *m*, результа́т *m*, де́йствие *n*
~, **bakteriostatischer** бактериостати́ческое де́йствие *n*
~, **bakterizider** бактерици́дное де́йствие *n*
~, **kalorigener** калорие́нный эффе́кт *m* *(при воздействии тепла или холода)*
~, **sozialmedizinischer** ме́дико-социа́льный эффе́кт *m*
~, **zytopatischer** цитопати́ческое де́йствие *n*
Effektenbeleuchtung *f* освеще́ние *n* отражённым све́том
Effektivwert *m* показа́тель *m* эффекти́вности
Effekt-off *m* off-эффе́кт *m*

Effektor *m* эффéктор *m*, эффéкторный óрган *m*
Effektormechanismus *m* эффéкторный механи́зм *m*
Effemination *f* эффеминáция *f*
Efferenz *f* рефлектóрный отвéт *m*
Efferenzkopie *f* след *m* внéшнего раздражéния, воспри́нятого центрáльной нéрвной систéмой
Effloreszenz *f* кóжная сыпь *f*, высыпáние *n*
Effluvium *n* изли́яние *n*; вы́пот *m*
Egel *m* пи́явка *f*
Egelseuche *f* трематодóз *m*
E-Genort *m Gen.* лóкус *m* E
Ego *n* э́го *n*, психи́ческое «я» *n*
Egozentrismus *m* эгоцентри́зм *m*
Ehe *f* брак *m*
~, **namensgleiche** брак *m* мéжду однофами́льцами
~, **sterile** бесплóдный брак *m*
Eheberatung *f* консультáция *f* по вопрóсам брáка
Ehehindernis *n* препя́тствие *n* к вступлéнию в брак
Eheleben *n* супру́жеская жизнь *f*
Eheleute *pl* супру́ги *pl*
ehemündig дости́гший брáчного вóзраста
Ehepaar *n* супру́жеская пáра *f*
ehetauglich спосóбный вступи́ть в брак
Ehlers-Danlos-Syndrom *n* синдрóм *m* Э́лерса — Данлóса *(врождённая мезенхимальная дисплазия)*
Ehrlich-Seitenkettentheorie *f* теóрия *f* боковы́х цепéй Э́рлиха
Ei *n* **1.** яйцó *n* **2.** яйцеклéтка *f*
Eibisch *m* алтéй *m*, *Althea officinalis*
Eibischwurzel *f* кóрень *m* алтéя
Eichel *f* голóвка *f* половóго члéна, *Glans penis*
Eichelentzündung *f* балани́т *m*, воспалéние *n* кóжи голóвки половóго члéна
Eichelkrebs *m* рак *m* голóвки половóго члéна
Eichelstein *m* смегмоли́т *m*, препуциáльный кáмень *m*
Eicheltripper *m* гонорéйный балани́т *m*
Eichenrinde(n)aufguß *m* настóй *m* дубóвой коры́
Eichmaß *n* **1.** мéра *f*, масштáб *m* **2.** стандáртный размéр *m*
Eichung *f* калибровáние *n*, калибрóвка *f*
Eidotter *m* яи́чный желтóк *m*, *Vitellus*
Eiernährboden *m* яи́чная питáтельная средá *f*
Eierstock *m* яи́чник *m*
Eierstockband *n* сóбственная свя́зка *f* яи́чника
Eierstockblutader *f* яи́чниковая вéна *f*
Eierstockentzündung *f* оофори́т *m*, воспалéние *n* яи́чника
Eierstockfollikel *m* фолли́кул *m* яи́чника
Eierstockgeschwulst *f* óпухоль *f* яи́чника
Eierstockhilus *m* ворóта *pl* яи́чника
Eierstockschlagader *f* яи́чниковая артéрия *f*
Eierstockvene *f* яи́чниковая вéна *f*
Eierstockzyste *f* кистá *f* яи́чника
Eifelfango *m* фáнго *m*, гря́зи *f pl* вулкани́ческого происхождéния
Eifersucht *f*, **abnorme** патологи́ческая рéвность *f*
Eifersuchtsideen *f pl*, **überwertige** сверхцéнная рéвность *f*
Eifersuchtswahn *m* бред *m* рéвности
Eifollikel *m* фолли́кул *m* яи́чника
Eigelb *n* яи́чный желтóк *m*
Eigelbnährboden *m* питáтельная средá *f* с яи́чным желткóм, средá *f* Безрéдки
Eigelenk *n* эллипсови́дный сустáв *m*
Eigenbehandlung *f* самолечéние *n*
Eigenblut *n* сóбственная [аутологи́чная] кровь *f*
Eigenblutinjektion *f* инъéкция *f* сóбственной крóви
Eigenblutreaktion *f* реáкция *f* на введéние сóбственной крóви
Eigenbluttherapie *f* аутогемотерапи́я *f*, лечéние *n* сóбственной крóвью
Eigenbluttransfusion *f* переливáние *n* сóбственной крóви
Eigengefäße *n pl* сосу́ды *m pl* сосу́дов, *Vasa vasorum*
Eigenhemmung *f* свя́зывание *n* комплемéнта сóбственной сы́вороткой крóви
Eigenimmunisierung *f* аутоиммунизáция *f*
Eigenimpfstoff *m* аутовакци́на *f*
Eigenreflex *m* проприоцепти́вный рефлéкс *m*
Eigenreflextonus *m* тóнус *m*, обеспéчиваемый проприоцепти́вным рефлéксом
Eigenrezeptor *m* проприорецéптор *m*
Eigenschaft *f* свóйство *n*
~, **ergonomische** эргономи́ческое свóйство *n*
~, **kumulative** кумуляти́вное свóйство *n*
Eigenserumbehandlung *f*, **Eigenserumtherapie** *f* аутосеротерапи́я *f*
Eigenspannung *f* сóбственное напряжéние *n*
Eigenstrahlung *f* сóбственное излучéние *n*
Eigenvakzine *f* аутовакци́на *f*
Eignungsprüfung *f* испытáние *n* пригóдности; профессионáльная эксперти́за *f*
Eihaut *f* **1.** плóдная оболóчка *f* **2.** яи́чная скорлупá *f*
Eihautkultur *f* культу́ра *f* микрооргани́змов на яи́чном эмбриóне
Eihautvakzine *f* вакци́на *f*, полу́ченная при пóмощи культу́ры, вы́ращенной на яи́чном эмбриóне
Eihügel *m* яйценóсный бугорóк *m*
Eikonometrie *f* эйконометри́я *f*
Eileiter *m* мáточная [фаллóпиева] трубá *f*, *Tuba uterina*
Eileiterplatzen *n* разры́в *m* мáточной [фаллóпиевой] трубы́
Eileiterschwangerschaft *f* тру́бная берéменность *f*
Einarbeitsfähigkeit *f* врабáтываемость *f*
Einarbeitszeit *f*, **Einarbeitungszeit** *f* пери́од *m* врабáтывания
Einäscherung *f* кремáция *f*
Einatemmuskel *m* мы́шца *f*, спосóбствующая вдóху
Einatemventil *n* вдыхáтельный клáпан *m*
Einatemwiderstand *m* сопротивлéние *n* на вдóхе
Einatmung *f* вдыхáние *n*; ингаля́ция *f*
Einatmungszug *m* вдох *m*
Einäugigkeit *f* одноглáзие *n*, монокуля́рность *f*

Einbalsamierung *f* бальзамирование *n*
einbasig, einbasisch одноосновный
Einbauelektrode *f* встроенный электрод *m*
Einberufungskommission *f* призывная комиссия *f*
Einbettkrankenzimmer *n* одноместная палата *f*
Einbettung *f* заливка *f*; заключение *n* *(гистологического среза),* имплантация *f*
Einbettungsmittel *n* среда *f* для заливки; среда *f* для заключения *(гистологических объектов)*
Einbißschiene *f* назубная шина *f*
Einbruch *m* прорыв *m* *(напр. в полость);* инвазия *f*, внедрение *n*
Einbuchtung *f* вогнутость *f*; вдавление *n*
Eindellung *f* пупкообразное вдавление *n*, пупкообразное втяжение *n*
eindicken сгущать *(напр. раствор)*
Eindringungsfähigkeit *f* способность *f* к проникновению *(в организм)*
Eindruck *m*, **stereoskopischer** стереоскопическая картина *f*
eindunsten выпаривать
Einengung *f* сужение *n*, коарктация *f*
Einfachsehen *n*, **bifoveales [binokulares]** бинокулярное зрение *n*
Einfalldosis *f* доза *f* ионизирующей радиации, приходящаяся на единицу поверхности
Einfallfeld *n* облучаемое поле *n*
Einfaltung *f* складчатость *f*
Einfassung *f* оправа *f* *(стекла)*
Einflußmöglichkeit *f*, **medikamentöse** возможность *f* медикаментозного воздействия
Einflußstauung *f* застой *m* вследствие затруднения оттока крови
Einfrieren *n* замерзание *n*; замораживание *n*
Einfühlung *f* вчувствование *n*
Einführung *f* введение *n*
Einfüllungsgeräusch *n* шум *m* наполнения *(полостей сердца)*
Eingang *m* **des kleinen Beckens** вход *m* в малый таз
Eingangsöffnung *f* входное отверстие *n*
Eingangspforte *f* входные ворота *pl* *(инфекции)*
Eingeborene *m* коренной житель *m*, абориген *m*
eingedickt густой, сгущённый, концентрированный
Eingeißelbakterien *f pl* монотрихи *m pl*
eingeklemmt ущемлённый
eingesackt осумкованный
eingewachsen вросший
Eingeweide *n* внутренности *f pl*
Eingeweidebruch *m* грыжа *f* с выхождением кишки
Eingeweidenerv *m* внутренностный нерв *m*, *Nervus splanchnicus*
Eingeweideschädel *m* лицевой череп *m*
Eingeweidesenkung *f* висцероптоз *m*
Eingeweideverletzung *f* повреждение *n* [ранение *n*] внутренних органов
Eingewöhnung *f* осваивание *n*
Eingießung *f* вливание *n*
Eingipsung *f* гипсование *n*, наложение *n* гипсовой повязки
Eingliedern *n* вправление *n*
Eingriff *m* операция *f*; вмешательство *n*
Eingriffsmöglichkeit *f* операбельность *f*, возможность *f* оперативного вмешательства
Einhaltung *f* **hygienischer Regeln** выполнение *n* санитарных правил
Einheilung *f* заживление *n*
einheimisch эндемический
Einheit *f* **1.** единица *f* **2.** единство *n*
~, fetoplazentare плодоплацентарная система *f*
~, internationale интернациональная единица *f*
~, medizinische медико-санитарная часть *f* *(воинская)*
~, mendelnde менделирующая единица *f*
~ eines Virus, morphologische объединение *n* вирусов в капсомеры
~, nosologische нозологическая единица *f*
Einheitlichkeit *f* **1.** единообразие *n*; унификация *f* **2.** гомогенность *f*
Einheitstrage *f* стандартные носилки *pl*
Einkapselung *f* инкапсуляция *f*
Einkapsidierung *f* инкапсидирование *n* *(вируса)*
Einkeilung *f* вклинение *n*, вклинивание *n*; ущемление *n*
Einkerbung *f* насечка *f*
~ des Linsenrandes колобома *f* хрусталика
Einkindehe *f* супружество *n* с одним ребёнком
Einkindschwangerschaft *f* беременность *f* одним ребёнком
Einkindsterilität *f* бесплодие *n* после первых родов
Einklatschung *f* втирание *n* *(мази)* с поколачиванием
Einklemmug *f* ущемление *n*
~, retrograde ретроградное ущемление *n*
Einklemmungsdauer *f* продолжительность *f* ущемления
Einklemmungserscheinung *f* проявление *n* [симптом *m*] ущемления
Einklemmungsschock *m* шок *m* вследствие ущемления
Einklemmungsstelle *f* место *n* ущемления
Einknickung *f* **1.** перегиб *m* **2.** надлом *m*
Einkoten *n* энкопрез *m*
Einkristall *m* монокристалл *m*
Einlage *f* **1.** тампон *m* **2.** временная пломба *f*
Einlagefüllung *f* вкладка *f* *(зубная)*
Einlagerung *f* включение *n* *(в ткань, клетку)*
Einlauf *m* клизма *f*
einleiten 1. вводить *(напр. зонд)* **2.** начинать *(напр. курс лечения)*
einleuchten освещать, направлять свет *(напр. на операционное поле)*
Einlieferung *f* поступление *n*, помещение *n* *(в стационар)*
Einmalgebrauchsgegenstand *m* предмет *m* одноразового пользования
Einmalgebrauchsspritze *f* одноразовый шприц *m*
Einmalnadel *f* игла *f* одноразового пользования
Einmaltherapie *f* лечение *n* однократным воздействием
Einmann-Sauna *f* индивидуальная сауна *f*
einmassieren втирать

Einmündung *f*, **Einmündungsstelle** *f* у́стье *n*, ме́сто *n* впаде́ния
Einnahme *f* приём *m*
~, **intermittierende** преры́вистый приём *m*
~, **regelmäßige** регуля́рный приём *m*
~, **zusätzliche** дополни́тельный приём *m*
Einnahmezeitpunkt *m* вре́мя *n* приёма *(напр. лекарства)*
Einnässen *n* непроизво́льное мочеиспуска́ние *n*
~, **nächtliches** ночно́е недержа́ние *n* мочи́, *enuresis nocturna*
Einnierigkeit *f* нали́чие *n* одно́й (еди́нственной) по́чки
Einnistung *f* **des Eies** нида́ция *f* яйца́
einohrig монаура́льный, одноу́шный
Einordnung *f* классифика́ция *f*
Einpackung *f* обёртывание *n*, уку́тывание *n*
Einpflanzung *f* импланта́ция *f*
~ **der Vorderkammerlinse** интраокуля́рная корре́кция зре́ния *f*
Einpflanzungsort *m* ме́сто *n* переса́дки
Einreibemittel *n* линиме́нт *m*, сре́дство *n* для втира́ния
Einreibung *f* втира́ние *n*
einreihig однора́дный
Einreißen *n* разры́в *m*, надры́в *m*
Einrenkung *f* вправле́ние *n (напр. вывиха)*
Einrichtung *f* **1.** устро́йство *n* **2.** обору́дование *n* **3.** вправле́ние *n (напр. вывиха)* **4.** учрежде́ние *n*
~, **hygienische** санита́рное благоустро́йство *n*
~, **medizinische** медици́нское учрежде́ние *n*
~, **sanitäre** санита́рно-техни́ческое сооруже́ние *n*
~, **soziale** бытово́е помеще́ние *n*
~ **zum persönlichen Schutz** сре́дство *n* индивиду́альной защи́ты
Einriß *m* надры́в *m*
~ **der Netzhaut** надры́в *m* сетча́тки
Einsackung *f* осумкова́ние *n*
Einsalbung *f* сма́зывание *n*
Einsatz *m*, **therapeutischer** лече́бное примене́ние *n*
Einsaugerohr *n* отса́сывающая [дрена́жная] тру́бка *f*
Einschätzung *f* оце́нка *f*
~, **gesundheitsstatistische** санита́рно-статисти́ческая оце́нка *f*
~ **des körperlichen Entwicklungsstandes** оце́нка *f* физи́ческого разви́тия
Einschlafmittel *n* сре́дство *n*, спосо́бствующее бы́строму засыпа́нию
Einschlafstörung *f* наруше́ние *n* засыпа́ния
Einschlagtuch *n* простыня́ *f (для обёртывания)*
Einschleichen *n* **des Reizes** постепе́нное нараста́ние *n* раздраже́ния, веду́щее к повыше́нию поро́га возбуди́мости
einschleppen заноси́ть *(инфекцию)*
Einschleusen *n* шлюзова́ние *n*
Einschluß *m* включе́ние *n*
Einschlußblennorrhoe *f* паратрахо́ма *f*
~ **der Neugeborenen** бленноре́я *f* новорождённых
Einschlüsse *m pl*, **Prowazeksche** клеточные включе́ния *n pl* при трахо́ме
Einschlußkonjunktivitis *f* паратрахо́ма *f*
Einschlußkörper *m*, **Einschlußkörperchen** *n* те́льце-включе́ние *n*
Einschlußkörperchen-Enzephalitis *f* япо́нский панэнцефали́т *m*, склерози́рующий лейкоэнцефали́т *m*, энцефали́т *m* Ван-Бо́гарта
Einschlußkörperchenkrankheit *f* цитомегали́я *f*
Einschmelzung *f* расплавле́ние *n*; размягче́ние *n*
~, **eitrige** гно́йное расплавле́ние *n*
~, **puriforme** гноеви́дное расплавле́ние *n*
Einschneiden *n* вре́зывание *n (напр. головки плода)*
Einschnitt *m* надре́з *m*; разре́з *m*
Einschnittstelle *f* ме́сто *n* разре́за
Einschränkung *f* **des Gesichtsfeldes** ограниче́ние *n* [суже́ние *n*] по́ля зре́ния
Einschulungsuntersuchung *f* медици́нское обсле́дование *n* при поступле́нии в шко́лу
Einschuß *m*, **Einschußöffnung** *f* входно́е отве́рстие *n* огнестре́льной ра́ны
Einschußstelle *f* о́бласть *f* входно́го отве́рстия огнестре́льной ра́ны
Einschußwunde *f* огнестре́льная ра́на *f*
Einschußzeichen *n* при́знак *m* входно́го отве́рстия огнестре́льной ра́ны
Einsenkung *f* вы́резка *f*; углубле́ние *n*
Einsporenkultur *f* культу́ра *f* из одно́й спо́ры *(бактериальной, грибковой)*
Einspritzen *n*, **Einspritzung** *f* впры́скивание *n*
Einsprossen *n* внедре́ние *n*, проникнове́ние *n*
Einstäuben *n* **von Pulvern in den Bindehautsack** вдува́ние *n* порошка́ в конъюнктива́льный мешо́к
einstechen пункти́ровать
Einstellbewegung *f* устано́вочное движе́ние *n (глаза при гетерофории)*
Einstellnystagmus *m* устано́вочный ниста́гм *m*
Einstellschraube *f* винт *m* фокусиро́вки
Einstellschwankung *f* устано́вочное отклоне́ние *n* гла́за *(при гетерофории)*
Einstellung *f* **1.** устано́вка *f* **2.** вставле́ние *n (напр. головки плода)*
Einstellungsreflex *m* устано́вочный рефле́кс *m*
Einstellungsuntersuchung *f* предвари́тельный медици́нский осмо́тр *m (рабочих и служащих)*
Einstellungsvermögen *n* спосо́бность *f* к адапта́ции [приспособле́нию]; возмо́жность *f* фокусиро́вки
Einstellupe *f* лу́па *f* с фокусиро́вкой
Einstich *m* проко́л *m*; уко́л *m*
Ein-Stich-Akupunktur *f* акупункту́ра *f* одни́м уко́лом [одно́й игло́й]
Einstichkultur *f* посе́в *m* уко́лом
Einstichstelle *f* ме́сто *n* уко́ла
Einstichtiefe *f* глубина́ *f* уко́ла, глубина́ *f* введе́ния иглы́
Einstrahlungsdauer *f* продолжи́тельность *f* облуче́ния
Einstufungsmarke *f* сортиро́вочная ма́рка *f (при эвакуации раненых)*

Einstülpung *f* 1. вдавлéние *n* 2. инвагинáция *f*
eintägig сýточный; однодне́вный *(напр. о приёме лекарства)*
Eintagsfieber *n* эфемéра *f*, однодне́вная лихорáдка *f*
Eintauchbecken *n* бассéйн *m* с холóдной водóй для охлаждéния *(напр. в сауне)*
Eintauchen *n* погружéние *n*
Eintauchnährboden *m* питáтельная средá *f* для погружнóй культýры
Eintauchtiefe *f* глубинá *f* погружéния *(напр. в ванну)*
Einteilungsprinzip *n* при́нцип *m* разделéния; при́нцип *m* классификáции
Einthoven-Ableitung *f* отведéние *n* электрокардиогрáммы по Эйнтхóвену
Eintragung *f* регистрáция *f*; внесéние *n (в список)*; зáпись *f (напр. в протокол исследования)*
Einträufeln *n*, **Einträufelung** *f* закáпывание *n*
~ von Augentropfen инстилля́ция *f* [закáпывание *n*] глазны́х кáпель
Eintrittsgeld *n* плáта *f*, взимáемая при поступлéнии на курóрт *(ФРГ)*
Eintrittspforte *f* входны́е ворóта *pl (напр. инфекции)*
Eintrittspupillendurchmesser *m* **des Auges** диáметр *m* входнóго зрачкá глáза
Eintrittsstelle *f* мéсто *n* вхождéния
Einverleibung *f* 1. парентерáльное введéние *n* 2. введéние *n* в органи́зм
einwachsen враcтáть
Einwärtsdrehbruch *m* перелóм *m* при поворóте внутрь
Einwärtsdreher *m* мы́шца-пронáтор *f*, мы́шца *f*, вращáющая внутрь
~, runder крýглый пронáтор *m*
~, viereckiger квадрáтный пронáтор *m*
Einwärtsdrehung *f* пронáция *f*
einwärtsgehen ходи́ть носкáми внутрь
Einwärtsroller *m* мы́шца *f*, вращáющая кнутри́
Einwärtsrollung *f* ротáторное движéние *n* глаз с наклóном вертикáльного меридиáна кнутри́
Einwärtsschielen *n* эзотропи́я *f*, сходя́щееся косоглáзие *n*
~, akkommodatives аккомодациóнное косоглáзие *n*
Einwärtswendung *f* **des Lides** зáворот *m* вéка
Einwärtszieher *m* аддýктор *m*, приводя́щая мы́шца *f*
Einwegmaterialien *n pl* материáлы *m pl* одноразóвого пóльзования
Einwegspritze *f* одноразóвый шприц *m*
Einweisen *n* госпитализáция *f*, направлéние *n* больнóго в лечéбное учреждéние
~, zwangsmäßiges принуди́тельное [наси́льственное] помещéние *n* в лечéбное учреждéние
Einweisung *f s.* **Einweisen**
Einwickelung *f* 1. обёртывание *n* 2. пеленáние *n*
Einwilligung *f* соглáсие *n (напр. на операцию)*
Einwilligungsrecht *n* прáво *n* больнóго давáть соглáсие *(напр. на операцию)*
Einwirkung *f*, **äußere** нарýжное дéйствие *n*
Einwirkungseffekt *m* эффéкт *m* воздéйствия
Einwirkungsstelle *f* мéсто *n* приложéния воздéйствия
Einwucherung *f* врастáние *n*
einwurzelig с одни́м кóрнем *(о зубе)*
Einzeitbestrahlung *f* одномомéнтное облучéние *n*
einzeitig одномомéнтный
Einzelapplikation *f* рáзовое воздéйствие *n*
Einzelauge *n* еди́нственный [циклопи́ческий] глаз *m*
Einzelbad *n* рáзовая [однокрáтная] вáнна *f*
Einzelbehandlung *f* рáзовая [однокрáтная] лечéбная процедýра *f*
Einzeldosis *f* рáзовая дóза *f*
Einzelerkrankung *f* единичное заболевáние *n*
Einzelfall *m* едини́чный [отдéльный] слýчай *m*
Einzelfallanalyse *f* анáлиз *m* отдéльного слýчая
Einzelgabe *f* рáзовая [однокрáтная] дóза *f*
Einzelimpuls *m* едини́чный и́мпульс *m*
Einzelinjektion *f* однокрáтная [рáзовая] инъéкция *f*
Einzelkind *n* еди́нственный ребёнок *m* в семьé
Einzelknopfnaht *f* отдéльный узловáтый шов *m*
Einzeller *m* одноклéточный органи́зм *m*
Einzell-Kultur *f* культýра *f*, разви́вшаяся из однóй клéтки
Einzelnekrose *f* некрóз *m* едини́чных клéток
Einzelpsychotherapie *f* индивидуáльная психотерапи́я *f*
Einzelpulver *n* дози́рованный порошóк *m*
Einzelwesen *n* индиви́д *m*, óсобь *f*
Einzelzimmer *n* кóмната *f* [палáта *f*] на одногó человéка
Einzelzuckung *f* одинóчное сокращéние *n*
Einziehung *f*, **systolische** систоли́ческое втяжéние *n (межрёберного промежутка)*
Eireifung *f* созревáние *n* яйцеклéтки
Eisabreibung *f* растирáние *n* льдом
Eisanwendung *f* применéние *n* льда
Eisapplikation *f* аппликáция *f* льда
Eisbad *n* ледянáя вáнна *f*
Eisbaden *n* купáние *n* в ледянóй водé
Eisbadesportler *m* спортсмéн *m*, занимáющийся зи́мним купáнием, «морж» *m*
Eisbeutel *m* мешóк *m* со льдом
Eisblase *f* пузы́рь *m* со льдом
Eisen *n* желéзо *n*, Fe
Eisenbahnnystagmus *m* железнодорóжный [оптокинети́ческий] нистáгм *m*
Eisenbahnunfall *m* несчáстный слýчай *m* на желéзной дорóге
Eisenbedarf *m* потрéбность *f* в желéзе
Eisendepot *n* депó *n* желéза *(в организме)*
Eisendrahtphlebitis *f* флеби́т *m* с уплотнéнием вен в ви́де «желéзной прóволоки»
Eiseneiweißverbindung *f* белкóво-желéзистое соединéние *n*
eisenhaltig железосодержáщий
Eisen-Harnstoff-Agar *m* железомочеви́нный агáр *m*, средá *f* Кли́глера
Eiseninkorporationsrate *f* скóрость *f* инкорпорáции желéза
Eisenlunge *f* сидерóз *m* лёгких

~, **rote** кра́сный сидеро́з *m* лёгких
~, **schwarze** чёрный сидеро́з *m* лёгких
Eisenmangelanämie *f* феррипри́вная [сидеропени́ческая, железодефици́тная] анеми́я *f*
Eisenmenger-Komplex *m* ко́мплекс *m* Эйзенменгера *(сложный врождённый порок сердца)*
Eisenmoor *n* желе́зистые гря́зи *f pl*
Eisenpigment *n* гемосидери́н *m*, железосодержа́щий пигме́нт *m*
Eisenporphyrinkomplex *m* железопорфири́новый ко́мплекс *m*
Eisenpräparat *n* препара́т *m* желе́за
Eisenquelle *f* желе́зистый минера́льный исто́чник *m*
Eisenreaktion *f* реа́кция *f* на нали́чие желе́за
Eisenstar *m* сидеро́з *m* хруста́лика
Eisenutilisationsrate *f* ско́рость *f* утилиза́ции желе́за
Eisenverlust *m* поте́ря *f* желе́за
Eisenzufuhr *f* поступле́ние *n* желе́за *(напр. в эритроциты)*
Eisessigprobe *f* про́ба *f* с ледяно́й у́ксусной кислото́й
Eiskühlung *f* охлажде́ние *n* льдом
Eismassage *f* масса́ж *m* со льдом
Eisoptrophobie *f* эйзоптрофоби́я *f*
Eisplastikkompresse *f* криокомпре́сс *m* [ледяно́й компре́сс *m*] в пла́стиковой упако́вке
Eisumschlag *m* ледяно́е обёртывание *n*
Eiswasser *n* ледяна́я вода́ *f*
Eiter *m* гной *m*
~ **in der Vorderkammer des Auges** гипопио́н *m*
Eiterabfluß *m* отто́к *m* гно́я
Eiteranhäufung *f*, **Eiteransammlung** *f* скопле́ние *n* гно́я
eiterartig гноеви́дный
Eiterauge *n* гипопио́н *m*
Eiterausfluß *m* истече́ние *n* гно́я
Eiterausschlag *m* гнойничко́вая сыпь *f*
Eiterbakterien *f pl* гноеро́дные бакте́рии *f pl*
Eiterbeimengung *f* при́месь *f* гно́я
Eiterbeule *f* гнойни́к *m*, нары́в *m*
eiterbildend гноеобразу́ющий, пиоге́нный
Eiterbildung *f* образова́ние *n* гно́я
Eiterbläschen *n* пу́стула *f*
Eiterblase *f* гно́йный пузы́рь *m*
Eiterdurchbruch *m* проры́в *m* гно́я
Eiterentleerung *f* опорожне́ние *n* от гно́я
Eitererbrechen *n* рво́та *f* гно́ем
Eitererguß *m* **1**. гно́йный вы́пот *m* **2**. истече́ние *n* гно́я
eitererregend вызыва́ющий нагное́ние
Eitererreger *m pl* гноеро́дные возбуди́тели *m pl*
Eitererzeugung *f* образова́ние *n* гно́я
Eiterfieber *n* гно́йная лихора́дка *f*, лихора́дка *f* при гно́йном проце́ссе
Eiterflechte *f* импети́го *n*
Eiterfluß *m* гно́йные выделе́ния *n pl*
Eiterflüssigkeit *f* гно́йная жи́дкость *f*
Eiterfraß *m* разъеда́ние *n* гно́ем
Eitergang *m* гно́йный свищ *m*
eitergefüllt напо́лненный гно́ем
Eitergelenk *n* пи(о)артро́з *m*
Eitergeschwulst *f* гнойни́к *m*, нары́в *m*
Eitergeschwür *n* гно́йная я́зва *f*
Eitergrind *m* импети́го *n*
eiterhaft гно́йный; нагнои́тельный
Eiterharnen *n* пиури́я *f*
Eiterherd *m* гно́йный оча́г *m*
Eiterhöhle *f* по́лость *f* гнойника́
eiterig гно́йный
Eiterjauche *f* ихоро́зный гной *m*
Eiterklümpchen *n* комо́чек *m* гно́я
Eiterkörperchen *n* гно́йное те́льце *n*, нейтрофи́льный лейкоци́т *m* в гно́е
Eiterkruste *f* гно́йная ко́рка *f*
Eitermenge *f* коли́чество *n* гно́я
eitern гнои́ться; нагна́иваться
Eiterpfropf *m* гно́йная про́бка *f*
Eiterprobe *f* про́ба *f* на нали́чие гно́я
Eiterpustel *f* гно́йная пу́стула *f*
Eiterretention *f* заде́ржка *f* (выделе́ния) гно́я
Eitersack *m* абсце́сс *m*, осумко́ванный гнойни́к *m*
Eitersackniere *f* пионефро́з *m*
Eiterschicht *f* слой *m* гно́я
Eitersediment *n* гно́йный оса́док *m*
eiterspendend продуци́рующий гной
Eiterstadium *n* ста́дия *f* нагное́ния
Eiterstauung *f s.* **Eiterretention**
Eitertropfen *m* ка́пля *f* гно́я
Eiterung *f* нагное́ние *n*
eiterungsbefördernd спосо́бствующий нагное́нию
Eiterungsfieber *n s.* **Eiterfieber**
Eiterungsursache *f* причи́на *f* нагное́ния
Eiterverbreitung *f* распростране́ние *n* гно́я
Eitervergiftung *f* гно́йная интоксика́ция *f*
Eiterverhaltung *f s.* **Eiterretention**
Eiterzersetzung *f* разложе́ние *n* гно́я
Eitransport *m* продвиже́ние *n* яйцекле́тки по ма́точной [фалло́пиевой] трубе́
eitrig гно́йный
Eiweiß *n* бело́к *m*
~, **artfremdes** чужеро́дный бело́к *m*
~, **hochwertiges** бело́к *m* высо́кой биологи́ческой це́нности
~, **körpereigenes** аутологи́чный бело́к *m*
~, **körperfremdes** гетерологи́чный бело́к *m*
~, **pflanzliches** расти́тельный бело́к *m*
~, **resorbiertes** усво́енный бело́к *m*
~, **tierisches** живо́тный бело́к *m*
~, **vollwertiges** полноце́нный бело́к *m*
Eiweißabbau *m* расщепле́ние *n* белка́; распа́д *m* белка́
Eiweißabbauprodukt *n* проду́кт *m* распа́да белка́
Eiweißanteil *m* до́ля *f* белка́
Eiweißausscheidung *f* выделе́ние *n* белка́
Eiweißbedarf *m* потре́бность *f* в белке́
Eiweißbehandlung *f* протеинотерапи́я *f*
Eiweißbestimmung *f* определе́ние *n* белка́
Eiweißbildner *m pl* микрооргани́змы *m pl* , синтези́рующие бело́к
Eiweißchemie *f* хи́мия *f* белко́в
Eiweißdenaturation *f* денатура́ция *f* белка́
Eiweißdiät *f* белко́вая дие́та *f*
Eiweißdrüse *f* белко́вая железа́ *f*

Eiweißfällung *f* осаждéние *n* белкá
Eiweißfäulnis *f* гниéние *n* белкá
Eiweißferment *n* протеолити́ческий фермéнт *m*
Eiweißfieber *n* белкóвая лихорáдка *f* грудны́х детéй
Eiweißfraktionen *f pl* белкóвые фрáкции *f pl*
eiweißgebunden свя́занный с белкóм
Eiweißgehalt *m* содержáние *n* белкá
Eiweißgerinnung *f* коагуля́ция *f* [свёртывание *n*] белкá
Eiweißharnausscheidung *f* протеинури́я *f*
Eiweißhaushalt *m* белкóвый обмéн *m*
Eiweiß-Hochwertkost *f* высокобелкóвая диéта *f*
Eiweißkette *f* цепь *f* аминокислóт, образу́ющих белóк
Eiweißkoagulation *f s.* **Eiweißgerinnung**
Eiweiß-Kohlenhydrat-Diät *f* белкóво-углевóдная диéта *f*
Eiweißkomplex *m* белкóвый кóмплекс *m*
Eiweißkonzentration *f* концентрáция *f* белкá
Eiweißkörper *m* белкóвое тéло *n*
~ **des Kammerwassers** белкóвые включéния *n pl* в передней кáмере глáза
Eiweißkost *f* белкóвый рациóн *m*; белкóвая пи́ща *f*
Eiweißlösung *f* раствóр *m* белкá
Eiweißmangel *m* белкóвая недостáточность *f*
Eiweißmangelernährung *f* питáние *n* с ограничéнием белкá
Eiweißmangelkrankheit *f* заболевáние *n*, вы́званное дефици́том белкá; квашиóркор *m*
Eiweißmangelschaden *m* проявлéние *n* белкóвой недостáточности
Eiweißmangelsituation *f* ситуáция *f*, свя́занная с дефици́том белкá *(в регионе или глобальная)*
Eiweißmilch *f* белкóвое молокó *n*
Eiweißmilchernährung *f* вскáрмливание *n* белкóвым молокóм
Eiweißminimum *n*, **hygienisches [praktisches]** гигиени́ческий ми́нимум *m* белкá
Eiweißmolekül *n* белкóвая молéкула *f*
Eiweißnachweis *m* обнаружéние *n* белкá
Eiweißnahrungsmittel *n* белкóвый пищевóй продýкт *m*
Eiweißniederschlag *m* осáдок *m* белкá
Eiweißoptimum *n* белкóвый óптимум *m*
Eiweißprobe *f* прóба *f* на белóк
Eiweißqualität *f* кáчество *n* белкá
Eiweißquotient *m* белкóвый коэффициéнт *m*
Eiweißreaktion *f* реáкция *f* на белóк
eiweißreich богáтый белкóм
eiweißspaltend протеолити́ческий
Eiweißspaltkörper *m* продýкт *m* расщеплéния белкá
Eiweißspaltung *f* расщеплéние *n* белкá
Eiweißspeicherung(skrankheit) *f* протеинóз *m*
Eiweißspektrum *n* белкóвый спектр *m*
Eiweißspiegel *m* ýровень *m* белкá *(напр. в крови)*
Eiweißspuren *f pl* следы́ *m pl* белкá
Eiweißstein *m* белкóвый конкремéнт *m*
Eiweißstickstoff *m* азóт *m* белкá
Eiweißstoff *m* белкóвое веществó *n*
Eiweißstoffe *m pl*, **assimilierbare** усвоя́емые белки́ *m pl*
Eiweißstoffwechsel *m* белкóвый обмéн *m*
Eiweißsynthese *f* си́нтез *m* белкá
Eiweißveränderung *f* изменéние *n* белкá
Eiweißverbindung *f* белкóвое соединéние *n*
Eiweißverdauung *f* перевáривание *n* белкá
Eiweißverlust-Syndrom *n* синдрóм *m* потéри белкá
Eiweißversorgung *f* обеспéчение *n* белкóм
Eiweißverwertung *f* испóльзование *n* [утилизáция *f*] белкá
Eiweißwertigkeit *f*, **biologische** биологи́ческая цéнность *f* белкá
Eiweißwirkungswert *m* показáтель *m* дéйствия белкá
Eiweißzerfall *m* распáд *m* белкá
Eiweißzersetzung *f* разложéние *n* белкá
Ejektionsfraktion *f* фрáкция *f* изгнáния
Ejektionsphase *f* фáза *f* изгнáния
Ejektionszeit *f* врéмя *n* [дли́тельность *f* фáзы] изгнáния
Ekchondrom *n* экхондрóма *f*
Ekchymose *f* экхимóз *m*, кровоподтёк *m*
Ekehorn-Operation *f* оперáция *f* Э́кегорна *(при выпадении прямой кишки)*
EK-Filter *n* бактерици́дный фильтр *m*
EK-Filtration *f* бактерици́дная фильтрáция *f*
Ekiri *n* эки́ри *n*, заболевáние *n* детéй в Япóнии, свя́занное с дефици́том кáлия
Eklampsie *f* эклампси́я *f*
~, **puerperale** послеродовáя эклампси́я *f*
~, **renale** пóчечная эклампси́я *f*
Eklipse *f* экли́пс-фáза *f (развития вируса)*
Ekstase *f* экстáз *m*
Ekstrophie *f* экстрофи́я *f*
Ektasie *f* эктази́я *f*, расширéние *n*
~ **der Sklerakapsel** эктази́я *f* кáпсулы склéры
Ektasierung *f* **in Konusrichtung, staphylomaartige** стафиломови́дная эктази́я *f* у миопи́ческого кóнуса
Ekthyma *n* э́ктима *f*
~ **gangraenosum terebrans** гангренóзная проникáющая э́ктима *f*
~ **simplex** обыкновéнная [стрептокóкковая] э́ктима *f*
Ektodermose *f* эктодермóз *m*, поражéние *n* [заболевáние *n*] произвóдных эктодéрмы
Ektohämolysin *n* эктогемолизи́н *m*
Ektoparasit *m* эктопарази́т *m*
Ektophylaxie *f* пасси́вный иммуни́тéт *m*
Ektopie *f* **der Makula** эктопи́я *f* мáкулы
Ektotoxin *n* эктотокси́н *m*, экзотокси́н *m*
Ektotumor *m* óпухоль *f* эктодермáльного происхождéния
Ektrodaktylie *f* эктродактили́я *f (врождённая недостаточность числа пальцев)*
Ektromelie *f* эктромели́я *f (порок развития конечностей)*
Ektropium *n* эктрóпион *m*, вы́ворот *m*
~ **der Cervix uteri** эктрóпион *m* шéйки мáтки
~ **cicatriceum** рубцóвый вы́ворот *m* вéка
~ **paralyticum** паралити́ческий вы́ворот *m* вéка
~ **der Portio uteri** эктрóпион *m* шéйки мáтки

~ **des Pupillarrandes** вы́ворот *m* края́ ди́ска зри́тельного не́рва
Ekzem *n* экзе́ма *f*
~, **bläschenförmiges** везикулёзная экзе́ма *f*
~, **ekzematisiertes seborrhoisches** экзематизи́рованная себоре́йная экзе́ма *f*
~, **endogenes** эндоге́нная экзе́ма *f*
~, **follikuläres** фолликуля́рная экзе́ма *f*
~, **impetiginisiertes** импетигино́зная экзе́ма *f*
~, **knötchenförmiges** узелко́вая экзе́ма *f*
~, **konstitutionelles** конституциона́льная экзе́ма *f*
~, **krustöses** ко́рочковая экзе́ма *f*
~, **lichenifiziertes** лихенифици́рованная экзе́ма *f*
~, **münzenförmiges** монетови́дная экзе́ма *f*
~, **nässendes** мо́кнущая экзе́ма *f*
~, **psoriasiformes seborrhoisches** псориазифо́рмная себоре́йная экзе́ма *f*
~, **pustelbildendes** пустулёзная экзе́ма *f*
~, **schrundenförmiges** экзе́ма *f* с тре́щинами
~, **schuppendes** шелуша́щаяся экзе́ма *f*
~, **schwielenbildendes** каллёзная экзе́ма *f*
~, **seborrhoisches** себоре́йная экзе́ма *f*
Elastikbinde *f* эласти́ческий бинт *m*
Elastin *n* эласти́н *m*
Elastinfibrille *f* эласти́новая фибри́лла *f*
Elastizität *f* эласти́чность *f*
~, **unvollkommene** непо́лная эласти́чность *f (неполноценное восстановление после растяжения)*
Elastizitätskoeffizient *m* коэффицие́нт *m* эласти́чности, коэффицие́нт *m* растяжи́мости
Elastizitätsverlust *m* **der Linse** утра́та *f* эласти́чности хруста́лика
Elastizitätsversuch *m* иссле́дование *n* эласти́чности
Elastofibrose *f* фиброэласто́з *m (эндокарда)*
Elastorrhexis *f* распа́д *m* эласти́ческих воло́кон
Elastose *f* эласто́з *m*
Elefantenauge *n* гидрофтальми́я *f*
Eleidin *n* элеиди́н *m*
Elektion *f* напра́вленный отбо́р *m*
Elektivnährboden *m* избира́тельная пита́тельная среда́ *f*
Elektrizität *f* электри́чество *n*
Elektrizitätsstar *m* электри́ческая катара́кта *f*
Elektroaerosol *n* электроаэрозо́ль *m (аэрозоль с заряженными частицами)*
Elektroakupunktur *f* электроакупункту́ра *f*, электроиглоука́лывание *n*
Elektroakupunktur-Analgesie *f* анальгези́я *f* электроиглоука́лыванием
Elektrobiologie *f* электробиоло́гия *f*
Elektrocochleogramm *n* электрокохлеогра́мма *f*
Elektrocochleographie *f* электрокохлеографи́я *f*
Elektrode *f* электро́д *m*
~, **aktiv leitende** проводно́й акти́вный электро́д *m*
~, **aktive [differente]** акти́вный электро́д *m*
~, **einpolige** однопо́люсный электро́д *m*
~, **enganschließende** те́сно прилега́ющий электро́д *m*
~, **feuchte gefüllte** увлажнённый запо́лненный электро́д *m*
~ **für Mehrfachanwendung** электро́д *m* многокра́тного примене́ния
~, **indifferente** нулево́й электро́д *m*, центра́льная термина́ль *f* Ви́льсона
~, **isolierte** изоли́рованный электро́д *m*
~, **leitende** проводя́щий электро́д *m*
~, **mehrpolige** многопо́люсный электро́д *m*
~, **neutrale** нейтра́льный электро́д *m*
~, **passive** пасси́вный электро́д *m*
~, **trockene gefüllte** сухо́й запо́лненный электро́д *m*
Elektrodefibrillation *f* электри́ческая дефибрилля́ция *f (сердца)*
Elektrodencreme *f* электро́дная па́ста *f*
Elektrodenfläche *f* пове́рхность *f* электро́да
Elektrodengröße *f* величина́ *f* электро́да
Elektrodenkontaktgelee *n* электро́дная па́ста *f*
Elektrodenkontaktmaterial *n* электро́дное конта́ктное вещество́ *n*
Elektrodenpaste *f* электро́дная па́ста *f*
Elektrodiagnostik *f* электродиагно́стика *f*
Elektroendosmose *f* электроэндосмо́с *m*
Elektroenzephalogramm *n* электроэнцефалогра́мма *f*
Elektroenzephalographie *f* электроэнцефалографи́я *f*
Elektroglottographie *f* электроглоттографи́я *f*
Elektrogymnastik *f* электрогимна́стика *f (ритмическая электростимуляция мышц)*
Elektrointestinographie *f* электроинтестинографи́я *f*
Elektroinzision *f* электроразре́з *m*
Elektrokardiogramm *n* электрокардиогра́мма *f*
~, **orthogonales** ортогона́льная электрокардиогра́мма *f*
Elektrokardiogrammableitung *f* отведе́ние *n* электрокардиогра́ммы
~, **intrakardiale** интракардиа́льное отведе́ние *n* электрокардиогра́ммы
Elektrokardiographie *f* электрокардиографи́я *f*
Elektrokardiologie *f* электрофизиоло́гия *f* се́рдца
Elektrokauterisation *f*, **Elektrokoagulation** *f* электрокоагуля́ция *f*
Elektrokochleogramm *n* электрокохлеогра́мма *f*
Elektrokochleographie *f* электрокохлеографи́я *f*
Elektrokrampf *m* су́дороги *f pl*, вы́званные электри́чеством; электрошо́к *m*
Elektrokrampfbehandlung *f*, **Elektrokrampftherapie** *f* электросу́дорожная терапи́я *f*
Elektrokymographie *f* электрокимографи́я *f*
Elektrolumineszenz *f* электролюминесце́нция *f*
Elektrolunge *f* «электри́ческие лёгкие» *n pl (аппарат для искусственного дыхания)*
Elektrolyse *f* электро́лиз *m*
Elektrolyt *m* электроли́т *m*
Elektrolytergänzungstherapie *f* субститу́ция *f* электроли́тов
Elektrolytpräparat *n* сре́дство *n*, содержа́щее электроли́ты
Elektrolytverlust *m* поте́ря *f* электроли́тов

Elektrolytverschiebung *f* сдвиг *m* в составе электролита
Elektromagnetfeldbehandlung *f*, **Elektromagnettherapie** *f* лечение *n* электромагнитным полем
Elektromanometrie *f* электроманометрия *f*
Elektromassage *f* электромассаж *m*
Elektromedizin *f* электромедицина *f*
Elektromyogramm *n* электромиограмма *f*
Elektromyographie *f* электромиография *f*
Elektromyostimulation *f* электростимуляция *f* мышц
Elektronarkose *f* электронаркоз *m*
Elektronenhirn *n* «электронный мозг» *m*
Elektronenmikroskopie *f* электронная микроскопия *f*
Elektronenoptik *f* электронная оптика *f*
Elektroneurographie *f* электронейрография *f*
Elektronystagmographie *f* электронистагмография *f*
Elektroolfaktometrie *f* электроольфактометрия *f*
Elektro-Osteostimulation *f* электроостеостимуляция *f*
Elektrophorese *f* электрофорез *m* *(напр. белков крови)*
elektrophoretisch электрофоретический
Elektropunktur *f* электропунктура *f*
Elektroresektion *f* электрорезекция *f*
Elektroretinogramm *n* электроретинограмма *f*
~, **ausgelöschtes** угасшая электроретинограмма *f*
~, **negatives** негативная электроретинограмма *f*
~, **pathologisches** патологическая электроретинограмма *f*
~, **subnormales** субнормальная электроретинограмма *f*
~, **supernormales** супернормальная электроретинограмма *f*
Elektroretinographie *f* электроретинография *f*
~, **dynamische** динамическая электроретинография *f*
~, **klinische** клиническая электроретинография *f*
Elektroschlaf *m* электросон *m*
Elektroschnitt *m* электроразрез *m*
Elektroschock *m* электрический шок *m*, электрошок *m*
Elektroschockbehandlung *f* электрошоковая терапия *f*
Elektrospaltung *f* электрорассечение *n*
Elektrostimulation *f* электростимуляция *f*
Elektrostimulationsanalgesie *f* электроанальгезия *f*
Elektrotherapeut *m* физиотерапевт *m*, специалист *m* по электротерапии
Elektrotherapie *f* электролечение *n*, электротерапия *f*
Elektrothrombose *f* электротромбоз *m*
Elektrotomie *f* электротомия *f*
Elektrotonometrie *f* электротонометрия *f*
Elektrotonus *m* электротонус *m*
Elektrotrauma *n* электротравма *f*
Elektrounfall *m* несчастный случай *m*, связанный с поражением электротоком
Element *n* элемент *m*
Elementarkörperchen *n* элементарное тельце *n*, тельце *n* Пашена
Elementarrehabilitation *f* элементарная реабилитация *f (слепых)*
Elephantiasis *f* элефантиаз *m*, слоновость *f*
~ **der Lider** элефантиаз *m* век
Elevation *f* поднятие *n*, повышение *n*
Elfenbein *n*, **Elfenbeinsubstanz** *f* дентин *m*
Elimination *f* выведение *n*; выделение *n*
~, **renale** выделение *n* через почки
Eliminationsazidose *f* выделительный ацидоз *m*
Eliminationsdiät *f* элиминационная диета *f*
Eliminationsgastritis *f* элиминационный [выделительный] гастрит *m*
Eliminationshalbwertszeit *f* время *n* полувыведения
Elle *f* **1.** локоть *m* **2.** локтевая кость *f*
Ellenbogen *m* локоть *m*
Ellenbogenarterie *f* локтевая артерия *f*
Ellenbogenbeinbruch *m* перелом *m* локтевой кости
Ellenbogenbeuge *f* локтевой сгиб *m*
Ellenbogengelenk *n* локтевой сустав *m*
Ellenbogengelenkwassersucht *f* водянка *f* локтевого сустава
Ellenbogengrube *f* локтевая ямка *f*
Ellenbruch *m* перелом *m* локтевой кости
Ellengelenk *n* локтевой сустав *m*
Ellenkopf *m* головка *f* локтевой кости
Ellennerv *m* локтевой нерв *m*
Ellenschaftbruch *m* перелом *m* диафиза локтевой кости
Ellenschlagader *f* локтевая артерия *f*, *Arteria ulnaris*
~, **rückläufige** возвратная локтевая артерия *f*, *Arteria recurrens ulnaris*
Ellipsoidgelenk *n* яйцевидный [эллипсовидный] сустав *m*
Elliptozyten-Anämie *f* эллиптоцитарная [овально-клеточная] анемия *f*
Elliptozytose *f* эллиптоцитоз *m*
Elongation *f* удлинение *n*
Elterngen *n* родительский ген *m*
Elterngeneration *f* родительское поколение *n*
Elternkonsanguinität *f* кровное родство *n* родителей
Eltern-Nachkommen-Kovarianz *f* коварианта *f* родители — потомки
Eltern-Nachkommen-Regression-Analyse *f* анализ *m* регрессии родители — потомки
Elternschaft *f*, **bewußte** планирование *n* семьи
El-Tor-Vibrion *n* вибрион *m* холеры Эль-Тор
Eluatfaktor *m* витамин *m* B_6
Elution *f* элюция *f*, отмывание *n*
~, **serologische** элюция *f* антител *(напр. с клеток крови)*
Eluxation *f* вывих *m*; смещение *n*
Emailbildung *f* образование *n* эмали
Emanation *f* эманация *f* радия, радон *m*
Emanationsbehandlung *f* радонотерапия *f*, лечение *n* радоновыми процедурами
Emanationsgehalt *m* содержание *n* радона *(напр. в лечебной среде)*

Emanationstherapie *f* лечéние *n* радиоактѝвным воздéйствием
Emanatorium *n* эманатóрий *m* *(устройство или помещение для проведения воздушно-радоновых процедур)*
Emaskulation *f* эмаскуля́ция *f*, кастрáция *f*
Embolektomie *f* эмболэктомѝя *f*, удалéние *n* эмбóла
Embolie *f* эмболѝя *f*
~, **bakterielle** бактериáльная эмболѝя *f*
~, **paradoxe** парадоксáльная эмболѝя *f*
~, **retrograde** ретрогрáдная эмболѝя *f*
~, **thrombotische** тромбоэмболѝя *f*
~ **der Zentralarterie** эмболѝя *f* центрáльной артéрии сетчáтки
Emboliegefahr *f* опáсность *f* эмболѝи
Embolie-Prophylaxe *f* профилáктика *f* эмболѝи
Embolus *m* эмбóл *m*
~, **blander** неинфицѝрованный эмбóл *m*
~, **infizierter [septischer]** инфицѝрованный [септѝческий] эмбóл *m*
~, **reitender** эмбóл-«наéздник» *m*
Embolusentfernung *f* эмболэктомѝя *f*, удалéние *n* эмбóла
Embryo *m* эмбриóн *m*
Embryoid *n* эмбриóид *m*, незрéлая teратóма *f*
Embryokardie *f* эмбриокардѝя *f*
Embryologie *f* эмбриолóгия *f*
Embryonalanlage *f* эмбрионáльная заклáдка *f*
Embryonalentwicklung *f* развѝтие *n* эмбриóна
Embryonalkatarakt *m*, **vorderer axialer** катарáкта *f* перéднего эмбрионáльного шва
Embryonalkern *m* эмбрионáльное ядрó *n* *(хрусталика)*
Embryonalkernoberfläche *f* повéрхность *f* эмбрионáльного ядрá *(хрусталика)*
Embryonalschild *m* зарóдышевый диск *m*
Embryopathie *f* эмбриопатѝя *f*
~, **exogene** экзогéнная эмбриопатѝя *f*
~, **toxoplasmatische** эмбриопатѝя *f* при токсоплазмóзе
Embryotomie *f* эмбриотомѝя *f*
Embryotoxizität *f* эмбриотоксѝчность *f*
Embryotropie *f* эмбриотрóпность *f*
EMC-Syndrom *n* синдрóм *m* энцефаломиокардѝта
Emesis *f* рвóта *f*
Emetika *n pl* рвóтные срéдства *n pl*
EMG-Biofeedback *n* электромиографѝческая биологѝческая обрáтная связь *f*
Emigration *f* диапедéз *m*, вы́ход *m* *(клеток крови из сосуда)*
Emissarvenen *f pl* вéны-эмиссáрии *f pl*
Emission *f* эмѝссия *f*, излучéние *n*
Emissionen *f pl*, **otoakustische** отоакустѝческие эмѝссии *f pl*
Emissionsanalyse *f* эмиссиóнный анáлиз *m*
Emissions-Computertomographie *f* эмиссиóнная компью́терная томографѝя *f*
Emissionsfläche *f* излучáющая повéрхность *f*, плóщадь *f* (луче)испускáния
Emissionsspektrum *n* эмиссиóнный спектр *m*
Emmenagoga *n pl* срéдства *n pl*, регулѝрующие менструáльный цикл
Emmetropie *f* эмметропѝя *f*
Emotion *f* эмóция *f*
Emotionslähmung *f* паралѝч *m* эмóций
Empfänger *m* **1.** рецéптор *m* **2.** реципиéнт *m*
Empfänger-Antikörper *m pl* антителá *n pl* реципиéнта
Empfängerblut *n* кровь *f* реципиéнта
Empfängerlager *n* лóже *n* трансплантáта
Empfängerserum *n* сы́воротка *f* крóви реципиéнта
Empfänglichkeit *f* восприѝмчивость *f*
Empfängnis *f* зачáтие *n*
Empfängnisverhütung *f* предупреждéние *n* берéменности, контрацéпция *f*
~, **hormonelle** гормонáльная контрацéпция *f*
~, **orale** перорáльная контрацéпция *f*
Empfängnisverhütungsmaßnahmen *f pl* противозачáточные мероприя́тия *n pl*
Empfehlung *f* рекомендáция *f*
Empfindlichkeit *f* чувствѝтельность *f*; восприѝмчивость *f*
~ **der Netzhaut, absolute** абсолю́тная чувствѝтельность *f* сетчáтки
Empfindlichkeitskurve *f* кривáя *f* чувствѝтельности *(напр. световой)*
Empfindlichkeitsprüfung *f* исслéдование *n* чувствѝтельности *(напр. к антибиотикам)*
Empfindlichkeitssteigerung *f* повышéние *n* чувствѝтельности; повышéние *n* восприѝмчивости
~ **im Dunkeln** повышéние *n* чувствѝтельности *(световой)* в темнотé
Empfindlichkeitstest *m* прóба *f* на чувствѝтельность *(напр. к антибиотику)*
Empfindung *f* восприя́тие *n*, ощущéние *n*
~ **der Helligkeit** световáя чувствѝтельность *f*
~, **spezifische** специфѝческое восприя́тие *n*
~, **subjektive** субъектѝвное восприя́тие *n*
Empfindungsareal *n*, **Panumsches** зóна *f* Пáнума
Empfindungsdissoziation *f* диссоциáция *f* восприя́тия
Empfindungsfläche *f* **der Netzhaut** рецептѝвное пóле *n* сетчáтки
Empfindungsgebiet *n* рецéпторная óбласть *f*
Empfindungskreis *m*, **Panumscher** зóна *f* Пáнума
Empfindungslosigkeit *f* отсу́тствие *n* чувствѝтельности
Empfindungsschwelle *f* порóг *m* восприя́тия
~ **des Lichtes** порóг *m* восприя́тия свéта
Empfindungsstörung *f* **1.** нарушéние *n* чувствѝтельности **2.** изменéние *n* восприя́тия
Emphysem *n* эмфизéма *f*
~, **palpebrales** эмфизéма *f* век
~, **retroperitoneales** забрюшѝнная эмфизéма *f*
~, **vikariierendes** викáрная эмфизéма *f*
Emphysembazillus *m* пáлочка *f* гáзовой гангрéны
Emphysemrisiko *n* риск *m* (развѝтия) эмфизéмы
Emplastrum *n* плáстырь *m*
Empyem *n* эмпиéма *f*, скоплéние *n* гнóя в пóлости

~, **abgesacktes** осумкóванная эмпиéма *f*
~, **jauchiges** гнúлостная эмпиéма *f*
Empyemresthöhle *f* остáточная пóлость *f* пóсле эмпиéмы
Emulsion *f* эмýльсия *f*
Emulsionssalbe *f* эмульсиóнная мазь *f*
Enanthem *n* энантéма *f*, сыпь *f* на слúзистых оболóчках
Enarthrose *f* ореховúдный сустáв *m*
en-bloc-Reposition *f* вправлéние *n* грыжи вмéсте с ущемляющим кольцóм
Enchondrom *n* энхондрóма *f*
Endabbau *m* конéчный распáд *m*
Endangiitis *f* эндангиúт *m*
Endaortitis *f* эндаортúт *m*
Endapparat *m* концевóй аппарáт *m*
~, **motorischer** концевóй двúгательный аппарáт *m*
~, **sensibler** рецéптор *m*, концевóй чувствúтельный аппарáт *m*
Endarterie *f* концевáя артéрия *f*
Endarteriitis *f* эндартериúт *m*
Endausgang *m* конéчный исхóд *m*
Endbefund *m* дáнные *pl* заключúтельного исслéдования; состояние *n* в концé наблюдéния *(напр. при выписке из лечебного учреждения)*
Endbronchus *m* концевóй бронх *m*
Endchiasma *n* концевáя хиáзма *f*
Enddarm *m* прямáя кишкá *f*
Enddosis *f* конéчная дóза *f*
Endecho *n* конéчное эхо *n*
Endemie *f* эндемúя *f*
~, **geochemische** геохимúческая эндемúя *f*
Endemiegebiet *n* эндемúческий райóн *m*
Endemieherd *m* эндемúческий очáг *m*
Endergebnis *n* конéчный результáт *m (напр. лечения)*
Enders-Vakzine *f* аттенуúрованная противокóревая вакцúна *f* Эндерса
Endfaden *m* концевáя нить *f*
Endgruppe *f* концевáя грýппа *f (аминокислотной цепи)*
Endhirn *n* телэнцефалóн *m*, конéчный мозг *m*
Endhirnhemisphäre *f* полушáрие *n* большóго мóзга
Endigung *f* окончáние *n (напр. нервное)*
Endkegel *m* концевóй кóнус *m*
Endkolben *m* концевáя кóлба *f (нервного волокна)*
Endkörperchen *n* концевóе тéльце *n*
Endküche *f* доготóвочное предприятие *n* общéственного питáния
Endoallergen *n* эндоаллергéн *m*
Endoallergie *f* эндоаллергúя *f*
endoaural эндаурáльный, внутриушнóй
Endobiose *f* эндобиóз *m*
Endoblasttumor *m* эндотелиóма *f*
Endobotallitis *f* эндоботаллúт *m*
Endobronchialkatheter *m* эндобронхиáльный катéтер *m*
Endodont *n* эндодóнт *m*
Endoenzym *n* внутриклéточный фермéнт *m*
Endogenie *f* эндогенúя *f*
Endohämolysin *n* эндогемолизúн *m*, эндогéнный гемолизúн *m*
Endokard *n* эндокáрд *m*
Endokard-Fibroelastose *f* фиброэластóз *m* эндокáрда
Endokarditis *f* эндокардúт *m*
~, **bakterielle** бактериáльный [инфекциóнный, септúческий] эндокардúт *m*
~, **infektiöse** инфекциóнный эндокардúт *m*
~, **parietale** париетáльный эндокардúт *m*
~, **rekurrente** возврáтный эндокардúт *m*
~, **rheumatische** ревматúческий эндокардúт *m*
Endokardose *f* фиброэластóз *m* эндокáрда
endokraniell внутричерепнóй
Endokraniitis *f* нарýжный пахименингúт *m*
Endokranium *n* надкóстница *f* внýтренней повéрхности чéрепа
endokrin эндокрúнный
Endokrinologie *f* эндокринолóгия *f*
endolumbal эндолюмбáльный
Endolymphe *f* эндолúмфа *f*
Endolymphhydrops *m* эндолимфатúческая водянка *f*, водянка *f* лабирúнта
Endolymphraum *m* эндолимфатúческое прострáнство *n*
Endolymphströmung *f*:
~, **ampullofugale** ампуллофугáльный ток *m* эндолúмфы
~, **ampullopetale** ампуллопетáльный ток *m* эндолúмфы
Endolymphzirkulation *f* циркуляция *f* эндолúмфы
Endolysine *n pl* эндолизúны *m pl*, внутриклéточные лизúны *m pl (напр. бактериальные)*
Endometriose *f* эндометриóз *m*
Endometritis *f* эндометрúт *m*
Endometrium *n* эндомéтрий *m*
Endometriumapoplexie *f* апоплексúя *f* эндомéтрия
Endometriumhyperplasie *f* гиперплазúя *f* эндомéтрия
~, **atypische glanduläre** атипúческая желéзистая гиперплазúя *f* эндомéтрия
~, **glanduläre** желéзистая гиперплазúя *f* эндомéтрия
~, **glandulär-zystische** желéзисто-кистóзная гиперплазúя *f* эндомéтрия
Endometriumkarzinom *n* рак *m* эндомéтрия
Endometriumpolyp *m* полúп *m* эндомéтрия
Endometriumpolypose *f* полипóз *m* эндомéтрия
Endometriumstromasarkom *n* стромáльная саркóма *f* эндомéтрия
Endomitose *f* эндомитóз *m*
Endomykose *f* микóз *m* внýтренних óрганов
Endomyokardfibroelastose *f* фиброэластóз *m* эндомиокáрда
Endomyokardfibrose *f* эндомиокардиáльный фибрóз *m*
Endomyokarditis *f* эндомиокардúт *m*
Endomyokardose *f* фиброэластóз *m* эндомиокáрда
Endomyoperikarditis *f* эндомиоперикардúт *m*, панкардúт *m*
Endomysium *n* эндомúзий *m*

Endo-Nährboden *m* питáтельная средá *f* Эндо, фуксúн-лактóзный агáр *m*
endonasal эндоназáльный, внутриносовóй
Endoneuralscheide *f* эндоневрáльное влагáлище *n*
Endoneurium *n* эндонéврий *m*
Endoparasit *m* эндопаразúт *m*, паразúт *m*, живýщий во внýтренних óрганах
Endopegma *n* пластúнчатый кóмплекс *m* Гóльджи
Endopeptidase *f* эндопептидáза *f*
Endophlebitis *f* эндофлебúт *m*
Endophthalmitis *f* эндофтальмúт *m*
~ **in der Orbita** орбитáльный эндофтальмúт *m*
~ **phakoanaphylactica** факоанафилактúческий эндофтальмúт *m*
Endophytie *f* эндофитúя *f*, эндофúтный рост *m*
endophytisch эндофúтный
Endoplasma *n* эндоплáзма *f*
endoplasmatisch эндоплазматúческий
Endopolyploidie *f* эндополиплоидúя *f*
Endoprothetik *f* эндопротезúрование *n*
Endoreduplikation *f* эндоредупликáция *f*
Endorgan *n* конéчный óрган *m*
Endosalpingitis *f* эндосальпингúт *m*
Endöse *f* концевáя пéтля *f*
Endoskopie *f* эндоскопúя *f*
Endost *n* эндóст *m*
Endothel *n* эндотéлий *m*
Endothelauskleidung *f* эндотелиáльная вы́стилка *f*
Endothelbeschlag *m* Ophth. преципитáт *m*
Endotheliom *n* эндотелиóма *f*
Endotheliose *f* ретикулоэндотелиóз *m*
Endothelzelle *f* клéтка *f* эндотéлия, эндотелиáльная клéтка *f*
Endothelzellenschicht *f* слой *m* эндотелиáльных клéток
Endotoxin *n* эндотоксúн *m*
endotracheal эндотрахеáльный, интратрахеáльный
Endotrachealnarkose *f* эндотрахеáльный наркóз *m*
Endotrachealtubus *m* эндотрахеáльная трýбка *f*
endourethral внутриуретрáльный
Endovaskulitis *f* эндоваскулúт *m*
endovenös внутривéнный
endovesikal внутрипузы́рный
Endozervikose *f* эндоцервикóз *m*
Endozervizitis *f* эндоцервицúт *m*
Endozyt *m* эндоцúт *m*, звёздчатый эндотелиоцúт *m*, кýпферовская клéтка *f* пéчени
Endozytose *f* эндоцитóз *m*
Endphalanx *f* концевáя фалáнга *f* пáльца
Endplättchen *n s.* **Endplatte**
Endplatte *f* концевáя пластúнка *f*
~, **akzessorische** добáвочная концевáя пластúнка *f*
~, **motorische [neuromuskuläre]** концевáя двúгательная пластúнка *f*
Endplattenstrom *m* ток *m* дéйствия на концевóй пластúнке нéрва
Endprodukt *n* конéчный продýкт *m* *(обмена)*
Endschwellenmessung *f*, **Endschwellenprüfung** *f* изучéние *n* конéчного порóга темновóй адаптáции
Endsehne *f* концевóе сухожúлие *n*
Endstadium *n* конéчная стáдия *f*
Endstellnystagmus *m* установóчный нистáгм *m* в крáйних отведéниях
Endstrombahn *f* микроциркулятóрное рýсло *n*
Endstück *n* **1.** концевóй [секретóрный] отдéл *m* *(напр. железы)* **2.** эпúфиз *m*, суставнóй конéц *m* длúнной кóсти
Endurteil *n* окончáтельное решéние *n* *(напр. консилиума)*
Endwirt *m* окончáтельный хозя́ин *m* *(паразита)*
End-zu-Endanastomose *f* анастомóз *m* (по тúпу) «конéц в конéц»
End-zu-Seitanastomose *f* анастомóз *m* (по тúпу) «конéц в бок»
Energie *f* энéргия *f*
~, **absorbierte** поглощённая энéргия *f*
Energieart *f* вид *m* энéргии
Energieaufnahme *f* потреблéние *n* [расхóд *m*] энéргии
Energieaufwand *m* энерготрáта *f*
Energiebedarf *m* энергетúческая потрéбность *f*
Energiebilanz *f* энергетúческий балáнс *m*
~, **negative** отрицáтельный энергетúческий балáнс *m*
~, **positive** положúтельный энергетúческий балáнс *m*
Energiedefizit *n* энергетúческий дефицúт *m*
Energiedosis *f* дóза *f* энéргии
Energieform *f* фóрма *f* энéргии
Energiehaushalt *m* энергетúческий обмéн *m*
Energiekapazität *f* энергоёмкость *f*
Energielieferant *m* поставщúк *m* [истóчник *m*] энéргии
Energielosigkeit *f* анергúя
Energieverbrauch *m* потреблéние *n* [расхóд *m*] энéргии
Energievergeudung *f* бесполéзная трáта *f* энéргии, бесполéзные энергетúческие затрáты *f pl*
Energiewechsel *m* энергетúческий обмéн *m*
Energiewert *m* **der Nahrung** энергетúческая цéнность *f* питáния
Engbrüstigkeit *f* чýвство *n* сдавлéния груднóй клéтки
Enge *f* **der Pupille** миóз *m* зрачкá
Engegefühl *n* чýвство *n* стеснéния [сдавлéния]
Engelflügelstellung *f* крыловúдные лопáтки *f pl*, *scapulae alata*
Engel-von-Recklinghausen-Krankheit *f* болéзнь *f* Э́нгеля — Реклингхáузена, генерализóванная фибрóзная остеодистрофúя *f*
englumig узкопросвéтный
engmaschig узкопетлúстый
Engonement *n* стáдия *f* крáсной гиперемúи *(при пневмонии)*
Engramm *n* энгрáмма *f*
Engstand *m* **der Zähne** скýченность *f* зубóв
Enkopresis *f* энкопрéз *m*
Enophthalmus *m* энофтáльм *m*
enostal внутрикóстный

Enostose *f* эностóз *m*
ensiformis мечевúдный
Enslin-Syndrom *n* триáда *f* Энзлúна *(башенный череп, экзофтальм, аденоидные разрастания)*
Entaktivierung *f* дезактивáция *f*
Entalkoholisierung *f* удалéние *n* спúрта
Entamoeba *f*:
~ **coli** кишéчная амёба *f*
~ **dysenteriae** дизентерúйная амёба *f*
~ **gingivalis** амёба *f* ротовóй пóлости
~ **histolytica** дизентерúйная амёба *f*
Entarteter *m* дегенерáнт *m*
Entartung *f* перерождéние *n*, дегенерáция *f*
~ **der Bindehaut, hyalinamyloide** гиалúновое и амилóидное перерождéние *n* конъюнктúвы
~, **blasige** вакуóльное перерождéние *n*, вакуóльная дегенерáция *f*
~, **maligne** злокáчественное перерождéние *n*, малигнизáция *f*
~, **psychische** психúческая дегенерáция *f*
~, **sarkomatöse** саркоматóзное перерождéние *n*
Entbeugung *f* разгибáние *n*
Entbindung *f* рóды *pl*; родоразрешéние *n*
Entbindungsanstalt *f*, **Entbindungshaus** *n*, **Entbindungsheim** *n* родúльный дом *m*, учреждéние *n* родовспоможéния
Entbindungsklinik *f* акушéрская клúника *f*
Entbindungslähmung *f* послеродовóй паралúч *m*
Entbindungsraum *m* родúльный зал *m*
Entbindungstermin *m* срок *m* наступлéния рóдов
Entbindungswerkzeug *n* акушéрский инструмéнт *m*
Entblätterung *f s.* **Exfoliation**
Entblutung *f* обескрóвливание *n*
Entblutungstransfusion *f* переливáние *n* крóви пóсле кровопотéри; обмéнное переливáние *n* крóви
Entchlorung *f* дехлорúрование *n (воды)*
Entdifferenzierung *f* дедифференцирóвка *f*; дезорганизáция *f (напр. ткани)*
Ente *f* ýтка *f (постельный мочеприёмник)*
Enteisenung *f* деферризáция *f*, обезжелéзивание *n*
Enteiweißung *f* освобождéние *n* от белкá, удалéние *n* белкá
Entenform *f* **des Herzens** сéрдце *n* в фóрме ýтки *(при недостаточности клапанов аорты)*
Entengang *m* утúная [перевáливающаяся] похóдка *f*
Entenschnabelbruch *m* перелóм *m* пя́точной кóсти в вúде утúного клюва
Entenschnabeldeformität *f* деформáция *f* кúсти в вúде утúного клюва
Entepithelisierung *f* деэпителизáция *f*
enteral кишéчный; относя́щийся к кишкé *или* кишéчнику
Enteramin *n* энтерамúн *m*, серотонúн *m*
Enteritis *f* энтерúт *m*, воспалéние *n* тóнкого кишéчника
~, **bakterielle** бактериáльный энтерúт *m*
~, **infektiöse** инфекциóнный энтерúт *m*
~, **postantibiotische** энтерúт *m* пóсле применéния антибиóтиков
~, **regionale** регионáльный энтерúт *m*, болéзнь *f* Крóна
~, **salmonellöse** сальмонеллёзный энтерúт *m*
~, **toxische** токсúческий энтерúт *m*
Enteritisbakterien *f pl* бактéрии *f pl*, вызывáющие энтерúт
Enteroanastomose *f* энтероанастомóз *m*, кишéчное соýстье *n*, (меж)кишéчный анастомóз *m*
Enterobakterien *f pl* бактéрии *f pl* кишéчной грýппы
Enterobiosis *f* энтеробиóз *m*
Enterohormon *n* энтерогормóн *m*
Enterokokkenpneumonie *f* энтерокóкковая пневмонúя *f*
Enterokokkus *m* энтерокóкк *m*, кишéчный стрептокóкк *m*
Enterokolitis *f* энтероколúт *m*
~ **granulomatosa** гранулематóзный энтероколúт *m*
~, **nekrotisierende** некротизúрующий энтероколúт *m*
Enterokystom *n* энтерокистóма *f*
Enterolith *m* энтеролúт *m*, кишéчный кáмень *m*
Enteromonas *f* **hominis** острúца *f*
Enteroneurose *f* неврóз *m* кишéчника
Enteropathie *f* энтеропатúя *f*
~, **endokrinnervöse** нéрвно-эндокрúнная дисфýнкция *f* кишéчника
~, **exsudative** экссудатúвная энтеропатúя *f*, синдрóм *m* Менетриé
~, **tropische** тропúческая энтеропатúя *f*
Enteropexie *f* подшивáние *n* кишéчника *(при энтероптозе)*
Enterospasmus *m* энтероспáзм *m*, спазм *m* тóнкого кишéчника
Enterostenose *f* стенóз *m* кишéчника
Enterostomie *f* энтеростомúя *f*
Enterotomie *f* энтеротомúя *f*
Enterotoxin *n* энтеротоксúн *m*
Enteroviren *n pl* энтеровúрусы *m pl*
Enterozyste *f*, **Enterozystom** *n* энтерокистóма *f*
Entfaltungsrasseln *n* хрúпы *m pl* при развёртывании лёгочных альвеóл
Entfärbungsmittel *n* обесцвéчивающее веществó *n*
entfermentieren удаля́ть фермéнты
Entfernung *f* **1.** удалéние *n* **2.** расстоя́ние *n*
~ **der Radioaktivität** дезактивáция *f*
entfetten обезжúривать
Entfettungsdiät *f* диéта *f* для снижéния вéса
Entfettungsmittel *n* **1.** срéдство *n* прóтив ожирéния **2.** обезжúривающее срéдство *n*
Entfeuchtung *f* **1.** осýшка *f* **2.** обезвóживание *n*, дегидратáция *f*
Entfieberung *f* снижéние *n* [падéние *n*] температýры
~, **amphibole** амфиболúческое снижéние *n* температýры
~, **kritische** критúческое падéние *n* температýры
~, **lytische** литúческое падéние *n* температýры

Entfieberungsmittel *n* жаропонижа́ющее сре́дство *n*
Entfremdung *f* отчужде́ние *n*
~ **der Artikulationsbewegungen** речедви́гательный автомати́зм *m*
~ **der Bewegungen** кинестети́ческий автомати́зм *m*
~ **der Empfindungen** сенестопати́ческий автомати́зм *m*
~ **der Gedanken** ассоциати́вный автомати́зм *m*
~ **der Wahrnehmungswelt** дереализа́ция *f*
Entfremdungserlebnisse *n pl* отчужде́ние *n* психи́ческих проце́ссов
Entfremdungssyndrom *n* синдро́м *m* отчужде́ния
Entgiftung *f* детоксика́ция *f*, обезвре́живание *n* я́да
~ **der radioaktiven Abfälle** обезвре́живание *n* радиоакти́вных отхо́дов
Entgiftungsdienst *m* слу́жба *f* детоксика́ции
Entgiftungskraftwagen *m* автодегаза́тор *m*
Enthaarung *f* эпиля́ция *f*, удале́ние *n* воло́с
Enthaarungsmittel *n pl* сре́дства *n pl* для удале́ния воло́с
Enthaarungspflaster *n* эпиляцио́нный пла́стырь *m*
Enthaltsamkeit *f* воздержа́ние *n*, абстине́нция *f*
~ **vom Alkohol** алкого́льная абстине́нция *f*
~ **vom Geschlechtsverkehr** полова́я абстине́нция *f*
Enthärtung *f* умягче́ние *n (напр. воды)*
Enthemmung *f* растorma´живание *n*; растормо́женность *f*
~, **psychomotorische** психомото́рная растормо́женность *f*
Enthesopathie *f* энтезопати́я *f*
Enthirnung *f* эксцеребра́ция *f*, удале́ние *n* головно́го мо́зга
Enthüllung *f* освобожде́ние *n* от оболо́чки
enthülsen декапсули́ровать
Entjungferung *f* дефлора́ция *f*
Entkalkung *f* декальцина́ция *f*, декальцифика́ция *f*
Entkapselung *f* декапсуля́ция *f*
Entkeimung *f* стерилиза́ция *f*, обеспло́живание *n*; обеззара́живание *n*
~ **durch Bestrahlung** стерилиза́ция *f* ионизи́рующей радиа́цией
Entkeimungsfilter *n* бактерици́дный фильтр *m*
Entkeimungsfiltration *f* бактерици́дная фильтра́ция *f*
Entkeimungslampe *f* бактерици́дная ла́мпа *f*
Entkeimungsmittel *n* сре́дство *n* обеззара́живания
Entkeimungstemperatur *f* бактерици́дная температу́ра *f*, температу́ра *f* стерилиза́ции
Entkeimungszeit *f* дли́тельность *f* стерилиза́ции
Entkraften *n* астени́я *f*, утра́та *f* сил
Entladungslampe *f* газоразря́дная ла́мпа *f*
Entlassung *f* вы́писка *f (напр. из больницы)*
Entlassungsbefund *m* состоя́ние *n (больного)* при вы́писке
Entlassungsgrund *m* причи́на *f* вы́писки *(напр. из больницы)*
Entlassungsverfahren *n* поря́док *m* вы́писки *(больных)*
Entlastung *f* разгру́зка *f*
Entlastungsreflex *m* депрессо́рный рефле́кс *m*, рефле́кс *m* разгру́зки
Entlastungsschnitt *m* послабля́ющий разре́з *m*
Entlastungstag *m* разгру́зочный день *m*
Entlastungstrepanation *f* декомпрессио́нная трепана́ция *f*
Entlausung *f* уничтоже́ние *n* вшей
Entleerung *f* опорожне́ние *n*
~, **dynamische** реду́кция *f* энергети́ческого потенциа́ла
~ **der Vorderkammer** парацентe´з *m* пере́дней ка́меры *(глаза)*
Entleerungsverzögerung *f* замедле́ние *n* опорожне́ния *(полого органа)*
Entlüftungsanlage *f* вытяжно́е вентиляцио́нное устро́йство *n*
Entmannung *f* кастра́ция *f*
Entmarkung *f* демиелиниза́ция *f*
Entmarkungsenzephalitis *f* демиелинизи́рующий энцефали́т *m*
Entmarkungsenzephalomyelitis *f* демиелинизи́рующий энцефаломиели́т *m*
Entmarkungsherd *m* оча́г *m* демиелиниза́ции
Entmarkungskrankheit *f* заболева́ние *n* центра́льной не́рвной систе́мы, протека́ющее с демиелиниза́цией
Entmarkungsmyelitis *f* демиелинизи́рующий миели́т *m*
Entmilzung *f* спленэктоми́я *f*, удале́ние *n* селезёнки
Entmischung *f*, **tropfige** ка́пельное заме́шивание *n (разновидность белковой дистрофии)*
Entmyelinisierung *f* s. **Entmarkung**
Entnahme *f* **von Kammerwasser** пу́нкция *f* пере́дней ка́меры *(глаза)*
entnerven денерви́ровать
Entoblast *n*, **Entoderm** *n* энтоде́рма *f*, энтобла́ст *m*
Entparaffinierung *f* депарафини́рование *n*, удале́ние *n* парафи́на
entrieseln вытека́ть струёй *(напр. о крови)*
Entropium *n* энтро́пион *m*, за́ворот *m*
~ **cicatriceum** рубцо́вый за́ворот *m* ве́ка
~ **spasticum** спасти́ческий за́ворот *m* ве́ка
Entrundung *f* утра́та *f* кру́глой фо́рмы
~ **der Hornhaut** утра́та *f* кру́глой фо́рмы рогови́цы
~ **der Pupille** утра́та *f* кру́глой фо́рмы зрачка́
Entsalzung *f* обессо́ливание *n*; удале́ние *n* соле́й; опресне́ние *n*
entsättigen снижа́ть сте́пень насыще́ния
Entsäuerung *f* нейтрализа́ция *f*, сниже́ние *n* кисло́тности
entschäumen гаси́ть пе́ну
Entscheidungszustand *m* крити́ческое состоя́ние *n*
Entschleusungskrankheit *f* кессо́нная [водола́зная, декомпрессио́нная] боле́знь *f*
Entseuchung *f* дезинфе́кция *f*, обеззара́живание *n*

Entseuchungsanlage *f* дезинфекцио́нная ка́мера *f*; дезинфекцио́нная устано́вка *f*
Entseuchungsanstalt *f* дезинфекцио́нная ста́нция *f*
Entseuchungsmittel *n* дезинфици́рующее [обезвре́живающее] сре́дство *n*
Entspannung *f* расслабле́ние *n*, релакса́ция *f*
~, **pharmakogene** медикаменто́зная релакса́ция *f*
~, **psychotherapeutische** психотерапевти́ческая релакса́ция *f*
Entspannungsbehandlung *f* релаксацио́нное лече́ние *n*
Entspannungsnaht *f* послабля́ющий шов *m*
Entspannungsschnitt *m* послабля́ющий разре́з *m*, разре́з *m* с це́лью уменьше́ния напряже́ния тка́ней
Entspannungsstellung *f* (вы́нужденное) положе́ние *n* с це́лью уменьше́ния напряже́ния мышц
Entspannungstherapie *f* релаксацио́нное лече́ние *n*
Entspannungsübung *f* упражне́ние *n* для расслабле́ния *(мышц)*
Entspannungswelle *f* волна́ *f* расслабле́ния
Entspannungszeit *f* вре́мя *n* [перио́д *m*] расслабле́ния *(напр. мышцы сердца)*
Entstauber *m* пылеула́вливатель *m*
Entstaubung *f* пылеула́вливание *n*
Entstehungsgeschichte *f* патогене́з *m*
Entstehungsmechanismus *m* механи́зм *m* возникнове́ния
Entstellung *f* деформа́ция *f*, искаже́ние *n*
Entwesung *f* дезинсе́кция *f*
Entwicklung *f* разви́тие *n*
~, **abnorme psychische** патологи́ческое разви́тие *n* ли́чности
~, **biologische** биологи́ческое разви́тие *n*
~, **geistige** у́мственное разви́тие *n*
~, **körperliche** физи́ческое разви́тие *n*
~, **neuropsychische** не́рвно-психи́ческое разви́тие *n*
~, **neurotische** невроти́ческое разви́тие *n*
~, **physische** физи́ческое разви́тие *n*
~, **psychische** психи́ческое разви́тие *n*
~, **psychopathische** психопати́ческое разви́тие *n*
~, **psychosoziale** психосоциа́льное разви́тие *n*
~, **sexuelle** полово́е разви́тие *n*
~, **sprachliche** разви́тие *n* ре́чи *(у ребёнка)*
~, **verfrühte** прогене́з *m*
Entwicklungsalter *n* биологи́ческий во́зраст *m*
Entwicklungsbeschleunigung *f* акселера́ция *f*, ускоре́ние *n* разви́тия
Entwicklungsgenetik *f* гене́тика *f* разви́тия
Entwicklungsgeschichte *f* **1.** эмбриоло́гия *f* **2.** онтогене́з *m*, исто́рия *f* индивидуа́льного разви́тия
Entwicklungsgesetze *n pl* зако́ны *m pl* онтогене́за, биогенети́ческие зако́ны *m pl*
Entwicklungshemmung *f* заде́ржка *f* разви́тия
~, **psychische** заде́ржка *f* психи́ческого разви́тия
Entwicklungsmorphologie *f* возрастна́я морфоло́гия *f*
Entwicklungsphase *f* фа́за *f* разви́тия
Entwicklungsphysiologie *f* физиоло́гия *f* разви́тия
Entwicklungsquotient *m* коэффицие́нт *m* разви́тия
Entwicklungsrückstand *m* отстава́ние *n* в разви́тии
Entwicklungsstand *m* у́ровень *m* разви́тия
~, **körperlicher** у́ровень *m* физи́ческого разви́тия
Entwicklungsstörung *f* дизонтогене́з *m*, наруше́ние *n* разви́тия
Entwicklungsstufe *f* ста́дия *f* разви́тия
Entwicklungsverzögerung *f* замедле́ние *n* [заде́ржка *f*] разви́тия
Entwöhnungskur *f* курс *m* лече́ния, напра́вленный на отвыка́ние от вре́дных привы́чек
Entwurmung *f* дегельминтиза́ция *f*
Entziehungsanstalt *f* наркологи́ческая лече́бница *f*
Entziehungssyndrom *n*, **alkoholisches** абстине́нтный синдро́м *m*
Entzügelungshochdruck *m* гиперте́нзия *f*, обусло́вленная выключе́нием депрессо́рных возде́йствий
Entzugsblutung *f* ма́точное кровотече́ние *n* по́сле прекраще́ния де́йствия *или* приёма гормо́нов
Entzugsdelir *n* бе́лая горя́чка *f*
Entzugssyndrom *n* синдро́м *m* отме́ны
entzündlich воспали́тельный
Entzündung *f* воспале́ние *n*
~, **akute** о́строе воспале́ние *n*
~, **alternative** альтернати́вное воспале́ние *n*
~, **chronische** хрони́ческое воспале́ние *n*
~, **eitrige** гно́йное воспале́ние *n*
~, **exsudative** экссудати́вное воспале́ние *n*
~, **fibrinöse** фибрино́зное воспале́ние *n*
~, **fungöse** фунго́зное воспале́ние *n*; воспале́ние *n* с образова́нием фу́нгуса
~, **interstitielle** интерстициа́льное [межу́точное] воспале́ние *n*
~, **neuroparalytische** нейропаралити́ческое воспале́ние *n*
~, **parenchymatöse** паренхимато́зное воспале́ние *n*
~, **produktive [proliferative]** продукти́вное [пролифервти́вное] воспале́ние *n*
~, **reparative** репарати́вное воспале́ние *n*
~, **schleimige** катара́льное воспале́ние *n*
~, **spezifische** специфи́ческое воспале́ние *n*
~, **unspezifische** неспецифи́ческое воспале́ние *n*
~, **vernarbende** воспале́ние *n* с рубцева́нием
entzündungserregend вызыва́ющий воспале́ние
Entzündungsform *f* фо́рма *f* воспале́ния
Entzündungsmarker *m* маркёр *m* воспале́ния
Entzündungsmediator *m* медиа́тор *m* воспале́ния
Entzündungsödem *n* воспали́тельный отёк *m*
Entzündungsreiz *m* воспали́тельное раздраже́ние *n*
Entzündungszellen *f pl* воспали́тельные кле́тки *f pl*
Enudation *f* обнаже́ние *n*

Enukleation *f* энуклеа́ция *f*
~ **des Auges** энуклеа́ция *f* гла́за
Enurese *f*, **Enuresis** *f* энуре́з *m*, недержа́ние *n* мочи́
~ **nocturna** ночно́е недержа́ние *n* мочи́
Envelop *n*, **ätherostabiles** оболо́чка *f* ви́руса, усто́йчивая к эфи́рам
Envelop-Protein *n* оболо́чечный бело́к *m*
Enzephalitis *f* энцефали́т *m*
~, **angeborene interstitielle** врождённый интерстициа́льный энцефали́т *m*, ви́рховский энцефали́т *m* новорождённых
~, **eitrige** гно́йный энцефали́т *m*
~, **endemische** эндеми́ческий энцефали́т *m*
~, **epidemische** эпидеми́ческий энцефали́т *m*
~, **hämorrhagische nekrotisierende** геморраги́ческий некротизи́рующий энцефали́т *m*
~, **japanische** япо́нский энцефали́т *m (комариный)*
~, **lethargische** летарги́ческий энцефали́т *m*
~, **parainfektiöse** параинфекцио́нный энцефали́т *m*
~, **postvakzinale** поствакцина́льный энцефали́т *m*
~, **rheumatische** ревмати́ческий энцефали́т *m*
~, **russische** ру́сский [сиби́рский, таёжный, весе́нне-ле́тний] энцефали́т *m*
Enzephalitis-Viren *n pl* ви́русы *m pl* энцефали́та
Enzephaloarteriographie *f* энцефалоартериографи́я *f*
Enzephaloenteritis *f*, **akute** о́стрый энцефалоэнтери́т *m (грудных детей)*
Enzephalographie *f* энцефалографи́я *f*
Enzephalomalazie *f* размягче́ние *n* головно́го мо́зга
Enzephalomeningozele *f* мозгова́я гры́жа *f*
Enzephalomyelitis *f* энцефаломиели́т *m*
~ **disseminata** диссемини́рованный энцефаломиели́т *m*
Enzephalomyokarditis *f* энцефаломиокарди́т *m (новорождённых)*
Enzephalomyokarditisvirus *n* ви́рус *m* энцефаломиокарди́та
Enzephalon *n* головно́й мозг *m*
Enzephaloödem *n* отёк *m* головно́го мо́зга
Enzephalopathie *f* энцефалопати́я *f*; церебропати́я *f*
~, **alkoholische** алкого́льная энцефалопати́я *f*
~, **arteriosklerotische** артериосклероти́ческая энцефалопати́я *f*
~, **toxische** токси́ческая энцефалопати́я *f*
Enzephalorrhagie *f* кровоизлия́ние *n* в мозг
Enzephalozele *f* мозгова́я гры́жа *f*
Enzym *n* энзи́м *m*, ферме́нт *m*
~, **eiweißverdauendes** протеолити́ческий энзи́м *m*
Enzymabsonderung *f* выделе́ние *n* ферме́нта
Enzymaktivität *f* акти́вность *f* ферме́нта
Enzymausscheidung *f*, **renale** выделе́ние *n* ферме́нтов че́рез по́чки
Enzymbildung *f* ферментообразова́ние *n*
Enzymblock *m*, **Enzymblockierung** *f* блока́да *f* энзи́ма
Enzymdefekt *m* энзимати́ческий [ферме́нтный] дефе́кт *m*
Enzyme *n pl*, **virusinduzierte** энзи́мы *m pl*, образу́ющиеся при реплика́ции ви́русов
enzymfeindlich антиферме́нтный
Enzymgift *n* энзимати́ческий яд *m*, яд *m*, парализу́ющий де́йствие энзи́ма
Enzymhemmer *m* ингиби́тор *m* энзи́ма
Enzymogramm *n* зимогра́мма *f*, ферме́нтный спектр *m*
Enzymopathie *f* энзимопати́я *f*
~, **erbliche [hereditäre]** насле́дственная энзимопати́я *f*
Enzymotherapie *f* энзимотерапи́я *f*
Enzympräparat *n* ферме́нтный препара́т *m*
Enzymreaktion *f* ферментати́вная реа́кция *f*
Enzymrelease *n* высвобожде́ние *n* энзи́мов
enzymresistent ферментоусто́йчивый
Eosinopenie *f* эозинопени́я *f*
eosinophil эозинофи́льный
Eosinophilenfasziitis *f* эозинофи́льный фасци́т *m*
Eosinophilenleukämie *f* эозинофи́льный лейко́з *m*
Eosinophilie *f* эозинофили́я *f*
~, **monozytäre** моноцита́рная эозинофили́я *f*
~, **tropische** тропи́ческая эозинофили́я *f*, синдро́м *m* Ва́йнгартена
Eosinophilmigrationstest *m* про́ба *f* с мигра́цией эозинофи́лов
Eosinophilprobe *f*, **lokale** ме́стный эозинофи́льный тест *m*
Eosinopoese *f*, **extramedulläre** внекостномозгово́й эозинопоэ́з *m*
Eosinotaxis *f* эозинота́ксис *m*, цитота́ксис *m* эозинофи́лов
Ependym *n* эпе́ндима *f*
Ependymom *n* эпендимо́ма *f*
Ependymzelle *f* эпендимоци́т *m*, кле́тка *f* эпе́ндимы
Epheliden *f pl* весну́шки *f pl*
ephemer эфеме́рный, мимолётный
Ephemera *f* эфеме́рная [однодне́вная] лихора́дка *f*
EPH-Gestose *f* токсико́з *m* бере́менности с отёками, протеинури́ей, гипертони́ей
Ephidrosis *f* повы́шенная потли́вость *f*
Epiandrosteron *n* эпиандростеро́н *m*
Epiblepharon *n* эпиблефаро́н *m*
Epidemie *f* эпиде́мия *f*
Epidemieausbruch *m* вспы́шка *f* эпиде́мии, эпидеми́ческая вспы́шка *f*
Epidemiologie *f* эпидемиоло́гия *f*
~ **der nichtinfektiösen Erkrankungen** эпидемиоло́гия *f* неинфекцио́нных заболева́ний
Epidermalzyste *f* эпиderма́льная киста́ *f*
~, **proliferierende** пролифери́рующая эпидерма́льная киста́ *f*
Epidermikula *f* кути́кула *f* во́лоса
Epidermis *f* эпиде́рмис *m*, надко́жица *f*
Epidermisablösung *f* отделе́ние *n* эпиде́рмиса
Epidermisabschuppung *f* слу́щивание *n* [шелуше́ние *n*] эпиде́рмиса
Epidermisation *f* эпителиза́ция *f*

Epidermislappen *m* эпидерма́льный ло́скут *m*
Epidermistransplantation *f* переса́дка *f* эпиде́рмиса
Epidermisverdickung *f* утолще́ние *n* эпиде́рмиса
Epidermisverhornung *f* ороговéние *n* эпиде́рмиса
Epidermiswucherung *f* разраста́ние *n* эпиде́рмиса
Epidermiszelle *f* кле́тка *f* эпиде́рмиса
Epidermodysplasia *f* **verruciformis** веррucифо́рмная [борода́вчатая] эпидермодисплази́я *f*
Epidermoid *n* эпидермо́ид *m*
~ **der Iris** эпидермо́идная [жемчу́жная] киста́ *f* ра́дужки
Epidermoidalbildung *f* прида́ток *m* ко́жи
Epidermoidzyste *f* эпидермо́идная киста́ *f*
Epidermolysis *f* эпидермо́лиз *m*, отсло́йка *f* эпиде́рмиса
~ **acuta toxica** о́стрый токси́ческий эпидермо́лиз *m*
~ **bullosa hereditaria** врождённый буллёзный эпидермо́лиз *m*
~ **dystrophica** дистрофи́ческий эпидермо́лиз *m*
Epidermophytie *f* эпидермофити́я *f*
Epididymis *f* прида́ток *m* яи́чка
Epididymitis *f* эпидими́т *m*
Epiduralabszeß *m* эпидура́льный абсце́сс *m*
~, **otogener** отоге́нный эпидура́льный абсце́сс *m*
~, **spinaler** спина́льный эпидура́льный абсце́сс *m*
Epiduralanästhesie *f* эпидура́льная анестези́я *f*
Epiduralblockade *f* эпидура́льная блока́да *f*
Epiduralhämatom *n* эпидура́льная гемато́ма *f*
Epiduralraum *m* эпидура́льное простра́нство *n*
Epigastralgie *f* эпигастралги́я *f*, бо́ли *f pl* в эпига́стрии
Epigastralpulsation *f* надчре́вная [эпигастра́льная] пульса́ция *f*
Epigastralschmerz *m s.* **Epigastralgie**
Epiglottis *f*, **überhängende** нависа́ющий надгорта́нник *m*
Epiglottisabszeß *m* абсце́сс *m* надгорта́нника
Epiglottisödem *n* отёк *m* надгорта́нника
Epiglottisparese *f* паре́з *m* надгорта́нника
Epiglottitis *f* эпиглотти́т *m*
Epikantus *m* эпика́нтус *m*
Epikard *n* эпика́рд *m*
Epikondylitis *f* эпикондили́т *m*
Epikrise *f* эпикри́з *m*
Epikutanprobe *f*, **Epikutantest** *m* ко́жная [нако́жная] про́ба *f*
Epilation *f* эпиля́ция *f*, удале́ние *n* воло́с
Epilationsdosis *f* эпиляцио́нная до́за *f*
Epilepsie *f* эпилепси́я *f*
~, **audiogene** аудиоге́нная эпилепси́я *f*
~, **familiäre** семе́йная эпилепси́я *f*
~, **genuine** генуи́нная эпилепси́я *f*
~, **photogene** фотоге́нная эпилепси́я *f*
~, **psychische** психи́ческая эпилепси́я *f*
~, **psychomotorische** психомото́рная эпилепси́я *f*
~, **reaktive** аффекти́вная эпилепси́я *f*
~, **residuale** резидуа́льная эпилепси́я *f*
~, **sensorische** сенсо́рная эпилепси́я *f*
~, **symptomatische** симптомати́ческая эпилепси́я *f*
~, **temporale** висо́чная эпилепси́я *f*
~, **traumatische** травмати́ческая эпилепси́я *f*
~, **vegetative** вегетати́вная эпилепси́я *f*
epileptiform эпилептифо́рмный
epilieren эпили́ровать, удаля́ть во́лосы
Epinephrektomie *f* эпинефрэктоми́я *f*, адреналэктоми́я *f*
Epinephrin *n* адренали́н *m*
Epipharynx *m* носогло́тка *f*
Epiphylaxie *f* эпифилакси́я *f*
Epiphyse *f* эпи́физ *m (1. шишковидная железа, верхний придаток мозга 2. суставной конец длинной трубчатой кости)*
Epiphysektomie *f* эпифизэктоми́я *f*, удале́ние *n* эпи́физа
Epiphysenfugenknorpel *m* эпифиза́рный хрящ *m*
Epiphysenfugenverletzung *f* поврежде́ние *n* эпифиза́рных [ростко́вых] зон
Epiphysenknorpel *m* эпифиза́рный хрящ *m*
Epiphysenlinie *f* эпифиза́рная ли́ния *f*
Epiphysenlösung *f* эпифизео́лиз *m*
Epiphysenverknöcherung *f* окостене́ние *n* эпи́физа
Epiploitis *f* эпиплои́т *m*, воспале́ние *n* са́льника
Episiotomie *f* эпизиотоми́я *f*
Episklera *f* эпискле́ра *f*
Episkleritis *f* эпısклери́т *m*
Episom *n* эписо́ма *f*, плазми́д *m*
Epispadie *f* эписпади́я *f*, расщепле́ние *n* ве́рхнего отде́ла уре́тры
Epispastika *n pl* сре́дства *n pl*, раздража́ющие ко́жу
Epistasie *f* эпистази́я *f*
Epistaxis *f* носово́е кровотече́ние *n*
Epistropheus *m* эпистрофе́й *m*, II ше́йный позвоно́к *m*
Epithalamus *m* эпитала́мус *m*
Epithel *n* эпите́лий *m*
~, **einschichtiges** однosло́йный эпите́лий *m*
~, **hochprismatisches** цилиндри́ческий эпите́лий *m*
~, **isoprismatisches [kubisches]** куби́ческий эпите́лий *m*
~, **mehrreihiges** многоря́дный эпите́лий *m*
~, **mehrschichtiges** многосло́йный эпите́лий *m*
~, **niedrigprismatisches** пло́ский эпите́лий *m*
~, **respiratorisches** респирато́рный эпите́лий *m*
~, **unverhornendes** неороговева́ющий эпите́лий *m*
~, **verhornendes** ороговева́ющий эпите́лий *m*
Epithelabstoßung *f* отторже́ние *n* эпите́лия
Epithelauflockerung *f* разрыхле́ние *n* эпите́лия
Epithelauskleidung *f* эпителиа́льная вы́стилка *f*
~ **der Vorderkammer** враста́ние *n* эпите́лия в пере́днюю ка́меру *(глаза)*
Epithelaussaat *f* вы́сев *m* эпите́лия
Epithelbildung *f* эпителиза́ция *f*
Epitheldefekt *m* дефе́кт *m* эпите́лия
Epitheleinschluß *m* те́льце *n* Прова́цека — Ха́льберштедтера, включе́ние *n* в кле́тке эпите́лия конъюнкти́вы при трахо́ме

Epitheleinsenkungszyste *f* **der Vorderkammer** погружна́я эпителиа́льная киста́ *f* пере́дней ка́меры *(глаза)*
Epitheleinsprossung *f* враста́ние *n* эпите́лия
Epithelerosion *f*, **rezidivierende** рецидиви́рующая эро́зия *f*
Epithelgeschwulst *f s.* **Epitheliom**
Epithelgewebe *n* эпителиа́льная ткань *f*
Epithelimplantationszyste *f* травмати́ческая [жемчу́жная, эпидермо́идная] киста́ *f* ра́дужки
Epithelinsel *f* эпителиа́льный острово́к *m*
Epithelioidzelle *f* эпителио́идная кле́тка *f*
Epithelioidzellentuberkel *m* эпителио́идно-кле́точный бугоро́к *m*
Epithelioidzellentuberkulose *f* эпителио́идно-кле́точный туберкулёз *m*
Epitheliom *n* эпителио́ма *f*, о́пухоль *f* из эпите́лия
~ **contagiosum** контагио́зный моллю́ск *m*
Epithelisierung *f* эпителиза́ция *f*
Epithelkörperchen *n pl* эпителиа́льные тельца́ *n pl*, околощитови́дные [паращитови́дные] же́лезы *f pl*
Epithelkörperchenadenom *n* адено́ма *f* околощитови́дной железы́
Epithelkörperchengeschwulst *f* о́пухоль *f* околощитови́дной железы́
Epithellappen *m* эпителиа́льный ло́скут *m*
Epithelperle *f* рогова́я жемчу́жина *f*
Epithelregeneration *f* регенера́ция *f* эпите́лия
Epithelschicht *f* **der Kornea** эпите́лий *m* рогови́цы
Epitheltransplantat *n* эпителиа́льный транспланта́т *m*
Epithelzelle *f* эпителиа́льная кле́тка *f*, кле́тка *f* эпите́лия
~, **verhornende** ороговева́ющая эпителиа́льная кле́тка *f*
Epithelzyste *f* эпителиа́льная киста́ *f*
~, **angeborene** врождённая эпителиа́льная киста́ *f*
Epitoxoid *n* эпитоксо́ид *m*, токсо́н *m*
Epituberkulose *f* эпитуберкулёз *m*
epitympanal относя́щийся к а́ттику *(надбарабанному пространству)*
Epitympanotomie *f* аттикотоми́я *f*, эпитимпанотоми́я *f*
~, **osteoplastische** остеопласти́ческая эпитимпанотоми́я *f*
Epizyt *m* эпици́т *m*, покро́вная [кро́ющая] кле́тка *f* по́чечного клубо́чка
Epulis *f* эпули́с *m*, эпули́д *m*
Equina *f* экви́на *f*, о́спа *f* лошаде́й
Erbanalyse *f* ана́лиз *m* насле́дственности
Erbanlage *f* насле́дственная закла́дка *f*; насле́дственное предрасположе́ние *n*
Erbbedingtheit *f* обусло́вленность *f* насле́дственностью
Erbcharakteristika *n pl* насле́дственные при́знаки *m pl*
Erbdisposition *f* насле́дственное предрасположе́ние *n*
Erbeigenschaft *f* насле́дственное сво́йство *n*
Erbeinfluß *m* насле́дственное влия́ние *n*
Erbeinheit *f* ген *m*
Erbgang *m* тип *m* насле́дования; насле́дование *n*
~, **dominanter** домина́нтный тип *m* насле́дования
~, **monomerer** мономе́рное насле́дование *n*
~, **rezessiv-autosomaler** рецесси́вно-аутосома́льный тип *m* насле́дования
~, **rezessiver** рецесси́вное насле́дование *n*
Erbgefüge *n* насле́дственная структу́ра *f*
Erbgrind *m* фа́вус *m*, парша́ *f*
Erbhygiene *f* евге́ника *f*
Erbkrankheit *f s.* **Erbleiden**
Erblehre *f* гене́тика *f*
Erbleiden *n* насле́дственное заболева́ние *n*
Erblichkeit *f* насле́дственность *f*
Erblindung *f* поте́ря *f* зре́ния
~, **allmähliche** постепе́нное сниже́ние *n* зре́ния
~ **am Glaukom** слепота́ *f* от глауко́мы, абсолю́тная глауко́ма *f*
~, **plötzliche** внеза́пная слепота́ *f*
~, **vollständige** амавро́з *m*
Erbmerkmal *n* насле́дственный при́знак *m*
Erb-Punkt *m* то́чка *f* Э́рба — Бо́ткина *(для аускультации аортального клапана)*
erbrechen изверга́ть рво́тные ма́ссы
Erbrechen *n* рво́та *f*, *emesus, vomitus*
~, **azetonämisches** ацетонеми́ческая рво́та *f*
~, **habituelles** привы́чная рво́та *f*
~, **postoperatives** послеоперацио́нная рво́та *f*
~, **reflektorisches** рефлекто́рная рво́та *f*
~, **spastisches** спасти́ческая рво́та *f*
~, **unstillbares** неукроти́мая рво́та *f*
Erbrochenes *n* рво́тные ма́ссы *f pl*
Erbsenbein *n* горохови́дная кость *f*, *Os pisiforme*
Erbsenbreistuhl *m* стул *m* в ви́де «горо́хового пюре́»
Erbsenpflückerkrankheit *f* боле́знь *f* сбо́рщиков горо́ха
Erbsensuppenstuhl *m s.* **Erbsenbreistuhl**
Erbsprung *m* мута́ция *f*
Erbsubstanz *f* идиопла́зма *f*, насле́дственное вещество́ *n*
Erbsyphilis *f* насле́дственный [врождённый] си́филис *m*
Erdbeerenpocken *pl* фрамбези́я *f*
Erdbeerenzunge *f* мали́новый язы́к *m* *(при скарлатине)*
Erdheim-Tumor *m* о́пухоль *f* Эрдге́йма, краниофарингео́ма *f*
Erdrosseln *n* удуше́ние *n* путём сдавле́ния ше́и
Erektion *f* эре́кция *f*
Erektor *m* выпрямля́ющая мы́шца *f*
Erepsin *n* эрепси́н *m*
erethisch возбуди́мый
Erethismus *m* эрети́зм *m*
Erfahrungsarzt *m* врач-эмпи́рик *m*
Erfahrungsheilkunde *f*, **Erfahrungsmedizin** *f* эмпири́ческая медици́на *f*
Erfahrungstherapie *f* эмпири́ческое лече́ние *n*
Erfassung *f*, **dosimetrische** дозиметри́ческий контро́ль *m*
Erfassungsmutmaßlichkeit *f*, **Erfassungs-**

wahrscheinlichkeit *f* веро́ятность *f* выявле́ния
Erfolg *m* **1.** результа́т *m* **2.** успе́х *m*
Erfolgsbeurteilung *f* оце́нка *f* результа́тов *(напр. лечения)*
Erfolgskriterien *n pl* крите́рии *m pl* эффекти́вности *(лечения)*
Erfolgsorgan *n* о́рган-эффе́ктор *m*
Erfolgsziffer *f* проце́нт *m* успе́ха *(напр. лечения)*
Erfrierung *f* **1.** замерза́ние *n* **2.** обмороже́ние *n*, отмороже́ние *n*
Erfrierungsbrand *m* гангре́на *f* всле́дствие обмороже́ния
Erfrierungsgeschädigte *m* обморо́женный *m*
Erfrierungstod *m* смерть *f* от замерза́ния
Ergänzungsgen *n* дополни́тельный ген *m*
Ergastoplasma *n* эргастопла́зма *f*
Ergebnis *n* вы́вод *m*; результа́т *m*
~, **reproduzierbares** воспроизводи́мый результа́т *m*
Ergebnisbewertung *f* оце́нка *f* результа́тов
ergebnislos безрезульта́тный; неэффекти́вный
ergebnisreich эффекти́вный
Ergiebigkeit *f* де́бит *m (минерального источника)*
Ergine *n pl* эрги́ны *m pl*, биологи́чески акти́вные вещества́ *n pl (ферменты, витамины, гормоны)*
Ergographie *f* эргографи́я *f*
Ergokalziferol *n* эргокальциферо́л *m*, витами́н *m* D_2
Ergometerbelastung *f* (вело)эргометри́ческая нагру́зка *f*
Ergometertraining *n* эргометри́ческая трениро́вка *f*
Ergometrie *f* эргометри́я *f*
Ergooxytensiometrie *f* эргооксистензиометри́я *f*
Ergophthalmologie *f* офтальмоэргоно́мика *f*
Ergospirometrie *f* эргоспирометри́я *f*
Ergotamingangrän *f* гангре́на *f*, вы́званная эргота́мином
Ergotherapie *f* трудотерапи́я *f*
Ergotinstar *m* катара́кта *f* при отравле́нии спорыньёй
Ergotismus *m* эрготи́зм *m*
Ergrauen *n* **der Haare** поседе́ние *n* воло́с
Erguß *m* излия́ние *n*; вы́пот *m*
Erhaltungsbrille *f* очки́-консе́рвы *pl*
Erhaltungstherapie *f* подде́рживающая терапи́я *f*
Erhängen *n* пове́шение *n*
Erhellung *f* **1.** просветле́ние *n* **2.** освеще́ние *n*
Erhitzung *f* терми́ческая обрабо́тка *f*
Erholung *f* **1.** о́тдых *m* **2.** выздоровле́ние *n*
Erholungsbedürftigkeit *f* потре́бность *f* органи́зма в о́тдыхе
Erholungskur *f* лече́бный о́тдых *m*
Erholungsphase *f* **1.** пери́од *m* о́тдыха *(после нагрузки)* **2.** восстанови́тельный пери́од *m*
Erholungsprozeß *m* восстанови́тельный проце́сс *m*
Erholungsquotient *m* коэффицие́нт *m* восстановле́ния *(после нагрузки)*
Erholungsraum *m* зал *m* [ко́мната *f*, помеще́ние *n*] для о́тдыха *(напр. после бальнеопроцедур)*
Erholungswärme *f* тепло́ *n*, образу́ющееся в мы́шце по́сле оконча́ния сокраще́ния
Erinnerung *f* воспомина́ние *n*, реминисце́нция *f*
~, **falsche** псевдореминисце́нция *f*
~, **gemachte** псевдовоспомина́ние *n*
~, **immunologische** иммунологи́ческая па́мять *f*
Erinnerungsaphasie *f* амнести́ческая афази́я *f*
Erinnerungsfälschung *f* парамнези́я *f*, псевдовоспомина́ния *n pl*, ло́жные воспомина́ния *n pl*
Erinnerungslosigkeit *f* поте́ря *f* па́мяти *или* спосо́бности вспомина́ть, амнези́я *f*
Erinnerungslücke *f* выпаде́ние *n* [прова́л *m*] па́мяти, кратковре́менная амнези́я *f*
Erinnerungsreste *m pl* оста́тки *m pl* па́мяти
Erinnerungsschwäche *f* сла́бость *f* па́мяти, осла́бленная спосо́бность *f* вспомина́ть
Erinnerungszelle *f* кле́тка *f* па́мяти
Eriodiktin *n* эриодикти́н *m (составная часть витамина P)*
Erkältung *f* **1.** охлажде́ние *n*; просту́да *f* **2.** просту́дное заболева́ние *n*
Erkältungsfieber *n* просту́дное заболева́ние *n*, протека́ющее с повыше́нием температу́ры
Erkältungskrankheit *f* просту́дное заболева́ние *n*
Erkennung *f*, **immunologische** иммунологи́ческое распознава́ние *n*
Erkrankung *f* заболева́ние *n*, боле́знь *f* (*s. a.* **Krankheit**)
~, **außerberufliche** заболева́ние *n* непрофессиона́льной этиоло́гии
~ **durch Erschütterungen** вибрацио́нная боле́знь *f*
~, **eigenständige** самостоя́тельное заболева́ние *n*
~, **endemische** эндеми́ческое заболева́ние *n*
~, **fieberhafte** лихора́дочное заболева́ние *n*
~, **fortgeschrittene** далеко́ заше́дшее заболева́ние *n*
~, **lymphoproliferative** лимфопролифера́тивное заболева́ние *n*
~, **myeloproliferative** миелопролифера́тивное заболева́ние *n*
~, **polyätiologische** полиэтиологи́ческое заболева́ние *n*
~, **rechtzeitig festgestellte** своевре́менно устано́вленное заболева́ние *n*
~, **spät festgestellte** по́здно устано́вленное заболева́ние *n*
~, **überstandene** перенесённое заболева́ние *n*
~, **übertragbare** зара́зное заболева́ние *n*
~, **wiederholte** повто́рное заболева́ние *n*
~, **zehrende** истоща́ющее заболева́ние *n*
~, **zwischenlaufende** интеркурре́нтное заболева́ние *n*
Erkrankungsdauer *f* дли́тельность *f* заболева́ния
Erkrankungsfall *m* слу́чай *m* заболева́ния
Erkrankungsgefahr *f* опа́сность *f* [риск *m*] заболева́ния
Erkrankungsgruppe *f* гру́ппа *f* заболева́ний
Erkrankungshäufigkeit *f* частота́ *f* заболева́ний; у́ровень *m* заболева́емости

Erkrankungsrate *f* показáтель *m* заболевáемости
Erkrankungsstatistik *f* статúстика *f* заболевáемости
Erkrankungszahl *f* числó *n* заболевáний
Erlahmung *f* возникновéние *n* параличá
Erlebnis *n* переживáние *n*
~, **auslösendes** ключевóе переживáние *n*
~ **der Offenbarung** апофенúя *f*
Erlebnisreaktion *f* психогéнная реáкция *f*; реактúвное состоя́ние *n*
~, **depressive** патологúческая депрессúвная реáкция *f*
Erlebnisse *n pl* **mit alltäglichem Inhalt, paranoide** паранóид *m* мáлого размáха
Erlöschen *n* угасáние *n (напр. рефлекса)*
Erlöschungshemmung *f* угасáтельное торможéние *n*
Ermittlung *f* **der Lebensmittelvergiftung** расслéдование *n* пищевóго отравлéния
Ermüdbarkeit *f* утомля́емость *f*
Ermüdung *f* утомлéние *n*, устáлость *f*
~, **körperliche** физúческое утомлéние *n*
~, **periphere** «периферúческое» утомлéние *n*
~, **physische** физúческое утомлéние *n*
Ermüdungsbruch *m* устáлостный перелóм *m*
Ermüdungserscheinung *f* проявлéние *n* утомлéния [устáлости]
Ermüdungserscheinungen *f pl*, **akkommodationsbedingte** аккомодатúвная астенопúя *f*
Ermüdungsfraktur *f* устáлостный перелóм *m*
Ermüdungsgefühl *n* чýвство *n* устáлости [утомлéния]
Ermüdungsindex *m* úндекс *m* утомлéния
Ermüdungsprophylaxe *f* предупреждéние *n* утомлéния
Ermüdungsschädigung *f* повреждéние *n* вслéдствие переутомлéния
Ermüdungsschmerz *m* боль *f* при утомлéнии
Ermüdungsverhalten *n* **der Muskulatur** устáлостное состоя́ние *n* мышц *(после физической нагрузки)*
Ernährung *f* питáние *n*
~, **bilanzierte** сбалансúрованное питáние *n*
~, **einseitige** одностóроннее питáние *n*
~, **laktoprive** питáние *n* с исключéнием *или* ограничéнием молокá
~, **optimale** адеквáтное [оптимáльное] питáние *n*
~, **parenterale** парентерáльное питáние *n*
~, **rationelle** рационáльное питáние *n*
~, **unterkalorische** субкалорúйное питáние *n*
~, **unvollwertige** неполноцéнное питáние *n*
~, **vollwertige** полноцéнное питáние *n*
~, **zusätzliche** докóрм *m*
~, **zweckmäßige gesunde** рационáльное питáние *n*
Ernährungsaufklärung *f* санитáрное просвещéние *n* по вопрóсам питáния
Ernährungsbedarfsnormen *f pl* нóрмы *f pl* потрéбности в питáнии
Ernährungsbehandlung *f* лечéбное питáние *n*
Ernährungsberatung *f* консультáция *f* по вопрóсам питáния
Ernährungsberatungsstelle *f* консультатúвный пункт *m* по вопрóсам питáния
Ernährungsbericht *m* отчёт *m* о питáнии населéния
Ernährungsbewertung *f* оцéнка *f* питáния
Ernährungsbilanz *f* балáнс *m* пищевы́х веществ *(в рационе)*
Ernährungsbilanzierung *f* составлéние *n* балáнса питáния
Ernährungseinstellung *f* устанóвка *f* на питáние *(отношение к питанию)*
Ernährungsempfehlungen *f pl* рекомендáции *f pl* по питáнию
Ernährungsfistel *f* фúстула *f* для кормлéния
Ernährungsform *f* диéта *f*
Ernährungsforschung *f* **der Bevölkerung** изучéние *n* питáния населéния
Ernährungshaushalt *m* балáнс *m* питáния
Ernährungshygiene *f* гигиéна *f* питáния
Ernährungs-Ist *n* фактúческое питáние *n*
Ernährungskontrolle *f* контрóль *m* за кáчеством питáния
Ernährungskunde *f*, **Ernährungslehre** *f* учéние *n* о питáнии
Ernährungslenkung *f* приведéние *n* режúма питáния в соотвéтствие с дóлжным
Ernährungsmangel *m* недостáточность *f* питáния
Ernährungsnerv *m* трофúческий нерв *m*
Ernährungsnormen *f pl* нóрмы *f pl* питáния
~, **physiologische** физиологúческие нóрмы *f pl* питáния
Ernährungsphysiologie *f* физиолóгия *f* питáния
Ernährungsplan *m* прогрáмма *f* питáния; меню́ *n*
Ernährungsprotokoll *n* пищевóй дневнúк *m*
Ernährungsqualität *f* кáчество *n* питáния
Ernährungsregime *n* режúм *m* питáния; режúм *m* кормлéния
Ernährungsrichtsätze *m pl s.* **Ernährungsnormen**
Ernährungsschema *n* фóрмула *f* питáния
Ernährungssituation *f* состоя́ние *n* питáния населéния
Ernährungs-Soll *n* рекомендýемое [дóлжное] питáние *n*
Ernährungsstörung *f* нарушéние *n* (режúма *или* харáктера) питáния
~, **örtliche** мéстное нарушéние *n* питáния
Ernährungsstruktur *f* структýра *f* питáния *(населения)*
Ernährungstagebuch *n* пищевóй дневнúк *m*
Ernährungstherapie *f* диетотерапúя *f*
Ernährungsvergiftung *f* пищевóе отравлéние *n*
Ernährungsverhalten *n* пищевóе поведéние *n*
Ernährungsverhältnis *n* óбщая сбалансúрованность *f* питáния
Ernährungsweise *f* режúм *m* питáния; характерúстика *f* питáния
~, **richtige** рационáльное питáние *n*
Ernährungswissen *n* знáние *n* оснóв рационáльного питáния
Ernährungswissenschaft *f* наýка *f* о питáнии

Ernährungszustand *m* алимента́рный [пищево́й] ста́тус *m*; состоя́ние *n* пита́ния
Erntefieber *n* жа́твенная [полева́я] лихора́дка *f*
Erntekrätze *f* осе́нняя эрите́ма *f*
Erntemilbenkrankheit *f* тромбидио́з *m*, *erythema autumnale*
Eröffnungsperiode *f*, **Eröffnungsphase** *f* пери́од *m* раскры́тия *(ма́точного зе́ва)*
Eröffnungswehen *f pl* схва́тки *f pl* в пери́од раскры́тия
Erosio *f* **interdigitalis candidamycetica** эрози́вный кандидо́з *m* межпальцевы́х скла́док
Erosion *f* эро́зия *f*
~, **entzündliche** воспали́тельная эро́зия *f*
~, **glanduläre** железистая эро́зия *f*
~, **papilläre** папилля́рная [сосо́чковая] эро́зия *f*
~, **rezidivierende** рецидиви́рующая эро́зия *f*
Erotomanie *f* эротомани́я *f*
Erregbarkeit *f* возбуди́мость *f*
Erregbarkeitsänderung *f* измене́ние *n* возбуди́мости
Erreger *m* возбуди́тель *m*
Erregernachweis *m* обнаруже́ние *n* возбуди́теля
Erregerreservoir *n* резервуа́р *m* возбуди́теля *(инфекции)*
Erregung *f* возбужде́ние *n*
~, **halluzinatorische** галлюцинато́рное возбужде́ние *n*
~, **hebephrenische** гебефрени́ческое возбужде́ние *n*
~, **katatonische** кататони́ческое возбужде́ние *n*
~, **kurzzeitige** кратковре́менное возбужде́ние *n*
~, **läppische** гебефрени́ческое возбужде́ние *n*
~, **manische** маниака́льное возбужде́ние *n*
~, **psychomotorische** психомото́рное возбужде́ние *n*
Erregungsausbreitung *f* распростране́ние *n* возбужде́ния
Erregungsbildungszentrum *n* центр *m* возбужде́ния
Erregungserscheinung *f* явле́ние *n* [при́знак *m*] возбужде́ния
Erregungserythem *n* эрите́ма *f* при возбужде́нии
Erregungsfähigkeit *f* возбуди́мость *f*
Erregungsimpuls *m* и́мпульс *m* возбужде́ния
~, **afferenter** центростреми́тельный [аффере́нтный] и́мпульс *m* возбужде́ния
Erregungsimpulsausdehnung *f* распростране́ние *n* и́мпульса возбужде́ния
Erregungsleitfähigkeit *f* спосо́бность *f* проводи́ть возбужде́ние
Erregungsleitung *f* проведе́ние *n* возбужде́ния
~, **saltatorische** сальтато́рное проведе́ние *n* возбужде́ния
Erregungsleitungsstörung *f* наруше́ние *n* спосо́бности проводи́ть возбужде́ние
Erregungsleitungssystem *n* проводя́щая систе́ма *f (напр. сердца)*
Erregungsnachdauer *f* последе́йствие *n* возбужде́ния
Erregungsprozeß *m* проце́сс *m* возбужде́ния
Erregungsreaktion *f* реа́кция *f* возбужде́ния
Erregungsrückbildung *f* обра́тное разви́тие *n* возбужде́ния
Erregungsschwelle *f* поро́г *m* возбуди́мости
Erregungsstadium *n* ста́дия *f* возбужде́ния
Erregungssummation *f*, **Erregungssumme** *f* сумма́ция *f* возбужде́ния
Erregungstheorie *f* тео́рия *f* возбужде́ния
Erregungsübertragung *f s.* **Erregungsleitung**
Erregungsverlauf *m* ход *m* возбужде́ния
Erregungszufluß *m* **1.** дополни́тельное возбужде́ние *n* **2.** аффере́нтный и́мпульс *m*
Erregungszustand *m* состоя́ние *n* возбужде́ния
Errötung *f* покрасне́ние *n*
Ersatz *m* заме́на *f*; замени́тель *m*, суррога́т *m*; имита́ция *f*
Ersatzblasenbildung *f* образова́ние *n* иску́сственного мочево́го пузыря́
Ersatzgewebe *n* замеща́ющая ткань *f*
Ersatzglied *n* проте́з *m* коне́чности
Ersatzknochen *m* кость *f*, образова́вшаяся из предсуществова́вшего хряща́
Ersatzlappen *m* замеща́ющий ло́скут *m* тка́ни
Ersatzmittel *n* пищево́й замени́тель *m*, пищево́й суррога́т *m*
Ersatznahrung *f* иску́сственное пита́ние *n*
Ersatzprothese *f* замеща́ющий проте́з *m*, иммедиа́т-проте́з *m*
Ersatzrhythmus *m* **des Herzens** втори́чный *или* трети́чный ритм *m* се́рдца
Ersatzschlag *m* вста́вочная экстраси́стола *f*
Ersatzstoff *m* замени́тель *m*, суррога́т *m*
Ersatzsystole *f* вста́вочная экстраси́стола *f*
Ersatzwert *m* эквивале́нт *m*
Ersatzzahn *m* проте́з *m* зу́ба
Ersatzzelle *f* замеща́ющая клетка *f*
Ersatzzentrum *n* эктопи́ческий центр *m (напр. автоматизма сердца)*
Erscheinung *f* явле́ние *n*, симпто́м *m*
~, **entoptische** энтопти́ческое явле́ние *n*
Erschlaffung *f* расслабле́ние *n*
~ **der Kardia** ахалази́я *f* карди́и
~ **der Lidhaut** блефарохала́зис *m*
Erschlaffungsmittel *n* релакса́нт *m*
Erschlaffungsphase *f* фа́за *f* расслабле́ния
Erschlaffungswärme *f* теплота́ *f* расслабле́ния *(мышцы)*
Erschlaffungszustand *m* состоя́ние *n* расслабле́ния
Erschöpfbarkeit *f* утомля́емость *f*
Erschöpfung *f* изнеможе́ние *n*; переутомле́ние *n*; истоще́ние *n (напр. реактивности)*
Erschöpfungspsychose *f* психо́з *m* истоще́ния
Erschütterung *f* **1.** сотрясе́ние *n* **2.** потрясе́ние *n* **3.** вибра́ция *f*
~, **affektive** психи́ческий шок *m*; эмоциона́льный шок *m*
Erschütterungsschmerz *m* бо́ли *f pl* при сотрясе́нии
Erschütterungsschutz *m* виброизоля́ция *f*
Erstaufnahme *f* первичная госпитализа́ция *f*
Erstbeschreibung *f* пе́рвое описа́ние *n (напр. болезни)*
Erstdosis *f* первонача́льная до́за *f*

Erste-Hilfe-Unterricht *m* заня́тие *n (напр. в школе)* по оказа́нию пе́рвой по́мощи
Ersterfassung *f* перви́чное выявле́ние *n* боле́зни
Ersterkrankung *f* перви́чное заболева́ние *n*
Erstgebärende *f* первородя́щая *f*
Erstgeburt *f* пе́рвые ро́ды *pl*
Erstickung *f* **1.** удуше́ние *n* **2.** уду́шье *n*, асфикси́я *f*
Erstickungsblutungen *f pl* кровоизлия́ние *n* под серо́зные оболо́чки при асфикси́и, пя́тна *n pl* Тардьё
Erstickungsgefahr *f* опа́сность *f* асфикси́и
Erstickungsgefühl *n* чу́вство *n* уду́шья
Erstickungstod *m* смерть *f* от удуше́ния
Erstimpfung *f* перви́чная вакцина́ция *f*
Erstkontakt *m* перви́чный конта́кт *m*
Erstlingsgeschwulst *f* перви́чная о́пухоль *f*
Erstprävention *f* перви́чная профила́ктика *f*
Erstschwangere *f* первобере́менная *f*
Erstuntersuchung *f* перви́чное обсле́дование *n (напр. больного)*
Erstversorgung *f* пе́рвая (медици́нская) по́мощь *f*, оказа́ние *n* пе́рвой (медици́нской) по́мощи; перви́чная обрабо́тка *f (раны)*
Ertaubung *f* потéря *f* слу́ха
~, **kochleäre** глухота́ *f* ули́ткового происхожде́ния
~, **prälinguale** потéря *f* слу́ха до разви́тия ре́чи *(у ребёнка)*
~, **retrokochleäre** глухота́ *f* ретрокохлеа́рного происхожде́ния
Ertragung *f* переноси́мость *f*, толера́нтность *f*
Ertrinken *n* утопле́ние *n*
Ertrinkungsform *f* фо́рма *f* утопле́ния
Ertrinkungstod *m* смерть *f* от утопле́ния
Ertüchtigung *f*, **körperliche** физи́ческое воспита́ние *n*; физи́ческая зака́лка *f*
Eructatio *f* отры́жка *f*
E-Ruhr *f* дизентери́я *f* Кру́зе — Зо́нне, метадизентери́я *f*
E-Ruhrbakterie *f* шиге́лла *f* Зо́нне
Eruption *f* появле́ние *n* сы́пи, высыпа́ние *n*
Eruptionstag *m* день *m* высыпа́ния
Erwachsene *m* взро́слый *m*
Erwachsenenalter *n* зре́лый во́зраст *m*
Erwachsenenbevölkerung *f* взро́слое населе́ние *n*
Erwachsenendosis *f* до́за *f* для взро́слых
Erwachsenenkrankheit *f* боле́знь *f* взро́слых
Erwärmung *f* **1.** согрева́ние *n* **2.** разми́нка *f (перед тренировкой)*
Erwärmungsversuch *m* про́ба *f* с нагрева́нием *(для диагностики нарушения кровотока в конечности)*
Erwartungsneurose *f* невро́з *m* ожида́ния
Erweichung *f* размягче́ние *n*
~, **eiterähnliche** гноеви́дное размягче́ние *n*
~, **eitrige** гно́йное размягче́ние *n*
~ **der Haare** трихомаля́ция *f*, размягче́ние *n* воло́с
~, **puriforme** гноеви́дное размягче́ние *n*
Erweichungsbrand *m* вла́жная гангре́на *f*
Erweichungsherd *m* оча́г *m* размягче́ния
Erweiterer *m* **1.** расшири́тель *m* **2.** дилата́тор *m*

Erweiterung *f* расшире́ние *n*
Erwerbsminderung *f* сниже́ние *n* трудоспосо́бности
Erwürgen *n* удуше́ние *n* путём сдавле́ния ше́и рука́ми
Erysipel *n* ро́жа *f*
erysipelartig рожеподо́бный
Erysipelas *n* **palpebrarum** ро́жистое воспале́ние *n* ко́жи век
Erysipelinfektion *f* ро́жистая инфе́кция *f*
Erysipeloid *n* эрисипело́ид *m*
Erysipelothrix *f* эрисипелотри́кс *m*
Erysiphak *m* эризифа́к *m*
Erythem *n*, **Erythema** *n* эрите́ма *f*
~ **ab acribus** эрите́ма *f*, вы́званная раздража́ющими ко́жу вещества́ми
~, **anulares** кольцеви́дная [ануля́рная] эрите́ма *f*
~ **chronicum migrans** хрони́ческая мигри́рующая эрите́ма *f*
~ **elevatum** возвыша́ющаяся эрите́ма *f*
~ **exsudativum multiforme** многофо́рмная экссудати́вная эрите́ма *f*
~ **fugax** быстроисчеза́ющая [мимолётная] эрите́ма *f*
~ **induratum** индурати́вная эрите́ма *f*, индурати́вный туберкулёз *m* ко́жи
~ **iracundiae** эрите́ма *f* [гипереми́я *f* лица́] при гне́ве
~ **iris** пёстрая эрите́ма *f*
~ **pudoris** эрите́ма *f* [покрасне́ние *n* лица́] от стыда́, кра́ска *f* стыда́
~ **solare** со́лнечная [ультрафиоле́товая] эрите́ма *f*
~ **variolosum** покрасне́ние *n* ко́жи при о́спе
Erythematodes *m* эритемато́з *m*, кра́сная волча́нка *f*
Erythematodes-Zelltest *m* про́ба *f* на нали́чие LE-клéток *(волчаночных клеток)*
Erythemdosis *f* эрите́мная до́за *f (лучевого или химического воздействия)*
erythemerzeugend эритемоге́нный, вызыва́ющий эрите́му
Erythemgrenze *f* грани́ца *f* [край *m*] эрите́мы
Erythemintensität *f* интенси́вность *f* эрите́мы
erythemwirksam *s.* **erythemerzeugend**
Erythralgie *f* эритралги́я *f*
Erythrämie *f* эритреми́я *f*, и́стинный эритробласто́з *m*
Erythrasma *n* эритра́зма *f*
Erythrismus *m* ры́жий цвет *m* воло́с
Erythroblast *m* эритробла́ст *m*
Erythroblastenanämie *f* эритробласти́ческая анеми́я *f*
Erythroblastopenie *f* эритробластопени́я *f*
Erythroblastopenie-Syndrom *n* синдро́м *m* эритробластопени́и, врождённая апласти́ческая анеми́я *f*
Erythroblastophthyse *f* эритробластофти́з *m*, апласти́ческая анеми́я *f*
Erythroblastose *f* эритробласто́з *m*
~, **akute** о́стрый эритробласто́з *m*, о́стрый эритреми́ческий миело́з *m*
~, **fetale** эритробласто́з *m* плода́

Erythrocyanosis *f* **crurum puellarum** эритроцианóз *m* гóленей молоды́х жéнщин и дéвушек
Erythrodermia *f*, **Erythrodermie** *f* эритродерми́я *f*
~ **congenita symmetrica progressiva** врождённая симметри́чная прогресси́рующая эритродерми́я *f*
~ **desquamativa** десквамати́вная эритродерми́я *f* Лéйнера
~ **exfoliativa neonatorum** эксфолиати́вная эритродерми́я *f* новорождённых
~ **ichthyosiforme congenitale** ихтиозифóрмная врождённая эритродерми́я *f*
Erythrodiapedese *f* эритродиапедéз *m*, эритропедéз *m*
Erythrokeratodermia *f* **figurata variabilis** фигу́рная вариáбельная эритрокератодерми́я *f*
Erythroleukämie *f*, **Erythroleukomyelose** *f* эритромиелóз *m*, эритролейкеми́я *f*
Erythrolyse *f* эритрóлиз *m*, ли́зис *m* эритроци́тов
Erythromegalie *f* эритромегали́я *f*
Erythromelalgie *f* эритромелалги́я *f*
Erythromelie *f* эритромели́я *f*
Erythromiten *m pl* эритроми́ты *m pl*
Erythromyelose *f* эритромиелóз *m*, эритролейкеми́я *f*
Erythroparasiten *m pl* парази́ты *m pl* эритроци́тов
Erythropenie *f*, **chronische angeborene** анеми́я *f* Дáймонда — Блéкфена
Erythrophag *m* эритрофáг *m*
Erythrophagozytose *f* эритрофагоцитóз *m*, фагоцитóз *m* эритроци́тов
Erythrophobie *f* эритрофоби́я *f*
Erythrophthise *f* эритробластофти́з *m*, апласти́ческая анеми́я *f*
Erythropoese *f* эритропоэ́з *m*
Erythropoetin *n* эритропоэти́н *m*, стимуля́тор *m* эритропоэ́за
Erythropsin *n* эритропси́н *m*, родопси́н *m*, зри́тельный пу́рпур *m*
Erythrozyt *m* эритроци́т *m*, крáсный кровянóй шáрик *m*
~, **basophil getüpfelter [basophil punktierter]** эритроци́т *m* с базофи́льной зерни́стостью
~, **orthochromatischer** нормохрóмный эритроци́т *m*
~, **polychromatophiler** полихроматофи́л *m*, полихроматофи́льный эритроци́т *m*
Erythrozytenagglomeration *f* агломерáция *f* [псевдоагглютинáция *f*] эритроци́тов
Erythrozytenagglutination *f* агглютинáция *f* эритроци́тов
Erythrozytenanomalie *f* аномáлия *f* эритроци́тов
Erythrozytenauflösung *f* ли́зис *m* эритроци́тов, эритроцитóлиз *m*
Erythrozytenfärbeindex *m* цветнóй показáтель *m* эритроци́тов
Erythrozytenkonzentrat *n* эритроцитáрная мáсса *f*
Erythrozytenmauserung *f* выхождéние *n* молоды́х эритроци́тов
Erythrozytenschatten *m pl* «тéни» *f pl* эритроци́тов *(остатки оболочек при гемолизе)*
Erythrozytentrümmer *pl* фрагмéнты *m pl* [оскóлки *m pl*] эритроци́тов
Erythrozytenvorstufe *f*, **kernhaltige** я́дерная предстáдия *f* эритроци́та
Erythrozytenwiderstandsfähigkeit *f* осмоти́ческая резистéнтность *f* эритроци́тов
Erythrozytenzählung *f* подсчёт *m* эритроци́тов
Erythrozytenzusammenballen *n* агглютинáция *f* эритроци́тов
Erythrozytopenie *f* эритроцитопени́я *f*
Erythrozytose *f* эритроцитóз *m*, полицитеми́я *f*, эритреми́я *f*
~, **absolute** абсолю́тный [и́стинный] эритроцитóз *m*
~, **kompensatorische** компенсатóрный эритроцитóз *m*
~, **relative** относи́тельный эритроцитóз *m*
Erythrozyturie *f* гематури́я *f*
Erythrozytvorstufe *f*, **kernhaltige** я́дерная предстáдия *f* эритроци́та
Erziehung *f* воспитáние *n*; обучéние *n*
Erziehungsbedingungen *f pl* услóвия *n pl* воспитáния
Erziehungsmittel *n*, **körperliches** срéдство *n* физи́ческого воспитáния
escaped beats *engl.* замести́тельные экстраси́столы *f pl*
Escherichia *f* **coli** кишéчная эшери́хия *f*, кишéчная пáлочка *f*
Escherichiose *f* эшерихиóз *m*, кóли-энтери́т *m*
Eselblattern *pl* óспа *f* ослóв, *variola asina*
Esmarch-Blutsperre *f* жгут *m* Э́смáрха *(для остановки кровотечения из конечности)*
Esophorie *f* эзофори́я *f*
Esotropie *f* эзотропи́я *f*, сходя́щееся косоглáзие *n*
Espundia *f* эспу́ндия *f*, злокáчественная фóрма *f* лейшманиóза кóжи и сли́зистых *(в странах Латинской Америки)*
Esseneinnahme *f* приём *m* пи́щи
Essen-Möller-Bewertung *f* установлéние *n* отцóвства по Э́ссен — Мёллеру
Essenreste *m pl* остáтки *m pl* пи́щи
essentiell 1. эссенциáльный, незамени́мый **2.** идиопати́ческий
Essenverhalten *n* пищевóе поведéние *n*
Eßgewohnheit *f* пищевáя привы́чка *f*
Essigeiweiß-Kältekörper *m* белкóвое веществó *n*, выпадáющее в осáдок на хóлоде в прису́тствии у́ксусной кислоты́
Essigfliege *f* дрозофи́ла *f*
Essiggärung *f* у́ксусно-ки́слое брожéние *n*
Essigsäure *f* у́ксусная кислотá *f*
Essigsäureazetat-Puffergemisch *n* ацетáтный бу́фер *m*
eßlöffelweise столóвыми лóжками *(напр. о приёме лекарства)*
Eßlust *f* аппети́т *m*
Estlander-Operation *f* торакоплáстика *f* Эстлáндера
Estrichgips *m* высокопрóчный гипс *m*
Etagenaht *f* politically послóйный шов *m*

Etappenbehandlung *f* поэта́пное лече́ние *n*
Etappenlazarett *n* эвакого́спиталь *m*
Ethik *f*, **ärztliche** враче́бная э́тика *f*
Ethik-Kommission *f* эти́ческая коми́ссия *f*
Ethmoid *n* решётчатая кость *f*
Ethmozephalie *f* этмоцефали́я *f*
Euchromatin *n* эухромати́н *m*
Euchromosom *n* эухромосо́ма *f*
Eugenik *f* евге́ника *f*
Euglobulin *n* эуглобули́н *m*
Eugnathie *f* уравнове́шенный [пра́вильный] при́кус *m*
Eukalyptöl *n* эвкали́птовое ма́сло *n*
Eukalyptusdämpfe *m pl* пары́ *m pl* эвкали́пта
Eumenorrhoe *f* регуля́рные безболе́зненные менструа́ции *f pl*
Eunuch *m* е́внух *m*; кастра́т *m*
Eunuchoidismus *m* евнухоиди́зм *m*
Eunuchoidstimme *f* евнухо́идный го́лос *m*
Eupareunie *f* эупареуни́я *f*
Euphorie *f* эйфори́я *f*
~, **exaltierte** экзальти́рованная эйфори́я *f*
~, **hypochondrische** ипохондри́ческая эйфори́я *f*
~, **unproduktive** непродукти́вная эйфори́я *f*
euploid эупло́идный
Euploidie *f* эуплоиди́я *f*
Eurhythmie *f* пра́вильный ритм *m (се́рдца)*
eurisom эврисо́мный, эурисо́мный
Euthanasie *f* эйтанази́я *f*
euthyreot эутирео́идный
Eutokie *f* эвтоки́я *f*, эутоки́я *f (нормальная родовая деятельность)*
Eutopie *f* эвтопи́я *f*, эутопи́я *f (нормальное расположение органов)*
Evaporation *f* выпа́ривание *n*
Eventration *f* эвентра́ция *f*
Eversion *f* вы́ворот *m*
Eversionsbruch *m* перело́м *m* всле́дствие рота́ции кнару́жи
Eversio *f* **puncti lacrimalis** непогруже́ние *n* слёзных то́чек в слёзное о́зеро
Eviszeration *f* эвисцера́ция *f*
Exafferenz *f* восприя́тие *n* вне́шнего раздражи́теля
Exairese *f* экзерёз *m*, удале́ние *n*
Exaltation *f* экзальта́ция *f*
Exanthem *n* ко́жная сыпь *f*
~, **toxisches** токсикодерми́я *f*, токсидерми́я *f*
exanthematisch сыпно́й, высыпно́й
Exartikulation *f* экзартикуля́ция *f*
Exazerbation *f* экзацерба́ция *f*, обостре́ние *n*, ухудше́ние *n*
Exchange-Transfusion *f* обме́нное перелива́ние *n* кро́ви
Exerzierknochen *m* оссифици́рующий миози́т *m*
Exfoliation *f* эксфолиа́ция *f*, слу́щивание *n*; крупнопласти́нчатое шелуше́ние *n*
Exfoliativzytologie *f* «эксфолиати́вная» цитоло́гия *f*, цитологи́ческое иссле́дование *n* слу́щенного материа́ла
Exhairese *f* экзерёз *m*, удале́ние *n*
Exhibitionismus *m* эксгибициони́зм *m*
Exhumierung *f* эксгума́ция *f*
Existentialismus *m Psych.* экзистенциали́зм *m*
Existenz *f* существова́ние *n*
Existenzbedingung *f* усло́вие *n* существова́ния
Existenzfähigkeit *f* жизнеспосо́бность *f*
Exitus *m* **letalis** смерте́льный исхо́д *m*
Exkavation *f* экскава́ция *f*
Exklusion *f* исключе́ние *n*, выключе́ние *n*
Exkoriation *f* экскориа́ция *f*, ссა́дина *f*, цара́пина *f*
Exkret *n* экскре́т *m*
Exkretion *f* экскре́ция *f*, выделе́ние *n*
Exkretionsorganelle *f* выдели́тельная органе́лла *f*
exoerythrozytär находя́щийся вне эритроци́та *(напр. о плазмодии)*
Exogenie *f* экзогени́я *f*
Exogenote *f* экзогено́та *f*
exokrin экзокри́нный
Exophorie *f* экзофори́я *f*
Exophthalmometrie *f* экзофтальмометри́я *f*
Exophthalmus *m* экзофта́льм *m*, пучегла́зие *n*
~, **endokriner** эндокри́нный [тиреотокси́ческий] экзофта́льм *m*
~, **fixierter** фикси́рованный экзофта́льм *m*
~, **gekreuzter** экзофта́льм *m* на стороне́, противополо́жной аневри́зме вну́тренней со́нной арте́рии
~, **intermittierender** перемежа́ющийся экзофта́льм *m*
~, **intrakraniell bedingter** экзофта́льм *m* вследствие внутричерепны́х проце́ссов
~, **maligner** злока́чественный [прогресси́рующий] экзофта́льм *m*
~, **ophthalmoplegischer** экзофта́льм *m* вследствие офтальмоплеги́и
~, **pulsierender** пульси́рующий экзофта́льм *m*
~, **traumatischer** травмати́ческий экзофта́льм *m*
~, **vorgetäuschter** мни́мый экзофта́льм *m*
Exophytie *f* экзофи́тный рост *m*
Exorzismus *m* экзорци́зм *m*, «изгна́ние *n* бе́сов»
Exostose *f* экзосто́з *m*
~, **fibröse** фибро́зный [периоста́льный] экзосто́з *m*
~, **kartilaginäre** хрящево́й экзосто́з *m*
~, **periostale** *s.* **Exostose, fibröse**
~, **subunguale** подногтево́й экзосто́з *m*
Exostosen *f pl*, **multiple** мно́жественные экзосто́зы *m pl*, боле́знь *f* Э́ренфрида
Exotropie *f* экзотропи́я *f*, расходя́щееся косогла́зие *n*
Expektoranzien *n pl* отха́ркивающие сре́дства *n pl*
Expektoration *f* отха́ркивание *n*
~, **maulvolle** отха́ркивание *n* «по́лным ртом»
Expektorationsbehinderung *f* затрудне́ние *n* отха́ркивания мокро́ты
Experimentalmedizin *f* эксперимента́льная медици́на *f*
Experte *m* экспе́рт *m*, специали́ст *m*
Expertise *f*, **toxikologische** токсикологи́ческая эксперти́за *f*
Expiration *f* вы́дох *m*
~, **maximale** максима́льный вы́дох *m*
Expirationsgas *n* выдыха́емый газ *m*
Explantat *n* эксплantáт *m*

Explorationsnadel *f* иглá *f* для биопсúи *или* для прóбной пýнкции
Explorativlaparotomie *f* прóбная лапаротомúя *f*
Explorativpunktion *f* прóбная [диагностúческая] пýнкция *f*
Explorativtrokar *m* троакáр *m* для прóбной пýнкции
Explosionsschock *m* шок *m* при взрыве; контýзия *f* взрывнóй волнóй
Explosionstrauma *n* трáвма *f* от воздéйствия взрывнóй волны
Exponentialströme *m pl* экспоненциáльные тóки *m pl*
Exposition *f* **1.** экспозúция *f* **2.** подвéрженность *f*, предрасположéние *n*
Expositionsprophylaxe *f* профилáктика *f* инфекциóнных заболевáний путём уменьшéния инфекциóнной опáсности
Expositionstest *m* экспозициóнный тест *m*
Expositions-Wirkungs-Beziehung *f* завúсимость *f* экспозúция — эффéкт
Expositionszeit *f* **der Sterilisation** врéмя *n* стерилизациóнной выдержки
Expressivität *f* экспрессúвность *f* *(напр. гена)*
Express-Untersuchungsverfahren *n* экспрéсс-мéтод *m* диагнóстики
Exsanguinotransfusion *f* обмéнное переливáние *n* крóви
Exsikkation *f* эксикóз *m*, обезвóживание *n*
Exsikkator *m* эксикáтор *m*
Exsikkose *f* эксикóз *m*, обезвóживание *n*
Expiration *f* выдох *m*
Expirationsluft *f* выдыхáемый вóздух *m*
Expirationsphase *f* фáза *f* выдоха
Expirationszeit *f* длúтельность *f* фáзы выдоха
Expirium *n s.* **Expiration**
Exstirpation *f* экстирпáция *f*, пóлное удалéние *n*
Exsudat *n* экссудáт *m*, выпот *m*
~, **eitriges** гнóйный экссудáт *m*
~, **hämorrhagisches** геморрагúческий экссудáт *m*
~, **seröses** серóзный экссудáт *m*
Exsudation *f* экссудáция *f*
Extension *f* вытяжéние *n*
~, **intermittierende** прерывистое [интервáльное] вытяжéние *n*
Extensionsbehandlung *f* лечéние *n* вытяжéнием
Extensionsbügel *m* скобá *f* для вытяжéния
Extensionskraft *f* сúла *f* вытяжéния
Extensionsverband *m* повязка *f* с вытяжéнием
Extensionsvorrichtung *f* устрóйство *n* для вытяжéния
Extensor *m* экстéнзор *m*, разгибáтель *m*, разгибáющая мышца *f*
Externadruckschmerz *m* боль *f* при надáвливании на козелóк при нарýжном отúте
Extero(re)zeptor *m* экстерорецéптор *m*, внéшний рецéптор *m*
Extinktion *f* экстúнкция *f*, светопоглощéние *n*
Extinktionsmethode *f* мéтод *m* лечéния сúфилиса втирáниями ртýтных препарáтов
Extorsion *f* разноимённое движéние *n* глаз при дивергéнции

Extraagglutinine *n pl* экстраагглютинúны *m pl*
Extraduralabszeß *m* экстрадурáльный абсцéсс *m*
Extraduralanästhesie *f* экстрадурáльная анестезúя *f*
extrahepatisch внепечёночный
extrakraniell внечерепнóй
Extrakt *m* экстрáкт *m*
Extraktion *f* экстрáкция *f*, извлечéние *n*
Extraktionstherapie *f* «экстракциóнная» терапúя *f*
Extraktivstoff *m* экстрактúвное веществó *n*
~, **stickstofffreier** безазóтистое экстрактúвное веществó *n*
Extraktsalbe *f* мазь-экстрáкт *f*
Extraktstoff *m* экстрактúвное веществó *n*
extramedullär внекостномозговóй *(о кроветворении)*
extrapyramidal экстрапирамидáльный
Extrasystole *f* экстрасúстола *f*
~, **blockierte** блокúрованная экстрасúстола *f*
~, **interpolierte** интерполúрованная [встáвочная] экстрасúстола *f*
~, **nodale** узловáя экстрасúстола *f*
~, **rekurrente** возврáтная [реципрóкная] экстрасúстола *f*
~, **suprabifurkale** супрабифуркáльная экстрасúстола *f*
~, **supraventrikuläre** суправентрикулярная [наджелýдочковая] экстрасúстола *f*
~, **ventrikuläre** желýдочковая экстрасúстола *f*
Extrasystolen *f pl* экстрасúстолы *f pl*
~, **gehäufte [gekuppelte]** группóвые [зáлповые] экстрасúстолы *f pl*
~, **monofokale** монотóпные экстрасúстолы *f pl*
~, **multifokale [polytope]** политóпные экстрасúстолы *f pl*
~, **vereinzelte** единúчные экстрасúстолы *f pl*
Extrasystolie *f* экстрасистолúя *f*
Extrauteringravidität *f* внемáточная берéменность *f*
~, **ausgetragene** донóшенная внемáточная берéменность *f*
~, **gestörte** нарýшенная внемáточная берéменность *f*
extravasal внесосýдистый
Extravasat *n* экстравазáт *m*
Extrazellularraum *m* внеклéточное пространство *n*
Extremität *f* конéчность *f*
~, **obere** вéрхняя конéчность *f*
~, **untere** нúжняя конéчность *f*
Extremitätenableitung *f* отведéние *n* от конéчностей *(для снятия электрокардиограммы)*
Extremitätenbruch *m* перелóм *m* конéчности
Extremitätenelektrode *f* электрóд *m* для конéчностей
Extremitätenfraktur *f* перелóм *m* конéчности
Extremitätenimmobilisierung *f* иммобилизáция *f* конéчности
Extremitätenknochen *m* кость *f* конéчности
Extremitätenlähmung *f* паралúч *m* конéчностей
Extremitätenstummel *m* культя *f* конéчности
Extremitätenverletzung *f* повреждéние *n* конéчности

Extremitätenzittern *n* дрожáние *n* конéчностей
Extremitätgefäß *n* сосýд *m* конéчности
Extrising-Faktor *m* экстрúзинг-фáктор *m*, внéшний фáктор *m*, витамúн *m* B_{12}
Extubation *f* экстубáция *f*
Extubationstermin *m* срок *m* экстубáции, срок *m* удалéния интубациóнной трýбки
exuberans интенсúвно растýщий
Exulzeration *f* изъязвлéние *n*
Ex-vacuo-Blutung *f* кровотечéние *n ex vacuo*
Exzerebration *f* эксцеребрáция *f*, удалéние *n* головнóго мóзга
exzessiv избы́точный
Exzision *f* иссечéние *n*
Exzitanzien *n pl* аналéптики *m pl*, аналептúческие срéдства *n pl*
Exzitation *f* возбуждéние *n*
Exzitationsstadium *n* стáдия *f* возбуждéния
Exzitationszustand *m* состоя́ние *n* возбуждéния
Exzyklovergenz *f* ротáторное движéние *n* глаз с наклóном вертикáльного меридиáна кнарýжи
E-Zelle *f* Е-клéтка *f*

F

Faber-Syndrom *n* синдрóм *m* Фáбера, снúженная резóрбция *f* желéза
Fabulieren *n* фабулúрование *n*
Facetten-Tumor *m* гормоноактúвная островкóвая аденóма *f* поджелýдочной железы́
Fachabteilung *f* специализúрованное отделéние *n*
Facharzt *m* врач-специалúст *m*
Facharztanerkennung *f* присвоéние *n* звáния врачá-специалúста
Fachbegutachtung *f* экспертúза *f* специалúста
Fachdisziplin *f* специáльная [отдéльная] дисциплúна *f*
Fächerdusche *f* вéерный душ *m*
Fachklinik *f* специализúрованная клúника *f*
Fachrichtung *f* ýзкая специáльность *f*
Fachzeitschrift *f*, **medizinische** медицúнский журнáл *m*
Facialis *m s.* **Fazialis**
Facies *f* **1.** лицó *n* **2.** повéрхность *f*
~ **leonina** «львúное лицó» *n* (*при прокaзе*)
Fädchenkeratitis *f* буллёзная кератопатúя *f*
Faden *m* **1.** нить *f* **2.** волокнó *n*
~, **amniotischer** амниотúческая нить *f*, амниотúческий тяж *m*
Fadenbakterien *f pl* нúтчатые бактéрии *f pl*
~, **verzweigte** актиномицéты *m pl*
Fadeneiterung *f* нагноéние *n* (шёлкового) шва
Fadenknüpfer *m* инструмéнт *m* для завя́зывания швов
Fadenmaterial *n* шóвный материáл *m*
Fadenpilze *m pl* нúтчатые грибы́ *m pl*
Fadenwürmer *m pl* филя́рии *f pl*, нематóды *f pl*
Fahrbahre *f* больнúчная катáлка *f*
Fahrrad-Ergometrie *f* велоэргометрúя *f*
Fahrstuhl *m* **1.** больнúчное крéсло-катáлка *n* **2.** лифт *m*
Fahrzeug *n* **der schnellen medizinischen Hilfe** машúна *f* скóрой пóмощи
Fäkalien *pl* фекáлии *pl*, кал *m*
Fäkalindikator *m* показáтель *m* фекáльного загрязнéния
Fäkalkeime *m pl* бактéрии *f pl*, вы́деленные из кáла
Fäkolith *m* кáловый кáмень *m*
Faktor *m* фáктор *m*
~, **alimentärer** алиментáрный фáктор *m*
~, **antianämischer** антианемúческий [антипернициóзный] фáктор *m* (*Касла*)
~, **antiatelektatischer** антиателектатúческий фáктор *m*
~, **antinuklearer** антинуклеáрный фáктор *m*
~, **ätiologischer** этиологúческий фáктор *m*
~, **atrialer natriuretischer** предсéрдный натрийуретúческий фáктор *m*
~, **auslösender** разрешáющий фáктор *m*
~, **chemotaktischer** хемотактúческий фáктор *m*
~, **fibrinstabilisierender** фибринстабилизúрующий фáктор *m*
~, **genetischer** генетúческий фáктор *m*
~, **lymphozyttransformierender** фáктор *m*, трансформúрующий лимфоцúты
~, **makrophag-chemotaktischer** фáктор *m*, определя́ющий хемотáксис макрофáгов
~, **mitursachlicher** кондиционáльный фáктор *m*
~, **natürlicher** прирóдный фáктор *m*
~, **plättchenaktivierender** фáктор *m*, активúрующий тромбоцúты
~, **prädisponierender** предрасполагáющий фáктор *m*
~, **überwiegender** преобладáющий фáктор *m*
~, **ursächlicher** причúнный [каузáльный] фáктор *m*
Faktorenkoppelung *f* сцеплéние *n* фáкторов
Faktorentest *m* исслéдование *n* фáкторов свёртывания крóви
falciformis серповúдный
Fall *m* **1.** слýчай *m* (*болезни*) **2.** клинúческое наблюдéние *n* **3.** падéние *n* (*напр. кривой*)
Fallbericht *m* сообщéние *n* о слýчае
Fallbeschreibung *f*, **Falldarstellung** *f* описáние *n* слýчая
fällen осаждáть, преципитúровать
Fallhandstellung *f* положéние *n* рукú при параличé лучевóго нéрва
Fallhäufigkeit *f* частотá *f* слýчаев
Fallkostendurchschnitt *m* срéдняя стóимость *f* содержáния одногó больнóго (*в стационаре*)
Fällmittel *n* флокуля́нт *m*
fallspezifisch специфúчный для определённого слýчая (*болезни*)
Fallstudie *f* изучéние *n* слýчая
Falltürschnitt *m* кулúсный разрéз *m*
Fällung *f* осаждéние *n*
Fällungsreaktion *f* осáдочная реáкция *f*, реáкция *f* осаждéния
Fallwunde *f* рáна *f*, полýченная при падéнии
Fallzahl *f* числó *n* слýчаев (*заболевания*)
Falschhören *n* паракузúя *f*

falsch-negativ ложноотрица́тельный
falsch-positiv ложнополо́жительный
Falschriechen *n* паросми́я *f*
Fälschung *f* фальсифика́ция *f*
Falta-Syndrom *n* синдро́м *m* Фа́льты, плюригландуля́рный синдро́м *m*
Falte *f* скла́дка *f*; морщи́на *f*
~ **der Bindehaut, halbmondförmige** полулу́нная скла́дка *f* конъюнкти́вы
~, **zirkuläre** циркуля́рная [кругова́я] скла́дка *f*
Faltenhaut *f* скла́дчатая ко́жа *f*
Faltenmensch *m* пацие́нт *m* с повы́шенной растяжи́мостью ко́жи
familiär-erblich семе́йно-насле́дственный
familiär-konstitutionell семе́йно-конституцио-на́льный
Familienanamnese *f* семе́йный ана́мнез *m*
Familienberatung *f* семе́йное консульти́рование *n*; семе́йная консульта́ция *f*
~, **genetische** генети́ческая консульта́ция *f*
Familienpflege *f* ухо́д *m* (*напр. за больным*) в семье́
Famulus *m* студе́нт *m*, проходя́щий медици́нскую пра́ктику
Fanconi-Anämie *f* анеми́я *f* Фанко́ни, панмиелопати́я *f*
Fango *m* фа́нго *m*, гря́зи *f pl* вулкани́ческого происхожде́ния
Fangobad *n* грязева́я ва́нна *f*
Fangobehandlung *f* лече́ние *n* фа́нго; грязелече́ние *n*
Faradisation *f* фарадиза́ция *f*
Faradisationskontraktion *f* фаради́ческая контракту́ра *f*
Faradotherapie *f* фарадиза́ция *f*
Farbbarkeit *f* окра́шиваемость *f*, спосо́бность *f* воспринима́ть краси́тели
Farbdopplerechokardiographie *f* цветна́я до́плеровская эхокардиографи́я *f*
Färbeindex *m* цветно́й показа́тель *m* (*крови*)
Farbempfindung *f s.* **Farbensehen**
Farbenagnosie *f s.* **Farbensinnstörung**
Farbenamblyopie *f* цветова́я амблиопи́я *f*
Farbenasthenopie *f* цветова́я астенопи́я *f*
Farbenblindheit *f* цветова́я слепота́ *f*
Farbenbogen *m* ра́дужная оболо́чка *f* гла́за, ра́дужка *f*
Farbenfehler *m* хромати́ческая аберра́ция *f*
Farbenfehlsichtigkeit *f* наруше́ние *n* цветово́го зре́ния
Farbenhemianopsie *f* цветова́я гемианопси́я *f*, гемихроматопси́я *f*
Farbenhören *n* фонопси́я *f*
Farbenlichtbehandlung *f* хромофототерапи́я *f*
Farbenmessung *f* колориметри́я *f*, измере́ние *n* цве́та
Farbenperimetrie *f* периметри́я *f* на цвета́
Farbenrand *m* ра́дужная оболо́чка *f* гла́за, ра́дужка *f*
Farbenscheu *f* хромофоби́я *f*, цветобоя́знь *f*
Farbenschillern *n* цветна́я перели́вчатость *f* под за́дней коро́й хруста́лика (*при осложнённой катаракте*)
Farbensehen *n*, **Farbensinn** *m* хроматопси́я *f*, цветово́е зре́ние *n*, цветоощуще́ние *n*, цветовоспри́ятие *n*
Farbensinnschwäche *f* осла́бленная трихромази́я *f*
Farbensinnstörung *f* наруше́ние *n* [расстро́йство *n*] цветовосприя́тия [цветоощуще́ния]
~, **angeborene** врождённое расстро́йство *n* цветоощуще́ния
~, **erworbene** приобретённое наруше́ние *n* цветовоспри́ятия
~, **partielle** части́чное наруше́ние *n* цветовосприя́тия
Farbenskala *f* шкала́ *f* цвето́в
Farbenskotom *n* цветова́я ското́ма *f*
Farbenspektrum *n* цветово́й спектр *m*
Farbentüchtigkeit *f s.* **Farbensehen**
Farbentzug *m* обесцве́чивание *n*
Farbenunterscheidungsvermögen *n* спосо́бность *f* различа́ть цвета́
Farbenuntüchtigkeit *f s.* **Farbensinnstörung**
Farbenwahrnehmung *f s.* **Farbensehen**
Farber-Syndrom *n* синдро́м *m* Фа́рбера, диссемини́рованный врождённый липогранулемато́з *m*
Färbeverfahren *n* ме́тод *m* окра́ски
Farbfilter *n* цветно́й фильтр *m*
Farbgrad *m* **des Wassers** цве́тность *f* воды́
Farbindex *m* цветно́й показа́тель *m* (*крови*)
Farbindikator *m* цветово́й показа́тель *m* (*качества стерилизации*)
Farbkoordinatensystem *n* треуго́льник *m* сложе́ния основны́х цветны́х раздражи́телей, треуго́льник *m* смеше́ния цвето́в
Farblosigkeit *f* **des gelben Fleckes** обесцве́чивание *n* жёлтого пятна́
Farbmetrie *f* колориметри́я *f*, измере́ние *n* цве́та
Farbphänomene *n pl*, **entoptische** цветны́е энтопти́ческие явле́ния *n pl*
Farbreiz *m* цветно́й раздражи́тель *m*
Farbsinnprüftafel *f* полихромати́ческая табли́ца *f* для иссле́дования зре́ния
Farbstoff *m* краси́тель *m*
~, **blutentstammender** гематоге́нное пигме́нтное вещество́ *n*
~ **des Körpers** пигме́нт *m*
Farbstoffablagerung *f* отложе́ние *n* пигме́нта
Farbstoffbakterien *f pl* пигментообразу́ющие бакте́рии *f pl*
Farbstoffmangel *m* недоста́ток *m* пигме́нта; недоста́точная пигмента́ция *f*
Farbstoffträger *m pl* хромофо́ры *m pl*
Farbstoffverdünnungskurve *f* крива́я *f* разведе́ния краси́теля
Farbtonwirkung *f* психологи́ческое возде́йствие *n* нюа́нсов цве́та
Färbung *f* **1.** окра́ска *f* **2.** окра́шивание *n*
Farmerlunge *f* лёгкие *n pl* фе́рмера
Fasciculitis *f* **optica** неври́т *m* зри́тельного не́рва
Faser *f* волокно́ *n*
~, **afferente** афферентное волокно́ *n*
~, **elastische** эласти́ческое волокно́ *n*
~, **kollagene** коллаге́новое волокно́ *n*
~, **meridionale** меридиона́льное волокно́ *n*

~, **präkollagene** преколлаге́новое волокно́ *n*
~, **radiäre** радиа́льное волокно́ *n*
~, **zirkuläre** циркуля́рное волокно́ *n*
Faserarchitektur *f* **der Linse** архитекто́ника *f* воло́кон хруста́лика
Faserausgangsspannung *f* исхо́дное напряже́ние *n* мы́шечного волокна́
Faserbündel *n* пучо́к *m* воло́кон
~, **kollagenes** пучо́к *m* коллаге́новых воло́кон
~, **papillomakuläres** аксиа́льный пучо́к *m* зри́тельного не́рва
Fasergeschwulst *f* фибро́ма *f*
Faserhaut *f* фибро́зная оболо́чка *f*
faserig волокни́стый
Faserkapsel *f* фибро́зная ка́псула *f*
Faserknorpel *m* волокни́стый хрящ *m*
Faserknorpelplatte *f* пласти́нка *f* волокни́стого хряща́
Faserknorpelring *m* фибро́зное кольцо́ *n* в межпозвоно́чном ди́ске
Faserkrebs *m* фибро́зный рак *m*, скирр *m*
Fasernetz *n* сеть *f* воло́кон
Faserring *m* фибро́зное кольцо́ *n*
Faserschichtenstar *m* волокни́стая слои́стая ката́ракта *f*
Faserstoff *m* **1.** пищево́е волокно́ *n* **2.** фибри́н *m*
Faserstrang *m* волокни́стый тяж *m*
Faserzerklüftung *f* пласти́нчатая диссоциа́ция *f* (*напр. хрусталика*)
Faserzug *m* волокни́стый тяж *m*
Faßthorax *m* бочкообра́зная грудна́я клётка *f*
Fassungsvermögen *n* **1.** ёмкость *f* **2.** восприи́мчивость *f*
Faßzange *f* зажи́м *m*
~, **harte** жёсткий зажи́м *m*
Fasten *n* голода́ние *n*
~, **therapeutisches** лече́бное голода́ние *n*
Fastenbehandlung *f* лече́ние *n* го́лодом
Fastenkost *f* ограни́ченная дие́та *f*
Fastenkur *f* лече́ние *n* го́лодом
Fastentag *m* разгру́зочный день *m*
Fastigium *n* вы́сшая то́чка *f* (*напр. температурной кривой*)
Faszie *f* фа́сция *f*
~, **oberflächliche** пове́рхностная фа́сция *f*
Fasziendoppelung *f* дубликату́ра *f* фа́сции
Faszienimplantation *f* имплnanта́ция *f* фа́сции
Fasziennaht *f* фасциа́льный шов *m*
Faszienplastik *f* **1.** пла́стика *f* фа́сции **2.** пла́стика *f* фа́сцией
Faszientransplantat *n* транспланта́т *m* фа́сции
Faszientransplantation *f*, **Faszienverpflanzung** *f* переса́дка *f* фа́сции; пла́стика *f* фасциа́льным ло́скутом
Fasziitis *f* фасци́т *m*
Fasziolopsiasis *f*, **Fasziolose** *f* фасциолёз *m*
faul гнилой; гни́лостный; ту́хлый
Faulbrand *m* гни́лостная гангре́на *f*
Fäule *f s.* **Fäulnis**
Faulecke *f* заеда *f*, *angulus infectiosus oris*
Fäulnis *f* гние́ние *n*; по́рча *f* (*напр. пищевых продуктов*)
Fäulnisalkaloid *n* птомаи́н *m*
Fäulnisbakterien *f pl* гни́лостные бакте́рии *f pl*
Fäulnisbrand *m* гни́лостная гангре́на *f*
Fäulnisdyspepsie *f* гни́лостная диспепси́я *f*
Fäulniserreger *m* микроорганизм *m*, вызыва́ющий гни́лостный проце́сс
Faulwinkel *m s.* **Faulecke**
Faustzeichen *n* рефле́кс *m* сжа́тия кулака́ (*при тетании*)
Favismus *m* фави́зм *m*
Favus *m* фа́вус *m*, парша́ *f*
~ **alopeticus** фа́вус *m*, сопровожда́ющийся выпаде́нием воло́с
~ **capillitii** фа́вус *m* волоси́стой ча́сти головы́
~ **corporis** фа́вус *m* ко́жи ту́ловища
~ **herpeticus** герпети́ческая фо́рма *f* парши́
~ **impetiginosus** импетигинизи́рованная парша́ *f*
~ **squamosus** сквамо́зная парша́ *f*
~ **unguium** пораже́ние *n* ногте́й при фа́вусе
Favuskrankheit *f s.* **Favus**
Favusschildchen *n* фаво́зный щито́к *m*, ску́тула *f*
Fäzes *f pl* испражне́ния *n pl*
fazial лицево́й
Fazialis *m* лицево́й нерв *m*
Fazialiskanal *m* кана́л *m* лицево́го не́рва
Fazialislähmung *f* парали́ч *m* мышц лица́
Fazialisläsion *f* пораже́ние *n* лицево́го не́рва
Fazialisneuralgie *f* невралги́я *f* лицево́го не́рва
Fazialisparese *f* паре́з *m* мышц лица́
Fazialisphänomen *n* симпто́м *m* Хво́стека, лицево́й фено́мен *m*
Fazialisschaden *m* пораже́ние *n* лицево́го не́рва
Fazialisschwäche *f* сла́бость *f* [гипото́нус *m*] мышц лица́ при пораже́нии лицево́го не́рва
Fazialissporn *m* «шпо́ра» *f* лицево́го не́рва
Fazialistic *m* тик *m*
Fazialkrampf *m* су́дорога *f* мышц лица́
Fazilation *f*, **propriozeptive neuromuskuläre** проприоцепти́вная нейромы́шечная релакса́ция *f*
Fc-Fragment *n* Fc-фрагме́нт *m* тяжёлых цепе́й иммуноглобули́нов
Febricula *f* просто́й ге́рпес *m*
Fechterstellung *f* по́за *f* фехтова́льщика, пе́рвое косо́е положе́ние *n* при рентгенологи́ческих иссле́дованиях
Feder-Hüft-Aufhängung *f* пружи́нное подве́шивание *n* тазобе́дренного суста́ва (*при вытяжении*)
Fede-Riga-Geschwür *n* боле́знь *f* Ри́ги — Фе́де, подъязы́чная фиброгрануле́ма *f*
Feder-Kopf-Aufhängung *f* пружи́нное подве́шивание *n* головы́ (*при вытяжении*)
Federstar *m* эласти́чная катара́кта *f*
Federstrichkultur *f* посе́в *m* то́нким штрихо́м
Federweiß *n* **1.** тальк *m* **2.** тонкоразмо́лотый гипс *m*
Federzug *m* пружи́нная оття́жка *f* (*напр. при вытяжении*)
feed back *engl.* обра́тная связь *f*
Fehladaptation *f* дезадапта́ция *f*
Fehlbefund *m* оши́бочный диа́гноз *m*
Fehlbehandlung *f* непра́вильное лече́ние *n*

Fehlbeurteilung *f* ошибочная оценка *f* (*результатов исследования*)
Fehlbeweglichkeit *f* патологическая подвижность *f*
Fehlbildung *f* порок *m* [дефект *m*] развития
Fehldiagnose *f* ошибочный диагноз *m*
Fehlen *n*:
~ **der Aderhaut** хориодермия *f*, дольчатая атрофия *f* сосудистой оболочки глаза
~ **des Fovealreflexes** исчезновение *n* фовеального рефлекса
~ **der Linse** врождённая афакия *f*
Fehlentwicklung *f* патологическое развитие *n*
~, **charakterliche** психопатическое развитие *n*, психопатизация *f*
~, **hypochondrische** патологическое ипохондрическое развитие *n*
~, **neurotische** патологическое невротическое развитие *n*
~, **psychische** патологическое психическое развитие *n*
Fehler *m* **1.** ошибка *f*; погрешность *f* **2.** порок *m*, дефект *m*, недостаток *m*
Fehlergrenze *f* предел *m* погрешности
Fehlernährung *f* неадекватное питание *n*
Fehlerquelle *f* источник *m* [причина *f*] ошибки
Fehlgeburt *f* самопроизвольный аборт *m*, выкидыш *m* на поздних сроках
~, **drohende** угрожающий аборт *m*
Fehlgelenk *n* псевдоартроз *m*, ложный сустав *m*
Fehlindikation *f* неправильные показания *n pl* (*напр. к методу лечения*)
Fehlinterpretation *f* ложная [ошибочная] оценка *f* (*напр. данных*)
Fehlleistung *f* **1.** ошибка *f*, промах *m* **2.** дисфункция *f*
Fehlprognose *f* ошибочный прогноз *m*
Fehlschlag *m* неудача *f* (*в лечении*)
Fehlschlucken *n* дисфагия *f*, нарушение *n* акта глотания
Fehlsichtigkeit *f* аметропия *f*
Fehlstellung *f* неправильное положение *n*
Fehlwuchs *m* аномалия *f* роста
Feigenwarzenflechte *f* сикоз *m*
Feigwarze *f* кондилома *f*
~, **spitze** остроконечная кондилома *f*
Feigwarzenkrankheit *f* кондиломатоз *m*
feingeweblich микроскопический (*о структуре*); гистологический
feingranuliert мелкозернистый
feinknotig мелкоузловатый
Feinnadelbiopsie *f* биопсия *f* тонкой иглой
Feinnadelcholangiographie *f* холангиография *f* при помощи тонкой иглы
Feinstruktur *f* тонкая структура *f*; микроскопическая структура *f*; ультраструктура *f*
Fel *n* жёлчь *f*
Feld *n*:
~, **bioelektrisches** биоэлектрическое поле *n*
~, **hochfrequentes magnetisches** высокочастотное магнитное поле *n*
~, **kardioelektrisches** электрическое поле *n* сердца
~, **pulsierendes elektromagnetisches** пульсирующее электромагнитное поле *n*
~, **rezeptives** рецептивное поле *n* (*сетчатки*)
Feldapotheke *f* походная аптечка *f*; полевая аптека *f*
Feldarzt *m* военный врач *m*
Feldfieber *n* полевая лихорадка *f*, гриппотифозный лептоспироз *m*
Feldlazarett *n* полевой лазарет *m*, полевой госпиталь *m*
Feldnephritis *f* окопный нефрит *m*, нефрит *m* военного времени
Feldscher *m* фельдшер *m*
Felduntersuchung *f* массовое обследование *n*
Feld-Wasserfieber *n* водная [покосно-луговая] лихорадка *f*, безжелтушный лептоспироз *m*
Felix-Operation *f* операция *f* Феликса (*1. перерезка или экстирпация диафрагмального нерва 2. экстраплевральный открытый пневмолиз*)
Felix-Syndrom *n* синдром *m* Феликса, асептический некроз *m* большого вертела
Felke-Kur *f* курортное лечение *n* по Фельке
Felke-Kuranstalt *f* курортное учреждение *n*, работающее по методу Фельке
Fellation *f* фелляция *f*, иррумация *f*
Fell(en)hauerlunge *f* сидероз *m* лёгких у рабочих-металлургов
Felsenbein *n* пирамида *f* височной кости
Felsenbeinbruch *m*, **Felsenbeinfraktur** *f* перелом *m* пирамиды височной кости
Felsenbeinpräparat *n* анатомический препарат *m* височной кости
Felsenbeinpyramide *f* пирамида *f* височной кости
Felsengebirgsfieber *n* пятнистая лихорадка *f* Скалистых гор, американский сыпной тиф *m*
Felty-Syndrom *n* синдром *m* Фелти, полиартрит *m* со спленомегалией, лимфаденопатией, лейкопенией
Feminisierung *f*, **testikuläre** тестикулярная феминизация *f*
Feminismus *m* феминизм *m*
Femoralhernie *f* бедренная грыжа *f*
femoralis бедренный
Femoralispuls *m* пульс *m* на бедренной артерии
Femoralkanal *m* бедренный канал *m*
Femur *n* бедро *n*, бедренная кость *f*
Femurhals *m* шейка *f* бедра
Femurkopf *m* головка *f* бедра
Femurkopfnekrose *f* некроз *m* головки бедра
Femurpseudarthrose *f* псевдоартроз *m* бедра, ложный сустав *m* бедра
Femurschaft *m* тело *n* бедренной кости
Fenestrationsoperation *f* фенестрация *f* лабиринта
Fenster *n*:
~, **ovales** окно *n* преддверия, овальное окно *n*
~, **rundes** окно *n* улитки, круглое окно *n*
Fenstergips *m* окончатая гипсовая повязка *f*
Fenstermesser *n* окончатый нож *m*; окончатая кюретка *f*
Fensternische *f*:

~, ovale ни́ша *f* [я́мочка *f*] окна́ преддве́рия [ова́льного окна́]
~, runde ни́ша *f* [я́мочка *f*] окна́ ули́тки [кру́глого окна́]
Fensterungsoperation *f* фенестра́ция *f* лабири́нта
Ferguson-Operation *f* опера́ция *f* Фе́ргюсона (*операция по поводу паховой грыжи у детей*)
Ferment *n* ферме́нт *m*, энзи́м *m*
~, **geformtes** иммобилизо́ванный ферме́нт *m*
Fermentation *f* фермента́ция *f*
Fermentberaubung *f* лише́ние *n* ферме́нтов
Fermentbildung *f* ферментообразова́ние *n*
fermentfrei лишённый ферме́нтов
Fermenthämin *n* цитохромоксида́за *f*
Fermentlehre *f* энзимоло́гия *f*
Fermentlosigkeit *f* отсу́тствие *n* ферме́нтов
Fermentsteuerung *f* регуля́ция *f* ферме́нтами
Fermentsystem *n* ферме́нтная систе́ма *f*
Fermentvorgang *m* проце́сс *m* фермента́ции
Fermentwirkung *f* ферментати́вное де́йствие *n*
Fermi-Impfstoff *m* вакци́на *f* Ферми́ (*против бешенства*)
Fernakkommodation *f* аккомода́ция *f* вдаль
Fernaufnahme *f* телерентгеногра́мма *f*
Fernbestrahlung *f* телерентгенотерапи́я *f*
Fernbrille *f* очки́ *pl* для да́ли
Fernmessung *f* телеметри́я *f*
Fernmetastase *f* отдалённый метаста́з *m*
Fernosten-Enzephalitis *f* дальневосто́чный энцефали́т *m*
Fernostenleptospirose *f* дальневосто́чный [уссури́йский] лептоспиро́з *m*
Fernplastik *f* пла́стика *f* стебе́льчатым ло́скутом
Fernprognose *f* долгосро́чный прогно́з *m*
Fernprüfung *f* иссле́дование *n* остроты́ зре́ния вдаль
Fernpunkt *m* **1.** дальне́йшая то́чка *f* я́сного ви́дения **2.** отдалённая (*от очага заболевания*) то́чка *f* акупункту́ры
Fernpunktweite *f* расстоя́ние *n* до дальне́йшей то́чки я́сного ви́дения
Fernrohrbrille *f* телескопи́ческие очки́ *pl*
Fernsichtigkeit *f* дальнозо́ркость *f*, гиперметропи́я *f*
Fernthermometer *n* дистанцио́нный термо́метр *m*
Fernvisus *m* острота́ *f* зре́ния вдаль
Fernwirkung *f* влия́ние *n* на расстоя́нии
Ferroporphyrin *n* ферропорфири́н *m*
Ferrozyankalium-Probe *f* про́ба *f* с ферроциани́дом ка́лия
Ferrugineum-Trichophytie *f* трихофити́я *f*, вызыва́емая ржа́вым трихофито́ном
Ferse *f* пя́тка *f*
Fersenbein *n* пя́точная кость *f*, *Calcaneus*
Fersenfuß *m* пя́точная стопа́ *f*, *Pes calcaneus*
Fersenhöcker *m* пя́точный буго́р *m*
Fersenphänomen *n* ахи́ллов рефле́кс *m*
Fertigpräparat *n* гото́вый препара́т *m*
Fertilisation *f* оплодотворе́ние *n*
Fertilität *f* репродукти́вная спосо́бность *f*, плодови́тость *f*
Fertilitätsstörung *f* наруше́ние *n* репродукти́вной фу́нкции, бесплодие *n*
Fertilitätsvitamin *n* токоферо́л *m*, витами́н *m* E
Fesselungslähmung *f* парали́ч *m* лучевы́х не́рвов в результа́те пережа́тия предпле́чий
Festigkeit *f* **1.** про́чность *f*, кре́пость *f* **2.** сопротивля́емость *f*, резисте́нтность *f*
Festkörperlaser *m* твердофа́зный ла́зер *m*
Festose *f*, **hämolytische** эритробласто́з *m* плода́
Fet *m s.* **Frucht**
fetal фета́льный, пло́дный
Fetalentwicklung *f* разви́тие *n* плода́
Fetischismus *m* фетиши́зм *m*
Fetographie *f* рентгенографи́я *f* плода́
Fetopathie *f* фетопати́я *f*
~, **mikrobiell bedingte** микро́бное пораже́ние *n* плода́
Fetose *f* фето́з *m* (*внутриутробное заболевание плода*)
Fetoskopie *f* фетоскопи́я *f*
Fett *n* жир *m*
Fettablagerung *f* отложе́ние *n* жи́ра
Fettaffinität *f* липотропи́я *f*, липофили́я *f*
Fettanhängsel *n* са́льниковый отро́сток *m* то́лстой кишки́
Fettauflösung *f* липо́лиз *m*, расщепле́ние *n* жи́ра
Fettbruch *m* **1.** жирова́я гры́жа *f* **2.** адипоце́ле *n*, липоце́ле *n*
Fettdarre *f* склере́ма *f* новорождённых
Fettdurchfall *m* стеаторе́я *f*, жи́рный стул *m*
Fettembolie *f* жирова́я эмболи́я *f*
Fettemboliesyndrom *n* синдро́м *m* жирово́й эмболи́и
Fettemulsion *f* жирова́я эму́льсия *f*
Fettfarbstoff *m* липохро́м *m* (*пигмент, окрашивающий жир*)
Fettgeschwulst *f* липо́ма *f*
Fettgewebe *n* жирова́я ткань *f*
Fettgewebsnekrose *f* некро́з *m* подко́жной жирово́й клетча́тки
Fettgewebsverpflanzung *f* переса́дка *f* жирово́й тка́ни
Fetthals *m* диффу́зная липо́ма *f* ше́и
Fettherz *n* ожире́ние *n* се́рдца; ожире́вшее се́рдце *n*
Fetthornhautdystrophie *f* жирова́я дистрофи́я *f* рогови́цы
fettig 1. жи́рный **2.** жирово́й
Fettinfarkt *m* «жи́рный» инфа́ркт *m* (*печени*)
Fettinfiltration *f* жирова́я инфильтра́ция *f*, инфильтрати́вное ожире́ние *n*
Fettkapsel *f* жирова́я ка́псула *f*
Fettkörper *m*, **retrosternaler** ретростерна́льное жирово́е те́ло *n* (*остатки тимуса*)
Fettleber *f* стеато́з *m* пе́чени; жирова́я дистрофи́я *f* пе́чени
Fettleibigkeit *f* ту́чность *f*, ожире́ние *n*
fettlöslich раствори́мый в жира́х
Fettmark *n* жирово́й [жёлтый] ко́стный мозг *m*
Fettnekrose *f* жирово́й некро́з *m*
Fettphanerose *f* липофанеро́з *m*
Fettpolster *n* жирова́я поду́шка *f*, подко́жная жирова́я ткань *f*

Fettresorption *f* липофагия *f*, резорбция *f* жира
Fettsäure *f* жирная кислота *f*
~, **essentielle** незаменимая [эссенциальная] жирная кислота *f*
~, **gesättigte** насыщенная [предельная] жирная кислота *f*
~, **nichtessentielle** заменимая жирная кислота *f*
~, **ungesättigte** ненасыщенная [непредельная] жирная кислота *f*
Fettsäurekristalle *m pl*, **Fettsäurenadeln** *f pl* кристаллы *m pl* жирных кислот
Fettschürze *f* жировая складка *f* брюшной стенки в виде фартука (*при ожирении*)
Fettschweiß *m* себорея *f*
Fettsklerem *n* **der Neugeborenen** склерема *f* новорождённых
fettspaltend расщепляющий жир
Fettspaltung *f* липолиз *m*, расщепление *n* жира
Fettstoffwechsel *m* жировой [липидный] обмен *m*
Fettstuhl *m* стеаторея *f*, жирный стул *m*
Fettsucht *f* ожирение *n*
~, **alimentare** алиментарное ожирение *n*
~, **dienzephale** диэнцефальное ожирение *n*
~, **hypogenitale** гипогенитальное ожирение *n*
~, **klimakterische** климактерическое ожирение *n*
~, **konstitutionelle** конституциональное ожирение *n*
Fettsuchtstherapie *f* лечение *n* ожирения
Fettsuchttyp *m* тип *m* ожирения
Fettzelle *f* липоцит *m*, жировая клётка *f*
Fettzellmembran *f* мембрана *f* [оболочка *f*] жировой клетки
Fetus *m s.* **Frucht**
feuchtwarm влажный и тёплый
Feuchtwarze *f* остроконечная кондилома *f*
Feuer *n*, **heiliges** эрготизм *m*, *ignis sacer*
Feuerbestattung *f* кремация *f*
Feuerstar *m* тепловая [инфракрасная] катаракта *f*
Feuersteinleber *f* кремнёвая печень *f*
Fibrille *f* фибрилла *f*
~, **kollagene** коллагеновая фибрилла *f*
Fibrillenbildung *f* фибриллогенез *m*
Fibrillenbündel *n* пучок *m* фибрилл
Fibrillengerüst *n* фибриллярный остов *m*
Fibrillennetz *n* сеть *f* фибрилл
Fibrillieren *n* фибрилляция *f*
Fibrilloarchitektonik *f* фибриллоархитектоника *f*
Fibrin *n* фибрин *m*
Fibrinbelag *m* фибриновый [фибринозный] налёт *m*
Fibrinferment *n* тромбин *m*
Fibringerinnsel *n* фибриновый сгусток *m*
Fibrinogen *n* фибриноген *m*
Fibrinogenmangel *m*, **Fibrinogenopenie** *f* фибриногенопения *f*; гипофибриногенемия *f*
Fibrinokinase *f* фибринокиназа *f*
Fibrinolyse *f* фибринолиз *m*
Fibrinolysetherapie *f* фибринолитическая терапия *f*
Fibrinolysin *n* фибринолизин *m*, плазмин *m*
Fibrinpolymerisation *f* полимеризация *f* фибрина
Fibrinpolyp *m* фибриновый полип *m*
Fibrinschwamm *m* фибриновая губка *f*
Fibrinschwarte *f* фибринозные [фибриновые] спайки *f pl*
Fibrinzotten *f pl* фибриновые ворсинки *f pl*
Fibroadenie *f* фиброадения *f*
Fibroadenom *n* фиброаденома *f*
Fibroblast *m* фибробласт *m*
~, **myoider** миоидный фибробласт *m*, миофибробласт *m*
Fibrocartilago *f* волокнистый хрящ *m*
Fibrochondrom *n* фиброхондрома *f*
Fibroelastose *f*, **endokardiale** фиброэластоз *m* эндокарда
Fibroendoskopie *f* фибро(эндо)скопия *f*
Fibroepitheliom *n* фиброэпителиома *f*
Fibrolipom *n* фибролипома *f*
Fibrom *n*, **Fibroma** *n* фиброма *f*
fibromatös фиброматозный
Fibromatose *f*, **Fibromatosis** *f* фиброматоз *m*
Fibromyom *n* фибромиома *f*
Fibroneurom *n* фиброневрома *f*
Fibroosteoklasie *f* фиброостеоклазия *f*
Fibroplasie *f* фиброплазия *f*
Fibroplast *m* фибропласт *m*
fibrös фиброзный
Fibrosarkom *n* фибросаркома *f*
Fibrose *f* фиброз *m*
~, **alveolar-septale** альвеолосептальный фиброз *m*
~, **idiopathische retroperitoneale** идиопатический ретроперитонеальный фиброз *m*, болезнь *f* Ормонда
~, **zystische** кистозный фиброз *m*
Fibrositis *f* фиброзит *m*
Fibrozyt *m* фиброцит *m*
Fibularislähmung *f* паралич *m* малоберцового нерва
Fichtennadelbad *n* хвойная ванна *f*
Fichtennadelextrakt *m* хвойный экстракт *m*
Fieber *n* лихорадка *f*
~, **amerikanisches** *s.* **Felsengebirgsfieber**
~, **aphthöses** сап *m*
~, **aseptisches** асептическая [неинфекционная] лихорадка *f*
~, **biliöses** жёлтая [жёлчная] лихорадка *f*
~, **biphasisches** двухфазная лихорадка *f*
~, **hämorrhagisches** геморрагическая лихорадка *f*
~, **hektisches** гектическая лихорадка *f*
~, **herpetisches** герпетическая лихорадка *f*
~, **intermittierendes** перемежающаяся лихорадка *f*
~, **irregulares** неправильная лихорадка *f*
~, **periodisches** периодическая лихорадка *f*
~, **rekurrentes** возвратная лихорадка *f*
~, **remittierendes** ремиттирующая лихорадка *f*
~, **rheumatisches** ревматическая лихорадка *f*, активная фаза *f* ревматизма
~, **schwankendes** амфиболическая лихорадка *f*
~, **septisches** септическая лихорадка *f*
~, **undulierendes** ундулирующая лихорадка *f*

~, **unregelmäßiges** непра́вильная лихора́дка *f*
~, **viral-hämorrhagisches** ви́русная геморраги́ческая лихора́дка *f*, лихора́дка *f* Ла́сса
~, **vorübergehendes** переходя́щая лихора́дка *f*
~, **wellenartiges** волнообра́зная лихора́дка *f*
~, **wolhynisches** волы́нская лихора́дка *f*, око́пная лихора́дка *f*, фла́ндрская лихора́дка *f*
~, **zweigipfliges** двугорбая лихора́дка *f*
~, **zweiphasisches** двухфа́зная лихора́дка *f*
Fieberalbuminurie *f* лихора́дочная альбуминури́я *f*
Fieberanstieg *m* подъём *m* температу́ры
Fieberblasen *f pl* ге́рпес *m*
Fieberdelirium *n* лихора́дочный бред *m*
fiebererzeugend пироге́нный, вызыва́ющий повыше́ние температу́ры
Fiebererzeugung *f*, **künstliche** пиротерапи́я *f*
Fieberkrämpfe *m pl* су́дороги *f pl* при высо́кой лихора́дке *(у грудных детей)*
Fieberkrise *f* кри́зис *m* при лихора́дочном состоя́нии
Fieberkurve *f* температу́рная крива́я *f*
Fieberperiode *f* лихора́дочный пери́од *m*
Fieberreaktion *f* лихора́дочная реа́кция *f*
Fieberschauer *m* озно́б *m*
Fieberschub *m* при́ступ *m* лихора́дки
fiebersenkend жаропонижа́ющий
Fieberthermometer *n* медици́нский термо́метр *m*
Fieberverlauf *m* тече́ние *n* лихора́дки
Fieberwahn *m* лихора́дочный бред *m*
Fiederung *f* пе́ристость *f*
Fiedler-Myokarditis *f* идиопати́ческий миокарди́т *m* Абра́мова — Фи́длера
Filament *n* филаме́нт *m*
~, **intermediäres** промежу́точный филаме́нт *m*
~, **zentrales** центра́льный филаме́нт *m*
Filariasis *f* филяриато́з *m*
Filarien *f pl* филя́рии *f pl*, немато́ды *f pl*
Filatow-Dukes-Krankheit *f* боле́знь *f* Фила́това — Дью́кса, скарлатино́зная красну́ха *f*
Filialherd *m* доче́рний оча́г *m*
Filmdosimetrie *f* плёночная дозиметри́я *f*
Filmfehler *m* артефа́кт *m* на рентге́новской плёнке
Filmtablette *f* табле́тка *f* в целлофа́новой упако́вке
Filovirus *n* филови́рус *m*
Filter *n* фильтр *m*
~, **bakteriendichtes** бактериа́льный фильтр *m*
Filtermaske *f* респира́тор *m*
Filterpapier *n* фильтрова́льная бума́га *f*
Filtration *f* фильтра́ция *f*
Filtrationsdruck *m* фильтрацио́нное давле́ние *n*
Filtrierkerze *f* бактериологи́ческая свеча́ *f*
Filtrierung *f* фильтра́ция *f*
Fimbrie *f* фимбри́я *f*, бахро́мка *f*
Fimbrientrichter *m* фимбриа́льная [бахро́мчатая] воро́нка *f* *(маточной трубы)*
Finalstadium *n* коне́чная [после́дняя] ста́дия *f*
Finalzacke *f* коне́чный зубе́ц *m* *(электрокардиограммы)*
Finger *m* па́лец *m (кисти)*
~, **federnder** «пружи́нящий па́лец» *m*
~, **schnappender** «щёлкающий па́лец» *m*
~, **toter** «мёртвый па́лец» *m* *(напр. при болезни Рейно)*
Fingerabdruck *m* дактилогра́мма *f*, отпеча́ток *m* па́льцев
Fingerbad *n* пальцева́я ва́нна *f*
Fingerballen *m* мя́коть *f* па́льца
Fingerbeuger *m* сгиба́тель *m* па́льцев
Fingerblutpräparat *n* про́ба *f* кро́ви из па́льца
Finger-Finger-Perkussion *f* перку́ссия *f* па́льцем по па́льцу
Fingergelenk *n* суста́в *m* па́льца
Fingergeschwür *n* панари́ций *m*
Fingerglied *n* фала́нга *f* па́льца
Fingerhandschuh *m* напа́льчник *m*
Fingerknochen *m* кость *f* па́льца
Fingerkontraktur *f* контракту́ра *f* па́льца руки́
Fingerkrampf *m* дигитоспа́зм *m*
Fingerkuppenekzem *n* экзе́ма *f* ко́нчиков па́льцев
Fingerling *m* напа́льчник *m*
Fingerminderzahl *f* гиподактили́я *f*, недоста́точное число́ *n* па́льцев рук
Fingernagel *m* но́готь *m* па́льца ки́сти
Fingernagelpuls *m* капилля́рный пульс *m*
Finger-Nase-Versuch *m* па́льце-носова́я про́ба *f*
Fingerperkussion *f* пальцева́я перку́ссия *f*
Fingerpolyarthrose *f* артро́з *m* па́льцев рук
Fingerspitzenmassage *f* масса́ж *m* ко́нчиками па́льцев
Fingerstrecker *m* мы́шца-разгиба́тель *f* па́льцев
Fingeruntersuchung *f* пальцево́е иссле́дование *n*
Fingerverrenkung *f* вы́вих *m* па́льца
Fingerverwachsung *f* сраще́ние *n* па́льцев
Fingerwurm *m* панари́ций *m*
Fingerzählen *n* счёт *m* па́льцев (у лица́)
Fingerzyanose *f* циано́з *m* па́льцев рук
Finne *f* **1.** фи́нна *f* **2.** угорь *m*
Finnenausschlag *m* угри́ *m pl*, а́кне *pl* *(s. a.* **Acne, Akne***)*
Finnenschau *f* иссле́дование *n* мя́са живо́тных и рыб на фи́нны
Finney-Operation *f* опера́ция *f* Финне́я по по́воду пилоростено́за, пилоропла́стика *f* Финне́я
Finsenbehandlung *f* лече́ние *n* по Фи́нзену, облуче́ние *n* ультрафиоле́товыми луча́ми
Firmenbezeichnung *f* фи́рменное обозначе́ние *n*
Fischbandwurm *m* ры́бий [широ́кий] ленте́ц *m*
Fischmaulschnitt *m* дугообра́зный разре́з *m* при панари́ции
Fischschuppenhaut *f*, **Fischschuppenkrankheit** *f* ихтио́з *m*
Fischvergiftung *f* отравле́ние *n* ры́бой
Fissur *f* щель *f*; тре́щина *f*
Fistel *f* свищ *m*, фи́стула *f*
~, **äußere** нару́жный свищ *m*
~, **branchiogene** бранхиоге́нная фи́стула *f*, свищ *m* жа́берного хо́да
~, **inkomplette** непо́лный [слепо́й] свищ *m*
~, **künstliche** иску́сственный свищ *m*

~, **perilymphatische** перилимфатическая фистула *f*
~ **des Tränensacks** фистула *f* слёзного мешка
Fistelausschneidung *f* иссечение *n* свища
Fistelbildung *f* образование *n* свища
Fistelgang *m* свищевой ход *m*
Fistelkarzinom *n* рак *m* в свище
Fistelöffnung *f* свищевое отверстие *n*
Fistelung *f* образование *n* свища
Fistulographie *f* фистулография *f*
fistulös свищевой
Fixation *f* фиксация *f*, закрепление *n*
Fixationsbewegungen *f pl* движения *n pl* глаз при зрительной фиксации
Fixationsdisparation *f* сдвиг *m* бификсации
Fixationsnystagmus *m* фиксационный нистагм *m*
Fixiermarke *f* фиксационный объект *m* при периметрии
Fixierung *f* фиксация *f*, закрепление *n*
Fixierungsband *n* фиксирующая повязка *f*
Fixierungsflüssigkeit *f* жидкость *f* для фиксации (*напр. бактериальных препаратов*)
Fixierungsgemisch *n* фиксирующая смесь *f*
Fläche *f* поверхность *f*
~, **basale** нижняя поверхность *f*
~, **bukkale** щёчная поверхность *f* (*зуба*)
~, **labiale** губная поверхность *f* (*зуба*)
~, **okklusale** окклюзионная поверхность *f* (*зуба*)
~, **palatine** нёбная поверхность *f* (*зуба*)
Flächen *f pl*, **artikulierende** сочленяющиеся поверхности *f pl*
Flächenpigmentierung *f* **der Lider** пигментация *f* век (*при базедовой болезни*)
Flachfuß *m* плоскостопие *n*, плоская стопа *f*
Flachkopf *m* уплощение *n* черепа
Flachlagerung *f* горизонтальное положение *n* (*больного*)
Flachwarze *f* плоская бородавка *f*
Flackerlicht *n* вспыхивающий свет *m*, свет *m*, мерцающий с малой частотой
Flagellaten *m pl* жгутиконосцы *m pl*
Flagellenantigen *n* жгутиковый антиген *m*, Н-антиген *m*
Flammenphotometrie *f* пламенная фотометрия *f*
Flammenwerferverwundung *f* огнемётное ранение *n*
Flanellbinde *f* фланелевый бинт *m*
Flankenschnitt *m* боковой разрез *m*
Fläschchen *n* бутылочка *f*
Flattern *n* трепетание *n* (*напр. предсердий*)
Flatterwellen *f pl* волны *f pl* (*электрокардиограммы*) при трепетании предсердий
Flatulenz *f* метеоризм *m*, вздутие *n* (*живота*)
Flaumhaare *n pl* пушок *m* (*новорождённых детей*), *Lanugo*
Flavinenzym *n* флавиновый фермент *m*
Flavobakterien *f pl* флавобактерии *f pl*
Flavovirus *n* флавовирус *m*
Flechte *f* лишай *m*
~, **borkenartige** коркообразный лишай *m*
~, **fressende** волчанка *f*
~, **scherende** стригущий лишай *m*
Flechtengrind *m s.* **Favus**
Fleck *m* пятно *n*
~, **blinder** слепое пятно *n* (*глаза*)
~, **gelber** жёлтое пятно *n*
~, **«kirschroter»** симптом *m* «вишнёвой косточки»
~ **der Makula, schwarzer** чёрное пятно *n* Фукса
Flecken *m pl*, **Iwanowsche** пятна *n pl* Иванова (*у больных угревой сыпью*)
Fleckenausschlag *m* пятнистая сыпь *f*
Fleckenlepra *f* лепра *f*, пятнистая проказа *f*
Fleckenmal *n* родимое пятно *n*
Fleckfieber *n* сыпной тиф *m*
~, **endemisches** эндемический сыпной тиф *m*, блошиный эндемический тиф *m*
~, **epidemisches** эпидемический (вшиный) сыпной тиф *m*, *typhus exanthematicus*
~, **europäisches** европейский сыпной тиф *m*
~, **japanisches** лихорадка *f* цуцугамуши, японский сыпной тиф *m*
~, **murines** крысиный сыпной тиф *m*
~, **rezidives** рецидив *m* сыпного тифа, болезнь *f* Брилла
~, **sibirisches** клещевой сыпной тиф *m* Северной Азии
~, **sporadisches** спорадический сыпной тиф *m*
Fleckfieber-Rickettsie *f* риккетсия *f* сыпного тифа, риккетсия *f* Провацека
Flecktyphus *m s.* **Fleckfieber**
Fleisch *n* мясо *n*
~, **wildes** дикое мясо *n*, избыточное разрастание *n* грануляций
Fleischbeschau *f* санитарная экспертиза *f* мяса
Fleischgeschwulst *f* саркома *f*
Fleischmole *f* мясистый занос *m*
Fleisch-Pepton-Nährboden *m* мясопептонная питательная среда *f*
Fleischvergiftung *f* ботулизм *m*
fleischwasserfarbig цвета мясных помоев
Flexibilität *f* гибкость *f*, пластичность *f*
~, **adaptive** адаптивная пластичность *f*
~, **genetische** генетическая пластичность *f*
Flexio *f*, **Flexion** *f* **1.** сгибание *n*, флексия *f* **2.** загиб *m*
Flexionshaltung *f* сгибательное положение *n*
Flexionskontraktur *f* сгибательная контрактура *f*
Flexor *m* мышца-сгибатель *f*, сгибающая мышца *f*
Flexur *f* изгиб *m*
Fliege *f*, **spanische** «шпанская мушка» *f*
Fliegenkrankheit *f* миаз *m*
Fließeigenschaften *f pl* **des Blutes** реологические свойства *n pl* крови
Fließgleichgewicht *n* динамическое [подвижное] равновесие *n*
Flimmer-Elektroretinographie *f* мелькающая электроретинография *f*
Flimmerepithel *n* мерцательный эпителий *m*
Flimmerhärchen *n* ресничка *f* мерцательного эпителия
Flimmern *n* **1.** мерцание *n* (*напр. предсердий*) **2.** фотопсия *f*
Flimmerperimetrie *f* периметрия *f* с мерцающим объектом
Flimmerskotom *n* мерцательная скотома *f*

Flimmerwellen *f pl* вóлны *f pl (электрокардиограммы)* при мерцáтельной аритмúи
Flocculi *m pl* **iridis** флóкулы *f pl* рáдужки
Flöckchen *n* клочóк *m* (*мозжечка*), *Flocculus*
Flocken *f pl* хлóпья *pl*
Flockenbildung *f*, **Flockung** *f* флокуля́ция *f*, хлопьеобразовáние *n*
Flockungsmittel *n* флокуля́нт *m*
Flockungsreaktion *f* реáкция *f* флокуля́ции
~, **Kahnsche** реáкция *f* флокуля́ции Кáна (*для диагностики сифилиса*)
Flockungsvermögen *n* коагулúрующая спосóбность *f*
Flohstich *m* укýс *m* блохú
Flohstichenzephalitis *f* энцефалúт *m* с мéлкими петéхиями на кóже
Flora *f* флóра *f*
~, **bakterielle** бактериáльная флóра *f*
~, **bedingt-pathogene** услóвно-патогéнная флóра *f*
~, **pathogene** патогéнная флóра *f*
florid актúвный; цветýщий (*о процессе*)
Flotationsmittel *n* флотореагéнт *m*
Flötenschnabelbruch *m* косóй перелóм *m* с рéзким смещéнием облóмков
Flowzytometrie *f* протóчная цитометрúя *f*
flüchtig 1. летýчий **2.** мимолётный
Fluchtreaktion *f*, **Fluchtreflex** *m* реáкция *f* бéгства
Flügel *m* крылó *n*
Flügelband *n* крыловúдная свя́зка *f*
Flügelfell *n* тперúгий *m*, крыловúдная плевá *f*
Flügelfortsatz *m* крыловúдный отрóсток *m*
Flügelgaumengrube *f* крылонёбная я́мка *f*
Flügelknorpel *m* хрящ *m* крылá нóса
Flügelmuskel *m* крыловúдная мы́шца *f*
Flügelzelle *f* тендоцúт *m*, крыловúдная клéтка *f*
Flughaut *f* крыловúдная кóжа *f*
Fluglabor *n* самолёт-лабораторúя *f*
Fluidextrakt *m* жúдкий экстрáкт *m*
Fluid-Impfstoff *m* жúдкая вакцúна *f*
Fluor I *n* фтор *m*, F
Fluor II *m* бéли *pl*
Fluoreszeinfärbung *f* окрáшивание *n* (*роговицы*) флюоресцеúном
Fluoreszenz *f* флуоресцéнция *f*, флюоресцéнция *f*
Fluoreszenzangiographie *f* флюоресцéнтная ангиографúя *f*
Fluoreszenzantikörperverfahren *n* выявлéние *n* антитéл мéтодом флуоресцéнции
Fluoreszenzmikroskopie *f* флюоресцéнтная микроскопúя *f*
Fluoreszenztyp *m* тип *m* флуоресцéнции
~, **feintüpfiger** мелкокрáпчатый тип *m* флуоресцéнции
~, **grobscholliger** крупноглы́бчатый тип *m* флуоресцéнции
Fluorgehalt *m* содержáние *n* фтóра (*в воде*)
fluoridhaltig фторсодержáщий (*напр. о минеральных водах*)
Fluoridierung *f* фторúрование *n*
Fluoridpaste *f* фтóристая зубнáя пáста *f*
Fluor-Kariesprophylaxe *f* профилáктика *f* кáриеса зубóв фтóром
Fluorographie *f* флюорографúя *f*
Fluorose *f* флюорóз *m*
Fluoroskopie *f* флюороскопúя *f*
Fluorotomographie *f* флюоротомографúя *f*
Flußfieber *n*, **japanisches** япóнская речнáя лихорáдка *f*, лихорáдка *f* цуцугамýши
Flüssigkeitsansammlung *f* скоплéние *n* жúдкости
Flüssigkeitsausschwitzung *f* транссудáция *f* жúдкости
Flüssigkeitseinlagerung *f* включéние *n* жúдкости (*напр. в клетку*)
Flüssigkeitsersatz *m* замещéние *n* потéри жúдкости
Flüssigkeitsraum *m* объём *m* жúдкости
~, **extrazellulärer** внеклéточный объём *m* жúдкости
~, **intrazellulärer** внутриклéточный объём *m* жúдкости
Flüssigkeitsretention *f* задéржка *f* жúдкости
Flüssigkeitsspiegel *m* ýровень *m* жúдкости
Flüssigkeitsumlagerung *f* перемещéние *n* жúдкости
Flüssigkeitsvermehrung *f* увеличéние *n* (колúчества) жúдкости
Flüssigkeitsvolumen *n s.* **Flüssigkeitsraum**
Flüssiglufttherapie *f* криотерапúя *f* с применéнием жúдкого вóздуха
Flußrate *f* скóрость *f* тóка (*напр. крови*)
Flüstersprache *f* шёпотная речь *f*
Flüstersprechenprüfung *f* исслéдование *n* слýха шёпотной рéчью
Fluxion *f* актúвная [артериáльная] гиперемúя *f*
Föhn *m* фён *m* (*тёплый сухой альпийский ветер*)
Föhnbeschwerden *f pl* болéзненное состоя́ние *n*, возникшее под влия́нием фёна
Föhnempfindlichkeit *f* повы́шенная чувствúтельность *f* к фёну
Foix-Alajouanine-Krankheit *f* синдрóм *m* Фуá — Алажуанúна, ангиодисгенетúческая некротизúрующая миомаля́ция *f*
Foix-Syndrom *n* синдрóм *m* Фуá, синдрóм *m* латерáльной стéнки пещéристого сúнуса
Fokalinfektion *f* очагóвая [фокáльная] инфéкция *f*
Fokalrheumatismus *m* артрúт *m*, свя́занный с очагóвой инфéкцией
Fokalsanierung *f* санáция *f* (инфекциóнного) очагá
Fokus *m* очáг *m* (*напр. инфекционный*)
Fokusdiagnose *f* обнаружéние *n* очагá (*напр. инфекционного*)
Foley-Plastik *f* оперáция *f* Швáйзера — Фóлея (*метод пластики места отхождения мочеточника*)
Folgefrequenz *f* частотá *f* (повторéния) úмпульсов
Folgekrankheit *f* осложнéние *n* *или* заболевáние *n* как слéдствие определённой причúны
Folliculitis *f* фолликулúт *m*

~ **agminatas** óстрая очагóвая фóрма *f* глубóкой трихофитúи
~ **barbae candidamycetica** кандидóзный фолликулúт *m* в óбласти бороды́
~ **barbae disseminata acuta** диссеминúрованный óстрый фолликулúт *m* в óбласти бороды́
~ **decalvans** подрыва́ющий фолликулúт *m*
~ **granulomatosa cruris** гранулематóзный фолликулúт *m* гóленей
~ **nuchae sclerotisans** склерозúрующий фолликулúт *m* шéи
~ **simplex corporis** простóй фолликулúт *m* тýловища
~ **sycosiformis atrophicans** атрофúрующий сикозифóрмный фолликулúт *m*
Folliculosis *f* **conjunctivae** фолликулёз *m* конъюнктúвы
Follikel *m* фоллúкул *m*
Follikelabbruchblutung *f* мáточное кровотечéние *n* вслéдствие дегенерáции фоллúкула
Follikelamyloidose *f* амилоидóз *m* фоллúкулов (*напр. селезёнки*)
Follikelatresie *f* атрезúя *f* фоллúкула
Follikelbildung *f* **in der Bindehaut** образовáние *n* фоллúкулов в конъюнктúве
Follikelepithel *n* фолликуля́рный эпитéлий *m*
Follikelhormon *n* фолликуля́рный гормóн *m*
Follikelhormonmangel *m* дефицúт *m* фолликуля́рного гормóна
Follikelpersistenz *f* персистéнция *f* [персистúрование *n*] фоллúкула
Follikelsprung *m* овуля́ция *f*, разры́в *m* фоллúкула яúчника
Follikelzyste *f* фолликуля́рная кистá *f*
Follikularkatarrh *m* фолликуля́рный катáр *m* конъюнктúвы
Follikularzyste *f* фолликуля́рная кистá *f*
Follikulitis *f s.* **Folliculitis**
Fölling-Krankheit *f* болéзнь *f* Фéллинга, фенилкетонурúя *f*
Folsäure *f* фóлиевая кислотá *f*
Folsäureabsorptionstest *m* тест *m* всáсывания фóлиевой кислоты́
Folsäureantagonisten *m pl* антагонúсты *m pl* фóлиевой кислоты́
Fontanelle *f* родничóк *m*
Fontanellenspannung *f* напряжéние *n* родничкá
Forbes-Syndrom *n* болéзнь *f* Фóрбса, лимитдекстринóз *m*, гликогенóз *m* III тúпа
Forceps *m* акушéрские щипцы́ *pl*
Fördermittel *n* стимулúрующее срéдство *n*
Förderratenbereich *m* диапазóн *m* скóрости введéния (*лекарственных препаратов*)
Förderung *f* стимуля́ция *f*
Förderungsstoff *m* акцелерáтор *m*, стимулúрующее веществó *n*
Form *f* фóрма *f*
~, **gebrauchsfertige** готóвая лекáрственная фóрма *f*
~, **retardierte** дюрáнтная фóрма *f* (*лекарственного вещества*)
Formabweichung *f* изменéние *n* фóрмы
Formalinfixation *f* фиксáция *f* формалúном
Formalinvakzine *f* вакцúна *f*, ослáбленная формалúном
Formel *f* **der bilanzierten Ernährung** фóрмула *f* сбалансúрованного питáния
Formelement *n* фóрменный элемéнт *m*
Formfehler *m* урóдство *n*
Formikation *f* ощущéние *n* пóлзания мурáшек
Formol-Totvakzine *f* вакцúна *f*, убúтая формалúном
Formula-Nahrung *f* сбалансúрованная пищевáя смесь *f* (*для грудных детей*)
Forschung *f* (наýчное) исслéдование *n*, изыскáние *n*
Forschungseinrichtung *f*, **medizinische** наýчно-исслéдовательское медицúнское учреждéние *n*
Forssmann-Antikörper *m pl* фóрссмановские антителá *n pl*
Förster-Syndrom *n* синдрóм *m* Фéрстера, атонúчески-астатúческий симптомокóмплекс *m* при церебрáльном параличé у детéй
Fortbildung *f*, **ärztliche** усовершéнствование *n* врачéй
fortgeschritten далекó зашéдший (*о патологическом процессе*)
Fortner-Platte *f* мéтод *m* Фóртнера (*метод культивирования анаэробов*)
Fortpflanzung *f* размножéние *n*
~, **geschlechtliche** половóе размножéние *n*
~, **ungeschlechtliche** агамогамúя *f*, неполовóе [вегетатúвное] размножéние *n*
fortpflanzungsunfähig неспосóбный к размножéнию
Fortpflanzungszelle *f* половáя клéтка *f*
Fortsatz *m* отрóсток *m*
~, **hakenförmiger** крючковúдный отрóсток *m*
~, **sichelförmiger** серповúдный отрóсток *m*
fortschreitend прогрессúрующий
Foster-Kennedy-Syndrom *n* синдрóм *m* Фóстера — Кéннеди, первúчная атрофúя *f* зрúтельного нéрва
fötal плóдный
Fötalerkrankung *f* заболевáние *n* плодá
fotid дурнопáхнущий, зловóнный
Fotokeratoskopie *f* фотокератоскопúя *f*
Fötor *m* плохóй зáпах *m*
~, **urämischer** уремúческий зáпах *m*
Fotosensibilisation *f* фотосенсибилизáция *f*
Fötus *m s.* **Frucht**
Fouchet-Harrison-Test *m* прóба *f* Гáррисона — Фушé, мéтод *m* определéния билирубúна в мочé
Fournier-Zähne *m pl* зýбы *m pl* Фурньé (*при врождённом сифилисе*)
Fovea *f* фóвеа *f*, я́мка *f*
~ **centralis retinae** центрáльная я́мка *f* сетчáтки
~ **dentis** зубнáя я́мка *f*
Foveola *f* фовеóла *f*, центрáльная я́мка *f* сетчáтки
Foveolarreflex *m* фовеоля́рный рефлéкс *m*
Fragezeichenfieber *n* ку-лихорáдка *f*, балкáнский грипп *m*
Fragilität *f*, **osmotische** осмотúческая резистéнтность *f* (*эритроцитов*)

Fragment *n* фрагмéнт *m*, облóмок *m* (*напр. кости*); обрывок *m* (*напр. ткани*)
Fragmentation *f* фрагментáция *f*
Fragmentfamilie *f* непóлная семья́ *f*
Fraisen *f pl* сýдороги *f pl* у детéй
Fraktur *f* перелóм *m*
~, einfache простóй перелóм *m*
~, frontobasale фронтобазáльный перелóм *m* (*черепа*)
~, geschlossene закры́тый перелóм *m*
~, komplizierte слóжный [осложнённый] перелóм *m*
~, offene откры́тый перелóм *m*
~, pathologische патологи́ческий перелóм *m*
Frakturheilung *f* заживлéние *n* перелóма
frakturieren перелáмываться
Frakturlinie *f* ли́ния *f* перелóма
Frakturreposition *f* репози́ция *f* отлóмков
Frakturrisiko *n* опáсность *f* перелóма
Frakturstelle *f* мéсто *n* перелóма
Frakturursache *f* причи́на *f* перелóма
Frakturzone *f* зóна *f* перелóма
Frambösie *f* фрамбези́я *f*, тропи́ческая гранулёма *f*
Franceschetti-Syndrom *n* синдрóм *m* Франческéтти — Цвáлена, чéлюстно-лицевóй дизостóз *m*
Francisella *f* **tularensis** возбуди́тель *m* туляреми́и, пастерéлла *f* туляреми́и
Frankenhäuser-Ganglion *n* гáнглий *m* Франкенгéйзера, гáнглий *m* шéйки мáтки
Franklinisation *f* франклинизáция *f*
Franklin-Krankheit *f* болéзнь *f* тяжёлых цепéй
Franse *f* фи́мбрия *f*, бахрóмка *f*
Franz-Spekulum *n* зéркало *n* Фрáнца
Frauenabteilung *f* жéнское отделéние *n*
Frauenarzt *m* гинекóлог *m*
Frauenbad *n* курóрт *m* для лечéния жéнских болéзней
Frauenberatungsstelle *f* жéнская консультáция *f*
Frauenheilkunde *f* гинеколóгия *f*
Frauenklinik *f* гинекологи́ческая кли́ника *f*
Frauenmilch *f* груднóе [жéнское] молокó *n*
Frauenmilchernährung *f* груднóе вскáрмливание *n*
Frauenmilchsammelstelle *f* дóнорский пункт *m* для сбóра груднóго молокá
Frauenmilchunverträglichkeit *f* непереноси́мость *f* груднóго молокá
Fredriksen-Syndrom *n* синдрóм *m* Фрéдриксена, наслéдственный распространённый амилоидóз *m*
Freifeldhörschwelle *f* слуховóй порóг *m*, определя́емый в свобóдном звуковóм пóле
Freihaltung *f* обеспéчение *n* [поддержáние *n*] свобóдной проходи́мости (*напр. дыхательных путей*)
Freiheitsreflex *m* рефлéкс *m* освобождéния
Freiluftaufenthalt *m* пребывáние *n* на свéжем вóздухе
Freiluftbehandlung *f* **1.** аэротерапи́я *f* **2.** лечéние *n* (*напр. раны*) при дóступе вóздуха
Freiluft-Liegekur *f* лечéние *n* лежáнием на свéжем вóздухе
Freiluftübungen *f pl* упражнéния *n pl* на откры́том вóздухе
Frei-Reaktion *f* реáкция *f* Фрéя (*кожная проба при венерической лимфопатии*)
Freisetzung *f* высвобождéние *n* (*напр. ферментов*)
~, verzögerte запоздáлое высвобождéние *n*
Freitod *m* самоуби́йство *n*, суици́д *m*
Freiwasser-Clearence *f* кли́ренс *m* свобóдной воды́
Freizeitsport *m* мáссовый оздорови́тельный спорт *m*
Fremdallergen *n* экзогéнный аллергéн *m*
Fremdblut *n* чужерóдная кровь *f*
Fremdblutverbrauch *m* потреблéние *n* дóнорской крóви
Fremd-DNS *f* чужерóдная ДНК *f*
Fremdenverkehrsbeitrag *m* плáта *f* за курóртное лечéние, установлéнная для инострáнцев
Fremdhauttransplantation *f* пересáдка *f* гетерогéнной кóжи
Fremdkörper *m* инорóдное тéло *n*
~, amagnetischer амагни́тное инорóдное тéло *n*
~ der Bindehaut инорóдное тéло *n* конъюнкти́вы
~ im Augeninnern, intraokularer внутриглазнóе инорóдное тéло *n*
Fremdkörperaspiration *f* аспирáция *f* инорóдного тéла
Fremdkörpereinsprengung *f* внедрéние *n* инорóдного тéла
Fremdkörperembolie *f* эмболи́я *f* инорóдным тéлом
Fremdkörperentfernung *f*, **Fremdkörperextraktion** *f* удалéние *n* инорóдного тéла
Fremdkörperfaßzange *f* щипцы́ *pl* для извлечéния инорóдных тел
Fremdkörpergefühl *n* чýвство *n* инорóдного тéла (*напр. за веком*)
Fremdkörpergranulom *n* гранулёма *f* инорóдного тéла
Fremdkörperlokalisation *f* локализáция *f* инорóдного тéла
Fremdkörperriesenzelle *f* гигáнтская клéтка *f* инорóдных тел
Fremdkörpertuberkel *m* гранулёма *f* инорóдного тéла
Fremdkörperverdacht *m* подозрéние *n* на нали́чие инорóдного тéла
Fremdkörperverletzung *f* повреждéние *n* инорóдным тéлом
Fremdkörperzange *f* щипцы́ *pl* для извлечéния инорóдных тел
Fremdprotein *n* чужерóдный белóк *m*
Fremdreflex *m* рефлéкс *m*, при котóром рецéптор и эффéктор нахóдятся в рáзных óрганах
Fremdseuche *f* эпидéмия *f*, занесённая из-за грани́цы
Fremdstoff *m* чужерóдное веществó *n*
Fremitus *m* дрожáние *n* (*напр. грудной клетки*)

Frenektomie *f* иссечéние *n* уздéчки (*напр. языка*)
Frenkel-Test *m* прóба *f* Фрéнкеля для диагнóстики токсоплазмóза
Frenkel-Übungstherapie *f* мéтод *m* тренирóвки по Фрéнкелю при спинáльной атаксúи
Frenulum *n* уздéчка *f*
Frequenz *f* частотá *f* (*напр. сокращений сердца*)
~ **des Nystagmus** частотá *f* движéний глаз при нистáгме
Frequenzbeschleunigung *f* повышéние *n* частоты́ (*напр. сокращений сердца*)
Frequenzunterschiedsschwelle *f* рáзностный порóг *m* частóт
Frequenzzunahme *f* нарастáние *n* частоты́ (*напр. пульса*)
Freßzelle *f* фагоцúт *m*
~, **große** макрофáг *m*
Freund-Kaminer-Reaktion *f* реáкция *f* Фрéйнда — Кáминера (*для диагностики рака*)
Friedländer-Pneumonie *f* фрúдлендеровская пневмонúя *f*
Friedmann-Katheter *m* катéтер *m* Фрúдмана
Friedreich-Ataxie *f* наслéдственная атаксúя *f* Фрúдрейха, *heredoataxia spinalis*
Friedrich-Syndrom *n* синдрóм *m* Фрúдриха, асептúческий некрóз *m* грудúнного концá ключúцы
Friesel *m*, **Frieselausschlag** *m* пузырькóвая сыпь *f*; потнúца *f*, милиáрия *f*
Frigidität *f* фригúдность *f*
Frigotherapie *f* лечéние *n* хóлодом, холодолечéние *n*
Friktion *f* **1.** втирáние *n* **2.** растирáние *n* (*при массаже*)
Frischblut *n* свéжая кровь *f* (*для переливания*)
Frischbluttransfusion *f* переливáние *n* свéжей крóви
Frischkost *f* диéта *f* из свéжих овощéй и фрýктов
Frischoperiertenzimmer *n* послеоперациóнная палáта *f*
Frischplasma *n* натúвная плáзма *f*
Frischpräparat *n* натúвный препарáт *m*
Fritsch-Querschnitt *m* разрéз *m* Фрúча, дугообрáзный разрéз *m* при кéсаревом сечéнии
Frontalhirn *n* лóбные дóли *f pl* головнóго мóзга
Frontalnaht *f* лóбный шов *m*
fronto-okzipital лóбно-затылочный (*о направлении*)
Frontzähne *m pl* резцы́ *m pl*, фронтáльные зýбы *m pl*
Froschbauch *m* «лягушáчий живóт» *m*
Froschdosis *f* «лягушáчья дóза» *f* (*в фармакологии*)
Froschkopf *m* анэнцефáл *m*
Fröschleingeschwulst *f* рáнула *f*, подъязы́чная ретенциóнная кистá *f*
Froschtest *m* прóба *f* на лягýшках (*напр. для диагностики беременности*)
Frost *m* **1.** ознóб *m* **2.** морóз *m*
Frostballen *m s.* **Frostbeule**
Frostberg-Zeichen *n* прúзнак *m* Фрóстберга (*рентгенологический признак рака фатерова соска или хронического панкреатита*)
Frostbeule *f* ознóбленное *или* обморóженное мéсто *n*
Frostbrand *m* гангрéна *f* вслéдствие обморожéния
Frösteln *n* познáбливание *n*
Frosterythem *n* эритéма *f* от охлаждéния
Frostfieber *n* лихорáдка *f* пóсле пребывáния на морóзе
Frostgangrän *f* гангрéна *f* вслéдствие обморожéния
Frostgefühl *n* ощущéние *n* [чýвство *n*] хóлода
Frostsalbe *f* мазь *f* от обморожéния
frozen shoulder *engl.* «заморóженное плечó» *n*
Frucht *f* плод *m*, *Fructus*
~, **abgestorbene** погúбший плод *m*
~, **faultote [mazerierte]** мацерúрованный плод *m*
~, **wachsende** растýщий плод *m*
Fruchtachse *f* ось *f* тéла плодá
Fruchtbarkeit *f* репродуктúвная спосóбность *f*, плодовúтость *f*
Fruchtbarkeitskoeffizient *m* коэффициéнт *m* брáчной плодовúтости
Fruchtbarkeitsvitamin *n* токоферóл *m*, витамúн *m* E
Fruchtbarkeitsziffer *f s.* **Fruchtbarkeitskoeffizient**
Fruchtblase *f* плóдный пузы́рь *m*
Fruchtei *n* плóдное яйцó *n*
Früchtesauermilchdiät *f* кисломолóчно-растúтельная диéта *f*
Fruchtfliege *f* дрозофúла *f*
Fruchthaut *f* плóдная оболóчка *f*
Fruchtschmiere *f* сыровúдная смáзка *f*
Fruchtstellung *f* положéние *n* плодá
Fruchttod *m* смерть *f* плодá
~, **intrauteriner** внутриутрóбная смерть *f* плодá
Fruchtübertragung *f* перенáшивание *n* плодá
Fruchtwasser *n* околоплóдные вóды *f pl*
Fruchtwasserembolie *f* эмболúя *f* околоплóдными вóдами
Fruchtwasserinfektion *f* инфицúрование *n* околоплóдных вод
Fruchtwasserzytologie *f* цитологúческое исслéдование *n* околоплóдных вод
Fruchtzucker *m s.* **Fruktose**
Frühabort *m* рáнний абóрт *m*
Frühamputation *f* рáнняя ампутáция *f*
Frühaufstehen *n* рáннее вставáние *n*
Frühentwickler *m* ребёнок *m*, опережáющий в развúтии пáспортный вóзраст
Früherfassung *f*, **Früherkennung** *f* рáннее выявлéние *n* (*напр. болезни*)
Früherkennungsmaßnahmen *f pl* мероприя́тия *n pl* по рáннему выявлéнию (*напр. болезней*)
Früherkennungsuntersuchung *f* профилактúческое обслéдование *n* для рáннего выявлéния (*напр. болезни*)
Frühgeborene *m* недонóшенный *m*
Frühgeborenenanämie *f* анемúя *f* недонóшенных детéй
~, **hämolytische** синдрóм *m* Гáссера — Кáррера,

гемолити́ческая анеми́я *f* недоно́шенных дете́й
Frühgeburt *f* преждевре́менные ро́ды *pl*
Frühgeburtenmyopie *f* близору́кость *f* у недоно́шенных дете́й
Frühgestose *f* ра́нний токсико́з *m (беременности)*
Frühhämolyse *f* ра́нний гемо́лиз *m*
Frühinfiltrat *n* ра́нний (туберкулёзный) инфильтра́т *m*
Frühinvalidität *f* ра́нняя инвали́дность *f*
Frühjahrskatarrh *m* **der Augen, Frühjahrskonjunktivitis** *f* весе́нний конъюнктиви́т *m*
Frühjahrsmüdigkeit *f* весе́нняя утомля́емость *f*
Frühjahr-Sommer-Enzephalitis *f*, **russische** весе́нне-ле́тний [ру́сский, таёжный, сиби́рский] энцефали́т *m*
Frühkarzinom *n* ра́нняя ста́дия *f* ра́ка
Frühkaverne *f* ра́нняя каве́рна *f*
Frühkomplikation *f* ра́ннее осложне́ние *n*
Frühkur *f* куро́ртное лече́ние *n* в ра́нней [нача́льной] ста́дии заболева́ния
Frühlingslichtdermatose *f* дермато́з *m* вследствие облуче́ния весе́нним со́лнцем
Frühmobilisation *f* ра́ннее включе́ние *n* дви́гательного режи́ма (*напр. после острого инфаркта миокарда*)
Frühoperation *f* ра́нняя опера́ция *f*
Frühprognose *f* ближа́йший прогно́з *m*
Frühreaktion *f* аллерги́ческая реа́кция *f* неме́дленного ти́па
Frührehabilitation *f* реабилита́ция *f* в ра́нней [нача́льной] ста́дии заболева́ния
Frühreifung *f* ра́ннее (полово́е) созрева́ние *n*, *pubertas praecox*
Frühschwangerschaft *f* **1.** ра́нний срок *m* бере́менности **2.** ра́нняя бере́менность *f*
Frühsensilität *f* преждевре́менное старе́ние *n*
Frühsommer-Katarrh *m* сенно́й на́сморк *m*
Frühsommer-Meningoenzephalitis *f* весе́нне-ле́тний менингоэнцефали́т *m*
Frühsymptom *n* ра́нний симпто́м *m*
Frühtoxikose *f* ра́нний токсико́з *m* (*беременности*)
Frühwochenbett *n* ра́нний послеродово́й пери́од *m*
Fruktose *f* фрукто́за *f*, плодо́вый са́хар *m*, левулёза *f*
Fruktose-Intoleranz *f* непереноси́мость *f* фрукто́зы
Frustration *f*, **Frustrierung** *f* фрустра́ция *f*
Fuchs-Fleck *m* чёрное пятно́ *n* Фу́кса (*очаг дегенерации жёлтого пятна*)
Fuchs-Syndrom *n* гетерохроми́я *f* Фу́кса
Fühlschwelle *f* поро́г *m* такти́льной чувстви́тельности
Fühlsphäre *f* чувстви́тельная зо́на *f* коры́ головно́го мо́зга
Führungsauge *n* веду́щий глаз *m*
Führungsdraht *m* мандре́н
Führungskanüle *f* проводни́к *m* (*интубационной трубки*)
Führungslinie *f* проводна́я ли́ния *f*, ось *f* та́за
Führungssonde *f* направля́ющий зонд *m*
Führungsstelle *f* веду́щая то́чка *f* (*головки плода в родах*)
Fuligo *f* фулигино́зный налёт *m (в полости рта)*
Fülleperiode *f* пери́од *m* округле́ния
Füllhalterdosimeter *n* индивидуа́льный дози́метр *m*, вы́полненный в фо́рме автору́чки
Füllphase *f* фа́за *f* наполне́ния (*сердца*)
Füllung *f* **1.** (зубна́я) пло́мба *f* **2.** наполне́ние *n*, заполне́ние *n*
~, **ständige** постоя́нная пло́мба *f*
~ **der Venen, pralle** переполне́ние *n* вен *(сетчатки)* кро́вью
~, **vorläufige** вре́менная пло́мба *f*
Füllungsdefekt *m* дефе́кт *m* наполне́ния
Füllungsdruck *m* давле́ние *n* наполне́ния
Füllungsgeräusch *n* шум *m* наполне́ния
Füllungstherapie *f* пломбирова́ние *n* зу́ба
Füllungsvolumen *n* объём *m* наполне́ния
Füllungszeit *f* **des Herzens** вре́мя *n* наполне́ния се́рдца
fulminant молниено́сный (*о течении болезни*)
Fumarase *f* фумара́за *f*
Funda *f* пращеви́дная повя́зка *f*
Fundamentalkaryotyp *m* основно́й кариоти́п *m*
Fundbericht *m* протоко́л *m* обсле́дования
Fundektomie *f* фундэктоми́я *f*
Fundopexie *f* фундопекси́я *f*
Fundoplikation *f* фундоплика́ция *f*
Fundus *m* дно *n*
~, **albinotischer** альбиноти́ческое глазно́е дно *n*
~ **albipunctatus** белопятни́стое глазно́е дно *n*
~, **blonder** альбиноти́ческое глазно́е дно *n*
~, **hypertonischer** гипертони́ческое глазно́е дно *n*
~, **kahler** ре́зкое суже́ние *n* артерио́л сетча́тки
Fundusdrüse *f* железа́ *f* дна желу́дка
Funduskolobom *n* колобо́ма *f* структу́р глазно́го дна
Fundusperipherie *f* перифери́я *f* глазно́го дна
Fundusvarizenblutung *f* кровотече́ние *n* из варико́зно расши́ренных вен дна желу́дка
Fünfjahresmortalität *f* сме́ртность *f* за пять лет
Fünftagefieber *n* пятидне́вная лихора́дка *f*, волы́нская лихора́дка *f*
fungistatisch микостати́ческий
Fungizide *n pl* фунгици́дные сре́дства *n pl*, противогрибко́вые сре́дства *n pl*
fungös грибко́вый
Funikulitis *f* фуникули́т *m*, воспале́ние *n* семенно́го кана́тика
Funk-EKG-Registrierung *f* телеметри́ческая за́пись *f* электрокардиогра́ммы
Funkenschnitt *m* электротоми́я *f*
Funkensehen *n* фотопси́я *f*
Funktion *f* фу́нкция *f*
~, **eingeschränkte** ограни́ченная фу́нкция *f*
Funktional(is)schicht *f* **des Endometriums** функциона́льный слой *m* эндоме́трия
Funktionsabdruck *m* функциона́льный сле́пок *m*
Funktionsaufnahme *f* функциона́льная рентгеногра́мма *f*

Funktionsbereich *m* óбласть *f* дéйствия
Funktionsdiagnostik *f* функционáльная диагнóстика *f*
Funktionseinbuße *f* потéря *f* фýнкции; снижéние *n* фýнкции
Funktionseinschränkung *f* ограничéние *n* фýнкции
Funktionserhaltung *f* сохранéние *n* фýнкции
Funktionsermüdung *f* функционáльное утомлéние *n*
Funktionskieferorthopädie *f* ортодонтúя *f*, функционáльная челюстнáя ортопедúя *f*
Funktionslosigkeit *f* отсýтствие *n* фýнкции
Funktionsminderwertigkeit *f* функционáльная неполноцéнность *f*
Funktionsparameter *m* парáметр *m* [показáтель *m*] фýнкции
Funktionsprobe *f* функционáльная прóба *f*
Funktionsstörung *f* нарушéние *n* фýнкции
Funktionstest *m* функционáльная прóба *f*
Funktionstherapie *f* трудотерапúя *f*
funktionstüchtig хорошó функционúрующий (*об органе*)
Funkwellenkrankheit *f* радиоволновáя болéзнь *f*
Furche *f* **1.** бороздá *f* **2.** морщúна *f*
Furchenzunge *f* склáдчатый язы́к *m*
Furcht *f* **vor Erblindung** страх *m* слепоты́
Furchung *f* *Embr.* дроблéние *n*
Fürsorge *f* **1.** диспансеризáция *f* **2.** попечéние *n*; социáльное обеспéчение *n*
Fürsorgerin *f* **1.** диспансéрная сестрá *f* **2.** сотрýдница *f* социáльного обеспéчения
Furunkel *m* фурýнкул *m*
Furunkulose *f* фурункулёз *m*
Fusion *f* фýзия *f* (*напр. изображения*)
Fusionsbewegung *f* фузиóнное движéние *n*
Fusionsblickfeld *n* пóле *n* взóра в услóвиях фýзии
Fusionsniere *f* слúвшаяся [подковообрáзная] пóчка *f*
Fusionswinkel *m* фузиóнный ýгол *m*
Fusionszeit *f* врéмя *n* фузиóнного движéния
Fusobakterien *f pl* фузобактéрии *f pl*, веретенообрáзные бактéрии *f pl*
Fusospirochätose *f* фузоспирохетóз *m*, фузоспириллёз *m*
Fuß *m* стопá *f*
Fußarbeit *f* нагрýзка *f* на стóпы ног
Fußarzt *m* врач-специалúст *m* по заболевáниям стоп
Fußbad *n* ножнáя вáнна *f*
Füßchen *n* нóжка *f*
Fußdeformität *f* деформáция *f* стопы́
Fußekzem *n* экзéма *f* стоп
Fußexartikulation *f* экзартикуля́ция *f* стопы́
Fußgelenk *n* устáв *m* стопы́
Fußgymnastik *f* гимнáстика *f* для ног
Fußklonus *m* клóнус *m* стопы́
Fußlage *f* ножнóе предлежáние *n* (*плода*)
Fußpilzflechte *f* грибкóвое поражéние *n* кóжи стоп
Fußplatte *f* **des Steigbügels** основáние *n* стрéмени
Fußrand *m* край *m* стопы́
Fußrolle *f* вáлик *m* для ног
Fußrücken *m* тыл *m* стопы́
Fußrückenfaszie *f* фáсция *f* ты́ла стопы́
Fußschweiß *m* потлúвость *f* стоп
Fußsenke *f* опущéние *n* стопы́
Fußskelett *n* скелéт *m* стопы́
Fußsohle *f* подóшва *f*
Fußsohlenband *n* подóшвенная свя́зка *f*
Fußsohlenreflex *m* подóшвенный рефлéкс *m*, рефлéкс *m* Бабúнского
Fußsohlenschlagader *f* подóшвенная артéрия *f*
Fußspulmuskel *m* червеобрáзная мы́шца *f* стопы́
Fußstumpf *m* культя́ *f* стопы́
Fußübungen *f pl* упражнéния *n pl* для стоп
Fußverband *m* повя́зка *f* на стопý
Fußverrenkung *f* вы́вих *m* в голеностóпном сустáве
Fußverstauchung *f* растяжéние *n* свя́зок голеностóпного сустáва
Fußwarmbad *n* тёплая вáнна *f* для ног
Fußwarzen *f pl* подóшвенные бородáвки *f pl*
Fußwaschanlage *f*, **Fußwaschstelle** *f* гигиенúческая ножнáя вáнна *f*
Fußwechselbäder *n pl* контрáстные вáнны *f pl* для ног
Fußwurzel *f* предплю́сна *f*, *Tarsus*
Fußwurzelgelenk *n* сустáв *m* предплю́сны
Fußwurzelkanal *m* тарзáльный [предплюсневóй] канáл *m*
Fußwurzelknochen *m* кость *f* предплю́сны
Fußwurzel-Mittelfußgelenk *n* предплю́сневоплюсневóй сустáв *m*, *Articulatio tarsometatarsea*
Fußwurzelschlagader *f* предплюсневáя артéрия *f*
Fußzelle *f* **1.** подоцúт *m* **2.** клéтка *f* Сертóли

G

Gabelung *f* бифуркáция *f*
~ **der Luftröhre** бифуркáция *f* трахéи
Gaffky-Skala *f* шкалá *f* Гáффки, числó *n* Гáффки (*количественная характеристика туберкулёзных бактерий в препарате*)
Gähnkrampf *m* зевáтельная сýдорога *f*
Gaisböck-Syndrom *n* синдрóм *m* Гáйсбека, полицитемúя *f* с гипертонúей
Galaktorrhoe *f* галакторéя *f*, лакторéя *f*
Galaktosämie *f* галактоземúя *f*
Galaktose *f* галактóза *f*
Galaktosediabetes *m* галактóзный диабéт *m*
Galaktosekatarakt *m* галактóзная катарáкта *f*
Galaktostase *f* галактостáз *m*, лактостáз *m*
Galaktosurie *f* галактозурúя *f*
Galaktozele *f* **1.** млéчная кистá *f* **2.** водя́нка *f* оболóчек яúчка с молокообрáзным содержúмым
Galenika *n pl* галéновые срéдства *n pl*
Galgen *m* устрóйство *n* для подвéшивания за шéю (*при вытяжении позвоночника*)
Galle *f* жёлчь *f*
Galle-Agar *m* жёлчный агáр *m*

Galleblutagar *m* жёлчно-кровянóй агáр *m*
Galle-Bouillon *f* жёлчный бульóн *m* (*питательная среда*)
Gallenabfluß *m* оттóк *m* жёлчи
Gallenabsonderung *f* желчеотделéние *n*, желчевыделéние *n*
Gallenblase *f* жёлчный пузы́рь *m*, *Vesica fellea*
Gallenblasenabtragung *f* холецистэктоми́я *f*, удалéние *n* жёлчного пузыря́
Gallenblaseneit(e)rung *f*, **Gallenblasenempyem** *n* гнóйный холецисти́т *m*, нагноéние *n* [эмпиéма *f*] жёлчного пузыря́
Gallenblasenentzündung *f* холецисти́т *m*
Gallenblasenfistel *f* холецистóма *f*, свищ *m* жёлчного пузыря́
Gallenblasengang *m* пузы́рный (жёлчный) протóк *m*, *Ductus cysticus*
Gallenblasengrund *m* дно *n* жёлчного пузыря́
Gallenblasenhals *m* шéйка *f* жёлчного пузыря́
Gallenblasenhydrops *m* водя́нка *f* жёлчного пузыря́
Gallenblasenkarzinom *n* рак *m* жёлчного пузыря́
Gallenblasenkörper *m* тéло *n* жёлчного пузыря́
Gallenblasenschlagader *f* пузы́рная артéрия *f*
Gallenblasensonographie *f* ультразвуковóе исслéдование *n* жёлчного пузыря́
Gallenblasenstein *m* кáмень *m* жёлчного пузыря́
Gallenblasenwassersucht *f* водя́нка *f* жёлчного пузыря́
Gallenblasenzerreißung *f* разры́в *m* жёлчного пузыря́
Gallenbrechruhr *f* холéра *f*
Gallenerbrechen *n* рвóта *f* жёлчью
Gallenerguß *m* излия́ние *n* жёлчи
Gallenfarbstoff *m* жёлчный пигмéнт *m*
Gallenfistel *f* жёлчный свищ *m*
Gallengang *m* жёлчный протóк *m*, жёлчный ход *m*
~, **extrahepatischer** внепечёночный жёлчный протóк *m*
~, **interlobulärer** междóльковый жёлчный протóк *m*
~, **intrahepatischer** внутрипечёночный жёлчный протóк *m*
Gallengangsabszeß *m* абсцéсс *m* жёлчного протóка
Gallengangsadenom *n* холангиóма *f*, аденóма *f* жёлчных протóков
Gallengangsdrainage *f* холангиостоми́я *f*; дренáж *m* жёлчных протóков
Gallengangskonkrement *n* конкремéнт *m* жёлчных протóков
Gallengangskrebs *m* рак *m* жёлчного протóка
Gallengangsoperation *f* операция *f* на жёлчных путя́х
Gallengrieß *m* жёлчный песóк *m*
Gallengrün *n* биливерди́н *m*
Gallenharnen *n* билиури́я *f*
Gallenkanälchen *n*, **Gallenkapillare** *f* жёлчный капилля́р *m*, жёлчный канáлец *m*
Gallenkonkrement *n s.* **Gallenstein**
Gallennährboden *m* жёлчная питáтельная средá *f*
Gallenreflux *m* рефлю́кс *m* [обрáтный ток *m*] жёлчи
Gallensäure *f* жёлчная кислотá *f*
Gallenstauung *f* холестáз *m*, застóй *m* жёлчи
Gallenstein *m* жёлчный кáмень *m*, жёлчный конкремéнт *m*
Gallensteinauflösung *f* растворéние *n* жёлчных камнéй
Gallensteineinklemmung *f* ущемлéние *n* жёлчного кáмня
Gallensteinfett *n* холестери́н *m*
Gallensteinileus *m* непроходи́мость *f* кишéчника, вы́званная заку́поркой жёлчным кáмнем
Gallensteinleiden *n* желчнокáменная болéзнь *f*
Gallenstrom *m* ток *m* жёлчи
Gallenwege *m pl* жёлчные пути́ *m pl*
~, **extrahepatische** внепечёночные жёлчные пути́ *m pl*
~, **intrahepatische** внутрипечёночные жёлчные пути́ *m pl*
Gallenwegsdrainage *f* дренáж *m* жёлчных путéй
Gallenwegsdyskinesie *f* дискинези́я *f* жёлчных путéй
Gallenwegsfistel *f* свищ *m* жёлчных путéй
Gallenwegsoperation *f* операция *f* на жёлчных путя́х
Galleperitonitis *f* жёлчный перитони́т *m*
Gallepigment *n* жёлчный пигмéнт *m*
Gallertatrophie *f* **des epikardialen Fettgewebes** студени́стая атрофи́я *f* эпикардиáльного жи́ра
Gallertkern *m* пульпóзное ядрó *n* (*межпозвонкового диска*), *Nucleus pulposus*
Gallertkrebs *m* сли́зистый [коллóидный] рак *m*
Gallertsubstanz *f* коллóидное веществó *n*
Gallertzyste *f* коллóидная кистá *f*
Gallestauung *f* холестáз *m*, застóй *m* жёлчи
Gallezylinder *m* жёлчный цили́ндр *m*
Galopp *m*, **Galopprhythmus** *m* ритм *m* галóпа (*сердечный*)
~, **diastolischer** диастоли́ческий ритм *m* галóпа
~, **präsystolischer** пресистоли́ческий ритм *m* галóпа
~, **protodiastolischer** протодиастоли́ческий ритм *m* галóпа
~, **systolischer** систоли́ческий ритм *m* галóпа
Galvanisation *f* гальванизáция *f*
~, **absteigende** «нисходя́щая» гальванизáция *f*
Galvanokaustik *f* гальванокáу́стика *f*
Galvanolyse *f* гальванóлиз *m*, электрóлиз *m*
Galvanonarkose *f* электронаркóз *m*
Galvanopunktur *f* гальванопункту́ра *f*
Galvanotherapie *f* гальванотерапи́я *f*
Gamaschenverband *m* гамашеви́дная повя́зка *f*
Gamasidosis *f* гамазидóз *m*, гамазориккетсиóз *m*
Gamet *m* гамéта *f*, половáя клéтка *f*
Gametmittel *n* срéдство *n*, дéйствующее на гамéты маляри́йного плазмóдия
Gammaglobulin *n* гáмма-глобули́н *m*
~, **antirabisches** антирабúческий гáмма-глобули́н *m*
Gammaglobulinprophylaxe *f* профилáктика *f* гáмма-глобули́ном

Gammapathie *f*, **monoklonale benigne** доброкачественная моноклональная гаммапатия *f*
Gammastrahlenkanone *f* гамма-терапевтическая установка *f*, «радиопушка» *f*
Gammastrahlenschutz *m* гамма-защита *f*
Gamma-Strahlung *f* гамма-излучение *n*
Gammatopographie *f* гамма-топография *f*
Gamone *n pl* гамоны *m pl*
Gamont *m* гамонт *m*
Gandy-Gamna-Körperchen *n pl* тельца *n pl* Ганди — Гамны, сидерофиброзные узелки *m pl*
Gang *m* **1.** проток *m* **2.** ход *m* **3.** походка *f*
~, **alveolärer** альвеолярный ход *m*
~, **seniler** старческая походка *f*
~, **spastisch-ataktischer** спастически-атактическая походка *f*
~, **spastischer** спастическая походка *f*
~, **ungeordneter** атактическая походка *f*
Gangataxie *f* атаксия *f* при ходьбе
Gangkarzinom *n* протоковый рак *m*
Ganglienblocker *m pl* ганглиоблокаторы *m pl*, ганглиоблокирующие средства *n pl*
Ganglienzelle *f* ганглиозная клетка *f*
Ganglienzellenschicht *f* слой *m* ганглиозных клеток
Gangliom *n* ганглиома *f*
Ganglion *n* **1.** ганглий *m* **2.** нервный узел *m* **3.** кистозное образование *n* сухожильных влагалищ
~, **sensibles** чувствительный ганглий *m*
~, **sympathisches** симпатический ганглий *m*
Ganglioneurom *n* ганглионеврома *f*
Ganglionitis *f* ганглионит *m*
Ganglionzelle *f*, **bipolare** биполярная клетка *f* сетчатки
Ganglioplegica *n pl* s. **Ganglienblocker**
Gangliosidose *f* ганглиозидоз *m*, болезнь *f* Тея — Сакса
Gangliozyt *m* ганглиозная клетка *f*
Gangliozytom *n* ганглионеврома *f*
Gangobturation *f* обтурация *f* протока
Gangosa *f* симптом *m* поздней [третичной] фрамбезии, мутилирующий ринофарингит *m*
Gangrän *f*, **Gangräne** *f* гангрена *f* (*s. a.* **Brand**)
~ **der äußeren Geschlechtsteile, akute** острая гангрена *f* наружных половых органов
~ **emphysematosa** газовая гангрена *f*
~, **feuchte** влажная гангрена *f*
~, **putride** гнилостная гангрена *f*
~, **trockene** сухая гангрена *f*
Gangränherd *m* гангренозный очаг *m*
Gangstörung *f* нарушение *n* походки
Gangverstopfung *f* закупорка *f* протока
Ganoblast *m* адамантобласт *m*, амелобласт *m*
Gänsefuß *m* гусиная лапка *f*
Gänsegurgelarterie *f* артерия *f* в виде «гусиного горла», кольцевидное обызвествление *n* стенки артерии
Gänsehaut *f* «гусиная» кожа *f*
Ganzbad *n* общая ванна *f*
Ganzbestrahlung *f* общее облучение *n*
Ganzexplantat *n* пересадка *f* целого органа
Ganzheitstherapie *f* целостная терапия *f*, воздействие *n* на весь организм в целом
ganzjährig круглогодичный
Ganzkörperbestrahlung *f* облучение *n* всего организма, тотальное облучение *n*
Ganzkörper-Computer-Tomographie *f* компьютерная томография *f* всего тела
Ganzkörper-Hyperthermie *f* общая гипертермия *f*
Ganzkörperkältetherapie *f* общая криотерапия *f*
Ganzkörperplethysmographie *f* общая плетизмография *f*
Ganzkörperszintigraphie *f* сцинтиграфия *f* всего тела
Ganzkörperüberwärmung *f* общая гипертермия *f*
Ganzpackung *f* общее обёртывание *n* (*по Кнейпу*)
Ganztagsernährung *f* суточный рацион *m*
Garcin-Syndrom *n* синдром *m* Гарсена, гемибазиллярный синдром *m*
Gardner-Diamond-Syndrom *n* синдром *m* Гарднера — Даймонда, аутоэритроцитарная сенсибилизация *f*
Gardner-Syndrom *n* синдром *m* Гарднера (*множественный полипоз кишечника в сочетании с доброкачественными опухолями*)
Gargarisma *n pl* полоскание *n* (*напр. для горла*)
Gargoylismus *m* гаргоилизм *m*
Garland-Dreieck *n* треугольник *m* Гарленда (*признак экссудативного плеврита*)
Gärtner-Bazillus *m* палочка *f* Гертнера, *Salmonella enteritidis*
Gärung *f* брожение *n*, ферментация *f*
Gärungsdarmkatarrh *m*, **Gärungsdyspepsie** *f* бродильная диспепсия *f*
Gärungsenterokolitis *f* бродильный энтероколит *m*
Gärungsferment *n* зимаза *f*, бродильный фермент *m*
gärungshemmend задерживающий брожение
Gärungsluft *f* газ *m*, образующийся при брожении
Gärungsprodukt *n* продукт *m* брожения
Gärungsstuhl *m* стул *m* при бродильной диспепсии
gärungswidrig задерживающий брожение
Gas *n* газ *m*
Gasabszeß *m* газовый абсцесс *m*
Gasansammlung *f* скопление *n* газа
Gasaufstoßen *n* отрыжка *f* газами
Gasaustausch *m* газообмен *m*
Gasbad *n* «сухая» газовая ванна *f*
Gasbazillen *m pl* клостридии *f pl* газовой гангрены
Gasbazillensepsis *f* анаэробный сепсис *m*
Gas-Blut-Grenze *f* граница *f* газов и крови (*в альвеолах лёгких*)
Gasbrand *m* газовая гангрена *f*
Gasbrandbazillen *m pl* клостридии *f pl* газовой гангрены
Gasbrandinfektion *f* газовая инфекция *f*
Gasbrandserum *n s.* **Gasödemserum**
Gasbrust *f* пневмоторакс *m*

Gasdesinfektionsmethode *f* гáзовый мéтод *m* дезинфéкции
Gasdose *f*, **sterilisierende** стерилизýющая дóза *f* гáза
Gasembolie *f* гáзовая эмболи́я *f*
Gasgangrän *f* гáзовая гангрéна *f*
Gasgangränantitoxin *n* противогангренóзный антитокси́н *m*
Gasknistern *n* гáзовая крепитáция *f*
Gasmaske *f* противогáз *m*
Gasnarkotikum *n* газообрáзное наркоти́ческое срéдство *n*
Gasödem *n* гáзовая гангрéна *f*
Gasödembazillen *m pl* клостри́дии *f pl* гáзовой гангрéны
Gasödemerkrankung *f* гáзовая гангрéна *f*
Gasödeminfektion *f* гáзовая инфéкция *f*
Gasödemklostridien *f pl* клостри́дии *f pl* гáзовой гангрéны
Gasödemserum *n* противогангренóзная сы́воротка *f*, сы́воротка *f* прóтив гáзовой гангрéны
Gasödem-Toxin *n* токси́н *m* гáзовой гангрéны
Gasphlegmone *f* гáзовая флегмóна *f*
Gasprobe *f* прóба *f* гáза
Gasser-Anämie *f* анеми́я *f* Гáссера (*острая доброкачественная эритробластопения*)
Gasser-Karrer-Syndrom *n* синдрóм *m* Гáссера — Кáррера (*гемолитическая анемия и тромбоцитопения недоношенных детей с почечной недостаточностью*)
Gasspannung *f* напряжéние *n* гáзов (*напр. в крови*)
Gassterilisation *f* стерилизáция *f* гáзом
Gasstromzähler *m* дози́метр *m* гáза (*напр. в наркозном аппарате*)
Gastralgie *f* гастралги́я *f*, бóли *f pl* в óбласти желýдка
Gastrektomie *f* гастрэктоми́я *f*
Gastrin *n* гастри́н *m*
Gastrinprofil *n* гастри́новый прóфиль *m*
Gastritis *f* гастри́т *m*
~, **anazide** анаци́дный гастри́т *m*
~, **hyperazide** гипераци́дный гастри́т *m*
~, **subazide** гипаци́дный гастри́т *m*
Gastroanastomose *f* гастроанастомóз *m*
Gastrobiopsie *f* гастробиопси́я *f*, биопси́я *f* желýдка
Gastroduodenalulcus *n* гастродуоденáльная я́зва *f*
Gastroduodenitis *f* гастродуодени́т *m*
Gastroduodeno-Fiberskop *n* гастродуоденоскóп *m* с волокóнной óптикой
Gastroduodenoskop *n* гастродуоденоскóп *m*
Gastroduodenostomie *f* гастродуоденостоми́я *f*
Gastrodynie *f s.* **Gastralgie**
Gastroelektrographie *f* гастроэлектрографи́я *f*
Gastroenteritis *f* гастроэнтери́т *m*
Gastroenterokolitis *f* гастроэнтероколи́т *m*
Gastroenterologie *f* гастроэнтеролóгия *f*
Gastroenteropathie *f*, **exsudative** экссудати́вная гастроэнтеропати́я *f*
Gastroenterostomie *f* гастроэнтеростоми́я *f*
Gastrofibroskopie *f* гастрофиброскопи́я *f*
Gastrographie *f* гастрографи́я *f*
Gastroileostomie *f* гастроилеостоми́я *f*
Gastrointestinaltrakt *m* желýдочно-кишéчный тракт *m*
Gastrojejunostomie *f* гастроеюностоми́я *f*
Gastroknemius *m* икронóжная мы́шца *f*
Gastrokolonfistel *f* желýдочно-толстокишéчный свищ *m*
Gastrokolostomie *f* гастроколостоми́я *f*
Gastrolith *m* гастроли́т *m*, желýдочный конкремéнт *m*
Gastroparese *f* парéз *m* желýдка
Gastropexie *f* гастропекси́я *f*
Gastrorrhagie *f* желýдочное кровотечéние *n*
Gastrorrhaphie *f* гастрорафи́я *f*
Gastrospasmus *m* гастроспáзм *m*
Gastrostomie *f* гастростоми́я *f*
Gastrosuccorrhoea *f* гастросуккорéя *f*
Gastrotest *m* гастротéст *m*
Gastrotomie *f* гастротоми́я *f*
Gastrozele *f* гастроцéле *n*
Gastrulation *f* гаструля́ция *f*
Gasvergiftung *f* отравлéние *n* гáзом
Gasverhältnisse *n pl* соотношéние *n* гáзов (*напр. при наркозе*)
Gauer-Henry-Reflex *m* рефлéкс *m* Гéнри — Гáуэра (*задержка выделения антидиуретического гормона при повышении притока крови к правым отделам сердца*)
Gaumen *m* нёбо *n*
~, **harter** твёрдое нёбо *n*
~, **knöcherner** кóстное нёбо *n*
~, **weicher** мя́гкое нёбо *n*, нёбная занавéска *f*
Gaumenabszeß *m* абсцéсс *m* нёба
Gaumenaponeurose *f* нёбный апоневрóз *m*
Gaumenbein *n* нёбная кость *f*
Gaumenbogen *m* нёбная дýжка *f*
Gaumenbogenlähmung *f* парали́ч *m* мя́гкого нёба
Gaumendefekt *m* дефéкт *m* нёба
Gaumendrüse *f* нёбная железá *f*
Gaumenentzündung *f* воспалéние *n* нёба
Gaumenfläche *f* нёбная повéрхность *f* (*зуба*)
Gaumenfortsatz *m* нёбный отрóсток *m* вéрхней чéлюсти
Gaumengeschwulst *f* óпухоль *f* нёба
Gaumengewölbe *n* свод *m* нёба
Gaumenheber *m* мы́шца *f*, поднимáющая нёбную занавéску
Gaumenhöhe *f* высотá *f* нёба
Gaumenlähmung *f* парали́ч *m* нёба
Gaumenmandel *f* нёбная миндáлина *f*
Gaumenmandelentzündung *f* тонзилли́т *m*, анги́на *f*
Gaumenmandelhyperplasie *f* гиперплази́я *f* нёбной миндáлины
Gaumennaht *f* нёбный шов *m*
Gaumenplastik *f* ураноплáстика *f*, плáстика *f* нёба
Gaumenreflex *m* нёбный рефлéкс *m*
Gaumenschlagader *f* нёбная артéрия *f*
Gaumensegel *n* мя́гкое нёбо *n*, нёбная занавéска *f*
Gaumensegelinsuffizienz *f* нарушéние *n* фýнкции [недостáточность *f*] мя́гкого нёба

Gaumensegelkrampf *m* спазм *m* нёбной занавески
Gaumensegelschnarchen *n* храп *m* при нарушении функции мягкого нёба
Gaumensegelspanner *m* мышца *f*, натягивающая [напрягающая] нёбную занавеску
Gaumenspalte *f* расщелина *f* нёба
Gaumenspaltensprache *f* дефект *m* речи при расщелине нёба
Gaumentonsille *f* нёбная миндалина *f*
Gaumenzäpfchen *n* язычок *m* мягкого нёба
Gaumenzäpfchenherabhängen *n* западание *n* [опущение *n*] язычка
Gaumenzungenmuskel *m* нёбно-язычная мышца *f*
Gaze *f* марля *f*
Gazebinde *f* марлевый бинт *m*; марлевая повязка *f*
Gazetampon *m* марлевый тампон *m*
Gazetupfer *m* марлевый тупфер *m*
Gebanntheit *f* ригидность *f*; скованность *f*
gebärfähig способный к рождению
Gebärmutter *f* матка *f*
Gebärmutterachse *f* ось *f* матки
Gebärmutterblutung *f* маточное кровотечение *n*
Gebärmuttergrund *m* дно *n* матки
Gebärmutterhals *m* шейка *f* матки
Gebärmutterhalskanal *m* канал *m* шейки матки, цервикальный канал *m*
Gebärmutterhalskrebs *m* рак *m* шейки матки
Gebärmutterhalsriß *m* разрыв *m* шейки матки
Gebärmutterhalter *m* пессарий *m*
Gebärmutterhöhle *f* полость *f* матки
Gebärmutterknickung *f* перегиб *m* матки
Gebärmutterkontraktionen *f pl* сокращения *n pl* матки
Gabärmutterkörper *m* тело *n* матки
Gebärmutterkrampf *m* клонус *m* матки
Gebärmutterkranz *m* пессарий *m*
Gebärmutterkrebs *m* рак *m* матки
Gebärmuttermuskulatur *f* мускулатура *f* матки
Gebärmutterprolaps *m* выпадение *n* матки
Gebärmutterschlagader *f* маточная артерия *f*
Gebärmutterschleimhaut *f* эндометрий *m*, слизистая оболочка *f* (тела) матки
Gebärmutterschleimhautentzündung *f* эндометрит *m*
Gebärmutterschmerz *m* боль *f* в области матки
Gebärmuttersenkung *f* опущение *n* матки
Gebärmuttervorfall *m* выпадение *n* матки
Gebärmutterwand *f* стенка *f* матки
Gebärstation *f* родильное отделение *n*
Gebärstuhl *m* акушерское кресло *n*
Geber *m* **1.** донор *m* **2.** датчик *m*
Gebiet *n*, **endemisches** эндемичный район *m*
Gebilde *n* образование *n*; структура *f*
~, **erregbares** возбудимая структура *f*
Gebirgskurort *m* горный курорт *m*
Gebiß *n* прикус *m*; челюсть *f*
~, **ausgeglichenes** уравновешенный прикус *m*
Gebißanomalie *f* **1.** аномалия *f* развития зубов **2.** нарушение *n* прикуса
Gebißbefund *m* результаты *m pl* исследования прикуса
Gebißformel *f* зубная формула *f*
Gebißkunde *f* одонтология *f*
Gebißvorstand *m* антепозиция *f* зубов
Gebißzustand *m* состояние *n* прикуса
Gebrauchsanweisung *f* сигнатура *f*, указания *n pl* по применению лекарства
Gebührenordnung *f* тариф *m* оплаты (*напр. пребывания в больнице*)
Geburt *f* **1.** роды *pl* **2.** рождение *n*
~, **indizierte** стимулированные роды *pl*
~, **programmierte** программированные роды *pl*
Geburtenanzahl *f* число *n* родов
Geburtenbeschränkung *f* ограничение *n* рождаемости
Geburtendauer *f* продолжительность *f* [длительность *f*] родов
Geburtenplanung *f* планирование *n* рождаемости
Geburtenregelung *f* регулирование *n* рождаемости
Geburtenstatistik *f* статистика *f* рождаемости
Geburtsanalgesie *f* обезболивание *n* родов
Geburtsarbeit *f* родовая деятельность *f*
Geburtsbeendigung *f* окончание *n* родов
Geburtsgeschwulst *f* родовая «опухоль» *f*
Geburtsgewicht *n* вес *m* новорождённого
Geburtshelfer *m* акушёр *m*
Geburtshilfe *f* родовспоможение *n*, акушерство *n*
Geburtshindernis *n* препятствие *n* родам [родовому акту]
Geburtskanal *m* родовой канал *m*
~, **knöcherner** костный родовой канал *m*
Geburtskunde *f* акушерство *n*
Geburtslage *f* положение *n* плода в родах
Geburtslähmung *f* родовой паралич *m*
Geburtsleitung *f* ведение *n* родов
Geburtsliste *f* регистр *m* для учёта родов
Geburtsmal *n* родимое пятно *n*
Geburtsmedizin *f* родовспоможение *n*, акушерство *n*
Geburtsplanung *f* контроль *m* рождаемости
Geburtsschein *m* метрическое свидетельство *n*, свидетельство *n* о рождении
Geburtsschlauch *m* родовой канал *m*
Geburtsschmerz *m* родовые боли *f pl*
Geburtstermin *m* срок *m* (наступления) родов
Geburtstrauma *n* родовая травма *f*
Geburtsuntergewicht *n* пониженный вес *m* при рождении
Geburtsurkunde *f s.* **Geburtsschein**
Geburtsverlangsamung *f* замедление *n* родов
Geburtsverletzung *f* родовая травма *f*
Geburtsvorgang *m* процесс *m* родов
Geburtswege *m pl* родовые пути *m pl*
Geburtswehen *f pl* родовые боли *f pl*; родовые схватки *f pl*
Geburtsziffer *f* рождаемость *f*
Gedächtnis *n* память *f*
~, **assoziatives** ассоциативная память *f*
~, **operatives** оперативная память *f*
Gedächtnisillusionen *f pl* иллюзии *f pl* памяти
Gedächtniskonfabulation *f* конфабуляция *f* памяти

Gedächtnistäuschung *f* парамнези́я *f*, обма́н *m* [иллю́зия *f*] па́мяти
Gedächtniszelle *f* кле́тка *f* па́мяти
Gedankenhemmung *f* идеато́рная [речева́я] затормо́женность *f*
Gedärmverschlingung *f* за́ворот *m* кишо́к
Gedeihstörung *f* наруше́ние *n* разви́тия
Gee-Heubner-Herter-Krankheit *f* боле́знь *f* Ги — Ге́ртера — Ге́йбнера, целиаки́я *f*
gefährdet угрожа́емый (*по какому-л. заболеванию*); подве́рженный (*заболеванию*)
Gefährdungseinschätzung *f* оце́нка *f* сте́пени ри́ска
Gefahrenherd *m* зо́на *f* [оча́г *m*] опа́сности
Gefängnishospital *n* тюре́мная больни́ца *f*
Gefäß *n* сосу́д *m*
~, **aberrierendes** аберри́рующий [аберра́нтный, атипи́чно располо́женный] сосу́д *m*
~, **akzessorisches** доба́вочный сосу́д *m*
~, **ernährendes** пита́ющий сосу́д *m*
~, **lymphatisches** лимфати́ческий сосу́д *m*
~, **perforierendes** перфори́рующий [пробода́ющий] сосу́д *m*
Gefäßabriß *m* отры́в *m* сосу́да
Gefäßachse *f* ось *f* сосу́да
Gefäßarrosion *f* арро́зия *f* сосу́да
Gefäßbrüchigkeit *f* ло́мкость *f* сосу́дов
Gefäßdefekt *m* дефе́кт *m* (сте́нки) сосу́да
Gefäßdiagnostik *f*, **nicht-invasive** неинвази́вные ме́тоды *m pl* иссле́дования сосу́дов
Gefäßdrehung *f* перекру́чивание *n* сосу́да
Gefäßdurchlässigkeit *f* проница́емость *f* сосу́да
Gafäßdurchtrennung *f* переpе́зка *f* сосу́да
Gefäßeinsprossung *f* **in die Hornhaut** враста́ние *n* сосу́дов в рогови́цу
Gefäßein- und Austrittspforte *f* воро́та *pl* о́ргана (*место входа и выхода сосудов*)
Gefäßektasie *f* эктази́я *f* [расшире́ние *n*] сосу́дов
Gefäßelastizität *f* эласти́чность *f* сосу́дов
Gefäßentzündung *f* васкули́т *m*
Gefäßerkrankung *f* ангиопати́я *f*, заболева́ние *n* сосу́дов
Gefäßersatz *m* замеще́ние *n* сосу́да
Gefäßerweiterung *f* расшире́ние *n* сосу́да
Gefäßgabel *f*, **Gefäßgabelung** *f* разветвле́ние *n* [бифурка́ция *f*] сосу́да
Gefäßgeräusch *n* сосу́дистый шум *m*
Gefäßgeschwulst *f* **der Bindehaut** сосу́дистая о́пухоль *f* конъюнкти́вы
Gefäßhaut *f* **1.** сосу́дистая оболо́чка *f* **2.** оболо́чка *f* сосу́да
Gefäßinfusion *f* внутрисосу́дистое влива́ние *n*
Gefäßinjektion *f* **1.** внутрисосу́дистое влива́ние *n* **2.** инъе́кция *f* сосу́дов
Gefäßinnendruck *m* вну́треннее давле́ние *n* в сосу́де
Gefäßinnenhaut *f*, **Gefäßinnenschicht** *f*, **Gefäßintima** *f* и́нтима *f* [вну́тренняя оболо́чка *f*] сосу́да
Gefäßklappe *f* кла́пан *m* сосу́да
Gefäßkomponente *f* сосу́дистый компоне́нт *m*
Gefäßkontraktion *f* сокраще́ние *n* сосу́дов
Gefäßkrampf *m* спазм *m* сосу́дов
Gefäßkranz *m* сосу́дистый круг *m*; артериа́льный круг *m*, *Circulus arteriosus*
Gefäßkrise *f* сосу́дистый криз *m*
~, **hypertonische** гипертони́ческий сосу́дистый криз *m*
Gefäßlichtung *f*, **Gefäßlumen** *n* просве́т *m* сосу́да
Gefäßlumenquerschnitt *m* диа́метр *m* просве́та сосу́да
Gefäßmal *n* капилля́рная гемангио́ма *f* ко́жи, «ви́нное пятно́» *n*
Gefäßmittel *n* сре́дство *n*, повыша́ющее то́нус сосу́да, сосу́дистое сре́дство *n*
Gefäßnaht *f* сосу́дистый шов *m*
Gefäßnahttechnik *f* те́хника *f* сосу́дистого шва; ме́тод *m* сшива́ния сосу́да
Gefäßnekrose *f* некро́з *m* сосу́да
Gefäßnerv *m* нерв *m* сосу́да, нерв *m*, иннерви́рующий сосу́д
Gefäßnervenbündel *n* сосу́дисто-не́рвный пучо́к *m*
Gefäßnetz *n* сосу́дистая сеть *f*
Gefäßneubildung *f* **der Netzhaut** неоваскуляриза́ция *f* сетча́тки
Gefäßneurose *f* сосу́дистая дистони́я *f*
Gefäßobliteration *f* облитера́ция *f* сосу́да
Gefäßoperation *f* опера́ция *f* на сосу́дах
Gefäßpermeabilität *f* проница́емость *f* сосу́дов
Gefäßpfropf *m* **1.** эмбо́л *m* **2.** тромб *m*
Gefäßplastik *f* пласти́ческая опера́ция *f* на сосу́дах, пла́стика *f* сосу́дов
Gefäßquerschnitt *m* попере́чник *m* сосу́да
Gefäßquetschung *f* ангиотрипси́я *f*
Gefäßreaktivität *f* реакти́вность *f* сосу́дов
Gefäßreflex *m* вазомото́рный рефле́кс *m*
Gefäßregeneration *f* регенера́ция *f* сосу́дов
gefäßreich бога́тый сосу́дами
Gefäßriß *m*, **Gefäßruptur** *f* разры́в *m* сосу́да
Gefäßschädigung *f* поврежде́ние *n* сосу́да
Gefäßschatten *m pl* **in der Cornea** сосу́дистые те́ни *f pl* рогови́цы
Gefäßschattenfigur *f* тень *f* сосу́дов глазно́го дна (*энтоптический феномен*)
Gefäßscheide *f* нару́жная оболо́чка *f* [адвенти́ция *f*] сосу́да
Gefäßskotom *n* ангиоското́ма *f*
Gefäßspasmolytikum *n* сре́дство *n* про́тив спа́зма сосу́дов
Gefäßspasmus *m* спазм *m* сосу́дов
Gefäßspinne *f* сосу́дистая звёздочка *f*
Gefäßstamm *m* ствол *m* сосу́да
~ **der Aderhaut, großer** ствол *m* кру́пных сосу́дов хориоиде́и
Gefäßstein *m* ангиоли́т *m*
Gefäßstrecke *f* отре́зок *m* сосу́да
Gefäßsystem *n* сосу́дистая систе́ма *f*
~ **des Auges** сосу́дистая систе́ма *f* гла́за
Gefäßton *m* сосу́дистый тон *m*
Gefäßtonus *m* сосу́дистый то́нус *m*, то́нус *m* сосу́дов
Gefäßtorsion *f* перекру́т *m* сосу́да
Gefäßtransplantat *n* трансплanта́т *m* сосу́да
Gefäßtumor *m* ангио́ма *f*

~ **der Uvea** сосу́дистая о́пухоль *f* увеа́льного тра́кта
Gefäßunterbindung *f* перевя́зка *f* сосу́да
Gefäßverbindung *f* сосу́дистый анастомо́з *m*
Gefäßverengerung *f* суже́ние *n* сосу́да
Gefäßverpflanzung *f* переса́дка *f* сосу́да
Gefäßverschluß *m*, **Gefäßverstopfung** *f* заку́порка *f* [тромбо́з *m*] сосу́да
Gefäßwand *f* сте́нка *f* сосу́да
Gefäßwandeinriß *m* надры́в *m* сте́нки сосу́да
Gefäßwandentzündung *f* васкули́т *m*, воспале́ние *n* сте́нки сосу́да
Gefäßwandzerreißung *f* разры́в *m* сте́нки сосу́да
Gefäßzentrum *n* сосудодви́гательный центр *m*
Gefäßzerreißlichkeit *f* ло́мкость *f* сосу́дов
Gefäßzerreißung *f* разры́в *m* сосу́да
Gefäßzugang *m* до́ступ *m* к сосу́ду
Gefäßzusammenziehung *f* сокраще́ние *n* сосу́да
Geflecht *n* сплете́ние *n*
geflechtartig плексифо́рмный
Geflügelpest *f* пти́чья чума́ *f*, ньюка́стльская боле́знь *f*
Geflügelpockenvirus *n* ви́рус *m* пти́чьей о́спы
geformt офо́рмленный
Gefräßigkeit *f* обжо́рство *n*
Gefrierapparat *m* замора́живающий аппара́т *m*
Gefrieren *n* замора́живание *n*
Gefrierimpfstoff *m* заморо́женная вакци́на *f*
Gefrierplasma *n* заморо́женная пла́зма *f*
Gefrierschnitt *m* заморо́женный срез *m*
Gefriertrocknung *f* лиофи́льная су́шка *f*
Gefühl *n* эмо́ция *f*; чу́вство *n*
~ **der Gefühllosigkeit** боле́зненное безразли́чие *n*
~ **der Gefühllosigkeit, quälendes** боле́зненная психи́ческая анестези́я *f*, ско́рбное психи́ческое бесчу́вствие *n*
Gefühllosmachung *f* анестези́я *f*
Gefühlloswerden *n* поте́ря *f* чувстви́тельности
Gefühlserregbarkeit *f*, **mangelnde** апа́тия *f*
Gefühlssinn *m* осяза́ние *n*
Gefühlsstörung *f* расстро́йство *n* чувстви́тельности
Gefühlsverarmung *f* аффекти́вная ту́пость *f*; эмоциона́льное опустоше́ние *n*
Gefühlsverkehrung *f* извраще́ние *n* чувстви́тельности
Gefühlsverlust *m* поте́ря *f* чувстви́тельности
Gegenanzeige *f* противопоказа́ние *n*
Gegenextension *f* противовытяже́ние *n*
Gegenfarbe *f* дополни́тельный цвет *m*
Gegengewicht *n* противове́с *m*
Gegengift *n* антидо́т *m*, противоя́дие *n*
Gegenindikation *f* противопоказа́ние *n*
Gegeninzision *f* контрапертýра *f*
Gegenmittel *n* противоде́йствующее сре́дство *n*
Gegenöffnung *f* контрапертýра *f*
Gegenohr *n* противополо́жное у́хо *n*
Gegenregulation *f* противополо́жно напра́вленный регуля́торный механи́зм *m*
Gegenstrom *m* противото́к *m*
Gegenwirkung *f* противоде́йствие *n*
Gegenzug *m* противонапряже́ние *n* (*при вытяжении*)
Gehbadübung *f* гидрогимна́стика *f* с опо́рой на но́ги
Gehbarren *m* «ходунки́» *pl*, устро́йство *n* для обуче́ния ходьбе́ (*напр. после паралича*)
Gehege *n* **der Zähne** зубно́й ряд *m*
Geheimhaltungspflicht *f* обя́занность *f* хране́ния та́йны (*врачебной*)
Geheimmittel *n* засекре́ченное (*напр. фирмой-изготовительницей*) сре́дство *n*
Gehen *n*, **zügiges** лече́бная ходьба́ *f* в бы́стром те́мпе
Gehfähigkeit *f* спосо́бность *f* ходи́ть
Gehirn *n* головно́й мозг *m* (*s. a.* **Hirn**)
Gehirnabszeß *m* абсце́сс *m* головно́го мо́зга
Gehirnanhang *m* гипо́физ *m*, мозгово́й прида́ток *m*
Gehirnarterie *f* мозгова́я арте́рия *f*
Gehirnarterienverschluß *m* заку́порка *f* [окклю́зия *f*] мозгово́й арте́рии
Gehirnbasis *f* основа́ние *n* головно́го мо́зга
Gehirnblasenwurm *m* эхиноко́кк *m* головно́го мо́зга
Gehirnblutung *f* кровоизлия́ние *n* в головно́й мозг
Gehirnbruch *m* менингоце́ле *n*, мозгова́я гры́жа *f*
Gehirndruck *m* внутричерепно́е давле́ние *n*
Gehirndrucksteigerung *f* повыше́ние *n* внутричерепно́го давле́ния
Gehirnembolie *f* эмболи́я *f* сосу́дов головно́го мо́зга
Gehirnentzündung *f* энцефали́т *m*
~, **epidemische** эпидеми́ческий энцефали́т *m*
~, **influenzische** гриппо́зный энцефали́т *m*
~, **übertragbare** инфекцио́нный [контагио́зный] энцефали́т *m*
Gehirnerschütterung *f* сотрясе́ние *n* головно́го мо́зга
Gehirnerweichung *f* энцефаломаля́ция *f*, размягче́ние *n* головно́го мо́зга
~, **einfache** *s.* **Gehirnerweichung, ischämische**
~, **fortschreitende** прогресси́рующая энцефаломаля́ция *f*, прогресси́рующее размягче́ние *n* головно́го мо́зга
~, **ischämische [molkige]** ишеми́ческое [бе́лое, се́рое] размягче́ние *n* головно́го мо́зга
~, **rote** кра́сное размягче́ние *n* головно́го мо́зга
~, **weiße** *s.* **Gehirnerweichung, ischämische**
Gehirnfinne *f* цистице́рк *m* головно́го мо́зга
Gehirngeschwulst *f* о́пухоль *f* головно́го мо́зга
Gehirnhaut *f* мозгова́я оболо́чка *f*
Gehirnhautbruch *m* менингоце́ле *n*, мозгова́я гры́жа *f*
Gehirnhautentzündung *f* воспале́ние *n* мозгово́й оболо́чки
Gehirnhauttuberkulose *f* туберкулёзный менинги́т *m*
Gehirnhautwasserbruch *m* гидроменингоце́ле *n*
Gehirnherd *m* оча́г *m* в мозгу́
Gehirnhyperämie *f* гиперемия *f* головно́го мо́зга
Gehirnkompression *f* сдавле́ние *n* головно́го мо́зга
Gehirnkontusion *f* конту́зия *f* головно́го мо́зга

Gehirnkrampf *m* су́дороги *f pl* центра́льного [мозгово́го] происхожде́ния
Gehirnkreislauf *m* мозгово́е кровообраще́ние *n*
Gehirnlähmung *f* центра́льный парали́ч *m*
Gehirnmetastase *f* метаста́зы *m pl* в головно́й мозг
Gehirnnerv *m* че́репно-мозгово́й нерв *m*
Gehirnödem *n* отёк *m* головно́го мо́зга
Gehirnprellung *f* уши́б *m* головно́го мо́зга
Gehirnpunktion *f* пу́нкция *f* головно́го мо́зга
Gehirnquetschung *f* уши́б *m* головно́го мо́зга
Gehirnreizung *f* менинги́зм *m*
Gehirnrinde *f* кора́ *f* [ко́рковое вещество́ *n*] головно́го мо́зга
Gehirnsand *m* мозгово́й песо́к *m*
Gehirnschädel *m* мозгово́й че́реп *m*
Gehirnschenkel *m* но́жка *f* головно́го мо́зга
Gehirnschlag *m* геморраги́ческий инсу́льт *m*, апоплекси́я *f* мо́зга
Gehirnschnitt *m* разре́з *m* головно́го мо́зга
Gehirnschwund *m* атрофи́я *f* головно́го мо́зга
Gehirnsichel *f* серпови́дный отро́сток *m* твёрдой мозгово́й оболо́чки
Gehirnsinus *m* си́нус *m* твёрдой мозгово́й оболо́чки
Gehirnsklerose *f* склеро́з *m* сосу́дов головно́го мо́зга
Gehirnstamm *m* ствол *m* мо́зга
Gehirnstiel *m* но́жка *f* головно́го мо́зга
Gehirnsubstanz *f* вещество́ *n* головно́го мо́зга
Gehirnsyphilis *f* си́филис *m* головно́го мо́зга
Gehirntuberkulose *f* туберкулёз *m* головно́го мо́зга
Gehirntumor *m* о́пухоль *f* головно́го мо́зга
Gehirnventrikel *m* желу́дочек *m* головно́го мо́зга
Gehirnverletzung *f* поврежде́ние *n* головно́го мо́зга
Gehirnwasserbruch *m* гидроэнцефалоце́ле *n*
Gehirnwassersucht *f* водя́нка *f* головно́го мо́зга
Gehirnwindung *f* изви́лина *f* головно́го мо́зга, мозгова́я изви́лина *f*
Gehirnzentrum *n* мозгово́й центр *m*
Gehirnzyste *f* киста́ *f* головно́го мо́зга
Gehör *n* слух *m*
~, **räumliches** простра́нственный слух *m*
~, **schwankendes** флюктуи́рующий слух *m*
Gehörabnahme *f* ухудше́ние *n* [пониже́ние *n*] слу́ха
Gehöreindruck *m* слухово́е впечатле́ние *n*
Gehörempfindung *f* слухово́е восприя́тие *n*
~, **schmerzhafte** акузалги́я *f*, боле́зненное слухово́е ощуще́ние *n*
Gehörerkrankung *f* заболева́ние *n* о́ргана слу́ха
Gehörfehler *m* дефе́кт *m* слу́ха
Gehörgang *m* слухово́й прохо́д *m*
~, **knöcherner** ко́стная часть *f* слухово́го прохо́да
Gehörgangsaplasie *f* аплази́я *f* слухово́го прохо́да
Gehörgangsatresie *f* атрези́я *f* слухово́го прохо́да
Gehörgangsblutader *f* ве́на *f* лабири́нта
Gehörgangscholesteatom *n* холестеато́ма *f* слухово́го прохо́да
Gehörgangsentzündung *f* нару́жный оти́т *m*
Gehörgangsexostose *f* экзосто́з *m* слухово́го прохо́да
Gehörgangsfremdkörper *m* иноро́дное те́ло *n* слухово́го прохо́да
Gehörgangsfurunkel *m* фуру́нкул *m* слухово́го прохо́да
Gehörgangskollaps *m* колла́пс *m* [спада́ние *n*] сте́нок слухово́го прохо́да
Gehörgangsstenose *f* суже́ние *n* [стено́з *m*] слухово́го прохо́да
~, **schlitzförmige** щелеви́дное суже́ние *n* слухово́го прохо́да
Gehörgangstamponade *f* тампона́да *f* слухово́го прохо́да
Gehörhalluzination *f* слухова́я галлюцина́ция *f*
Gehörknöchelchen *n* слухова́я ко́сточка *f*
Gehörknöchelchenkette *f* цепь *f* слуховы́х ко́сточек
Gehörknöchelchenluxation *f* вы́вих *m* слуховы́х ко́сточек
Gehörknöchelchenschwingung *f* колеба́ние *n* слуховы́х ко́сточек
Gehörmessung *f* иссле́дование *n* слу́ха
Gehörnerv *m* слухово́й нерв *m*
Gehörorgan *n* ко́ртиев о́рган *m*
Gehörprobe *f* тест *m* для иссле́дования слу́ха
Gehörprüfung *f* иссле́дование *n* слу́ха
Gehörschärfe *f* острота́ *f* слу́ха
Gehörschutz *m* защи́та *f* о́рганов слу́ха
Gehörschutzmittel *n* антифо́н *m*, противошу́м *m*
Gehörsinn *m* слух *m*
Gehörsteine *m pl* отоли́ты *m pl*, статоли́ты *m pl*, статоко́нии *f pl*
Gehörtrichter *m* слухово́й рожо́к *m*
Gehörverbesserung *f* улучше́ние *n* слу́ха
Gehörverlust *m* поте́ря *f* слу́ха
Gehörverschlechterung *f* ухудше́ние *n* слу́ха
Gehprobe *f* про́ба *f* с хожде́нием
Gehschwäche *f* ощуще́ние *n* сла́бости в нога́х при ходьбе́
Gehstörung *f* наруше́ние *n* ходьбы́
Gehstrecken-Test *m* дистанцио́нный тест *m* (*напр. при перемежающейся хромоте*)
Gehwagen *m* педа́льная коля́ска *f*
Geifer *m* слюна́ *f*; пе́на *f*
Geißel *f* жгу́тик *m*
Geißel-Antigen *n* жгу́тиковый антиге́н *m*, Н-антиге́н *m*
Geißel-Färbung *f* окра́ска *f*, выявля́ющая жгу́тики микрооргани́змов
Geist *m* **1.** ум *m* **2.** дух *m*, душа́ *f*
Geisteserstarrung *f* сту́пор *m*, оцепене́ние *n*
Geisteskranke *m* психи́ческий больно́й *m*, душевнобольно́й *m*
Geisteskrankenasyl *n* психиатри́ческая больни́ца *f* (*для хроников*)
Geisteskrankheit *f* психо́з *m*; помеша́тельство *n*, психи́ческая боле́знь *f*
Geisteskrankheitenkunde *f* психиатри́я *f*
Geisteswissenschaft *f* психоло́гия *f*
Geknister *n* крепита́ция *f*

Gekröse *n* брыже́йка *f*
Gekrösearterie *f* брыже́ечная арте́рия *f*, *Arteria mesenterica*
Gekröseblutader *f* брыже́ечная ве́на *f*
Gekrösebruch *m* брыже́ечная гры́жа *f*
Gekröseschlagader *f s.* **Gekrösearterie**
Gekröseschwindsucht *f* туберкулёз *m* мезентериа́льных узло́в
gekrümmt изо́гнутый, искривлённый
gelähmt парализо́ванный
gelapptkernig с до́льчатым ядро́м
Gelastoide *n pl* геласто́иды *m pl*, лека́рственные фо́рмы *f pl* с желати́ной
Gelatine *f* желати́на *f*
Gelatineeinbettung *f* зали́вка *f* в желати́ну
Gelatinekapsel *f* желати́новая ка́псула *f*
Gelatinenährboden *m* пита́тельная среда́ *f* с желати́ной
Gelatinoid *n* желатинопо́до́бное [колло́идное] вещество́ *n*
Gelbblindheit *f* аксантопси́я *f*, слепота́ *f* на жёлтый цвет
Gelbeutel *m pl* дози́рованные паке́ты *m pl* крио- *или* термоге́ля
Gelbfieber *n* жёлтая лихора́дка *f*, амари́лльный тиф *m*
Gelbfieberlebendvakzine *f* жива́я вакци́на *f* про́тив жёлтой лихора́дки
Gelbfiebervakzine *f* вакци́на *f* про́тив жёлтой лихора́дки
Gelbfiebervirus *n* ви́рус *m* жёлтой лихора́дки, *Virus icteroides*
Gelbknoten *m* ксанто́ма *f*
Gelbkörper *m* жёлтое те́ло *n*, *Corpus luteum*
Gelbkörperauszug *m* экстра́кт *m* жёлтого те́ла
Gelbkörperhormon *n* прогестеро́н *m*, гормо́н *m* жёлтого те́ла
Gelbkörperphase *f* лютеи́новая фа́за *f*
Gelbkörperreifungshormon *n* лютеинизи́рующий гормо́н *m*
Gelbnägel *m pl* жёлтые но́гти *m pl*
Gelbsucht *f* желту́ха *f*
~, **angeborene nichthämolytische** врождённая негемолити́ческая желту́ха *f*
~, **cholestatische** холестати́ческая [ретенцио́нная] желту́ха *f*
~, **epidemische** эпидеми́ческая желту́ха *f*, ви́русный гепати́т *m*
~, **extrahepatische** внепечёночная желту́ха *f*
~, **grünlich-gelbe** зелёно-жёлтая [биливерди́новая] желту́ха *f*
~, **hämolytische** гемолити́ческая желту́ха *f*
~, **hepatozelluläre** гепатоцеллюля́рная [паренхимато́зная] желту́ха *f*
~, **intermittierende juvenile** перемежа́ющаяся ю́ношеская желту́ха *f*, синдро́м *m* Мейленграхта
~, **mechanische** *s.* **Gelbsucht, obstruktive**
~, **medikamentöse** лека́рственная желту́ха *f*
~, **obstruktive** обструкцио́нная [механи́ческая] желту́ха *f*
~, **orangefarbene** ора́нжево-жёлтая [руби́новая] желту́ха *f*
~, **septiko-hämorrhagische** желту́шный лептоспиро́з *m*, се́птико-геморраги́ческая желту́ха *f*, боле́знь *f* Ве́йля
~, **suprahepatische** надпечёночная желту́ха *f*
~, **zitronenfarbene** лимо́нно-жёлтая [флави́новая] желту́ха *f*
Geldrollen *f pl* «моне́тные сто́лбики» *m pl* (*эритроцитов*)
Gelegenheitswirt *m* факультати́вный хозя́ин *m*
Gelegenheitswunde *f* случа́йная ра́на *f*
Gelenk *n* суста́в *m*, сочлене́ние *n*, *Articulatio*
~, **einachsiges** одноосево́й [одноо́сный] суста́в *m*
~, **falsches** псевдоартро́з *m*, ло́жный суста́в *m*
~, **mehrachsiges** многоосево́й [многоо́сный] суста́в *m*
~, **zusammengesetztes** сло́жный суста́в *m*
Gelenkaufklappung *f* вскры́тие *n* суста́ва
Gelenkaufreißung *f* разры́в *m* суста́ва
Gelenkausdehnung *f* растяже́ние *n* в суста́ве
Gelenkausschälung *f* вылу́щивание *n* суста́ва
Gelenkausschwitzung *f* вы́пот *m* в по́лость суста́ва
Gelenkband *n* суставна́я свя́зка *f*
Gelenkbandzerrung *f* растяже́ние *n* суставны́х свя́зок
Gelenkbluterguß *m*, **Gelenkblutung** *f* гемартро́з *m*, кровоизлия́ние *n* в суста́в
Gelenkbruch *m* внутрисуставно́й перело́м *m*
Gelenkdeformierung *f* деформа́ция *f* суста́ва
Gelenkdeviation *f* девиа́ция *f* суста́ва
Gelenkdiskongruenz *f* наруше́ние *n* конгруэ́нтности суста́ва
Gelenkeiterung *f*, **Gelenkempyem** *n* эмпие́ма *f* [нагное́ние *n*] суста́ва
Gelenkende *n* суставно́й коне́ц *m*
Gelenkentfernung *f* резе́кция *f* суста́ва
Gelenkentzündung *f* артри́т *m*, воспале́ние *n* суста́ва
Gelenkerguß *m* вы́пот *m* в по́лость суста́ва
Gelenkerkrankung *f* заболева́ние *n* суста́вов
Gelenkeröffnung *f* артротоми́я *f*
Gelenkfläche *f* суставна́я пове́рхность *f*
Gelenkflächenkongruenz *f* конгруэ́нтность *f* суставны́х пове́рхностей
Gelenkflüssigkeit *f* синовиа́льная жи́дкость *f*
Gelenkform *f* тип *m* суста́ва
Gelenkfortsatz *m* суставно́й отро́сток *m*
Gelenkfraktur *f* внутрисуставно́й перело́м *m*
Gelenkfungus *m* грибови́дное разраста́ние *n* синовиа́льной оболо́чки
Gelenkgicht *f* подагри́ческий артри́т *m*, *arthritis urica*
Gelenkgrube *f* суставна́я я́мка *f*
Gelenkhöhle *f* по́лость *f* суста́ва
Gelenkhydrops *m*, **intermittierender** перемежа́ющаяся водя́нка *f* суста́ва
gelenkig суставно́й
Gelenkinnenhaut *f* синовиа́льная оболо́чка *f*
Gelenkkapsel *f* суставна́я су́мка *f*
Gelenkkapselentzündung *f* воспале́ние *n* суставно́й су́мки
Gelenkknorpel *m* суставно́й хрящ *m*
Gelenkknorren *m* суставно́й мы́щелок *m*
Gelenkkontraktur *f* контракту́ра *f* суста́ва
Gelenkkörper *m*, **freier** «суставна́я мышь» *f*

Gelenkkunde *f* артрологи́я *f*
Gelenkluxation *f* вы́вих *m* суста́ва
Gelenkmembran *f* синовиа́льная оболо́чка *f*
Gelenkmobilisation *f* артро́лиз *m*, мобилиза́ция *f* суста́ва
Gelenkneubildung *f* неоартро́з *m*
Gelenkoberfläche *f* суставна́я пове́рхность *f*
Gelenkpanaritium *n* суставно́й панари́ций *m*
Gelenkpfanne *f* суставна́я впа́дина *f*
Gelenkplastik *f* артропла́стика *f*
Gelenkpunktion *f* пу́нкция *f* суста́ва
Gelenkresektion *f* резе́кция *f* суста́ва
Gelenkrheumatismus *m* артри́т *m*, суставно́й ревмати́зм *m*
Gelenkscheibe *f* суставно́й мени́ск *m*, суставно́й диск *m*, *Discus articularis*
Gelenkschmerz *m* боль *f* в суста́ве
Gelenkschmiere *f* синовиа́льная жи́дкость *f*
Gelenkspalt *m* суставна́я щель *f*
Gelenkspiegelung *f* артроскопи́я *f*
Gelenkspülung *f* промыва́ние *n* по́лости суста́ва
Gelenkstarre *f*, **Gelenksteifheit** *f* тугоподви́жность *f* суста́ва; анкило́з *m*
Gelenktuberkulose *f* туберкулёз *m* суста́ва
Gelenkverrenkung *f* вы́вих *m* суста́ва
Gelenkversteifung *f* тугоподви́жность *f* суста́ва
Gelenkwassersucht *f* водя́нка *f* суста́ва
Gelfiltration *f* гель-фильтра́ция *f*
Gelineau-Krankheit *f* боле́знь *f* Желино́, нарколепси́я *f*
Gel-Kontaktschale *f* мя́гкая конта́ктная ли́нза *f*
gelocht перфори́рованный
Gelose *f* **1.** миогело́з *m* (*узловатое уплотнение мышечной ткани*) **2.** гело́за *f*
Gelpräzipitation *f* преципита́ция *f* в ге́ле
Gelzustand *m* гелеобра́зное состоя́ние *n*
Gemeindeschwester *f* участко́вая сестра́ *f*
Gemeinfinnen *f pl* вульга́рные [обыкнове́нные] угри́ *m pl*
Gemeinschaftsinhalation *f* группова́я ингаля́ция *f*
Gemelli *m pl*, **Gemini** *m pl* близнецы́ *m pl*
Geminischwangerschaft *f* многопло́дная бере́менность *f*
Gemüsekost *f* овощна́я дие́та *f*
Gemütsbewegung *f* эмо́ция *f*, душе́вный поры́в *m*
Gen *n* ген *m*
~, abhängiges зави́симый ген *m*
~, ambivalentes амбивале́нтный ген *m*
~, amorphes амо́рфный ген *m*
~, antezedentes антецеде́нтный ген *m*
~, äquilokales эквилока́льный ген *m*
~, autosom(al)es аутосо́мный ген *m*
~, diandrisches диандри́ческий ген *m*
~, dominantes домина́нтный ген *m*
~, geschlechtsbegrenztes ген *m*, ограни́ченный по́лом
~, geschlechtsgebundenes ген *m*, сце́пленный с по́лом
~, geschlechtskontrolliertes ген *m*, контроли́руемый по́лом
~, hemizygotes гемизиго́тный ген *m*
~, holandrisches голандри́ческий ген *m*
~, inkonstantes непостоя́нный ген *m*
~, interspezifisches межвидово́й ген *m*
~, komplexes ко́мплексный ген *m*
~, labiles лаби́льный ген *m*
~, multiples мно́жественный [полиме́рный] ген *m*
~, pleiotropes плейотро́пный ген *m*
~, polyphänes полифе́нный ген *m*
~, polyurgisches полиурги́ческий ген *m*
~, selbständiges незави́симый ген *m*
~, steuerndes контроли́рующий ген *m*
~, stummes молча́щий ген *m*
~, unselbständiges зави́симый ген *m*
Genduplikation *f* удвое́ние *n* [дуплика́ция *f*] ге́нов
Gene *n pl*, **isomorphe** изомо́рфные ге́ны *m pl*
Genealogie *f* генеало́гия *f*
Genekompatibilität *f* генети́ческая совмести́мость *f*
Genendrift *f* дрейф *m* ге́нов
Geneninkompatibilität *f* генети́ческая несовмести́мость *f*
general exfoliative epidermic disease *engl.* эксфолиати́вный дермати́т *m*
Generalisierung *f* генерализа́ция *f*
Generallamelle *f* основна́я пласти́нка *f*
Generationsalter *n* репродукти́вный во́зраст *m*
Generationsperiode *f* репродукти́вный пери́од *m*
Generativfunktion *f* генерати́вная [репродукти́вная] фу́нкция *f*
Genese *f* гене́з *m*, происхожде́ние *n*
~, unfaßbare невы́ясненный патогене́з *m*
Genesende *m* выздора́вливающий *m*
Genesendenheim *n* санато́рий *m* для выздора́вливающих
Genesendenlazarett *n* го́спиталь *m* для выздора́вливающих
Genesendenpflege *f* доле́чивание *n* выздора́вливающих; ухо́д *m* за выздора́вливающими
Genesung *f* выздоровле́ние *n*
Genesungsaussicht *f* благоприя́тный прогно́з *m*, прогно́з *m* выздоровле́ния
Genesungskur *f* санато́рное лече́ние *n* выздора́вливающих; восстанови́тельное лече́ние *n*
Genesungsurlaub *m* о́тпуск *m* для доле́чивания
Genesungsvorsage *f* прогно́з *m* в отноше́нии выздоровле́ния
Genetik *f* гене́тика *f*
~, medizinische медици́нская гене́тика *f*, гене́тика *f* челове́ка
Genhäufigkeit *f* частота́ *f* ге́на
Genick *n* заты́лок *m*
Genickbruch *m* перело́м *m* ше́йного отде́ла позвоно́чника
Genickkrampf *m* су́дорога *f* заты́лочных мышц
Genickschmerz *m* боль *f* в заты́лке
Genickstarre *f* риги́дность *f* заты́лка
Genickstich *m* стреля́ющая боль *f* в заты́лке
Genitalentzündung *f* воспали́тельное заболева́ние *n* половы́х о́рганов
Genitalien *n pl* половы́е о́рганы *m pl*
Genitalprolaps *m* выпаде́ние *n* половы́х о́рганов (*напр. матки*)
Genitalpruritus *m* зуд *m* половы́х о́рганов

Genitaltuberkulose *f* туберкулёз *m* половы́х о́рганов
Genitalzyklus *m* полово́й цикл *m*
Genkartierung *f* карти́рование *n* ге́нов
Genkomplex *m* ко́мплекс *m* ге́нов, ге́нный ко́мплекс *m*
Genlokalisation *f* локализа́ция *f* ге́на (*в хромосоме*)
Genmanifestation *f* проявле́ние *n* ге́на
Genokopie *f* геноко́пия *f*
Genom *n* гено́м *m*
Genort *m* ло́кус *m*
Genotyp *m* геноти́п *m*
Genpaar *n* па́ра *f* ге́нов
gen-pool *engl.* генофо́нд *m*
Gentechnik *f*, **Gentechnologie** *f* ге́нная инжене́рия *f*
Genu *n* коле́но *n*
~ **recurvatum** коле́нный суста́в *m*, спосо́бный к переразгиба́нию
~ **valgum** X-обра́зные но́ги *f pl*
~ **varum** O-обра́зные но́ги *f pl*
genuin гену́нный, идиопати́ческий, эссенциа́льный
Genußtauglichkeit *f* приго́дность (*пищевых продуктов*) для потребле́ния
Genußwert *m* вкусовы́е ка́чества *n pl*
Genwechselwirkung *f* взаимоде́йствие *n* ге́нов
Genwirkung *f* де́йствие *n* [влия́ние *n*] ге́на
Geotrichose *f* геотрихо́з *m*
~ **der Haut** геотрихо́з *m* ко́жи
~ **der Mundschleimhaut** геотрихо́з *m* сли́зистой по́лости рта
gepuffert бу́ферный
gepulst и́мпульсный
gequetscht сда́вленный; ущемлённый; разда́вленный, размозжённый
Geradhalter *m* ортопеди́ческий корсе́т *m*
Geradlage *f* прямо́е [продо́льное] положе́ние *n* (*плода*)
Geradstand *m* прямо́е стоя́ние *n* (*головки плода*)
~, **hoher** высо́кое прямо́е стоя́ние *n*
~, **tiefer** ни́зкое прямо́е стоя́ние *n*
Gerät *n* аппара́т *m*; прибо́р *m*
~ **für assistierte Beatmung** аппара́т *m* вспомога́тельной иску́сственной вентиля́ции лёгких
~ **«künstliche Niere»** аппара́т *m* «иску́сственная по́чка»
~ **«schwankendes Bett»** аппара́т *m* «кача́ющаяся крова́ть»
~, **stomatologisches** стоматологи́ческий аппара́т *m*
~, **zahntechnisches** зубопроте́зный аппара́т *m*
Gerätsicherheit *f* надёжность *f* [безопа́сность *f*] прибо́ра
Geräusch *n* шум *m*
~, **abnehmendes** убыва́ющий шум *m*
~, **akzidentelles** случа́йный шум *m*
~, **blasendes** ду́ющий шум *m*
~, **breitbandiges** широкополо́сный шум *m*
~, **diastolisches** диастоли́ческий шум *m*
~ **des fallenden Tropfens** шум *m* па́дающей ка́пли
~, **frühsystolisches** ра́нний систоли́ческий шум *m*
~, **funktionelles** функциона́льный шум *m*
~ **des gesprungenen Topfes** звук *m* тре́снувшего горшка́
~, **gurrendes** урча́ние *n* (*кишечное*)
~, **holosystolisches** голосистоли́ческий шум *m*
~, **inspiratorisches** дыха́тельный шум *m* на вдо́хе
~, **kontinuierliches** продолжи́тельный шум *m*
~, **pandiastolisches** пандиастоли́ческий шум *m*
~, **parakardiales** паракардиа́льный шум *m*
~, **präsystolisches** пресистоли́ческий шум *m*
~, **protodiastolisches** протодиастоли́ческий шум *m*
~, **rhomboidales** ромбови́дный шум *m*
~, **schmalbandiges** узкополо́сный шум *m*
~, **spätsystolisches** по́здний систоли́ческий шум *m*
~, **spindelförmiges** веретенообра́зный шум *m*
~, **summendes** жужжа́щий шум *m*
~, **systolisches** систоли́ческий шум *m*
~, **verdeckendes** маскиру́ющий шум *m*
~, **weißes** бе́лый шум *m*
~, **zunehmendes** нараста́ющий шум *m*
Geräuschaudiogramm *n* шумова́я аудиогра́мма *f*
Geräuschaudiometrie *f* шумова́я аудиометри́я *f*
Geräuschbelastung *f* шумова́я нагру́зка *f*
Geräuschüberleitung *f* проведе́ние *n* [иррадиа́ция *f*] шу́ма (*сердца*)
Gerbstoff *m* луби́льное веществo *n*
Gereiztheit *f* раздражи́тельность *f*
Geriater *m* врач-гериа́тр *m*
Geriatricum *n* гериатри́ческое сре́дство *n*
Geriatrie *f* гериатри́я *f*
Gerichtsarzt *m* суде́бно-медици́нский экспе́рт *m*
Gerichtsmedizin *f* суде́бная медици́на *f*
Gerinnbarkeit *f* свёртываемость *f*
Gerinnsel *n* сгу́сток *m*, свёрток *m*
Gerinnselretraktion *f* ретра́кция *f* тро́мба
Gerinnselzelle *f* тромбоци́т *m*, кровяна́я пласти́нка *f*
gerinnt жело́бчатый
Gerinnung *f* свёртывание (*напр. крови*)
~, **disseminierte intravasale** распространённое внутрисосу́дистое свёртывание *n*
~, **extravasale** внесосу́дистое свёртывание *n*
~, **intravasale** внутрисосу́дистое свёртывание *n*
Gerinnungsablaufkurve *f* тромбоэластогра́мма *f*
Gerinnungsenzym *n* энзи́м *m* свёртывания, энзи́м *m*, принима́ющий уча́стие в свёртывании
Gerinnungsfaktor *m* фа́ктор *m* свёртывания
Gerinnungsfaktorenmangel *m* недоста́точность *f* фа́кторов свёртывания
Gerinnungshemmung *f* антикоагуля́нтный эффе́кт *m*, торможе́ние *n* [угнете́ние *n*] свёртывания
Gerinnungsmeßgerät *n* коагуло́метр *m*, прибо́р *m* для определе́ния свёртываемости кро́ви
Gerinnungsneigung *f* скло́нность *f* к тромбообразова́нию
Gerinnungsnekrose *f* коагуляцио́нный некро́з *m*

Gerinnungsphase *f* фáза *f* свёртывания
Gerinnungsprodukt *n* продýкт *m* свёртывания
Gerinnungsthrombus *m* тромб *m*, образýющийся при нарушéнии кровотóка
Gerinnungsvorphase *f* предстáдия *f* свёртывания
Gerinnungszeit *f* врéмя *n* свёртывания
Gerinnungszeitmesser *m s.* **Gerinnungsmeßgerät**
germinativ герминати́вный, зарóдышевый
Germinoblastom *n* центроблáстная лимфóма *f*
Geroderma *n* стáрческая кóжа *f*
Gerodiätetik *f* геродиетéтика *f*, диетéтика *f* лиц престарéлого вóзраста
Gerodontie *f*, **Gerodontologie** *f* геродонти́я *f*
Gerohygiene *f* герогигиéна *f*
Gerontologe *m* врач-геронтóлог *m*
Gerontologie *f* геронтолóгия *f*
Geroprophylaxe *f* профилáктика *f* старéния
gerötet покраснéвший, гиперемированный
Gerstenkorn *n Ophth.* ячмéнь *m*
Gerstenkrätze *f* ячмéнная чесóтка *f*
Gerstmann-Syndrom *n* синдрóм *m* Гéрстманна, синдрóм *m* угловóй изви́лины
Gersuny-Naht *f* шов *m* Гершýни (*кисетный шов при пластике влагалища*)
Geruch *m* зáпах *m*
Geruchsapparat *m* обоня́тельный аппарáт *m*, óрган *m* обоня́ния
Geruchsbelästigung *f* воздéйствие *n* неблагоприя́тного зáпаха
Geruchsdiagnostik *f* диагнóстика *f* по зáпаху
Geruchsempfindung *f* обоня́тельное ощущéние *n*, обоня́тельное восприя́тие *n*
Geruchshalluzination *f* обоня́тельная галлюцинáция *f*
Geruchsillusion *f* обоня́тельная иллю́зия *f*
Geruchsnerv *m* обоня́тельный нерв *m*
Geruchsorgan *n* óрган *m* обоня́ния
Geruchsprobe *f* обоня́тельный тест *m*
Geruchsreiz *m* обоня́тельное раздражéние *n*
Geruchs-Rezeptor *m* обоня́тельный рецéптор *m*
Geruchsschwelle *f* порóг *m* зáпаха
Geruchssinn *m* обоня́ние *n*
Geruchsstörung *f* нарушéние *n* обоня́ния
Geruchsverlust *m* аносми́я *f*, потéря *f* обоня́ния
Geruchsvermögen *n* обоня́ние *n*
Geruchswerkzeug *n* óрган *m* обоня́ния
gerunzelt морщи́нистый
Gerüsteiweiß *n* альбуминóид *m*, склеропротеи́н *m*
Gerüstsubstanz *f* основнóе веществó *n*
Gesamtastigmatismus *m* óбщий астигмати́зм *m*
Gesamtaussehen *n* óбщий вид *m* (*больного*)
Gesamtazidität *f* óбщая кислóтность *f* (*желудочного сока*)
Gesamtbedarf *m* óбщая потрéбность *f* (*напр. больницы*)
Gesamtbefinden *n* óбщее состоя́ние *n*
Gesamtblutmenge *f* óбщая мáсса *f* крóви
Gesamtblutvolumen *n* óбщий объём *m* крóви
Gesamtdosis *f* óбщая дóза *f*
Gesamteiweiß *n* óбщий белóк *m*
Gesamteiweißgehalt *m* óбщее содержáние *n* белкá (*напр. в крови*)
Gesamtergebnis *n* óбщий результáт *m*
Gesamtgeburtenzahl *f* óбщая рождáемость *f*
Gesamtgeräuschpegel *m* суммáрный ýровень *m* шýма
Gesamtintensität *f* óбщая интенси́вность *f* (*воздействия*)
Gesamtkalorienverbrauch *m* сýточные энергозатрáты *f pl*
Gesamt-Kammerkomplex *m* желýдочковый кóмплекс *m*, QRS-кóмплекс *m* (*электрокардиограммы*)
Gesamtkeimzahl *f* óбщее коли́чество *n* микрóбов
Gesamtleukozytenzahl *f* óбщее числó *n* лейкоци́тов
Gesamtnahrungsenergie *f* óбщая калори́йность *f* рациóна
Gesamtorganismus *m* весь органи́зм *m*, органи́зм *m* в цéлом
Gesamtpatientengut *n* óбщее числó *n* пациéнтов
Gesamtpegel *m* óбщий ýровень *m*
Gesamtperipherwiderstand *m* óбщее перифери́ческое сопротивлéние *n*
Gesamtreaktion *f* óбщая реáкция *f*, реáкция *f* органи́зма в цéлом
Gesamtrefraktion *f* суммáрная рефрáкция *f* (*глаза*)
Gesamtrisiko *n* суммáрный риск *m*
Gesamtrückstand *m* óбщий остáток *m*
Gesamtsterblichkeit *f* óбщая смéртность *f*
Gesamtstrahlenbelastung *f* интегрáльная [óбщая] лучевáя нагрýзка *f*
Gesamtstruktur *f*, **statistische** структýра *f* статисти́ческой совокýпности
Gesamtumsatz *m* óбщий обмéн *m* вещéств
Gesamtumschaltung *f*, **Gesamtumstellung** *f* óбщая перестрóйка *f* (*организма в ответ на физические методы лечения*)
Gesamtuntersuchung *f* óбщее исслéдование *n*
Gesamtverzehr *m*, **wöchentlicher** недéльное потреблéние *n* пищевы́х продýктов
Gesangstimme *f* пéвческий гóлос *m*
Gesäß *n*, **Gesäßbacke** *f* ягоди́ца *f*
Gesäßmuskel *m* ягоди́чная мы́шца *f*
Gesäßschlagader *f* ягоди́чная артéрия *f*, *Arteria glutaea*
Gesäßspalte *f* межъягоди́чная бороздá *f*
Geschehen *n*, **krankhaftes** патологи́ческий процéсс *m*
geschichtet слои́стый
Geschlecht *n* **1.** пол *m* **2.** род *m*, поколéние *n*
geschlechtreif половозрéлый
Geschlechtsabhängigkeit *f* зави́симость *f* от пóла
Geschlechtsanlagegen *n* ген *m* заклáдки пóла
Geschlechtsapparat *m* половóй аппарáт *m*
Geschlechtsbestimmer *m* ген-реализáтор *m* пóла
Geschlechtsbestimmung *f* определéние *n* пóла
Geschlechtschromatin *n* половóй хромати́н *m*
Geschlechtschromosom *n* половáя хромосóма *f*
Geschlechtschromosomenaberration *f* аберрáция *f* половы́х хромосóм
Geschlechtschromosomenanomalie *f* аномáлия *f*

половы́х хромосо́м
Geschlechtsdiagnose *f* установле́ние *n* по́ла
Geschlechtsdifferenziator *m* дифференциа́тор *m* по́ла
Geschlechtsdimorphismus *m* полово́й диморфи́зм *m*
Geschlechtsdisposition *f* полово́е предрасположе́ние *n* (*напр. к болезни*)
Geschlechtsdrüse *f* гона́да *f*, полова́я железа́ *f*
Geschlechtsentwicklung *f*, **verfrühte** прогене́з *m*, преждевре́менное полово́е разви́тие *n*
Geschlechtserziehung *f* полово́е воспита́ние *n*
Geschlechtsgebundenheit *f* свя́занность *f* с по́лом (*признака*)
Geschlechtshormon *n* полово́й гормо́н *m*
Geschlechtskopplung *f* сцепле́ние *n* с по́лом (*признака*)
Geschlechtskranke *m* больно́й *m* венери́ческим заболева́нием
Geschlechtskrankenfürsorge *f* диспансериза́ция *f* венери́ческих больны́х
Geschlechtskrankheit *f* венери́ческая [полова́я] боле́знь *f*
~, **sechste** шеста́я венери́ческая боле́знь *f*, урогента́льный трихомониа́з *m*
~, **vierte** четвёртая венери́ческая боле́знь *f*, па́ховая лимфогранулёма *f*
Geschlechtskrankheitenbekämpfung *f* борьба́ *f* с венери́ческими боле́знями
Geschlechtskrankheitenfluktuation *f* колеба́ние *n* у́ровня заболева́емости венери́ческими боле́знями
Geschlechtsmerkmal *n* полово́й при́знак *m*
~, **primäres** перви́чный полово́й при́знак *m*
~, **sekundäres** втори́чный полово́й при́знак *m*
Geschlechtsorgane *n pl* половы́е о́рганы *m pl*
Geschlechtsreife *f* полова́я зре́лость *f*
Geschlechtsreifung *f* полово́е созрева́ние *n*
Geschlechtsreifzeit *f* репродукти́вный во́зраст *m*
Geschlechtstrennung *f* разделе́ние *n* поло́в
Geschlechtsumwandlung *f* метаморфо́за *f* [измене́ние *n*] по́ла
Geschlechtsunterschied *m* половы́е разли́чия *n pl*
Geschlechtsverkehr *m* полово́е сноше́ние *n*
Geschlechtsverteilung *f* распределе́ние *n* по по́лу
Geschlechtszelle *f* полова́я кле́тка *f*
Geschlechtszellenreifung *f* созрева́ние *n* половы́х кле́ток
Geschlechtszyklus *m* полово́й цикл *m*
Geschmack *m* вкус *m*
Geschmacksanalyse *f* органолепти́ческий ана́лиз *m*
Geschmacksbildner *m* вкусово́е вещество́ *n*
Geschmacksempfindung *f* вкусово́е ощуще́ние *n*
Geschmackshalluzination *f* вкусова́я галлюцина́ция *f*
Geschmacksillusion *f* иллю́зия *f* вку́са
Geschmacksknospe *f* вкусова́я по́чка *f*, вкусова́я лу́ковица *f*
Geschmackskorrigens *n* вещество́ *n*, улучша́ющее вкус (*напр. лекарства*)
Geschmackslähmung *f* парали́ч *m* вку́са
Geschmacksnerv *m* вкусово́й нерв *m*
Geschmacksorgan *n* о́рган *m* вку́са
Geschmacksperversion *f* извраще́ние *n* вку́са
Geschmacksporus *m* вкусова́я по́ра *f*
Geschmacksqualität *f* вкусовы́е сво́йства *n pl*
Geschmacksrezeptor *n* вкусово́й реце́птор *m*
Geschmacksrichtung *f* парорекси́я *f*
Geschmacksschwelle *f* поро́г *m* вкусово́го восприя́тия
Geschmackssinn *m* вкусово́е ощуще́ние *n*
Geschmacksstoff *m* вкусово́е вещество́ *n*
Geschmacksstörung *f* расстро́йство *n* восприя́тия вку́са
Geschmacksunempfindlichkeit *f* отсу́тствие *n* вкусово́й чувстви́тельности
Geschmacksunterempfindlichkeit *f* гипогевзи́я *f*
Geschmacksveränderung *f* измене́ние *n* вку́са
Geschmacksverbesserer *m* вещество́ *n*, улучша́ющее вкус (*напр. лекарства*)
Geschmacksverlust *m* поте́ря *f* вку́са
Geschmackszentrum *n* центр *m* вку́са
Geschmack-Zutaten *f pl* вкусовы́е доба́вки *f pl*
geschuppt чешу́йчатый
Geschwister *pl* си́бсы *pl*
Geschwisteranalyse *f* си́бсовый ана́лиз *m*
Geschwisterkreuzung *f* скре́щивание *n* си́бсов
Geschwistern-Korrelation *f* корреля́ция *f* (при́знаков) ме́жду си́бсами
Geschwisternselektion *f* си́бсовый отбо́р *m*
Geschwulst *f* о́пухоль *f*
~, **benigne** доброка́чественная о́пухоль *f*
~ **der Bindehaut** о́пухоль *f* конъюнкти́вы
~, **bösartige** злока́чественная о́пухоль *f*
~, **breitbasige** о́пухоль *f* на широ́ком основа́нии
~, **echte** и́стинная о́пухоль *f*
~, **endophyte** эндофи́тная о́пухоль *f*
~, **epitheliale** эпителиа́льная о́пухоль *f*
~, **exophyte** экзофи́тная о́пухоль *f*
~, **gestielte** о́пухоль *f* на но́жке
~, **gutartige** доброка́чественная о́пухоль *f*
~ **der Haut** о́пухоль *f* ко́жи
~, **infiltrative** инфильтрати́вная о́пухоль *f*
~, **knochenbildende** костеобразу́ющая о́пухоль *f*
~, **knorpelbildende** хрящеобразу́ющая о́пухоль *f*
~, **maligne** злока́чественная о́пухоль *f*
~, **odontogene** одонтоге́нная о́пухоль *f*
~, **operierbare** опера́бельная о́пухоль *f*
~, **pigmentierte** пигменти́рованная о́пухоль *f*
~, **polypöse** полипо́зная о́пухоль *f*
~, **teratoide** терато́идная о́пухоль *f*
~, **übertragbare** перевива́емая о́пухоль *f*
~, **ulzeröse** изъязвлённая о́пухоль *f*
Geschwulstabbindung *f* перевя́зка *f* но́жки о́пухоли
Geschwulstabtragung *f* удале́ние *n* о́пухоли
geschwulstähnlich, geschwulstartig опухолеви́дный, опухолеподо́бный
Geschwulstausschälung *f* вылу́щивание *n* [энуклеа́ция *f*] о́пухоли
Geschwulstausschneidung *f* иссече́ние *n* о́пухоли
Geschwulstembolie *f* эмболи́я *f* о́пухолевыми кле́тками

Geschwulstexophthalmus *m* экзофтáльм *m* вслéдствие интраорбитáльной óпухоли
Geschwulstforschung *f* онкoлóгия *f*
Geschwulstkachexie *f* óпухолевая кахексúя *f*
Geschwulstkeim *m* зачáток *m* óпухоли
Geschwulstkrankheit *f*, **meldepflichtige** онкологúческое заболевáние *n*, подлежáщее обязáтельной регистрáции
Geschwulstlehre *f* онкoлóгия *f*
Geschwulstriesenzelle *f* гигáнтская óпухолевая клéтка *f*
Geschwulstthrombus *m* óпухолевый тромб *m*
Geschwulstwachstum *n* рост *m* óпухоли
~, **endophytes** эндофúтный рост *m* óпухоли
~, **exophytes** экзофúтный рост *m* óпухоли
~, **expansives** экспансúвный рост *m* óпухоли
~, **grenzloses** неограни́ченный рост *m* óпухоли
~, **infiltrierendes** инфильтрúрующий рост *m* óпухоли
Geschwulstzelle *f* óпухолевая клéтка *f*
Geschwulstzellenverband *m* кóмплекс *m* óпухолевых клéток
Geschwür *n* **1.** я́зва *f* **2.** нары́в *m*, гнойни́к *m*
~, **fortschreitendes** прогрессúрующая я́зва *f*
~, **fressendes** разъедáющая я́зва *f*
~, **kallöses** каллёзная я́зва *f*
~, **«kriechendes»** ползýчая я́зва *f* (*напр. роговицы*)
~, **parapylorisches** околоприврáтниковая [парапилорúческая] я́зва *f*
~, **penetrierendes** пенетрúрующая [проникáющая] я́зва *f*
~, **peptisches** пептúческая я́зва *f*
~, **perforatives** прободнáя я́зва *f*
~, **rundes** крýглая я́зва *f*
~, **symptomloses** бессимптóмная я́зва *f*
~, **venerisches** венерúческая я́зва *f*, мя́гкий шанкр *m*
Geschwürausschneidung *f* иссечéние *n* я́звы
Geschwürbildung *f* образовáние *n* я́звы, изъязвлéние *n*
Geschwüre *n pl*, **fressende** фагеденúзм *m*
Geschwürsabsonderung *f* отделя́емое *n* я́звы
Geschwürsdurchbruch *m* прободéние *n* [перфорáция *f*] я́звы
Geschwürsfläche *f* повéрхность *f* я́звы
Geschwürsgrund *m* дно *n* я́звы
Geschwürsheilung *f* заживлéние *n* я́звы
Geschwürsnarbe *f* рубéц *m* на мéсте я́звы
Geschwürsrand *m* край *m* я́звы
Geschwürsrückfall *m* рецидúв *m* я́звы
Gesicht I *n* лицó *n*
~, **gedunsenes** одутловáтое лицó *n*
Gesicht II *n* зрéние *n*
Gesichtsachse *f* зрúтельная ось *f*
Gesichtsapraxie *f* апраксúя *f* взóра
Gesichtsast *m* лицевáя ветвь *f* (*напр. сосуда*)
Gesichtsasymmetrie *f* асимметрúя *f* лицá
Gesichtsatrophie *f* атрофúя *f* лицá
Gesichtsausdruck *m* выражéние *n* лицá
Gesichtsbetrug *m* обмáн *m* зрéния, оптúческий обмáн *m*
Gesichtsblutader *f s.* **Gesichtsvene**
Gesichtseindruck *m* зрúтельное впечатлéние *n*
Gesichtsekzem *n* экзéма *f* лицá
Gesichtsempfindung *f* зрúтельное ощущéние *n*
Gesichtsemphysem *n* эмфизéма *f* лицá
Gesichtsentstellung *f* обезобрáживание *n* лицá
Gesichtsermüdung *f* утомлéние *n* зрéния
Gesichtserscheinung *f* оптúческое явлéние *n*, оптúческий феномéн *m*
Gesichtsfarbe *f* цвет *m* лицá
Gesichtsfeld *n* пóле *n* зрéния
~, **binokulares** бинокуля́рное пóле *n* зрéния
~, **monokulares** монокуля́рное пóле *n* зрéния
Gesichtsfeldausdehnung *f* расширéние *n* пóля зрéния
Gesichtsfeldausfall *m* скотóма *f*, очагóвый дефéкт *m* пóля зрéния
~, **sektorenförmiger** секторáльная скотóма *f*
Gesichtsfeldbeschränkung *f* ограничéние *n* пóля зрéния
Gesichtsfelddefekt *m* дефéкт *m* пóля зрéния
Gesichtsfeldeinengung *f* сужéние *n* пóля зрéния
Gesichtsfeldeinschränkung *f* ограничéние *n* пóля зрéния
Gesichtsfeldgrenze *f* границá *f* пóля зрéния
Gesichtsfeldhalbmond *m*, **temporaler** висóчное полулýние *n* пóля зрéния
Gesichtsfeldhälfte *f* половúна *f* пóля зрéния
Gesichtsfeldlücke *f* дефéкт *m* [выпадéние *n*] пóля зрéния
Gesichtsfeldmesser *m* перúметр *m*
Gesichtsfeldmessung *f* измерéние *n* пóля зрéния, периметрúя *f*
Gesichtsfeldprüfung *f*, **Gesichtsfelduntersuchung** *f* исслéдование *n* пóля зрéния
Gesichtsfeldverengerung *f* сужéние *n* пóля зрéния
Gesichtsfurunkel *m* фурýнкул *m* лицá
Gesichtsgranulom *n* гранулёма *f* лицá
Gesichtshalbseitenkrampf *m* лицевóй гемиспáзм *m*
Gesichtshaut *f* кóжа *f* лицá
Gesichtshemiatrophie *f* гемиатрофúя *f* лицá
Gesichtshemihypertrophie *f* гемигипертрофúя *f* лицá
Gesichtshöhe *f* высотá *f* лицá
Gesichtskarbunkel *m* карбýнкул *m* лицá
Gesichtsknochen *m pl* кóсти *f pl* лицевóго чéрепа
Gesichtskolobom *n* колобóма *f* лицá
Gesichtskrampf *m* сýдорога *f* мышц лицá
~, **mastikatorischer** сýдорога *f* жевáтельных мышц лицá
~, **mimischer** сýдорога *f* мимúческих мышц лицá
Gesichtslage *f* лицевóе предлежáние *n* (*плода*)
Gesichtslähmung *f* паралúч *m* взóра
Gesichtslinie *f* зрúтельная ось *f*, зрúтельная лúния *f*
gesichtslos слепóй
Gesichtsmaske *f* мáска *f* (*напр. наркозного аппарата*)
Gesichtsmassage *f* массáж *m* лицá
Gesichtsmastikalaturkrampf *m* сýдорога *f* жевáтельных мышц лицá

Gesichtsmimikkrampf *m* су́дорога *f* мими́ческих мышц лица́
Gesichtsmißbildung *f* поро́к *m* разви́тия лица́
Gesichtsmuskelkrampf *m s.* **Gesichtskrampf**
Gesichtsmuskellähmung *f* парали́ч *m* мышц лица́
Gesichtsmuskeln *m pl* мы́шцы *f pl* лица́
Gesichtsnervenlähmung *f* парали́ч *m* лицево́го не́рва
Gesichtsnervenschmerz *m*, **Gesichtsneuralgie** *f* невралги́я *f* тройни́чного не́рва
Gesichtsödem *n* отёк *m* лица́
Gesichtsoperation *f* опера́ция *f* на лице́
Gesichtsplastik *f* пла́стика *f* лица́
Gesichtsprüfung *f* иссле́дование *n* зре́ния
Gesichtsrose *f*, **Gesichtsrotlauf** *m* ро́жа *f* лица́
Gesichtsschädel *m* лицево́й че́реп *m*
Gesichts-Schädelbeziehung *f* че́репно-лицево́е соотноше́ние *n*
Gesichtsschädelfraktur *f* перело́м *m* лицево́го че́репа
Gesichtsschlagader *f* лицева́я арте́рия *f*, *Arteria facialis*
~, **quere** попере́чная арте́рия *f* лица́, *Arteria transversa faciei*
Gesichtsschwäche *f* сла́бость *f* зре́ния
Gesichtssinn *m* зре́ние *n*
Gesichtsskelett *n* лицево́й скеле́т *m*
Gesichtsskoliose *f* искривле́ние *n* лица́
Gesichtsspalte *f*, **angeborene** врождённая расще́лина *f* лица́
Gesichtsspasmus *m* спазм *m* мышц лица́
Gesichtsstarre *f* спазм *m* лицево́й мускулату́ры при столбняке́, *risus sardonicus*
Gesichtsstörung *f* расстро́йство *n* зре́ния
Gesichtssympathalgie *f* симпаталги́я *f* лица́
Gesichtstäuschung *f* обма́н *m* зре́ния, опти́ческий обма́н *m*
Gesichtstic *m* лицево́й тик *m*
Gesichtsvene *f* ве́на *f* лица́, лицева́я ве́на *f*
~, **quere** попере́чная ве́на *f* лица́, попере́чная лицева́я ве́на *f*
Gesichtsverletzung *f* тра́вма *f* лица́, лицева́я тра́вма *f*
Gesichtsverlust *m* поте́ря *f* зре́ния
Gesichtsvorstellung *f* зри́тельное представле́ние *n*
Gesichtswahrnehmung *f* зри́тельное восприя́тие *n*
Gesichtsweite *f* да́льность *f* зре́ния
Gesichtswinkel *m* **1.** лицево́й у́гол *m* **2.** у́гол *m* зре́ния
Gesichtswunde *f* ра́на *f* лица́
Gesichtswundrose *f* ро́жа *f* лица́
Gesichtszuckung *f* конвульси́вное подёргивание *n* лица́
Gespanntheit *f* напряжённость *f*
~, **wahnhafte** бредова́я напряжённость *f*
Gestagen *n* гестаге́н *m*, гестаге́нный гормо́н *m*
Gestalt *f* **der Netzhaut, trichterförmige** воронкообра́зная сетча́тка *f*
Gestaltlehre *f* уче́ние *n* о зри́тельных о́бразах
Gestation *f* бере́менность *f*
Gestationsalter *n* срок *m* бере́менности
Gestationstoxikose *f s.* **Gestose**
Gestorbene *m* у́мерший *m*
Gestose *f* гесто́з *m*, токсико́з *m* бере́менности
~, **hypertensive** токсико́з *m* бере́менности с гиперто́нией
Gesundbrunnenwasser *n* целе́бная минера́льная вода́ *f*
gesunden выздора́вливать
Gesundheit *f* здоро́вье *n*
~, **öffentliche** здоро́вье *n* населе́ния
gesundheitlich санита́рный, гигиени́ческий
Gesundheitsabteilung *f* отде́л *m* здравоохране́ния
Gesundheitsamt *n* управле́ние *n* здравоохране́ния
Gesundheitsattest *n* свиде́тельство *n* о состоя́нии здоро́вья
Gesundheitsaufklärung *f* санита́рное просвеще́ние *n*
Gesundheitsausschuß *m* санита́рная коми́ссия *f*
Gesundheitsausweis *m* ли́чная медици́нская кни́жка *f*
Gesundheitsauswertung *f* оце́нка *f* состоя́ния здоро́вья
Gesundheitsbad *n* здра́вница *f*, куро́рт *m*
Gesundheitsbedingungen *f pl* усло́вия *n pl*, необходи́мые для сохране́ния здоро́вья
Gesundheitsbedrohung *f* опа́сность *f* [риск *m*] для здоро́вья
Gesundheitsbeeinträchtigung *f* нанесе́ние *n* вреда́ [уще́рба] здоро́вью
Gesundheitsbehörde *f* о́рган *m* здравоохране́ния
Gesundheitsbelehrung *f* **1.** санита́рное просвеще́ние *n* **2.** санита́рная инстру́кция *f*
Gesundheitsberatungen *f pl* консульта́ции *f pl* по здоро́вому о́бразу жи́зни
Gesundheitsbericht *m* отчёт *m* о состоя́нии здоро́вья
Gesundheitsbetreuung *f* диспансериза́ция *f*
Gesundheitsdienst *m* слу́жба *f* здравоохране́ния
Gesundheitserhaltung *f* сохране́ние *n* здоро́вья
gesundheitsfördernd оздорови́тельный
Gesundheitsfrage *f* пробле́ма *f* здоро́вья; пробле́ма *f* здравоохране́ния
Gesundheitsfürsorge *f* здравоохране́ние *n*
Gesundheitsfürsorgerin *f* патрона́жная сестра́ *f*
gesundheitsgefährdend опа́сный для здоро́вья
Gesundheitsgefährdung *f*, **arbeitsbedingte** профессиона́льная вре́дность *f*
Gesundheitsgesetz *n* зако́н *m* об охра́не здоро́вья
gesundheitshalber ра́ди здоро́вья
Gesundheitskontrolle *f* контро́ль *m* за состоя́нием здоро́вья
Gesundheitskosten *pl* расхо́ды *m pl* на здравоохране́ние
Gesundheitslage *f* состоя́ние *n* здоро́вья (*населе́ния*)
Gesundheitsleistung *f* лече́бная и профилакти́ческая рабо́та *f*
Gesundheitsmaßnahme *f* оздорови́тельное мероприя́тие *n*
Gesundheitsministerium *n* министе́рство *n* здравоохране́ния

Gesundheitspaß *m* свидéтельство *n* о состоя́нии здорóвья
Gesundheitspolitik *f* полúтика *f* в óбласти здравоохранéния
Gesundheitsprogramm *n* прогрáмма *f* оздоровúтельных мероприя́тий
Gesundheitspropaganda *f* санитáрная пропагáнда *f*
Gesundheitsqualität *f* **von Lebensmitteln** доброкáчественность *f* пищевы́х продýктов
Gesundheitsratschläge *m pl* рекомендáции *f pl* по здорóвому óбразу жúзни
Gesundheitsregel *f* гигиенúческое прáвило *n*
Gesundheitsschaden *m* фáктор *m*, врéдный для здорóвья
Gesundheitsschein *m* свидéтельство *n* о состоя́нии здорóвья
Gesundheitsschutz *m* охрáна *f* здорóвья
Gesundheitssport *m* оздоровúтельный спорт *m*
Gesundheitsstand *m* ýровень *m* здорóвья
Gesundheitsstatistik *f* медицúнская статúстика *f*
~ **der Bevölkerung** демографúческая медицúнская статúстика *f*
Gesundheitsstube *f* медицúнский пункт *m*; пункт *m* пéрвой пóмощи
Gesundheitssystem *n* систéма *f* здравоохранéния
Gesundheitstraining *n* оздоровúтельный спорт *m*
Gesundheitstrupp *m* санитáрная комáнда *f*; санитáрный отря́д *m*
Gesundheitsüberwachung *f* санитáрный надзóр *m*
Gesundheitsunterricht *m* санитáрное просвещéние *n*
Gesundheitsverhalten *n* здорóвый óбраз *m* жúзни
Gesundheitsvorschrift *f* санитáрное предписáние *n*, санитáрное прáвило *n*; санитáрная инстрýкция *f*
Gesundheitsvorsorge *f* профилактúческая медицúна *f*
Gesundheitswesen *n* здравоохранéние *n*
Gesundheitszentrum *n* оздоровúтельный центр *m*
Gesundheitszeugnis *n* свидéтельство *n* о состоя́нии здорóвья
Gesundheitszustand *m* состоя́ние *n* здорóвья
Getreidekrätze *f* зерновáя [пшенúчная] чесóтка *f*
Getreidestauballergie *f* аллергúя *f* к зерновóй пы́ли
Gewächs *n* разрастáние *n*; óпухоль *f*
~, **polypöses** полипóзное разрастáние *n*
Gewächsbildung *f*, **echte** óпухоль *f*
Gewässerschutz *m* санитáрная охрáна *f* водоёмов
Gewebe *n* ткань *f*
~, **absterbendes** отмирáющая ткань *f*
~, **adenoides** лимфатúческая [лимфаденóидная] ткань *f*
~, **bradytrophes** брадитрóфная ткань *f*
~, **embryonales** эмбрионáльная ткань *f*
~, **flüssiges** жúдкая ткань *f*
~, **interstitielles** интерстициáльная [межýточная] ткань *f*
~, **irritables** раздражúмая [возбудúмая] ткань *f*
~, **osteoides** остеóидная ткань *f*, остеóид *m*
~, **totes** мёртвая ткань *f*
Gewebeanoxie *f* аноксúя *f* ткáни
Gewebebank *f* банк *m* ткáней
Gewebeentnahme *f s.* **Gewebsentnahme**
Gewebefilter *n* матéрчатый фильтр *m*
Gewebeimmunität *f* тканевóй иммунитéт *m*
Gewebeinkompatibilität *f* тканевáя несовместúмость *f*
Gewebekompatibilität *f* тканевáя совместúмость *f*
Gewebekonservierung *f* консервúрование *n* ткáней
Gewebekultur *f* культýра *f* ткáни
Gewebeschaden *m* повреждéние *n* ткáни
Gewebeschock *m* тканевóй шок *m*
gewebeschonend щадя́щий [предохраня́ющий] ткань
Gewebeuntergang *m* гúбель *f* ткáни
Gewebsabbau *m* распáд *m* ткáни
Gewebs-Antikörper *m pl* тканевы́е антителá *n pl*
Gewebsatmung *f* тканевóе дыхáние *n*
Gewebsbehandlung *f* тканевáя терапúя *f*
Gewebsbrand *m* гангрéна *f* ткáни
Gewebseinschmelzung *f* расплавлéние *n* ткáни
~, **eitrige** гнóйное расплавлéние *n* ткáни
Gewebseiterung *f* нагноéние *n* ткáни
Gewebsembolie *f* тканевáя эмболúя *f*
Gewebsentnahme *f* биопсúя *f*
~, **konusförmige** конусовúдная биопсúя *f*
Gewebsersatz *m* замещéние *n* ткáни
Gewebserschütterung *f* сотрясéние *n* ткáней
Gewebsfetzen *m* обры́вок *m* ткáни
Gewebsgrenze *f* гранúца *f* ткáни
Gewebshämin *n* тканевóй гемúн *m*
Gewebshormon *n* тканевóй гормóн *m*
Gewebsimplantation *f* имплантáция *f* ткáни
Gewebsklebung *f* склéивание *n* ткáней
Gewebskonservierung *f* консервúрование *n* ткáни
Gewebskühlung *f* охлаждéние *n* ткáни
Gewebskulturverfahren *n* мéтод *m* тканевóй культýры, мéтод *m* культивúрования ткáни
Gewebslappen *m* тканевóй лóскут *m*
Gewebsmißbildung *f* порóк *m* развúтия ткáни
Gewebsnekrose *f* некрóз *m* ткáни
Gewebsneubildung *f* новообразовáние *n* ткáни
Gewebsparasit *m* паразúт *m*, живýщий в клéтках и ткáнях организ́ма
Gewebspräparat *n* препарáт *m* ткáни
Gewebsquetschung *f* раздáвливание *n* ткáни; размозжéние *n* ткáни
Gewebssaft *m* тканевóй сок *m*
Gewebssauerstoffmangel *m* тканевáя гипоксúя *f*
Gewebsschädigung *f* повреждéние *n* ткáни
Gewebssequester *m* тканевóй секвéстр *m*
Gewebsspannung *f* тýргор *m* ткáней
Gewebsspezifität *f* тканевáя специфúчность *f*
Gewebsstückchen *n* кусóчек *m* ткáни

Gewebsteilchen *n* части́ца *f* тка́ни
Gewebsthrombokinase *f* тканева́я тромбокина́за *f*
Gewebstod *m* некро́з *m* тка́ни
Gewebstrophik *f* тро́фика *f* тка́ни
Gewebstrümmer *pl* тканево́й детри́т *m*
Gewebsüberpflanzung *f* переса́дка *f* тка́ни
Gewebsursprung *m* тканево́е происхожде́ние *n*
Gewebsverhärtung *f* уплотне́ние *n* тка́ни
Gewebsverjauchung *f* ихоро́зный [гни́лостный] распа́д *m* тка́ни
Gewebsverkalkung *f* кальцино́з *m* [обызвествле́ние *n*] тка́ни
Gewebsverlagerung *f* дистопи́я *f* тка́ней
Gewebsverletzung *f* ране́ние *n* [поврежде́ние *n*] тка́ни
Gewebsverschiebung *f* перемеще́ние *n* тка́ни
Gewebsversprengung *f* эктопи́я *f* [смеще́ние *n*] тка́ни
~, **embryonale** хористи́я *f*
Gewebswasseransammlung *f* скопле́ние *n* тканево́й жи́дкости
Gewebswucherung *f* разраста́ние *n* тка́ни
~ **in der Makula lutea, tumorähnliche** дискови́дная дистрофи́я *f* жёлтого пятна́ Ку́нта — Ю́ниуса; псевдотумоpо́зная макуля́рная дистрофи́я *f*
Gewebszerfall *m* распа́д *m* тка́ни
Gewebszerstörung *f* разруше́ние *n* тка́ни
Gewehrschußverletzung *f* пулево́е ране́ние *n*
Gewehrschußwunde *f* пулева́я ра́на *f*
Gewerbeakne *f* профессиона́льные угри́ *m pl*
Gewerbedermatose *f* профессиона́льный дермато́з *m*
Gewerbeekzem *n* профессиона́льная экзе́ма *f*
Gewerbehautkrankheit *f* профессиона́льная ко́жная боле́знь *f*
Gewerbekrankheit *f* профессиона́льная боле́знь *f*
Gewicht *n* вес *m*; ма́сса *f*
Gewichtsbelastung *f* вытяже́ние *n* ги́рей
Gewichtsbestimmung *f* определе́ние *n* ве́са
Gewichtsextension *f* тра́кция *f*, вытяже́ние *n* при по́мощи гру́за
Gewichts-Größenindex *m* и́ндекс *m* ве́са-ро́ста
gewichtsreduzierend снижа́ющий вес
Gewichtsstillstand *m* стабилиза́ция *f* ве́са
Gewichtsverlust *m* поте́ря *f* ве́са
Gewichtszunahme *f* увеличе́ние *n* ве́са
Gewohnheit *f* привы́чка *f*
Gewohnheitskrampf *m* привы́чный спазм *m*
Gewohnheitslähmung *f* привы́чный парали́ч *m*
Gewohnheitsparese *f* привы́чный паре́з *m*
Gewohnheitsschmerz *m* привы́чная боль *f*
Gewohnheitsskoliose *f* привы́чный сколио́з *m*
Gewöhnung *f* привыка́ние *n*
Gewöhnungstendenz *f* скло́нность *f* к привыка́нию *(напр. медикаментозному)*
Gewölbe *n*, **Gewölbebogen** *m* свод *m*, *Fornix*
~ **des Schlundes** свод *m* гло́тки
Gewölbekörper *m* те́ло *n* сво́да (*мозга*)
Gewölbeschenkel *m* но́жка *f* сво́да (*мозга*)
gezeichnet ме́ченый
Ghon-Primärkomplex *m* оча́г *m* Го́на (*петрифицированный первичный туберкулёзный комплекс*)
Giardia *f* **intestinalis** кише́чная ля́мблия *f*
Giardiasis *f* гиардио́з *m*, ля́мблио́з *m*
Gibberellin *n* гибберелли́н *m*
Gibbusbildung *f* образова́ние *n* [формирова́ние *n*] горба́
Gibraltarfieber *n* бруцеллёз *m*
Gicht *f* пода́гра *f*
Gichtanfall *m* при́ступ *m* пода́гры
Gichtarthritis *f* подагри́ческий артри́т *m*
Gichtknoten *m s.* **Gichttophus**
Gichtnephropathie *f* подагри́ческая нефропати́я *f*
Gichttophus *m* то́фус *m*, подагри́ческий у́зел *m*
Giemen *n* гудя́щие «тру́бные» хри́пы *m pl* в лёгких
Giemsafärbung *f* окра́ска *f* Ги́мзы
Gießbad *n* душ *m*
Gießbeckenknorpel *m* черпалови́дный хрящ *m*
Gießerfieber *n* лихора́дка *f* лите́йщиков
Gießerstar *m* катара́кта *f* лите́йщиков
Gift *n* яд *m*; токси́н *m*
~, **berufliches** произво́дственный яд *m*
~, **cholinolytisches** холинолити́ческий яд *m*
~, **cholinomimetisches** холиномимети́ческий яд *m*
~, **erregendes** возбужда́ющий яд *m*
~, **hämolytisches** гемолити́ческий яд *m*
~, **hepatotropes** гепатотро́пный яд *m*
~, **mitotisches** митоти́ческий яд *m*
~, **pflanzliches** яд *m* расти́тельного происхожде́ния
~, **sinaptisches** синапти́ческий яд *m*
~, **vasoaktives** сосу́дистый яд *m*
~, **vegetotropes** вегетати́вный яд *m*
Giftaufnahme *f* **durch Einatmen** ингаляцио́нный путь *m* введе́ния я́да
Giftaufnahmeweg *m* путь *m* поступле́ния я́да
Giftdrüse *f* железа́ *f*, выделя́ющая яд
Giftelimination *f* детоксика́ция *f*
Giftgas *n* ядови́тый газ *m*
Giftigkeit *f* ядови́тость *f*; токси́чность *f*
Giftkunde *f* токсиколо́гия *f*, уче́ние *n* о я́дах
Giftschrank *m* шкаф *m* для хране́ния ядови́тых веще́ств
Giftzeichen *n* поме́тка *f* «яд»
Gigantismus *m* гиганти́зм *m*, гига́нтский рост *m*
~, **eunuchoider** евнухо́идный [гипогенита́льный] гиганти́зм *m*
~, **infantiler** де́тский гиганти́зм *m*
Gigasbazillus *m* баци́лла *f* гига́нтская
Gingiva *f* десна́ *f*
Gingivektomie *f* гингивэктоми́я *f*
~, **radikale** радика́льная гингивэктоми́я *f*
Gingivitis *f* гингиви́т *m*, воспале́ние *n* дёсен
~ **als Folge der chronischen Quecksilbervergiftung** рту́тный гингиви́т *m*
~, **atrophische** атрофи́ческий гингиви́т *m*
~, **desquamative** десквамати́вный гингиви́т *m*
~, **erythematöse** эритемато́зный гингиви́т *m*
~, **herpetische** герпети́ческий гингиви́т *m*
~, **hyperplastische** [**hypertrophische**] гипертрофи́ческий гингиви́т *m*

~, **marginale** краевóй [маргинáльный] гингивит *m*
~, **ulzeröse** я́звенный гингивит *m*
Gingivoplastik *f* гингивоплáстика *f*
Gingivostomatitis *f* гингивостоматит *m*
~, **herpetische** герпетический стоматит *m*
Ginglimus *m* гинглим *m*, шаровидный сустáв *m*
Gips *m* гипс *m*
~, **wasserloser** безвóдный гипс *m*
Gipsabdruck *m* гипсовый слéпок *m*, гипсовый óттиск *m*
Gipsbett *n* гипсовая кровáтка *f*
Gipsbinde *f* гипсовая повя́зка *f*
gipsen гипсовáть, наклáдывать гипсовую повя́зку
Gipskorsett *n* гипсовый корсéт *m*
Gipskrawatte *f* гипсовый воротник *m*
Gipsmesser *n* нож *m* для разрезáния гипсовых повя́зок
Gipsmieder *n* гипсовый корсéт *m*
Gipsmodell *n* гипсовая модéль *f*
Gipsschere *f* нóжницы *pl* для разрезáния гипсовых повя́зок
Gipsschiene *f* гипсовая шина *f*
Gipsspreizer *m* гипсовая распóрка *f*
Gipstutor *m* гипсовый тýтор *m*
Gipsverband *m* гипсовая повя́зка *f*
Gipsverbandanlegung *f* наложéние *n* гипсовой повя́зки
Giraldes-Organ *n* жиральдéсов óрган *m*, придáток *m* привéска яи́чка, *Paradidymis*
Girlandenform *f* **der Temperaturkurve** ундулирующая фóрма *f* температýрной кривóй
Gitterfaser *f* ретикуля́рное [ретикулиновое] волокнó *n*
Gittertüllverband *m* рыхлая повя́зка *f*
Gitterwerk *n* решётчатая структýра *f*
Glabella *f* надпереносье *n*
Glabrität *f* плешивость *f*
Glandula *f* железá *f*
~ **lacrimalis** слёзная железá *f*
Glanzauge *n* блестя́щие глазá *m pl*
Glanzhaut *f* лиодермия *f*, лосня́щаяся кóжа *f*
Glanzmann-Syndrom *n* синдрóм *m* Глáнцманна, тромбастения *f*
Glanzstreifen *m* встáвочная пластинка *f* (*в миокарде*)
Glas *n* **1.** стеклó *n* **2.** стакáн *m*
~, **sphärozylindrisches** сфероцилиндрическое стеклó *n*
Glasauge *n* стекля́нный глаз *m*, глазнóй протéз *m*
Glasäugigkeit *f*, **partielle** пéгая окрáска *f* рáдужки, частичная гетерохромия *f*
Glasbläserstar *m* катарáкта *f* стеклодýвов, инфракрáсная катарáкта *f*
Glasdrain *m* стекля́нная дренáжная трýбка *f*
Gläserkorrektur *f* оптическая коррéкция *f*
Glasfaseroptik *f* волокóнная óптика *f*
Glaskeramik *f* стеклокерáмика *f*
~, **bioaktive** биоактивная стеклокерáмика *f*
Glaskörper *m* стекловидное тéло *n* (*глаза*)
~, **kollabierter** спáвшееся стекловидное тéло *n*

Glaskörperabhebung *f* отслóйка *f* стекловидного тéла
~, **hintere** зáдняя отслóйка *f* стекловидного тéла
~, **präbasale** перéдняя отслóйка *f* стекловидного тéла
~, **retrobasale** зáдняя отслóйка *f* стекловидного тéла
~, **straffe** отслóйка *f* стекловидного тéла с натяжéнием погранúчной мембрáны
~, **trichterförmige** воронкообрáзная отслóйка *f* стекловидного тéла
~, **vollständige** пóлная отслóйка *f* стекловидного тéла
~, **vordere** перéдняя отслóйка *f* стекловидного тéла
Glaskörperabsaugung *f* витрэктомия *f*, отсáсывание *n* стекловидного тéла
Glaskörperabszeß *m* абсцéсс *m* стекловидного тéла
Glaskörperbasis *f* основáние *n* стекловидного тéла
Glaskörperbezirk *m*, **verflüssigter** разжиженная зóна *f* стекловидного тéла
Glaskörperblutung *f* кровоизлия́ние *n* в стекловидное тéло
Glaskörperentwicklung *f* развитие *n* стекловидного тéла
Glaskörperersatz *m* имплантáция *f* стекловидного тéла
Glaskörperflüssigkeit *f* жидкость *f* стекловидного тéла
Glaskörpergenese *f* происхождéние *n* стекловидного тéла
Glaskörpergerüst *n* óстов *m* стекловидного тéла
~, **fädiges** волокнистый óстов *m* стекловидного тéла
Glaskörperglitzern *n* мерцáние *n* стекловидного тéла
Glaskörpergrenzschicht *f* мембрáна *f* стекловидного тéла
Glaskörperhernie *f* грыжа *f* стекловидного тéла
Glaskörperimplantation *f* имплантáция *f* стекловидного тéла
Glaskörperkanal *m* клокéтов канáл *m*
Glaskörpermembran *f* мембрáна *f* стекловидного тéла
Glaskörper-Netzhautsynechie *f* витреоретинáльная спáйка *f*
Glaskörperpartie *f* часть *f* стекловидного тéла
Glaskörperprolaps *m* выпадéние *n* стекловидного тéла
Glaskörperretraktion *f* ретрáкция *f* стекловидного тéла
Glaskörperschrumpfung *f* смóрщивание *n* стекловидного тéла
Glaskörperstrangbildung *f* швартообразовáние *n* в стекловидном тéле
Glaskörperstruktur *f* структýра *f* стекловидного тéла
Glaskörpertrübung *f* помутнéние *n* стекловидного тéла
Glaskörperuntersuchung *f*, **klinische** клиническое исслéдование *n* стекловидного тéла

Glaskörperverflüssigung *f* разжиже́ние *n* стеклови́дного те́ла
Glaskörperverlust *m* утра́та *f* стеклови́дного те́ла
Glaskörpervorfall *m* выпаде́ние *n* стеклови́дного те́ла
Glaskörperzyste *f*, **kongenitale** врождённая киста́ *f* стеклови́дного те́ла
Glasmikroelektrode *f* стекля́нный микроэлектро́д *m*
Glasröhre *f* **1.** стекля́нная тру́бка *f* **2.** проби́рка *f*
Glasspatel *m* стекля́нный шпа́тель *m*
Glassplitter *m* оско́лок *m* стекла́
Glasstab *m* стекля́нная па́лочка *f*
Glasstabphänomen *n* фено́мен *m* измене́ния кровото́ка в водяны́х ве́нах гла́за при нажа́тии стекля́нной па́лочкой на глаз
Glasstöpsel *m* стекля́нная про́бка *f* (*к флакону*), *epistamio vitreo*
Glaswolle *f* стекля́нная ва́та *f*
Glattform *f* **der Bakterien** гла́дкая (S-)фо́рма *f* бакте́рии
Glätzchen *n* надперено́сье *n*, *Glabella*
Glatze *f* плешь *f*, лы́сина *f*
Glatzenbildung *f* облысе́ние *n*
Glatzflechte *f* трихофити́я *f*, стригу́щий лиша́й *m*
Glaukom *n* глауко́ма *f*
~, **absolutes** абсолю́тная глауко́ма *f*
~ **des aphaken Auges** глауко́ма *f* при афаки́и
~ **bei überreifem Star** факолити́ческая глауко́ма *f*, глауко́ма *f* при набуха́ющей катара́кте
~, **hämorrhagisches** геморраги́ческая глауко́ма *f*
~, **juveniles** ю́ношеская глауко́ма *f*
~ **des Kleinkindes** врождённая глауко́ма *f*, буфта́льм *m*
~, **linsenbedingtes** факоге́нная глауко́ма *f*
~, **malignes** злока́чественная глауко́ма *f*
~, **phakogenetisches** факоге́нная глауко́ма *f*
Glaukomanfall *m* при́ступ *m* глауко́мы
Gleichaltrigengruppe *f* гру́ппа *f* лиц одного́ во́зраста
Gleicherbigkeit *f* гомозиго́тность *f*
gleichgeschlechtlich однопо́лый
Gleichgewicht *n* равнове́сие *n*
Gleichgewichtsnerv *m* нерв *m* преддве́рия
Gleichgewichtsorgan *n* о́рган *m* равнове́сия, вестибуля́рный аппара́т *m*
Gleichgewichtsprüfung *f* иссле́дование *n* равнове́сия
Gleichgewichtsstörung *f* наруше́ние *n* равнове́сия
Gleichgewichtszelle *f* чувстви́тельная кле́тка *f* о́ргана равнове́сия
Gleichgültigkeit *f* апа́тия *f*, равноду́шие *n*
~, **geschlechtliche** фриги́дность *f*
Gleichschallwelle *f* непреры́вная (ультра)звукова́я волна́ *f*
Gleichsetzung *f* идентифика́ция *f*
Gleichstrombehandlung *f* гальванотерапи́я *f*
gleichwarm изотерми́ческий
Gleitbruch *m*, **Gleithernie** *f* скользя́щая гры́жа *f*
Gleitknoten *m* скользя́щий у́зел *m* (*хирургический*)
Gleitlager *n* синовиа́льное влага́лище *n* сухожи́лия
Gleitlappen *m* скользя́щий ло́скут *m*
Gleitwirbel *m* спондилолисте́з *m*
Glenard-Krankheit *f* боле́знь *f* Глена́ра, энтеропто́з *m*
Glia *f* гли́я *f*, нейрогли́я *f*
Gliafaser *f* волокно́ *n* гли́и, глиа́льное волокно́ *n*
Gliafaserfilz *m* сплете́ние *n* глиа́льных воло́кон
Gliagrenzmembran *f* пограни́чная глиа́льная мембра́на *f*
Glianarbe *f* глиа́льный рубе́ц *m*
Gliawucherung *f* глио́з *m*, разраста́ние *n* гли́и
Gliazelle *f* глиа́льная [глио́зная] кле́тка *f*
Gliazellfortsatz *m* отро́сток *m* глиа́льной кле́тки
Gliazellhülle *f* оболо́чка *f* из глиа́льных кле́ток
Glied *n* **1.** член *m*; фала́нга *f*; чле́ник *m* **2.** коне́чность *f*
~, **männliches** полово́й член *m*
Gliedablösung *f*, **Gliedabnahme** *f*, **Gliedabsetzung** *f* ампута́ция *f* коне́чности
Glied(er)auslösung *f* вычлене́ние *n*, экзартикуля́ция *f*
Gliederlähmung *f* парали́ч *m* коне́чностей
Gliederschmerzen *m pl* бо́ли *f pl* в коне́чностях
Gliederschwund *m* атрофи́я *f* коне́чностей
Gliederstarre *f* анкило́з *m* коне́чностей
Gliederstrecken *n* вытя́гивание *n* [разгиба́ние *n*] коне́чностей
Gliederung *f* сегмента́ция *f*; расчлене́ние *n*
Gliederzittern *n* дрожа́ние *n* коне́чностей
Gliederzuckung *f* су́дорожные подёргивания *n pl* коне́чностей
Gliedmaßen *pl* коне́чности *f pl*
Gliedmaßenapraxie *f* апракси́я *f* коне́чностей
Gliedmaßenersatz *m* **1.** проте́з *m* коне́чности **2.** протези́рование *n* коне́чности
Gliedmaßenlähmung *f* парали́ч *m* коне́чностей
Gliedmaßenschwellung *f* отёк *m* коне́чностей
Gliedmaßenverletzung *f* поврежде́ние *n* коне́чностей
Gliedüberzug *m* презервати́в *m*
Glioblastom *n* глиобласто́ма *f*
Glioblastose *f* глиобласто́з *m*, глиомато́з *m*
Gliom *n* глио́ма *f*
~ **der Retina** ретинобласто́ма *f* сетча́тки, амаврoти́ческий «коша́чий глаз» *m*
~ **des Sehnervs** глио́ма *f* зри́тельного не́рва
Gliomatose *f* глиомато́з *m*, глиобласто́з *m*
Gliose *f* глио́з *m*, разраста́ние *n* гли́и
Glisson-Kapsel *f* глиссо́нова ка́псула *f*, соединительнотка́нная оболо́чка *f* пе́чени
Glisson-Schlinge *f* пе́тля *f* Глиссо́на (*для краниовертикального вытяжения*)
Globin *n* глоби́н *m*
Globophakie *f* глобофаки́я *f*
Globulin *n* глобули́н *m*
~, **antihämophiles** фа́ктор *m* свёртывания кро́ви VIII, антигемофи́льный глобули́н *m*
~, **antithymozytäres** антитимоцита́рный глобули́н *m*

~, immunes иммуноглобули́н *m*
~, thyroxinbindendes тироксинсвя́зывающий глобули́н *m*
Globulinausfällung *f* осажде́ние *n* глобули́на
Globulinnachweis *m* обнаруже́ние *n* глобули́на
Globulinsubstanz *f* глобули́новое вещество́ *n*
Globulinurie *f* глобулинури́я *f*
globulös шарови́дный
Globusgefühl *n* чу́вство *n* комка́ в го́рле
Glockenthorax *m* колоколообра́зная грудна́я кле́тка *f*
Glomerularfiltration *f* клубо́чковая [гломеруля́рная] фильтра́ция *f*
Glomerulitis *f* гломерули́т *m*
Glomerulofiltratmenge *f* объём *m* клубо́чкового фильтра́та
Glomerulonephritis *f* гломерулонефри́т *m*
~, diffuse диффу́зный гломерулонефри́т *m*
~, extrakapillare экстра̀капилля́рный гломерулонефри́т *m*
~, fokale [herdförmige] очаго́вый гломерулонефри́т *m*
~, hypertonische гипертони́ческий гломерулонефри́т *m*
~, intrakapillare интракапилля́рный гломерулонефри́т *m*
~ mit Schwerhörigkeit, hereditäre семе́йный гломерулонефри́т *m* с глухото́й, синдро́м *m* А́льпорта
~, nephrotische гломерулонефри́т *m* с нефроти́ческим компоне́нтом
~, posteklamptische постэклампти́ческий гломерулонефри́т *m*
~, primär-chronische перви́чно-хрони́ческий гломерулонефри́т *m*
Glomerulosklerose *f* гломерулосклеро́з *m*
Glomerulus *m* клубо́чек *m*
Glomerulusfiltrat *n* клубо́чковый фильтра́т *m*
Glomusorgan *n* сосу́дистый гло́мус *m*, гло́мусный о́рган *m*
Glomustumor *m* гло́мусная о́пухоль *f*
Glossalgie *f* глоссалги́я *f*, бо́ли *f pl* в языке́
Glossanthrax *m* сибиреязвенный карбу́нкул *m* языка́
Glossektomie *f* экстирпа́ция *f* языка́
Glossina *f* глосси́на *f*, му́ха *f* цеце́
Glossitis *f* глосси́т *m*, воспале́ние *n* языка́
~, atrophische атрофи́ческий глосси́т *m*
~, desquamative десквамати́вный глосси́т *m*
~ gummosa сифилити́ческий [гуммо́зный] глосси́т *m*
~ gummosa profunda глубо́кий гуммо́зный глосси́т *m*
~ gummosa sclerotisans склерози́рующий гуммо́зный глосси́т *m*
~ interstitialis profunda luica глубо́кий интерстициа́льный сифилити́ческий глосси́т *m*
~ papulosa acuta о́стрый папулёзный глосси́т *m*
~ rhombica mediana среди́нный ромбови́дный глосси́т *m*
~ syphilitica *s.* **Glossitis gummosa**
Glossodynie *f* глоссодини́я *f*
Glossolalie *f* глоссолали́я *f*
Glossopharyngeusläsion *f* пораже́ние *n* языкогло́точного не́рва
Glossopharyngeusneuralgie *f* невралги́я *f* языкогло́точного не́рва
Glossoplegie *f* глоссоплеги́я *f*, парали́ч *m* языка́
Glossoptose *f* западе́ние *n* языка́
Glossorraphie *f* шов *m* языка́
Glossoschisis *f* глоссосхи́зис *m*
Glossotomie *f* рассече́ние *n* языка́
Glossozele *f* глоссоце́ле *n*
Glottis *f* голосова́я щель *f*
Glottiserweiterung *f* расшире́ние *n* голосово́й ще́ли
Glottiskrampf *m* ларингоспа́зм *m*
Glottislähmung *f* парали́ч *m* голосовы́х свя́зок, парали́ч *m* горта́ни
Glottislumen *n* просве́т *m* голосово́й ще́ли
Glottisödem *n* отёк *m* голосовы́х свя́зок
~, allergisches аллерги́ческий отёк *m* горта́ни
Glottisöffner *m* мы́шца *f*, расширя́ющая голосову́ю щель
Glottisparese *f* паре́з *m* голосовы́х свя́зок
Glottisschließer *m* мы́шца *f*, су́живающая голосову́ю щель
Glottisschluß *m* закры́тие *n* голосово́й ще́ли
Glottisspasmus *m* ларингоспа́зм *m*
Glottisstenose *f* стено́з *m* голосово́й ще́ли, стено́з *m* горта́ни
Glottisverschluß *m* закры́тие *n* голосово́й ще́ли
Glottisweite *f* ширина́ *f* голосово́й ще́ли
Glotzauge *n* пучегла́зие *n*, экзофта́льм *m*
Glotzaugenkrankheit *f* экзофтальми́ческий зоб *m*, боле́знь *f* Гре́йвса
«Glücksflecken» *m pl* «пя́тна *n pl* сча́стья», то́чечная лейконихи́я *f*
glue ear *engl.* экссудати́вный сре́дний оти́т *m* с вя́зким содержи́мым, «кле́йкое у́хо» *n*
Glukagon *n* глюкаго́н *m*
Glukokortikoid *n* глюкокортико́ид *m*
Glukoneogenese *f* глюконеогене́з *m*
Glukonsäure *f* глюко́новая кислота́ *f*
Glukosamin *n* глюкозами́н *m*
Glukose *f* глюко́за *f*
Glukosebelastung *f* нагру́зка *f* глюко́зой
Glukose-Doppelbelastung-Test *m* тест *m* с двойно́й нагру́зкой глюко́зой
Glukose-Toleranz-Test *m* тест *m* толера́нтности к глюко́зе
Glukosurie *f*, **renale** по́чечная глюкозури́я *f*, по́чечный диабе́т *m*
Glukuronsäure *f* глюкуро́новая кислота́ *f*
Glutamin *n* глютами́н *m*
Glutaminsäure *f* глютами́новая кислота́ *f*
Glutealabszeß *m* абсце́сс *m* ягоди́цы
Glutenenteropathie *f* глюте́новая энтеропати́я *f*
Glutenin *n* глютени́н *m*
Glutenkrankheit *f* целиаки́я *f*
Glutin *n* глюти́н *m*
Glutoid *n* глюто́ид *m*
Glykocholsäure *f* гликохо́левая кислота́ *f*
Glykogen *n* гликоге́н *m*
Glykogenolyse *f* гликогено́лиз *m*
Glykogenose *f* гликогено́з *m*
~, generalisierte *s.* **Glykogenose, Typus II**

~, hepatonephromegalische *s.* **Glykogenose, Typus I**
~, Typus I гликогéноз *m* I тúпа, болéзнь *f* Гúрке, (гепато)нефромегáльный гликогенóз *m*
~, Typus II гликогенóз *m* II тúпа, болéзнь *f* Пóмпе, генерализóванный гликогенóз *m*
Glykogenosekardiomegalie *f* кардиомегалúя *f* при дефицúте мальтáзы, болезнь *f* Пóмпе, кардиомегалúя *f* при гликогенóзе
Glykogen-Thesaurismose *f* болéзнь *f* накоплéния гликогéна, гликогенóз *m*
Glykokoll *n* глицúн *m*, гликокóл *m*
Glykolyse *f* гликóлиз *m*, анаэрóбное дыхáние *n*
Glykoproteid *n* гликопротеúд *m*
Glykosid *n* гликозúд *m*
~, herzwirksames сердéчный гликозúд *m*
Glykosurie *f*, **renale** пóчечная глюкозурúя *f*, пóчечный диабéт *m*
Glykosylierung *f* гликозилúрование *n*
Glyzerid *n* глицерúд *m*
Glyzerin *n* глицерúн *m*
Glyzerinbouillon *f* глицерúновый бульóн *m* (*питательная среда*)
Glyzinose *f* глицинóз *m*
Glyzinurie *f* глицинурúя *f*
Gnathodynamometer *n* гнатодинамóметр *m*
Gnathodynamometrie *f* гнатодинамометрúя *f*
Gnathorrhagie *f* кровотечéние *n* в пóлость рта
Gnathoschisis *f* расщеплéние *n* чéлюсти
Gnathospasmus *m* тризм *m*
Gnathostomose *f* гнатостомóз *m*
Gneiss *m* «гнейс» *m*, сухóй лишáй *m* волосúстой чáсти головы́ (*у грудных детей*)
Goldausschlag *m* сыпь *f* при лечéнии препарáтами зóлота
Goldberger-Ableitungen *f pl* отведéния *n pl* электрокардиогрáммы по Гóльдбергеру
Goldblatt-Syndrom *n* синдрóм *m* Гóльдблатта, ренопрессóрный механúзм *m*
Goldexanthem *n s.* **Goldausschlag**
Goldflam-Krankheit *f* болéзнь *f* Гольдфлáма, миастенúя *f*
Goldimprägnation *f* импрегнáция *f* зóлотом
Goldsalzbehandlung *f* лечéние *n* солями зóлота
Goldstein-Syndrom *n* синдрóм *m* Гольдштéйна (*при поражениях мозжечка*)
Golfellenbogen *m* «тéннисный лóкоть» *m* (*эпикондилит в области локтевого сустава*)
Gonade *f* гонáда *f*, половáя железá *f*
Gonadenagenesie *f* агенезúя *f* половы́х желёз, синдрóм *m* Тýрнера
Gonadendosis *f* гонáдная дóза *f*
Gonadendysgenesie *f* дисгенезúя *f* половы́х желёз
Gonadenstromatumor *m* стромáльная óпухоль *f* гонáд
Gonadotoxizität *f* гонадотоксúчность *f*
Gonagra *f* подáгра *f* колéнных сустáвов
Gonarthritis *f s.* **Gonitis**
Gonarthrose *f* гонартрóз *m*, артрóз *m* колéнного сустáва
Gonidien *f pl* гонúдии *f pl*
Goniometrie *f* гониометрúя *f*
Goniopunktur *f* гониопунктýра *f*
Gonioskopie *f* гониоскопúя *f*
Goniosynechie *f* гониосинехúя *f*
Goniotomie *f* гониотомúя *f*
Gonitis *f* гонúт *m*, воспалéние *n* колéнного сустáва
Gonoblennorrhoe *f* гонобленнорéя *f*, гонорéйный конъюнктивúт *m*
Gonokokken *m pl* гонокóкки *m pl*, *Neisseria gonorrhoeae*
Gonokokkeninfektion *f* гонокóкковая инфéкция *f*
Gonokokkensepsis *f* гонокóкковый сéпсис *m*
Gonokokkenvakzine *f* гонокóкковая вакцúна *f*
Gonorrhoe *f* гонорéя *f*
~, diskrete скры́тая гонорéя *f*
~ der Frau, obere жéнская гонорéя *f* вéрхнего отдéла мочеполовóго трáкта
~ der Frau, untere жéнская гонорéя *f* нúжнего отдéла мочеполовóго трáкта
Gonyokampsis *f* искривлéние *n* колéнного сустáва
Grabenfieber *n* траншéйная [окóпная] лихорáдка *f*
Grabenfuß *m* траншéйная стопá *f*
Gräfe-Sjögren-Syndrom *n* синдрóм *m* Грéфе — Шéгрена (*наследственный комплекс нарушений развития и психики*)
Gräfe-Syndrom *n* болéзнь *f* Грéфе (*хроническая прогрессирующая наружная офтальмоплегия*)
Gräfe-Zeichen *n* симптóм *m* Грéфе (*эндокринный экзофтальм*)
Graffi-Leukose-Virus *n* штамм *m* вúруса Грáффи (*штамм вируса миелоидной хлорлейкемии*)
Graft-versus-host-Reaktion *f* реáкция *f* «трансплантáт прóтив хозяина»
Gramfärbung *f* окрáска *f* (*бактерий*) по Грáму
Grammäquivalent *n* грамм-эквивалéнт *m*
Grammolekül *n* грамм-молéкула *f*, моль *m*
Gränblad-Strandberg-Syndrom *n* синдрóм *m* Грéнблад — Стрáндберга, ангиóидные пóлосы *f pl* сетчáтки
Grandmal *m* прúступ *m* большóй эпилепсúи
granulär гранулярный, зернúстый
Granularatrophie *f* зернúстая атрофúя *f*
Granularzell(en)myoblastom *n*, **Granularzell(en)tumor** *m* зернúсто-клéточная óпухоль *f*, миобластóма *f*
Granulat *n* веществó *n* в грáнулах
Granulatfläche *f* зернúстая повéрхность *f*
Granulationen *f pl* грануляции *f pl*
~, toxische токсúческая зернúстость *f* (*лейкоцитов*)
~, überschüssige избы́точные грануляции *f pl*
Granulationsbildung *f* гранулúрование *n*, образовáние *n* грануляций
Granulationsgeschwulst *f* гранулёма *f*
Granulationsgewebe *n* грануляциóнная ткань *f*
Granulationsgewebsbildung *f* образовáние *n*, состоящее из грануляциóнной ткáни
Granulationsgewebspolyp *m* полúп *m* из грануляциóнной ткáни, гранулематóзный полúп *m*

Granulationskallus *m* грануляциóнный рубéц *m*
Granulationswall *m* грануляциóнный вал *m*
Granulationswucherung *f* разрастáние *n* грануля́ций
Granulierung *f* зерни́стость *f*
Granulom *n* гранулёма *f*
~, **annulares** кольцеви́дная гранулёма *f*
~, **eosinophiles** эозинофи́льная гранулёма *f*
~ **gangraenescens** гангренеци́рующая гранулёма *f*, гранулемáтóз *m* Вéгенера
~, **infektiöses** инфекциóнная гранулёма *f*
~, **lipophages** липогранулёма *f*, олеогранулёма *f*
~, **periapikales** околоверху́шечная гранулёма *f*
~, **rheumatisches** ревмати́ческая гранулёма *f*, гранулёма *f* Áшоффа — Талалáева
~, **venerisches** венери́ческая гранулёма *f*, пя́тая венери́ческая болéзнь *f*
Granulomatose *f* гранулематóз *m*
~, **allergische** аллерги́ческий гранулематóз *m*
~, **benigne** саркоидóз *m*, доброкáчественный гранулематóз *m*
Granulophthise *f* гранулофти́з *m*, агранулоцитóз *m*
Granulopoese *f* гранулопоэ́з *m*
Granulosaluteinzelle *f* гранулезолютéиновая клéтка *f*
Granulosazelle *f* гранулёзная клéтка *f*
Granulosazelltumor *m* гранулезоклéточная óпухоль *f*
Granulozyt *m* гранулоци́т *m*
~, **basophiler** базофи́льный гранулоци́т *m*, базофи́л *m*
~, **eosinophiler** эозинофи́льный гранулоци́т *m*, эозинофи́л *m*
~, **neutrophiler** нейтрофи́льный гранулоци́т *m*, нейтрофи́л *m*
Granulozytenadhärenz *f* (имму́нное) прилипáние *n* гранулоци́тов
Granulozytopenie *f* гранулоцитопени́я *f*
~, **chronisch-benigne** хрони́ческая доброкáчественная гранулоцитопени́я *f*, синдрóм *m* Вáльквиста — Гáссера
Granulum *n* грáнула *f*
Graphospasmus *m* пи́счий спазм *m*, графоспáзм *m*
Gräserpollenallergie *f* аллерги́я *f* к пыльцé трав
Grat *m* óстрый край *m*
Gravidität *f* берéменность *f* (*s. a.* **Schwangerschaft**)
~, **ausgetragene** донóшенная берéменность *f*
~, **ektopische** внемáточная берéменность *f*
~, **übertragene** перенóшенная берéменность *f*
Grawitz-Tumor *m* óпухоль *f* Грáвитца, гипернефрóидная óпухоль *f*
Grazilis *m* нéжная мы́шца *f*
Greifenklaue *f* «лáпа *f* гри́фа» (*рука при параличе локтевого нерва*)
Greifreflex *m* хватáтельный рефлéкс *m*
Greifzirkel *m* пельви́метр *m*
Greisenalter *n* стáрческий вóзраст *m*
Greisenatrophie *f* стáрческая атрофи́я *f*
Greisenbogen *m* стáрческая дугá *f*
Greisenbrand *m* стáрческая гангрéна *f*
Greisenbuckel *m* стáрческий горб *m*
Greisenhaut *f* геродéрма *f*, стáрческая кóжа *f*
Greisenkrankheiten *f pl* болéзни *f pl* стáрческого вóзраста
Greisenlähmung *f* стáрческий парали́ч *m*
Greisenstar *m* стáрческая катарáкта *f*
Greisenstimme *f* стáрческий гóлос *m*
Grenzdivertikel *n* пульсиóнный [цéнкеровский] диверти́кул *m*
Grenzdose *f*, **Grenzdosis** *f* предéльная дóза *f* (*напр. медикаментозного средства*)
Grenze *f* грани́ца *f*
~, **fließende** нечёткая грани́ца *f*
~, **scharfe** чёткая грани́ца *f*
Grenzfläche *f* пограни́чная повéрхность *f*
Grenzflächenpotential *n* потенциáл *m* пограни́чного слóя
Grenzkonzentration *f* предéльная концентрáция *f* (*напр. лекарственных веществ*)
Grenzlepra *f* пограни́чный [недифференци́рованный] тип *m* лéпры [прокáзы]
Grenzlinie *f* пограни́чная [демаркациóнная] ли́ния *f*
Grenzmembran *f* пограни́чная мембрáна *f*
Grenzmenge *f* предéльная дóза *f*
Grenzschnitt *m* барьéрный разрéз *m*
Grenzstrang *m* симпати́ческий [пограни́чный] ствол *m*, *Truncus sympathicus*
Grenzstrangblockade *f* блокáда *f* симпати́ческого ствол́а
Grenzstrangläsion *f* поражéние *n* симпати́ческого ствол́а
Grenzstrangresektion *f* симпатэктоми́я *f*, резéкция *f* пограни́чного ствол́а
Grenzwert *m* **der Aktivitätskonzentration(en)** допусти́мая концентрáция *f* радиоакти́вных веществ́
Grenzzustand *m* пограни́чное состоя́ние *n*
~, **psychischer** психи́ческое пограни́чное состоя́ние *n*
Griesinger-Zeichen *n* симптóм *m* Гри́зингера (*признак тромбоза поперечного мозгового синуса*)
Grieß *m* песóк *m* (*напр. в моче*)
Grießabsonderung *f* отхождéние *n* пескá (*с мочой*)
Griffelfortsatz *m* шилови́дный отрóсток *m*
Griffelfortsatzschlundkopfmuskel *m* шилоглóточная мы́шца *f*
Griffelfortsatzzungenbeinmuskel *m* шилоподъязы́чная мы́шца *f*
Griffelvene *f* шилососцеви́дная вéна *f*, *Vena stylomastoidea*
Griffstärke *f* си́ла *f* сжáтия ки́сти
Grimmdarm *m* ободóчная кишкá *f*
Grimmdarmachsendrehung *f* зáворот *m* ободóчной кишки́
Grimmdarmschlagader *f* ободóчная артéрия *f*, *Arteria colica*
Grimmdarmzerreißung *f* разры́в *m* тóлстой кишки́
Grind *m* струп *m*
Grindausschlag *m* кóжное высыпáние *n* с образовáнием стру́па

Grindblasen *f pl* обыкнове́нное [контагио́зное] импети́го *n*
Grindpilzflechte *f* фа́вус *m*, парша́ *f* (*s. a.* **Favus**)
Grindpöckchen *n pl* стафилоко́кковое импети́го *n*
Grippe *f* грипп *m*, ви́русный грипп *m*, инфлюэ́нца *f*
~, **abdominale** кише́чный грипп *m*
~, **asiatische** азиа́тский грипп *m*
~, **spanische** испа́нский грипп *m*, «испа́нка» *f*
~, **unkomplizierte** неосложнённый грипп *m*
grippeähnlich гриппоподо́бный
Grippeimpfstoff *m* гриппо́зная вакци́на *f*
Grippeimpfung *f* вакцина́ция *f* про́тив гри́ппа
Grippekrup *m* гриппо́зный круп *m*
Grippelaryngitis *f* гриппо́зный ларинги́т *m*
Grippeotitis *f* гриппо́зный [сре́дний] оти́т *m*
Grippepneumonie *f* гриппо́зная пневмони́я *f*
Grippe-Virus *n* ви́рус *m* гри́ппа
Grippevirus-Adenovirus-Impfstoff *m* вакци́на *f* про́тив ви́руса гри́ппа и аденови́руса
Grippezunge *f* язы́к *m* при ви́русном гри́ппе
grobblasig крупнопузы́рчатый
grobhäutig толстоко́жий
grobknotig крупноузлова́тый
groblamellös крупнопласти́нчатый
Größe *f* разме́р *m*, величина́ *f*, пара́метр *m*
~ **des Gesichtsfeldes** разме́р *m* по́ля зре́ния
~ **der Kontamination** величина́ *f* контамина́ции
Größenscheu *f* макропси́я *f*
Größentäuschung *f* искажённое восприя́тие *n* разме́ра объе́кта, дисмегалопси́я *f*
Größenwahn *m* ма́ния *f* [бред *m*] вели́чия, мегалома́ния *f*
großfleckig крупнопятни́стый
Großhirn *n* большо́й мозг *m*, больши́е полуша́рия *n pl* головно́го мо́зга
Großhirnhemisphäre *f* полуша́рие *n* большо́го мо́зга, полуша́рие *n* головно́го мо́зга, *Hemispherium cerebri*
Großhirnhemisphären-Syndrom *n* синдро́м *m* больши́х полуша́рий мо́зга
Großhirnrinde *f* кора́ *f* больши́х полуша́рий мо́зга
Großhirnschenkel *m* но́жка *f* головно́го мо́зга, *Crus cerebri*
Großhirnsichel *f* серпови́дный отро́сток *m* твёрдой мозгово́й оболо́чки, *Falx cerebri*
Großhirnstiel *m s.* **Großhirnschenkel**
großjährig совершеннолéтний
Großwuchs *m*, **hyperthyreoter** высо́кий рост *m*, свя́занный с гипертиреоиди́змом
Großzehe *f* большо́й па́лец *m* стопы́
Großzehenabzieher *m* мы́шца *f*, отводя́щая большо́й па́лец стопы́
Großzehenanzieher *m* мы́шца *f*, приводя́щая большо́й па́лец стопы́
Großzehenbeuger *m* мы́шца-сгиба́тель *f* большо́го па́льца стопы́
Großzehengrundgelenk *n* основно́й суста́в *m* большо́го па́льца стопы́
Großzehenschlagader *f* арте́рия *f* большо́го па́льца стопы́
Großzehenstrecker *m* мы́шца-разгиба́тель *f* большо́го па́льца стопы́
Grübchennägel *m pl* деформа́ция *f* ногте́й при псориа́зе
Grube *f* я́ма *f*, я́мка *f*
~, **dreiseitig begrenzte** треуго́льная я́мка *f*, *Fossa triangularis*
~, **kahnförmige** ладьеви́дная я́мка *f*, *Fossa scaphoidea*
Grübelei *f* резонёрство *n*
~, **pseudophilosophische** метафизи́ческая интоксика́ция *f*
Glübeln *n s.* **Grübelei**
Grübelsucht *f*, **Grübelzwang** *m* румина́ция *f*, у́мственная жва́чка *f*
Grubenkopfbandwurm *m* широ́кий ленте́ц *m*, *Dibotriocephalum latum*
Grubenkrankheit *f* анкилостомиа́з *m*
Grubenwurm *m* анкилосто́ма *f*, *Ancylostoma duodenale*
Gruber-Widal-Reaktion *f* реа́кция *f* Гру́бера — Вида́ля (*для обнаружения брюшного тифа*)
Grünblindheit *f* слепота́ *f* на зелёный цвет, дейтераноп́ия *f*
Grund *m* основа́ние *n*; дно *n*, *Basis, Fundus*
Grundbündel *n* **des Rückenmarks** со́бственный пучо́к *m* спинно́го мо́зга
Grunddiät *f* основна́я [ба́зисная] дие́та *f*
Grunddiurese *f* основно́й диуре́з *m*
Grunderkrankung *f* основно́е заболева́ние *n*
Grundgelenk *n* основно́й суста́в *m*
Grundgen *n* гла́вный ген *m*
Grundgewebe *n* стро́ма *f*
Grundimmunisierung *f* перви́чная иммуниза́ция *f*
Grundlagenforschung *f* фундамента́льное иссле́дование *n*
Grundlamelle *f* основна́я пласти́нка *f*
Grundmasse *f* осно́ва *f* (*для приготовления пилюль*), *massa pilularum*
Grundnährstoff-Relation *f* соотноше́ние *n* в пи́ще отде́льных компоне́нтов
Grundnahrungsmittel *n* основно́й проду́кт *m* пита́ния
Grundnarkose *f* основно́й [ба́зисный] нарко́з *m*
Grundphalanx *f* основна́я фала́нга *f* (*пальца*)
Grundplasma *n* межу́точное [межкле́точное] вещество́ *n*
Grundschlagader *f* основна́я арте́рия *f*, *Arteria basilaris*
Grundstoff *m s.* **Grundsubstanz**
Grundstoffwechsel *m s.* **Grundumsatz**
Grundsubstanz *f* основно́е вещество́ *n* (*напр. соединительной ткани*)
Grundsymptom *n* основно́й симпто́м *m*
Grundumsatz *m* основно́й обме́н *m*
Grundumsatzbedingungen *f pl* усло́вия *n pl* иссле́дования основно́го обме́на
Grundumsatzformel *f* фо́рмула *f* для вычисле́ния основно́го обме́на
Grundunterschied *m*, **mendelnder** мендели́рующее разли́чие *n*
Grundzahl *f*, **Mendelsche** ме́нделевское основно́е число́ *n*

Grünempfindung *f* восприя́тие *n* зелёного цве́та
Grünholzbruch *m*, **Grünholzfraktur** *f* поднадко́стничный перело́м *m*, перело́м *m* ко́сти по ти́пу «зелёной ве́тки»
Grünschwäche *f* дейтераномáлия *f*, слáбость *f* восприя́тия зелёного цве́та
Gruppe *f* гру́ппа *f*
~, **agglutinophore** агглютинофо́рная гру́ппа *f*
~, **haptophore** гаптофо́рная гру́ппа *f*
~, **komplementbindende** комплементофи́льная гру́ппа *f*
~, **präzipitinophore** преципитинофо́рная гру́ппа *f*
~, **prostetische** простети́ческая гру́ппа *f*
~, **toxophore** токсофо́рная гру́ппа *f*
~, **zymophore** зимофо́рная гру́ппа *f*
Gruppenagglutinine *n pl* группові́е агглютини́ны *m pl*
Gruppenantigene *n pl* группові́е антиге́ны *m pl*
Gruppenantikörper *m pl* группові́е антителá *n pl*
Gruppenarbeit *f* рабо́та *f* бригáды (*медиков*)
Gruppenbestimmung *f* группировáние *n* (*микроорганизмов*)
Gruppeneinordnung *f*, **Gruppeneinteilung** *f* распределе́ние *n* [классификáция *f*] по гру́ппам
Gruppenerkrankung *f* группово́е заболевáние *n*
Gruppenpsychologie *f* групповáя психоло́гия *f*
Gruppenpsychotherapie *f* групповáя психотерапи́я *f*
gruppenspezifisch группоспецифи́ческий
Gruppentherapie *f* групповáя терапи́я *f* (*напр. психотерапия*)
Grußkrampf *m* кивáтельная су́дорога *f*
Grützbeutel *m*, **Grützbeutelgeschwulst** *f* атеро́ма *f*, жирови́к *m*
grützbreiartig атероматóзный
Gsell-Erdheim-Syndrom *n* синдро́м *m* Гзе́лля — Эрдге́йма (*спонтанный разрыв аорты*)
Guanidin *n* гуаниди́н *m*, иминомочеви́на *f*
Guanin *n* гуани́н *m*, иминоксанти́н *m*
Guanosin *n* гуанози́н *m*
Gudden-Zeichen *n* симпто́м *m* Гу́ддена (*признак алкогольной энцефалопатии*)
Guineapocken *pl* тропи́ческая фрамбези́я *f*
Guineawurm *m* ри́шта *f*, *Dracunculus medinensis*
Gull-Krankheit *f* боле́знь *f* Гáлла, гипотирео́з *m*
Gullstrand-Auge *n*, **exaktes** схемати́ческий глаз *m*
Gummen *n pl* гу́ммы *f pl*
~, **fibröse** фибро́зные гу́ммы *f pl*
~, **oberflächliche kutane** пове́рхностные ко́жные гу́ммы *f pl*
~, **syphilitische** сифилити́ческие гу́ммы *f pl*
Gummibinde *f* рези́новый бинт *m*
Gummidarmrohr *n* рези́новая тру́бка *f*
Gummidrain *m* рези́новый дренáж *m*
Gummifingerling *m* рези́новый напáльчник *m*
Gummigebläse *n* рези́новый балло́н *m*
Gummigeschwulst *f* гуммо́зная о́пухоль *f*
Gummihandschuh *m* рези́новая перчáтка *f*
Gummihaut *f* вя́лая [дря́блая] ко́жа *f*
Gummikatheter *m* рези́новый катéтер *m*
Gummiknoten *m* гуммо́зный у́зел *m*
Gummisauger *m* рези́новая со́ска *f*
Gummischlauch *m* рези́новая тру́бка *f*
Gummischürze *f* рези́новый фáртук *m*
Gummischutz *m* презервати́в *m*
Gummistrumpf *m* эласти́чный чуло́к *m*
Gummituch *n*, **Gummiunterlage** *f* подкладня́ клеёнка *f*
Gummiwärmebeutel *m*, **Gummiwärmeflasche** *f* рези́новая гре́лка *f*
Gurgellösung *f* раство́р *m* для полоскáния го́рла
Gurgelmittel *n* сре́дство для полоскáния го́рла
~, **adstringierendes** вя́жущее полоскáние *n*
~, **antiseptisches** антисепти́ческое полоскáние *n*
gurgeln полоскáть (*горло*)
Gurgeltinktur *f* насто́йка *f* для полоскáния го́рла
Gurgelwasser *n s.* **Gurgelmittel**
Gürtel *m* по́яс *m*
Gürtelausschlag *m* опоя́сывающая сыпь *f*
Gürtelflechte *f* опоя́сывающий лишáй *m*
Gürtelgefühl *n* опоя́сывающие бо́ли *f pl*
Gürtelrose *f* опоя́сывающий лишáй *m*
Gürtelschmerz *m* опоя́сывающая боль *f*
Gürtelstar *m* слои́стая катарáкта *f*
Gurtenzug *m* ремённое вытяже́ние *n*
Gusher *m* отоликворе́я *f*
Gutachten *n* эксперти́за *f*
~, **toxikologisches** токсикологи́ческая эксперти́за *f*
Gutachter *m* экспе́рт *m*
gutartig доброкáчественный
Güteklassen *f pl* **des Wassers** катего́рии *f pl* кáчества воды́
Gütezahl *f* показáтель *m* кáчества
~, **ergonomische** эргономи́ческий показáтель *m* кáчества
~, **organoleptische** органолепти́ческий показáтель *m* кáчества (*продуктов питания*)
Guttapercha *f* гуттапе́рча *f*
Gynäkologe *m* гинеко́лог *m*
Gynäkologie *f* гинеколо́гия *f*
Gynäkomastie *f* гинекомасти́я *f*
Gynandrie *f* гинандри́я *f*
Gynandroblastom *n* гинандробласто́ма *f*
Gynogamet *m* гинога́мета *f*, же́нская гамéта *f*, макрогамéта *f*
Gyttja *f* ги́ттия *f* (*полугнилой ил*)
G-Zellen *f pl* клéтки *f pl*, вырабáтывающие гастри́н

H

Haab-Dimmer-Hornhautdystrophie *f* боле́знь *f* Гаáба — Ди́ммера (*решётчатая дистрофия роговицы*)
Haar *n* во́лос *m*
Haarausfall *m* алопеци́я *f*, выпаде́ние *n* воло́с, облысе́ние *n*
~, **allgemeiner** о́бщее выпаде́ние *n* воло́с, тотáльная алопеци́я *f*
~, **diffuser** диффу́зное выпаде́ние *n* воло́с, диффу́зная алопеци́я *f*

~ **der Wimpern** выпадéние *n* ресни́ц
Haarbalg *m* волосянóй мешóчек *m*
Haarbleichung *f* выцветáние *n* [обесцвéчивание *n*] волóс
Haarbrüchigkeit *f* лóмкость *f* волóс
Haardefekte *m pl*, **umschriebene lokale** ограни́ченные мéстные дефéкты *m pl* волóс
Haarentfernung *f* удалéние *n* волóс
Haarentfernungsmittel *n* срéдство *n* для удалéния волóс
Haarentfettung *f* обезжи́ривание *n* волóс
Haarergrauung *f* поседéние *n* волóс
Haarerkrankung *f* заболевáние *n* волóс
Haarfollikel *m* волосянóй фолли́кул *m*
Haargefäß *n* капилля́р *m*
Haargeschwulst *f* трихобезоáр *m*, волосянáя óпухоль *f*
Haarkolben *m* волосянáя кóлба *f*
Haarkopf *m* власоглáв *m*, *Trichocephalus*
Haarkur *f* лечéние *n* заболевáний волóс
Haarkutikula *f* кути́кула *f* вóлоса
Haarlosigkeit *f* отсýтствие *n* волóс
~, **erbliche** атрихóз *m*, врождённое отсýтствие *n* волóс
Haarmal *n* волосянóй нéвус *m*
Haarpapille *f* волосянóй сосóчек *m*
Haarrupfsucht *f* трихотилломани́я *f*
Haarschaft *m* стéржень *m* вóлоса
Haarschuppe *f* пéрхоть *f*
Haarschwund *m s.* **Haarausfall**
Haarspitze *f* кóнчик *m* вóлоса
Haarwurzel *f* кóрень *m* вóлоса
Haarwurzelscheide *f* влагáлище *n* кóрня вóлоса
Haarzelle *f* волоскóвая [слуховáя] клéтка *f*
Haarzellenschaden *m* повреждéние *n* [поражéние *n*] волоскóвых клéток
Haarzerklüftung *f* расщеплéние *n* волóс
Haarzunge *f*, **schwarze** чёрный [волосáтый] язы́к *m*
Haarzwiebel *f* волосянáя лýковица *f*
Habena *f* уздéчка *f*
Habenula *f* поводóк *m*
Habichtsnase *f* крючковáтый нос *m*
Habituation *f* привыкáние *n*, пéрвая ступéнь *f* адаптáции
habituell привы́чный (*напр. о вывихе*)
Habitus *m*, **adenoider** аденóидная конститýция *f*
Hacken *m* пя́тка *f*
Hackenbruch-Anästhesie *f* анестези́я *f* Гáккенбруха (*инфильтрация анестетиком окружности операционного поля*)
Hackenfußstellung *f* пя́точное положéние *n* стопы́
Hackensporn *m* пя́точная шпóра *f*
Hackmassage *f* массáж *m* ребрóм ладóни, массáж *m* «рублéнием»
Hadernkrankheit *f* сибирея́звенная пневмони́я *f*
Haemobartonella *f* гемобартонéлла *f*
Haemophilus *m* гемо(глобино)фи́льные бактéрии *f pl*
Haferkornzell(en)karzinom *n*, **Haferkornzell(en)krebs** *m* овся́но-клéточный рак *m*
Haferkur *f* овся́ная диéта *f* по Нóрдену
Haffkine-Vakzine *f* вакци́на *f* прóтив чумы́, инактиви́рованная нагревáнием
Haffkrankheit *f* гáффская болéзнь *f* (*мышечные боли, гемоглобинурия, миоглобинурия*)
Haften *n* тугоподви́жность *f* мышлéния
Haftfähigkeit *f* контагиóзность *f*
Haftglas *n* контáктная ли́нза *f*
Haftgruppe *f* гаптофóрная грýппа *f*
Haftpsychose *f* тюрéмный психóз *m*
Haftschale *f* контáктная ли́нза *f*
Haftschalenverträglichkeit *f* переноси́мость *f* контáктной ли́нзы
Haftschicht *f* фикси́рующий слой *m*
Haftung *f*, **immune** иммýнное прилипáние *n*
Hagedorn-Jensen-Verfahren *n* мéтод *m* Хáгедорна — Йéнсена (*метод определения сахара в крови*)
Hagelgeschwulst *f Ophth.* ячмéнь *m*
Hagelkorn *n* халáзион *m*, грáдина *f*
H-Agglutination *f* Н-агглютинáция *f*
Haglund-Syndrom *n* синдрóм *m* Хáглунда — Ши́нца (*остеохондроз апофиза пяточной кости*)
Hahn-Einheit *f*, **Hahnenkammeinheit** *f* «петуши́ная едини́ца» *f* (*мужских половых гормонов*)
Häkchen *n* крючóк *m*
Hakenarmmuskel *m* клювоплечевáя мы́шца *f*
Hakenbein *n* крючкови́дная кость *f*
Hakenwurm *m* анкилостóма *f*
Hakenwurminfektion *f*, **Hakenwurmkrankheit** *f* анкилостомидóз *m*
Halbantigen *n* гаптéн *m*, непóлный антигéн *m*
Halbbad *n* полувáнна *f* (*заполняется до уровня пупка*)
Halbblindheit *f* гемианопси́я *f*
Halbdornmuskel *m* полуости́стая мы́шца *f*
Halbdurchlässigkeit *f* полупроницáемость *f*
Halbgeschwister *pl* полуси́бсы *pl* (*братья и сёстры по отцу или матери*)
Halbhapten *n* полугаптéн *m*, гапти́д *m*
Halbmaske *f* полумáска *f*
Halbmond *m*, **seröser** серóзное полулýние *n*, полулýние *n* Джианýцци
Halbmondkörper *m pl* полулýнные тельцá *n pl*, тéни *f pl* эритроци́тов
Halbmutante *f* полумутáнт *m*
Halbsehnenmuskel *m* полусухожи́льная мы́шца *f*
Halbseitenblindheit *f* гемианопси́я *f*
Halbseitenchorea *f* гемихорéя *f*, односторóнняя хорéя *f*
Halbseitenepilepsie *f* гемиэпилепси́я *f*, односторóнняя эпилепси́я *f*
Halbseitenkontraktion *f* гемисистоли́я *f*, сокращéние *n* однóй полови́ны сéрдца
Halbseitenkopfschmerz *m* гемикрани́я *f*, мигрéнь *f*
Halbseitenlähmung *f* гемиплеги́я *f*
Halbseitensyndrom *n* гемисиндрóм *m*
Halbstarre *f* каталепси́я *f*
halbsynthetisch полусинтети́ческий

Halbtiefentherapie *f* полуглубо́кая лучева́я тера́пи́я *f*
Halbwertszeit *f* пери́од *m* полураспа́да
~, **biologische** пери́од *m* полувыведе́ния
~, **effektive** эффекти́вный пери́од *m*
Halfterbinde *f* пращеви́дная повя́зка *f*
Halitosis *f* за́пах *m* изо рта, *foetor ex ore*
Hallermann-Syndrom *n* синдро́м *m* Ха́ллерманна — Штра́йффа — Франсуа́
Hallopeau-Syndrom *n* синдро́м *m* Аллопо́, пустулёзный акродермати́т *m*
Hallux *m* большо́й па́лец *m* стопы́
Halluzinationen *f pl* галлюцина́ции *f pl*
~, **akustische** слуховы́е галлюцина́ции *f pl*, акоа́змы *pl*
~ **des Gleichgewichtsinns** вестибуля́рные галлюцина́ции *f pl*
~, **hypnagoge** гипнагоги́ческие галлюцина́ции *f pl*
~, **kinästhetische** кинестети́ческие галлюцина́ции *f pl*
~, **optische** зри́тельные галлюцина́ции *f pl*
~, **verbale** верба́льные галлюцина́ции *f pl*, «голоса́» *m pl*
~ **von Geräuschen** *s.* **Halluzinationen, akustische**
Halluzinogene *n pl* сре́дства *n pl*, вызыва́ющие галлюцина́ции
Halluzinose *f* галлюцино́з *m*
Halo *m* **glaucomatosus** глаукомато́зное гало́ *n*
Halogen *n* галоге́н *m*
Halogenexanthem *n* ко́жные высыпа́ния *n pl*, обусло́вленные побо́чным де́йствием галоге́новых препара́тов
Hals *m* **1.** шея́ *f* **2.** го́рло *n* **3.** ше́йка *f* (*напр. матки*)
~ **der Eichel** ше́йка *f* голо́вки полово́го чле́на
~ **der Gallenblase** ше́йка *f* жёлчного пузыря́
~ **des Hammers** ше́йка *f* молото́чка
~ **der Oberarmbeines** ше́йка *f* плеча́
~ **des Schulterblattes** ше́йка *f* лопа́тки
~ **der Speiche** ше́йка *f* лучево́й ко́сти
~ **des Sprungbeines** ше́йка *f* тара́нной ко́сти
Halsbräune *f* анги́на *f*
Halschirurgie *f* хирурги́я *f* ше́и
Halsdreieck *n* треуго́льник *m* ше́и
Halsdruckversuch *m* про́ба *f* с нада́вливанием на определённые то́чки на ше́е, про́ба *f* Че́рмака
Halsentzündung *f* анги́на *f*
Halsfaszie *f* фа́сция *f* ше́и
Halsfistel *f* свищ *m* ше́и
~, **angeborene** врождённый свищ *m* ше́и
~, **branchiogene** бранхиоге́нный свищ *m*
~, **laterale** боково́й свищ *m* ше́и, бранхиоге́нный эктодерма́льный свищ *m*
~, **mediane** среди́нный свищ *m* ше́и
Halsfurunkel *m* фуру́нкул *m* ше́и
Halsganglion *n* ше́йный га́нглий *m*
Halsgrenzstrang *m* ше́йный отде́л *m* погранично́го [симпати́ческого] ствола́
Halskiemenfistel *f* бранхиоге́нный свищ *m*
Halsknäuel *n*, **hysterisches** истери́ческий комо́к *m* в го́рле
Halslymphknoten *m* ше́йный лимфати́ческий у́зел *m*
Halslymphknotenausräumung *f*, **radikale** радика́льное удале́ние *n* лимфоузло́в ше́и
Halsmark *n* ше́йный отде́л *m* спинно́го мо́зга
Halsmarkläsion *f* пораже́ние *n* ше́йного отде́ла спинно́го мо́зга
Halsmarkskompression *f* сдавле́ние *n* ше́йного отде́ла спинно́го мо́зга
Halsmediastinotomie *f* чресше́йная медиастиното́ми́я *f*
Halsmuskel *m* мы́шца *f* ше́и
Halsmuskelkrampf *m* су́дорога *f* мышц ше́и
Hals-Nasen-Ohrenarzt *m* отоларинго́лог *m*
Hals-Nasen-Ohrenheilkunde *f* оториноларинголо́гия *f*
Halsnervengeflecht *n* ше́йное сплете́ние *n*
Halsphlegmone *f* флегмо́на *f* ше́и
Halsreflex *m*, **tonischer** тони́ческий ше́йный рефле́кс *m*
Halsrippe *f* ше́йное ребро́ *n*
Halsschlagader *f* со́нная арте́рия *f*
~, **oberflächliche** пове́рхностная арте́рия *f* ше́и
~, **quere [querverlaufende]** попере́чная арте́рия *f* ше́и
Halsschlagaderschlag *m* уда́р *m* по о́бласти нару́жной со́нной арте́рии
Halsschnittwunde *f* ре́заная ра́на *f* ше́и
Halsspondyloarthrose *f* ше́йный спондилоартро́з *m*
Halsstarre *f*, **Halsstarrkrampf** *m* кривоше́я *f*
Halssympathikus *m* ше́йный отде́л *m* симпати́ческого ствола́
Halstrauma *n* тра́вма *f* ше́и
~, **äußeres stumpfes** нару́жная тупа́я тра́вма *f* ше́и
~, **offenes** откры́тая тра́вма *f* ше́и
Halsvene *f* **1.** яре́мная ве́на *f* **2.** ве́на *f* ше́и, ше́йная ве́на *f*
~, **quere** попере́чная ве́на *f* ше́и
Halsverletzung *f* ране́ние *n* [поврежде́ние *n*] ше́и
Halswirbel *m* ше́йный позвоно́к *m*
Halswirbelbruch *m* перело́м *m* ше́йного позвонка́
Halswirbeldornfortsatz *m* ости́стый отро́сток *m* ше́йного позвонка́
Halswirbelquerfortsatz *m* попере́чный отро́сток *m* ше́йного позвонка́
Halswirbelsäule *f* ше́йный отде́л *m* позвоно́чника
Halswirbelsäulenarthrose *f* цервикоартро́з *m*, артро́з *m* ше́йного отде́ла позвоно́чника
Halswirbelverrenkung *f* вы́вих *m* ше́йного позвонка́
Halswunde *f* ра́на *f* ше́и
Halszyste *f* киста́ *f* ше́и
~, **kongenitale** врождённая киста́ *f* ше́и
~, **laterale** бокова́я киста́ *f* ше́и
~, **mediane** среди́нная киста́ *f* ше́и
Haltearbeit *f* стати́ческая рабо́та *f*
Haltefunktion *f* опо́рная фу́нкция *f*
Halten *n* **1.** остано́вка *f*, прекраще́ние *n* **2.** захва́т *m*

Halte- und Bewegungsapparat *m* опóрно-двигáтельный аппарáт *m*
Haltung *f* осáнка *f*
Haltungsalbuminurie *f* ортостатúческая альбуминурúя *f*
Haltungsanomalie *f* аномáлия *f* положéния
Haltungsreflex *m* статúческий рефлéкс *m*
Haltungsstörung *f* нарушéние *n* осáнки
Haltungsturnen *n* лечéбная гимнáстика *f* для исправлéния осáнки
Haltungsübungen *f pl* упражнéния *n pl* для исправлéния осáнки
Haltungsverfall *m* сутýлость *f*; нарушéние *n* осáнки
Halvet *n* турéцкая горячевоздýшная бáня *f*
Hämadsorption *f* гемадсóрбция *f*
Hämagglutination *f* гемагглютинáция *f*
Hämagglutinationshemmtest *m* тест *m* торможéния гемагглютинáции
Hämagglutinationstest *m* тест *m* гемагглютинáции
Hämagglutinine *n pl* гемагглютинúны *m pl*
Hämagglutinogene *n pl* гемагглютиногéны *m pl*
Hämallergose *f* аллергúческая реáкция *f* со стороны́ крóви
Hämangioblastom *n* гемангиобластóма *f*
Hämangioendotheliom *n* гемангиоэндотелиóма *f*
Hämangiom *n* гемангиóма *f*
~ **der Bindehaut** гемангиóма *f* конъюнктúвы
~, **kapillares** капиллярная гемангиóма *f*
~, **kavernöses** кавернóзная гемангиóма *f*
~, **planotuberoses** бугрúсто-уплощённая гемангиóма *f*
~, **subkutanes nodöses** подкóжная узловáтая гемангиóма *f*
~, **tuberonodöses** бугрúсто-узловáтая гемангиóма *f*
Hämangioperizytom *n* гемангиоперицитóма *f*
Hämangiosarkom *n* ангиосаркóма *f*
Hämarthrose *f* гемартрóз *m*, кровоизлия́ние *n* в сустáв
Hamartie *f* гамартúя *f*
Hamartoblastom *n* гамартобластóма *f*
Hamartom *n* гамартóма *f*
Hämathemesis *f* кровáвая рвóта *f*
Hämatin *n* гематúн *m*
Hämatinurie *f* гематинурúя *f*
Hämatoblast *m* гемоцитоблáст *m*, стволовáя клéтка *f* крóви
hämatogen гематогéнный
Hämatoidin *n* гематоидúн *m*
Hämatokolpos *m* гематокóльпос *m*
Hämatokrit *m* гематокрúт *m*
Hämatologie *f* гематолóгия *f*
Hämatom *n* гематóма *f*
~, **retroplazentares** ретроплацентáрная гематóма *f*
Hämatometra *f* гематомéтра *f*, скоплéние *n* крóви в пóлости мáтки
Hämatomneigung *f* склóнность *f* к образовáнию гематóм
Hämatomvereiterung *f* нагноéние *n* гематóмы
Hämatomyelie *f* гематомиелúя *f*, кровоизлия́ние *n* в спиннóй мозг
Hämatopneumothorax *m* гематопневмотóракс *m*
Hämatopoese *f* гемопоэ́з *m*, кроветворéние *n*
Hämatoporphyrinurie *f* гематопорфиринурúя *f*
Hämatorrhachis *f* гематоррáхис *m*
Hämatorrhoe *f* профýзное кровотечéние *n*
Hämatosalpinx *f* гематосáльпинкс *m* (*скопление крови в маточной трубе*)
Hämatosarkom *n* гематосаркóма *f*
Hämatothorax *m* гем(ат)отóракс *m*
Hämatotympanon *n* гем(ат)отимпáнум *m*
Hämatozele *f* гематоцéле *n*
Hämatozephalus *m*:
~ **externus** кровоизлия́ние *n* в субарахноидáльное прострáнство
~ **internus** кровоизлия́ние *n* в желýдочки мóзга
Hämatozoen *n pl* паразúты *m pl* крóви
Hämat(ozyt)urie *f* гематурúя *f*
Hambach-Syndrom *n* синдрóм *m* Гáмбаха, генерализóванный (гем)ангиоматóз *m*
Hamburg-Wechsler-Intelligenztest *m* **für Kinder** тест *m* интеллéкта детéй по Гáмбургу — Вéкслеру
Hämin *n* гемúн *m*
Häminkristalle *m pl* кристáллы *m pl* гемúна, кристáллы *m pl* Тéйхманна
Hammelblutkörperchen *n pl* эритроцúты *m pl* барáна
Hammer *m* **1.** молотóк *m* **2.** молотóчек *m*, *Malleus* (*слуховая косточка*)
Hämmerchen *n* лоды́жка *f*, *Malleolus*
Hammer-Plessimeter-Perkussion *f* перкýссия *f* при пóмощи молотóчка и плессúметра
Hammond-Syndrom *n* синдрóм *m* Хэ́ммонда (*сочетание нарушений осанки, мышечного тонуса с непроизвольными движениями*)
Hämoblastose *f* гемобластóз *m*
Hämochromatose *f* гемохроматóз *m*
Hämochromogen *n* гемохромогéн *m*
Hämodialyse *f* гемодиáлиз *m*
~, **extrakorporale** экстракорпорáльный гемодиáлиз *m*
~, **intermittierende [periodische]** периодúческий [преры́вистый] гемодиáлиз *m*
Hämodilution *f* гемодилю́ция *f*, разведéние *n* крóви
Hämodynamik *f* гемодинáмика *f*
~, **örtliche** регионáрная гемодинáмика *f*
~, **zentrale** центрáльная гемодинáмика *f*
Hämofiltration *f* гемофильтрáция *f*
Hämofiltrationsgerät *n* аппарáт *m* для гемофильтрáции
Hämogenase *f* гемогенáза *f*, внýтренний фáктор *m* Кáсла
Hämoglobin *n* гемоглобúн *m*
~, **anomales** аномáльный гемоглобúн *m*
~, **fetales** фетáльный гемоглобúн *m*
~, **mutantes** мутáнтный гемоглобúн *m*
~, **reduziertes** восстанóвленный гемоглобúн *m*
~, **sauerstoffbeladenes** оксигемоглобúн *m*
Hämoglobinabbauprodukt *n* продýкт *m* распáда гемоглобúна
Hämoglobinämie *f* гемоглобинемúя *f*
Hämoglobinindex *m* цветнóй показáтель *m* крóви

Hämoglobininfarkt *m* гемоглоби́новый инфа́ркт *m* (*почки*)
Hämoglobinmangel *m* дефици́т *m* гемоглоби́на
Hämoglobinometer *n* гемоглобино́метр *m*, гемо́метр *m*
Hämoglobinopathie *f* гемоглобинопати́я *f*
Hämoglobinsynthese *f* си́нтез *m* гемоглоби́на
Hämoglobinurie *f* гемоглобинури́я *f*
~, nächtliche ночна́я гемоглобинури́я *f*
~, paroxysmale пароксизма́льная гемоглобинури́я *f*
Hämogramm *n* гемогра́мма *f*, фо́рмула *f* кро́ви
Hämogregarinen *f pl* гемогрегари́ны *m pl*
Hämohistoblast *m* гемогистобла́ст *m*
Hämokolitis *f* гемоколи́т *m*
Hämokultur *f* гемокульту́ра *f*
Hämolyse *f* гемо́лиз *m*
~, intravaskuläre внутрисосу́дистый гемо́лиз *m*
Hämolyse-Hemmungsreaktion *f* реа́кция *f* торможе́ния гемо́лиза
Hämolyseschock *m* гемолити́ческий шок *m*
Hämolysezone *f* зо́на *f* гемо́лиза
Hämolysezwischenfall *m* гемо́лиз *m* как осложне́ние
Hämolysine *n pl* гемолизи́ны *m pl*, гемолити́ческие антитела́ *n pl*
Hämolytika *n pl* гемолити́ческие сре́дства *n pl*
Hämometer *n* гемо́метр *m*, гемоглобино́метр *m*
Hämomyelogramm *n* гемомиелогра́мма *f*
Hämopathie *f* боле́знь *f* кро́ви
Hämoperfusionsbehandlung *f* лече́ние *n* гемоперфу́зией
Hämoperikard *n* гемоперика́рд *m*
Hämoperitoneum *n* гемоперитоне́ум *m*
Hämophilie *f* гемофили́я *f*
~, thrombasthenische тромбастени́ческая гемофили́я *f*, тромбастени́я *f*
Hämophthalmus *m* гемофта́льм *m*, кровоизлия́ние *n* в стеклови́дное те́ло
Hämopoese *f* гемопоэ́з *m*, кроветворе́ние *n*
Hämopoetin *n* гемопоэти́н *m*
Hämoptoe *f*, **Hämoptysis** *f* кровоха́рканье *n*
Hämorheologie *f* реоло́гия *f* кро́ви
Hämorrhagie *f* геморраги́я *f*, кровотече́ние *n*, кровоизлия́ние *n*
Hämorrhoidalblutung *f* геморроида́льное кровотече́ние *n*
Hämorrhoidalknoten *m pl s.* **Hämorrhoiden**
Hämorrhoidalzäpfchen *n pl* геморроида́льные све́чи *f pl*
Hämorrhoiden *f pl* геморроида́льные узлы́ *m pl*
Hämoseparation *f* гемосепара́ция *f*
Hämosiderin *n* гемосидери́н *m*
Hämosiderinablagerung *f* отложе́ние *n* гемосидери́на
Hämosiderinring *m* отложе́ние *n* гемосидери́на в рогови́це, кольцо́ *n* Фле́йшера
Hämosiderinspeicherung *f* накопле́ние *n* гемосидери́на
Hämosiderose *f* гемосидеро́з *m*
Hämosorption *f* гемосо́рбция *f*
Hämospermie *f* гемосперми́я *f*
Hämosporidien *n pl* гемоспори́дии *f pl*
Hämostase *f* гемоста́з *m*
Hämostatikum *n* гемоста́тик *m*, кровоостана́вливающее сре́дство *n*
Hämotherapie *f* гемотерапи́я *f*
Hämothorax *m* гем(ат)ото́ракс *m*
Hämotoxin *n* гемотокси́н *m*, кровяно́й яд *m*
Hämotransfusionsreaktion *f* гемотрансфузио́нная реа́кция *f*
Hämozytoblast *m* гемоцитобла́ст *m*
Hämozytoblastose *f* гемоцитобласто́з *m*
Hämozytometer *n* приспособле́ние *n* для подсчёта клёток кро́ви
Hämozytopenie *f* гемоцитопени́я *f*
Hand *f* кисть *f* (*руки*); рука́ *f*
Handbad *n* ва́нна *f* для рук
Handbeugemuskel *m*, **Handbeuger** *m* мы́шца-сгиба́тель *f* ки́сти, сгиба́тель *m* ки́сти
Handbewegung *f* движе́ние *n* руки́
Handdruckkraft *f* мы́шечная си́ла *f* ки́сти
Händedesinfektion *f* дезинфе́кция *f* рук
Handelbezeichnung *f* комме́рческое наименова́ние *n* (*препарата*)
Händezittern *n* дрожа́ние *n* [тре́мор *m*] рук
Handgelenk *n* суста́в *m* ки́сти
~, proximales лучезапя́стный суста́в *m*
Handgelenkklonus *m* кло́нус *m* ки́сти
Handgelenkreflex *m* лучезапя́стный рефле́кс *m*, рефле́кс *m* Лери́
Handgelenksband *n* свя́зка *f* лучезапя́стного суста́ва
Handgriff *m* **1.** рукоя́тка *f*, ру́чка *f* **2.** спо́соб *m*, приём *m*
Handmassage *f* ручно́й масса́ж *m*
Handrücken *m* тыл *m* ки́сти
Handrückenreflex *m* рефле́кс *m* ты́ла ки́сти
Handschaden *m* поврежде́ние *n* ки́сти
Handschuh *m* перча́тка *f*
Handschuhsaft *m* перча́точный сок *m*
Handskelett *n* скеле́т *m* ки́сти
Handstrecker *m* мы́шца-разгиба́тель *f* ки́сти, разгиба́тель *m* ки́сти
~, radialer лучево́й разгиба́тель *m* ки́сти
~, ulnarer локтево́й разгиба́тель *m* ки́сти
Handverrenkung *f* вы́вих *m* ки́сти
Handwunde *f* ра́на *f* ки́сти
Handwurzel *f* запя́стье *n*
Handwurzelband *n* свя́зка *f* запя́стья
Handwurzelbruch *m* перело́м *m* косте́й запя́стья
Handwurzelgelenk *n* межзапя́стный суста́в *m*
Handwurzelkanal *m* запя́стный [карпа́льный] кана́л *m*
Handwurzelknochen *m* кость *f* запя́стья
Hängebauch *m* вися́чий [отви́слый] живо́т *m*
Hängebrust *f* отви́слая моло́чная железа́ *f*
Hängehand *f* свиса́ющая рука́ *f* (*при параличе*)
Hängetropfen *m* вися́чая ка́пля *f*
Hängewarze *f* борода́вка *f* на но́жке
Hannoverkrankheit *f* ганно́верская боле́знь *f*, ви́русная диаре́я *f*, зи́мняя рво́тная боле́знь *f*
H-Antigen *n* Н-антиге́н *m*, жгу́тиковый антиге́н *m*
Haphephobie *f* гафофоби́я *f*, гаптофоби́я *f*
Haplont *m* гапло́нт *m*
Haploskop *n* гаплоско́п *m*
Haploskopie *f* гаплоскопи́я *f*

Haplotyp *m* гаплоти́п *m*
Hapten *n* гапте́н *m*, непо́лный антиге́н *m*
Haptid *n* гапти́д *m*, полугапте́н *m*
Haptoglobin *n* гаптоглоби́н *m*
Harbitz-Müller-Syndrom *n* семе́йная гиперхолестеринеми́я *f* Ха́рбитца — Мю́ллера
Härchen *n* волосо́к *m*
Hargraves-Zellen *f pl* клётки *f pl* Ха́ргрейвса *(LE-клетки, клетки системной красной волчанки)*
Häring-Oesophagusprothese *f* проте́з *m* пищево́да по Ге́рингу
Harken-Biopsie *f* биопси́я *f* Ха́ркена, цервикомедиастина́льная биопси́я *f*
Harn *m* моча́ *f*
~, **provisorischer** провизо́рная [перви́чная] моча́ *f*
Harnabfluß *m*, **Harnabgang** *m* мочевыделе́ние *n*, мочеотделе́ние *n*, диуре́з *m*
~, **unwillkürlicher** непроизво́льное мочеиспуска́ние *n*, недержа́ние *n* мочи́
Harnabsonderung *f s.* **Harnabfluß**
harnabtreibend мочего́нный
Harnanalyse *f* ана́лиз *m* мочи́
Harnapparat *m* мочевы́е о́рганы *m pl*
Harnausleerung *f* опорожне́ние *n* мочево́го пузыря́
Harnbefund *m* да́нные *pl* ана́лиза мочи́
Harnbeschwerde *f* жа́лобы *f pl* на расстро́йство мочеиспуска́ния
Harnbestandteil *m* составна́я часть *f* мочи́
Harnbild *n* да́нные *pl* ана́лиза мочи́
Harnbildung *f* образова́ние *n* мочи́
Harnblase *f* мочево́й пузы́рь *m*, *Vesica urinaria*
Harnblasenausspülung *f* промыва́ние *n* мочево́го пузыря́
Harnblasenberstung *f* разры́в *m* мочево́го пузыря́
Harnblasenbildungsfehler *m* поро́к *m* разви́тия мочево́го пузыря́
Harnblasenblutung *f* гематури́я *f* пузы́рного происхожде́ния
Harnblasenbruch *m s.* **Harnbruch**
Harnblasendarmfistel *f* пузы́рно-кише́чный свищ *m*
Harnblasendivertikel *n* диверти́кул *m* мочево́го пузыря́
Harnblasendrang *m* позы́в *m* к мочеиспуска́нию
Harnblasendurchbohrung *f* прободе́ние *n* мочево́го пузыря́
Harnblasenentleerung *f* опорожне́ние *n* мочево́го пузыря́
Harnblasenentzündung *f s.* **Harnblasenkatarrh**
Harnblaseneröffnung *f* цистотоми́я *f*
Harnblasenfistel *f* свищ *m* мочево́го пузыря́
Harnblasengrund *m* дно *n* мочево́го пузыря́
Harnblasenhals *m* ше́йка *f* мочево́го пузыря́
Harnblaseninhalt *m* содержи́мое *n* мочево́го пузыря́
Harnblasenkatarrh *m* цисти́т *m*, воспале́ние *n* мочево́го пузыря́
Harnblasenkonkrement *n* ка́мень *m* мочево́го пузыря́
Harnblasenkörper *m* те́ло *n* мочево́го пузыря́
Harnblasenkrampf *m* спазм *m* мочево́го пузыря́
Harnblasenkrankheit *f* заболева́ние *n* мочево́го пузыря́
Harnblasenkrebs *m* рак *m* мочево́го пузыря́
Harnblasenleiden *n* заболева́ние *n* мочево́го пузыря́
Harnblasenmalakoplakie *f* малакоплаки́я *f* мочево́го пузыря́
Harnblasenmastdarmfistel *f* пузы́рно-прямокише́чный свищ *m*
Harnblasenmündung *f* вну́треннее отве́рстие *n* уре́тры
Harnblasenmutterfistel *f* пузы́рно-ма́точный свищ *m*
Harnblasenpapillom *n* папилло́ма *f* мочево́го пузыря́
Harnblasenraum *m* по́лость *f* мочево́го пузыря́
Harnblasenreizung *f* раздраже́ние *n* мочево́го пузыря́
Harnblasenriß *m* разры́в *m* мочево́го пузыря́
Harnblasenscheidenbruch *m* пузы́рно-влага́лищная гры́жа *f*
Harnblasenschlagader *f* арте́рия *f* мочево́го пузыря́
Harnblasenschließmuskel *m* сфи́нктер *m* мочево́го пузыря́
Harnblasenschmerz *m* боль *f* в о́бласти мочево́го пузыря́
Harnblasenschnitt *m* цистотоми́я *f*
Harnblasenschwäche *f* вя́лость *f* [сла́бость *f*, атони́я *f*] мочево́го пузыря́
Harnblasensphinkter *m* сфи́нктер *m* мочево́го пузыря́
Harnblasenstein *m* ка́мень *m* мочево́го пузыря́
Harnblasensteinschnitt *m* камнесече́ние *n*, удале́ние *n* ка́мня мочево́го пузыря́
Harnblasenstich *m* пу́нкция *f* [проко́л *m*] мочево́го пузыря́
Harnblasenverletzung *f* поврежде́ние *n* мочево́го пузыря́
Harnblasenvorfall *m* выпаде́ние *n* мочево́го пузыря́
Harnblasenwaschung *f* промыва́ние *n* мочево́го пузыря́
Harnblasenwunde *f* ра́на *f* мочево́го пузыря́
Harnblasenzerreißung *f* разры́в *m* мочево́го пузыря́
Harnbrennen *n* жже́ние *n* при мочеиспуска́нии
Harnbruch *m* цистоце́ле *n*, гры́жа *f* мочево́го пузыря́
Harndiagnostik *f* оце́нка *f* да́нных ана́лизов мочи́
Harndrang *m* императи́вный позы́в *m* на мочеиспуска́ние
Harnendkonzentration *f* оконча́тельная концентра́ция *f* мочи́
Harnfarbwert *m* цветово́й показа́тель *m* мочи́
Harnfieber *n* уросе́псис *m*
Harnfistel *f* мочево́й свищ *m*
Harnflasche *f*, **Harnglas** *n* мочеприёмник *m*
Harngrieß *m* мочево́й песо́к *m*
Harninfiltration *f* мочево́й затёк *m*
Harninkontinenz *f* недержа́ние *n* мочи́

Harnkanälchen *n* мочевóй [пóчечный] канáлец *m*
Harnkonkrement *n* уролúт *m*, мочевóй кáмень *m*
Harnkonzentrierungsleistung *f* концентрациóнная фýнкция *f* пóчек
Harnkonzentrierungsschwäche *f* гипостенурúя *f*, снижéние *n* концентрациóнной фýнкции пóчек
Harnkrankheit *f* болéзнь *f* мочевы́х путéй
Harnlassen *n* мочеиспускáние *n*
~, unwillkürliches непроизвóльное мочеиспускáние *n*; недержáние *n* мочú
Harnlehre *f* урологúя *f*
Harnleiter *m* мочетóчник *m*
Harnleiterabschnitt *m* отрéзок *m* [сегмéнт *m*] мочетóчника
Harnleiteraffektion *f* поражéние *n* мочетóчника
Harnleiteratonie *f* атонúя *f* мочетóчника
Harnleiterblutung *f* кровотечéние *n* из мочетóчника
Harnleiterdarmfistel *f* мочетóчниково-кишéчный свищ *m*
Harnleiterentzündung *f* уретерúт *m*, воспалéние *n* мочетóчника
Harnleiterepithel *n* эпитéлий *m* мочетóчника
Harnleiterfistel *f* свищ *m* мочетóчника
Harnleitergebärmutterfistel *f* мочетóчниково-мáточный свищ *m*
Harnleiterkarzinom *n* рак *m* мочетóчника
Harnleiterkompression *f* сдавлéние *n* мочетóчника
Harnleiterkrampf *m* спазм *m* мочетóчника
Harnleitermündung *f* ýстье *n* мочетóчника
Harnleiterneostomie *f* неостомúя *f* мочетóчника
Harnleiterostium *n* ýстье *n* мочетóчника
Harnleiterpapillom *n* папиллóма *f* мочетóчника
Harnleiterplastik *f* плáстика *f* мочетóчника
Harnleiterschädigung *f* повреждéние *n* мочетóчника
Harnleiterscheidenfistel *f* мочетóчниково-влагáлищный свищ *m*
Harnleitersondierung *f* зондúрование *n* мочетóчника
Harnleiterstein *m* кáмень *m* мочетóчника
Harnleiterstenose *f* стенóз *m* мочетóчника
Harnleiterverdoppelung *f* удвоéние *n* мочетóчника
Harnleiterverengerung *f* стенóз *m* мочетóчника
Harnmangel *m* олигурúя *f*
Harnmenge *f* колúчество *n* мочú
Harnphlegmone *f* мочевáя флегмóна *f*
Harnproduktion *f* мочеобразовáние *n*
Harnquantum *n* колúчество *n* мочú
Harnreiz *m* позы́в *m* к мочеиспускáнию
Harnretention *f* задéржка *f* мочú
Harnröhre *f* урéтра *f*, мочеиспускáтельный канáл *m*
~, prostatische простатúческая часть *f* урéтры
Harnröhrenaplasie *f* аплазúя *f* мочеиспускáтельного канáла
Harnröhrenatresie *f* атрезúя *f* мочеиспускáтельного канáла
Harnröhrenausfluß *m* выделéния *n pl* из мочеиспускáтельного канáла
Harnröhrenausspülung *f* промывáние *n* мочеиспускáтельного канáла
Harnröhrenblutfluß *m*, **Harnröhrenblutung** *f* кровотечéние *n* из мочеиспускáтельного канáла
Harnröhrendivertikel *n* дивертúкул *m* мочеиспускáтельного канáла
Harnröhrenentzündung *f* уретрúт *m*
Harnröhrenfistel *f* уретрáльный свищ *m*
Harnröhrenkarunkel *f* карýнкул *m* мочеиспускáтельного канáла
Harnröhrenkarzinom *n* рак *m* урéтры
Harnröhrenkerze *f* уретрáльная свечá *f*
Harnröhrenkrampf *m* спазм *m* мочеиспускáтельного канáла
Harnröhrenkrankheit *f*, **Harnröhrenleiden** *n* болéзнь *f* мочеиспускáтельного канáла
Harnröhrenlichtung *f* просвéт *m* мочеиспускáтельного канáла
Harnröhrenmastdarmfistel *f* уретрáльно-прямокишéчный свищ *m*
Harnröhrenmündung *f* ýстье *n* урéтры
Harnröhrenplastik *f* плáстика *f* мочеиспускáтельного канáла
Harnröhrenriß *m* разры́в *m* мочеиспускáтельного канáла
Harnröhrenscheidenfistel *f* уретровлагáлищный свищ *m*
Harnröhrenschlagader *f* артéрия *f* мочеиспускáтельного канáла
Harnröhrenschließmuskel *m* сфúнктер *m* урéтры
Harnröhrenschnitt *m* уретротомúя *f*, рассечéние *n* мочеиспускáтельного канáла
Harnröhrenschwellkörper *m* кавернóзное [пещéристое] тéло *n* урéтры
Harnröhrenspalte *f* вéрхняя расщéлина *f* урéтры, эписпадúя *f*
Harnröhrenstein *m* уретрáльный кáмень *m*, кáмень *m* в мочеиспускáтельном канáле
Harnröhrenstenose *f* стенóз *m* мочеиспускáтельного канáла
Harnröhrenstriktur *f* стриктýра *f* [сужéние *n*] мочеиспускáтельного канáла
Harnröhrentripper *m* гонорéйный уретрúт *m*
Harnröhrenverengerung *f s.* **Harnröhrenstenose**
Harnröhrenverstopfung *f* закýпорка *f* мочеиспускáтельного канáла
Harnruhr *f* диабéт *m*, мочеизнурéние *n*
Harnsand *m* мочевóй песóк *m*
Harnsatz *m* мочевóй осáдок *m*, осáдок *m* мочú
Harnsäure *f* мочевáя кислотá *f*
Harnsäureausscheidung *f* выведéние *n* мочевóй кислоты́
Harnsäureblutgehalt *m* урикемúя *f*, содержáние *n* мочевóй кислоты́ в кровú
Harnsäureclearance *f* клúренс *m* мочевóй кислоты́
Harnsäurediathese *f* мочекúслый диатéз *m*
Harnsäuregeschwulst *f* тóфус *m*
Harnsäuregicht *f* úстинная [урáтная] подáгра *f*

Harnsäureinfarkt *m* мочеки́слый инфа́ркт *m* (*почки у новорождённых*)
harnsäurespaltend расщепля́ющий мочеву́ю кислоту́
Harnsäurespiegel *m* у́ровень *m* мочево́й кислоты́
Harnsäurestein *m* мочеки́слый ка́мень *m*
Harnsediment *n s.* **Harnsatz**
Harnsepsis *f* уросе́псис *m*
Harnspaltung *f* разложе́ние *n* мочи́ (*некоторыми бактериями*)
Harnsperre *f* заде́ржка *f* мочи́
Harnstarre *f* изостенури́я *f*
Harnstauung *f* заде́ржка *f* мочи́
Harnstein *m* ароли́т *m*, мочево́й ка́мень *m*
Harnsteinentfernung *f* удале́ние *n* мочево́го ка́мня
Harnsteinleiden *n* мочека́менная боле́знь *f*
Harnstoff *m* мочеви́на *f*, карбамид *m*
Harnstoffausscheidung *f* выделе́ние *n* мочеви́ны
Harnstoffderivat *n*, **blutzuckersenkendes** произво́дное *n* мочеви́ны, снижа́ющее са́хар кро́ви
Harnstoffspaltung *f* расщепле́ние *n* мочеви́ны
Harnstoffstickstoff *m* азо́т *m* мочеви́ны
Harnstoffvergiftung *f* уреми́я *f*
Harnstoffzerfall *m*, **Harnstoffzersetzung** *f* разложе́ние *n* мочеви́ны
Harnstrahl *m* струя́ *f* мочи́
Harnstrenge *f s.* **Harnzwang**
Harntrakt *m s.* **Harnwege**
Harnträufeln *n* выделе́ние *n* мочи́ по ка́плям
harntreibend мочего́нный
Harntrübung *f* помутне́ние *n* мочи́
Harnverhaltung *f*, **Harnverlegung** *f* заде́ржка *f* мочи́
Harnwege *m pl* мочевы́е [мочевыводя́щие] пути́ *m pl*
Harnwegeentzündung *f* воспале́ние *n* мочевы́х путе́й
Harnweginfektion *f* инфе́кция *f* мочевы́х путе́й
~, **aufsteigende** восходя́щая инфе́кция *f* мочевы́х путе́й
Harnwegsfehlbildung *f* анома́лия *f* [поро́к *m* разви́тия] мочевы́х путе́й
Harnzuckerausscheidung *f* гликозури́я *f*
Harnzwang *m* странгури́я *f*, тене́змы *pl* мочево́го пузыря́
Harnzylinder *m* мочево́й цили́ндр *m*
~, **granulierter** зерни́стый мочево́й цили́ндр *m*
~, **hyaliner** гиали́новый мочево́й цили́ндр *m*
~, **wachsartiger** восковидный мочево́й цили́ндр *m*
Harpaxophobie *f* гарпаксофоби́я *f*
Harris-Band *n* свя́зка *f* Га́рриса, печёночно-дуодена́льная свя́зка *f*
Harris-Osborne-Syndrom *n* синдро́м Га́рриса — О́сборна (*гипоплазия или аплазия лучевой кости*)
Hartheu *n* зверобо́й *m*, *Hypericum*
Hartmanella *f* акантамёба *f*, гартмане́лла *f*
Hartmann-Operation *f* опера́ция *f* Ха́ртманна (*по поводу рака прямой или сигмовидной кишки*)
Hartmetall-Lunge *f* боле́знь *f* лёгких, вы́званная твёрдыми спла́вами
Härtung *f* уплотне́ние *n*; фикса́ция *f*
Harz *n* смола́ *f*
Harzpflaster *n* пла́стырь *m* со смо́лами
Haschisch *n* гаши́ш *m*
Haschischismus *m* гашиши́зм *m*, анаши́зм *m*; каннаби́зм *m*
Hasenauge *n* лагофта́льм *m*
Hasenlippe *f* за́ячья губа́ *f*
Hasenpest *f* туляреми́я *f*
Hasenscharte *f* за́ячья губа́ *f*
Haube *f* **1.** чепе́ц *m*; колпа́к *m*; колпачо́к *m* **2.** покры́шка *f* (*среднего мозга*)
Haubenmeningitis *f* менинги́т *m* сво́да головно́го мо́зга
Haudek-Nische *f* ни́ша *f* Га́удека (*рентгенологический симптом язвы желудка)*
Häufigkeitsquote *f* коэффицие́нт *m* частоты́
Häufigkeitsverteilung *f* распределе́ние *n* по частоте́
Häufung *f*, **familiäre** накопле́ние *n* (*напр. признака*) в се́мьях
Hauptallergen *n* гла́вный аллерге́н *m*
Hauptast *m* гла́вная ветвь *f*
Hauptausführungsgang *m* **der Bauchspeicheldrüse** гла́вный выводно́й [ви́рсунгов] прото́к *m* поджелу́дочной железы́, *Ductus pancreaticus*
Hauptbronchus *m* гла́вный бронх *m*
Haupterkrankung *f* основно́е заболева́ние *n*
Hauptgefäß *n* гла́вный сосу́д *m*
Hauptgen *n* гла́вный ген *m*
Hauptgenort *n* гла́вный ло́кус *m*
Haupthaar *n* во́лос *m* головы́
Hauptkrankheitsform *f* гла́вная нозологи́ческая едини́ца *f*
Hauptmeridian *m* **des Augapfels** гла́вный мериди́ан *m* глазно́го я́блока
Hauptnährstoff *m* основно́е пищево́е вещество́ *n*
Hauptnährstoffbedarf *m* потре́бность *f* в основны́х пищевы́х вещества́х
Hauptnahrungsstoff *m s.* **Hauptnährstoff**
Hauptplazenta *f* основна́я плаце́нта *f*
Hauptpunktverschiebung *f* сдвиг *m* гла́вной то́чки (*в оптической системе глаза*) при аккомода́ции
Hauptschlagader *f* ао́рта *f*
Hauptschnitt *m* основно́й разре́з *m*; гла́вное сече́ние *n*
Hauptstamm *m* гла́вный [основно́й] ствол *m*
Hauptstück *n* гла́вный отде́л *m* (*напр. нефрона*)
Hauptstückzelle *f* кле́тка *f* гла́вного отде́ла (*напр. нефрона*)
Hauptsymptom *n* основно́й [веду́щий] симпто́м *m*
Hauptvisierlinie *f* зри́тельная ось *f*
Hauptwassersucht *f* гидроцефали́я *f*, водя́нка *f* головно́го мо́зга
Hauptwirkstoff *m* гла́вное де́йствующее вещество́ *n*
Hauptzelladenom *n* адено́ма *f* из гла́вных кле́ток
Hauptzelle *f* гла́вная кле́тка *f*

Hausarzt *m* домашний врач *m*
Hausaufsicht *f* наблюдение *n (за больным)* на дому
Hausbehandlung *f* лечение *n* на дому
Hausbesuch *m* посещение *n* (*больного*) на дому
Hauspflege *f* уход *m* на дому
Hausstaub-Antigen *n* антиген *m* домашней пыли
Hausstaubmilbe *f* клещ *m* домашней пыли
Haut *f* **1.** кожа *f* **2.** оболочка *f*
~, **blasse** бледная кожа *f*
~, **feuchte** влажная кожа *f*
~, **harte** омозолелость *f*
~, **schlaffe** вялая [дряблая] кожа *f*
Hautabdruck *m* дермограмма *f*
Hautabkühlung *f* охлаждение *n* кожи
Hautabschilferung *f* отрубевидное шелушение *n* кожи
Hautabschürfung *f* ссадина *f* [царапина *f*, экскориация *f*] кожи
Hautabszeß *m* кожный абсцесс *m*
Hautaffektion *f* поражение *n* кожи
Hautamyloidose *f* амилоидоз *m* кожи
~, **lokalisierte** ограниченный амилоидоз *m* кожи
Hautanhangsgebilde *n*, **Hautanhangsorgan** *n* придаток *m* кожи
Hautanschwellung *f* припухлость *f* кожи
Hautanspannung *f* напряжение *n* кожи
Hautansteckung *f* заражение *n* через кожу
Hautarzt *m* дерматолог *m*
Hautast *m* кожная ветвь *f*
Hautatmung *f* кожное дыхание *n*
Hautatrophie *f* атрофия *f* кожи
Hautätzung *f* химический ожог *m* кожи
Hautausschlag *m* экзантема *f*, кожная сыпь *f*
Hautbläschen *n* везикула *f*, пузырёк *m* на поверхности кожи
Hautblase *f* пузырь *m* на поверхности кожи
Hautbläuung *f* синюха *f*, цианоз *m* кожи
Hautblüten *f pl* экзантема *f*, кожная сыпь *f*
Hautblutung *f* кровоизлияние *n* в кожу, кожная геморрагия *f*
~, **kleine** петехия *f*, мелкое кровоизлияние *n* в кожу
Hautbrand *m* гангрена *f* кожи
Häutchen *n* кутикула *f*
Hautdecke *f* кожный покров *m*
Hautdefekt *m* дефект *m* кожи
Hautdesinfektion *f* дезинфекция *f* кожи
Hautdiphtherie *f* дифтерия *f* кожи
Hautdosis *f* кожная доза *f* (*напр. ионизирующей радиации*)
Hautdrüse *f* кожная железа *f*
Haut-Drüsenpest *f* кожно-железистая форма *f* чумы
Hautdrüsensekret *n* секрет *m* кожной железы
Hauteinheitsdosis *f* единая [разовая] кожная доза *f*
Hauteinstülpung *f* инвагинация *f* кожи
Hautelastizität *f* эластичность *f* кожи
Hautelektrode *f* кожный электрод *m*
Hautempfindung *f* кожная чувствительность *f*
Hautemphysem *n* подкожная эмфизема *f*
häuten шелушиться
Hautentfärbung *f* обесцвечивание *n* кожи
Hautentzündung *f* дерматит *m*, воспаление *n* кожи
Hautepithel *n* кожный эпителий *m*
Hauterkrankung *f*, **syphilitische** сифилодерма *f*
Hauterscheinung *f* кожный симптом *m*
Hauterschlaffung *f* дряблость *f* [вялость *f*] кожи
Hauterythem *n* эритема *f*
Hauterythemdosis *f* эритемная доза *f*
Hautfalte *f* кожная складка *f*
Hautfaltendicke *f* толщина *f* кожной складки
Hautfalten-Dickenmessung *f* измерение *n* толщины кожной складки
Hautfarbe *f* цвет *m* кожи
Hautfärbung *f* окраска *f* кожи
Hautfensterprobe *f*, **Hautfenstertest** *m* тест *m* «кожное окно»
Hautfettlappen *m* кожно-подкожный лоскут *m*
Hautfinne *f* обыкновенный [вульгарный] угорь *m*
Hautfleck *m* пятно *n* на коже
Hautflora *f* кожная флора *f*
Hautfollikel *m* волосяной фолликул *m*
Hautfurche *f* морщина *f*
Hautgangrän *f* гангрена *f* кожи
Hautgefühl *n* кожная чувствительность *f*
Hautgeschwulst *f* кожная опухоль *f*
Hautgeschwür *n* кожная язва *f*
Hautgrieß *m* белый угорь *m*
Hauthärchen *n pl* кожный пушок *m*
Hauthorn *n* кожный рог *m*
häutig 1. кожистый **2.** оболочечный **3.** перепончатый
Hautikterus *m* желтушность *f* кожных покровов
Hautinfektionen *f pl* **der Genitalien** инфекции *f pl* кожи половых органов
Hautinselplastik *f* островковая пластика *f* кожи
Hautjucken *n* кожный зуд *m*
Hautkarzinom *n* рак *m* кожи
Hautklammern *f pl* кожные скобки *f pl*, скобки *f pl* Мишеля
Hautkleie *f* перхоть *f*
Hautklinik *f* дерматологическая клиника *f*
Hautknötchen *n* кожный узелок *m*, папула *f*
Hautkokzidioidomykose *f* кокцидиоидомикоз *m* кожи
Hautkrampf *m* «гусиная кожа» *f*
Hautkrankheit *f* кожная болезнь *f*, дерматоз *m*
Hautkrankheitenlehre *f* дерматология *f*, учение *n* о кожных болезнях
Hautkrätze *f* чесотка *f*
Hautkrebs *m* рак *m* кожи
Hautlappen *m* кожный лоскут *m*
Hautläsion *f* поражение *n* кожи
Hautleiden *n* кожная болезнь *f*, дерматоз *m*
Hautleischmaniose *f* кожный лейшманиоз *m*
~, **amerikanische** американский кожный лейшманиоз *m*, ута *f*, эспундия *f*
Hautleischmaniosen *f pl* **der Alten Welt** формы *f pl* кожного лейшманиоза Старого Света
Hautleiste *f* кожный валик *m*
Hautmangel *m* дефект *m* кожи
Hautmelanose *f* меланоз *m* кожи

Hautmilzbrand *m* ко́жная фо́рма *f* сиби́рской я́звы
Hautmittel *n* сре́дство *n* для лече́ния ко́жных боле́зней
Hautmuskel *m* **des Halses** подко́жная мы́шца *f* ше́и
Haut-Muskel-Amyloidose *f*, **primäre systematisierte** перви́чный систе́мный ко́жно-мы́шечный амилоидо́з *m*
Hautmuskeldecklappen *m* ко́жно-мы́шечный пласти́ческий ло́скут *m*
Hautmykose *f* дерматомико́з *m*, грибко́вое заболева́ние *n* ко́жи
Hautnadel *f* ко́жная игла́ *f*
hautnah располо́женный бли́зко к ко́же
Hautnaht *f* ко́жный шов *m*
Hautnarbe *f* ко́жный рубе́ц *m*, шрам *m*
Hautnekrose *f* некро́з *m* ко́жи
Hautnetztransplantat *n* ко́жный перфори́рованный трансплanта́т *m*
Hautneubildung *f* новообразова́ние *n* ко́жи
Hautödem *n* отёк *m* ко́жи
Hautoralkoeffizient *m* ко́жно-ора́льный коэффицие́нт *m*
Hautosteom *n* остео́ма *f* ко́жи
Hautpest *f* ко́жная фо́рма *f* чумы́
Hautpflege *f* ухо́д *m* за ко́жей
Hautpflegemittel *n* космети́ческое сре́дство *n*
Hautpigmentierung *f* пигмента́ция *f* ко́жи
Hautpilzerkrankung *f s.* **Hautmykose**
Hautplastik *f* ко́жная пла́стика *f*
Hautrand *m* край *m* ко́жи, ко́жный край *m*
Hautreflex *m* ко́жный рефле́кс *m*
Hautreinigung *f* очище́ние *n* ко́жи
Hautreizmittel *n* сре́дство *n*, раздража́ющее ко́жу, *rubefaciens remedium*
Hautreizstoff *m* вещество́ *n*, раздража́ющее ко́жу
Hautretikulose *f* ретикулёз *m* ко́жи
Hautrose *f* ро́жистое воспале́ние *n*, ро́жа *f*
Hautröte *f* эрите́ма *f*
Hautrötung *f*, **entzündliche** воспали́тельное покрасне́ние *n* ко́жи
Hautrotz *m* ко́жная фо́рма *f* са́па
Hautsalbe *f* мазь *f* для ко́жи
Hautsarkom *n* сарко́ма *f* ко́жи
Hautschabe *f* почесу́ха *f*
Hautschaden *m* **durch Kälte** ознобле́ние *n*
Hautschlaffheit *f* вя́лость *f* [дря́блость *f*] ко́жи
Hautschlauch *m* ко́жная тру́бка *f*
Haut-Schleimhautamyloidose *f* амилоидо́з *m* ко́жи и сли́зистых
Hautschmarotzer *m* ко́жный парази́т *m*
Hautschmierfluß *m* себоре́я *f*
Hautschnitt *m* ко́жный разре́з *m*
Hautschorf *m* ко́жный струп *m*
Hautschrift *f* дермографи́зм *m*
Hautschrunde *f* тре́щина *f* ко́жи
Hautschuppe *f* ко́жная чешу́йка *f*
Hautschutzsalbe *f* защи́тная мазь *f* для ко́жи
Hautschwärze *f* мелано́з *m* ко́жи
Hautschwiele *f* мозо́ль *f*
Hautsiderosis *f* сидеро́з *m* ко́жи
Hautsinn *m* ко́жная чувстви́тельность *f*
Hautsoormykose *f* **der Neugeborenen** ко́жная моло́чница *f* новорождённых
Hautspalte *f* тре́щина *f* ко́жи
Hautspender *m* до́нор *m* ко́жи
Hautsyphilis *f* сифилити́ческое пораже́ние *n* ко́жи
Hauttalg *m* секре́т *m* са́льных желёз
Hauttemperatur *f* ко́жная температу́ра *f*
Hauttest *m* ко́жная про́ба *f*
Hauttransplantation *f* трансплanта́ция *f* [переса́дка *f*] ко́жи
Hauttrockenbürstung *f* масса́ж *m* ко́жи сухо́й щёткой
Hauttrockenheit *f* су́хость *f* ко́жи
Hauttuberkulose *f* туберкулёз *m* ко́жи
Hauttumor *m* о́пухоль *f* ко́жи
Hautturgor *m* ту́ргор *m* ко́жи
Hautüberpflanzung *f s.* **Hauttransplantation**
Häutung *f* десквама́ция *f*, шелуше́ние *n* ко́жи
Häutungsvorgang *m* проце́сс *m* шелуше́ния ко́жи
Hautvene *f* ко́жная ве́на *f*
Hautvenenkoeffizient *m* ко́жно-вено́зный коэффицие́нт *m*
Hautvenenzeichnung *f* рису́нок *m* ко́жных вен
Hautveränderungen *f pl*, **trophische** трофи́ческие измене́ния *n pl* ко́жи
Hautverbrennung *f* ожо́г *m* ко́жи
Hautverdickung *f* утолще́ние *n* ко́жи
Hautverdünnung *f* истонче́ние *n* ко́жи
Hautverfärbung *f* дисхроми́я *f*, измене́ние *n* цве́та ко́жи
Hautverhärtung *f* затверде́ние *n* ко́жи
Hautverhornung *f*, **übermäßige** гиперкерато́з *m*
Hautverletzung *f* поврежде́ние *n* ко́жи
Hautverpflanzung *f s.* **Hauttransplantation**
Hautvitamin *n* биоти́н *m*
Hautwarze *f* борода́вка *f*
Hautwassersucht *f* анаса́рка *f*, отёк *m* ко́жи
Hautwindsucht *f* подко́жная эмфизе́ма *f*
Hautwolf *m* ко́жная волча́нка *f*
Hautwunde *f* ко́жная ра́на *f*
Hautwurm *m* ко́жная фо́рма *f* са́па
Haverhill-Fieber *n* хаверхи́лльская лихора́дка *f*
HAWIK *s.* **Hamburg-Wechsler-Intelligenztest für Kinder**
HB-Antigen *n* антиге́н *m* гепати́та В
HdO-Gerät *n s.* **Hinter-dem-Ohr-Hörgerät**
heavy chain disease *engl.* боле́знь *f* тяжёлых цепе́й
Hebamme *f* акуше́рка *f*
Hebeosteotomie *f* пубитоми́я *f*
Hebephrenie *f* гебефрени́ческая шизофрени́я *f*
Heber *m* поднима́ющая мы́шца *f*
~ **des Augenlides** мы́шца *f*, поднима́ющая ве́ко
~ **des Mundwinkels** мы́шца *f*, поднима́ющая у́гол рта
~ **von Oberlippe und Nasenflügel** мы́шца *f*, поднима́ющая ве́рхнюю губу́ и крыло́ но́са
Heberden-Knoten *m pl* узелки́ *m pl* Ге́бердена, деформи́рующий артро́з *m* диста́льных межфала́нговых суста́вов
Heberdränage *f* сифо́нный дрена́ж *m*
Heboidophrenie *f* гебо́идная шизофрени́я *f*

Hebra-Krankheit *f* пруриго *n* Гебры, болезнь *f* Гебры (*дерматоз детей*)
Hecht-Riesenzellen *f pl* гигантские клетки *f pl* Гехта (*гигантские клетки при коклюшной и коревой пневмонии*)
Hedrozele *f* промежностная грыжа *f*
Heerfordt-Mylius-Krankheit *f* болезнь *f* Хеерфордта, увеопаротит *m*
Hefe *f* дрожжи *pl*
~, **medizinische** медицинские дрожжи *pl*, *Faex medicinalis*
Hefemilch *f* дрожжевое молоко *n*
Hefepilzinfektion *f* заболевание *n*, вызванное дрожжевыми гриб(к)ами
Heftpflaster *n* лейкопластырь *m*
Hegar-Schwangerschaftszeichen *n* признак *m* Хегара (*признак беременности, выявляемый пальпацией*)
Hegglin-Syndrom *n* синдром *m* Хегглина (*1. вид семейной панмиелопатии 2. энергетически-динамическая сердечная недостаточность при миокардозе*)
Heilanästhesie *f* лечебная анестезия *f*
Heilanstalt *f* больница *f*; санаторий *m*; лечебное учреждение *n* (*преимущественно для хронических больных*)
Heilanzeigen *f pl* показания *n pl* к лечению
Heilbad *n* курорт *m*
Heilbadeanstalt *f* бальнеолечебница *f*
Heilbäderbehandlung *f* курортное лечение *n*
Heilbehandlung *f* восстановительное лечение *n*
Heilberuf *m* лечебная медицинская специальность *f*
Heilbrunnen *m* лечебный минеральный источник *m*
Heildiät *f* лечебная диета *f*
Heildosis *f* лечебная доза *f*
Heilfaktor *m* лечебный фактор *m*
Heilfasten *n*, **Heilfastenkur** *f* лечение *n* голодом
Heilgymnastik *f* лечебная гимнастика *f*
Heilhöhlentherapie *f* спелеотерапия *f*
Heilimpfung *f* вакцинация *f*, вакцинотерапия *f*
Heilklima *n* лечебный климат *m*
Heilklimafaktoren *m pl* лечебно-климатические факторы *m pl*
Heilkörperkultur *f* лечебная физическая культура *f*
Heilkost *f* лечебное питание *n*
Heilkraut *n* лекарственная трава *f*
Heilkunde *f* медицина *f*
Heilkur *f* курортное лечение *n*
Heilmassage *f* лечебный массаж *m*
Heilmaßnahmen *f pl* лечебные *или* оздоровительные мероприятия *n pl*
Heilmeyer-Schöner-Erythroblastose *f* синдром *m* Хейльмейера — Шенера (*хронический эритробластоз*)
Heilmittel *n* лекарственное [лечебное] средство *n*
~, **einfaches** простое лечебное средство *n*, *remedium simplex*
~, **ortsgebundenes** местное лечебное средство *n*
Heilnahrung *f* лечебное питание *n*
Heilpeloid *n* лечебный пелоид *m*, лечебная грязь *f*
Heilpflanze *f* лекарственное растение *n*
Heilpflaster *n* лечебный пластырь *m*
Heilpraktiker *m* лицо *n* без медицинского образования, занимающееся лечением
Heilquelle *f* лечебный минеральный источник *m*
Heilsalbe *f* лечебная мазь *f*
Heilschwimmen *n* лечебное плавание *n*
Heilserum *n* лечебная сыворотка *f*
Heilstättenpflegling *m* больной *m*, длительно находящийся в специализированном лечебном учреждении
Heilstättenverfahren *n* санаторный метод *m* лечения
Heilturnen *n* лечебная гимнастика *f*
Heil- und Pflegeanstalt *f* больница *f* для хронических больных
Heilung *f* излечение *n*; выздоровление *n*; заживление *n*
~, **spontane** самоизлечение *n*; спонтанное заживление *n*
~, **unvollständige** выздоровление *n* с дефектом; неполное излечение *n*
Heilungsdauer *f* длительность *f* заживления
Heilungsquote *f* коэффициент *m* выздоровления
Heilungsverzögerung *f* замедление *n* заживления
Heilungsziffer *f* число *n* положительных результатов лечения
Heilverfahren *n* метод *m* лечения; курс *m* лечения ◇ **(ein) ~ absolvieren** заканчивать курс лечения
Heilwasser *n* лечебная минеральная вода *f*
Heilwesen *n* лечебное дело *n*
Heilwirkung *f* лечебное [целебное] действие *n*
Heim *n* дом *m*, жилище *n*; приют *m* (*напр. для престарелых*)
Heimbehandlung *f* лечение *n* в домашних условиях
Heimdialyse *f* гемодиализ *m* на дому
Heimgerät *n* аппарат *m* для проведения процедур в домашних условиях
Heiminfektion *f* внутрибольничная инфекция *f*
Heinecke-Mikulicz-Plastik *f* операция *f* Гейнеке — Микулича (*вид пилоропластики*)
Heine-Medin-Krankheit *f* болезнь *f* Гейне — Медина, полиомиелит *m*
Heiratshäufigkeit *f* брачность *f*
Heiserkeit *f* хрипота *f*, охриплость *f*
Heißblitz *m* краткое обливание *n* горячей водой из шланга под повышенным давлением
Heißdampfbad *n* паровая баня *f*
Heißguß *m* обливание *n* горячей водой
Heißhunger *m* булимия *f*, «волчий» голод *m*
Heißluftbad *n* горячевоздушная баня *f*
Heißluftbehandlung *f* лечение *n* горячевоздушными банями
Heißluftdesinfektion *f* дезинфекция *f* горячим воздухом
Heißluftraum *m* парильня *f* (*в бане*)

Heißluftsterilisation *f* стерилизáция *f* горя́чим вóздухом
Heißreiz *m* терми́ческое раздражéние *n*
Heißsandbehandlung *f* лечéние *n* горя́чим пескóм
Heißwassersprudelbad *n* горя́чая вихревáя вáнна *f*
Heizbad *n* термобáня *f*
Heizkissen *n* грéлка *f*
HeLa-Zellstamm *m* культýра *f* клéток HeLa [из клéток рáка шéйки мáтки]
Helfervirus *n* ви́рус-помóщник *m*
Helfer-Zelle *f* хéлпер *m*; клéтка-помóщник *f* (*лимфоцит*), T_4-лимфоци́т *m*
Helikotrema *n* геликотрéма *f*, отвéрстие *n* ули́тки
Heliometer-Prinzip *n* гелиометри́ческий мéтод *m* (*калиброметрии сосудов сетчатки*)
Heliophobie *f* гелиофоби́я *f*, фотофоби́я *f*, светобоя́знь *f*
Heliosis *f* сóлнечный удáр *m*
Heliotherapie *f* гелиотерапи́я *f*, солнцелечéние *n*
Helix *f* завитóк *m* (*напр. ушной раковины*)
Helkoma *n* **1.** я́зва *f* **2.** гнойни́к *m*
Helkosis *f* изъязвлéние *n*
Helladaptation *f*, **Hellanpassung** *f* световáя адаптáция *f*
Helle-Zellen-System *n* систéма *f* свéтлых клéток, APUD-систéма *f*
Hellfeldmikroskopie *f* микроскопи́я *f* в свéтлом пóле, фáзово-контрáстная микроскопи́я *f*
Helligkeitsempfindung *f* световáя чувстви́тельность *f* глáза
Helligkeitsmaximum *n* мáксимум *m* кривóй ви́дности
Hellspitze *f* максимáльная амплитýда *f* электроокулогрáммы на светý
Helm *m* **eines Neurasthenikers** кáска *f* неврастéника (*вид головных болей*)
Helmintheninvasion *f* гли́стная инвáзия *f*
Helminthiasis *f* гельминтиáз *m*, гли́стное заболевáние *n*
Helminthoovoskopie *f* гельминтоовоскопи́я *f*
Helopyra *f* маляри́я *f*
Helvellasäure *f* гельвéлловая кислотá *f*
Hemeralopie *f* гемералопи́я *f*, кури́ная слепотá *f*
Hemiablepsie *f s.* **Hemianopsie**
Hemiachromatopsie *f* гемиахроматопси́я *f*
Hemianästhesie *f* гемианестези́я *f*
Hemianopsie *f* гемианопси́я *f*
~, **binasale** биназáльная гемианопси́я *f*
~, **bitemporale** битемпорáльная гемианопси́я *f*
~, **heteronyme** гетерони́мная гемианопси́я *f*, разноимённое выпадéние *n* полéй зрéния
~, **homonyme** гомони́мная гемианопси́я *f*, одноимённое выпадéние *n* полéй зрéния
Hemiapraxie *f* гемиапракси́я *f*
Hemiataxie *f* гемиатакси́я *f*
Hemiathetose *f* гемиатетóз *m*
Hemiatrophie *f* гемиатрофи́я *f*
Hemiballismus *m* гемибалли́зм *m*
Hemichorea *f* гемихорéя *f*
Hemichromatopsie *f* гемихроматопси́я *f*
Hemienzephalie *f* гемиэнцефали́я *f*
Hemihypästhesie *f* одностороннее понижéние *n* чувстви́тельности
Hemihyperästhesie *f* одностороннее повышéние *n* чувстви́тельности
Hemikolektomie *f* гемиколэктоми́я *f*
Hemikranie *f* мигрéнь *f*
Hemimandibulektomie *f* гемирезéкция *f* ни́жней чéлюсти
Hemiopie *f* гемиопи́я *f*
Hemiparese *f* гемипарéз *m*
Hemiplegie *f* гемиплеги́я *f*
~, **brachiofaciale** плечелицевáя гемиплеги́я *f*
~, **capsuläre** капсуля́рная гемиплеги́я *f*
~, **infantile** инфанти́льная гемиплеги́я *f*
Hemirachischisis *f* непóлная расщéлина *f* позвонóчника
Hemispasmus *m* **glossolabialis** губоязы́чный гемиспáзм *m*
Hemisphäre *f* полушáрие *n*
Hemisphärektomie *f* гемисферэктоми́я *f*
Hemisphärendominanz *f* доминáнтность *f* полушáрия
Hemisyndrom *n* гемисиндрóм *m*
Hemisystolie *f* гемисистоли́я *f*, сокращéние *n* однóй полови́ны сéрдца
Hemizephalie *f* гемицефали́я *f*
Hemmhof *m* зóна *f* торможéния (*роста микробов на плотной среде*)
Hemmimpuls *m* тормознóй [подавля́ющий] и́мпульс *m*
Hemmkörperhämophilie *f* ингиби́торная гемофили́я *f*
Hemmreflex *m* тормознóй рефлéкс *m*
Hemmstoff *m* ингиби́тор *m*
~, **kompetitiver** конкурéнтный ингиби́тор *m*
Hemmung *f* торможéние *n*; ингиби́ция *f*, задéржка *f* (*напр. роста*)
~, **aktive** акти́вное торможéние *n*
~, **äußere** внéшнее торможéние *n*
~, **innere** внýтреннее торможéние *n*
~, **kompetitive** конкурéнтное торможéние *n*
~, **motorische** двигáтельная затормóженность *f*
~, **pessimale** пессимáльное торможéние *n*
~, **postsynaptische** постсинапти́ческое торможéние *n*
~, **präsynaptische** пресинапти́ческое торможéние *n*
~, **psychische** психи́ческая замéдленность *f*
~, **rückläufige** возврáтное торможéние *n*
~ **des Schielaugenbildes [des Schielauges]** дисбинокуля́рная амблиопи́я *f*
Hemmungseffekt *m* эффéкт *m* торможéния
Hemmungsfeld *n* пóле *n* подавлéния (*напр. в сетчатке косящего глаза*)
Hemmungsgen *n* тормозя́щий ген *m*
Hemmungsgymnastik *f* гимнáстика *f* для подавлéния непроизвóльных движéний
Hemmungslähmung *f* псевдопарали́ч *m*
Hemmungsmißbildung *f* урóдство *n* вслéдствие задéржки разви́тия
Hemmungsreaktion *f* реáкция *f* торможéния (*в серологии*)
Hemmungsskotom *n* функционáльная скотóма *f*

Hemmungssymptom *n* симптóм *m* торможéния
Hemmungszentrum *n* центр *m* торможéния
Hendren-Operation *f* оперáция *f* Хéндрена (*реконструктивная операция на мочеточнике*)
Henkelohr *n* оттопы́ренная ушнáя рáковина *f*
Hepadnaviren *n pl* гепаднави́русы *m pl*
Heparin *n* гепари́н *m*
Heparinozyt *m* клéтка *f*, содержáщая гепари́н (*напр. базофильный гранулоцит*)
Heparintoleranztest *m* тест *m* толерáнтности гепари́на
Hepatargie *f* печёночная недостáточность *f*
Hepatikareflex *m* рефлéкс *m* с печёночной артéрии
Hepatikoduodenostomie *f* гепатикодуоденостоми́я *f*
Hepatikojejunostomie *f* гепатикоеюностоми́я *f*
Hepatikostomie *f* гепатикостоми́я *f*
Hepatikotomie *f* гепатикотоми́я *f*
Hepatisation *f* гепатизáция *f*, опеченéние *n*
Hepatitis *f* гепати́т *m*, воспалéние *n* пéчени
~ **A** *s.* **Hepatitis, infektiöse**
~, **aggressive** акти́вный [агресси́вный, аутоагресси́вный] гепати́т *m*
~, **anikterische** безжелтýшный гепати́т *m*
~, **autoaggressive** *s.* **Hepatitis, aggressive**
~, **autoimmune** аутоиммýнный гепати́т *m*
~ **B** гепати́т *m* В, сы́вороточный гепати́т *m*
~, **biliare** желтýшный гепати́т *m*
~, **cholangiogene** холангиогéнный гепати́т *m*
~, **epidemische** эпидеми́ческий гепати́т *m*
~, **fulminante** молниенóсный гепати́т *m*
~, **herpetische** герпети́ческий гепати́т *m*
~, **infektiöse** инфекциóнный гепати́т *m*, ви́русный гепати́т *m*, эпидеми́ческий гепати́т *m*, гепати́т *m* А, болéзнь *f* Бóткина
~, **lupoide** люпóидный гепати́т *m*
~ **nicht-A-nicht-B** гепати́т *m* ни А, ни В
~, **persistierende** персисти́рующий гепати́т *m*
~, **postvakzinale** поствакцинáльный гепати́т *m*
~, **toxische** токси́ческий гепати́т *m*
~, **virale** *s.* **Hepatitis, infektiöse**
Hepatitis-Delta-Virus *n* дéльта-ви́рус *m* гепати́та
Hepatitisvirus *n* ви́рус *m* гепати́та
Hepatoblastom *n* гепатобластóма *f*
Hepatocholezystitis *f* гепатохолецисти́т *m*
Hepatographie *f* гепатографи́я *f*
Hepatolienalsyndrom *n* гепатолиенáльный синдрóм *m*
Hepatolienographie *f* гепатолиенографи́я *f*
Hepatologie *f* гепатолóгия *f*
Hepatom *n* гепатóма *f*
Hepatomegalie *f* гепатомегали́я *f*, увеличéние *n* пéчени
Hepatopathie *f* патолóгия *f* пéчени
Hepatopexie *f* гепатопекси́я *f*
Hepatoptose *f* гепатоптóз *m*, опущéние *n* пéчени
Hepatose *f*, **arbeitsbedingte toxische** токси́ческий профессионáльный гепатóз *m*
Hepatotoxin *n* печёночный яд *m*

Herabhängen *n* **des oberen Lides** опущéние *n* вéрхнего вéка, птоз *m* вéка
Herabsetzung *f* **der zentralen Sehschärfe** снижéние *n* остроты́ зрéния
Herabzieher *m* депрéссор *m*, опускáющая мы́шца *f*
Heranführen *n*, **Heranziehen** *n* аддýкция *f*, приведéние *n* (*напр. конечности*)
Heranzieher *m* аддýктор *m*, приводя́щая мы́шца *f*
herausführend вынося́щий, выводя́щий, эфферéнтный
Herausnahme *f* **der Lebensmittel aus dem Lebensmittelverkehr** изъя́тие *n* пищевы́х продýктов из употреблéния
herausschälen вылýщивать
Herausstülpung *f* выпя́чивание *n*; вы́ворот *m*
Herausziehen *n* вытáскивание *n*; удалéние *n* (*напр. зуба*)
Herbsterythem *n* осéнняя эритéма *f*
Herbstkatarrh *m* осéнний катáр *m*, осéнняя сеннáя лихорáдка *f*
Herbstkrätze *f* осéнняя почесýха *f*
Herd *m* очáг *m*; фóкус *m*
~, **wolkig-flockiger** ватообрáзный очáг *m* сетчáтки
Herdaffektion *f* очагóвое поражéние *n*
Herdbestrahlung *f* интенси́вность *f* облучéния (патологи́ческого) очагá
Herddosis *f* очагóвая дóза *f*
Herdeffekt *m* воздéйствие *n* (патологи́ческого) очагá
Herdenzephalitis *f* очагóвый энцефали́т *m*
~, **metastatische** очагóвый метастати́ческий энцефали́т *m*
Herdepilepsie *f* очагóвая эпилепси́я *f*
Herderscheinung *f* очагóвый симптóм *m*
herdförmig очагóвый
Herdinfekt *m*, **Herdinfektion** *f* очагóвая инфéкция *f*
Herdnephritis *f* очагóвый нефри́т *m*
Herdpneumonie *f* очагóвая пневмони́я *f*, бронхопневмони́я *f*
Herdrand *m* край *m* очагá
Herdsanierung *f* санáция *f* очагá
Herdsklerose *f* мнóжественный [рассéянный] склерóз *m*
Herdsymptom *n* очагóвый симптóм *m*
Heredität *f* наслéдование *n*
Heredoataxie *f* наслéдственная атакси́я *f*
Heredodegeneration *f* наслéдственная дегенерáция *f*
~ **der Netzhaut** наслéдственная дегенерáция *f* сетчáтки
~ **des Optikus** наслéдственная дегенерáция *f* зри́тельного нéрва
Hermaphroditismus *m* гермафродити́зм *m*
Herniation *f* образовáние *n* гры́жи
Hernie *f* гры́жа *f*
~, **direkte** прямáя гры́жа *f*
~, **eingeklemmte** ущемлённая гры́жа *f*
~, **gleitende** скользя́щая гры́жа *f*
~, **indirekte** непрямáя [косáя] гры́жа *f*
~, **irreponible** невправи́мая гры́жа *f*

~, **reponible** вправи́мая гры́жа *f*
~, **skrotale** мошо́ночная гры́жа *f*
Hernienappendizitis *f* грыжево́й аппендици́т *m*
Hernienoperation *f*, **Herniotomie** *f* грыжесече́ние *n*
Herpangina *f* герпети́ческая анги́на *f*
Herpes *m* ге́рпес *m*, пузырько́вый лиша́й *m*
~ **labialis** ге́рпес *m* губы́, просто́й пузырько́вый лиша́й *m* губ
~ **menstruationis** ге́рпес *m*, возника́ющий при менструа́ции
~ **simplex** просто́й пузырько́вый лиша́й *m*
~ **simplex bullosus** пузы́рная фо́рма *f* просто́го лиша́я ге́рпеса
~ **simplex ulcerosus** я́звенная фо́рма *f* просто́го ге́рпеса
~ **simplex zosteriformis** зостерифо́рмный просто́й ге́рпес *m*, просто́й ге́рпес *m*, напомина́ющий опоя́сывающий лиша́й
~ **solaris** просто́й ге́рпес *m*, возника́ющий по́сле облуче́ния со́лнцем
~ **tonsurans** стригу́щий лиша́й *m*
~ **tonsurans squamosus** сквамо́зная фо́рма *f* стригу́щего лиша́я
~ **zoster** опоя́сывающий лиша́й *m*
~ **zoster corneae** опоя́сывающий лиша́й *m* рогови́цы
~ **zoster generalisatus** распространённый [генерализо́ванный] опоя́сывающий лиша́й *m*
herpesartig герпетифо́рмный
Herpesgingivitis *f* герпети́ческий гингиви́т *m*
Herpesinfektion *f* герпети́ческая инфе́кция *f*
Herpesvirus *n* ви́рус *m* ге́рпеса, герпесви́рус *m*
Herstellungsdatum *n* да́та *f* изготовле́ния (*лекарства*)
Herz *n* се́рдце *n*, *Cor*
~, **detrainiertes** детрениро́ванное се́рдце *n*
~, **juveniles** ю́ношеское се́рдце *n*
~, **offenes** откры́тое се́рдце *n*
~, **pendelndes** ка́пельное [вися́чее] се́рдце *n*
~, **übungsmangelndes** нетрениро́ванное се́рдце *n*
Herzachse *f* ось *f* се́рдца
Herzaktion *f* серде́чная де́ятельность *f*, де́ятельность *f* се́рдца
~, **elektrische** электри́ческая де́ятельность *f* се́рдца
~, **mechanische** механи́ческая де́ятельность *f* се́рдца
Herzaktionsphase *f* фа́за *f* серде́чной де́ятельности
Herzakzeleration *f* ускоре́ние *n* ри́тма се́рдца
Herzaneurysma *n* аневри́зма *f* се́рдца
Herzangst *f* серде́чный страх *m*, *angor cordis*
Herzangst-Syndrom *n* кардиофоби́ческий синдро́м *m*
Herzarrhytmie *f*, **absolute** мерца́тельная аритми́я *f*
Herzasthma *n* серде́чная а́стма *f*
Herzaußenhaut *f* эпика́рд *m*
Herzauswurf *m* серде́чный вы́брос *m*
Herzautomatie *f* автомати́зм *m* се́рдца
Herzautomatiezentrum *n* центр *m* автомати́зма се́рдца
Herzbad *n* куро́рт *m* для лече́ния серде́чно-сосу́дистых заболева́ний
Herzbeklemmung *f* чу́вство *n* стесне́ния в груди́
Herzbelastungsprüfung *f* иссле́дование *n* се́рдца с нагру́зкой
Herzbeschleunigung *f* ускоре́ние *n* ри́тма се́рдца
Herzbeutel *m* перика́рд *m*, серде́чная соро́чка *f*
Herzbeutelerguß *m* вы́пот *m* в по́лость перика́рда
Herzbeutelhöhle *f* по́лость *f* перика́рда
Herzbeutelreibegeräusch *n* шум *m* тре́ния перика́рда
Herzbeuteltamponade *f* тампона́да *f* се́рдца
Herzbeutelwassersucht *f* гидроперика́рд *m*
Herzblock *m* блока́да *f* се́рдца
~, **alternierender** альтерни́рующая блока́да *f* се́рдца
~, **atrioventrikulärer totaler** по́лная атриовентрикуля́рная блока́да *f* сердца
~, **sinoaurikulärer** синоаурикуля́рная блока́да *f* се́рдца
~, **vollständiger** по́лная блока́да *f* се́рдца
Herzbuckel *m* серде́чный горб *m*
Herzchirurgie *f* хирурги́я *f* се́рдца
~, **offene** хирурги́ческое вмеша́тельство *n* на откры́том се́рдце
Herzdämpfung *f* серде́чная ту́пость *f* (*при перкуссии*)
Herzdilatation *f s.* **Herzerweiterung**
Herzdruckgefühl *n* чу́вство *n* давле́ния в о́бласти се́рдца
Herzeigenfrequenz *f* со́бственный [автоно́мный] ритм *m* се́рдца
Herzelektrostimulation *f* электростимуля́ция *f* се́рдца
~ **bei Bedarf** электростимуля́ция *f* се́рдца по тре́бованию
~, **permanente** постоя́нная электростимуля́ция *f* се́рдца
Herzerregbarkeit *f* возбуди́мость *f* се́рдца
Herzerschlaffung *f* расслабле́ние *n* мы́шцы се́рдца
Herzerweiterung *f* расшире́ние *n* [дилата́ция *f*] се́рдца
~, **myogene** миоге́нная дилата́ция *f* се́рдца
~, **tonogene** тоноге́нная дилата́ция *f* се́рдца
Herzfehler *m* поро́к *m* се́рдца
~, **angeborener** врождённый поро́к *m* се́рдца
~, **erworbener** приобретённый поро́к *m* се́рдца
Herzfehlerlunge *f* бу́рая индура́ция *f* лёгкого при поро́ке се́рдца
Herzfehlerzellen *f pl* клётки *f pl* серде́чных поро́ков
Herzfernaufnahme *f* телерентгеногра́мма *f* се́рдца
Herzflattern *n* трепета́ние *n* предсе́рдий
Herzflimmern *n* мерца́тельная аритми́я *f*
Herzfrequenz *f* частота́ *f* серде́чных сокраще́ний
Herzfrequenzminderung *f* уреже́ние *n* серде́чного ри́тма
Herzfrequenzmonitoring *n* монито́ринг *m* частоты́ серде́чных сокраще́ний

Herzfunktionsprüfung *f* исслéдование *n* фýнкции сéрдца
Herzgeräusch *n* сердéчный шум *m*, шум *m* сéрдца
~, **abnehmendes** убывáющий [стихáющий] сердéчный шум *m*
~, **blasendes** дýющий сердéчный шум *m*
~, **diastolisches** диастоли́ческий шум *m*
~, **extrakardiales** экстракардиáльный [внесердéчный] шум *m*
~, **frühsystolisches** рáнний систоли́ческий шум *m*
~, **funktionelles** функционáльный шум *m* сéрдца
~, **holosystolisches** голосистоли́ческий шум *m*
~, **inkonstantes** непостоя́нный шум *m* сéрдца
~, **konstantes** постоя́нный шум *m* сéрдца
~, **mesodiastolisches** мезодиастоли́ческий шум *m*
~, **mesosystolisches** мезосистоли́ческий шум *m*
~, **pansystolisches** пансистоли́ческий шум *m*
~, **präsystolisches** пресистоли́ческий шум *m*
~, **protodiastolisches** протодиастоли́ческий шум *m*
~, **rhomboidales** ромбови́дный сердéчный шум *m*
~, **spindelförmiges** веретенообрáзный сердéчный шум *m*
~, **summendes** жужжáщий сердéчный шум *m*
~, **systolisches** систоли́ческий шум *m*
~, **systolodiastolisches** систолодиастоли́ческий шум *m*
~, **zunehmendes** нарастáющий шум *m* сéрдца
Herzglykoside *n pl* сердéчные гликози́ды *m pl*
Herzgrößenzunahme *f* гипертрофи́я *f* сéрдца
Herzhormon *n* сердéчный гормóн *m*
Herzhyperkinesie *f* гиперкинези́я *f* сéрдца
Herzhypertrophie *f* гипертрофи́я *f* сéрдца
Herzindex *m* сердéчный и́ндекс *m*
Herzinfarkt *m* инфáркт *m* миокáрда
~, **makrofokaler** крупноочагóвый инфáркт *m* миокáрда
~, **mikrofokaler** мелкоочагóвый инфáркт *m* миокáрда
~, **subendokardialer** субэндокардиáльный инфáркт *m* миокáрда
~, **subepikardialer** субэпикардиáльный инфáркт *m* миокáрда
~, **transmuraler** трансмурáльный инфáркт *m* миокáрда
Herzinfarktfolge *f* послéдствия *n pl* инфáркта миокáрда
Herzinfarktrisiko *n* риск *m* [угрóза *f*] инфáркта миокáрда
Herzinnenhaut *f* эндокáрд *m*
Herzinsuffizienz *f* сердéчная недостáточность *f*
~, **energetisch-dynamische** энергети́чески-динами́ческая сердéчная недостáточность *f*
~, **muskuläre** мы́шечная [миокардиáльная] сердéчная недостáточность *f*
Herzjagen *n* тахикарди́я *f*; сердцебиéние *n*
~, **anfallweises** пароксизмáльная тахикарди́я *f*
Herzkammer *f* желýдочек *m* сéрдца
Herzkammerautomatismus *m* автомати́зм *m* желýдочков сéрдца
Herzkammerdepolarisation *f* деполяризáция *f* желýдочков сéрдца
Herzkammereigenrhythmus *m* идиовентрикуля́рный ритм *m*
Herzkammererregung *f* возбуждéние *n* желýдочков сéрдца
Herzkammererschlaffung *f* релаксáция *f* желýдочков сéрдца
Herzkammerextrasystole *f* желýдочковая экстраси́стола *f*
Herzkammerfibrillation *f* фибрилля́ция *f* желýдочков сéрдца
Herzkammerflimmern *n* мерцáние *n* желýдочков сéрдца
Herzkammerfüllungsdruck *m* давлéние *n* наполнéния желýдочков сéрдца
Herzkammergalopp *m* желýдочковый ритм *m* галóпа
Herzkammerscheidewanddefekt *m* дефéкт *m* межжелýдочковой перегорóдки сéрдца
Herzkammerstillstand *m* остановка *f* [асистоли́я *f*] желýдочков сéрдца
Herzkammervolumen *n*, **enddiastolisches** конéчно-диастоли́ческий объём *m* желýдочков сéрдца
Herzkatheterisierung *f*, **Herzkatheterismus** *m* катетеризáция *f* сéрдца
Herzklappe *f* клáпан *m* сéрдца, сердéчный клáпан *m*
~, **dreizipflige** трёхствóрчатый клáпан *m* сéрдца
~, **künstliche** протéз *m* сердéчного клáпана
~, **zweizipflige** двухствóрчатый [митрáльный] клáпан *m* сéрдца
Herzklappenfehler *m* (клáпанный) порóк *m* сéрдца
Herzklappeninsuffizienz *f* недостáточность *f* клáпана сéрдца
~, **relative** относи́тельная недостáточность *f* клáпана сéрдца
Herzklappenoperation *f* оперáция *f* на клáпане сéрдца
Herzklappenprothese *f* протéз *m* сердéчного клáпана
Herzklappenschlußunfähigkeit *f* недостáточность *f* клáпана сéрдца
Herzklappenstenose *f* клáпанный стенóз *m* сéрдца
Herzklappenton *m* клáпанный тон *m* сéрдца
Herzklappenzipfel *m* ствóрка *f* клáпана сéрдца
Herzklopfen *n* сердцебиéние *n*
Herzkontraktilitätsfunktion *f* сократи́тельная фýнкция *f* сéрдца
Herzkontraktion *f* сокращéние *n* сéрдца, сердéчное сокращéние *n*
Herzkontraktionskraft *f* си́ла *f* сокращéния сéрдца
Herzkontrak ionszyklus *m* цикл *m* сердéчного сокращéния
Herzkrankheit *f* болéзнь *f* сéрдца
~, **ischämische [koronare]** коронáрная [ишеми́ческая] болéзнь *f* сéрдца

Herzkranzgefäßdurchblutung *f* кровоток *m* в венечных сосудах сердца
Herzkranzgefäße *n pl* коронарные [венечные] сосуды *m pl* сердца
Herz-Kreislauf-Erkrankung *f* сердечно-сосудистое заболевание *n*
Herz-Kreislaufsystem *n* сердечно-сосудистая система *f*
Herz-Kreislaufversagen *n* сердечно-сосудистая недостаточность *f*
Herzkrise *f* приступ *m* стенокардии
Herzleiden *n* кардиопатия *f*
Herzleistung *f* работа *f* сердца
Herzluftbeutel *m* пневмоперикард *m*
Herz-Lungen-Präparat *n* сердечно-лёгочный препарат *m*
Herzmassage *f* массаж *m* сердца
~, **äußere** наружный [закрытый] массаж *m* сердца
~, **direkte** прямой массаж *m* сердца
~, **subdiaphragmale** субдиафрагмальный массаж *m* сердца
Herzminutenvolumen *n* минутный объём *m* сердца
Herzmißbildung *f* порок *m* развития сердца
Herzmuskel *m* сердечная мышца *f*, миокард *m*
Herzmuskelerkrankung *f* кардиомиопатия *f*
Herzmuskelfaser *f* мышечное волокно *n* миокарда
Herzmuskelinfarkt *m s.* **Herzinfarkt**
Herzmuskelschwäche *f* сердечная слабость *f*
Herzmuskelschwiele *f* рубец *m* в сердечной мышце
Herznaht *f* сердечный шов *m*
Herznerven *m pl* нервы *m pl* сердца
Herzneurose *f* кардионевроз *m*, невроз *m* сердца
Herzohr *n* ушко *n* предсердия
Herzpalpitation *f* сердцебиение *n*
Herzpause *f* пауза *f* сердца
Herzperiode *f* период *m* [фаза *f*] сердечной деятельности
Herzquotient *m* коэффициент *m* сердечной деятельности
Herzrasen *n* сердцебиение *n*
Herzrate *f* частота *f* сердцебиений
Herzrezeptor *m* рецептор *m* сердца
Herzrhythmus *m* сердечный ритм *m*, ритм *m* сердца
~, **autonomer** автономный [собственный] ритм *m* сердца
~, **konkurrenter** конкурирующий ритм *m* сердца
~, **selbsttätiger** *s.* **Herzrhythmus, autonomer**
Herzriß *m*, **Herzruptur** *f* разрыв *m* сердца
Herzschallkurve *f* фонокардиограмма *f*
Herzschallregistrierung *f* фонокардиография *f*
Herzschlag *m* удар *m* сердца
Herzschlagfrequenz *f* частота *f* сердечных сокращений
Herzschlagvolumen *n* ударный объём *m* сердца
Herzschmerzen *m pl* боли *f pl* в области сердца
Herzschock *m* кардиогенный шок *m*
Herzschrittmacher *m* водитель *m* ритма сердца
~, **intrakorporaler** имплантированный [интракорпоральный] водитель *m* ритма сердца
~, **synchronisierter** синхронизированный водитель *m* ритма сердца
Herzschwiele *f* рубец *m* в сердечной мышце
Herzspitze *f* верхушка *f* сердца, *Apex cordis*
Herzspitzengeräusch *n* шум *m* над верхушкой сердца
Herzspitzenstoß *m* верхушечный толчок *m* сердца
~, **hebender** приподнимающий верхушечный толчок *m* сердца
~, **kuppelartiger** куполообразный верхушечный толчок *m* сердца
~, **resistenter** резистентный верхушечный толчок *m* сердца
~, **verbreiteter** разлитой верхушечный толчок *m* сердца
Herzstechen *n* колющие боли *f pl* в области сердца
Herzstillstand *m* остановка *f* сердца
Herzstimulation *f*, **Herzstimulierung** *f* стимуляция *f* сердца
~, **asynchrone** асинхронная стимуляция *f* сердца
~ «**bei Bedarf**» стимуляция *f* сердца «по требованию»
Herzstockungsgefühl *n* чувство *n* «замирания сердца»
Herzstolpern *n* экстрасистолия *f*
Herzstoß *m* сердечный толчок *m*
Herzstromkurvenzacke *f* зубец *m* электрокардиограммы
Herzsyndrom *n*, **hyperkinetisches** гиперкинетический кардиальный синдром *m*
Herztaille *f* талия *f* сердца
Herztamponade *f* тампонада *f* сердца
Herztätigkeit *f* сердечная деятельность *f*
Herzteilblock *m* частичная блокада *f* сердца
Herztod *m* сердечная смерть *f*
~, **plötzlicher** внезапная сердечная смерть *f*
Herztoleranztest *m* проба *f* с нагрузкой на сердце
Herzton *m* сердечный тон *m*, тон *m* сердца
~, **abgeschwächter** ослабленный тон *m* сердца
~, **dumpfer** глухой тон *m* сердца
~, **gespalteter** расщеплённый тон *m* сердца
~, **paukender** пушечный тон *m* сердца
~, **schwacher** слабый тон *m* сердца
Herztonamplitude *f* амплитуда *f* тонов сердца
Herztransplantation *f* трансплантация *f* сердца
Herztrauma *n* травма *f* сердца
Herzvektorbild *n* вектор-кардиограмма *f*
Herzventrikel *m* желудочек *m* сердца
Herzvergrößerung *f* увеличение *n* сердца
Herzverletzung *f* ранение *n* сердца
Herzversagen *n* сердечная недостаточность *f*
Herzvitium *n s.* **Herzfehler**
Herzvolumen *n* объём *m* сердца
Herzvorhof *m*, **Herzvorkammer** *f* предсердие *n*
Herzwand *f* стенка *f* сердца
Herzwandaneurysma *n* аневризма *f* (стенки) сердца

Herzwanddurchbohrung *f* прободéние *n* стéнки сéрдца
Herzwandruptur *f* разры́в *m* стéнки сéрдца
Herzwassersucht *f* гидроперикáрд *m*
Herzwiederbelebung *f* восстановлéние *n* сердéчной дéятельности
Herzwunde *f* рáна *f* сéрдца
Herzzerreißung *f* разры́в *m* сéрдца
Herzzusammenziehung *f* си́стола *f*, сокращéние *n* сéрдца
Herzzyklus *m* сердéчный цикл *m*
Heteroagglutinin *n* гетероагглютини́н *m*
Heteroantigen *n* гетероантигéн *m*, чужерóдный антигéн *m*
Heteroantikörper *m* гетерологи́чное антитéло *n*
Heterochromie *f* гетерохроми́я *f*
~ **der Iris** гетерохроми́я *f* рáдужки
Heterochromosomen *n pl* гетерохромосóмы *f pl*, половы́е хромосóмы *f pl*
Heterochronismus *m* гетерохрони́зм *m*
Heterodromie *f* гетеродроми́я *f*, аномáльный путь *m* проведéния
Heterogenese *f* гетерогенéз *m*
Heterogenität *f* гетерогéнность *f*, разнорóдность *f*
Heterokrasie *f* дискрази́я *f*
heterolog гетерологи́ческий
Heterologie *f* гетерологи́чность *f*
Heterolysine *n pl* гетеролизи́ны *m pl*
Heteromorphose *f* гетероморфóз *m*
Heterophorie *f* гетерофори́я *f*, скры́тое косоглáзие *n*
~, **akkommodative** аккомодати́вная гетерофори́я *f*
~, **kinetische** кинети́ческая гетерофори́я *f*
~, **neurogene** нейрогéнная гетерофори́я *f*
Heterophoriekorrektion *f* коррéкция *f* гетерофори́и
Heterophoriewinkel *m* ýгол *m* гетерофори́и
Heteroplastik *f* гетеропластика *f*, ксенопластика *f*
Heteroproteine *n pl* гетеропротеи́ны *m pl*
Heterosexualität *f* гетеросексуáльность *f*
Heterosis *f* гетерóзис *m*
Heterotaxie *f* обрáтное расположéние *n* внýтренних оргáнов, *situs viscerum inversus*
Heterotonie *f* гетеротони́я *f*, нестаби́льность *f* сосýдистого тóнуса
Heterotopie *f* гетеротопи́я *f*
~ **der Macula lutea** гетеротопи́я *f* жёлтого пятнá
Heterotransplantation *f* гетеротрансплантáция *f*
Heterotropie *f* косоглáзие *n*
Heterovakzine *f* гетеровакци́на *f*, чужерóдная вакци́на *f*
Heterozygote *f* гетерозигóта *f*
Heterozygotie *f* гетерозигóтность *f*
Heuasthma *n* сеннáя áстма *f*
Heubazillus *m* сеннáя пáлочка *f*
Heublumenapplikationen *f pl*, **Heublumenauflagen** *f pl* аппликáции *f pl* из сеннóго напáра
Heublumenbad *n* вáнна *f* из отвáра сухи́х лекáрственных растéний
Heublumenwickel *m* обёртывание *n* с сенны́м напáром
Heufieber *n* сеннáя лихорáдка *f*
Heupack *m*, **Heusack** *m* сеннóй напáр *m* (*по Кнейпу*)
Heuschnupfen *m* сеннóй нáсморк *m*
Heuschnupfen-Konjunktivitis *f* сеннóй конъюнктиви́т *m*
Hexenmilch *f* секрéт *m* молóчных желёз новорождённых
Hexenschuß *m* люмбáго *n*, «прострéл» *m*
Hexose *f* гексóза *f*
Heymann-Nephritis *f* нефри́т *m* Гéйманна (*экспериментальный иммунокомплексный нефрит*)
Hiatushernie *f* гры́жа *f* пищевóдного отвéрстия диафрáгмы
Hibernation *f* гибернáция *f*
~, **artifizielle** искýсственная гибернáция *f*
Hibernom *n* гибернóма *f*
Hibernotherapie *f* гибернотерапи́я *f*, мéтод *m* искýсственной гибернáции
Hicks-Syndrom *n* синдрóм *m* Ги́кса (*асептический некроз ладьевидной кости*)
Hidradenitis *f* гидрадени́т *m*
~ **axillaris** гидрадени́т *m* подмы́шечной óбласти
~ **suppurativa** нагнáивающийся гидрадени́т *m*
Hidradenom *n* гидраденóма *f*
Hidroticum *n* потогóнное срéдство *n*
Hidrozyste *f* кистá *f* пóтовой железы́
Hiebwunde *f* рýбленая рáна *f*
High-risk-Gruppe *f* грýппа *f* высóкого ри́ска (*заболевания*)
Higoumenakis-Zeichen *n* при́знак *m* Игуменáкиса (*экзостоз ключицы при врождённом сифилисе*)
Hilfe *f* пóмощь *f*
~, **erste** пéрвая медици́нская пóмощь *f*
Hilfe-Ausrüstung *f* оборýдование *n* для пéрвой пóмощи
Hilfeleistung *f* оказáние *n* пóмощи
~, **außerklinische** внебольни́чная пóмощь *f*
~, **medizinische** оказáние *n* медици́нской пóмощи
Hilfe-Maßnahmen *f pl*, **erste** мероприя́тия *n pl* пéрвой пóмощи
Hilfmuskel *m* вспомогáтельная мы́шца *f*
Hilfsatmung *f* вспомогáтельное дыхáние *n*
Hilfsbedürftige *m* нуждáющийся *m* в пóмощи
Hilfspersonal *n*, **medizinisches** млáдший вспомогáтельный персонáл *m*
Hilfspflegepersonal *n* млáдший медици́нский персонáл *m*
Hilfsschwester *f* санитáрка *f*
Hill-Zeichen *n* при́знак *m* Хи́лла (*признак стеноза артерий, отходящих от дуги аорты*)
Hilus *m* **1.** ворóта *pl* (*напр. лёгкого*) **2.** кóрень *m* (*лёгкого*)
Hilusdrüse *f* лимфати́ческий ýзел *m* ворóт лёгкого
Hiluslymphom *n* лимфóма *f* ворóт лёгкого
Hiluspneumonie *f* прикорневáя пневмони́я *f*
Hilustanz *m* «пля́ска *f* лёгочных корнéй»

Hilustuberkulose *f* туберкулёз *m* прикорневы́х лимфати́ческих узло́в
Himbeerengeleesputum *n* мокро́та *f* в ви́де мали́нового желе́
Himbeerengeleestuhl *m* стул *m* в ви́де мали́нового желе́
Himbeerenwarzensucht *f* фрамбези́я *f*
Himbeerenzunge *f* мали́новый язы́к *m* (*при скарлатине*)
Hineindrücken *n* вдавле́ние *n*; углубле́ние *n*
hineinwachsen враста́ть
Hinken *n* хромота́ *f*
~, **intermittierendes** перемежа́ющаяся хромота́ *f*, *claudicatio intermittens*
Hinterbacke *f* ягоди́ца *f*
Hinterfläche *f* за́дняя пове́рхность *f*
Hinter-dem-Ohr-Hörgerät *n* слухово́й зау́шный аппара́т *m*, слухово́й аппара́т *m*, носи́мый за у́хом, слухово́й аппара́т *m* «зау́шина»
Hinterhaupt *n* заты́лок *m*
Hinterhauptbein *n* заты́лочная кость *f*
Hinterhauptgrube *f* заты́лочная я́ма *f*
Hinterhauptlappen *m* заты́лочная до́ля *f* (*мозга*)
Hinterhauptloch *n*, **großes** большо́е заты́лочное отве́рстие *n*
Hinterhauptschlagader *f* заты́лочная арте́рия *f*
Hinterhauptschuppe *f* чешуя́ *f* заты́лочной ко́сти
Hinterhauptslage *f* заты́лочное предлежа́ние *n* (*плода*)
Hinterhauptsmuskel *m* заты́лочная мы́шца *f*
Hinterhauptsneuralgie *f* невралги́я *f* заты́лочного не́рва
Hinterhauptsschmerz *m* боль *f* в заты́лке
Hinterhauptwindung *f* заты́лочная изви́лина *f* мо́зга
Hinterhorn *n* за́дний рог *m*
Hinterkammer *f* за́дняя ка́мера *f* (*глаза*)
Hinterkammerwasser *n* жи́дкость *f* [вла́га *f*] за́дней ка́меры (*глаза*)
Hinterkopf *m* заты́лок *m*
Hinterlappen *m* за́дняя до́ля *f* (*гипофиза*)
Hinterrand *m* за́дний край *m*
Hintersäule *f* за́дний столб *m* (*спинного мозга*)
Hinterscheitelbeineinstellung *f* за́дний асинклити́зм *m*, заднетеменно́е вставле́ние *n* (*головки плода*)
Hinterseite *f* за́дняя сторона́ *f*
Hinterstrang *m* за́дний столб *m*, за́дний кана́тик *m* (*спинного мозга*)
Hinterstrangsyndrom *n* синдро́м *m* (пораже́ния) за́дних кана́тиков спинно́го мо́зга
Hinterwand *f* за́дняя сте́нка *f*
Hinterwurzel *f* за́дний спинномозгово́й корешо́к *m*
H-Ionenkonzentration *f* концентра́ция *f* ио́нов водоро́да
Hippel-Lindau-Krankheit *f* боле́знь *f* Ги́ппеля — Линда́у (*цереброретинальный ангиоматоз*)
Hippokampus *m* гиппока́мп *m*, аммо́нов рог *m*
Hippotherapie *f* иппотерапи́я *f*, лече́бная верхова́я езда́ *f*

Hirn *n* головно́й мозг *m* (*s. a.* **Gehirn**)
Hirnabszeß *m* абсце́сс *m* головно́го мо́зга
Hirnanämie *f* анеми́я *f* головно́го мо́зга
Hirnanhang *m* гипо́физ *m*, мозгово́й прида́ток *m*
Hirnarterie *f* мозгова́я арте́рия *f*
Hirnbluterguß *m* кровоизлия́ние *n* в мозг
Hirnblutleiter *m* си́нус *m* твёрдой мозгово́й оболо́чки
Hirnblutung *f* кровоизлия́ние *n* в мозг
Hirnbruch *m* менингоце́ле *n*, мозгова́я гры́жа *f*
Hirnchirurgie *f* хирурги́я *f* мо́зга
Hirndruck *m* внутричерепно́е давле́ние *n*
Hirndruckkrise *f* при́ступ *m* повыше́ния внутричерепно́го давле́ния
Hirndrucksteigerung *f* повыше́ние *n* внутричерепно́го давле́ния
Hirndrucksymptom *n* симпто́м *m* [при́знак *m*] повы́шенного внутричерепно́го давле́ния
Hirnembolie *f* эмболи́я *f* сосу́дов головно́го мо́зга
Hirnentzündung *f* энцефали́т *m*
~, **herdförmige** очаго́вый энцефали́т *m*
~, **übertragbare** инфекцио́нный энцефали́т *m*
Hirnerschütterung *f* сотрясе́ние *n* головно́го мо́зга
Hirnfurche *f* борозда́ *f* головно́го мо́зга
Hirngefäß *n* сосу́д *m* головно́го мо́зга, мозгово́й сосу́д *m*
Hirngewicht *n* вес *m* [ма́сса *f*] головно́го мо́зга
Hirngewölbe *n* свод *m* головно́го мо́зга, *Fornix cerebri*
Hirngrund *m* основа́ние *n* головно́го мо́зга
Hirnhaut *f* мозгова́я оболо́чка *f*
~, **harte** твёрдая мозгова́я оболо́чка *f*
~, **weiche** мя́гкая мозгова́я оболо́чка *f*
Hirnhautbruch *m s.* **Hirnbruch**
Hirnhautentzündung *f* менинги́т *m*, воспале́ние *n* мозгово́й оболо́чки
~, **akute** о́стрый менинги́т *m*
~, **tuberkulöse** туберкулёзный менинги́т *m*
Hirnhautschlagader *f* арте́рия *f* твёрдой мозгово́й оболо́чки
Hirninfarkt *m* инфа́ркт *m* мо́зга
Hirnkammer *f* желу́дочек *m* головно́го мо́зга
Hirnkarte *f*, **myeloarchitektonische** миелоархитектони́ческая ка́рта *f* головно́го мо́зга
Hirnkonvexität *f* свод *m* головно́го мо́зга
Hirnlappen *m* до́ля *f* головно́го мо́зга
Hirnleiden *n* боле́знь *f* мо́зга
Hirnleistungsschwäche *f*, **organische** церебрастени́я *f*
Hirnmißbildung *f* поро́к *m* разви́тия головно́го мо́зга
Hirnnerv *m* че́репно-мозгово́й нерв *m*
Hirnnervenkern *m* ядро́ *n* че́репно-мозгово́го не́рва
Hirnnervenlähmung *f* парали́ч *m* че́репно-мозговы́х не́рвов
Hirnödem *n* отёк *m* головно́го мо́зга
Hirnplexus *m* сосу́дистое сплете́ние *n* желу́дочка мо́зга
Hirnpotentiale *n pl* электри́ческие потенциа́лы *m pl* мо́зга

Hirnpressung *f* сдавлéние *n* головнóго мóзга
Hirnprolaps *m* пролáпс *m* веществá мóзга
Hirnrinde *f* корá *f* [кóрковое веществó *n*] головнóго мóзга
Hirnrindenatrophie *f* атрофи́я *f* коры́ головнóго мóзга
Hirnrindenfeld *n* пóле *n* коры́ головнóго мóзга
Hirnrindenpotential *n*, **akustisch evoziertes** слуховóй вы́званный потенциáл *m* коры́ головнóго мóзга
Hirnschädigung *f* повреждéние *n* головнóго мóзга
Hirnschale *f* кры́ша *f* чéрепа, *Calvaria*
Hirnschnitt *m* разрéз *m* головнóго мóзга
Hirnschwellung *f* набухáние *n* головнóго мóзга
Hirnsklerose *f* склерóз *m* сосу́дов головнóго мóзга
Hirnstamm *m* ствол *m* мóзга
Hirnstammaudiometrie *f* ствóлово-мозговáя аудиометри́я *f*
Hirnstammblutung *f* кровоизлия́ние *n* в ствол мóзга
Hirnstamm-Enzephalitis *f* энцефали́т *m* стволá мóзга
Hirnstammläsion *f* поражéние *n* стволá мóзга
Hirnstammpotential *n*, **akustisch evoziertes** слуховóй вы́званный ствóлово-мозговóй потенциáл *m*
Hirnstammsymptom *n* симптóм *m* (поражéния) стволá мóзга
Hirnstammsyndrom *n* синдрóм *m* (поражéния) стволá мóзга
Hirnstiel *m* нóжка *f* мóзга
Hirnsubstanz *f* веществó *n* головнóго мóзга
~, **graue** сéрое веществó *n* головнóго мóзга
~, **weiße** бéлое веществó *n* головнóго мóзга, бéлое мозговóе веществó *n*
Hirnszintigraphie *f* сцинтиграфи́я *f* мóзга
Hirntod *m* мозговáя смерть *f*, смерть *f* [ги́бель *f*] мóзга
Hirnvenenthrombose *f* тромбóз *m* вен мóзга
Hirnventrikel *m* желу́дочек *m* головнóго мóзга
Hirnverletzung *f* повреждéние *n* головнóго мóзга
Hirnzentrum *n* мозговóй центр *m*
Hirschgeweihstein *m* ветви́стый [кораллови́дный] кáмень *m*
Hirschsprung-Krankheit *f* болéзнь *f* Ги́ршспрунга (*врождённый аганглиоз толстой кишки*)
Hirseflechte *f* милиáрная сыпь *f*
Hirsekorn *n* бéлый у́горь *m*
Hirst-Test *m* прóба *f* Ги́рста (*метод диагностики вирусной инфекции*)
Hirsutismus *m* гирсути́зм *m*, волосáтость *f* (*у женщин*)
Hirudintoleranztest *m* прóба *f* толерáнтности к гируди́ну
Hirudotherapie *f* гирудотерапи́я *f*, лечéние *n* пия́вками
His-Bündel *n* предсéрдно-желу́дочковый пучóк *m*, пучóк *m* Ги́са
Histamin *n* гистами́н *m*
Histaminase *f* гистаминáза *f*
Histaminiontophorese *f* электрофорéз *m* с гистами́ном
Histaminkopfschmerz *m* мигрéнь *f* Хóртона, гистами́новая цефалги́я *f*
Histamintest *m* гистами́новая прóба *f*
Histidin *n* гистиди́н *m*
Histioleukämie *f* гистиолейкеми́я *f*
Histiozyt *m* гистиоци́т *m*
Histiozytom *n* гистиоцитóма *f*
Histiozytose *f*, **Histiozytosis** *f* гистиоцитóз *m*
Histogenese *f* гистогенéз *m*
Histohormon *n* тканевóй гормóн *m*
Histoinkompatibilität *f* тканевáя несовмести́мость *f*
Histokompatibilität *f* гистосовмести́мость *f*, тканевáя совмести́мость *f*
Histokompatibilitätsantigen *n* антигéн *m* тканевóй совмести́мости
Histokompatibilitätskomplex *m* кóмплекс *m* гистосовмести́мости
Histologie *f* гистолóгия *f*
Histolyse *f* гистóлиз *m*
Histomorphologie *f* гистоморфолóгия *f*
Histomorphometrie *f* гистоморфометри́я *f*
Histopathologie *f* патологи́ческая гистолóгия *f*
Histoplasmose *f* гистоплазмóз *m*, болéзнь *f* Дáрлинга
Historadiographie *f* гисторадиографи́я *f*, микрорентгенографи́я *f*
Historöntgenographie *f* гисторентгенографи́я *f*
Histotherapie *f* тканевáя терапи́я *f*
Hitze *f* жар *m*; жарá *f*, жáркая погóда *f*
hitzeabgetötet уби́тый нагревáнием (*напр. о бактериях*)
Hitzeakklimatisation *f* акклиматизáция *f* к жарé
Hitzeanwendung *f* применéние *n* теплá
Hitzebakterien *f pl* термофи́льные бактéрии *f pl*
Hitzebehandlung *f* **1.** термотерапи́я *f*, теплолечéние *n* **2.** терми́ческая обрабóтка *f*
Hitzeblätterchen *n* лéтняя милиáрия *f*, потни́ца *f*
Hitzeeinwirkung *f* теплóвое воздéйствие *n*
Hitzeerschöpfung *f* перегрéв *m*
Hitzeerythem *n* тепловáя эритéма *f*
Hitzegefühl *n* чу́вство *n* жáра
Hitzekammer *f* дезинфекциóнная сухожаровáя кáмера *f*
Hitzekoagulation *f* термокоагуля́ция *f*
Hitzekollaps *m* коллáпс *m* вслéдствие воздéйствия высóкой температу́ры
Hitzekrampf *m* тепловáя су́дорога *f*
Hitzekrebs *m* рак *m* кóжи, возни́кший вслéдствие дли́тельного тепловóго воздéйствия
Hitzemassage *f* гипертермáльный массáж *m*
Hitzemelanose *f* меланóз *m* кóжи, возникáющий от воздéйствия высóкой температу́ры
Hitzeschlag *m* тепловóй удáр *m*
Hitzesterilisation *f* стерилизáция *f* нагревáнием
Hitzetod *m* тепловóй удáр *m* со смертéльным исхóдом
Hitzewallung *f* прили́в *m* (*крови при климаксе*)
Hitzschlag *m* тепловóй удáр *m*
H-Kettenkrankheit *f* болéзнь *f* тяжёлых цепéй

HNO-Abteilung *f* ЛОР-отделе́ние *n*
HNO-Arzt *m* отоларинго́лог *m*
HNO-Heilkunde *f* оториноларинголо́гия *f*
HNO-Sprechstunde *f* оториноларингологи́ческий амбулато́рный приём *m*
Hobelspanbinde *f* спира́льная повя́зка *f*
Hochchlorung *f* перехлори́рование *n*, гиперхлори́рование *n* (*воды*)
hochdosiert применя́емый в высо́ких до́зах
Hochdruck *m* гиперте́нзия *f*, повы́шенное давле́ние *n*
Hochdruckanästhesie *f* введе́ние *n* анесте́тика под повы́шенным давле́нием
Hochdruckautoklav *m* автокла́в *m* высо́кого давле́ния
Hochdruckkammer *f* бaрока́мера *f* с повы́шенным давле́нием
Hochdruckkrankheit *f* гипертони́ческая боле́знь *f*
Hochdruckkrise *f* гипертони́ческий криз *m*
Hochgebirgskurort *m* высокого́рный куро́рт *m*
Hochkaloriendiät *f* высококалори́йная дие́та *f*
hochlagern придава́ть возвы́шенное положе́ние
Hochlagerung *f* возвы́шенное положе́ние *n*
Hochrisikogebiet *n* о́бласть *f* [террито́рия *f*] высо́кого ри́ска (*заболевания*)
Hochspannungsunfall *m* несча́стный слу́чай *m* от то́ка высо́кого напряже́ния
Hochsteigen *n* **der Gefäße** переги́б *m* сосу́дов (*у края диска зрительного нерва*)
Hochtonabfall *m* **1.** *s.* **Hochtonverlust 2.** «обры́в» *m* в о́бласти высо́ких тоно́в на аудиогра́мме
Hochtonschwerhörigkeit *f* пониже́ние *n* слу́ха на высо́кие то́ны, дисканто́вая тугоу́хость *f*
Hochtonverlust *m* потéря *f* слу́ха на высо́кие зву́ки; пониже́ние *n* слу́ха на высо́кие зву́ки
hochwertig полноце́нный
Höcker *m* буго́р *m*
Hoden *m* яи́чко *n*
Hodenatrophie *f* атрофи́я *f* яи́чка
Hodenblutader *f* яи́чковая ве́на *f*
Hodenbruch *m* мошо́ночная гры́жа *f*
Hodeneinklemmung *f* ущемле́ние *n* яи́чка
Hodenentfernung *f* удале́ние *n* яи́чка
Hodenentzündung *f* орхи́т *m*, воспале́ние *n* яи́чка
Hodenexstirpation *f* удале́ние *n* яи́чка
Hodengeschwulst *f* о́пухоль *f* яи́чка
Hodenhochstand *m* крипторхи́зм *m*
Hodenhülle *f* оболо́чка *f* яи́чка
Hodenhypospadie *f* мошо́ночная гипоспади́я *f*
Hodenkanälchen *n* семенно́й кана́лец *m*
Hodenkarzinom *n*, **Hodenkrebs** *m* рак *m* яи́чка
Hodenlymphom *n* лимфо́ма *f* яи́чка
Hodenlymphosarkom *n* лимфосарко́ма *f* яи́чка
Hodenneuralgie *f* орхиалги́я *f*, тестикуля́рная невралги́я *f*
Hodensack *m* мошо́нка *f*
Hodensackbruch *m* мошо́ночная гры́жа *f*
Hodensacknaht *f* шов *m* мошо́нки
Hodensackvene *f* ве́на *f* мошо́нки, мошо́ночная ве́на *f*
Hodensamenepithel *n* семенно́й [герминати́вный] эпите́лий *m* яи́чка
Hodenschlagader *f* яи́чковая арте́рия *f*, *Arteria testicularis*
Hodenschmerz *m* орхиалги́я *f*, боль *f* в яи́чке
Hodenschnitt *m* рассече́ние *n* яи́чка
Hodenschwund *m* атрофи́я *f* яи́чка
Hodenteratom *n* терато́ма *f* яи́чка
Hodentuberkulose *f* туберкулёз *m* яи́чка
Hodentumor *m* о́пухоль *f* яи́чка
Hodenwanderung *f* опуска́ние *n* яи́чка
Hodenwasserbruch *m*, **Hodenwassersucht** *f* гидроце́ле *n*, водя́нка *f* яи́чка
Hodenzurückhaltung *f* крипторхи́зм *m*
Hodenzwischenzelle *f* интерстициа́льная кле́тка *f* яи́чка, кле́тка *f* Ле́йдига, гландулоци́т *m* яи́чка
Hodgkin-Krankheit *f* боле́знь *f* Хо́джкина, лимфогранулемато́з *m*
Hodgkin-Sarkom *n* сарко́ма *f* Хо́джкина
Hof *m* зо́на *f* вокру́г бактериа́льной коло́нии на твёрдой среде́
Höhenabweichung *f* **des Auges** отклоне́ние *n* гла́за вверх
Höhenakklimatisation *f* адапта́ция *f* к высоте́
Höhenemphysem *n*, **subdermales** подко́жная высо́тная эмфизе́ма *f*
Höhenklima *n* высокого́рный кли́мат *m*
Höhenkrankheit *f* высо́тная боле́знь *f*
Höhenkur *f* лече́ние *n* в усло́виях высокого́рья
Höhenkurort *m* высокого́рный куро́рт *m*
Höhenlage *f* у́ровень *m* расположе́ния
Höhenluft *f* го́рный во́здух *m*
Höhenluftkur *f* лече́ние *n* го́рным во́здухом
Höhenlungenödem *n* высо́тный отёк *m* лёгкого
Höhenohnmacht *f* высо́тный о́бморок *m*
Höhenpolyglobulie *f* высо́тный эритроцито́з *m*
Höhenschielen *n* вертика́льное косогла́зие *n*
Höhensonne *f*, **künstliche** ква́рцевая ла́мпа *f*, «го́рное со́лнце» *n*
Höhensonnenbehandlung *f* лече́ние *n* ультрафиоле́товыми луча́ми
Höhle *f* по́лость *f*; каве́рна *f*
Höhlenatmung *f* амфори́ческое дыха́ние *n*
Höhlenhydrops *m* скопле́ние *n* жи́дкости в по́лости
Höhlentherapie *f* спелеотерапи́я *f*, лече́ние *n* микрокли́матом пеще́р
Höhlenwand *f* сте́нка *f* по́лости *или* каве́рны
Höhlenwassersucht *f* водя́нка *f* полосте́й те́ла, водя́нка *f* серо́зных полосте́й
Hohlfuß *m* по́лая стопа́ *f*
Hohlgeschwür *n* каве́рна *f*
Hohlhand *f* ладо́нь *f*
Hohlhandaponeurose *f* ладо́нный апоневро́з *m*
Hohlhandbinde *f* повя́зка *f* на ладо́нь
Hohlhandfläche *f* ладо́нная пове́рхность *f*
Hohlhandmuskel *m* ладо́нная мы́шца *f*
Hohlhandphlegmone *f* флегмо́на *f* ладо́нной су́мки
Hohlknochen *m* по́лая кость *f*
Hohlnägel *m pl* койлонихи́я *f*
Hohlorgan *n* по́лый о́рган *m*
~, muskuläres мы́шечный по́лый о́рган *m*
Hohlraum *m* по́лость *f*
hohlräumig каверно́зный

Hohlschliffobjektträger *m* предмéтное стеклó *n* с углублéнием
Hohlsonde *f* желобовáтый зонд *m*
Hohlvene *f* пóлая вéна *f*
Hohlvenenkatheterismus *m* катетеризáция *f* пóлой вéны
Hohlvenentyp *m* **der Metastasierung** метастази́рование *n* по систéме пóлой вéны
Hohlwarze *f* втя́нутый сосóк *m*
Hohlweg-Effekt *m* эффéкт *m* Хóльвега (*усиленная секреция лютеотропина*)
Hohmann-Zeichen *n* при́знак *m* Хóмана (*признак тромбоза глубоких вен голени*)
Hohn-Nährboden *m* средá *f* Хóна (*яичная питательная среда для туберкулёзных бактерий*)
Höllenstein *m* ля́пис *m*
Höllenstift *m* пáлочка *f* ля́писа, ля́писный карандáш *m*
holoblastisch голобласти́ческий
Holzdermatitis *f* дермати́т *m* рабóчих деревообрабáтывающей промы́шленности
Holzfällerekzem *n* профессионáльная экзéма *f* лесорýбов
Holzfuß *m* деревя́нный протéз *m* ни́жней конéчности
Holzphlegmone *f* деревяни́стая флегмóна *f*
Holzschiene *f* деревя́нная ши́на *f*
Holzsplitter *m* древéсная занóза *f*
Homogameten *m pl* гомогамéты *f pl*
Homogenat *n* гомогенáт *m*
Homogenisation *f*, **Homogenisieren** *n* гомогенизáция *f*
Homo(io)plastik *f* гомотрансплантáция *f*
Homöoparasit *m* гомеопарази́т *m*
Homöopathie *f* гомеопáтия *f*
Homöostase *f* гомеостáз *m*
~, **genetische** генети́ческий гомеостáз *m*
~, **immunologische** иммунологи́ческий гомеостáз *m*
Homöotherapie *f* гомеопати́ческое лечéние *n*
Homosexualität *f* гомосексуали́зм *m*
Homotransplantat *n* гомотрансплантáт *m*, аллотрансплантáт *m*
Homotransplantation *f* гомотрансплантáция *f*
Homozygote *f* гомозигóта *f*
Homozygotie *f* гомозигóтность *f*
Honadendysgenesie *f* дисгенези́я *f* половы́х желёз
Honigwaben-Chorioiditis *f* коллóидная дистрофи́я *f*, сотови́дная дистрофи́я *f* сетчáтки Дóйна
Honorar *n*, **ärztliches** гонорáр *m* врачá
Honorarforderung *f*, **ärztliche** счёт *m* врачá
Hörabfall *m* ухудшéние *n* слýха
Hörabnahme *f* снижéние *n* [ухудшéние *n*] слýха
Höradaptation *f* слуховáя адаптáция *f*
Höranstieg *m* улучшéние *n* слýха
Hörbahn *f* слуховóй путь *m*
Hordeolum *n* ячмéнь *m*
Hördiagnostik *f* аудиологи́ческая диагнóстика *f*
Hördynamik *f* динáмика *f* слýха
Höreinbuße *f* снижéние *n* слýха
Höreindruck *m* слуховóе впечатлéние *n*
Hörempfindung *f* слуховóе восприя́тие *n*
Hören *n* слух *m*
~, **binaurales** бинаурáльный слух *m*
Hörermüdung *f* утомлéние *n* слýха
Hörfehler *m* нарушéние *n* слýха
Hörfeld *n* слуховóе пóле *n*
Hörfrequenzgrenze *f s.* **Hörgrenze**
Hörgerät *n* слуховóй аппарáт *m*
Hörgeräteanpassung *f* подбóр *m* слуховóго аппарáта
Hörgeräteverordnung *f* назначéние *n* (*больному*) слухопротези́рования
Hörgeräteversorgung *f* слуховóе протези́рование *n*
Hörgewinn *m* прирóст *m* [улучшéние *n*] слýха
Hörgrenze *f* грани́ца *f* слуховóго диапазóна звуковы́х частóт
Hörhaare *n pl* стереоци́лии *f pl*, слуховы́е волоски́ *m pl*
Horizontalnystagmus *m* горизонтáльный нистáгм *m*
Hörlein-Weber-Syndrom *n* врождённая метгемоглобинеми́я *f* Хéрлейна (*II типа*)
Hörmesser *m* аудиóметр *m*
Hörminderung *f* понижéние *n* слýха
Hormon *n* гормóн *m*
~, **adenohypophysares** аденогипофизáрный гормóн *m*, гормóн *m* перéдней дóли гипóфиза
~, **adrenokortikotropes** адренокортикотрóпный гормóн *m*
~, **anabolisches** анаболи́ческий гормóн *m*
~, **antidiuretisches** антидиурети́ческий гормóн *m*, адиурети́н *m*
~, **atriales natriuretisches** предсéрдный натрийурети́ческий гормóн *m*
~, **follikelstimulierendes** фолликулостимули́рующий гормóн *m*
~, **glandotropes** гландотрóпный гормóн *m*
~, **gonadotropes** гонадотрóпный гормóн *m*
~, **kortikotropes** кортикотрóпный гормóн *m*
~, **laktotropes** лактотрóпный гормóн *m*, маммогéн *m*
~, **luteo(mamma)tropes** лютеотрóпный гормóн *m*, пролакти́н *m*
~, **lymphozytenstimulierendes** лимфоцитостимули́рующий гормóн *m* (*тимуса*)
~, **natriuretisches** натрийурети́ческий гормóн *m*
~, **schilddrüsenstimulierendes** тиреостимули́рующий гормóн *m*, тиреотропи́н *m*
~, **somatotropes** соматотрóпный гормóн *m*
~, **thyreostimulierendes [thyreotropes]** *s.* **Hormon, schilddrüsenstimulierendes**
Hormonaktivität *f* **1.** гормонáльная акти́вность *f* (*напр. опухоли*) **2.** акти́вность *f* гормóна
Hormonalmittel *n*, **Hormonalpräparat** *n* гормонáльный препарáт *m*
Hormonbalance *f* гормонáльный балáнс *m*
Hormonrezeptor *m* гормонáльный рецéптор *m*
Hormontherapie *f* гормонотерапи́я *f*
~, **paradoxe** лечéние *n* гормóнами противополóжного пóла
Horn *n* рог *m*
hornartig рогови́дный

Hornbildung *f* ороговéние *n*
Hörnerv *m* слуховóй нерв *m*
Horngeschwulst *f* keratóма *f*
Hornhaut *f* рогови́ца *f* (*глаза*)
~, **gestichelte** шероховáтаяповéрхность *f* рогови́цы
~, **senkrechtovale** овáльная рогови́ца *f*
Hornhautabszeß *m* абсцéсс *m* рогови́цы
Hornhautastigmatismus *m* роговичный астигмати́зм *m*
Hornhautbrechkraft *f* преломля́ющая си́ла *f* роговицы
Hornhautdegeneration *f*, **bandförmige** лентови́дная дегенерáция *f* роговицы
Hornhautdermoid *n* дермóидная кистá *f* роговицы
Hornhautdurchdringung *f* проницáемость *f* роговицы (*для медикаментов*)
Hornhautdystrophie *f* дистрофи́я *f* роговицы
~, **bröckelige** узелкóвая дистрофи́я *f* роговицы
~, **epithel-endotheliale** эпителиáльно-эндотелиáльная дистрофи́я *f* роговицы (*Фукса*)
~, **fleckförmige** пятни́стая дистрофи́я *f* роговицы (*Фера*)
~, **gittrige** решётчатое помутнéние *n* роговицы
~, **kristalline** кристалли́ческая дистрофи́я *f* стрóмы роговицы
~, **ringförmige** кольцеобрáзная дистрофи́я *f* роговицы
~, **tüpfelartige** тóчечная дистрофи́я *f* роговицы
Hornhauteinschmelzung *f* расплавлéние *n* роговицы
Hornhautendothel *n* эндотéлий *m* роговицы
Hornhautendothelmosaik *n* мозаи́чная карти́на *f* при эндотелиáльной микроскопи́и
Hornhautendothelödem *n* отёк *m* эндотéлия роговицы
Hornhautentzündung *f* керати́т *m*
Hornhautepithel *n* эпитéлий *m* роговицы
Hornhauterosion *f* эрóзия *f* роговицы
Hornhautfädchen *n* ни́тчатый керати́т *m*
Hornhautfalz *m* край *m* роговицы
Hornhautfistel *f* фи́стула *f* роговицы
Hornhautfleck *m* пятнó *n* роговицы
Hornhautform *f* фóрма *f* роговицы
Hornhautfremdkörper *m* инорóдное тéло *n* роговицы
Hornhautgängigkeit *f* **von Medikamenten** проницáемость *f* роговицы для медикамéнтов
Hornhautgefäße *n pl* сосу́ды *m pl* роговицы
Hornhautgeschwür *n* я́зва *f* роговицы
~, **serpiginöses** ползу́чая я́зва *f* роговицы
Hornhauthinterflächenbild *n* карти́на *f* зáдней повéрхности роговицы
Hornhauthorn *n* рог *m* роговицы
hornhäutig ороговéлый, омозолéлый, каллёзный
Hornhautinfiltrat *n* инфильтрáт *m* роговицы
~, **skrophulöses** скрофулёзный [туберкулёзный] инфильтрáт *m* роговицы
~, **tiefes** глубóкий инфильтрáт *m* роговицы
Hornhautkachexie *f* кахекси́я *f* роговицы
Hornhautkegel *m* кератокóнус *m*
Hornhautkerbe *f* бороздá *f* роговицы (*аномалия развития*)
Hornhautkoagulationsnekrose *f* сухóй [коагуляциóнный] некрóз *m* роговицы
Hornhautkolliquationsnekrose *f* влáжный [колликвациóнный] некрóз *m* роговицы
Hornhautkolobom *n* колобóма *f* роговицы
Hornhautkrümmung *f* кривизнá *f* роговицы
Hornhautleukom *n s.* **Hornhauttrübung**
Hornhautlinse *f* контáктная ли́нза *f*
Hornhautnarbe *f* рубéц *m* роговицы
Hornhautnekrose *f* некрóз *m* роговицы
~, **ischämische** ишеми́ческий некрóз *m* роговицы
Hornhautnormale *f* перпендикуля́р *m* к цéнтру роговицы
Hornhautoberfläche *f* нару́жная [перéдняя] повéрхность *f* роговицы
Hornhautödem *n* отёк *m* роговицы
Hornhautparenchym *n* паренхи́ма *f* роговицы
Hornhautpassage *f* проницáемость *f* роговицы (*для медикаментов*)
Hornhautperforation *f* прободéние *n* роговицы
Hornhautphlyktäne *f* фликтéна *f* роговицы
Hornhautpigmentierung *f* пигментáция *f* роговицы
Hornhautpigmentlinie *f* роговичная пигмéнтная ли́ния *f*
Hornhautprothese *f* кератопротéз *m*, иску́сственная роговица *f*
Hornhautquellung *f* набухáние *n* роговицы
~ **bei Drucksteigerung** отёк *m* роговицы при óстром при́ступе глаукóмы
Hornhautrand *n* край *m* роговицы
~, **kreisförmiger** лимб *m* роговицы
Hornhautreflex *m* корнеáльный рефлéкс *m*
Hornhautreflexbild *n* изображéние *n* объéкта на роговице при офтальмометри́и
Hornhautregeneration *f* регенерáция *f* роговицы
Hornhautscheitel *m* верши́на *f* роговицы
Hornhautsensibilität *f* чувстви́тельность *f* роговицы
Hornhautskleralwunde *f* роговично-склерáльная рáна *f*
Hornhautspaltung *f* расслáивание *n* роговицы
Hornhautspiegelbezirk *m*, **hinterer** учáсток *m* эндотéлия роговицы при осмóтре в зеркáльном пóле
Hornhautstaphylom *n* стафилóма *f* роговицы
Hornhautstreifentrübung *f* полосови́дное помутнéние *n* роговицы
Hornhautstroma *n*, **Hornhautsubstanz** *f* стрóма *f* роговицы, сóбственное веществó *n* роговицы
Hornhauttätowierung *f* татуирóвка *f* роговицы, туши́рование *n* я́звы роговицы
Hornhauttransparenz *f* прозрáчность *f* роговицы
Hornhauttransplantation *f* кератоплáстика *f*, пересáдка *f* роговицы
Hornhauttrepan *m* трепáн *m* для роговицы
Hornhauttrübung *f* бельмó *n*, лейкóма *f*, помутнéние *n* роговицы
~, **bandförmige** лентови́дное помутнéние *n* роговицы
~, **gittrige** решётчатое *n* помутнéние роговицы

~, **gürtelförmige** дугообра́зное помутне́ние *n* рогови́цы
~, **hauchartige** о́блачко *n* рогови́цы
Hornhautübersplitterung *f* пораже́ние *n* рогови́цы оско́лками (*напр. при взрыве*)
Hornhautulcus *n* я́зва *f* рогови́цы
~, **perforierendes** перфори́рующая я́зва *f* рогови́цы
Hornhautvakuole *f* ваку́оль *f* рогови́цы
Hornhautvaskularisation *f* васкуляриза́ция *f* рогови́цы
Hornhautverätzung *f* хими́ческий ожо́г *m* рогови́цы
Hornhautverbrennung *f* ожо́г *m* рогови́цы
Hornhautverletzung *f* ране́ние *n* рогови́цы
Hornhautvorderfläche *f* пере́дняя пове́рхность *f* рогови́цы
Hornhautwanderphlyktäne *f* пучкови́дный керати́т *m*, блужда́ющая [стра́нствующая] фликте́на *f*
Hornhautxerose *f* ксеро́з *m* [су́хость *f*] рогови́цы
Hornhautzyste *f* киста́ *f* рогови́цы
Hornperle *f* рогова́я жемчу́жина *f*
Hornplatte *f* рогова́я пласти́нка *f*
Hornschicht *f* рогово́й слой *m*
Hornschüppchen *n* рогова́я чешу́йка *f*
Hornschwiele *f* ороговéлая мозо́ль *f*
Hornsubstanz *f* рогово́е вещество́ *n*
Hörorgan *n* о́рган *m* слу́ха
Hörphänomen *n* слухово́й фено́мен *m*
Hörprüfung *f* иссле́дование *n* слу́ха, акуметри́я *f*
~, **orientierende** ориентиро́вочное иссле́дование *n* слу́ха
Hörprüfungsmethode *f* ме́тод *m* иссле́дования слу́ха
Hörreiz *m* слухово́е раздраже́ние *n*
Hörrinde *f* слухова́я о́бласть *f* коры́ головно́го мо́зга
Hörrohr *n* стетоско́п *m*
Hörschaden *m* пораже́ние *n* слу́ха
Hörschärfe *f* острота́ *f* слу́ха
Hörschärfemessung *f s.* **Hörprüfung**
Hörschutzkappe *f* антифо́н *m*, звукозащи́тный нау́шник *m*
Hörschwelle *f* поро́г *m* слухово́го восприя́тия
~, **seitengleiche** одина́ковый слухово́й поро́г *m* на о́ба у́ха
~, **seitenverschiedene** ра́зный слухово́й поро́г *m* на о́ба у́ха
Hörschwellenaudiogramm *n* поро́говая аудиогра́мма *f*
Hörschwellenbestimmung *f* определе́ние *n* слухово́го поро́га
Hörschwindel *m* лабири́нтное головокруже́ние *n*
Hörsinn *m* слух *m*
Hörsinneszelle *f* слухова́я кле́тка *f*
Hörsphäre *f* слухова́я о́бласть *f* коры́ головно́го мо́зга
Hörsteinchen *n* отоли́т *m*, отоко́ния *f*
Hörstörung *f* наруше́ние *n* слу́ха
Hörstummheit *f* слухонемота́ *f*
Hörsturz *m* ре́зкое паде́ние *n* слу́ха
Hörtheorie *f* тео́рия *f* слу́ха
Hörverbesserung *f* улучше́ние *n* слу́ха
Hörverlust *m* потéря *f* слу́ха
Hörverschlechterung *f* ухудше́ние *n* слу́ха
Hörverzerrung *f* искаже́ние *n* слухово́го восприя́тия
Hörwasser *n* эндоли́мфа *f*
Hörweite *f* расстоя́ние *n* восприя́тия зву́ка
Hörzelle *f* слухова́я [волоско́вая] кле́тка *f*
Hörzentrum *n* центр *m* слу́ха
Hospital *n* больни́ца *f*
Hospitalaufnahme *f* госпитализа́ция *f*
Hospitalbehandlung *f* стациона́рное [госпита́льное] лече́ние *n*
Hospitalbrand *m* госпита́льная гангре́на *f*
Hospitalhygiene *f* больни́чная гигие́на *f*
Hospitalinfektion *f* внутрибольни́чная инфе́кция *f*
hospitalisierungspflichtig подлежа́щий обяза́тельной госпитализа́ции
Hospitalismus *m* госпитали́зм *m*
Hospitalkranke *m* стациона́рный больно́й *m*
Hospitalpflege *f* больни́чный ухо́д *m*
Hospitalzug *m* санита́рный по́езд *m*
Hot-Whirl-Massage *f* гидромасса́ж *m* в горя́чей вихрево́й ва́нне
H-Schnitt *m* Н-обра́зный разре́з *m*
H-Substanz *f* вещество́ *n* с гистаминоподо́бными сво́йствами
Hufeisenniere *f* подковообра́зная по́чка *f*
Hufeisenriß *m* подковообра́зный разры́в *m* (*сетчатки*)
Hufeisenschnitt *m* подковообра́зный разре́з *m*
Hüftankylose *f* анкило́з *m* тазобе́дренного суста́ва
Hüftbeinloch *n* запира́тельное отве́рстие *n*
Hüftbeinlochschlagader *f* запира́тельная арте́рия *f*
Hüftblutader *f* подвздо́шная ве́на *f*
Hüfte *f* **1.** бедро́ *n* **2.** тазобе́дренный суста́в *m*
~, **schnellende** «щёлкающий» тазобе́дренный суста́в *m* (*при подвывихе тазобедренного сустава*)
Hüftgelenk *n* тазобе́дренный суста́в *m*
Hüftgelenkarthrose *f* коксартро́з *m*
Hüftgelenkdysplasie *f* дисплази́я *f* тазобе́дренного суста́ва
Hüftgelenkentzündung *f* кокси́т *m*
Hüftgelenkluxation *f* вы́вих *m* тазобе́дренного суста́ва
Hüftgelenkpfanne *f* вертлу́жная впа́дина *f*
Hüftgelenktotalendoprothese *f* тота́льный эндопроте́з *m* тазобе́дренного суста́ва
Hüftgelenkversteifung *f* анкило́з *m* тазобе́дренного суста́ва
Hüfthinken *n* хромота́ *f* при пораже́нии тазобе́дренного суста́ва
Hüftkontraktur *f* контракту́ра *f* тазобе́дренного суста́ва
Hüftkopf *m* голо́вка *f* бедра́
Hüftkopfnekrose *f* некро́з *m* голо́вки бедра́
Hüftkopfprothese *f* проте́з *m* голо́вки бедра́

Hüftlendenmuskel *m* подвздо́шно-пояснúчная мы́шца *f*
Hüftloch *n* запира́тельное отве́рстие *n*
Hüftlochmuskel *m* запира́тельная мы́шца *f*
Hüftpfannenprothese *f* проте́з *m* вертлу́жной впа́дины
Hüftschlagader *f* подвздо́шная арте́рия *f*
Hüfttuberkulose *f* туберкулёз *m* тазобе́дренного суста́ва, туберкулёзный кокси́т *m*
Hüftverrenkung *f* вы́вих *m* тазобе́дренного суста́ва
Hühnerauge *n* мозо́ль *f*
Hühneraugenpflaster *n* мозо́льный пла́стырь *m*
Hühnerblindheit *f* кури́ная слепота́ *f*
Hühnerbrust *f* кури́ная [килеви́дная] грудна́я кле́тка *f*
Hühnerembryo *m* кури́ный эмбрио́н *m*
Hühnerpestvirus *n* ви́рус *m* кури́ной чумы́
Hühnerwurzel *f* обыкнове́нная [проста́я] борода́вка *f*
Hüllantigen *n* оболо́чечный [ка́псульный] антиге́н *m*
Hülle *f* оболо́чка *f*
~, **myelinhaltige** миели́новая [мя́котная] оболо́чка *f*
Hüllprotein *n* оболо́чечный протеи́н *m* (*микроорганизма*)
Hülsenkapillare *f* ги́льзовый капилля́р *m* (*селезёнки*)
Hülsenwurm *m* фи́нна *f* эхиноко́кка
Human-Gammaglobulin *n* челове́ческий га́ммаглобули́н *m*
Humangenetik *f* гене́тика *f* челове́ка
Humaninsulin *n* челове́ческий инсули́н *m*
Humanismus *m*, **ärztlicher** враче́бный гумани́зм *m*
Human-Papillomvirus *n* ви́рус *m* папилло́мы челове́ка
humanpathogen патоге́нный для челове́ка
Humanserum *n* челове́ческая сы́воротка *f*
Human-T-lymphotropic-Virus *n* челове́ческий Т-лимфотро́пный ви́рус *m*
Humerus *m* плечо́ *n*, плечева́я кость *f*
Humerusfraktur *f*, **subkapitale** субкапита́льный перело́м *m* плеча́
Humerushöcker *m* бугоро́к *m* плечево́й ко́сти
Humeruskopf *m* голо́вка *f* плечево́й ко́сти
Humerusschaft *m* те́ло *n* плечево́й ко́сти
Humoralpathologie *f* гумора́льная патоло́гия *f*
humpeln прихра́мывать, ковыля́ть
Hundebandwurm *m* эхиноко́кк *m*
Hundebiß *m* уку́с *m* соба́ки
Hundefloh *m* соба́чья блоха́ *f*
Hundemensch *m* челове́к *m*, поро́сший волоса́ми (*страдающий гипертрихозом*)
Hundespulwurmkrankheit *f* токсокардио́з *m*
Hundezecke *f* соба́чий клещ *m*
Hundsbiß *m* уку́с *m* соба́ки
Hundseuche *f*, **Stuttgarter** соба́чья штутга́ртская лихора́дка *f*, *canicola fieber*
Hundsfieber *n* лихора́дка *f* паппата́чи
Hundswut *f* бе́шенство *n*
Hundzahn *m* клык *m*
Hungeratrophie *f* голо́дная атрофи́я *f*
Hungerazidose *f* ацидо́з *m* при голода́нии
Hungerbehandlung *f* лече́бное голода́ние *n*
Hungerdiabetes *m* гипергликеми́я *f* и гликозури́я *f* при голода́нии
Hungerdystrophie *f* алимента́рная дистрофи́я *f*
Hungerfieber *n* сыпно́й тиф *m*
Hungerkot *m* кал *m* при голода́нии
Hungerkur *f* лече́ние *n* голода́нием
Hungern *n* голода́ние *n*
Hungerödem *n* голо́дный отёк *m*
Hungerosteomalazie *f* остеомаля́ция *f* вследствие голода́ния
Hungerosteopathie *f* остеопати́я *f* [остеодистрофи́я *f*] вследствие голода́ния
Hungerschmerz *m* голо́дные бо́ли *f pl*
Hungerstoffwechsel *m* обме́н *m* веще́ств при голода́нии
Hungertod *m* голо́дная смерть *f*
Hungertyphus *m* сыпно́й тиф *m*, «голо́дный» тиф *m*
Hunter-Glossitis *f* гу́нтеровский глосси́т *m* (*воспаление языка с атрофией сосочков при авитаминозе* B_{12})
Hüsteln *n* пока́шливание *n*
Husten *m* ка́шель *m*
~, **bellender** ла́ющий ка́шель *m*
~, **feuchter** вла́жный ка́шель *m*
~, **heiserer** хри́плый ка́шель *m*
~, **krampfhafter** су́дорожный [конвульси́вный] ка́шель *m*
~, **quälender** мучи́тельный ка́шель *m*
~, **trockener** сухо́й ка́шель *m*
Hustenanfall *m* при́ступ *m* ка́шля
Hustenbonbon *m* пасти́лка *f* от ка́шля
Hustenmuskel *m* гипертрофи́я *f* латера́льного отде́ла широ́кой мы́шцы спины́ при хрони́ческом ка́шле
Hustenreflex *m* кашлево́й рефле́кс *m*
Hutchinson-Trias *f* триа́да *f* Ге́тчинсона (*признак врождённого сифилиса*)
Hyalin *n* гиали́н *m*
~, **epitheliales** эпителиа́льный гиали́н *m*
~, **extrazelluläres** внекле́точный гиали́н *m*
~, **hämatogenes** гематоге́нный гиали́н *m*
~, **mesenchymales** мезенхима́льный гиали́н *m*
~, **muskuläres** мы́шечный гиали́н *m*
Hyalinablagerung *f*, **Hyalineinlagerung** *f* отложе́ние *n* гиали́на
Hyalinknorpel *m* гиали́новый хрящ *m*
Hyalinose *f* гиалино́з *m*
Hyaluronidase *f* гиалуронида́за *f*
~, **testikulare** тестикуля́рная гиалуронида́за *f*
Hyaluronsäure *f* гиалуро́новая кислота́ *f*
Hybrid *m* гибри́д *m*, результа́т *m* скре́щивания
Hybridisation *f*, **Hybridisierung** *f* гибридиза́ция *f*, скре́щивание *n*
~, **rekurrente** беккро́сс *m*
~ **der Viren** гибридиза́ция *f* ви́русов
Hybridoma *n* гибридо́ма *f*
Hydatide *f* гидати́да *f*, фи́нна *f* эхиноко́кка
Hydrämie *f* гидреми́я *f*
Hydrarthrose *f*, **intermittierende** перемежа́ющийся гидрартро́з *m*, перемежа́ющаяся водя́нка *f* суста́ва

Hydratation *f* гидратáция *f*
Hydriatrie *f* гидротерапи́я *f*, водолечéние *n*
Hydroa *f* пузы́рчатая сыпь *f*, ги́дроа *f*
~ **vacciniformis** световáя óспа *f*
Hydrochorie *f* вóдный путь *m* распространéния инфéкции
Hydrogymnastik *f* гимнáстика *f* в водé
Hydrokolpos *n* гидрокóльпос *m*, скоплéние *n* жи́дкости во влагáлище
Hydrolasen *f pl* гидролáзы *f pl*
Hydromassage *f* гидромассáж *m* (*подводный массаж или массаж струёй воды*)
Hydromeningozele *f* гидроменингоцéле *n*, гры́жа *f* мозговы́х оболóчек
Hydrometra *f* гидромéтра *f*
Hydromyelie *f* гидромиели́я *f*
Hydromyelozele *f* гидромиелоцéле *n*
Hydronephrose *f* гидронефрóз *m*
Hydroperikardium *n* гидроперикáрд *m*
Hydroperitoneum *n* асци́т *m*, водя́нка *f* брюшнóй пóлости
Hydrophobie *f* гидрофоби́я *f*, водобоя́знь *f*
Hydrophthalmie *f*, **Hydrophthalmus** *m* гидрофтáльм *m*, буфтáльм *m*, водя́нка *f* глáза
hydropigen вызывáющий отёк
Hydropneumoperikardium *n* гидропневмоперикáрд *m*
Hydrops *m* отёк *m*; водя́нка *f*
Hydropyonephrose *f* гидропионефрóз *m*
Hydropyoureter *m* гидропиоурéтер *m*, эмпиéма *f* мочетóчника
Hydrosalpinx *f* гидросáльпинкс *m*, водя́нка *f* мáточной трубы́
Hydrotherapie *f* гидротерапи́я *f*, водолечéние *n*
Hydrothorax *m* гидротóракс *m*
Hydroureter *m* гидроурéтер *m*
Hydroxyprolinämie *f* гидроксипролинеми́я *f*
Hydrozele *f* гидроцéле *n*, водя́нка *f* яи́чка
Hydrozephaloid *n* гидроцефалóид *m*
Hydrozephalie *f* гидроцефали́я *f*
~, **aresorptive** арезорбти́вная гидроцефали́я *f*
~, **normotensive** нормотензи́вная гидроцефали́я *f*
~, **okklusive** окклюзиóнная гидроцефали́я *f*
Hydrozystom *n* гидроцистóма *f*, кистá *f* пóтовой железы́
Hydrurie *f* гидрури́я *f*
Hygiene *f* гигиéна *f*
Hygieneaufsicht *f s.* **Hygienekontrolle**
Hygienebestimmungen *f pl* гигиени́ческие прáвила *n pl*
Hygienegesetzgebung *f* санитáрное законодáтельство *n*
Hygieneinspektion *f* санитáрная инспéкция *f*
Hygienekatalog *m* свод *m* нормати́вов по гигиéне
Hygienekontrolle *f* санитáрный надзóр *m*; санитáрная эксперти́за *f*
~, **laufende** текýщий санитáрный надзóр *m*
~, **vorbeugende** предупреди́тельный санитáрный надзóр *m*
Hygienemaßnahme *f* гигиени́ческое мероприя́тие *n*
Hygienenormativ *n* гигиени́ческий нормати́в *m*
hygienewidrig антисанитáрный
Hygieniker *m* гигиени́ст *m*; санитáрный врач *m*
Hygrom *n* гигрóма *f*
Hygromatose *f* гигроматóз *m*
Hymen *m* дéвственная плевá *f*
Hymenalatresie *f*, **Hymenatresie** *f* атрези́я *f* дéвственной плевы́
Hymenolepidose *f* гименолепидóз *m*
Hyoidbein *n* подъязы́чная кость *f*
Hyoidbeinbogen *m* дугá *f* подъязы́чной кóсти
Hypalbuminämie *f* гип(о)альбуминеми́я *f*
Hypalgesie *f* пони́женная болевáя чувстви́тельность *f*
Hypästhesie *f* гипестези́я *f*, пони́женная чувстви́тельность *f*
Hypengyophobie *f* гипенгиофоби́я *f* (*боязнь ответственности*)
Hyperadrenalismus *m* гиперадренали́зм *m*
Hyperalgesie *f* гипералгези́я *f*, повы́шенная болевáя чувстви́тельность *f*
Hyperalphalipoproteinämie *f*, **familiäre** семéйная гиперальфалипопротеинеми́я *f*
Hyperämie *f* гиперемия *f*
~, **aktive [arterielle, fluxionäre]** акти́вная [артериáльная] гиперемия *f*
~, **funktionelle** функционáльная гиперемия *f*
~, **kollaterale** коллатерáльная гиперемия *f*
~, **kompensatorische** компенсатóрная гиперемия *f*
~, **kongestive** *s.* **Hyperämie, aktive**
~, **passive** *s.* **Hyperämie, venöse**
~, **reaktive** реакти́вная гиперемия *f*
~, **reflektorische** рефлектóрная гиперемия *f*
~, **terminale** терминáльная [престати́ческая] гиперемия *f*
~, **venöse** венóзная [пасси́вная] гиперемия *f*
Hyperästhesie *f* гиперестези́я *f*, повы́шенная чувстви́тельность *f*
hyperazid гиперацидный
Hyperbilirubinämie *f* гипербилирубинеми́я *f*
~, **gutartige familiäre** семéйная доброкáчественная гипербилирубинеми́я *f*
~, **hereditäre** врождённая [наслéдственная] гипербилирубинеми́я *f*
~, **intermittierende** перемежáющаяся гипербилирубинеми́я *f*
~, **konstitutionelle** конституционáльная гипербилирубинеми́я *f*, синдрóм *m* Жильбéра, перемежáющаяся желтýха *f* Мéйленграхта
Hyperchlorhydrie *f* гиперхлоргидри́я *f* (*желудочного сока*)
hyperchrom гиперхрóмный
Hyperchromatose *f*, **Hyperchromie** *f* гиперхроми́я *f*, гиперхроматóз *m*
Hyperdaktylie *f* гипердактили́я *f*, полидактили́я *f*
Hyperdiagnostik *f* гипердиагнóстика *f*
Hyperemesis *f* неукроти́мая рвóта *f*
Hypereosinophilie *f* гиперэозинофили́я *f*
Hyperergie *f* гиперерги́я *f*
Hyperextension *f* перерастяжéние *n*
Hyperfibrinämie *f* гиперфибринеми́я *f*
Hypergenitalismus *m* гипергонади́зм *m*, гипергенитали́зм *m*

Hyperglobulie *f* гиперглобули́я *f*, полиглобули́я *f*
Hyperglobulinämie *f* гиперглобулинеми́я *f*
Hyperglycinämie *f* гиперглицинеми́я *f*
Hypergonadismus *m* гипергонади́зм *m*, гипергенитали́зм *m*
Hyperhidrose *f* гипергидро́з *m;* повы́шенная потли́вость *f*
~ **axillaris** гипергидро́з *m* подмы́шечных впа́дин
~ **intertriginosa** повы́шенная потли́вость *f* в о́бласти скла́док ко́жи
~ **palmoplantaris** ладо́нно-подо́швенный гипергидро́з *m*
Hyperhydratation *f* гипергидра́тация *f*
Hyperimmunisierung *f* гипериммуниза́ция *f*
Hyperimmunserum *n* гипериммý́нная сы́воротка *f*
Hyperinose *f* гиперфибриногенеми́я *f*
Hyperirritabilität *f* повы́шенная раздражи́мость *f*
Hyperkaliämie *f* гиперкалиеми́я *f*
Hyperkalzämie *f* гиперкальцеми́я *f*
Hyperkalzurie *f* гиперкальцури́я *f*
Hyperkapnie *f* гиперкапни́я *f*
Hyperkeratose *f* гиперкерато́з *m*, чрезме́рное орогове́ние *n*
~, **follikuläre** фолликуля́рный гиперкерато́з *m*
~ **lenticularis persistans** лентикуля́рный сто́йкий гиперкерато́з *m*
~ **palmaris et plantaris** ладо́нно-подо́швенный гиперкерато́з *m*
Hyperkinese *f* гиперкине́з *m*
Hyperkoagulabilität *f* повы́шенная свёртываемость *f* (*крови*)
Hyperkortisonismus *m* гиперкортизони́зм *m*
Hyperleukozytose *f* гиперлейкоцито́з *m*
Hyperlipämie *f*, **essentielle** идиопати́ческий липоидо́з *m*, эссенциа́льная гиперлипеми́я *f*
Hypermenorrhoe *f* гиперменоре́я *f*
Hypermetropie *f* гиперметропи́я *f*, дальнозо́ркость *f*
Hypermobilität *f* гипермоби́льность *f*, повы́шенная подви́жность *f* (*напр. суставов*)
Hypernephrom *n* гипернефро́ма *f*
Hyperonychie *f* гиперонихи́я *f*, гипертрофи́я *f* ногте́й
Hyperopie *f* гиперметропи́я *f*, дальнозо́ркость *f*
Hyperorexie *f* булими́я *f*, «во́лчий» го́лод *m*
Hyperosmie *f* гиперосми́я *f*
Hyperostose *f* гиперосто́з *m*
Hyperoxie *f* гипероксия́ *f*
Hyperparathyreoidismus *m* гиперпаратиреоиди́зм *m*, гиперфу́нкция *f* паращитови́дных желёз
Hyperphorie *f* гиперфори́я *f*
~, **alternierende** анафори́я *f*, тенде́нция *f* к одновре́менному поворо́ту глаз кве́рху
Hyperphosphatämie *f*, **familiäre** семе́йная гиперфосфатеми́я *f*, фосфа́тный диабе́т *m*
Hyperpigmentierung *f* гиперпигмента́ция *f*
~ **durch Strahlung** гиперпигмента́ция *f* по́сле облуче́ния
~, **follikuläre** фолликуля́рная гиперпигмента́ция *f*
~, **kleinfleckige** мелкопятнистая гиперпигментация *f*
~, **periorbitale** периорбита́льная пигмента́ция *f*
~, **postexanthematische** гиперпигмента́ция *f* по́сле высыпа́ний
Hyperpituitarismus *m* гиперпитуитари́зм *m*, гиперфу́нкция *f* гипо́физа
Hyperplasie *f* гиперплази́я *f*
~, **glanduläre** желе́зистая гиперплази́я *f*
~, **glandulär-zystische** желе́зисто-кисто́зная гиперплази́я *f*
~ **der Nickhaut** гиперплази́я *f* мига́тельной перегоро́дки, тре́тье ве́ко *n*
hyperplastisch гиперпласти́ческий
Hyperpnoe *f* гиперпно́э *n*
Hyperpolarisation *f* повы́шенный мембра́нный потенциа́л *m*
Hyperpressionssyndrom *n* синдро́м *m* избы́точного сдавле́ния
Hyperpyrexie *f* гиперпирекси́я *f*
Hyperreflexie *f* гиперрефлекси́я *f*
Hyperregeneration *f* гиперрегенера́ция *f*, избы́точная регенера́ция *f*
Hypersalivation *f* гиперсалива́ция *f*
Hypersegmentierung *f* гиперсегмента́ция *f* (*напр. ядер нейтрофилов*)
Hypersekretion *f* гиперсекре́ция *f*
Hyperspadie *f* эписпади́я *f*
Hyperspermie *f* гиперсперми́я *f*
Hypersplenie *f* гиперсплени́я *f*, гиперфу́нкция *f* селезёнки
Hypersthenurie *f* гиперстенури́я *f*
Hypertelorismus *m* гипертелори́зм *m*, синдро́м *m* Гре́га, анома́льно большо́е расстоя́ние *n* ме́жду глаза́ми
Hypertension *f* гиперте́нзия *f*, повы́шенное давле́ние *n*
Hyperthelie *f* нали́чие *n* доба́вочных соско́в
Hyperthermie *f* гипертерми́я *f*, перегрева́ние *n* органи́зма
Hyperthyreose *f* гипертирео́з *m*, гипертиреоиди́зм *m*
Hypertonie *f* гипертони́я *f*
~, **arterielle** артериа́льная гипертони́я *f*
~, **essentielle** эссенциа́льная гипертони́я *f*
~, **juvenile** ювени́льная гипертони́я *f*
~, **maligne** злока́чественная гипертони́я *f*
~, **nephrogene** по́чечная гипертони́я *f*
~, **orthostatische** ортостати́ческая гипертони́я *f*
~, **portale** порта́льная гипертони́я *f*
~, **pulmonale** лёгочная гипертони́я *f*
~, **sekundäre** втори́чная [симптомати́ческая] гипертони́я *f*
~, **transitorische** транзито́рная гипертони́я *f*
~, **vasorenale** вазорена́льная гипертони́я *f*
Hypertrichose *f* гипертрихо́з *m*
Hypertriglyzeridämie *f*, **familiäre** семе́йная гипертриглицеридеми́я *f*
Hypertrophie *f* гипертрофи́я *f*
~ **der Bindehaut, papilläre** пролиферати́вный сосо́чек *m* конъюнкти́вы
~ **der Bindehaut, pflastersteinartige** булыжникови́дная гипертрофи́я *f* конъюнкти́вы
~, **exzentrische** эксцентри́ческая гипертрофи́я *f*

~, **kompensatorische** компенсаторная гипертрофия *f*
~, **konzentrische** концентрическая гипертрофия *f*
~, **vikariierende** викарная гипертрофия *f*
Hypertropie *f* гипертропия *f*, суправергирующее косоглазие *n*
Hyperventilation *f* гипервентиляция *f*
Hyperventilationsalkalose *f* гипервентиляционный алкалоз *m*
Hyperventilationssyndrom *n* синдром *m* гипервентиляции, синдром *m* да Косты
Hypervitaminose *f* гипервитаминоз *m*
Hypervolämie *f* гиперволемия *f*
Hyperzementose *f* гиперцементоз *m*
Hyphedonie *f* гипогедония *f*, гифедония *f*, половая холодность *f*
Hypnabilität *f* гипнабельность *f*
Hypnoanalyse *f* гипноанализ *m*
Hypnonarkose *f* гипнонаркоз *m*
Hypnose *f* гипноз *m*, гипнотизм *m*
Hypnotikum *n* снотворное средство *n*
Hypoadenie *f* гипоадения *f*
Hypoakzelerinämie *f* гипоакцелеринемия *f*
Hypoaldosteronismus *m* гипоальдостеронизм *m*
Hypoalimentation *f* недостаточное питание *n*
Hypochondrie *f* ипохондрический синдром *m*
Hypochondrium *n* подреберье *n*
Hypochromie *f* гипохромия *f*
Hypochylie *f* гипохилия *f*
Hypodaktylie *f* гиподактилия *f*
hypodermisch подкожный
Hypofibrinogenämie *f* гипофибриногенемия *f*
Hypogalaktie *f* гипогалактия *f*
Hypogenitalismus *m* гипогенитализм *m*, гипофункция *f* половых желёз
Hypogeusie *f* гипогевзия *f*, притупление *n* вкусовой чувствительности
Hypoglossus *m* подъязычный нерв *m*
Hypoglossusläsion *f* поражение *n* подъязычного нерва
Hypoglykämie *f* гипогликемия *f*
~, **paraneoplastische** паранеопластическая гипогликемия *f*
Hypognathie *f* недоразвитие *n* нижней челюсти
Hypogonadismus *m*, **idiopathischer** первичный гипогонадизм *m*
Hypohidrose *f* гипогидроз *m*, пониженное потоотделение *n*
Hypokalzämiestar *m* гипокальцемическая катаракта *f*
Hypokinesie *f* гиподинамия *f*; гипокинезия *f*
Hypomanie *f* гипомания *f*
Hypomenorrhoe *f* гипоменорея *f*
Hypometropie *f* миопия *f*, близорукость *f*
Hypomnesie *f* гипомнезия *f*
Hypoöstrogenismus *m* гипоэстрогенизм *m*
Hypoparathyreoidismus *m* гипопаратиреоз *m*, гипопаратиреоидизм *m*
Hypophagozytose *f* гипофагоцитоз *m*
Hypopharynx *m* гортаноглотка *f*
Hypopharynxdivertikel *n* дивертикул *m* гортаноглотки
Hypopharynxkarzinom *n* рак *m* гортаноглотки
Hypophyse *f* гипофиз *m*
Hypophysenadenom *n* аденома *f* гипофиза
~, **basophiles** базофильная аденома *f* гипофиза
~, **eosinophiles [oxyphiles]** эозинофильная [оксифильная] аденома *f* гипофиза
Hypophysengangstumor *m* краниофарингеома *f*
Hypophysenhinterlappen *m* задняя доля *f* гипофиза
Hypophysenmittellappen *m* средняя доля *f* [промежуточная часть *f*] гипофиза
Hypophysentrichterlappen *m* воронка *f* гипофиза
Hypophysenüberfunktion *f* гиперфункция *f* гипофиза
Hypophysenvorderlappen *m* передняя доля *f* гипофиза
Hypophysenvorderlappeninsuffizienz *f* недостаточность *f* передней доли гипофиза, гипофизарная кахексия *f*, кахексия *f* Симмондса
~, **postpartale** послеродовая недостаточность *f* передней доли гипофиза
Hypophysenzwischenlappen *m* промежуточная доля *f* гипофиза
Hypoplasie *f* гипоплазия *f*
~ **des Corpus ciliare** гипоплазия *f* цилиарного тела
~ **der Deckfalte des Oberlides** гипоплазия *f* складки верхнего века
~ **der Fovea centralis** гипоплазия *f* центральной ямки сетчатки
~ **der Papille** гипоплазия *f* диска зрительного нерва
Hypoproteinämie *f* гипопротеинемия *f*
Hypoprothrombinämie *f* гипопротромбинемия *f*
Hypopyon *n* гипопион *m*
Hyposensibilisierungsbehandlung *f* гипосенсибилизация *f*, десенсибилизирующее лечение *n*
Hyposmie *f* гипосмия *f*
Hypospadie *f* гипоспадия *f*
Hyposplenie *f* гипоспления *f*, гипоспленизм *m*
Hypostase *f* гипостаз *m*
Hyposthenie *f* гипостения *f*
Hypostheniker *m* гипостеник *m*
Hyposthenurie *f* гипостенурия *f*
Hypotension *f* гипотензия *f*, пониженное давление *n*
~, **kontrollierte** управляемая гипотензия *f*
Hypothalamus *m* гипоталамус *m*, подбугорная область *f*
Hypothermie *f* гипотермия *f*, переохлаждение *n* организма
Hypothyreoidismus *m* гипотиреоз *m*, гипотиреоидизм *m*
Hypothyreose *f* гипотиреоз *m*
Hypotonie *f* гипотония *f*
~, **orthostatische** ортостатическая [постуральная] гипотония *f*
Hypotrichose *f* гипотрихоз *m*
Hypotrophie *f* гипотрофия *f*
Hypotropie *f* гипотропия *f*, инфравергирующее косоглазие *n*
Hypourikurie *f* гипоурик(оз)урия *f*

Hypoventilation *f*, **alveoläre angeborene** врождённая альвеолярная гиповентиляция *f*
Hypovitaminose *f* гиповитаминоз *m*
Hypovolämie *f* гиповолемия *f*
Hypoxämie *f* гипоксемия *f*
Hypoxie *f* гипоксия *f*
Hypoxieschäden *m pl* поражения *n pl* вследствие гипоксии
Hypsizephalus *m* башенный череп *m*
Hypsophobie *f* гипсофобия *f*
Hysteralgie *f* боль *f* в области матки
Hysterektomie *f* гистерэктомия *f*
~, **abdominale** абдоминальная гистерэктомия *f*
~, **vaginale** вагинальная гистерэктомия *f*
Hysterie *f* истерия *f*
~, **posttraumatische** травматическая истерия *f*
~ **des Rückbildungsalters** инволюционная истерия *f*
Hysteroepilepsie *f* истероэпилепсия *f*
Hysterographie *f* гистерография *f*
Hysteropexie *f* гистеропексия *f*
Hysteroptose *f* гистероптоз *m*
Hysterosalpingographie *f* гистеросальпингография *f*
Hysteroskop *n* гистероскоп *m*
Hysterotomie *f* гистеротомия *f*
~, **abdominale** абдоминальная [внутрибрюшинная] гистеротомия *f*
~, **extraperitoneale** внебрюшинная гистеротомия *f*
~, **intraperitoneale** *s.* **Hysterotomie, abdominale**

I

Iatrie *f* врачевание *n*
Iatrochemie *f* фармакохимия *f*
iatrogen ятрогенный
Ich *n* эго *n*, психическое «я» *n*
Ichor *n* **1.** зловонный гной *m* **2.** сукровица *f*
ichorös зловонный
Ichthyosis *f* ихтиоз *m*
~ **congenita** врождённый ихтиоз *m*
~ **follicularis** фолликулярный ихтиоз *m*
~ **hystrix** ежеподобный ихтиоз *m*
~ **linearis circumflexa** линейный «заворόченный» ихтиоз *m*
~ **nitida** блестящий [«перламутровый»] ихтиоз *m*
~ **sebacea** «сальный» ихтиоз *m*
~ **senilis** старческий ихтиоз *m*
~ **simplex [vulgaris]** обыкновенный ихтиоз *m*
Ichthyismus *m* отравление *n* рыбой
Idee *f* идея *f*
~, **hypochondrische** ипохондрическая идея *f*
~, **überwertige** доминирующая [сверхценная] идея *f*
Ideenflucht *f* скачка *f* идей
Identifizierungsschwelle *f* порог *m* различения раздражения
Idiosom *n* идиосома *f*, хромосома *f*
Idiosynkrasie *f* идиосинкразия *f*
Idiotie *f* идиотия *f*
~, **amaurotische** амавротическая идиотия *f*
~, **familiäre amaurotische** семейная амавротическая идиотия *f*
~, **myxödematöse** микседематозная идиотия *f*
Idiotyp *m* идиотип *m*, сумма *f* наследственных признаков
idiotypisch идиотипический, наследуемый
Idiovariation *f* идиовариация *f*
IgA-Nephritis *f* А-иммуноглобулиновый нефрит *m*, болезнь *f* Берже
Ignis *m* **sacer** антонов огонь *m*
ikterisch иктеричный, желтушный
Ikterohämoglobinurie *f* иктерогемоглобинурия *f*
Ikterus *m* желтуха *f*
~, **cholestatischer** холестатическая желтуха *f*
~, **grünlichgelber** зелёно-жёлтая [биливердиновая] желтуха *f*
~, **hämolytischer** гемолитическая желтуха *f*
~, **hepatozellulärer** гепатоцеллюлярная желтуха *f*
~, **infektiöser** инфекционная желтуха *f*
~ **der Jugendlichen, intermittierender** ювенильная перемежающаяся желтуха *f*, синдром *m* Мейленграхта
~, **konstitutioneller** конституциональная [семейная] желтуха *f*, болезнь *f* Минковского — Шоффара
~, **mechanischer** механическая [обтурационная] желтуха *f*
~, **rubinfarbener** оранжево-жёлтая [рубиновая] желтуха *f*
~, **zitronenfarbener** лимонно-жёлтая [флавиновая] желтуха *f*
Ikterusschub *m*, **rezidivierender** рецидивирующая приступообразная желтуха *f*
Ikwafieber *n* волынская [пятидневная, окопная] лихорадка *f*
Ilealdurchfall *m* илеальный понос *m*
Ileektomie *f* резекция *f* подвздошной кишки
Ileitis *f* илеит *m*
~ **terminalis** терминальный илеит *m*, болезнь *f* Крона
Ileojejunostomie *f* илеоеюностомия *f*
Ileopsoitis *f* илеопсоит *m*
Ileorektostomie *f* илеоректостомия *f*
Ileosigmoideostomie *f* илеосигмоидостомия *f*
Ileotomie *f* илеотомия *f*
Ileotyphlitis *f* илеотифлит *m*
Ileotyphus *m* брюшной тиф *m*
Ileozökalgeräusch *n* урчание *n* при пальпации илеоцекальной области
Ileozökalklappe *f* илеоцекальный клапан *m*, баугиниева заслонка *f*
Ileozökaltuberkulose *f* туберкулёз *m* илеоцекального отрезка кишечника
Ileozystoplastik *f* илеоцистопластика *f*
Ileum *n* подвздошная кишка *f*
Ileus *m* илеус *m*, кишечная непроходимость *f*
~, **dynamischer** динамический илеус *m*
~, **paralytischer** паралитическая кишечная непроходимость *f*
Iliakalabszeß *m* абсцесс *m* в подвздошной области
Iliakalarterie *f* подвздошная артерия *f*

Iliopsoas *m* подвздóшно-поясни́чная мы́шца *f*
iliosakral подвздóшно-крестцóвый
Iliosakralgelenk *n* крестцóво-подвздóшное сочлене́ние *n*
Illusionen *f pl* иллю́зии *f pl*
~, **affektbezogene** аффекти́вные иллю́зии *f pl*
~, **optische** зри́тельные иллю́зии *f pl*
~, **pareidolische** парейдоли́и *f pl*, парейдоли́ческие иллю́зии *f pl*
~, **verbale** вербáльные иллю́зии *f pl*
Imbezillität *f* имбеци́льность *f*
Imbibition *f* имбиби́ция *f*, пропи́тывание *n*
~, **blutige** кровянáя имбиби́ция *f*
Iminopeptidase *f* иминопептидáза *f*
Iminosäure *f* иминокислотá *f*
Immediatnekrose *f* молниенóсный некрóз *m* (*напр. при электротравме*)
Immediatprothese *f* провизóрный протéз *m*
Immersion *f* **1.** иммéрсия *f* **2.** дли́тельная лечéбная вáнна *f*
Immersionsobjektiv *n* иммерсиóнный объекти́в *m*
Immigration *f* иммигрáция *f*
Immissionskonzentration *f* концентрáция *f* атмосфéрных загрязнéний
~, **hygienisch zulässige maximale** предéльно допусти́мая концентрáция *f* атмосфéрных загрязнéний
Immobilisationstest *m* прóба *f* на иммобилизáцию (*бледной спирохеты*)
Immobilisierung *f* иммобилизáция *f*
Immobilisierungsschaden *m* осложнéние *n*, обусловленное (дли́тельной) иммобилизáцией
Immobilisierungsverband *m* иммобилизу́ющая повя́зка *f*
Immobilisine *n pl* иммобилизи́ны *m pl*, антителá *n pl*, вызывáющие иммобилизáцию подви́жных микрооргани́змов
Immobilität *f* неподви́жность *f*
Immunabwehr *f* иммýнная защи́та *f*
Immunabwehrhemmung *f s.* **Immunosuppresion**
Immunadsorption *f* иммýнная адсóрбция *f*
Immunaggregat *n* иммýнный кóмплекс *m*
Immunantwort *f* иммýнный отвéт *m*
Immunauswahl *f* иммунологи́ческая селéкция *f*
Immunbehandlung *f* иммунотерапи́я *f*
Immundefekt *m* иммýнная [иммунологи́ческая] неполноцéнность *f*
Immundefektsyndrom *n*, **erworbenes** синдрóм *m* приобретённого иммунодефици́та, СПИД *m*
Immunelektrophorese *f* иммуноэлектрофорéз *m*
Immunfaktor *m*, **zellständiger** клéточный фáктор *m* иммуни́тета
Immunfermentmethode *f* иммуноферме́нтный мéтод *m*
Immunglobulin *n* иммуноглобули́н *m*
Immunhämolyse *f* иммýнный гемóлиз *m*
Immunhepatitis *f* (ауто)иммýнный гепати́т *m*
Immunisationskraft *f* иммуногéнность *f*
Immunisierung *f* иммунизáция *f*
Immunität *f* иммуни́тéт *m*
~, **absolute** абсолю́тный иммуни́тéт *m*
~, **adaptive** адапти́вный иммуни́тéт *m*
~, **angeborene** врождённый иммуни́тéт *m*
~, **antibakterielle** антибактериáльный иммуни́тéт *m*
~, **antitoxische** антитокси́ческий иммуни́тéт *m*
~, **antivirale** противови́русный иммуни́тéт *m*
~, **arteigene** видовóй иммуни́тéт *m*
~, **erworbene** приобретённый иммуни́тéт *m*
~, **humorale** гуморáльный иммуни́тéт *m*
~, **künstlich erworbene** *s.* **Immunität, postvakzinale**
~, **langdauernde [langfristige]** дли́тельный иммуни́тéт *m*
~, **lebenslängliche** пожи́зненный иммуни́тéт *m*
~, **lokale** мéстный иммуни́тéт *m*
~, **natürlich erworbene** естéственно приобретённый [постинфекциóнный] иммуни́тéт *m*
~, **passive** пасси́вный иммуни́тéт *m*
~, **postvakzinale** поствакцинáльный [приви́вочный] иммуни́тéт *m*
~, **spezifische** специфи́ческий иммуни́тéт *m*
~, **sterile** стери́льный иммуни́тéт *m*
~, **typospezifische** типоспецифи́ческий иммуни́тéт *m*
~, **zellgebundene [zelluläre]** клéточный иммуни́тéт *m*
~, **zellvermittelte** клéточно опосрéдованный иммуни́тéт *m*
Immunitätsdefekt *m* дефéкт *m* иммýнной систéмы, иммунодефици́т *m*
Immunkoagulopathie *f* иммýнная коагулопати́я *f*
Immunkomplex *m* иммýнный кóмплекс *m*, кóмплекс *m* антигéн — антитéло
~, **zirkulierender** циркули́рующий иммýнный кóмплекс *m*
Immunkomplexkrankheit *f* иммунокóмплексная болéзнь *f*
Immunmangel *m* иммунодефици́т *m*
Immunmodulation *f* иммуномодуля́ция *f*
Immunoadhärenz *f* иммýнное прилипáние *n*
Immunodefizit *n* иммунодефици́т *m*
~, **erworbenes** приобретённый иммунодефици́т *m*
Immunodefizitsyndrom *n*, **erworbenes** синдрóм *m* приобретённого иммунодефици́та, СПИД *m*
Immunodepressant *n*, **Immunodepressivum** *n* иммунодепресси́вное срéдство *n*, иммунодепрессáнт *m*
Immunodiffusion *f* иммунодиффýзия *f*
~, **radiale** радиáльная иммунодиффýзия *f*
Immunoelektrophorese *f* иммуноэлектрофорéз *m*
Immunofluoreszenz *f* иммунофлуоресцéнция *f*
Immunogenese *f* иммуногенéз *m*
Immunoglobulin *n* иммуноглобули́н *m*
~, **monoklonales** моноклонáльный иммуноглобули́н *m*
Immunoglobulinsynthesestörung *f* нарушéние *n* си́нтеза иммуноглобули́нов
Immunohämolyse *f* иммуногемóлиз *m*, иммýнный гемóлиз *m*
Immunokomplex-Nephritis *f* иммунокóмплексный нефри́т *m*

Immunomechanismus *m* иммýнный механи́зм *m* (*патогенеза или защиты*)
Immunosorbent *m* иммуносорбе́нт *m*
Immunosorption *f*, **extrakorporale** экстракорпора́льная иммуносо́рбция *f*
Immunosuppressant *n s.* **Immunodepressant**
Immunosuppression *f* иммуносупре́ссия *f*, подавле́ние *n* иммýнных реа́кций
Immunosuppressivum *n s.* **Immunodepressant**
Immunotherapie *f* иммунотерапи́я *f*
Immunozyt *m* иммуноци́т *m*, иммунокомпете́нтная кле́тка *f*
Immunpathologie *f* иммунопатоло́гия *f*
Immunphagozytose *f* иммýнный фагоци́тоз *m*
Immunprophylaxe *f* иммунопрофила́ктика *f*
Immunreaktion *f* иммýнная реа́кция *f*
Immunschwäche *f* сла́бость *f* иммуните́та
Immunschwächevirus *n* ви́рус *m* иммýнной недоста́точности
Immunserum *n* иммýнная сы́воротка *f*
Immunstatus *m* иммýнный ста́тус *m*
Immunstimulation *f* стимуля́ция *f* иммýнного отве́та
Immuntherapie *f* иммунотерапи́я *f*
Immuntoleranz *f* иммунологи́ческая толера́нтность *f*
Immunzelle *f* иммунокомпете́нтная кле́тка *f*
Immunzellen *f pl*, **thymusabhängige** Т-лимфоци́ты *m pl*
Im-Ohr-Gerät *n* слухово́й аппара́т *m*, вставля́емый в ýхо
Impaktion *f* ущемле́ние *n*, сдавле́ние *n*
Impaktionsfraktur *f* перело́м *m* от сдавле́ния
impalpabel непальпи́руемый, непрощýпываемый
Impedanzaudiometrie *f* импеда́нсная аудиометри́я *f*
Impedanzkardiographie *f* импеданскардиографи́я *f*
Impedanzpneumographie *f* импеда́нсная пневмографи́я *f*
Impermeabilität *f* непроница́емость *f*
Impetiginisierung *f*, **sekundäre** втори́чная импетигиниза́ция *f*
impetiginös импетигино́зный
Impetigo *f* импети́го *n*
~ **circinata** кругови́дное импети́го *n*
~ **contagiosa** контагио́зное импети́го *n*
~ **contagiosa varioliformis** оспеннови́дное контагио́зное импети́го *n*
~ **follicularis** фолликуля́рное импети́го *n*
~ **herpetiformis** герпетифо́рмное импети́го *n* Ге́бры — Ка́поши
~ **staphylogenes** стафилоко́кковое импети́го *n*
~ **syphilitica** сифилити́ческое импети́го *n*
~ **vulgaris** обыкнове́нное импети́го *n*
Impetigonephritis *f* импетигино́зный нефри́т *m*
Impfausschlag *m* вакци́нная сыпь *f*
Impfbehandlung *f* вакцинотерапи́я *f*
Impfbläschen *n* вези́кула *f* на ме́сте о́спенной вакцина́ции
Impfdosis *f* до́за *f* вакци́ны
Impfenzephalitis *f* (пост)вакцина́льный энцефали́т *m*
Impferysipel *n* ро́жистое воспале́ние *n* по́сле приви́вки
Impfexanthem *n* вакцина́льная экзанте́ма *f*
Impffeder *f* скарифика́тор *m* (*для оспопрививания*)
Impfkalender *m* календа́рь *m* приви́вок
Impfkarzinom *n* **1.** имплантацио́нный метаста́з *m* ра́ка **2.** трансплanти́рованный рак *m*
Impfkomplikation *f* осложне́ние *n* приви́вки
Impfmalaria *f* привита́я маляри́я *f*
Impfnadel *f* приви́вочная игла́ *f*
Impfpaß *m* постоя́нный докуме́нт *m* о вакцина́ции
Impfpocken *pl* о́спенные высыпа́ния *n pl* по́сле оспоприви́вания
Impfpockenvirus *n* ви́рус *m* о́спенной вакци́ны, *Poxvirus officinale*
Impfprogramm *n* програ́мма *f* профилакти́ческих приви́вок
Impfprophylaxe *f* профилакти́ческая вакцина́ция *f*
Impfpustel *f* пýстула *f* на ме́сте введе́ния о́спенной вакци́ны
Impfreaktion *f* реа́кция *f* на приви́вку
Impfschein *m* спра́вка *f* о приви́вке
Impfschema *n* схе́ма *f* приви́вок
Impfstoff *m* вакци́на *f* (*s. a.* **Vakzine**)
~, **attenuierter** аттенуи́рованная вакци́на *f*
~, **inaktivierter** уби́тая вакци́на *f*
~, **parenteraler** вакци́на *f* для парентера́льного примене́ния
~, **peroraler** вакци́на *f* для приёма внутрь, ора́льная вакци́на *f*
Impftermin *m* срок *m* приви́вки
Impftumor *m* **1.** имплантацио́нный метаста́з *m* о́пухоли **2.** трансплanти́рованная о́пухоль *f*
Impfung *f* **1.** вакцина́ция *f*; приви́вка *f* **2.** вы́сев *m* (*бактерий*)
Impfungsimmunität *f* поствакцина́льный [приви́вочный] иммуните́т *m*
Impinger *m* импи́нджер *m*
Implantat *n* импланта́т *m*
Implantatfunktion *f* фýнкция *f* импланта́та; функциони́рование *n* импланта́та
Implantationsmetastase *f* имплантацио́нный метаста́з *m*
Implantationszyste *f* имплантацио́нная киста́ *f* (*лимбальной зоны после травмы*)
Implantatprothese *f* импланти́рованный проте́з *m*, зубны́е импланта́ты *m pl*
implantieren импланти́ровать
Importkrankheit *f* заболева́ние *n*, ввезённое из-за грани́цы
Impotenz *f* **1.** импоте́нция *f*, полово́е бесси́лие *n* **2.** бесси́лие *n*; неспосо́бность *f*
Imprägnation *f* импрегна́ция *f*
Impression *f* **1.** впечатле́ние *n* **2.** вдавле́ние *n*
Impressionsfraktur *f* вда́вленный перело́м *m* (*напр. черепа*)
Impuls *m* и́мпульс *m*
~, **erregender** возбужда́ющий и́мпульс *m*
~, **hemmender** тормозя́щий и́мпульс *m*
Impulsbildung *f* формирова́ние *n* и́мпульса

Impulsbreite *f*, **Impulsdauer** *f* длительность *f* импульса
Impulsfolge *f* серия *f* импульсов
Impulsgeräusch *n* импульсный шум *m*
Impulshandlungen *f pl* импульсивное поведение *n*; импульсивные действия *n pl*
Impulsivität *f* импульсивность *f*
Impulsivverhalten *n* импульсивное поведение *n*
Impulsmikrowellendiathermie *f* импульсная микроволновая диатермия *f*
Impulspause *f* пауза *f* [интервал *m*] между импульсами
Impulsreaktion *f* импульсивная реакция *f*
Impulsschall *m* импульсный звук *m*
Impulsschallwelle *f* импульсная (ультра)звуковая волна *f*
Impulsstrahlungen *f pl*, **atmosphärische** импульсные атмосферные излучения *n pl*
Impulsstrom *m* импульсный ток *m*
Impulston *m* импульсный тон *m*
Impulsübertragung *f* проведение *n* импульса
Impulszusatz *m* импульсная приставка *f*
IMViC-Test *m* пёстрый ряд *m* для диагностики кишечной палочки
Im-Wasser-Extension *f* вытяжение *n* в воде
inagglutinabel неагглютинируемый
Inaktivator *m* инактиватор *m*
Inaktivierung *f* инактивирование *n*, инактивация *f*
Inaktivitätsatrophie *f* атрофия *f* от бездействия
Inaktivitätskontraktur *f* контрактура *f* от бездействия
Inanition *f* алиментарное [голодное] истощение *n*
Inanitionsödem *n* голодный отёк *m*
Inappetenz *f* анорексия *f*, отсутствие *n* аппетита
inäqual неодинаковый, нетождественный
Inauguraldissertation *f* докторская диссертация *f*
Inbreeding *n s.* **Inzucht**
Index *m* индекс *m*, показатель *m*
~, **chemotherapeutischer** химиотерапевтический индекс *m*
~, **leukopenischer** лейкопенический индекс *m*
~, **opsonischer** опсонический индекс *m*
~, **oszillometrischer** осциллометрический индекс *m*
~, **phagozytotischer** фагоцитарный индекс *m*
~, **systolischer** систолический индекс *m*
~, **therapeutischer** терапевтический индекс *m*
Indianerputzschirm *m* аспергилла *f*
Indifferenz *f* индифферентность *f*, безразличие *n*
Indigestion *f* нарушение *n* пищеварения
Indikan *n* индикан *m*, индоксилсерная кислота *f*
Indikantest *m* индикановая проба *f*
Indikanurie *f* индиканурия *f*
Indikation *f* показание *n* (*напр. к лечению*)
~ **der Kontaktlinse** показание *n* к контактной коррекции
~, **vitale** витальное [жизненное] показание *n*
Indikationseinschränkung *f* ограничение *n* показаний
Indikationserweiterung *f* расширение *n* показаний
Indikationskriterien *n pl* критерии *m pl* показаний (*к методу лечения*)
Indikationsspektrum *n* спектр *m* показаний (*к применению*)
Indikator *m* индикатор *m*, показатель *m*
Indikatorbakterien *f pl s.* **Indikatormikroorganismen**
Indikatorgen *n* ген-индикатор *m*
Indikatormikroorganismen *m pl* санитарно-показательные микроорганизмы *m pl*
Indikatorpapier *n* индикаторная бумага *f*
Indikatorviren *n pl* индикаторные вирусы *m pl*
Individualdisposition *f* индивидуальное предрасположение *n*
individualitätsbezogen относящийся к индивидуальности (*больного*)
Individualprophylaxe *f* индивидуальная [личная] профилактика *f*
Individualpsychotherapie *f* индивидуальная психотерапия *f*
Individuum *n* индивид *m*, личность *f*
Indol *n* индол *m*
Indolenz *f* **1.** отсутствие *n* болевой чувствительности, безболезненность *f* **2.** безразличие *n*, вялость *f*
Indolyläthylamin *n* триптамин *m*
Indoxylschwefelsäure *f s.* **Indikan**
Induktion *f* индукция *f*
~, **psychische** психическая индукция *f*
Induktionsapparat *m* индуктор *m*
Induktionsstrom *m* индукционный [индуцированный] ток *m*
Induktionsstrombehandlung *f* индуктотерапия *f*, фарадизация *f*, общая дарсонвализация *f*
Induktionstumor *m* индуцированная опухоль *f*
Induktorgen *n* ген-индуктор *m*
Induration *f* индурация *f*, уплотнение *n*
~, **braune** бурая индурация *f*
~, **zyanotische** цианотическая индурация *f*
Induronsäure *f* индуроновая кислота *f*
Industrieabfälle *m pl* промышленные отходы *m pl*
Industrieabwässer *n pl* промышленные сточные воды *f pl*
Industrieemissionen *f pl* промышленные выбросы *m pl*
Industriehygiene *f* промышленная санитария *f*
Industrietoxikologie *f* промышленная токсикология *f*
Infantilismus *m* инфантилизм *m*
~, **dystrophischer** дистрофический [алиментарный] инфантилизм *m*
~, **geistiger** психический [умственный] инфантилизм *m*
~, **renaler** почечный инфантилизм *m*, почечная карликовость *f*
~, **sexualer** половой [сексуальный] инфантилизм *m*
Infarkt *m* инфаркт *m*
infarktgefährdet угрожаемый по инфаркту
Infarktnarbe *f* рубец *m* после инфаркта
Infarktrisiko *n* риск *m* развития инфаркта

Infarktschrumpfniere *f* рубцóвое смóрщивание *n* пóчки пóсле инфáрктов
Infarktsportgruppe *f* тренирóвочная грýппа *f* для больнь́іх пóсле инфáркта (*миокарда*)
infaust неизлечи́мый; неблагоприя́тный
Infekt *m* инфéкция *f* (*s. a.* **Infektion**)
~, **banaler** обы́чная [банáльная] инфéкция *f*
~, **grippaler** гриппоподóбная инфéкция *f*, óстрое респиратóрное заболевáние *n*
~, **parasitärer** паразитáрная инфéкция *f*
Infektabwehr *f* противоинфекциóнная защи́та *f*, инфекциóнный иммуните́т *m*
~, **reduzierte** сни́женная сопротивля́емость *f* инфéкции
Infektanämie *f* анеми́я *f* при инфекциóнных заболевáниях
Infektanfälligkeit *f* подвéрженность *f* инфéкции
Infektarthritis *f* артри́т *m*, вы́званный определённой инфéкцией
Infektion *f* инфéкция *f* (*s. a.* **Infekt**)
~, **abortive** абorти́вная инфéкция *f*
~, **aerogen übertragbare** воздýшная инфéкция *f*
~, **alimentäre** пищевáя [алиментáрная] инфéкция *f*
~, **anaerobe** анаэрóбная инфéкция *f*
~, **anzeigepflichtige** инфéкция *f*, подлежáщая обязáтельной регистрáции
~, **bakterielle** бактериáльная инфéкция *f*
~, **chronisch-rezidivierende** хрони́ческая рециди́вирующая инфéкция *f*
~, **endemische** эндеми́ческая инфéкция *f*
~, **epidemische** эпидеми́ческая инфéкция *f*
~, **generalisierte** генерализóванная инфéкция *f*
~, **inapparente** скры́тая инфéкция *f*
~, **initiale** инициáльное заражéние *n*
~, **interkurrente** интеркуррéнтная инфéкция *f*
~, **kryptogenetische** дрéмлющая [криптогéнная] инфéкция *f*
~, **larvierte** маскирóванная инфéкция *f*
~, **latente** латéнтная [скры́тая] инфéкция *f*
~, **manifeste** манифéстная инфéкция *f*
~, **meldepflichtige** *s.* **Infektion, anzeigepflichtige**
~, **nosokomiale** внутрибольни́чная инфéкция *f*
~, **pyogene** гнóйная инфéкция *f*
~, **sekundäre** втори́чная инфéкция *f*
~, **übertragbare** зарáзное заболевáние *n*
Infektionsabteilung *f* инфекциóнное отделéние *n*
Infektionsabwehr *f* сопротивля́емость *f* инфéкциям
Infektionsbekämpfung *f* борьбá *f* с инфéкцией
Infektionsbereitschaft *f* готóвность *f* [предрасположéние *n*] к инфекциóнным заболевáниям
Infektionserreger *m* возбуди́тель *m* инфéкции
Infektionsgefahr *f* опáсность *f* инфéкции
Infektionsherd *m* инфекциóнный очáг *m*
Infektionsimmunität *f* нестери́льный [инфекциóнный] иммунитéт *m*
Infektionskeim *m* возбуди́тель *m* инфéкции
Infektionskrankheit *f* инфекциóнное заболевáние *n*
Infektionsmodus *m* тип *m* инфици́рования
Infektionspforte *f* ворóта *pl* инфéкции
Infektionsprophylaxe *f* профилáктика *f* инфéкции
Infektionspsychose *f* инфекциóнный психóз *m*
Infektionsquelle *f* истóчник *m* инфéкции
Infektionsrisiko *n* риск *m* инфéкции
Infektionsträger *m* носи́тель *m* инфéкции
Infektionsverlauf *m* течéние *n* инфекциóнной болéзни
Infektkette *f* цепь *f* передáчи инфéкции
Infertilität *f* бесплóдие *n*
Infestation *f*, **parasitäre** паразитáрная инвáзия *f*
Infiltrat *n* инфильтрáт *m*
Infiltration *f* инфильтрáция *f*; пропи́тывание *n*
~, **eitrige** гнóйная инфильтрáция *f*
~, **entzündliche** воспали́тельная инфильтрáция *f*
~, **kleinzellige** мелкоклéточная инфильтрáция *f*
~, **leukozytäre** лейкоцитáрная инфильтрáция *f*
~, **lymphoide** [**lymphoidzellige**] лимфóидная инфильтрáция *f*
~, **plasmozelluläre** плазмоклéточная инфильтрáция *f*
Infiltrationsanästhesie *f* инфильтрациóнная анестези́я *f*
~, **retrobulbäre** ретробульбáрная инфильтрациóнная анестези́я *f*
Influenza *f* (ви́русный) грипп *m*
Influenzabakterien *f pl* бактéрии *f pl* гри́ппа, *Haemophilus influenzae*
Influenzavakzine *f* противогриппóзная вакци́на *f*
Influenzavirus *n* ви́рус *m* гри́ппа
Influenz-Meningitis *f* инфлюэ́нц-менинги́т *m*
Informationsablesung *f* счи́тывание *n* информáции
Informationsaufnahme *f* восприя́тие *n* информáции
Informationsspeicherung *f* накоплéние *n* информáции
Infraktion *f* надлóм *m*, трéщина *f* (*кости*)
inframandibulär подчелюстнóй
infraorbital подглазни́чный
Infraorbitalanästhesie *f* инфраорбитáльная анестези́я *f*
Infraorbitalneuralgie *f* невралги́я *f* подглазни́чной вéтви тройни́чного нéрва
Infrarotbehandlung *f* лечéние *n* инфракрáсными лучáми
Infrarotbestrahlung *f* облучéние *n* инфракрáсными лучáми
Infrarotstrahlen *m pl* инфракрáсные лучи́ *m pl*
Infundibulumstenose *f* инфундибуля́рный стенóз *m*
Infus *n* инфýз *m*, настóй *m*
Infusion *f* инфýзия *f*, вливáние *n*
Infusionsbehandlung *f* инфузиóнное лечéние *n*
Infusionschemotherapie *f* инфузиóнная химиотерапи́я *f*
Infusionslösung *f* инфузиóнный раствóр *m*, раствóр *m* для внутривéнного введéния
Infusionsurographie *f* инфузиóнная урографи́я *f*
Ingestionsallergen *n* пищевóй аллергéн *m*
Ingestionstuberkulose *f* пищевóй путь *m* заражéния туберкулёзом
Ingredienz *f* ингредиéнт *m*, составнáя часть *f*

inguinal пáховый
Inguinalhernie *f* пáховая грыжа *f*
Inguinallymphknoten *m* пáховый лимфатический ýзел *m*
Inhalation *f* ингаляция *f*, вдыхáние *n* (*напр. аэрозолей*)
Inhalationsabteilung *f* ингалятóрий *m*
Inhalationsallergene *n pl* аллергéны *m pl*, воздéйствующие чéрез óрганы дыхáния
Inhalationsallergie *f* ингаляциóнная аллергия *f*
Inhalationsanästhetikum *n* срéдство *n* для ингаляциóнного наркóза
Inhalationsimpfung *f* вакцинирование *n* путём ингаляции
Inhalationsmittel *n* срéдство *n* для ингаляции
Inhalationsnarkose *f* ингаляциóнный наркóз *m*
Inhalationsprobe *f* ингаляциóнный (аллергический) тест *m*
Inhalationstherapie *f* ингаляциóнная терапия *f*, лечéние *n* ингаляциями
Inhalator *m* ингалятор *m* (*устройство для ингаляции*)
Inhalatorium *n* ингалятóрий *m*
Inhaltsstoff *m*, **essentieller** незаменимое [эссенциáльное] веществó *n*
Inhibition *f* ингибиция *f*, торможéние *n*
Inhibitionszone *f* зóна *f* задéржки
Inhibitor *m* ингибитор *m*
~, **thermolabiler** термолабильный ингибитор *m*, бéта-ингибитор *m*
~, **thermostabiler** термостабильный ингибитор *m*, áльфа-ингибитор *m*
Inhibitorgen *n* ген-ингибитор *m*
Inhomogenität *f* **der Linse** катарáкта *f*, негомогéнность *f* [помутнéние *n*] хрустáлика
Initialaffekt *m*, **syphilitischer** первичная сифилóма *f*, твёрдый шанкр *m*
Initialdelirium *n* бред *m* в начáле инфекциóнного заболевáния
Initialdosis *f* начáльная дóза *f*
Initialkaries *f* инициáльный [начáльный] кáриес *m*
Initialkaverne *f* туберкулёзная кавéрна *f* в начáле заболевáния
Initialkrämpfe *m pl* сýдороги *f pl* в начáле лихорáдочного заболевáния у грудных детéй
Initialsodbrennen *n* инициáльная изжóга *f*
Initialstadium *n* начáльная стáдия *f* (*напр. болезни*)
Initialsymptom *n* начáльный [рáнний] симптóм *m*
Initialzacke *f* начáльный зубéц *m* (*электрокардиограммы*)
Injektion *f* инъéкция *f*
~, **intrakardiale** внутрисердéчная инъéкция *f*
~, **intrakutane** внутрикóжная инъéкция *f*
~, **intramuskuläre** внутримышечная инъéкция *f*
~, **intravenöse** внутривéнная инъéкция *f*
~, **subkutane** подкóжная инъéкция *f*
Injektionslösung *f* раствóр *m* для инъéкций
Injektionsnadel *f* инъекциóнная иглá *f*
Injektionsnarkotikum *n* наркотическое срéдство *n* для инъéкций
Injektionsspritze *f* шприц *m* для инъéкций
Injektionsstelle *f* мéсто *n* инъéкции
Injektionstechnik *f* тéхника *f* инъéкции
Injektorbeatmung *f* инжéкторная вентиляция *f* лёгких
Inkarzeration *f* **1.** инкарцерáция *f*, ущемлéние *n* (*напр. грыжи*) **2.** перетягивание *n* (*напр. кишки*)
Inklusion *f* включéние *n*
Inklusionskrankheit *f* инклюзиóнная болéзнь *f*
Inkohärenz *f* инкогерéнция *f*, рассогласовáние *n*
~ **des Gedankenablaufes** бессвязность *f* мыслей
Inkompatibilität *f* несовместимость *f*
~, **galenische** несовместимость *f* галéновых средств
~, **immunologische** иммунологическая несовместимость *f*
Inkongruenz *f* неконгруэ́нтность *f*
Inkontinenz *f* недержáние *n* (*напр. мочи*)
Inkoordination *f* нарушéние *n* координáции
Inkorporation *f* инкорпорáция *f*
Inkretdrüse *f* железá *f* внýтренней секрéции
Inkubation *f* инкубáция *f*
Inkubationskeimträger *m* носитель *m* инфекциóнного начáла, находящийся в инкубациóнном периóде болéзни
Inkubationszeit *f* периóд *m* инкубáции
Inkubatorpflege *f* ухóд *m* в инкубáторе (*за недоношенными детьми*)
Inkurabilität *f* неизлечимость *f*
Innengift *n* эндотоксин *m*
Innenhaut *f* внýтренняя оболóчка *f*
Innenkolben *m* внýтренняя кóлба *f* (*нервного окончания*)
Innenmembran *f* внýтренняя мембрáна *f*
Innenohr *n* внýтреннее ýхо *n*
Innenohrdruck *m* внутрилабиринтное давлéние *n*
Innenohrdurchblutung *f* кровообращéние *n* во внýтреннем ýхе
Innenohrflüssigkeit *f* жидкость *f* внýтреннего ýха
Innenohrfunktion *f* фýнкция *f* [функционáльное состояние *n*] внýтреннего ýха
Innenohrhydrops *m* водянка *f* лабиринта
Innenohrimpedanz *f* акустический импедáнс *m* внýтреннего ýха
Innenohrläsion *f* поражéние *n* внýтренего ýха
Innenohrmißbildung *f* аномáлия *f* внýтреннего ýха
Innenohrprothese *f* улитковый [кохлеáрный] имплантáт *m*, внутриулитковый слуховóй протéз *m*
Innenohrschaden *m*, **Innenohrschädigung** *f* поражéние *n* [повреждéние *n*] внýтреннего ýха
Innenohrschwerhörigkeit *f* нейросенсóрная тугоýхость *f*; лабиринтная тугоýхость *f*
Innenohrstoffwechsel *m* обмéн *m* вещéств во внýтреннем ýхе
Innenohrtherapie *f* лечéние *n* поражéний внýтреннего ýха
Innenrand *m* внýтренний край *m*
Innenreiz *m* эндогéнное раздражéние *n*

Innenrollung *f* цикловергéнция *f*, поворóт *m* зрúтельных осéй внутрь при конвергéнции
Innensekretion *f* внýтренняя секрéция *f*
Innervation *f* иннервáция *f*
~, **autonome** вегетатúвная иннервáция *f*
~, **reziproke** реципрóкная иннервáция *f*
Inokulation *f* инокуля́ция *f*
Inokulationshepatitis *f* инокуляциóнный гепатúт *m*, гепатúт *m* B
Inokulationsmalaria *f* прививнáя малярúя *f*
Inoperabilität *f* иноперáбельность *f*, неоперáбельность *f*
Inositurie *f* инозитурúя *f*
Insektenstichallergie *f* аллергúя *f* к укýсам насекóмых
Insektizid *n* инсектицúд *m*
Insel *f* островóк *m* (*напр. поджелудочной железы*)
Inselhormon *n* инсулúн *m*
Inselorgan *n* островкóвый аппарáт *m* поджелýдочной железы́, островкú *m pl* Лангергáнса
Inselunterfunktion *f* инсуля́рная недостáточность *f*
Inselzell-Antikörper *m pl* антителá *n pl* к островкóвому аппарáту поджелýдочной железы́
Inselzellapparat *m* островкóвый клéточный аппарáт *m*
Inselzellen *f pl* клéтки *f pl* островкóвого аппарáта поджелýдочной железы́, клéтки *f pl* островкóв Лангергáнса
Inselzellenadenom *n s.* **Insulom**
Inselzellenkarzinom *n* рак *m* из островкóвых клéток поджелýдочной железы́, злокáчественная инсулóма *f*
Inselzellentumor *m* óпухоль *f* из островкóвых клéток поджелýдочной железы́
~, **insulinproduzierender** инсулóма *f*, продуцúрующая инсулúн
Inselzellhormon *n* инсулúн *m*
Insensibilität *f* нечувствúтельность *f*; невосприúмчивость *f*
Insertion *f* мéсто *n* прикреплéния (*напр. мышцы*)
~, **häutige** оболóчечное прикреплéние *n* пуповúны
~, **mittelständige** центрáльное прикреплéние *n* пуповúны
~, **seitenständige** боковóе [латерáльное] прикреплéние *n* пуповúны
Insolation *f* инсоля́ция *f*, сóлнечное облучéние *n*
insolubel нерастворúмый
Inspektion *f* **1.** контрóль *m* **2.** óбщий осмóтр *m* **3.** наблюдéние *n*
Inspektionsbefund *m* результáты *m pl* [дáнные *pl*] осмóтра
Inspiration *f* вдох *m*
~, **maximale** максимáльный вдох *m*
Inspirationsbehinderung *f* затруднённый вдох *m*
Inspirationsdruck *m* давлéние *n* на вдóхе
Inspirationsgas *n* вдыхáемый газ *m*
Inspirationsgemisch *n* вдыхáемая гáзовая смесь *f*
Inspirationsgeräusch *n* инспирациóнный шум *m*
Inspirationskapazität *f* ёмкость *f* вдóха
Inspirationsluft *f* вдыхáемый вóздух *m*
Inspirationsphase *f* фáза *f* вдóха
Inspirationsstellung *f* **der Stimmlippen** положéние *n* голосовы́х склáдок при вдóхе
Inspirationsvolumen *n* объём *m* вдыхáемого вóздуха
Inspirationszeit *f* длúтельность *f* вдóха
Inspirationszentrum *n* центр *m*, регулúрующий вдох
Instabilität *f* неустóйчивость *f*, нестабúльность *f*
~, **psychische** психúческая неустóйчивость *f*
Installation *f* установка *f*, оборýдование *n*
Instillation *f* инстилля́ция *f*
Institution *f*, **medizinische** медицúнское учреждéние *n*
Instrument *n* инструмéнт *m*
~, **medizinisches stechendes** кóлющий медицúнский инструмéнт *m*
Instrumentarium *n* инструментáрий *m*
Instrumentenkocher *m* стерилизáтор *m* для стерилизáции инструмéнтов кипячéнием
Instrumentsterilisator *m* стерилизáтор *m* для инструмéнтов
Insuffizienz *f* недостáточность *f*
~, **energetische** энергетúческая недостáточность *f*
~, **hepatorenale** пóчечно-печёночная недостáточность *f*
~, **insulare** недостáточность *f* островкóвого аппарáта поджелýдочной железы́
~, **kardiale** сердéчная недостáточность *f*
~, **kardiopulmonale** лёгочно-сердéчная недостáточность *f*
~, **kardiorenale** сердéчно-пóчечная недостáточность *f*
~, **motorische** недостáточность *f* двúгательной фýнкции
~, **passagere** преходя́щая недостáточность *f*
~, **respiratorische** дыхáтельная недостáточность *f*
~, **vertebrobasiläre** вертебрáльно-базиля́рная недостáточность *f*
Insuffizienzkomplex *m* кóмплекс *m* неполноцéнности
Insufflation *f* вдувáние *n*, инсуффля́ция *f*
Insufflationsnarkose *f* инсуффляциóнный наркóз *m*
Insulin *n* инсулúн *m*
insulinabhängig инсулинозавúсимый
insulinbedürftig нуждáющийся в инъéкциях инсулúна
Insulinbehandlung *f* инсулинотерапúя *f*
Insulineinheit *f* единúца *f* инсулúна
Insulinismus *m*, **perniziöser** злокáчественный гиперинсулинúзм *m*
Insulinkoma *n* инсулúновая кóма *f*
Insulinkur *f* инсулинотерапúя *f*
Insulin-Lipodystrophie *f* липодистрофúя *f* на мéсте инъéкций инсулúна
Insulinödem *n* отёк *m*, вы́званный инсулúном
Insulinresistenz *f* резистéнтность *f* к инсулúну

Insulinschock *m* инсули́новый шок *m*
Insulom *n* инсуло́ма *f*, адено́ма *f* из островко́вых клёток
Insulozyt *m* инсулоци́т *m*
Insult *m* **1.** кровоизлия́ние *n* в мозг, инсу́льт *m* **2.** припа́док *m*; при́ступ *m*
intakt инта́ктный, нару́шенный
Integralphonokardiographie *f* интегра́льная фонокардиогра́фия *f*
Integralvektor *m* сумма́рный ве́ктор *m* (*вектор кардиограммы*)
Integration *f*, **psychische** психи́ческая интегра́ция *f*
Integrationskrankheit *f* боле́знь *f* интегра́ции
Intelligenzkoeffizient *m*, **Intelligenzquotient** *m* интеллектуа́льный коэффицие́нт *m*, коэффицие́нт *m* интеллектуа́льности
Intensitätsunterschiedsschwelle *f* ра́зностный поро́г *m* си́лы зву́ка
Intensiv-Behandlung *f* интенси́вная терапи́я *f*
Intensivstation *f* отделе́ние *n* интенси́вной терапи́и
Intensivtherapie *f* интенси́вная терапи́я *f*
Intention *f* инте́нция *f*
Intentionskrämpfe *m pl* су́дороги *f pl* при произво́льном движе́нии
Intentionstremor *m* интенцио́нный тре́мор *m*
Interaktion *f* взаимоде́йствие *n*
interdental межзу́бный
Interdentalkeil *m* межзу́бный клин *m*
Interdentalpapille *f* межзу́бный сосо́чек *m*
Interdentalraum *m* межзу́бный промежу́ток *m*
Interdigitalraum *m* межпальцево́й промежу́ток *m*
Interferenz *f* интерфере́нция *f*
~, **genetische** генети́ческая интерфере́нция *f*
~, **interallele** межаллéльная интерфере́нция *f*
~, **interchromosomale** межхромосо́мная интерфере́нция *f*
~ **der Krankheiten** интерфере́нция *f* [взаимовлия́ние *n*] боле́зней
Interferenzdissoziation *f* интерфере́нция *f* с диссоциа́цией (*сердечного ритма*)
Interferon *n* интерферо́н *m*
~, **leukozytäres** лейкоцита́рный интерферо́н *m*
~, **rekombinantes** рекомбина́нтный интерферо́н *m*
Interferonbildung *f* интерфероноoбразова́ние *n*
Interferon-Gamma *n* га́мма-интерферо́н *m*, неоптери́н *m*
Interferonimmunisierung *f* иммуниза́ция *f* интерферо́ном
Interferoninduktion *f* инду́кция *f* интерферо́на
Interferonogen *n* интерфероноге́н *m*
Interferonsynthese *f* си́нтез *m* интерферо́на
Intergenrekombination *f* межге́нная рекомбина́ция *f*
Interglobulardentin *n* интерглобуля́рный денти́н *m*
Interkostalbehandlung *f* ручно́й масса́ж *m* межрёберного простра́нства
Interkostalblock *m* блока́да *f* межрёберных не́рвов
Interkostalnerv *m* межрёберный нерв *m*
Interkostalneuralgie *f* межрёберная невралги́я *f*
Interkostalraum *m* межрёберный промежу́ток *m*
Interkurrentkrankheit *f* интеркурре́нтное заболева́ние *n*
interlabial межгубно́й
Interleukin *n* интерлейки́н *m*
Interlobärpleuritis *f* междолево́й плеври́т *m*
Interlobärspalt *m* междолева́я щель *f*
Interlobulärvene *f* междо́льковая ве́на *f*
Intermaxillarknochen *m* резцо́вая кость *f*
Intermediärfilament *n* промежу́точный филаме́нт *m*
Intermediärprodukt *n* промежу́точный проду́кт *m*
Intermediärstellung *f* **der Stimmlippe** интермедиа́рное положе́ние *n* голосово́й скла́дки
Intermediärstoffwechsel *m* межу́точный обме́н *m*
Intermedin *n* интермеди́н *m*, гормо́н *m* сре́дней до́ли гипо́физа
intermenstrual, intermenstruell межменструа́льный
Intermission *f* интерми́ссия *f*
intermittierend перемежа́ющийся, интермитти́рующий, преры́вистый
Interneuron *n* промежу́точный нейро́н *m*
Internist *m* терапе́вт *m*
Interobserververgleich *m* сравне́ние *n* да́нных не́скольких иссле́дователей
Interorezeption *f* интерореце́пция *f*
Interorezeptor *m* интерорецéптор *m*
Interphalangealgelenk *n* межфала́нговый суста́в *m*
Interphase *f* интерфа́за *f*
Interphasekern *m* ядро́ *n* в интерфа́зе
Interpleuralraum *m* плевра́льная по́лость *f*
Interpolation *f* интерполя́ция *f*
Interponat *n* трансплента́т *m* для интерпози́ции (*при функциональной хирургии уха*)
Interpositionsplastik *f* интерпозицио́нная пла́стика *f*
Interpretation *f*, **wahnhafte** бредова́я интерпрета́ция *f*
Interruption *f* прерыва́ние *n* (*напр. беременности*)
Intersegmentärbahnen *f pl* интерсегмента́рные свя́зи *f pl* (*спинного мозга*)
Intersexualität *f* интерсексуа́льность *f*
Interskapularlinie *f* межлопа́точная ли́ния *f*
Interspinallinie *f* межо́стная ли́ния *f*
Interstitium *n* интерсти́ций *m*, межу́точное простра́нство *n*
Intertrigo *f* опре́лость *f*
~ **candidamycetica** кандидо́зная опре́лость *f*
Intervall *n* интерва́л *m*, промежу́ток *m*
~, **diastolisches** диастоли́ческий интерва́л *m*
~, **freies** све́тлый промежу́ток *m*
~, **systolisches** систоли́ческий интерва́л *m*
Intervalloperation *f* опера́ция *f* в холо́дном пери́оде заболева́ния
Intervallprinzip *n* при́нцип *m* интерва́льности [преры́вности] (*напр. в физиотерапии*)
Intervalltraining *n* интерва́льная [преры́вистая] трениро́вка *f*

Intervention *f* вмеша́тельство *n*
interventionell инвази́вный (*напр. о методе*)
interventionsradiologisch операти́вно-радиологи́ческий
interventrikulär межжелу́дочковый
Intervertebralgelenk *n* межпозвонко́вый суста́в *m*
Intervertebralscheibe *f* межпозвонко́вый диск *m*
Interzellularbrücke *f* межкле́точный мо́стик *m*
Interzellularpathologie *f* патоло́гия *f* межкле́точного вещества́
Interzellularsubstanz *f* межкле́точное вещество́ *n*
Intestinaldialyse *f* кише́чный диа́лиз *m*
Intestinalflora *f* кише́чная фло́ра *f*
Intestinalkrise *f* кише́чная ко́лика *f*
Intestinalparasit *m* кише́чный парази́т *m*
Intestinalparasitose *f* заболева́ние *n*, вы́званное кише́чными парази́тами
Intestinalprotozoen *n pl* просте́йшие *n pl*, обита́ющие в кише́чнике
Intima *f* и́нтима *f*, вну́тренняя оболо́чка *f* сосу́да
Intimafibrose *f* фибро́з *m* и́нтимы
Intoleranz *f* интолера́нтность *f*, непереноси́мость *f*
~, psychische психи́ческая непереноси́мость *f*
Intorsion *f* разноимённое движе́ние *n* глаз при конверге́нции
Intoxikation *f* отравле́ние *n*, интоксика́ция *f*
~, alimentäre пищева́я интоксика́ция *f*
~, inhalatorische ингаляцио́нное отравле́ние *n*
Intoxikationsamblyopie *f* интоксикацио́нная амблиопи́я *f*
Intoxikationspsychose *f* интоксикацио́нный психо́з *m*
intraartikulär внутрисуставно́й
intracochleär интракохлеа́рный, эндокохлеа́рный
intraduktal внутрипрото́ковый
intragluteal внутримы́шечный в ягоди́чную мы́шцу (*напр. об инъекции*)
intrakranial внутричерепно́й
intrakutan внутрико́жный, интрадерма́льный
Intrakutaninjektion *f* внутрико́жная инъе́кция *f*
Intrakutanprobe *f* внутрико́жная про́ба *f*
Intrakutanreaktion *f* внутрико́жная реа́кция *f*
Intrakutantest *m* внутрико́жная про́ба *f*
intraligamentär внутрисвя́зочный
intralingual внутриязы́чный
intralobulär внутридо́льковый
intramural внутристе́ночный, интрамура́льный
Intraokulardruck *m* внутриглазно́е давле́ние *n*
Intraoralschiene *f* внутрирfalseротова́я ши́на *f*
Intratrachealnarkose *f* эндотрахеа́льный нарко́з *m*
intratympanal интратимпана́льный
intrauterin внутрима́точный; внутриутро́бный
Intrauterinpessar *n* внутрима́точный песса́рий *m*
intravasal внутрисосу́дистый
intravenös внутриве́нный
Intraventrikulärblock *m* внутрижелу́дочковая блока́да *f* (*сердца*)
intravital прижи́зненный
intrazellulär внутрикле́точный
intrazerebellar внутримозжечко́вый
intrazerebral внутримозгово́й
Intrinsic-Faktor *m* вну́тренний фа́ктор *m* Ка́сла, эндоге́нный желу́дочный фа́ктор *m*
Intrinsic-Faktor-Antikörper *m pl* антитела́ *n pl* к вну́треннему фа́ктору Ка́сла
Introitus *m* вход *m*, входно́е отве́рстие *n*
Introspektion *f* интроспе́кция *f*
Introversion *f* интрове́рзия *f*
Introvertiertheit *f* интроверти́рованность *f*
Intubation *f* интуба́ция *f*
Intubationsgranulom *n* интубацио́нная гранулёма *f*
Intubationsnarkose *f* интубацио́нный [эндотрахеа́льный] нарко́з *m*
Intubationsrohr *n* интубацио́нная тру́бка *f*
Intubationsschaden *m* поврежде́ние *n*, вы́званное интуба́цией
Intubationstubus *m* интубацио́нная тру́бка *f*
Intuition *f* интуи́ция *f*
Invaginat *n* инвагина́т *m*, инвагини́рованный уча́сток *m* (*напр. кишки*)
Invagination *f* инвагина́ция *f*
Invalide *m* инвали́д *m*
Invalidenausweis *m* свиде́тельство *n* об инвали́дности
Invalidenrente *f* пе́нсия *f* по инвали́дности
Invalidenversicherung *f* страхова́ние *n* на слу́чай инвали́дности
Invalidität *f* инвали́дность *f*, сто́йкая нетрудоспосо́бность *f*
~, professionelle профессиона́льная инвали́дность *f*
Invasion *f* инва́зия *f*
Invasionsfähigkeit *f* инвази́вность *f*
invasiv инвази́вный (*напр. о методе*)
Inversion *f* инве́рсия *f*
Inversionsbruch *m* инверсио́нный перело́м *m*
Invertase *f*, **Invertin** *n* инверта́за *f*, inверти́н *m*, сахара́за *f*
Involution *f* инволю́ция *f*
Involutionsatrophie *f* инволюцио́нная атрофи́я *f*
Involutionsdepression *f* инволюцио́нная [пресени́льная] депре́ссия *f*
Involutionsform *f* инволюти́вная фо́рма *f* (*бактерии*)
Involutionsparanoia *f* инволюцио́нная парано́йя *f*
Involutionsparaphrenie *f* инволюцио́нная [по́здняя] парафрени́я *f*
Involutionsperiode *f* инволюцио́нный пери́од *m*
Involutionsvorgang *m* ход *m* инволю́ции
Inzest *m* кровосмеше́ние *n*
Inzidenz *f* инциде́нция *f*, частота́ *f* но́вых слу́чаев заболева́ния
Inzidenzrate *f* инциде́нция *f*, частота́ *f* но́вых слу́чаев заболева́ния за определённый промежу́ток вре́мени
Inzisallinie *f* резцо́вая ли́ния *f*
Inzisalweg *m* резцо́вый путь *m*
Inzision *f* разре́з *m*, инци́зия *f*
Inzisionsmesser *n* ска́льпель *m*

Inzucht *f* инцухт *m*, инбридинг *m*, скрещивание *n* родственных особей
Inzucht-Tiere *n pl* инбридные животные *n pl*
Ionenaustauschchromatographie *f* ионообменная хроматография *f*
Ionenaustauscher *m* ионообменник *m*
Ionenaustauschermembran *f* ионообменная мембрана *f*
Ionenaustauschvorgang *m* ход *m* ионообменного процесса
Ionophorese *f*, **Iontophorese** *f* электрофорез *m*, ионофорез *m*
Iophobie *f* иофобия *f*
IP-Gelenk *n* межфаланговый сустав *m*
Ipsation *f*, **Ipsismus** *m* онанизм *m*
Iridektomie *f* иридэктомия *f*
Irideremie *f* аниридия *f*, иридеремия *f*, эссенциальная прогрессирующая атрофия *f* радужки
Iridochorioiditis *f* иридохориоидит *m*
Iridodonesis *f* иридодонез *m*
Iridokolobom *n* колобома *f* радужки
Iridologie *f* иридология *f*
Iridoparalyse *f* иридоплегия *f*, паралич *m* мышц зрачка
Iridoschisis *f* иридошизис *m*
Iridotomie *f* иридотомия *f*
Iridozyklitis *f* иридоциклит *m*
~ **exsudativa** экссудативный иридоциклит *m*
~ **fibrinosa-plastica** фибринозно-пластический иридоциклит *m*
~ **hämorrhagica** геморрагический иридоциклит *m*
~ **serosa** серозный иридоциклит *m*
Iris *f* радужка *f*, радужная оболочка *f*
~ **bicolor** «частичная» гетерохромия *f*, неодинаковая окраска *f* участков радужки
~ **bombe** бомбированная радужка *f*
Irisatrophie *f* атрофия *f* радужной оболочки
Irisdiagnostik *f* иридодиагностика *f*, диагностика *f* на основании картины радужной оболочки
Irisentzündung *f* ирит *m*, воспаление *n* радужной оболочки
Irisknötchen *n* узелок *m* радужной оболочки
Iriskrypte *f* крипта *f* [лакуна *f*] радужной оболочки
Irisleprom *n* лепрома *f* радужной оболочки
Irismuskulatur *f* мышцы *f pl* радужной оболочки
Irisnerv *m* нерв *m* радужной оболочки
Irispigmentblatt *n* пигментный слой *m* [пигментный листок *m*] радужной оболочки
Irisprolaps *m s.* **Irisvorfall**
Irisschnitt *m* иридотомия *f*, разрез *m* радужной оболочки
Irisschwanken *n* иридодонез *m*, дрожание *n* радужной оболочки
Irisschwund *m* атрофия *f* радужной оболочки
Irisstroma *n* строма *f* радужной оболочки
Irisstruktur *f* структура *f* радужной оболочки
Irisstumpf *m* корень *m* радужки
Irisvorderfläche *f* передняя поверхность *f* радужной оболочки
Irisvorfall *m* выпадение *n* радужной оболочки
Iriszyste *f*, **posttraumatische** травматическая [жемчужная] киста *f* радужки
Iritis *f* ирит *m*
~, **rheumatische** ирит *m* при ревматических заболеваниях
Irradiation *f* иррадиация *f*
irreponibel невправимый
Irresein *n* помешательство *n*; психоз *m*
~, **hysterisches** истерический психоз *m*
~, **induziertes** индуцированное помешательство *n*
~, **manisch-depressives** маниакально-депрессивный психоз *m*
~, **transitorisches** преходящее помешательство *n*
irreversibel необратимый
Irrigation *f* промывание *n*; орошение *n*
Irrigoskopie *f* ирригоскопия *f*
Irritabilität *f* раздражимость *f*
Irritation *f* раздражение *n*
Ischämie *f* ишемия *f*
Ischämietoleranz *f* толерантность *f* к ишемии
Ischiadikus *m* седалищный нерв *m*
Ischiadikusläsion *f* поражение *n* седалищного нерва
Ischialgie *f* ишиалгия *f*
Ischias *f* ишиас *m*
Ischiasnerv *m* седалищный нерв *m*
Ischiopagus *m* ишиопаг *m*
Ischiopubeotomie *f* ишиопубитомия *f*
Isoagglutination *f* изоагглютинация *f*
Isoagglutinine *n pl* изоагглютинины *m pl*
Isoallele *n pl* изоаллели *f pl*
Isoantigen *n* изоантиген *m*
Isoantikörper *m pl* изоантитела *n pl*
Isogameten *m pl* изогаметы *f pl*
Isohämagglutinine *n pl* изогемагглютинины *m pl*
Isohämolysine *n pl* изогемолизины *m pl*
Isohormon *n* изогормон *m*
Isohyposthenurie *f* изогипостенурия *f*
Isokorie *f* изокория *f*
Isokortex *m* изокортекс *m*
Isolation *f* изоляция *f*
Isolationsgen *n* изоляционный ген *m*
Isolationsmutante *f* изоляционный мутант *m*
Isoleuzin *n* изолейцин *m*
Isoliertheit *f*, **sensorielle** сенсорная изоляция *f*
Isomerase *f* изомераза *f*
Isomorphie *f* изоморфия *f*
Isonymie *f* изонимия *f*
isophän изофенный, имеющий одинаковый фенотип
Isosporidose *f* изоспоридоз *m*, кокцидиоз *m*
Isotonie *f* изотония *f*
Isotop *n* изотоп *m*
Isotopenkardiographie *f* изотопная кардиография *f*
Isotopennephrographie *f*, **Isotopenrenographie** *f** изотопная нефрография *f*
Isotopentest *m* изотопная проба *f*
Isozytose *f* изоцитоз *m*
Israel-Nierenschnitt *m* разрез *m* Израэля при операции на почке

Israel-Palpation *f* **der Nieren** пальпа́ция *f* по́чки по Изра́элю (*при положении больного на боку*)
Isthmus *m* у́стье *n*
Isthmusstenose *f* стено́з *m* у́стья
Istzustand *m* состоя́ние *n* в настоя́щее вре́мя, *status praesens*
Iteration *f* итера́ция *f*, повторе́ние *n* слов *или* движе́ний (*при психических заболеваниях*)
Ivemark-Syndrom *n* асплени́ческий синдро́м *m* Йвемарка

J

Jaccoud-Arthritis *f* артри́т *m* Жакку́
Jackettkrone *f* жаке́тная коро́нка *f*
Jahresbeule *f* «годови́к» *m*, ко́жный лейшмanио́з *m*
Jahresdosis *f* годова́я до́за *f*
~ **der Bestrahlung, zulässige** преде́л *m* годово́й до́зы облуче́ния
Jahresdurchschnittszahl *f* сре́днее годово́е число́ *n* (*напр. заболеваний*)
Jahresmorbiditätswert *m* заболева́емость *f* за год
Jahresrhythmus *m* годово́й ритм *m*
Jahrestodeszahl *f* сме́ртность *f* за год
Jahresunfallquote *f* годова́я частота́ *f* несча́стных слу́чаев, отнесённая к определённому числу́ населе́ния
Jaktation *f* якта́ция *f*
Jamin-Glossitis *f* глосси́т *m* Жаме́на (*поверхностный глоссит с депатилляцией*)
Japaneseenzephalitis *f* япо́нский [дальневосто́чный] энцефали́т *m*
Jauche *f* ихоро́зный гной *m*
Jaucheherd *m* оча́г *m* ихоро́зного распа́да
jauchen издава́ть злово́нный за́пах
Jauchesenkung *f* натёчник *m*
Jauchevergiftung *f* септикотоксеми́я *f*
jauchig гно́йный
Jejunaldurchfall *m* еюна́льный поно́с *m*
Jejunalschlinge *f* пе́тля *f* то́щей кишки́
Jejunalulkus *n* я́зва *f* то́щей кишки́
Jejunitis *f* еюни́т *m*, воспале́ние *n* то́щей кишки́
Jejunogastroplastik *f* еюногастропла́стика *f*
Jejunostomie *f* еюностоми́я *f*
Jejunotomie *f* еюнотоми́я *f*
Jejunum *n* то́щая кишка́ *f*
Jemenbeule *f* «йе́менский прыщ» *m*, ко́жный лейшманио́з *m*
Jerichobeule *f* «иерихо́нский прыщ» *m*, ко́жный лейшманио́з *m*
Jersiniose *f* йерсинио́з *m*
Jochabszeß *m* зигомати́т *m*, скулово́й абсце́сс *m*
Jochbein *n* скулова́я кость *f*
Jochbeinfraktur *f* перело́м *m* скулово́й ко́сти
Jochbeinmuskel *m* скулова́я мы́шца *f*
Jochbeinnerv *m* скулово́й нерв *m*
Jochbogen *m* скулова́я дуга́ *f*, *Arcus zygomaticus*
Jochbogenaugenhöhlenschlagader *f* скулоглазни́чная арте́рия *f*
Jochbogenfraktur *f* перело́м *m* скулово́й ко́сти
Jochbogenpfeiler *m* отро́сток *m* ве́рхней скулово́й че́люсти
Jochfortsatz *m* скулово́й отро́сток *m* ве́рхней че́люсти
Jochknochen *m s.* **Jochbein**
Jochpilze *m pl* зигомице́ты *f pl*
Jod *n* йод *m*, J
Jodakne *f* йо́дные угри́ *m pl*
Jodanstrich *m* сма́зывание *n* йо́дом
Jodbäder *n pl*, **natürliche** ва́нны *f pl* с приро́дной йодсодержа́щей водо́й
Jodbasedow *m* тиреотоксико́з *m* вследствие дли́тельного приёма йо́да
Jodbepinselung *f* сма́зывание *n* йо́дом
Jodieren *n*, **Jodierung** *f* йоди́рование *n*
Jodmangel *m* дефици́т *m* йо́да
Jodmangelkropf *m* йододефици́тный зоб *m*
Jododerma *n* **tuberosum** узлова́тая йододе́рма *f*
Jodometrie *f* йодометри́я *f*
Jodpemphigus *m* йо́дная пузырча́тка *f*
Jodpinselung *f* сма́зывание *n* йо́дом
Jodpurpura *f* йо́дная пу́рпура *f*
Jodschnupfen *m* йо́дный на́сморк *m*
Jodspeicherung *f* накопле́ние *n* йо́да
Jodwasser *n* йодсодержа́щая вода́ *f*
Jodzahl *f* йо́дное число́ *n*
Jogging *n* бег *m* трусцо́й
Juckblattern *pl* пруриго *n*, почесу́ха *f*
Juckempfindung *f* чу́вство *n* зу́да
Jucken *n* зуд *m*
~ **der Greise** ста́рческий зуд *m*
Juckflechte *f* пру́риго *n*, почесу́ха *f*
Juckreiz *m* зуд *m*
Jugendalter *n* подростко́вый во́зраст *m*; ю́ношеский во́зраст *m*
Jugendalterskrise *f* пуберта́тный криз *m*
Jugenddiabetes *m* ю́ношеский диабе́т *m*
Jugendirresein *n* ра́ннее слабоу́мие *n*
Jugendkrankheit *f* боле́знь *f* ю́ношеского во́зраста
Jugendpsychiatrie *f* подростко́вая психиатри́я *f*
Jugendschutz *m* охра́на *f* здоро́вья ю́ношества
Jugularvene *f* яре́мная ве́на *f*
Jungfernbleichsucht *f* ра́нний хлоро́з *m*
Jungfernhäutchen *n* де́вственная плева́ *f*
Jungfernzeugung *f* партеногене́з *m*
Jungfräulichkeit *f* де́вственность *f*
Junktionsnävus *m* пограни́чный не́вус *m*
Juvenilismus *m* ювенили́зм *m*
juxtaartikulär юкстаартикуля́рный
juxtaglomerulär юкстагломеруля́рный
juxtapylorisch юкстапилори́ческий, околоприва́тниковый

K

Kachexie *f* кахекси́я *f*, истоще́ние *n*
~, **hypophysäre** гипофиза́рная кахекси́я *f*
~, **kardiale** серде́чная кахекси́я *f*
~, **ovariprive** овариприи́вная кахекси́я *f*
Kadaverin *n* кадавери́н *m*

Kadavertransplantat *n* пересаженный трупный материал *m*
Kaffeelöffel *m* чайная ложка *f* (*для дозирования лекарств*)
Kaffernpocken *pl* аластрим *m*, белая оспа *f*, оспа *f* кафров
Kahler-Krankheit *f* болезнь *f* Калера, миеломная болезнь *f*
Kahnbein *n* ладьевидная кость *f*
Kahnbrust *f s.* **Kahnthorax**
Kahnschädel *m* скафоцефалия *f*, ладьевидный череп *m*
Kahnthorax *m* ладьевидная грудная клетка *f*
Kahr-Operation *f* операция *f* Кара (*пластика при выпадении влагалища*)
Kaiserschnitt *m* кесарево сечение *n*
~, abdominaler абдоминальное кесарево сечение *n*
~, vaginaler вагинальное [влагалищное] кесарево сечение *n*
Kakke *f* бери-бери *f*
Kakostomie *f* неприятный запах *m* изо рта
Kala-Azar *f* кала-азар *m*, висцеральный лейшманиоз *m*
Kalabarbeule *f* кожный лоаоз *m*, *loiasis*
Kaliberunregelmäßigkeit *f* **der Netzhautadern** неравномерный калибр *m* сосудов сетчатки
Kalikolithotomie *f* каликолитотомия *f*
Kalikopapillitis *f* каликопапиллит *m* (*воспаление почечных чашечек и сосочков*)
Kalium *n* калий *m*, K
kaliumeinsparend калийсберегающий
Kaliumpermanganat *n* перманганат *m* калия, марганцовокислый калий *m*
Kalk *m* известь *f*
Kalkablagerung *f* кальциноз *m*
Kalkgicht *f* известковая [«кальциевая»] подагра *f*
Kalkaneus *m* пяточная кость *f*
Kalkarina *f* шпорная борозда *f*
Kalkdiabetes *m* кальциевый диабет *m*
Kalkharnung *f* кальциурия *f*
Kalkinfiltration *f* инфильтрация *f* солями кальция
Kalkkonkrement *n* кальциевый камень *m*
Kalk-Krankheit *f* болезнь *f* Калька, постгепатитная интермиттирующая желтуха *f*
Kalkmetastase *f* кальциевый метастаз *m*
Kalknephrose *f* нефрокальциноз *m*
Kalkseifenstuhl *m* омыленный стул *m*
Kalkspiegelerhöhung *f* гиперкальциемия *f*
Kalkspritzenfigur *f* **in der Makula** каплевидный кальциноз *m* сетчатки
Kalksteinlunge *f* халикоз *m* лёгких
Kallikrein *n* калликреин *m*
Kallus *m* костная мозоль *f*
Kallusbildung *f* образование *n* костной мозоли
Kallusulkus *n* каллёзная язва *f*
Kalluswucherung *f* разрастание *n* костной мозоли
Kalmettisation *f* бецежирование *n*
kalorienarm малокалорийный
Kalorienbedarf *m* потребность *f* в калориях
Kalorienreduktion *f* ограничение *n* калорийности
Kalorientagesverbrauch *m* суточные энерготраты *f pl*
Kalorienverbrauch *m* энерготраты *f pl*
Kalorimetrie *f* калориметрия *f*
Kalorisation *f* калоризация *f*
Kalotte *f* **1.** крыша *f* черепа **2.** шаровидный отдел *m* сустава плеча *или* бедра
Kälteagglutinine *n pl* холодовые агглютинины *m pl*
Kälteagglutininkrankheit *f* криоагглютининовая болезнь *f*
Kältealbuminurie *f* холодовая альбуминурия *f*
Kälteallergie *f* холодовая аллергия *f*
Kälteanästhesie *f* обезболивание *n* холодом
Kälteangiitis *f* холодовый ангиит *m*
Kälteanpassung *f* адаптация *f* к холоду
Kälteantikörper *m pl* холодовые антитела *n pl*
Kälteanwendung *f* применение *n* холода
Kälteapplikation *f* криоаппликация *f*
Kälteautoantikörper *m pl* холодовые аутоантитела *n pl*
Kältebakterien *f pl* психрофильные бактерии *f pl*
Kältebehandlung *f* криотерапия *f*, лечение *n* холодом
Kältebrand *m s.* **Kältegangrän**
Kälte-Druck-Test *m* холодовая проба *f*
Kälteeinfluß *m*, **Kälteeinwirkung** *f* воздействие *n* [влияние *n*] холода
Kälteempfindung *f* восприятие *n* холода
Kältegangrän *f* гангрена *f* вследствие отморожения
Kälteglobulin *n* криоглобулин *m*
Kältehämagglutinine *n pl* холодовые агглютинины *m pl*
Kältehämoglobinurie *f* холодовая гемоглобинурия *f*
Kältehämolysine *n pl* холодовые гемолизины *m pl*
Kältekammer *f* криокамера *f* (*для проведения общей криотерапии*)
Kältemischung *f* охлаждающая смесь *f*
Kältenarkose *f* наркоз *m* в сочетании с гипотермией
Kältereiz *m* раздражение *n* холодом
Kälteresistenz *f* выносливость *f* к холоду
Kälteschäden *m pl* повреждение *n* холодом
Kälteschock *m* холодовый шок *m*
Kältesterilisation *f* стерилизация *f* (глубоким) холодом
Kältetherapie *f* криотерапия *f*, лечение *n* холодом
Kältetrocknung *f* сублимационная сушка *f*
Kälteüberempfindlichkeit *f* повышенная чувствительность *f* к холоду
Kälteurtikaria *f* холодовая крапивница *f*
Kaltkaustik *f* криокоагуляция *f*
Kaltkauter *m* криокаутер *m*
Kaltpackung *f* холодное обёртывание *n*
Kaltpunkt *m* холодовый рецептор *m*
Kaltreiz *m* холодовое раздражение *n*
Kaltsinn *m* чувство *n* восприятия холода

Kaltsterilisation *f* холóдная стерилизáция *f*
Kaltwasserbad *n* **1.** холóдная вáнна *f* **2.** холóдное купáние *n*
Kaltwasserbehandlung *f*, **Kaltwasserkur** *f* лечéние *n* холóдной водóй
Kaltwasserumschlag *m* холóдный компрéсс *m*
Kalziferol *n* кальциферóл *m*, витамúн *m* D
Kalzifikation *f*, **Kalzifizierung** *f* кальцификáция *f*
Kalzinose *f* кальцинóз *m*
~, **intervertebrale** кальцинóз *m* межпозвонóчных хрящéй
~, **universale** распространённый кальцинóз *m*
Kalzitonin *n* кальцитонúн *m*
Kalziumantagonist *m* антагонúст *m* кáльция
Kalziumsalz *n* кáльциевая соль *f*
Kalziumspiegel *m* ýровень *m* кáльция (*напр. в крови*)
Kalziumsulfatwässer *n pl* сульфáтно-кáльциевые минерáльные вóды *f pl*
Kalzium- und Phosphorstoffwechsel *m* фóсфорно-кáльциевый обмéн *m*
Kamelenpocken *pl* óспа *f* верблюдов
Kamerunbeule *f* кóжный лоаóз *m*
Kamillenbad *n* вáнна *f* с отвáром ромáшки
Kamillentee *m* настóй *m* ромáшки, ромáшковый чай *m*
Kammer *f* **1.** пóлость *f* **2.** желýдочек *m* (*напр. сердца*) **3.** кáмера *f* (*напр. глаза*)
~, **schalldichte [schallisolierte]** сурдокáмера *f*; сурдобарокáмера *f*
Kammerarrhythmie *f* желýдочковая аритмúя *f*
Kammerautomatismus *m* желýдочковый автоматúзм *m* (*сердца*)
Kammerbigeminie *f* желýдочковая бигеминúя *f*
Kammerblutung *f* **1.** кровоизлия́ние в желýдочек *m* мóзга **2.** кровоизлия́ние *n* в кáмеру глáза
Kammerdesinfektion *f* дезинфéкция *f* в кáмере
Kammerdiastole *f* диáстола *f* желýдочков
Kammerdruck *m* давлéние *n* в желýдочке
Kammererregung *f* возбуждéние *n* желýдочков
Kammerextrasystole *f* желýдочковая экстрасúстола *f*
Kammerflattern *n* трепетáние *n* желýдочков
Kammerflimmern *n* мерцáние *n* желýдочков
Kammerinnendruck *m* внутрижелýдочковое давлéние *n*
Kammerkomplex *m* желýдочковый кóмплекс *m*, QRS-кóмплекс *m* (*электрокардиограммы*)
Kammerkontraktion *f* сокращéние *n* желýдочка (*сердца*)
Kammerrhythmus *m* идиовентрикуля́рный ритм *m*
Kammerscheidewand *f* межжелýдочковая перегорóдка *f* (*сердца*)
Kammerscheidewanddefekt *m* дефéкт *m* межжелýдочковой перегорóдки
Kammerscheidewandinfarkt *m* инфáркт *m* межжелýдочковой перегорóдки
Kammerstaub *m* помутнéние *n* влáги передней кáмеры *f* (*глаза*)
Kammertachykardie *f* желýдочковая тахикардúя *f*
Kammerwasser *n* кáмерная [внутриглазнáя] жúдкость *f*
Kammerwasserentnahme *f* отсáсывание *n* влáги перéдней кáмеры глáза
Kammerwasserraum *m* перéдняя кáмера *f* глáза
Kammerwasserzirkulation *f* циркуля́ция *f* внутриглазнóй жúдкости
Kammerwinkelsynechie *f* гониосинéхия *f*
Kammuskel *m* гребешкóвая мы́шца *f*
Kanälchen *n* канáлец *m*
Kandidamykose *f* кандидамикóз *m*
~, **generalisierte** генерализóванный кандидамикóз *m*
~ **der Schleimhaut** кандидамикóз *m* слúзистых оболóчек
Kandidasepsis *f* кандидóзный сéпсис *m*
Kanikolafieber *n* собáчья штýтгартская лихорáдка *f*
Kanincheneinheit *f* «крóличья единúца» *f* (*стандартизации препаратов*)
Kaninchenfieber *n* туляремúя *f*, крóличья лихорáдка *f*
Kankrophobie *f* канцерофобúя *f*
Kannabismus *m* гашишúзм *m*
Kanonenherzton *m*, **Kanonenschlag** *m* «пýшечный тон» *m* Стражéско
Kanthariden *f pl* «шпáнские мýшки» *f pl*
Kanüle *f* канюля *f*; пóлая иглá *f*; трýбочка *f*
Kanülenträger *m* иглодержáтель *m*
kanzerogen канцерогéнный
Kanzerologie *f* онкологúя *f*
Kapillarabdichtung *f* уплотнéние *n* капилля́ров
Kapillaraneurysma *n* микроаневрúзма *f* сетчáтки
Kapillarapoplexie *f* капилля́рное кровоизлия́ние *n*
Kapillarblutdruck *m* капилля́рное давлéние *n*
Kapillarblutung *f* капилля́рное кровотечéние *n*
Kapillarbronchitis *f* капилля́рный бронхúт *m*, бронхиолúт *m*
Kapillardiffusion *f* диффýзия *f* в капилля́рах
Kapillardruck *m* капилля́рное давлéние *n*
Kapillardurchblutung *f* капилля́рное кровообращéние *n*, кровотóк *m* в капилля́рах
Kapillardurchlässigkeit *f* проницáемость *f* капилля́ров
Kapillare *f* капилля́р *m*
Kapillarembolie *f* эмболúя *f* капилля́ра *или* капилля́ров
Kapillarenbrüchigkeit *f* лóмкость *f* капилля́ров
Kapillarendothel *n* эндотéлий *m* капилля́ров
Kapillarenerweiterung *f* расширéние *n* капилля́ров
Kapillarennetz *n* сеть *f* капилля́ров
Kapillarenpermeabilität *f* проницáемость *f* капилля́ров
Kapillarfragilität *f* лóмкость *f* капилля́ров
Kapillargefäß *n* капилля́р *m*
Kapillargefäßnetz *n* сеть *f* капилля́ров
Kapillargift *n* капилля́рный яд *m*
Kapillargrundhäutchen *n* базáльная мембрáна *f* капилля́ра
Kapillarhämangiom *n* капилля́рная гемангиóма *f*

Kapillarisation *f* капилляриза́ция *f*
Kapillarknäuel *m* клубо́к *m* капилля́ров
Kapillarkreislauf *m* капилля́рное кровообраще́ние *n*
Kapillarmikroskopie *f* капилляроскопи́я *f*
Kapillarographie *f* капиллярографи́я *f*
Kapillaroskopie *f* капилляроскопи́я *f*
Kapillarotoxikose *f* капилляротоксико́з *m*, анафилакти́ческая пу́рпура *f*, пу́рпура *f* Ше́нлейна — Ге́ноха
Kapillarpuls *m* капилля́рный пульс *m*
Kapillarpunktion *f* капилля́рная пу́нкция *f*, пу́нкция *f* то́нкой игло́й
Kapillarresistenz *f* резисте́нтность *f* капилля́ров
Kapitium *n* капи́циум *m* (*косыночная повязка*)
Kapnometrie *f* капнометри́я *f*; измере́ние *n* CO_2
Kapnoskopie *f* капноскопи́я *f*
Kaposi-Krankheit *f* боле́знь *f* Ка́поши, вариолифо́рмный пустулёз *m*
Kappa-Faktor *m* ка́ппа-фа́ктор *m*, антифибринолизи́н *m*, фа́ктор *m* VII свёртывания кро́ви, проконверти́н *m*
Kappeler-Operation *f* опера́ция *f* Ка́ппелера (*вариант гастроэнтероанастомоза*)
Kappenmuskel *m* трапециеви́дная мы́шца *f*
Kapsel *f* ка́псула *f*; су́мка *f*
~, **bindgewebige** соединительноткáнная ка́псула *f*
~, **fibröse** фибро́зная ка́псула *f*
~, **innere** вну́тренняя ка́псула *f*
~, **vordere** пере́дняя ка́псула *f* (*напр. хрусталика*)
Kapselantigen *n* антиге́н *m* бактериа́льной ка́псулы, ка́псульный антиге́н *m*
Kapselbakterien *f pl* капсулообразу́ющие бакте́рии *f pl*
Kapselbandläsion *f* поврежде́ние *n* ка́псульно-свя́зочного аппара́та
Kapseldickung *f* утолще́ние *n* ка́псулы
Kapselfärbung *f* окра́ска *f*, выявля́ющая ка́псулы бакте́рий
Kapselhalbstar *m* части́чная капсуля́рная катара́кта *f*
Kapsellinsenstar *m* капсуля́рная катара́кта *f*
Kapselotosklerose *f* отосклероти́ческое пораже́ние *n* ка́псулы лабири́нта
Kapselphlegmone *f* флегмо́на *f* ка́псулы
Kapselquellungsreaktion *f* реа́кция *f* набуха́ния ка́псул (*бактерии*)
Kapselriß *m*, **Kapselruptur** *f* разры́в *m* ка́псулы
Kapselschrumpfung *f* смо́рщивание *n* (сустав-но́й) су́мки
Kapselschwiele *f* уплотне́ние *n* ка́псулы (*напр. после экстракции хрусталика*)
Kapselstar *m* капсуля́рная катара́кта *f*
Kapseltrübung *f* помутне́ние *n* ка́псулы (*хрусталика*)
Kapselung *f* инкапсуля́ция *f*
Kapselverklebung *f* сли́пчивый проце́сс *m* (*напр. в суставной сумке*)
Kapselverletzung *f* поврежде́ние *n* ка́псулы
Kapselzerreißung *f* разры́в *m* ка́псулы
Kapsid *n* капси́д *m*
Kapsulo-Iridotomie *f* капсулоиридотоми́я *f*
Kapsulotomie *f* капсулотоми́я *f*
Karbhämoglobin *n* карбоксигемоглоби́н *m*
Karboanhydrasehemmer *m* ингиби́тор *m* карбоангидра́зы
Karbolverband *m* повя́зка *f* с карбо́ловой кислото́й
Karboxylase *f* карбоксила́за *f*
Karboxypeptidase *f* карбоксипептида́за *f*
Karbunkel *m* карбу́нкул *m*
Kardia *f* карди́я *f*
Kardiadrüse *f* железа́ *f* кардиа́льного отде́ла желу́дка
Kardiaka *n pl* серде́чные сре́дства *n pl*
Kardiakarzinom *n* рак *m* карди́и
kardial кардиальный (*1 относящийся к кардиальному отделу желудка 2 сердечный*)
Kardialgie *f* кардиалги́я *f*
Kardialinsuffizienz *f* серде́чная недоста́точность *f*
Kardiareflex *m* рефле́кс *m* с кардиа́льного отде́ла желу́дка
Kardiaresektion *f* резе́кция *f* кардиа́льного отде́ла желу́дка
Kardinalsymptom *n* кардина́льный при́знак *m*, веду́щий симпто́м *m*
Kardiodilatator *m* кардиодилата́тор *m*
Kardiodynamographie *f* кардиодинамографи́я *f*
Kardioinsuffizienz *f* недоста́точность *f* карди́и желу́дка, ахалази́я *f* пищево́дного у́стья
Kardiologe *m* кардио́лог *m*
Kardiologie *f* кардиоло́гия *f*
Kardiomegalie *f* кардиомегали́я *f*
Kardiomonitorbeobachtung *f* кардиомонито́рное наблюде́ние *n*
Kardiomyopathie *f* кардиомиопати́я *f*
~, **alkoholische** алкого́льная кардиомиопати́я *f*
~, **dilatative** дилатацио́нная кардиомиопати́я *f*
~, **dyshormonale** дисгормона́льная кардиомиопати́я *f*
~, **hypertrophe** гипертрофи́ческая кардиомиопати́я *f*
~, **klimakterische** климактери́ческая кардиомиопати́я *f*
Kardioneurose *f* кардионевро́з *m*, невро́з *m* се́рдца
Kardiopathie *f* кардиопати́я *f*
Kardioplastik *f* пла́стика *f* карди́и
Kardiosklerose *f* кардиосклеро́з *m*
Kardiostenose *f* кардиостено́з *m*
Kardiostimulation *f* стимуля́ция *f* се́рдца
Kardiotachogramm *n* кардиотахогра́мма *f*
Kardiotonika *n pl* кардиотони́ческие сре́дства *n pl*
Kardioversion *f* кардиове́рсия *f*, дефибрилля́ция *f* се́рдца
Kardiozentese *f* кардиоценте́з *m*
Karditis *f* карди́т *m*
~, **rekurrente** возвра́тный карди́т *m*
~, **rheumatische** ревмати́ческий карди́т *m*, ревмокарди́т *m*
Karenz *f* воздержа́ние *n*
Karies *f* ка́риес *m*
~ **generalisata** генерализо́ванный ка́риес *m*
~ **media** сре́дний ка́риес *m*

~, oberflächliche повéрхностный кáриес *m*, кáриес *m* эмáли
~, tiefe глубóкий кáриес *m*
Kariesaktivität *f* акти́вность *f* кáриеса
Kariesbefall *m* числó *n* зубóв, поражённых кáриесом
Kariesdisposition *f* предрасположéние *n* к кáриесу
Karieshöhle *f* кариóзная пóлость *f*
Kariesindex *m* кариóзный и́ндекс *m*
Kariesprophylaxe *f* профилáктика *f* кáриеса
kariesprotektiv противокариóзный
Kariöshöhle *f* кариóзная пóлость *f*
Kariösindex *m* кариóзный и́ндекс *m*
Karminativum *n* ветрогóнное срéдство *n*
Karnifikation *f* карнификáция *f*
Karotidenhüpfen *n* пля́ска *f* кароти́д
Karotin *n* кароти́н *m*
Karotis *f* óбщая сóнная артéрия *f*
Karotisbifurkation *f* бифуркáция *f* сóнной артéрии
Karotisdreieck *n* сóнный треугóльник *m*
Karotisdruckversuch *m* прóба *f* с надáвливанием на сóнную артéрию
Karotisdrüse *f*, **Karotisknötchen** *n* кароти́дный глóмус *m*
Karotispuls *m* кароти́дный пульс *m*
Karotispulskurve *f* кривáя *f* кароти́дного пýльса
Karotisschlag *m* пля́ска *f* кароти́д
Karotissinus *m* кароти́дный си́нус *m*
Karotis-Sinus-Syndrom *n* синдрóм *m* кароти́дного си́нуса
Karotisstenose *f* стенóз *m* сóнной артéрии
Karotisthrombose *f* тромбóз *m* сóнной артéрии
Karpalgelenk *n* устáв *m* запя́стья
Karpaltunnelsyndrom *n* синдрóм *m* карпáльного кáнала
Karpometakarpalgelenk *n* запя́стно-пя́стный сустáв *m*
Karrer-Gasser-Syndrom *n* синдрóм *m* Гáссера — Кáррера (*гемолитическая анемия недоношенных детей*)
Kartagener-Lungeninfiltrat *n* инфильтрáт *m* Картагенéра, хрони́ческий эозинофи́льный инфильтрáт *m* в лёгком
Kartagener-Syndrom *n* синдрóм *m* [триáда *f*] Картагенéра (*сочетание situs inversus с бронхоэктазами и полипозом слизистой оболочки носа*)
Kartierung *f*, **genetische** генети́ческое карти́рование *n*
Kartoffelkur *f* картóфельная диéта *f*
Kartoffelnährboden *m* картóфельная питáтельная средá *f*
Karunkel *f* карýнкул *m*, слёзное «мясцó» *n*
Karyogamie *f* кариогами́я *f*
Karyokinese *f* кариокинéз *m*
Karyolyse *f* кариóлиз *m*
Karyomitose *f* кариомитóз *m*
Karyoplasma *n* кариоплáзма *f*
Karyopyknose *f* кариопикнóз *m*
Karyo(r)rhexis *f* кариорéксис *m*
Karyotyp *m* кариоти́п *m*

Karzinogen *n* канцерогéн *m*, канцерогéнное веществó *n*
Karzinogenese *f* канцерогенéз *m*
Karzinoid *n*, **Karzinoid-Tumor** *m* карцинóидная óпухоль *f*, карцинóид *m*
Karzinolyticum *n* онкологи́ческий препарáт *m*
Karzinom *n* рак *m*, карцинóма *f* (*s. a.* **Krebs**)
~, **branchiogenes** бранхиогéнный рак *m*
~, **branchiolo-alveoläres** бронхиóло-альвеоля́рный рак *m*
~, **drüsenbildendes** аденокарцинóма *f*
~, **duktales** протóковый рак *m*
~, **gut [hoch] differenziertes** высокодифференци́рованный рак *m*
~, **intraduktales** внутрипротóковый рак *m*
~, **intraepidermales** внутриэпидермáльный рак *m*
~, **medulläres** медулля́рный [мозгови́дный] рак *m*, мозгови́к *m*
~, **papilläres** папилля́рный [сосóчковый] рак *m*
~, **polymorphzelliges** полимóрфно-клетóчный рак *m*
~, **präinvasives** фибрóзный рак *m*, рак *m in situ*, *carcinoma in situ*
~, **solides** соли́дный рак *m*
~, **szirrhöses** скиррóзный рак *m*, скирр *m*
~, **undifferenziertes** недифференци́рованный рак *m*
Karzinommetastase *f* метастáз *m* рáка
Karzinomzelle *f* рáковая клéтка *f*
Karzinophobie *f* канцерофоби́я *f*
Karzinosarkom *n* карциносаркóма *f*
Karzinose *f* карцинóз *m*, карциноматóз *m*
~, **miliare** милиáрный карциноматóз *m*
Karzinostase *f* онкостати́ческое дéйствие *n*
käseartig казеóзный
Käseherd *m* казеóзный очáг *m*
Käseschmiere *f* сырови́дная смáзка *f*
Kaskadenmagen *m* «каскáдный» желýдок *m*
Kaspar-Hauser-Syndrom *n* синдрóм *m* Каспáра Хáузера (*детский госпитализм с отставанием в развитии*)
Kassenarzt *m* врач *m* страховóй больни́чной кáссы
Kastoröl *n* кастóровое мáсло *n*
Kastrat *m* кастрáт *m*
Kastratenstimme *f* евнухóидный гóлос *m*
Kastration *f* кастрáция *f*
Kastrationskomplex *m* кастрациóнный кóмплекс *m*
Kast-Syndrom *n* синдрóм *m* Кáста (*энхондроматоз пястных или плюсневых костей с гемангиомами и флеболитами*)
Kasuistik *f* казуи́стика *f*, описáние *n* слýчаев
Katabolismus *m* катаболи́зм *m*
Katakrote *f* катакрóта *f*
Katalepsie *f* каталепси́я *f*, восковáя ги́бкость *f*
Katalysator *m* катализáтор *m*
Katamnese *f* катáмнез *m*
Kataplasma *n* катаплáзма *f*, припáрка *f*
Katarakt *m* катарáкта *f*, помутнéние *n* хрустáлика (*s. a.* **Cataracta**, **Star**)
Kataraktoperation *f* удалéние *n* [экстрáкция *f*] катарáкты

Katarrh *m* катáр *m*
~, **eosinophiler** эозинофи́льный инфильтрáт *m* лёгких
~ **der oberen Luftwege** óстрое респиратóрное заболевáние *n*, катáр *m* вéрхних дыхáтельных путéй
Katathymie *f* кататими́я *f*
Katatonie *f* кататони́я *f*, кататони́ческий синдрóм *m*
~, **fieberhafte** кататони́ческий фебри́льный синдрóм *m*
~, **parakinetische** кататони́ческий паракинети́ческий синдрóм *m*
Katayama *n* катаáма *f*, япóнский шистосоматóз *m*
Katecholamine *n pl* катехолами́ны *m pl*
Katgut *n* кéтгут *m*
Kathartikum *n* слаби́тельное срéдство *n*
Katheter *m* катéтер *m*
Katheterbehandlung *f* (лечéбная) катетеризáция *f*
Katheterembolie *f* эмболи́я *f* катéтером
Katheterfehllage *f* дислокáция *f* [непрáвильное положéние *n*] катéтера
Katheterfieber *n* катетеризациóнная лихорáдка *f*
Katheterharn *m* мочá *f*, взя́тая катéтером
Katheterimplantationstechnik *f* тéхника *f* введéния [имплантáции] катéтера
Katheterisation *f* катетеризáция *f*
Katheterperforation *f* перфори́рование *n* óргана катéтером
Katheterpyelographie *f* ретрогрáдная пиелографи́я *f*
Katheterspülung *f* промывáние *n* чéрез катéтер
Katheterurin *m* мочá *f*, взя́тая катéтером
Katodenöffnungszuckung *f* сýдорожное сокращéние *n* мышц при размыкáнии катóда
Katodenschließungszuckung *f* сýдорожное сокращéние *n* мышц при замыкáнии катóда
Katralglas *n* очки́ *pl* для коррéкции афаки́и
Katzenbiß *m* укýс *m* кóшки
Katzenegelkrankheit *f* описторхóз *m*
Katzenkratzkrankheit *f* болéзнь *f* кошáчьей царáпины
Katzenleberegel *m* кошáчья [печёночная] двуýстка *f*, *Opisthorchis felineus*
Katzenpupille *f* «кошáчий» зрачóк *m*
Katzenschnurren *n* кошáчье мурлы́канье *n* (*при пороке сердца*)
Katzenschreisyndrom *n* синдрóм *m* [болéзнь *f*] кошáчьего кри́ка
Katzenstein-Zeichen *n* симптóм *m* Кáтценштейна (*снижение артериального давления после пережатия бедренных артерий*)
Kauakt *m* акт *m* жевáния
Kaubeschwerde *f* расстрóйство *n* жевáния
Kaudalnerv *m* кóпчиковый нерв *m*
Kaudruck *m* жевáтельное давлéние *n*
Kauen *n* жевáние *n*, пережёвывание *n*
~, **schlaffes** вя́лое жевáние *n*
Kaufläche *f* жевáтельная повéрхность *f*
Kaufmann-Hormonversuch *m* гормонáльная прóба *f* Кáуфманна (*метод диагностики вторичной аменореи*)
Kaufmann-White-Schema *n* схéма *f* Кáуфманна — Уáйта (*метод анализа антигенной структуры сальмонелл*)
Kaufunktion *f* жевáтельная фýнкция *f*
Kaukraftmessung *f* гнатодинамометри́я *f*
Kaumuskelkrampf *m* контрактýра *f* [сýдорога *f*, спазм *m*] жевáтельных мышц; тризм *m*
Kaumuskellähmung *f* парали́ч *m* жевáтельных мышц
Kauprobe *f* жевáтельная прóба *f*
Kausalgie *f* каузальги́я *f*
Kausaltherapie *f* причи́нная [этиотрóпная] терапи́я *f*
Kauter *m*, **Kauterbrenner** *m* кáутер *m*, прижигáтель *m*
Kauterisation *f* каутеризáция *f*, прижигáние *n*
~ **der Netzhaut** диатермокоагуля́ция *f* сетчáтки
kauterisieren прижигáть кáутером
Kautschukhütchen *n* рези́новый колпачóк *m*
Kautschukkopf *m* «каучýковый» чéреп *m* (*при несовершенном остеогенезе*)
Kauung *f* жевáние *n*
Kauwerkzeug *n* жевáтельный аппарáт *m*
Kauzahn *m* кореннóй зуб *m*
Kava *f* пóлая вéна *f*
Kavablockade *f* блокáда *f* пóлой вéны
Kaverne *f* кавéрна *f*
~, **bronchiektatische** бронхоэктати́ческая кавéрна *f*
~, **brustwandnahe** кавéрна *f*, располóженная вблизи́ груднóй стéнки
~, **geschlossene** закры́тая кавéрна *f*
~, **offene** откры́тая кавéрна *f*
~, **rigide** риги́дная [фибрóзная] кавéрна *f*
Kavernenexstirpation *f* удалéние *n* кавéрны
Kavernensaugdränage *f* отсáсывающий дренáж *m* кавéрны
Kavernentamponade *f* тампонáда *f* кавéрны
Kavernitis *f* каверни́т *m*, воспалéние *n* кавернóзных тел половóго члéна
Kavernom *n* кавернóзная гемангиóма *f*
Kavernosusthrombose *f* тромбóз *m* кавернóзного [пещéристого] си́нуса
Kavernotomie *f* кавернотоми́я *f*
Kavität *f* пóлость *f*
Kavitätenpräparation *f* препари́рование *n* полостéй (*зубов*)
Kavitätenverschlußmittel *n* срéдство *n* для пломбировáния (*зубов*)
Kavum *n* пóлость *f*
Kawasaki-Krankheit *f* болéзнь *f* Кавасáки (*мукокутанный синдром поражения лимфатических узлов*)
KBR *s.* **Komplementbindungsreaktion**
Kegelbildung *f* **der Hornhautmitte** образовáние *n* кератокóнуса
Kehldeckel *m*, **Kehldeckelknorpel** *m* надгортáнный хрящ *m*, надгортáнник *m*
Kehlgrube *f* ярéмная я́мка *f*
Kehlkopf *m* гортáнь *f*
Kehlkopfabstrich *m* мазóк *m* из гортáни
Kehlkopfabszeß *m* абсцéсс *m* гортáни
Kehlkopfasymmetrie *f* асимметри́я *f* гортáни
Kehlkopfatresie *f* атрези́я *f* гортáни

~, **subglottische** подскла́дочная атрези́я *f* горта́ни
Kehlkopfblutung *f* горта́нное кровотече́ние *n*
Kehlkopfbräune *f* горта́нная анги́на *f*
Kehlkopfdiphtherie *f* дифтери́я *f* горта́ни
Kehlkopfeingang *m* вход *m* в горта́нь
Kehlkopfentfernung *f* экстирпа́ция *f* горта́ни
Kehlkopfentzündung *f* ларинги́т *m*
Kehlkopffremdkörper *m* иноро́дное те́ло *n* горта́ни
Kehlkopffunktionsprüfung *f* функциона́льное иссле́дование *n* горта́ни
Kehlkopfgeschwulst *f* о́пухоль *f* горта́ни
Kehlkopfkanüle *f* трахеотоми́ческая тру́бка *f*
Kehlkopfkarzinom *n* рак *m* горта́ни
Kehlkopfkatarrh *m* катара́льный ларинги́т *m*
Kehlkopfknorpel *m* хрящ *m* горта́ни
Kehlkopfkrampf *m* ларингоспа́зм *m*
Kehlkopfkrebs *m* рак *m* горта́ни
Kehlkopfkrupp *m* и́стинный круп *m*
Kehlkopflähmung *f* парали́ч *m* горта́ни
Kehlkopfmuskeln *m pl* мы́шцы *f pl* горта́ни
Kehlkopfödem *n* отёк *m* горта́ни
~, **subglottisches** подскла́дочный отёк *m* горта́ни
Kehlkopfpapillom *n* папилло́ма *f* горта́ни
Kehlkopfpapillomatose *f* папиллomато́з *m* горта́ни
Kehlkopfphlegmone *f* флегмоно́зный ларинги́т *m*
Kehlkopf-Präkanzerose *f* предра́к *m* горта́ни
Kehlkopfreflex *m* горта́нный рефле́кс *m*
Kehlkopfresektion *f* резе́кция *f* горта́ни
Kehlkopfschlagader *f* горта́нная арте́рия *f*
Kehlkopfschleimhaut *f* сли́зистая оболо́чка *f* горта́ни
Kehlkopfschnitt *m* ларинготоми́я *f*; трахеотоми́я *f*
Kehlkopfschnittwunde *f* ре́заная ра́на *f* горта́ни
Kehlkopfschußwunde *f* огнестре́льная ра́на *f* горта́ни
Kehlkopfschwindel *m* горта́нное головокруже́ние *n*, беттолепси́я *f*
Kehlkopfschwindsucht *f* туберкулёз *m* горта́ни
Kehlkopfsonde *f* горта́нный зонд *m*
Kehlkopfspalte *f* расще́лина *f* горта́ни
Kehlkopfspiegel *m* горта́нное зе́ркало *n*
Kehlkopfspiegelung *f* непрямáя ларингоскопи́я *f*
Kehlkopfstenose *f* стено́з *m* горта́ни
Kehlkopftotalresektion *f* тота́льная резе́кция *f* горта́ни, ларингоэктоми́я *f*
Kehlkopftuberkulose *f* туберкулёз *m* горта́ни
Kehlkopfvene *f* горта́нная ве́на *f*
Kehlkopfvertikalresektion *f* вертика́льная резе́кция *f* горта́ни
Kehlkopfvorhof *m* преддве́рие *n* горта́ни
Kehlkopfzyste *f* кистá *f* горта́ни
Kehrer-Zeichen *n* при́знак *m* Ке́рера (*при опухоли головного мозга - болезненность точки выхода затылочного нерва*)
keilartig клинови́дный
Keilbein *n* **1.** основна́я [клинови́дная] кость *f* (*черепа*) **2.** клинови́дная кость *f* предплюсны
Keilbeinhöhlenentzündung *f* сфеноиди́т *m*
Keilbeinkörper *m* те́ло *n* основно́й [клинови́дной] ко́сти
Keilosteotomie *f* клинови́дная резе́кция *f* ко́сти
Keilwirbel *m* клинови́дный позвоно́к *m*
Keim *m* **1.** заро́дыш *m*, зача́ток *m* **2.** микрооргани́зм *m*, инфекцио́нное нача́ло *n*
Keimabsiedlung *f* бактериа́льный метаста́з *m*
Keimausscheider *m* выдели́тель *m* патоге́нных микрооргани́змов (*напр. бацилловыделитель*)
Keimbekämpfung *f* антисе́птика *f*
Keimdislokation *f* хори́стия *f*
Keimdrüse *f* полова́я железа́ *f*
Keimdrüsenentfernung *f* кастра́ция *f*, удале́ние *n* половы́х желёз
Keimdrüsenhormon *n* полово́й гормо́н *m*
Keime *m pl*:
~, **abgetötete** уби́тые микрооргани́змы *m pl*
~, **virulenzgedrosselte** возбуди́тели *m pl* со сни́женной вируле́нтностью
Keimfreiheit *f* стери́льность *f*; амикробио́з *m*
Keimfreimachung *f* обеззара́живание *n*, стерилиза́ция *f*
Keimgehalt *m* показа́тель *m* микробиологи́ческой загрязнённости
Keimgeschichte *f* онтогене́з *m*
keimlos стери́льный
Keimnachweis *m* обнаруже́ние *n* возбуди́теля
keimtötend бактерици́дный
Keimträger *m* носи́тель *m* инфе́кции
Keimübertragung *f* перено́с *m* инфе́кции, зараже́ние *n*
keimvernichtend бактерици́дный
Keimverschleppung *f* занесе́ние *n* инфе́кции
Keimversprengung *f* хори́стия *f*
Keimwanderung *f* мигра́ция *f* микрооргани́змов
Keimzahlbestimmung *f* подсчёт *m* числа́ возбуди́телей
Keimzelle *f* гоноци́т *m*
Keimzell(en)tumor *m* гоноцито́ма *f*, гермино́ма *f*, о́пухоль *f* гоноци́тов
Keimzentrumlymphom *n* центробла́стная лимфо́ма *f*, лимфосарко́ма *f*
Kelchausgußstein *m* ча́шечковый кораллови́дный ка́мень *m*
Kelchzelle *f* бокалови́дная кле́тка *f*
Keloid *n* кело́ид *m*, кело́идный рубе́ц *m*
Keloidbildung *f* образова́ние *n* кело́ида [кело́идного рубца́]
Keloidblastomykose *f* кело́идный бластомико́з *m*
Kennzeichen *n* характе́рный при́знак *m*
Kennzeit *f* хронакси́я *f*
Kennziffer *f* показа́тель *m*, и́ндекс *m*
~, **gesundheitsstatistische** санита́рно-статисти́ческий показа́тель *m*
~ **der Ernährungsqualität** показа́тель *m* ка́чества пита́ния
Kenya-Fieber *n* кени́йская [марсе́льская] лихора́дка *f*, марсе́льский риккетсио́з *m*
Kephalgie *f* головна́я боль *f*
Kephalhämatom *n* кефалогемато́ма *f*

Kephalogramm *n* кефалогра́мма *f*, да́нные *pl* краниометри́и
Kephalohydrozele *f* скопле́ние *n* спинномозгово́й жи́дкости
Kephalotomie *f* краниотоми́я *f*
Kephalotrypsie *f* кефалотрипси́я *f*
Keramikkrone *f* керами́ческая коро́нка *f*
Keramikprothese *f* керами́ческий проте́з *m*
~, **bioaktive** биологи́чески акти́вный керами́ческий проте́з *m*
Kerasin-Thesaurismose *f* боле́знь *f* Гоше́, боле́знь *f* накопле́ния керази́на
Keratektasie *f* эктази́я *f* рогови́цы
Keratin *n* керати́н *m*
Keratitis *f* керати́т *m*, воспале́ние *n* рогови́цы
~ **dendritica** древови́дный керати́т *m*
~ **disciformis herpetica** дискови́дный керати́т *m*
~ **fascicularis** фасцикуля́рный керати́т *m*, стра́нствующая фликте́на *f*
~ **phlyctaenulosa** фликтенулёзный керати́т *m*
~ **punctata superficialis** то́чечный субэпителиа́льный керати́т *m*
~, **scheibenförmige** дискови́дный керати́т *m*
~, **sklerosierende** склерози́рующий керати́т *m*
Keratoakanthom *n* кератоаканто́ма *f*, псевдокарциномато́зный моллю́ск *m*
~, **subunguales** подногтева́я кератоаканто́ма *f*
Keratoconjunctivitis *f* кератоконъюнктиви́т *m*
~ **phlyctaenularis [scrophulosa]** фликтенулёзный [скрофулёзный] кератоконъюнктиви́т *m*
~ **sicca** сухо́й кератоконъюнктиви́т *m*
Keratodermia *f* кератодерми́я *f*
~ **erythematosa symmetrica** симметри́чная эритемато́зная кератодерми́я *f*
Keratoglobus *m* кератогло́бус *m* (*рогови́цы*)
Keratokonus *m* кератоко́нус *m* (*рогови́цы*)
keratolytisch кератолити́ческий
Keratom *n*, **Keratoma** *n* керато́ма *f*
~ **palmare et plantare** ладо́нно-подо́швенная керато́ма *f*
~ **senile** ста́рческая керато́ма *f*
Keratomalazie *f* кератомаля́ция *f*
Keratomykose *f* кератомико́з *m*
Keratopathie *f*, **neuroparalytische** нейропаралити́ческий керати́т *m*
Keratophytia *f* **nigra** кладоспорио́з *m*, чёрная кератофити́я *f*
Keratoplastik *f* кератопла́стика *f*
~, **durchgreifende** сквозна́я кератопла́стика *f*
~, **kosmetische** космети́ческая кератопла́стика *f*
Keratose *f*, **Keratosis** *f* керато́з *m*
~ **areolae mammae naeviformis** нево́идный керато́з *m* околососко́вого кружка́ моло́чной железы́
~ **follicularis** фолликуля́рный керато́з *m*
~ **palmoplantaris circumscripta** ограни́ченный ладо́нно-подо́швенный керато́з *m*
~ **pilaris** волосяно́й керато́з *m*
~ **rubra congenita** врождённый кра́сный керато́з *m*
~ **senilis** ста́рческий керато́з *m*
~ **spinulosa** шипови́дный керато́з *m*
~ **verrucosa** верруко́зный [борода́вчатый] керато́з *m*
Keratotorus *m* кератото́рус *m*
Keratozele *f* десцеметоце́ле *n*
Keratozentese *f* кератоценте́з *m*
Keratozyste *f*, **odontogene** одонтоге́нная кератокиста́ *f*
Kerbe *f* насе́чка *f*
~ **der Hornhaut** борозда́ *f* рогови́цы
Kerley-Linien *f pl* ли́нии *f pl* Ке́рли
Kern *m* ядро́ *n*
~, **gelappter** сегменти́рованное ядро́ *n* (*кле́тки*)
~, **motorischer** дви́гательное ядро́ *n*
Kernaplasie *f* аплази́я *f* или гипоплази́я *f* че́репно-мозговы́х я́дер
Kernausstoßung *f* выта́лкивание *n* ядра́ (*эритроци́та*)
Kernchen *n* я́дрышко *n*, нуклео́ла *f*
Kernfeld *n* по́ле *n* зре́ния
Kerngerüst *n* карка́с *m* ядра́
kerngesund абсолю́тно здоро́вый
kernhaltig содержа́щий ядро́
Kernhypersegmentierung *f* гиперсегмента́ция *f* ядра́
Kernig-Zeichen *n* симпто́м *m* Ке́рнига, менинге́альный симпто́м *m*
Kernlappung *f* сегмента́ция *f* ядра́
kernlos безъя́дерный
Kernmedizin *f* я́дерная медици́на *f*
Kernphänotyp *m* я́дерный феноти́п *m*
Kernpolymorphie *f* полиморфи́зм *m* я́дер (*кле́ток*)
Kernpyknose *f* кариопикно́з *m*
Kernschwellung *f* набуха́ние *n* ядра́
Kernsegmentierung *f* сегмента́ция *f* я́дер (*гранулоци́тов*)
Kernstar *m* нуклеа́рная [я́дерная] катара́кта *f*
Kernsubstanz *f* я́дерная субста́нция *f*, вещество́ *n* кле́точного ядра́
Kernteilung *f* деле́ние *n* ядра́
Kerntemperatur *f* «вну́тренняя» температу́ра *f* те́ла (*ора́льная и ректа́льная*)
Kernvergrößerung *f* увеличе́ние *n* ядра́
Kernverschiebung *f* смеще́ние *n* ядра́
Kernverschmelzung *f* слия́ние *n* я́дер (*кле́ток*)
Kernzerfall *m* распа́д *m* ядра́
Kernzerreißung *f* кариоре́ксис *m*
Kernzertrümmerung *f* разруше́ние *n* я́дер
Ketonkörper *m pl* кето́новые те́ла *n pl*
Ketonurie *f* кетонури́я *f*
Ketosteroide *n pl* кетостеро́иды *m pl*
Kettenbandwurm *m* солитёр *m*
Kettenform *f* **der Bakterien** расположе́ние *n* бакте́рий цепо́чкой стрептобаци́ллы
Kettenkokken *m pl*, **Kettenkugelbakterien** *f pl* стрептоко́кки *m pl*
Keuchhusten *m* коклю́ш *m*
Keuchhustenbakterium *n* па́лочка *f* коклю́ша, *Bordetella pertussis*
Keuchhustenimpfung *f* вакцина́ция *f* про́тив коклю́ша
Keuchhustenkrupp *m* коклю́шный круп *m*

Keuchhustenpneumonie *f* коклю́шная пневмо-ни́я *f*
Keyser-Fleischer-Ring *m* пигме́нтное кольцо́ *n* рогови́цы Ка́йзера — Фле́йшера (*при гепатоцеребральной дегенерации*)
Kiefer *m* че́люсть *f*
~, **unbezahnter** беззу́бая че́люсть *f*
Kieferapparat *m* челюстно́й аппара́т *m*
Kieferast *m* ветвь *f* ни́жней че́люсти
Kieferbein *n* челюстна́я кость *f*
Kieferbogen *m* дуга́ *f* [те́ло *n*] ни́жней че́люсти
Kieferbruch *m* перело́м *m* че́люсти
Kieferchirurgie *f* челюстна́я хирурги́я *f*
Kieferdehnung *f* ортодонти́ческое расшире́ние *n* че́люсти
Kieferdrüse *f* подчелюстна́я слю́нная железа́ *f*
Kieferentfernung *f* резе́кция *f* че́люсти
Kieferfraktur *f* перело́м *m* че́люсти
Kiefergaumenspalte *f* расще́лина *f* нёба
Kiefergelenk *n* висо́чно-нижнечелюстно́й [нижнечелюстно́й] суста́в *m*
Kiefergelenkverrenkung *f* вы́вих *m* висо́чно-нижнечелюстно́го суста́ва
Kieferhöhle *f* верхнечелюстна́я [га́йморова] па́зуха *f*
Kieferhöhleneiterung *f* гно́йный гаймори́т *m*
Kieferhöhlenentzündung *f* гаймори́т *m*
~, **odontogene** одонтоге́нный гаймори́т *m*
Kieferhöhlenoperation *f* опера́ция *f* на верхнечелюстно́й [га́йморовой] па́зухе
Kieferhöhlenpunktion *f* пу́нкция *f* верхнечелюстно́й [га́йморовой] па́зухи
Kieferhöhlenzyste *f* киста́ *f* верхнечелюстно́й [га́йморовой] па́зухи
Kieferklemme *f* контракту́ра *f* челюсте́й
Kieferkrampf *m* контракту́ра *f* жева́тельных мышц
Kieferluxation *f* вы́вих *m* ни́жней че́люсти
Kieferlymphdrüse *f*, **Kieferlymphknoten** *m* лимфати́ческий подчелюстно́й у́зел *m*
Kiefermuskel *m* жева́тельная мы́шца *f*
Kieferorthopädie *f* челюстна́я ортопеди́я *f*, ортодонти́я *f*
Kieferostitis *f* воспале́ние *n* [ости́т *m*] че́люсти
Kieferplastik *f* пла́стика *f* че́люсти
Kieferresektion *f* резе́кция *f* че́люсти
Kieferschußverletzung *f* огнестре́льное ране́ние *n* че́люсти
Kieferspalte *f* врождённая расще́лина *f* ве́рхней че́люсти
Kiefersperre *f* невозмо́жность *f* закры́ть рот вследствие вы́вихa ни́жней че́люсти
Kiefer- und Gesichtschirurgie *f* че́люстно-лицева́я хирурги́я *f*
Kieferwinkel *m* у́гол *m* ни́жней че́люсти
Kieferzungenbeinmuskel *m* че́люстно-подъязы́чная мы́шца *f*
Kieferzyste *f* одонтоге́нная киста́ *f*
Kielbrust *f* кури́ная [килеви́дная] грудна́я кле́тка *f*
Kiemenfistel *f*, **Kiemengangsfistel** *f* бранхиоге́нный свищ *m*
Kiemengangskarzinom *n* бранхиоге́нный рак *m*
Kienböck-Zeichen *n* при́знак *m* Ки́нбека (*признак поражения диафрагмального нерва*)
Killer *m*, **natürlicher** есте́ственный ки́ллер *m*
Killerfaktor *m* фа́ктор-уби́йца *m*
Killerzelle *f* кле́тка-уби́йца *f*, ки́ллерная кле́тка *f*, Т-ки́ллер *m*
Kimmelstiel-Wilson-Syndrom *n* синдро́м *m* Ки́ммелстила — Уи́лсона, диабети́ческий гломерулосклеро́з *m*
Kimura-Operation *f* опера́ция *f* Киму́ры, гепатопортоэнтероанастомо́з *m*
Kinästhesie *f* кинестези́я *f*, мы́шечное чу́вство *n*
Kind *n* ребёнок *m*
~, **behindertes** ребёнок-инвали́д *m*
Kindbett *n* послеродово́й пери́од *m*
Kindbettfieber *n* послеродова́я лихора́дка *f*
Kinderambulatorium *n* де́тская поликли́ника *f*
Kinderamme *f* ня́ня *f*
Kinderarzt *m* де́тский врач *m*, педиа́тр *m*
Kinderberatungsstelle *f* де́тская консульта́ция *f*
Kinderbettfieber *n* послеродова́я лихора́дка *f*
Kinderbevölkerung *f* де́тское населе́ние *n*
Kinderchirurgie *f* де́тская хирурги́я *f*
Kinderdosis *f* де́тская до́за *f* (*лекарства*)
Kindereinrichtung *f* де́тское учрежде́ние *n*
Kindereinrichtungskapazität *f* вмести́мость *f* де́тского учрежде́ния
Kinderernährung *f* вска́рмливание *n* дете́й
Kinderfrühsterblichkeit *f* ра́нняя де́тская сме́ртность *f*
Kindergesundheitsschutz *m* охра́на *f* здоро́вья дете́й
Kinderheilanstalt *f* де́тское лече́бное учрежде́ние *n*
Kinderheilkunde *f* педиатри́я *f*
Kinderinfektionskrankheit *f* де́тская инфекцио́нная боле́знь *f*
Kinderklinik *f* де́тская [педиатри́ческая] кли́ника *f*
Kinderkollektiv *n* де́тский коллекти́в *m*
Kinderkrankenhaus *n* де́тская больни́ца *f*
Kinderkrankheit *f* де́тская боле́знь *f*
Kinderkrippe *f* де́тские я́сли *pl*
Kinderlähmung *f* де́тский парали́ч *m*
~, **pseudobulbäre** псевдобульба́рный де́тский парали́ч *m*
~, **spinale** полиомиели́т *m*
Kinderleishmaniose *f* де́тский лейшмание́з *m*
Kinderlöffel *m* десе́ртная ло́жка *f*
Kinderlosigkeit *f* безде́тность *f*
Kindernahrung *f* де́тское пита́ние *n*
Kinderpech *n* меко́ний *m*
Kinderpflege *f* ухо́д *m* за детьми́
Kinderpflegerin *f* ня́ня *f* *или* медсестра́ *f*, уха́живающая за детьми́
Kinderpoliklinik *f* де́тская поликли́ника *f*
Kinderpopulation *f* де́тское населе́ние *n*
Kinderpsychiatrie *f* де́тская психиатри́я *f*
Kinderpuder *m* де́тская присы́пка *f*
Kinderreichtum *m* многоде́тность *f*
Kindersanatorium *n* де́тский санато́рий *m*
Kinderseuche *f* де́тская зара́зная боле́знь *f*
Kinderspätsterblichkeit *f* по́здняя де́тская сме́ртность *f*

Kinderspital *n* де́тская больни́ца *f*
Kindersterblichkeit *f* де́тская сме́ртность *f*
Kindersterblichkeitskennziffer *f* коэффицие́нт *m* де́тской сме́ртности
Kinderstomatologe *m* де́тский стомато́лог *m*
Kinderstreupulver *n* де́тская присы́пка *f*
Kindertagesstätte *f* дневны́е де́тские я́сли *pl*
Kinderwaage *f* де́тские весы́ *pl*
Kinderwurm *m* остри́ца *f*
Kinderwurmbefall *m* энтеробио́з *m*
Kinderzahn *m* вре́менный [моло́чный] зуб *m*
Kindesalter *n* де́тский во́зраст *m*
~, **frühes** ра́нний де́тский во́зраст *m*
Kindespflege *f* ухо́д *m* за ребёнком
Kindestötung *f* детоуби́йство *n*
Kindheit *f* де́тство *n*; младе́нчество *n*
Kindler-Zeichen *n* симпто́м *m* Ки́ндлера (*признак тромбоза сигмовидного синуса или яремной вены*)
Kindsbewegungen *f pl* движе́ния *n pl* [шевеле́ние *n*] плода́
Kindskopf *m* **1.** голо́вка *f* плода́ **2.** де́тская голова́ *f*, де́тская голо́вка *f*
Kindslage *f* положе́ние *n* [предлежа́ние *n*] плода́
Kindspech *n* меко́ний *m*
Kindsteil *m*, **vorangehender** впередииду́щая часть *f* плода́
Kindszerstückelung *f*, **operative** эмбриотоми́я *f*
Kinesiatrik *f*, **Kinesi(o)therapie** *f* дви́гательная терапи́я *f*, кинезитерапи́я *f*
Kineventrikulographie *f* киновентрикулографи́я *f*
Kinine *n pl* кини́ны *m pl*
Kinn *n* подборо́док *m*
Kinnbackenzahn *m* моля́р *m*, большо́й коренно́й зуб *m*
Kinndreieck *n* подборо́дочное возвыше́ние *n*
Kinnfistel *f* подборо́дочный свищ *m*
Kinngrübchen *n* подборо́дочная я́мка *f*
Kinnhöcker *m* подборо́дочный буго́р *m*
Kinnmuskel *m* подборо́дочная мы́шца *f*
Kinnschlagader *f* подборо́дочная арте́рия *f*
Kinnschleuder *f*, **Kinnschleuderbinde** *f* праще-ви́дная повя́зка *f* на подборо́док
Kinnverband *m* повя́зка *f* на ни́жнюю че́люсть
Kinnvorsprung *m* подборо́дочный вы́ступ *m*
Kinnzungenbeinmuskel *m* подборо́дочно-подъязы́чная мы́шца *f*
Kinnzungenmuskel *m* подборо́дочно-язы́чная мы́шца *f*
Kirschner-Drahtextension *f* про́волочное вытяже́ние *n* по Ки́ршнеру
Kittel *m* хала́т *m*
Kittlinie *f* ли́ния *f* склеи́вания
Kittsubstanz *f* межклеточное вещество́ *n*
Kitzler *m* кли́тор *m*
Kitzlerschenkel *m* но́жка *f* кли́тора
Kitzlerschlagader *f* арте́рия *f* кли́тора
Kjelland-Zange *f* прямы́е акуше́рские щипцы́ *pl* Кье́лланда
klaffen зия́ть (*о ране*)
Klammer *f* кла́ммер *m*, ско́бка *f*
Klammernaht *f* ско́бочный шов *m*
Klammernahtreihe *f* ряд *m* ско́бочных швов
Klang *m* звук *m*; звуча́ние *n*
~, **amphorischer** амфори́ческий звук *m*
Klangfarbe *f* окра́ска *f* [тембр *m*] зву́ка
~, **dunkle** ни́зкий тембр *m* зву́ка
~, **helle** высо́кий тембр *m* зву́ка
Klappe *f* кла́пан *m*
~, **dreizipflige** трёхство́рчатый кла́пан *m*
~, **halbmondförmige** полулу́нный кла́пан *m*
~, **zweizipflige** двуство́рчатый [митра́льный] кла́пан *m*
Klappenendokarditis *f* кла́панный эндокарди́т *m*, эндокарди́т *m* с пораже́нием кла́панов се́рдца
Klappenentzündung *f* вальвули́т *m*
Klappenfehler *m* кла́панный поро́к *m*
Klappengeräusch *n* кла́панный шум *m* (*сердца*)
Klappeninsuffizienz *f* кла́панная недоста́точность *f*
~, **postkommissurotome** посткомиссурото́мная недоста́точность *f* кла́пана
~, **relative** относи́тельная недоста́точность *f* кла́пана
Klappenperforation *f* перфора́ция *f* кла́пана
Klappenprolaps *m* прола́пс *m* (ство́рок) кла́пана
Klappenringverengung *f* суже́ние *n* кла́панного кольца́
Klappenschließung *f* смыка́ние *n* ство́рок кла́пана
~, **asynchrone** несинхро́нное смыка́ние *n* кла́панов (*сердца*)
Klappensegel *n* ство́рка *f* [па́рус *m*] серде́чного кла́пана
Klappenstenose *f* стено́з *m* кла́панного отве́рстия се́рдца
Klappenton *m* кла́панный тон *m* се́рдца
Klappenthromboendokarditis *f* тромбоэндокарди́т *m* кла́панов
Klappenzipfel *m s.* **Klappensegel**
Klappenzusammenschlagen *n* захло́пывание *n* (ство́рок) кла́пана
Klärfaktor *m* фа́ктор *m* просветле́ния
Klärfilter *n* осветля́ющий фильтр *m*
Klärfunktion *f* кли́ренс *m*, фу́нкция *f* очище́ния
Klartonpunkt *m* поро́г *m* восприя́тия чи́стого то́на при шумово́й аудиометри́и
Klärungsreaktion *f* реа́кция *f* просветле́ния
Klatschmassage *f* поколáчивание *n* (*приём массажа*)
Klatschpräparat *n* препара́т-отпеча́ток *m*
Klaudikatiobeschwerden *f pl* жа́лобы *f pl* на перемежа́ющую хромоту́
Klauennagel *m* вро́сший но́готь *m*
Klauenseuche *f* я́щур *m*
Klaustrophobie *f* клаустрофоби́я *f*
Klavierspielerkrampf *m* су́дорога *f* мышц рук у пиани́стов
Klaviertasten-Phänomen *n* фено́мен *m* фортепья́нных кла́виш (*признак вывиха акромиально-ключичного сустава*)
Klavikel *f*, **Klavikula** *f* ключи́ца *f*
Klavikularfraktur *f* перело́м *m* ключи́цы
Klebäther *m* колло́дий *m*

Klebeelektrode *f* кле́ящийся электро́д *m*
Klebenaht *f* клеево́й шов *m*
Klebepflaster *n* ли́пкий пла́стырь *m*
Kleber *m* клейкови́на *f*
Klebrigkeit *f* **1.** ли́пкость *f*; вя́зкость *f* **2.** назо́йливость *f*, навя́зчивость *f*
~ **der Affekte** аффекти́вная вя́зкость *f*
~ **des Denkens** вя́зкость *f* мышле́ния
Klebsiella *f* клебсие́лла *f*
~ **pneumoniae** клебсие́лла *f* пневмони́и
~ **rhinoskleromatis** клебсие́лла *f* риносклеро́мы
Klebsiellenarthritis *f* клебсиеллёзный артри́т *m*
Klebsiellenpneumonie *f* клебсиеллёзная пневмони́я *f*
Kleesäure *f* щаве́левая кислота́ *f*
Kleiderlaus *f* платяна́я вошь *f*
Kleidotomie *f* клейдотоми́я *f*, рассече́ние *n* ключи́цы
10Hния *n* ва́нна *f* с отрубя́ми
kleienartig отрубеви́дный
Kleienflechte *f* отрубеви́дный лиша́й *m*
Kleieumschlag *m* припа́рка *f* с отрубя́ми
kleinblasig мелкопузы́рчатый
Kleinchirurgie *f* ма́лая хирурги́я *f*
Kleinfinger *m* мизи́нец *m*
Kleinfingerabzieher *m* мы́шца *f*, отводя́щая мизи́нец
Kleinfingerballen *m* мя́коть *f* мизи́нца, гипотена́р *m*
Kleinfingerbeuger *m* мы́шца-сгиба́тель *f* мизи́нца
Kleinfingergegensteller *m* мы́шца *f*, противопоставля́ющая мизи́нец
Kleinfingerstrecker *m* мы́шца-разгиба́тель *f* мизи́нца
Kleinheitswahn *m* микромани́я *f*, бред *m* самоуничиже́ния
Kleinhirn *n* мозжечо́к *m*
Kleinhirnabszeß *m* абсце́сс *m* мозжечка́
~, **otogener** отоге́нный абсце́сс *m* мозжечка́
Kleinhirnbahn *f* мозжечко́вый путь *m*
Kleinhirnblutung *f* кровоизлия́ние *n* в мозжечо́к
Kleinhirnbrückenwinkel-Syndrom *n* синдро́м *m* мостомозжечко́вого угла́
Kleinhirngeschwulst *f* о́пухоль *f* мозжечка́
Kleinhirnhemisphäre *f* полуша́рие *n* мозжечка́
Kleinhirnherderkrankung *f* очаго́вое пораже́ние *n* мозжечка́
Kleinhirnhypotonie *f* мозжечко́вая гипотони́я *f*
Kleinhirnkern *m* ядро́ *n* мозжечка́
Kleinhirnnystagmus *m* мозжечко́вый ниста́гм *m*
Kleinhirnoberwurm *m* ве́рхний отде́л *m* червя́ мозжечка́
Kleinhirnschenkel *m* но́жка *f* мозжечка́
Kleinhirnschlagader *f* мозжечко́вая арте́рия *f*
Kleinhirnsegel *n* мозгово́й па́рус *m*
Kleinhirnseitenstrangsystem *n* спина́льно-мозжечко́вый путь *m*
Kleinhirnsichel *f* серп *m* мозжечка́
Kleinhirnstiel *m* но́жка *f* мозжечка́
Kleinhirnsyndrom *n* мозжечко́вый синдро́м *m*
Kleinhirntumor *m* о́пухоль *f* мозжечка́
Kleinhirnwurm *m* червь *m* мозжечка́
Kleinkindalter *n* мла́дший де́тский во́зраст *m* (*от 1 до 3 лет*)
Kleinkinderabteilung *f* отделе́ние *n* для дете́й мла́дшего во́зраста
Kleinkinderfürsorge *f* охра́на *f* здоро́вья дете́й мла́дшего во́зраста
Kleinkinderfürsorgestelle *f* де́тская консульта́ция *f*
Kleinkindersterblichkeit *f* сме́ртность *f* дете́й мла́дшего во́зраста
Kleinkinderturnen *n* гимна́стика *f* для дете́й мла́дшего во́зраста
Kleinpackung *f* ме́лкая упако́вка *f* (*медикаментов*)
Kleinsporenflechte *f* микроспори́я *f*
Kleinstkind *n* младе́нец *m*
Kleinstkinderalter *n* я́сельный во́зраст *m*
Kleinzehe *f* ма́лый [пя́тый] па́лец *m* стопы́
Kleinzehenabzieher *m* мы́шца *f*, отводя́щая ма́лый [пя́тый] па́лец стопы́
Kleinzehenbeuger *m* мы́шца-сгиба́тель *f* ма́лого [пя́того] па́льца стопы́
Kleinzehengegensteller *m* мы́шца *f*, противопоставля́ющая ма́лый [пя́тый] па́лец стопы́
Klein-Zeichen *n* при́знак *m* Кле́йна (*признак отделения плаценты*)
Kleisagra *n* подагри́ческий артри́т *m* с пораже́нием сочлене́ний ключи́цы
Klemme *f* зажи́м *m*; кле́мма *f*; ско́бка *f*
Klemmnaht *f* ско́бочный шов *m*
Kleptomanie *f* клептомани́я *f*, импульси́вное воровство́ *n*
Kletterpuls *m* ступенеобра́зное нараста́ние *n* частоты́ пу́льса, симпто́м *m* Ма́лера
Klima *n* кли́мат *m*
Klimaanamnese *f* климати́ческий ана́мнез *m*
Klima-Behandlung *f s.* **Klimakur**
Klimakterium *n* кли́макс *m*
~, **künstliches** иску́сственный кли́макс *m*
Klimakur *f* климатотерапи́я *f*, климати́ческое лече́ние *n*
Klimakurort *m* климати́ческий куро́рт *m*
Klimaphysiologie *f* климатофизиоло́гия *f*
Klimasprung *m* ре́зкое измене́ние *n* кли́мата
Klimastation *f* климатологи́ческая ста́нция *f*
Klimatherapie *f s.* **Klimakur**
Klimatologie *f* климатоло́гия *f*
Klimatotherapie *f s.* **Klimakur**
Klimawechsel *m* переме́на *f* кли́мата
Klimax *f s.* **Klimakterium**
Klinge *f* ле́звие *n*
Klinik *f* кли́ника *f*
~, **chirurgische** хирурги́ческая кли́ника *f*
~, **medizinische** терапевти́ческая кли́ника *f*
Klinikaufenthalt *m* пребыва́ние *n* в кли́нике
Klinikaufnahme *f* поступле́ние *n* в кли́нику
Klinikbefund *m* результа́ты *m pl* [да́нные *pl*] клини́ческого обсле́дования
Klinikbehandlung *f* стациона́рное лече́ние *n*
Klinikbett *n* больни́чная ко́йка *f*
Klinikeinweisung *f* **1.** направле́ние *n* на клини́ческое лече́ние **2.** поступле́ние *n* в кли́нику
Klinikpersonal *n* персона́л *m* кли́ники
Klinikversuch *m* клини́ческий о́пыт *m*

Klinikverwaltung *f* администрáция *f* клúники
klinisch клинúческий
Klinozephalie *f* клиноцефалúя *f*, седловúдный чéреп *m*
Klisiometer *n* тазомéр *m*
Klistier *n* клúзма *f*
~, **hypertonisches** гипертонúческая клúзма *f*
Klistierballon *m* клистúрный баллóнчик *m*
Klistierkanüle *f* наконéчник *m* для клúзмы
Klistierrohr *n* клистúрная трýбка *f*
Klitoridektomie *f* удалéние *n* клúтора
Klitoris *f* клúтор *m*
Klitorismus *m* гипертрофúя *f* клúтора
Kloake *f* клоáка *f*
Klon *m* клон *m*
~, **verbotener** запрéтный клон *m* (*иммунокомпетентных клеток*)
Klonanalyse *f* клонáльный анáлиз *m*
Klonierung *f* клонúрование *n*
Klonorchose *f* клонорхóз *m*, клонорхиáз *m*
Klon-Selektionstheorie *f* клонáльно-селекциóнная теóрия *f* (*образования антител*)
Klonus *m* клóнус *m*
Klopfbefund *m* дáнные *pl* перкýссии
Klopffinger *m* перкутúрующий пáлец *m*
Klopfmassage *f* массáж *m* похлóпыванием
Klopfperkussion *f* перкýссия *f* поколáчиванием
Klopfplättchen *n* плессúметр *m*
Klopfschall *m* перкутóрный звук *m*, перкутóрный тон *m*
~, **dumpfer** тупóй перкутóрный звук *m*
~, **gedämpfter** притуплённый перкутóрный звук *m*
~, **hypersonorer** перкутóрный тон *m* повы́шенной звýчности
~, **klarer** я́сный [лёгочный] перкутóрный звук *m*
~, **sonorer** звýчный перкутóрный тон *m*
~, **tympanischer** тимпанúческий перкутóрный звук *m*
~, **verkürzter** укорóченный перкутóрный звук *m*
Klopfschalldämpfung *f* притуплéние *n* перкутóрного звýка
Klopfschallwechsel *m* изменéние *n* перкутóрного звýка
Klopfschmerz *m* боль *f* при поколáчивании
Klopfung *f* похлóпывание *n* (*приём массажа*)
Klostridien *f pl* клострúдии *f pl*
Klumpen *m* ком *m*; сгýсток *m*
Klumpenniere *f* бесфóрменная [глыбообрáзная] пóчка *f*
klumpfüßig косолáпый
Klumpfußoperation *f* оперáция *f* при косолáпости
Klumphand *f* косорýкость *f*
Klumphüfte *f* бедрó *n* с умéньшенным углóм мéжду шéйкой и тéлом
Klysma *n*, **Klystier** *n s.* **Klistier**
Knabenalter *n* óтрочество *n* мáльчиков
Knabenliebe *f* педерастúя *f*
Knackgeräusch *n* щёлкающий шум *m*; треск *m*
Knalltrauma *n* звуковáя трáвма *f* при вы́стреле
Knarrgeräusch *n* потрéскивающие хрúпы *m pl*
Knäuelarterie *f* клубочкообрáзная [спирáльная] артéрия *f*
Knäueldrüse *f* клубóчковая железá *f*
Knaus-Konzeptionsoptimum *n* оптимáльное врéмя *n* зачáтия по Кнáусу
Knebelung *f* затыкáние *n* рта
Kneifmassage *f* массáж *m* пощúпыванием
Kneifversuch *m* щипóк *m* (*проба на ломкость капилляров*)
Kneipp-Hydrotherapie *f* гидротерапúя *f* по Кнéйпу
Kneippkur *f* лечéние *n* по Кнéйпу
Kneipp-Kurbehandlung *f* курóртное лечéние *n* по Кнéйпу
Kneise-Schober-Pfütze *f* мéтод *m* Кнéйзе — Шóбера (*для диагностики камней и опухолей мочевого пузыря*)
Kneten *n* разминáние *n* (*массажный приём*)
Knick *m* перегúб *m*, изгúб *m*; надлóм *m*
Knickbruch *m*, **Knickfraktur** *f* надлóм *m*
Knickfuß *m* нарýжная косолáпость *f*
Knickplattfuß *m* сочетáние *n* плоскостóпия с нарýжной косолáпостью
Knickstelle *f* мéсто *n* перегúба *или* надлóма
Knickung *f* надлóм *m*; перегúб *m*
~, **bajonettförmige** штыкообрáзный перелóм *m*
Knickungsstelle *f s.* **Knickstelle**
Knickungswinkel *m* ýгол *m* перегúба *или* надлóма
Knie *n* колéно *n*; колéнный сустáв *m*
~, **federndes [schnappendes, schnellendes]** щёлкающий [пружúнящий] колéнный сустáв *m*
Knieankylose *f* анкилóз *m* колéнного сустáва
Knie-Aufhängung *f* подвéшивание *n* колéнного сустáва (*при вытяжении*)
Knieband *n*, **queres** поперéчная свя́зка *f* колéнного сустáва
Kniebeugekontraktur *f* сгибáтельная контрактýра *f* колéнного сустáва
Kniebrustlage *f* колéнно-груднóе положéние *n*
Knieellenbogenlage *f* колéнно-локтевóе положéние *n*
Kniegelenk *n* колéнный сустáв *m*
Kniegelenkarthrose *f* гонартрóз *m*, артрóз *m* колéнного сустáва
Kniegelenkband *n* свя́зка *f* колéнного сустáва
Kniegelenkchirurgie *f* хирургúя *f* колéнного сустáва
Kniegelenkeiterung *f* гнóйный гонúт *m*
Kniegelenkentzündung *f* гонúт *m*, воспалéние *n* колéнного сустáва
Kniegelenkerguß *m* вы́пот *m* в пóлость колéнного сустáва
Kniegelenkhöhle *f* пóлость *f* колéнного сустáва
Kniegelenkkapsel *f* суставнáя сýмка *f* колéнного сустáва
Kniegelenkluxation *f* вы́вих *m* колéнного сустáва
Kniegelenkmaus *f* суставнáя мышь *f* в колéнном сустáве
Kniegelenkverletzung *f* поврежéние *n* колéнного сустáва

Kniegelenkversteifung *f* анкилóз *m* колéнного сустáва
Kniegelenkwassersucht *f* водя́нка *f* колéнного сустáва
Kniegicht *f* гонáгра *f*, подáгра *f* с поражéнием колéнных сустáвов
Knieguß *m* обливáние *n* от ýровня колéна
Knie-Hacken-Versuch *m* колéнно-пя́точная прóба *f*
Kniehöcker *m* колéнчатое тéло *n*
Kniekehle *f* подколéнная я́мка *f*, *Fossa poplitea*
Kniekehlenmuskel *m* подколéнная мы́шца *f*
Kniekehlenschlagader *f* подколéнная артéрия *f*
Kniekontraktur *f* контрактýра *f* колéнного сустáва
Knielage *f* колéнное предлежáние *n* (*плода*)
Kniereflex *m* колéнный рефлéкс *m*
Knieresektion *f* резéкция *f* колéнного сустáва
Kniescheibe *f* надколéнник *m*, надколéнная [колéнная] чáшка *f*
Kniescheibenband *n* свя́зка *f* надколéнника
Kniescheibenbruch *m* перелóм *m* надколéнника
Kniescheibenplastik *f* пателлоплáстика *f*, плáстика *f* надколéнника
Kniescheibenspitze *f* верхýшка *f* надколéнника
Kniescheibentanzen *n* баллоти́рование *n* надколéнника
Kniescheibenverletzung *f* ранéние *n* [повреждéние *n*] надколéнника
Knieschere *f* колéнчатые нóжницы *pl*
Knieschmerz *m* боль *f* в колéнном сустáве
Kniesehnenreflex *m* колéнный сухожи́льный рефлéкс *m*
Knieseitenband *n* боковáя [латерáльная] свя́зка *f* колéнного сустáва
Kniestück *n* надколéнник *m*
Kniffprobe *f* симптóм *m* щипкá
Knistergeräusch *n* крепитáция *f*, трескýчие хри́пы *m pl* (*при аускультации*)
Knistern *n* крепитáция *f*; потрéскивание *n*; хруст *m*
Knisterrasselgeräusch *n*, **Knisterrasseln** *n* *s.* **Knistergeräusch**
Knöchel *m* лоды́жка *f*
Knöchelbruch *m* перелóм *m* лоды́жки
Knöchelchen *n* кóсточка *f*
Knöchelgelenk *n* голеностóпный сустáв *m*
Knöchelschlagader *f* лоды́жковая артéрия *f*
Knochen *m* кость *f*
~, **chondraler** хрящевáя кость *f*
~, **desmaler** волокни́стая кость *f*
~, **kompakter** компáктная кость *f*
~, **kurzer** корóткая кость *f*
~, **langer** дли́нная кость *f*
~, **lufthaltiger** пневматизи́рованная кость *f*
~, **platter** плóская кость *f*
~, **spongiöser** гýбчатая кость *f*
~, **vieleckiger** многоугóльная [трапециеви́дная] кость *f*
Knochenabbau *m* деструкция *f* [разрушéние *n*] кóсти
Knochenabriß *m* оты́в *m* кóсти
Knochenabschnitt *m* кóстный сегмéнт *m*
Knochenanbau *m* нарастáние *n* кóстной ткáни
Knochenaufbau *m* новообразовáние *n* кóсти
Knochenbank *f* кóстный банк *m* (*хранилище консервированной костной ткани*)
Knochenbildung *f* остеогенéз *m*; костеобразовáние *n*
Knochenbildungszelle *f* остеоблáст *m*
Knochenblatt *n* тóнкая кóстная пласти́нка *f*
Knochenbohrer *m* кóстная дрель *f*; кóстное сверлó *n*
Knochenbolzung *f* внутрикóстный остеоси́нтез *m*
Knochenbruch *m* перелóм *m* кóсти
~, **eingedrückter** вколóченный перелóм *m* кóсти
~, **offener** откры́тый перелóм *m* кóсти
Knochenbruchheilung *f* заживлéние *n* перелóма кóсти
Knochenbrüchigkeit *f* лóмкость *f* костéй
Knochenchirurgie *f* кóстная хирурги́я *f*
Knochendefekt *m* кóстный дефéкт *m*
Knochendichte *f* плóтность *f* кóсти
Knochendurchblutung *f* кровотóк *m* в кóсти
Knochendurchmeißelung *f*, **Knochendurchtrennung** *f* остеотоми́я *f*
Knocheneindellung *f* вдáвливание *n* кóсти
Knochenende *n* конéц *m* кóсти
Knochenentkalkung *f* остеопорóз *m*, декальцификáция *f* кóсти
Knochenentwicklung *f* остеогенéз *m*, костеобразовáние *n*, разви́тие *n* кóсти
Knochenentzündung *f* ости́т *m*, воспалéние *n* кóсти
Knochenerkrankung *f* остеопати́я *f*
Knochenernährungsarterie *f* артéрия *f*, питáющая кость
Knochenеröffnung *f* вскры́тие *n* кóсти
Knochenerweichung *f* остеомаля́ция *f*
Knochenfeile *f* кóстный напи́льник *m*
Knochenfibrille *f* кóстная фибри́лла *f*
Knochenfissur *f* трéщина *f* кóсти
Knochenfortsatz *m* кóстный отрóсток *m*
Knochenfraß *m* кáриес *m*, костоéда *f*
Knochenfreßzelle *f* остеоклáст *m*
Knochengerüst *n* кóстный óстов *m*, скелéт *m*
Knochengeschwulst *f* кóстная óпухоль *f*, остеóма *f*
Knochengewebe *n* кóстная ткань *f*
Knochengranulom *n*, **eosinophiles** эозинофи́льная гранулёма *f* кóсти
Knochengrundsubstanz *f* основнóе веществó *n* кóсти
Knochenhaft *m* синостóз *m*
Knochenhaut *f* надкóстница *f*, периóст *m*
Knochenhautabhebung *f*, **Knochenhautablösung** *f* отслóйка *f* надкóстницы
Knochenhautentzündung *f* периости́т *m*, воспалéние *n* надкóстницы
Knochenhautüberpflanzung *f* пересáдка *f* надкóстницы
Knochenhautverdickung *f* утолщéние *n* надкóстницы
Knochenheilung *f* консолидáция *f* перелóма
Knochenhöhle *f* кóстная лакýна *f*
Knochenimpression *f* вдáвливание *n* кóсти
Knocheninnere *n* внýтренние слóи *m pl* кóсти

Knochenkallus *m* кóстная мозóль *f*
Knochenkanälchen *n* кóстный канáлец *m*
Knochenkaries *f* кáриес *m* кóсти
Knochenknorpelentzündung *f* остеохондри́т *m*
Knochenkompakta *f* компáктное веществó *n* кóсти
Knochenkonservierung *f* консерви́рование *n* кóсти
Knochenkörperchen *n* остеоци́т *m*
Knochenkortikalis *f* кортикáльный слой *m* кóсти
Knochenlade *f* секвестрáльная кáпсула *f*
Knochenlamelle *f* кóстная пласти́нка *f*
Knochenlappen *m* кóстный лóскут *m*
Knochenläsion *f* поражéние *n* кóсти
Knochenlehre *f* остеолóгия *f*, учéние *n* о костя́х
Knochenleim *m* кóстный клей *m*
Knochenleitung *f* кóстное звукопроведéние *n*, кóстная проводи́мость *f (звука)*
Knochenleitungshörer *m* кóстный телефóн *m*
Knochenleitungskurve *f* аудиометри́ческая кривáя *f* кóстного звукопроведéния [кóстной проводи́мости]
Knochenleitungs-Luftleitungsdifferenz *f* кóстно-воздýшный разры́в *m*, кóстно-воздýшный интервáл *m*
Knochenleitungsprüfung *f* исслéдование *n* кóстного звукопроведéния [кóстной проводи́мости]
Knochenlücke *f* отвéрстие *n* в кóсти
Knochenmanschette *f* кóстная манжéта *f*
Knochenmark *n* кóстный мозг *m*
~, **gelbes** жёлтый [жи́рный] кóстный мозг *m*
~, **hyperplastisches** гиперпласти́ческий кóстный мозг *m*
~, **hypoplastisches** гипопласти́ческий кóстный мозг *m*
~, **leeres** панмиелофти́з *m*, «запустéвший» кóстный мозг *m*
~, **rotes** крáсный [кроветвóрный] кóстный мозг *m*
~, **zellarmes** кóстный мозг *m*, бéдный клéтками
Knochenmarkaplasie *f* аплази́я *f* кóстного мóзга
Knochenmarkentnahme *f* пýнкция *f* кóстного мóзга
Knochenmarkentzündung *f* остеомиели́т *m*, воспалéние *n* кóстного мóзга
Knochenmarkfibrose *f* остемиелосклерóз *m*, фибрóз *m* кóстного мóзга
Knochenmarkgift *n* яд *m*, воздéйствующий на кóстный мозг
Knochenmarkhämatopoese *f* костномозговóе кроветворéние *n*
Knochenmarkkonservierung *f* консерви́рование *n* кóстного мóзга
Knochenmarknagel *m* гвоздь *m* для костномозговóго канáла
Knochenmarkpunktion *f* пýнкция *f* кóстного мóзга
Knochenmarkriesenzelle *f* мегакариоци́т *m*
Knochenmarkschwund *m* миелофти́з *m*; панмиелофти́з *m*
Knochenmarktransplantation *f*, **Knochenmarkübertragung** *f* пересáдка *f* кóстного мóзга
Knochenmarkvorstufen *f pl* рáнние стáдии *f pl* разви́тия элемéнтов крóви
Knochenmarkzelle *f* клéтка *f* кóстного мóзга
Knochenmeißel *m* кóстное долотó *n*
Knochenmetastase *f* метастáз *m* в кость
Knochennaht *f* кóстный шов *m*
Knochennekrose *f* некрóз *m* кóсти
~, **aseptische** асепти́ческий некрóз *m* кóсти
Knochenneubildung *f* новообразовáние *n* кóсти
Knochenoberfläche *f* повéрхность *f* кóсти
Knochenoperation *f* кóстная оперáция *f*
Knochenpanaritium *n* кóстный панари́ций *m*
Knochenplastik *f* кóстная плáстика *f*
Knochenplombierung *f* пломбировáние *n* кóсти
Knochenquerbruch *m* поперéчный перелóм *m* кóсти
Knochenregeneration *f* регенерáция *f* кóсти
Knochenreiben *n* крепитáция *f* облóмков кóсти
Knochenresorption *f* резóрбция *f* кóсти
~, **lakunäre** лакунáрное [пáзушное] рассáсывание *n* кóсти
Knochenretikulosarkom *n* ретикулосаркóма *f* кóсти
Knochenritze *f* трéщина *f* кóсти
Knochensarkom *n* остеосаркóма *f*, саркóма *f* кóсти
Knochenschall *m* звук *m*, передавáемый путём кóстного проведéния
Knochenschalleitung *f s.* **Knochenleitung**
Knochenscheidewand *f* кóстная перегорóдка *f*
Knochenschliff *m* кóстный спил *m*
Knochenschraube *f* винт *m* для остеоси́нтеза
Knochenschwiele *f* кóстная мозóль *f*
Knochenschwund *m* атрофи́я *f* кóсти
Knochensequester *m* кóстный секвéстр *m*
Knochenspalte *f* трéщина *f* кóсти
Knochenspange *f* кóстная перемы́чка *f*
Knochensplitter *m* кóстный оскóлок *m*
Knochensplitterung *f* раскáлывание *n* кóсти
Knochensporn *m* кóстная шпóра *f*
Knochenstumpf *m* кóстная культя́ *f*
Knochensucher *m* остеотрóпный радиоизотóп *m*
Knochentransplantation *f* трансплантáция *f* кóсти
Knochentuberkulose *f* кóстный туберкулёз *m*
Knochenumbau *m* перестрóйка *f* кóсти
Knochenverbindung *f* соединéние *n* костéй
Knochenverdickung *f* утолщéние *n* кóсти
Knochenverkrümmung *f* искривлéние *n* кóсти
Knochenverletzung *f* повреждéние *n* кóсти
Knochenverschiebung *f* смещéние *n* кóсти
Knochenvorsprung *m*, **Knochenvorwölbung** *f* кóстный вы́ступ *m*
Knochenwachstum *n* рост *m* костéй
Knochenzelle *f* остеоци́т *m*
Knochenzement *m* кóстный цемéнт *m*
Knochenzerstörung *f* разрушéние *n* кóсти
Knochenzerstörungszelle *f* остеоклáст *m*
Knochenzertrennung *f* остеотоми́я *f*
Knochenzug *m* скелéтное вытяжéние *n*
Knochenzyste *f* кóстная кистá *f*
~, **aneurysmatische** аневризмати́ческая кóстная кистá *f*
Knollbein *n* слонóвость *f* ни́жней конéчности

Knollenfuß *m* слонóвость *f* стопы́
Knollenkrankheit *f*, **Knollensucht** *f* элефантиáз *m*, слонóвость *f*
knollig бугри́стый; шишковáтый, узловáтый
Knopflochstenose *f* стенóз *m* клáпанного отвéрстия, при котóром онó имéет вид пýговичной пéтли
Knopfnaht *f* узловáтый шов *m*
Knopfsonde *f* пýговчатый зонд *m*
Knorpel *m* хрящ *m*
~, **elastischer** эласти́ческий хрящ *m*
~, **hyaliner** гиали́новый хрящ *m*
Knorpelbildungszelle *f* хондроблáст *m*
Knorpeldegeneration *f* дегенерáция *f* хрящá
Knorpelentfernung *f* хондроэктоми́я *f*
Knorpelentzündung *f* хондри́т *m*
Knorpelerweichung *f* хондромаля́ция *f*
Knorpelfasergeschwulst *f* хондрофибрóма *f*
Knorpelfreßzelle *f* хондроклáст *m*
Knorpelgeschwulst *f* хондрóма *f*
Knorpelgrundsubstanz *f* основнóе веществó *n* хрящá
Knorpelhaft *m* синхондрóз *m*
Knorpelhaut *f* надхря́щница *f*
Knorpelhautentzündung *f* перихондри́т *m*
knorpelig хрящевóй
Knorpelkapsel *f* хрящевáя кáпсула *f*
Knorpel-Knochen-Grenze *f* грани́ца *f* мéжду хрящóм и кóстью
Knorpelnekrose *f* некрóз *m* хрящá
Knorpelring *m* хрящевóе кольцó *n*
Knorpelschwund *m* атрофи́я *f* хрящá
Knorpelvorsprung *m* хрящевóй вы́ступ *m*
Knorpelzelle *f* хондроци́т *m*
Knorren *m* **1.** мы́щелок *m* **2.** бугóр *m*, бугорóк *m*
Knorrenmuskel *m* локтевáя мы́шца *f*
Knötchen *n* узелóк *m*
Knötchenflechte *f* лишáй *m*, ли́хен *m*
Knötcheniritis *f* гранулематóзный ири́т *m*
Knoten *m* ýзел *m*
~, **rheumatoider** ревматóидный ýзел *m*
Knotenkropf *m* узловóй зоб *m*
Knotenrhythmus *m* узловóй ритм *m* (*сердца*)
Knotenrose *f* узловáтая эритéма *f*
Knurren *n* урчáние *n* (*в животе*)
Koagulation *f* коагуля́ция *f*, свёртывание *n*
~, **spezifische** коагуля́ция *f* под влия́нием реагéнтов (*коагулянтов*)
Koagulationsband *n* коагуляциóнная лéнта *f*, лéнта *f* Вéльтмана
Koagulationsmittel *n* коагуля́нт *m*, свёртывающее срéдство *n*
Koagulationsnekrose *f* коагуляциóнный некрóз *m*
Koagulationsthrombus *m* крáсный тромб *m*
Koagulationsvitamin *n* витами́н *m* K
koagulieren 1. коагули́ровать **2.** свёртываться
Koagulogramm *n* коагулогрáмма *f*
Koagulopathie *f* коагулопати́я *f*
Koagulum *n* кровянóй сгýсток *m*
Kobalamin *n* кобалами́н *m*, витами́н *m* B_{12}
Kobalt *n* кóбальт *m*, Co
Kobaltbestrahlungsanlage *f*, **Kobaltkanone** *f* кóбальтовая пýшка *f*
Kobragift *n* яд *m* кóбры
Koch-Bazillus *m* баци́лла *f* Кóха, *Mycobacterium tuberculosis*
kochen кипяти́ть; вари́ть
Kocher-Kragenschnitt *m* воротникóвый разрéз *m* Кóхера (*при операции на щитовидной железе*)
Kochfestigkeit *f* устóйчивость *f* к кипячéнию
Kochfläschchen *n* кóлба *f*
Kochinchindiarrhoe *f* ангвиллюлёз *m*, стронгилоидóз *m*, кохинхи́нская диарéя *f*
Kochlea *f* ули́тка *f*
Kochleaimplantat *n*, **Kochlearimplantat** *n* ули́тковый имплантáт *m*, импланти́руемый слуховóй протéз *m*
Kochprobe *f* прóба *f* на кипячéние
Kochsalz *n*повáренная соль *f*
Kochsalzfieber *n* солевáя лихорáдка *f* (*грудных детей*)
kochsalzfrei бессолевóй
Kochsalzinfusion *f* вливáние *n* растворá повáренной сóли
Kochsalzlösung *f* раствóр *m* повáренной сóли
~, **hypertone** гипертони́ческий раствóр *m* повáренной сóли
~, **physiologische** физиологи́ческий раствóр *m* повáренной сóли
Kochsalzmangelsyndrom *n* синдрóм *m* дефици́та повáренной сóли
Kochsalzretention *f* задéржка *f* (*в организме*) повáренной сóли
Koch-Weeks-Konjunktivitis *f* конъюнктиви́т *m*, вызывáемый пáлочкой Кóха — Ви́кса, óстрый эпидеми́ческий конъюнктиви́т *m*
Kochzeit *f* врéмя *n* [продолжи́тельность *f*] кипéния
Kode *m* код *m*
~, **degenerierter** дегенери́рованный код *m*
~, **genetischer** генети́ческий код *m*
~, **genetischer überlappender** перекрывáющийся генети́ческий код *m*
~, **kolinearer** колинеáрный код *m*
Kodehydrase *f* кодегидрáза *f*, кодегидрогенáза *f*
Kodeinismus *m* кодеини́зм *m*
Ködergift *n* отрáвленная примáнка *f*
Koeffizient *m* коэффициéнт *m*
~ **der Abflußleichtigkeit** коэффициéнт *m* лёгкости оттóка
~ **der Kumulation** коэффициéнт *m* кумуля́ции
~ **der natürlichen Beleuchtung** коэффициéнт *m* естéственной освещённости
~ **der Ultraviolettsonnenbestrahlung** коэффициéнт *m* естéственной ультрафиолéтовой облучённости
Koenästhopathie *f* сенестопати́я *f*, сенсопати́я *f*
Koenzym *n* коэнзи́м *m*, кофермéнт *m*
Kofaktor *m* кофáктор *m*
Koferment *n s.* **Koenzym**
Koffeinprobefrühstück *n*, **Koffein-Probetrunk** *m* кофеи́новый прóбный зáвтрак *m*
Kohabitation *f* половóе сношéние *n*
kohärent свя́занный, сцеплённый

Kohäsionsdruck *m* повéрхностное натяжéние *n*
Kohle *f* ýголь *m*
~, **aktivierte [medizinische]** медицѝнский [активѝрованный] ýголь *m*
Kohlenfilter *n* ýгольный фильтр *m*
Kohlenhydratbedarf *m* потрéбность *f* в углевóдах
Kohlenhydrate *n pl* углевóды *m pl*
~, **assimilierbare** усвоя́емые углевóды *m pl*
~, **einfache** простые углевóды *m pl*
~, **leichtassimilierbare** легкоусвоя́емые углевóды *m pl*
~, **resorptionsfähige** усвоя́емые углевóды *m pl*
Kohlenhydratentziehung *f* диéта *f* с рéзким ограничéнием углевóдов
Kohlenhydratintoleranz *f* непереносѝмость *f* углевóдов
Kohlenhydratspaltung *f* расщеплéние *n* углевóдов
Kohlenhydrattoleranz *f* толерáнтность *f* к углевóдам
kohlensauer углекѝслый
Kohlensäureabsorber *m* абсóрбер *m* углекислоты́ (*наркозного аппарата*)
Kohlensäurebad *n* **1.** углекѝслая вáнна *f* **2.** курóрт *m* с углекѝслыми минерáльными истóчниками
Kohlensäurebindung *f* свя́зывание *n* углекислоты́
kohlensäurehaltig содержáщий углекислотý
Kohlensäure-Thermalbad *n* термáльная углекѝслая вáнна *f*
Kohlenstaublunge *f* антракóз *m* лёгких
Köhler-Erkrankung *f* болéзнь *f* Кёлера *(1. остеохондропатия ладьевидной кости стопы 2. остеонекроз головки II, III или IV костей плюсны)*
Kohlprobefrühstück *n* капýстный прóбный зáвтрак *m*
Kohortenforschung *f*, **Kohortenstudium** *n* когóртное исслéдование *n*
Koilonychie *f* койлонихѝя *f*, ложкообрáзные нóгти *m pl*
Koinzidentaugenabstandmesser *m* измерѝтель *m* межзрачкóвого расстоя́ния с пóмощью геометрѝческого мéтода (*совмещением*)
Koinzidenz *f* сосуществовáние *n*, одновремéнное налѝчие *n* (*напр. двух заболеваний*)
Koitus *m* половóе сношéние *n*
Kokainpsychose *f* кокаѝновый психóз *m*
Kokainsucht *f* кокаинѝзм *m*
Kokardenpurpura *f* постинфекциóнная кокардообрáзная пýрпура *f*, синдрóм *m* Сéйдльмайера
Kokardenzelle *f* лептоцѝт *m*
Kokken *m pl* кóкки *m pl*
Kokkenerkrankungen *f pl:*
~ **der Haut** кóкковые заболевáния *n pl* кóжи
~ **der Mundhöhle** кóкковые заболевáния *n pl* пóлости рта
Kokkenrheumatismus *m* артрѝт *m* пóсле кóкковой инфéкции
Kokkotrix *f* зернѝстая фóрма *f* туберкулёзной пáлочки

Kokzidien *f pl* кокцѝдии *f pl*
Kokzidiomykose *f*, **Kokzidiose** *f* кокцидиомикóз *m*, калифорнѝйская болéзнь *f*
kokzygeal кóпчиковый
Kolbenfinger *m pl* барабáнные пáльцы *m pl*
Kolbenhaar *n* колбовѝдный вóлос *m pl*
Kolbenschimmelpilzerkrankung *f* аспергиллёз *m*
Kolbenzelle *f* колбовѝдная клéтка *f*
Kolektomie *f* резéкция *f* тóлстой кишкѝ
Kolibakteriose *f* кóли-бактериóз *m*, кóли-бациллёз *m*
Koli-Bakterium *n* кишéчная пáлочка *f*, эшерѝхия *f* кóли
Koli-Darminfektion *f*, **Koli-Enteritis** *f* кишéчная кóли-инфéкция *f*
kolieren процéживать
Koligehalt *m*, **Koli-Index** *m* кóли-ѝндекс *m*, ѝндекс *m* кишéчной пáлочки
Kolik *f* кóлика *f*
Koli-Sepsis *f* кóли-сéпсис *m*
Koli-Serum *n* **1.** сы́воротка *f* для диагнóстики кóли-бактериóза **2.** антитоксѝческая сы́воротка *f* прóтив токсикóза при кóли-бактериóзе
Kolitis *f* колѝт *m*
~, **alimentäre** алиментáрный колѝт *m*
~, **granulomatöse** гранулематóзный колѝт *m*, болéзнь *f* Крóна
~, **hämorrhagische** геморрагѝческий колѝт *m*
~, **infektiöse** инфекциóнный колѝт *m*
~, **parasitäre** паразитáрный колѝт *m*
~, **spastische** спастѝческий колѝт *m*
~, **ulzeröse** я́зalmenный колѝт *m*
~, **urämische** уремѝческий колѝт *m*
Koli-Titer *m* кóли-титр *m*
Kolizine *n pl* колицѝны *m pl*
kollabieren спадáться *(напр. о лёгком)*
Kollagendegradation *f* деградáция *f* коллагéна
Kollagenfaser *f* коллагéновое волокнó *n*
Kollagenkrankheiten *f pl* коллагéновые болéзни *f pl*, диффýзные [системные] болéзни *f pl* соединѝтельной ткáни
Kollaps *m* коллáпс *m*
~, **orthostatischer** ортостатѝческий коллáпс *m*
Kollapsinduration *f* уплотнéние *n* учáстка лёгкого вслéдствие ателектáза
Kollapspneumonie *f* пневмонѝя *f* в ателектатѝческом учáстке лёгкого
Kollapstherapie *f* коллапсотерапѝя *f* (*туберкулёза лёгких*)
Kollapszustand *m* состоя́ние *n* коллáпса
kollar шéйный; шéечный
Kollateralbahn *f* коллатерáльный [обходнóй] путь *m*, коллатерáль *f*
Kollateralkreislauf *m* коллатерáльное кровообращéние *n*
Kollern *n* урчáние *n*
Kolliquation *f* разжижéние *n* [расплавлéние *n*] ткáней
Kolliquationsbrand *m*, **Kolliquationsnekrose** *f* колликвациóнный некрóз *m*
Kollodiumhaut *f* **der Neugeborenen** студнеобрáзная кóжа *f* новорождённых
Kollodiumverband *m* коллóдиевая повя́зка *f*

Kollodiumwolle *f* целлоиди́н *m*
Kolloid *n* колло́ид *m*
~, **lyophiles** лиофи́льный колло́ид *m*
~, **lyophobes** лиофо́бный колло́ид *m*
Kolloidkrebs *m* колло́идный рак *m*
Kolloidstruma *n* колло́идный зоб *m*
Kollonema *n* миксо́ма *f*
Kollum *n* ше́йка *f* ма́тки
Kollumachse *f* ось *f* ше́йки ма́тки
Kollumkarzinom *n* рак *m* ше́йки ма́тки
Kolobom *n* колобо́ма *f*
~ **am Sehnerveneintritt** колобо́ма *f* ди́ска зри́тельного не́рва
~ **der Iris** колобо́ма *f* ра́дужки
Kolobomrand *m* край *m* колобо́мы
Kolobomspalt *m* колобо́ма *f* хориоиде́и
Kolofiberskop *n* колоско́п *m* с воло́конной о́птикой
Kologastroplastik *f* пла́стика *f* желу́дка из то́лстой кишки́
Kolon *n* то́лстая [ободо́чная] кишка́ *f*
Kolonchirurgie *f* хирурги́я *f* то́лстого кише́чника
Kolonflexur *f* изги́б *m* то́лстой [ободо́чной] кишки́
Kolonie *f* коло́ния *f* (*бактерий*)
Koloninvagination *f* инвагина́ция *f* то́лстой кишки́
Kolonkarzinom *n* рак *m* то́лстой кишки́
Kolonpolyp *m* поли́п *m* то́лстой кишки́
Kolonresektion *f* резе́кция *f* то́лстого кише́чника
Kolontuberkulose *f* туберкулёз *m* то́лстой кишки́
Kolorimetrie *f* колориметри́я *f*
Koloskopie *f* колоскопи́я *f*
Kolostomie *f* колостоми́я *f*
Kolostralmilch *f*, **Kolostrum** *n* моло́зиво *n*
Kolotomie *f* колотоми́я *f*, рассече́ние *n* то́лстого кише́чника
Kolpitis *f* кольпи́т *m*, вагини́т *m*
Kolpohysterektomie *f* кольпогистерэктоми́я *f*, вагина́льная [влага́лищная] гистерэктоми́я *f*
Kolpoplastik *f* кольпопла́стика *f*, пла́стика *f* влага́лища
Kolporraphie *f* кольпорафи́я *f*
Kolporrhexis *f* отры́в *m* влага́лища
Kolposkopie *f* кольпоскопи́я *f*
Kolpotomie *f* кольпотоми́я *f*
Kolpozöliotomie *f* вагина́льная лапаротоми́я *f*
Kolpozystostomie *f* кольпоцистостоми́я *f*
Kolumella *f* колюме́лла *f* (*1. протез для тимпанопластики 2. нижний край носовой перегородки*)
Koma *n* ко́ма *f*
~, **azidotisches** ацидоти́ческая ко́ма *f*
~, **basedowisches** тиреотокси́ческая ко́ма *f*
~, **cholämisches** печёночная ко́ма *f*
~, **diabetisches** диабети́ческая ко́ма *f*
~, **hepatisches** печёночная ко́ма *f*
~, **hyperchlorämisches** гиперхлореми́ческая ко́ма *f*
~, **hyperglykämisches** гипергликеми́ческая ко́ма *f*
~, **hypochlorämisches** гипохлореми́ческая ко́ма *f*
~, **hypoglykämisches** гипогликеми́ческая ко́ма *f*
~, **urämisches** уреми́ческая ко́ма *f*
komatös комато́зный
Kombinationsanästhesie *f* комбини́рованная анестези́я *f*
Kombinationsbehandlung *f* комбини́рованное лече́ние *n*
Kombinationsimpfstoff *m* комбини́рованная вакци́на *f*
Kombinationsnarkose *f* комбини́рованный нарко́з *m*
Kombinationspräparat *n* комбини́рованный препара́т *m*
Komedonen *m pl* комедо́ны *m pl*, чёрные угри́ *m pl*
Komedonenquetscher *m* инструме́нт *m* для выда́вливания угре́й
Komfort *m* комфо́рт *m*
Komfortzone *f* зо́на *f* комфо́рта
Kommabazillus *m* вибрио́н *m*
Kommensalen *m pl* бакте́рии-сапрофи́ты *f pl*
Kommissur *f* комиссу́ра *f*
Kommissurenfaser *f* комиссура́льное волокно́ *n*
Kommissurotomie *f* комиссуротоми́я *f*
Kommotion *f* сотрясе́ние *n*
Kommunikation *f*, **medizinische** обме́н *m* медици́нской информа́цией
Kompakta *f* компа́ктная кость *f*
Kompartment-Syndrom *n* синдро́м *m* сдавле́ния
Kompatibilität *f* совмести́мость *f*
Kompensation *f* компенса́ция *f*
Kompensationsmechanismus *m* компенсато́рный механи́зм *m*
Kompensationsvorgang *m* компенсато́рный проце́сс *m*
Komplement *n* компле́мент *m*
Komplementaktivierung *f* актива́ция *f* компле́мента
Komplementärfarben *f pl* дополни́тельные цвета́ *m pl*
Komplementärluft *f* дополни́тельный во́здух *m*, дополни́тельный объём *m* вдо́ха
Komplementärraum *m* дополни́тельное [резе́рвное] простра́нство *n*
Komplementärvolumen *n* дополни́тельный объём *m* (*воздуха*)
Komplementbindungsreaktion *f* реа́кция *f* свя́зывания компле́мента
Komplementfaktor *m* фа́ктор *m* компле́мента
Komplementfixationstest *m* реа́кция *f* свя́зывания компле́мента
Komplementkomponente *f* компоне́нт *m* компле́мента
Komplementtitrierung *f* титрова́ние *n* компле́мента
Komplex *m* ко́мплекс *m*
Komplextherapie *f* ко́мплексная терапи́я *f*
Komplexvakzine *f* поливакци́на *f*
Komplikation *f* осложне́ние *n*
Komplikationsgefahr *f* опа́сность *f* осложне́ния
komplikationslos неосложнённый

Komplikationsprophylaxe *f* предупрежде́ние *n* [профила́ктика *f*] осложне́ний
Komplikationsrisiko *n* риск *m* осложне́ния
komplizierend осложня́ющий
kompliziert 1. сло́жный **2.** осложнённый
Komponente *f* компоне́нт *m*, составна́я часть *f*
~, **bindgewebige** соединительноткáнный компоне́нт *m*
~, **epitheliale** эпителиа́льный компоне́нт *m*
~, **mesenchymale** мезенхима́льный компоне́нт *m*
~, **stromabhängige** потокозави́симый элеме́нт *m* (*напр. аппарата искусственной вентиляции лёгких*)
~, **vaskuläre** сосу́дистый компоне́нт *m*
Kompositionstumor *m* композицио́нная о́пухоль *f*
Kompositum *n* сбор *m*, смесь *f* (*лекарственных трав*)
Kompost *m* компо́ст *m*
Kompresse *f* компре́сс *m*
Kompression *f* сдавле́ние *n*, сжа́тие *n*
Kompressionsabdruck *m* компрессио́нный сле́пок *m*
Kompressionsanämie *f* анеми́я *f* от сдавле́ния арте́рии
Kompressionsatelektase *f* компрессио́нный ателекта́з *m*
Kompressionsband *n* турнике́т *m*, компрессио́нная ле́нта *f*
Kompressionsbruch *m* компрессио́нный перело́м *m*
Kompressionserscheinungen *f pl* (про)явле́ния *n pl* сдавле́ния
Kompressionsfraktur *f* компрессио́нный перело́м *m*
Kompressionshöhenkammer *f* компрессио́нная барока́мера *f*
Kompressionslähmung *f* компрессио́нный парали́ч *m*
Kompressionsmyelitis *f* компрессио́нный миели́т *m*
Kompressionssyndrom *n* компрессио́нный синдро́м *m*
~, **spinales** спина́льный компрессио́нный синдро́м *m*
Kompressionstherapie *f* компрессио́нное лече́ние *n*
~, **externe pneumatische** лече́ние *n* вне́шней пневмати́ческой компре́ссией
Kompressionsthrombose *f* компрессио́нный тромбо́з *m*
Kompressionsverband *m* да́вящая повя́зка *f*
Kompressionszeichen *n*, **Gunnsches** симпто́м *m* артериовено́зного перекре́ста, симпто́м *m* Са́люса — Гу́нна
Kompressorium *n* турнике́т *m*, пело́т *m*
komprimieren сжима́ть, сда́вливать
Komputeraudiometrie *f* компью́терная аудиометри́я *f*
Konchotomie *f* конхотоми́я *f*
~, **scharfe** конхотоми́я *f* при по́мощи ре́жущего инструме́нта
Kondensatorelektrode *f* конденса́торный электро́д *m*

Konditionalfaktor *m* фа́ктор *m*, свя́занный с усло́виями среды́
Konditionalismus *m* кондиционали́зм *m*
Kondom *m* кондо́м *m*, презервати́в *m*
Konduktion *f* **1.** проведе́ние *n* **2.** переда́ча *f* (*наследственного признака*)
Konduktor *m* **1.** проводни́к *m* **2.** переда́тчик *m* (*наследственного признака*)
Kondylennagel *m* мы́щелковый гвоздь *m*
Kondylom *n* кондило́ма *f*
~, **breites** широ́кая кондило́ма *f*
~, **spitzes** остроконе́чная кондило́ма *f*
Konfabulation *f* конфабуля́ция *f*
~, **mnestische** мнемони́ческая конфабуля́ция *f*
~, **phantastische** фантасти́ческая конфабуля́ция *f*
~, **substituierende** замеща́ющая конфабуля́ция *f*
Konfabulose *f* конфабулёз *m*
Konfiguration *f* конфигура́ция *f* (*напр. сердца*)
Konflikt *m* конфли́кт *m*
~, **innerer [intrapsychischer]** внутрипсихи́ческий конфли́кт *m*
~, **situativer äußerer** ситуацио́нный вне́шний конфли́кт *m*
Konfluenzstein *m* сливно́й ка́мень *m*
Kongelation *f* отмороже́ние *n*
kongenital врождённый
Kongestion *f* гипереми́я *f*, полнокро́вие *n*; ме́стный засто́й *m* кро́ви
Kongestionsabszeß *m* натёчник *m*, натёчный абсце́сс *m*
Konglomerattuberkel *m* сливна́я туберкулёма *f*
Konglomerattumor *m* опухолеви́дный конгломера́т *m*
Konglutinationsmittel *n* конглютини́рующее сре́дство *n*
Konglutinin *n* конглютини́н *n*
Kongressus *m* полово́е сноше́ние *n*
Kongruenz *f* конгру́энтность *f*
Konidien *f pl* кони́дии *f pl*, конидиоспо́ры *f pl*
Konisation *f* кониза́ция *f*, конусови́дная биопси́я *f*
Konjunktiva *f* конъюнкти́ва *f*
Konjunktivalprobe *f* конъюнктива́льная про́ба *f*
Konjunktivalreaktion *f* конъюнктива́льная реа́кция *f*
Konjunktivalreflex *m* конъюнктива́льный рефле́кс *m*
Konjunktivalsack *m* конъюнктива́льный мешо́к *m*
Konjunktivitis *f* конъюнктиви́т *m*
~, **chronische** хрони́ческий конъюнктиви́т *m*
~, **infektiöse** инфекцио́нный конъюнктиви́т *m*
~ **bei Masern** корево́й конъюнктиви́т *m*
konkav во́гнутый
konkavkonvex во́гнуто-вы́пуклый
Konklination *f* рота́торное движе́ние *n* глаз с накло́ном вертика́льного меридиа́на внутри́
Konkordanz *f* конкорда́нтность *f*
Konkrement *n* конкреме́нт *m*, ка́мень *m*
~ **der Bindehaut** лока́льное уплотне́ние *n* конъюнкти́вы
Konkrementbildung *f* камнеобразова́ние *n*
Konkretion *f* сраще́ние *n*

Konkurrenzhemmung *f* конкуре́нтное ингиби́рование *n*
konnatal приобретённый внутриутро́бно; врождённый
Konnektivitiden *f pl s.* **Kollagenkrankheiten**
Konnex *m* связь *f*, соедине́ние *n*
Konsanguinität *f* кро́вное родство́ *n*
konsekutiv после́довательный
konservativ консервати́вный
Konservenblut *n* консерви́рованная кровь *f*
Konservierungsflüssigkeit *f* консерви́рующая жи́дкость *f*
Konservierungslösung *f* консерви́рующий раство́р *m*
Konservierungsmilieu *n* консерви́рующая среда́ *f*
Konservierungsmittel *n*, **Konservierungsstoff** *m* консерва́нт *m*
Konservierungsverfahren *n* ме́тод *m* консерва́ции
~ **durch Hochfrequenzerwärmung** консерви́рование *n* с по́мощью по́ля ультравысо́кой частоты́
Konsilium *n* конси́лиум *m*
Konsistenz *f* консисте́нция *f*
Konsolidierung *f* консолида́ция *f*; среста́ние *n* (*перелома*)
konstant постоя́нный
Konstanthaltung *f* сохране́ние *n* постоя́нства
Konstipation *f* запо́р *m*
Konstitution *f* конститу́ция *f*
~, **asthenische** астени́ческая конститу́ция *f*
~, **athletische** атлети́ческая конститу́ция *f*
~, **dysplastische** диспласти́ческая конститу́ция *f*
~, **epileptische** эпилепти́ческая конститу́ция *f*
~, **genetische** геноти́п *m*, генети́ческая конститу́ция *f*
~, **hypersthenische** гиперстени́ческая [пикни́ческая] конститу́ция *f*
~, **lymphatische** лимфати́ческая конститу́ция *f*
~, **psychische** психи́ческая конститу́ция *f*
~, **pyknische** *s.* **Konstitution, hypersthenische**
~, **zyklothyme** циклотими́ческая конститу́ция *f*
Konstitutionstyp *m* тип *m* конститу́ции
Konstriktion *f* сжа́тие *n*, сдавле́ние *n*
Konstriktionsbiß *m* констрикти́вный при́кус *m*
konsultieren консульти́ровать
Konsumptionskoagulopathie *f* коагулопати́я *f* потребле́ния
Konsumptionskrankheit *f* истоща́ющее заболева́ние *n*
Konsumptionstest *m* тест *m* конзу́мпции, про́ба *f* Ште́ффена
Kontagiosität *f* контагио́зность *f*
Kontakt *m* конта́кт *m*
~, **affektiver** аффекти́вный конта́кт *m*
~, **direkter** прямо́й [непосре́дственный] конта́кт *m*
Kontaktallergie *f* конта́ктная аллерги́я *f*
Kontaktaugenglas *n* конта́ктная ли́нза *f*
Kontaktekzem *n* конта́ктная экзе́ма *f*
~, **allergisches** аллерги́ческая конта́ктная экзе́ма *f*
~, **dyshidrotisches** дисгидроти́ческая конта́ктная экзе́ма *f*
Kontaktfläche *f* конта́ктная пове́рхность *f* (*зуба*)
Kontaktglas *n* конта́ктная ли́нза *f*
Kontakthemmung *f* конта́ктное торможе́ние *n*
Kontaktinfektion *f* конта́ктная инфе́кция *f*
Kontaktinsektizid *n* конта́ктный инсектици́д *m*
Kontaktmetastase *f* имплантацио́нный [конта́ктный] метаста́з *m*
Kontaktpaste *f* электро́дная па́ста *f*
Kontaktperson *f* лицо́ *n*, име́вшее конта́кт с больны́м инфекцио́нным заболева́нием
Kontaktrezeptor *m* конта́ктный реце́птор *m*
Kontaktschalenbestimmung *f* подбо́р *m* конта́ктной ли́нзы
Kontaktsensibilisierung *f* конта́ктная сенсибилиза́ция *f*
Kontaktthermometer *n* конта́ктный термо́метр *m*
Kontaktulkus *n* конта́ктная я́зва *f*
Kontamination *f* **1.** бактериа́льное загрязне́ние *n* **2.** контамина́ция *f* (*пищевых продуктов*) **3.** радиоакти́вное загрязне́ние *n*
Kontaminations-Überwachung *f* контро́ль *m* за радиоакти́вным загрязне́нием
Kontentivverband *m* иммобилизу́ющая повя́зка *f*
Kontinenzorgan *n* сфи́нктер *m*
Kontinuität *f* непреры́вность *f*
~, **genetische** генети́ческая непреры́вность *f*
Kontinuitätstrennung *f*, **Kontinuitätsunterbrechung** *f* наруше́ние *n* непреры́вности
Kontophobie *f* контофоби́я *f*, айхлеофоби́я *f*, оксифоби́я *f*
Kontraextension *f* противовытяже́ние *n*
Kontraindikation *f* противопоказа́ние *n*
~ **für die Arbeit** (медицинское) противопоказа́ние *n* к рабо́те
Kontrainzision *f* контрапертýра *f*
Kontraktilität *f* сократи́мость *f*
Kontraktilitätsindex *m* и́ндекс *m* сократи́мости
Kontraktion *f* сокраще́ние *n*
~, **isometrische** изометри́ческое сокраще́ние *n* (*мышцы*)
~, **isotonische** изотони́ческое сокраще́ние *n* (*мышцы*)
~, **klonische** клони́ческое сокраще́ние *n*
Kontraktionsatelektase *f* контракцио́нный ателекта́з *m*
Kontraktionsenergie *f* эне́ргия *f* сокраще́ния
Kontraktionsermüdung *f* утомле́ние *n* (*мышцы*) при сокраще́нии
Kontraktionsfähigkeit *f* сократи́тельная спосо́бность *f*
Kontraktionskraft *f* си́ла *f* сокраще́ния (*мышцы*)
Kontraktionsring *m* контракцио́нное ко́льцо *n* (*матки*)
Kontraktionsschmerz *m* боль *f*, свя́занная с сокраще́нием по́лого о́ргана (*напр. матки*)
Kontraktionswärme *f* теплота́ *f* сокраще́ния
Kontraktionszyklus *m* цикл *m* (серде́чного) сокраще́ния

Kontraktur *f* контракту́ра *f*
~, **dermatogene** дерматоге́нная контракту́ра *f*
~, **multiple angeborene** мно́жественный врождённый артрогрипо́з *m*, синдро́м *m* Гере́на — Сте́рна
kontralateral контралатера́льный, располо́женный на противополо́жной стороне́
Kontrapertur *f* контраперту́ра *f*
Kontrapunktion *f* контрапу́нкция *f*
Kontrastdarstellung *f* контра́стное изображе́ние *n* (*рентгеновское*)
Kontrastdiät *f* контра́стная [зигзагообра́зная] дие́та *f*
Kontrastechokardiographie *f* контра́стная эхокардиогра́фи́я *f*
Kontrasteinlauf *m* контра́стная кли́зма *f*
Kontrastempfindung *f* контра́стная различи́тельная светова́я чувстви́тельность *f*
Kontrastfärbung *f* контра́стная окра́ска *f* (*препарата*)
Kontrastgedanken *m pl* контра́стные мы́сли *f pl*
Kontrastgefühle *n pl* контра́стные чу́вства *n pl*
Kontrastmittel *n* контра́стное вещество́ *n*
~, **lebergängiges** контра́стное вещество́ *n*, выделя́емое пе́ченью
~, **nierengängiges** контра́стное вещество́ *n*, выделя́емое по́чками
~, **öliges** ма́сляное контра́стное вещество́ *n*
~, **wasserlösliches** водораствори́мое контра́стное вещество́ *n*
Kontrastmittelunverträglichkeit *f* непереноси́мость *f* контра́стного вещества́
Kontrastmittelzwischenfall *m* осложне́ние *n* при примене́нии контра́стного вещества́
Kontrazeption *f* контраце́пция *f*, противозача́точное мероприя́тие *n*
~, **hormonelle** гормона́льная контраце́пция *f*
~, **orale** перора́льная контраце́пция *f*
kontrazeptiv противозача́точный
Kontrazeptivum *n* противозача́точное сре́дство *n*, контрацепти́в *m*
Kontrollanalyse *f* контро́льный ана́лиз *m*
Kontrolle *f* контро́ль *m*
~ **durch staatliche Hygieneinspektion** госуда́рственный санита́рный надзо́р *m*, санита́рный контро́ль *m*
~, **telemetrische** телеметри́ческий контро́ль *m*
Kontrollfall *m* контро́льный слу́чай *m*; контро́льное наблюде́ние *n*
Kontrollgen *n* контроли́рующий ген *m*, ген-регуля́тор *m*
Kontrollmessungen *f pl* **zur Einhaltung der Strahlenschutzverordnung** санита́рно-дозиметри́ческий контро́ль *m*
Kontrollstamm *m* контро́льный штамм *m* (*напр. микроорганизма*)
Kontrolluntersuchung *f* дополни́тельное [контро́льное] обсле́дование *n*
Konturschuß *m* ко́нтурное огнестре́льное ране́ние *n*
Kontusion *f* конту́зия *f*, уши́б *m*
Kontusionsherd *m* оча́г *m* конту́зии
Kontusionspneumonie *f* контузио́нная пневмони́я *f*
Kontusionsring *m* поясо́к *m* осадне́ния (*у входного отверстия огнестрельного ранения*)
Kontusionsrosette *f*, **Kontusionsstar** *m* контузио́нная [розе́точная] катара́кта *f*
Konus *m* ко́нус *m*
~, **myopischer [nasaler]** миопи́ческий ко́нус *m*
Konusstenose *f* **1.** конусови́дный стено́з *m* **2.** стено́з *m* лёгочного ко́нуса
Konussyndrom *n* синдро́м *m* пораже́ния ко́нуса спинно́го мо́зга
Konvergenz *f* конверге́нция *f*
~, **akkommodative** аккомодати́вная конверге́нция *f*
~, **asymmetrische** асимметри́чная конверге́нция *f*
Konvergenzbestrahlung *f* конверге́нтное облуче́ние *n*
Konvergenzbewegung *f* конверге́нция *f*, сведе́ние *n* зри́тельных осе́й
Konvergenzbreite *f*, **relative** си́ла *f* относи́тельной конверге́нции
Konvergenzeinstellung *f* состоя́ние *n* конверге́нции
Konvergenzimpuls *m* и́мпульс *m* к конверге́нции
Konvergenzkrampf *m* спазм *m* конверге́нции
Konvergenzlähmung *f* парали́ч *m* конверге́нции
Konvergenzmessung *f* измере́ние *n* конверге́нции
Konvergenznahpunkt *m* ближа́йшая то́чка *f* я́сного ви́дения при бинокуля́рном иссле́довании
Konvergenznystagmus *m* ниста́гм *m* при перехо́де из диверге́нции в конверге́нцию
Konvergenzparese *f* паре́з *m* конверге́нции
Konvergenzreaktion *f* реа́кция *f* конверге́нции
Konvergenzschielen *n* сходя́щееся косогла́зие *n*, эзотропи́я *f*
Konvergenzschwäche *f* сла́бость *f* конверге́нции
Konvergenzstrahler *m* конверге́нтный облуча́тель *m*
Konvergenztremor *m* о́чень бы́стрые нистагмо́идные движе́ния *n pl* при конверге́нции
Konvergenzvorgang *m* проце́сс *m* конверге́нции
Konvergenzwinkel *m* у́гол *m* конверге́нции
Konvexbrille *f* очки́ *pl* с вы́пуклыми стёклами
Konvexitätsmeningeom *n* менингео́ма *f* конвекси́та́льной пове́рхности мо́зга
Konvexitätsmeningitis *f* менинги́т *m* с преиму́щественным пораже́нием сво́да мо́зга
Konvexitätssyndrom *n* синдро́м *m* конвекси́та́льной пове́рхности мо́зга
konvexkonkav вы́пукло-во́гнутый
Konvexspiegel *m* вы́пуклое зе́ркало *n*
Konvolut *n* конволю́та *f* (*упаковка нескольких таблеток*)
Konvulsion *f* су́дорога *f*, конву́льсия *f*
Konvulsionstherapie *f* противосу́дорожная терапи́я *f*
Konzentration *f* концентра́ция *f*
~, **absolute tödliche** абсолю́тно смерте́льная концентра́ция *f*
~, **fallende 1.** снижа́ющаяся концентра́ция *f* **2.** ряд *m* разведе́ний

~, **letale** смерте́льная концентра́ция *f*
~, **maximal zulässige** преде́льно допусти́мая концентра́ция *f*
~, **mittlere letale** сре́дняя смерте́льная концентра́ция *f*
~, **tödliche** смерте́льная концентра́ция *f*
~, **toxische** токси́ческая концентра́ция *f*
~, **unterschwellige** подпоро́говая концентра́ция *f*
~, **wirksame** де́йствующая концентра́ция *f*
Konzentrationsfähigkeit *f* **1.** концентрацио́нная спосо́бность *f* (*напр. почек*) **2.** спосо́бность *f* концентри́ровать (*напр. внимание*)
Konzentrationsprobe *f* концентрацио́нная про́ба *f*
Konzentrationsschwäche *f* недоста́точная концентрацио́нная фу́нкция *f* (*почек*)
Konzentrationsversuch *m* про́ба *f* для определе́ния концентрацио́нной спосо́бности (*почек*)
Konzeption *f* зача́тие *n*
Konzeptionsoptimum *n* оптима́льный пери́од *m* для зача́тия
Konzeptionsverhütung *f* предупрежде́ние *n* зача́тия
Konzeptionszeit *f* моме́нт *m* зача́тия
Koordination *f* координа́ция *f*
Koordinationsstörung *f* наруше́ние *n* координа́ции
Kopawa-Balsam *m* перувиа́нский бальза́м *m*
Kopf *m* голова́ *f*; голо́вка *f*, *Caput*
~, **dicker kurzer** пахицефали́я *f*
~ **des Kopfbeines** голо́вка *f* голо́вчатой ко́сти
~, **kurzer** коро́ткая голо́вка *f*
~, **langer** дли́нная голо́вка *f*
~ **einer rohrförmigen Nadel** голо́вка *f* тру́бчатой иглы́
Kopfbein *n* голо́вчатая кость *f*
Kopfbeinkopf *m* голо́вка *f* голо́вчатой ко́сти
Kopfblutgeschwulst *f* кефалогемато́ма *f*
Köpfchen *n* голо́вка *f*
~ **des Steigbügels** голо́вка *f* стре́мени
Kopfelektrode *f* черепно́й электро́д *m*
Kopfende *n* **1.** изголо́вье *n* **2.** головно́й коне́ц *m*
Kopferhöher *m* подголо́вник *m*
Kopffavus *m* фа́вус *m* [парша́ *f*] волоси́стой ча́сти головы́
Kopfgeräusch *n* ду́ющий шум *m* при аускульта́ции висо́чной о́бласти
Kopfgeschwulst *f* родова́я о́пухоль *f*
Kopfgrind *m s.* **Kopffavus**
Kopfhaar *n* во́лос *m* головы́
Kopfhaartrichophytie *f*, **chronische entzündliche infiltrative** инфильтрати́вная хрони́ческая воспали́тельная трихофити́я *f* волоси́стой ча́сти головы́
Kopfhängelage *f* положе́ние *n* со све́шенной голово́й
Kopfhaut *f* ко́жа *f* головы́
~, **behaarte** волоси́стая часть *f* головы́
Kopfjucken *n* зуд *m* волоси́стой ча́сти головы́
Kopfkissen *n* поду́шка *f*
Kopfknochenleitung *f s.* **Knochenleitung**
Kopflage *f* головно́е предлежа́ние *n* (*плода*)
Kopflicht *n* ло́бный освети́тель *m*
Kopflichtbad *n* электросветолече́ние *n* о́бласти головы́
Kopfmuskel *m* мы́шца *f* головы́
~, **gerader** пряма́я мы́шца *f* головы́
~, **langer** дли́нная мы́шца *f* головы́
~, **schräger** коса́я мы́шца *f* головы́
Kopfnicker *m* груди́но-ключи́чно-сосцеви́дная мы́шца *f*
Kopfnickergeschwulst *f* гемато́ма *f* вследствие родово́й тра́вмы в о́бласти груди́но-ключи́чно-сосцеви́дной мы́шцы
Kopfprothese *f* проте́з *m* голо́вки (*сустава*)
Kopfrose *f* ро́жа *f* головы́
Kopfschlagader *f* со́нная арте́рия *f*
~, **äußere** нару́жная со́нная арте́рия *f*
~, **gemeinsame** о́бщая со́нная арте́рия *f*
~, **innere** вну́тренняя со́нная арте́рия *f*
Kopfschmerz *m* головна́я боль *f*
Kopfschmerzmittel *n* сре́дство *n* про́тив головно́й бо́ли
Kopfschnitt *m* краниотоми́я *f*
Kopfschuppen *f pl* пе́рхоть *f*
Kopfschußwunde *f* огнестре́льная ра́на *f* головы́
Kopfschütteln *n* пока́чивание *n* голово́й
Kopfschüttelnystagmus *m* ниста́гм *m* кача́ния
Kopfschützer *m* сре́дство *n* защи́ты головы́
Kopfschwarte *f* сухожи́льный шлем *m*
Kopfschweiß *m* потли́вость *f* головы́
Kopfspeicheldrüse *f* больша́я слю́нная железа́ *f*
Kopfstütze *f* подголо́вник *m*
Kopftieflage *f* положе́ние *n* (*больного*) с опу́щенным головны́м концо́м (*напр. койки*)
Kopftyphus *m* сыпно́й тиф *m*
Kopfumfang *m* окру́жность *f* головы́
Köpfung *f* декапита́ция *f*
Kopfverband *m* повя́зка *f* на го́лову
Kopfverletzung *f* поврежде́ние *n* [ране́ние *n*] головы́
Kopfwassersucht *f* гидроцефали́я *f*, водя́нка *f* головно́го мо́зга
Kopfweh *n* головна́я боль *f*
Kopfwender *m* груди́но-ключи́чно-сосцеви́дная мы́шца *f*
Kopfwenderschlagader *f* груди́но-ключи́чно-сосцеви́дная арте́рия *f*
Kopfwunde *f* ра́на *f* головы́
Kopfzange *f* головны́е щипцы́ *pl* (*акушерские*)
Kophochirurgie *f* кофохирурги́я *f*, функциона́льная хирурги́я *f* у́ха
Kopplung *f* сцепле́ние *n* (*напр. наследственных признаков*)
Kopplungsbruch *m* разры́в *m* сцепле́ния
Kopplungsgleichgewicht *n* равнове́сие *n* по сцепле́нию
Kopplungsgrad *m* сте́пень *f* сцепле́ния
Kopragogum *n* послабля́ющее сре́дство *n*
Koproantikörper *m pl* антитела́ *n pl*, содержа́щиеся в ка́ле
Koprokultur *f* копрокульту́ра *f*
Koprolith *m* копроли́т *m*, ка́ловый ка́мень *m*
Koprologie *f* копроло́гия *f*
Koprom *n s.* **Kotgeschwulst**
Koprophagie *f* скатофаги́я *f*, копрофаги́я *f*
Koprophilie *f* копрофили́я *f*

Koproporphyrie *f*, **kongenitale erythropoetische** врождённая эритропоэтическая копропорфирия *f*
Koproporphyrin *n* копропорфирин *m*
Koproporphyrinurie *f*, **hepatische** печёночная копропорфиринурия *f*
Kopulation *f* копуляция *f*, совокупление *n*
Kopulationsfähigkeit *f* способность *f* к копуляции
Korakoid *n* клювовидный отросток *m*
Korallenstar *m* коралловидная катаракта *f*
Korallenstein *m* коралловидный камень *m* (*почечной лоханки*)
Korbschall *m*, **perkutorischer** коробочный перкуторный звук *m*
Korbzelle *f* корзинчатая клетка *f*
Korektopie *f* эктопия *f* зрачка
Korelyse *f* рассечение *n* синехий радужной оболочки
Korestenose *f* сужение *n* зрачка
Koretomie *f* иридотомия *f*
Korium *n* дерма *f*, кориум *m*
korkenzieherartig штопорообразный
Kornährenbinde *f*, **Kornährenverband** *m* колосовидная повязка *f*
Kornberg-Enzym *n* энзим *m* Корнберга, ДНК-полимераза *f*
Körnchen *n* гранула *f*
Körnchenzelle *f* зернистая клетка *f*; гранулоцит *m*
Kornea *f* роговая оболочка *f* глаза, роговица *f* (*s. a.* **Cornea**)
Kornealberührungsreflex *m* корнеальный рефлекс *m*
Kornealentzündung *f* воспаление *n* роговой оболочки, кератит *m*
Korneallinse *f* контактная роговичная линза *f*
Kornealreflex *m* корнеальный рефлекс *m*
Kornealschale *f s.* **Korneallinse**
Korneoskleralwunde *f* корнеосклеральная рана *f*
Körnerkrankheit *f* трахома *f*
Körnerschicht *f* зернистый слой *m*
Körnerzelle *f* зернистая клетка *f*
Kornzange *f* корнцанг *m*
Koronarangiographie *f* коронарная ангиография *f*
Koronararterie *f* коронарная [венечная] артерия *f*
Koronararterienstenose *f* стеноз *m* коронарной [венечной] артерии
Koronarblut *n* кровь *f* из коронарных [венечных] артерий
Koronarbypaß *m* коронарный шунт *m*
Koronarchirurgie *f* хирургия *f* коронарных сосудов сердца
Koronardilatationskatheterisierung *f* дилатационная катетеризация *f* коронарных сосудов
Koronardilatator *m* коронародилатирующее средство *n*
Koronardurchblutungsgeschwindigkeit *f* скорость *f* коронарного кровотока
Koronardurchfluß *m* коронарный кровоток *m*
Koronargefäßstenose *f s.* **Koronarstenose**
Koronariitis *f* коронарит *m*
Koronarika *f* коронарная [венечная] вена *f* желудка
Koronarinfarkt *m* инфаркт *m* миокарда (*s. a.* **Herzinfarkt**)
Koronarinsuffizienz *f* коронарная недостаточность *f*
Koronarkrankheit *f* коронарная болезнь *f*, ишемическая болезнь *f* сердца
Koronarkreislauf *m* коронарное кровообращение *n*
Koronarnaht *f* венечный шов *m* черепа
Koronarographie *f* коронарография *f*
Koronarostienstenose *f* стеноз *m* устья коронарного сосуда
Koronarreserve *f* резерв *m* коронарного кровотока
Koronarstenose *f* стеноз *m* коронарных [венечных] сосудов сердца
Koronarvene *f* коронарная [венечная] вена *f*
Koronarwiderstand *m* сопротивление *n* в коронарных артериях
Koronavirus *n* коронавирус *m*
Körper *m* тело *n*, организм *m*
Körperabhärtung *f* закаливание *n* организма
Körperabschnitt *m* отдел *m* [участок *m*] тела
Körperakupunktur *f* корпоральная акупунктура *f*
Körperanstrengung *f* физическое напряжение *n*
Körper-Antigen *n* О-антиген *m*, антиген *m* тела бактерии
Körperbau *m* телосложение *n*
körperbehindert физически слабый; немощный; физически неполноценный
Körperbewegung *f* телодвижение *n*
Körperchen *n* тельце *n*
körpereigen гомологичный
Körperentspannung *f* расслабление *n* [релаксация *f*] тела, общая релаксация *f*
Körperentwicklung *f* физическое развитие *n*
Körperersatzstück *n* протез *m*
körperfremd чужеродный
Körpergewicht *n* масса *f* тела
Körpergleichgewicht *n* равновесие *n* тела
Körpergröße *f* рост *m*
Körperhälfte *f* половина *f* тела
Körperhaltung *f* осанка *f*
Körperhauptschlagader *f* аорта *f*
Körperhöhe *f* рост *m*
Körperhöhle *f* полость *f* тела
Körperhöhlenauskleidung *f* выстилка *f* полостей тела (*напр. серозных полостей*)
Körperkerntemperatur *f* температура *f* внутри тела (*сублингвальная, ректальная*)
Körperkreislauf *m*, **großer** большой круг *m* кровообращения
Körperlage *f* положение *n* тела
Körperlaus *f* платяная вошь *f*
Körpermasse *f* масса *f* тела
Körpermaße *n pl*, **einzelne** парциальные размеры *m pl* тела
Körpermessung *f* соматометрия *f*
Körpermitteltemperatur *f* средняя температура *f* тела
Körperoberfläche *f* поверхность *f* тела

Körperoberflächentemperatur *f* температýра *f* на повéрхности тéла
Körperöffnung *f* естéственное отвéрстие *n*
Körperproportionsveränderung *f* изменéние *n* пропóрций тéла
Körperregion *f* óбласть *f* [зóна *f*] тéла
Körperseite *f* сторонá *f* тéла
Körpersollgewicht *n* дóлжный вес *m* тéла
Körperstellung *f* положéние *n* тéла, пóза *f*; осáнка *f*
~, **aufrechte** вертикáльное положéние *n* тéла
Körpertemperatur *f* температýра *f* тéла
Körperüberhitzung *f* перегревáние *n* тéла, óбщая гипертермúя *f*
Körperübung *f* физúческое упражнéние *n*
Körperverletzung *f* ранéние *n* [повреждéние *n*] тéла
Körperviertelsyndrom *n* синдрóм *m* полукýртки
Körperwasserverlust *m* потéря *f* жúдкости, обезвóживание *n* органúзма
Korpuskarzinom *n* рак *m* тéла мáтки
Korpuskularvakzine *f* корпускулярная вакцúна *f*
Korrektion *f* коррéкция *f*
Korrektionsbrille *f* корригúрующие очкú *pl*
Korrektionsglas *n* корригúрующая лúнза *f*
Korrektionsgymnastik *f* корригúрующая гимнáстика *f*
Korrektionsoperation *f* корригúрующая оперáция *f*
Korrektur *f* **der astigmatischen Fehler** исправлéние *n* астигматúзма
Korrekturosteotomie *f* корригúрующая остеотомúя *f*
Korrelation *f* корреля́ция *f*
Korrelationsanalyse *f* корреляциóнный анáлиз *m*
Korrelationskoeffizient *m* коэффициéнт *m* корреля́ции
Korrespondenz *f* корреспондéнция *f* сетчáток
~, **anomale [regelwidrige]** аномáльная корреспондéнция *f* сетчáток
Korrigenzien *n pl* веществá *n pl*, улучшáющие вкусовы́е свóйства лекáрства
Korrosionspräparat *n* коррозиóнный препарáт *m*
Korrugationsfalten *f pl* **der Hornhaut** лúнии *f pl* кератокóнуса в стрóме роговúцы
Korsett *n* корсéт *m*
Kortikalisdicke *f* толщинá *f* кóркового слóя (*напр. кости*)
Kortikalisosteoid *n* кортикáльный остеóид *m*
Kortikalissequester *m* кортикáльный секвéстр *m*
Kortikalisspan *m* кортикáльный кóстный трансплантáт *m*
Kortikektomie *f* удалéние *n* (учáстка) коры́ (*мозга*)
Kortikographie *f* электрокортикографúя *f*
Kortikoide *n pl* кортикóиды *m pl*
Kortikosteroide *n pl* кортикостерóиды *m pl*
Kortikosteroidmyopathie *f* кортикостерóидная миопатúя *f*
Kortikotropin *n* кортикотропúн *m*, кортикотрóпный гормóн *m*
kortiko-viszeral кортиковисцерáльный
Kortisol *n* кортизóл *m*
Kortison *n* кортизóн *m*
Kortisonentzugssyndrom *n* синдрóм *m* отмéны кортикóидов
Kortisonoide *n pl* кортикостерóиды *m pl*
Korynebakterien *f pl* коринебактéрии *f pl*
Koryza *f* **neonatorum** нáсморк *m* новорождённых
Kosmetik *f*, **operative dermatologische** оперативная дерматологúческая космéтика *f*
Kosmetikmassage *f* косметúческий массáж *m*
Kosmomedizin *f* космúческая медицúна *f*
Kost *f* **1.** пúща *f* **2.** диéта *f*; рациóн *m*; стол *m*
~, **alkalisierende** ощелáчивающая диéта *f*
~, **ballaststoffreiche** диéта *f*, богáтая клетчáткой
~, **basenüberschüssige** щелочнáя диéта *f*
~, **eiweißreiche** высокобелкóвая диéта *f*
~, **gemischte** смéшанное питáние *n*
~, **kalorienarme** малокалорúйный рациóн *m*
~, **kochsalzreduzierte** малосолевáя диéта *f*
~, **kohlenhydratarme** малоуглевóдная диéта *f*
~, **kohlenhydratfreie** безуглевóдная диéта *f*
~, **laktovegetabile** молóчно-растúтельная диéта *f*
~, **proteinreiche** белкóвая диéта *f*
~, **salzarme** диéта *f* с ограничéнием сóли
~, **salzlose** бессолевáя диéта *f*
~, **säureüberschüssige** кúслая пúща *f*
~, **synthetische** синтетúческая диéта *f*
~, **tägliche** сýточный рациóн *m*
~, **vegetarische** вегетариáнская пúща *f*
~, **vollwertige** полноцéнное питáние *n*
Kostalatmung *f* груднóе [рёберное] дыхáние *n*
Kostalstigma *n* флюктуúрующее ребрó *n*
Kosten I *n* дегустáция *f*
Kosten II *pl* расхóды *m pl*, издéржки *f pl*; стóимость *f*
~ **pro Krankenversorgungstag** стóимость *f* кóйко-дня
Kostenanschlag *m* предварúтельное исчислéние *n* стóимости (*лечения*)
Kostenberechnung *f* счёт *m* (*за лечение*)
Kostenersatz *m* возмещéние *n* расхóдов [издéржек]
Kosten-Nutzen-Analyse *f*, **Kosten-Resultat-Analyse** *f* анáлиз *m* затрáт и эффектúвности
Kostensatz *m* тарúф *m*, расцéнка *f* (*напр. за лечение*)
Kostenträger *m* организáция *f* *или* лицó *n*, оплáчивающие лечéние
Kostmann-Syndrom *n* синдрóм *m* Кóстманна, дéтский врождённый агранулоцитóз *m*
Kostoklavikularsyndrom *n* рёберно-ключúчный синдрóм *m*
Kostoperichondrose *f* перихондрóз *m* ребрá
Kostotransversektomie *f* костотрансверзэктомúя *f*
Kostprobe *f* дегустáция *f*
Kot *m* кал *m*, фекáлии *pl*
~, **acholischer** ахолúческий кал *m*
~, **breiförmiger** кашицеобрáзный кал *m*
~, **dünnflüssiger** жúдкий кал *m*
~, **farbloser** обесцвéченный кал *m*
~, **fragmentierter** фрагментúрованный кал *m*

~, **halbflüssiger** кашицеобра́зный кал *m*
~, **schafkotähnlicher** «ове́чий» кал *m*
Kotabgang *m* испражне́ние *n*, опорожне́ние *n* кише́чника
Kotälchen *n* кише́чная у́грица *f*
Kotballen *m* офо́рмленный кал *m*
Kotbefund *m* результа́т *m* ана́лиза ка́ла
Kotempfänger *m* калоприёмник *m*
Kotessen *n* копрофаги́я *f*
Kotfistel *f* ка́ловый свищ *m*
Kotgeschwulst *f* ка́ловая «о́пухоль» *f* (*опухолеподобное скопление кала в кишечнике*)
Kotkultur *f* копрокульту́ра *f*
Kotprobe *f*, **frische** иссле́дование *n* све́жего ка́ла
Kotstauung *f* копроста́з *m*
Kotstein *m* копроли́т *m*, ка́ловый ка́мень *m*
Kotyledon *f* котиледо́н *m*, до́лька *f* плаце́нты
Kovarianz *f*, **genetische** генети́ческая ковариа́нта *f*
Koxalgie *f* коксалги́я *f*
Koxarthrose *f* коксартро́з *m*
Koxiellose *f* коксиеллёз *m*, лихора́дка *f* Q
Koxitis *f* кокси́т *m*
Kozymase *f* кодегидра́за *f*, козима́за *f*
Kraatz-Rollenplastik *f* опера́ция *f* Кра́тца (*метод операции при недержании мочи*)
Kräfteverfall *m* упа́док *m* сил
Kraftgerät *n* тренажёр *m* для разви́тия си́лы
Kräftigungsmittel *n* тонизи́рующее сре́дство *n*
Kräftigungsübung *f* укрепля́ющее упражне́ние *n*
Kraftlosigkeit *f* бесси́лие *n*, сла́бость *f*
Kraftmesser *m* динамо́метр *m*
Kraftübung *f* силово́е упражне́ние *n*
Kragenknopfabszeß *m* абсце́сс *m* в ви́де запо́нки
Kragenschnitt *m* воротникообра́зный разре́з *m*
Krähenauge *n* «воро́ний глаз» *m* (*мозоль*)
Krallenhand *f* когтеобра́зное положе́ние *n* па́льцев рук (*при параличе локтевого нерва*)
Krallennagel *m* онихогрифо́з *m*
Krallenpinzette *f* хирурги́ческий пинце́т *m*
Krämerkrätze *f* чесо́тка *f* ла́вочников
Krampf *m* су́дорога *f*
~, **galvanischer** гальвани́ческая су́дорога *f*
~, **klonischer** клони́ческая су́дорога *f*
~, **oraler** ора́льная су́дорога *f*
Krampfader *f* варико́зно расши́ренная ве́на *f*
Krampfaderbruch *m* варикоце́ле *n*
Krampfaderknoten *m* варико́зный у́зел *m*
Krampfanfall *m* су́дорожный припа́док *m*
Krampfanlage *f* спазмофили́я *f*
Krampfbehandlung *f* противосу́дорожная терапи́я *f*
Krampfgift *n* су́дорожный яд *m*
Krampfhusten *m* су́дорожный ка́шель *m*
Krampflähmung *f* парали́ч *m*, возника́ющий по́сле су́дорог
krampflösend противосу́дорожный
Krampfmittel *n pl* **1.** противосу́дорожные [антиконвульси́вные] сре́дства *n pl* **2.** спазмолити́ческие сре́дства *n pl*
Krampfstrom *m* су́дорожный потенциа́л *m* (*на ЭЭГ*)
Krampfurämie *f* су́дороги *f pl* при уреми́и
Krampfwehen *f pl* **1.** спасти́ческие бо́ли *f pl* **2.** су́дорожное [спасти́ческое] сокраще́ние *n* ма́тки, кло́нус *m* ма́тки
Krampfzustand *m* спасти́ческое состоя́ние *n*
Kramponzahn *m* крампо́нный зуб *m*
Krampus *m* боле́зненная тони́ческая су́дорога *f*
Krampusneurose *f* су́дорожный невро́з *m*
kranial краниа́льный, черепно́й
Kraniektomie *f* краниэктоми́я *f* (*резекция костей черепа*)
kraniofazial че́репно-лицево́й
Kraniometrie *f* измере́ние *n* че́репа
Kranioneuralgie *f* невралги́я *f* ко́жи головы́
Kraniopagus *m* краниопа́г *m*
Kraniopharyngeom *n* краниофарингео́ма *f*
Kraniorhachischisis *f* краниорахиши́з *m*, врождённое расщепле́ние *n* че́репа и позвоно́чника
Kranioschisis *f* краниоши́з *m*, врождённое расщепле́ние *n* косте́й че́репа
Kraniosklerose *f* краниосклеро́з *m*, остеосклеро́з *m* че́репа
Kraniostenose *f* краниостено́з *m*
Kraniostosis *f* краниосто́з *m*, преждевре́менное окостене́ние *n* швов че́репа
Kraniotabes *f* размягче́ние *n* косте́й че́репа
Kraniotomie *f* краниотоми́я *f*
Kraniotraxie *f* извлече́ние *n* плода́ за головно́й коне́ц
Kranium *n* че́реп *m*
Kranke *m* больно́й *m*; пацие́нт *m*
kränkeln прихва́рывать
Krankenanstalt *f s.* **Krankenhaus**
Krankenauto *n* санита́рный автомоби́ль *m*
Krankenbahre *f* носи́лки *pl*
~, **fahrbare** ката́лка *f*
Krankenbericht *m* дневни́к *m* в исто́рии боле́зни
Krankenbesuch *m* посеще́ние *n* больно́го; обхо́д *m* (*врача*)
Krankenbett *n* больни́чная ко́йка *f*
Krankenbild *n* клини́ческая карти́на *f*
Krankenblatt *n* исто́рия *f* боле́зни (*документ*)
Krankenbuch *n* кни́га *f* регистра́ции больны́х
Krankendiät *f* дие́та *f* больно́го
Krankendienst *m* обслу́живание *n* больны́х (*в больнице или поликлинике*)
Krankenernährung *f* пита́ние *n* больны́х
Krankenfahrstuhl *m* **1.** лифт *m* для больны́х **2.** кре́сло-коля́ска *n*
Krankenflugzeug *n* санита́рный самолёт *m*
Krankenfürsorge *f* диспансе́рное обслу́живание *n*
Krankengeld *n* посо́бие *n* по боле́зни
Krankengeschichte *f* исто́рия *f* боле́зни
Krankengut *n* клини́ческий материа́л *m*; коли́чество *n* больны́х
Krankengymnast *m* методи́ст *m* по лече́бной физкульту́ре
Krankengymnastik *f* лече́бная физкульту́ра *f*
Krankenhaus *n* больни́ца *f*; стациона́р *m*

~, **kommunales** муниципа́льная (*напр. городская*) больни́ца *f*
~, **regionales** территориа́льная больни́ца *f*
~, **städtisches** городска́я больни́ца *f*
Krankenhausabteilung *f* отделе́ние *n* больни́цы
Krankenhausambulatorium *n* амбулато́рия *f* при больни́це
Krankenhausaufenthalt *m* пребыва́ние *n* в больни́це
Krankenhausaufnahme *f* госпитализа́ция *f*
Krankenhausaufnahmeschein *m* направле́ние *n* в больни́цу
Krankenhausbetreuung *f* обслу́живание *n* больны́х в больни́це
Krankenhausbetriebsrecht *n* пра́во *n* больни́цы
Krankenhausbett *n* больни́чная ко́йка *f*
krankenhauseigen больни́чный, принадлежа́щий больни́це
Krankenhauseinweisung *f* госпитализа́ция *f*
Krankenhausentlassung *f* вы́писка *f* из больни́цы
Krankenhausepidemie *f* внутрибольни́чная эпиде́мия *f*
Krankenhausfall *m* слу́чай *m* госпитализа́ции
Krankenhausfinanzierung *f* финанси́рование *n* больни́цы
Krankenhausführungskräfte *f pl* руково́дство *n* [руководя́щий персона́л *m*] больни́цы
Krankenhausgesetz *n* зако́н *m* о больни́цах
Krankenhaushäufigkeit *f* частота́ *f* госпитализа́ции
Krankenhaushygiene *f* больни́чная гигие́на *f*
Krankenhausinfektion *f* внутрибольни́чная инфе́кция *f*
Krankenhausinvestition *f* капита́льные вложе́ния *n pl* в больни́цу
Krankenhauskapazität *f* мо́щность *f* больни́цы
Krankenhauskosten *pl* расхо́ды *m pl* на содержа́ние больни́цы; сто́имость *f* содержа́ния больни́цы
Krankenhauslabor *n* больни́чная лаборато́рия *f*
Krankenhausleistung *f* объём *m* рабо́ты больни́цы
Krankenhausleitung *f* управле́ние *n* [администра́ция *f*] больни́цы
Krankenhausletalität *f* больни́чная лета́льность *f*
Krankenhausmarketing *n* совоку́пность *f* пла́тных мероприя́тий больни́цы
Krankenhausmortalität *f* больни́чная лета́льность *f*
Krankenhauspatient *m* стациона́рный больно́й *m*
Krankenhauspflege *f* стациона́рный ухо́д *m*
Krankenhausplanung *f* внутрибольни́чное плани́рование *n*
Krankenhausrecht *n* пра́во *n* больни́цы
Krankenhausstation *f* стациона́р *m*
Krankenhaustag *m* ко́йко-день *m*
Krankenhaustyp *m* тип *m* больни́цы
Krankenhausverwaltung *f s.* **Krankenhausleitung**
Krankenhausverweildauer *f* продолжи́тельность *f* пребыва́ния в больни́це
Krankenhauswesen *n* больни́чное де́ло *n*
Krankenkasse *f* больни́чная ка́сса *f*
Krankenkassenleistung *f* опла́та *f* лече́ния больни́чными ка́ссами
Krankenmassage *f* лече́бный масса́ж *m*
Krankenpflege *f* ухо́д *m* за больны́м
Krankenpflegeart *f* ме́тод *m* ухо́да за больны́м
Krankenpflegeartikel *m pl* предме́ты *m pl* ухо́да за больны́м
Krankenpflegebedingungen *f pl* усло́вия *n pl* ухо́да за больны́м
Krankenpflegegesetz *n* пра́вила *n pl* ухо́да за больны́м
Krankenpfleger *m* санита́р *m*
Krankenpflegerin *f* сиде́лка *f*; санита́рка *f*
Krankensaal *m* больни́чная пала́та *f*
Krankensänfte *f* носи́лки *pl*
Krankenschein *m* листо́к *m* нетрудоспосо́бности, больни́чный лист *m*
Krankenschwester *f* медици́нская сестра́ *f*, медсестра́ *f*
Krankenstation *f* стациона́р *m*
Krankentafel *f* **mit der Fieberkurve** прикрова́тная доще́чка *f* с температу́рной криво́й
Krankentisch *m* прикрова́тный сто́лик *m*
Krankentrage *f* носи́лки *pl*
Krankenuntersuchung *f* обсле́дование *n* больно́го
Krankenurlaub *m* о́тпуск *m* по боле́зни
Krankenversicherung *f* страхова́ние *n* на слу́чай боле́зни
Krankenversorgung *f* обеспе́чение *n* больны́х
Krankenwaage *f* медици́нские весы́ *pl*
Krankenwagen *m* санита́рная автомаши́на *f*; (авто)маши́на *f* ско́рой по́мощи
Krankenwärter *m* санита́р *m* (*в психиатрической клинике*)
Krankenzimmer *n* больни́чная пала́та *f*
krankhaft боле́зненный
Krankheit *f* боле́знь *f*, заболева́ние *n* (*s. a.* Erkankung)
~, **absonderungspflichtige** заболева́ние *n*, при кото́ром больно́й подлежи́т изоля́ции
~, **allergische** аллерги́ческая боле́знь *f*
~, **allgemeingefährliche** заболева́ние *n*, представля́ющее опа́сность для окружа́ющих
~, **angeborene** врождённая боле́знь *f*
~, **ansteckende** зара́зная [контагио́зная] боле́знь *f*
~, **anzeigepflichtige** заболева́ние *n*, о кото́ром сле́дует посла́ть извеще́ние
~, **armenische** периоди́ческая [армя́нская] боле́знь *f*, семе́йная средиземномо́рская лихора́дка *f*, пароксизма́льный перитони́т *m*
~, **autoimmune** аутоимму́нная боле́знь *f*
~, **begleitende** сопу́тствующее заболева́ние *n*
~, **behandlungspflichtige** боле́знь *f*, подлежа́щая обяза́тельному лече́нию
~, **englische** рахи́т *m*, «англи́йская боле́знь» *f*
~, **fünfte** пя́тая боле́знь *f*, инфекцио́нная эрите́ма *f*
~, **gewerbliche** профессиона́льная боле́знь *f*
~, **hospitalisierungspflichtige** заболева́ние *n*, при кото́ром больно́й подлежи́т обяза́тельной госпитализа́ции

~, **iatrogene** ятрогéнное заболевáние *n*
~, **innere** внýтренняя болéзнь *f*
~, **interkurrente** интеркуррéнтная болéзнь *f*
~, **konsumierende** истощáющая болéзнь *f*
~, **Korsakowsche** кóрсаковский психóз *m*
~, **manisch-depressive** маниакáльно-депрессúвный психóз *m*
~, **meldepflichtige** *s.* **Krankheit, anzeigepflichtige**
~, **nichtansteckende** незарáзное заболевáние *n*
~, **psychische** психúческое заболевáние *n*
~, **quarantänepflichtige** болéзнь *f*, при котóрой обязáтелен карантúн
~, **Schönleinsche** ревматóидная пýрпура *f*, болéзнь *f* Шéнлейна
~, **schwarze** тропúческая спленомегалúя *f*, калá-азáр *m*
~, **sechste** шестáя болéзнь *f*, трёхднéвная лихорáдка *f*
~, **sporadische** спорадúческая болéзнь *f*
~, **überstandene** перенесённое заболевáние *n*
~, **venerische** венерúческая болéзнь *f*
~, **Wernickesche** алкогóльная энцефалопатúя *f*
Krankheitsaktivität *f* актúвность *f* болéзни
Krankheitsausbreitung *f* распространéние *n* болéзни
Krankheitsausbruch *m* вспышка *f* болéзни
Krankheitsausgang *m* исхóд *m* болéзни
Krankheitsbeginn *m* начáло *n* болéзни [заболевáния]
~, **akuter** óстрое начáло *n* заболевáния
~, **schleichender** постепéнное начáло *n* болéзни
Krankheitsbekämpfung *f* борьбá *f* с заболевáнием
Krankheitsbereitschaft *f* предрасполóженность *f* [предрасположéние *n*] к болéзни
Krankheitsbild *n* картúна *f* болéзни
Krankheitsdauer *f* длúтельность *f* болéзни
Krankheitsdiagnose *f* диáгноз *m* болéзни
Krankheitserreger *m* возбудúтель *m* болéзни
Krankheitsfall *m* слýчай *m* заболевáния
Krankheitsform *f*, **ausgeprägte** вьıраженная [развёрнутая] картúна *f* болéзни
Krankheitsgeheimnis *n* врачéбная тáйна *f*
Krankheitsgeschichte *f* **1.** истóрия *f* болéзни **2.** анáмнез *m* настоя́щего заболевáния
Krankheitsherd *m* **1.** патологúческий очáг *m* **2.** очáг *m* заболевáния
Krankheitsintensität *f* интенсúвность *f* [тя́жесть *f*, вьıраженность *f*] болéзни
Krankheitskosten *pl*, **ambulante** стóимость *f* амбулатóрного лечéния
Krankheitsmeldepflicht *f* обязáтельное извещéние *n* о слýчае заболевáния
Krankheitsprogredienz *f* прогрессúрование *n* болéзни
Krankheitstag *m* день *m* болéзни
Krankheitsüberträger *m* перенóсчик *m* (инфекциóнных) заболевáний
Krankheitsursache *f* этиологúческий фáктор *m*, причúна *f* болéзни
krankheitsverdächtig подозрúтельный по заболевáнию
Krankheitsverhütung *f* первúчная профилáктика *f* заболевáний
Krankheitsverlauf *m* течéние *n* болéзни
~, **abortiver** абортúвное течéние *n* болéзни
~, **akuter** óстрое течéние *n* болéзни
~, **atypischer** атипúчное течéние *n* болéзни
~, **chronischer** хронúческое течéние *n* болéзни
~, **rezidivierender** рецидивúрующее течéние *n* болéзни
~, **torpider** торпúдное течéние *n* болéзни
~, **verzögerter** затяжнóе течéние *n* болéзни
Krankheitsvorbeugung *f* профилáктика *f* [предупреждéние *n*] болéзни
Krankheitsvorläufer *m* предвéстник *m* болéзни
Krankheitsvorstadium *n* предболéзнь *f*
Krankheitszeichen *n* прúзнак *m* болéзни
Krankschreibung *f* вьıдача *f* больнúчного листá
Kranzarterie *f s.* **Kranzschlagader**
Kranzgefäßwiderstand *m* коронáрное сопротивлéние *n*
Kranzschlagader *f* коронáрная [венéчная] артéрия *f*
~ **des Herzens** коронáрная [венéчная] артéрия *f* сéрдца
~ **der Hüfte** артéрия *f*, окружáющая подвздóшную кость
~ **des Schulterblattes** артéрия *f*, окружáющая лопáтку
Kranzstar *m* венéчная катарáкта *f*
Kranzvene *f* **des Magens** коронáрная [венéчная] вéна *f* желýдка
Krätze *f* чесóтка *f*
Kratzjucken *n* чесóточный зуд *m*
Kratzspur *f* расчёс *m*
Kratzwunde *f* царáпина *f*
Kräuter *n pl* трáвы *f pl*; растúтельные (лекáрственные) срéдства *n pl*
Kräuteraufguß *m* травянóй настóй *m*
Kräuterheilkunde *f* лечéние *n* трáвами
Kräutertee *m* лекáрственный чай *m*
Kreatin *n* креатúн *m*
Kreatinin *n* креатинúн *m*
Kreatinin-Clearance *f* клúренс *m* по креатинúну (*тест функции почек*)
Kreatinurie *f* креатинурúя *f*
Kreatorrhoe *f* креаторéя *f*
Krebs *m* рак *(s. a.* **Karzinom***)*
Krebsangst *f* канцерофобúя *f*, карцинофобúя *f*
Krebsaussaat *f* диссеминáция *f* рáка
Krebsbetreuungsstelle *f* онкологúческий диспансéр *m*
Krebsbildung *f* канцерогенéз *m*
Krebs-Cyclus *m* цикл *m* Крéбса (*цикл трикарбоновых кислот*)
Krebsdiagnose *f* диáгноз *m* рáка
Krebserkennung *f* диагнóстика *f* рáка
krebserzeugend канцерогéнный
krebsfrei не страдáющий рáком
Krebsfrüherkennung *f* рáнняя диагнóстика *f* рáка
Krebsfürsorge *f* диспансéрное обслýживание *n* онкологúческих больньıх
Krebsgeschwulst *f* рáковая óпухоль *f*; рак *m*
Krebsgewebe *n* рáковая ткань *f*

Krebs-Mehrschritt-Therapie *f* многоэта́пное лече́ние *n* злока́чественной о́пухоли
Krebsmetastase *f* метаста́з *m* ра́ка
Krebsperle *f* ра́ковая жемчу́жина *f*
Krebssterblichkeit *f* сме́ртность *f* от ра́ка
Krebsvorsorge *f* мероприя́тия *n pl* по профила́ктике ра́ка
Krebsvorsorgeuntersuchung *f* профилакти́ческое обсле́дование *n* для выявле́ния ра́ка, онкологи́ческий скри́нинг *m*
Krebszelle *f* ра́ковая кле́тка *f*
Krebszell(en)embolie *f* эмболи́я *f* ра́ковыми кле́тками
Kreide *f* мел *m*
~, **spanische** тальк *m*
Kreidezunge *f* «мелово́й» язы́к *m*
Kreisatmung *f* вспомога́тельное дыха́ние *n* по за́мкнутому ко́нтуру (*при наркозе*)
Kreisbinde *f* циркуля́рная повя́зка *f*
Kreiselgeräusch *n* шум *m* волчка́
Kreishaarschwund *m* гнёздная алопеци́я *f*, кругови́дное облысе́ние *n*
Kreiskrankenhaus *n* райо́нная [окружна́я] больни́ца *f*
Kreislauf *m* циркуля́ция *f*
~ **des Blutes** кровообраще́ние *n*
~, **extrakorporeller** экстракорпора́льное кровообраще́ние *n*
~, **fetaler** кровообраще́ние *n* плода́
~, **gekreuzter** перекрёстное кровообраще́ние *n*
~, **großer** большо́й круг *m* кровообраще́ния
~, **kleiner** ма́лый круг *m* кровообраще́ния
Kreislauffunktionsprüfung *f* функциона́льное иссле́дование *n* гемодина́мики
Kreislaufgrößen *f pl* пара́метры *m pl* кровообраще́ния
Kreislaufgymnastik *f* гимна́стика *f*, напра́вленная на трениро́вку сосу́дов
Kreislaufinsuffizienz *f* недоста́точность *f* кровообраще́ния
Kreislaufkollaps *m* сосу́дистый колла́пс *m*
Kreislauflabor *n* лаборато́рия *f* по изуче́нию серде́чно-сосу́дистой систе́мы
Kreislaufmittel *n* серде́чно-сосу́дистое сре́дство *n*
Kreislauforgane *n pl* о́рганы *m pl* кровообраще́ния
Kreislaufregulation *f* регуля́ция *f* кровообраще́ния
Kreislaufregulationsstörung *f* наруше́ние *n* регуля́ции кровообраще́ния
Kreislaufstabilität *f* стаби́льность *f* [усто́йчивость *f*] гемодина́мики
Kreislaufsteuerung *f* регуля́ция *f* кровообраще́ния
Kreislaufstützung *f* поддержа́ние *n* кровообраще́ния
Kreislaufsystem *n* сосу́дистая систе́ма *f*
Kreislaufüberwachung *f* наблюде́ние *n* за состоя́нием кровообраще́ния
Kreislaufverfall *m*, **rascher** колла́пс *m*
Kreislaufzeit *f* ско́рость *f* кровото́ка
Kreispoliklinik *f* райо́нная [окружна́я] поликли́ника *f*
kreißen рожа́ть
Kreißende *f* роже́ница *f*
Kreißsaal *m* роди́льный зал *m*
Kreisverband *m* циркуля́рная повя́зка *f*
Kremaster *m* мы́шца *f*, поднима́ющая [подве́шивающая] я́ичко
Kremation *f* крема́ция *f*
Krepitation *f* крепита́ция *f*
Krescendogeräusch *n* нараста́ющий шум *m*
Kretinismus *m* кретини́зм *m*
Kreuz *n*, **Rotes** Кра́сный Крест *m*
Kreuzagglutination *f* перекрёстная агглютина́ция *f*
Kreuzallergie *f* перекрёстная аллерги́я *f*
Kreuzband *n* крестови́дная свя́зка *f*
Kreuzbein *n* крестéц *m*, крестцо́вая кость *f*
Kreuzbeinhorn *n* крестцо́вый рожо́к *m*
Kreuzbeinkanal *m* крестцо́вый кана́л *m*
Kreuzbeinschlagader *f* крестцо́вая арте́рия *f*
Kreuzbeinwirbel *m* крестцо́вый позвоно́к *m*
Kreuzbiß *m* латера́льный [перекрёстный] при́кус *m*
Kreuz-Darmbeingelenk *n* крестцо́во-подвздо́шное сочлене́ние *n*
Kreuzfeuerbestrahlung *f* перекрёстное облуче́ние *n*
Kreuzgeflecht *n* крестцо́вое сплете́ние *n*
Kreuzimmunität *f* перекрёстный иммуните́т *m*
Kreuzkopf *m* седлови́дный че́реп *m*
Kreuznerv *m* крестцо́вый нерв *m*
Kreuzprobe *f* перекрёстная про́ба *f* (*при определении группы крови*)
Kreuzreaktion *f* перекрёстная реа́кция *f*
Kreuzresistenz *f* перекрёстная [группова́я] резисте́нтность *f*
Kreuzschmerz *m* бо́ли *f pl* в крестце́
Kreuzschnitt *m* крестообра́зный разре́з *m*
Kreuz-Steißbeinmuskel *m* крестцо́во-ко́пчиковая мы́шца *f*
Kreuztisch *m* координа́тный сто́лик *m*
Kreuzung *f* **1.** хиа́зма *f*, перекре́ст *m* **2.** скре́щивание *n*
~, **interspezifische** межвидово́е скре́щивание *n*
~, **kongruente** конгру́энтное скре́щивание *n*
~, **reziproke** реципро́кное скре́щивание *n*
Kreuzungsbogen *m*, **Salusscher** симпто́м *m* артериовено́зного перекре́ста, симпто́м *m* Са́люса — Гу́нна
Kreuzungsprodukt *n* гибри́д *m*, результа́т *m* скре́щивания
Kreuzungssterilität *f* гибри́дная стери́льность *f*
Kreuzverband *m* крестообра́зная повя́зка *f*
Kreuzversuch *m s.* **Kreuzprobe**
Kreuzwirbel *m* крестцо́вый позвоно́к *m*
Kribbelkrankheit *f* эрготи́зм *m*, отравле́ние *n* спорыньёй
Kribbeln *n* формика́ция *f*, «по́лзание *n* мура́шек»
Kriechlappen *m* ползу́чий ло́скут *m*
Kriegsbeschädigte *m* инвали́д *m* войны́
kriegsblind потеря́вший зре́ние на войне́
Kriegschirurgie *f* вое́нно-полева́я хирурги́я *f*
Kriegsnephritis *f* нефри́т *m* вое́нного вре́мени, око́пный нефри́т *m*

Kriegsneurose *f* невро́з *m* вое́нного вре́мени
Kriegspsychiatrie *f* вое́нная психиатри́я *f*
Kriegsverletzung *f* ране́ние *n*, полу́ченное во вре́мя войны́
Krikoarytänoideus *m* перстнечерпалови́дная мы́шца *f*
Krikoarytänoidgelenk *n* перстнечерпалови́дный суста́в *m*
Krippe *f* я́сли *pl*
Krippenalter *n* я́сельный во́зраст *m*
Krise *f* криз *m*
~, **adrenergische** адрена́ловый [адренерги́ческий] криз *m*
~, **gastrische** желу́дочный криз *m*
~, **hämolytische** гемолити́ческий криз *m*
~, **hypertonische** гипертони́ческий криз *m*
~, **hypotonische** гипотони́ческий криз *m*
~, **myasthenische** миастени́ческий криз *m*
~, **thyreotoxische** тиреотокси́ческий криз *m*
~, **vasovagale** сосу́дистый ва́гусный криз *m*
~, **vegetative** вегетати́вный криз *m*
Krisis *f* кри́зис *m*
Kristallinse *f* хруста́лик *m*
Kristallinsenkapsel *f* ка́псула *f* хруста́лика
Kristapunktion *f* пу́нкция *f* гре́бня подвздо́шной ко́сти
Kristeller-Handgriff *m* приём *m* Кри́стеллера для извлече́ния плода́ (*метод вмешательства при родах*)
Kriterium *n* крите́рий *m*
~ **der hygienischen Bewertung** крите́рий *m* гигиени́ческой оце́нки
~ **der Zurechnungsunfähigkeit** крите́рий *m* невменя́емости
Krokodilstränen-Syndrom *n* синдро́м *m* «крокоди́ловых слёз», секре́ция *f* слёз во вре́мя еды́
Krone *f* **1.** вене́ц *m* **2.** коро́нка *f*
Kronenbohrer *m* коро́нковый бор *m*
Kronenentferner *m* коронкоснима́тель *m*
Kronenfortsatz *m* вене́чный отро́сток *m*
Krönig-Schallfelder *n pl* звуковы́е поля́ *n pl* Кре́нига
Krönlein-Schema *n* схе́ма *f* Кре́нлейна (*кранио-церебральной топографии*)
Kronpulpa *f* коро́нковая пу́льпа *f*
Kropf *m* зоб *m*, стру́ма *f*
~, **diffuser** диффу́зный зоб *m*
~, **eisenharter** ка́менный зоб *m*, стру́ма *f* Ри́деля
~, **endemischer** эндеми́ческий зоб *m*
~, **euthyreoter** эутирео́идный зоб *m*
~, **hyperthyreoter** гипертирео́идный зоб *m*
~, **knotiger** узлово́й зоб *m*
~, **lymphomatöser** лимфомато́зный зоб *m*
~, **primär-blander** доброка́чественный зоб *m*
~, **retrosternaler** загруди́нный [внутригрудно́й] зоб *m*
Kropfabtragung *f* струмэктоми́я *f*
Kropfendemie *f* зо́бная эндеми́я *f*
Kropfherz *n*, **toxisches** тиреотокси́ческое се́рдце *n*
Kropfoperation *f* опера́ция *f* на щитови́дной железе́

Krückenlähmung *f* парали́ч *m* плечево́го сплете́ния в результа́те по́льзования костылём
Krugatmen *n* амфори́ческое дыха́ние *n*
Krukenberg-Armstumpf *m* культя́ *f* по Кру́кенбергу, рука́ *f* Кру́кенберга, культя́ *f* предпле́чья ти́па «клешни́»
Krukenberg-Tumor *m* о́пухоль *f* Кру́кенберга, метастати́ческая двухсторо́нняя о́пухоль *f* яи́чников при ра́ке желу́дка
Krummdarm *m* подвздо́шная кишка́ *f*
Krummhals *m* кривоше́я *f*
Krümmung *f* кривизна́ *f*
Krümmungsametropie *f* рефракцио́нная аметропи́я *f*
Krümmungshypermetropie *f* рефракцио́нная дальнозо́ркость *f*
Krupp *m* круп *m*
~, **diphtherischer [echter]** дифтери́йный [и́стинный] круп *m*
Krüppel *m* инвали́д *m*, кале́ка *m*
Krupphusten *m* ла́ющий ка́шель *m* при кру́пе
Kruralhernie *f* бе́дренная гры́жа *f*
Krurotomie *f* круротоми́я *f*
Kruse-Sonne-Ruhrbakterie *f* дизентери́йная бакте́рия *f* Кру́зе — Зо́нне, *Shigella sonnei*
Krustenbildung *f* образова́ние *n* стру́па [ко́рочки]
Kryoalgesie *f* боль *f* при возде́йствии хо́лода
Kryoapplikation *f* криоаппликáция *f*
Kryoästhesie *f* повы́шенная чувстви́тельность *f* к хо́лоду
Kryochirurgie *f* криохирурги́я *f*
Kryodesikkation *f* лиофи́льная су́шка *f*
Kryoelektrode *f* криоэлектро́д *m*
Kryogel *n* криоге́ль *m*
Kryoglobulin *n* криоглобули́н *m*
Kryoglobulinämie *f* криоглобулинеми́я *f*
Kryopräzipitation *f* криопреципита́ция *f*, холодо́вая преципита́ция *f*
Kryotherapie *f* криотерапи́я *f*, лече́ние *n* хо́лодом
Kryotonsillektomie *f* криотонзиллэктоми́я *f*
Krypte *f* кри́пта *f*
Kryptitis *f* крипти́т *m*
Kryptokokkose *f* криптококко́з *m*, европе́йский бластомико́з *m*, торулёз *m*
Kryptokokkus *m* криптоко́кк *m*
Kryptomnesie *f* криптомнези́я *f*
Kryptophthalmus *n* криптофта́льм *m*
Kryptorchismus *m* крипторхи́зм *m*
Kryptosporidiose *f* криптоспоридио́з *m*
Kubitaldrüse *f*, **Kubitallymphknoten** *m* лимфати́ческий у́зел *m* локтево́го сги́ба
Kuchenniere *f* галетообра́зная по́чка *f*
Kugelbakterien *f pl* ко́кки *m pl*
Kugelgelenk *n* шарови́дный суста́в *m*
Kugellinse *f* шарови́дный хруста́лик *m*
Kugeln *f pl* ша́рики *m pl*, гло́були *pl* (*лекарственная форма*), *globuli*
Kugelstäbchen *n* коккобакте́рия *f*
Kugelthrombus *m* шарови́дный тромб *m*
Kugelzelle *f* сфероци́т *m*, шарови́дный эритроци́т *m*
Kugelzellenanämie *f* сфероцита́рная анеми́я *f*

Kühle-Bakterien *f pl* психрофи́льные бакте́рии *f pl*
kühlen охлажда́ть
Kühlsalbe *f* кольдкре́м *m*, охлажда́ющая мазь *f*
Kühlschrank *m* холоди́льный шкаф *m*, холоди́льник *m*
Kühlung *f* охлажде́ние *n*
Kühlungsgrad *m* сте́пень *f* охлажде́ния
Kuhmilchallergie *f* аллерги́я *f* к коро́вьему молоку́
Kuhmilchanämie *f* анеми́я *f*, свя́занная со вска́рмливанием дете́й коро́вьим молоко́м
Kuhmilchunverträglichkeit *f* непереноси́мость *f* коро́вьего молока́
Kuhpocken *pl* коро́вья о́спа *f*
Kuhpockenlymphe *f* о́спенная вакци́на *f*, вакци́на *f* Дже́ннера
Kuldoskop *n* кульдоско́п *m*
Kulissenschnitt *m* кули́сный разре́з *m*
Kultur *f* культу́ра *f*
~, **aerobe** аэро́бная культу́ра *f*
~, **anaerobe** анаэро́бная культу́ра *f*
~, **mikrobiologische** бактериологи́ческая культу́ра *f*
~, **pulverisierte** вы́сушенная и превращённая в порошо́к бактериа́льная культу́ра *f*
Kulturfiltrat *n* фильтра́т *m* культу́ры (*микроорганизмов*)
Kulturpassage *f* пасса́ж *m* культу́ры (*клеток или микроорганизмов*)
Kultursubstrat *n* пита́тельная среда́ *f* для культу́р (*клеток или микроорганизмов*)
Kummel-Punkt *m* то́чка *f* Ку́ммеля (*болезненная при надавливании, признак аппендицита*)
Kumulation *f* кумуля́ция *f*
Kumulationseigenschaft *f* кумуляти́вное сво́йство *n*
Kumulationswirkung *f* кумуляти́вное де́йствие *n*
Kunstafter *m* иску́сственный за́дний прохо́д *m*
Kunstarm *m* проте́з *m* руки́
Kunstbein *n* проте́з *m* ноги́
Kunstfaden *m* иску́сственная [синтети́ческая] нить *f*
Kunststoffprothese *f* проте́з *m* из иску́сственного материа́ла
Kunstzahn *m* иску́сственный зуб *m*
Kupferdrahtreflex *m* симпто́м *m* ме́дной про́волоки
Kupferfinnen *f pl* кра́сные [ро́зовые] угри́ *m pl*
Kupfermangelanämie *f* анеми́я *f* при дефици́те ме́ди
Kupferstar *m* хальќоз *m* хруста́лика
Kupfer-Sternzelle *f* ку́пферова кле́тка *f*, звёздча́тый ретикулоци́т *m*
kupieren купи́ровать
Kuppelraum *m* надбараба́нное простра́нство *n*, а́ттик *m*
Kuppelraumcholesteatom *n* аттика́льная [эпитимпана́льная] холестеато́ма *f*
Kuppenweichheit *f* размягче́ние *n* косте́й сво́да че́репа (*у новорождённых*)
Kupulogramm *n* купулогра́мма *f*
Kupulolithiasis *f* купулолитиа́з *m*
Kur *f* лече́ние *n*, курс *m* лече́ния
kurabel излечи́мый, поддаю́щийся лече́нию
Kuranstalt *f* санато́рий *m*; лече́бное учрежде́ние *n*
Kurantritt *m* поступле́ние *n* на куро́ртное лече́ние
Kurare *n* кура́ре *m*
Kurarelähmung *f* парали́ч *m* при отравле́нии кура́ре
Kurarzt *m* курорто́лог *m*
kurativ лече́бный
Kuraufenthalt *m* пребыва́ние *n* на куро́рте
kurbedürftig нужда́ющийся в куро́ртном лече́нии
Kurbehandlung *f* куро́ртное лече́ние *n*
Kurbeihilfe *f* дота́ция *f* к санато́рной путёвке
Kurbeitrag *m* пла́та *f* за куро́ртное лече́ние
Kurbett *n* куро́ртная ко́йка *f*, ко́йка *f* на куро́рте
Kureffekt *m* (непосре́дственный) результа́т *m* куро́ртного лече́ния
Kureinrichtung *f* куро́ртное учрежде́ние *n*; куро́ртное сооруже́ние *n*
Kureintrittsreaktion *f* реа́кция *f* больно́го при поступле́нии на куро́рт
Kurentlassung *f* вы́писка *f* из санато́рия
Kurerfolg *m* результа́т *m* [эффе́кт *m*] куро́ртного лече́ния
Kürettage *f* кюрета́ж *m*, выска́бливание *n*
Kürette *f* кюре́тка *f*
Kürettieren *n s.* **Kürettage**
Kurfürsorge *f* санато́рно-куро́ртная по́мощь *f*
Kurgast *m* куро́ртный больно́й *m*
Kurheim *n* куро́ртный пансиона́т *m*
Kurkarte *f* куро́ртная кни́жка *f* больно́го
Kurklinik *f* куро́ртная кли́ника *f*
Kurkrise *f* куро́ртный криз *m*
Kurmethode *f* ме́тод *m* куро́ртного лече́ния
Kurmittel *n*, **ortsgebundenes** ме́стное куро́ртное сре́дство *n*
Kurort *m* куро́рт *m*
Kurortbehandlung *f* куро́ртное лече́ние *n*
Kurortheilmaßnahmen *f pl* ко́мплекс *m* лече́бных мероприя́тий на куро́рте
Kurortklimadienst *m* куро́ртная климатологи́ческая слу́жба *f*
Kurortlehre *f* курортоло́гия *f*
Kurortmedizin *f*, **Kurortwesen** *n* куро́ртное де́ло *n*; курортоло́гия *f*
Kurortwissenschaft *f* курортоло́гия *f*
Kurpatient *m* куро́ртный больно́й *m*
Kurpfuscher *m* зна́харь *m*
Kurreaktion *f* реа́кция *f* на куро́ртное лече́ние; бальнеореа́кция *f*
Kürschnernaht *f* скорня́жный шов *m*
Kurübungsweg *m* тренирово́чный маршру́т *m* для прогу́лок на куро́рте
Kuru-Virus *n* ви́рус *m* ку́ру
Kurvatur *f* криви́зна *f*
Kurzatmigkeit *f* оды́шка *f*
Kurzdarmsyndrom *n* синдро́м *m* коро́ткой кишки́
kurzdauernd кратковре́менный

Kurzdistanztherapie *f* короткодистанциóнная (лучевáя) терапи́я *f*
Kurzeitraum *m* период *m* курóртного лечéния
Kurzfingrigkeit *f* коротконáлость *f*
Kurzinfusion *f* кратковрéменное вливáние *n*
Kurzluftigkeitsanfall *m* при́ступ *m* удýшья
Kurznarkose *f* наркóз *m* корóткого дéйствия
Kurzschluß *m* шунт *m*
Kurzschlußanastomose *f* обходнóй анастомóз *m*
Kurzschlußkreislauf *m* шунти́рованный кровотóк *m*
Kurzschlußreaktion *f* реáкция *f* «корóткого замыкáния»
Kurzschlußverbindung *f* шунт *m*
Kurzsichtigkeit *f* миопи́я *f*, близорýкость *f*
Kurzwellenbestrahlung *f* коротковóлновая терапи́я *f*
Kurzwellendiathermie *f* коротковóлновая диатерми́я *f*
Kurzzeit-Darbietung *f* **des Testobjektes** кратковрéменное предъявлéние *n* тест-объéкта (*при периметрии*)
Kurzzeitgedächtnis *n* краткосрóчная пáмять *f*
Kurzzeitgrenzwert *m* максимáльная рáзовая предéльно допусти́мая концентрáция *f*
Kurzzeitkultur *f* кратковрéменная культýра *f* (*напр. бактериальная*)
Kurzzeitspeicherung *f* накоплéние *n* (веществá) на корóткое врéмя
Kurzzeittherapie *f* кратковрéменное лечéние *n*
Kussmaul-Atmung *f* «большóе дыхáние» *n* Куссмáуля
Küstenexposition *f* талассотерапи́я *f*, климатотерапи́я *f* на морскóм берегý
Küstenfieber *n* тейлериóз *m*
Kutanimpfung *f* внутрикóжная вакцинáция *f*
Kutanprobe *f* кóжная прóба *f*
Kutanreaktion *f* кóжная реáкция *f*
Kutikula *f* кути́кула *f*
Kutikularsaum *m* щёточная каймá *f*
Kutis *f* дéрма *f*, сóбственно кóжа *f*
Kutislappen *m* дермáльный лóскут *m*
Kutislappenplastik *f* плáстика *f* кóжным лóскутом, лишённым эпидéрмиса
Kwashiorkor *m* квашиóркор *m*
KW-Therapie *f* коротковóлновая терапи́я *f*
Kyasanurwaldkrankheit *f* болéзнь *f* Кьясанýрского лéса, кьясанýрская геморраги́ческая лихорáдка *f*
Kymographie *f* кимографи́я *f*
Kyniklokardie *f* киниклокарди́я *f*, крóличий ритм *m* сéрдца
Kynorexie *f* «вóлчий» гóлод *m*, кинорекси́я *f*
Kyphose *f* кифóз *m*
Kyphoskoliose *f* кифосколиóз *m*
kyphotisch кифоти́ческий
Kypridophobie *f* кипридофоби́я *f*
Kystadenom *n* цистаденóма *f*
Kyste *f* кистá *f*
Kystom *n* кистóма *f*
~, **papilläres** папиллярная [сосóчковая] кистóма *f*
~, **seröses** серóзная кистóма *f*
KZ-Syndrom *n* синдрóм *m* концентрациóнных лагерéй

L

labionasal носогýбный
Labferment *n* сычýжный фермéнт *m*
labial губнóй
Labialbogen *m* губнáя [лабиáльная] дугá *f*
Labialdrüse *f* губнáя железá *f*
Labidodontie *f* прямóй при́кус *m*
Labilität *f* лаби́льность *f*, подви́жность *f*; неустóйчивость *f*
~, **vegetative** вегетати́вная лаби́льность *f*
Labium *n* губá *f*
Labor(atorium) *n* лабораторя *f*
Laborbefund *m* дáнные *pl* [результáты *m pl*] лаборатóрного исслéдования
Labordiagnose *f* лаборатóрный диáгноз *m*
Labores *m pl* родовы́е бóли *f pl*, родовы́е схвáтки *f pl*
Laborinfektion *f* лаборатóрная инфéкция *f*
Laboruntersuchung *f* лаборатóрное исслéдование *n*
La-Brosse-Test *m* тест *m* Ла Броссé (*для срочного определения выделения катехоламинов с мочой*)
Labsaft *m* желýдочный сок *m*
Labyrinth *n* лабири́нт *m*
~, **basales** базáльный лабири́нт *m*
~, **häutiges** перепóнчатый лабири́нт *m*
~, **knöchernes** кóстный лабири́нт *m*
Labyrinthausfall *m* выпадéние *n* фýнкции лабири́нта
Labyrinthektomie *f* лабиринтэктоми́я *f*
Labyrintheröffnung *f* вскры́тие *n* лабири́нта
Labyrintherschütterung *f* сотрясéние *n* лабири́нта
Labyrinthfenster *n* окнó *n* лабири́нта
Labyrinthfistel *f* фи́стула *f* лабири́нта
Labyrinthflüssigkeit *f* жи́дкость *f* лабири́нта (*эндолимфа и перилимфа*)
Labyrinthfraktur *f* перелóм *m* лабири́нта
Labyrinthinnervation *f* иннервáция *f* лабири́нта
Labyrinthitis *f* лабиринти́т *m*
~, **diffuse** диффýзный лабиринти́т *m*
~, **eitrige** гнóйный лабиринти́т *m*
~, **hämatogene** гематогéнный лабиринти́т *m*
~, **meningogene** менингогéнный лабиринти́т *m*
~, **seröse** серóзный лабиринти́т *m*
~, **tympanogene** тимпаногéнный лабиринти́т *m*
~, **zirkumskripte** ограни́ченный лабиринти́т *m*
Labyrinthkapsel *f* кáпсула *f* лабири́нта
Labyrinthmißbildung *f* порóк *m* разви́тия лабири́нта
Labyrinthnystagmus *m* лабири́нтный [вестибулярный] нистáгм *m*
Labyrinthreflex *m* лабири́нтный рефлéкс *m*
Labyrinthreizung *f* раздражéние *n* лабири́нта
Labyrinthschädigung *f* поражéние *n* [повреждéние *n*] лабири́нта

Labyrinthschlagader *f* артéрия *f* лабири́нта, *Arteria labyrinthi*
Labyrinthschwindel *m* лабири́нтное [вестибуля́рное] головокружéние *n*
Labyrinthspontannystagmus *m* лабири́нтный [вестибуля́рный] спонтáнный нистáгм *m*
Labyrinth-Staubmesser *m* лабири́нтный измери́тель *m* содержáния пы́ли в вóздухе
Labyrinthstörung *f* лабиринтопати́я *f*, нарушéние *n* фýнкции лабири́нта
Labyrinthtonus *m* лабири́нтный тóнус *m*
Labyrinthübererregbarkeit *f* повы́шенная возбуди́мость *f* лабири́нта
Labyrinthuntererregbarkeit *f* пони́женная возбуди́мость *f* лабири́нта
Labyrinthverletzung *f* трáвма *f* лабири́нта
Labyrinthvorhof *m* преддвéрие *n* лабири́нта
Lachen *n*, **unmotiviertes** немотиви́рованный смех *m*
Lachgas *n* «веселя́щий» газ *m*, зáкись *f* азóта
Lachkrampf *m* сýдорожный *или* неудержи́мый смех *m*
Lackblut *n* лáковая [гемолизи́рованная] кровь *f*
«Lackhände» *f pl* «лáковые ладóни» *f pl*, профессионáльный дерматúт *m* кистéй у парикмáхеров, зáнятых холóдной зави́вкой волóс
«Lacklippen» *f pl* «лáковые гýбы» *f pl*, тёмнокрáсные блестя́щие гýбы *f pl* у больны́х с тяжёлыми поражéниями пéчени
«Lackrachen» *m* «лáковая глóтка» *f*
«Lackzunge» *f* лакирóванный язы́к *m*
Laconicum *n* горячевоздýшная бáня *f*, бáня-потéльня *f*
Lactens *n* груднóй ребёнок *m*
Lacus *m* **lacrimalis** слёзное óзеро *n*
Ladungsdoppelschicht *f* двойнóй заря́женный слой *m* (*у клеточной мембраны*)
Laevogramm *n* контрáстная рентгеногрáмма *f* лéвой полови́ны сéрдца
Lage *f* положéние *n*
~, **passive** пасси́вное положéние *n* (*в постели*)
Lageabweichung *f* отклонéние *n* от нормáльного положéния
Lageänderung *f* перемéна *f* положéния (*напр. тела больного*)
Lageanomalie *f* аномáлия *f* положéния
Lageberichtung *f* репози́ция *f*, исправлéние *n* положéния
Lagebeziehung *f* прострáнственное соотношéние *n*, топографи́ческое взаимоотношéние *n* (*напр. органов*)
Lagenystagmus *m* позициóнный нистáгм *m*, нистáгм *m* положéния
Lagereflex *m* рефлéкс *m* положéния (*тела*)
Lagerezeptor *m* рецéптор *m* положéния (*тела*)
Lagerung *f* **1.** положéние *n* больнóго **2.** уклáдывание *n* больнóго **3.** хранéние *n*
Lagerungsnystagmus *m* «нистáгм *m* уклáдывания» (*нистагм при перемене положения туловища*)
~, **paroxysmaler** пароксизмáльный нистáгм *m* (*при быстрой перемене положения туловища*)
Lagerungsplatte *f* дéка *f* рентгеноштати́вного устрóйства
~, **schwimmende** плáвающая дéка *f* рентгеноштати́вного устрóйства
Lagerungsprobe *f* прóба *f* с изменéнием положéния
Lagerungsreflex *m* постурáльный рефлéкс *m*
Lagerungsschwindel *m* головокружéние *n* при перемéне положéния тýловища
Lagerungstrauma *n* позициóнная трáвма *f*
Lagerzeit *f* срок *m* хранéния
Lageschwindel *m* позициóнное головокружéние *n* (*головокружение при определённом положении головы*)
Lagewechsel *m* перемéна *f* положéния
Lagewirkung *f* эффéкт *m* положéния
L-Agglutination *f* L-агглютинáция *f*
Lagocheilie *f* зáячья губá *f*
Lagophthalmus *m* лагофтáльм *m*, «зáячий глаз» *m* (*при параличе круговой мышцы век*)
Lagostoma *n* зáячья губá *f*
Lähmung *f* парали́ч *m*
~ **der Blickbewegung** парали́ч *m* взóра
~, **diphtherische** дифтери́йный парали́ч *m*
~, **doppelseitige** двусторóнний парали́ч *m*
~ **der Fixation** парали́ч *m* фиксáции
~, **gekreuzte** перекрёстный парали́ч *m*
~, **halbseitige** гемиплеги́я *f*
~, **hypokaliämische** гипокалиеми́ческий парали́ч *m*
~, **hysterische** истери́ческий парали́ч *m*
~, **kapsulare** капсуля́рный парали́ч *m*
~ **des Lidschlußmuskels** *s.* **Lagophthalmus**
~, **motorische** дви́гательный парали́ч *m*
~, **periphere** перифери́ческий парали́ч *m*
~, **phonische** парали́ч *m* голосовы́х свя́зок
~, **quere** параплеги́я *f*
~, **schlaffe** вя́лый парали́ч *m*
~, **spastische** спасти́ческий парали́ч *m*
~, **unvollständige** непóлный парали́ч *m*
~, **vollständige** пóлный парали́ч *m*
~, **vorübergehende** преходя́щий парали́ч *m*
~, **zentrale** центрáльный парали́ч *m*, парали́ч *m* центрáльного происхождéния
Lähmungsdilatation *f* паралити́ческая дилатáция *f*
Lähmungsectropium *n* паралити́ческий вы́ворот *m* вéка
Lähmungserscheinung *f* проявлéние *n* паралича́
Lähmungsschielen *n* паралити́ческое косоглáзие *n*
Lähmungswut *f* паралити́ческое бéшенство *n*, тринидáдская болéзнь *f*
Laienbehandlung *f* лечéние *n* не специали́стами (*не врачами*)
Laieninformation *f*, **medizinische** санитáрное просвещéние *n*
Laken *n* простыня́ *f*
Lakenbad *n* **1.** влáжное обёртывание *n* **2.** погружéние *n* в вáнну в простынé
laktagog молокогóнный, стимули́рующий секрéцию молокá
Laktalbumin *n* лактальбуми́н *m*, альбуми́н *m*, содержáщийся в молокé

Laktase *f* лактáза *f*, галактозидáза *f*
Laktasemangelsyndrom *n* синдрóм *m* дефицúта лактáзы
Laktat *n* лактáт *m*
Laktatazidose *f* лактатацидóз *m*
Laktation *f* лактáция *f*, груднóе вскáрмливание *n*
Laktationsamenorrhoe *f* лактациóнная аменорéя *f*
Laktationshemmung *f* подавлéние *n* лактáции
Laktationshormon *n* пролактúн *m*, лактотрóпный гормóн *m*
Laktationsperiode *f* перúод *m* лактáции
Laktazidose *f* молочнокúслый ацидóз *m*
Laktazidurie *f* лактацидурúя *f*
Laktobakterien *f pl* лактобактéрии *f pl*, молочнокúслые бактéрии *f pl*
Laktoflavin *n* рибофлавúн *m*, витамúн *m* B_2
Laktoglobulin *n* лактоглобулúн *m*
Laktoprotein *n* лактопротеúн *m*, белóк *m* молокá
Laktose *f* лактóза *f*, молóчный сáхар *m*
Laktoseintoleranz *f* непереносúмость *f* лактóзы
Laktostase *f* застóй *m* молокá
Laktosurie *f* лактозурúя *f*
Laktotherapie *f* лактотерапúя *f*
lakunär лакунáрный
Lakune *f* лакýна *f*
Lalopathie *f* расстрóйство *n* рéчи
Laloplegie *f* лалоплегúя *f*, паралúч *m* рéчи
Lambdanaht *f* ламбдовúдный шов *m*
Lamblia *f* **intestinalis** кишéчная лямблия *f*
Lambliasis *f*, **Lamblien-Ruhr** *f* лямблиóз *m* (*дизентерия, вызванная кишечной лямблией*)
Lamelle *f* пластúнка *f*
Lamellenansammlung *f* скоплéние *n* пластúнок
Lamellenknochen *m* пластúнчатая кость *f*
Lamellenkörperchen *n* пластúнчатое тéльце *n*, тéльце *n* Фáтера — Пачúни
Lamellenspirale *f* пластúнчатая спирáль *f*
Laminektomie *f* ламинэктомúя *f*
Laminotomie *f* ламинотомúя *f*
Landambulatorium *n* сéльская амбулатóрия *f*
Landarzt *m* сéльский врач *m*
Landesärztekammer *f* Земéльная ассоциáция *f* врачéй *(Австрия, ФРГ)*
Landhygiene *f* сéльская гигиéна *f*
Landkartenzunge *f* «географúческий» язык *m*
Landkrankenhaus *n* сéльская больнúца *f*
Landmannshaut *f* кóжа *f* крестьянина [землéдельца]
Landstreicherei *f* бродяжничество *n*, дромоманúя *f*
langdauernd длúтельный, хронúческий
Längenametropie *f* осевáя аметропúя *f*
Längenschub *m*, **pubertaler** пубертáтный ростовóй скачóк *m*
Längeschnitt *m* продóльный разрéз *m*
Längewachstum *n* рост *m* в длинý
Langhaare *n pl* длúнные вóлосы *m pl*, вóлосы *m pl* головы́
Langkopf *m* долихоцефалúя, длинноголóвость *f*
Langlebigkeit *f* макробиóз *m*, долгожúтельство *n*
Langmuskel *m* 1. продóльная мышца *f* 2. длúнная мышца *f*
Langniere *f* удлинённая пóчка *f*
Längsader *f* продóльная вéна *f*
Längsband *n* продóльная свя́зка *f*
Längsbruch *m* продóльный перелóм *m*
Längsbündel *n* продóльный пучóк *m*, *Fasciculus longitudinalis*
Längsdurchschnitt *m* продóльный разрéз *m*
Längsdynamokardiogramm *n* продóльная [нормáльная] динамокардиогрáмма *f*
Längsextension *f* продóльное вытяжéние *n*
Längsfalte *f* продóльная склáдка *f*
Längsfurche *f* продóльная бороздá *f*
Langsichtigkeit *f* дальнозóркость *f*
Längslage *f* продóльное положéние *n* (*напр. плода*)
Längsmuskelbündel *n* продóльный мышечный пучóк *m*
Längsriß *m*, **Längsruptur** *f* продóльный разрыв *m*
Längsschnitt *m* 1. продóльный срез *m* 2. продóльный разрéз *m*
Langstäbchen *n pl* удлинённые бактéрии *f pl* (*длина вдвое и более превышает толщину*)
Langstrahler *m* астроцúт *m* с длúнными отрóстками
Längsverschiebung *f* смещéние *n* по длинé (*при переломе*)
Längswulst *m* продóльный вáлик *m*
Langzeitantikoagulation *f* длúтельная антикоагуля́ция *f*
Langzeitanwendung *f* длúтельное применéние *n*
Langzeitausdauerbelastung *f* длúтельная физúческая нагрýзка *f*, трéбующая выносливости
Langzeitbeobachtung *f* длúтельное наблюдéние *n*
Langzeitbougierung *f* длúтельное бужúрование *n*
Langzeiteffekt *m* длúтельный эффéкт *m*
Langzeiteinnahme *f* длúтельный приём *m*
Langzeitelektrokardiogramm *n* длúтельная зáпись *f* электрокардиогрáммы
Langzeitfolgen *f pl* отдалённые послéдствия *n pl*
Langzeitgabe *f* длúтельный приём *m* (*медикаментов*)
Langzeitgedächtnis *n* длúтельная пáмять *f*
Langzeithämodialyse *f* хронúческий гемодиáлиз *m*
Langzeitinfusion *f* длúтельная инфýзия *f*
Langzeitintubation *f* долгосрóчная интубáция *f*
Langzeitprognose *f* длúтельный прогнóз *m*
Langzeitstimulation *f* длúтельная стимуля́ция *f*
Langzeittherapie *f* длúтельное лечéние *n*
Langzeitüberwachung *f* постоя́нное наблюдéние *n*
L-Antigen *n* L-антигéн *m*
Lanugohaare *n pl* ланýго *n*, первúчные волоскú *m pl*, волосянóй пушóк *m*
Lanze *f*, **Lanzenmesser** *n* ланцéт *m*
Lanzennadel *f* ланцетовúдная иглá *f*
Lanzettegel *m* ланцетовúдная двуýстка *f*, *Dicrocoelium lanceolatum*

Lanzettschnitt *m* ланцетови́дный [ова́льный] разре́з *m*
Laparoenterostomie *f* лапароэнтеростоми́я *f*
Laparoenterotomie *f* лапароэнтеротоми́я *f*
Laparohysterektomie *f* лапаротоми́я *f* с удале́нием ма́тки
Laparohysterotomie *f* ке́сарево сече́ние *n*
Laparoklyse *f* лапароклиз *m*
Laparokolpotomie *f* лапаротоми́я *f* с кольпотоми́ей
Laparoskop *n* лапароско́п *m*
Laparoskopie *f* лапароскопи́я *f*
Laparotomie *f* лапаротоми́я *f*, чревосече́ние *n*
Laparotomienarbe *f* лапарото́мный рубе́ц *m*
laparotomieren производи́ть лапаротоми́ю
Laparozele *f* лапароце́ле *n*, гры́жа *f* брюшно́й сте́нки
Läppchen *n* до́лька *f*
Läppchenperipherie *f* перифери́я *f* до́льки
Läppchenzentrum *n* центр *m* до́льки
Lappen *m* **1.** до́ля *f* **2.** ло́скут *m*
~, **meatotympanaler** меатотимпана́льный ло́скут *m*
~, **zungenförmiger** язычко́вый сегме́нт *m* ле́вого лёгкого
Lappenbronchus *m* долево́й бронх *m*
Lappencholesteatom *n* холестеато́ма *f*, исходя́щая из кра́я ко́жного трансплата́та
Lappendrehung *f* поворо́т *m* ло́скута
Lappenende *n* коне́ц *m* ло́скута
Lappenernährung *f* пита́ние *n* ло́скута
Lappenextraktion *f* «ло́скутная экстра́кция» *f*, экстра́кция *f* катара́кты с образова́нием конъюнктива́льного ло́скута
Lappenleber *f* до́льчатая пе́чень *f*
Lappenplastik *f* ло́скутная пла́стика *f*, пла́стика *f* ло́скутом
Lappenpneumonie *f* долева́я [крупо́зная] пневмони́я *f*
Lappenriß *m* кла́панный разры́в *m* сетча́тки
Lappenschnitt *m* **1.** ло́скутная ампута́ция *f* **2.** ло́скутный разре́з *m*
Lappenstiel *m* ло́скутный сте́бель *m*
Lappenverschiebung *f* перемеще́ние *n* ло́скута
Lappenverschluß *m* закры́тие *n* (дефе́кта) ло́скутом
Lappenwunde *f* ло́скутная ра́на *f*
Lappenzunge *f* до́льчатый язы́к *m*
Lärm *m* шум *m*
~, **gleichförmiger** неи́мпульсный шум *m*
~, **hochfrequenter** высокочасто́тный шум *m*
~, **impulshaltiger** и́мпульсный шум *m*
~, **niederfrequenter** низкочасто́тный шум *m*
Lärmarbeit *f* рабо́та *f* в усло́виях (произво́дственного) шу́ма
Lärmbekämpfung *f* борьба́ *f* с шу́мом
Lärmbelastung *f* шумова́я нагру́зка *f*
Lärmbewertungszahl *f* и́ндекс *m* криво́й для оце́нки шу́ма
Lärmempfindlichkeit *f* чувстви́тельность *f* к шу́му
Lärmeschutzmaßnahme *f* мероприя́тие *n* по защи́те от де́йствия шу́ма
Lärmexposition *f* вре́мя *n* [продолжи́тельность *f*] возде́йствия шу́ма
Lärmhörschaden *m s.* **Lärmschwerhörigkeit**
Lärmminderung *f* сниже́ние *n* у́ровня шу́ма
Lärmpegel *m* у́ровень *m* шу́ма (*напр. производственного*)
Lärmschädigung *f* шумова́я тра́вма *f*
Lärmschutz *m* защи́та *f* от шу́ма
~, **individueller** индивидуа́льное сре́дство *n* защи́ты от шу́ма, противошу́м *m*, антишу́м *m*
Lärmschutzhaube *f*, **Lärmschutzhelm** *m* нару́жный антифо́н *m*; противошу́мный шлем *m*
Lärmschutzkopfhörer *m pl* нару́жный антифо́н *m*; противошу́мные нау́шники *pl*
Lärmschwerhörigkeit *f* тугоу́хость *f*, вы́званная возде́йствием шу́ма
~, **arbeitsbedingte** профессиона́льная тугоу́хость *f*
Lärmspektrum *n* спектр *m* шу́ма
Lärmtaubheit *f* профессиона́льная шумова́я глухота́ *f*
Lärmtrauma *n* акусти́ческая [шумова́я] тра́вма *f*
Lärmverträglichkeit *f* переноси́мость *f* шу́ма
Lärmwirkung *f* де́йствие *n* шу́ма, влия́ние *n* шу́ма
Larve *f* **1.** личи́нка *f* **2.** ма́ска *f*, личи́на *f* (*боле́знь, имитирующая другое заболевание*)
Larvenwanderung *f* мигра́ция *f* личи́нок
laryngeal горта́нный
Laryngektomie *f* ларингэктоми́я *f*
Laryngektomietubus *m* тру́бка *f* для ларингэктоми́рованных
Laryngismus *m* ларингоспа́зм *m*
Laryngitis *f* ларинги́т *m*
~, **akute katarrhalische** о́стрый катара́льный ларинги́т *m*
~, **chronisch-atrophische** хрони́ческий атрофи́ческий ларинги́т *m*
~, **chronische katarrhalische** хрони́ческий катара́льный ларинги́т *m*
~, **chronisch-hyperplastische** хрони́ческий гиперпласти́ческий ларинги́т *m*
~, **fibrinöse** фибрино́зный ларинги́т *m*
~, **hämorrhagische** геморраги́ческий ларинги́т *m*
~, **radiogene** лучево́й ларинги́т *m*
~, **strahleninduzierte** лучево́й ларинги́т *m*
~, **subglottische** подскла́дочный ларинги́т *m*
~, **supraglottische** надскла́дочный ларинги́т *m*
~, **ulzeromembranöse** я́звенно-плёночный ларинги́т *m*
Laryngofissur *f* ларингофиссу́ра *f*
Laryngographie *f* ларингографи́я *f*
Laryngologie *f* ларинголо́гия *f*
Laryngomalazie *f* ларингомаля́ция *f*
Laryngomikroskopie *f* ларингомикроскопи́я *f*
laryngopharyngeal горта́нно-гло́точный
Laryngophthise *f* туберкулёз *m* горта́ни
Laryngoptose *f* ларингопто́з *m*
Laryngopyozele *f* ларингопиоце́ле *n*
Laryngorrhagie *f* горта́нное кровотече́ние *n*
Laryngoskopie *f* ларингоскопи́я *f*
~, **direkte** пряма́я ларингоскопи́я *f*
~, **indirekte** непряма́я ларингоскопи́я *f*

~, retrograde ретроградная ларингоскопия *f*
Laryngospasmus *m* ларингоспазм *m*
Laryngostenose *f* стеноз *m* гортани
Laryngostomie *f* ларингостомия *f*
Laryngostroboskopie *f* ларингостробоскопия *f*
Laryngotomie *f* ларинготомия *f*
Laryngotracheitis *f* ларинготрахеит *m*
~, **stenosierende** стенозирующий ларинготрахеит *m*
Laryngotracheobronchitis *f* ларинготрахеобронхит *m*
Laryngotracheoskopie *f* ларинготрахеоскопия *f*
Laryngotracheostomie *f* ларинготрахеостомия *f*
Laryngotracheotomie *f* ларинготрахеотомия *f*
Laryngozele *f* ларингоцеле *n*
~, **äußere** наружное ларингоцеле *n*
~, **erworbene** приобретённое ларингоцеле *n*
~, **innere** внутреннее ларингоцеле *n*
~, **kombinierte** комбинированное ларингоцеле *n*
~, **kongenitale** врождённое ларингоцеле *n*
Larynx *m* гортань *f*
Larynxbefund *m* ларингоскопическая картина *f*
Larynxepithel *n* эпителий *m* гортани
Larynxerysipel *n* рожистое воспаление *n* гортани
Larynxfremdkörper *m* инородное тело *n* гортани
Larynxkarzinom *n* рак *m* гортани
Larynxpräkanzerose *f* предрак *m* гортани
Larynxschutzreflex *m* (защитный) ларингеальный рефлекс *m*
Larynxturberkulose *f* туберкулёз *m* гортани
Laser *m* лазер *m*
~, **gepulster** пульсирующий лазер *m*, лазер *m*, работающий в пульсирующем режиме
Laserakupunktur *f* лазерная акупунктура *f*
Laserchirurgie *f* лазерная хирургия *f*
~, **endolaryngeale** эндоларингеальная лазерная хирургия *f*
~, **endonasale** эндоназальная лазерная хирургия *f*
Laserchordektomie *f* хордэктомия *f* [иссечение *n* голосовой связки] при помощи лазера
Lasereinwirkung *f* лазерное воздействие *n*
Laserläsion *f* повреждение *n* (тканей) лазером
Laserraspatorium *n* лазерный распатор *m*
Laserreiztherapie *f* лазерная терапия *f* раздражающего действия
Laser-Strahl *m* лазерный луч *m*
Lasertherapie *f* лазерная терапия *f*
Laserverbrennung *f* **der Makula** лазерный ожог *m* макулы
Laserzone *f* зона *f* лазерного воздействия
Läsion *f* повреждение *n*; поражение *n*
Läsionsstelle *f* место *n* повреждения *или* поражения
Lassafieber *n*, **Lassa-Fieber** *n* (геморрагическая) лихорадка *f* Ласса
Lassa-Viren *n pl* вирусы *m pl* лихорадки Ласса
Lästerungsgedanken *m pl* хульные мысли *f pl*
Latenz *f* латентность *f*
~ **der Hirnrindeantwort** латентность *f* колебаний вызванного потенциала коры головного мозга
Latenzperiode *f* латентный [скрытый] период *m*
Latenzphase *f* латентная фаза *f*
Latenzstadium *n* латентная стадия *f* (*развития болезни*)
Latenzzeit *f s.* **Latenzperiode**
lateral латеральный, боковой
Lateralhernie *f* грыжа *f* Литтре
Lateralinfarkt *m* инфаркт *m* боковой стенки сердца
Lateralisation *f* латерализация *f*
Lateralsklerose *f*, **amyotrophische** боковой амиотрофический склероз *m*
Lateralverschiebung *f* **des Unterkiefers** латеральное смещение *n* нижней челюсти
Laterofixation *f* латерофиксация *f* (*голосовой складки*)
Lateroposition *f* латеропозиция *f*, положение *n* на боку
Lateropulsion *f* латеропульсия *f* (*отклонение тела в сторону при ходьбе или лёгком толчке*)
Latex-Agglutination *f* латекс-агглютинация *f*
Latexpartikeln *f pl* частицы *f pl* латекса
Latex-Tropfentest *m* капельная проба *f* с латексом
Lathyrismus *m* латиризм *m*
Latwerge *f* смесь *f* порошка с мёдом *или* сиропом *(лекарственная форма)*
Laubad *n* тёплая ванна *f*
Laudanum *n* успокаивающее средство *n*
Lauf *m* бег *m*
Laufepilepsie *f* прокурсивная эпилепсия *f*
Lauftrieb *m* двигательное беспокойство *n*
Lauge *f* щёлочь *f*
Laugenbad *n* щелочная ванна *f*
laugenfest устойчивый к щелочам, щёлочеупорный
Laugenverätzung *f* ожог *m* щёлочью
Laugenwasser *n* раствор *m* щёлочи
Laus *f* вошь *f*
Läusebefall *m*, **Läuseplage** *f* педикулёз *m*, вшивость *f*
Läuserückfallfieber *n* возвратный тиф *m*
Läusesucht *f* педикулёз *m*, вшивость *f*
Laut *m* звук *m*
Lautbildung *f* звукообразование *n*, формирование *n* звука
Lautbildungsunfähigkeit *f* алалия *f*
Lautdiskrimination *f* дифференцирование *n* звуков
läutern просветлять, осветлять (*напр. раствор)*
Lautheit *f* громкость *f*
Lautheitsausgleich *m* феномен *m* выравнивания громкости
Lautheitsempfindung *f* ощущение *n* громкости
Lautheitsniveau *n* уровень *m* громкости
Lautheitsvergleich *m* баланс *m* громкости (*метод определения выравнивания громкости)*
lauwarm тепловатый
Lavage *f*, **bronchoalveolare** бронхоальвеолярный лаваж *m*
Lavation *f* отмывание *n*
Lavement *n* клизма *f*

Lavendel *m* лава́нда *f*
Lavendelöl *n* ма́сло *n* лава́нды
Lavepedium *n* ножна́я ва́нна *f*
Laverania *f* **malariae** плазмо́дий *m* тропи́ческой маляри́и
Lävogramm *n* левогра́мма *f*
Lävulin *n* левули́н *m*
Lävulose *f* левулёза *f*, фрукто́за *f*
Lävuloselösung *f* раство́р *m* левулёзы
Lävuloseprobe *f* про́ба *f* на левулёзу
Lävulosurie *f* левулезури́я *f*, фруктозури́я *f*
Laxantien *n pl* слаби́тельные *или* послабля́ющие сре́дства *n pl*
~, **antiabsorptive** слаби́тельные сре́дства *n pl*, замедля́ющие абсо́рбцию
~, **salinische** солевы́е слаби́тельные *n pl*
~, **stuhlaufweichende** слаби́тельные сре́дства *n pl*, размягча́ющие стул
Lazarett *n* лазаре́т *m*, го́спиталь *m* (*военный*)
Lazarettbasis *f* госпита́льная ба́за *f*
Lazarettbrand *m* госпита́льная гангре́на *f*
Lazaretteinrichtung *f* развёртывание *n* [организа́ция *f*] го́спиталя
Lazarettflugzeug *n* санита́рный самолёт *m*
Lazarettgehilfe *m* санита́р *m* в го́спитале
Lazarettschiff *n* санита́рное су́дно *n*
Lazarettzug *m* санита́рный по́езд *m*
Lazeration *f* разры́в *m*, разрыва́ние *n*
Lazerationsektropium *n* эктро́пион *m* [вы́ворот *m*] сли́зистой оболо́чки цервика́льного канала вслéдствие разры́ва ше́йки ма́тки
Leben *n* жизнь *f*
Lebendgeburt *f* живорожде́ние *n*
Lebendimpfstoff *m*, **Lebendvakzine** *f* жива́я вакци́на *f*
Lebendvakzinierung *f* вакцина́ция *f* живо́й вакци́ной
Lebensalter *n* во́зраст *m*
Lebensaussicht *f* ша́нсы *m pl* вы́жить, прогно́з *m* в отноше́нии жи́зни
Lebensbedingungen *f pl* усло́вия *n pl* жи́зни
lebensbedrohlich опа́сный для жи́зни
Lebensbedürfnisse *n pl* жи́зненные потре́бности *f pl*
Lebensdauer *f* продолжи́тельность *f* жи́зни
Lebenselixier *n* элекси́р *m* жи́зни
Lebenserhaltung *f* сохране́ние *n* жи́зни
Lebenserhaltungssystem *n* систе́ма *f* жизнеобеспе́чения
Lebenserwartung *f* ожида́емая продолжи́тельность *f* жи́зни
lebensfähig жизнеспосо́бный
Lebensführung *f s.* **Lebensgewohnheit**
Lebensgefahr *f* опа́сность *f* для жи́зни
Lebensgeschichte *f* ана́мнез *m* жи́зни, *anamnesis vitae*
Lebensgewohnheit *f* о́браз *m* жи́зни, бытова́я привы́чка *f*
~, **gesundheitsförderliche** здоро́вый о́браз *m* жи́зни
~, **schädliche** вре́дный о́браз *m* жи́зни
Lebensjahr *n* год *m* жи́зни
Lebensknoten *m* «жи́зненный у́зел» *m* (*локализация дыхательного центра в продолговатом мозгу*)
Lebenslehre *f* биоло́гия *f*
Lebensmittel *n* проду́кт *m* пита́ния, пищево́й проду́кт *m*
~, **ballaststoffarmes** проду́кт *m* пита́ния, содержа́щий ма́ло балла́стных веще́ств, проду́кт *m* пита́ния, бе́дный клетча́ткой
~, **basenüberschüssiges** проду́кт *m* пита́ния щелочно́й ориента́ции
~, **bedingt taugliches** усло́вно го́дный пищево́й проду́кт *m*
~, **diätetisches** диети́ческий проду́кт *m* пита́ния
~, **durch Vakuumgefriertrocknung erzeugtes** лиофилизи́рованный пищево́й проду́кт *m*
~, **genußuntaugliches** недоброка́чественный пищево́й проду́кт *m*
~, **kalorienreduziertes** пищево́й проду́кт *m* пони́женной калори́йности
~, **künstliches** иску́сственный пищево́й проду́кт *m*
~, **leichtverderbliches** скоропо́ртящийся пищево́й проду́кт *m*
~, **minderwertiges** пищево́й проду́кт *m* пони́женного ка́чества
~, **nachgemachtes** *s.* **Lebensmittel, simuliertes**
~, **pflanzliches** проду́кт *m* пита́ния расти́тельного происхожде́ния
~, **säureüberschüssiges** проду́кт *m* пита́ния кисло́тной ориента́ции
~, **simuliertes** фальсифици́рованный пищево́й проду́кт *m*, фальсифика́т *m*
~, **taugliches** доброка́чественный пищево́й проду́кт *m*
~, **tierisches** проду́кт *m* пита́ния живо́тного происхожде́ния
~, **untaugliches** недоброка́чественный пищево́й проду́кт *m*
~, **vegetabilisches** *s.* **Lebensmittel, pflanzliches**
~, **verdächtiges** подозрева́емый пищево́й проду́кт *m* (*при пищевом отравлении*)
~, **verfälschtes** *s.* **Lebensmittel, simuliertes**
~ **verminderten Nahrwertes** пищево́й проду́кт *m* с пони́женной пита́тельной це́нностью
~ **verminderter Qualität** пищево́й проду́кт *m* пони́женного ка́чества
~, **verzehrfertiges** пищево́й проду́кт *m*, гото́вый к употребле́нию
~ **von einwandfreier Qualität** доброка́чественный пищево́й проду́кт *m*
~, **wertgemindertes** пищево́й проду́кт *m* пони́женного ка́чества
Lebensmittelallergie *f* пищева́я аллерги́я *f*
Lebensmittelanreicherung *f* обогаще́ние *n* пищевы́х проду́ктов
Lebensmittelbesichtigung *f* эксперти́за *f* пищевы́х проду́ктов
~, **hygienische** санита́рная эксперти́за *f* пищевы́х проду́ктов
Lebensmittelfarbe *f*, **Lebensmittelfarbstoff** *m* пищево́й краси́тель *m*
Lebensmittelgesetz *n*, **Lebensmittelgesetzgebung** *f* пищево́е законода́тельство *n*
Lebensmittelhygiene *f* пищева́я санитари́я *f*

Lebensmittel-Idiosynkrasie *f* пищевáя идиосинкразúя *f*
Lebensmittelinfektion *f* пищевáя инфéкция *f*
Lebensmittelinhaltsstoff *m* веществó *n*, содержáщееся в продýктах питáния
Lebensmittelintoxikation *f* пищевáя интоксикáция *f*
Lebensmittelkontamination *f* загрязнéние *n* пищевы́х продýктов врéдными прúмесями
Lebensmittelkontrolle *f* контрóль *m* пищевы́х продýктов
~, **hygienische** пищевáя санитарúя *f*
Lebensmittelkonzentrat *n* пищевóй концентрáт *m*
Lebensmittelprobenentnahme *f* вы́емка *f* проб пищевы́х продýктов
Lebensmittelrecht *n* пищевóй кóдекс *m*
Lebensmitteltoxikologie *f* пищевáя токсиколóгия *f*
Lebensmittelüberwachung *f* санитáрный пищевóй надзóр *m*
Lebensmittelvergiftung *f* пищевóе отравлéние *n*
~, **bakterielle** пищевáя токсикоинфéкция *f*
~ **durch Staphylokokken** пищевáя стафилокóкковая интоксикáция *f*
Lebensmittelzusatzstoff *m* пищевáя добáвка *f*
lebensnotwendig жúзненно необходúмый; незаменúмый
Lebensqualität *f* «кáчество» *n* жúзни
Lebensraum *m*, **biologischer** биологúческая сфéра *f*, биосфéра *f*
Lebensrhythmus *m* ритм *m* жúзни
Lebensstandard *m* ýровень *m* жúзни, жúзненный ýровень *m*
Lebensstatistik *f* медицúнская статúстика *f*
Lebenstag *m* день *m* жúзни (*о возрасте новорождённого*)
Lebensverlängerung *f* продлéние *n* жúзни
Lebensversicherung *f* страховáние *n* жúзни
Lebensvorgang *m* жизнедéятельность *f*, жúзненный процéсс *m*
Lebensweise *f* óбраз *m* жúзни
~, **unbewegliche** неподвúжный óбраз *m* жúзни
Lebenswissenschaft *f* биолóгия *f*
Lebenszeit *f* продолжúтельность *f* жúзни; перúод *m* жúзни
Lebenswesen *n* живóе существó *n*
Leber *f* пéчень *f*
~, **gelappte** дóльчатая пéчень *f*
Leberabszeß *m* абсцéсс *m* пéчени
~, **cholangitischer** холангитúческий абсцéсс *m* пéчени
~, **idiopathischer** идиопатúческий абсцéсс *m* пéчени
~, **metastatischer** метастатúческий абсцéсс *m* пéчени
~, **pyämischer** абсцéсс *m* пéчени при пиемúи
~, **pylephlebitischer** пилефлебитúческий абсцéсс *m* пéчени
Leberarteriographie *f* артериографúя *f* пéчени
Leberatrophie *f* атрофúя *f* пéчени
~, **akute gelbe** острая жёлтая атрофúя *f* пéчени
~, **akute rote** óстрая крáсная дистрофúя *f* пéчени
~, **subakute** подóстрая дистрофúя *f* пéчени
Leberband *n*, **rundes** крýглая свя́зка *f* пéчени
Leberbelastungsprobe *f* печёночная прóба *f* с (билирубúновой) нагрýзкой
Leberbiopsie *f* биопсúя *f* пéчени
Leberblasegang *m*, **gemeinsamer** óбщий жёлчный протóк *m*, *Ductus choledochus*
Leberblindbiopsie *f* слепáя биопсúя *f* пéчени
Leberblutgefäß *n* кровенóсный сосýд *m* пéчени
Leberblutung *f* кровотечéние *n* из пéчени
Leberbouillon *f* печёночный бульóн *m*, средá *f* Тарóцци (*для культивирования анаэробов*)
Leberbruch *m* печёночная гры́жа *f*
Leberdämpfung *f* печёночная тýпость *f* (*перкуторного тона*)
Leberdistomiase *f* поражéние *n* пéчени печёночной двуýсткой
Leberdystrophie *f* дистрофúя *f* пéчени
Leberechinokokkose *f* эхинококкóз *m* пéчени
Leberechinokokkus *m* эхинокóкк *m* пéчени
Leberegel *m* печёночная двуýстка *f*
Leberegelkrankheit *f* заболевáние *n*, вы́званное печёночной двуýсткой
Leberentgiftungsfunktion *f* дезинтоксикациóнная фýнкция *f* пéчени
Leberentzündung *f* гепатúт *m*, воспалéние *n* пéчени
Leberenzymbestimmung *f* определéние *n* фермéнтов пéчени
Leberfasziolose *f* поражéние *n* пéчени, вы́званное печёночной двуýсткой
Leberfermente *n pl* фермéнты *m pl* пéчени
«**Leberflecken**» *m pl* «печёночные» пя́тна *n pl*, пигмéнтные пя́тна *n pl* на ты́ле кистéй и предплéчий у пожилы́х людéй
Leberfunktionsprobe *f* прóба *f* для исслéдования фýнкции пéчени
Lebergalle *f* печёночная жёлчь *f*, жёлчь *f* C
Lebergang *m* печёночный жёлчный протóк *m*, *Ductus hepaticus*
~, **gemeinsamer** óбщий печёночный жёлчный протóк *m*
Lebergraphie *f* гепатографúя *f*
Leberhilus *m* ворóта *pl* пéчени
Leber-Hodensyndrom *n* синдрóм *m* атрофúи яúчек при поражéниях пéчени
Leberinfarkt *m* инфáркт *m* пéчени
~, **anämischer** *s.* **Leberinfarkt, weißer**
~, **roter** крáсный инфáркт *m* пéчени
~, **weißer** бéлый [анемúческий] инфáркт *m* пéчени
Leberinsuffizienz *f* печёночная недостáточность *f*
Leberkapsel *f* кáпсула *f* пéчени
Leberkarzinom *n* рак *m* пéчени
~, **cholangiozelluläres** холангиоцеллюля́рный рак *m*
~, **fibrolamelläres** фиброламелля́рный рак *m* пéчени
~, **hepatozelluläres** гепатоцеллюля́рный [печёночно-клéточный] рак *m*
Leberkupplungsfunktion *f* синтетúческая фýнкция *f* пéчени

Leberläppchen *n* до́лька *f* пе́чени, печёночная до́лька *f*
Leberläppchenperipherie *f* перифери́я *f* печёночной до́льки
Leberläppchenzentrum *n* центр *m* печёночной до́льки
Leberlappen *m* до́ля *f* пе́чени
Lebermetastase *f* метаста́з *m* в пе́чень
Lebernaht *f* хирурги́ческий шов *m* пе́чени
Lebernekrose *f* некро́з *m* пе́чени
~, **akute massive** о́стрый масси́вный некро́з *m* пе́чени
Leberparenchym *n* паренхи́ма *f* пе́чени
Leberpforte *f* воро́та *pl* пе́чени
Leberpunktat *n* пункта́т *m* пе́чени
Leberpunktion *f* пу́нкция *f* пе́чени
Leberpunktionszylinder *m* биопта́т *m* пе́чени, полу́ченный при пу́нкции цилиндри́ческой игло́й
Leberresektion *f* резе́кция *f* пе́чени
Leberruptur *f* разры́в *m* пе́чени
Leberschädigung *f* пораже́ние *n* пе́чени
~, **toxische** токси́ческое пораже́ние *n* пе́чени
Leberschlagader *f* печёночная арте́рия *f*, *Arteria hepatica*
~, **eigentliche** со́бственная печёночная арте́рия *f*
~, **gemeinsame** о́бщая печёночная арте́рия *f*
Leberschnittfläche *f* пове́рхность *f* разре́за пе́чени
Leberschonkost *f* дие́та *f*, напра́вленная на щаже́ние пе́чени
Leberschuß *m* огнестре́льная ра́на *f* пе́чени
Leberschwellung *f* набуха́ние *n* пе́чени
Lebersenkung *f* ощуще́ние *n* пе́чени
Lebersinuskapillare *f*, **Lebersinusoid** *n* печёночный синусо́идный капилля́р *m*, синусо́идный капилля́р *m* пе́чени
Leberstärke *f* гликоге́н *m*
Leberstauung *f* засто́й *m* в пе́чени
Leberstein *m* жёлчный ка́мень *m*
Lebersteinkrankheit *f* желчнока́менная боле́знь *f*
Lebertran *m* ры́бий жир *m*
Lebertyp *m* **der Metastasierung** печёночный тип *m* метастази́рования
Lebervene *f* печёночная ве́на *f*
Lebervenenentzündung *f* эндофлеби́т *m* печёночных вен
~, **obliterierende** облитери́рующий флеби́т *m* печёночных вен
Lebervenenkatheterisation *f* катетериза́ция *f* печёночной ве́ны
Lebervenenpuls *m* пульса́ция *f* пе́чени
Lebervenenverschlußsyndrom *n* синдро́м *m* облитера́ции печёночных вен
Leberverfettung *f* стеато́з *m* [ожире́ние *n*] пе́чени
~, **grobtropfige** крупнока́пельное ожире́ние *n* пе́чени
~, **kleintropfige** мелкока́пельное ожире́ние *n* пе́чени
Lebervergrößerung *f* гепатомегали́я *f*, увеличе́ние *n* пе́чени
Leberverkleinerung *f* уменьше́ние *n* пе́чени
Leberverletzung *f* ране́ние *n* пе́чени
Leberversagen *n* недоста́точность *f* пе́чени
Leberzelladenom *n* адено́ма *f* из печёночных кле́ток, гепато́ма *f*
Leberzellbalken *m* печёночная ба́лка *f*
Leberzelle *f* гепатоци́т *m*, печёночная кле́тка *f*
Leberzell(en)embolie *f* эмболи́я *f* печёночными кле́тками
Leberzell(en)nekrose *f* некро́з *m* печёночных кле́ток
Leberzelloberfläche *f* пове́рхность *f* печёночной кле́тки
Leberzellschädigung *f* пораже́ние *n* [поврежде́ние *n*] печёночных кле́ток
Leberzirrhose *f* цирро́з *m* пе́чени
~, **alkoholbedingte** алкого́льный цирро́з *m* пе́чени
~, **atrophische** атрофи́ческий цирро́з *m* пе́чени
~, **biliäre** билиа́рный цирро́з *m* пе́чени
~, **cholangitische** холангити́ческий [холангиоге́нный] цирро́з *m* пе́чени
~, **cholestatische** холестати́ческий цирро́з *m* пе́чени
~, **hypertrophische** гипертрофи́ческий цирро́з *m* пе́чени
~, **kardiale** серде́чный цирро́з *m* пе́чени
~, **portale** порта́льный цирро́з *m* пе́чени
~, **posthepatitische** постгепати́тный цирро́з *m* пе́чени
~, **postnekrotische** постнекроти́ческий цирро́з *m* пе́чени
~, **splenomegalische** спленомегали́ческий цирро́з *m* пе́чени
Leblosigkeit *f* безжи́зненность *f*, отсу́тствие *n* при́знаков жи́зни
Lederhaut *f* **1**. де́рма *f*, со́бственно ко́жа *f* **2**. скле́ра *f* *(оболочка глазного яблока)*
Lederhautentzündung *f* склери́т *m*
Lederhautperforation *f* перфора́ция *f* скле́ры
Leeraufnahme *f*, **Leerbild** *n* обзо́рный сни́мок *m* *(рентгеновский)*
Leerdarm *m* то́щая кишка́ *f*
Leerdarmdiarrhoe *f* еюна́льный поно́с *m*
Leerversuch *m* экспериме́нт *m* с примене́нием плаце́бо
LE-Faktor *m s.* **Lupus-erythematodes-Faktor**
Lesasthenie *f* дислекси́я *f*
Legierungspsychose *f* сме́шанный психо́з *m*
Legionärskrankheit *f*, **Legionellose** *f* легионеллёз *m*, боле́знь *f* легионе́ров
Lehmbad *n* лече́бная гли́нистая ва́нна *f*
Lehmkur *f* лече́ние *n* гли́ной
Lehmpackung *f* гли́нистая апплика́ция *f*, аппликация *f* лече́бной гли́ны
Lehmwickel *m* обёртывание *n* с жи́дкой гли́ной
Lehrklinik *f*, **Lehrkrankenhaus** *n* клини́ческая больни́ца *f*
Lehrschwester *f* медици́нская сестра́-наста́вник *f*
Leib *m* **1**. те́ло *n*, ту́ловище *n* **2**. живо́т *m*
Leibarzt *m* ли́чный врач *m*
Leibbinde *f* набрю́шник *m*
Leibeserziehung *f* физи́ческое воспита́ние *n*

Leibesfrucht *f* плод *m*
Leibessubstanz *f* вещество́ *n* те́ла (*бактериальной клетки*)
Leibesübung *f* физи́ческое упражне́ние *n*
Leibkollern *n* урча́ние *n* в животе́
Leibschmerz *m* боль *f* в животе́
Leibschneiden *n* резь *f* в животе́
Leibschüssel *f* подкладно́е су́дно *n*
Leibstuhl *m* стульча́к *m*
Leibumschlag *m* компре́сс *m* на живо́т
Leibwassersucht *f* асци́т *m*, водя́нка *f* брюшно́й по́лости
Leibwickel *m* компре́сс *m* на живо́т
Leiche *f* труп *m*
Leichenabkühlung *f* тру́пное охлажде́ние *n*, охлажде́ние *n* тру́па
Leichenalkaloid *n* тру́пный [гни́лостный] алкало́ид *m*
Leichenalter *n* вре́мя *n*, проше́дшее с моме́нта наступле́ния сме́рти
Leichenausgrabung *f* эксгума́ция *f*
Leichenbahre *f* носи́лки *pl* для тру́пов
Leichenbegängnis *n* погребе́ние *n*, по́хороны *pl*
Leichenbeschau *f*, **Leichenbesichtigung** *f* осмо́тр *m* тру́па
leichenblaß ме́ртвенно-бле́дный
Leichenblut *n* тру́пная кровь *f*
Leicheneinäscherung *f* крема́ция *f*
Leichenerscheinung *f* тру́пное измене́ние *n*
Leichenfäulnis *f* тру́пное разложе́ние *n*, гние́ние *n* тру́па
Leichenfauna *f* живы́е существа́ *n pl*, населя́ющие и разруша́ющие труп
Leichenfinger *m* «мёртвый па́лец» *m*, синдро́м *m* Рейно́
Leichenfleck *m* тру́пное пятно́ *n*
Leichengeburt *f* тру́пные ро́ды *pl*
Leichengerinnsel *n* посме́ртный свёрток *m* кро́ви
Leichengift *n* тру́пный яд *m*, птомаи́н *m*
Leichenhaus *n* морг *m*
Leichenhypostase *f* тру́пный гипоста́з *m*
Leichennierentransplantation *f* трансплanта́ция *f* тру́пных по́чек
Leichenschändung *f* оскверне́ние *n* тру́па
Leichenschau *f* осмо́тр *m* тру́па
Leichenschauhaus *n* морг *m*
Leichenstarre *f* тру́пное окочене́ние *n*
Leichentoilette *f* туале́т *m* тру́па
Leichentuberkel *m* тру́пный бугоро́к *m*
Leichenverbrennung *f* крема́ция *f*
Leichenverbrennungsanstalt *f* кремато́рий *m*
Leichenwachs *n* жирово́ск *m*
Leichenwarze *f* тру́пный бугоро́к *m*
Leichtbeschädigte *m* име́ющий *m* лёгкое теле́сное поврежде́ние
Leichtketten *f pl* лёгкие це́пи *f pl*
Leichtkettenerkrankung *f*, **Leichtkettenkrankheit** *f* боле́знь *f* лёгких цепе́й
Leichtkranke *m* легкобольно́й *m*
Leiden *n* боле́знь *f*
Leihimmunität *f* пасси́вный иммуните́т *m*
leimgebend клейдающий, коллаге́новый
Leimstoff *m* глюте́н *m*
Leimsüß *n* глици́н *m*
Leimverband *m* клеева́я повя́зка *f*
Leimzucker *m* глици́н *m*
Lein *m* лён *m*
Leinen *n* 1. холст *m*, полотно́ *n* 2. бельё *n* (*постельное*)
Leinsamen *m* льняно́е се́мя *n*
Leinsamenumschlag *m* припа́рка *f* из льняно́го се́мени
Leinwand *f* холст *m*, полотно́ *n*
Leinwandumschlag *m* полотня́ный компре́сс *m*, полотня́ное обёртывание *n*
Leiomyom *n* лейомио́ма *f*
~, **bizarres** причу́дливая лейомио́ма *f*
~, **epithelioides** эпителио́идная лейомио́ма *f*
Leishmania *f* лейшма́ния *f*
Leishmaniasis *f*, **Leishmaniose** *f* лейшмани́оз *m*
~, **kutane** ко́жный лейшмани́оз *m*
~, **mukokutane** ко́жно-сли́зистый [америка́нский, брази́льский] лейшмани́оз *m*, у́та *f*, эспу́ндия *f*
~, **viszerale** висцера́льный лейшмани́оз *m*, боле́знь *f* Ле́йшмана — До́нована, тропи́ческая спленомегали́я *f*
~, **viszerale indische** висцера́льный инди́йский лейшмани́оз *m*, кала́-аза́р *m*
Leiste I *f* пах *m*
Leiste II *f* ва́лик *m*; кро́мка *f*
Leistenband *n* па́ховая свя́зка *f*
Leistenbeuge *f* па́ховый сгиб *m*
Leistenbruch *m* па́ховая гры́жа *f*
Leistenbruchband *n* грыжево́й банда́ж *m*
Leistendrüse *f* па́ховый лимфати́ческий у́зел *m*
Leistendrüsenausräumung *f* удале́ние *n* па́ховых лимфати́ческих узло́в
Leistenfalte *f*, **Leistenfurche** *f* па́ховая скла́дка *f*, па́ховая боро́здка *f*
Leistengegend *f* па́ховая о́бласть *f*
Leistengrube *f* па́ховая я́мка *f*
Leistenhernie *f* па́ховая гры́жа *f*
Leistenhoden *m* па́ховый крипторхи́зм *m*
Leistenhodensackbruch *m* па́хово-ма́точная гры́жа
Leistenkanal *m* па́ховый кана́л *m*, *Canalis inguinalis*
Leistenlymphknoten *m* па́ховый лимфати́ческий у́зел *m*
Leistenring *m* па́ховое кольцо́ *n*
Leistenringerweiterung *f* расшире́ние *n* па́хового кольца́
Leistenringschenkel *m* но́жка *f* па́хового кольца́
Leistenverband *m* повя́зка *f* на па́ховую о́бласть
Leistung *f* мо́щность *f*; рабо́та *f*
Leistungsbereitschaft *f* гото́вность *f* к рабо́те
Leistungsdiagnostik *f* функциона́льная диагно́стика *f*, иссле́дование *n* функциона́льной спосо́бности
Leistungsfähigkeit *f* 1. функциона́льная спосо́бность *f* 2. работоспосо́бность *f*
~, **geistige** у́мственная работоспосо́бность *f*
~, **körperliche [physische]** физи́ческая работоспосо́бность *f*
~, **psychische** психи́ческая работоспосо́бность *f*
Leistungsmedizin *f* иссле́дование *n* физи́ческой

работоспосо́бности, изуче́ние *n* влия́ния физи́ческих нагру́зок
Leistungs-O_2-Verbrauch *m* потребле́ние *n* кислоро́да в усло́виях физи́ческой нагру́зки
Leistungsprüfung *f* иссле́дование *n* фу́нкции
Leistungsreserve *f* функциона́льный резе́рв *m*
Leistungssport *m* спорт *m* вы́сших достиже́ний, большо́й спорт *m*
Leistungssteigerung *f* **1.** повыше́ние *n* функциона́льной спосо́бности **2.** повыше́ние *n* трудоспосо́бности
~, **körperliche** повыше́ние *n* физи́ческой функциона́льной спосо́бности органи́зма
Leistungsstimulanzien *n pl* психоаналепти́ческие сре́дства *n pl*
Leistungsstufe *f* сте́пень *f* нагру́зки
Leistungsumsatz *m* обме́н *m* веще́ств при нагру́зке
Leitallergen *n* гла́вный [веду́щий] аллерге́н *m*
Leitfähigkeit *f* проводи́мость *f*, проводя́щая спосо́бность *f*
Leitgummielektrode *f* электро́д *m* из проводя́щей рези́ны
Leitkörperchen *n* направля́ющее те́льце *n*
Leitschiene *f* направля́ющая ши́на *f*
Leitsonde *f* зонд-проводни́к *m*, желобова́тый зонд *m*
Leitstelle *f* веду́щая то́чка *f* (*плода в родах*)
Leitsymptom *n* веду́щий симпто́м *m*
Leitung *f* проведе́ние *n* (*напр. импульса*)
Leitungsanästhesie *f* проводнико́вая анестези́я *f*
~, **peridurale** перидура́льная анестези́я *f*
Leitungsaphasie *f* проводнико́вая афази́я *f*
Leitungsbahn *f* проводя́щий путь *m*
~, **motorische** дви́гательный проводя́щий путь *m*
~, **sensorische** чувстви́тельный проводя́щий путь *m*
Leitungslähmung *f* парали́ч *m* всле́дствие пораже́ния проводя́щего пути́
Leitungsstörung *f* наруше́ние *n* проведе́ния (*напр. импульса*)
~, **atrioventrikuläre** наруше́ние *n* атриовентрикуля́рной проводи́мости, атриовентрикуля́рная блока́да *f*
Leitungssystem *n* проводя́щая систе́ма *f*
Leitwiderstand *m* **der Haut** электросопротивле́ние *n* ко́жи
Lektine *n pl* лекти́ны *m pl*
~, **präzipitierende** преципити́рующие лекти́ны *m pl*, фитопреципити́ны *m pl*
Lemmom *n* неврино́ма *f*, неврилеммо́ма *f*
Lende *f* поясни́ца *f*
Lendenarterie *f* поясни́чная арте́рия *f*, *Arteria lumbalis*
Lendenbauchschnitt *m* люмболапаротоми́я *f*
Lendenbiegung *f* поясни́чный лордо́з *m*
Lendenbruch *m* поясни́чная гры́жа *f*
Lendendreieck *n* поясни́чный треуго́льник *m*
Lendenganglion *n* поясни́чный га́нглий *m*
Lendengeflecht *n* поясни́чное сплете́ние *n*
Lendengicht *f*, **Lendenlähmung** *f* люмба́го *n*, простре́л *m*
Lendenlordose *f* поясни́чный лордо́з *m*
Lendenmark *n* поясни́чный отде́л *m* спинно́го мо́зга
Lendenmuskel *m* поясни́чная мы́шца *f*
Lendennerv *m* поясни́чный нерв *m*
Lendenschlagader *f s.* **Lendenarterie**
Lendenschmerz *m* боль *f* в поясни́це
Lendenspondyloarthrose *f* поясни́чный спондилоартро́з *m*
Lendenstich *m* поясни́чная пу́нкция *f*
Lendenvene *f* поясни́чная ве́на *f*
Lendenweh *n* ломо́та *f* в поясни́це
Lendenwirbel *m* поясни́чный позвоно́к *m*
Lendenwirbeldornfortsatz *m* ости́стый отро́сток *m* поясни́чного не́рва
Lendenwirbelkörper *m* те́ло *n* поясни́чного позвонка́
Lendenwirbelquerfortsatz *m* попере́чный отро́сток *m* поясни́чного позвонка́
Lendenwirbelsäule *f* поясни́чный отде́л *m* позвонка́
Lens *f* **crystallina** хруста́лик *m*
Lenta-Sepsis *f* медленноразвива́ющийся [хрони́ческий] се́псис *m* (*с бактериальным эндокардитом*)
Lenticonus *m* лентико́нус *m*
Lentiginosis *f* **profusa** профу́зный [оби́льный] лентигино́з *m*
Lentiglobus *m* лентигло́бус *m*
Lentigo *f* ленти́го *n*, пигме́нтное роди́мое пятно́ *n*, лентигино́зный не́вус *m*
Lentigo-maligna-Melanom *n*, **amelanotisches** амеланоти́ческая melано́ма *f* ти́па злока́чественного ленти́го
Lentikonus *m* лентико́нус *m*
lentikulär чечевицеобра́зный
Lentivirus *n* лентиви́рус *m*
Leontiasis *f* льви́ное лицо́ *n* (*при проказе*)
Lepra *f* ле́пра *f*, прока́за *f*, боле́знь *f* Га́нсена
~ **bullosa** буллёзная ле́пра *f*
~ **lepromatosa** бугорко́вая прока́за *f*
~ **mutilans** мутили́рующая ле́пра *f*
~ **nevrosa** анестети́ческая [не́рвная] прока́за *f*
~ **tuberculoides** туберкуло́идная ле́пра *f*
~ **tuberosa** бугорко́вая прока́за *f*
Leprabakterium *n* па́лочка *f* прока́зы, баци́лла *f* Га́нсена
Leprageschwür *n* лепро́зная я́зва *f*
Lepraheim *n* лепрозо́рий *m*
Lepraknoten *m* лепромато́зный у́зел *m*
Leprapolyneuropatie *f* полиневропати́я *f* при прока́зе
Leprastation *f* лепрозо́рий *m*
Lepra-Zelle *f* лепро́зная кле́тка *f*
leprös лепро́зный, прокажённый
Leprosorium *n* лепрозо́рий *m*
Leptomeningitis *f* лептоменинги́т *m*
Leptomeninx *f* мя́гкая мозгова́я оболо́чка *f*
Leptoprosopie *f* лептопрозопи́я *f*
leptosom лептосо́мный, астени́ческий
Leptospira *f* лептоспи́ра *f*
~ **icterohaemorrhagica** иктерогеморраги́ческая лептоспи́ра *f*, лептоспи́ра *f* Ве́йля
~, **pyrogene** пироге́нная лептоспи́ра *f*

Leptospirenvakzine *f* вакци́на *f* про́тив лептоспи́ры
Leptospirose *f* лептоспиро́з *m*
~, **grippotyphöse** безжелту́шный [гриппотифо́зный] лептоспиро́з *m*
~, **ikterische** желту́шный лептоспиро́з *m*
~, **ikterohämorrhagische** иктерогеморраги́ческий лептоспиро́з *m*
~, **japanische** нанукоя́ми *m*, япо́нский лептоспиро́з *m*
Leptothrix *f* лептотри́кс *m*
Leptozephalus *m* лептоцефа́л *m*
Leptozyt *m* лептоци́т *m*, мишеневи́дный эритроци́т *m*
Lernfunktion *f* фу́нкция *f* обуче́ния
Lernschwester *f* медици́нская сестра́-практика́нтка *f*
Lesebrille *f* очки́ *pl* для чте́ния
Leseentfernung *f* расстоя́ние *n* для измере́ния остроты́ зре́ния вблизи́
Lesefähigkeit *f* острота́ *f* зре́ния вблизи́
Leseglas *n* очки́ *pl* для чте́ния
Leselupe *f* лу́па *f* для чте́ния
Leseprobentafel *f* табли́ца *f* для измере́ния остроты́ зре́ния вблизи́
Lese-Rechtschreibschwäche *f* неспосо́бность *f* чита́ть и писа́ть
Lesestörung *f* затрудне́ние *n* при чте́нии
Leseunfähigkeit *f* алекси́я *f*
Lesezentrum *n* центр *m* чте́ния *(в головном мозгу)*
Letalallele *n pl* лета́льные алле́ли *f pl*
Letaläquivalent *n* лета́льный эквивале́нт *m*
Letaldosis *f* лета́льная до́за *f*
Letalfaktor *m* лета́льный фа́ктор *m*
Letaltoxin *n* лета́льный токси́н *m*
Lethargie *f* летарги́я *f*, мни́мая смерть *f*
Leuchtbakterien *f pl* светя́щиеся бакте́рии *f pl*
Leuchtdichtenmessung *f* денситографи́я *f*, денситометри́я *f*
Leuchtschirm *m* экра́н *m* рентге́новского аппара́та
Leuchtverbrennung *f* светово́й ожо́г *m*
Leuchtvibrionen *n pl* светя́щиеся вибрио́ны *m pl*
Leukämie *f* лейкеми́я *f*, лейко́з *m*
~, **aleukämische** алейкеми́ческий лейко́з *m*
~, **chronische granulozytäre** хрони́ческий гранулоцита́рный лейко́з *m*
~, **chronisch-lymphatische** хрони́ческий лимфолейко́з *m*, хрони́ческая лимфати́ческая лейкеми́я *f*
~, **chronisch-myeloische** хрони́ческий миело́идный лейко́з *m*, хрони́ческий миело́з *m*
~, **eosinophile** эозинофи́льный лейко́з *m*
~, **lymphatische** лимфолейко́з *m*
~, **megakariozytäre** мегакариоцита́рная лейкеми́я *f*
~, **myelomonozytäre** миеломоноцита́рный лейко́з *m*
~, **plasmozytäre** плазмокле́точный лейко́з *m*
~, **promyelozytäre** промиелоцита́рный лейко́з *m*
~, **reifzellige** зрелокле́точный [гранулоцита́рный] лейко́з *m*
~, **retikuläre** ретикулоцита́рный [ретикуля́рный] лейко́з *m*, ретикулёз *m*
~, **undifferenzierte** недифференци́рованный лейко́з *m*
~, **unreifzellige** бла́стный [незрелокле́точный] лейко́з *m*
Leukanämie *f* лейканеми́я *f*
Leukäthiopie *f* альбини́зм *m*
Leukenzephalitis *f* лейкоэнцефали́т *m*
~, **subakute sklerosierende** подо́стрый склерози́рующий лейкоэнцефали́т *m*
Leukin *n* лейки́н *m*
Leukoblast *m* лейкобла́ст *m*
Leukoderma *n* лейкоде́рма *f*, дисхроми́я *f* ко́жи
~ **acquisitum centrifugum** центробе́жная приобретённая лейкоде́рма *f*
~ **nuchae** лейкоде́рма *f* заты́лка
~ **psoriaticum** псориати́ческая лейкоде́рма *f*
~ **psoriaticum spurium** ло́жная псориати́ческая лейкоде́рма *f*
~ **syphiliticum** сифилити́ческая лейкоде́рма *f*
Leukodermie *f s.* **Leukoderma**
Leukodiapedese *f* лейкодиапеде́з *m*, диапеде́з *m* лейкоци́тов
Leukodystrophie *f* лейкодистрофи́я *f*
~, **metachromatische** метахромати́ческая лейкодистрофи́я *f*
~, **orthochromatische** ортохромати́ческая лейкодистрофи́я *f*
~, **spongiöse** спонгио́зная лейкодистрофи́я *f*
Leukoenzephalitis *f s.* **Leukenzephalitis**
Leukoenzephalopathie *f*, **progressive multifokale** прогресси́рующая многоочаго́вая лейкоэнцефалопати́я *f*
Leukokeratose *f*, **Leukokeratosis** *f* лейкокерато́з *m*
~ **penis** лейкокерато́з *m* полово́го чле́на
Leukolyse *f s.* **Leukozytolyse**
Leukolysin *n* лейколизи́н *m*
Leukom *n*, **Leukoma** *n* лейко́ма *f*, бельмо́ *n* рогови́цы
Leukomelalgie *f* лейкомелалги́я *f*
Leukomelanodermie *f* лейкомеланодерми́я *f*
Leukonychia *f*, **Leukonychie** *f* лейконихи́я *f*
~ **punctata** то́чечная лейконихи́я *f*
~ **striata** полосови́дная лейконихи́я *f*
~ **totalis** о́бщая [тота́льная] лейконихи́я *f*
~ **transversa** попере́чная лейконихи́я *f*
Leukopathia *f*, **Leukopathie** *f* лейкопати́я *f*, отсу́тствие *n* ко́жного пигме́нта
~ **mycotica** микоти́ческая [грибко́вая] лейкопати́я *f*
~ **punctata et reticularis symmetrica** симметри́чная се́тчатая и то́чечная лейкопати́я *f*
Leukopenie *f* лейкопени́я *f*
~, **alimentäre toxische** алимента́рно-токси́ческая алейки́я *f*
~, **autoimmune** аутоимму́нная лейкопени́я *f*
~, **lienale** селезёночная лейкопени́я
Leukopenin *n* лейкопени́н *m*, лейкопени́ческий фа́ктор *m*
Leukopflaster *n* лейкопла́стырь *m*
Leukoplakie *f* лейкоплаки́я *f*

~, **epidermolytische** эпидермолити́ческая лейкоплаки́я *f*
~, **flache** пло́ская лейкоплаки́я *f*
~ **des Mundes** лейкоплаки́я *f* рта
~, **warzige** борода́вчатая лейкоплаки́я *f*
Leukoplast *m* лейкопла́стырь *m*
Leukopoese *f* лейкопоэ́з *m*
Leukopoetin *n* лейкопоэти́н *m*
Leukoprotease *f* лейкопротеа́за *f*, протеолити́ческий энзи́м *m* лейкоци́тов
Leukorrhoe *f* бе́ли *pl*
Leukosarkomatose *f* лейкосаркомато́з *m*
Leukose *f* лейко́з *m*
Leukotaxin *n* лейкотакси́н *m*
Leukotaxis *f* лейкота́ксис *m*
~, **negative** отрица́тельный лейкота́ксис *m*
~, **positive** положи́тельный лейкота́ксис *m*
Leukotomie *f* лейкотоми́я *f*, разре́з *m* мо́зга
Leukotrichie *f* лейкотрихи́я *f*, поседе́ние *n* воло́с
~ **anularis** кольцеви́дная лейкотрихи́я *f*
Leukovirus *n* ви́рус *m* лейко́за
Leukozyt *m* лейкоци́т *m*
~, **azydophiler** эозинофи́л *m*, ацидофи́льный [эозинофи́льный] лейкоци́т *m*
~, **basophiler** базофи́л *m*, базофи́льный лейкоци́т *m*
~, **eosinophiler** *s.* **Leukozyt, azydophiler**
~, **granulierter** гранулоци́т *m*
~, **normalstabkerniger** палочкоя́дерный лейкоци́т *m*
~, **segmentkerniger** сегментоя́дерный лейкоци́т *m*
Leukozytenagglutination *f* агглютина́ция *f* лейкоци́тов
Leukozytenalterationstest *m* тест *m* альтера́ции лейкоци́тов
Leukozytenantigen *n* лейкоцита́рный антиге́н *m*
Leukozytenauswanderung *f* эмигра́ция *f* лейкоци́тов
Leukozytenautoagglutinin *n* аутоагглютини́н *m* к лейкоци́там
Leukozytendifferentialbild *n* лейкоцита́рная фо́рмула *f*
Leukozytenenzym *n* энзи́м *m* лейкоци́тов
Leukozytenformel *f* лейкоцита́рная фо́рмула *f*
Leukozytenformelverschiebung *f* сдвиг *m* лейкоцита́рной фо́рмулы
Leukozytenisosensibilisierung *f* изосенсибилиза́ция *f* лейкоци́тов
Leukozytenkonzentrat *n* лейкоцита́рная ма́сса *f*
Leukozytenkurve *f*, **biologische** биологи́ческая лейкоцита́рная крива́я *f*
Leukozytenmigration *f* мигра́ция *f* лейкоци́тов
Leukozytennüchternwert *m* число́ *n* лейкоци́тов натоща́к
Leukozytentrümmer *pl* фрагме́нты *m pl* [обло́мки *m pl*] лейкоци́тов
Leukozytenvorstufe *f* незре́лый лейкоци́т *m*
Leukozytolyse *f* лейкоцито́лиз *m*, лейко́лиз *m*, растворе́ние *n* лейкоци́тов
Leukozytolysetest *m* тест *m* лейкоцито́лиза
Leukozytopenie *f s.* Leukopenie
Leukozytose *f* лейкоцито́з *m*
~, **myogene** миоге́нный лейкоцито́з *m*, лейкоцито́з *m* при мы́шечной нагру́зке
~, **physiologische** физиологи́ческий лейкоцито́з *m*
Leukurie *f* лейкоцитури́я *f*
Levator I *m* подъёмник *m* *(хирургический инструмент)*
Levator II *m* лева́тор *m*, поднима́ющая мы́шца *f*
LE-Zellen *f pl* LE-кле́тки *f pl*, кле́тки *f pl* кра́сной волча́нки
Lezithalbumin *n* лецитальбуми́н *m*
Lezithin *n* лецити́н *m*
Lezithinase *f* лецитина́за *f*
Lezithin-Eiweiß-Verbindung *f* белко́во-лецити́новый ко́мплекс *m*
Liberin *n* либери́н *m*, рили́зинг-гормо́н *m*
Liberkühn-Krypten *f pl* либерклю́новы желе́зы *f pl*, кише́чные кри́пты *f pl*
Libido *f* полово́е влече́ние *n*, ли́бидо *n*
Libidoablauf *m* дина́мика *f* полово́го влече́ния
Libidoentziehung *f* подавле́ние *n* полово́го влече́ния
Lichen *m* ли́хен *m*, лиша́й *m*
~ **albus** бе́лый ли́хен *m*
~ **amyloidosus** амило́идный ли́хен *m*
~ **microsporicus** микроспори́йный ли́хен *m*
~ **moniliformis** чёткови́дный *(подобный ожерелью)* ли́хен *m*
~ **pilaris** волосяно́й ли́хен *m*
~ **pyodermicus** пиодерми́ческий ли́хен *m*
~ **ruber** кра́сный ли́хен *m*
~ **ruber anularis** кольцеви́дный кра́сный ли́хен *m*
~ **ruber atrophicans** атрофи́ческий кра́сный ли́хен *m*
~ **ruber corymbiformis** кокардови́дный кра́сный ли́хен *m*
~ **ruber follicularis, kahlmachender** фолликуля́рный кра́сный ли́хен *m*, веду́щий к выпаде́нию воло́с
~ **ruber pemphigoides** пемфиго́идный кра́сный ли́хен *m*
~ **ruber planus** кра́сный пло́ский лиша́й *m*
~ **ruber psoriasiformis** псориазифо́рмный кра́сный лиша́й *m*
~ **ruber serpiginosus** серпигино́зный кра́сный лиша́й *m*
~ **ruber spinulosus** шипови́дный кра́сный ли́хен *m*
~ **ruber striatus** полосови́дный кра́сный ли́хен *m*
~ **ruber verrucosus** верруко́зный [борода́вчатый] кра́сный ли́хен *m*
~ **simplex linearis** лине́йный просто́й ли́хен *m*
~ **simplex obtusus** приплю́снутый просто́й ли́хен *m*
~ **trichophyticus** трихофити́йный лиша́й *m*
~ **tropicalis** тропи́ческий ли́хен *m*
~ **urticatus** уртика́рный ли́хен *m*, стро́фулюс *m*
Lichenifikation *f* лихенифика́ция *f*, лихениза́ция *f*
Licht *n* свет *m*
~, **auffallendes** па́дающий свет *m*
~, **durchfallendes** проходя́щий свет *m*

lichtarm недостáточно освещённый
Lichtausschläge *m pl*, **chronische polymorphe** хрони́ческие полимóрфные высыпáния *n pl* при повы́шенной чувстви́тельности к сóлнечным лучáм
Lichtbedürfnis *n* потрéбность *f* в свéте
Lichtbehandlung *f* фототерапи́я *f*, светолечéние *n*
lichtbrechend светопреломля́ющий, преломля́ющий свет
Lichtbündel *n* пучóк *m* свéта
Lichtdermatose *f* фотодерматóз *m*
lichtdicht светонепроницáемый
Lichteindruck *m* светоощущéние *n*
Lichtempfindlichkeit *f* световáя абсолю́тная чувстви́тельность *f* глáза
Lichtempfindung *f* светоощущéние *n*, светочувстви́тельность *f*
Lichterythem *n* световáя эритéма *f*
Lichtheilkunde *f* фототерапи́я *f*, светолечéние *n*
Lichtheilmethode *f* мéтод *m* светолечéния
Lichtkastenbad *n* лечéние *n* в световóй каби́не; свéто-горячевоздýшная футля́рная вáнна *f*
Lichtkoagulation *f* светокоагуля́ция *f*
Lichtluftbad *n* сóлнечные вáнны *f pl* на откры́том вóздухе
Lichtmangel *m* недостáточность *f* свéта
Lichtmessung *f* фотометри́я *f*
Lichtmikroskopie *f* световáя микроскопи́я *f*
Lichtperzeption *f* восприя́тие *n* свéта
Lichtpocken *pl* световáя óспа *f*
Lichtpunkt *m* светя́щаяся тóчка *f*
Lichtquelle *f* истóчник *m* свéта
Lichtreaktion *f* реáкция *f (зрачка)* на свет
Lichtreflex *m* световóй рефлéкс *m (зрачка)*
Lichtreiz *m* световóе раздражéние *n*
~, **intermittierender** мелькáющий световóй сти́мул *m*
Lichtreizerscheinung *f* фотопси́я *f*
Lichtreizintensität *f* интенси́вность *f* световóго сти́мула
Lichtrichtungswahrnehmung *f* светопроéкция *f*
Lichtschäden *m pl* световы́е поврежде́ния *n pl*
Lichtscheinwahrnehmung *f* световосприя́тие *n*
Lichtscheu *f* светобоя́знь *f*
Lichtschutzbehandlung *f* лечéние *n* светозащи́тными срéдствами
Lichtschutzsalbe *f* фотозащи́тная мазь *f*
Lichtsehen *n* фотопси́я *f*
Lichtsensibilität *f* чувстви́тельность *f* к свéту
Lichtsinn *m* световáя чувстви́тельность *f* глáза, светоощущéние *n*
Lichtsinnperimetrie *f* квантитати́вная периметри́я *f*
Lichtsinnstörung *f* гемералопи́я *f*; нарушéние *n* световосприя́тия
Lichtspiegel *m* рефлéктор *m*
Lichtstab *m* пáлочка *f* сетчáтки
Lichtstärke *f* си́ла *f* свéта
Lichtstarre *f* отсýтствие *n* реáкции *(зрачка)* на свет
Lichtstrahlenbrechung *f* преломлéние *n* лучéй свéта
Lichtstrahlung *f* световóе излучéние *n*
Lichtstreuung *f* светорассéивание *n*, светорассéяние *n*
Lichttherapie *f s.* **Lichtbehandlung**
Lichtundurchlässigkeit *f* светонепроницáемость *f*
Lichtung *f* просвéт *m*
Lichtungseinengung *f* стенóз *m*, сужéние *n* просвéта
Lichtunterschiedempfindlichkeit *f* различи́тельная светочувстви́тельность *f*
Lichturtikaria *f* световáя крапи́вница *f*
Licht-Wärmebad *n* светотепловáя вáнна *f*
Lichtwendigkeit *f* фототропи́зм *m*
Lichtzelle *f* **1.** фоторецéптор *m*, светочувстви́тельная клéтка *f* **2.** фотоэлемéнт *m*
Lichtzerstreuung *f s.* **Lichtstreuung**
Lichtzuwendigkeit *f* фототропи́зм *m*
Lid *n* вéко *n*
~, **drittes** трéтье вéко *n*
Lidabszeß *m* абсцéсс *m* вéка
Lidakinesie *f* акинези́я *f* век
Lidanschwellung *f* припýхлость *f* вéка
Lidaufbau *m* строéние *n* вéка
Lidbändchen *n* свя́зка *f* вéка
Lidbindehaut *f* сли́зистая оболóчка *f* век
Liddrüse *f* мейбóмиева железá *f*
Liddrüsenentzündung *f* мейбоми́т *m*, воспалéние *n* мейбóмиевых желёз
Lidemphysem *n* эмфизéма *f* вéка
Lidentzündung *f* блефари́т *m*
Lidfalten *f pl* склáдки *f pl* век
Lidfaserplatte *f s.* **Lidknorpel**
Lidflattern *n* тик *m*
Lidgangrän *f* гангрéна *f* вéка
Lidgröße *f* размéр *m* [величинá *f*] вéка
Lidhaar *n* ресни́ца *f*
Lidhalter *m* векодержáтель *m*
Lidhämatom *n* гематóма *f* вéка
Lidhaut *f* кóжа *f* век
Lidhauterschlaffung *f* блефарохалáзис *m*
Lidheber *m* векоподъёмник *m*, мы́шца *f*, поднимáющая вéко
Lidkante *f* край *m* вéка
Lidknorpel *m* хрящ *m* вéка, тарзáльная пласти́нка *f*
Lidkolobom *n* колобóма *f* вéка
Lidkommissur *f* комиссýра *f* век
Lidkontusion *f* контýзия *f* век
Lidkrampf *m* блефароспáзм *m*
~, **klonischer** клони́ческий блефароспáзм *m*
~, **tonischer** тони́ческий блефароспáзм *m*
Lidlähmung *f* парали́ч *m* вéка, блефароплеги́я *f*
Lidödem *n* отёк *m* век
Lidpigmentierung *f*, **brillenartige** пигментáция *f* в óбласти век наподóбие очкóв
Lidplastik *f* блефаропласти́ка *f*, плáстика *f* век
Lidplatte *f s.* **Lidknorpel**
Lidrand *m* край *m* вéка
Lidrandchalazion *f* халáзион *m*
Lidrandentzündung *f* краевóй блефари́т *m*
Lidränderverwachsung *f* сращéние *n* краёв век
Lidreflex *m* рефлектóрное смыкáние *n* век
Lidsack *m* конъюнктивáльный мешóк *m*

Lidsackprobe *f* конъюнктивáльная аллерги́ческая прóба *f*
Lidschlag *m* мигáние *n*
Lidschlagader *f* артéрия *f* вéка, *Arteria palpebralis*
Lidschlagreflex *m* рефлéкс *m* к мигáнию
Lidschluß *m s.* **Lidkrampf**
Lidschlußreflex *m* рефлектóрное смыкáние *n* век
Lidspalte *f* глазнáя щель *f*
Lidspaltenenge *f* ýзость *f* глазнóй щéли
Lidspaltenerweiterung *f* расширéние *n* глазнóй щéли
Lidspaltenfleck *m* пингвéкула *f*
Lidspaltverengerung *f* блефарофимóз *m*, сужéние *n* глазнóй щéли
Lidsperrer *m* векодержáтель *m*
Lidstellung *f* положéние *n* век
Lidtumor *m* óпухоль *f* вéка
Lidverfärbung *f* окрáшивание *n* век
Lidverkrümmung *f* искривлéние *n* [деформáция *f*] вéка
Lidverletzung *f*, **stumpfe** контýзия *f* вéка
Lidvorfall *m* птоз *m*, опущéние *n* вéрхнего вéка
Lidwinkel *m* ýгол *m* глазнóй щéли, ýгол *m* глáза
Liebe *f*, **lesbische** сафи́зм *m*, лесби́йская любóвь *f*, трибади́я *f*
Liegebehandlung *f s.* **Liegekur**
Liegehalle *f* верáнда *f*, павильóн *m* для проведéния аэротерапи́и в положéнии лёжа
Liegehallenkur *f* лечéние *n* покóем в закры́том помещéнии
Liegekur *f* лечéние *n* постéльным режи́мом
Liegen *n* положéние *n* лёжа
Liegeraum *m* кóмната *f* óтдыха *(после процедур)*
Liegestuhl *m* крéсло *n* для лежáния, шезлóнг *m*
Liegestunde *f* час *m* лежáния, час *m* óтдыха
Liegestütze *f* упóр *m* лёжа
Liegeveranda *f* верáнда *f* для лежáния
Liegezeit *f* дли́тельность *f* постéльного режи́ма
Lien *m* селезёнка *f*
Lienalis *f* селезёночная артéрия *f*
Lienitis *f* сплени́т *m*, воспалéние *n* селезёнки
Lienographie *f* спленографи́я *f*, рентгеноконтрáстное исслéдование *n* селезёнки
Liftgefühl *n* ли́фтная реáкция *f*; ли́фтное головокружéние *n*
ligamentös свя́зочный
Ligamentose *f*, **fixierende** фикси́рующий лигаментóз *m*, болéзнь *f* Форестьé
Ligase *f* лигáза *f*, синтетáза *f*
Ligatur *f* 1. лигатýра *f (нить для хирургического шва или перевязки сосуда)* 2. наложéние *n* лигатýры *(на сосуд)*
Ligaturenführer *m* проводни́к *m* лигатýры, иглá *f* Дешáмпа
Ligaturfistel *f* лигатýрный свищ *m*
Ligaturmesser *n* лигатýрный нож *m*
Ligaturschnürer *m* зажи́м *m* для лигатýры
ligieren лиги́ровать, перевя́зывать *(напр. сосуд)*
Lignin *n* лигни́н *m*
Lila-Krankheit *f* дерматомиози́т *m*
Limanschlamm *m* лимáнная грязь *f*
Limbus *m* **corneae** лимб *m* рогови́цы
Limbusregion *f* **der Kornea** зóна *f* ли́мба рогови́цы
Lime-Borreliose *f* лáймская болéзнь *f*
Limit-Wert *m* лимити́рующий показáтель *m*
Lindenblüten *f pl* ли́повый цвет *m*, *Flores tilae*
Lingua *f* язы́к *m*
~ **geographica** «географи́ческий» язы́к *m*
~ **plicata** склáдчатый язы́к *m*
~ **scrotalis** скротáльный *(напоминающий складчатость мошонки)* язы́к *m*
~ **villosa nigra** чёрный [волосáтый] язы́к *m*
Lingualbogen *m* лингвáльная дугá *f*
Lingualislähmung *f* парали́ч *m* языкá, парали́ч *m* подъязы́чного нéрва
Lingualokklusion *f* лингвáльная [язы́чная] оклю́зия *f*
Linguatulidose *f* лингватулидóз *m*
Lingula *f* язычóк *m*
Linie *f*:
~, **gedachte** воображáемая ли́ния *f*
~ **des EKG, isoelektrische** изоэлектри́ческая [нулевáя] ли́ния *f* электрокардиогрáммы
~, **reine** чи́стая ли́ния *f (напр. экспериментальных животных)*
~, **Türksche** (кáпельная) ли́ния *f* Тю́рка *(на задней поверхности роговицы)*
~, **weiße** бéлая ли́ния *f*
Liniment *n* линимéнт *m*, жи́дкая мазь *f*
Liningerüst *n* лини́новый каркáс *m*
Linksblick *m* взгляд *m* влéво
Linkshändigkeit *f* леворýкость *f*
Linksherz *n* лéвая полови́на *f* сéрдца
Linkshypertrophie *f* гипертрофи́я *f* лéвых отдéлов сéрдца
Linksinsuffizienz *f* недостáточность *f* лéвых отдéлов сéрдца
Linkskolon *n* лéвая полови́на *f* тóлстого кишéчника
Linkskolonkarzinom *n* рак *m* лéвой полови́ны тóлстого кишéчника
Links-Rechts-Shunt *m* шунт *m* слéва напрáво
Linksrollung *f* ротáторное движéние *n* глаз с наклóном вертикáльного меридиáна влéво
Linksschenkelblock *m* блокáда *f* лéвой нóжки *(пучка Гиса)*
Linksseitenlage *f* положéние *n (больного)* на лéвом бокý
Linkstyp *m* лéвый тип *m (электрокардиограммы)*
Linksüberlastung *f* перегрýзка *f* лéвых отдéлов сéрдца
Linksverschiebung *f* сдвиг *m* влéво *(лейкоцитарной формулы)*
Linksverspätung *f* запáздывание *n* проведéния и́мпульса по лéвым отдéлам сéрдца
Linolsäure *f* линóлевая кислотá *f*
Linse *f* 1. хрустáлик *m* 2. лýпа *f*; ли́нза *f*
~, **iseikonisierende** изейкони́ческие очки́ *pl*
~, **sphäro-zylindrische** сфероцилиндри́ческое стеклó *n*
Linsenabszeß *m* абсцéсс *m* хрустáлика
Linsenachse *f* ось *f* хрустáлика

Linsenalterung *f* старе́ние *n* хруста́лика
Linsenastigmatismus *m* хруста́ликовый астигмати́зм *m*
Linsenaufhängeapparat *m* подве́шивающая свя́зка *f* хруста́лика
Linsenbildung *f* формирова́ние *n* хруста́лика
Linsenbrechkraft *f* преломля́ющая си́ла *f* хруста́лика *или* ли́нзы
Linsendicke *f* толщина́ *f* хруста́лика
Linsendickenmessung *f* **mit Ultraschall** измере́ние *n* толщины́ хруста́лика с по́мощью ультразву́ка
Linsenentwicklung *f* разви́тие *n* хруста́лика *(у зародыша)*
Linsenepithel *n* эпите́лий *m* пере́дней су́мки хруста́лика
Linsenerweichung *f s.* **Linsenmalazie**
Linsenextraktion *f* экстра́кция *f* катара́кты
Linsenfaser *f* хруста́ликовое волокно́ *n*
Linsenfläche *f* пове́рхность *f* хруста́лика
Linsenflächenbild *n* изображе́ние *n* пове́рхности хруста́лика
Linsenfleck *m s.* **Lentigo**
Linsengewebe *n* ткань *f* хруста́лика
Linsengröße *f* величина́ *f* хруста́лика
Linsenhaut *f* ка́псула *f* хруста́лика
Linsenhinterfläche *f* за́дняя пове́рхность *f* хруста́лика
Linsenkapsel *f* ка́псула *f* хруста́лика
Linsenkapselschwund *m* атрофи́я *f* ка́псулы хруста́лика
Linsenkapselstar *m* капсуля́рная катара́кта *f*
Linsenkern *m* **1.** ядро́ *n* хруста́лика **2.** чечевицеобра́зное ядро́ *n (мозга)*
Linsenkernentartung *f* дегенерати́вные измене́ния *n pl* чечевицеобра́зного ядра́
Linsenkolobom *n* колобо́ма *f* хруста́лика
Linsenkurzsichtigkeit *f* близору́кость *f*, свя́занная с измене́ниями хруста́лика
Linsenlicht *n* отражённый от хруста́лика свет *m*
Linsenlosigkeit *f* афаки́я *f*
Linsenluxation *f* вы́вих *m* хруста́лика
Linsenmal *n s.* **Lentigo**
Linsenmalazie *f* факомаля́ция *f*, размягче́ние *n* хруста́лика
Linsenmesser *n* чечевицеобра́зный нож *m*
Linsenmittendicke *f* расстоя́ние *n* ме́жду пере́дней и за́дней гла́вными то́чками ли́нзы
Linsenmyopie *f* близору́кость *f* вследствие сферофаки́и
Linsennaht *f* шов *m* хруста́лика
Linsenprolaps *m* выпаде́ние *n* хруста́лика
Linsenquellung *f* набуха́ние *n* хруста́лика
Linsenrinde *f* кора́ *f* хруста́лика
Linsenrückfläche *f* за́дняя пове́рхность *f* хруста́лика
Linsenscheitel *m* по́люс *m* хруста́лика
Linsenschlottern *n* дрожа́ние *n* хруста́лика
Linsenspektrum *n* опти́ческое сече́ние *n* хруста́лика, опти́ческий срез *m* хруста́лика
Linsenstar *m* катара́кта *f*
Linsenstern *m* хруста́ликовая звезда́ *f*, швы *m pl* хруста́лика
Linsensubstanz *f* вещество́ *n* хруста́лика
Linsentrübung *f* помутне́ние *n* хруста́лика
~ **bei Hautkrankheiten** дерматоге́нная катара́кта *f*
Linsenverlagerung *f*, **Linsenverschiebung** *f* смеще́ние *n* хруста́лика
Linsenvorderfläche *f* пере́дняя пове́рхность *f* хруста́лика
Linsenvorderflächenbild *n* изображе́ние *n* пере́дней пове́рхности хруста́лика
Linsenvorfall *m* выпаде́ние *n* хруста́лика
Lioderma *n*, **Liodermia** *f* лиодерми́я *f*, лосня́щаяся ко́жа *f*
Lipase *f* липа́за *f*
Lipide *n pl* липи́ды *m pl*, липо́иды *m pl*
Lipideinlagerung *f* отложе́ние *n* липи́дов
Lipidgranulomatose *f* липо́идный гранулемато́з *m*, боле́знь *f* Хе́нда — Шю́ллера — Кри́счена
Lipidnephrose *f* липо́идный нефро́з *m*
Lipidperoxydation *f* пе́рекисное окисле́ние *n* липи́дов
Lipidsenker *m* сре́дство *n*, понижа́ющее у́ровень липи́дов в крови́
Lipidspeicherkrankheit *f* боле́знь *f* накопле́ния липи́дов
Lipidspeicherung *f* накопле́ние *n* липи́дов
Lipidstoffwechsel *m*, **Lipidumsatz** *m* липи́дный обме́н *m*
Lipiiodollymphographie *f* лимфографи́я *f* с примене́нием липииодо́ла
Lipoarthrose *f*, **trockene** сухо́й липоартро́з *m*
Lipochondrodystrophie *f* липохондродистрофи́я *f*
Lipochrome *n pl* липохро́мы *m pl*
Lipodermoid *n* **der Bindehaut** липодермо́ид *m* конъюнкти́вы
Lipodystrophie *f*, **intestinale** кише́чная липодистрофи́я *f*, боле́знь *f* Уи́ппла
Lipofuszin *n* липофусци́н *m*
Lipogenese *f* липогене́з *m*
Lipogranulomatosis *f* **subcutanea** подко́жный липогранулемато́з *m*
Lipoidbindungsreaktion *f* реа́кция *f* свя́зывания липо́идов *(белками сыворотки крови)*
Lipoid-Dermatoarthritis *f* липо́идный дерматоартри́т *m*
Lipoide *n pl* липо́иды *m pl*, липи́ды *m pl*
Lipoidgranulomatose *f s.* **Lipidgranulomatose**
Lipoid-Kalkinfarkt *m* липо́идно-известко́вый инфа́ркт *m*
Lipoidkalzinogranulomatose *f* липо́идный кальцигранулемато́з *m*
Lipoidnephrose *f* липо́идный нефро́з *m*
Lipoidose *f* липоидо́з *m*
~ **der Haut** липоидо́з *m* ко́жи
~, **hepatosplenomegalische** гепатоспленомегали́ческий липоидо́з *m*
~, **idiopathische** идиопати́ческий липоидо́з *m*, эссенциа́льная гиперлипеми́я *f*
Lipoidphanerose *f* фанеро́з *m* липо́идов, липофанеро́з *m*

Lipoidspeicherkrankheit *f* болéзнь *f* накоплéния липи́дов
Lipoidurie *f* липоидури́я *f*
Lipokalzinogranulomatose *f* липокальциногранулемато́з *m*
Lipolyse *f* липо́лиз *m*, расщеплéние *n* липо́идов
lipolytisch липолити́ческий, расщепля́ющий липо́иды
Lipom *n* липо́ма *f*
~, baumförmig verzweigtes древови́дная липо́ма *f*
~, braunes бу́рая липо́ма *f*
~, embryonales эмбриона́льная липо́ма *f*
~, gestieltes липо́ма *f* на но́жке
~, intermuskuläres межмы́шечная липо́ма *f*
~, multilokulares мультилокуля́рная липо́ма *f*, гиберпо́ма *f*
Lipomatose *f*, **Lipomatosis** *f* липомато́з *m*
Lipophilie *f* липофили́я *f*
Lipopolysaccharid *n* липополисахари́д *m*
Lipoproteid *n* липопротеи́д *m*
Lipoproteidlipase *f* липопротеи́дная липа́за *f*
Lipoprotein *n* липопротеи́н *m*
~, antiatherogenes антиатерогéнный липопротеи́н *m*, липопротеи́н *m* высо́кой пло́тности
~, atherogenes атерогéнный липопротеи́н *m*, липопротеи́н *m* ни́зкой пло́тности
~ hoher Dichte *s.* **Lipoprotein, antiatherogenes**
~ niedriger Dichte *s.* **Lipoprotein, atherogenes**
~, oberflächenaktives повéрхностно-акти́вный липопротеи́н *m*
~, vasoprotektives вазопротекти́вный липопротеи́н *m*
Liposaccharid *n* липосахари́д *m*
Liposarkom *n* липосарко́ма *f*
~, lipoblastisches липобла́стная [липобласти́ческая] лимфосарко́ма *f*
~, lipozytäres липоцита́рная липосарко́ма *f*
~, myxoides миксо́идная липосарко́ма *f*
~, polymorphzelliges полимо́рфно-клéточная липосарко́ма *f*
Lipothiamid *n* липотиами́д *m*
Lipotropie *f* липотро́пность *f*, спосо́бность *f* нéкоторых вещéств соединя́ться с липо́идами
Lipozele *f* липоцéле *n*, жирова́я гры́жа *f*
Lipozyt *m* липоци́т *m*, жирова́я клéтка *f*
Lippe *f* губа́ *f*
lippenartig губови́дный
Lippenaufspringen *n* растрéскивающиеся [растрéскавшиеся] гу́бы *f pl*
Lippenausschlag *m* сыпь *f* на губé
Lippenbändchen *n* уздéчка *f* губы́
Lippenbeißen *n* хейлофаги́я *f*
Lippenbildung *f* хейлопла́стика *f*, пла́стика *f* губы́
Lippenbogen *m* губна́я дуга́ *f*
Lippenbrand *m* 1. гангрéна *f* губы́ 2. но́ма *f*
Lippendrüse *f* губна́я железа́ *f*
Lippenektropion *n* вы́ворот *m* губы́
Lippenekzem *n* экзéма *f* губ
Lippenentzündung *f* хейли́т *m*, воспалéние *n* кра́сной каймы́ губ
Lippenfarbe *f* цвет *m* губ
Lippenfläche *f* губна́я повéрхность *f* зу́ба
Lippenfurunkel *m* фуру́нкул *m* губы́
Lippengegend *f* о́бласть *f* губы́
Lippengeschwulst *f* о́пухоль *f* губы́
Lippengeschwür *n* я́зва *f* губы́
Lippenherpes *m* гéрпес *m* на губé
Lippenkarzinom *n* рак *m* губы́
Lippen-Kiefer-Gaumenspalte *f* по́лная расщéлина *f* губы́ и нёба
Lippenkieferspalte *f* расщéлина *f* губы́
Lippenkrebs *m* рак *m* губы́
Lippenlesen *n* чтéние *n* с губ
Lippenlosigkeit *f* отсу́тствие *n* губ
Lippenmuskel *m* кругова́я мы́шца *f* рта
Lippenmuskulatur *f* мускулату́ра *f* губ
Lippenplastik *f* хейлопла́стика *f*, пла́стика *f* губы́
Lippenreflex *m* губно́й рефлéкс *m*
Lippenrot *n* кра́сная кайма́ *f* губ
Lippenschlagader *f* артéрия *f* губы́
Lippenschrunde *f* трéщина *f* губы́
Lippenspalte *f* расщéлина *f* губы́
Lippenstiftdermatitis *f* дермати́т *m* от губно́й пома́ды
Lippentuberkulose *f*, **schankriforme** шанкрифо́рмный туберкулёз *m* кра́сной каймы́ губ
Lippenverdickung *f* утолщéние *n* губ
Lippenversion *f* вы́ворот *m* губы́
Lippenwangenspalte *f* врождённая расщéлина *f* вéрхней губы́ и щеки́
Lippenwinkel *m* у́гол *m* рта
Lippenwunde *f* ра́на *f* губы́
Lippenzeichen *n* губно́й симпто́м *m*
Lippenzug *m* конфигура́ция *f* [фо́рма *f*] губ
Lippenzyanose *f* циано́з *m* губ
Lipurie *f* липури́я *f*, нали́чие *n* жи́ра в мочé
lipurisch липури́ческий
Liquor *m* 1. жи́дкость *f* 2. ли́квор *m*, спинномозгова́я жи́дкость *f*
Liquordiapedese *f* выхождéние *n* воды́ и низкомолекуля́рных белко́в из сосу́дов в ткань
Liquordränage *f* дрена́ж *m* спинномозгово́й жи́дкости
Liquordruck *m* давлéние *n* спинномозгово́й жи́дкости
Liquordurchgängigkeit *f* спосо́бность *f* веществá проника́ть в спинномозгову́ю жи́дкость
Liquorentnahme *f* извлечéние *n* спинномозгово́й жи́дкости
Liquorfistel *f* ли́кворный свищ *m*, ли́кворная фи́стула *f*
Liquorfluß *m* ликворéя *f*
Liquorproduktion *f* вы́работка *f* ли́квора
Liquorpumpe *f* ли́кворный «насо́с» *m*
Liquorresorption *f* вса́сывание *n* ли́квора
Liquorrhoe *f* ликворéя *f*
Liquortympanon *n* накоплéние *n* ли́квора в бара́банной по́лости
Liquorunterdruck *m* снижéние *n* давлéния ли́квора
Liquoruntersuchung *f* исслéдование *n* ли́квора
Liquorveränderung *f* изменéние *n* спинномозгово́й жи́дкости
Liquorverdünnung *f* разжижéние *n* спинномозгово́й жи́дкости

Liquorzirkulation *f* циркуля́ция *f* спинномозгово́й жи́дкости
Lisfranc-Gelenk *n* суста́в *m* Лисфра́нка *(сумма предплюсне-плюсневых суставов)*
Lispeln *n* шепеля́вость *f*
Listerellien *f pl* листере́ллии *f pl*
Listerienmeningitis *f* листерио́зный менинги́т *m*
Listeriose *f* листерио́з *m*, невреллёз *m*, листереллёз *m*
~, okulo-glanduläre глазожеле́зистая фо́рма *f* листерио́за
~, typhoide тифо́идный листерио́з *m*
Lithagoga *n pl* сре́дства *n pl*, применя́емые про́тив камне́й *(напр. почечных)*
Lithiasis *f* литиа́з *m*, заболева́ние *n*, сопровожда́ющееся образова́нием камне́й
Lithiumbehandlung *f* литиотерапи́я *f*
Lithokelyphos *n* обызвествле́ние *n* пло́дных обо-ло́чек
Litholapaxie *f* литолапакси́я *f (удаление из мочевого пузыря осколков камней после их дробления)*
Litholyse *f* растворе́ние *n* камне́й
Lithonephrose *f* литонефро́з *m*, почечнока́менная боле́знь *f*
Lithopädion *n* литопедио́н *m*, «ка́менный плод» *m*
Lithotomie *f* литотоми́я *f*, камнесече́ние *n*
Lithotripsie *f* литотрипси́я *f*, камнедробле́ние *n*
Litten-Phänomen *n* фено́мен *m* Ли́ттена *(признак поражения плевры)*
Livedo *f* ливе́до *n*, синева́то-фиоле́товая окра́ска *f* ко́жи
~ racemosa гроздеви́дное ливе́до *n*
~ reticularis се́тчатое ливе́до *n*
livid ливи́дный, синю́шно-бле́дный, се́ро-синева́тый, свинцо́во-си́ний
Livor *m* си́нее пятно́ *n*, синя́к *m*
L-Mikroben *f pl* L-фо́рма *f* микро́бов
Loa-loa *f* ло́а-ло́а *f*
lobär долево́й
Lobarpneumonie *f* долева́я [крупо́зная, лоба́рная] пневмони́я *f*
Lobektomie *f* лобэктоми́я *f*
Lobelinzeit *f* ско́рость *f* кровото́ка, изме́ренная с по́мощью лобели́на
Lobobronchospirographie *f* лобобронхоспирографи́я *f*
Lobotomie *f* лоботоми́я *f*
lobulär до́льковый; до́льчатый
Lobulärpneumonie *f* лобуля́рная [до́льковая, очаго́вая] пневмони́я *f*
Loch *n* отве́рстие *n*, *Foramen*
~, blindes слепо́е отве́рстие *n*
~, verstopftes запира́тельное отве́рстие *n*
~ der Netzhaut разры́в *m* сетча́тки
Lochbrille *f* 1. стенопи́ческие [ды́рчатые] очки́ *pl* 2. снегові́е очки́ *pl*
Lochbruch *m* 1. ды́рчатый перело́м *m* 2. гры́жа *f* запира́тельного отве́рстия диафра́гмы
Lochgeschwür *n* перфори́рующая я́зва *f (стопы)*
Lochialstauung *f* лохиоме́тра *f*
Lochien *f pl* ло́хии *f pl*
Lochiometra *f* лохиоме́тра *f*
Lochkaverne *f* тонкосте́нная каве́рна *f*
Lochtest *m* лу́ночный ме́тод *m* определе́ния чувстви́тельности микрооргани́змов к антибио́тикам
Lockenwimpern *f pl* завива́ющиеся ресни́цы *f pl (наследственная аномалия)*
Lockerungsgymnastik *f* гимна́стика *f*, напра́вленная на расслабле́ние мышц [на релакса́цию]
Löffel *m* ло́жка *f*
~, gestrichener ло́жка *f* без ве́рха *(мера сыпучих веществ)*
~, scharfer о́страя ло́жечка *f*; о́страя кюре́тка *f*
Löffelnagel *m* койлонихи́я *f*, ложкообра́зный но́готь *m*
Loge *f* ло́же *n*
Logoklonie *f* логоклони́я *f*
Logopädie *f* логопеди́я *f*
Logopathie *f* логопати́я *f*
Logorrhoe *f* полифрази́я *f*, логоре́я *f*, речево́е недержа́ние *n*
Logotron *n* логотро́н *m*
Logotronographie *f* логотронографи́я *f*
Loiasis *f* лоао́з *m*, калаба́рская я́зва *f*
Lokaladaptation *f* лока́льная адапта́ция *f*
Lokalanästhesie *f* ме́стная анестези́я *f*
Lokalanästhesielösung *f* ме́стно-анестези́рующий раство́р *m*
Lokalanästhetikum *n* ме́стно-анестези́рующее сре́дство *n*
Lokalbehandlung *f* ме́стная терапи́я *f*; ме́стное возде́йствие *n*
Lokalbestrahlung *f* ме́стное облуче́ние *n*
Lokaleosinophilie *f* ме́стная эозинофили́я *f*
Lokalinfektion *f* ме́стная инфе́кция *f*
Lokalisationsdiagnostik *f* топи́ческая диагно́стика *f*
Lokalisationsempfindung *f* чу́вство *n* локализа́ции
Lokalisationsschema *n* **zur Ultraschall-Differentialdiagnostik** схе́ма *f* для локализа́ции при ультразвуково́й диагно́стике
Lokalischämie *f* ме́стная [лока́льная] ишеми́я *f*
Lokalpotential *n* ме́стный потенциа́л *m*
Lokalrezidiv *n* ме́стный [лока́льный] рециди́в *m*
Lokaltherapie *f* ме́стное лече́ние *n*
Lokaltransduktion *f* локализо́ванная трансду́кция *f*
Lokalwirkung *f* ме́стное де́йствие *n*
Lokalzeichen *n* ме́стный при́знак *m*
Lokomotivgeräusch *n* шум *m* по́езда в тонне́ле *(сердечный)*
lokomotorisch локомото́рный
Lombard-Versuch *m* о́пыт *m* Ломба́ра — Ба́рани *(проба для диагностики односторонней глухоты)*
Longuette *f* лонге́та *f*
Longuettenverband *m* повя́зка *f* с лонге́той
lophotrich лофотри́хный
Lösemittel *n* раствори́тель *m*
Losewerden *n* **der Zähne** расша́тывание *n* зу-бо́в

Loslaßschmerz *m* боль *f* при отпуска́нии пальпи́рующей руки́
Löslichkeit *f* раствори́мость *f*
Lösung *f* 1. раство́р *m* 2. разъедине́ние *n*; разобще́ние *n*
~, **hypertonische** гипертони́ческий раство́р *m*
~, **hypotonische** гипотони́ческий раство́р *m*
~, **isotonische** изотони́ческий раство́р *m*
~, **vorzeitige** преждевре́менная отсло́йка *f (плаценты)*
Lösungskrepitation *f* крепита́ция *f* при разреше́нии *(крупозной пневмонии)*
Lösungsmechanismus *m* **der Plazenta** механи́зм *m* отсло́йки [отделе́ния] плаце́нты
Lösungsmittel *n* раствори́тель *m*
Lösungsstadium *n* ста́дия *f* разреше́ния *(пневмонии)*
Lösungsstärke *f* концентра́ция *f* раство́ра
~, **sterilisierende** стерилизу́ющая концентра́ция *f* раство́ра
Lösungszeichen *n* **der Plazenta** при́знак *m* отсло́йки [отделе́ния] плаце́нты
Lotion *f* лосьо́н
Löwenaussatz *m*, **Löwengesicht** *n* льви́ное лицо́ *n (при проказе)*
Low-risk-Gruppe *f* гру́ппа *f* ни́зкого ри́ска *(заболевания)*
Low-Vakuum-Kontaktschale *f* электро́д *m* в конта́ктной ли́нзе
LSD-Psychose *f* лизерги́новый психо́з *m*
Lücke *f* отве́рстие *n*; промежу́ток *m*
Lückenbildung *f* **des Irisgewebes** ло́жная поликори́я *f*
Lückengebiß *n* дефе́кт *m* зубно́го ря́да
Lückenschädel *m* «ды́рчатый» че́реп *m*
Ludwig-Angina *f* анги́на *f* Лю́двига, флегмо́на *f* дна по́лости рта
Lues *f* си́филис *m*
~ **I** перви́чный си́филис *m*
~ **der dritten Generation** си́филис *m* тре́тьего поколе́ния
~, **frambösiforme** фрамбезифо́рмный си́филис *m*
~ **gravis** тяжёлый си́филис *m*
~, **gruppierte tuberöse** бугри́стый сгруппиро́ванный си́филис *m*
~ **gummosa cutanea** гуммо́зный си́филис *m* ко́жи
~ **gummosa subcutanea** подко́жный гуммо́зный си́филис *m* ко́жи
~, **gummöse** гуммо́зный си́филис *m*
~, **lipoide** липо́идный си́филис *m*
~ **maligna** злока́чественный си́филис *m*
~ **nodosa** нодо́зный [узлова́тый] си́филис *m*
~ **II recens** втори́чный све́жий си́филис *m*
~ **II recidiva** втори́чный рециди́вный си́филис *m*
~, **sarkoidartige** саркоидоподо́бный си́филис *m*
~ **tertiaria praecox** трети́чный ра́нний си́филис *m*
~, **tuberöse** туберо́зный [бугри́стый] си́филис *m*
~, **tubero-serpiginöse** бугри́сто-серпигино́зный си́филис *m*
~, **tubero-serpino-ulzeröse** бугри́сто-серпигино́зно-я́звенный си́филис *m*
~ **III, tubero-ulzeroserpiginöse** бугорко́во-я́звенно-серпигино́зный трети́чный си́филис *m*
~, **verruköse** верруко́зный [борода́вчатый] си́филис *m*
luetisch, luisch сифилити́ческий
Luft *f* во́здух *m*
Luftansammlung *f* скопле́ние *n* во́здуха
Luftaufstoßen *n* отры́жка *f* во́здухом
Luftaustausch *m* воздухообме́н *m*
Luftaustauschrate *f* кра́тность *f* воздухообме́на
Luftbad *n* возду́шная ва́нна *f*
Luftbadekur *f* лече́ние *n* возду́шными ва́ннами
Luftbauch *m* пневмоперитоне́ум *m*
Luftbehandlung *f* аэротерапи́я *f*, воздухолече́ние *n*
Luftbrause *f* возду́шный душ *m*
Luftbrust *f* пневмото́ракс *m*
Luftdesinfektionsmethode *f* возду́шный ме́тод *m* дезинфе́кции
Luftdruck *m* 1. давле́ние *n* во́здуха 2. атмосфе́рное давле́ние *n*
Luftdruckänderung *f* 1. измене́ние *n* [перепа́д *m*] давле́ния во́здуха 2. измене́ние *n* атмосфе́рного давле́ния
Luftdruckerkrankung *f* боле́знь *f*, свя́занная с измене́нием атмосфе́рного давле́ния *(напр. горная болезнь)*
Luftdruckminderung *f* декомпре́ссия *f*
Luftdruckschwankungen *f pl* колеба́ния *n pl* атмосфе́рного давле́ния
Luftdusche *f* 1. возду́шный душ *m* 2. продува́ние *n* уше́й *(по Политцеру)*
Lufteinblasung *f* вдува́ние *n* во́здуха
~, **perirenale** пневморе́н *m*, вдува́ние *n* во́здуха в околопо́чечную клетча́тку
Luftembolie *f* возду́шная эмболи́я *f*
~, **arterielle** артериа́льная возду́шная эмболи́я *f*
~, **venöse** вено́зная возду́шная эмболи́я *f*
Luftemboliegefahr *f* опа́сность *f* возду́шной эмболи́и
Luftentkeimung *f* обеззара́живание *n* во́здуха
Luftenzephalogramm *n* пневмоэнцефалогра́мма *f*
Luftenzephalographie *f* пневмоэнцефалографи́я *f*
Luftfahrtmedizin *f* авиацио́нная меди́цина *f*
Luftfeuchte *f*, **Luftfeuchtigkeit** *f* вла́жность *f* во́здуха
Luftfistel *f*, **Luftgang** *m* возду́шный свищ *m*
Luftgeschwulst *f* подко́жная эмфизе́ма *f*
lufthaltig воздухоно́сный
Luftheizung *f* возду́шное отопле́ние *n*
Lufthunger *m* 1. недоста́ток *m* во́здуха 2. чу́вство *n* нехва́тки во́здуха
Luftinfektion *f* возду́шная инфе́кция *f*
Luftinsel *f* возду́шный оа́зис *m*
Luftionen *n pl* аэроио́ны *m pl*
Luftionisation *f* аэроиониза́ция *f*, иониза́ция *f* во́здуха
Luftkeimgehalt *m* бактериа́льная обсеменённость *f* во́здуха

Luftklimatisierung *f* кондициони́рование *n* во́здуха
Luftkur *f* аэротерапи́я *f*, лече́ние *n* во́здухом
Luftkurort *m* климати́ческий куро́рт *m*
luftleer безвозду́шный
Luftleitung *f* возду́шная проводи́мость *f* зву́ка, возду́шное звукопроведе́ние *n*
Luftleitungskurve *f* аудиометри́ческая крива́я *f* возду́шного звукопроведе́ния
Luftmassen *f pl* возду́шные ма́ссы *f pl*
Luftoase *f* возду́шный оа́зис *m*
Luftperlbad *n* жемчу́жная ва́нна *f*
Luftperle *f* пузырёк *m* во́здуха
Luftpumpe *f* возду́шный насо́с *m*
Luftqualitätskriterium *n* крите́рий *m* ка́чества во́здуха
Luftraum *m* возду́шный куб *m*
Luftraumtoxikologie *f* авиацио́нно-косми́ческая токсиколо́гия *f*
Luftregeneration *f* регенера́ция *f* во́здуха
Luftreinheit *f* чистота́ *f* во́здуха
Luftreinigung *f* очи́стка *f* во́здуха
Luftring *m* надувно́й подкладно́й круг *m*
Luftröhre *f* трахе́я *f*
Luftröhrenblutung *f* кровотече́ние *n* из дыха́тельных путе́й
Luftröhreneröffnung *f* трахеотоми́я *f*
Luftröhrengabelung *f* бифурка́ция *f* трахе́и
Luftröhrenkarzinom *n* рак *m* трахе́и
Luftröhrenknorpel *m* хрящ *m* трахе́и, трахеа́льный [трахе́йный] хрящ *m*
Luftröhrenknorpelring *m* хрящево́е кольцо́ *n* трахе́и
Luftröhrenlumen *n* просве́т *m* трахе́и
Luftröhrenplastik *f* трахеопла́стика *f*
Luftröhrenschnitt *m* трахеотоми́я *f*
Luftröhrenvene *f* ве́на *f* трахе́и
Luftsauerstoff *m* кислоро́д *m* во́здуха
Luftschall *m* звук *m*, передава́емый путём возду́шного проведе́ния
Luftschallübertragung *f* звукопроница́емость *f*
Luftschirm *m*, **Luftschleier** *m* возду́шно-теплова́я заве́са *f*
Luftschlucken *n* аэрофаги́я *f*
Luftsichel *f* серп *m* во́здуха *(рентгеновский симптом при пневмоперитонизме)*
Luft-Sonnen-Behandlung *f* аэрогелиотерапи́я *f*
Luftsprudelbad *n* жемчу́жная ва́нна *f*
Luftsprudelmassagebad *n* подво́дный масса́ж *m* возду́шными стру́ями, воздухостру́йный масса́ж *m* в ва́нне
Luftsterilisationsmethode *f* возду́шный ме́тод *m* стерилиза́ции
Lufttemperatur *f* температу́ра *f* во́здуха
Lüftung *f* вентиля́ция *f*
~, **freie** аэра́ция *f*; организо́ванная есте́ственная вентиля́ция *f*
~, **natürliche** неорганизо́ванная есте́ственная вентиля́ция *f*
~, **örtliche** ме́стная вентиля́ция *f*
Lüftungsheizung *f* возду́шное отопле́ние *n*, совмещённое с вентиля́цией
Lüftungskanal *m* вентиляцио́нный кана́л *m*
Luftverhältnisse *n pl* возду́шная среда́ *f*
Luftverschmutzer *m* исто́чник *m* загрязне́ния во́здуха
Luftverschmutzung *f*, **Luftverunreinigung** *f* загрязне́ние *n* атмосфе́ры
Luftverunreinigungskonzentration *f* концентра́ция *f* атмосфе́рных загрязне́ний
Luftverunreinigungssituation *f* соста́в *m* и сте́пень *f* загрязне́ния во́здуха
Luftverstopfung *f* заку́порка *f* дыха́тельных путе́й
Luftvorhang *m* возду́шно-теплова́я заве́са *f*
Luftwechsel *m* воздухообме́н *m*
Luftwege *m pl*, **obere** ве́рхние дыха́тельные пути́ *m pl*
Luftwegeröffnung *f* трахеотоми́я *f*
Luftwegstenose *f* стено́з *m* дыха́тельных путе́й
Luftzirkulation *f* циркуля́ция *f* во́здуха
Luftzutritt *m* до́ступ *m* во́здуха
Lügen *n*, **krankhaftes** псевдоло́гия *f*, патологи́ческая лжи́вость *f*
Lügner *m*, **pathologischer** псевдо́лог *m*, патологи́ческий обма́нщик *m*
Luid *n* сифили́д *m*
~, **papulo-squamöses** па́пуло-сквамо́зный сифили́д *m*
~, **tertiäres psoriasiformes** трети́чный псориазифо́рмный сифили́д *m*
~, **zirzinäres** кольцеви́дный сифили́д *m*
Lumbago *f* люмба́го *n*, простре́л *m*
lumbal поясни́чный
Lumbalanästhesie *f* спинномозгова́я анестези́я *f*
Lumbalbruch *m* поясни́чная гры́жа *f*
Lumbaldystopie *f* поясни́чная дистопи́я *f (напр. почки)*
Lumbalisation *f* люмбализа́ция *f*
Lumbalnerv *m* поясни́чный нерв *m*
Lumbalpunktion *f* люмба́льная пу́нкция *f*, поясни́чный проко́л *m*
Lumbalpunktionsnadel *f* игла́ *f* для люмба́льной пу́нкции
Lumbalschnitt *m* люмботоми́я *f*, поясни́чный разре́з *m*
Lumbalsegment *n* поясни́чный сегме́нт *m*
lumbodorsal поясни́чно-спинно́й
Lumboperitoneostomie *f* люмбоперитонеостоми́я *f*
lumbosakral поясни́чно-крестцо́вый
Lumbosakralgelenk *n* поясни́чно-крестцо́вый суста́в *m*, суста́в *m* ме́жду V поясни́чным позвонко́м и крестцо́м
Lumen *n* просве́т *m (сосуда)*
Lumeneinengung *f* суже́ние *n* просве́та
Lumichrom *n* люмихро́м *m*
Lumiflavin *n* люмифлави́н *m*
Lumpensammlerkrankheit *f* боле́знь *f* тряпи́чников, лёгочная фо́рма *f* сиби́рской я́звы
Lunatum *n* полулу́нная кость *f*
Lunge *f* лёгкое *n*
~, **eiserne** аппара́т *m* «желе́зные лёгкие» *n pl*
~, **kollabierte** спа́вшееся лёгкое *n*
~, **steife** риги́дное лёгкое *n*
Lungenabszeß *m* абсце́сс *m* лёгкого
Lungenadenomatose *f* аденомато́з *m* лёгких
Lungenalveole *f* лёгочная альвео́ла *f*

Lungenaneurysma *n* аневри́зма *f* лёгочной артéрии
Lungenarterie *f* лёгочная артéрия *f*
Lungenarterienast *m* ветвь *f* лёгочной артéрии
Lungenarterienstamm *m* ствол *m* лёгочной артéрии
Lungenatelektase *f* ателектáз *m* лёгкого
Lungenaufnahme *f* рентгенogрáмма *f* лёгких
Lungenauswurf *m* мокрóта *f*
Lungenazinus *m* лёгочный áцинус *m*
Lungenblähung *f s.* **Lungenemphysem**
Lungenbläschen *n* лёгочная альвеóла *f*
Lungenblutfluß *m* лёгочное кровотечéние *n*
Lungenblutsturz *m* профýзное лёгочное кровотечéние *n*
Lungenblutung *f* лёгочное кровотечéние *n*
Lungenbrand *m* гангрéна *f* лёгкого
Lungenbruch *m* лёгочная грыжа *f*
Lungendehnbarkeit *f* растяжи́мость *f* лёгкого
Lungenechinokokkus *m* эхинокóкк *m* лёгких
Lungenegelkrankheit *f* парагонимóз *m* лёгких
Lungeneiterung *f* нагноéние *n* лёгкого
Lungenelastizität *f* эласти́чность *f* лёгких
Lungenembolie *f* эмболи́я *f* (вéтви) лёгочной артéрии
Lungenemphysem *n* эмфизéма *f* лёгких
~, **akutes** óстрая эмфизéма *f* лёгких
~, **alveoläres** альвеоля́рная эмфизéма *f* лёгких
~, **bullöses** буллёзная эмфизéма *f* лёгких
~, **kompensatorisches** компенсатóрная эмфизéма *f* лёгких
~, **obstruktives** обструкти́вная эмфизéма *f* лёгких
~, **seniles** стáрческая [атрофи́ческая] эмфизéма *f* лёгких
~, **vikariierendes** викáрная эмфизéма *f* лёгких
Lungenentfaltung *f* развёртывание *n* [расправлéние *n*] лёгкого
Lungenentzündung *f* пневмони́я *f*, воспалéние *n* лёгких
~, **interstitielle** интерстициáльная пневмони́я *f*
~, **toxische** токси́ческая пневмони́я *f*
~, **zentrale** центрáльная пневмони́я *f*
Lungeneosinophilie *f*, **subtropische** лёгочная субтропи́ческая эозинофили́я *f*, синдрóм *m* Вайнгáртена
Lungenerweichung *f*, **sauere** посмéртное размягчéние *n* лёгочной ткáни под дéйствием желýдочного сóка
Lungenfacharzt *m* пульмонóлог *m*, специали́ст *m* по лёгочным заболевáниям
Lungenfäule *f* гангрéна *f* лёгкого
Lungenfeld *n* лёгочное пóле *n*
Lungenfell *n* лёгочная [висцерáльная] плéвра *f*
Lungenfellentzündung *f* плеври́т *m*
Lungenfettembolie *f* жировáя эмболи́я *f* лёгких
Lungenfibrose *f* фибрóз *m* лёгких
Lungenfistel *f* лёгочный свищ *m*
Lungenfunktionsdiagnostik-Gerät *n* прибóр *m* для функционáльной диагнóстики лёгких
Lungenfunktionsprüfung *f* исслéдование *n* фýнкции лёгких
Lungengangrän *f* гангрéна *f* лёгкого
Lungengefäß *n* сосýд *m* лёгкого, лёгочный сосýд *m*
Lungengefäßwiderstand *m* сопротивлéние *n* лёгочных сосýдов
Lungengeflecht *n* лёгочное сплетéние *n*
Lungengeschwulst *f* óпухоль *f* лёгкого
Lungengeschwür *n* абсцéсс *m* лёгкого
Lungengewebe *n* лёгочная ткань *f*
Lungenhämatom *n* гематóма *f* лёгкого
Lungenhämosiderose *f* гемосидерóз *m* лёгких
~, **essentielle** эссенциáльный гемосидерóз *m* лёгких
Lungenheilanstalt *f*, **Lungenheilstätte** *f* лечéбное заведéние *n* для лёгочных больны́х
Lungenhepatisation *f* гепатизáция *f* [опеченéние *n*] лёгкого
Lungenherd *m* очáг *m* в лёгком
Lungenhernie *f* лёгочная грыжа *f*
Lungenherz *n* лёгочное сéрдце *n*, *cor pulmonale*
Lungenhilus *m* ворóта *pl* лёгкого
Lungeninduration *f* уплотнéние *n* лёгочной ткáни; индурáция *f* лёгких
~, **braune** бýрая индурáция *f* лёгких
Lungeninfarkt *m* инфáркт *m* лёгкого
~, **anämischer** анеми́ческий инфáркт *m* лёгкого
~, **hämorrhagischer** геморраги́ческий [крáсный] инфáркт *m* лёгкого
Lungeninfiltrat *n* лёгочный инфильтрáт *m*
~, **flüchtiges eosinophiles** летýчий лёгочный эозинофи́льный инфильтрáт *m*, синдрóм *m* Лёффлера
Lungeninsuffizienz *f* дыхáтельная недостáточность *f*
Lungenkandidose *f* кандидóз *m* лёгких
Lungenkapazität *f* ёмкость *f* лёгких
Lungenkapillardruck *m* давлéние *n* в капилля́рах лёгких
Lungenkaseom *n* казеóма *f* лёгких
Lungenkaverne *f* лёгочная кавéрна *f*
Lungenklopfschall *m* лёгочный перкутóрный звук *m*
Lungenkollaps *m* спадéние *n* [коллáпс *m*] лёгкого
Lungenkollapstherapie *f* лечéние *n* (туберкулёза) коллáпсом лёгкого
Lungenkompression *f* сдавлéние *n* лёгкого
Lungenkongestion *f* застóй *m* в лёгких
Lungenkrebs *m* рак *m* лёгкого
~, **hilusnaher** центрáльный рак *m* лёгкого
~, **peripherer** перифери́ческий рак *m* лёгкого
~, **zentraler** центрáльный рак *m* лёгкого
Lungenkreislauf *m* мáлый круг *m* кровообращéния
Lungenkreislaufhypertonie *f* гипертони́я *f* мáлого крýга кровообращéния
Lungenläppchen *n* дóлька *f* лёгкого
Lungenlappen *m* дóля *f* лёгкого
Lungenmetastase *f* метастáз *m* в лёгкое
Lungenmittellappen *m* срéдняя дóля *f* лёгкого
Lungenmoniliasis *f* кандидóз *m* лёгких
Lungenoberlappen *m* вéрхняя дóля *f* лёгкого
Lungenödem *n* отёк *m* лёгкого
Lungenoperation *f* операция *f* на лёгких, лёгочная операция *f*

Lungenperipherie *f* перифери́я *f* [перифери́ческие отде́лы *m pl*] лёгкого
Lungenperkussion *f* перку́ссия *f* лёгких
Lungenperkussionsschall *m* лёгочный перкуто́рный звук *m*
Lungenpest *f* лёгочная чума́ *f*
Lungenplatte *f* рентгеногра́мма *f* лёгких
Lungenplombe *f* экстраплевра́льное пломбирова́ние *n*
Lungenproteinose *f* протеино́з *m* лёгких
Lungenpulsader *f* лёгочная арте́рия *f*
Lungenpunktion *f* пу́нкция *f* лёгкого
Lungenrand *m* край *m* лёгкого
Lungenresektion *f* резе́кция *f* лёгкого
Lungenrotz *m* лёгочная фо́рма *f* са́па
Lungensarkoidose *f* саркоидо́з *m* лёгких
Lungenschlag *m* парали́ч *m* дыха́ния при эмболи́и лёгочной арте́рии
Lungenschlagader *f* лёгочная арте́рия *f*
Lungenschrumpfung *f* смо́рщивание *n* лёгких
Lungenschuß *m* огнестре́льное ране́ние *n* лёгкого
Lungenschwimmprobe *f* про́ба *f* на плаву́честь лёгких для определе́ния живорождённости
Lungenschwindsucht *f* чахо́тка *f*, тяжёлая фо́рма *f* туберкулёза лёгких
Lungensegment *n* лёгочный сегме́нт *m*
Lungensequestration *f* секвестра́ция *f* лёгкого
Lungenspitze *f* верху́шка *f* лёгкого, *Apex pulmonis*
Lungenspitzenaufnahme *f* рентгеногра́мма *f* верху́шки лёгкого
Lungenspitzenkaverne *f* каве́рна *f* верху́шки лёгкого
Lungenspitzenprozeß *m* туберкулёз *m* верху́шек лёгкого
Lungenstarre *f* уменьше́ние *n* эласти́чности [риги́дность *f*] лёгкого
Lungenstauung *f* застó́й *m* в лёгких
Lungenstein *m* пневмоли́т *m*
Lungenstoffwechsel *m* лёгочный обме́н *m* веще́ств
Lungenstrombahn *f* лёгочное сосу́дистое ру́сло *n*, сосу́дистое ру́сло *n* лёгких
Lungenstrombahnwiderstand *m* сосу́дистое лёгочное сопротивле́ние *n*
Lungentuberkel *m* туберкулёзный бугоро́к *m* в лёгком
~, **perifokaler** туберкулёзный бугоро́к *m* в окру́жности перви́чного туберкулёзного очага́ в лёгком
Lungentuberkulom *n* туберкуло́ма *f* лёгких
Lungentuberkulose *f* туберкулёз *m* лёгких
~, **disseminierte** диссемини́рованный туберкулёз *m* лёгких
~, **fibrokavernöse** фибро́зно-каверно́зный туберкулёз *m* лёгких
~, **infiltrativ-pneumonische** инфильтрати́вно-пневмони́ческий туберкулёз *m* лёгких
~, **kavernöse** каверно́зный туберкулёз *m* лёгких
~, **offene** откры́тый туберкулёз *m* лёгких
~, **zirrhotische** фибро́зный туберкулёз *m* лёгких
Lungentularämie *f* лёгочная туляреми́я *f*, туляреми́йная пневмони́я *f*
Lungentyp *m* **der Metastasierung** лёгочный тип *m* метастази́рования
Lungenunterbelüftung *f* гиповентиля́ция *f* лёгких
Lungenunterlappen *m* ни́жняя до́ля *f* лёгкого
Lungenvene *f* лёгочная ве́на *f*
Lungenventilation *f* вентиля́ция *f* лёгких
~, **künstliche** иску́сственная вентиля́ция *f* лёгких
~, **künstliche assistierte** вспомога́тельная иску́сственная вентиля́ция *f* лёгких
~, **künstliche kontrollierte [steuerbare]** управля́емая иску́сственная вентиля́ция *f* лёгких
Lungenvereiterung *f* нагное́ние *n* лёгкого
Lungenverkäsung *f* казео́з *m* лёгких
Lungenverwachsung *f* сраще́ние *n* лёгкого (*с париетальной плеврой*)
Lungenvitalkapazität *f* жи́зненная ёмкость *f* лёгких
Lungenvolumen *n* (дыха́тельный) объём *n* лёгких
Lungenwurzel *f* ко́рень *m* лёгкого
Lungenzirkulation *f* лёгочная циркуля́ция *f*, лёгочное кровообраще́ние *n*
Lungenzirrhose *f* цирро́з *m* лёгкого
Lungenzyste *f* киста́ *f* лёгкого
Lupe *f* лу́па *f*
Lupenbetrachtung *f* осмо́тр *m* с по́мощью лу́пы
Lupenbrille *f* бинокуля́рная лу́па *f*
Lupenlaryngoskop *n* опти́ческий ларингоско́п *m* (*ларингоскоп, снабжённый увеличительной оптикой*)
Lupenlaryngoskopie *f* ларингоскопи́я *f* при по́мощи опти́ческого ларингоско́па
Lupenvergrößerung *f* увеличе́ние *n* лу́пы
lupös волча́ночный, люпо́зный
Lupus *m* волча́нка *f*
~ **erythematodes** систе́мная кра́сная волча́нка *f*, эритемато́з *m*
~ **erythematodes profundus** глубо́кая фо́рма *f* кра́сной волча́нки
~ **erythematodes punctatus** то́чечная фо́рма *f* кра́сной волча́нки
~ **erythematosus, medikamentös induzierter** медикаменто́зная [систе́мная] кра́сная волча́нка *f*
~ **vulgaris** обыкнове́нная [туберкулёзная] волча́нка *f*
~ **vulgaris disseminatus** диссемини́рованная фо́рма *f* туберкулёзной волча́нки
~ **vulgaris erythematodes** эритемато́идная фо́рма *f* туберкулёзной волча́нки
~ **vulgaris verrucosus** верруко́зная [борода́вчатая] фо́рма *f* туберкулёзной волча́нки
Lupusantikoagulant *m*, **zirkulierender** циркули́рующий лю́пус-антикоагуля́нт *m*
Lupus-Arthritis *f* волча́ночный артри́т *m*
Lupus-Endokarditis *f* волча́ночный эндокарди́т *m*, синдро́м *m* Ли́бман — Са́кса
Lupus-erythematodes-Faktor *m* LE-фа́ктор *m*, волча́ночный фа́ктор *m*
Lupus-Karditis *f* волча́ночный карди́т *m*, лю́пус-карди́т *m*
Lupus-Myokarditis *f* волча́ночный миокарди́т *m*

Lupus-Nephritis *f* волча́ночный нефри́т *m*
Lupus-Pneumonitis *f* волча́ночный пневмони́т *m*
Lupus-Vaskulitis *f* волча́ночный васкули́т *m*
Lustdrang *m s.* **Libido**
Lustgas *n* веселя́щий газ *m*, за́кись *f* азо́та
Luteinisierungshormon *n* лютеинизи́рующий гормо́н *m*
Luteinom *n* лютеино́ма *f*, лютео́ма *f*
Luteinzyste *f* лютеи́новая киста́ *f*
Luteohormon *n* гормо́н *m* жёлтого те́ла
Luteom *n* лютео́ма *f*, лютеино́ма *f*
Luteotropin *n* лютеотро́пный гормо́н *m*
Lutscher *m* де́тская со́ска *f*
Luxation *f* вы́вих *m*
~, **habituelle** привы́чный вы́вих *m*
~, **komplizierte** осложнённый вы́вих *m*
~, **obsolete** застаре́лый *или* невправи́мый вы́вих *m*
~, **paralytische** паралити́ческий вы́вих *m* *(при параличе мышц)*
~, **pathologische** патологи́ческий вы́вих *m*
Luxationsfraktur *f* перело́м *m* с вы́вихом
Luxationshüfte *f* вы́вих *m* бедра́
Luxationslähmung *f* парали́ч *m* в связи́ с вы́вихом суста́ва
Luziferin *n* люцифери́н *m*
Lyase *f* лиа́за *f (фермент)*
Lykopodium *n* ликопо́дий *m*
Lyme-Arthritis *f* ла́ймский артри́т *m*
Lymphabfluß *m* отто́к *m* ли́мфы, лимфоотто́к *m*
Lymphabflußstörung *f* наруше́ние *n* лимфоотто́ка
Lymphadenitis *f* лимфадени́т *m*
~, **gutartige virale** доброка́чественный ви́русный лимфадени́т *m*, боле́знь *f* коша́чьей цара́пины
~, **mesenteriale** мезентериа́льный лимфадени́т *m*
~, **regionäre** региона́рный лимфадени́т *m*
Lymphadenom *n* гиперплази́я *f* лимфо́идной тка́ни
Lymphadenopathie *f* лимфаденопати́я *f*
Lymphadenose *f* лимфадено́з *m*, лимфолейко́з *m*
~, **benigne kutane** доброка́чественный лимфадено́з *m* ко́жи
Lymphagoga *n pl* лимфого́нные сре́дства *n pl*
Lymphangiektasie *f* лимфангиэктази́я *f*, расшире́ние *n* лимфати́ческих сосу́дов
Lymphangiom *n* лимфангио́ма *f*
~, **kavernöses** каверно́зная лимфангио́ма *f*
Lymphangitis *f* лимфангии́т *m*, лимфангои́т *m*
Lymphatismus *m* лимфати́ческая конститу́ция *f*
Lymphausfluß *m* лимфоре́я *f*, лимфорраги́я *f*
Lymphbahn *f* лимфати́ческое ру́сло *n*
Lymphbahnkontrastdarstellung *f* лимфографи́я *f*
Lymphbildung *f* лимфообразова́ние *n*
Lymphdissektion *f* иссече́ние *n* лимфати́ческих узло́в
Lymphdränage *f* дрена́ж *m* грудно́го лимфати́ческого прото́ка
Lymphdrüse *f* лимфати́ческий у́зел *m (s. a.* **Lymphknoten***)*
Lymphdrüseneiterung *f* нагное́ние *n* лимфати́ческого узла́
Lymphdrüsenentzündung *f s.* **Lymphadenitis**
Lymphdrüsenerweichung *f* размягче́ние *n* лимфати́ческого узла́
Lymphdrüsenvereiterung *f s.* **Lumphdrüseneiterung**
Lymphe *f* ли́мфа *f*
Lymphfollikel *m* лимфати́ческий фолли́кул *m*
Lymphgefäß *n* лимфати́ческий сосу́д *m*
Lymphgefäßentzündung *f* лимфангии́т *m*, лимфангои́т *m*
Lymphgefäßerweiterung *f s.* **Lymphangiektasie**
Lymphgefäßklappe *f* кла́пан *m* лимфати́ческого сосу́да
Lymphgewebe *n* лимфо́идная ткань *f*
Lymphgewebshyperplasie *f* гиперплази́я *f* лимфо́идной тка́ни
Lymphkapillare *f* лимфати́ческий капилля́р *m*
Lymphknötchen *n* лимфати́ческий узело́к *m*
Lymphknoten *m* лимфати́ческий у́зел *m*
~, **axillarer** подмы́шечный лимфати́ческий у́зел *m*
~, **bronchopulmonaler** бронхопульмона́льный лимфати́ческий у́зел *m*
~, **inguinaler** па́ховый лимфати́ческий у́зел *m*
~, **mesenterialer** брыже́ечный лимфати́ческий у́зел *m*
~, **regionärer** региона́рный лимфати́ческий у́зел *m*
~, **submandibularer** подчелюстно́й лимфати́ческий у́зел *m*
~, **supraklavikulärer** надключи́чный лимфати́ческий у́зел *m*
~, **zervikaler** ше́йный лимфати́ческий у́зел *m*
Lymphknotenabszeß *m* абсце́сс *m* [нагное́ние *n*] лимфати́ческого узла́
Lymphknotenbeteiligung *f* пораже́ние *n* лимфати́ческого узла́
Lymphknotenentzündung *f s.* **Lymphadenitis**
Lymphknotenerkrankung *f* пораже́ние *n* лимфати́ческого узла́
Lymphknotenfollikel *m* фолли́кул *m* лимфати́ческого узла́
Lymphknotengruppe *f* гру́ппа *f* лимфати́ческих узло́в
Lymphknotenhilus *m* воро́та *pl* лимфати́ческого узла́
Lymphknotenmetastase *f* метаста́з *m* в лимфати́ческий у́зел
Lymphknotenpaket *n* паке́т *m* лимфати́ческих узло́в
Lymphknotenphlegmone *f* флегмо́на *f* лимфати́ческих узло́в
Lymphknotenpunktion *f* пу́нкция *f* лимфати́ческого узла́
Lymphknotenschwellung *f* увеличе́ние *n* лимфати́ческих узло́в
Lymphknotensinus *m* си́нус *m* лимфати́ческого узла́
Lymphknotentuberkulose *f* туберкулёз *m* лимфати́ческих узло́в
Lymphoblast *m* лимфобла́ст *m*

Lymphoblasten-Leukämie *f* лимфобла́стная лейкеми́я *f*, лимфобла́стный лейко́з *m*
Lymphoblastom *n* лимфобласто́ма *f*
lymphogen лимфоге́нный
Lymphoglandula *f s.* **Lymphknoten**
Lymphogranuloma *n* **inguinale** па́ховый лимфогранулемато́з *m*, боле́знь *f* Николя́ — Фа́вра
Lymphogranulomatose *f* лимфогранулемато́з *m*
Lymphogranulom(a)virus *n* ви́рус *m* лимфогранулёмы
Lymphographie *f* лимфографи́я *f*
Lymphoidzelle *f* лимфо́идная кле́тка *f*
Lymphoidzellenangina *f* инфекцио́нный мононуклео́з *m*, желе́зистая лихора́дка *f*
Lymphoidzellenproliferation *f* лимфо́идная пролифера́ция *f*
Lymphokine *n pl* лимфоки́ны *m pl*
Lymphom *n* лимфо́ма *f*
~, **malignes** злока́чественная лимфо́ма *f*
Lymphomatosevirus *n* ви́рус *m* лимфомато́за
Lymphopenie *f* лимфопени́я *f*
Lymphopoese *f* лимфопоэ́з *m*
Lymphorrhagie *f*, **Lymphorrhoe** *f* лимфоре́я *f*, лимфорраги́я *f*
Lymphosarkom *n* лимфосарко́ма *f*
~, **diffuses** диффу́зная лимфосарко́ма *f*
~, **immunoblastisches** иммунобла́стная лимфосарко́ма *f*
~, **lymphoblastisches** лимфобла́стная лимфосарко́ма *f*
~, **lymphozytäres** лимфоцита́рная лимфосарко́ма *f*
~, **noduläres** нодуля́рная лимфосарко́ма *f*
Lymphosarkomatose *f* лимфосаркомато́з *m*
Lymphostase *f* лимфоста́з *m*
Lymphozyt *m* лимфоци́т *m*
~, **thymusabhängiger** тимусзави́симый лимфоци́т *m*
Lymphozytenangina *f* лимфоцита́рная анги́на *f*
Lymphozytenansammlung *f* скопле́ние *n* лимфоци́тов
lymphozytenbildend продуци́рующий лимфоци́ты
Lymphozytenblasttransformation *f* бласттрансформа́ция *f* лимфоци́тов
Lymphozyten-Mischkultur *f* сме́шанная культу́ра *f* лимфоци́тов
Lymphozytenpopulation *f* популя́ция *f* лимфоци́тов
Lymphozytenschatten *m pl* те́ни *f pl* лимфоци́тов, те́ни *f pl* Гу́мпрехта
Lymphozyten-Stimulation *f* стимуля́ция *f* лимфоци́тов
Lymphozytensturz *m* ре́зкое паде́ние *n* числа́ лимфоци́тов
Lymphozytentransformationshemmung *f* торможе́ние *n* трансформа́ции лимфоци́тов
Lymphozytentransformationstest *m* тест *m* трансформа́ции лимфоци́тов
Lymphozytom *n* лимфоцито́ма *f*
~, **disseminiertes** диссемини́рованная лимфоцито́ма *f*
~, **großflächiges** крупнобля́шечная лимфоцито́ма *f*
~, **kleinknotiges** мелкоузлова́я лимфоцито́ма *f*
~, **plasmozelluläres** плазмокле́точная лимфоцито́ма *f*
~, **tumorartiges** опухолеви́дная лимфоцито́ма *f*
Lymphozytopoese *f* лимфопоэ́з *m*
Lymphozytose *f* лимфоцито́з *m*
Lymphsystem *n* лимфати́ческая систе́ма *f*
Lymphvarizen *pl* варико́зное расшире́ние *n* лимфати́ческих сосу́дов
Lymphzyste *f* лимфати́ческая киста́ *f*
Lyoenzym *n*, **Lyoferment** *n* лиоэнзи́м *m*, лиоферме́нт *m*
lyophil лиофи́льный
Lyophilisation *f* лиофилиза́ция *f*, лиофи́льная су́шка *f*
lyophob лиофо́бный
lyotrop лиотро́пный
Lyraschiene *f* ши́на *f* в фо́рме ли́ры
Lysate *n pl* лиза́ты *m pl*
Lyse *f s.* **Lysis**
Lyserginpsychose *f* лизерги́новый психо́з *m*
Lysin *n* лизи́н *m*
Lysinzusatz *m* лизи́рование *n*
Lysis *f* **1.** ли́зис *m* **2.** постепе́нное сниже́ние *n* (высо́кой) температу́ры
Lysogenie *f* лизогени́я *f*
Lysosom *n* лизосо́ма *f*
Lysosomalmembran *f* лизосома́льная мембра́на *f*
Lysotyp *m* лизоти́п *m* *(микроорганизма)*
Lysotypie *f* лизотипи́я *f*
Lysozym *n* лизоци́м *m*
Lyssa *f* бе́шенство *n*
Lyssaphobie *f* лиссофоби́я *f*
Lyssa-Virus *n* ви́рус *m* бе́шенства
lytisch лити́ческий

M

Macula *f* пятно́ *n*
~ **caerulea** голубо́е пятно́ *n*
~ **lutea** ма́кула *f*, жёлтое пятно́ *n* *(сетчатки)*
Madagaskargeschwür *n* ко́жный лейшманио́з *m*
Madarosis *f* хрони́ческий маргина́льный блефари́т *m*
Madenfraß *m*, **Madenkrankheit** *f* миа́з *m*, заболева́ние *n*, вызыва́емое личи́нками мух
Madenwurm *m* остри́ца *f*, *Oxyuris vermicularis*
Madenwurmkrankheit *f* оксиуро́з *m*, энтеробио́з *m*
Madonnenfinger *m pl* арахнодактили́я *f*, «пау́чьи па́льцы» *m pl* *(при синдроме Марфана)*
Madurafuß *m* мадý рская стопа́ *f*, хрони́ческая мицето́ма *f* стоп
Madurakrankheit *f*, **Maduramykose** *f* мадурамико́з *m*
Magen *m* желу́док *m*
Magenaktionsstromaufzeichnung *f* электрогастрографи́я *f*
Magenarterie *f s.* **Magenschlagader**

Magenatonie *f* атони́я *f* желу́дка
Magenausgang *m* вы́ход *m* из желу́дка, привра́тник *m*
Magenausheberung *f* извлече́ние *n* содержи́мого желу́дка
Magenauspumpung *f* отка́чивание *n* содержи́мого желу́дка
Magenblähung *f* взду́тие *n* желу́дка
Magenblase *f* желу́дочный пузы́рь *m*
Magenblutung *f* желу́дочное кровотече́ние *n*
Magenbruch *m* желу́дочная гры́жа *f*
Magen-Bypaß *m* шунт *m* желу́дка
Magenchromoskopie *f* хромоскопи́я *f* желу́дка
Magendarmblutung *f* желу́дочно-кише́чное кровотече́ние *n*
Magendarmfistel *f* желу́дочно-кише́чный свищ *m*
Magendarmkanal *m* желу́дочно-кише́чный тракт *m*
Magendarmkatarrh *m* гастроэнтери́т *m*
Magendarmschnitt *m* гастроэнтеротоми́я *f*
Magendarmschwimmprobe *f* про́ба *f* на плаву́честь желу́дка и кише́чника (*для определения живорождённости*)
Magendarmsenkung *f* гастроэнтеропто́з *m*
Magendarmtrakt *m* желу́дочно-кише́чный тракт *m*
Magendarmuntersuchung *f* иссле́дование *n* желу́дочно-кише́чного тра́кта
Magendickdarmfistel *f* желу́дочно-толстокише́чный свищ *m*
Magen-Dickdarmkurzschluß *m* желу́дочно-толстокише́чный шунт *m*
Magendivertikel *n* диверти́кул *m* желу́дка
Magendrücken *n* чу́вство *n* давле́ния [тя́жести] в о́бласти желу́дка
Magendrüse *f* железа́ *f* желу́дка
Magendurchbohrung *f* перфора́ция *f* желу́дка
Mageneingang *m s.* **Magenmund**
Magenektasie *f* гастрэктази́я *f*
Magenentfernung *f* гастрэктоми́я *f*, удале́ние *n* желу́дка
Magenentzündung *f* гастри́т *m*
Mageneröffnung *f s.* **Magenschnitt**
Magenerosion *f* эро́зия *f* желу́дка
Magenerweichung *f* гастромаля́ция *f*
Magenextirpation *f* гастрэктоми́я *f*, удале́ние *n* желу́дка
Magenfaktor *m*, **endogener** вну́тренний фа́ктор *m* Ка́сла
Magenfistel *f* фи́стула *f* желу́дка; гастросто́ма *f*
Magenfistelernährung *f* пита́ние *n* че́рез гастросто́му
Magenfornix *m* свод *m* желу́дка
Magenfrühkarzinom *n* ра́нняя ста́дия *f* ра́ка желу́дка
Magenfundus *m* дно *n* желу́дка
Magenfunktionsprüfung *f* иссле́дование *n* фу́нкции желу́дка
Magengeschwulst *f* о́пухоль *f* желу́дка
Magengeschwür *n* я́зва *f* желу́дка
Magengeschwürdurchbohrung *f* перфора́ция *f* [прободе́ние *n*] я́звы желу́дка
Magengewölbe *n* свод *m* желу́дка
Magengrund *m* дно *n* желу́дка
Magenhypersekretion *f*, **funktionelle** функциона́льная гиперсекре́ция *f* желу́дка
Magenhypotonie *f* гипотони́я *f* желу́дка
Mageninnenelektrode *f* внутрижелу́дочный электро́д *m*
Mageninvagination *f* инвагина́ция *f* желу́дка
Magenkarzinom *n* рак *m* желу́дка
Magenkatarrh *m* катара́льное воспале́ние *n* (сли́зистой оболо́чки) желу́дка
Magenknurren *n* урча́ние *n* в животе́
Magenkonkrement *n s.* **Magenstein**
Magenkörper *m* те́ло *n* желу́дка
Magenkrampf *m* спазм *m* желу́дка, желу́дочная ко́лика *f*
Magenkrebs *m* рак *m* желу́дка
Magenkrebsvorsorgeuntersuchung *f* профилакти́ческое обсле́дование *n* для выявле́ния ра́ка желу́дка
Magenkrümmung *f*, **Magenkurvatur** *f* кривизна́ *f* желу́дка
Magenlähmung *f* парали́ч *m* желу́дка
Magenmukosaschranke *f* барье́р *m* сли́зистой желу́дка
Magenmund *m* карди́я *f*, вход *m* в желу́док
Magenmundeskrampf *m* кардиоспа́зм *m*
Magennaht *f* шов *m* на желу́док; гастрорафи́я *f*, зашива́ние *n* желу́дка
Magen-Netz-Arterie *f* желу́дочно-са́льниковая арте́рия *f*, *Arteria gastroepiploica*
Magenoperation *f* опера́ция *f* на желу́дке
Magenperforation *f* перфора́ция *f* желу́дка
Magenperistaltik *f* периста́льтика *f* желу́дка
Magenpförtner *m* привра́тник *m*, *Pylorus*
Magenpförtnerkrampf *m* пилороспа́зм *m*, спазм *m* привра́тника
Magenphlegmone *f* флегмо́на *f* желу́дка
Magenplätschern *n* шум *m* пле́ска в желу́дке
Magenpolyp *m* поли́п *m* желу́дка
Magenpolypose *f* полипо́з *m* желу́дка
Magenreizung *f* раздраже́ние *n* желу́дка
Magenresektion *f* резе́кция *f* желу́дка
Magenruptur *f* разры́в *m* желу́дка
Magensaft *m* желу́дочный сок *m*
Magensaftabsonderung *f* выделе́ние *n* желу́дочного со́ка
~, **reflektorische** рефлекто́рное отделе́ние *n* желу́дочного со́ка
Magensaftazidität *f* кисло́тность *f* желу́дочного со́ка
Magensafterbrechen *n* рво́та *f* желу́дочным содержи́мым
Magensaftfluß *m* гастросуккоре́я *f*
magensaftresistent усто́йчивый к де́йствию желу́дочного со́ка (*напр. о медикаменте*)
Magensäure *f* кислота́ *f* желу́дочного со́ка
Magensäuremangel *m* гипоаци́дность *f* желу́дочного со́ка
Magensäureüberschuß *m* повы́шенная кисло́тность *f* желу́дочного со́ка
Magenschlagader *f* желу́дочная арте́рия *f*, *Arteria gastrica*
Magenschlauch *m* желу́дочный зонд *m*

Magenschleimhaut *f* сли́зистая *f* [сли́зистая оболо́чка *f*] желу́дка
Magenschleimhautblutung *f* кровоизлия́ние *n* в сли́зистую желу́дка
Magenschleimhautentzündung *f* гастри́т *m*
Magenschließmuskel *m* привра́тниковый жом *m*
Magenschmerz *m* боль *f* в желу́дке
Magenschnitt *m* гастротоми́я *f*, рассече́ние *n* желу́дка
Magenschonkost *f* дие́та *f*, щадя́щая желу́док
Magenschußwunde *f* огнестре́льная ра́на *f* желу́дка
Magensekret *n* желу́дочный секре́т *m*
Magensekretion *f* желу́дочная секре́ция *f*
Magensonde *f* желу́дочный зонд *m*
Magensondierung *f* зонди́рование *n* желу́дка
Magensphinkter *m* сфи́нктер *m* желу́дка
Magenspülflüssigkeit *f* промывны́е во́ды *f pl* (*при промывании желудка*)
Magenspülung *f* промыва́ние *n* желу́дка
Magenstein *m* гастроли́т *m*, желу́дочный ка́мень *m*
Magenstichverletzung *f* ко́лотая ра́на *f* желу́дка
Magenstumpf *m* культя́ *f* желу́дка
Magenszintigraphie *f* сцинтиграфи́я *f* [скенни́рование *n*] желу́дка
Magentetanie *f* желу́дочная тетани́я *f*, су́дороги *f pl* желу́дка
Magentonus *m* то́нус *m* желу́дка
Magenvarizen *f pl* варико́зное расшире́ние *n* вен желу́дка
Magenvene *f* ве́на *f* желу́дка
Magenverdauung *f* желу́дочное пищеваре́ние *n*
Magenverkleinerung *f* уменьше́ние *n* (объёма) желу́дка
Magenverweilsonde *f* постоя́нный желу́дочный зонд *m*
Magenwand *f* сте́нка *f* желу́дка
Magenwärmer *m* набрю́шник *m*
Magenwunde *f* ра́на *f* желу́дка
Magenzerreißung *f* разры́в *m* желу́дка
Magersucht *f* истоще́ние *n*
Magistralgefäß *n* магистра́льный сосу́д *m*
Magnesium-Mangel-Syndrom *n* синдро́м *m* дефици́та ма́гния
Magnesiumnarkose *f* магнезиа́льный нарко́з *m*
Magnetextraktion *f* извлече́ние *n* (*инородного тела*) при по́мощи магни́та
Magnetfeldtherapie *f* лече́ние *n* магни́тным по́лем
Magnetotherapie *f* магнитотерапи́я *f*
Magnetsonde *f* магни́тный зонд *m*
Mahlzahn *m* моля́р *m*, большо́й коренно́й зуб *m*
Maiskeimöl *n* кукуру́зное ма́сло *n*
Maiskrankheit *f* пелла́гра *f*
Majorseite *f* больша́я кривизна́ *f* желу́дка
Makroangiopathie *f* заболева́ние *n* кру́пных сосу́дов
Makrobiose *f* макробио́з *m*, долгожи́тельство *n*
Makroblast *m* макробла́ст *m*
Makroblepharie *f* макроблефари́я *f*
Makrocheilie *f* макрохейли́я *f*
Makrocheirie *f* макрохейри́я *f*
Makrodaktylie *f* макродактили́я *f*
Makrodentia *f* макроденти́я *f*
Makrodontie *f* макродонти́я *f*
Makroenzephalie *f* макроэнцефали́я *f*
Makrogliazelle *f* кле́тка *f* макрогли́и, макроглиа́льная кле́тка *f*
Makroglobulin *n* макроглобули́н *m*
Makroglobulinämie *f* макроглобулинеми́я *f*
Makroglossie *f* макроглосси́я *f*
Makrognathie *f* макрогнати́я *f*
Makrohämaturie *f* макрогематури́я *f*
Makrokephalie *f* макроцефали́я *f*
Makrokornea *f* макрокорне́а *f*, гига́нтская рогови́ца *f*
Makromelie *f* гиганти́зм *m* коне́чностей
Makromolekül *n* макромоле́кула *f*, гига́нтская моле́кула *f* (*белков*)
Makropapille *f* макропапи́лла *f*
Makrophag *m* макрофа́г *m*
Makrophagen-Adhärenz-Hemmtest *m* про́ба *f* ингиби́ции [подавле́ния] адге́зии макрофа́гов
Makrophagenaggregation *f* агрега́ция *f* макрофа́гов
Makrophagenmigration *f* мигра́ция *f* макрофа́гов
Makrophagenmigrationinhibitionstest *m* тест *m* торможе́ния мигра́ции макрофа́гов
Makrophagozyt *m* макрофа́г *m*
makroskopisch макроскопи́ческий
Makrosomie *f* гиганти́зм *m*
Makrostoma *n* макросто́ма *f*, увели́ченный разме́р *m* ротово́й ще́ли
Makrotie *f* макроти́я *f*
Makrozephalie *f* макроцефали́я *f*
Makrozytose *f* макроцито́з *m*
Makula *f* ма́кула *f*, жёлтое пятно́ *n* (*сетчатки*)
Makuladegeneration *f* дегенера́ция *f* жёлтого пятна́
~, **infantile** де́тская дегенера́ция *f* жёлтого пятна́, боле́знь *f* Бе́ста
~, **juvenile** ю́ношеская дегенера́ция *f* жёлтого пятна́, боле́знь *f* Шта́ргарта
~, **myope** дегенера́ция *f* жёлтого пятна́ при близору́кости
~, **präsenile** пресени́льная дегенера́ция *f* жёлтого пятна́
~, **scheibenförmige** дискови́дная дегенера́ция *f* жёлтого пятна́, боле́знь *f* Ку́нта — Ю́ниуса
Makulaödem *n* отёк *m* макуля́рной зо́ны сетча́тки, макуля́рный отёк *m*
Makulaschichtforamen *n* макуля́рный разры́в *m*
MAK-Wert *m* преде́льно допусти́мая концентра́ция *f* ядови́того веществá в во́здухе рабо́чих помеще́ний
Malabsorption *f* мальабсо́рбция *f*, наруше́ние *n* вса́сывания
Malabsorptionssyndrom *n* синдро́м *m* мальабсо́рбции
Maladaptation *f* наруше́ние *n* адапта́ции
Malaienfilarie *f* мала́йская филя́рия *f*
Malakoplakie *f* малакоплаки́я *f*
Malaria *f* маляри́я *f*
~, **fulminante** молниено́сная маляри́я *f*
~ **larvata** маскиро́ванная маляри́я *f*

~ **perniciosa** *s.* **Malaria tropica**
~ **quartana** четырёхднéвная малярúя *f*
~ **tertiana** трёхднéвная малярúя *f*
~ **tropica** тропúческая малярúя *f*
Malariaenzephalitis *f* малярúйный энцефалúт *m*
Malariaerreger *m* возбудúтель *m* малярúи
Malariafieber *n* малярúйная лихорáдка *f*
Malariahepatitis *f* малярúйный гепатúт *m*
Malaria-Kachexie *f* малярúйная кахексúя *f*
Malaria-Koma *n* малярúйная кóма *f*
Malariamittel *n* противомалярúйное срéдство *n*
Malariamücke *f* малярúйный комáр *m*
Malariapigment *n* малярúйный пигмéнт *m*
Malariaplasmodium *n* плазмóдий *m* малярúи
Malariatyphoid *n* малярúйный тифóид *m*
Malazie *f* размягчéние *n*
Maldigestion *f* нарушéние *n* пищеварéния
Malignität *f* злокáчественность *f*
Malignitätsgrad *m* стéпень *f* злокáчественности
Malignom *n* злокáчественная óпухоль *f*
Malignomkranke *m* онкологúческий больнóй *m*
Malleinprobe *f*, **Malleinreaktion** *f* маллеúновая кóжная реáкция *f*
Malleolarbruch *m*, **Malleolarfraktur** *f* перелóм *m* (костéй) лодыжки
Malleus I *m* сап *m*
Malleus II *m* молотóчек *m*
Malloidosis *f* сап *m* Ю́го-Востóчной А́зии
Malonsäure *f* малóновая кислотá *f*
Maltafieber *n* мальтúйская лихорáдка *f*, бруцеллёз *m* кóзье-овéчьего тúпа
Maltafieberbakterien *f pl* бруцéллы *f pl*, *Brucella melitensis*
Maltasemangelkrankheit *f* болéзнь *f* дефицúта мальтáзы, болéзнь *f* Пóмпе
Maltose *f* мальтóза *f*
Malzextrakt *m* солодóвый экстрáкт *m*
Malzsuppe *f* солодóвый суп *m* Кéллера
Mamilla *f* сосóк *m* молóчной железы́
Mamillarlinie *f* соскóвая лúния *f*
Mamillarreflex *m* соскóвый рефлéкс *m*
Mamma *f* молóчная [груднáя] железá *f*
~, **aberrierte** аберрáнтная молóчная железá *f*
~, **akzessorische** добáвочная молóчная железá *f*
~, **blutende** кровоточáщая молóчная железá *f*
Mammaabtragung *f*, **Mammaamputation** *f* мастэктомúя *f*, ампутáция *f* [удалéние *n*] молóчной железы́
Mammaaufnahme *f* маммогрáмма *f*
Mammaaugmentation *f* плáстика *f* молóчной железы́
Mammaentzündung *f* мастúт *m*
Mammafibroadenom *n* фиброаденóма *f* молóчной железы́
Mammakarzinom *n* рак *m* молóчной железы́
Mammaoberfläche *f* повéрхность *f* молóчной железы́
Mammaplastik *f* плáстика *f* молóчной железы́
Mammaria *f* внýтренняя груднáя артéрия *f*
Mammasonographie *f* сонографúя *f* [ультразвуковóе исслéдование *n*] молóчной железы́
Mammathermographie *f* термографúя *f* молóчной железы́
Mammogramm *n* маммогрáмма *f*
Mammographie *f* маммографúя *f*
Mammotropin *n* маммотропúн *m*
Mandel I *f* миндáлина *f*, *Tonsilla*
Mandel II *f* миндáль *m*, *Amygdalus*
Mandelabszeß *m* абсцéсс *m* миндáлины
Mandelentzündung *f* тонзиллúт *m*
Mandelkern *m* миндалевúдное ядрó *n* (*мозга*)
Mandelkrypte *f* крúпта *f* миндáлины
Mandelöl *n* миндáльное мáсло *n*
Mandelpfropf *m* прóбка *f* миндáлины
Mandelpol *m* пóлюс *m* миндáлины
Mandelsäure *f* миндáльная кислотá *f*
Mandibula *f* нúжняя чéлюсть *f*
Mandibularanästhesie *f* мандибулярная анестезúя *f*
Mandibularbogen *m* дугá *f* нúжней чéлюсти
Mandibularknorpel *m* нижнечелюстнóй хрящ *m*
Mandibularreflex *m* нижнечелюстнóй [подбородóчный] рефлéкс *m*
Mandibularverschiebung *f* смещéние *n* нúжней чéлюсти
Mangan *n* мáрганец *m*, Mn
Manganparkinsonismus *m* мáрганцевый паркинсонúзм *m*
Mangelanämie *f* анемúя *f* вслéдствие дефицúта (*напр. железа*)
Mangeldurchblutung *f* недостáточное кровоснабжéние *n*
Mangelernährung *f* недостáточность *f* питáния
Mangelkrankheit *f* заболевáние *n*, свя́занное с дефицúтом (*напр. ферментов*)
Mangelnährboden *m* тóщая питáтельная средá *f*
Mangelsyndrom *n* синдрóм *m* дефицúта
Manie *f* мáния *f*
~, **gehemmte** затормóженная мáния *f*
~, **gereizte** гневлúвая мáния *f*
~, **heitere [lustige]** весёлая мáния *f*
~, **unproduktive** непродуктúвная мáния *f*
~, **verworrene** спýтанная мáния *f*
Manierieren *n*, **Manieriertheit** *f* манéрность *f*
Manifestation *f* манифестáция *f*, проявлéние *n*
Manifestationsalter *n* вóзраст *m* проявлéния (*напр. признака*)
Manifestationsausbleiben *n* непроявлéние *n* прúзнака
Manifestationsgrad *m* стéпень *m* экспрессúвности (*гена*)
Manifestationswahrscheinlichkeit *f* веро́ятность *f* проявлéния (*признака*)
Maniküreparonychie *f* паронихúя *f*, вы́званная маникю́ром
Manipulation *f* манипуля́ция *f*
Manipulationsraum *m* процедýрная *f*
Männerstation *f* отделéние *n* для мужчúн
Mannesreife *f* половáя зрéлость *f* мужчúны
Mannesschwäche *f* импотéнция *f*
Männlichkeitsgen *n* ген *m*, определя́ющий мужскóй пол óсоби
Mannweibheit *f* гермафродитúзм *m*
Manschettendruck *m* давлéние *n* в манжéте; (кровянóе) давлéние *n*, измéренное при пóмощи манжéты
Mansonellose *f* мансонеллёз *m*
Mansonia *f* мансóния *f*

Manteldentin *n* плащевóй дентúн *m*
Mantelkallus *m* параоссáльная мозóль *f*
Mantelpneumothorax *m* плащевúдный пневмотóракс *m*
Mantoux-Reaktion *f* прóба *f* Мантý (*кожная проба для диагностики туберкулёза*)
Manualtherapie *f* мануáльная терапúя *f*
manuell ручнóй (*напр. о массаже*)
Manusturbation *f* онанúзм *m*
marantisch марантúческий
Marasmus *m* марáзм *m*
~, **psychischer** психúческий марáзм *m*
Marburg-Fieber *n* лихорáдка *f*, вы́званная вúрусом Мáрбурга
Marburgvirus *n* мáрбургский вúрус *m* (*вирус церкопитековой геморрагической лихорадки*)
Marchiafava-Micheli-Anämie *f* болéзнь *f* Маркиафáвы — Мúкели, пароксизмáльная ночнáя гемоглобинурúя *f*
Margarinekrankheit *f* маргарúновая болéзнь *f*, токсúческая эритéма *f*, вызывáемая аллергúей к маргарúну
Margaritom *n* холестеатóма *f*
marginal краевóй
Mark *n* **1.** спиннóй мозг *m* **2.** продолговáтый мозг *m* **3.** бéлое веществó *n* головнóго мóзга **4.** кóстный мозг *m* **5.** мозговóе веществó *n* [мозговóй слой *m*] óргана
~, **verlängertes** продолговáтый мозг *m*
Marker *m* маркёр *m*
~, **genetischer** генетúческий маркёр *m*
Markfibrom *n* фибрóма *f* мозговóго слóя (*напр. почки*)
Markhemmung *f*, **splenogene** спленогéнное торможéние *n* костномозговóго кроветворéния
Markhöhle *f* костномозговáя пóлость *f*, *Cavum medullare*
Markhöhlentrepanation *f* трепанáция *f* костномозговóй пóлости
Markierungsgen *n* ген-маркёр *m*
Markkegel *m* пирамúда *f* продолговáтого мóзга
Marknagel *m* интрамедуллярный гвоздь *m*
Marknagelung *f* внутрикóстный остеосúнтез *m*
Markphlegmone *f* флегмóна *f* кóстного мóзга
Markraum *m* костномозговóе прострáнство *n*
Markscheide *f* миелúновая оболóчка *f* (*нерва*)
Markscheidenschwund *m* атрофúя *f* миелúновой оболóчки
Markscheidenzerfall *m* распáд *m* миелúновой оболóчки
Markschwamm *m s.* **Medullarkrebs**
Marksegel *n* мозговóй пáрус *m*
Marksinus *m* мозговóй сúнус *m*
Markstrang *m* **1.** мя́котный шнур *m* (*в лимфатическом узле*) **2.** пучóк *m* нéрвных волóкон (*в спинном мозгу*)
Marksubstanz *f s.* **Mark 5.**
Marmorhaut *f* мрáморная кóжа *f*
Marmorierung *f* **der Haut** мрáморность *f* кóжи
Marmorknochenkrankheit *f* мрáморная болéзнь *f*, болéзнь *f* Áльберс-Шёнберга

Marsch-Albuminurie *f* мáршевая альбуминурúя *f*
Marschfraktur *f* мáршевый перелóм *m*
Marschhämoglobinurie *f* мáршевая гемоглобинурúя *f*
Marseille-Fieber *n* марсéльская [клещевáя средиземномóрская] лихорáдка *f*, марсéльский риккетсиóз *m*, болéзнь *f* Кардýччи — Óльмера
Maschinengeräusch *n* шум *m* пóезда в тоннéле (*сердечный*)
Maschinenverletzung *f* трáвма *f*, причинённая машúной
Masern *pl* корь *f*, *morbilli*
~, **abgeschwächte** ослáбленная [митигúрованная] корь *f*
Masernausschlag *m* коревáя сыпь *f*
Masernflecken *m pl* пя́тна *n pl* на слизúстой рта при кóри, пя́тна *n pl* Филáтова — Кóплика
Masern-Human-Gammaglobulin *n* коревóй человéческий гáмма-глобулúн *m*
Maserkrupp *m* коревóй круп *m*
Masernlaryngitis *f* коревóй ларингúт *m*
Masernlebendvakzine *f* живáя коревáя вакцúна *f*
Masernotitis *f* коревóй отúт *m*
Masernpneumonie *f* коревáя пневмонúя *f*
Masernrekonvaleszentenserum *n* сы́воротка *f* реконвалесцéнта пóсле кóри
Masernriesenzelle *f* коревáя гигáнтская клéтка *f*
Masernschnupfen *m* коревóй нáсморк *m*
Masernvirus *n* вúрус *m* кóри
Maske *f* мáска *f*
Maskengesicht *n* маскообрáзное лицó *n*
Masochismus *m* мазохúзм *m*, пассивúзм *m*
Massage *f* массáж *m*
~, **klassische** классúческий массáж *m*
~, **manuelle** ручнóй массáж *m*
~, **oszillatorische** вибрациóнный массáж *m*
Massagebehandlung *f*, **Massagetherapie** *f* лечéние *n* массáжем, лечéбный массáж *m*
Massenblutung *f* массúвное кровоизлия́ние *n*; массúвное кровотечéние *n*
Masseneinwanderung *f* мáссовая иммигрáция *f*; мáссовое внедрéние *n*
Massenerkrankung *f* мáссовое заболевáние *n*
Massentransfusion *f s.* **Massivtransfusion**
Massenunfall *m* мáссовое поражéние *n*, катастрóфа *f*
Massenvernichtungsmittel *n* срéдство *n* мáссового уничтожéния
Masseter *m* жевáтельная мы́шца *f*
Masseterenklonus *m* клонúческие сýдороги *f pl* жевáтельных мышц
Masseterparese *f* парéз *m* жевáтельных мышц
Masseterreflex *m* жевáтельный реφлéкс *m*
Masseterrigidität *f* ригúдность *f* жевáтельных мышц
Maßformel *f* стандáртная лекáрственная прóпись *f*
massieren массúровать
Mäßigkeit *f* умéренность *f*, воздéржанность *f*

Massivtransfusion *f* масси́вное перелива́ние *n* кро́ви, масси́вная трансфу́зия *f*
Maßnahme *f* мероприя́тие *n*
~, **antiepidemische** противоэпидеми́ческое мероприя́тие *n*
~, **hygienisch-antiepidemische** санита́рно-противоэпидеми́ческое мероприя́тие *n*
~, **prophylaktische** профилакти́ческое мероприя́тие *n*
Maßröhre *f* бюре́тка *f*
Mastadenoviren *n pl* мастаденови́русы *m pl*
Mastalgie *f* масталги́я *f*, мастодини́я *f*
Mastdarm *m* пряма́я кишка́ *f*
Mastdarmbetäubung *f* прямокише́чный нарко́з *m*
Mastdarmbiegung *f* изги́б *m* прямо́й кишки́
Mastdarmbiopsie *f* биопси́я *f* прямо́й кишки́
Mastdarmblasenfistel *f* прямокише́чно-пузы́рный свищ *m*
Mastdarmblutung *f* кровотече́ние *n* из прямо́й кишки́
Mastdarmbruch *m* прямокише́чная гры́жа *f*
Mastdarmdammfistel *f* прямокише́чно-промéжностный свищ *m*
Mastdarmdammriß *m* разры́в *m* проме́жности и прямо́й кишки́
Mastdarmdurchbohrung *f* перфора́ция *f* прямо́й кишки́
Mastdarmeiterung *f* гно́йный прокти́т *m*
Mastdarmentzündung *f* прокти́т *m*, воспале́ние *n* прямо́й кишки́
Mastdarmfistel *f* свищ *m* прямо́й кишки́
Mastdarmgeschwür *n* я́зва *f* прямо́й кишки́
Mastdarmkarzinom *n* рак *m* прямо́й кишки́
Mastdarmknoten *m* геморроида́льный у́зел *m*
Mastdarmkrebs *m* рак *m* прямо́й кишки́
Mastdarmplastik *f* проктопла́стика *f*, пла́стика *f* прямо́й кишки́
Mastdarmscheidenfistel *f* прямокише́чно-влага́лищный свищ *m*
Mastdarmschlagader *f* прямокише́чная арте́рия *f*
Mastdarmschleimhaut *f* сли́зистая оболо́чка *f* прямо́й кишки́
Mastdarmschleimhauteiterung *f* гно́йный прокти́т *m*
Mastdarmschleimhautentzündung *f* воспале́ние *n* сли́зистой прямо́й кишки́
Mastdarmschnitt *m* рассече́ние *n* прямо́й кишки́
Mastdarmschrunde *f* тре́щина *f* прямо́й кишки́
Mastdarmspülung *f* промыва́ние *n* прямо́й кишки́
Mastdarmstenose *f* стено́з *m* [суже́ние *n*] прямо́й кишки́
Mastdarmtripper *m* гоноре́йный прокти́т *m*
Mastdarmvene *f* прямокише́чная ве́на *f*
Mastdarmvereiterung *f* гно́йный прокти́т *m*
Mastdarmverengerung *f s.* **Mastdarmstenose**
Mastdarmverschluß *m* заку́порка *f* [обтура́ция *f*] прямо́й кишки́
Mastdarmvorfall *m* выпаде́ние *n* прямо́й кишки́
Mastdarmzerreißung *f* разры́в *m* прямо́й кишки́
Mastektomie *f* мастэктоми́я *f*
Master-Test *m* двухступе́нчатая про́ба *f* Ма́стера (*для выявления коронарной недостаточности*)
Mastfettsucht *f* экзоге́нное ожире́ние *n*
Mastikatiodynamometrie *f* мастикациодинамометри́я *f*
Mastikatiographie *f* мастикациографи́я *f*
Mastikation *f* жева́ние *n*
mastikatorisch жева́тельный
Mastitis *f* масти́т *m*, воспале́ние *n* моло́чной железы́
~, **intrakanalikuläre** интраканаликуля́рный масти́т *m*
~, **puerperale** пуэрпера́льный [послеродово́й] масти́т *m*
mastitisch свя́занный с масти́том
Mastodynie *f* мастодини́я *f*
Mastographie *f* маммографи́я *f*
Mastoid *n* сосцеви́дный отро́сток *m*
Mastoidausräumung *f*, **Mastoidektomie** *f* мастоидэктоми́я *f*
Mastoideusdruckschmerzhaftigkeit *f* боле́зненность *f* при нада́вливании на о́бласть сосцеви́дного отро́стка (*симптом мастоидита*)
Mastoidhöhle *f* по́лость *f* в сосцеви́дном отро́стке, *Antrum mastoideum*
Mastoiditis *f* мастоиди́т *m*
~ **nigra** «чёрный» мастоиди́т *m* (*при идиопатическом гематотимпануме*)
~, **okkulte** лате́нтно протека́ющий [атипи́чный] мастоиди́т *m*
Mastoidotomie *f*, **Mastoidtrepanation** *f* мастоидотоми́я *f*, антротоми́я *f*
Mastokalziphylaxie *f* мастокальцифилакси́я *f*
Mastopathie *f* мастопати́я *f*
~, **fibrozystische** фибро́зно-кисто́зная мастопати́я *f*
~, **knötige** узлова́я мастопати́я *f*
~, **proliferative** пролифирати́вная мастопати́я *f*
~, **zystische** кисто́зная мастопати́я *f*
Mastopexie *f* мастопекси́я *f*
Mastoptose *f* мастопто́з *m*, опуще́ние *n* моло́чной железы́
Mastozytom *n* мастоцито́ма *f*
Mastozytose *f* мастоцито́з
Masturbation *f* мастурба́ция *f*, онани́зм *m*
Mastzelle *f* ту́чная кле́тка *f*
Mastzellendegranulation *f* дегрануля́ция *f* ту́чных кле́ток
Mastzellendegranulationstest *m* тест *m* дегрануля́ции ту́чных кле́ток
Mastzellenentkörnung *f* дегрануля́ция *f* ту́чных кле́ток
Mastzellengranulum *n* гра́нула *f* ту́чной кле́тки
Mastzellenlichenifikation *f* тучнокле́точная лихенифика́ция *f*
Mastzellenretikulose *f* тучнокле́точный ретикулёз *m*
Maternität *f* матери́нство *n*
Maternitätstetanie *f* тетани́я *f* бере́менных и роже́ниц
Mathieu-Krankheit *f* боле́знь *f* Матье́ (*лептоспироз*)

Matratze f, **bakteriologische** бактериологи́ческий матра́ц m
Matratzennaht f матра́цный шов m
Matrixbildung f образова́ние n ма́трикса
Matrizentheorie f ма́тричная тео́рия f (*образования антител*)
Mattigkeit f утомле́ние n; упа́док m сил
Mattschall m тупо́й перкуто́рный звук m
Maturität f зре́лость f
Maulbeerstein m ка́мень m (*напр. мочевой*) в ви́де ту́товой я́годы
Maulklemme f, **Maulsperre** f тризм m [затруднённое открыва́ние n] рта
Maul-und-Klauenseuche f я́щур m
Maul-und-Klauenseuche-Virus n ви́рус m я́щура
Mäusefavus m парша́ f, передава́емая мыша́ми
Mäuseflecktyphus m мыши́ный [эндеми́ческий] сыпно́й тиф m
Mäuseleukämie f лейкеми́я f мыше́й
Mäusetyphusbazillus m сальмоне́лла f мыши́ного ти́фа, *Salmonella typhimurium*
Maxilla f ве́рхняя че́люсть f
Maxillarbogen m дуга́ f ве́рхней че́люсти
Maxillarbreite f ширина́ f ве́рхней че́люсти
Maxillarprotrusion f верхнечелюстна́я протру́зия f
Maximaldosis f максима́льная до́за f
Maximalgabe f максима́льная ра́зовая до́за f
Maximalkonzentration f, **zulässige einmalige** максима́льная ра́зовая преде́льно допусти́мая концентра́ция f
Maximalkurdosis f вы́сшая курсова́я до́за f
Maximalleistung f максима́льный [преде́льный] показа́тель m функциона́льной спосо́бности
Maximalreiz m максима́льное раздраже́ние n
Maximalverunreinigungsgebiet n зо́на f максима́льного загрязне́ния
Maximalwert m максима́льное значе́ние n
Maximumresistenz f максима́льная резисте́нтность f (*напр. эритроцитов*)
Mayer-Ring m песса́рий m [кольцо́ n] Ма́йера
Mazeration f мацера́ция f
Mazerationspräparat n мацери́рованный препара́т m
MCP-Test m про́ба f для выявле́ния антигиалуронида́зы
Meatomie f меатоми́я f, хирурги́ческое расшире́ние n нару́жного отве́рстия уре́тры
Meatorrhaphie f ушива́ние n прото́ка [хо́да]
Meatozisternographie f меатоцистернографи́я f
Meatusstenose f суже́ние n нару́жного отве́рстия уре́тры
Mechanismus m **der biologischen Wirkung** механи́зм m биологи́ческого де́йствия
Mechanogastrogramm n механогастрогра́мма f
Mechanokardiographie f механокардиографи́я f
Mechanorezeptor m механореце́птор m
Mechanotherapie f механотерапи́я f
Meckerstimme f эгофони́я f
Media f ме́диа f, сре́дняя оболо́чка f сосу́да
medial медиальный; внутренний
Medianebene f среди́нная пло́скость f
Medianekrose f медианекро́з m
Medianlinie f среди́нная [сре́дняя] ли́ния f
~, **dorsale** сре́дняя [среди́нная] ли́ния f спины́, за́дняя сре́дняя [задняя среди́нная] ли́ния f
~, **ventrale** пере́дняя сре́дняя [передняя среди́нная] ли́ния f
Mediansagittalebene f среди́нная сагитта́льная пло́скость f
Medianschnitt m среди́нный разре́з m
Mediansteinschnitt m удале́ние n ка́мня мочево́го пузыря́ че́рез среди́нный разре́з
Medianstellung f **der Stimmlippe** среди́нное положе́ние n голосово́й скла́дки
Medianus m среди́нный нерв m
Medianuslähmung f парали́ч m среди́нного не́рва
Medianusläsion f поврежде́ние n среди́нного не́рва
Medianusphänomen n симпто́м m среди́нного не́рва
Mediasklerose f медиасклеро́з m, склеро́з m сре́дней оболо́чки сосу́да
mediastinal медиастина́льный, средосте́нный
Mediastinalflattern n баллоти́рование n средосте́ния
Mediastinalhernie f медиастина́льная гры́жа f
Mediastinalpendeln n баллоти́рование n средосте́ния, феноме́н m Го́льцкнехта — Я́кобсона
Mediastinalraum m средосте́ние n
Mediastinaltumor m о́пухоль f средосте́ния
Mediastinitis f медиастини́т m
Mediastinographie f медиастинографи́я f
Mediastinoperikarditis f медиастиноперикарди́т m
Mediastinotomie f медиастинотоми́я f
~, **extrapleurale** внеплевра́льная [экстраплевра́льная] медиастинотоми́я f
~, **kollare** чресше́йная медиастинотоми́я f
~, **transpleurale** трансплевра́льная медиастинотоми́я f
Mediator m медиа́тор m
Mediaverkalkung f обызвествле́ние n сре́дней оболо́чки сосу́да
Medien n pl сре́ды f pl
~, **brechende [optische]** преломля́ющие [опти́ческие] сре́ды f pl гла́за
Medientrübung f помутне́ние n опти́ческих сред гла́за
Medikament n медикаме́нт m, лека́рство n
Medikamentabusus m злоупотребле́ние n медикаме́нтом
Medikamenteneinnahme f приём m медикаме́нта
Medikamentenentzugssyndrom n синдро́м m отме́ны лека́рства
Medikamentenmüdigkeit f неперноси́мость f медикаменто́зного препара́та вследствие его́ дли́тельного примене́ния
Medikamentenpause f переры́в m в медикаменто́зном лече́нии
Medikamentenschrank m шкаф m для лека́рств
Medikamentensucht f пристра́стие n к медикаме́нтам

Medikamentenverbrauchsatz *m* нóрма *f* потреблéния медикамéнтов
Medikamentenvernebler *m*, **Medikamentenzerstäuber** *m* распыли́тель *m* лекáрственных средств
Medikamentenzusammensetzung *f* сочетáние *n* лекáрственных средств
Medikaster *m* знáхарь *m*
Medikation *f* медикаментóзное лечéние *n*
Medinawurm *m* ри́шта *f*, *Dracunculus medinensis*
Medioklavikularlinie *f* среднеключи́чная ли́ния *f*
Mediorotationsbruch *m* инверсиóнный перелóм *m* (*при вращении внутрь*)
Mediterrananämie *f* средиземномóрская анеми́я *f*
Mediterranfieber *n* бруцеллёз *m*, средиземномóрская лихорáдка *f*
Medium *n* срéдство *n*; средá *f*
Medizin *f* **1.** медици́на *f* **2.** лекáрство *n*
~, **innere** терапи́я *f*; учéние *n* о вну́тренних болéзнях
~, **physikalische** физи́ческая терапи́я *f*
~, **psychosomatische** психосомати́ческая медици́на *f*
Medizinalbad *n* лечéбная вáнна *f*
Medizinalball *m* медицинбóл *m*
Medizinalberuf *m* медици́нская профéссия *f*
Medizinalpflanze *f* лекáрственное растéние *n*
Medizinalpfuscherei *f* знáхарство *n*
Medizinalpolizei *f* санитáрный [медици́нский] надзóр *m*
Medizinalrechtswissenschaft *f* медици́нское прáво *n*, медици́нская юриспрудéнция *f*
Medizinalstatistik *f* медици́нская *или* санитáрная стати́стика *f*
Medizinalverwaltung *f* медици́нское управлéние *n*
Medizinalwesen *n* медици́нская слу́жба *f*
Medizinanstalt *f* медици́нское *или* санитáрное учреждéние *n*
Medizinausschuß *m* медици́нская коми́ссия *f*
Mediziner *m* мéдик *m*
Medizingeschichte *f* истóрия *f* медици́ны
Medizinglas *n* аптéчный стекля́нный сосу́д *m*
Medizinkasten *m* медици́нская су́мка *f*
Medizin-Meteorologie *f* медици́нская метеоролóгия *f*
Medizinschwester *f* медици́нская сестрá *f*
Medizinstatistik *f* медици́нская стати́стика *f*
Medizinstudium *n* изучéние *n* медици́ны
medullär медулля́рный; мозговóй; спинномозговóй; костномозговóй
Medullaranalgesie *f*, **Medullaranästhesie** *f* спинномозговáя анестези́я *f*
Medullarkrebs *m* медулля́рный [мозгови́дный] рак *m*, мозгови́к *m*
Medulloblastom *n* медуллобластóма *f*
Medusenhaupt *n* головá *f* Меду́зы
Meerbad *n* **1.** морскóе купáние *n* **2.** вáнна *f* из морскóй воды́, «морскáя» вáнна *f*
Meeresklima *n* морскóй кли́мат *m*
Meerespeloide *m pl* морски́е гря́зи *f pl*
Meersalz *n* морскáя соль *f*
Meerschweincheneinheit *f* едини́ца *f* дéйствия веществá, определя́емая на морски́х сви́нках
Meerschweinchenversuch *m* óпыт *m* на морскóй сви́нке
Meerwasserbehandlung *f* талассотерапи́я *f*, лечéние *n* морскóй водóй
Meerwasser-Wannenbad *n s.* **Meerbad 2.**
Megadolichosigma *n* мегадолихоси́гма *f*
Megaduodenum *n* мегадуодéнум *m*
Megakaryoblast *m* мегакариоблáст *m*
Megakaryophthise *f* мегакариофти́з *m*
Megakaryopoese *f* мегакариопоэ́з *m*
Megakaryozyt *m* мегакариоци́т *m*
Megakaryozytenleukämie *f* мегакариоцитáрный лейкóз *m*
Megakaryozytopathie *f* мегакариоцитопати́я *f*, нарушéние *n* тромбоцитопоэ́за
Megakolon *n* мегаколóн *m*
Megalenzephalie *f* мегалоэнцефали́я *f*
Megalerythem *n* инфекциóнная эритéма *f*, пя́тая болéзнь *f*
Megaloblast *m* мегалоблáст *m*
Megalocornea *f* мегалокóрнеа *f*, гигáнтская рогови́ца *f*
Megalodontie *f* макродонти́я *f*, мегалодонти́я *f*
Megaloglossie *f* макроглосси́я *f*
Megalomanie *f* мегаломани́я *f*, бред *m* громáдности
Megalospermie *f* мегалосперми́я *f*
Megalosplenie *f* спленомегали́я *f*
Megalozephalie *f* мегалоцефали́я *f*
Megalozyt *m* мегалоци́т *m*
Megasigma *n* мегаси́гма *f*
Mehlekzem *n* экзéма *f*, обуслóвленная аллерги́ей к мукé, экзéма *f* пéкарей
Mehlmund *m* молóчница *f*, стоматомикóз *m*, кандидóзный стомати́т *m*, *soor*
Mehrausscheidung *f* уси́ленное выделéние *n*
Mehrbelastung *f* повы́шенная нагру́зка *f*; добáвочная нагру́зка *f*
Mehrfachfehlbildungen *f pl* мнóжественные порóки *m pl* разви́тия
Mehrfachfraktur *f* мнóжественные перелóмы *m pl*
Mehrfachkarzinom *n*, **Mehrfachkrebs** *m* мнóжественный рак *m*
Mehrfachlokalisation *f* мнóжественная локализáция *f*
Mehrfachmalignom *n* мнóжественная злокáчественная óпухоль *f*
Mehrfachstimulation *f* многокрáтная стимуля́ция *f* (*сердца*)
Mehrfachtumor *m* первúчная мнóжественная óпухоль *f*
Mehrfachuntersuchung *f* многокрáтное обслéдование *n*
Mehrfachvakzine *f* поливакци́на *f*
Mehrfeldbestrahlung *f* многопóльное облучéние *n*
Mehrgebärende *f* многородя́щая *f*
Mehrling *m* оди́н *m* из близнецóв
Mehrlingsschwangerschaft *f* многоплóдная берéменность *f*
Mehrschwangere *f* повтóрно берéменная *f*

Meibomitis *f* внýтренний ячмéнь *m*
Meinicke-Klärungsreaktion *f* реáкция *f* осветлéния, реáкция *f* Мéйнике (*реакция на сифилис*)
Meiosphygmie *f* дефицúт *m* пýльса
Meißel *m* **1.** долотó *n* **2.** кóрпия *f*
meißeln долбúть
Meißelsplitter *m* оскóлок *m*, образýющийся при выдáлбливании кóсти
Mekonium *n* мекóний *m*
Mekoniumileus *m* мекóниевый úлеус *m*, кишéчная непроходúмость *f* вслéдствие закýпорки мекóнием
Mekoniumperitonitis *f* мекóниевый перитонúт *m*
Mekoniumpfropf *m* мекóниевая прóбка *f*
Mekoniumstauung *f* застóй *m* мекóния
Melaena *f* мелéна *f*, дёгтеобрáзный стул *m*
Melancholie *f* меланхóлия *f*
Melanin *n* меланúн *m*
Melaningehalt *m* содержáние *n* меланúна
Melanismus *m* меланúзм *m*, гиперпигментáция *f*
Melanoblast *m* меланоблáст *m*
Melanoblastom *n s.* **Melanokarzinom**
Melanoderma *n* **psoriaticum** псориатúческая меланодермúя *f*
Melanodermatitis *f* **toxica lichenoides et bullosa** токсúческий лихенóидный и буллёзный меланодерматúт *m*
Melanodermia *f*, **Melanodermie** *f* меланодермúя *f*
~, **toxische** токсúческая меланодермúя *f*
Melanodontia *f* меланодонтúя *f*
Melanokarzinom *n*, **Melanom** *n* меланóма *f*, меланобластóма *f*
~, **malignes** злокáчественная меланóма *f*
~, **naevoidzelliges** новоклéточная меланóма *f*
~, **spindelzelliges** веретеноклéточная меланóма *f*
Melanonychie *f*, **hyperbilirubinämische** гипербилирубинемúческая меланонихúя *f*
Melanosarkom *n* меланосаркóма *f*
Melanose *f*, **Melanosis** *f* меланóз *m*
~ **circumscripta praeblastomatosa** ограничéнный предóпухолевый меланóз *m*
~ **lenticularis progressiva** лентикулярный прогрессúрующий меланóз *m*
~ **naeviformis** невифóрмный меланóз *m*
Melanotrichosis *f* меланотрихóз *m*
Melanotropin *n* меланотропúн *m*, меланодитостимулúрующий гормóн *m*
Melanozyt *m* меланоцúт *m*
Melanozytoblastom *n* меланоцитобластóма *f*
Melanurie *f* меланурúя *f*
Meldepflicht *f* обязанность *f* сообщáть о слýчаях определённых заболевáний
meldepflichtig подлежáщий обязáтельной регистрáции с извещéнием
Meldung *f*, **medizinische** медицúнское донесéние *n*
Melioidose *f* мелиоидóз *m*, болéзнь *f* Стéнтона, болéзнь *f* Флéтчера
Melioration *f*, **sanitär-hygienische** санитáрная мелиорáция *f*
Melitokokkose *f* мелитококкóз *m*, бруцеллёз *m*
Meliturie *f* мелитурúя *f*, гликозурúя *f*
~ **der Neugeborenen** мелитурúя *f* новорождённых, транзитóрный сáхарный диабéт *m* новорождённых
Melkerknoten *m pl* узелкú *m pl* доярок
Melkerkrampf *m* сýдорога *f* мышц кистéй у доярок
Melkerpanaritium *n* панарúций *m* доярок
Melkerschwielen *f pl* мозóли *f pl* доярок
Melorheostose *f* мелореостóз *m*, синдрóм *m* Лерú
Meloschisis *f* расщеплéние *n* щекú
Membran *f* мембрáна *f*; оболóчка *f*
~, **durchlässige** проницáемая мембрáна *f*
~, **elastische** эластúческая мембрáна *f*
~, **erregbare** возбудúмая мембрáна *f*
~, **halbdurchlässige** полупроницáемая мембрáна *f*
~ **limitans** погранúчная мембрáна *f*
~ **nictitans** мигáтельная перепóнка *f*, трéтье вéко *n*
~, **pyogenetische** пиогéнная мембрáна *f*
~, **semipermeable** полупроницáемая мембрáна *f*
~, **undulierende** ундулúрующая мембрáна *f*
~ **tectoria** покрóвная мембрáна *f*
~ **tympani secundaria** вторúчная барабáнная перепóнка *f*
Membran-Antigen *n* мембрáнный [оболóчечный] антигéн *m*
Membranaußenseite *f* нарýжная сторонá *f* мембрáны
Membranpolarisation *f* поляризáция *f* мембрáны
Membranpotential *n* мембрáнный потенциáл *m*
Membranstethoskop *n* фонендоскóп *m*
Membransystem *n*, **zelluläres** систéма *f* клéточных мембрáн
memory cells *pl engl.* клéтки *f pl* пáмяти
MEM-Test *m* прóба *f* на электрофоретúческую подвúжность макрофáгов
Menagogum *n* срéдство *n*, вызывáющее менструáцию
Menarche *f* менáрхе *f*, пéрвая менструáция *f*
Menarchealter *n* вóзраст *m* наступлéния пéрвой менструáции
Menarchetermin *m* срок *m* наступлéния пéрвой менструáции
Mendelspaltung *f* расщеплéние *n* (прúзнаков) по мéнделевскому закóну
Mengungsverhältnis *n* соотношéние *n* частéй в смéси
Menidrosis *f* менидрóз *m* (*потоотделение в дни менструаций при отсутствии последних*)
Meniere-Krankheit *f* болéзнь *f* Меньéра (*водянка лабиринта с периодическими приступами головокружения*)
meningeal менингеáльный
Meningealblutung *f* кровоизлияние *n* в мозговýю оболóчку
Meningealcarcinose *f* карцинóз *m* менингеáльной оболóчки
Meningealtumor *m* óпухоль *f* мозговóй оболóчки

Meningenbeteiligung *f* вовлече́ние *n* в проце́сс мозговы́х оболо́чек
Meningeom *n* менингио́ма *f*
~, **angiomatöses** ангиомато́зная менингио́ма *f*
~, **fibromatöses** фиброматóзная менингио́ма *f*
~, **parasagittales** парасагитта́льная менингио́ма *f*
~, **spinales** спинномозгова́я менингио́ма *f*
Meningismus *m* менинги́зм *m*
Meningitis *f* менинги́т *m*
~, **akute aseptische** о́стрый асепти́ческий менинги́т *m*
~, **akute eitrige** о́стрый гно́йный менинги́т *m*
~, **aseptische** асепти́ческий менинги́т *m*
~, **bakterielle** бактериа́льный менинги́т *m*
~, **eitrige** гно́йный менинги́т *m*
~, **epidemische** эпидеми́ческий цереброспина́льный менинги́т *m*
~ **gummosa** гуммо́зный менинги́т *m*
~, **hämatogene** гематоге́нный менинги́т *m*
~, **otogene** отоге́нный менинги́т *m*
~, **rhinogene** риноге́нный менинги́т *m*
~, **seröse** серо́зный менинги́т *m*
~, **tuberkulöse** туберкулёзный менинги́т *m*
Meningoenzephalitis *f* менингоэнцефали́т *m*
Meningoenzephalomyelitis *f* менингоэнцефаломиели́т *m*
Meningokokkämie *f* менингококкеми́я *f*
~, **blitzartige** молниено́сная [фульмина́нтная] менингококкеми́я *f*
Meningokokkeninfektion *f* менингоко́кковая инфе́кция *f*
Meningokokken-Meningitis *f* менингоко́кковый менинги́т *m*
Meningokokkenserum *n* противоменингоко́кковая сы́воротка *f*
Meningokokkus *m* менингоко́кк *m*, *Neisseria meningitidis*
Meningoleukämie *f* лейко́зный менинги́т *m*
Meningom *n s.* **Meningeom**
Meningomyelitis *f* менингомиели́т *m*
Meningomyelozele *f* менингомиелоце́ле *n*, спинномозгова́я гры́жа *f*, окружённая оболо́чками спинно́го мо́зга
Meningopathie *f* менингопати́я *f*
Meningozele *f* менингоце́ле *n*, гры́жа *f* мозговы́х оболо́чек
Meninx *f* мозгова́я оболо́чка *f*
Meniskektomie *f* менискэктоми́я *f*
Meniskotomie *f* менискотоми́я *f*, разре́з *m* мени́ска
Meniskus *m* **1.** мени́ск *m* **2.** (суставно́й) мени́ск *m*
Meniskusdislokation *f* смеще́ние *n* (суставно́го) мени́ска
Meniskusläsion *f* поврежде́ние *n* мени́ска
Meniskusriß *m* разры́в *m* (суставно́го) мени́ска
Meniskusverletzung *f* поврежде́ние *n* мени́ска
Menolyse *f* мено́лиз *m*, выключе́ние *n* менструа́льного кровотече́ния
Menopause *f* менопа́уза *f*
Menorrhagie *f* меноррагия *f*
Menostase *f* менoccта́з *m*, отсу́тствие *n* менструа́ции
Menschenmessung *f* антропометри́я *f*
menschenpathogen патоге́нный для челове́ка
Menschenpocken *pl* челове́ческая о́спа *f*
Menschenvirulenz *f* вируле́нтность *f* для челове́ка
Menschenwarzenvirus *n* ви́рус *m* борода́вок челове́ка
Mensch-Umwelt-Beziehung *f* взаимоотноше́ние *n* челове́ка и окружа́ющей среды́
Mensch-zu-Mensch-Übertragung *f* перено́с *m* (*инфекции*) от челове́ка к челове́ку
Menses *f* менструа́ция *f*
Menstrualblut *n* менструа́льная кровь *f*
Menstruation *f* менструа́ция *f*
Menstruationsblutung *f* менструа́льное кровотече́ние *n*
Menstruationsgelbkörper *m* менструа́льное жёлтое те́ло *n*
Menstruationsherpes *m* менструа́льный ге́рпес *m*
Menstruationszyklus *m* менструа́льный цикл *m*
Mensur *f* мензу́рка *f*
mental **1.** подборо́дочный **2.** психи́ческий
Mentalanästhesie *f* мента́льная анестези́я *f*
Meristom *n* меристо́ма *f*, цитобласто́ма *f*
Merkel-Tastscheiben *f pl* ди́ски *m pl* [осяза́тельные мени́ски *m pl*] Ме́ркеля
Merkmal *n* при́знак *m*; симпто́м *m*
~, **autosom-dominantes** аутосо́мно-домина́нтный при́знак *m*
~, **autosom-rezessives** аутосо́мно-рецесси́вный при́знак *m*
~, **dominant-letales** домина́нтно-лета́льный при́знак *m*
~, **führendes** веду́щий симпто́м *m*
~, **genetisches** генети́ческий при́знак *m*
~, **geschlechtsbegrenztes** при́знак *m*, ограни́ченный по́лом
~, **geschlechtsgekoppeltes** при́знак *m*, сце́пленный с по́лом
~, **geschlechtskontrolliertes** призна́к *m*, контроли́руемый по́лом
~, **objektives** объекти́вный при́знак *m*
~, **subjektives** субъекти́вный при́знак *m*
Merkmalsausprägung *f* вы́раженность *f* при́знака
Merkmalexpressivität *f* экспресси́вность *f* при́знака
Merkmalsträger *m* носи́тель *m* при́знака
~, **heterozygoter** гетерозиго́тный носи́тель *m* при́знака
~, **homozygoter** гомозиго́тный носи́тель *m* при́знака
Merkmalsübertragung *f* переда́ча *f* при́знака
Merkurialzittern *n* тре́мор *m* при отравле́нии рту́тью
Merozele *f* мероце́ле *n*, бе́дренная гры́жа *f*
Mesaortitis *f* мезаорти́т *m*
Mesarteriitis *f* мезартерии́т *m*
Mesenchym *n* мезенхи́ма *f*
mesenchymal мезенхима́льный, мезенхи́мный
Mesenchymom *n* мезенхимо́ма *f*
Mesenchymzelle *f* клéтка *f* мезенхи́мы, мезенхи́мная [мезенхима́льная] клéтка *f*
mesenterial брыже́ечный

Mesenterialarterie *f* брыжéечная артéрия *f*
Mesenterialarterienembolie *f* эмболи́я *f* брыжéечной артéрии
Mesenterialarterienthrombose *f* тромбóз *m* брыжéечной артéрии
Mesenterialgefäß *n* сосýд *m* брыжéйки
Mesenterialgefäßembolie *f* эмболи́я *f* сосýдов брыжéйки
Mesenterialgefäßthrombose *f* тромбóз *m* сосýдов брыжéйки
Mesenteriallymphadenitis *f*, **retikulozytäre** ретикулоцитáрный лимфадени́т *m* брыжéйки
Mesenteriallymphknoten *m* брыжéечный лимфати́ческий ýзел *m*
Mesenteriallymphknotenentzündung *f* мезадени́т *m*
Mesenteriallymphknotentuberkulose *f* туберкулёз *m* брыжéечных лимфати́ческих узлóв
Mesenterialvene *f* брыжéечная вéна *f*
Mesenterialvenenthrombose *f* тромбóз *m* брыжéечных вен
Mesenterika *f* брыжéечная артéрия *f*
Mesenteriolem *n* брыжéйка *f* червеобрáзного отрóстка
Mesenzephalitis *f* мезэнцефали́т *m*
Mesenzephalon *n* срéдний мозг *m*
Mesenzephalotomie *f* мезэнцефалотоми́я *f*
Mesialbiß *m*, **Mesialokklusion** *f* мезиáльная [перéдняя] окклю́зия *f*, перéдний при́кус *m*
Meso *n* брыжéйка *f*
Mesoadenitis *f* мезоадени́т *m*
Mesobilifuszine *n pl* мезобилифусци́ны *m pl*
Mesobilirubin *n* мезобилирyби́н *m*
mesodermal мезодермáльный
Mesodiastola *f* мезодиáстола *f*
Mesogastrium *n* мезогáстриум *m*, мезогастрáльная óбласть *f*, срéдний отдéл *m* животá [брюшнóй пóлости]
Mesoinosit *n* мезоинози́т *m*
Mesometrium *n* мезомéтрий *m*
Mesonephrom *n* мезонефрóма *f*
Mesonephros *m* мезонéфрос *m*, перви́чная пóчка *f*
Mesopharynx *m* мезофáринкс *m*, ротоглóтка *f*
Mesophlebitis *f* мезофлеби́т *m*
Mesosoma *n* мезосóма *f*
Mesostenium *n* брыжéйка *f* тóнкой кишки́
Mesosystolikum *n* мезосистоли́ческий шум *m*
Mesothel *n* мезотéлий *m*
Mesothelauskleidung *f* мезотелиáльная вы́стилка *f*
Mesotheliom *n* мезотелиóма *f*
~, **fibröses** фибрóзная мезотелиóма *f*
~, **papilläres** сосóчковая [папилля́рная] мезотелиóма *f*
~, **tubuläres** тубуля́рная мезотелиóма *f*
Mesothelzelle *f* клéтка *f* мезотéлия
Mesothermo-Bakterien *f pl* мезофи́льные [мезотермáльные] бактéрии *f pl*
Mesovarium *n* мезовáрий *m*, брыжéйка *f* яи́чника
Mesoxalylharnstoff *m* мезоксалилмочеви́на *f*, аллоксáн *m*
Messer I *n* нож *m*, скáльпель *m*
Messer II *m* измери́тель *m*, измери́тельный прибóр *m*
Messerschnitt *m* разрéз *m* ножóм
messerspitzenweise на кóнчике ножá (*о дозировке порошка*)
Messerwunde *f* ножевáя рáна *f*
Meßfeld *n* óбласть *f* измерéния
Meßgenauigkeit *f* тóчность *f* измерéния
Meßlatte *f* ростомéр *m*
Messung *f* измерéние *n*
~ **des Augenabstandes** измерéние *n* межзрачкóвого расстоя́ния
~ **des Augeninnendruckes** тонометри́я *f* глáза
Meßzeit *f* врéмя *n* измерéния
Meßzeitpunkt *m* момéнт *m* [врéмя *n*] измерéния
Metabolit *n* метаболи́т *m*
Metachromasie *f* метахромази́я *f*
Metadysenterie *f* метадизентери́я *f*
Metadysenteriebakterie *f* метадизентери́йная бактéрия *f*
Metagonimosis *f* метагонимóз *m*
Metakarpalia *n pl* пя́стные кóсти *f pl*, кóсти *f pl* пя́сти
Metakarpalknochen *m* пя́стная кость *f*, кость *f* пя́сти
Metakarpophalangealgelenk *n* пя́стно-фалáнговый сустáв *m*
Metakarpus *m* пясть *f*
Metalbumin *n* метальбуми́н *m*, псевдомуци́н *m*
Metallalbuminat *n* соединéние *n* метáлла с белкóм
Metalldampffieber *n* **durch Kupfer** меднопротрáвная лихорáдка *f*
Metalleinsprengung *f s.* **Metallisation**
Metallermüdungsbruch *m* устáлостный перелóм *m* (*металлического протеза*)
Metallfüllung *f* металли́ческая плóмба *f*
Metallintoxikation *f* **der Netzhaut** металлóз *m* сетчáтки
Metallisation *f* металлизáция *f*, внедрéние *n* части́ц метáлла (*напр. в кожу*)
Metallmikroelektrode *f* металли́ческий микроэлектрóд *m*
Metallnaht *f* металли́ческий шов *m*
Metallproteid *n* металлопротеи́д *m*
Metallschiene *f* металли́ческая ши́на *f*
Metallsplitter *m* металли́ческая занóза *f*
Metallwärmeflasche *f* металли́ческая грéлка *f*
Metalues *f* металю́ес *m*, метаси́филис *m*
Metamer *n* метамéр *m*
~, **knorpeliges** хрящевóй метамéр *m*, хондромéр *m*
Metamorphopsie *f* метаморфопси́я *f*
Metamyelozyt *m* метамиелоци́т *m*
Metamyxovirus *n* метамиксови́рус *m*
Metaphase *f* метафáза *f*
Metaphylaxe *f* втори́чная профилáктика *f*
Metaphyse *f* метáфиз *m*
Metaphysenherd *m* метафизáрный очáг *m*
Metaplasie *f* метаплази́я *f*
~, **direkte** прямáя метаплази́я *f*
~, **indirekte** непрямáя [регенератóрная] метаплази́я *f*

~, **plattenepitheliale** плоскоклéточная метаплазúя *f*
~, **regeneratorische** *s.* **Metaplasie, indirekte**
Metaplasma *n* метаплáзма *f*
Metasimulation *f* метасимуля́ция *f*
Metastase *f* метастáз *m*
~, **hämatogene** гематогéнный метастáз *m*
~, **hepatische** метастáз *m* в пéчень
~, **lymphogene** лимфогéнный метастáз *m*
~, **ossäre** метастáз *m* в кость
~, **pulmonale** метастáз *m* в лёгкое
~, **regionäre** регионáрный метастáз *m*
~, **retrograde** ретрогрáдный метастáз *m*
~, **zerebrale** метастáз *m* в головнóй мозг
Metastasenbildung *f s.* **Metastasierung**
Metastasenchirurgie *f* хирургúческое лечéние *n* метастáзов
Metastasenstraße *f* (лимфогéнный) путь *m* метастазúрования
Metastasierung *f* метастазúрование *n*
~, **hämatogene** гематогéнное метастазúрование *n*
~, **intraorgane** внутриоргáнное метастазúрование *n*
~, **lymphogene** лимфогéнное метастазúрование *n*
Metastasierungstyp *m* тип *m* метастазúрования
Metastrongyloidose *f* метастронгилоидóз *m*
Metasyphilis *f* метасúфилис *m*
Metatarsale *n*, **Metatarsalknochen** *m* кость *f* плю́сны, плю́сневая кость *f*
Metatarsophalangealgelenk плю́снево-фалáнговый сустáв *m*
Metatarsus *m* плю́сна *f*
Metathrombin *n* метатромбúн *m*, тромбúн *m*, инактивúрованный антитромбúном
metatraumatisch посттравматúческий
Metenzephalon *n* зáдний мозг *m*
Meteoanamnese *f* метеоанáмнез *m*, климатúческий анáмнез *m*
Meteorismus *m* метеорúзм *m*
Meteorobiologie *f* климатобиолóгия *f*
Meteorolabilität *f* метео(ро)лабúльность *f*
Meteoropath *m* метеопáт *m* (*человек, болезненно реагирующий на метеорологические явления*)
Meteoropathologie *f* климатопатолóгия *f*
Meteorophysiologie *f* климатофизиолóгия *f*
Methämoglobin *n* метгемоглобúн *m*
Methämoglobinämie *f* метгемоглобинемúя *f*
~, **hereditäre** наслéдственная метгемоглобинемúя *f*
Methämoglobinurie *f* метгемоглобинурúя *f*
Methode *f* мéтод *m*, спóсоб *m*
~, **paramedizinische** парамедицúнский мéтод *m*
Methylguanidoessigsäure *f* метилгуанидоу́ксусная кислотá *f*, креатúн *m*
Methylierung *f* метилúрование *n*
Metreurynter *m* метрейрúнтер *m*
Metreuryse *f* метрейрúз *m*
Metritis *f* метрúт *m*
Metropathie *f*, **hämorragische** геморрагúческая метропатúя *f*
Metrophlebitis *f* метрофлебúт *m*
Metroplastik *f* плáстика *f* мáтки
Metroptose *f* метроптóз *m* (*опущение или выпадение матки*)
Metrorrhagie *f* метроррагúя *f*
Metrorrhoe *f* метрорéя *f*
Miene *f* выражéние *n* лицá
Miesmittel *n* рвóтное срéдство *n*
Migräne *f* мигрéнь *f*
~, **ophthalmoplegische** офтальмоплегúческая мигрéнь *f*
Migränemittel *n pl* срéдства *n pl* прóтив мигрéни
migrans мигрúрующий
Migration *f* мигрáция *f*
Migrationsinhibition *f* ингибúция *f* мигрáции (*лейкоцитов*)
Mikrenzephalie *f* микроэнцефалúя *f*
Mikroadenom *n* микроаденóма *f*
Mikroaerophilie *f* микроаэрофилúя *f*
Mikroagglutination *f* микроагглютинáция *f*
mikroanalytisch микроаналитúческий
Mikroaneurysma *n* **der Netzhaut** микроаневрúзма *f* сетчáтки
Mikroangiographie *f* микроангиографúя *f*
Mikroangiopathie *f* микроангиопатúя *f*
~, **diabetische** диабетúческая микроангиопатúя *f*
~, **thrombotische** тромботúческая микроангиопатúя *f*, болéзнь *f* Мошкóвича
Mikrobe *f* микрóб *m*
Mikroben-Affinität *f* сродствó *n* микрóбов (*к чему-л.*)
Mikrobenantagonismus *m* антагонúзм *m* микрóбов
Mikrobenfärbung *f* окрáска *f* микроорганúзмов
Mikrobenflora *f* микрофлóра *f*
Mikrobenforschung *f* микробиолóгия *f*
Mikrobenidentifikation *f* идентификáция *f* микроорганúзмов
Mikrobensuspension *f* взвесь *f* микроорганúзмов
Mikrobenwelt *f* микрофлóра *f*
Mikrobienträger *m* носúтель *m* возбудúтеля инфéкции
Mikrobiologie *f* микробиолóгия *f*
~, **klinische** клинúческая микробиолóгия *f*
mikrobiostatisch бактериостатúческий
mikrobizid микробицúдный
Mikroblast *m* микроблáст *m*
Mikroblepharie *f* микроблéфарон *m*
Mikrocheilie *f* микрохейлúя *f*
Mikrochromosom *n* микрохромосóма *f*
Mikrodaktylie *f* микродактилúя *f*
Mikrodentia *f* микродентúя *f*, мáлые размéры *m pl* корóнки зу́ба
Mikrodontie *f* микродонтúя *f*
Mikroeinlauf *m* микроклúзма *f*
Mikroembolie *f* микроэмболúя *f*
Mikrofibrille *f* микрофибрúлла *f*
Mikrofilarien *f pl* микрофиля́рии *f pl*
Mikrogamet *m* микрогамéта *f*
Mikrogastrie *f* микрогастрúя *f*
Mikrogefäßchirurgie *f* микрососу́дистая хирургúя *f*

Mikrogenie *f* микрогени́я *f*, ма́лые разме́ры *m pl* ни́жней че́люсти
Mikroglia *f* микрогли́я *f*
Mikrogliazelle *f* кле́тка *f* микрогли́и
Mikroglossie *f* микроглосси́я *f*, ма́лые разме́ры *m pl* языка́
Mikrognathie *f* микрогнати́я *f*, ма́лые разме́ры *m pl* ве́рхней че́люсти
Mikrogyrie *f* микрогири́я *f*
Mikrohämagglutination *f* микрогемагглютина́ция *f*
Mikrokarzinom *n* микрокарцино́ма *f*
Mikroklima *n* микрокли́мат *m*
Mikroklimatologie *f* микроклиматоло́гия *f*
Mikroklistier *n* микрокли́зма *f*
Mikrokokkus *m* микроко́кк *m*
Mikrokorie *f* микрокори́я *f*, врождённый мио́з *m*
Mikrokornea *f* ма́ленькая рогови́ца *f*
Mikrokugelzelle *f* микросфероци́т *m*
Mikrokultur *f* микрокульту́ра *f*
Mikrolaparotomie *f* микролапаротоми́я *f*
Mikrolaryngochirurgie *f* микроларингохирурги́я *f*
Mikrolaryngoskopie *f* микроларингоскопи́я *f*
Mikrolithiasis *f* микролитиа́з *m*
Mikromanie *f* микромани́я *f*
Mikromelie *f* микромели́я *f*
Mikromethode *f* микроме́тод *m*
Mikromolekül *n* микромоле́кула *f*
Mikromyelie *f* микромиели́я *f*
Mikromyeloblast *n* микромиелобла́ст *m*
Mikromyomalazie *f* микромиомаля́ция *f*
Mikroneurochirurgie *f* микронейрохирурги́я *f*
Mikroorganismus *m* микрооргани́зм *m*
Mikropartikel *f* микрочасти́ца *f*
Mikroperforation *f* микроперфора́ция *f*
Mikrophagen *m pl* микрофа́ги *m pl*
Mikrophakie *f* микрофаки́я *f*
Mikrophotometrie *f* микрофотометри́я *f*
Mikrophthalmie *f*, **Mikrophthalmus** *m* микрофта́льм *m*
Mikropinozytose *f* микропиноцито́з *m*
Mikropituizyt *m* микропитуици́т *m*
Mikropsie *f* микропси́я *f*
Mikropunktion *f* микропу́нкция *f*
Mikroradiographie *f* микрорадиографи́я *f*
Mikrorchie *f* микрорхи́я *f*
Mikrorheologie *f* микрореоло́гия *f*
Mikroröntgenoangiographie *f* микрорентгеноангиографи́я *f*
Mikroröntgenographie *f* микрорентгенографи́я *f*
Mikrosektion *f* микрохирурги́я *f*
Mikroskop *n* микроско́п *m*
~, **binokulares** бинокуля́рный микроско́п *m*
~, **monokulares** монокуля́рный микроско́п *m*
Mikroskopie *f* микроскопи́я *f*
~, **elektronenoptische** электро́нная микроскопи́я *f*
~ **der Konjunktivalgefäße** биомикроскопи́я *f* сосу́дов конъюнкти́вы
~, **lichtoptische** светоопти́ческая [светова́я] микроскопи́я *f*
Mikrosom *n* микросо́ма *f*
Mikrospermie *f* микросперми́я *f*
Mikrospherozyt *m* микросфероци́т *m*
Mikrospherozytose *f* микросфероцито́з *m*
Mikrosphygmie *f* микросфигми́я *f*, ма́лый и мя́гкий пульс *m*
Mikrosporidien *n pl* микроспори́дии *f pl*
Mikrosporon *n* микроспо́рум *m*
Mikrostomie *f* микростоми́я *f*, врождённое уменьше́ние *n* ротово́й ще́ли
Mikrostroboskopie *f* микростробоскопи́я *f* (*ларингостробоскопия с использованием увеличительной оптики*)
Mikrotest *m*, **serologischer** серологи́ческий микроте́ст *m*
Mikrothelie *f* микротели́я *f*
Mikrothrombosierung *f* микротромбо́з *m*, микротромбози́рование *n*
Mikrotomie *f* микротоми́я *f*
Mikrotrauma *n* микротра́вма *f*
Mikrotubulus *m* микротру́бочка *f*
Mikroveraschung *f* микроозоле́ние *n*
mikroverkapselt находя́щийся в микрока́псулах (*о медикаменте*)
Mikroverletzung *f* микротра́вма *f*
Mikrovilli *m pl* микроворси́нки *f pl*
Mikrowellenbestrahlung *f* микрово́лновая терапи́я *f*
Mikrowellendiathermie *f* микрово́лновая диатерми́я *f*
Mikrowellentherapie *f* микрово́лновая терапи́я *f*
Mikrozentrum *n* микроце́нтр *m*, центрио́ле *n*, центросо́ма *f*
mikrozephal микроцефали́ческий
Mikrozephalie *f* микроцефали́я *f*
Mikrozephalus *m* микроцефа́л *m*
Mikrozirkulation *f* микроциркуля́ция *f*
Mikrozotten *f pl* микроворси́нки *f pl*
Mikrozyt *m* микроци́т *m*
Mikrozythämie *f* микроцитеми́я *f*
Miktion *f* мочеиспуска́ние *n*
Miktionsbeschwerde *f* дизури́я *f*
Miktionsurogramm *n* микцио́нная урогра́мма *f*
Mikulicz-Krankheit *f* синдро́м *m* [боле́знь *f*] Мику́лича (*увеличение слёзных и слюнных желёз с понижением их функции*)
MIK-Wert *m* преде́льно допусти́мая концентра́ция *f* атмосфе́рных загрязне́ний
Milbe *f* клещ *m*
Milbenfieber *n* клещева́я лихора́дка *f*
Milbenfleckfieber *n* лихора́дка *f* цуцугаму́ши, клещева́я пятни́стая лихора́дка *f*
Milbengang *m* клещево́й ход *m* (*ход, проделываемый в коже чесоточным клещом*)
Milbenhügel *m* чесо́точный узело́к *m*
Milch *f* молоко́ *n*
~, **«adaptierte»** адапти́рованное [гуманизи́рованное, иони́тное] молоко́ *n*
~, **eiweißangereicherte** белко́вое молоко́ *n*
~, **homogenisierte** гомогенизи́рованное молоко́ *n*
~, **reife** зре́лое молоко́ *n*
~, **uperisierte** уперизо́ванное молоко́ *n*
Milchabsaugpumpe *f* молокоотсо́с *m*
Milchbehandlung *f* лактотерапи́я *f*
Milchbrustgang *m* грудно́й прото́к *m*

Milchdrüse *f* молóчная [груднáя] железá *f* (*s. a.* **Mamma**)
Milchdrüsenfibroadenom *n* фиброаденóма *f* молóчной железы́
Milchdrüsenfistel *f* фи́стула *f* молóчной железы́
Milchdrüsenhyperplasie *f*, **dyshormonale** дисгормонáльная гиперплази́я *f* молóчной железы́
Milchepidemie *f* эпидéмия *f*, свя́занная с заражённым молокóм
Milcherbrechen *n* рвóта *f* молокóм
Milchfistel *f* млéчный свищ *m*, свищ *m* млéчного хóда
Milchfleck *m* **1.** лейкоплаки́я *f* **2.** «молóчное пятнó» *n*
Milchfluß *m* галакторéя *f*, лакторéя *f*
Milchgang *m* млéчный протóк *m*
Milchgebiß *n* врéменный [молóчный] при́кус *m*
Milchgeschwulst *f* лактоцéле *n*, галактоцéле *n*
Milchglas *n* мáтовое [молóчное] стеклó *n*
Milchharnen *n*, **Milchharnfluß** *m* хилури́я *f*
Milchintoleranz *f* непереноси́мость *f* молокá
Milchkochapparat *m* аппарáт *m* для кипячéния молокá
Milchkost *f* молóчная диéта *f*
Milchmolar *m* врéменный [молóчный] коренной зуб *m*
Milchpocken *pl* алáстрим *m*, óспа *f* кáфров, бéлая óспа *f*
Milchrülpsen *n* сры́гивание *n* [отры́жка *f*] молокóм
Milchsaft *m* млéчный сок *m*, хи́лус *m*
Milchsäureazidose *f* молочноки́слый ацидóз *m*
Milchsäurebakterie *f*, **Milchsäurestäbchen** *n* молочноки́слая пáлочка *f*, лактобаци́лла *f*
Milchschimmel *m* грибóк *Geotrichum candidum*
Milchschorf *m* молóчная кóрка *f*
Milchsekretion *f* секрéция *f* молокá
Milchstauung *f* застóй *m* молокá, лактостáз *m*, галактостáз *m*
Milchstein *m* молóчный кáмень *m*
Milchunverträglichkeit *f* непереноси́мость *f* молокá
Milchverdauung *f* перевáривание *n* молокá
Milchzahn *m* врéменный [молóчный] зуб *m*
Milchzähneperiode *f* пери́од *m* врéменных [молóчных] зубóв
Milchzahngebiß *n* врéменный [молóчный] при́кус *m*
Milchzahnleiste *f* зубнáя пласти́нка *f* (*эмбриона*)
Milchzucker *m* лактóза *f*, молóчный сáхар *m*
miliar милиáрный, просови́дный
Miliaraneurysma *n* милиáрная аневри́зма *f*
Miliaria *f* потни́ца *f*, милиáрия *f*
~ **crystallina** потни́ца *f*
Miliarlupoid *n* милиáрный люпóид *m*
~, **benignes** доброкáчественный милиáрный люпóид *m*
Miliartuberkel *m* милиáрный [просови́дный] туберкулёзный бугорóк *m*
Miliartuberkulose *f* милиáрный туберкулёз *m*
~ **der Haut** милиáрный туберкулёз *m* кóжи
~, **meningitische** менингити́ческая фóрма *f* милиáрного туберкулёза
~, **typhöse** тифóзная фóрма *f* милиáрного туберкулёза
Milien *f pl* ретенциóнные кисты́ *f pl* фолли́кулов *или* выводны́х протóков потовы́х желёз
Milieu *n* средá *f*
Milieufaktor *m* средовóй фáктор *m*
Militärarzt *m* воéнный врач *m*, военврáч *m*
Militärhilfsarzt *m* военфéльдшер *m*
Militärkrankenhaus *n* воéнный гóспиталь *m*
Militärmedizin *f* воéнная медици́на *f*
Militärpsychiatrie *f* воéнная психиатри́я *f*
Militärspital *n* воéнный гóспиталь *m*
Milz *f* селезёнка *f*
Milzabszeß *m* абсцéсс *m* селезёнки
Milzagenesie *f* агенези́я *f* селезёнки
Milzamyloidose *f* амилоидóз *m* селезёнки
Milzarterie *f* селезёночная артéрия *f*
Milzautotransplantation *f* аутотрансплантáция *f* селезёнки
Milzbalken *m* трабéкула *f* селезёнки
Milzblutung *f* **1.** кровоизлия́ние *n* в селезёнку **2.** кровотечéние *n* из селезёнки
Milzbrand *m* сиби́рская я́зва *f*, *anthrax*
Milzbrandbazillus *m* пáлочка *f* сиби́рской я́звы
Milzbrandbeule *f* сибиреязвенный карбýнкул *m*
Milzbrandborke *f* сибиреязвенный струп *m*
Milzbrandkarbunkel *m* сибиреязвенный карбýнкул *m*
Milzbrandödem *n* сибиреязвенный отёк *m*
Milzbrandpneumonie *f* сибиреязвенная пневмони́я *f*
Milzbrandpustel *f* сибиреязвенная пýстула *f*
Milzbrandsepsis *f* сибиреязвенный сéпсис *m*
Milzbrandserum *n* сибиреязвенная сы́воротка *f*
Milzbrandspore *f* спóра *f* сибиреязвенной пáлочки
Milzbrandstäbchen *n* пáлочка *f* сиби́рской я́звы
Milzdekompensation *f*, **hämodynamische** гемодинами́ческая декомпенсáция *f* селезёнки (*при портальном застое*)
Milzexstirpation *f* спленэктоми́я *f*, удалéние *n* селезёнки
Milzfollikel *m* фолли́кул *m* селезёнки
Milzgefäß *n* сосýд *m* селезёнки
Milzgefäßthrombose *f* тромбóз *m* сосýдов селезёнки
Milzgefäßverengerung *f* сужéние *n* селезёночных сосýдов
Milzgewebe *n* ткань *f* селезёнки
Milzhilus *m* ворóта *pl* селезёнки
Milzkapillare *f* селезёночный капилля́р *m*
~, **arterielle** артериáльный капилля́р *m* селезёнки
Milzkapsel *f* кáпсула *f* селезёнки
Milzpforte *f* ворóта *pl* селезёнки
Milzpulpa *f* пýльпа *f* селезёнки
~, **rote** крáсная пýльпа *f* селезёнки
~, **weiße** бéлая пýльпа *f* селезёнки
Milzpunktion *f* пýнкция *f* селезёнки
Milzruptur *f* разры́в *m* селезёнки
Milzschlagader *f* селезёночная артéрия *f*, *Arteria lienalis*

Milzschwellung *f* увеличéние *n* селезёнки
Milzsinus *m* селезёночный сúнус *m*
Milztrabekel *f* трабéкула *f* селезёнки
Milztuberkulose *f* туберкулёз *m* селезёнки
Milztumor *m* **1.** увеличéние *n* селезёнки **2.** óпухоль *f* селезёнки
Milzvene *f* селезёночная вéна *f*, вéна *f* селезёнки
Milzvenenthrombose *f* тромбóз *m* селезёночной вéны
Milzverletzung *f* повреждéние *n* селезёнки
Milzvolumen *n* объём *m* селезёнки
Milzzerreißung *f* разрыв *m* селезёнки
Minderdruck *m* гипотонúя *f*, понúженное давлéние *n*
minderjährig малолéтний, несовершеннолéтний
Minderleistung *f* снúженная фýнкция *f*, функционáльная неполноцéнность *f*
Minderperfusion *f*, **arterielle** снúженное артериáльное кровоснабжéние *n*
Minderwertigkeit *f* неполноцéнность *f*
Minderwertigkeitsgefühl *n* чýвство *n* неполноцéнности
Minderwertigkeitskomplex *m* кóмплекс *m* неполноцéнности
Minderwertigkeitskropf *m* зоб *m* со снúженной фýнкцией щитовúдной железы
Minderwuchs *m* кáрликовый рост *m*
Mindestausrüstung *f* минимáльное оснащéние *n*
Mindestbedarf *m* минимáльная потрéбность *f* (*напр. в кислороде*)
Mindestbesonnungsdauer *f* минимáльная продолжúтельность *f* инсоляции
Mindestblutvolumen *n* минимáльный объём *m* крóви
Mindestreizstärke *f* минимáльная сúла *f* возбуждéния
Mindestruhezeit *f* минимáльная продолжúтельность *f* покóя
Mineralbad *n* **1.** минерáльная вáнна *f* **2.** курóрт *m* с минерáльными вóдами
Mineralisation *f* **der Zähne** минерализáция *f* зубóв
Mineralisationsgrad *m* стéпень *f* минерализáции
Mineralkortikoide *n pl* минералкортикóиды *m pl*
Mineralmoorbad *n* минерáльно-грязевáя вáнна *f*
Mineralquellenbehandlung *f* лечéние *n* минерáльной водóй
Mineral-Thermal-Heilbad *n* бальнеологúческий курóрт *m* с термáльными минерáльными вóдами
Mineralwachs *n* озокерúт *m*
Mineralwasser *n* минерáльная водá *f*
Mineralwasserkur *f* лечéние *n* минерáльной водóй
Mineralwassertrinkkur *f* лечéние *n* питьём минерáльной воды, питьевóе лечéние *n*
Miniaturbecken *n* общесýженный таз *m*
Minimaldosis *f* минимáльная дóза *f*
Minimalstoffwechsel *m*, **Minimalumsatz** *m* минимáльный обмéн *m* вещéств
Minimum *n*:
~ **cognoscibile** интегрáльная остротá *f* зрéния, спосóбность *f* опознáния
~ **separabile** спосóбность *f* оцéнки фóрмы по детáлям
~ **visible** спосóбность *f* замéтить
Minimumresistenz *f* минимáльная резистéнтность *f* (*эритроцитов*)
Minusdekompensation *f* гиповолемúческая недостáточность *f* сéрдца
Minusglas *n* вóгнутая лúнза *f*
Minuskoagulopathie *f* коагулопатúя *f* вслéдствие дефицúта фáкторов свёртывания
Minutenatemvolumen *n* минýтный объём *m* дыхáния
Minutenschlagzahl *f* числó *n* удáров в минýту
Minutenthermometer *n* минýтный термóметр *m*
Minutenventilation *f* минýтная вентиляция *f* (*напр. аппарата ингаляционного наркоза*)
Minutenvolumenhochdruck *m* систолúческая гипертонúя *f* вслéдствие увеличéния минýтного объёма сéрдца
Miosis *f* миóз *m*, сужéние *n* зрачкá
Miosiszyste *f* кистá *f* зрачкóвого кpáя рáдужки (*при длительном применении миотиков*)
Miosphygmie *f* дефицúт *m* пýльса
Miotikum *n* миотúческий препарáт *m*
Miotikumzyste *f s.* **Miosiszyste**
Mischbarkeit *f* смéшиваемость *f*
Mischerbigkeit *f* гетерозигóтность *f*
Mischernährung *f* смéшанное вскáрмливание *n*
Mischflora *f* смéшанная (микро)флóра *f*
Mischform *f* смéшанная фóрма *f*
Mischgeschwulst *f* смéшанная óпухоль *f*
Mischgeschwür *n* смéшанная язва *f*
Mischimpfstoff *m* комбинúрованная вакцúна *f*
Mischinfektion *f* смéшанная инфéкция *f*
Mischkollagenkrankheit *f* смéшанное соединительноткáнное заболевáние *n*, синдрóм *m* Шáрпа
Mischkultur *f* смéшанная культýра *f*
Mischling *m* гибрúд *m*
Mischnarkose *f* комбинúрованный наркóз *m*
Mischperle *f* бýсинка *f* в меланжéре
Mischpipette *f* меланжéр *m*, пипéтка-смесúтель *f*
Mischpsychose *f* смéшанный психóз *m*
Mischpulver *n* смесь *f* порошкообрáзных веществ
Mischquelle *f* истóчник *m*, водá котóрого имéет смéшанный харáктер
Mischstaubpneumokoniose *f* пневмокониóз *m* от смéшанных пылей
Mischstaubsilikose *f* силикóз *m* от смéшанной пыли
Mischtrank *m* микстýра *f*
Mischtumor *m* смéшанная óпухоль *f*
Mischung *f* **1.** смесь *f* **2.** смéшивание *n*
Mischungsformel *f* прóпись *f* смéси
Mischungsverhältnis *n* соотношéние *n* частéй смéси
Mischungszyanose *f* цианóз *m* вслéдствие артериовенóзного шýнта
Mischzustand *m* смéшанное состояние *n*
Miselsucht *f* прокáза *f*, лéпра *f*
Miserere *n* кáловая рвóта *f*
Mißbildung *f* порóк *m* развúтия; урóдство *n*

~, **komplexe** сло́жные [мно́жественные] врождённые наруше́ния *n pl*
Mißbildungsrisiko *n* риск *m* появле́ния уро́дств
Mißbrauch *m* **1.** злоупотребле́ние *n* **2.** непра́вильное примене́ние *n*
~, **sexueller** развра́тные де́йствия *n pl*
missed abortion *engl.* несостоя́вшийся вы́кидыш *m*
Mißempfindung *f* ло́жное ощуще́ние *n*
Mißgeburt *f* неуда́чные ро́ды *pl*
Mißgestalt *f* уро́д *m*
Mißgestaltung *f* уро́дство *n*
Mißokklusion *f* непра́вильный при́кус *m*
Mißtrauen *n*, **krankhaftes** боле́зненная недове́рчивость *f*
Mißverhältnis *n* несоотве́тствие *n*
Mißwuchs *m* **der Zilien** трихиа́з *m*, непра́вильный рост *m* ресни́ц
Mitagglutination *f* содру́жественная агглютина́ция *f*, парагглютина́ция *f*
Mitbewegung *f* **des gelähmten Oberlides** содру́жественное подня́тие *n* ве́ка при открыва́нии рта, фено́мен *m* Ма́ркуса — Гу́нна
Mitella *f* косы́ночная повя́зка *f*
Miterkrankung *f* сопу́тствующее заболева́ние *n*
Mithörschwelle *f* поро́г *m* тест-то́на при шумово́й аудиометри́и
Mithridatismus *m* приобретённая толера́нтность *f* к я́дам
Mitigatio *f* митиги́рование *n*, смягче́ние *n* (*напр. тяжести заболевания*)
Mitkopplung *f* положи́тельная обра́тная связь *f*
Mitochondrienfraktion *f* митохондриа́льная фра́кция *f*
Mitochondrienmembran *f* митохондриа́льная мембра́на *f*
Mitogen *n* митоге́н *m*, стимуля́тор *m* мито́за
Mitose *f* мито́з *m*
Mitoseauslöser *m s.* **Mitogen**
Mitosegift *n* митоти́ческий яд *m*
Mitosehemmer *m* антимитоти́ческое сре́дство *n*
Mitosehemmung *f* торможе́ние *n* мито́за
Mitralatresie *f* атрези́я *f* митра́льного кла́пана
Mitralbäckchen *n pl* «митра́льный румя́нец» *m*
Mitraldiastolikum *n* диастоли́ческий шум *m* над митра́льным кла́паном
Mitralfehler *m s.* **Mitralklappenfehler**
Mitralherz *n* митра́льная конфигура́ция *f* се́рдца
Mitralinkontinenz *f*, **Mitralinsuffizienz** *f* митра́льная недоста́точность *f*, недоста́точность *f* митра́льного кла́пана
~, **muskuläre** миоге́нная митра́льная недоста́точность *f*
~, **relative** относи́тельная недоста́точность *f* митра́льного кла́пана
~, **valvuläre** кла́панная митра́льная недоста́точность *f*
Mitralis *f s.* **Mitralklappe**
Mitralisation *f* митрализа́ция *f* (*аортального порока сердца*)
Mitralklappe *f* митра́льный [двуство́рчатый] кла́пан *m* (*сердца*)
Mitralklappenfehler *m* кла́панный митра́льный поро́к *m*
Mitralklappenkalzinose *f* кальцино́з *m* [обызвествле́ние *n*] митра́льного кла́пана
Mitralklappenöffnungsfläche *f* пло́щадь *f* митра́льного отве́рстия
Mitralklappenöffnungsknall *m*, **Mitralklappenöffnungston** *m* щелчо́к *m* откры́тия митра́льного кла́пана
Mitralklappenprolaps *m* пrола́пс *m* митра́льного кла́пана
Mitralklappenprolapssyndrom *n* синдро́м *m* прола́пса митра́льного кла́пана
Mitralklappenschlußton *m* тон *m* захло́пывания митра́льного кла́пана
Mitralklappenzipfel *m* ство́рка *f* митра́льного кла́пана
Mitralkonfiguration *f* **des Herzens** митра́льная конфигура́ция *f* се́рдца
Mitralöffnungsknall *m* щелчо́к *m* откры́тия митра́льного кла́пана
Mitralöffnungston *m* тон *m* откры́тия митра́льного кла́пана
Mitralsegelprolaps *m* прола́пс *m* митра́льного кла́пана
Mitralstenose *f* митра́льный стено́з *m*
Mitralstenosesprengung *f* митра́льная комиссурото́ми́я *f*
Mitralvitium *n* митра́льный поро́к *m*
Mittel *n* сре́дство *n*
~, **abkühlendes** охлажда́ющее сре́дство *n*
~, **adrenolytisches** адренолити́ческое сре́дство *n*
~, **adrenomimetisches** адреномимети́ческое [адренерги́ческое] сре́дство *n*
~, **anorektisches** сре́дство *n*, подавля́ющее аппети́т
~, **antiblastomatöses** противоо́пухолевое сре́дство *n*
~, **antidiuretisches** антидиурети́ческое сре́дство *n*
~, **antikonzeptionelles** противозача́точное сре́дство *n*
~, **appetitanregendes** сре́дство *n*, возбужда́ющее аппети́т
~, **appetithemmendes** сре́дство *n*, подавля́ющее аппети́т
~, **auswurfförderndes** отха́ркивающее сре́дство *n*
~, **bakterientötendes** бактерици́дное сре́дство *n*
~, **bakteriostatisches** бактериостати́ческое сре́дство *n*
~, **bevorzugtes** предпочти́тельное сре́дство *n*, сре́дство *n* вы́бора
~, **blasenziehendes** ко́жно-нарывно́е сре́дство *n*
~, **blutgefäßerweiterndes** сосудорасширя́ющее сре́дство *n*
~, **blutstillendes** кровоостана́вливающее [гемостати́ческое] сре́дство *n*
~, **blutungsförderndes** сре́дство *n*, вызыва́ющее кровотече́ние
~, **diaphoretisches** потого́нное сре́дство *n*
~, **durchblutungsförderndes** сре́дство *n*, улучша́ющее кровоснабже́ние
~, **eiterziehendes** веществ́о *n*, уси́ливающее гноеотделе́ние

~, **entzündunghemmendes** противовоспали́тельное сре́дство *n*
~, **erschlaffendes** релакса́нт *m*
~, **erweichendes** смягча́ющее сре́дство *n*
~, **fiebersenkendes** жаропонижа́ющее сре́дство *n*
~, **gallentreibendes** желчего́нное сре́дство *n*
~, **ganglioblockierendes** ганглиоблоки́рующее сре́дство *n*
~, **gefäßerweiterndes** сосудорасширя́ющее сре́дство *n*
~, **gerinnunghemmendes** противосвёртывающее сре́дство *n*
~, **geschmacksverbesserndes** сре́дство *n*, улучша́ющее вкус (*медикамента*)
~, **handelsübliches** комме́рческий препара́т *m*
~, **harntreibendes** мочего́нное сре́дство *n*
~, **herzwirksames** кардиотро́пное сре́дство *n*
~, **hyposensibilisierendes** десенсибилизи́рующее сре́дство *n*
~, **immunodepressives** иммунодепресса́нт *m*, иммуносупресси́вное сре́дство *n*
~, **immunomodulierendes** иммуномодули́рующее сре́дство *n*
~, **immunostimulierendes** иммуностимули́рующее сре́дство *n*
~, **juckstillendes** сре́дство *n* про́тив зу́да
~, **krampflösendes** спазмолити́ческое сре́дство *n*
~, **kranzgefäßerweiterndes** коронаролити́ческое сре́дство *n*
~, **langwirkendes** дли́тельно де́йствующее сре́дство *n*
~, **laxierendes** послабля́ющее сре́дство *n*
~, **lipidsenkendes** сре́дство *n*, снижа́ющее содержа́ние липи́дов
~, **schleimhaltiges** сли́зистое сре́дство *n*
~, **schmerzstillendes** болеутоля́ющее сре́дство *n*
~, **schweißtreibendes** потого́нное сре́дство *n*
~, **sedierendes** успока́ивающее сре́дство *n*
~, **sporozides** спороци́дное сре́дство *n*
~, **stein(ab)treibendes** сре́дство *n*, вызыва́ющее отхожде́ние камне́й (*напр. почечных*)
~, **symptomatisches** симптомати́ческое сре́дство *n*
~, **thyreostatisches** тиреостати́ческое сре́дство *n*
~, **tonisierendes** тонизи́рующее сре́дство *n*
~, **tränentreibendes** сре́дство *n*, вызыва́ющее слёзоотделе́ние
~, **vagomimetisches** вагомимети́ческое сре́дство *n*
~, **verflüssigendes** разжижа́ющее сре́дство *n*
~, **virulizides** вирулици́дное сре́дство *n*
~, **wasserentbindendes** дегидратизи́рующее [обезво́живающее] сре́дство *n*
~, **zentralerregendes** аналепти́ческое сре́дство *n*
~, **zentralwirkendes** сре́дство *n* центра́льного де́йствия
~, **zusammenziehendes** вя́жущее сре́дство *n*
~, **zytostatisches** цитостати́ческое сре́дство *n*
Mittelbauchbruch *m* пупо́чная гры́жа *f*
Mittelbauchgegend *f* мезога́стрий *m*, сре́дний отде́л *m* живота́
mittelblasig среднепузы́рчатый
Mitteldruck *m* сре́днее (артериа́льное) давле́ние *n*
Mittelebene *f* среди́нная пло́скость *f*
Mittelfeld *n* сре́днее лёгочное по́ле *n* (*на рентгенограмме*)
Mittelfell *n* средосте́ние *n*
Mittelfelleiterung *f* гно́йный медиастини́т *m*
Mittelfellentzündung *f* медиастини́т *m*
Mittelfellraum *m* средосте́ние *n*
Mittelfellröntgendarstellung *f* медиастиногра́фия *f*
Mittelfellsyndrom *n* медиастина́льный синдро́м *m*
Mittelfellvene *f* ве́на *f* средосте́ния
Mittelfleisch *n* проме́жность *f*
Mittelfleischriß *m* разры́в *m* проме́жности
Mittelfrequenzgeräusch *n* среднечасто́тный шум *m*
Mittelfuß *m* плю́сна *f*, *Metatarsus*
Mittelfußknochen *m* кость *f* плю́сны, плюснева́я кость *f*
Mittelfußschlagader *f* плюснева́я арте́рия *f*
~, **dorsale** ты́льная плюснева́я арте́рия *f*
~, **perforierende** прободáющая плюснева́я арте́рия *f*
~, **plantare** плюснева́я подо́швенная арте́рия *f*
Mittelfußvene *f* ве́на *f* плю́сны
~, **palmare** ве́на *f* подо́швенной пове́рхности стопы́
Mittelgesicht *n* сре́дняя часть *f* лица́
Mittelgesichtsbruch *m*, **Mittelgesichtsfraktur** *f* среди́нный перело́м *m* лицево́го скеле́та
Mittelhand *f* пясть *f*
Mittelhandknochen *m* кость *f* пя́сти, пя́стная кость *f*
Mittelhandnerv *m* среди́нный нерв *m*
Mittelhandrücken *m* тыл *m* ки́сти
Mittelhandrückenvene *f* дорса́льная [ты́льная] ве́на *f* ки́сти
Mittelhandschlagader *f* пя́стная арте́рия *f*, *Arteria metacarpea*
Mittelhandvene *f* ве́на *f* пя́сти
Mittelhirn *n* сре́дний мозг *m*
Mittelhirnläsion *f*, **Mittelhirnschädigung** *f* поврежде́ние *n* сре́днего мо́зга
Mittelhirnsyndrom *n* мезенцефа́льный синдро́м *m*
Mittelkapazität *f* **der Lungen** сре́дняя ёмкость *f* лёгких
Mittelkiefer *m* межчелюстна́я кость *f*
Mittelkopf *m* мезоцефа́л *m*
Mittellappen *m* сре́дняя до́ля *f*
Mittellappenbronchus *m* среднедолево́й бронх *m*
Mittellappenpneumonie *f* воспале́ние *n* сре́дней до́ли лёгкого
Mittellappenresektion *f* резе́кция *f* сре́дней до́ли (*предстательной железы*)
Mittellappensyndrom *n* синдро́м *m* сре́дней до́ли лёгкого
Mittellinie *f s.* **Medianlinie**
Mittelmeeranämie *f* талассеми́я *f*, средиземномо́рская анеми́я *f*
Mittelmeerfieber *n* бруцеллёз *m*, мальти́йская лихора́дка *f*, средиземномо́рская лихора́дка *f*

Mittelmeerkrankheit *f* периоди́ческая боле́знь *f*
Mittelmeerzeckenfieber *n s.* **Marseille-Fieber**
Mittelohr *n* сре́днее у́хо *n*
Mittelohraffektion *f* пораже́ние *n* сре́днего у́ха
Mittelohrchirurgie *f* опера́ции *f pl* на сре́днем у́хе
Mittelohrcholesteatom *n* холестеато́ма *f* сре́днего у́ха
Mittelohrdiphtherie *f* дифтери́я *f* сре́днего у́ха, дифтери́йный сре́дний оти́т *m*
Mittelohrdruck *m* давле́ние *n* в бараба́нной по́лости
Mittelohrdysplasie *f* дисплази́я *f* сре́днего у́ха
Mittelohreiterung *f* гно́йный сре́дний оти́т *m*
Mittelohrentzündung *f* сре́дний оти́т *m*, воспале́ние *n* сре́днего у́ха
Mittelohrerguß *m* вы́пот *m* в бараба́нной по́лости
Mittelohrimpedanz *f* акусти́ческий импеда́нс *m* сре́днего у́ха
Mittelohrinfektion *f* инфекцио́нное пораже́ние *n* сре́днего у́ха
Mittelohrmißbildung *f* поро́к *m* разви́тия сре́днего у́ха
Mittelohrmuskeln *m pl* мы́шцы *f pl* бараба́нной по́лости
Mittelohrschalldrucktransformation *f* трансформа́ция *f* звуково́го давле́ния в сре́днем у́хе
Mittelohrschalleitung *f* звукопроведе́ние *n* в сре́днем у́хе
Mittelohrschwerhörigkeit *f* кондукти́вная тугоу́хость *f*
Mittelohrsekret *n* жи́дкое содержи́мое *n* (*экссудат, транссудат*) в бараба́нной по́лости
Mittelohrtransplantat *n* транспланта́т *m* звукопроводя́щей систе́мы сре́днего у́ха (*для тимпанопластики*)
Mittelohrtuberkulose *f* туберкулёз *m* сре́днего у́ха
Mittelohrunterdruck *m* пони́женное давле́ние *n* в бараба́нной по́лости
Mittelohrventilation *f* вентиля́ция *f* [вентили́рование *n*] сре́днего у́ха
Mittelohrvolumen *n* объём *m* бараба́нной по́лости
Mittelphalanx *f* сре́дняя фала́нга *f* па́льца
Mittelprüfung *f* испыта́ние *n* препара́та
Mittelpunkt *m* центр *m*
Mittelschicht *f* сре́дний слой *m*
Mittelschmerz *m* бо́ли *f pl* внизу́ живота́ в середи́не межменструа́льного пери́ода
Mittelstellung *f* среди́нное положе́ние *n*
Mittelstück *n* **1.** сре́дний отде́л *m*, сре́дняя часть *f* **2.** диа́физ *m*, те́ло *n* дли́нной ко́сти **3.** вста́вочный отде́л *m* (*нефрона*)
Mittelwert *m* сре́дняя величина́ *f*; сре́днее значе́ние *n*
Mittelzahn *m* зуб-резе́ц *m*
mixed connective tissue disease *engl.* сме́шанное заболева́ние *n* соедини́тельной тка́ни, синдро́м *m* Ша́рпа
Mixovariation *f* миксовариа́ция *f*
Mixtur *f* миксту́ра *f*
Miyagwanellen *f pl* миягване́ллы *f pl*, хлами́дии *f pl*
MMN-Syndrom *n* мно́жественная нейро́ма *f* сли́зистых оболо́чек
Mnemoskop *n* мнемоско́п *m*
MNS-System *n* систе́ма *f* групп кро́ви MNS
Mobilisation *f* мобилиза́ция *f*, улучше́ние *n* подви́жности, повыше́ние *n* дви́гательной акти́вности больно́го
Mobilität *f* моби́льность *f*, подви́жность *f*
Modifikation *f* модифика́ция *f*
Modifikationsgen *n* ген-модифика́тор *m*
Mofettenbehandlung *f* лече́ние *n* мофе́тными ва́ннами
Mohrrübendermatitis *f* дермати́т *m* от морко́ви
Molar *m*, **Molarzahn** *m* моля́р *m*, большо́й коренно́й зуб *m*
Mole *f* зано́с *m* (*напр. пузырный*)
Molekulargenetik *f* молекуля́рная гене́тика *f*
Molekularpathologie *f* молекуля́рная патоло́гия *f*
Molekularpharmakologie *f* молекуля́рная фармаколо́гия *f*
Molenschwangerschaft *f* бере́менность *f* с разви́тием зано́са (*напр. пузырного*)
Molimina *n pl* бо́ли *f pl* (*при менструации*)
Molluscum *n* **contagiosum** контагио́зный моллю́ск *m*
Molluskizid *n* лимаци́д *m*, моллюскици́д *m*
Monarthritis *f* монартри́т *m*
monartikulär каса́ющийся одного́ суста́ва, моноартикуля́рный
Monatsbinde *f* менструа́льная повя́зка *f*
Monatsblutung *f* менструа́ция *f*
Monatspille *f* противозача́точная табле́тка *f*, принима́емая оди́н раз в ме́сяц
monaural монаура́льный, одноу́шный
Mondbein *n* полулу́нная кость *f*
Mondbeinnekrose *f* некро́з *m* полулу́нной ко́сти, боле́знь *f* Ки́нбека
«Mondblindheit» *f* эндеми́ческий рецидиви́рующий иридоциклохориоиди́т *m*
Mondgesicht *n* лунообра́зное лицо́ *n*
Mongolenfalte *f* эпика́нтус *m*
Mongolenfleck *m* монго́льское пятно́ *n*
Mongolismus *m* монголи́зм *m*, боле́знь *f* Да́уна
Moniliasis *f* кандидамико́з *m*, кандидо́з *m*, монилиа́з *m*
Monoaminoxydasehemmer *m* ингиби́тор *m* моноаминоксида́зы
Monoanaesthetikum *n* моноанесте́тик *m*
Monobastard *m* моногибри́д *m*
Monoblepsie *f* моноблепси́я *f*, монокуля́рное зре́ние *n*
Monoblockverfahren *n* удале́ние *n* о́ргана вме́сте с близлежа́щими тка́нями
Monochorditis *f* воспале́ние *n* одно́й голосово́й скла́дки
Monochoriate *pl* монохориа́ты *pl*, монохориа́льные близнецы́ *pl*
Monofaszikulärblock *m* монофасцикуля́рная блока́да *f* (*сердца*)
Monohybride *f* моногибри́д *m*

Monohybridvererbung *f* моногибри́дное насле́дование *n*
Monoideismus *m* моноиде́изм *m*
Monokarbonsäure *f* монокарбо́новая кислота́ *f*
Monokelhämatom *n* гемато́ма *f* в ви́де моно́кля (*кольцевидное кровоизлияние вокруг глаза*)
Monokultur *f* монокульту́ра *f*
Monokulus *m* монокуля́рная повя́зка *f*, повя́зка *f* на оди́н глаз
Monolayer-Kultur *f* однослойная культу́ра *f*, моносло́й *m*
Monomakrophagozytose *f* макрофагоцито́з *m*
Monomanie *f* монома́ни́я *f*
Monomer *n* мономе́р *m*
Monomerie *f* мономери́я *f*
Monomervererbung *f* мономе́рное насле́дование *n*
Monomyositis *f* мономиози́т *m*, воспале́ние *n* одно́й мы́шцы
Mononeuritis *f* мононеври́т *m*
Mononuklear *m* мононуклеа́р *m*, мононуклеа́рный лейкоци́т *m*
Mononukleose *f* мононуклео́з *m*, боле́знь *f* Фила́това, «студе́нческая анги́на» *f*, желе́зистая лихора́дка *f*
Mononukleosevirus *n* ви́рус *m* инфекцио́нного мононуклео́за
Monoparese *f* монопаре́з *m*
Monoplegie *f* моноплеги́я *f*, парали́ч *m* одно́й коне́чности
monoploid моноплои́дный
Monoploidie *f* моноплоиди́я *f*
Monorchie *f* монорхи́зм *m*
Monosacharide *n pl*, **Monosen** *f pl* моносахари́ды *m pl*, моно́зы *m pl*
Monosomie *f* моносоми́я *f*
Monosporiose *f* моноспорио́з *m*
Monosymptom *n* моносимпто́м *m*
monosymptomatisch моносимптомати́ческий, односимпто́мный
Monotherapie *f* монотерапи́я *f*
Monotonie *f* **der Arbeit** моното́нность *f* рабо́ты
Monotonieprophylaxe *f* борьба́ *f* с моното́нностью
Monotoniezustand *m* монотони́я *f*
Monotrauma *n* монотра́вма *f*
Monotrich *m* монотри́х *m*
Monovakzine *f* моновакци́на *f*
Monozyt *m* моноци́т *m*
Monozytenangina *f* моноцита́рная анги́на *f*
Monozytenleukämie *f* моноцита́рная лейкеми́я *f*
~, myeloische миело́идная моноцита́рная лейкеми́я *f*, моноцита́рная лейкеми́я *f* Не́гели
~, retikuläre ретикуля́рная [и́стинная] моноцита́рная лейкеми́я *f* ти́па Ши́ллинга
Monozytopenie *f* моноцитопени́я *f*
Monozytose *f* моноцито́з *m*
Monstrositas *f* уро́дство *n*
Monstrum *n* уро́д *m*
Moor *n* (лече́бная) грязь *f*
Moorbad *n* **1.** грязева́я ва́нна *f* **2.** грязево́й бальнеологи́ческий куро́рт *m*
Moorbäderbehandlung *f* лече́ние *n* грязевы́ми ва́ннами, грязелече́ние *n*
Moorbäderkur *f* грязелече́ние *n* на куро́рте
Moorbehandlung *f s.* **Moorbäderbehandlung**
Moorpackung *f s.* **Moorumschlag**
Moorpatient *m* больно́й *m*, получа́ющий грязелече́ние
Moortampon *m* грязево́й тампо́н *m*
Moorteilbad *n* ме́стная грязева́я ва́нна *f*
Moorumschlag *m* грязева́я аппликáция *f*, грязево́й компре́сс *m*
Moosfaser *f* мохови́дное волокно́ *n*
moral insanity *engl.* нра́вственное помеша́тельство *n*
Moraxella *f* моракс́елла *f*, диплобакте́рия *f* [диплобаци́лла *f*] Мора́кса
~ **lacunata** диплобаци́лла *f* Мора́кса — А́ксенфельда
Morbidität *f* заболева́емость *f*
~, altersabhängige возрастна́я заболева́емость *f*
~, jahreszeitabhängige сезо́нная заболева́емость *f*
Morbiditätsanalyse *f* ана́лиз *m* заболева́емости
Morbiditätsentwicklung *f* дина́мика *f* заболева́емости
Morbiditätsniveau *n* у́ровень *m* заболева́емости
Morbiditätsstatistik *f* стати́стика *f* заболева́емости
Morbiditätsverminderung *f* сниже́ние *n* заболева́емости
Morbiditätsziffern *f pl* ци́фры *f pl* заболева́емости
Morbilli *m pl* корь *f*
Morbillivirus *n* ви́рус *m* ко́ри
Morbus *m* боле́знь *f*
~ **haemorrhagicus neonatorum** геморраги́ческая боле́знь *f* новорождённых
~ **maculosus haemorrhagicus** пятни́стая геморраги́ческая боле́знь *f*
Morcellement *n* удале́ние *n* мио́мы ма́тки кускова́нием
Mord *m* уби́йство *n*
Morganella *f* моргане́лла *f*, бакте́рия *f* Мо́ргана
Morgenharn *m* у́тренняя моча́ *f*
Morgenhusten *m* у́тренний ка́шель *m*
Morgenlähmung *f* у́тренний парали́ч *m* (*при полиомиелите*)
Morgensteife *f*, **Morgensteifheit** *f* у́тренняя ско́ванность *f*
Morgentemperatur *f* у́тренняя температу́ра *f*
Morgenurin *m* у́тренняя моча́ *f*
Morphaea *f* ограни́ченная склеродерми́я *f*
Morphin *n* мо́рфий *m*
Morphinantagonist *m* антагони́ст *m* мо́рфия
Morphinismus *m* морфини́зм *m*
Morphinvergiftung *f* отравле́ние *n* мо́рфием
Morphogenese *f* морфогене́з *m*
Morphologie *f* морфоло́гия *f*
Mors *f* смерть *f*
Mörser *m* сту́пка *f*
Mortalität *f* сме́ртность *f*
~, neonatale сме́ртность *f* новорождённых
Mortalitätsanalyse *f* ана́лиз *m* сме́ртности
Mortalitätskurve *f* крива́я *f* сме́ртности
Mortalitätsstatistik *f* стати́стика *f* сме́ртности
Mortalitätssteigerung *f* увеличе́ние *n* сме́ртности

Mortalitätsziffern *f pl* да́нные *pl* сме́ртности
Mörtelniere *f* казео́зный пионефро́з *m* с обызвествле́нием, «цеме́нтная» по́чка *f*
Mortificatio *f* некро́з *m*
Mosaikwarzen *f pl* мозаи́чные борода́вки *f pl*
Moskito-Fieber *n* моски́тная лихора́дка *f*
Moskitoklemme *f* кровоостана́вливающий зажи́м *m* ти́па «моски́т»
Moskitonetz *n* противомоски́тная се́тка *f*
Motilität *f* подви́жность *f*
Motilitätspsychose *f*, **hyperkinetische** гиперкинети́ческий психо́з *m*
Motilitätsstörung *f* расстро́йство *n* [наруше́ние *n*] мото́рики
Motivation *f*, **Motivierung** *f* мотива́ция *f*
Motoneuron *n* дви́гательный нейро́н *m*
Motorik *f* мото́рика *f*
motorisch дви́гательный
Moxibustion *f* прижига́ние *n* то́чек акупункту́ры (*напр. полынными сигарами*)
MP-Gelenk *n* пя́стно-фала́нговый суста́в *m*
Mucinosis *f* муцино́з *m*
~ **cutis** муцино́з *m* ко́жи
~ **follicularis** фолликуля́рный муцино́з *m*
~ **papulosa** папулёзный [узелко́вый] муцино́з *m*
Mücke *f* кома́р *m*
«Mücken *f pl*, **fliegende»** *s.* **Mückensehen**
Mückensehen *n* «лета́ющие му́шки» *f pl*
Mucoserotympanon *n* экссудати́вный сре́дний оти́т *m* (*с серозно-слизистым содержимым в барабанной полости*)
mucosus сли́зистый
Mucotympanon *n* экссудати́вный сре́дний оти́т *m* (*со слизистым содержимым в барабанной полости*)
Müdigkeit *f* уста́лость *f*
Müdigkeitsgefühl *n* чу́вство *n* [ощуще́ние *n*] уста́лости
Muffplastik *f* пла́стика *f* (ко́жи) ме́тодом мо́стика [сте́бля]
Mühlradgeräusch *n* шум *m* «ме́льничного колеса́»
Mukoepidermoid-Tumor *m* мукоэпидермо́идная о́пухоль *f*
mukoid муко́идный
Mukoid *n* муко́ид *m*, псевдомуци́н *m*
Mukoitinschwefelsäure *f* мукоитинсе́рная кислота́ *f*
Mukokolpos *n* скопле́ние *n* сли́зи во влага́лище
Mukometra *f* мукоме́тра *f*, скопле́ние *n* сли́зи в ма́тке
Mukonsäure *f* муко́новая кислота́ *f*
Mukopolysacharid *n* мукополисахари́д *m*
Mukoproteid *n* мукопротеи́д *m*
mukopurulent сли́зисто-гно́йный
mukös сли́зистый
Mukosa *f* сли́зистая оболо́чка *f*
Mukosaschranke *f* сли́зистый барье́р *m*
Mukosusotitis *f* муко́зный сре́дний оти́т *m*
Mukoviszidose *f* муковисцидо́з *m*
Mukozele *f* мукоце́ле *n* (*скопление слизи в предсуществующей полости*)
mukulent сли́зистый
Muldenplastik *f* операти́вная пла́стика *f* вертлу́жной впа́дины
Mull *m* ма́рля *f*
Mullappen *m* ма́рлевая салфе́тка *f*
Mullbinde *f* ма́рлевый бинт *m*
Müllerjucken *n* ме́льничный зуд *m*, чесо́тка *f* ме́льников, «зернова́я чесо́тка» *f*
Mullkompresse *f* ма́рлевый компре́сс *m*
Mullstück *n* ма́рлевая салфе́тка *f*
Mulltupfer *m* ма́рлевый ту́пфер *m*
Mullverband *m* ма́рлевая повя́зка *f*
Multangulum *n* многоуго́льная кость *f*
multicellularis многокле́точный
multifaktoriell мультифакториа́льный, многофа́кторный
Multigravida *f* многокра́тно бере́менная *f*
Multikammerbruchsack *m* многока́мерный грыжево́й мешо́к *m*
multimorbid страда́ющий мно́гими заболева́ниями
multinuklear многоя́дерный
Multipara *f* **1.** многорожа́вшая *f* **2.** мать *f* близнецо́в
multipolar мультиполя́рный, многопо́люсный
Multiresistenz *f* полирезисте́нтность *f*, мультирезисте́нтность *f*
Multizenterstudie *f* мультицентри́ческое иссле́дование *n*, иссле́дование *n*, проведённое одновре́менно во мно́гих це́нтрах
Mumifikation *f* мумифика́ция *f*
~ **der Pulpa** мумифика́ция *f* пу́льпы
Mumps *m* сви́нка *f*, эпидеми́ческий пароти́т *m*
Mumpsertaubung *f* глухота́ *f* при эпидеми́ческом пароти́те
Mumps-Human-Gammaglobulin *n* челове́ческий пароти́дный га́мма-глобули́н *m*
Mumps-Orchitis *f* орхи́т *m* при эпидеми́ческом пароти́те
Mumpsvirus *n* ви́рус *m* эпидеми́ческого пароти́та
Mund *m* **1.** рот *m* **2.** зев *m* (*напр. маточный*)
«Mundachylie» *f* су́хость *f* во рту, аптиали́зм *m*, прекраще́ние *n* слюноотделе́ния
Mundaffektion *f* пораже́ние *n* (сли́зистой) рта
Mundamöbe *f* ротова́я амёба *f*
Mundarzt *m* зубно́й врач *m*
Mundatmung *f* дыха́ние *n* че́рез рот
Mundaufsperren *n* широ́кое раскры́тие *n* рта
Mundausspülen *n* промыва́ние *n* по́лости рта; полоска́ние *n* рта
Mundbakterien *f pl* бакте́рии *f pl*, обита́ющие во рту
Mundbewegung *f* движе́ние *n* рта
Mundbildungsfehler *m* поро́к *m* разви́тия рта
Mundblutung *f* кровотече́ние *n* и́зо рта
Mundboden *m* дно *n* по́лости рта, диафра́гма *f* рта
Mundbodenphlegmone *f* флегмо́на *f* дна по́лости рта, *angina Ludovici*
Mundbrand *m* но́ма *f*, водяно́й рак *m*
Mundbrennen *n* жже́ние *n* во рту
Mundchirurgie *f* хирурги́я *f* по́лости рта
Munddach *n* твёрдое нёбо *n*

Munddrüse *f* железа́ *f* сли́зистой оболо́чки по́лости рта
Mundentzündung *f* стомати́т *m*
Mundfäule *f*, **Mundfäulnis** *f* афто́зный стомати́т *m*
Mundfazialis *m* ветвь *f* лицево́го не́рва, иннерви́рующая гу́бы
Mundflora *f* микрофло́ра *f* по́лости рта
Mundgegend *f* о́бласть *f* рта
Mundgeruch *m* за́пах *m* изо рта́
Mundgeschmack *m* вкус *m* во рту
Mundgeschwür *n* я́зва *f* сли́зистой рта
Mundherdinfektion *f* оча́г *m* инфе́кции в по́лости рта
Mundhöhle *f* по́лость *f* рта
Mundhöhlenausspülung *f*, **Mundhöhlenauswaschung** *f* промыва́ние *n* по́лости рта
Mundhöhlenblutung *f* кровотече́ние *n* в по́лости рта
Mundhöhlenboden *m s.* **Mundboden**
Mundhöhlendrüse *f* железа́ *f* в по́лости рта
Mundhöhlenentzündung *f* стомати́т *m*
Mundhöhlengeräusch *n* шум *m*, выслу́шиваемый при аускульта́ции по́лости рта
Mundhöhlengeschwür *n* я́зва *f* в по́лости рта
Mundhöhlenkarzinom *n* рак *m* сли́зистой оболо́чки рта
Mundhöhlenkatarrh *m* катара́льный стомати́т *m*
Mundhöhlenschleimhaut *f* сли́зистая *f* [сли́зистая оболо́чка *f*] по́лости рта
Mundhygiene *f* гигие́на *f* по́лости рта
Mundkatarrh *m* катара́льный стомати́т *m*
Mundklemme *f s.* **Mundsperre**
Mundkrankheit *f* боле́знь *f* по́лости рта
Mundkrebs *m* рак *m* сли́зистой рта
Mundmißbildung *f* поро́к *m* разви́тия рта
Mundpflege *f* ухо́д *m* за по́лостью рта
Mundpflegemittel *n* сре́дство *n* для ухо́да за по́лостью рта
Mundrachenhöhle *f* по́лость *f* ротогло́тки
Mundrachenraum *m* ротогло́тка *f*
Mundrhagaden *f pl* тре́щины *f pl* сли́зистой рта
Mundringmuskel *m* кругова́я мы́шца *f* рта
Mundritze *f* ротова́я щель *f*
Mundsanierung *f* сана́ция *f* по́лости рта
Mundschanker *m* шанкр *m* на сли́зистой рта
Mundscharbock *m* пораже́ние *n* рта при цинге́
Mundschleim *m* слизь *f* в по́лости рта
Mundschleimhaut *f* сли́зистая оболо́чка *f* рта
Mundschleimhautentzündung *f* стомати́т *m*
Mundschleimhautmykose *f* мико́з *m* сли́зистой рта
Mundschleimhautpapillom *n* папилло́ма *f* сли́зистой оболо́чки рта
Mundschleimhautreizung *f* раздраже́ние *n* сли́зистой оболо́чки рта
Mundschmerz *m* боль *f* во рту
Mundschuß *m* огнестре́льная ра́на *f* рта
Mundschwamm *m*, **Mundschwämmchen** *n* моло́чница *f* сли́зистой рта
Mundseuche *f* я́щур *m*
Mundspalte *f* ротова́я щель *m*
Mundspatel *m* шпа́тель *m* для рта
Mundspeichel *m* слюна́ *f*
Mundspeicheldrüse *f* слю́нная железа́ *f*
Mundsperre *f* тризм *m*, контракту́ра *f*, ограниче́ние *n* открыва́ния рта
Mundspirochäten *f pl* спирохе́ты *f pl* по́лости рта
Mundspülglas *n* стака́н *m* для полоска́ния рта
Mundspülung *f* полоска́ние *n* рта
Mundspülwasser *n* полоска́ние *n* для рта
Mundstreptokokken *m pl* стрептоко́кки *m pl* по́лости рта
Mundstück *n* мундшту́к *m*
Mundtablette *f* табле́тка *f* для соса́ния
Mundtrockenheit *f* су́хость *f* во рту
Mundulzeration *f* изъязвле́ние *n* в по́лости рта
Mündung *f* **1.** у́стье *n* **2.** отве́рстие *n*
Mündungsstelle *f* ме́сто *n* впаде́ния
Mundverdauung *f* пищеваре́ние *n* в по́лости рта
Mundverkehr *m* полово́е сноше́ние *n* че́рез рот
mundvoll по́лным ртом
Mundvorhof *m* преддве́рие *n* рта
Mundvorhofplatte *f* вестибуля́рная пласти́нка *f*
Mundwand *f* сте́нка *f* по́лости рта
Mundwasser *n* полоска́ние *n* для рта
Mundwinkel *m* у́гол *m* рта
Mundwinkelentzündung *f*, **Mundwinkelgeschwür** *n* я́зва *f* в углу́ рта, зае́да *f*
Mundwinkelheber *m* мы́шца *f*, поднима́ющая у́гол рта
Mundwinkelniederzieher *m*, **Mundwinkelsenker** *m* мы́шца *f*, опуска́ющая у́гол рта
Mundzone *f* ротова́я о́бласть *f*
Mund-zu-Mund-Beatmung *f* иску́сственное дыха́ние *n* по спо́собу «рот в рот»
Mund-zu-Nase-Beatmung *f* иску́сственное дыха́ние *n* по спо́собу «рот в нос»
Münzenklirren *n* шум *m* «звона моне́т»
Muschel *f* ра́ковина *f*, *Concha*
Muskatnußleber *f* муска́тная пе́чень *f*
Muskel *m* мы́шца *f*
~, **birn(en)förmiger** грушеви́дная мы́шца *f*
~, **doppelt gefiederter** двупе́ристая мы́шца *f*
~, **gerader** пряма́я мы́шца *f*
~, **glatter** гла́дкая мы́шца *f*
~, **heranziehender** приводя́щая мы́шца *f*, адду́ктор *m*
~ **des Oberschenkels, schlanker** не́жная мы́шца *f*, *Musculus gracilis*
~, **quergestreifter** попере́чно-полоса́тая мы́шца *f*
~, **schräger** коса́я мы́шца *f*
Muskelabspannung *f* расслабле́ние *n* мышц
Muskelabszeß *m* абсце́сс *m* мы́шцы
Muskelaktion *f* рабо́та *f* [фу́нкция *f*] мышц
Muskelaktionsstrom *m* ток *m* де́йствия мы́шцы
Muskelaktionsstromkurve *f* электромиогра́мма *f*
Muskelaktionsstromkurvenschreibung *f* электромиографи́я *f*
Muskelansatzstelle *f* ме́сто *n* прикрепле́ния мы́шцы
Muskelanspannung *f* напряже́ние *n* мышц
Muskelarbeit *f* физи́ческий труд *m*, мы́шечная рабо́та *f*
Muskelatrophie *f* атрофи́я *f* мышц, мы́шечная атрофи́я *f*

~, **neurale** невра́льная мы́шечная атрофи́я *f*
~, **spinale progressive** прогресси́рующая спина́льная атрофи́я *f* мышц
Muskelbalken *m* мы́шечная ба́лка *f*
Muskelbauch *m* брюшко́ *n* мышцы
Muskelbinde *f* фа́сция *f*, *Fascia*
Muskelblockade *f* мы́шечная блока́да *f*
Muskelblutung *f* **1.** кровотече́ние *n* из мы́шцы **2.** кровоизлия́ние *n* в мы́шцу
Muskelbruch *m* мы́шечная гры́жа *f*
Muskelbündel *n* пучо́к *m* мы́шечных воло́кон
Muskeldefekt *m* дефе́кт *m* мышц
Muskeldehnungsreflex *m* рефле́кс *m* растяже́ния мы́шцы
Muskeldurchblutung *f* кровото́к *m* в мы́шце
Muskeldurchschneidung *f* миотоми́я *f*, рассече́ние *n* мышц
Muskeldystrophie *f* мы́шечная дистрофи́я *f*
~, **frühkindliche** мы́шечная дистрофи́я *f* дете́й ра́ннего во́зраста
~, **okuläre chronische progressive** офтальмомиопати́я *f*
Muskelebene *f* пло́скость *f* мы́шцы
Muskeleinzelzuckung *f* одино́чное мы́шечное сокраще́ние *n*
Muskeleiterung *f* нагное́ние *n* мы́шцы
Muskelendplatte *f* концева́я дви́гательная пласти́нка *f*
Muskelentartung *f* перерожде́ние *n* [дегенера́ция *f*] мышц
Muskelentspannung *f* релакса́ция *f* [расслабле́ние *n*] мышц
Muskelentzündung *f* миози́т *m*, воспале́ние *n* мышц
Muskelermüdung *f* мы́шечное утомле́ние *n*
Muskelerregbarkeit *f* возбуди́мость *f* мышц
Muskelerregung *f* возбужде́ние *n* мышц
Muskelerschlaffungsmittel *n* миорелакса́нт *m*
Muskelerweichung *f s.* **Myamalazie**
Muskelfaser *f* мы́шечное волокно́ *n*
~, **glatte** гладкомы́шечное волокно́ *n*
~, **quergestreifte** поперечно-полоса́тое [исче́рченное] мы́шечное волокно́ *n*
Muskelfaserbündel *n* пучо́к *m* мы́шечных воло́кон
Muskelfaserschlaffung *f* расслабле́ние *n* мы́шечных воло́кон
Muskelfaserzuckung *f* фибрилля́рное подёргивание *n* мышц
Muskelfortsatz *m* мы́шечный отро́сток *m*
Muskelfunktionsprüfung *f* иссле́дование *n* фу́нкции мышц
Muskelgeräusch *n* мы́шечный шум *m*
Muskelgewebe *n* мы́шечная ткань *f*
Muskelgewebebrand *m* некро́з *m* мышц
Muskelgewebseiterung *f* гно́йный миози́т *m*
Muskelgewebsentzündung *f* миози́т *m*, воспале́ние *n* мышц
Muskelgewebsvereiterung *f* гно́йный миози́т *m*
Muskelhämoglobinurie *f* миоглобинури́я *f*
Muskelhaut *f* мы́шечная оболо́чка *f*
Muskelhernie *f* мы́шечная гры́жа *f*
Muskelhülle *f* мы́шечная оболо́чка *f*
Muskelhypertrophie *f* гипертрофи́я *f* мышц
muskelig му́скульный, мы́шечный
Muskelkaterkrankheit *f* бо́рнхольмская лихора́дка *f*, эпидеми́ческий миози́т *m*
Muskelkontraktion *f* мы́шечное сокраще́ние *n*
Muskelkontraktur *f* мы́шечная контрактýра *f*, контрактýра *f* мышц
Muskelkorsett *n* мы́шечный корсе́т *m*
Muskelkraft *f* мы́шечная си́ла *f*
Muskelkrafttraining *n* трениро́вка *f* мы́шечной си́лы
Muskelkrampf *m* спазм *m* мышц
Muskellähmung *f* парали́ч *m* мышц
Muskellappen *m* мы́шечный ло́скут *m*
Muskelermüdbarkeit *f* мы́шечная утомля́емость *f*
Muskelnaht *f* шов *m* мы́шцы
Muskelnarbe *f* рубе́ц *m* мы́шцы
Muskelparese *f* паре́з *m* мышц
Muskelplastik *f* пла́стика *f* мышц
Muskelplatte *f* мы́шечная пласти́нка *f*
Muskelpolster *n* мы́шечная «поду́шка» *f*
Muskelproteinose *f* мы́шечный протеино́з *m*
Muskelreflex *m* мы́шечный рефле́кс *m*
Muskelreiz *m* раздраже́ние *n* мышц
Muskelrelaxant *m* миорелакса́нт *m*
Muskelrelaxation *f* мы́шечное расслабле́ние *n*, миорелакса́ция *f*
Muskelrigidität *f* мы́шечная риги́дность *f*
Muskelriß *m*, **Muskelruptur** *f* разры́в *m* мышц
Muskelschicht *f* мы́шечный слой *m*
Muskelschmerz *m s.* **Myalgie**
Muskelschwäche *f* сла́бость *f* мышц
Muskelschwiele *f* рубе́ц *m* в мы́шце
Muskelschwund *m* атрофи́я *f* мышц, атрофи́я *f* мы́шечной тка́ни
Muskelsensibilität *f* мы́шечная чувстви́тельность *f*
Muskelsinn *m* кинестези́я *f*, мы́шечное чу́вство *n*
Muskelsinnstörung *f* расстро́йство *n* мы́шечной чувстви́тельности
Muskelspannung *f* напряже́ние *n* мышц
Muskelspasmus *m* спазм *m* [су́дорога *f*] мышц
Muskelspindel *f* мы́шечное веретено́ *n*
Muskelstarre *f s.* **Muskelkontraktur**
Muskelsteifheit *f*, **Muskelsteifigkeit** *f* мы́шечная риги́дность *f*
Muskelstimulationsverfahren *n* ме́тод *m* (электро)стимуля́ции мышц
Muskelstumpf *m* культя́ *f* мы́шцы
Muskelsynergie *f* синерги́зм *m* мышц
Muskeltätigkeit *f* мы́шечная рабо́та *f*
Muskeltetanus *m* тони́ческая су́дорога *f* мышц
Muskeltick *m* мы́шечный тик *m*
Muskeltonus *m* мы́шечный то́нус *m*
Muskeltraining *n* трениро́вка *f* мышц
Muskeltransplantation *f* транспланта́ция *f* мы́шцы
Muskeltrichinose *f* трихино́з *m* мышц
Muskeltrophik *f* тро́фика *f* мышц
Muskelüberanstrengung *f* перенапряже́ние *n* мышц
Muskelübung *f* трениро́вка *f* мышц
Muskelursprungstelle *f* ме́сто *n* нача́ла мы́шцы

Muskelvereiterung *f* нагноéние *n* мы́шцы
Muskelverhärtung *f* уплотнéние *n* мы́шцы
Muskelverkürzung *f* сокращéние *n* мы́шцы
Muskelverletzung *f* ранéние *n* [повреждéние *n*] мы́шцы
Muskelverpflanzung *f* переса́дка *f* мышц
Muskelwahnsinn *m* некоордини́рованные движéния *n pl* мышц
Muskelwulst *m* мы́шечный ва́лик *m*
Muskelzelle *f* мы́шечная клéтка *f*
Muskelzerrung *f* растяжéние *n* мы́шцы
Muskelzertrümmerung *f* разрушéние *n* [разда́вливание *n*] мышц
Muskelzittern *n* мы́шечный трéмор *m*
Muskelzuckungsgesetz *n* зако́н *m* мы́шечного сокращéния, зако́н *m* Пфлю́гера
Muskelzug *m* **1.** мы́шечная тя́га *f* **2.** мы́шечный тяж *m*
Muskelzusammenziehung *f* сокращéние *n* мы́шцы
Muskulatur *f* мускулату́ра *f*
Muskulaturlähmung *f* парали́ч *m* мускулату́ры
Muskulaturschwäche *f* сла́бость *f* мускулату́ры
Muskulaturschwund *m* атрофи́я *f* мускулату́ры
Mutabilität *f* мута́бильность *f*
Mutagen *n* мутагéн *m*
Mutagenspezifität *f* мутагéнная специфи́чность *f*
Mutagenstabilität *f* мутагéнная стаби́льность *f*
Mutation *f* мута́ция *f* (*1. изменение наследственных свойств организма 2. перелом голоса у подростков*)
~, **amorphe** амо́рфная мута́ция *f*
~, **bedingte** вы́званная мута́ция *f*
~, **dominante** домина́нтная мута́ция *f*
~, **gerichtete** напра́вленная мута́ция *f*
~, **letale** лета́льная мута́ция *f*
~, **semiletale** полулета́льная мута́ция *f*
~, **unabhängige** незави́симая мута́ция *f*
~, **unsinnige** но́нсенс-мута́ция *f*
~, **unsuppressible** неподавля́емая мута́ция *f*
Mutationsauslösung *f* мутагенéз *m*
Mutationsbelastung *f* мутацио́нный груз *m*
~ **der Population** мутацио́нная отягощённость *f* популя́ции
Mutationsfistelstimme *f* мутацио́нный фальцéт *m*
Mutationsgen *n* мутацио́нный ген *m*
Mutationslast *f* мутацио́нный груз *m*
Mutationsrate *f* частота́ *f* мута́ций
Mutationsvariabilität *f* мутацио́нная измéнчивость *f*
mutilans мутили́рующий
Mutismus *m* мути́зм *m*
~, **akinetischer** акинети́ческий мути́зм *m*
~, **choreatischer** хореи́ческий мути́зм *m*
~, **hysterischer** истери́ческий мути́зм *m*
Mutter *f* **1.** мать *f* **2.** ма́тка *f*
Mutterband *n* свя́зка *f* ма́тки
~, **breites** широ́кая свя́зка *f* ма́тки
~, **rundes** кру́глая свя́зка *f* ма́тки
Mutterflecken *m pl* хлоа́зма *f* берéменных
Muttergewebe *n* исхо́дная ткань *f*, ткань-исто́чник *f* (*напр. опухоли*)
Mutterhalskrebs *m* рак *m* шéйки ма́тки
Mutterhalter *m* песса́рий *m*, ма́точное кольцо́ *n*
Mutterkornbrand *m* гангрéна *f* при отравлéнии спорыньёй
Mutterkornvergiftung *f* эрготи́зм *m*
Mutterkuchen *m* плацéнта *f*, дéтское мéсто *n*, послéд *m*
Mutterkuchenzotte *f* ворси́нка *f* плацéнты
Muttermal *n* роди́мое пятно́ *n*, нéвус *m*
Muttermilch *f* матери́нское молоко́ *n*
muttermilchernährt вско́рмленный матери́нским молоко́м
Muttermittel *n* ма́точное срéдство *n*
Muttermund *m* зев *m* ма́тки, ма́точный зев *m*
Muttermunderweiterung *f* расширéние *n* ма́точного зéва
Muttermundinzision *f* рассечéние *n* ма́точного зéва
Muttermundkrampf *m* спазм *m* ма́точного зéва
Muttermundkrebs *m* рак *m* шéйки ма́тки
Muttermundöffnung *f* раскры́тие *n* ма́точного зéва
Muttermundrigidität *f* риги́дность *f* ма́точного зéва
Muttermundslippe *f* губа́ *f* шéйки ма́тки
Muttermundspasmus *m* спазм *m* ма́точного зéва
Mutterring *m s.* **Mutterhalter**
Mutterrohr *n* ма́точный наконéчник *m*
Mutterschaft *f* матери́нство *n*
Muttersonde *f* ма́точный зонд *m*
Mutterspiegel *m* ма́точное зéркало *n*
Mutterspritze *f* ма́точный шприц *m*
Müttersterblichkeit *f* матери́нская смéртность *f*, смéртность *f* рожéниц, перипарта́льная смéртность *f*
Mütter- und Kindfürsorge *f* охра́на *f* матери́нства и дéтства
Mutterzäpfchen *n* ма́точная свеча́ *f*, вагина́льный суппозито́рий *m*
Mutterzelle *f* матери́нская клéтка *f*
Muzilaginosum *n* сли́зистое срéдство *n*
Muzin *n* муци́н *m*
Myalgie *f* миалги́я *f*, мы́шечная боль *f*
~, **beruflich bedingte** профессиона́льная миалги́я *f*
~, **epidemische** эпидеми́ческая миалги́я *f*, бо́рнхольмская болéзнь *f*
~, **lumbale** люмба́го *n*
Myasis *f* миа́з *m*
Myastasie *f* миастази́я *f*, нарушéние *n* мы́шечной ста́тики
Myasthenia *f*, **Myasthenie** *f* миастени́я
Myatonie *f* миатони́я *f*
Myatrophie *f* миатрофи́я *f*
Mycetismus *m* мицети́зм *m*
Mycobacterium *n* микобактéрия *f*
~ **leprae** микобактéрия *f* лéпры [прока́зы]
~ **tuberculosis** микобактéрия *f* туберкулёза, па́лочка *f* Ко́ха
Mycosis *f* **fungoides** грибови́дный мико́з *m*
Mydriasis *f* мидриа́з *m*, расширéние *n* зрачка́
~, **paralytische** паралити́ческий мидриа́з *m*
~, **springende** ги́ппус *m*, клони́ческая су́дорога *f* зрачка́

Mydriatikum *n* мидриа́тик *m*, веще́ство *n*, расширя́ющее зрачо́к
Myelasthenie *f* миеластени́я *f*
Myelenzephalitis *f* энцефаломиели́т *m*
Myelenzephalon *n* продолгова́тый мозг *m*
Myelin *n* миели́н *m*
Myelinhülle *f* миели́новая оболо́чка *f*
Myelinisierung *f* миелиниза́ция *f*
Myelinscheide *f* миели́новое влага́лище *n*
Myelitis *f* миели́т *m*
~ **necroticans** некротизи́рующий миели́т *m*
~ **transversa** попере́чный миели́т *m*
Myeloblast *m* миелобла́ст *m*
Myeloblastenleukämie *f* миелобла́стный лейко́з *m*
Myeloblastose *f* миелобласто́з *m*
Myeloblastosevirus *n* ви́рус *m* миелобласто́за
Myelodysplasie *f* миелодисплази́я *f*
Myelofibrose *f* миелофибро́з *m*
myelogen миелоге́нный
Myelogramm *n* миелогра́мма *f*
Myelographie *f* миелографи́я *f*
Myeloidsarkom *n* миело́идная сарко́ма *f*
Myeloklonie *f* миелоклони́я *f*
Myeloleukose *f s.* **Myelose**
Myelolysis *f* миело́лиз *m*
Myelom *n* миело́ма *f*, плазмоцито́ма *f*, миеломато́зная боле́знь *f*, боле́знь *f* Русти́цкого — Ка́лера
Myelomalazie *f* миеломаля́ция *f*, размягче́ние *n* спинно́го мо́зга
~, **angiodysgenetische** ангиодисгенети́ческая миеломаля́ция *f*, боле́знь *f* Фуа́ — Алажуани́на
Myelomeningitis *f* менингомиели́т *m*
Myelomprotein *n* миело́мный бело́к *m*, бело́к *m* Бенс-Джо́нса
Myelopathie *f* миелопати́я *f*
~, **arteriosklerotische** атеросклероти́ческая миелопати́я *f*
~, **chronische zervikale** хрони́ческая ше́йная миелопати́я *f*
~, **traumatische** травмати́ческая миелопати́я *f*
Myelophthyse *f* миелофти́з *m*
Myelosarkom *n* миелосарко́ма *f*
Myelose *f* миелолейко́з *m*, миело́идная лейкеми́я *f*
~, **aleukämische** алейкеми́ческий миело́з *m*
~, **erythroleukämische** эритролейкеми́я *f*, эритролейкеми́ческий миело́з *m*
Myelosklerose *f* миелоскле́ро́з *m*, миелофибро́з *m*
Myelozele *f* миелоце́ле *n*, спинномозгова́я гры́жа *f*
Myelozystozele *f* миелоцистоце́ле *n*, спинномозгова́я гры́жа *f* с расшире́нием центра́льного кана́ла спинно́го мо́зга
Myelozyt *m* миелоци́т *m*
Mykid *n* мики́д *m* (*аллергид при грибковых заболеваниях*)
~, **dyshidrotisches** дисгидроти́ческий мики́д *m*
~, **ekzematoides** экземато́идный мики́д *m*
Mykobakterie *f s.* **Mycobacterium**
Mykobakterien *f pl*, **anonyme** неклассифици́руемые микобакте́рии *f pl*
Mykobakteriose *f* микобактерио́з *m*
Mykologie *f*, **medizinische** медици́нская миколо́гия *f*
Mykoplasma *n* микопла́зма *f*
Mykoplasmen-Pneumonie *f* микопла́зменная пневмони́я *f*
Mykose *f* мико́з *m*, грибко́вое заболева́ние *n*
Mykosiszelle *f* мико́зная кле́тка *f*, кле́тка *f* грибови́дного мико́за
Mykotoxikose *f* микотоксико́з *m*
~, **alimentäre** пищево́й микотоксико́з *m*
Mykotoxin *n* микотокси́н *m*
Myobilin *n* миобили́н *m*
Myoblast *m* миобла́ст *m*
Myoblastenmyom *n* зернисто-кле́точная о́пухоль *f*
Myoblastom *n*, **granularzelliges** зернисто-кле́точная миобласто́ма *f*, о́пухоль *f* Абрико́сова
Myochrom *n* миохро́м *m*, миоглоби́н *m*
Myodegeneration *f* миодегенера́ция *f*
Myodynamometer *n* динамо́метр *m*
Myodynie *f s.* **Myalgie**
Myoendokarditis *f* **fibroelastica** фиброэласто́з *m* эндомиока́рда, фета́льный эндомиокарди́т *m*
Myoepithel *n* миоэпите́лий *m*
Myoepithelzelle *f* миоэпителиа́льная кле́тка *f*, кле́тка *f* миоэпите́лия
Myofibrille *f* миофибри́лла *f*
Myofibroblast *m* миофибробла́ст *m*, мио́идный фибробла́ст *m*
Myoglobin *n* миоглоби́н *m*
Myoglobinämie *f* миоглобинеми́я *f*
Myoglobinurie *f* миоглобинури́я *f*
~, **paroxysmale** пароксизма́льная миоглобинури́я *f*
Myographie *f* миографи́я *f*
myoid мио́идный
Myokard *n* миока́рд *m*
~, **kontraktiles** сократи́тельный миока́рд *m*
Myokarddepression *f* угнете́ние *n* миока́рда
Myokardfibrose *f* миокардиоскле́ро́з *m*
Myokardinfarkt *m* инфа́ркт *m* миока́рда
~, **drohender** угрожа́ющий инфа́ркт *m* миока́рда
Myokardiodystrophie *f* миокардиодистрофи́я *f*
Myokardiopathie *f* миокардиопати́я *f*
Myokardiopexie *f* миокардиопекси́я *f*
Myokardischämie *f* ишеми́я *f* миока́рда
~, **stumme** лате́нтная ишеми́я *f* миока́рда
Myokarditis *f* миокарди́т *m*
~, **idiopathische** идиопати́ческий миокарди́т *m*, миокарди́т *m* Абра́мова — Фи́длера
~, **rheumatische** ревмати́ческий миокарди́т *m*
~, **rheumatoide** ревмато́идный миокарди́т *m*
~, **typhöse** брюшнотифо́зный миокарди́т *m*
~, **virale** ви́русный миокарди́т *m*
Myokardkontraktilität *f* сократи́мость *f* миока́рда
Myokardose *f* миокардо́з *m*
~, **sklerodermische** склеродерми́ческий миокардо́з *m*

Myokardwirkung *f* влия́ние *n* на миока́рд; (воз)де́йствие *n* на миока́рд
Myoklonie *f* миоклони́я *f*
Myoklonus *m* мы́шечный кло́нус *m*
Myoklonus-Epilepsie *f* миоклони́ческая эпилепси́я *f*
Myolemm *n* миоле́мма *f*, сарколе́мма *f*
Myolyse *f* мио́лиз *m*
Myom *n* мио́ма *f*
~, **bösartiges** злока́чественная мио́ма *f*, миоге́нная сарко́ма *f*
~, **laevizelluläres** лейомио́ма *f*
~, **striozelluläres** рабдомио́ма *f*
Myomalazie *f* миомаля́ция *f*, размягче́ние *n* мы́шцы
Myomausschälung *f*, **Myomektomie** *f* вылу́щивание *n* мио́мы, миомэктоми́я *f*
Myomenukleation *f* энуклеа́ция *f* мио́мы
Myometritis *f* миометри́т *m*
Myometrium *n* миоме́трий *m*
Myomherz *n* миомато́зное се́рдце *n*, се́рдце *n* при фибромио́ме ма́тки
myoneural мионевра́льный
Myoneurom *n* мионевро́ма *f*
Myoparalyse *f* парали́ч *m* мышц
Myopathie *f* миопати́я *f*
myopathisch миопати́ческий, свя́занный с пораже́нием мышц
Myopie *f* миопи́я *f*, близору́кость *f*
~, **arbeitsbedingte** рабо́чая миопи́я *f*
~, **einseitige** односторо́нняя близору́кость *f*
~, **gutartige** доброка́чественная близору́кость *f*
~, **hohe** высо́кая близору́кость *f*
~, **infantile** близору́кость *f* у дете́й ра́ннего во́зраста, врождённая близору́кость *f*
~, **maligne** злока́чественная близору́кость *f*
~, **paroxysmale** пароксизма́льная миопи́я *f*
~, **stationäre** стаби́льная близору́кость *f*
~, **traumatische** травмати́ческая [постконтузио́нная] близору́кость *f*
Myoplasma *n* миопла́зма *f*, саркопла́зма *f*
Myorelaxantien *n pl* миорелакса́нты *m pl*
Myorrhaphie *f* миорафи́я *f*, наложе́ние *n* шва на мы́шцу
Myosarkom *n* миосарко́ма *f*, миоге́нная сарко́ма *f*
Myosiderin *n* миосидери́н *m* (*продукт распада миоглобина*)
Myosiderose *f* миосидеро́з *m*
Myosin *n* миози́н *m*
Myositis *f* миози́т *m*
~, **epidemische** эпидеми́ческий миози́т *m*, бо́рнхольмская боле́знь *f*, эпидеми́ческая плевродини́я *f*
~, **ossifizierende** оссифици́рующий миози́т *m*, мы́шечная остео́ма *f*
~, **parasitäre** паразита́рный миози́т *m*
~, **toxische** токси́ческий миози́т *m*
~, **tropische** тропи́ческий миози́т *m*, ла́мбо-ла́мбо *n*
Myospasmus *m* спазм *m* мышц
Myotomie *f* миотоми́я *f*, рассече́ние *n* мы́шцы
Myotonie *f* миотони́я *f*, тони́ческая су́дорога *f* мышц
Myotoniestar *m* миотони́ческая катара́кта *f*
myotrop миотро́пный
Myringitis *f* мирინги́т *m*, воспале́ние *n* бараба́нной перепо́нки
Myringoplastik *f* мирингопла́стика *f*
Myringotomie *f* мирингтоми́я *f*, парацентéз *m*
Mysophobie *f* мизофоби́я *f*, боя́знь *f* загрязни́ться
Mythomanie *f* мифомани́я *f*
Myxadenom *n* адено́ма *f* с ослизне́нием стро́мы
Myxobakterien *f pl* миксобакте́рии *f pl*
Myxochondrom *n* миксохондро́ма *f*
Myxödem *n* микседе́ма *f*
Myxödemherz *n* се́рдце *n* при микседе́ме
Myxofibrom *n* миксофибро́ма *f*, фибромиксо́ма *f*
Myxolipom *n* миксолипо́ма *f*
Myxom *n* миксо́ма *f*
Myxomvirus *n* ви́рус *m* миксо́мы
Myxosarkom *n* миксосарко́ма *f*
Myxovirus *n* миксови́рус *m*
~ **parotides** миксови́рус *m* инфекцио́нного пароти́та
Myzel *n* мице́лий *m*
Myzetismus *m* отравле́ние *n* гриба́ми

N

Nabel *m* пупо́к *m*
Nabelabstoßung *f* отторже́ние *n* пупови́ны
Nabelarterie *f* пупо́чная арте́рия *f*
Nabelblutung *f* пупо́чное кровотече́ние *n*
Nabelbruch *m* пупо́чная гры́жа *f*
Nabelbruchband *n* банда́ж *m* для пупо́чной гры́жи
Nabeldarmfistel *f* пупо́чно-кише́чный свищ *m*
Nabelentzündung *f* омфали́т *m*, воспале́ние *n* пупка́
Nabelfistel *f* пупо́чный свищ *m*
Nabelgefäßprobe *f* иссле́дование *n* проходи́мости пупо́чных сосу́дов
Nabelgegend *f* о́бласть *f* пупка́
Nabelgranulom *n* гранулёма *f* пупка́, грануля́ции *f pl* на ме́сте отпа́вшей пупови́ны
Nabelhernie *f* пупо́чная гры́жа *f*
Nabelinfektion *f* пупо́чная инфе́кция *f*
Nabelkolik *f* пупо́чная ко́лика *f*
Nabelkotfistel *f* пупо́чный ка́ловый свищ *m*
Nabelphlegmone *f* омфалофлегмо́на *f*, флегмо́на *f* пупка́
Nabelregion *f* о́бласть *f* пупка́
Nabelring *m* пупо́чное кольцо́ *n*
Nabelringbruch *m* пупо́чная гры́жа *f*
Nabelschlagader *f* пупо́чная арте́рия *f*
Nabelschleife *f* пе́тля *f* пупови́ны
Nabelschnur *f* пупови́на *f*, пупо́чный кана́тик *m*, *Funiculis umbilicalis*
Nabelschnuransatz *m* ме́сто *n* прикрепле́ния пупови́ны
Nabelschnurblut *n* кровь *f* из пупови́ны
Nabelschnurgeräusch *n* шум *m* то́ка кро́ви по пупови́не

Nabelschnurinsertion *f* мéсто *n* прикреплéния пуповúны
Nabelschnurknoten *m* ýзел *m* пуповúны
Nabelschnurkompression *f* сдавлéние *n* пуповúны
Nabelschnurrest *m* культя́ *f* пуповúны
Nabelschnurumschlingung *f* обвúтие *n* пуповúной
Nabelschnurvorfall *m* выпадéние *n* пуповúны
Nabelschnurvorliegen *n* предлежáние *n* пуповúны
Nabelschnurzeichen *n* прúзнак *m* отделéния плацéнты (*по состоянию пуповины*)
Nabelschwamm *m s.* **Nabelgranulom**
Nabelsepsis *f* пупóчный сéпсис *m*
Nabelstrang *m s.* **Nabelschnur**
Nabelvene *f* пупóчная вéна *f*
Nachamputation *f* повтóрная ампутáция *f*
Nachbehandlung *f* **1.** *s.* **Nachkur 2.** послéдующая [дополнúтельная] обрабóтка *f* (*напр. раны*)
Nachbeobachtung *f* послéдующее наблюдéние *n*
Nachbestrahlung *f* послéдующее (*напр. послеоперационное*) облучéние *n*
Nachblutung *f* пóзднее [вторúчное] кровотечéние *n*
nachbohren рассвéрливать [расширя́ть] отвéрстие
Nacheffekt *m* **des Giftes** последéйствие *n* я́да
Nacheiterung *f* пóзднее [вторúчное] нагноéние *n*
Nachen *m* ладьевúдная я́мка *f*
Nachfüllung *f* поддувáние *n* (*при лечебном пневмотораксе*)
Nachgeburt *f* плацéнта *f*, дéтское мéсто *n*, послéд *m*
Nachgeburtsblutung *f* кровотечéние *n* в послéдовом перúоде
Nachgeburtsperiode *f* послéдовый перúод *m* рóдов
Nachgeburtswehen *pl* послéдовые схвáтки *f pl*
Nachhirn *n* продолговáтый мозг *m*
Nachimpfung *f* ревакцинáция *f*, повтóрная вакцинáция *f*
Nachinfektion *f* реинфéкция *f*
Nachkommengeneration *f* послéдующее поколéние *n*
Nachkommenschaft *f* потóмство *n*
~, **erbgleiche** потóмство *n* с одинáковыми наслéдственными прúзнаками, клон *m*
Nachkommenviren *n pl* вúрусы-потóмки *m pl*
Nachkommenzahl *f* числó *n* потóмков
Nachkömmling *m* потóмок *m*
Nachkrankheit *f* послéдующее [вторúчное] заболевáние *n*
Nachkur *f* послéдующее лечéние *n*, долéчивание *n*
Nachkurreaktion *f* реáкция *f* пóсле окончáния курóртного лечéния
Nachmachung *f* фальсификáция *f* (*пищевого продукта*)
Nachnystagmus *m* послевращáтельный [остáточный] нистáгм *m*
Nachoperation *f* вторúчная оперáция *f*
Nachoperationsleiden *n* послеоперациóнное заболевáние *n*
Nachoperationsphase *f* послеоперациóнная фáза *f*
Nachpotential *n* следовóй потенциáл *m*
Nachschmerz *m* остáточная боль *f*
Nachschub *m* рецидúв *m*, повтóрная вспы́шка *f* (*болезни*)
Nachschwankung *f* **des Elektroretinogrammes nach Beendigung des Lichtreizes** off-эффéкт *m*
Nachsorge *f* послéдующее наблюдéние *n*; послéдующее лечéние *n*, долéчивание *n*
Nachstar *m* вторúчная катарáкта *f*
~, **dünnhäutiger** вторúчная лóжная катарáкта *f*
~, **einfacher [regeneratorischer]** вторúчная úстинная катарáкта *f*, плёнчатая катарáкта *f*
Nachtarbeit *f* ночнáя рабóта *f*
Nachtblindheit *f* гемералопúя *f*, курúная [ночнáя] слепотá *f*
Nachtdienst *m* ночнóе дежýрство *n*
Nachtepilepsie *f* ночнáя эпилепсúя *f*
Nachtfieber *n* лихорáдка *f* по ночáм
Nachthämoglobinurie *f*, **paroxismale** ночнáя пароксизмáльная гемоглобинурúя *f*
Nachtharn *m* ночнáя мочá *f*
Nachtharnen *n* никтурúя *f*
Nachtlähmung *f* «ночнóй паралúч» *m*
Nachtmyopie *f* ночнáя [сýмеречная] миопúя *f*
Nachtnebel *m s.* **Nachtblindheit**
Nachtpersonal *n* ночнóй персонáл *m* (*больницы*)
Nachtsanatorium *n* ночнóй санатóрий *m*
Nachtschlaf *m* ночнóй сон *m*
Nachtschmerz *m* ночнáя боль *f*
Nachtschweiß *m* ночнáя потлúвость *f*
Nachtsichtigkeit *f* никталопúя *f*, дневнáя слепотá *f*
Nachtwandeln *n* снохождéние *n*, сомнамбулúзм *m*, лунатúзм *m*
Nachuntersuchung *f* **1.** катамнестúческое обслéдование *n* **2.** исслéдование *n* корреспондéнции сетчáток с пóмощью послéдовательных óбразов
Nachverbrennung *f* послéдующий [вторúчный] ожóг *m*
Nachwehen *pl* послеродовы́е бóли *f pl*, послеродовы́е схвáтки *f pl*
Nachwirkung *f* последéйствие *n*
~ **des Giftes** последéйствие *n* я́да
Nacken *m* заты́лок *m*
Nackenband *n* заты́лочная свя́зка *f*
Nackenfurunkel *m* фурýнкул *m* заты́лка
Nackenhautfurchung *f* смóрщивание *n* кóжи на заты́лке
Nackenkarbunkel *m* карбýнкул *m* заты́лка
Nackenkeloid *n* келóид *m* вслéдствие фолликулúта заты́лка
Nackenkopfschmerz *m* головнáя боль *f* в óбласти заты́лка
Nackenmuskelkrampf *m* сýдорога *f* заты́лочных мышц
Nackenrolle *f* вáлик *m*, подклáдываемый под заты́лок

Nackenschlagader *f* артéрия *f* шéи, *Arteria cervicalis*
Nackenschmerz *m* боль *f* в затылке
Nackenschwären *f pl*, **schwielige** келóидные áкне *pl* на затылке
Nackensteife *f*, **Nackensteifigkeit** *f* ригúдность *f* затылка
Nackenstich *m* субокципитáльная пýнкция *f*
Nacken- und Halsbearbeitung *f* ручнóй массáж *m* затылочной и шéйной областéй
Nackenvene *f* шéйная вéна *f*
Nadel *f* иглá *f*
~, **atraumatische** атравматúчная иглá *f*
~, **chirurgische** хирургúческая иглá *f*
~, **durchstechende** прокáлывающая иглá *f*
~, **rohrförmige** трýбчатая иглá *f*
~, **schaftförmige** стержневáя иглá *f*
Nadelbiopsie *f* пункциóнная [игловáя] биопсúя *f*
Nadeldrain *m* мандрéн *m*
Nadelentfernung *f* удалéние *n* иглы
Nadelgröße *f* размéр *m* иглы
Nadelimpuls *m* остроконéчный [игловúдный] úмпульс *m*
Nadelpunktierung *f s.* **Nadelstechen**
Nadelspitze *f* остриё *n* иглы
Nadelstechen *n* иглоукáлывание *n*, акупунктýра *f*
Nadelstich *m* укóл *m* иглóй
Nadelung *f s.* **Nadelstechen**
Naevo-Xantho-Syndrom *n* ювенúльная ксантогранулёма *f*
Naevus *m s.* **Nävus**
Nagel I *m* нóготь *m*
~, **eingewachsener** врóсший нóготь *m*
Nagel II *m* гвоздь *m*
Nagelabfall *m* выпадéние *n* ногтéй
Nagelablösung *f* онихóлиз *m*, отделéние *n* нóгтя от ногтевóго лóжа
Nagelaplasie *f* недоразвúтие *n* [аплазúя *f*] ногтéй
Nagelaufsplitterung *f* расщеплéние *n* ногтéй
Nagelbett *n* ногтевóе лóже *n*
Nagelbetteiterung *f* паронихúя *f*, подногтевóй панарúций *m*
Nagelbettentzündung *f* онихúя *f*, воспалéние *n* ногтевóго лóжа
Nagelblutung *f* подногтевóе кровоизлияние *n*
Nagelbrüchigkeit *f* онихорéксис *m*, лóмкость *f* ногтéй
Nageldysplasie *f* дисплазúя *f* ногтéй
Nageldystrophie *f* ониходистрофúя *f*, дистрофúя *f* ногтéй
Nagelekzem *n* экзéма *f* ногтéй
Nagelextension *f* вытяжéние *n* при пóмощи гвоздя
Nagelextraktion *f* удалéние *n* нóгтя
Nagelfalz *m* ногтевóй желобóк *m*, ногтевáя выемка *f*
Nagelgelbfärbung *f* жёлтая окрáска *f* ногтéй
Nagelhäutchen *n* кутúкула *f* нóгтя
Nagelhypoplasie *f* гипоплазúя *f* ногтéй
Nagelkauen *n* онихофагúя *f*, привычка *f* грызть нóгти
Nagelkeilexzision *f* клиновúдное иссечéние *n* учáстка ногтевóго вáлика
Nagelkrankheit *f* онихúя *f*, заболевáние *n* ногтéй
Nagellackdermatitis *f* дерматúт *m*, вызванный лáком для ногтéй
Nagelmelanose *f* меланóз *m* ногтéй
Nagelmykose *f* онихомикóз *m*, грибкóвое поражéние *n* ногтéй
Nagelpigmentspeicherung *f* отложéние *n* пигмéнта под ногтевыми пластúнками
Nagelpsoriasis *f* псориáз *m* ногтéй
Nagelschiefergraufärbung *f* сéро-шúферная окрáска *f* ногтéй
Nagelschwarzfärbung *f* чёрная окрáска *f* ногтéй
Nagelung *f* остеосúнтез *m* при пóмощи гвоздя
Nagelveränderungen *f pl* изменéния *n pl* ногтéй
~ **bei endokrinen Leiden** изменéния *n pl* ногтéй при эндокрúнных заболевáниях
~ **bei Dermatosen** изменéния *n pl* ногтéй при дерматóзах
~, **dystrophische** дистрофúческие изменéния *n pl* ногтéй
Nagelwallentzündung *f s.* **Nagelbetteiterung**
Nagelwucherung *f* гипертрофúя *f* ногтéй
Nagelwurzel *f* кóрень *m* нóгтя
Nagelzwang *m* врóсший нóготь *m*
Nahakkommodation *f* аккомодáция *f* вблизú
Nähbesteck *n* набóр *m* инструмéнтов для наложéния швов
Nahbrille *f* очкú *pl* для чтéния вблизú
Naheinstellung *f* **des Auges** аккомодáция *f* глáза вблизú
Nähen *n* зашивáние *n*
Näheprüfung *f s.* **Nahsehprobe**
Nähesehen *n* зрéние *n* вблизú
Nähgarn *n* шóвный материáл *m*, нúтки *f pl* для швов
Nahkorrektur *f* коррéкция *f* зрéния вблизú
Nähkrampf *m* сýдорога *f* портных
Nahpunkt *m* ближáйшая тóчка *f*
Nähragar *m* агáровая питáтельная средá *f*
Nährboden *m* питáтельная средá *f*
~, **fester** твёрдая [плóтная] питáтельная средá *f*
~, **flüssiger** жúдкая питáтельная средá *f*
~, **gallehaltiger** жёлчная питáтельная средá *f*
~, **gallertiger** студнеобрáзная питáтельная средá *f*
~, **halbflüssiger** полужúдкая питáтельная средá *f*
~, **selektiver** избирáтельная питáтельная средá *f*
~, **trockener** сухáя питáтельная средá *f*
Nährbodenpassage *f* пересéв *m* на питáтельные срéды
Nährbouillon *f* бульóнная питáтельная средá *f*
Nährhefe *f* пищевые дрóжжи *pl*
Nährklistier *n* питáтельная клúзма *f*
Nährlösung *f* питáтельный раствóр *m*
Nährmedium *n s.* **Nährboden**
Nährmutter *f* кормúлица *f*
Nährschaden *m* вред *m*, причиняемый неправúльным питáнием
Nährstoff *m* пищевóе веществó *n*

~, **essentieller** незамени́мое пищево́е вещество́ *n*
Nährstoffausnutzung *f* утилиза́ция *f* пищево́го вещества́
Nährstoffbedarf *m* потре́бность *f* в основны́х пищевы́х вещества́х
Nährstoffverbrauch *m* потребле́ние *n* основны́х пищевы́х веще́ств
Nahrung *f* пита́ние *n*; пи́ща *f*
~, **eiweißangereicherte** высокобелко́вая дие́та *f*
~, **fettangereicherte** дие́та *f*, обогащённая жи́ром
~, **pflanzliche** расти́тельная пи́ща *f*
Nahrungsallergen *n* пищево́й аллерге́н *m*
Nahrungsallergie *f* пищева́я аллерги́я *f*
Nahrungsaufnahme *f* приём *m* пи́щи; усвое́ние *n* пи́щи
Nahrungsbakteriologie *f* пищева́я бактериоло́гия *f*
Nahrungsbissen *m* пищево́й комо́к *m*
Nahrungsbrei *m* хи́мус *m*, пищева́я каши́ца *f*
Nahrungseiweiß *n* пищево́й бело́к *m*
Nahrungsenergie *f* энергети́ческая це́нность *f* пи́щи
Nahrungsfaktor *m* пищево́й фа́ктор *m*
~, **essentieller** незамени́мый фа́ктор *m* пита́ния
Nahrungsfasern *f pl* пищевы́е воло́кна *n pl*
Nahrungsfett *n* пищево́й жир *m*
Nahrungshygiene *f* гигие́на *f* пита́ния
Nahrungskalorie *f* пищева́я кало́рия *f*
Nahrungskarenz *f* **1.** интерва́л *m* ме́жду приёмами пи́щи **2.** вре́менное воздержа́ние *n* от приёма пи́щи (*голодание*)
Nahrungsmittel *n pl* пищевы́е проду́кты *m pl*, проду́кты *m pl* пита́ния
~, **allergisch wirkende** аллергизи́рующие пищевы́е проду́кты *m pl*
~, **optimierte** комбини́рованные проду́кты *m pl* повы́шенной биологи́ческой це́нности
Nahrungsmittelallergen *n* пищево́й аллерге́н *m*
Nahrungsmittelallergie *f* пищева́я аллерги́я *f*
Nahrungsmittelfälschung *f* фальсифика́ция *f* пищевы́х проду́ктов
Nahrungsmittelinfektion *f* пищева́я инфе́кция *f*
Nahrungsmittelintoxikation *f* пищева́я интоксика́ция *f*
Nahrungsmitteltoxikoinfektion *f* пищева́я токсикоинфе́кция *f*
Nahrungsmittelunverträglichkeit *f* непереноси́мость *f* пищево́го проду́кта
Nahrungsmittelvergiftung *f* пищево́е отравле́ние *n*
Nahrungsproteine *n pl* пищевы́е белки́ *m pl*
Nahrungsration *f* пищево́й рацио́н *m*
~, **tägliche** су́точный пищево́й рацио́н *m*
Nahrungsreflex *m* пищево́й рефле́кс *m*
Nahrungsreiz *m* пищево́й раздражи́тель *m*
Nahrungsresorption *f* вса́сывание *n* пи́щи
Nahrungstrieb *m* чу́вство *n* го́лода
Nahrungsüberschuß *m* избы́точное пита́ние *n*
Nahrungsverweigerung *f* отка́з *m* от пи́щи
Nahrungszusammensetzung *f* хими́ческий соста́в *m* пищевы́х проду́ктов
Nährwert *m* пищева́я це́нность *f*
~, **energetischer** энергети́ческая це́нность *f* пита́ния
Nährwertersatz *m* эквивале́нтная заме́на *f* пищевы́х проду́ктов
Nahsehprobe *f* иссле́дование *n* остроты́ зре́ния вблизи́
Nahsehstörung *f* наруше́ние *n* зре́ния вблизи́
Nähseide *f* лигату́рный шёлк *m*
Naht *f* шов *m*
~, **atraumatische** нетравмати́ческий шов *m*
~, **fortlaufende** непреры́вный шов *m*
~, **primäre** перви́чный шов *m*
~, **seromuskuläre** серо́зно-мы́шечный шов *m*
~, **versenkte** погружно́й шов *m*
~, **verzögerte** отсро́ченный шов *m*
Nahtdehiszenz *f* расхожде́ние *n* швов
Nahtgranulom *n* гранулёма *f* вокру́г шо́вного материа́ла
Nahtinsuffizienz *f* несостоя́тельность *f* шва
Nahtlinie *f* ли́ния *f* шва
nahtlos без шва; бесшо́вный
Nahtmaterial *n* шо́вный материа́л *m*
~, **resorbierbares** расса́сывающийся шо́вный материа́л *m*
Nahtmethode *f* ме́тод *m* наложе́ния швов
Nahtneuralgie *f* невралги́я *f* в о́бласти шва
Nahtschluß *m* закры́тие *n* швом; соедине́ние *n* посре́дством шва
Nahttechnik *f* те́хника *f* наложе́ния шва
Nahttrennung *f* расхожде́ние *n* шва
Nahtverbindung *f* соедине́ние *n* посре́дством шва
Nahtverschluß *m* закры́тие *n* (*напр. раны*) путём наложе́ния шва
Nahtverwachsung *f* сраще́ние *n* шва
Nahvisus *m* зре́ние *n* вблизи́
Nalanana *f*, **Nalane** *f* со́нная боле́знь *f*, летарги́ческий энцефали́т *m*
Nanismus *m*, **Nanosomie** *f* нани́зм *m*, ка́рликовость *f*
Nanozephalie *f* микроцефали́я *f*, наноцефали́я *f*
Napfkucheniris *f* бомби́рованная ра́дужка *f*
Narbe *f* рубе́ц *m*
Narbenastigmatismus *m* **der Kornea** рогови́чный рубцо́вый астигмати́зм *m*
Narbenbildung *f* рубцева́ние *n*, образова́ние *n* рубца́
Narbenbruch *m* гры́жа *f* в рубце́
Narbenbrücke *f* рубцо́вая перемы́чка *f*
Narbendurchtrennung *f* рассече́ние *n* рубца́
Narbeneinziehung *f* рубцо́вое втяже́ние *n*
Narbenektropium *n* рубцо́вый вы́ворот *m* (*века*)
Narbenentropium *n* рубцо́вый за́ворот *m* (*века*)
Narbenentstellung *f* рубцо́вая деформа́ция *f*
Narbengeschwür *n* я́зва *f* в рубце́
Narbengewebe *n* рубцо́вая ткань *f*
Narbenhernie *f* гры́жа *f* в рубце́
Narbenkeloid *n* кело́идный рубе́ц *m*
Narbenkontraktur *f* рубцо́вая контракту́ра *f*
Narbenkrebs *m* рак *m* в рубце́
Narbenniere *f* рубцо́вая по́чка *f*
Narbenpterygium *n* рубцо́вый птери́гиум *m*, псевдоптери́гиум *m*
Narbenring *m* рубцо́вое кольцо́ *n*

Narbenschrumpfung *f* рубцо́вое смо́рщивание *n*
Narbenschwiele *f* рубцо́вая мозо́ль *f*
Narbenstenose *f* рубцо́вый стено́з *m*
Narbenstörung *f* расстро́йство *n* (*функции органа*) в связи́ с нали́чием рубца́
Narbenstrang *m* рубцо́вый тяж *m*
Narbenstriktur *f* рубцо́вая стрикту́ра *f*
Narbenverengerung *f* рубцо́вый стено́з *m*
Narbenverunstaltung *f* рубцо́вая деформа́ция *f*; рубцо́вое обезобра́живание *n*
Narbenverwachsung *f* рубцо́вое сраще́ние *n*
Narbenzerreißung *f* разры́в *m* рубца́
Narbenzug *m* рубцо́вый тяж *m*
Narbenzusammenziehung *f* рубцо́вое смо́рщивание *n*
Narkohypnose *f* наркогипно́з *m*
Narkolepsie *f* нарколепси́я *f*
Narkomanie *f* наркома́ния *f*
Narkopsychotherapie *f* наркопсихотерапи́я *f*
Narkose *f* нарко́з *m*
~, **intratracheale** интратрахеа́льный нарко́з *m*
~, **potenzierte** потенци́рованный нарко́з *m*
Narkoseäther *m* эфи́р *m* для нарко́за
Narkoseeinleitung *f* введе́ние *n* в нарко́з
Narkoseerbrechen *n* рво́та *f*, свя́занная с нарко́зом
Narkoseführung *f* веде́ние *n* нарко́за
Narkosegas *n* газообра́зное наркоти́ческое вещество́ *n*
Narkosekomplikation *f* осложне́ние *n* нарко́за
Narkoselähmung *f* парали́ч *m*, свя́занный с нарко́зом
Narkosemethode *f* ме́тод *m* нарко́за
Narkosemittel *n pl* наркоти́ческие сре́дства *n pl*
Narkoseprotokoll *n* нарко́зная ка́рта *f*
Narkosestadium *n* ста́дия *f* нарко́за
Narkoseständer *m* нарко́зная подста́вка *f*
Narkosestörung *f* осложне́ние *n* нарко́за
Narkosetiefe *f* глубина́ *f* нарко́за
Narkosetiefemeßgerät *n* индика́тор *m* глубины́ нарко́за
Narkosetod *m* смерть *f* от нарко́за
Narkosetrauma *n* нарко́зная тра́вма *f*
Narkosetubus *m* нарко́зная тру́бка *f*
Narkosevorbereitung *f* премедикацио́нная подгото́вка *f* больно́го к нарко́зу
Narkosewagen *m* нарко́зная теле́жка *f*
Narkosezwischenfall *m* осложне́ние *n* нарко́за
Narkotika *n pl* наркоти́ческие сре́дства *n pl*
Narkotiseur *m* наркотиза́тор *m*
Narkotisierte *m* наркотизи́руемый *m*, подверга́емый *m* нарко́зу
Narzißmus *m* нарцисси́зм *m*, аутоэроти́зм *m*
nasal носово́й
Nasalität *f s.* **Näseln**
Nasallaut *m* носово́й звук *m*
Nasal-Oxygenkatheter *m* кате́тер *m* для оксигена́ции че́рез нос
Nase *f* нос *m*
~, **äußere** нару́жный нос *m*
~, **innere** вну́тренний нос *m*
näseln гнуса́вить, говори́ть в нос
Näseln *n* гнуса́вость *f*, ринофони́я *f*, ринолали́я *f*
~, **gemischtes** сме́шанная гнуса́вость *f*
~, **geschlossenes** закры́тая гнуса́вость *f*, *rhinolalia clausa*
~, **offenes** откры́тая гнуса́вость *f*, *rhinolalia aperta*
Näselstimme *f s.* **Näseln**
Nasenabsonderung *f* **1.** секре́т *m* сли́зистой оболо́чки но́са **2.** выделе́ния *n pl* из но́са
Nasenabstrich *m* мазо́к *m* из но́са
Nasenaffektion *f* пораже́ние *n* но́са, заболева́ние *n* но́са
Nasenatresie *f* атрези́я *f* но́са
~, **hintere** хоана́льная атрези́я *f*
Nasenausfluß *m* выделе́ния *n pl* из но́са
Nasenbein *n* носова́я кость *f*
Nasenbluten *n*, **Nasenblutung** *f* носово́е кровотече́ние *n*
Nasenbruch *m* перело́м *m* но́са
Nasenchirurgie *f* ринохирурги́я *f*, хирурги́я *f* но́са
Nasendeformität *f* деформа́ция *f* но́са
Nasendilatator *m* носорасшири́тель *m*
Nasendiphtherie *f* дифтери́я *f* но́са
Nasendurchgängigkeit *f* проходи́мость *f* но́са
Nasendusche *f* ороше́ние *n* по́лости но́са; промыва́ние *n* но́са
Nasenerweiterer *m* носорасшири́тель *m*
Nasenflügel *m* крыло́ *n* но́са
Nasenflügelatmung *f* дыха́ние *n* с раздува́нием кры́льев но́са
Nasenfremdkörper *m* иноро́дное те́ло *n* но́са
Nasenfurunkel *m* фуру́нкул *m* но́са
Nasengang *m* носово́й ход *m*
~, **gemeinsamer** о́бщий носово́й ход *m*
Nasenhaupthöhle *f* гла́вная по́лость *f* но́са
Nasenhöhle *f* по́лость *f* но́са
Nasenhöhlenkarzinom *n* рак *m* сли́зистой оболо́чки по́лости но́са
Nasenhöhlenneubildung *f* новообразова́ние *n* (*опухоли*) в по́лости но́са
Nasenhöhlenschlagader *f*, **scheidewandseitige** арте́рия *f* носово́й перегоро́дки
Nasenhöhlenschleimhaut *f* сли́зистая оболо́чка *f* по́лости но́са
Nasenhöhlenuntersuchung *f* иссле́дование *n* околоносовы́х па́зух
Nasenjucken *n* зуд *m* в носу́
Nasenkatarrh *m* катара́льный рини́т *m*
Nasenkitzel *m* ощуще́ние *n* щекота́ния в носу́
Nasenknochenelevator *m* элева́тор *m* для репони́рования носовы́х косте́й
Nasenknorpel *m* хрящ *m* но́са
Nasenkrebs *m* рак *m* но́са
Nasenlaufen *n* оби́льные жи́дкие выделе́ния *n pl* из но́са
Nasenlaut *m* носово́й звук *m*
Nasenlippenfalte *f*, **Nasenlippenfurche** *f* носогу́бная борозда́ *f*, носогу́бная скла́дка *f*
Nasenloch *n* ноздря́ *f*
Nasenlochverengerung *f* суже́ние *n* ноздри́
Nasenmuschel *f* носова́я ра́ковина *f*
Nasenmuschelresektion *f* резе́кция *f* носово́й ра́ковины

Nasenmuschelschwellung *f* набуха́ние *n* носово́й ра́ковины
Nasenmuskel *m* носова́я мы́шца *f*
Nasennebenhöhle *f* прида́точная по́лость *f* но́са, околоносова́я па́зуха *f*
Nasennebenhöhlenentzündung *f* синуи́т *m*, воспале́ние *n* околоносово́й па́зухи
~, odontogene одонтоге́нный синуи́т *m*
Nasennebenhöhlenfokus *m* оча́г *m* инфе́кции в околоносово́й па́зухе
Nasennebenhöhlenosteom *n* остео́ма *f* прида́точной по́лости но́са
Nasennebenhöhlenverletzung *f* тра́вма *f* околоносово́й па́зухи
Nasenplastik *f* ринопла́стика *f*, пла́стика *f* но́са
Nasenpolyp *m* поли́п *m* но́са
Nasenrachen *m* носогло́тка *f*
Nasenrachenabstrich *m* мазо́к *m* из носогло́тки
Nasenrachenatresie *f* атрези́я *f* носогло́тки
Nasenrachenentzündung *f* назофаринги́т *m*, ринофаринги́т *m*
Nasenrachenfibrom *n* фибро́ма *f* носогло́тки
Nasenrachengeschwulst *f* о́пухоль *f* носогло́тки
Nasenrachenkatarrh *m* катара́льный назофаринги́т *m*
Nasenrachenkrebs *m* рак *m* носогло́тки
Nasenrachenobstruktion *f* заку́порка *f* носогло́тки
Nasenrachenraum *m* носогло́тка *f*
Nasenrachenspiegel *m* носогло́точное зе́ркало *n*
Nasenrachenspiegelung *f* за́дняя риноскопи́я *f*
Nasenrachenuntersuchung *f* иссле́дование *n* носогло́тки
Nasenregion *f* о́бласть *f* но́са
Nasenrotz *m* носова́я фо́рма *f* са́па
Nasenrücken *m* спи́нка *f* но́са
Nasenscheidewand *f* носова́я перегоро́дка *f*
~, knöcherne ко́стная часть *f* носово́й перегоро́дки
~, knorpelige хрящева́я часть *f* носово́й перегоро́дки
Nasenscheidewandabszeß *m* абсце́сс *m* носово́й перегоро́дки
Nasenscheidewandverbiegung *f* искривле́ние *n* носово́й перегоро́дки
Nasenschleimhautpolyp *m* поли́п *m* сли́зистой оболо́чки но́са
Nasenschleuder *f* пращеви́дная повя́зка *f* для но́са
Nasenschlinge *f* пе́тля *f* для удале́ния поли́пов но́са
Nasensekret *n* отделя́емое *n* из но́са, носово́й секре́т *m*
Nasenseptum *n* носова́я перегоро́дка *f* (*s. a.* **Nasenscheidewand**)
Nasenseptumdeviation *f* искривле́ние *n* носово́й перегоро́дки
Nasenseptumperforation *f* перфора́ция *f* [прободе́ние *n*] носово́й перегоро́дки
Nasenskelett *n* скеле́т *m* [ко́сти *f pl*] но́са
Nasensondenernährung *f* пита́ние *n* че́рез носово́й зонд
Nasenspiegelbefund *m* да́нные *pl* риноскопи́и
Nasenspiegelung *f*, **Nasenspiegeluntersuchung** *f* риноскопи́я *f*
Nasenspitze *f* ко́нчик *m* но́са
Nasensprache *f s.* **Näseln**
Nasenspülung *f* промыва́ние *n* но́са
Nasenstein *m* риноли́т *m*
Nasenstimme *f s.* **Näseln**
Nasentamponade *f* тампона́да *f* но́са
Nasentrauma *n* тра́вма *f* но́са
Nasentrockenheit *f* су́хость *f* в носу́
Nasenverletzung *f* тра́вма *f* но́са
Nasenverschluß *m*, **Nasenverstopfung** *f* заку́порка *f* но́са
Nasenvorhof *m* преддве́рие *n* но́са
Nasenwiderstand *m* внутриносово́е сопротивле́ние *n* (*току воздуха*)
Nasenwurzel *f* ко́рень *m* но́са
Nasenzyanose *f* циано́з *m* но́са
Nasolabialfalte *f*, **Nasolabialfurche** *f s.* **Nasenlippenfalte**
nasopharyngeal носогло́точный
Nasopharyngitis *f* назофаринги́т *m*, ринофаринги́т *m*
nässend мо́кнущий
Naßerfrierung *f* вла́жное обмороже́ние *n*
Natalität *f* рожда́емость *f*
Nativblut *n* нати́вная кровь *f*
Nativpräparat *n* нати́вный препара́т *m*
Natizephalie *f* натицефали́я *f*, «ягоди́чный» че́реп *m*
Natriumchlorid хло́ристый на́трий *m*, пова́ренная соль *f*
Natriummangel-Syndrom *n* синдро́м *m* дефици́та на́трия
Natriurese *f* натриуре́з *m* (*выделение натрия с мочой*)
Natriureticum *n* натрийуретическое сре́дство *n*
Naturfango *n* есте́ственные гря́зи *f pl* вулкани́ческого происхожде́ния
Naturfarbe *f* есте́ственная окра́ска *f*
Naturheilbehandlung *f* лече́ние *n* приро́дными фа́кторами
Naturheilkunde *f* натуропа́тия *f*, уче́ние *n* о приро́дных лече́бных фа́кторах
Naturheilmittel *n pl* приро́дные лече́бные сре́дства *n pl*
Naturheilverfahren *n pl* лече́ние *n* приро́дными фа́кторами
Naturherd *m* приро́дный оча́г *m*
Naturmoorbäder *n pl* есте́ственные грязевы́е ва́нны *f pl*
Naturschutz *m* охра́на *f* приро́ды
Naturtrieb *m* инсти́нкт *m*; есте́ственное побужде́ние *n*
Naturwissenschaft *f* естествозна́ние *n*
Nausea *f* тошнота́ *f*
Navikulare *n* ладьеви́дная кость *f*
Nävus *m* не́вус *m*, роди́мое пятно́ *n*, ро́динка *f*
Nävuszelle *f* не́вусная кле́тка *f*
Nävuszellnävus *m* невокле́точный не́вус *m*
N-Bilanz *f* азо́тистый бала́нс *m*
~, negative отрица́тельный азо́тистый бала́нс *m*
NCD-Prävention *f* профила́ктика *f* неинфекцио́нных заболева́ний

Nd-Laser *m* неоди́мовый ла́зер *m*
Nearthrose *f* неоартро́з *m*, образова́ние *n* ло́жного суста́ва
Nebel *m*, **giftiger** токси́ческий тума́н *m*
Nebeldichte *f* концентра́ция *f* аэрозо́ля
Nebelfleck *m* помутне́ние *n* рогови́цы
Nebelkammer *f* аэрозо́льная ка́мера *f*
Nebenast *m* побо́чная ветвь *f*
Nebenausführungsgang *m* **der Bauchspeicheldrüse** доба́вочный выводно́й прото́к *m* поджелу́дочной железы́, санто́ринов прото́к *m*
Nebenbrustdrüse *f* доба́вочная моло́чная железа́ *f*
Nebeneffekt *m s.* **Nebenerscheinung**
Nebeneierstock *m* парао́офоро́н *m*, надъя́ичниковый прида́ток *m*
Nebenerscheinung *f* сопу́тствующее [побо́чное] явле́ние *n*
Nebengang *m* боково́й [доба́вочный] ход *m*
Nebengen *n* побо́чный ген *m*
Nebenhoden *m* прида́ток *m* я́ичка, *Epididymis*
Nebenhodenentzündung *f* эпидидими́т *m*, воспале́ние *n* прида́тка я́ичка
Nebenhodengang *m* выводно́й прото́к *m* прида́тка я́ичка
Nebenhodenmykosen *f pl* грибко́вые пораже́ния *n pl* прида́тка я́ичка
Nebenhodentuberkulose *f* туберкулёзный эпидидими́т *m*, туберкулёз *m* прида́тка я́ичка
Nebenhöhle *f* околоносова́я [прида́точная] па́зуха *f*
Nebenhöhlenechographie *f* эхографи́я *f* околоносовы́х па́зух
Nebenhöhlenempyem *n* эмпие́ма *f* околоносово́й па́зухи, гно́йный синуси́т *m*
Nebenhöhlenentzündung *f* синуси́т *m*
Nebenhöhlenkatarrh *m* ката́ральный синуси́т *m*
Nebenhöhlensonographie *f* ультразвуково́е иссле́дование *n* околоносовы́х па́зух
Nebenhöhlenzyste *f* киста́ *f* околоносово́й па́зухи
Nebenkern *m* доба́вочное ядро́ *n*
Nebenkrankheit *f* сопу́тствующее заболева́ние *n*
Nebenkropf *m* аберра́нтная [аберри́рующая] стру́ма *f*
Nebenkur *f* дополни́тельное [вспомога́тельное] лече́ние *n*
Nebenmagen *m* изоли́рованный желу́дочек *m* (*по Павлову*)
Nebenmamma *f* доба́вочная моло́чная железа́ *f*
Nebenmilz *f* доба́вочная селезёнка *f*
Nebenniere *f* надпо́чечник *m*
Nebennierenabtragung *f* адреналэктоми́я *f*, удале́ние *n* надпо́чечника
Nebennierenadenom *n* адено́ма *f* надпо́чечника
Nebennierenapoplexie *f* апоплекси́я *f* надпо́чечника
Nebennierendiabetes *m* надпо́чечниковый диабе́т *m*
Nebennierenentfernung *f*, **Nebennierenexstirpation** *f s.* **Nebennierenabtragung**
Nebenniereninsuffizienz *f* недоста́точность *f* надпо́чечников
Nebennierenmark *n* мозгово́е вещество́ *n* [мозгово́й слой *m*] надпо́чечника
Nebennierenmarkhormon *n* гормо́н *m* мозгово́го сло́я надпо́чечников
Nebennierenmark-Syndrom *n*, **hyperhormonales** гипергормона́льный синдро́м *m* мозгово́го сло́я надпо́чечника
Nebennierenmarktumor *m* о́пухоль *f* мозгово́го сло́я надпо́чечника
Nebennierenmetastase *f* метаста́з *m* в надпо́чечник
Nebennierenrinde *f* кора́ *f* [ко́рковый слой *m*, ко́рковое вещество́ *n*] надпо́чечника
Nebennierenrindenadenom *n* адено́ма коры́ надпо́чечника
Nebennierenrindenhormon *n* гормо́н *m* коры́ надпо́чечника
Nebennierenrindeninsuffizienz *f* недоста́точность *f* коры́ надпо́чечников, аддисо́нова боле́знь *f*
Nebennierenrindentumor *m* о́пухоль *f* коры́ надпо́чечника
Nebennierenrindsteroide *n pl* стеро́иды *m pl* коры́ надпо́чечника, кортикостеро́иды *m pl*
Nebennierentumor *m* о́пухоль *f* надпо́чечника
Nebennierenvene *f* надпо́чечниковая ве́на *f*
Nebenöffnung *f* доба́вочное отве́рстие *n*
Nebenpankreas *n* доба́вочная поджелу́дочная железа́ *f*
Nebenplazenta *f* доба́вочная плаце́нта *f*
Nebenpocken *pl* о́спенное высыпа́ние *n* вокру́г ме́ста вакцина́ции
Nebenprodukt *n* побо́чный проду́кт *m*
Nebenreaktion *f* побо́чная реа́кция *f*
Nebenschilddrüse *f* околощитови́дная [паращитови́дная] железа́ *f*, эпителиа́льное те́льце *n*
Nebenschilddrüsenadenom *n* адено́ма *f* околощитови́дной [паращитови́дной] железы́
Nebenschilddrüseninsuffizienz *f* гипопаратиреоиди́зм *m*
Nebenschilddrüsenüberfunktion *f* гиперпаратиреоиди́зм *m*
Nebenschlagader *f* **des Armes, ellenseitige** локтева́я око́льная арте́рия *f*, *Arteria collateralis ulnaris*
Nebenschluß *m* шунт *m*
Nebensehrichtung *f* направле́ние *n* взо́ра в сто́рону от ви́димого предме́та
Nebenureter *m* доба́вочный мочето́чник *m*
Nebenverletzung *f* сопу́тствующее [одновреме́нное] поврежде́ние *n*
Nebenwirkung *f* побо́чное де́йствие *n*
Nebenwirkungsrate *f* частота́ *f* побо́чных явле́ний
Nebenwirkungsrisiko *n* риск *m* побо́чных явле́ний
Nebenwirkungsspektrum *n* спектр *m* побо́чных явле́ний
Nebenwirt *m* побо́чный хозя́ин *m* (*напр. паразита*)
Nebenwurzel *f* доба́вочный ко́рень *m*
Nebenzelle *f* доба́вочная кле́тка *f*
Necator *m* нека́тор *m* (*вид анкилосомы*)
Negativismus *m* негативи́зм *m*

Negeranämie *f* серпови́дно-клё́точная анеми́я *f*
Neiger *m* мы́шца-прона́тор *f*
Neigung *f* **1.** накло́нность *f*, скло́нность *f* **2.** накло́н *m*
Neisser-Diplokokkus *m* диплоко́кк *m* Не́йссера, гоноко́кк *m*
Neisseria *f* нейссе́рия *f*
Nekrektomie *f* некрэктоми́я *f*
Nekrobiose *f* некробио́з *m*
Nekrodermatitis *f* некроти́ческий дермати́т *m*
Nekrohormon *n* некрогормо́н *m*
Nekronephrose *f* некронефро́з *m*, некроти́ческий нефро́з *m*
Nekrophanerose *f* некрофанеро́з *m*
Nekrophilie *f* некрофили́я *f*
Nekrophobie *f* некрофоби́я *f*
Nekropsie *f* вскры́тие *n* тру́па
Nekrose *f* некро́з *m*
~, **direkte** прямо́й некро́з *m*
~, **fibrinoide** фибрино́идный некро́з *m*
~, **indirekte** непрямо́й [циркулято́рный] некро́з *m*
~, **ischämische** ишеми́ческий некро́з *m*
~, **käsige** казео́зный [творо́жистый] некро́з *m*
~, **wachsartige** воскови́дный некро́з *m*
Nekrosemarker *m* при́знак *m* некро́за
Nekrosenabtragung *f* некрэктоми́я *f*
Nekrosepfropf *m* стё́ржень *m* гнойника́
Nekrosetest *m* гиперерги́ческая про́ба *f* Артю́са
Nekroskopie *f* осмо́тр *m* тру́па
Nekrospermie *f* некросперми́я *f*
nekrotisch некроти́ческий
Nekrotisierung *f* омертве́ние *n*
Nekrotomie *f* некротоми́я *f*
Nematoden *m pl* немато́ды *f pl*
Nematozid *n* нематоци́д *m*
Nenndurchmesser *m* **einer Brillenlinse** поле́зный диа́метр *m* очко́вой ли́нзы
Neokortex *m* неоко́ртекс *m*, изоко́ртекс *m*
Neologismus *m* неологи́зм *m*
Neomortalität *f* сме́ртность *f* новорождё́нных (*в первые десять дней жизни*)
Neonatalperiode *f* пери́од *m* новорождё́нности
Neonatologie *f* неонатоло́гия *f*
Neoplasie *f* неоплази́я *f*, о́пухолевый рост *m*
Neoplasievorstufe *f* предо́пухолевое состоя́ние *n*, преднеоплази́я *f*
Neoplasma *n* новообразова́ние *n*
neoplastisch неопласти́ческий, о́пухолевый
Neostomie *f* неостоми́я *f*, образова́ние *n* но́вого у́стья
Nephelometrie *f* нефелометри́я *f*
Nephralgie *f* нефралги́я *f*, бо́ли *f pl* в по́чках
Nephrektomie *f* нефрэктоми́я *f*
Nephrhämorrhagie *f* кровотече́ние *n* из по́чки
Nephritis *f* нефри́т *m*
~, **apostematöse** апостемато́зный [абсцеди́рующий] нефри́т *m*
~, **bösartige subakute** злока́чественный подо́стрый нефри́т *m*
~, **diffuse** диффу́зный нефри́т *m*
~, **herdförmige** очаго́вый нефри́т *m*
~, **interstitielle** интерстициа́льный [межу́точный] нефри́т *m*
~ **mit nephrotischem Einschlag** нефри́т *m* с нефроти́ческим компоне́нтом
Nephroangiographie *f* нефроангиографи́я, ангиографи́я *f* по́чек
Nephroangiosklerose *f* нефроангиосклеро́з *m*
Nephroblastom *n* нефробласто́ма *f*, о́пухоль *f* Ви́льмса
nephrogen нефроге́нный
Nephrographie *f* нефрографи́я *f*
Nephrohydrose *f* гидронефро́з *m*
Nephrokalzinose *f* нефрокальцино́з *m*
Nephrokapsektomie *f* декапсуля́ция *f* по́чки
Nephrokolik *f* по́чечная ко́лика *f*
Nephrolithiasis *f* нефролитиа́з *m*, почечнока́менная боле́знь *f*
Nephrolithotomie *f* нефролитотоми́я *f*, по́чечное камнесече́ние *n*
Nephrologie *f* нефроло́гия *f*
Nephrolyse *f* нефро́лиз *m* (*оперативное разделение перинефральных сращений*)
Nephrom *n* нефро́ма *f*
Nephron *n* нефро́н *m*
Nephrooxalose *f* оксало́з *m* по́чек
Nephropathie *f* нефропати́я *f*
~, **diabetische** диабети́ческая нефропати́я *f*
~, **endemische** эндеми́ческая нефропати́я *f*, балка́нский нефри́т *m*
Nephropexie *f* нефропекси́я *f*
Nephrophthise *f* нефрофти́з *m*
~, **familiäre juvenile** ювени́льный семе́йный нефрофти́з *m*
Nephroplegie *f* подавле́ние *n* [сниже́ние *n*] фу́нкции по́чек
Nephroptose *f* нефропто́з *m*
Nephropyelostomie *f* нефропиелостоми́я *f*
Nephrorrhagie *f* кровотече́ние *n* из по́чки
Nephrose *f* нефро́з *m*
~, **amyloide** амило́идный нефро́з *m*
~, **biliare [ikterische]** желту́шный нефро́з *m*
~ **des unteren Nephrons** нефро́з *m* диста́льного нефро́на
Nephrosklerose *f* нефросклеро́з *m*
~, **maligne** злока́чественный нефросклеро́з *m*
nephrosklerotisch нефросклероти́ческий, свя́занный с нефросклеро́зом
Nephrosonographie *f* эхонефрографи́я *f*
Nephrostom *n* нефросто́ма *f*
Nephrotomie *f* нефротоми́я *f*, разре́з *m* по́чки
Nephrotoxin *n* нефротокси́н *m*
Nephroureterektomie *f* нефроуретерэктоми́я *f*
Nerv *m* нерв *m*
~, **afferenter** афферé́нтный [центростреми́тельный] нерв *m*
~, **efferenter** эффере́нтный [центробе́жный] нерв *m*
~, **peripherer** перифери́ческий нерв *m*
~, **sekretorischer** секрето́рный нерв *m*
~, **umherschweifender** блужда́ющий нерв *m*
~, **vasomotorischer** вазомото́рный нерв *m*
nerval не́рвный
nervenanreizend возбужда́ющий не́рвную систе́му
Nervenarznei *f* нейротро́пное лека́рство *n*
Nervenarzt *m* невропато́лог *m*

Nervenast *m* ветвь *f* нéрва
Nervenauslösung *f* неврóлиз *m*
Nervenausreißung *f* экзерéз *m* нéрва
Nervenaustrittpunkt *m* тóчка *f* вы́хода нéрва
Nervenbahn *f* нéрвный путь *m*
Nervenbeschwerden *f pl* невроти́ческие жáлобы *f pl*
Nervenbiopsie *f* биопси́я *f* нéрва
Nervenblocker *m* нейроблокáтор *m*
Nervendegeneration *f* дегенерáция *f* нéрва
Nervendehnung *f* растяжéние *n* нéрва
Nervendehnungsschmerz *m* боль *f* при натяжéнии нéрва
Nervendiszision *f* перерéзка *f* нéрва
Nervendruck *m* давлéние *n* на нерв; прижáтие *n* нéрва
Nervendruckpunkte *m pl* болевы́е тóчки *f pl* Валлé
Nervendruckschädigung *f* компрессиóнное повреждéние *n* нéрва
Nervendurchschneidung *f*, **Nervendurchtrennung** *f* невротоми́я *f*, рассечéние *n* нéрва
Nerveneinfluß *m* влия́ние *n* нéрвной систéмы
Nervenendapparat *m* концевóй нéрвный аппарáт *m*
Nervenendigung *f* нéрвное окончáние *n*
~, **eingekapselte** инкапсули́рованное нéрвное окончáние *n*
~, **freie** свобóдное нéрвное окончáние *n*
Nervenendkörperchen *n* концевóе нéрвное тéльце *n*
Nervenendplatte *f* концевáя нéрвная пласти́нка *f*
Nervenentartung *f* дегенерáция *f* нéрва
Nervenentzündung *f* воспалéние *n* нéрва, неври́т *m*
Nervenerkrankung *f* нéрвное заболевáние *n*
Nervenerregbarkeit *f* нéрвная возбуди́мость *f*
Nervenerregbarkeitsveränderung *f* изменéние *n* нéрвной возбуди́мости
Nervenerregung *f* нéрвное возбуждéние *n*
Nervenerregungsleitung *f* проведéние *n* возбуждéния по нéрву
Nervenersatz *m* замещéние *n* (*напр. трансплантация*) нéрва
Nervenerscheinung *f* неврологи́ческий симптóм *m*
Nervenerschöpfung *f* нéрвное истощéние *n*
Nervenerschütterung *f* сотрясéние *n* нéрва
Nervenerweichung *f* размягчéние *n* нéрва
Nervenextraktion *f* нейроэкзерéз *m*
Nervenfaser *f* нéрвное волокнó *n*
~, **markhaltige** миелинсодержáщее [мя́котное] нéрвное волокнó *n*
~, **marklose** безмиели́новое [безмя́котное] нéрвное волокнó *n*
Nervenfaserfortsatz *m* отрóсток *m* нéрвного волокнá
Nervenfaserschicht *f* слой *m* нéрвных волóкон
Nervenfaserzerfall *m* распáд *m* нéрвных волóкон
Nervenfieber *n* сыпнóй тиф *m*
Nervenfreilegung *f* обнажéние *n* нéрва
Nervengeflecht *n* нéрвное сплетéние *n*
~, **parasympathisches** парасимпати́ческое нéрвное сплетéние *n*
~, **sympathisches** симпати́ческое нéрвное сплетéние *n*
Nervengeschwulst *f* нейрогéнная óпухоль *f*
Nervengewebe *n* нéрвная ткань *f*
Nervengift *n* нéрвный яд *m*
Nervenheilanstalt *f* неврологи́ческое лечéбное заведéние *n*
Nervenheilkunde *f* невропатолóгия *f*, неврołóгия *f*
Nervenheilstätte *f* неврологи́ческий санатóрий *m*
Nervenherabstimmung *f* нéрвная депрéссия *f*
Nervenhülle *f* оболóчка *f* нéрва
Nervenkern *m* ядрó *n* нéрва
Nervenkitt *m* нейроглия́ *f*
Nervenkompression *f* сдавлéние *n* нéрва
Nervenkranke *m* нервнобольнóй *m*
Nervenkrankheit *f* заболевáние *n* нéрвной систéмы
Nervenkrankheitslehre *f* невропатолóгия *f*
Nervenkunde *f* неврołóгия *f*
Nervenlähmung *f* парали́ч *m* нéрва
Nervenleitung *f* проведéние *n* возбуждéния по нéрву
Nervenleitungsbahn *f* проводя́щий нéрвный путь *m*
Nervenleitungsunterbrechung *f* прерывáние *n* нéрвной проводи́мости
Nervenlepra *f* нéрвная фóрма *f* прокáзы
Nervenlosigkeit *f* отсýтствие *n* иннервáции
Nervenlösung *f* неврóлиз *m*
Nervenluxation *f* смещéние *n* нéрва
Nervenmark *n* миели́н *m*
Nervenmittel *n* срéдство *n* для лечéния нéрвных болéзней
Nervenphysiologie *f* физиолóгия *f* нéрвной систéмы, нейрофизиолóгия *f*
Nervenplastik *f* плáстика *f* нéрва
Nervenplatte *f* нéрвная пласти́нка *f*
Nervenplexus *m* нéрвное сплетéние *n*
Nervenpunkte *m pl* болевы́е тóчки *f pl* Валлé
Nervenpunktmassage *f* массáж *m* болевы́х тóчек Валлé
Nervenquetschung *f* невротрипси́я *f*, раздáвливание *n* нéрва
Nervenregeneration *f* регенерáция *f* нéрва
Nervenreiz *m* нéрвное возбуждéние *n*
Nervenreizmittel *n* срéдство *n*, возбуждáющее нéрвную систéму
Nervenresektion *f* неврэктоми́я *f*, резéкция *f* нéрва
Nervenruptur *f* разры́в *m* нéрва
Nervenscheide *f* влагáлище *n* нéрва
Nervenschlag *m* инсýльт *m*
Nervenschlinge *f* пéтля *f* нéрва
Nervenschmerz *m* невралги́я *f*
Nervenschnitt *m* невротоми́я *f*, рассечéние *n* нéрва
Nervenschock *m* нéрвный шок *m*
Nervenschußverletzung *f* огнестрéльное ранéние *n* нéрва

Nervenschwäche *f* неврастени́я *f*
Nervenspannung *f* не́рвный то́нус *m*
Nervenstärkungsmittel *n* сре́дство *n*, укрепля́ющее не́рвную систе́му
Nervenstimulation *f*, **transkutane elektrische** чреско́жная электростимуля́ция *f* не́рва
Nervenstörung *f* не́рвное расстро́йство *n*
Nervensyphilis *f s.* **Neurolues**
Nervensystem *n* не́рвная систе́ма *f*
~, **animales** цереброспина́льная не́рвная систе́ма *f*
~, **autonomes** *s.* **Nervensystem, vegetatives**
~, **peripheres** периферѝческая не́рвная систе́ма *f*
~, **vegetatives** вегетати́вная [автоно́мная] не́рвная систе́ма *f*
~, **zentrales** центра́льная не́рвная систе́ма *f*
Nervensystemüberreizung *f* перераздраже́ние *n* не́рвной систе́мы
Nerventätigkeit *f*, **höhere** вы́сшая не́рвная де́ятельность *f*
Nerventransplantation *f* трансплента́ция *f* не́рва
Nerventrophik *f* не́рвная тро́фика *f*
Nervenüberanstrengung *f* перенапряже́ние *n* не́рвной систе́мы
Nervenüberreizung *f* перераздраже́ние *n* не́рвной систе́мы *или* не́рва
Nervenumstimmung *f* перестро́йка *f* не́рвной систе́мы
Nervenverletzung *f* ране́ние *n* [поврежде́ние *n*] не́рва
Nervenverschleiß *m* истоще́ние *n* не́рвной систе́мы
Nervenversorgung *f* иннерва́ция *f*
Nervenwurzel *f* не́рвный корешо́к *m*
Nervenwurzelentartung *f* дегенера́ция *f* не́рвного корешка́
Nervenwurzelentzündung *f* воспале́ние *n* не́рвных корешко́в, радикули́т *m*
Nervenwurzelkompression *f* сдавле́ние *n* не́рвного корешка́
Nervenwurzelreizung *f* раздраже́ние *n* не́рвного корешка́
Nervenwurzelschmerz *m* корешко́вая боль *f*
Nervenzelle *f* не́рвная кле́тка *f*
~, **bipolare** биполя́рная не́рвная кле́тка *f*
~, **multipolare** мультиполя́рная не́рвная кле́тка *f*
~, **unipolare** униполя́рная не́рвная кле́тка *f*
Nervenzellenanhäufung *f* скопле́ние *n* не́рвных кле́ток
Nervenzellenfortsatz *m* отро́сток *m* не́рвной кле́тки
Nervenzentrum *n* не́рвный центр *m*
Nervenzerreißung *f* разры́в *m* не́рва
Nervenzerstörung *f* разруше́ние *n* не́рва
Nervenzittern *n* не́рвный тре́мор *m*
Nervenzucken *n* не́рвное подёргивание *n*
Nervenzusammenbruch *m* истоще́ние *n* не́рвной систе́мы
Nerv-Muskel-Präparat *n* не́рвно-мы́шечный препара́т *m*
nervös не́рвный
Nervosität *f* нерво́зность *f*
Nervtöten *n* умерщвле́ние *n* не́рва (*зуба*)
Nervus *m* **opticus** зри́тельный нерв *m*
Nesidiom *n* инсуло́ма *f*
Nesselausschlag *m*, **Nesselsucht** *f* крапи́вница *f*
Netz *n* **1.** сеть *f*, се́тка *f* **2.** са́льник *m*, *Omentum*
Netzanheftung *f* оментопекси́я *f*, подшива́ние *n* са́льника
Netzbeutel *m* са́льниковая су́мка *f*
Netzbruch *m* са́льниковая гры́жа *f*
Netzbrucheinklemmung *f* ущемле́ние *n* са́льниковой гры́жи
Netzdarmhodensackbruch *m* мошо́ночная гры́жа *f*, содержа́щая уча́сток кишки́ и са́льника
Netzentzündung *f* омента́т *m*, воспале́ние *n* са́льника
Netzhaut *f* сетча́тка *f*
Netzhautablösung *f* отсло́йка *f* сетча́тки
~ **durch Narbenzug** тракцио́нная отсло́йка *f* сетча́тки
Netzhautader *f s.* **Netzhautgefäß**
Netzhaut-Aderhaut-Kolobom *n* колобо́ма *f* хориоиде́и и сетча́тки
Netzhautangiomatose *f* ангиомато́з *m* сетча́тки
Netzhautarterie *f* арте́рия *f* сетча́тки, *Arteria retinae*
Netzhautarteriendruck *m* давле́ние *n* в арте́рии сетча́тки
Netzhautarteriendruckmessung *f* измере́ние *n* давле́ния в арте́рии сетча́тки
Netzhautarterienverschluß *m* непроходи́мость *f* центра́льной арте́рии сетча́тки
Netzhautbildparallaxe *f* бинокуля́рный паралла́кс *m*
Netzhautblastom *n* о́пухоль *f* сетча́тки
Netzhautblutader *f* ве́на *f* сетча́тки
Netzhautblutung *f* кровоизлия́ние *n* в сетча́тку
Netzhautduplikatur *f* дупликату́ра *f* сетча́тки
Netzhautebene *f* пло́скость *f* сетча́тки
Netzhautentzündung *f* ретини́т *m*, воспале́ние *n* сетча́тки
Netzhautfalte *f* скла́дка *f* сетча́тки
Netzhautfälterung *f*, **radiäre** радиа́рная исче́рченность *f* ма́кулы
Netzhautgefäß *n* сосу́д *m* сетча́тки, ретина́льный сосу́д *m*
Netzhautgefäßschattenfigur *f* изображе́ние *n* ретина́льных сосу́дов (*энтоптический феномен*)
Netzhautgefäßsklerose *f* склеро́з *m* ретина́льных сосу́дов
Netzhautgewebe *n* ткань *f* сетча́тки
Netzhaut-Glaskörperstrang *m* витреоретина́льная спа́йка *f*
Netzhautgliom *n* глио́ма *f* сетча́тки
Netzhautgrübchen *n*, **Netzhautgrube** *f* центра́льная я́мка *f* сетча́тки
Netzhautischämie *f* ишеми́я *f* сетча́тки
Netzhautloch *n* разры́в *m* сетча́тки; отве́рстие *n* в сетча́тке
Netzhautmitte *f* центра́льная я́мка *f* сетча́тки
Netzhautödem *n* отёк *m* сетча́тки
~, **peripapilläres** перипапилля́рный отёк *m* сетча́тки
Netzhautperipherie *f* перифери́я *f* сетча́тки

Netzhautpräzipitat *n* преципитáт *m* сетчáтки
Netzhautpunkte *m pl*, **identische** корреспондúрующие тóчки *f pl* сетчáтки
Netzhautriß *m* разрыв *m* сетчáтки; отвéрстие *n* в сетчáтке
Netzhautschädigung *f* поражéние *n* сетчáтки
Netzhautschicht *f* слой *m* сетчáтки
Netzhautschwellung *f*, **trübe** мýтное набухáние *n* сетчáтки
Netzhautschwund *m* атрофúя *f* сетчáтки
Netzhautstäbchen *n* пáлочка *f* сетчáтки
Netzhauttrübung *f* помутнéние *n* сетчáтки
Netzhautveränderung *f* **beim Hochdruck** гипертонúческая ретинопатúя *f*
Netzhautzapfen *m* кóлбочка *f* сетчáтки
Netzhautzyste *f* кистá *f* сетчáтки
Netzhernie *f* сáльниковая грыжа *f*
Netzleistenbruch *m* пáховая грыжа *f*, содержáщая сáльник
Netznabelbruch *m* пупóчная грыжа *f*, содержáщая сáльник
Netzpforte *f* сáльниковое отвéрстие *n*
Netzschenkelbruch *m* бéдренная грыжа *f*, содержáщая сáльник
Netztorsion *f* перекрýт *m* сáльника
Netzvorfall *m* выпадéние *n* сáльника
Netzzerreißung *f* разрыв *m* сáльника
Neubildung *f* новообразовáние *n*; óпухоль *f*
~, **benigne** *s.* **Neubildung, gutartige**
~, **bösartige** злокáчественное новообразовáние *n*
~, **gutartige** доброкáчественное новообразовáние *n*
~, **maligne** *s.* **Neubildung, bösartige**
Neuerkrankung *f* нóвый слýчай *m* заболевáния
Neuerkrankungsrate *f* частотá *f* нóвых слýчаев заболевáния
Neugeborene *m* новорождённый *m*
Neugeborenenanämie *f* анемúя *f* новорождённых
~, **hämolytische** гемолитúческая анемúя *f* новорождённых
~, **regeneratorische** регенератóрная анемúя *f* новорождённых
Neugeborenenaphthen *f pl* áфты *f pl* новорождённых
Neugeborenenerkrankungen *f pl* заболевáния *n pl* новорождённых
Neugeborenenerythroblastose *f* эритробластóз *m* новорождённых
Neugeborenen-Gelbsucht *f* желтýха *f* новорождённых
Neugeborenenhämolyse *f* гемóлиз *m* новорождённых
Neugeborenenhornhauttrübung *f* помутнéние *n* роговúцы новорождённых
Neugeborenenhypermetropie *f* гиперметропúя *f* новорождённых
Neugeborenenikterus *m* желтýха *f* новорождённых
Neugeborenenmastitis *f* мастúт *m* новорождённых
Neugeborenenmyasthenie *f* миастенúя *f* новорождённых
Neugeborenenotitis *f* отúт *m* новорождённых
Neugeborenenperiode *f* перúод *m* новорождённости (*от рождения до седьмого дня жизни*)
Neugeborenenschnupfen *m* нáсморк *m* новорождённых
Neugeborenensepsis *f* сéпсис *m* новорождённых
Neugeborenensterblichkeit *f* смéртность *f* новорождённых (*в первые 10 дней жизни*)
Neugeborenentetanie *f* спазмофилúя *f* [тетанúя *f*] новорождённых
Neugeborenentoxoplasmose *f* токсоплазмóз *m* новорождённых
Neugeborenenwassersucht *f* водянка *f* новорождённых
Neugeborenenzeit *f s.* **Neugeborenenperiode**
Neugelenk *n* неоартрóз *m*
Neumann-Tumor *m* óпухоль *f* Нéйманна (*врождённый эпулид*)
Neunerregel *f* «прáвило *n* девятки» (*для вычисления площади ожога*)
Neuralepithel *n* нейроэпитéлий *m*
Neuralgie *f* невралгúя *f*
Neuralgiebehandlung *f* лечéние *n* невралгúи
Neuralpathologie *f* неврáльная патолóгия *f*
Neuralplatte *f* нéрвная пластúнка *f*
Neuralrinne *f* нéрвный жёлоб *m*, нéрвная боруздá *f*
Neuraminsäure *f* нейрамúновая [сиáловая] кислотá *f*
Neurasthenie *f* неврастенúя *f*
Neurastheniker *m* неврастéник *m*
Neuraxon *m* аксóн *m*, осевóй цилúндр *m*
Neurektomie *f* неврэктомúя *f*
Neurellose *f* невреллёз *m*, листериóз *m*, листереллёз *m*
Neurexhairese *f* нейроэкзерéз *m*
Neurilemm *n* неврилéмма *f*, нейролéмма *f*
Neurinofibrom *n* нейрофибрóма *f*
Neurinofibromatose *f* нейрофиброматóз *m*
Neurinom *n* невринóма *f*
Neuritis *f* неврúт *m*, воспалéние *n* нéрва
Neuroblast *m* нейроблáст *m*
Neuroblastom *n* невробластóма *f*
Neurodermitis *f* нейродермúт *m*
~ **alba** бéлый нейродермúт *m*
~ **chronica diffusa** хронúческий диффýзный нейродермúт *m*
~ **circumscripta** огранúченный нейродермúт *m*
Neuroepitheliom *n* нейроэпителиóма *f*
Neurofibrillennetz *n* сеть *f* нейрофибрúлл
Neurofibrom *n* нейрофибрóма *f*
Neurofibromatose *f*, **Neurofibromatosis** *f* нейрофиброматóз *m*
Neurofibromknoten *m* ýзел *m* нейрофибрóмы
Neurogangliom *n* невроганглиóма *f*, ганглионеврóма *f*
neurogen нейрогéнный
Neuroglia *f* нейроглúя *f*
Neurogliom *n* нейроглиóма *f*
Neurogliozytom *n* нейроглиоцитóма *f*
Neurohormon *n* нейрогормóн *m*
neurohumoral нейрогуморáльный
Neurohypophyse *f* нейрогипóфиз *m*, зáдняя дóля *f* гипóфиза

Neurokeratin *n* нейрокерати́н *m*
Neurokeratingerüst *n* нейрокерати́новый карка́с *m*
Neurokranium *n* мозгово́й че́реп *m*
Neurolemm *n* неврилéмма *f*, нейролéмма *f*
Neurolepsie *f* нейролепти́ческий синдро́м *m*
Neuroleptanalgesie *f* нейролепт(о)аналгези́я *f*
Neuroleptika *n pl* нейролепти́ческие срéдства *n pl*, транквилиза́торы *m pl*
Neurolipomatosis *f* **dolorosa** болéзнь *f* Дéркума
Neurolog(e) *m* невро́лог *m*, невропато́лог *m*
Neurolues *f* нейролю́эс *m*, си́филис *m* нéрвной систéмы
Neurolyse *f* невро́лиз *m*
Neurom *n* невро́ма *f*
Neuromatose *f* невромато́з *m*
Neuromediator *m* (нейро)медиа́тор *m*
neuromuskulär нéрвно-мы́шечный
Neuromyasthenie *f* нейромиастени́я *f*
Neuromyelitis *f* нейромиели́т *m*
Neuromyositis *f* нейромиози́т *m*
Neuromyxom *n* нейромиксо́ма *f*
Neuron *n* нейро́н *m*
Neuronenkette *f* цепь *f* нейро́нов
Neuroparalyse *f* парали́ч *m*, свя́занный с заболева́нием нéрвной систéмы
Neuropathie *f* невропати́я *f*
Neuropathie-Symptom *n* нейропати́ческий симпто́м *m*
Neuropathologie *f* невропатоло́гия *f*
Neurophysiologie *f* нейрофизиоло́гия *f*
Neuropil *n*, **Neuropilem** *n* нейропи́ль *m*
Neuroplasma *n* цитопла́зма *f* нéрвной клéтки, нейропла́зма *f*
Neuroplastik *f* пла́стика *f* нéрва
Neuroplegika *n pl* нейроплеги́ческие [нейролепти́ческие] срéдства *n pl*
neuroplegisch нейроплеги́ческий, нейролепти́ческий
Neuroretikulum *n* термина́льный рети́кулум *m*
Neurorezidiv *n* нейрорециди́в *m* (*рецидив нейролюэса*)
Neurorrhaphie *f* сшива́ние *n* нéрва
Neurosarkom *n* нейросаркóма *f*
Neurose *f* невро́з *m*
~, **hysterische** истери́ческий невро́з *m*
~, **klimakterische** климактери́ческий невро́з *m*
~, **motorische** двигательный невро́з *m*
Neurosekretion *f* нейросекрéция *f*
Neurosyphilis *f s.* **Neurolues**
Neurotizismus *m* психи́ческая неусто́йчивость *f*
Neurotomie *f* невротоми́я *f*, рассечéние *n* нéрва
Neurotoxikose *f* токси́ческое поражéние *n* нéрвной систéмы, нейротоксико́з *m*
Neurotoxin *n* нейротокси́н *m*
Neurotoxizität *f* токси́чность *f* для нéрвной систéмы
Neurotoxoplasmose *f* нейротоксоплазмо́з *m*
Neurotransmitter *m* медиа́тор *m*
Neurotripsie *f* невротрипси́я *f*, разда́вливание *n* нéрва
neurotrop нейротро́пный
neurotrophisch нейротрофи́ческий
Neurozyt *m* нейроци́т *m*, нéрвная клéтка *f*
Neurozytom *n* нейроцито́ма *f*
Neurula *f* нéйрула *f*
Neutralbiß *m* нейтра́льный при́кус *m*
Neutralfärbung *f* нейтра́льное [сéрое] окра́шивание *n* фо́на
Neutralisationsmittel *n* нейтрализу́ющее срéдство *n*
Neutralisationstest *m* тест *m* нейтрализа́ции
Neutropenie *f* нейтропени́я *f*
~, **autoimmune** аутоимму́нная нейтропени́я *f*
~, **maligne** агранулоцито́з *m*
Neutrophilie *f* нейтрофили́я *f*, нейтрофилёз *m*
Neutuberkulin *n* но́вый туберкули́н *m* (*Коха*)
Neuzugang *m* но́вое поступлéние *n* (*больных*)
N-Gleichgewicht *n* азо́тистое равновéсие *n*
Niacin *n* никоти́новая кислота́ *f*, ниаци́н *m*, противопеллагри́ческий фа́ктор *m*
Niazinamid *n* ниацинами́д *m*, никотинами́д *m*
nichtärztlich неврачéбный; зна́харский
Nichtbekräftigung *f* **des Reizes** неподкреплéние *n* (усло́вного) раздражи́теля
Nichtharnen *n* анури́я *f*
Nichtigkeitswahn *m* бред *m* самоуничижéния
nichtinvasiv неинвази́вный (*о методе исследования*)
Nichtraucher *m* некуря́щий *m*
Nicht-Rückatmungssystem *n* откры́тая дыха́тельная систéма *f*
nichtsporenbildend неспорообразу́ющий
Nichttrennen *n* **der Chromosomen** нерасхождéние *n* хромосо́м
Nickelkrätze *f* ни́келевая экзéма *f*
Nickhaut *f* **der Bindehaut** трéтье вéко *n*
Nickkrampf *m* кива́тельный спазм *m*, *epilepsia nutans*
Nicktremor *m* кива́тельный трéмор *m*
Nictitatio *f* учащённое мига́ние *n*, клони́ческий блефароспа́зм *m*
Niederfrequenz *f* ни́зкая частота́ *f*
Niederfrequenzgeräusch *n* низкочасто́тный шум *m*
Niederkunft *f* ро́ды *pl*
Niederschlag *m* **1.** оса́док *m*, преципита́т *m* **2.** атмосфéрные оса́дки *m pl*
~, **radioaktiver** радиоакти́вные оса́дки *m pl*
Niederschlagsmembran *f* плёнчатый преципита́т *m*
Niederschlagsmittel *n* осажда́ющее срéдство *n*
Niederschlagung *f* осаждéние *n*
Niederspannung *f* ни́зкое напряжéние *n*
niedrigviskös с ни́зкой вя́зкостью
Niere *f* по́чка *f*
~, **formlose** бесфо́рменная по́чка *f*
~, **große bunte** больша́я пёстрая по́чка *f*
~, **große rote** больша́я кра́сная по́чка *f*
~, **große weiße** больша́я бéлая по́чка *f*
~, **solitäre** еди́нственная по́чка *f*
~, **überzählige** **[zusätzliche]** доба́вочная по́чка *f*
Nierenabszeß *m* абсцéсс *m* по́чки
Nierenadenom *n* аденóма *f* по́чки
Nierenaffektion *f* поражéние *n* по́чки
Nierenagenesie *f* агенези́я *f* по́чки
Nierenamyloidose *f* амилоидо́з *m* по́чек

Nierenangiographie *f* ангиография *f* сосудов почек
Nierenaplasie *f* аплазия *f* почки
Nierenarterie *f* почечная артерия *f*
Nierenarterienstenose *f* стеноз *m* почечной артерии
Nierenarteriosklerose *f* артериосклероз *m* почек
Nierenatrophie *f* атрофия *f* почки
Nierenausscheidungsfunktion *f* выделительная функция *f* почек
Nierenbecken *n* почечная лоханка *f*, *Pelvis renalis*
Nierenbeckenausgußstein *m* лоханочный коралловидный камень *m*
Nierenbeckendarstellung *f* пиелография *f*
Nierenbeckenentzündung *f* пиелит *m*, воспаление *n* почечной лоханки
Nierenbeckenerweiterung *f* пиелэктазия *f*, расширение *n* почечной лоханки
Nierenbeckenfistel *f* свищ *m* почечной лоханки
Nierenbeckenfüllung *f* заполнение *n* почечной лоханки (*контрастным веществом при пиелографии*)
Nierenbeckeninfektion *f* инфицирование *n* почечных лоханок
Nierenbeckenkonkrement *n* камень *m* почечной лоханки
Nierenbeckenmißbildung *f* порок *m* развития почечной лоханки
Nierenbeckenschnitt *m* пиелотомия *f*
Nierenbeckenspaltung *f* расщепление *n* почечной лоханки
Nierenbeckenspülung *f* промывание *n* почечной лоханки
Nierenbeckenstein *m* камень *m* почечной лоханки
Nierenbeckenwassersucht *f* гидронефроз *m*
Nierenbefund *m* результат *m* исследования почек
Nierenbeweglichkeit *f* подвижность *f* почки
Nierenbiopsie *f* биопсия *f* почки
Nierenblutung *f* почечное кровотечение *n*
Nierenbruch *m* нефроцеле *n*, почечная грыжа *f*
Nierendegeneration *f*, **polyzystische** поликистозная дегенерация *f* почек
Nierendekapsulation *f* декапсуляция *f* почки
Nierendenervation *f* денервация *f* почки
Nierendiabetes *m* почечный диабет *m*
Nierendurchblutung *f* почечный кровоток *m*
Nierendysgenesie *f* дисгенезия *f* почки
Nierendysplasie *f* дисплазия *f* почки
Nierendystopie *f* дистопия *f* почки
~, **intrathorakale** торакальная дистопия *f* почки
Niereneiterung *f* нагноение *n* почки
Niereneklampsie *f* почечная эклампсия *f*
Nierenembolie *f* эмболия *f* сосудов почки
Nierenentfernung *f s.* **Nierenexstirpation**
Nierenentzündung *f* нефрит *m*, воспаление *n* почек
~, **herdförmige** очаговый нефрит *m*
Nierenerkrankung *f* заболевание *n* почек
Nierenexstirpation *f* нефрэктомия *f*, экстирпация *f* почки
Nierenfettkapsel *f* жировая капсула *f* почки
Nierenfettkapselentzündung *f* паранефрит *m*
Nierenfistel *f* почечный свищ *m*
Nierenfunktion *f* функция *f* почек
Nierenfunktionsprüfung *f* исследование *n* функции почек
Nierenfunktionsstörung *f* нарушение *n* функции почек
Nierengefäßverstopfung *f* закупорка *f* почечного сосуда
Nierengrieß *m* почечный [мочевой] песок *m*
Nierenhilus *m* ворота *pl* почки
Niereninfarkt *m* инфаркт *m* почки
Niereninsuffizienz *f* почечная недостаточность *f*
~, **globale** общая почечная недостаточность *f*
~, **tubuläre** канальцевая почечная недостаточность *f*
Nierenkanälchen *n* почечный каналец *m*
Nierenkapsel *f* капсула *f* почки
Nierenkarbunkel *m* карбункул *m* почки
Nierenkelch *m* почечная чашечка *f*
Nierenkelcherweiterung *f* расширение *n* почечной чашечки
Nierenknäuel *m* почечный клубочек *m*
Nierenkolik *f* почечная колика *f*
Nierenkolikanfall *m* приступ *m* почечной колики
Nierenkomplikation *f* осложнение *n* со стороны почек
Nierenkonkrement *n* почечный камень *m*
Nierenkonzentrationsfunktion *f* концентрационная функция *f* почек
Nierenkranke *m* почечный больной *m*
Nierenkrankheit *f* болезнь *f* почек
Nierenkrise *f* почечный криз *m*
Nierenläppchen *n* долька *f* почки
Nierenlehre *f* нефрология *f*
Nierenleiden *n* болезнь *f* почек
Nierenmark *n* мозговое вещество *n* почки
Nierenmißbildung *f* порок *m* развития почки
Nierennaht *f* шов *m* на почку
Nierenoberfläche *f* поверхность *f* почки
Nierenödem *n* почечный отёк *m*
Nierenoperation *f* операция *f* на почке
Nierenpapille *f* почечный сосочек *m*
Nierenparenchym *n* паренхима *f* почки
Nierenplasmafluß *m* плазмоток *m* в почке
Nierenprobe *f* функциональная проба *f* почек
Nierenprüfung *f* исследование *n* почек
Nierenptosis *f* нефроптоз *m*
Nierenpyramide *f* почечная пирамида *f*
Nierenreizung *f* раздражение *n* почек
Nierenresektion *f* резекция *f* почки
Nierenretentionsgeschwulst *f* ретенционная киста *f* почки
Nierenrinde *f* кора *f* [корковый слой *m*, корковое вещество *n*] почки
Nierenrindenekrose *f* некроз *m* коры почки
Nierenruptur *f* разрыв *m* почки
Nierensalzausscheidung *f* выделение *n* солей почками
Nierensand *m* почечный [мочевой] песок *m*
Nierenschädigung *f* поражение *n* почки
Nierenschale *f* почкообразный лоток *m*, почкообразный тазик *m*

Nierenschlagader *f* по́чечная арте́рия *f*
Nierenschmerz *m* нефралги́я *f*, бо́ли *f pl* в по́чках
Nierenschnitt *m* нефротоми́я *f*, разре́з *m* по́чки
Nierenschrumpfung *f* смо́рщивание *n* по́чки
Nierenschußwunde *f* огнестре́льная ра́на *f* по́чки
Nierenschwelle *f* по́чечный поро́г *m*
Nierenschwund *m* атрофи́я *f* по́чки
Nierensenkung *f* нефропто́з *m*
Nierensklerose *f* нефросклеро́з *m*
Nierenstein *m* ка́мень *m* по́чки
Nierensteinanfall *m* при́ступ *m* почечнока́менной боле́зни
Nierensteinkrankheit *f* нефролитиа́з *m*, почечнока́менная боле́знь *f*
Nierensteinschmerz *m* по́чечная ко́лика *f*
Nierensteinschnitt *m* нефролитотоми́я *f*, по́чечное камнесече́ние *n*
Nierenstiel *m* по́чечная но́жка *f*
Nierenszintigraphie *f* сцинтиграфи́я *f* по́чек
Nierentamponade *f* тампона́да *f* по́чки
Nierentätigkeit *f* фу́нкция *f* по́чек
Nierentransplantat *n* транспланти́рованная по́чка *f*
Nierentransplantation *f* транспланта́ция *f* [переса́дка *f*] по́чки
Nierentrauma *n* тра́вма *f* по́чки
Nierentuberkulose *f* туберкулёз *m* по́чки
Nierentubulus *m* по́чечный кана́лец *m*
Nierenüberpflanzung *f* транспланта́ция *f* [переса́дка *f*] по́чки
Nierenvene *f* по́чечная ве́на *f*
Nierenvenenthrombose *f* тромбо́з *m* по́чечной ве́ны
Nierenvenenverschluß *m* заку́порка *f* по́чечной ве́ны
Nierenvereiterung *f* нагное́ние *n* по́чки
Nierenverletzung *f* ране́ние *n* [поврежде́ние *n*] по́чки
Nierenversagen *n* по́чечная недоста́точность *f*
Nierenwassersucht *f* по́чечный отёк *m*
Nierenzeichen *n* по́чечный симпто́м *m*
Nierenzylinder *m* по́чечный цили́ндр *m*
Nierenzyste *f* киста́ *f* по́чки
Niesen *n* чиха́нье *n*
Niesreflex *m* чиха́тельный рефле́кс *m*
Nihilismus *m*, **therapeutischer** терапевти́ческий нигили́зм *m*
Nikotinsäure *f* никоти́новая кислота́ *f*, ниаци́н *m*, витами́н *m* PP
Nikotinsäureavitaminose *f* авитамино́з *m* PP, пелла́гра *f*
Nikotinvergiftung *f* отравле́ние *n* никоти́ном
Niktation *f* **1.** мига́ние *n*; су́дорожное мига́ние *n* **2.** блефароспа́зм *m*
Nilbeule *f* «ни́льский прыщ» *m*, ко́жный лейшмание́з *m*
Niphablepsie *f* светова́я [сне́жная] офтальми́я *f*
Nischenotosklerose *f* отосклероти́ческое пораже́ние *n* ни́ши окна́ преддве́рия [ова́льного окна́]
Nischensymptom *n* симпто́м *m* ни́ши
Nisse *f* гни́да *f*
Nitrat *n* азотноки́слая соль *f*, нитра́т *m*
Nitrat-Kopfschmerz *m* головна́я боль *f* по́сле приёма нитра́тов
Nitratpflaster *n* пла́стырь *m* с нитра́тами
Niveaudifferenz *f* ра́зница *f* у́ровней
NNR-Hormon *n* гормо́н *m* коры́ надпо́чечника
Nodalextrasystole *f* узлова́я экстраси́стола *f*
Nodalrhythmus *m* узлово́й ритм *m* (*сердца*)
nodös узлово́й; узлова́тый
Nokardia *f* нокарди́я *f*
Nokardiose *f* нокардио́з *m*
Noma *f* но́ма *f*, вла́жная гангре́на *f* щеки́
Nomenklatur *f* номенклату́ра *f*, систе́ма *f* наименова́ний
~, **anatomische** анатоми́ческая номенклату́ра *f*
Nomogramm *n* номогра́мма *f*
Nomokinospermie *f* номокиносперми́я *f* (*количество наиболее подвижных сперматозоидов*)
Non-A-non-B-Hepatitis *f* гепати́т *m* ни А, ни В
Nonnengeräusch *n*, **Nonnensausen** *n* шум *m* волчка́
Nonsense-Kodon *n* бессмы́сленный кодо́н *m*
Nonsense-Mutation *f* бессмы́сленная мута́ция *f*
Noradrenalin *n*, **Norepinephrin** *n* норадренали́н *m*, норэпинефри́н *m*
Norleuzin *n* норлейци́н *m*
Normalagglutinine *n pl* изоагглютини́ны *m pl*, норма́льные агглютини́ны *m pl*
Normalallele *n pl* норма́льные алле́ли *f pl*
Normalbild *n* норма́льная карти́на *f*
Normalbiß *m* физиологи́ческий [норма́льный, пра́вильный] при́кус *m*
Normalentwickler *m* ребёнок *m*, соотве́тствующий па́спортному во́зрасту (*по биологическому уровню развития*)
Normalgewicht *n* норма́льный вес *m* (*тела*)
Normalhörschwelle *f* норма́льный слухово́й поро́г *m*
Normalität *f*, **psychische** психи́ческая норма́льность *f*
Normalschmerzschwelle *f* норма́льный болево́й поро́г *m* (*напр. при воздействии звука*)
Normalserum *n* норма́льная сы́воротка *f* кро́ви
Normalsichtigkeit *f* норма́льное зре́ние *n*
Normaltyp *m* норма́льный тип *m* (*напр. ЭКГ*)
Normalwert *m* норма́льная величина́ *f*, норма́льное значе́ние *n*
Normative *f*, **hygienische** гигиени́ческий нормати́в *m*
Normativwerte *m pl*, **hygienische** нормати́вные санита́рные но́рмы *f pl*
Normbereich *m* грани́цы *f pl* но́рмы
Normen *f pl* но́рмы *f pl*
~ **der Strahlungssicherheit** но́рмы *f pl* радиацио́нной безопа́сности
Normenwert *m* **der altersentsprechenden Körperentwicklung** станда́рт *m* возрастно́го физи́ческого разви́тия
Normergie *f* нормэрги́я *f*, норма́льная имму́нная реа́кция *f*
Normgewicht *n* норма́льный вес *m* (*тела*)
Normoblast *m* нормобла́ст *m*, ядросодержа́щий эритроци́т *m*

Normoleukozytose *f* нормáльное числó *n* лейкоци́тов
Normospermie *f* нормоспермúя *f*
Normotensive *m* нормотóник *m*
Normotonie *f* нормотонúя *f*
Normotoniker *m* нормотóник *m*
Normotrophie *f* нормотрофúя *f*
Normung *f* нормúрование *n*
Normvarianten *f pl* **der Netzhautgefäße** вариáнты *m pl* нóрмы сосýдов сетчáтки
Normovolämie *f* нормáльный объём *m* (*крови*)
Normozyt *m* нормоцúт *m*, зрéлый эритроцúт *m*
Nosogenese *f* патогенéз *m*
Nosogeographie *f* нозогеográфия *f*, геогрáфия *f* болéзней
Nosographie *f* нозографúя *f*, описáние *n* болéзни
nosokomial нозокомиáльный, внутрибольнúчный
Nosologie *f* нозолóгия *f*
~, **psychiatrische** психиатрúческая нозолóгия *f*
Nosomanie *f* нозоманúя *f*
Nosophobie *f* патофобúя *f*, нозофобúя *f*
Notamputation *f* вы́нужденная ампутáция *f*
Notarzt *m* врач *m* скóрой пóмощи
Notarztdienst *m* врачéбная слýжба *f* скóрой и неотлóжной пóмощи
Notarzteinsatz *m* учáстие *n* врачá скóрой пóмощи
Notarztwagen *m* машúна *f* скóрой пóмощи (*с врачом*)
Notaufnahme *f* э́кстренная [неотлóжная] госпитализáция *f*
Notbehandlung *f* э́кстренное лечéние *n*; срóчная [неотлóжная] пóмощь *f*
Notbeleuchtung *f* аварúйное освещéние *n*
Noteingriff *m* неотлóжное вмешáтельство *n*
Notfall *m* несчáстный слýчай *m*; э́кстренный слýчай *m*
Notfallangiographie *f* неотлóжная ангиографúя *f*
Notfalldienst *m s.* **Notarztdienst**
Notfalleinsatz *m* применéние *n* в э́кстренных слýчаях
Notfallendoskopie *f* неотлóжная эндоскопúя *f*
Notfallmedizin *f* скóрая медицúнская пóмощь *f*
Notfallort *m* мéсто *n* происшéствия при несчáстном слýчае
Notfallkrankenhaus *n* больнúца *f* скóрой медицúнской пóмощи
Notfallsituation *f* ситуáция *f*, трéбующая э́кстренного вмешáтельства
Notfalltherapie *f* лечéние *n* при несчáстном слýчае
Notfallthorakotomie *f* э́кстренная торакотомúя *f*
Notfallwagen *m* машúна *f* скóрой медицúнской пóмощи
Nothilfe *f* пéрвая [скóрая] пóмощь *f*
Nothilfestation *f* стáнция *f* скóрой пóмощи
Notimpfung *f* э́кстренная вакцинáция *f*
Notintubation *f* срóчная интубáция *f*
Notintubationsbesteck *n* набóр *m* для э́кстренной интубáции
Notlaparotomie *f* неотлóжная лапаротомúя *f*
Notmaßnahme *f* э́кстренная [крáйняя] мéра *f*; э́кстренное мероприя́тие *n*
Notoperation *f* э́кстренная [вы́нужденная] оперáция *f*
Notruf *m* э́кстренный вы́зов *m*
Notrufnummer *f* нóмер *m* телефóна э́кстренного вы́зова (*скорой медицинской помощи*)
Notrufsystem *n* систéма *f* э́кстренного вы́зова; систéма *f* э́кстренной сигнализáции
Notthorakotomie *f* э́кстренная [неотлóжная] торакотомúя *f*
Nottracheotomie *f* срóчная [неотлóжная] трахеотомúя *f*
Notverband *m* врéменная [первúчная] повя́зка *f*
Notzucht *f* изнасúлование *n*
Noxe *f* врéдность *f*; патогéнный фáктор *m*
~, **unspezifische** неспецифúческая врéдность *f*
Nozirezeptor *m* болевóй рецéптор *m*
NREM-Schlaf *m* фáза *f* сна без бы́строго движéния глаз
Nubecula *f* óблачко *n* роговúцы
Nüchternmageninhalt *m* содержúмое *n* желýдка натощáк
Nüchternschmerz *m* бóли *f pl* натощáк, голóдные бóли *f pl*
Nüchternserumkonzentration *f* концентрáция *f* (*чего-л.*) в сы́воротке крóви натощáк
Nüchternwert *m* результáт *m* (лаборатóрных) исслéдований, проведённых натощáк
Nuckel *m* сóска *f*
Nuklearlähmung *f* паралúч *m*, свя́занный с поражéнием нéрвных я́дер
Nuklearmedizin *f* радиациóнная медицúна *f*
Nukleasen *f pl* нуклеáзы *f pl*
Nukleinbase *f* нуклеúновое основáние *n*
Nukleinsäure *f* нуклеúновая кислотá *f*
Nukleographie *f* нуклеографúя *f*, контрáстная рентгенографúя *f* пульпóзного ядрá
Nukleolarsubstanz *f* я́дрышковая субстáнция *f*
Nukleolus *m* я́дрышко *n*, нуклеóла *f*
Nukleophosphatase *f* нуклеофосфатáза *f*
Nukleoplasma *n* кариоплáзма *f*
Nukleoproteid *n* нуклеопротеúд *m*
Nukleosidase *f* нуклеозидáза *f*
Nukleotidase *f* нуклеотидáза *f*
Nukleus *m* ядрó *n*
Nuklid *n* нуклúд *m*, изотóп *m*
Nulldiät *f* нулевáя диéта *f*
Nullelektrode *f* нулевóй электрóд *m*
Nullipara *f* нерожáвшая *f*
Nullkaloriendiät *f* пóлное лечéбное голодáние *n*
Null-Zellen *f pl* нулевы́е клéтки *f pl*
Nußgelenk *n* ореховúдный сустáв *m*
Nußöl *n* opéxовое мáсло *n*
Nutzstrahlenbündel *n* рабóчий пучóк *m* излучéния
Nutzstrahlenfeld *n* рабóчее пóле *n* излучéния
Nutzstrahlung *f* полéзное излучéние *n* (*рентгеновской трубки*)
Nutzwert *m* **der Proteine, physiologischer** физиологúческая цéнность *f* белкá
Nykrophobie *f* никрофобúя *f*, скотофобúя *f*
Nyktalgie *f* никталгúя *f*, ночны́е бóли *f pl*
Nyktalopie *f* никталопúя *f*, ночнóе зрéние *n*

Nykturie *f* никтури́я *f*
Nymphen *f pl* ма́лые полово́е гу́бы *f pl*
Nymphitis *f* нимфи́т *m*
Nymphomanie *f* нимфомани́я *f*
Nymphotomie *f* нимфотоми́я *f*
Nystagmographie *f* нистагмографи́я *f*
Nystagmovisographie *f* нистагмовизографи́я *f*
Nystagmus *m* ниста́гм *m*
~, **arbeitsbedingter** профессиона́льный ниста́гм *m*
~, **blickparetischer** ниста́гм *m* при паре́зе взо́ра
~, **diagonaler** диагона́льный ниста́гм *m*
~, **einseitiger** односторо́нний ниста́гм *m*
~, **feinschlägiger** мелкоразма́шистый [мелкокали́берный] ниста́гм *m*
~, **galvanischer** гальвани́ческий ниста́гм *m*
~, **genuiner** врождённый насле́дственный ниста́гм *m*
~, **grobschlägiger** крупноразма́шистый ниста́гм *m*
~, **hereditärer** *s.* **Nystagmus, genuiner**
~, **horizontaler** горизонта́льный ниста́гм *m*
~, **horizontal-rotierender** горизонта́льно-рота́торный ниста́гм *m*
~, **hysterischer** истери́ческий ниста́гм *m*
~, **idiopathischer** *s.* **Nystagmus, genuiner**
~, **kalorischer** калори́ческий ниста́гм *m*
~, **latenter** лате́нтный ниста́гм *m*
~, **nichtvestibulärer** невестибуля́рный ниста́гм *m*
~, **okulärer** глазно́й [опти́ческий] ниста́гм *m*
~, **optokinetischer [optomotorischer]** оптокинети́ческий [железнодоро́жный] ниста́гм *m*
~, **perstimulatorischer** перстимулято́рный ниста́гм *m* (*нистагм при раздражении лабиринта*)
~, **physiologischer** физиологи́ческий ниста́гм *m*
~, **poststimulatorischer** постстимулято́рный ниста́гм *m*
~, **rotierender [rotatorischer]** рота́торный ниста́гм *m*
~, **vertikaler** вертика́льный ниста́гм *m*
~, **vestibulärer** вестибуля́рный [лабири́нтный] ниста́гм *m*
Nystagmusamplitude *f* амплиту́да *f* ниста́гма
Nystagmusdauer *f* дли́тельность *f* ниста́гма
Nystagmusform *f* хара́ктер *m* ниста́гма
Nystagmuslatenzzeit *f* лате́нтный пери́од *m* ниста́гма
Nystagmusphase *f* фа́за *f* ниста́гма
~, **langsame** ме́дленная фа́за *f* ниста́гма
~, **rasche [schnelle]** бы́страя фа́за *f* ниста́гма
Nystagmusschlagrichtung *f* направле́ние *n* ниста́гма
Nystagmusschwelle *f* поро́г *m* ниста́гма

O

O-Agglutination *f* O-агглютина́ция *f*
O-Antigen *n* O-антиге́н *m*, сомати́ческий антиге́н *m* бактериа́льной кле́тки
O-Antigenverlust *m* поте́ря *f* O-антиге́на
Oat-cell-Karzinom *n* овся́но-кле́точный рак *m*
Obduktion *f* вскры́тие *n* тру́па, се́кция *f*, аутопси́я *f*
Obduktionsprotokoll *n* протоко́л *m* вскры́тия тру́па
Obduration *f* уплотне́ние *n*
Obduzent *m* врач *m*, вскрыва́ющий труп
Oberarm *m* плечо́ *n*, *Brachium*
Oberarmbein *n* плечева́я кость *f*
Oberarmbeinbruch *m* перело́м *m* плеча́ [плечево́й ко́сти]
Oberarmbeinhals *m* ше́йка *f* плеча́
Oberarmbeinhalsbruch *m* перело́м *m* ше́йки плеча́
Oberarmblutdruck *m* артериа́льное давле́ние *n* в плечево́й арте́рии
Oberarm-Ellengelenk *n* плечелоктево́й суста́в *m*
Oberarmknochenkopf *m*, **Oberarmkopf** *m* голо́вка *f* плечево́й ко́сти
Oberarmköpfchen *n* голо́вчатое возвыше́ние *n* плечево́й ко́сти
Oberarmmanschette *f* манже́та *f* для измере́ния артериа́льного давле́ния в плечево́й арте́рии
Oberarmmuskel *m*, **zweiköpfiger** двугла́вая мы́шца *f* плеча́
Oberarmschaftbruch *m* перело́м *m* диа́физа плеча́
Oberarmschlagader *f* плечева́я арте́рия *f*
Oberarm-Speichengelenk *n* плечелучево́й суста́в *m*
Oberarmumfang *m* окру́жность *f* плеча́
Oberarmverrenkung *f* вы́вих *m* плеча́
Oberarzt *m* заве́дующий *m* отделе́нием (*больницы*)
Oberaugenhöhlenvene *f* надглазни́чная ве́на *f*
Oberbauch *m* эпигастра́льная [подло́жечная] о́бласть *f*
Oberbauchbruch *m* гры́жа *f* эпигастра́льной о́бласти
Oberbauchdruck *m* чу́вство *n* давле́ния [тя́жести] в ве́рхней ча́сти живота́
Oberbauchinzision *f* ве́рхняя лапаротоми́я *f*
Oberbauchschmerz *m* эпигастралги́я *f*, бо́ли *f pl* в ве́рхней ча́сти живота́
Oberfeld *n* ве́рхнее лёгочное по́ле *n*
Oberfläche *f* пове́рхность *f*
Oberflächenaktivität *f* пове́рхностная акти́вность *f*
Oberflächenanästhesie *f* пове́рхностная анестези́я *f*
Oberflächenantiseptik *f* пове́рхностная антисе́птика *f*
Oberflächenaussaat *f* пове́рхностный посе́в *m* (*посев на поверхность твёрдой среды*)
Oberflächenbiopsie *f* пове́рхностная биопси́я *f*
Oberflächendesinfektion *f* пове́рхностная дезинфе́кция *f*
Oberflächendosis *f* пове́рхностная до́за *f* (*ионизирующей радиации*)
Oberflächenepithel *n* пове́рхностный эпите́лий *m*
Oberflächenkultur *f* культу́ра *f* на пове́рхности пита́тельной среды́
Oberflächenreiz *m* пове́рхностное раздраже́ние *n*

Oberflächenschicht *f* пове́рхностный слой *m*
Oberflächenschmelz *m* пове́рхность *f* эма́ли (*зуба*)
Oberflächenschmerz *m* пове́рхностная боль *f*
Oberflächensensibilität *f* пове́рхностная чувстви́тельность *f*
Oberflächenspannung *f* пове́рхностное натяже́ние *n*
Oberflächenstimulation *f*, **elektrische** пове́рхностная электростимуля́ция *f*
Oberflächentherapie *f* пове́рхностная лучева́я терапи́я *f*
Oberflächenwachstum *n* пове́рхностный рост *m* (*бактериальной культуры*)
Obergrätengrube *f* надо́стная я́ма *f*
Obergrätenmuskel *m* надо́стная мы́шца *f*
Oberguß *m* облива́ние *n* ве́рхней полови́ны те́ла
Oberhaut *f* **1.** эпиде́рмис *m*, надко́жица *f* **2.** кути́кула *f*
Oberin *f* ста́ршая [гла́вная] медсестра́ *f*
Oberkiefer *m* ве́рхняя че́люсть *f*
Oberkieferbein *n* верхнечелюстна́я кость *f*
Oberkieferbreitenindex *m* верхнечелюстно́й и́ндекс *m*
Oberkieferbruch *m* перело́м *m* ве́рхней че́люсти
Oberkieferempyem *n* эмпие́ма *f* га́йморовой па́зухи, гно́йный гаймори́т *m*
Oberkieferentzündung *f* воспале́ние *n* ве́рхней че́люсти
Oberkieferfortsatz *m* отро́сток *m* ве́рхней че́люсти
Oberkiefergaumenfortsatz *m* нёбный отро́сток *m* ве́рхней че́люсти
Oberkiefergebiß *n* ве́рхний зубно́й ряд *m*
Oberkiefergeschwulst *f* о́пухоль *f* ве́рхней че́люсти
Oberkiefergrube *f* соба́чья [клыко́вая] я́мка *f*
Oberkieferhöhle *f* верхнечелюстна́я [га́йморова] па́зуха *f*
Oberkieferknochen *m* верхнечелюстна́я кость *f*
Oberkiefernerv *m* верхнечелюстно́й нерв *m*
Oberkieferneubildung *f* новообразова́ние *n* ве́рхней че́люсти
Oberkieferschlagader *f* верхнечелюстна́я арте́рия *f*, *Arteria alveolaris*
~, **hintere** за́дняя верхнечелюстна́я арте́рия *f*
~, **vordere** пере́дняя верхнечелюстна́я арте́рия *f*
Oberkieferzahn *m* ве́рхний зуб *m*
Oberkieferzahnfortsatz *m* альвеоля́рный отро́сток *m* ве́рхней че́люсти
Oberkörper *m* ве́рхняя часть *f* ту́ловища
Oberlappen *m* ве́рхняя до́ля *f* (*лёгкого*)
Oberlappenbronchus *m* верхнедолево́й бронх *m*
Oberlappentuberkulose *f* туберкулёз *m* верху́шки лёгкого
Oberlid *n* ве́рхнее ве́ко *n*
Oberlippe *f* ве́рхняя губа́ *f*
Oberlippenbändchen *n* узде́чка *f* ве́рхней губы́
Oberlippenbildung *f* пла́стика *f* ве́рхней губы́
Oberlippendefekt *m* дефе́кт *m* ве́рхней губы́
Oberlippengeschwulst *f* о́пухоль *f* ве́рхней губы́
Oberlippengrübchen *n* я́мка *f* на ве́рхней губе́
Oberlippenheber *m* мы́шца *f*, поднима́ющая ве́рхнюю губу́
Oberlippenmuskel *m* мы́шца *f* ве́рхней губы́
Oberlippenplastik *f* пла́стика *f* ве́рхней губы́
Oberlippenspalte *f* расще́лина *f* ве́рхней губы́
Oberlippenverletzung *f* ране́ние *n* [поврежде́ние *n*] ве́рхней губы́
Oberlippenwunde *f* ра́на *f* ве́рхней губы́
Oberrand *m* ве́рхний край *m*
Oberschenkel *m* **1.** бедро́ *n* **2.** бе́дренная кость *f*, *Femur*
Oberschenkelamputation *f* ампута́ция *f* бедра́
Oberschenkelbruch *m* **1.** перело́м *m* бедра́ **2.** бе́дренная гры́жа *f*
Oberschenkelexartikulation *f* экзартикуля́ция *f* бедра́
Oberschenkelfaszie *f* фа́сция *f* бедра́, широ́кая фа́сция *f*, *Fascia lata*
Oberschenkelfraktur *f* перело́м *m* бедра́
Oberschenkelhals *m* ше́йка *f* бедра́
Oberschenkelhalsbruch *m* перело́м *m* ше́йки бедра́
Oberschenkelknochen *m* бе́дренная кость *f*, *Femur*
Oberschenkelkopf *m* голо́вка *f* бедра́
Oberschenkelluxation *f* вы́вих *m* бедра́
Oberschenkelmuskel *m*, **zweiköpfiger** двугла́вая мы́шца *f* бедра́
Oberschenkelnerv *m* бе́дренный нерв *m*
Oberschenkelrißwunde *f* рва́ная ра́на *f* бедра́
Oberschenkelschlagader *f* бе́дренная арте́рия *f*
~, **tiefe** глубо́кая арте́рия *f* бедра́
Oberschenkelschnittwunde *f* ре́заная ра́на *f* бедра́
Oberschenkelschußverletzung *f* огнестре́льное ране́ние *n* бедра́
Oberschenkelschußwunde *f* огнестре́льная ра́на *f* бедра́
Oberschenkelstumpf *m* культя́ *f* бедра́
Oberschenkelumfang *m* окру́жность *f* бедра́
Oberschenkelvene *f* бе́дренная ве́на *f*
~, **durchbohrende** пробода́ющая [перфори́рующая] ве́на *f* бедра́
~, **tiefe** глубо́кая ве́на *f* бедра́
Oberschenkelverrenkung *f* вы́вих *m* бедра́
Oberschwester *f* ста́ршая [гла́вная] сестра́ *f*
Oberwurm *m* ве́рхний отде́л *m* червя́ мозжечка́
Obesität *f* ожире́ние *n*
Obhut *f* надзо́р *m*; присмо́тр *m*; попече́ние *n*
Objektglas *n s.* **Objektträger**
Objekttisch *m* предме́тный сто́лик *m* микроско́па
Objektträger *m* предме́тное стекло́ *n*
Objektträgerausstrich *m* мазо́к *m* на предме́тном стекле́
Objektträgerkultur *f* культу́ра *f* на предме́тном стекле́
Objektträgerpinzette *f* пинце́т *m* для предме́тных стёкол
Oblate *f* обла́тка *f*
Oblatenkapsel *f* оболо́чка *f* обла́тки
Obliquität *f* асинклити́зм *m*
Obliquusreflex *m* па́ховый рефле́кс *m*
Obliteration *f* облитера́ция *f*, заку́порка *f*; зараще́ние *n*

Obliterations-Syndrom *n* синдро́м *m* облитера́ции (*напр. дуги аорты*)
Obsessionen *f pl* обсе́ссии *f pl*, навя́зчивые состоя́ния *n pl*
obsolet 1. застаре́лый; устаре́вший **2.** атрофи́рованный
Obstipation *f* запо́р *m*
~, **atonische** атони́ческий запо́р *m*
~, **dyskinetische** дискинети́ческий запо́р *m*
~, **falsche** ло́жный запо́р *m*
~, **habituelle** привы́чный запо́р *m*
~, **hyperkinetische** гиперкинети́ческий запо́р *m*
~, **hypokinetische** гипокинети́ческий запо́р *m*
~, **iatrogene** иатроге́нный запо́р *m*
~, **mechanische** механи́ческий запо́р *m*
~, **neurogene** невроге́нный запо́р *m*
~, **reflektorische** рефлекто́рный запо́р *m*
~, **spastische** спасти́ческий запо́р *m*
~, **symptomatische** симптомати́ческий запо́р *m*
Obstipationskolitis *f* запо́рный коли́т *m*
Obstkur *f* лече́ние *n* фру́ктами
Obstruktion *f* заку́порка *f*, окклю́зия *f*, обтура́ция *f*
~, **nasale** зало́женность *f* но́са
~, **oropharyngeale** наруше́ние *n* проходи́мости ротогло́тки
Obstruktionsileus *m s.* **Obturationsileus**
Obturation *f* обтура́ция *f*, заку́порка *f*
Obturationsanurie *f* обтурацио́нная анури́я *f*
Obturationsatelektase *f* обтурацио́нный ателекта́з *m*
Obturationsikterus *m* обтурацио́нная желту́ха *f*
Obturationsileus *m* обтурацио́нная кише́чная непроходи́мость *f*
Obturationspneumonie *f* обтурацио́нная пневмони́я *f*
Obturator *m* обтура́тор *m*
Obturatorius *m* **1.** запира́тельный нерв *m* **2.** запира́тельная мы́шца *f*
Occipitalneuralgie *f* невралги́я *f* заты́лочного не́рва
Occlusio *f* **pupillae** заращéние *n* зрачка́
Ocelli *m pl* **limbales** глазки́ *m pl* Бонне́
Ochlophobie *f* охлофоби́я *f*
Ochronose *f* охроно́з *m*
~, **alkaptonurische** алкаптонури́ческий охроно́з *m*
Ochropyra *f* жёлтая лихора́дка *f*
Ochsengalle *f* бы́чья жёлчь *f*
Ochsenherz *n* «бы́чье» се́рдце *n*
Ockerfarbenkrankheit *f s.* **Ochronose**
Ockerstaublunge *f* пневмокониo̗з *m*, вы́званный о́хрой
Oculomotoriuslähmung *f* парали́ч *m* глазодви́гательного не́рва
~, **diabetische** диабети́ческий парали́ч *m* глазодви́гательного не́рва
Oculo-urethro-synoviales-Syndrom *n* о́кулоуре́тро-синовиа́льный синдро́м *m*, синдро́м *m* Ре́йтера
Ödem *n* отёк *m*
~, **allgemeines** анаса́рка *f*, о́бщий отёк *m*
~, **angio-neurotisches** ангионевроти́ческий отёк *m*, отёк *m* Кви́нке
~, **chronisches hereditäres** хрони́ческий врождённый отёк *m*
~, **endokrines** эндокри́нный отёк *m* (*напр. при микседеме*)
~, **entzündliches** воспали́тельный отёк *m*
~, **hypoproteinämisches** гипопротеинеми́ческий [коллоидоосмоти́ческий] отёк *m*
~, **hypothyreoides** гипотирео́идный отёк *m*
~, **kardiales [kardiogenes]** серде́чный отёк *m*
~, **kongestives** засто́йный отёк *m*
~, **kutanes** ко́жный отёк *m*
~, **latentes** скры́тый [лате́нтный] отёк *m*
~, **lymphangiektatisches** лимфангиэктати́ческий отёк *m*
~, **malignes** га́зовая гангре́на *f*
~, **nephrogenes** по́чечный отёк *m*
~, **membranogenes** мембраноге́нный отёк *m*
~, **mukoides** сли́зистый отёк *m*
~ **der Neugeborenen** отёк *m* новорождённых
~, **osmotisches** осмоти́ческий отёк *m*
~, **perifokales** перифока́льный отёк *m*
~, **persistierendes** персисти́рующий отёк *m*
~, **renales** по́чечный отёк *m*
~, **sklerodermatisches** склеродермати́ческий отёк *m*
~, **subkutanes** подко́жный отёк *m*
~, **toxisches** токси́ческий отёк *m*
Ödembereitschaft *f* скло́нность *f* к отёкам
Ödemflüssigkeit *f* отёчная жи́дкость *f*
Ödemkrankheit *f* водя́нка *f*
Ödemneigung *f* скло́нность *f* к отёкам
Ödipuskomplex *m*, **Ödipuskonflikt** *m* эди́пов ко́мплекс *m*
Odontalgie *f* одонталги́я *f*, зубна́я боль *f*
Odontiatrie *f* одонтоло́гия *f*
Odontoblast *m* одонтобла́ст *m*
Odontoblastom *n* одонтобласто́ма *f*
odontogen одонтоге́нный
Odontogramm *n* зубна́я диагра́мма *f*
Odontoklastom *n* одонтокласто́ма *f*
Odontolgikum *n* сре́дство *n*, утоля́ющее зубну́ю боль
Odontologie *f* одонтоло́гия *f*
Odontom *n* одонто́ма *f*
Odontometria *f* одонтометри́я *f*
Odontoplastik *f* одонтопла́стика *f*
Odontorrhagie *f* кровотече́ние *n* по́сле удале́ния зу́ба
Odontosklerose *f* одонтоскле́ро́з *m*
Odorimeter *n* ольфакто́метр *m*
O_2-Dusche *f* кислоро́дный душ *m*
O_2-Elektrode *f* кислоро́дный электро́д *m*
Off-Effekt *m* off-эффект *m*
Offenbehandlung *f* лече́ние *n* откры́тым спо́собом (*напр. ожога*)
Offenherzoperation *f* опера́ция *f* на откры́том се́рдце
Offentürsystem *n* систе́ма *f* откры́тых двере́й
Offizinalpräparat *n* официна́льный медикаме́нт *m*
offizinell оффицина́льный, соотве́тствующий фармакопе́е
Öffnung *f* **1.** отве́рстие *n*, *Foramen* **2.** сто́ма *f*, рот *m* **3.** размыка́ние *n*

Öffnungsdauerkontraktion *f* дли́тельное размыка́тельное сокраще́ние *n* мы́шцы
Öffnungsfehler *m* сфери́ческая аберра́ция *f*
Öffnungstetanus *m* тетани́ческое сокраще́ние *n* мышц при размыка́нии электри́ческой цепи́
Öffnungszuckung *f* однокра́тное размыка́тельное сокраще́ние *n* мы́шцы
Ohnmacht *f* о́бморок *m*
~, **orthostatische** ортостати́ческий о́бморок *m*
~, **vasovagale** вазовага́льный о́бморок *m*
ohnmächtig 1. о́бморочный **2.** сла́бый, бесси́льный
Ohnmachtsanfall *m s.* **Ohnmacht**
Ohnmachtszustand *m* о́бморочное состоя́ние *n*
Ohr *n* **1.** у́хо *n* **2.** у́шко *n* (*иглы*)
~, **äußeres** нару́жное у́хо *n*
~, **inneres** вну́треннее у́хо *n*
~, **künstliches** иску́сственное у́хо *n*
~, **mittleres** сре́днее у́хо *n*
Ohrbefund *m* да́нные *pl* иссле́дования у́ха; отоскопи́ческая карти́на *f*
Ohrblutgeschwulst *f* отгемато́ма *f*; гемато́ма *f* ушно́й ра́ковины
Ohrblutmonozytose *f* моноцито́з *m* в крови́, взя́той из мо́чки у́ха
Ohrblutprobe *f*, **Ohrbluttropfen** *m* кровь *f*, взя́тая из мо́чки у́ха
Ohrblutung *f* кровотече́ние *n* из у́ха
Ohrbrausen *n* шум *m* в у́хе
Ohrchirurgie *f* отохирурги́я *f*
Ohrdiphtherie *f* дифтери́я *f* у́ха
Ohreiterung *f* гно́йный оти́т *m*
Ohrekzem *n* экзе́ма *f* (нару́жного) у́ха
Ohrenarzt *m* отиа́тр *m*
Ohrenausspülung *f* промыва́ние *n* у́ха
Ohrendusche *f* ушно́й душ *m*, ороше́ние *n* у́ха (*наружного слухового прохода*)
Ohrenentzündung *f* оти́т *m*
Ohrenfluß *m s.* **Ohrlaufen**
Ohrenklingen *n* звон *m* в у́хе
Ohrenkrankheit *f* заболева́ние *n* у́ха
Ohrenlaufen *n s.* **Ohrlaufen**
Ohrenläuten *n* звон *m* в у́хе
Ohrenreißen *n* о́страя боль *m* в у́хе
Ohrensausen *n* шум *m* в у́хе
Ohrenschleimfluß *m* сли́зистые выделе́ния *n pl* из у́ха
Ohrenschmalz *n* ушна́я се́ра *f*
Ohrenschmalzdrüse *f* се́рная железа́ *f*
Ohrenschmalzpfropf *m* ушна́я се́рная про́бка *f*
Ohrenschmerz *m* отalги́я *f*, боль *f* в у́хе
Ohrenschwindel *m* головокруже́ние *n* ушно́го происхожде́ния
Ohrenstein *m* статоли́т *m*, отоли́т *m*, отоко́ния *f*
Ohrenzyanose *f* циано́з *m* ушны́х ра́ковин
Ohrfistel *f* ушно́й свищ *m*, ушна́я фи́стула *f*
Ohrfurche *f* зау́шная борозда́ *f*
Ohrfurunkel *m* фуру́нкул *m* у́ха
Ohrgeräusch *n* шум *m* в у́хе
Ohrgeschwulst *f* о́пухоль *f* [новообразова́ние *n*] у́ха
Ohrhusten *m* рефлекто́рный ка́шель *m*
Ohrkatheterismus *m* катетериза́ция *f* слухово́й трубы́, катетериза́ция *f* у́ха
Ohrknorpel *m* хрящ *m* ушно́й ра́ковины
Ohrkomplikation *f* осложне́ние *n* со стороны́ уше́й
Ohrläppchen *n* мо́чка *f* у́ха
Ohrlaufen *n* отоpе́я *f*, выделе́ния *n pl* из у́ха
Ohrmißbildung *f* поро́к *m* [анома́лия *f*] разви́тия у́ха
Ohrmuschel *f* ушна́я ра́ковина *f*
~, **abstehende** оттопы́ренная ушна́я ра́ковина *f*
Ohrmuschelanlegeplastik *f* пласти́ческая опера́ция *f* при оттопы́ренной ушно́й ра́ковине
Ohrmuschelchondritis *f* хондри́т *m* ушно́й ра́ковины
Ohrmuschelknorpel *m* хрящ *m* ушно́й ра́ковины
Ohrmuschelmißbildung *f* поро́к *m* разви́тия ушно́й ра́ковины
Ohrmuschelperichondritis *f* перихондри́т *m* ушно́й ра́ковины
Ohrmuschelverkrüppelung *f* деформа́ция *f* ушно́й ра́ковины
Ohrmuskel *m* ушна́я мы́шца *f*
Ohrpfropf *m* ушна́я се́рная про́бка *f*
Ohrpolyp *m* поли́п *m* у́ха
Ohrschlagader *f* ушна́я арте́рия *f*
Ohrschmalz *n* ушна́я се́ра *f*
Ohrschmalzdrüse *f* се́рная железа́ *f*
Ohrschwindel *m* головокруже́ние *n* ушно́го происхожде́ния
Ohrspeicheldrüse *f* околоушна́я слю́нная железа́ *f*
Ohrspeicheldrüsenanschwellung *f* припуха́ние *n* околоушно́й слю́нной железы́
Ohrspeicheldrüsenausführungsgang *m* выводно́й прото́к *m* околоушно́й слю́нной железы́, стено́нов прото́к *m*
Ohrspeicheldrüseneiterung *f* гно́йный пароти́т *m*
Ohrspeicheldrüsengang *m s.* **Ohrspeicheldrüsenausführungsgang**
Ohrspeicheldrüsengeschwulst *f* о́пухоль *f* околоушно́й слю́нной железы́
Ohrspeicheldrüsenkrebs *m* рак *m* околоушно́й слю́нной железы́
Ohrspeicheldrüsenvene *f* ве́на *f* околоушно́й слю́нной железы́
Ohrspiegelung *f* отоскопи́я *f*
Ohrtrompete *f* слухова́я [евста́хиева] труба́ *f*
Ohrtrompetenentzündung *f* евстахии́т *m*
Ohrtrompetenknorpel *m* хрящ *m* слухово́й трубы́
Ohrtrompetenverengerung *f* суже́ние *n* просве́та [стено́з *m*] слухово́й трубы́
Ohrtrompetenverstopfung *f* непроходи́мость *f* [заку́порка *f*] слухово́й трубы́
Ohrtubenverschluß *m* закры́тие *n* слухово́й трубы́
Ohrtuberkulose *f* туберкулёз *m* у́ха
Ohrverletzung *f* тра́вма *f* у́ха
Ohrverschluß *m* вну́тренний антифо́н *m*
Ohrwachs *n* ушна́я се́ра *f*
Ohrwurm *m* уховёртка *f*
Okklusallinie *f* окклюзио́нная ли́ния *f*, окклюзио́нная крива́я *f*

Okklusion *f* окклю́зия *f* (*1. закупорка, облитерация 2. смыкание 3. прикус*)
~, **anormale** непра́вильный при́кус *m*
~, **bukkale** щёчная окклю́зия *f*
~, **distale** диста́льная окклю́зия *f*
~, **funktionelle** функциона́льная окклю́зия *f*
~, **laterale** бокова́я окклю́зия *f*
~, **orthognatische** ортогнати́ческий при́кус *m*
~, **vordere** пере́дняя окклю́зия *f*
~, **zentrale** центра́льная окклю́зия *f*
Okklusionsbehandlung *f* окклюзио́нное лече́ние *n* (*косоглазия*)
Okklusionsebene *f* окклюзио́нная пло́скость *f*
Okklusionseffekt *m* окклюзио́нный эффе́кт *m*
Okklusionsgipsverband *m* ги́псовая окклюзио́нная повя́зка *f*
Okklusionshypertropie *f* анафори́я *f*, тенде́нция *f* к одновре́менному поворо́ту глаз кве́рху
Okklusionsikterus *m* обтурацио́нная желту́ха *f*
Okklusionsileus *m* обтурацио́нная кише́чная непроходи́мость *f*
Okklusionsplethysmographie *f* окклюзио́нная плетизмографи́я *f*
Okklusionsstörung *f* наруше́ние *n* окклю́зии
Okklusionsverband *m* окклюзио́нная [глуха́я] повя́зка *f*
Okklusivpessar *n* окклюзио́нный песса́рий *m*
okkult скры́тый, лате́нтный
Okkultblutung *f* скры́тое кровотече́ние *n*
Ökologie *f* эколо́гия *f*
Oktana *f* восьмидне́вная лихора́дка *f*
Oktavus *m* VIII че́репно-мозгово́й нерв *m*
Okular *n*, **Okularglas** *n*, **Okularlinse** *f* окуля́р *m*
Okulist *m* окули́ст *m*, глазно́й врач *m*
Okulographie *f* нистагмографи́я *f*
Okulomotorius *m* глазодви́гательный нерв *m*
Okulomotoriuslähmung *f* парали́ч *m* глазодви́гательных мышц
Okulomotoriusparese *f* паре́з *m* глазодви́гательных мышц
okzipital заты́лочный
Okzipitalepilepsie *f* заты́лочная эпилепси́я *f*
Okzipitallappen *m* заты́лочная до́ля *f* (*мозга*)
Okzipitalneuralgie *f* невралги́я *f* заты́лочного не́рва
Okzipitalpunktion *f* субокципита́льная пу́нкция *f*
Okzipitalsyndrom *n* заты́лочный синдро́м *m*
okzipitofrontal заты́лочно-ло́бный
okzipitomental заты́лочно-подборо́дочный
Ölakne *f* ма́сляный у́горь *m*
Ölbad *n* ма́сляная ва́нна *f*
Öleinlauf *m* ма́сляная кли́зма *f*
Öleinreibung *f* втира́ние *n* ма́сла
Olekranon *n* локтево́й отро́сток *m*
Öl-Embolie *f* ма́сляная эмболи́я *f*
Oleogranulom *n* олеогранулёма *f*
Oleom *n* олео́ма *f*
Olfaktometrie *f* ольфактометри́я *f*
olfaktorisch обоня́тельный
Olfaktorius *m* обоня́тельный нерв *m*
Ölfleck *m*, **psoriatischer** фено́мен *m* «ма́сляного пятна́» при псориа́зе
Ölfollikulitis *f* ма́сляный фолликули́т *m*
Ölfrühstück *n* про́бный за́втрак *m* с расти́тельным ма́слом
Ölgranulom *n* олеогранулёма *f*
Ölhaut *f* «ма́сляная ко́жа» *f*, ма́сляные угри́ *m pl*
Oligakisurie *f* олигакизури́я *f*, ре́дкое мочеиспуска́ние *n*
Oligämie *f* олигеми́я *f*, уменьше́ние *n* ма́ссы циркули́рующей кро́ви
Oligoarthritis *f* олигоартри́т *m*
Oligodendroblastom *n* олигодендробласто́ма *f*
Oligodendrogliom *n* олигодендроглио́ма *f*
Oligodendrozytom *n* олигодендроцито́ма *f*
Oligodipsie *f* олигодипси́я *f*
Oligodynamie *f* олигодинами́я *f*
Oligohidrosis *f* олигогидро́з *m*
Oligomenorrhoe *f* олигоменоре́я *f*
Oligonukleotidasa *f* олигонуклеотида́за *f*
Oligopeptid *n* олигопепти́д *m*
Oligophrenie *f* олигофрени́я *f*
~, **metabolisch bedingte** дисметаболи́ческая олигофрени́я *f*
Oligopnoe *n* заме́дленное *или* ре́дкое дыха́ние *n*
Oligosa(c)charid *n* олигосахари́д *m*
Oligosialie *f* олигосиали́я *f*, уме́ньшенное слюноотделе́ние *n*
Oligospermie *f* олигосперми́я *f*
oligosymptomatisch малосимпто́мный
Oligotrichie *f* олиготрихи́я *f*
Oligozoospermie *f* олигозоосперми́я *f*
Oligozythämie *f* олигоцитеми́я *f*
Oligozytose *f* олигоцито́з *m*
Oligurie *f* олигури́я *f*
Olive *f* оли́ва *f*
Olivenöl *n* оли́вковое ма́сло *n*
Olivensonde *f* зонд *m* с оли́вой
Ölklistier *n* ма́сляная кли́зма *f*
Ölkompresse *f* ма́сляный компре́сс *m*
öllöslich жирораствори́мый
Öllösung *f* ма́сляный раство́р *m*
Ölmilch *f* ма́сляная эму́льсия *f*
Ölplombe *f* ма́сляная пло́мба *f* (*лёгкого*)
Ölsalbe *f* линиме́нт *m*, жи́дкая мазь *f*
Ölstuhl *m* ма́сляный стул *m*
Ölsuspension *f* ма́сляная взвесь *f*
Öltumor *m* олеогранулёма *f*
Ölumschlag *m* ма́сляный компре́сс *m*
Ölwarzen *f pl* ма́сляные борода́вки *f pl*
Olympiestirn *f* «олимпи́йский лоб» *m* (*симптом врождённого сифилиса*)
Ölzyste *f* ма́сляная киста́ *f*
Omagra *n* пода́гра *f* плечево́го суста́ва
Omalgie *f* бо́ли *f pl* в плечево́м суста́ве
Omarthritis *f* омартри́т *m*, воспале́ние *n* плечево́го суста́ва
Omarthrose *f* омартро́з *m*, артро́з *m* плечево́го суста́ва
Ombrophobie *f* омброфоби́я *f*
Omegateilung *f* **der Netzhautgefäße** симпто́м *m* «бы́чьих рого́в», симпто́м *m* «тюльпа́на» (*в сетчатке при гипертонической болезни*)
O_2-Mehrschritt-Therapie *f* эта́пная оксигенотерапи́я *f*
Omentitis *f* оменти́т *m*, воспале́ние *n* са́льника

Omentofixation *f* оментофикса́ция *f*, фикса́ция *f* са́льника
Omentohepatopexie *f* оментогепатопекси́я *f*
Omentokardiopexie *f* оментокардиопекси́я *f*
Omentopexie *f* оментопекси́я *f*
Omentorrhaphie *f* ушива́ние *n* са́льника
Omentum *n* са́льник *m*
Omphalektomie *f* омфалэктоми́я *f*, удале́ние *n* пупка́
Omphalitis *f* омфали́т *m*, воспале́ние *n* пупка́
Omphalohämatozele *f* омфалогематоце́ле *n*
Omphalophlegmone *f* флегмо́на *f* пупка́
Omphalozele *f* пупо́чная гры́жа *f*
Onanie *f* онани́зм *m*, мастурба́ция *f*
Onchosphäre *f* онхосфе́ра *f*
Onchozerkiasis *f*, **Onchozerkose** *f* онхоцерко́з *m*
~, **afrikanische** африка́нский онхоцерко́з *m*
Onirismus *m* снови́дное измене́ние *n* созна́ния
onkogen онкоге́нный
Onkogen *n* онкоге́н *m*
Onkogenese *f* онкогене́з *m*
Onkogenität *f* онкоге́нность *f*
Onkologie *f* онколо́гия *f*
Onkolyse *f* онко́лиз *m*
Onkolytikum *n* онколити́ческое сре́дство *n*
Onkornavirus *n* онкорнави́рус *m*
Onkosphäre *f* онкосфе́ра *f*
onkostatisch онкостати́ческий
Onkozyt *m* онкоци́т *m*
Onkozytom *n* онкоцито́ма *f*
Onomatomanie *f* ономатомани́я *f*
Onychia *f* онихи́я *f*, воспале́ние *n* ногтево́го ло́жа
~, **periunguinale** паронихи́я *f*, подногтево́й пана́риций *m*
Onychocryptosis *f* вро́сший но́готь *m*
Onychodystrophia *f*, **Onychodystrophie** *f* ониходистрофи́я *f*, дистрофи́я *f* ногте́й
~ **mediana canaliformis** среди́нная каналифо́рмная ониходистрофи́я *f*
Onychogrypose *f* онихогрипо́з *m*
Onycholysis *f* онихо́лиз *m*, отделе́ние *n* но́гтя
~, **psoriatica** псориати́ческий онихо́лиз *m*
~ **semilunaris** полулу́нный онихо́лиз *m*
Onychomadesis *f* тота́льное выпаде́ние *n* ногте́й
Onychomykose *f* онихомико́з *m*, грибко́вое заболева́ние *n* ногте́й
~ **favosa** фаво́зный онихомико́з *m*
~ **nigricans** чёрный онихомико́з *m*
Onychopathie *f* онихопати́я *f*
Onychophagie *f* онихофаги́я *f*, привы́чка *f* гры́зть но́гти
Onychoptosis *f* онихопто́з *m*
Onychorrhexis *f* онихоре́ксис *m*, ло́мкость *f* ногте́й
Onychoschisis *f* расщепле́ние *n* ногте́й
Onychotillomanie *f* ма́ния *f* разруша́ть но́гти разли́чными инструме́нтами
Oolemm *n* ооле́мма *f* (*поверхностный слой яйцеклетки*)
Oophorektomie *f* овариэктоми́я *f*
Oophoritis *f* оофори́т *m* (*воспаление яичника*)
~ **gonorrhoica** гоноре́йный оофори́т *m*
Oophorom *n* оофоро́ма *f*, о́пухоль *f* Бре́ннера
Oophoron *n* я́ичник *m*
Oophorosalpingektomie *f* удале́ние *n* я́ичника и ма́точной трубы́
Oophoro-Salpingitis *f* сальпингоофори́т *m*
Oospora *f* ооспо́ра *f*
Oozephalie *f* ооцефали́я *f*, сфеноцефали́я *f*
Oozyt *m* созрева́ющая яйцекле́тка *f*
Operabilität *f* опера́бельность *f*
Operation *f* опера́ция *f*
Operationsabteilung *f* операцио́нное отделе́ние *n*
Operationsanzeige *f* показа́ния *n pl* к опера́ции
Operationsbefund *m* измене́ния *n pl*, обнару́женные при опера́ции
Operationsbeginn *m* нача́ло *n* опера́ции
Operationsbesteck *n* операцио́нный набо́р *m*, набо́р *m* хирурги́ческих инструме́нтов
Operationsbesteckkasten *m* хирурги́ческая укла́дка *f*, футля́р *m* [я́щик *m*] для набо́ра хирурги́ческих инструме́нтов
Operationsbuch *n* операцио́нный журна́л *m*
Operationsdauer *f s.* **Operationszeit**
Operationseingriff *m* операцио́нное вмеша́тельство *n*
Operationsende *n* оконча́ние *n* опера́ции
Operationsendoskop *n* операцио́нный эндоско́п *m*
Operationserfolg *m* успе́х *m* опера́ции
Operationsergebnis *n* результа́т *m* опера́ции
Operationsfähigkeit *f* опера́бельность *f*
Operationsfeld *n* операцио́нное по́ле *n*
Operationsgebiet *n*, **Operationsgegend** *f* о́бласть *f* опера́ции
Operationsgruppe *f* операцио́нная брига́да *f*
Operationshandschuhe *m pl* хирурги́ческие перча́тки *f pl*
Operationshaube *f* операцио́нная ша́почка *f*
Operationsileus *m* послеоперацио́нная кише́чная непроходи́мость *f*
Operationsindikation *f* показа́ния *n pl* к опера́ции
Operationskittel *m* хала́т *m* для рабо́ты в операцио́нной
Operationskleid *n* операцио́нная оде́жда *f*
Operationslehre *f* операти́вная хирурги́я *f*
Operationsleuchte *f* операцио́нный свети́льник *m*
Operationsmantel *m s.* **Operationskittel**
Operationsmaske *f* хирурги́ческая ма́ска *f*
Operationsmaterial *n* хирурги́ческий материа́л *m*
Operationsmethode *f* ме́тод *m* опера́ции
Operationsmöbel *n* ме́бель *m* для операцио́нной
Operationsmöglichkeit *f* возмо́жность *f* (выполне́ния) опера́ции
Operationsmortilität *f* операцио́нная сме́ртность *f*
Operationsnadel *f* хирурги́ческая игла́ *f*
Operationsnarbe *f* послеоперацио́нный рубе́ц *m*
Operationsphase *f* фа́за *f* [эта́п *m*] опера́ции
Operationsraum *m* операцио́нная *f*
Operationsrisiko *n* риск *m*, свя́занный с опера́цией
Operationssaal *m* операцио́нная *f*

Operationsschock *m* операцио́нный шок *m*
Operationsschwester *f* операцио́нная сестра́ *f*
Operationssterblichkeit *f* операцио́нная сме́ртность *f*
Operationsstreß *m* операцио́нный стресс *m*
Operationsstuhl *m* операцио́нное кре́сло *n*
Operationstaktik *f* операти́вная та́ктика *f*
Operationstechnik *f* операти́вная те́хника *f*
Operationstisch *m* операцио́нный стол *m*
Operationstrauma *n* операцио́нная тра́вма *f*
Operationsverfahren *n* ме́тод *m* опера́ции
Operationsverlauf *m* тече́ние *n* [ход *m*] опера́ции
Operationswäsche *f* операцио́нное бельё *n*
Operationsweg *m* хирурги́ческий до́ступ *m*
Operationswunde *f* операцио́нная ра́на *f*
Operationszeit *f* дли́тельность *f* [продолжи́тельность *f*] опера́ции
Operationszeitpunkt *m* моме́нт *m* опера́ции
Operationszimmer *n* операцио́нная *f*
Operationszwischenfall *m* осложне́ние *n* опера́ции
Operativbehandlung *f* операти́вное лече́ние *n*
Operatorgen *n* ген-опера́тор *m*
operierbar опера́бельный
operieren опери́ровать
Operon *n* ген-опера́тор *m*
Opfer *n* же́ртва *f*
Ophthalmallergose *f* аллерги́ческое заболева́ние *n* гла́за
Ophthalmatrophie *f* атрофи́я *f* глазно́го я́блока
Ophthalmia *f* офтальми́я *f*
~ **electrica** электроофтальми́я *f*
~ **nivalis** сне́жная слепота́ *f*
Ophthalmiater *m s.* **Ophthalmologe**
Ophthalmiatrie *f* офтальмоло́гия *f*
Ophthalmie *f* офтальми́я *f*
~, **sympathische** симпати́ческая офтальми́я *f*, симпати́ческое воспале́ние *n*
Ophthalmitis *f* офтальми́т *m*
Ophthalmoblennorrhoe *f* офтальмобленнорé́я *f*
Ophthalmochromoskopie *f* офтальмохромоскопи́я *f*
Ophthalmofluoroskopie *f* офтальмоскопи́я *f* с внутриве́нным введе́нием флюоресцеи́на
Ophthalmologe *m* офтальмо́лог *m*, окули́ст *m*, глазно́й врач *m*
Ophthalmologie *f* офтальмоло́гия *f*
Ophthalmometrie *f* офтальмометри́я *f*
Ophthalmomyasis *f* офтальмомиа́з *m*
Ophthalmophthisis *f* смо́рщивание *n* глазно́го я́блока
Ophthalmoplegie *f* офтальмоплеги́я *f*
Ophthalmoreaktion *f* офтальмореа́кция *f* (*местная реакция на введение туберкулина в конъюнктивальный мешок*)
Ophthalmorrhexis *f* разры́в *m* глазно́го я́блока
Ophthalmoskopie *f* офтальмоскопи́я *f*, иссле́дование *n* глазно́го дна
~ **im aufrechten Bild** офтальмоскопи́я *f* в прямо́м ви́де
~ **im rotfreien Licht** офтальмоскопи́я *f* в бескра́сном све́те
~ **im umgekehrten Bild** офтальмоскопи́я *f* в обра́тном ви́де
~, **indirekte** офтальмоскопи́я *f* в обра́тном ви́де
~, **reflexfreie** безрефле́ксная офтальмоскопи́я *f*
~, **stereoskopische** стереоскопи́ческая офтальмоскопи́я *f*, стереоофтальмоскопи́я *f*
~, **zentrische** офтальмоскопи́я *f* центра́льной зо́ны сетча́тки
Ophthalmotest *m* глазна́я про́ба *f*
Ophthalmotomie *f* офтальмотоми́я *f*
Ophthalmotonus *m* внутриглазно́е давле́ние *n*
Ophthalmozentese *f* офтальмоцентез *m*, проко́л *m* глазно́го я́блока
Opiatantagonist *m* антагони́ст *m* опиа́тов
Opistenzephalon *n* за́дний мозг *m*
Opisthodontie *f* опистодонти́я *f*
Opisthogenie *f* опистогени́я *f*
Opisthognathie *f* опистогнати́я *f*
Opisthorchosis *f* описторхо́з *m*
Opisthotonus *m* опистото́нус *m*
Opiummißbrauch *m*, **Opiumsucht** *f* опиомани́я *f*
Opotherapie *f* опотерапи́я *f*, органотерапи́я *f*
Oppenheim-Krankheit *f* боле́знь *f* Оппенге́йма (*1 липоидный атрофический дерматит 2 миатония)*
Opponens *m* противопоставля́ющая мы́шца *f*
Opposition *f* противопоставле́ние *n* (*напр. большого пальца*)
Opsomenorrhoe *f* опсоменоре́я *f*, запа́здывание *n* менструа́ции
Opsonin *n* опсони́н *m*
Opsonisierung *f* опсониза́ция *f*
Opticus *m*, **Optikus** *m* зри́тельный нерв *m*
Optikusatrophie *f* атрофи́я *f* зри́тельного не́рва
~, **absteigende** нисходя́щая атрофи́я *f* зри́тельного не́рва
~, **hereditäre** насле́дственная атрофи́я *f* зри́тельного не́рва
~, **Lebersche** ле́беровская атрофи́я *f* зри́тельного не́рва
~, **partielle** части́чная атрофи́я *f* зри́тельного не́рва
~, **totale** по́лная атрофи́я *f* зри́тельного не́рва
Optikusganglienzelle *f* о́птико-ганглиона́рная кле́тка *f* сетча́тки
Optikusneurinom *n* неврино́ма *f* зри́тельного не́рва
Optikusquetschung *f* ущемле́ние *n* зри́тельного не́рва
Optikusscheide *f* влага́лище *n* зри́тельного не́рва
Optikusscheidenhämatom *n* гемато́ма *f* оболо́чек зри́тельного не́рва
Optimaldosierung *f* оптима́льная дозиро́вка *f*
Optimalfarben *f pl* оптима́льные цвета́ *m pl*
Optimalgewicht *n* оптима́льный вес *m*
Optimalkapazität *f* **für die Kindereinrichtung** оптима́льная вмести́мость *f* де́тского учрежде́ния
Optimum *n* о́птимум *m*
~ **der Reizung** о́птимум *m* раздраже́ния
Optimumfrequenz *f* оптима́льная частота́ *f*
Optodynamometrie *f* офтальмодинамометри́я *f*
Optometer *n* оптóметр *m*

Optometrie *f* оптометрия *f*, измерение *n* дальности зрения
Optometrist *m* оптометрист *m*
Optotyp *m* оптотип *m*
oral оральный, ротовой
Oralgegend *f* ротовая область *f*
Oralgeräusch *n* шум *m* в полости рта, шум *m* Драммонда
Oralmukosa *f* слизистая оболочка *f* рта
Oralsepsis *f* оральный [ротовой, стоматогенный] сепсис *m*
Oraltemperatur *f* температура *f* в полости рта
Oralvakzine *f* вакцина *f* для приёма внутрь
Orariß *m* отрыв *m* сетчатки у зубчатого края
Orbikularisphänomen *n*, **Orbikularisreaktion** *f* парадоксальная реакция *f* зрачка на смыкание век
Orbinsky-Syndrom *n* синдром *m* Орбинского (*аплазия передней брюшной стенки*)
Orbita *f* глазница *f*, орбита *f*
Orbitalboden *m* дно *n* глазницы
Orbitaldach *n* крыша *f* глазницы
Orbitalebene *f* орбитальная плоскость *f*
Orbitalneuralgie *f* глазничная невралгия *f*
Orbitalphlegmone *f* флегмона *f* орбиты
Orbitalpyramide *f* пирамида *f* орбиты
Orbitalrandableitung *f* электрическое отведение *n* от края глазницы
Orbitalregion *f* область *f* глазницы
Orbitalresektion *f* резекция *f* (наружной стенки) глазницы
Orbitalvenenthrombose *f* тромбоз *m* вен глазницы
Orbitalzyste *f* киста *f* глазницы
Orbitographie *f* орбитография *f* (*с контрастным веществом*)
Orbitotomie *f* орбитотомия *f*
Orbivirus *n* орбивирус *m*
Orchialgie *f* орхиалгия *f*, боль *f* в яичке
Orchichorie *f* орхихория *f* (*постоянное поднимание и опускание яичка*)
Orchidektomie *f* орхиэктомия *f*
Orchidopexie *f*, **Orchipexie** *f* орхипексия *f*
Orchitis *f* орхит *m*
~ **gonorrhoica** гонорейный орхит *m*
Orchitomie *f* орхиэктомия *f*
Orchoepididymitis *f* **syphilitica** сифилитический орхоэпидидимит *m*
Ordination *f* **1.** назначение *n*, предписание *n* (*врача*) **2.** приёмные часы *m pl* (*врача*) **3.** *österr.* амбулатория *f*
Ordinationsstunde *f* час *m* приёма у врача
Ordinationszeit *f* приёмные часы *m pl* (*врача*)
ordinieren 1. прописывать лекарство **2.** проводить приём (*больных*)
Organ *n* орган *m*
~, **blutbildendes** кроветворный орган *m*
~, **lymphoepitheliales** лимфоэпителиальный орган *m*
~, **rudimentäres** рудиментный орган *m*
~, **statisches** орган *m* равновесия
~, **vestibulocochleäres** преддверно-улитковый орган *m*
Organanlage *f* закладка *f* органа
Organelle *f* органелла *f*
~, **autoreduplikative** саморепродуцирующаяся органелла *f*
Organismus *m* организм *m*
~, **entwickelnder** развивающийся организм *m*
~, **heranwachsender** растущий организм *m*
Organlappen *m* доля *f* органа
Organmanifestation *f* проявление *n* (болезни) со стороны того или иного органа
Organneurose *f* невроз *m* органа
organoid органоидный
organoleptisch органолептический
Organotherapie *f* органотерапия *f*
Organotropie *f* органотропность *f*
Organselektivität *f* органная избирательность *f*
Organstückchen кусочек *m* органа
Organsubstitutionstherapie *f* заместительная органотерапия *f*
Organtoxikose *f* токсическое поражение *n* органа
Organtransplantation *f*, **Organübertragung** *f* трансплантация *f* [пересадка *f*] органа
Organum *n*, **spirales** кортиев [спиральный] орган *m*
Organverdrängung *f* смещение *n* органа
Organverletzung *f* повреждение *n* [ранение *n*] органа
Organverpflanzung *f* трансплантация *f* [пересадка *f*] органа
Orgasmus *m* оргазм *m*
Orientbeule *f* восточная язва *f*, кожный лейшманиоз *m*
Orientierung *f* ориентация *f*; ориентировка *f*
~, **räumliche** пространственная ориентация *f*
~, **zeitliche** временная ориентация *f*
Orientierungslinie *f* ориентировочная линия *f*
Orientierungsreflex *m* ориентировочный рефлекс *m*
Orientierungsstörung *f* дезориентировка *f*
~, **amnestische** амнестическая дезориентировка *f*
Ormond-Erkrankung *f* болезнь *f* Ормонда, ретроперитонеальный фиброз *m*
Ornithin *n* орнитин *m*
Ornithose *f* орнитоз *m*
Ornithosevirus *n* вирус *m* орнитоза
Oropharynxkarzinom *n* рак *m* ротоглотки
Oroyafieber *n* лихорадка *f* Ороя, перуанская бородавка *f*, болезнь *f* Карриона
orthochromatisch ортохроматический
Orthodiagraphie *f* ортодиаграфия *f*, ортрентгенография *f*
Orthodontiebügel *m* ортодонтическая дуга *f*
Orthodontie *f* ортодонтия *f*
Orthodontologe *m* стоматолог-ортодонт *m*
Orthognathie *f* ортогнатия, ортогнатический прикус *m*
Orthognathodontie *f* ортодонтия *f*
Orthomyxovirus *n* ортомиксовирус *m*
Orthopäd(e) *m* врач-ортопед *m*
Orthopädie *f* ортопедия *f*
Orthoploidie *f* ортоплоидия *f*
Orthopnoe *f* ортопноэ *n*
Orthopoxvirus *n* ортопоксвирус *m*

Orthoptik *f* ортоптическое лечение *n*, ортоптика *f*
Orthoröntgenographie *f* орторентгенография *f*, ортодиаграфия *f*
Orthostase *f* ортостаз *m*
Orthostasebelastung *f* ортостатическая нагрузка *f*
Orthostase-EKG *n* электрокардиограмма *f*, снятая после длительного стояния
Orthostasetest *m*, **Orthostaseversuch** *m* ортостатическая проба *f*
orthosympatisch ортосимпатический
Orthozephale *m* ортоцефал *m*
Ortsbestimmung *f* определение *n* места, локализация *f*
Ortsdosis *f* локальная доза *f*
Ortsgesundheitsbehörde *f* местный орган *m* здравоохранения
Ortskrankenkasse *f* местная больничная касса *f*
Ortsseuche *f* эндемическая [локальная] вспышка *f* болезни
Ortssyphilis *f* местный [туземный, эндемический] сифилис *m*
Os *n* рот *m*
Oschelephantiasis *f* слоновость *f* мошонки и оболочек яичка
Osgood-Schlatter-Erkrankung *f* болезнь *f* Осгуда — Шлаттера, остеохондропатия *f* бугристости большеберцовой кости
Oslander-Schwangerschaftszeichen *n* признак *m* беременности Ослandera (*пульсация ветвей маточной артерии*)
Osler-Krankheit *f* болезнь *f* Ослера — Рандю, врождённая телеангиэктазия *f*, наследственная геморрагическая ангиома *f*
Osler-Vaquez-Syndrom *n* синдром *m* Ослера — Вакеза, эритремия *f* с гиперволемией
Osmästhesie *f* обоняние *n*
Osmidrosis *f* зловонный пот *m*
Osmodiurese *f* осмотический диурез *m*
Osmorezeptor *m* осморецептор *m*
Ösophagektasie *f* расширение *n* пищевода
Ösophagektomie *f* удаление *n* пищевода
Ösophagismus *m* спазм *m* пищевода
Ösophagitis *f* эзофагит *m*
~, peptische пептический эзофагит *m*
Ösophagoatriographie *f* пищеводное отведение *n* электрокардиограммы
Ösophagodermogastrostomie *f* эзофагодермогастростомия *f*
Ösophagoduodenoanastomose *f* эзофагодуоденоанастомоз *m*
Ösophagodynie *f* эзофагодиния *f*, боли *f pl* в пищеводе
Ösophagoenteroanastomose *f* эзофагоэнтероанастомоз *m*
Ösophagoenterostomie *f* эзофагоэнтеростомия *f*
Ösophago-Fiberskop *n* эзофагоскоп *m* с волоконной оптикой
Ösophagofibroskopie *f* эзофагофиброскопия *f*
Ösophagofundopexie *f* эзофагофундопексия *f*
Ösophagogastrektomie *f*, **partielle** резекция *f* пищевода и желудка
Ösophagogastroanastomose *f* эзофагогастроанастомоз *m*
Ösophagogastroduodenoskopie *f* эзофагогастродуоденоскопия *f*
Ösophagogastroplastik *f* эзофагогастропластика *f*
Ösophagogastrostomie *f* эзофагогастростомия *f*
Ösophagojejunoanastomose *f* эзофагоеюноанастомоз *m*
Ösophagojejunostomie *f* эзофагоеюностомия *f*
Ösophagokardiographie *f* эзофагокардиография *f*
Ösophagokologastrostomie *f* эзофагокологастростомия *f*
Ösophagomalazie *f*, **sauere** посмертное размягчение *n* пищевода под действием желудочного сока
Ösophagopexie *f* эзофагопексия *f*
Ösophagoplastik *f* пластика *f* пищевода
Ösophagoskopie *f* эзофагоскопия *f*
Ösophagospasmus *m* спазм *m* пищевода
Ösophagostomie *f* эзофагостомия *f*
Ösophagotomie *f* эзофаготомия *f*
Ösophagotrachealfistel *f* пищеводно-трахеальный свищ *m*
Ösophagus *m* пищевод *m*
Ösophagusableitung *f* пищеводное отведение *n* (*электрокардиограммы*)
Ösophagusatresie *f* атрезия *f* пищевода
Ösophagusballonsonde *f* пищеводный зонд *m* с баллоном
Ösophagusblutung *f* кровотечение *n* из пищевода
Ösophagusbougierung *f* бужирование *n* пищевода
Ösophagusbreipassage *f* прохождение *n* контрастного вещества (*бариевой «каши»*) через пищевод
Ösophagusachalasie *f* зияние *n* пищеводного отверстия
Ösophagusdivertikel *n* дивертикул *m* пищевода
Ösophagusdruck *m* внутрипищеводное давление *n*
Ösophagusdurchbohrung *f* прободение *n* [перфорация *f*] пищевода
Ösophagusektasie *f* расширение *n* пищевода
Ösophagusendoprothese *f* эндопротез *m* пищевода
Ösophagusentzündung *f* эзофагит *m*
Ösophaguseröffnung *f* эзофаготомия *f*
Ösophagusersatz *m* замещение *n* [пластика *f*] пищевода
Ösophagusersatzstimme *f* «пищеводный голос» *m*
Ösophaguserweiterung *f* расширение *n* пищевода
Ösophagusfremdkörper *m* инородное тело *n* пищевода
Ösophagusgeschwulst *f* опухоль *f* пищевода
Ösophagusgeschwür *n* язва *f* пищевода
Ösophagushernie *f* грыжа *f* пищеводного отверстия диафрагмы
Ösophaguskarzinom *n* рак *m* пищевода
Ösophagusmißbildung *f* аномалия *f* пищевода

Ösophagusperforation *f* перфора́ция *f* пищево́да
Ösophagusschleimhaut *f* сли́зистая оболо́чка *f* пищево́да
Ösophagussonde *f* пищево́дный зо́нд *m*
Ösophagussprache *f* «пищево́дный го́лос» *m*
Ösophagusstenose *f* стено́з *m* пищево́да
Ösophagusstimme *f* «пищево́дный го́лос» *m*
Ösophagusstriktur *f* стрикту́ра *f* пищево́да, рубцо́вое суже́ние *n* пищево́да
Ösophagustumor *m* о́пухоль *f* пищево́да
Ösophagusvarizen *f pl* варико́зные узлы́ *m pl* пищево́да
Ösophagusvarizenblutung *f* кровотече́ние *n* из варико́зных узло́в пищево́да
Ösophagusverätzung *f* хими́ческий ожо́г *m* пищево́да
Ösophagusverbrühung *f* ожо́г *m* пищево́да горя́чей жи́дкостью
Ösophagusverletzung *f* ране́ние *n* [поврежде́ние *n*] пищево́да
Ösophaguszerreißung *f* разры́в *m* пищево́да
Ossein *n* оссеи́н *m*, склеропротеи́н *m*
Ossifikation *f* оссифика́ция *f*, окостене́ние *n*
~, **enchondrale** энхондра́льное окостене́ние *n*
~, **perichondrale** перихондра́льное окостене́ние *n*
Ossifikationsalter *n* ко́стный во́зраст *m*
Ossifikationskern *m* ядро́ *n* [центр *m*] окостене́ния
Ossifikationsstörung *f* наруше́ние *n* остеогене́за [костеобразова́ния]
Ossifikationszentrum *n* ядро́ *n* [центр *m*] окостене́ния
ossifizierend оссифици́рующий
Ossikel *n pl* слуховы́е ко́сточки *f pl*
Ossikelgelenke *n pl* суста́вы *m pl* слуховы́х ко́сточек
Ossikelkette *f* цепь *f* слуховы́х ко́сточек
Osteitis *f*, **fibröse** фибро́зный остеи́т *m*
Osteoarthritis *f* остеоартри́т *m*
Osteoarthropathie *f* остеоартропати́я *f*
~, **alkaptonurische** алкаптонури́ческая остеоартропати́я *f*
~, **diabetische** диабети́ческая остеоартропати́я *f*
Osteoarthrose *f*, **deformierende** деформи́рующий остеоартро́з *m*
Osteoarthrotomie *f* остеоартротоми́я *f*
Osteoblast *m* остеобла́ст *m*
Osteoblastoklastom *n* остеобластокласто́ма *f*
Osteoblastom *n* остеобласто́ма *f*
Osteochondritis *f* остеохондри́т *m*
Osteochondrodysplasie *f* остеохондродисплази́я *f*
Osteochondrodystrophie *f* остеохондродистрофи́я *f*
Osteochondrolysis *f* остеохондро́лиз *m*
Osteochondrom *n* остеохондро́ма *f*
Osteochondropathie *f* остеохондропати́я *f*
Osteochondrosarkom *n* остеохондросарко́ма *f*
Osteochondrose *f* остеохондро́з *m*
Osteodysplasie *f* остеодисплази́я *f*, ко́стная дисплази́я *f*
Osteodystrophie *f* остеодистрофи́я *f*
~, **renale** нефроге́нная [по́чечная] остеодистрофи́я *f*, по́чечный псевдорахи́т *m*
Osteoektomie *f* удале́ние *n* ко́сти
Osteofibrom *n* остеофибро́ма *f*, оссифици́рующаяся фибро́ма *f*
Osteogenese *f*, **Osteogenesis** *f* остеогене́з *m*, костеобразова́ние *n*
~, **angeborene** врождённый несоверше́нный остеогене́з *m*, врождённый остеопоро́з *m*, синдро́м *m* Фро́лика
~ **imperfecta** остеопсатиро́з *m*, несоверше́нный остеогене́з *m*
~, **späte** по́здний несоверше́нный остеогене́з *m*, синдро́м *m* Лобште́йна
~, **unvollkommene** *s.* **Osteogenese imperfecta**
Osteoid *n* остео́ид *m*, остео́идная ткань *f*
Osteoidkallus *m* остео́идная мозо́ль *f*
Osteoidosteom *n* остео́ид-остео́ма *f*
Osteoidsaum *m* остео́идная каймá *f*
Osteoklasie *f* остеоклази́я *f*
Osteoklast *m* остеокла́ст *m* *(1 инструмент для разрушения костей 2 клетка кости)*
osteoklastisch остеокласти́ческий, разруша́ющий кость
Osteoklastom *n* остеокласто́ма *f*
Osteolyse *f* остео́лиз *m*
Osteom *n* остео́ма *f*
~, **dermales** остео́ма *f* ко́жи
~, **kompaktes** компа́ктная остео́ма *f*
~, **spongiöses** гу́бчатая остео́ма *f*
Osteomalazie *f* остеомаля́ция *f*
~, **vitamin-D-resistente** гипофосфатеми́ческая остеомаля́ция *f*, витами́н-D-резисте́нтная остеомаля́ция *f*
Osteometrie *f* остеометри́я *f*
Osteomyelitis *f* остеомиели́т *m*
~, **gummöse** гуммо́зный [сифилити́ческий] остеомиели́т *m*
~, **hämatogene** гематоге́нный остеомиели́т *m*
~, **odontogene** одонтоге́нный остеомиели́т *m*
~, **sklerosierende** склерози́рующий остеомиели́т *m*
Osteomyelitisherd *m* остеомиелити́ческий оча́г *m*
Osteomyelofibrose *f* остеомиелофибро́з *m*
Osteon *n* остео́н *m*
Osteonekrose *f* остеонекро́з *m*, некро́з *m* ко́сти
Osteopädion *n* «ко́стный» [«ка́менный»] плод *m*
Osteopathie *f* остеопати́я *f*
~, **renale hyperphosphatämische** по́чечная гиперфосфатеми́ческая остеопати́я *f*
Osteoperiostitis *f* остеопериости́т *m*
Osteopetrosis *f* мра́морная боле́знь *f*, боле́знь *f* А́льберс-Шёнберга
Osteoplastik *f* остеопла́стика *f*, ко́стная пла́стика *f*
Osteopoikilie *f* остеопойкили́я *f*
Osteoporose *f* остеопоро́з *m*
~, **endokrine** эндокри́нный [гормона́льный] остеопоро́з *m*
~, **juvenile idiopathische** ювени́льный идиопати́ческий остеопоро́з *m*
~, **kortikale** кортика́льный остеопоро́з *m*

~, **postmenopausische** климактери́ческий остеопоро́з *m*
~, **senile** ста́рческий остеопоро́з *m*
~, **trabekuläre** трабекуля́рный остеопоро́з *m*
Osteorraphie *f* остеорафи́я *f*, сшива́ние *n* ко́сти
Osteosarkom *n* остеосарко́ма *f*, остеоге́нная сарко́ма *f*
Osteosklerose *f* остеосклеро́з *m*
Osteosynthese *f* остеоси́нтез *m*
Osteotomie *f* остеотоми́я *f*
Osteozyt *m* остеоци́т *m*
Osteozytenlakunen *f pl* лаку́ны *f pl* остеоци́тов, остеоцита́рные лаку́ны *f pl*
Ostiofolliculitis *f* остиофолликули́т *m*
Ostioporitis *f* остиопори́т *m*, гно́йное воспале́ние *n* выводно́го прото́ка по́товой железы́ (*у детей грудного возраста*)
Ostitis *f* ости́т *m*
~, **gummöse** гуммо́зный [сифилити́ческий] ости́т *m*
Ostiuminsuffizienz *f* недоста́точность *f* у́стья мочето́чников
Östrogenentzugsblutung *f* ма́точное кровотече́ние *n* при сниже́нии у́ровня эстроге́нов
Östrogenrezeptor *m* реце́птор *m* эстроге́нов, эстроге́нный реце́птор *m*
Östruszyklus *m* овариа́льно-менструа́льный цикл *m*
Oszillation *f* осцилля́ция *f*
Otalgie *f* отальги́я *f*, боль *f* в у́хе
Ota-Nävus *m* невус *m* О́ты, окулодерма́льный меланоцито́з *m*
Othämatom *n* отгемато́ма *f*
Otiater *m* отиа́тр *m*
Otiatrie *f s.* **Otologie**
Otikodinie *f* отикодини́я *f*, синдро́м *m* Менье́ра
Otitis *f* оти́т *m*
Otoblennorhoe *f* гноетече́ние *n* из у́ха
Otochirurgie *f* отохирурги́я *f*
otogen отоге́нный
Otokonien *f pl* статоко́нии *f pl*, отоли́ты *m pl*
Otoliquorrhö *f* отоликворе́я *f*
Otolithen *m pl s.* **Otokonien**
Otologie *f* отоло́гия *f*, отиатри́я *f*
Otophym *n* отофи́ма *f*
Otorhinolaryngologie *f* оториноларинголо́гия *f*
Otorrhö *f*, **Otorrhoe** *f* оторе́я *f*
Otosklerose *f* отосклеро́з *m*
Otosklerosechirurgie *f* хирурги́ческие вмеша́тельства *n pl* при отосклеро́зе
Otoskopie *f* отоскопи́я *f*
Ototoxikum *n* ототокси́ческое вещество́ *n*
Ototoxizität *f* ототокси́чность *f*
Ottawakrankheit *f* кана́дский эндеми́ческий си́филис *m*
Ovalbumin *n* овальбуми́н *m*
Ovalozyt *m* эллиптоци́т *m*
Ovalozytose *f* овалоцито́з *m*, эллиптоцито́з *m*
Ovar *n* яи́чник *m*
~, **polyzystisches** поликисто́зный яи́чник *m*
Ovarektomie *f* овариэктоми́я *f*
Ovarialagenesie *f* синдро́м *m* Ту́рнера, агенези́я *f* яи́чников
Ovarialgravidität *f* яи́чниковая бере́менность *f*
Ovarialhormon *n* овариа́льный гормо́н *m*, гормо́н *m* яи́чника
Ovarialinsuffizienz *f* недоста́точность *f* яи́чников
Ovarialkystom *n* кисто́ма *f* яи́чника
~, **papilläres** сосо́чковая [капилля́рная] кисто́ма *f* яи́чника
Ovarialschwangerschaft *f* яи́чниковая бере́менность *f*
Ovarialtumor *m* о́пухоль *f* яи́чника
Ovarialzyste *f* киста́ *f* яи́чника
Ovariektomie *f* овариэктоми́я *f*
Ovarien *n pl*, **kleinzystische** мелкокисто́зные яи́чники *m pl* (*синдром Штейна — Левенталя*)
Ovarienzange *f* яи́чниковые щипцы́ *pl*
Ovarika *f* яи́чниковая арте́рия *f*
Ovariohysterektomie *f* удале́ние *n* ма́тки и яи́чников
Ovariopexie *f* овариопекси́я *f*
Ovariosalpingektomie *f* удале́ние *n* яи́чника и ма́точной трубы́
Ovariotexie *f* перемеще́ние *n* яи́чников в забрюши́нное простра́нство
Ovariozentese *f* овариоценте́з *m*, прока́лывание *n* кист яи́чника
Ovartransplantation *f* транспланта́ция *f* яи́чника
Ovine *f* о́спа *f* ове́ц
Ovoflavin *n* рибофлави́н *m*
Ovulation *f* овуля́ция *f*
Ovulationsblutung *f* ма́точное кровотече́ние *n* при овуля́ции
Ovulationshemmer *m* препара́т *m*, подавля́ющий овуля́цию
Ovulationsregulation *f* регули́рование *n* овуля́ции
Ovulationstermin *m* моме́нт *m* овуля́ции
Oxalämie *f* оксалеми́я *f*
Oxalat *n* оксала́т *m*, соль *f* щаве́левой кислоты́
Oxalatblut *n* оксала́тная кровь *f*, кровь *f* с добавле́нием оксала́та
Oxalatnierenstein *m* оксала́тный ка́мень *m* по́чки
Oxalatstein *m* оксала́тный ка́мень *m*
Oxalaturie *f* оксалатури́я *f*
Oxalose *f* оксало́з *m*
Oxalsäure *f* щаве́левая кислота́ *f*
Oxalstein *m* оксала́тный ка́мень *m*
Oxalurie *f* оксалатури́я *f*
Oxford-Einheit *f* о́ксфордская едини́ца *f* (*определения активности пенициллина*)
Oxyästhesie *f* гиперстези́я *f*
Oxybuttersäure *f* оксима́сляная кислота́ *f*
Oxydase *f* оксида́за *f*, окисли́тельный фе́рме́нт *m*
oxydasefrei не содержа́щий оксида́зы
oxydasepositiv даю́щий (положи́тельную) реа́кцию на оксида́зу
Oxydasereaktion *f* реа́кция *f* оксида́ции
Oxydation *f* окисле́ние *n*, оксиди́рование *n*
~, **anaerobe** анаэро́бное окисле́ние *n*
Oxydationsferment *n* окисли́тельный ферме́нт *m*
~, **gelbes** жёлтый дыха́тельный ферме́нт *m*

oxydationsfördernd способствующий окислению
Oxydationsgärung *f* окислительное брожение *n*
Oxydationshemmer *m* ингибитор *m* окисления
Oxydationsmittel *n* окислитель *m*
Oxydationsprodukt *n* продукт *m* окисления
Oxydationstherapie *f* оксигенотерапия *f*
Oxydationsvorgang *m* окислительный процесс *m*, процесс *m* окисления
Oxydierbarkeit *f* окисляемость *f*
Oxydierung *f s.* **Oxydation**
Oxydoreduktase *f* оксидоредуктаза *f*
Oxyessigsäure *f* оксиуксусная [гликолевая] кислота *f*
Oxygenäquivalent *n* кислородный эквивалент *m*
~, kalorisches калорический эквивалент *m* кислорода
Oxygenasen *f pl* оксигеназы *f pl*
Oxygenation *f*, **hyperbare** гиперболическая оксигенация *f*
Oxygenaufnahme *f* усвоение *n* кислорода
Oxygenbehandlung *f* лечение *n* кислородом
Oxygendefizit *n* дефицит *m* кислорода
Oxygenhämoglobin *n* оксигемоглобин *m*
Oxygenhunger *m* кислородное голодание *n*
Oxygensättigung *f*, **Oxygensaturation** *f* насыщение *n* кислородом
Oxygenverbrauch *m* потребление *n* кислорода
Oxyhämin *n* оксигемин *m*
Oxyhämoglobin *n* оксигемоглобин *m*
Oxyhämograph *m* оксигемограф *m*
Oxyhämometer *n s.* **Oxymeter**
Oxyhämometrie *f* оксигемометрия *f*
Oxykortikosteroide *n pl* оксикортикостероиды *m pl*
Oxymeter *n* оксиметр *m*, оксигемометр *m*
Oxyopie *f* оксиопия *f* (*повышенная острота зрения*)
oxyphil оксифильный
Oxyphilie *f* оксифилия *f*
Oxyprolin *n* оксипролин *m*
Oxypurin *n* оксипурин *m*, гипоксантин *m*
Oxysäure *f* оксикислота *f*
Oxytensiometrie *f* окситензиометрия *f*
Oxytocin *n* окситоцин *m*
Oxytyramin окситирамин *m*
Oxyuriasis *f* оксиуроз *m*, энтеробиоз *m*
Oxyzephalie *f* башенный череп *m*
Ozaena *f* озена *f*, зловонный насморк *m*
~ laringis хронический атрофический ларингит *m*
~ laryngotrachealis хронический атрофический ларинготрахеит *m*
Ozokerit *m* озокерит *m*
Ozonotherapie *f*, **hyperbarische** гипербарическая озонотерапия *f*
Ozonung *f*, **Ozonverfahren** *n* озонирование *n*

P

Paarchromosomen *n pl* парные хромосомы *f pl*
Paarung *f* спаривание *n*, копуляция *f*
Paarungstyp *m* тип *m* спаривания
Paarvergleich *m* анализ *m* [сравнение *n*] методом парокопий
Pacchioni-Granulationen *f pl* пахионовы грануляции *f pl* (*в головном мозгу*)
Pachonychie *f* пахонихия *f*
Pachyämie *f* пахиемия *f*, сгущение *n* крови
Pachycheilie *f* пахихейлия *f*, макрохейлия *f*
Pachydermie *f* пахидермия *f* (*гипертрофия и гиперплазия всех слоёв кожи*)
Pachydermoperiostose *f* пахидермопериостоз *m*
Pachyglossie *f* пахиглоссия *f*, макроглоссия *f*
Pachymeningitis *f* пахименингит *m*
Pachymeninx *f* твёрдая мозговая оболочка *f*
Pachyonychia *f* **congenita** врождённая пахионихия *f* Ядассона — Левандовского
Pachyzephalie *f* пахицефалия *f*
Packung *f* **1.** упаковка *f*; конволюта *f* **2.** укутывание *n*
~, feuchte влажное укутывание *n*
~, heiße горячее укутывание *n*
Päderastie *f* педерастия *f*
Pädiater *m* педиатр *m*
Pädiatrie *f* педиатрия *f*
Pädophilie *f* педофилия *f*
Pädopsychiatrie *f* педопсихиатрия *f*, детская психиатрия *f*
Page-Syndrom *n* синдром *m* Пейджа, диэнцефальная ювенильная гипертония *f*
Paget-Krankheit *f* болезнь *f* Педжета *(1. деформирующий остоз 2. особая форма рака соска молочной железы)*
Pagoplexie *f* обморожение *n*
PAH-Clearance *f* клиренс *m* парааминогиппуровой кислоты
Paketkokkus *m* сарцина *f*
Paketleber *f* сифилитическая дольчатая печень *f*
palatinal нёбный
Palatinalanästhesie *f* палатинальная анестезия *f*
Palatodynie *f* палатодиния *f*, боль *f* в нёбе
Palatolalie *f* палатолалия *f*
Palatopharyngoplastik *f* палатофарингопластика *f*
Palatoplastik *f* пластика *f* нёба
Palatoschisis *f* врождённая расщелина *f* нёба
Palatum *n* нёбо *n*
Palatumreflex *m* нёбный рефлекс *m*
Palilalie *f* палилалия *f*
Palimnese *f* палимнезия *f*
palindromisch палиндромный
Palipest *f* лёгочная чума *f*
Pallästhesie *f* паллестезия *f*
Palliativbehandlung *f* паллиативное лечение *n*
Palliativeingriff *m* паллиативное вмешательство *n*; паллиативная операция *f*
Palliativmittel *n* паллиативное средство *n*
Palliativoperation *f* паллиативная операция *f*
Pallidaantigen *n* антиген *m* бледной спирохеты
Pallidität *f* бледность *f*
Pallium *n* плащ *m* [кора *f*] больших полушарий *(мозга)*
Pallium-Syndrom *n* синдром *m* выпадения функции коры больших полушарий
palmar ладонный

Palmaraponeurose *f* ладóнный апоневрóз *m*
Palmarfibromatose *f* ладóнный фиброматóз *m*
Palmarfläche *f* ладóнная повéрхность *f*
Palmarflexion *f* ладóнное сгибáние *n* (*кисти*)
Palmarkeratose *f* ладóнный кератóз *m*
Palmarkontraktur *f* ладóнная контрактýра *f*, контрактýра *f* Дюпюитрéна
Palmarsyndrom *n* ладóнный синдрóм *m*, врождённая эритéма *f* ладóней
Palmoplantarerythem *n* ладóнно-подóшвенная эритéма *f*
Palmoplantarkeratose *f* ладóнно-подóшвенный кератóз *m*
~, **erbliche** наслéдственный ладóнно-подóшвенный кератóз *m*
~ **frühen Säuglingsalters** ладóнно-подóшвенный кератóз *m* раннего грудного возраста
palpabel пальпи́руемый
Palpation *f* пальпáция *f*
~, **ballotierende** баллоти́рующая пальпáция *f*
~, **bimanuelle** бимануáльная пальпáция *f*
~, **durchdringende** проникáющая пальпáция *f*
~, **oberflächliche** повéрхностная пальпáция *f*
~, **rutschende** скользя́щая пальпáция *f*
~, **tiefe** глубóкая пальпáция *f*
Palpationsbefund *m* дáнные *pl* пальпáции
Palpebre *f* вéко *n*
Palpitation *f* **1.** пальпитáция *f*, подёргивание *n* **2.** учащённое сердцебиéние *n*
Paludismus *m* маляри́я *f*
Panagglutination *f* панагглютинáция *f*
Panalgie *f* паналги́я *f*, боль *f* во всём тéле
Panamalähmung *f* бéри-бéри *f*
Panangiitis *f* **nodularis** узелкóвый панангии́т *m*
Panaritium *n* панари́ций *m*
Panarteriitis *f* панартерии́т *m*
Panarthritis *f* панартри́т *m*
Panazee *f* панацéя *f*
Pandaktilitis *f* пандактили́т *m*
Pandemie *f* пандеми́я *f*
Pandschabbeule *f* кóжный лейшманиóз *m*
Pandschabgeschwür *n* пенди́нская я́зва *f*
Panendoskopie *f* панэндоскопи́я *f* (*напр. верхних дыхательных путей*)
Panenzephalitis *f* панэнцефали́т *m*
~, **japanische** япóнский панэнцефали́т *m*, энцефали́т *m* Ван-Бóгарта
~, **subakut-sklerosierende** подóстрый склерози́рующий энцефали́т *m*
Panhämozytopenie *f* панцитопени́я *f*
Panhypopituitarismus *m* пангипопитуитари́зм *m*
Pankarditis *f* панкарди́т *m*
pankochleär панкохлеáрный, касáющийся всей ули́тки (*напр. о характере тугоухости*)
Pankreas *n* поджелýдочная железá *f*
Pankreasabszeß *m* абсцéсс *m* поджелýдочной железы́
Pankreaschirurgie *f* хирурги́я *f* поджелýдочной железы́
Pankreasdiabetes *m* панкреати́ческий диабéт *m*
Pankreasdiastase *f* панкреати́ческая диастáза *f*
Pankreasduodenumanastomose *f* панкреатодуоденáльный анастомóз *m*
Pankreasektomie *f* панкреатэктоми́я *f*
Pankreasentzündung *f s.* **Pankreatitis**
Pankreasenzym *n* энзи́м *m* [фермéнт *m*] поджелýдочной железы́
Pankreasexstirpation *f* экстирпáция *f* поджелýдочной железы́
Pankreasfettgewebsnekrose *f* некрóз *m* жировóй ткáни поджелýдочной железы́
Pankreasfibrose *f* фибрóз *m* поджелýдочной железы́
Pankreasfistel *f* панкреати́ческий свищ *m*
Pankreasgewebe *n* ткань *f* поджелýдочной железы́
Pankreasinsel *f* островóк *m* поджелýдочной железы́, островóк *m* Лáнгерганса
Pankreasjejunumanastomose *f* панкреатоеюнáльный анастомóз *m*
Pankreaskarzinom *n* рак *m* поджелýдочной железы́
Pankreaskopf *m* голóвка *f* поджелýдочной железы́
Pankreaskörper *m* тéло *n* поджелýдочной железы́
Pankreasnekrose *f* панкреонекрóз *m*
~, **akute hämorrhagische** óстрый геморраги́ческий панкреонекрóз *m*
Pankreas-Ribonuklease *f* панкреати́ческая рибонуклеáза *f*
Pankreassaft *m* панкреати́ческий сок *m*
Pankreasschwanz *m* хвост *m* поджелýдочной железы́
Pankreasschwund *m* атрофи́я *f* поджелýдочной железы́
Pankreassklerose *f* склерóз *m* поджелýдочной железы́
Pankreasstein *m* кáмень *m* поджелýдочной железы́
Pankreasstuhl *m* стул *m* при панкреати́ческой недостáточности
Pankreasstumpf *m* культя́ *f* поджелýдочной железы́
Pankreastransplantation *f* пересáдка *f* [трансплантáция *f*] поджелýдочной железы́
Pankreasverletzung *f* повреждéние *n* поджелýдочной железы́
Pankreasverstopfung *f* закýпорка *f* протóка поджелýдочной железы́
Pankreatektomie *f* панкреатэктоми́я *f*
Pankreatikocholezystostomie *f* панкреатикохолецистостоми́я *f*
Pankreatikoduodenostomie *f* панкреатикодуоденостоми́я *f*
Pankreatikojejunostomie *f* панкреатикоеюностоми́я *f*
Pankreatitis *f* панкреати́т *m*, воспалéние *n* поджелýдочной железы́
~, **typhöse** брюшнотифóзный панкреати́т *m*
Pankreatoenterostomie *f* панкреатоэнтеростоми́я *f*
Panmyelopathie *f* панмиелопати́я *f*
~, **aplastische** *s.* **Panmyelophthise**
~, **normoplastische** нормопласти́ческая панмиелопати́я *f*
Panmyelophthise *f* панмиелофти́з *m*, апласти́ческая панмиелопати́я *f*

Panniculitis *f* панникулúт *m*
~, **febrile nodulare** лихорáдочный узловáтый панникулúт *m*, болéзнь *f* Пфéйфера — Вéбера — Крúсчена
~ **non suppurativa** ненагнáивающийся панникулúт *m*
Pannikulose *f* панникулёз *m*
Pannus *m* пáннус *m*
~, **fleischiger** мясúстый пáннус *m*
~ **pseudotrachomatosus** фликтенулёзный пáннус *m*
~ **tenius** нéжный пáннус *m*
~ **trachomatosus** трахоматóзный пáннус *m*
~, **zarter** нéжный пáннус *m*
Panophthalmie *f* панофтальмúт *m*, панофтальмúя *f*
Panostitis *f* паностúт *m*
Panphlebitis *f* панфлебúт *m*
Panphobie *f* панфобúя *f*
Panserositis *f* пансерозúт *m*
Pansinusitis *f* пансинусúт *m*
Panspermie *f* панспермúя *f*
Pantherina-Syndrom *n* отравлéние *n* мускарúном [мухомóром]
Pantomographie *f* пантомографúя *f*
Panumareal *n*, **Panumraum** *m* зóна *f* [пóле *n*] Пáнума
Panum-Sehen *n* стереоскопúческое зрéние *n*
Panuveitis *f* панувеúт *m*
Panvasculitis *f* **nodularis** узелкóвый панваскулúт *m*
Panzerherz *n* пáнцирное сéрдце *n*
Panzerkrebs *m* пáнцирный рак *m*
Panzerparanephritis *f* пáнцирный паранефрúт *m*
Panzerpleura *f* пáнцирная плéвра *f*
Panzytopenie *f* панцитопенúя *f*
Papageienkrankheit *f* пситтакóз *m*
Papel *f* пáпула *f*
~, **chancriforme** шанкрифóрмная пáпула *f*
~, **hypertrophische syphilitische** сифилитúческая гипертрофúческая пáпула *f*
~, **rhagadiforme** рагадифóрмная (*с глубокими трещинами*) пáпула *f*
~, **seborrhoische** себорéйная пáпула *f*
Papierchromatographie *f* хроматографúя *f* на бумáге
Papierelektrophorese *f* электрофорéз *m* на бумáге
Papierfilter *n* бумáжный фильтр *m*
Papierumhüllung *f* бумáжная упакóвка *f* (*напр. медикамента*)
Papilla *f* сосóчек *m*
~ **incisiva** резцóвый сосóчек *m*
~ **nervi optici** диск *m* зрúтельного нéрва
Papillarmuskel *m* сосóчковая [папиллярная] мышца *f*
Papillarmuskelinfarkt *m* инфáркт *m* сосóчковых мышц
Papillarmuskelruptur *f* отрыв *m* сосóчковых мышц
Papille *f* сосóчек *m*
~, **fadenförmige** нитевúдный сосóчек *m*
~, **pilzförmige** грибовúдный сосóчек *m*
~, **umwallte** сосóчек *m*, окружённый вáлом
Papillenabblassung *f* побледнéние *n* [деколорáция *f*] дúска зрúтельного нéрва
~, **temporale** деколорáция *f* висóчной чáсти дúска зрúтельного нéрва
Papillenbegrenzung *f*, **unsichtbare** неразличúмость *f* границ зрúтельного нéрва
Papillendrusen *f pl* дрýзы *f pl* зрúтельного нéрва
Papillendurchmesser *m* диáметр *m* дúска зрúтельного нéрва
Papillenhypoplasie *f* гипоплазúя *f* дúска зрúтельного нéрва
Papillenkarzinom *n* рак *m* фáтерова соскá
Papillenmißbildung *f* аномáлия *f* развúтия дúска зрúтельного нéрва
Papillennekrose *f* некрóз *m* (пóчечных) сосóчков
Papillenödem *n*, **Papillenschwellung** *f* отёк *m* дúска зрúтельного нéрва
Papillensteinverschluß *m* обтурáция *f* фáтерова соскá кáмнем
Papillitis *f* папиллúт *m*
Papillom *n* папиллóма *f*
~, **hartes** твёрдая папиллóма *f*
~, **invertiertes** инвертúрованная папиллóма *f*
~, **weiches** мягкая папиллóма *f*
Papillomatosis *f* **cutis carcinoides** карцинóидный папилломатóз *m* кóжи
Papillomvirus *n* вúрус *m* папиллóмы
Papova-Virus *n* вúрус *m* папиллóмы, полиóмы и вакуолизáции
Pappatacifieber *n* лихорáдка *f* паппатáчи, москúтная лихорáдка *f*
Pappelpollenallergie *f* аллергúя *f* к пыльцé тóполя
Paprikapflaster *n* перцóвый плáстырь *m*
Papula *f* s. **Papel**
papulös папулёзный, узелкóвый
Papulosis *f* **miliaris** милиáрный папулёз *m*
Paraamyloid *n* парaамилóид *m*
paraartikular параартикулярный, околосуставнóй
Parablepsie *f* расстрóйство *n* зрéния
Paradent *n* пародóнт *m*
Paradentalabszeß *m* парадентáльный абсцéсс *m*
Paradentium *n* пародóнт *m*
Paradentom *n* пародонтóма *f*
Paradentopathie *f* пародонтопатúя *f*
Paradentose *f* пародонтóз *m*
Paradiphtheriebakterien *f pl* дифтерóиды *m pl*
Paradysenteriebakterien *f pl* парадизентерúйные бактéрии *f pl*
Paraffinakne *f* парафúновые угрú *m pl*
Paraffinaufpinselung *f* нанесéние *n* на тéло тóнкого слóя парафúна кúсточкой
Paraffinbad *n* парафúновая вáнна *f*
Paraffinbehandlung *f* парафинолечéние *n*
Paraffineinbettung *f* залúвка *f* в парафúн
Paraffingranulom *n* парафúновая гранулёма *f*
Paraffinkrebs *m* парафúновый рак *m*
Paraffinöl *n* жúдкий парафúн *m*
Paraffinom *n* парафинóма *f* (*олеогранулёма вокруг введённого в ткань парафина*)

Paraffinschnitt *m* парафи́новый срез *m*
Paragangliom *n* параганглио́ма *f*
Paraganglion *n* парага́нглий *m*
~, **chromaffines** хромаффи́нный парага́нглий *m*
Parageusie *f* парагевзи́я *f*
Paragglutination *f* парагглютина́ция *f*
Paragliom *n* паранглио́ма *f*
Paraglobulin *n* параглобули́н *m*
Paragonimiasis *f*, **Paragonimosis** *f* парагонимо́з *m*
Paragrammatismus *m* параграммати́зм *m*
Paragraphie *f* параграфи́я *f*
Paragrippevirus *n* ви́рус *m* парагри́ппа
Parahämophilie *f* парагемофили́я *f*, боле́знь *f* О́врена
Paraimmunität *f* параиммуните́т *m*
Parainfluenza *f* парагри́пп *m*
Parainfluenzabakterien *f pl* бакте́рии *f pl* парагри́ппа
Parakeratose *f*, **Parakeratosis** *f* паракерато́з *m*
~ **anularis** ануля́рный [кольцеви́дный] паракерато́з *m*
~ **centrifuga atrophicans** центробе́жный атрофи́рующий паракерато́з *m*
~, **subunguale** подногтево́й паракерато́з *m*
~ **variegata** пятни́стый паракерато́з *m*
Parakinese *f* паракинези́я *f*
Parakokzidiomykose *f* паракокцидиомико́з *m*, америка́нский [брази́льский] бластомико́з *m*
Parakolitis *f* параколи́т *m*
Parakolpitis *f* паракольпи́т *m*
Parakusis *f* паракузи́я *f*
Paralalie *f* паралали́я *f*
Paralbumin *n* паральбуми́н *m*, псевдомуци́н *m*
Paraleukoblastose *f* паралейкобласто́з *m*
Paralexie *f* паралекси́я *f*
Parallelismus *m*, **psychophysischer** психофизи́ческий параллели́зм *m*
Parallelstellung *f* **der Augen, völlige** ортофори́я *f*
Parallergie *f* параллерги́я *f*
Paralogie *f* парало́гия *f*
Paralymphoblasten *m pl* паралимфобла́сты *m pl*
Paralyse *f* парали́ч *m*
~, **progressive** прогресси́вный парали́ч *m*
Paralysis *f*, **jugendliche [juvenile]** ювени́льный прогресси́вный парали́ч *m*
Paramakula *f* парамакуля́рная зо́на *f* сетча́тки
Paramastitis *f* парамасти́т *m*
Parametritis *f* параметри́т *m*
Parametrium *n* параме́трий *m*
Paramimie *f* парамими́я *f*
Paramnesie *f* парамнези́я *f*
Paramyeloblastenleukämie *f* парамиелобласти́ческая лейкеми́я *f*
Paramyloid *n* парамило́ид *m*
Paramyloidose *f* парамилоидо́з *m*
Paramyotonie *f* парамиотони́я *f*
Paramyxoviren *n pl* парамиксови́русы *m pl*
paranasal параназа́льный, околоносово́й
Paranephrin *n* адренали́н *m*, эпинефри́н *m*
Paranephritis *f* паранефри́т *m*
Paranoia *f* парано́йя *f*
Paraparese *f* парапаре́з *m*
Parapemphigus *m* парапе́мфигус *m*
~ **cutis** парапе́мфигус *m* ко́жи
~ **mucosae** парапе́мфигус *m* сли́зистых
Parapertussis *f* паракоклю́ш *m*
Parapertussis-Bordetella *f* бордете́лла *f* паракоклю́ша, па́лочка *f* паракоклю́ша
Parapharyngealabszeß *m* парафарингеа́льный абсце́сс *m*
Paraphasie *f* парафази́я *f*
~, **phonomatische** фономати́ческая парафази́я *f*
~, **semantische** семанти́ческая парафази́я *f*
Paraphimose *f* парафимо́з *m*
Paraphrasie *f* парафрази́я *f*
Paraphrenie *f* парафрени́я *f*
~, **expansive** экспанси́вная парафрени́я *f*
~, **halluzinatorische** галлюцинато́рная парафрени́я *f*
~, **hypochondrische** ипохондри́ческая парафрени́я *f*
~, **melancholische** меланхоли́ческая парафрени́я *f*, синдро́м *m* Кота́ра
~, **phantastische** фантасти́ческая парафрени́я *f*
~, **senile** сени́льная парафрени́я *f*
~, **systematische** систематизи́рованная парафрени́я *f*
Paraphrenitis *f* парафрени́т *m*, воспале́ние *n* диафрагма́льной плевры *или* брюши́ны
Paraplasma *n* парапла́зма *f*
Parapraxie *f* парапракси́я *f*
Paraproktitis *f* парапрокти́т *m*
Paraprostatitis *f* парапростати́т *m*
Paraproteinämie *f* парапротеинеми́я *f*
Paraproteinose *f* парапротеино́з *m*
Paraproteinurie *f* парапротеинури́я *f*
Parapsoriasis *f* парапсориа́з *m*
Parapulpardentin *n* парапульпа́рный денти́н *m*
Parasakralanästhesie *f* парасакра́льная анестези́я *f*
Parasit *m* парази́т *m*
~, **blutsaugender** кровососу́щий парази́т *m*
~, **echter** и́стинный парази́т *m*
~, **fakultativer** факультати́вный парази́т *m*
~, **intrazellularer** внутрикле́точный парази́т *m*
~, **obligater** облига́тный парази́т *m*
~, **permanenter** постоя́нный парази́т *m*
~, **temporärer** вре́менный парази́т *m*
Parasitämie *f* паразитеми́я *f*
Parasitenembolie *f* эмболи́я *f* парази́тами, парази́тная эмболи́я *f*
Parasiteninfektion *f* паразита́рная инфе́кция *f*
Parasitennachweis *m* обнаруже́ние *n* парази́та
Parasitenträger *m* паразитоноси́тель *m*
Parasitologie *f* паразитоло́гия *f*
parasternal парастерна́льный, окологруди́нный
Parasternallinie *f* парастерна́льная ли́ния *f*
Parästhesie *f* парестези́я *f*
Parastruma *f* о́пухоль *f* околощитови́дной железы́
Parasympathikolytikum *n* парасимпатиколити́ческое сре́дство *n*
Parasympathikomimetikum *n* парасимпатикомимети́ческое сре́дство *n*
Parasympathikotonie *f* парасимпатикотони́я *f*

Parasympathikustonus *m* тóнус *m* парасимпатúческого отдéла нéрвной систéмы
Parasystolie *f* парасистолúя *f*
Paratendinitis *f* паратендинúт *m*
Parathormon *n* паратгормóн *m*, гормóн *m* околощитовúдных желёз
Parathymie *f* паратимúя *f*
Parathyreoidea *f* околощитовúдная [паращитовúдная] железá *f*
parathyreopriv паратиреoпрúвный
Paratonsillarabszeß *m* паратонзиллярный абсцéсс *m*
Paratracheallymphknoten *m* паратрахеáльный лимфатúческий ýзел *m*
Paratrachom *n* паратрахóма *f*
Paratrachomvirus *n* вúрус *m* паратрахóмы
Paratrichosis *f* паратрихóз *m*
Paratuberkelmykobakterien *f pl* паратуберкулёзные микобактéрии *f pl*
Paratyphlitis *f* паратифлúт *m*
Paratyphus *m* паратúф *m*
Paratyphusbakterie *f* сальмонéлла *f* паратúфа, паратифóзная пáлочка *f*
paraurethral парауретрáльный
Paraurethraldrüse *f* парауретрáльная железá *f*
Paraurethritis *f* **gonorrhoica** гонорéйный парауретрúт *m*
Paravakzine *f* паравакцúна *f*, лóжная корóвья óспа *f*
Paravakzinevirus *n* вúрус *m* паравакцúны
Paravertebralanästhesie *f* паравертебрáльная анестезúя *f*
Parazentese *f* парацентéз *m*
Parazentralskotom *n* парацентрáльная скотóма *f*
Parazentralwindung *f* парацентрáльная извúлина *f*
Parazystitis *f* парацистúт *m*
Pärchenegel *m* шистозóма *f*
Pareidolien *f pl* парейдолúи *f pl*, парейдолúческие иллюзии *f pl*
Pareiitis *f* парейт *m*
~ **granulomatosa** гранулематóзный парейт *m*
Parenchym *n* паренхúма *f*
Parenchymblutung *f* паренхиматóзное кровотечéние *n*
Parenchymembolie *f* паренхиматóзная [тканевáя] эмболúя *f*
Parenchymgift *n* паренхиматóзный яд *m* (*действующий на паренхиматозные клетки*)
Parenchymikterus *m* паренхиматóзная [печёночная] желтýха *f*
Parenchymnekrose *f* некрóз *m* паренхúмы óргана
Parenchymschwund *m* атрофúя *f* паренхúмы
Parenchymzelle *f* паренхиматóзная клéтка *f*
Parentalgeneration *f* родúтельское поколéние *n*
Parergasie *f* парергазúя *f*
Parerosie *f* парерозúя *f*, половóе извращéние *n*
Parese *f* парéз *m*
~, **periphere** периферúческий парéз *m*
~, **zentrale** центрáльный парéз *m*
Paresoanalgesie *f* парéз *m* с потéрей чувствúтельности

parietal 1. париетáльный, пристéночный **2.** теменнóй
Parietalendokarditis *f* париетáльный [пристéночный] эндокардúт *m*
Parietallappen *m* теменнáя дóля *f* (*мозга*)
Parietallappenepilepsie *f* париетáльная эпилепсúя *f*
Parietalthrombose *f* пристéночный тромбóз *m*
Parietalzelle *f* обклáдочная клéтка *f*
Parietographie *f* париетографúя *f*
Parkinsonismus *m* паркинсонúзм *m*
~, **familiärer** семéйный паркинсонúзм *m*
~, **vaskulärer** сосýдистый паркинсонúзм *m*
Parkinson-Krankheit *f* дрожáтельный паралúч *m*
Parkinsonkrise *f* паркинсонúческий криз *m*
Parkinsonsyndrom *n* синдрóм *m* паркинсонúзма
Parkinsonzittern *n* паркинсонúческое дрожáние *n*, паркинсонúческий трéмор *m*
Parodont *n* пародóнт *m*
parodontal пародонтáльный, околозубнóй
Parodontalabszeß *m* пародонтáльный абсцéсс *m*
Parodontalatrophie *f* атрофúя *f* пародóнта
Parodontalgewebe *n* ткань *f* пародóнта
Parodontalindex *m* пародонтáльный úндекс *m*
Parodontitis *f* пародонтúт *m*
Parodontogramm *n* пародонтогрáмма *f*
Parodontoma *n* пародонтóма *f*
Parodontopathie *f* пародонтопатúя *f*, парадентопатúя *f*, периодонтопатúя *f*
Parodontose *f* пародонтóз *m*
Paronychie *f* паронихúя *f*
~, **syphilitische** сифилитúческая паронихúя *f*
Paronychose *f* паронихóз
Parorexie *f* парорексúя *f*, пикацúзм *m*, извращённый аппетúт *m*
Parosmie *f* паросмúя *f* (*нарушение обоняния по типу галлюцинаций*)
Parotidektomie *f* паротидэктомúя *f*
Parotis *f* околоушнáя слюнная железá *f*
Parotisexstirpation *f* удалéние *n* околоушнóй слюнной железы́
Parotismischtumor *m* смéшанная óпухоль *f* околоушнóй слюнной железы́
Parotistumor *m* óпухоль *f* околоушнóй слюнной железы́
Parotitis *f* паротúт *m*
~, **epidemische** эпидемúческий паротúт *m*, свúнка *f*
Parotitisvirus *n* вúрус *m* эпидемúческого паротúта, вúрус *m* свúнки
Parovarialzyste *f* паровариáльная кистá *f*
paroxysmal пароксизмáльный, приступообрáзный
Paroxysmus *m* пароксúзм *m*, прúступ *m*
Parthenogenese *f* партеногенéз *m*
Partialantigen *n* непóлный антигéн *m*, гаптéн *m*
Partialdemenz *f* лакунáрное [парциáльное] слабоýмие *n*
Partialdruck *m* парциáльное давлéние *n*
Partiärspannung *f* парциáльное напряжéние *n*
Partikel *f* частúца *f*
Partsch-Operation *f* цистэктомúя *f* Пáрча (*апитокомия, вскрытие зубной кисты*)

Parturitio *f* родовóй акт *m*
Parvovirus *n* парвовúрус *m*, пикорнавúрус *m*
Passage *f* пассáж *m (1. пересев 2. прохождение пищевого комка по желудочно-кишечному тракту)*
Passagehindernis *n* препя́тствие *n* пассáжу (*напр. прохождению пищевых масс по пищеводу*)
Passagerekonstruktion *f* восстановлéние *n* пассáжа
Passivismus *m* мазохúзм *m*, пассивúзм *m*
Paste *f* пáста *f*
Pasteurella *f* пастерéлла *f*
Pasteurisierung *f* пастеризáция *f*
Pastille *f* пастúлка *f*
pastös пастóзный
Patella *f* надколéнник *m*, надколéнная [колéнная] чáшечка *f*
Patellafixation *f* пателлопексúя *f*
Patellarballotement *n* баллотúрование *n* надколéнника
Patellarfraktur *f* перелóм *m* надколéнника
Patellarklonus *m* клóнус *m* надколéнника
Patellarreflex *m*, **Patellarsehnenreflex** *m* пателля́рный [колéнный] рефлéкс *m*
Pathogenese *f* патогенéз *m*
~, **formale** формáльный патогенéз *m*
~, **kausale** каузáльный [причúнный] патогенéз *m*, этиолóгия *f*
Pathogenität *f* патогéнность *f*
pathognomonisch патогномонúчный
Pathologie *f* патолóгия *f*; патологúческая анатóмия *f*
~, **allgemeine** óбщая патологúческая анатóмия *f*
~, **klinische** клинúческая патолóгия *f*
~, **spezielle** чáстная патолóгия *f*
~, **zelluläre** клéточная [целлюля́рная] патолóгия *f*
Pathomorphose *f* патоморфóз *m*
Pathophysiologie *f* патологúческая физиолóгия *f*
Pathopsychologie *f* патопсихолóгия *f*
Patient *m* пациéнт *m*; больнóй *m*
~, **polymorbider** полиморбúдный больнóй *m* (*страдающий несколькими заболеваниями*)
Patientenaufklärung *f* **1.** (медицúнское) просвещéние *n* больны́х **2.** осведомлéние *n* больнóго о егó состоя́нии
Patientenblut *n* кровь *f* больнóго
Patientencompliance *f* сотрýдничество *n* пациéнта с врачóм
Patientendiagnose *f* диáгноз *m* больнóго, индивидуáльный диáгноз *m*
patienteneigen аутогéнный
Patientengeschichte *f* истóрия *f* болéзни
Patientengut *n* **1.** клинúческий материáл *m* **2.** óбщее числó *n* больны́х
Patientenliste *f* спúсок *m* больны́х
Patientenmaterial *n* клинúческий материáл *m*
Patienten-Neuzugang *m* поступлéние *n* нóвых больны́х
Patientenselektion *f* отбóр *m* больны́х
Patientenserum *n* сы́воротка *f* больнóго
Patientenstuhl *m*, **stomatologischer** стоматологúческое крéсло *n*
Patiententisch *m* прикровáтный стóлик *m*
Patienten-Umschlagszahl *f* коэффициéнт *m* оборóта кóйки
Patroklinie *f* схóдство *n* с отцóм
Paukenbelüftung *f* аэрáция *f* [вентилúрование *n*] барабáнной пóлости
Paukencholesteatom *n* холестеатóма *f* барабáнной пóлости
Paukendrainage *f s.* **Paukenhöhlendrainage**
Paukendruck *m s.* **Paukenhöhlendruck**
Paukenerguß *m* налúчие *n* вы́пота в барабáнной пóлости
Paukenhöhle *f* барабáнная пóлость *f*, *Cavum tympani*
Paukenhöhlendrainage *f* дренúрование *n* барабáнной пóлости
Paukenhöhlendruck *m* давлéние *n* в барабáнной пóлости
Paukenhöhlennerv *m* барабáнный нерв *m*
Paukenkeller *m* гипотимпáнум *m*
Paukensaite *f* барабáнная струнá *f*, *Chorda tympani*
Pause *f* пáуза *f*
~, **kompensatorische** компенсатóрная пáуза *f*
~, **postextrasystolische** постэкстрасистолúческая пáуза *f*
Pausengymnastik *f* производственная гимнáстика *f*
Pavillon *m* павильóн *m* (*задний конец мочеточникового катетера*)
Pech *n* дёготь *m*, *Pix*
Pechakne *f* дегтя́рные [смоляны́е] угрú *m pl*
Pechkrebs *m* дегтя́рный рак *m*, рак *m*, вы́званный дёгтем
Pedantismus *m*, **krankhafter** патологúческий педантúзм *m*
Pediculoideszystitis *f* цистúт *m*, вызывáемый паразúтом *Pediculoides ventricosus*
Pediculosis *f*, **Pedikulose** *f* вшúвость *f*, педикулёз *m*
~ **capitis** вшúвость *f* волосúстой чáсти головы́
~ **vestimentorum** платянáя вшúвость *f*
Peitschenhiebnarben *f pl* атрофúческие пóлосы *f pl* на кóже, симптóм *m* «удáра хлыстóм»
Peitschenwurm *m* власоглáв *m*, *Trichocephalus trichiura*
pektanginös стенокардитúческий
Pektin *n* пектúн *m*
Pektinase *f* пектинáза *f*
Pektineus *m* гребешкóвая мы́шца *f*
Pektinsäure *f* пектúновая кислотá *f*
Pektinstoffe *m pl* пектúновые веществá *n pl*
Pektoralfremitus *m* дрожáние *n* груднóй клéтки (*при пальпации*)
Pektoralis *m* большáя груднáя мы́шца *f*
Pektoraliskrampf *m* сýдорога *f* большóй груднóй мы́шцы
Pektoralislähmung *f* паралúч *m* большóй груднóй мы́шцы
Pelade *f* гнёздная алопецúя *f*, круговúдное облысéние *n*
Pellagra *f* пеллáгра *f*
Pellagraanämie *f* анемúя *f* при пеллáгре
Pellagraschutzstoff *m* антипеллагрúческий фáк-

тор *m*, PP-фа́ктор *m*, ами́н *m* никоти́новой кислоты́
Pellagroid *n* пеллагро́ид *m*
Pellet *n* **1.** грану́ла *f* **2.** центрифуга́т *m*, оса́док *m* по́сле центрифуги́рования
Peloid *m* пело́ид *m*
Pelvikephalometrie *f* измере́ние *n* разме́ров та́за ма́тери и голо́вки плода́ до ро́дов
Pelvimetrie *f* пельвиметри́я *f*, измере́ние *n* разме́ров та́за
Pelvioperitonitis *f* пельвиоперитони́т *m*, та́зовый перитони́т *m*
Pelvioskopie *f* пельвиоскопи́я *f*
Pelvispondylitis *f* пельви(о)спондили́т *m*
Pelvivenographie *f* пельвивенографи́я *f*, та́зовая флебографи́я *f*
Pemphigoid *n* пемфиго́ид *m*
~, **bullöses** буллёзный пемфиго́ид *m*
~, **malignes** злока́чественный пемфиго́ид *m*
~ **der Neugeborenen** пемфиго́ид *m* новорождённых
Pemphigus *m* пе́мфигус *m*, пузырча́тка *f*
~ **acutus febrilis gravis** о́страя злока́чественная пузырча́тка *f*
~ **chronicus** хрони́ческая пузырча́тка *f*
~ **chronicus benignus** хрони́ческая доброка́чественная пузырча́тка *f*
~ **chronicus foliaceus** хрони́ческая листови́дная пузырча́тка *f*
~ **erythematosus** эритемато́зная [себоре́йная] пузырча́тка *f*
~ **foliaceus, brasilianischer** брази́льская листови́дная пузырча́тка *f*, «ди́кий ого́нь» *m*
~ **juvenilis** ю́ношеская пузырча́тка *f*
~ **leprosus** лепро́зная пузырча́тка *f*
~ **miliaris** милиа́рная пузырча́тка *f*
~ **neonatorum** пузырча́тка *f* новорождённых
~ **seborrhoicus** себоре́йная [эритемато́зная] пузырча́тка *f*
~ **serpiginosus benignus** доброка́чественная серпигини́рующая пузырча́тка *f*
~ **syphiliticus** сифилити́ческая пузырча́тка *f*
~ **vegetans** вегети́рующая пузырча́тка *f*
~ **vulgaris** обыкнове́нная пузырча́тка *f*
Pemphigus-Virus *n* ви́рус *m* пузырча́тки
Pendelblut *n* регургитацио́нный объём *m* кро́ви
Pendelherz *n* вися́чее [ка́пельное] се́рдце *n*
Pendelnystagmus *m* маятникообра́зный [кача́тельный, ундули́рующий] нистa̋гм *m*
Pendelrhythmus *m* маятникообра́зный ритм *m*, эмбриокарди́я *f*
Pendelübung *f* упражне́ние *n* с маятникообра́зными движе́ниями коне́чностей
Penetration *f* пенетра́ция *f*, проникнове́ние *n*
Penetrationstest *m* про́ба *f* на пенетра́нтность сперматозо́идов
Penicillinekzem *n* пеницилли́новая экзе́ма *f*
Penis *m* полово́й член *m*
Penisdislokation *f* дислока́ция *f* полово́го чле́на
Penisdoppelung *f* дифалли́я *f*, удвое́ние *n* полово́го чле́на
Penishypospadie *f* гипоспади́я *f* полово́го чле́на
Peniskarzinom *n* рак *m* полово́го чле́на
Penistorsion *f* перекру́т *m* полово́го чле́на
Penisverletzung *f* поврежде́ние *n* [ране́ние *n*] полово́го чле́на
Peniswurzel *f* коре́нь *m* полово́го чле́на
Penizillinase *f* пеницилліна́за *f*
Penizillinresistenz *f* усто́йчивость *f* к пеницилли́ну
Pensionierung *f*, **vorzeitige** преждевре́менный вы́ход *m* на пе́нсию
Pentagastrintest *m* пентагастри́новый тест *m*
Pentosephosphatzyklus *m* пентозофосфа́тный цикл *m*
Pentosephosphorsäure *f* пентозофо́сфорная кислота́ *f*
Pentosurie *f* пентозури́я *f*
P-Enzym *n* фосфорила́за *f*
Pepsin *n* пепси́н *m*
Pepsinogen *n* пепсиноге́н *m*
Peptid *n* пепти́д *m*
~, **atriales natriuretisches** предсе́рдный натрийурети́ческий пепти́д *m*
Peptidase *f* пептида́за *f*
Peptid *n* пепти́д *m*
Peptidkette *f* пепти́дная цепь *f*
peptisch пепти́ческий
Peptokokk *m* пептоко́кк *m*
Pepton-Agar *m* пепто́н-ага́р *m*
Peptonurie *f* пептонури́я *f*
Peptonwasser *n* пепто́нная вода́ *f*
perakut остре́йший
Perforansvene *f* пробода́ющая [перфори́рующая] ве́на *f*
Perforation *f* перфора́ция *f*, прободе́ние *n*
~, **bleibende** сто́йкая перфора́ция *f* (*напр. барабанной перепонки*)
Perforationsöffnung *f* перфорацио́нное отве́рстие *n*
Perforationsperitonitis *f* перфорацио́нный перитони́т *m* (*перитонит вследствие перфорации*)
Perforationsrosette *f*, **Perforationsstar** *m* перфорацио́нная катара́кта *f*
Perforationsstelle *f* ме́сто *n* перфора́ции
Perfusion *f* перфу́зия *f*
Perfusionschemotherapie *f* перфузио́нная химиотерапи́я *f*
Perfusionsdruck *m* перфузио́нное давле́ние *n*
Perfusionsflüssigkeit *f* перфузио́нная жи́дкость *f*
Perfusionsszintigraphie *f* перфузио́нная сцинтиграфи́я *f*
Pergamenthaut *f*, **Pergamentpapierhaut** *f* суха́я кожа *f*, ксероде́рма *f*, «перга́ментная ко́жа» *f*
Periadenitis *f* периадени́т *m*
Perianalekzem *n* периана́льная экзе́ма *f*
Periapikalzyste *f* периапика́льная киста́ *f* (*зуба*)
Periappendizitis *f* периаппендици́т *m*
Periarteriitis *f* периартери́т *m*
~ **nodosa** узелко́вый периартери́т *m*
~ **nodosa cutanea** узлова́тый периартери́т *m* ко́жи
Peribronchiolitis *f* перибронхиоли́т *m*
Peribronchitis *f* перибронхи́т *m*
Pericholangitis *f* перихоланги́т *m*
Pericholezystitis *f* перихолецисти́т *m*

Perichondrium *n* надхрящница *f*
Pericowperitis *f* перикуперит *m*
Perideferentitis *f* перидеферентит *m*
peridental перидентальный
Peridivertikulitis *f* перидивертикулит *m*
Periduodenitis *f* перидуоденит *m*
Periduralanästhesie *f* перидуральная анестезия *f*
Periduralpunktion *f* перидуральная пункция *f*
Perienzephalitis *f* периэнцефалит *m*, воспаление *n* коры головного мозга
Perifokalentzündung *f* перифокальное воспаление *n*
Perifollikulitis *f* перифолликулит *m*
Perigastritis *f* перигастрит *m*
periglandulär перигландулярный
Perihepatitis *f* перигепатит *m*
Perikard *n* перикард *m*, сердечная сорочка *f*
Perikardektomie *f* перикардэктомия *f*
Perikardhöhle *f* полость *f* перикарда
Perikardialton *m* перикардиальный тон *m*
Perikardialverwachsung *f* облитерация *f* полости перикарда
Perikardiolyse *f* перикардиолиз *m*
Perikardiotomie *f* перикардиотомия *f*, рассечение *n* перикарда
Perikarditis *f* перикардит *m*, воспаление *n* сердечной сорочки
~, **abakterielle** абактериальный [постинфарктный] перикардит *m*
~, **adhäsive** адгезивный [спаечный, слипчивый] перикардит *m*
~, **exsudative** экссудативный перикардит *m*
~, **hämorrhagische** геморрагический перикардит *m*
~, **kalkulöse** калькулёзный перикардит *m*
~, **konstriktive** констриктивный [сдавливающий] перикардит *m*
Perikardreibengeräusch *n* шум *m* трения перикарда
Perikardriß *m* разрыв *m* перикарда
Perikardzyste *f* киста *f* перикарда
Perilymphadenitis *f* перилимфаденит *m*
Perilymphraum *m* перилимфатическое пространство *n*
Perimeter *n* периметр *m*
~, **portables** портативный периметр *m*
Perimeterbogen *m* дуга *f* периметра
Perimetrie *f* периметрия *f*
~, **statische** статическая периметрия *f*
~, **topographische** топографическая периметрия *f*
Perimetritis *f* периметрит *m*
Perimetrium *n* периметрий *m*
Perimysium *n* перимизий *m*
perinatal перинатальный
Perinatalmortalität *f* перинатальная смертность *f*
Perineoplastik *f* пластика *f* промежности
Perineotomie *f* перинеотомия *f*
Perineozele *f* промежностная грыжа *f*
Perinephritis *f* перинефрит *m*
Perineuritis *f* периневрит *m*
Perineurium *n* периневрий *m*

Periode *f* **1.** период *m* **2.** менструация *f*
~, **refraktäre** рефрактерный период *m*, рефрактерная фаза *f*
Periodenbinde *f* менструальная повязка *f*
Periodenblutung *f* менструация *f*
Periodendauer *f* длительность *f* периода
Periodik *f*, **zirkadiane** циркадная [суточная] периодичность *f*
Periodont *n* периодонт *m*
Periodontalinfektion *f* периодонтальная инфекция *f*
Periodontitis *f* периодонтит *m*
~, **apikale** верхушечный периодонтит *m*
~, **marginale** краевой периодонтит *m*
Perioophoritis *f* периоофорит *m*
perioral периоральный, вокруг рта
Perioralekzem *n* околоротовая экзема *f*
periorbital периорбитальный
Periorchitis *f* периорхит *m*
periorifiziell расположенный вокруг естественного отверстия
Periost *n* надкостница *f*
Periostabhebung *f* отслойка *f* надкостницы
Periostalreflex *m* периостальный рефлекс *m*
Periostauskleidung *f s.* **Periost**
Periostitis *f* периостит *m*
~ **gummosa** гуммозный периостит *m*
~, **hyperplastische** гиперпластический периостит *m*
Periostknochenspan *m* костно-надкостничный трансплантат *m*
Periostlappen *m* надкостничный лоскут *m*
Periostose *f* периостоз *m*
Periostsporn *m* периостальная шпора *f*
Peripachymeningitis *f* перипахименингит *m*
Peripankreatitis *f* перипанкреатит *m*
Periphlebitis *f* перифлебит *m*
~ **retinae** перифлебит *m* сетчатки, ювенильная ангиопатия *f* Йльса
Peripleuritis *f* периплеврит *m*
periportal перипортальный
Periproktitis *f* перипроктит *m*
Periprostatitis *f* перипростатит *m*
Peripylephlebitis *f* перипилефлебит *m*
periradikulär перирадикулярный
perirenal периренальный
Perisalpingitis *f* перисальпингит *m*
Perisigmoiditis *f* перисигмоидит *m*
Perispermatitis *f* перисперматит *m*, воспаление *n* оболочек семенного канатика
Perispermatozystitis *f* перисперматоцистит *m*
Perisplenitis *f* перисленит *m*
Peristaltik *f* перистальтика *f*
~, **schlaffe** вялая перистальтика *f*
Peristaltiklähmung *f* паралич *m* перистальтики
peristaltikreizend вызывающий перистальтику
Peristole *f* перистола *f*
Peritendinitis *f* перитендинит *m*
Peritenonium *n* перитеноний *m*
Perithel *n* перителий *m*
Peritheliom *n* перителиома *f*
Perithelzelle *f* перицит *m*, перителиальная [адвентициальная] клетка *f*
Peritonealdialyse *f* перитонеальный диализ *m*

Peritonealentzündung *f* перитони́т *m*, воспале́ние *n* брюши́ны
Peritonealepithel *n* мезоте́лий *m* брюши́ны
Peritonealerguß *m* перитонеа́льный экссуда́т *m*
Peritonealhöhle *f* по́лость *f* брюши́ны
Peritonealisierung *f* перитониза́ция *f*
Peritonealkarzinose *f* карциномато́з *m* брюши́ны
Peritoneallavage *f s.* **Peritonealspülung**
Peritonealmesotheliom *n* мезотелио́ма *f* брюши́ны
Peritonealreizung *f* раздраже́ние *n* брюши́ны
Peritonealspülung *f* перитонеа́льный лава́ж *m*, промыва́ние *n* брюшно́й по́лости
Peritonealtoilette *f* туале́т *m* брюшно́й по́лости
Peritonealtuberkulose *f* туберкулёз *m* брюши́ны
Peritoneoskopie *f* лапароскопи́я *f*, перитонеоскопи́я *f*
Peritoneotomie *f* перитонеотоми́я *f*
Peritonisierung *f* перитониза́ция *f*
Peritonismus *m* перитони́зм *m*, псевдоперитони́т *m*
Peritonitis *f* перитони́т *m*
~, **abgesackte** осумко́ванный перитони́т *m*
~, **aseptische** асепти́ческий перитони́т *m*
~, **eitrige** гно́йный перитони́т *m*
~, **fibrinöse** фибрино́зный перитони́т *m*
~, **fibröse** фибро́зный перитони́т *m*
~, **gallige** жёлчный перитони́т *m*
~ **gonorrhoica** гоноре́йный перитони́т *m*
~, **hämorrhagische** геморраги́ческий перитони́т *m*
~, **idiopathische** идиопати́ческий перитони́т *m*
~, **rheumatische** ревмати́ческий перитони́т *m*
~, **seröse** серо́зный перитони́т *m*
~, **tuberkulöse** туберкулёзный перитони́т *m*
Peritonsillarabszeß *m* перитонзилля́рный абсце́сс *m*
Peritonsillitis *f* перитонзилли́т *m*
Peritubulardentin *n* перитубуля́рный денти́н *m*, оболо́чка *f* Не́йманна
Perityphlitis *f* перитифли́т *m*
Periureteritis *f* периуретери́т *m*
Periurethralabszeß *m* периуретра́льный абсце́сс *m*
Periurethritis *f* **gonorrhoica** гоноре́йный периуретри́т *m*
Perivaskulärraum *m* периваскуля́рное простра́нство *n*
Perivaskulitis *f* периваскули́т *m*
~ **der Netzhautgefäße** периваскули́т *m* сетча́тки
~ **nodosa** узлова́тый периваскули́т *m*
perivenös перивено́зный
Perivesikalphlegmone *f* перивезика́льная флегмо́на *f*
Perixenitis *f* периксени́т *m*
Perizentese *f* перицинте́з *m*, обка́лывание *n*
Perizystitis *f* перицисти́т *m*
Perizyt *m* перици́т *m*, адвентициа́льная кле́тка *f*
Perizytom *n* перицито́ма *f*
Perkussion *f* перку́ссия *f*, высту́кивание *n*
~, **direkte** непосре́дственная перку́ссия *f*
~, **palpatorische** пальпи́рующая перку́ссия *f*
~, **vergleichende** сравни́тельная перку́ссия *f*
Perkussionsbefund *m* да́нные *pl* перку́ссии
Perkussionshammer *m* перкуссио́нный молото́чек *m*
Perkussionsmyotomie *f* миотоми́я *f* при перку́ссии
Perkussionsplättchen *n* плесси́метр *m*
Perkussionsschall *m* перкуто́рный тон *m*, перкуто́рный звук *m*
~, **gedämpfter** приту́пленный перкуто́рный звук *m*
~, **trommelartiger [tympanischer]** тимпани́ческий перкуто́рный тон *m*
perkutan чреско́жный; че́рез ко́жу
Perlbad *n* жемчу́жная ва́нна *f*
Perleche *f* зае́да *f*
Perlgeschwulst *f* холестеато́ма *f*, жемчу́жная о́пухоль *f*
perlingual чрезъязы́чный
Perlschnurfinger *m pl* чёткообра́зные па́льцы *m pl*
Perlschnurvene *f* неравноме́рность *f* кали́бра вен сетча́тки
Permeabilität *f* проница́емость *f*
Permeabilitätskatarakt *m* катара́кта *f* вследствие наруше́ния проница́емости ка́псулы хруста́лика
Permeabilitätslungenödem *n* отёк *m* лёгких, свя́занный с наруше́нием проница́емости
Permeabilitätspathologie *f* патоло́гия *f* проница́емости
Permeabilitätsstörung *f* наруше́ние *n* проница́емости
Permeabilitätsvitamin *n* витами́н *m* проница́емости, витами́н *m* P, цитри́н *m*
pernasal трансназа́льный, чрезносово́й
Pernio *m* ознобле́ние *n*
perniziös перницио́зный, злока́чественный
Perniziosa-Fleckung *f* пятни́стость *f* эритроци́тов (*при тропической малярии*)
Peronaeusparese *f* паре́з *m* малоберцо́вого не́рва
Peroneuslähmung *f* парали́ч *m* малоберцо́вого не́рва
peroperativ пред- и послеоперацио́нный
peroral че́рез рот, внутрь (*о приёме лекарства*)
Perseveration *f* **der Gedanken** персевера́ция *f* мышле́ния
Persistenz *f* персисте́нция *f*
~ **der Pupillarmembran** оста́ток *m* пупилля́рной мембра́ны, зрачко́вая плёнка *f*
~ **des Ductus arteriosus Botalli** персисте́нция *f* бота́ллова прото́ка
Personalraum *m* санита́рно-бытово́е помеще́ние *n*
Personalschleuse *f* предоперацио́нная *f*
Personendosis *f* индивидуа́льная до́за *f*
Personendosismessung *f* индивидуа́льная дозиметри́я *f*
Persönlichkeit *f* ли́чность *f*
~, **abnorme** патологи́ческая ли́чность *f*
~, **akzentuierte** акцентуи́рованная ли́чность *f*
Persönlichkeitsabbau *m* деграда́ция *f* ли́чности

Persönlichkeitsentfremdung *f* деперсонализа́ция *f*
Persönlichkeitsentwicklung *f* разви́тие *n* [станowле́ние *n*] ли́чности
Persönlichkeitsverschiebung *f* ли́чностный сдвиг *m*
Perspiration *f* ко́жное дыха́ние *n*
pertrochantär чрезве́ртельный; чрезве́ртельно
Pertubation *f* пертуба́ция *f*, продува́ние *n* фалло́пиевых труб
Pertussis *f* коклю́ш *m*
Pertussis-Impfstoff *m* коклю́шная вакци́на *f*
~, peroraler ора́льная коклю́шная вакци́на *f*
Peruwarze *f* перуа́нская борода́вка *f*, лихора́дка *f* Оро́я, боле́знь *f* Каррио́на, бартонеллёз *m*
Perversion *f* полово́е извраще́ние *n*
Perversität *f* полова́я извращённость *f*
Pessar *n* песса́рий *m*
Pessarform *f* **der Erythrozyten** кольцеви́дные эритроци́ты *m pl*
Pessarring *m* кольцеви́дный песса́рий *m*
Pessimum *n* **der Reizung** пе́ссимум *m* раздраже́ния
Pest *f* чума́ *f*
~, schwarze чёрная [геморраги́ческая] чума́ *f*
Pestadenitis *f* чумно́й лимфадени́т *m*
Pestbakterium *n*, **Pestbazillus** *m* йерси́ния *f* [пастере́лла *f*] чумы́
Pestbeule *f*, **Pestbubo** *m* чумно́й бубо́н *m*
Pestfloh *m* чумна́я блоха́ *f*, *Xenopsylla cheopsis*
Pestikämie *f* чумна́я септицеми́я *f*
Pestimpfung *f* вакцина́ция *f* про́тив чумы́
Pestkarbunkel *m* чумно́й карбу́нкул *m*
Pestseptikämie *f* чумна́я септицеми́я *f*
Petechialfieber *n* сыпно́й тиф *m*
~, europäisches эпидеми́ческий сыпно́й тиф *m*
~, wiederholtes рециди́вный сыпно́й тиф *m*, боле́знь *f* Бри́лля
Petechialtyphus *m s.* **Petechialfieber**
Petechie *f* пете́хия *f*, то́чечное кровоизлия́ние *n* в ко́жу
Petit-mal-Anfall *m* при́ступ *m* ма́лой эпилепси́и
Petit-mal-Epilepsie *f* ма́лая эпилепси́я *f*
Petrifikation *f* петрифика́ция *f*
Petrositis *f* петрози́т *m*
Pexie *f* подшива́ние *n*
Pfailernaht *f* кише́чный шов *m* по Че́рни
Pfanne *f* вертлу́жная впа́дина *f*
Pfannenbruch *m* перело́м *m* вертлу́жной впа́дины
Pfannendach *n* кры́ша *f* вертлу́жной впа́дины
Pfannendysplasie *f* дисплази́я *f* вертлу́жной впа́дины
Pfannengrube *f* вертлу́жная впа́дина *f*
Pfannenknorpel *m* хрящ *m* вертлу́жной впа́дины
Pfannenrand *m*, **Pfannensaum** *m* край *m* вертлу́жной впа́дины
«Pfeffer-und-Salz-Fundus» *m* пигмента́ция *f* глазно́го дна ти́па «соль с пе́рцем»
Pfeiffer-Drüsenfieber *n* желе́зистая лихора́дка *f* Пфе́йффера, анги́на *f* Фила́това, инфекцио́нный мононуклео́з *m*
Pfeilerzelle *f* кле́тка *f* столба́ *(спинного мозга)*
Pfeilgang *m*, **Pfeilhöhle** *f* сагитта́льный си́нус *m* *(твёрдой мозговой оболочки)*
Pfeilnaht *f* стрелови́дный шов *m*
Pfeilsonde *f* стрелови́дный зонд *m*
Pfeilspitze *f*, **Raubitschekscke** стрелови́дная фигу́ра *f* Ра́убичека для уточне́ния гла́вных сече́ний астигмати́зма
Pferdefuß *m* ко́нская стопа́ *f*, *pes equinus*
Pferdeschweif *m* ко́нский хвост *m*, *Cauda equina*
Pferdeserum *n* лошади́ная сы́воротка *f*
Pferdeserumnährboden *m* пита́тельная среда́ *f* с лошади́ной сы́вороткой
Pfirsichkernöl *n* пе́рсиковое ма́сло *n*, *oleum persicorum*
Pflanzenabkochung *f* расти́тельный отва́р *m*
Pflanzenallergie *f* аллерги́я *f* к расте́ниям
Pflanzenfasergeschwulst *f* фитобезоа́р *m*
Pflanzenheilverfahren *n* фитотерапи́я *f*
Pflanzenstaub *m* расти́тельная пыль *f*
Pflaster *n* пла́стырь *m*
~, eiterbeförderndes нарывно́й пла́стырь *m*
~, hautreizendes ко́жно-раздража́ющий пла́стырь *m*
Pflasterepithel *n* многосло́йный пло́ский эпите́лий *m*
Pflasterverband *m* пла́стырная повя́зка *f*
Pflasterzell(en)karzinom *n*, **Pflasterzell(en)krebs** *m* плоскокле́точный рак *m*
Pflaumensaftsputum *n* сли́зисто-кровяни́стая мокро́та *f*
Pflege *f* ухо́д *m* *(за больным)*
Pflegeanstalt *f* больни́ца *f* для неизлечи́мых больны́х
pflegebedürftig нужда́ющийся в ухо́де
Pflegedienst *m* обслу́живание *n* *(больных)*
Pflegegeld *n* посо́бие *n* по ухо́ду за инвали́дом
Pflegeheim *n* дом *m* для престаре́лых; инвали́дный дом *m*
Pflegepersonal *n* мла́дший и сре́дний медици́нский персона́л *m*
Pfleger *m* санита́р *m*
Pflegerin *f* сиде́лка *f*; ня́ня *f*; санита́рка *f*
Pflegesatz *m* тари́фная ста́вка *f* за лече́ние *или* ухо́д
Pflegeschaden *m* вред *m*, причинённый непра́вильным ухо́дом
Pflegetag *m* ко́йко-день *m*, день *m* лече́ния в больни́це
Pflegetagkosten *pl* сто́имость *f* ко́йко-дня
Pflichtimpfung *f* обяза́тельная вакцина́ция *f*
Pfortader *f* воро́тная ве́на *f*
Pfortaderentzündung *f* пилефлеби́т *m*, воспале́ние *n* воро́тной ве́ны
Pfortaderhochdruck *m* порта́льная гипертони́я *f*
Pfortaderkreislauf *m* порта́льное кровообраще́ние *n*
Pfortaderstauung *f* засто́й *m* в систе́ме воро́тной ве́ны
Pfortaderthrombose *f* тромбо́з *m* воро́тной ве́ны
Pfortadertyp *m* **der Metastasierung** метастази́рование *n* по систе́ме воро́тной ве́ны

Pfortaderverschluß *m* закýпорка *f* [окклю́зия *f*] ворóтной вéны
Pförtner *m* приврáтник *m*, *Pylorus*
Pförtnerentzündung *f* пилорогастри́т *m*
Pförtnerkanal *m* канáл *m* приврáтника
Pförtnerkrampf *m* пилороспáзм *m*
Pfriemenwurm *m* остри́ца *f*, *Enterobius vermicularis*
Pfropf *m* **1.** прóбка *f* **2.** тампóн *m*
Pfropfgestose *f* токсикóз *m* берéменности, присоедини́вшийся к ужé имéвшемуся заболевáнию пóчек *или* сосýдов
Pfropfhebephrenie *f* пфропфгебефрени́я *f*
Pfropfschizophrenie *f* пфропфшизофрени́я *f*
Pfundnase *f* ринофи́ма, *f* бугри́стый *или* шишковáтый нос *m*
Phag *m* фаг *m*, бактериофáг *m*
Phagenlysotypie *f* лизотипи́я *f* при пóмощи фáгов
Phagentypisierung *f* типи́рование *n* фáгов
Phagolisosom *n*, **Phagosom** *n* фагосóма *f*, фаголизосóма *f*
Phagotherapie *f* фаготерапи́я *f*
Phagozyt *m* фагоци́т *m*
Phagozytolyse *f* фагоцитóлиз *m*
Phagozytose *f* фагоцитóз *m*
Phagozytoseaktivität *f* фагоцитáрная акти́вность *f*
Phagozytoseindex *m* фагоцитáрный и́ндекс *m*
Phag-Typ *m* фаготи́п *m*, лизоти́п *m*
Phakoemulsifikation *f* факоэмульсификáция *f*
Phakomalazie *f* факомаля́ция *f*
Phakomatose *f* факоматóз *m*
Phakosklerose *f* факосклерóз *m*
Phakoskopie *f* факоскопи́я *f*
Phalangenmesser *n* нож *m* для ампутáции пáльцев
Phalangensäge *f* пилá *f* для ампутáции пáльцев
Phalangitis *f* **syphilitica** сифилити́ческий фаланги́т *m*
Phalanx *f* фалáнга *f*
Phalloplastik *f* фаллоплáстика *f*
Phallus *m* половóй член *m*
Phänogenese *f* феногенéз *m*
Phänogenetik *f* феногенéтика *f*
Phänokopie *f* фенокопи́я *f*
Phänokrise *f* фенокри́з *m*
Phänomen *n*, **entoptisches** энтопти́ческий фенóмен *m*
Phänomenologie *f* феноменолóгия *f*, симптоматолóгия *f*, семиóтика *f*
Phänotyp *m* феноти́п *m*
~, elterlicher роди́тельский феноти́п *m*
~, rezessiver рецесси́вный феноти́п *m*
Phantasieren *n*:
~, krankhaftes патологи́ческое фантази́рование *n*
~, wahnartiges бредоподóбное фантази́рование *n*
Phantasiophrenie *f* фантазиофрени́я *f*
Phantasma *n* фантáзм *m*
Phantom *n* фантóм *m*
Phantom-Erscheinung *f* фантóм-фенóмен *m*
Phantomgefühl *n* фантóмное чýвство *n*
Phantomglied *n* «фантóмный член» *m*
Phantomschmerz *m* фантóмная боль *f*
Phäochromkörper *m* парагáнглий *m*, скоплéние *n* хромаффи́нных клéток
Phäochromoblastom *n* феохромобластóма *f*
Phäochromozytom *n* феохромоцитóма *f*
Pharmaka *n pl* лекáрственные срéдства *n pl*, лекáрственные препарáты *m pl*
Pharmakahersteller *m* фи́рма-изготови́тель *f* лекáрственных средств, фармакологи́ческая фи́рма *f*
Pharmakakombination *f* комбинáция *f* [сочетáние *n*] лекáрственных препарáтов
Pharmakoabhängigkeit *f* лекáрственная зави́симость *f*
Pharmakoakupunktur *f* фармакоакупунктýра *f*
Pharmakodynamik *f* фармакодинáмика *f*
Pharmakogenetik *f* фармакогенéтика *f*
Pharmakognosie *f* фармакогнóзия *f*
Pharmakokinetik *f* фармакокинéтика *f*
Pharmakologie *f* фармаколóгия *f*
Pharmakopöe *f* фармакопéя *f*
Pharmakotherapie *f* медикаментóзное лечéние *n*
pharyngeal глóточный
Pharyngismus *m* фарингоспáзм *m*
Pharyngitis *f* фаринги́т *m*
~ **granulosa** гранулёзный фаринги́т *m*
~ **katarrhale** катарáльный фаринги́т *m*
~ **lateralis** боковóй фаринги́т *m*
~ **sicca** сухóй [атрофи́ческий] фаринги́т *m*
Pharyngo-Konjunktival-Fieber *n* фарингоконъюнктивáльная лихорáдка *f*
Pharyngomykose *f* фарингомикóз *m*
Pharyngoskopie *f* фарингоскопи́я *f*
Pharyngospasmus *m* фарингоспáзм *m*
Pharyngotomie *f* фаринготоми́я *f*
Pharynx *m* глóтка *f*, зев *m*
Pharynxreflex *m* глóточный рефлéкс *m*
Pharynxtonsille *f* глóточная миндáлина *f*
Phase *f* фáза *f*
~, aktive акти́вная фáза *f* (*хронического процесса*)
~, ausgleichende уравни́тельная фáза *f* (*парабиоза*)
~, depressive депресси́вная фáза *f*
~, inaktive неакти́вная фáза *f*
~, manische маниакáльная фáза *f*
~, paradoxale парадоксáльная фáза *f* (*парабиоза*)
~, refraktäre рефрактéрная фáза *f*
~, stumme немáя [латéнтная] фáза *f*
Phasenkontrastmikroskopie *f* фáзово-контрáстная микроскопи́я *f*
Phasenzustand *m* **des Zentralnervensystems** фáзовое состоя́ние *n* центрáльной нéрвной систéмы
phenolieren обрабáтывать карбóловой кислотóй
Phenolphthalein-Probe *f* прóба *f* с фенолфталеи́ном
Phenothiazinphotodermatitis *f* фенотиази́новый фотодермати́т *m*
Phenylhydrazinprobe *f* фенилгидрази́новая прóба *f*
Philtrum *n* желобóк *m* вéрхней губы́
Phimose *f* фимóз *m*

Phimoseeinschnitt *m* рассече́ние *n* кра́йней пло́ти при фимо́зе
Phlebalgia *f* **ischiadica** варико́зный и́шиас *m*, боле́знь *f* Кеню́
Phlebektasie *f* флебэктази́я *f*, расшире́ние *n* вен
Phlebektomie *f* флебэктоми́я *f*, иссече́ние *n* вен
Phlebitis *f* флеби́т *m*, воспале́ние *n* вен
Phlebofibrose *f* флебофибро́з *m*, фибро́з *m* вен
phlebogen флебоге́нный
Phlebogramm *n* флеболра́мма *f*
Phlebographie *f* флеблграфи́я *f*
Phleboklyse *f* флебокли́з *m*
Phlebolith *m* флеболи́т *m*
Phlebosklerose *f* флебосклеро́з *m*, склеро́з *m* вен
Phlebothrombose *f* флеботромбо́з *m*, тромбо́з *m* вен
Phlebotomie *f* флеботоми́я *f*, венесе́кция *f*
Phlebotomus-Fieber *n* флебото́мная [моски́тная] лихора́дка *f*
Phlegmone *f* флегмо́на *f*
~, **odontogene** одонтоге́нная флегмо́на *f*
Phlegmonenbildung *f* образова́ние *n* флегмо́ны
phlegmonös флегмоно́зный
Phlogistikum *n* провоспали́тельное вещество́ *n*
phlogogen вызыва́ющий воспале́ние
Phlyktäne *f* флыкте́на *f*
~ **der Bindehaut** фликте́на *f* конъюнкти́вы
~, **miliare** милиа́рная фликте́на *f*
~, **vereinzelte** солита́рная фликте́на *f*
Phobie *f* фоби́я *f*, навя́зчивый страх *m*
Phobophobie *f* фобофоби́я *f*, страх *m* стра́ха
Phonation *f* фона́ция *f*
Phonendoskop *n* фонендоско́п *m*
Phoniatrie *f* фониатри́я *f*
Phonoarthrographie *f* фоноартрографи́я *f*
Phonochirurgie *f* фонохирурги́я *f*, хирурги́ческая корре́кция *f* дефе́ктов голосообразова́ния
Phonokardiogramm *n* фонокардиогра́мма *f*
Phonokardiographie *f*, **kontaktlose** бесконта́ктная фонокардиографи́я *f*
Phononeurose *f* наруше́ние *n* го́лоса неврoге́нного [психоге́нного] хара́ктера
Phonophobie *f* **1.** боя́знь *f* говори́ть (*напр. при заикании*) **2.** боя́знь *f* гро́мких зву́ков
Phonophorese *f* фонофоре́з *m*
Phonoponose *f* измене́ние *n* го́лоса в результа́те перегру́зки
Phonopsie *f* фонопси́я *f*
Phorie *f* фори́я *f*, офтофори́я *f*, положе́ние *n* глаз в отсу́тствие фу́зии
Phosphatase *f* фосфата́за *f*
Phosphatasemangelrachitis *f* гипофосфатази́я *f*, гипофосфата́зный рахи́т *m*
Phosphatasenachweis *m*, **alkalischer** фосфата́зная про́ба *f*
Phosphatasetest *m* фосфата́зный тест *m*
Phosphatdiabetes *m* фосфати́дный диабе́т *m*
Phosphat *n* фосфа́т *m*
Phosphatid *n* фосфати́д *m*
Phosphatidspeicherungskrankheit *f*, **Phosphatidthesaurismose** *f* боле́знь *f* накопле́ния фосфати́дов, сфингомиелино́з *m*, боле́знь *f* Ни́мана — Пи́ка
Phosphatpuffer *m* фосфа́тный бу́фер *m*
Phosphatschlamm *m* фосфа́тный ил *m*
Phosphatsediment *n* оса́док *m*, содержа́щий фосфа́ты
Phosphatstein *m* фосфа́тный ка́мень *m*
Phosphaturie *f* фосфатури́я *f*
Phosphaturie-Test *m* про́ба *f* на фосфатури́ю
Phosphene *f* фотопси́я *f*
Phosphoamidase *f* фосфоамида́за *f*
Phosphobrenztraubensäure *f* фосфопировинogра́дная кислота́ *f*
Phosphodiesterase *f* фосфодиэстера́за *f*
Phosphomonoesterase I *f* щелочна́я фосфата́за *f* сы́воротки кро́ви, щелочна́я фосфомоноэстера́за *f*
Phosphomonoesterase II *f* ки́слая фосфата́за *f* сы́воротки кро́ви, ки́слая фосфомоноэстера́за *f*
Phosphopherase *f* фосфофера́за *f*, трансфосфорила́за *f*
Phosphoreszenz *f* фосфоресце́нция *f*
Phosphorkiefernekrose *f* фо́сфорный некро́з *m* че́люсти
Phosphorolyse *f* фосфоро́лиз *m*
Photalgesie *f* фотальгези́я *f* (*боль от света*)
Photisma *n* фоти́зма *f*
photoaktinisch фотоактини́ческий, светоакти́вный
Photobakterien *f pl* фотобакте́рии *f pl*
Photochemotherapie *f* фотохимиотерапи́я *f* (*применение светолечения в сочетании с химиотерапией*)
Photodermatitis *f* фотодермати́т *m*
~ **durch optische Aufheller** фотодермати́т *m*, вызыва́емый опти́ческими просветли́телями (*моющих средств*)
~ **pigmentaria** пигме́нтный фотодермати́т *m*
Photoelektroglottographie *f* фотоэлектроглоттографи́я *f*
Photoelektronystagmographie *f* фотоэлектронистагмографи́я *f*
Photokymographie *f* фотокимографи́я *f*
Photome *n pl* фотопси́я *f*
Photometrie *f* фотометри́я *f*
Photoophthalmie *f* фотоофтальми́я *f*, светова́я офтальми́я *f*
Photophobie *f* фотофоби́я *f*, светобоя́знь *f*
Photophorese *f* фотофоре́з *m*
Photopsie *f* фотопси́я *f*
Photorezeptor *m* фотореце́птор *m*
Photosensibilisierung *f* фотосенсибилиза́ция *f*
Phototaxis *f* фотота́ксис *m*
Phototherapie *f* фототерапи́я *f*, светолече́ние *n*
Phototoxikose *f* фототоксико́з *m*
~, **endogene** эндоге́нный фототоксико́з *m*
Phototropismus *m* фототро́пность *f*
Phrenalgie *f* френальги́я *f*, бо́ли *f pl* в диафра́гме
Phrenikoalkoholisation *f* френикоалкоголиза́ция *f*, алкоголиза́ция *f* диафрагма́льного не́рва
Phrenikotomie *f* френикотоми́я *f*
Phrenikotripsie *f* френикотрипси́я *f*

Phrenikus *m* диафрагма́льный нерв *m*
Phrenikusex(h)airese *f* френикоэкзере́з *m*
Phrenikuslähmung *f* парали́ч *m* диафрагма́льного не́рва
Phrenikusläsion *f* поврежде́ние *n* диафрагма́льного не́рва
Phrenikusquetschung *f* размозже́ние *n* диафрагма́льного не́рва
Phrenokardie *f* френокарди́я *f*
Phrenologie *f* френоло́гия *f*
Phthiriasis *f* лобко́вая вши́вость *f*, лобко́вый педикулёз *m*
Phthise *f* **1.** чахо́тка *f* **2.** истоще́ние *n*
Phthisiatrie *f*, **Phthisiologie** *f* фтизиатри́я *f*
Phyllochinon *n* филлохино́н *m*, витами́н *m* К
Phylogenese *f* филогене́з *m*
Physiater *m* физиотерапе́вт *m*
Physiatrie *f* физиатри́я *f*, физиотерапи́я *f*
Physikum *n* полуле́карский экза́мен *m*
Physiologie *f* физиоло́гия *f*
~, **experimentelle** эксперимента́льная физиоло́гия *f*
~, **pathologische** патологи́ческая физиоло́гия *f*
Physiopathologie *f* патофизиоло́гия *f*
Physiotherapie *f* физиотерапи́я *f*
Physiotherapieabteilung *f* физиотерапевти́ческое отделе́ние *n*
Physiotherapiemittelverordnung *f* назначе́ние *n* физиотерапевти́ческих процеду́р
physisch **1.** физи́ческий **2.** приро́дный, есте́ственный
Phytobezoar *m* фитобезоа́р *m*, расти́тельный безоа́р *m*
Phytoglobulin *n* фитоглобули́н *m*
Phytohämagglutinin *n* фитогемагглютини́н *m*
Phytomitogen *n* фитомитоге́н *m*
Phytonzid *n* фитонци́д *m*
Phytopharmakotherapie *f* фитотерапи́я *f*
Phytopräzipitine *n pl* фитопреципити́ны *m pl*, преципити́рующие лекти́ны *m pl*
Phytotherapeutika *n pl* лече́бные сре́дства *n pl* расти́тельного происхожде́ния
Phytotherapie *f* фитотерапи́я *f*
Phytotoxin *n* фитотокси́н *m*
Pick-Hirnatrophie *f* предста́рческая ограни́ченная атрофи́я *f* мо́зга, атрофи́я *f* Пи́ка *(форма пресенильной деменции*
Pick-Pseudoleberzirrhose *f* псевдоцирро́з *m* пе́чени, псевдоцирро́з *m* Пи́ка
Pick-Visionen *f pl* иллю́зии *f pl* Пи́ка (*нарушение пространственного восприятия*)
Picornaviren *n pl* пикорнави́русы *m pl*
Piedra *f* пьёдра *f*, узлова́тый трихомико́з *m*
~, **schwarze** чёрная пьёдра *f*
~, **weiße** бе́лая пьёдра *f*
PIE-Syndrom *n* лёгочная инфильтра́ция *f* с эозинофили́ей
Pigment *n* пигме́нт *m*
Pigmentablagerung *f* отложе́ние *n* пигме́нта
Pigmentanhäufung *f* скопле́ние *n* пигме́нта
~, **knochenkörperchenartige schwarze** отложе́ние *n* пигме́нта ти́па «ко́стные тельца́»
Pigmentansammlung *f* скопле́ние *n* пигме́нта сетча́тки
Pigmentbakterien *f pl* пигме́нтные бакте́рии *f pl*
Pigmentbestäubung *f* **der Linsenvorderfläche** ме́лкие звёздчатые отложе́ния *n pl* оста́тков зрачко́вой мембра́ны на хруста́лике
Pigmentblattzyste *f* **der Iris** киста́ *f* пигме́нтного кра́я ра́дужки
Pigmentdegeneration *f s.* **Pigmententartung**
Pigmentdermatose *f*, **retikuläre** се́тчатый пигме́нтный дермато́з *m*
Pigmentembolie *f* пигме́нтная эмболи́я *f*
Pigmententartung *f* пигме́нтная дистрофи́я *f*, пигме́нтная дегенера́ция *f*
~ **der Netzhaut** пигме́нтная дистрофи́я *f* сетча́тки
Pigmentepithel *n* пигме́нтный эпите́лий *m*
Pigmentepithelschicht *f* слой *m* пигме́нтного эпите́лия
Pigmentflecken *m pl* пигме́нтные пя́тна *n pl*
Pigmentglaukom *n* пигме́нтная глауко́ма *f*
Pigmentgranulum *n* гра́нула *f* пигме́нта
Pigmentierung *f* пигмента́ция *f*
~ **durch Röntgenstrahlen** пигмента́ция *f* по́сле рентге́новского облуче́ния
~ **durch Sonnenlicht und UV-Strahlung** пигмента́ция *f*, вызыва́емая со́лнечными луча́ми и ультрафиоле́товым облуче́нием
~ **der Haut** пигмента́ция *f* ко́жи
~, **netz- und streifenförmige** гнёздная и полосови́дная пигмента́ция *f*
~, **retikuläre** се́тчатая пигмента́ция *f*
Pigmentinduration *f* пигме́нтная индура́ция *f*
Pigmentinfarkt *m* пигме́нтный инфа́ркт *m*
Pigmentkalkstein *m* пигме́нтно-известко́вый ка́мень *m* (*жёлчного пузыря*)
Pigmentkörnchen *n* гра́нула *f* пигме́нта
Pigmentmal *n* пигме́нтное роди́мое пятно́ *n*, пигме́нтная ро́динка *f*
Pigmentmangel *m* недоста́ток *m* [отсу́тствие *n*] пигме́нта
Pigmentmangelanomalie *f* альбини́зм *m*, врождённое отсу́тствие *n* пигмента́ции
Pigmentnävus *m* пигме́нтный не́вус *m*
Pigmentophag *m* пигментофа́г *m*
Pigmentpurpura *f*, **familiäre** семе́йная пигме́нтная пу́рпура *f*
Pigmentsaum *m* пигме́нтная зрачко́вая кайма́ *f*
Pigmentschicht *f* слой *m* пигме́нтных кле́ток
Pigmentschwund *m* депигмента́ция *f*, исчезнове́ние *n* пигме́нта
Pigmentspindel *f* **der Hornhauthinterwand** пигме́нтное веретено́ *n* Крукенбе́рга (*в роговице глаза*)
Pigmentstein *m* пигме́нтный ка́мень *m*
Pigmentstörungen *f pl* наруше́ния *n pl* пигмента́ции
Pigmenttumoren *m pl* **der Haut** пигме́нтные о́пухоли *f pl* ко́жи
Pigmentveränderungen *f pl* наруше́ния *n pl* пигмента́ции
Pigmentverlust *m* исчезнове́ние *n* пигме́нта
Pigmentwucherung *f* разраста́ние *n* пигме́нтного эпите́лия
Pigmentzelle *f* пигме́нтная кле́тка *f*
Pigmentzirrhose *f* пигме́нтный цирро́з *m*

Pigmentzyste *f* кистá *f* зрачкóвого крáя рáдужки при длíтельном применéнии миóтиков
Pikazismus *m* пикацíзм *m*
Pikropegen *f pl* гóрькие лечéбные вóды *f pl*
Piktogramm *n* пиктогрáмма *f*
Pili *m pl* вóлосы *m pl*
~ **anulati** кольцевúдные [вьющиеся] вóлосы *m pl*
~ **planati** сплющенные вóлосы *m pl*
~ **recurvati** изóгнутые назáд вóлосы *m pl*
~ **torti** извúтые [изóгнутые] вóлосы *m pl*
Pille *f* пилюля *f*
Pillengrundmasse *f* пилюльная мáсса *f*
Pilokarpinzyste *f* кистá *f* зрачкóвого крáя рáдужки при длíтельном применéнии миóтиков
Pilonidalzyste *f* пилонидáльная кистá *f*
Pilz *m* гриб(óк) *m*
Pilzallergie *f* аллергúя *f* к грибáм
Pilzbefall *m* грибкóвое поражéние *n*
Pilzchen *n* молóчница *f*, *soor*
Pilzerkrankung *f* микóз *m*, грибкóвое заболевáние *n*
~ **der Haut** *s.* **Pilzflechte**
Pilzflechte *f* дерматомикóз *m*, дерматофитúя *f*, грибкóвое заболевáние *n* кóжи
Pilzgrind *m* фáвус *m*, паршá *f*
Pilzkrankheit *f* микóз *m*, грибкóвое заболевáние *n*
Pilzmeningitis *f* грибкóвый менингúт *m*
Pilzpapille *f* грибовúдный сосóчек *m* (*языка*)
Pilzvergiftung *f* отравлéние *n* грибáми
Pilzzüchtung *f* культивúрование *n* грибóв [грибкóв]
Pinard-Hörrohr *n* акушéрский стетоскóп *m* Пинáра
Pinea *f*, **Pinealdrüse** *f* эпúфиз *m*, шишковúдная железá *f*
Pinealoblastom *n* пинеалобластóма *f*
Pinealom *n*, **Pinealozytom** *n* пинеалоцитóма *f*, пинеалóма *f*
Pinguecula *f* пингвéкула *f*
Pinna *f* ушнáя рáковина *f*
Pinna-Reflex *m* рефлéкс *m* с ушнóй рáковины
Pinozytose *f* пиноцитóз *m*
Pinozytosevesikel *n* пиноцитóзный пузырёк *m*
Pinselarterie *f* кúсточковая артéрия *f*
Pinselhaar *n* вóлос *m* в вúде кúсточки (*расщеплённый на конце*)
Pinselschimmel *m* кистевúк *m*, плесневóй грибóк *m*, *Penicillum*
Pinselwarze *f* бородáвка *f* в вúде кúсточки
Pinta *f* пúнта *f* (*трепонематоз стран Южной Америки*)
Pinzette *f* пинцéт *m*
~, **anatomische** анатомúческий пинцéт *m*
~, **chirurgische** хирургúческий пинцéт *m*
~, **radiologische** радиологúческий пинцéт *m*
Piorrhoae *f* бленнорéйное [гонорéйное] воспалéние *n* конъюнктúвы
Pipette *f* пипéтка *f*
Pipettflasche *f* бутылочка *f* с пипéткой
pipettieren кáпать из пипéтки
piriformis грушевúдный
Piroplasmose *f* пироплазмóз *m*
Pirquet-Tuberkulinprobe *f* прóба *f* Пиркé (*накожная проба для диагностики туберкулёза*)
pisiformis гороховúдный
Pistolenschußphänomen *n* двойнóй тон *m* Дюрозьé
Pituitarismus *m*, **basophiler** базофúльный питуитарúзм *m*, болéзнь *f* Кýшинга
Pituitrin *n* питуитрúн *m*
Pituizyt *m* питуицúт *m*
Pityriasis *f* питириáз *m*
~ **cachecticorum** лишáй *m* кахектúчных [истощённых]
~ **capillitii** лишáй *m* волосúстой чáсти головы́
~ **circinata** кольцевúдный лишáй *m*
~ **lichenoides chronica** хронúческий лихенóидный лишáй *m*
~ **rosea** рóзовый лишáй *m*
~ **rubra** крáсный лишáй *m*
~ **rubra pilaris** крáсный волосянóй лишáй *m*
~ **rubra universalis** крáсный лишáй *m* Гéбры
~ **senilis** стáрческий лишáй *m*
~ **sicca** сухáя себорéя *f*, сухóй питириáз *m*
~ **simplex capitis** пéрхоть *f*
~ **simplex faciei** простóй лишáй *m* лицá
~ **versicolor** разноцвéтный лишáй *m*
Pix *m* дёготь *m*
Plagiorchosis *f* плагиорхóз *m*
Plagiozephalie *f* плагиоцефалúя *f*
Planigraphie *f* планиграфúя *f*, томографúя *f*
Plankonkavlinse *f* плосковóгнутая лúнза *f*
Plankonvexlinse *f* плосковы́пуклая лúнза *f*
Planozyt *m* планоцúт *m*, уплощённый эритроцúт *m*
Planspiegel *m* плóское стеклó *n*
Planta *f* подóшва *f*
Plantarflexion *f* подóшвенное сгибáние *n*
Plantarreflex *m* подóшвенный рефлéкс *m*
Plantarseite *f* подóшвенная повéрхность *f*
Planuspapel *f* плóская пáпула *f*
Plaque *n* бляшка *f*
Plasmaaustausch-Behandlung *f* плазмообмéнное лечéние *n*
Plasmaeiweiß *n* белóк *m* плáзмы, плáзменный белóк *m*
Plasmaersatzmittel *n* заменúтель *m* плáзмы крóви
Plasmaersatzstoff *m* плазмозамещáющее веществó *n*
Plasmaexpander *m* плазмозаменúтель *m*
Plasmafiltration *f* фильтрáция *f* плáзмы
Plasmafraktion *f* (белкóвая) фрáкция *f* плáзмы крóви
Plasmainfusion *f* вливáние *n* плáзмы
Plasma-Kammerwasserschranke *f* гематоофтальмúческий барьéр *m*
Plasmakinin *n* плазмокинúн *m*
Plasmakoagulase *f* коагулáза *f* плáзмы
Plasmakonserve *f* консервúрованная плáзма *f*
Plasmalemm *n*, **Plasmamembran** *f* оболóчка *f* клéтки, клéточная мембрáна *f*
Plasmamenge *f*, **zirkulierende** объём *m* циркулúрующей плáзмы

Plasmamutation *f* протоплазмати́ческая мута́ция *f*
Plasmapherese *f* плазмафере́з *m*; части́чная заме́на *f* пла́змы
Plasmaphorese *f* плазмофоре́з *m*
Plasmarekalzifizierung *f* рекальцифика́ция *f* пла́змы
Plasmarenin *n* рени́н *m* пла́змы кро́ви
Plasmareninaktivität *f* акти́вность *f* рени́на пла́змы кро́ви
Plasmaseparation *f* плазмафере́з *m*
Plasmaspiegel *m* у́ровень *f* (*чего-л.*) в пла́зме
Plasmastrom *m* плазмото́к *m*
Plasmatransfusion *f* перелива́ние *n* пла́змы
Plasmatranssudation *f* **in die Retina** плазморраги́я *f* в сетча́тку
Plasmaverlust *m* плазмопоте́ря *f*
Plasmavolumen *n* объём *m* пла́змы
Plasmazelle *f* плазмоци́т *m*, плазмати́ческая кле́тка *f*
Plasmazellengeschwulst *f* плазмоцито́ма *f*
Plasmazellenleukämie *f* плазмокле́точный лейко́з *m*
Plasmazellretikulose *f* плазмокле́точный ретикулёз *m*
Plasmin *n* плазми́н *m*, фибринолизи́н *m*
Plasminogen *n* плазминоге́н *m*
Plasmodesmen *n pl* протоплазмати́ческие соедине́ния *n pl* ме́жду кле́тками
Plasmodium *n* плазмо́дий *m*
Plasmolyse *f* плазмо́лиз *m*
Plasmon *n* плазмо́н *m*
Plasmosom *n* плазмосо́ма *f*, микросо́ма *f*
Plasmozyt *m s.* **Plasmazelle**
Plasmozytom *n* плазмоцито́ма *f*, миело́мная боле́знь *f*
Plasmozytose *f* плазмоцито́з *m*
Plastik *f* **1.** пласти́ческая опера́ция *f* **2.** пласти́чность *f*
Plastizität *f* пласти́чность *f*
Plastmigrationsstoff *m* вещество́ *n*, мигри́рующее из пластма́ссовой посу́ды в проду́кт пита́ния
Plastosom *n* митохо́ндрия *f*
Plastprothese *f* пластма́ссовый проте́з *m*
Plathelminthes *f pl* пло́ские глисты́ *m pl*
Platinnadel *f* пла́тиновая игла́ *f*
Platinöse *f* пла́тиновая [бактериологи́ческая] пе́тля *f*
Platonychie *f* платонихи́я *f*, пло́ские но́гти *m pl*
Plätschergeräusch *n* шум *m* пле́ска
Plättchen *n* пласти́нка *f* кро́ви, тромбоци́т *m*
~, atherosklerotisches атеросклероти́ческая бля́шка *f*
Plättchenfaktor *m* тромбоцита́рный фа́ктор *m* (*свёртывания крови*)
Plattchenthrombus *m* бе́лый тромб *m* (*с преобладанием тромбоцитов*)
Plättchenzahl *f* число́ *n* тромбоци́тов
Platte *f* **1.** пласти́нка *f* **2.** бля́шка *f* (*атеросклеротическая*)
~, papierdünne то́нкая, как бума́га пласти́нка *f*, *lamina papiracea*
Plattenatelektase *f* пласти́нчатый ателекта́з *m*
Plattenepithel *n* пло́ский эпите́лий *m*
~, mehrschichtiges многосло́йный пло́ский эпите́лий *m*
~, unverhornendes неороговева́ющий пло́ский эпите́лий *m*
~, verhornendes ороговева́ющий пло́ский эпите́лий *m*
Plattenepithelinsel *f* острово́к *m n* пло́ского эпите́лия
Plattenepithelkarzinom *n*, **Plattenepithelkrebs** *m* плоскокле́точный рак *m*
Plattenepithelmetaplasie *f* **1.** плоскокле́точная метаплази́я *f* **2.** метаплази́я *f* пло́ского эпите́лия
Plattenkultur *f* культу́ра *f* (*микроорганизмов*) на твёрдой среде́
Plattenosteosynthese *f* пласти́ночный остеоси́нтез *m*
Plattenprothese *f* пласти́ночный [пло́ский] проте́з *m*
Plattentest *m* тест *m* с ди́сками на ага́ре (*для определения чувствительности к антибиотикам*)
Platterbsenkrankheit *f* латири́зм *m*
Plattfuß *m*, **Plattfußsohle** *f* пло́ская стопа́ *f*; плоскосто́пие *n*
Plattsehnenmuskel *m* полуперепо́нчатая мы́шца *f*
Plattwurm *m* пло́ский червь *m*, ленте́ц *m*
Platypodie *f s.* **Plattfuß**
Platysma *n* подко́жная мы́шца *f* ше́и
Platyzephalie *f* уплоще́ние *n* че́репа
Platzangst *f* агорафоби́я *f*, боя́знь *f* откры́тых простра́нств
Platzbauch *m* расхожде́ние *n* краёв операцио́нной ра́ны брюшно́й сте́нки
Platzbeleuchtung *f* ме́стное освеще́ние *n*
Platzen *n* **der Fruchtblase** разры́в *m* пло́дного пузыря́
Platzwunde *f* уши́бленная ра́на *f*
Plaut-Vincent-Angina *f* анги́на *f* Симано́вского — Пла́ута — Венса́на, я́звенно-плёнчатая анги́на *f*
Plazebo *n* плаце́бо *n*, «пусты́шка» *f*, ло́жный (*индифферентный*) медикаме́нт *m*
Plazenta *f* плаце́нта *f*, де́тское ме́сто *n*; после́д *m*
Plazentaablösung *f* отсло́йка *f* [отделе́ние *n*] плаце́нты
Plazentaansiedlung *f* расположе́ние *n* плаце́нты
Plazentaausstoßung *f* рожде́ние *n* плаце́нты
Plazentabesichtigung *f* осмо́тр *m* плаце́нты
Plazentahaftfläche *f* ме́сто *n* прикрепле́ния плаце́нты, плацента́рная площа́дка *f*
Platentahormon *n* гормо́н *m* плаце́нты, плацента́рный гормо́н *m*
Plazentainsuffizienz *f* плацента́рная недоста́точность *f*
Plazentalaktogen *n* плацента́рный лактоге́н *m*
Plazentalösung *f* отсло́йка *f* [отделе́ние *n*] плаце́нты
~, manuelle ручно́е отделе́ние *n* плаце́нты
~, spontane спонта́нное [самопроизво́льное] отделе́ние *n* плаце́нты

~, **vorzeitige** преждеврéменная отслóйка *f* плацéнты
Plazentarblut *n* плацентáрная кровь *f*
Plessimeterperkussion *f* перкýссия *f* с пóмощью плессúметра
Plethora *f* плетóра *f*
Plethysmogramm *n* плетизмогрáмма *f*
Plethysmograph *m* плетизмóграф *m*
Plethysmographie *f* плетизмографúя *f*
~, **digitale** дигитáльная [пальцевáя] плетизмографúя *f*
Pleura *f* плéвра *f*
Pleuraadhäsion *f* плеврáльная спáйка *f*
Pleurablatt *n* листóк *m* плéвры
~, **parietales** париетáльный [нарýжный, пристéночный] листóк *m* плéвры
~, **viszerales** внýтренний листóк *m* плéвры
Pleuradeckzelle *f* покрóвная клéтка *f* плéвры, клéтка *f* мезотéлия плéвры
Pleuradruck *m* внутриплеврáльное давлéние *n*
Pleuraempyem *n* эмпиéма *f* плéвры
Pleuraendotheliom *n* мезотелиóма *f* плéвры
Pleuraepithel *n* мезотéлий *m* плéвры
Pleuraerguß *m* плеврáльный вы́пот *m*
Pleuraexsudat *n* плеврáльный экссудáт *m*
Pleuraflüssigkeit *f* плеврáльная жúдкость *f*
pleurafrei не покры́тый плéврой
Pleurahöhle *f* плеврáльная пóлость *f*
Pleurakarzinose *f* карциноматóз *m* плéвры
Pleurakuppel *f* кýпол *m* плéвры
Pleuralappen *m* плеврáльный лóскут *m*
Pleuralgie *f* плеврáльные бóли *f pl*
Pleuramesotheliom *n* мезотелиóма *f* плéвры
Pleurametastase *f* метастáз *m* в плéвру
Pleurapneumonektomie *f* плевропневмонэктомúя *f*
Pleurapunktat *n* плеврáльный пунктáт *m*
Pleurapunktion *f* плеврáльная пýнкция *f*, пýнкция *f* плéвры
Pleuraraum *m*, **Pleurasack** *m* плеврáльная пóлость *f*
Pleuraschwarte *f*, **Pleuraschwiele** *f* плеврáльная швáрта *f*
Pleurasinus *m* плеврáльный сúнус *m*
Pleuraspalt *m* плеврáльная щель *f*
Pleuraverletzung *f* ранéние *n* [повреждéние *n*] плéвры
Pleuraverwachsung *f* сращéние *n* листкóв плéвры; облитерáция *f* плеврáльной пóлости
Pleurektomie *f* плеврэктомúя *f*
Pleuritis *f* плеврúт *m*
~, **adhäsive** адгезúвный плеврúт *m*
~, **apikale** апикáльный [верхýшечный] плеврúт *m*
~, **basale** базáльный [диафрагмáльный] плеврúт *m*
~, **eingesackte** осумкóванный плеврúт *m*
~, **mediastinale** медиастинáльный плеврúт *m*
~, **metapneumonische** метапневмонúческий плеврúт *m*
~, **parapneumonische** парапневмонúческий плеврúт *m*
~, **trockene** сухóй плеврúт *m*
Pleurodynie *f* плевродинúя *f*, синдрóм *m* Сю́львеста
~, **epidemische** эпидемúческая плевродинúя *f*, бóрнхольмская болéзнь *f*, эпидемúческий миозúт *m*
Pleurolyse *f* плеврóлиз *m*
Pleuroperikarditis *f* плевроперикардúт *m*
Pleuroperitoneostomie *f* плевроперитонеостомúя *f*
Pleuropneumolyse *f* плевропневмóлиз *m*
Pleuropneumonektomie *f* плевропневмонэктомúя *f*
Pleuropneumonie *f* плевропневмонúя *f*
Pleurorrhoe *f* плеврорéя *f* *(непрерывное накопление жидкости в плевральной полости)*
Pleuroskopie *f* плевроскопúя *f*
Pleurotomie *f* плевротомúя *f*
Pleurotyphus *m* плевротúф *m*
Plexus *m* сплетéние *n*
Plexusanästhesie *f* анестезúя *f* (нéрвного) сплетéния
Plexusneuralgie *f* невралгúя *f* сплетéния
Plexusneuritis *f* плексúт *m*
Plexuspapillom *n* папиллóма *f* сосýдистого сплетéния *(головного мозга)*
Plikotomie *f* пликотомúя *f*
Plombe *f* плóмба *f*
Plombierung *f* пломбировáние *n* *(зубов)*
pluriglandulär плюригландулярный
Pluripara *f* многородя́щая *f*
pluripolar плюриполя́рный, мультиполя́рный
pluripotent плюрипотéнтный, мультипотéнтный
Plusdekompensation *f* сердéчная недостáточность *f* с увеличéнием мáссы циркулúрующей крóви
Plusglas *n* вы́пуклая лúнза *f*
Pneu *m* пневмотóракс *m*
Pneumarthrose *f* пневмартрóз *m*
Pneumatisation *f* пневматизáция *f* *(височной кости)*
Pneumatisationshemmung *f* понижéние *n* пневматизáции
pneumatisch воздухонóсный
Pneumaturie *f* пневматурúя *f* *(наличие пузырьков воздуха в моче)*
Pneumektomie *f* пневмэктомúя *f*
Pneumoabdomen *n* пневмоперитóнеум *m*
Pneumoarthrographie *f* пневмоартрографúя *f*
Pneumobronchotomie *f* пневмобронхотомúя *f*
Pneumoenzephalogramm *n* пневмоэнцефалогрáмма *f*
Pneumoenzephalographie *f* пневмоэнцефалографúя *f*
Pneumographie *f* пневмографúя *f*
Pneumokardiopexie *f* пневмокардиопексúя *f*
Pneumokokken-Konjunktivitis *f* пневмокóкковый конъюнктивúт *m*
Pneumokokkensepsis *f* пневмокóкковый сéпсис *m*
Pneumokokkus *m* пневмокóкк *m*, *Diplococcus pneumoniae*
Pneumokolon *n* пневмоколóн *m* *(введение воздуха в толстую кишку)*
Pneumokoniose *f* пневмокониóз *m*

Pneumokoniosen *f pl* **durch Staub von Mehl und Getreide** амилóз *m*
Pneumolith *m* пневмолит *m*
Pneumologie *f* пульмонолóгия *f*
Pneumolyse *f* пневмóлиз *m* *(высвобождение лёгкого из спаек)*
Pneumomediastinographie *f* пневмомедиастинография *f*
Pneumomediastinum *n* пневмомедиастинум *m*
Pneumomyelographie *f* пневмомиелография *f*
Pneumomykose *f* пневмомикóз *m*
Pneumonektomie *f* пневмонэктомия *f*
Pneumonie *f* пневмония *f*, воспалéние *n* лёгких
~, **abszedierende** абсцедирующая пневмония *f*
~, **allergische** аллергическая пневмония *f*
~, **areaktive** ареактивная пневмония *f*
~, **atelektatische** ателектатическая пневмония *f*
~, **bakterielle** бактериáльная пневмония *f*
~, **doppelseitige** двухсторóнняя пневмония *f*
~, **hämorrhagische** геморрагическая пневмония *f*
~, **hypostatische** гипостатическая пневмония *f*
~, **interstitielle** интерстициáльная пневмония *f*
~, **käsige** творóжистая пневмония *f*
~, **konfluierende** сливнáя пневмония *f*
~, **kruppöse** крупóзная пневмония *f*
~, **lobäre** лобáрная [долевáя] пневмония *f*
~, **perifokale** перифокáльная пневмония *f*
~, **plasmazellulare** *s.* **Pneumozystose**
~, **urämische** уремическая пневмония *f*
~, **zentrale** центрáльная пневмония *f*
Pneumoniekapselbakterie *f* клебсиéлла *f* пневмонии, пáлочка *f* Фридлéндера, *Klebsiella pneumoniae*
Pneumoniemykoplasma *n* микоплáзма *f* пневмонии
Pneumonievirus *n* вирус *m* пневмонии
Pneumonitis *f* пневмонит *m*
Pneumonomykose *f* пневмомикóз *m*
Pneumonozele *f* пневмоцéле *n*, пневматоцéле *n*
Pneumoperikard *n* пневмоперикáрд *m*
Pneumoperitoneum *n* пневмоперитонéум *m*
Pneumopleuritis *f* пневмоплеврит *m*
Pneumopraeperitoneum *n* пневмопреперитонéум *m*
Pneumopyelogramm *n* пневмопиелогрáмма *f*
Pneumopyothorax *m* пиопневмотóракс *m*
Pneumoradiographie *f* пневморадиография *f*; пневморентгенография *f*
Pneumoretroperitoneum *n* пневморетроперитонéум *m*
Pneumoricketsiose *f* пневмориккетсиóз *m*, лихорáдка *f* Q, ку-лихорáдка *f*
Pneumoröntgenographie *f* пневморентгенография *f*
Pneumosepsis *f* пневмокóкковый сéпсис *m*
Pneumosinus *m* пневмосинус *m*, растяжéние *n* околоносовóй пáзухи вóздухом
Pneumostratipankreatographie *f* пневмотомография *f* поджелýдочной железы́
Pneumotachographie *f* пневмотахография *f*
Pneumothorax *m* пневмотóракс *m*
Pneumothoraxanlage *f* наложéние *n* (искýсственного) пневмотóракса
Pneumothoraxauflassung *f* распускáние *n* лечéбного пневмотóракса
Pneumothoraxbehandlung *f* лечéние *n* пневмотóраксом
Pneumothoraxkrankheit *f* пневмотóраксная болéзнь *f*
Pneumotomie *f* пневмотомия *f*
Pheumotyphus *m* пневмотиф *m*
Pneumoureterographie *f* пневмоуретерография *f*
Pneumoventriculographie *f* пневмовентрикулография *f*
Pneumozele *f* пневмоцéле *n*, пневматоцéле *n*
Pneumozephalus *m* скоплéние *n* вóздуха в желýдочках мóзга
Pneumozyste *f* пневмоциста *f*
Pneumozystographie *f* пневмоцистография *f*
Pneumozystose *f* пневмоцистóз *m*, пневмоцистная [плазмоклéточная] пневмония *f*
Pneumozyt *m* пневмоцит *m*
Pocke *f* óспенная пýстула *f*
Pocken *pl* óспа *f*
~, **abgeschwächte** ослáбленная óспа *f*
~, **fulminante** молниенóсная óспа *f*
~, **konfluente [konfluierende]** сливнáя óспа *f*
~, **schwarze** чёрная [геморрагическая] óспа *f*
~, **vesikulöse** риккетсиóзная [рýсская] óспа *f*
~, **weiße** бéлая óспа *f*, алáстрим *m*, óспа *f* кáфров
Pockenausschlag *m* óспенное высыпáние *n*
Pockenbläschen *n* óспенная везикула *f*
Pockendelle *f* «óспенный пупóк» *m* в цéнтре пýстулы
Pockenepidemie *f* эпидéмия *f* óспы
Pockenexanthem *n* óспенная сыпь *f*
Pockenhaube *f* «óспенный чéпчик» *m*
Pockenimpfung *f* óспенная вакцинáция *f*
Pockenlymphe *f* óспенная вакцина *f*
Pockennarbe *f* óспенный рубéц *m*
Pockenpustel *f* óспенная пýстула *f*
Pockenricketsiose *f* риккетсиóзная [рýсская] óспа *f*
Pockenschutzimpfung *f* оспопрививáние *n*
Pockenvakzine *f* óспенная вакцина *f*
Pockenviren *n pl* поксвирусы *m pl*, вирусы *m pl* óспы
Pockfinnen *f pl* некротические угри *m pl*
Podagra *f* подáгра *f (s. a.* **Gicht***)*
Podozyt *m* подоцит *m*
pO_2-Elektrode *f* электрóд *m* для измерéния парциáльного давлéния кислорóда
Poikilodermatomyositis *f* пойкилодерматомиозит *m*
Poikilodermia *f*, **Poikilodermie** *f* пойкилодермия *f*, «пёстрая» кóжа *f*
Poikilodermiekatarakt *m* катарáкта *f* при пойкилодермии
Poikilothermie *f* пойкилотермия *f*
Poikilothrombozytose *f* пойкилотромбоцитóз *m*
Poikilozytose *f* пойкилоцитóз *m*, пойкилоцитемия *f*
Pol *m* пóлюс *m*
Polarimetrie *f* поляриметрия *f*
Polarisation *f* поляризáция *f*
Polarisationsbrille *f* поляризациóнные очки *pl*

Polarisationsmikroskopie *f* поляризациóнная микроскопи́я *f*
Polarographie *f* полярографи́я *f*
Polarstar *m* поля́рная катарáкта *f*
Polienzephalopathie *f* полиэнцефалопати́я *f*
Polierkrätze *f* кóжный зуд *m* полирóвщиков
Poliklinik *f* поликли́ника *f*
Polioenzephalitis *f* полиоэнцефали́т *m*
Poliomyelitis *f* полиомиели́т *m*, дéтский эпидеми́ческий парали́ч *m*
Poliomyelitisimpfstoff *m*, **formalininaktivierter** формалинизи́рованная полиомиели́тная вакци́на *f*, вакци́на *f* Сóлка
Poliomyelitisschluckimpfung *f* перорáльная вакцинáция *f* прóтив полиомиели́та
Poliomyelitis-Vakzine *f* полиомиели́тная вакци́на *f*
Polioschluckvakzine *f* вакци́на *f* Сóлка
Poliosis *f* поседéние *n* волóс
~ **circumscripta** ограни́ченное поседéние *n* волóс, прóседь *f*
Poliovirus *n* ви́рус *m* полиомиели́та
Poliovirusvakzine *f*, **orale monovalente** моновалéнтная полиомиели́тная вакци́на *f* для приёма внутрь
Politzern *n* продувáние *n* ушéй по Пóлитцеру
Polkafieber *n* лихорáдка *f* дéнге, семиднéвная тропи́ческая лихорáдка *f*
Polkissen *n* юкставаскуля́рный островóк *m*
Polkörnchen *n pl*, **Polkörperchen** *n pl* волюти́новые [метахромати́ческие] зёрна *n pl*, зёрна *n pl* Бáбеша — Э́рнста, поля́рные тельцá *n pl*
Pollakisurie *f* поллаки(з)ури́я *f*
Pollenallergen *n* пыльцóвый аллергéн *m*
Pollenallergie *f s.* **Pollinose**
Pollenasthma *n* пыльцóвая бронхиáльная áстма *f*
Pollenextrakt *m* экстрáкт *m* пыльцы́ растéний
Pollex *m* большóй пáлец *m* ки́сти
Pollinose *f* поллинóз *m*, пыльцóвая аллерги́я *f*
Pollution *f* поллю́ция *f*
Polstar *m* поля́рная катарáкта *f*
Polsterarterie *f* замыкáющая артéрия *f*
Polsterverband *m* защи́тная мя́гкая повя́зка *f*
Polstrahlung *f* метафáза *f (митоза)*
Poltern *n* тахилали́я *f*, тахифеми́я *f*
Polyadenitis *f* полиадени́т *m*
Polyadenomatose *f* полиаденоматóз *m*
Polyarteriitis *f* **nodosa** узелкóвый периартери́т *m*
Polyarthralgie *f* полиартралги́я *f*
Polyarthritis *f* полиартри́т *m*
~, **juvenile chronische** ювени́льный ревматóидный полиартри́т *m*
~, **oligoartikuläre** олигоартикуля́рный полиартри́т *m*
~, **palindrome** палиндрóмный полиартри́т *m*
~, **pauciartikuläre** олигоартикуля́рный полиартри́т *m*
~, **postinfektiöse** постинфекциóнный полиартри́т *m*
~, **primär chronische** ревматóидный полиартри́т *m*
~, **psoriatische** псориати́ческий полиартри́т *m*
~, **reaktive** реакти́вный полиартри́т *m*
~, **rheumatoide** ревматóидный полиартри́т *m*
Polyarthrose *f* полиартрóз *m*
~, **destruierende** деформи́рующий полиартрóз *m*
polyätiologisch полиэтиологи́ческий
Polyblast *m* поли́бласт *m*
Polychemotherapie *f* полихимиотерапи́я *f*
Polychromasie *f* полихромази́я *f (эритроцитов)*
Polychromat *m* полихроматофи́льный эритроци́т *m*
Polydaktylie *f* полидактили́я *f*
Polydipsie *f* полидипси́я *f*
Polyensäure *f* полиненасы́щенная жи́рная кислотá *f*
polyfaktoriell многофáкторный
Polyfibromyositis *f* полифибромиóзит *m*
Polygalaktie *f* гиперпрóду́кция *f* груднóго молокá
Polyganglioneuritis *f* полиганглионеври́т *m*
Polyglobulie *f* полиглобули́я *f*, эритроцитóз *m*
Polyhypovitaminose *f* полигиповитаминóз *m*
Polykardiographie *f* поликардиографи́я *f*
Polykarenz-Syndrom *n* квашиóркор *m*
Polykaryozyt *m* поликариоци́т *m*, многоя́дерная гигáнтская клéтка *f* кóстного мóзга
Polykeratosis *f* **congenita** врождённый поликератóз *m*
Polykorie *f* поликори́я *f*
Polyhybrid *m* полигибри́д *m*
Polylobozyt *m* сегментоя́дерный лейкоци́т *m*
Polymastie *f* полимасти́я *f*
Polymelie *f* полимели́я *f*
Polymenorrhoe *f* полименорéя *f*
Polymergen *n* мнóжественный ген *m*
Polymorphie *f*, **Polymorphismus** *m* полиморфи́зм *m*
polymorphkernig полимóрфно-я́дерный
Polymyalgie *f* полимиалги́я *f*
~, **rheumatische** ревмати́ческая полимиалги́я *f*
Polymyositis *f* полимиози́т *m*
Polyneuritis *f* полиневри́т *m*
~, **alkoholische** алкогóльный полиневри́т *m*
~, **idiopathische entzündliche** воспали́тельный идиопати́ческий полиневри́т *m*
~, **motorische** мотóрный полиневри́т *m*
~, **postinfektiöse** постинфекциóнный полиневри́т *m*
Polyneuropathie *f* полиневропати́я *f*
~, **axonale** аксонáльная полиневропати́я *f*
~, **diphtherische** дифтери́йная полиневропати́я *f*
~, **paraneoplastische** паранеоплasти́ческая полиневропати́я *f*
~, **toxische** токси́ческая полиневропати́я *f*
Polyneuroradiculitis *f* полиневрорадикули́т *m*
Polyneuro-Radiculo-Myelitis *f* полиневрорадикуломиели́т *m*
polynuklear многоя́дерный
Polynukleotidase *f* полинуклеотидáза *f*
Polyomavirus *n* ви́рус *m* полиóмы
Polyopie *f*, **halluzinatorische** галлюцинатóрная полиопи́я *f*

Polyorchidie *f* полиорхиди́я *f*
Polyose *f* полисахари́д *m*, поли́оза *f*
Polyotie *f* полиоти́я *f*
Polyp *m* поли́п *m*
~, **breitbasiger** поли́п *m* на широ́ком основа́нии
~, **gestielter** поли́п *m* на но́жке
Polypeptid *n* полипепти́д *m*
Polypeptidase *f* полипептида́за *f*
Polypeptidkette *f* полипепти́дная цепь *f*
Polyphagie *f* полифаги́я *f*
polyphän полифе́нный
polyphasisch многофа́зный
Polyphrasie *f* полифрази́я *f*
Polypionie *f* ожире́ние *n*
Polyploidie *f* полиплоиди́я *f*
~, **intranukleare** внутрия́дерная полиплоиди́я *f*
~, **unausgeglichene** несбаланси́рованная полиплоиди́я *f*
~, **wilde** бу́йная полиплоиди́я
Polypnoe *f* ускоренное дыха́ние *n*
polypös полипо́зный
Polypose *f* полипо́з *m*
Polypragmasie *f* полипрагмази́я *f*
Polyradikulitis *f* полирадикули́т *m*
Polyradikuloneuritis *f* полирадикулоневри́т *m*
Polysacharid *n* полисахари́д *m*, поли́оза *f*
Polyserositis *f* полисерози́т *m*
Polysom *n* полисо́ма *f*
Polyspermie *f* полисперми́я *f*
Polythelie *f* полители́я *f*
polytop полито́пный
Polytrauma *n* политра́вма *f*, мно́жественные поврежде́ния *n pl*
Polytrichie *f*, **Polytrichosis** *f* политрихи́я *f*, гипертрихо́з *m*
polytrop политро́пный
Polyurie *f* полиури́я *f*
Polyuronidase *f* полиуронида́за *f*
Polyvakzine *f* поливакци́на *f*, ко́мплексная вакци́на *f*
Polyvitaminpräparat *n* поливитами́нный препара́т *m*
polyzystisch поликисто́зный
Polyzystogramm *n* полицистогра́мма *f*
Polyzythämie *f* полицитеми́я *f*, эритреми́я *f*
~, **echte** и́стинная полицитеми́я *f*
~, **kompensatorische** компенсато́рная полицитеми́я *f*
Pompe-Syndrom *n* боле́знь *f* По́мпе *(гликогеноз II типа)*
Poncet-Rheumatismus *m* полиартри́т *m* Понсе́, туберкулёзный артри́т *m*
Ponsläsion *f* поврежде́ние *n* моста́
Ponstumor *m* о́пухоль моста́ *f*
Poplitea *f* подколе́нная арте́рия *f*
Popliteaverschluß *m* заку́порка *f* подколе́нной арте́рии
Population *f* популя́ция *f*; населе́ние *n*
~, **isogene** изоге́нная [генети́чески одноро́дная] популя́ция *f*
~, **resistente** невоспри́имчивая популя́ция *f*
~, **sensible** воспри́имчивая [чувстви́тельная] популя́ция *f*
Populationsgenetik *f* популяцио́нная гене́тика *f*
Populationsgröße *f* разме́р *m* популя́ции
Populationsuntersuchung *f*, **klinische** кли́нико-популяцио́нное иссле́дование *n*
Porcina *f* свина́я о́спа *f*
Pore *f* по́ра *f*
Porenzephalie *f* порэнцефали́я *f*
Porigkeit *f* по́ристость *f*
Porokeratose *f* порокерато́з *m*
Porom *n*, **ekkrines** эккри́нная поро́ма *f*
Poromalazie *f* поромаля́ция *f*
Porosität *f* по́ристость *f*
Porphyria *f*, **Porphyrie** *f* порфири́я *f*
~, **akute intermittierende** о́страя перемежа́ющаяся порфири́я *f*
~, **chronisch-hepatische** хрони́ческая печёночная порфири́я *f*
~, **erythropoetische** эритропоэти́ческая порфири́я *f*
~, **intermittierende** перемежа́ющаяся порфири́я *f*
~, **kongenitale chronische** хрони́ческая врождённая порфири́я *f*, порфири́я *f* Гю́нтера
Porphyrinurie *f* порфиринури́я *f*
Porphyrismus *m* порфири́зм *m*
Porphyrmilz *f* порфи́рная селезёнка *f*
Porropsie *f* порропси́я *f (восприятие близких предметов как отдалённых)*
Porta *f* воро́тная ве́на *f*
Portalhochdruck *m*, **Portalhypertonie** *f* порта́льная гипертони́я *f*
Portalvene *f* воро́тная ве́на *f*
Portio *f* влага́лищная часть *f* ше́йки ма́тки
Portioerosion *f* эро́зия *f* ше́йки ма́тки
Portiokarzinom *n* рак *m* влага́лищной ча́сти ше́йки ма́тки
Portiokonisation *f* кониза́ция *f* [конусови́дная биопси́я *f*] влага́лищной ча́сти ше́йки ма́тки
Portiooberfläche *f* пове́рхность *f* влага́лищной ча́сти ше́йки ма́тки
Portiostichelung *f* прока́лывание *n* кисты́ влага́лищной ча́сти ше́йки ма́тки
Portographie *f* портографи́я *f*, контра́стная рентгенографи́я *f* воро́тной ве́ны
Porzellanfieber *n*, **Porzellanfriesel** *m* фарфорoпо́добная крапи́вница *f (с анемией в центре волдырей)*
Porzellanfüllung *f* фарфо́ровая пло́мба *f*
Porzellangallenblase *f* фарфо́ровый жёлчный пузы́рь *m*
Porzellankrone *f* фарфо́ровая коро́нка *f*
Porzellanstaublunge *f* пневмоконио́з *m*, вы́званный фарфо́ровой пы́лью
Position *f* пози́ция *f*, положе́ние *n*
Positionseffekt *m* эффе́кт *m* положе́ния
Positionspseudoallele *n pl* позицио́нные псевдоалле́ли *f pl*
Positionsreflex *m* рефле́кс *m* положе́ния, позицио́нный рефле́кс *m*
Positivglas *n* вы́пуклая ли́нза *f*
Positronen-Emissionstomographie *f* позитро́нная эмиссио́нная томографи́я *f*
Postcholezystektomie-Syndrom *n* постхолецистэктоми́ческий синдро́м *m*

Postdysenteriesyndrom *n* постдизентерийный синдром *m*
postfebril послелихорадочный
postganglionär постганглионарный
Postgastrektomie-Syndrom *n* синдром *m* после гастрэктомии
Posthepatitis-Syndrom *n* постгепатитный синдром *m*
Posthitis *f* постит *m*, воспаление *n* крайней плоти
Postikuslähmung *f* паралич *m* задней перстне-черпаловидной мышцы
Postinfarktbrachialgie *f* плечевой постинфарктный синдром *m*
Postinfarktsyndrom *n* постинфарктный синдром *m*
Postinfektionsimmunität *f* постинфекционный иммунитет *m*
Postioplastik *f* постиопластика *f*, пластика *f* крайней плоти
Postklimakterium *n* постклимактерический период *m*
Postkoital-Test *m* исследование *n* шеечного секрета после полового сношения
postkombustionell послеожоговый
Postkommissurotomie-Syndrom *n* посткомиссуротомный синдром *m*
Postkommotionshypertonie *f* посткоммоционная гипертония *f*
Postkontusionssyndrom *n* постконтузионный синдром *m*
Postkonzeptionspille *f* пероральный противозачаточный препарат *m*, препятствующий имплантации оплодотворённой яйцеклетки
Postmastektomiesyndrom *n* постмастэктомический синдром *m*
postmortal посмертный
postnatal постнатальный, послеродовой
postoperativ послеоперационный
Postperikardiotomiesyndrom *n* постперикардиотомический синдром *m*
Postreanimationskrankheit *f* постреанимационная болезнь *f*
Postresektionskolitis *f* пострезекционный колит *m*
postsynaptisch постсинаптический
Posttachykardie-Syndrom *n* синдром *m* Коссио, состояние *n* после приступа пароксизмальной тахикардии
postthrombotisch послетромботический, посттромботический
Posttransfusionshepatitis *f* посттрансфузионный гепатит *m*
posttraumatisch посттравматический
postural постуральный, относящийся к позе [положению тела]
Potator *m* алкоголик *m*, пьяница *m*
Potential *n* потенциал *m*
~, **akustischevoziertes** слуховой вызванный потенциал *m*
~, **aufgezwungenes** навязанный потенциал *m*
~, **bioelektrisches** биоэлектрический потенциал *m*; мембранный потенциал *m*
~, **hervorgerufenes** вызванный потенциал *m*
~, **synaptisches** синаптический потенциал *m*
Potentialspitze *f* **bei Belichtung** максимальная амплитуда *f* электроокулограммы на свету
Potentiometer *n* потенциометр *m*
Potenz *f* потенция *f*, способность *f*
~, **analgetische** аналгетическая [обезболивающая] способность *f*
Potenzierung *f* потенцирование *n*, усиление *n* действия
Poxvakzinevirus *n* вирус *m* осповакцины
Poxvirus *n* поксвирус *m*
PP-Faktor *m* витамин *m* PP
PP-Zellen *f pl* эндокринные клетки *f pl* поджелудочной железы, продуцирующие панкреатические полипептиды
PQ-Intervall *n* интервал *m* PQ (*электрокардиограммы*)
präagonal предагональный
Präblastomatose *f* предопухолевое состояние *n*
Prädetermination *f* предопределение *n*
prädiabetisch предиабетический
Prädilektionsstelle *f* преимущественная [предпочтительная] локализация *f*
Prädilektionstypus *m* предилекционный [предпочтительный] тип *m*
prädisponierend предрасполагающий
Prädisposine *n pl* предиспозины *m pl*, антифагины *m pl*, агрессины *m pl*
Prädisposition *f* предрасположение *n*
Präeklampsie *f* преэклампсия *f*
präepileptisch предшествующий эпилептическому припадку
Präexzitationssyndrom *n* синдром *m* преждевременного возбуждения желудочков, синдром *m* Вольфа — Паркинсона — Уайта
prähepatisch предпечёночный
Prähospitalperiode *f* период *m* до госпитализации
präikterisch предрелтушный
Präinfarktangina *f* предынфарктная стенокардия *f*
Präinfarkt-Syndrom *n* предынфарктный синдром *m*
Präinfarktzustand *m* предынфарктное состояние *n*
Präkanzerose *f* предрак *m*
Präkapillare *f* прекапилляр *m*, артериола *f*
Präkardialgie *f*, **Präkardialschmerz** *m* боли *f pl* в области сердца
präkarzinomatös предраковый
Präklimakterium *n* преклимакс *m*
präklinisch доклинический
Präkoma *n* прекома *f*
präkomatös прекоматозный
Präkordialangst *f* предсердечная тоска *f*; предсердечный страх *m*
praktizieren практиковать
Prallschußwunde *f* рана *f*, причинённая рикошетной пулей
prämalign предзлокачественный
Prämedikation *f* премедикация *f*
Prämenopause *f* преклимактерический период *m*
Prämenstruum *n* предменструальный период *m*

Prämolar *m*, **Prämolarzahn** *m* премоля́р *m*, ма́лый коренно́й зуб *m*
Prämorbidität *f* предболе́знь *f*
Prämorbiditätszustand *m* преморби́дное состоя́ние *n*
prämortal предсме́ртный
pränatal прената́льный
Präneoplasie *f* преднеоплази́я *f*, предо́пухолевое состоя́ние *n*
präoperativ предоперацио́нный
Präparat *n* препара́т *m*
~, **biologisches** биопрепара́т *m*
Präparatenglas *n* предме́тное стекло́ *n*
Präparierbesteck *n* набо́р *m* инструме́нтов для препари́рования
Präpubertät *f*, **Präpubertätsperiode** *f* препуберта́тный пери́од *m*
Präputialstein *m* смегмоли́т *m*, препуциа́льный ка́мень *m*
Präputium *n* кра́йняя плоть *f*
Präsenilität *f*, **Präsenium** *n* пресе́ниум *m*
Präsentatio *f* вставле́ние плода́ в родово́й кана́л *m*
Präservativ *n* презервати́в *m*
Präservierung *f* предохране́ние *n*
Präservierungsmittel *n* предохрани́тельное сре́дство *n*; презервати́в *m*
Präskription *f* про́пись *f* (*рецепта*)
Präspermatide *f* пресперматида *f*
Prästase *f* пре(д)ста́з *m*
präsynaptisch пресинапти́ческий
präsystolisch пресистоли́ческий
präterminal претермина́льный
Präthrombose *f* **der Netzhautvenen** претромбо́з *m* вен сетча́тки
Präurämie *f* преуреми́я *f*
Prävalenzrate *f* частота́ *f* заболева́ний
Prävention *f* предупрежде́ние *n*, профила́ктика *f*
~ **nichtinfektiöser Erkrankungen** предупрежде́ние *n* неинфекцио́нных заболева́ний
Präventionsprogramm *n* програ́мма *f* борьбы́ с хрони́ческими заболева́ниями
Präventivbehandlung *f* профилакти́ческое лече́ние *n*
Präventivimpfung *f* предохрани́тельная приви́вка *f*
Präventivmaßnahme *f* превенти́вное [профилакти́ческое] мероприя́тие *n*
Präventivmaßregel *f* обяза́тельное превенти́вное [профилакти́ческое] мероприя́тие *n*
Präventivmedizin *f* профилакти́ческая медици́на *f*
Präventivverkehr *m* полово́е сноше́ние *n* с примене́нием противозача́точных средств
prävertebral предпозвоно́чный
Präviablutung *f* кровотече́ние *n* при предлежа́нии плаце́нты
Präxerose *f* прексеро́з *m*
Praxis *f* пра́ктика *f*
~, **ärztliche** враче́бная [медици́нская] пра́ктика *f*
~, **freie** ча́стная пра́ктика *f*
~, **zahnärztliche** стоматологи́ческая [зубовраче́бная] пра́ктика *f*
Präzipitat *n* преципита́т *m*
~, **speckiges** са́льный преципита́т *m*
~, **subretinales** преципита́т *m* сетча́тки
Präzipitat-Impfstoff *m* осаждённая вакци́на *f*
Präzipitation *f* преципита́ция *f*, осажде́ние *n*
Präzipitationshemmung *f* торможе́ние *n* [угнете́ние *n*] преципита́ции
Präzipitationslinie *f* ли́ния *f* преципита́ции
Präzipitationsmittel *n* осажда́ющее сре́дство *n*
Präzipitationsring *m* кольцо́ *n* преципита́ции
Präzipitintest *m* преципити́новая про́ба *f*
Präzision *f* то́чность *f*
Präzisionsgewicht *n* то́чный вес *m*
Präzisionsmeßpipette *f s.* **Präzisionspipette**
Präzisionsperimeter *n* осо́бо то́чный пери́метр *m*
Präzisionspipette *f* прецизио́нная микропипе́тка *f*
Präzisionswaage *f* то́чные [прецизио́нные] весы́ *pl*
Pregnandiol *n* прегнандио́л *m*
Prekusor *m* предше́ственник *m*
Prellung *f* уши́б *m*, конту́зия *f*
Prellwunde *f* уши́бленная ра́на *f*
Presbyakusis *f* пресбиаку́зис *m*, ста́рческая туго́ухость *f*
Presbyopie *f* пресбиопи́я *f*, ста́рческая дальнозо́ркость *f*
Pressen *n* сжа́тие *n*, сдавле́ние *n*; нату́живание *n*
Preßlufterkrankung *f*, **Preßluftkrankheit** *f* кессо́нная [водола́зная, декомпрессио́нная] боле́знь *f*
Pressorezeptor *m* барореце́птор *m*
Preßwehen *pl* поту́ги *f pl*
Priapismus *m* приапи́зм *m* (*длительная патологическая эрекция*)
Pricktest *m* ко́жная про́ба *f* с уко́лом
Primaheilung *f* заживле́ние *n* перви́чным натяже́нием
Primäraffekt *m* перви́чный аффе́кт *m*
~, **syphilitischer** сифилити́ческий перви́чный аффе́кт *m*, перви́чная сифило́ма *f*, твёрдый шанкр *m*
Primärbehaarung *f* перви́чное оволосе́ние *n*
primär-chronisch перви́чно-хрони́ческий
Primärerfolg *m* перви́чный [ра́нний, ближа́йший] результа́т *m*
Primärharn *m* перви́чная [провизо́рная] моча́ *f*
Primärharnbildung *f* образова́ние *n* перви́чной [провизо́рной] мочи́
Primärheilung *f* заживле́ние *n* перви́чным натяже́нием
Primärherd *m* перви́чный оча́г *m*
Primarius *m* гла́вный врач *m* больни́цы
Primärkaverne *f* перви́чная каве́рна *f*
Primärkomplex *m* перви́чный ко́мплекс *m*
~, **syphilitischer** сифилити́ческий перви́чный ко́мплекс *m*
~, **tuberkulöser** туберкулёзный перви́чный ко́мплекс *m*
Primärsymptom *n* основно́й симпто́м *m*

Primärtherapie *f* пе́рвая по́мощь *f*
Primärtumor *m* перви́чная о́пухоль *f*
Primärversorgung *f* перви́чная обрабо́тка *f* (*раны*)
Primipara *f* первородя́щая *f*
Primitivreaktion *f* патологи́ческая примити́вная реа́кция *f*
Primordialentwicklung *f* перви́чное [нача́льное] разви́тие *n*
Primordialfollikel *m* примордиа́льный фолли́кул *m*
Primordialknochen *m* примордиа́льная кость *f*
Pringle-Bourneville-Syndrom *n* боле́знь *f* Бурневи́лля — При́нгла, тубер́озный склеро́з *m*
Pringle-Krankheit *f* боле́знь *f* При́нгла, адено́ма *f* са́льных желёз, ангиосебофиброма́тоз *m*
Prinzip *n*, **wirksames** де́йствующее нача́ло *n*
Prinzmetal-Angina *f* стенокарди́я *f* При́нцметала (*форма коронарной недостаточности с преходящими изменениями электрокардиограммы*)
Prisma *n* при́зма *f*
Prismenbrille *f* призмати́ческие очки́ *pl*
Prismentest *m* тест *m* с при́змой
Privatarzt *m* частнопрактику́ющий врач *m*
Privatbehandlung *f* лече́ние *n* у частнопрактику́ющего врача́
Privatklinik *f* ча́стная кли́ника *f*
Privatkreislauf *m* сосу́ды *m pl*, обеспе́чивающие пита́ние о́ргана
Privatpatient *m* больно́й *m*, ле́чащийся у частнопрактику́ющего врача́, больно́й *m* в ча́стной кли́нике
Privatpraxis *f* ча́стная пра́ктика *f*
Privatschwester *f* частнопрактику́ющая медици́нская сестра́ *f*
Privatstation *f* ча́стная лече́бница *f*
Proakzelerin *n* проакцелери́н *m*
Proband *m* проба́нд *m*, испыту́емый *m*
~, **freiwilliger** доброво́льный проба́нд *m*
~, **gesunder** здоро́вый проба́нд *m*
Probandeneltern *pl* роди́тели *pl* проба́нда
Probandengeschwistern *pl* си́бсы *pl*
Probe *f* про́ба *f*, тест *m*
~, **biologische** биологи́ческая про́ба *f*
~, **klinostatische** клиностати́ческая про́ба *f*
~, **orthostatische** ортостати́ческая про́ба *f*
Probeabendmahlzeit *f* про́бный у́жин *m*
Probeabrasio(n) *f* диагности́ческое выска́бливание *n*
Probeaspiration *f* про́бная аспира́ция *f*
Probebuchstaben *m pl* табли́ца *f* для определе́ния остроты́ зре́ния по бу́квам
Probeentnahme *f* взя́тие *n* про́бы
Probeexzision *f* биопси́я *f*
Probeexzisionszange *f* биопси́йные щипцы́ *pl*
Probefrühstück *n* про́бный за́втрак *m*
Probeglas *n* проби́рка *f*
Probeinzision *f* про́бный [диагности́ческий] разре́з *m*
Probekost *f* про́бная дие́та *f*
Probelaparotomie *f* про́бная лапаротоми́я *f*
Probemahlzeit *f* про́бный за́втрак *m*
Probenbrillengestell *n* опра́ва *f* для подбо́ра очко́в
Probepapier *n* индика́торная бума́га *f*
Probepunktion *f* про́бная пу́нкция *f*
Probepunktionsnadel *f* игла́ *f* для про́бной пу́нкции
Proberöhrchen *n* проби́рка *f*
Probestück *n* биопта́т *m*, кусо́чек *m* тка́ни, извлечённый для иссле́дования
Probethorakotomie *f* про́бная торакотоми́я *f*
Probetrokar *m* троака́р *m* для диагности́ческой пу́нкции
Probetympanotomie *f* про́бная [эксплорати́вная] тимпанотоми́я *f*
Probezug *m* про́бная тра́кция *f*
Probierbrillenkasten *m* набо́р *m* стёкол для подбо́ра очко́в
Probierglas *n*, **Probierröhrchen** *n* проби́рка *f*
Problemkind *n* тру́дный ребёнок *m*
Prodrom *n* продро́м *m*
Prodromalerscheinung *f* продрома́льное явле́ние *n*
Prodromalstadium *n* продрома́льная ста́дия *f*
Produktionsazotämie *f* продукцио́нная азотеми́я *f*
Produktionsgeräusch *n*, **Produktionslärm** *m* произво́дственный шум *m*
Produktiventzündung *f* продукти́вное [пролифера́ти́вное] воспале́ние *n*
Proerythroblast *m* проэритробла́ст *m*
Proerythrozyt *m* проэритроци́т *m*
Proferment *n* проферме́нт *m*, зимоге́н *m*
Profichet-Krankheit *f* синдро́м *m* Профише́ (*узловидное отложение солей кальция в коже и подкожной клетчатке*)
Profil *n*, **psychologisches** психологи́ческий про́филь *m*
Profilnische *f* про́фильная ни́ша *f*, ни́ша *f* на ко́нтуре о́ргана (*рентгенологически*)
Profilschnitt *m* про́фильный разре́з *m*
Profilwinkel *m* лицево́й у́гол *m*
profus профу́зный
Progenese *f* прогенера́ция *f*, преждевре́менное разви́тие *n*
Progenie *f* прогени́я *f*
~, **echte** и́стинная прогени́я *f*
~, **physiologische** физиологи́ческая прогени́я *f*
Progeria *f* **adultorum** преждевре́менное старе́ние *n* ко́жи у взро́слых
Progerie *f* прогери́я *f*, преждевре́менное старе́ние *n*
Progesteron *n* прогестеро́н *m*
Proglottide *f* проглотти́да *f*, чле́ник *m* ле́нточного глиста́
Prognathie *f* прогнати́я *f*
~, **physiologische** физиологи́ческая прогнати́я *f*
Prognose *f* прогно́з *m*
~, **aussichtslose** безнадёжный прогно́з *m*
~, **belastete** отягощённый прогно́з *m*
~, **dubiose** сомни́тельный прогно́з *m*
~, **günstige [gutartige]** благоприя́тный прогно́з *m*
~, **hoffnungslose** безнадёжный прогно́з *m*

~, **klinisch-psychiatrische** клини́ческий психиатри́ческий прогно́з *m*
~, **sozial-psychiatrische** социа́льно-психиатри́ческий прогно́з *m*
~, **ungünstige** неблагоприя́тный прогно́з *m*
~, **zweifelhafte** сомни́тельный прогно́з *m*
Prognosefaktor *m* прогности́ческий фа́ктор *m*
Progredienz *f* прогресси́рование *n*
Proinsulin *n* проинсули́н *m*
Projektions-Filmbetrachtungskasten *m* проекцио́нный рентге́новский негатоско́п *m*
Projektionsgebiet *n* зо́на *f* прое́кции (*в головном мозгу*)
Projektionslehre *f* уче́ние *n* о восприя́тии прое́кции в простра́нстве
Projektions-Negatoskop *n* проекцио́нный рентге́новский негатоско́п *m*
Projektionsnystagmovisometer *n* проекцио́нный иста́гм-аппара́т *m*
Projektionsokular *n* проекцио́нный окуля́р *m*
Projektionsperimeter *n* проекцио́нный пери́метр *m*
Projektions-Röntgenfilmbetrachter *m* проекцио́нный рентге́новский негатоско́п *m*
Projektionsschmerz *m* проекцио́нная боль *f*
Prokinase *f* прокина́за *f* (*предстадия энтерокиназы*)
Prokonvertin *n* проконверти́н *m*, фа́ктор *m* VII свёртывания кро́ви
Proktalgie *f* проктalги́я *f*, бо́ли *f pl* в о́бласти прямо́й кишки́
Proktatresie *f* атрези́я *f* прямо́й кишки́
Prokteuryse *f* проктейри́з *m* (*расширение прямой кишки проктейринтером*)
Proktitis *f* прокти́т *m*
Proktodynie *f s.* **Proktalgie**
proktogen проктоге́нный
Proktokolektomie *f* проктоколэктоми́я *f*, ректоколэктоми́я *f*
Proktolog(e) *m* прокто́лог *m*
Proktologie *f* проктоло́гия *f*
Proktoperineoplastik *f* пла́стика *f* сфи́нктера за́днего прохо́да и прямо́й кишки́
Proktoplastik *f* проктопла́стика *f*, пла́стика *f* сфи́нктера за́днего прохо́да
Proktorrhagie *f* прокторраги́я *f*, кровотече́ние *n* из прямо́й кишки́
Proktosigmoidoskopie *f* проктосигмоидоскопи́я *f*, ректороманоскопи́я *f*
Proktoskopie *f* проктоскопи́я *f*, ректоскопи́я *f*
Proktospasmus *m* проктоспа́зм *m*
Proktostase *f* проктоста́з *m* (*застой содержимого прямой кишки*)
Proktostenose *f* суже́ние *n* [стено́з *m*] прямо́й кишки́ *или* за́днего прохо́да
Proktostomie *f* проктостоми́я *f*
Proktotomie *f* проктотоми́я *f*
Proktozele *f* проктоце́ле *n*, выпаде́ние *n* прямо́й кишки́
Proktozystostomie *f* проктоцистостоми́я *f*
prolabieren выпада́ть, выбуха́ть, пролаби́ровать
Prolaktin *n* пролакти́н *m*, лактоге́нный гормо́н *m*
Prolaps *m* проля́пс *m*, выпаде́ние *n*
Proliferation *f* пролифера́ция *f*
Proliferationshemmung *f* подавле́ние *n* пролифера́ции
Proliferationshyperkeratose *f* пролиферати́вный гиперкерато́з *m*
Proliferationsphase *f* фа́за *f* пролифера́ции, пролиферати́вная фа́за *f*
Proliferationszentrum *n* пролиферати́вный центр *m*
Proliferativentzündung *f* пролиферати́вное воспале́ние *n*
Prolin *n* проли́н *m*
Prolinase *f* пролина́за *f*
Prolymphozyt *m* пролимфоци́т *m*
Promegakaryozyt *m* промегакариоци́т *m*
Promegaloblast *m* промегалобла́ст *m*
Prominenz *f* вы́ступ *m*; выбуха́ние *n*
Promiskuität *f* неразбо́рчивое полово́е обще́ние *n*
Promontorium *n* мыс *m*
Promontoriumtest *m* промонториа́льный тест *m* (*для топической диагностики нейросенсорной тухоухости*)
Promyelozyt *m* промиелоци́т *m*
Promyelozytenleukämie *f* промиелоцита́рная лейкеми́я *f*
Pronation *f* прона́ция *f*, враще́ние *n* кнутри́
Pronationsbruch *m* пронацио́нный перело́м *m*
Pronationsphänomen *n* фено́мен *m* [симпто́м *m*] прона́ции
Pronationsstellung *f* положе́ние *n* прона́ции
Pronator *m* мы́шца-прона́тор *f*, мы́шца *f*, враща́ющаяся кнутри́
Pronatorreflex *m* рефле́кс *m* с прона́тора
Pronukleus *m* проню́клеус *m*
Propädeutik *f* пропеде́втика *f*
Properdin *n* проперди́н *m*
Prophag *m* профа́г *m*
Prophase *f* профа́за *f*
Prophylaxe *f*, **Prophylaxis** *f* профила́ктика *f*
~ **arbeitsabhängiger Erkrankungen** профила́ктика *f* профессиона́льных заболева́ний
~, **meteorobiologische** медици́нские мероприя́тия *n pl*, вытека́ющие из метеорологи́ческих прогно́зов
~, **primäre** перви́чная профила́ктика *f*
~, **spezifische** специфи́ческая профила́ктика *f*
Propionsäure *f* пропио́новая кислота́ *f*
Proportion *f*, **psychästhetische** психэстети́ческая пропо́рция *f*
Proportionsveränderung *f* измене́ние *n* пропо́рций (*тела*)
Propriorezeptoren *m pl* проприореце́пторы *m pl*
Propulsion *f* пропу́льсия *f* (*неудержимое стремление вперёд*)
Prosekretin *n* просекрети́н *m*
Prosektor *m* прозе́ктор *m*; патологоана́том *m*
Prosenzephalon *n* пере́дний мозг *m*
Prosopagnosie *f* прозопагнози́я *f*
Prosopalgie *f* прозопалги́я *f* (*боль в области лица*)
Prosoplasie *f* прозоплази́я *f*
Prosoplegie *f* прозоплеги́я *f*
Prosopodiplegie *f* прозодиплеги́я *f*

Prosoposchisis *f* врождённая расщéлина *f* лицá
Prosopospasmus *m* прозопоспáзм *m*
Prospermie *f* преждеврéменная эякуля́ция *f*
Prostaglandin *n* простагландúн *m*
Prostanoide *n pl* простанóиды *m pl*
Prostata *f* предстáтельная железá *f*, простáта *f*
Prostataabszeß *m* абсцéсс *m* предстáтельной железы́
Prostataadenom *n* аденóма *f* предстáтельной железы́
Prostataeiterung *f* гнóйный простатúт *m*
Prostataentzündung *f* простатúт *m*, воспалéние *n* предстáтельной железы́
Prostataerkrankung *f* заболевáние *n* предстáтельной железы́
Prostataexstirpation *f* экстирпáция *f* предстáтельной железы́
Prostatafluß *m* простаторéя *f*
Prostatahypertrophie *f* гипертрофúя *f* предстáтельной железы́
Prostatakarzinom *n* рак *m* предстáтельной железы́
Prostataleiden *n s.* **Prostataerkrankung**
Prostataresektion *f* резéкция *f* предстáтельной железы́
Prostatarrhoe *f* простаторéя *f*
Prostatasaft *m* сок *m* [секрéт *m*] предстáтельной железы́
Prostatasarkom *n* саркóма *f* предстáтельной железы́
Prostataschwund *m* атрофúя *f* предстáтельной железы́
Prostatastein *m* кáмень *m* предстáтельной железы́
Prostatavergrößerung *f* увеличéние *n* предстáтельной железы́
Prostataverletzung *f* повреждéние *n* [ранéние *n*] предстáтельной железы́
Prostatazyste *f* кистá *f* предстáтельной железы́
Prostatektomie *f* простатэктомúя *f*, удалéние *n* предстáтельной железы́
Prostatiker *m* больнóй *m* с заболевáнием предстáтельной железы́
prostatisch простатúческий
Prostatitis *f* простатúт *m*, воспалéние *n* предстáтельной железы́
Prostatolithotomie *f* простатолитотомúя *f*
Prostatorrhoe *f* простаторéя *f*
Prostatotomie *f* простатотомúя *f*
prostatovesikal простáто-пузы́рный
Prostazyklin *n* простациклúн *m*
prosthetisch простетúческий
Prostration *f* прострáция *f*
Protagon *n* протагóн *m*
Protanomalie *f* протаномáлия *f*
Protanopie *f* протанопúя *f*
Protease *f* протеáза *f*
Proteid *n* протеúд *m*, слóжный белóк *m*
Proteidferment *n* протеúд-фермéнт *m*
Proteidschicht *f* слой *m* протеúдов
Protein *n* протеúн *m*, простóй белóк *m*
~, **C-reaktives** С-реактúвный белóк *m*, С-реактúвный протеúн *m*
~, **körperfremdes** чужерóдный белóк *m*
~, **pflanzliches** растúтельный белóк *m*
~, **tierisches** живóтный белóк *m*
Proteinase *f* протеинáза *f*
Proteinbindungskapazität *f* белкóво-свя́зывающая спосóбность *f*
Proteinexkretion *f* выделéние *n* белкá
proteingebunden свя́занный с белкóм
Proteinhydrolysat *n* гидролизáт *m* белкóв
Proteinkomponente *f* белкóвый компонéнт *m*
Proteinmangelernährung *f* белкóвая недостáточность *f* в пúще
Proteinnierensteine *m pl* белкóвые пóчечные кáмни *m pl*
Proteinocholie *f* протеинохолúя *f*
Proteinochrom *n* протеинохрóм *m*
Proteinose *f* протеинóз *m*, белкóвая дистрофúя *f*
Proteinprobe *f* протеúновая прóба *f*, прóба *f* на белóк
Proteinreserven *f pl* резéрвы *m pl* белкá
Proteinstoffwechsel *n* белкóвый обмéн *m*
Proteinsynthese *f* сúнтез *m* белкá
Proteintherapie *f* протеинотерапúя *f*
Proteinurie *f* протеинурúя *f*
proteinverdauend протеолитúческий
Proteinverlust *m*, **gastrointestinaler** потéря *f* белкá чéрез желу́дочно-кишéчный тракт
Proteinverlust-Syndrom *n* синдрóм *m* потéри белкá
~, **enterales** энтерáльный [кишéчный] синдрóм *m* потéри белкá
~, **renales** ренáльный синдрóм *m* потéри белкá
Protein-Vitaminkonzentrat *n* белкóво-витамúнный концентрáт *m*
Protektivantigen *n* протектúвный антигéн *m*
Proteoglykan *n* протеогликáн *m*
Proteohormon *n* протеогормóн *m*, белкóво-пептúдный гормóн *m*
Proteolyse *f* протеóлиз *m*, расплавлéние *n* ткáневых белкóв
Proteometabolismus *m* белкóвый обмéн *m*
Proteusbakterien *f pl* протéй *m*
Prothese *f* протéз *m*
~, **biologisch lenkbare** биоуправля́емый протéз *m*
~, **festsitzende** несъёмный протéз *m*
~, **funktionelle** функционáльный протéз *m*
~, **kosmetische** косметúческий протéз *m*
~, **unmittelbare** непосрéдственный протéз *m*
Protheserandknoten *m* очагú *m pl* хронúческого воспалéния у крáя протéза
Prothetik *f* протезúрование *n*
~, **zahnärztliche** зубоврачéбное протезúрование *n*
Prothrombin *n* протромбúн *m*
Prothrombinakzelerator *m* акцелерáтор *m* протромбúна, глобулúн-акцелерáтор *m*
Prothrombingerinnungszeit *f s.* **Prothrombinzeit**
Prothrombinindex *m* протромбúновый úндекс *m*
Prothrombinkonsumptionstest *m*, **Prothrombinverbrauchstest** *m* определéние *n* потреблéния протромбúна
Prothrombinzeit *f* протромбúновое врéмя *n* (*по Квику*)
Prothrombokinase *f* протромбокинáза *f*
Protisten *m pl* одноклéточные простéйшие *n pl*
Protodiastole *f* протодиáстола *f*

protodiastolisch протодиастоли́ческий
Protohäm *n* протоге́м *m*
Protohämin *n* протогеми́н *m*
Protokoll-Gewichtsmethode *f* весово́й ме́тод *m*
Proton *n* прото́н *m*
Protonenstrahlung *f* прото́нное излуче́ние *n*
Protoonkogen *n* протоонкоге́н *m*
protopathisch идиопати́ческий, перви́чный
Protoplasma *n* протопла́зма *f*, цитопла́зма *f*
Protoplasmafortsatz *m* отро́сток *m* протопла́змы
Protoplasmagift *n* протоплазмати́ческий яд *m*
protoplasmaschädigend поврежда́ющий протопла́зму
Protoplasmastruktur *f* протоплазмати́ческая [цитоплазмати́ческая] структу́ра *f*
Protoplast *m* протопла́ст *m*
Protoporphyrin *n* протопорфири́н *m*
Protozoen *n pl* просте́йшие *n pl*
Protozoenkrankheit *f* протозо́йное заболева́ние *n*
~ **der Haut** протозо́йное заболева́ние *n* ко́жи
~ **der Mundhöhle** протозо́йное заболева́ние *n* по́лости рта
protrahiert распространённый; протяжённый, затяжно́й
Protrahierung *f* протраги́рование *n*
Protrusion *f* протру́зия *f*
Protrypsin *n* протрипси́н *m*, трипсиноге́н *m*
Providentia *f* провиденци́я *f*
Provisorium *n* вре́менное мероприя́тие *n*, вре́менная ме́ра *f*
Provitamin *n* провитами́н *m*
Provokationsmethode *f* провокацио́нный ме́тод *m* (*диагностики*)
Provokationsnystagmus *m* провокацио́нный ниста́гм *m*
Provokationstest *m* провокацио́нная про́ба *f*
Prowazek-Zelleneinschlüsse *m pl* тельца́ *n pl* Прова́цека — Ха́льберштедтера (*включения в клетках конъюнктивы и роговицы при трахоме*)
proximal проксима́льный
proximalwärts в проксима́льном направле́нии
proximobukkal проксима́льно-щёчный
proximolabial проксима́льно-губно́й
proximolingual проксима́льно-язы́чный
Prozedurenuhr *f* процеду́рные часы́ *pl*
Prozeß *m*:
~, **psychischer** психи́ческий проце́сс *m*
~, **raumfordernder** объёмный проце́сс *m*
Prüffeld *n*, **leuchtdichtes** освещённая табли́ца *f* для определе́ния остроты́ зре́ния
Prüffrequenzbereich *m* диапазо́н *m* часто́т (*используемых для исследования слуха*)
Prüfglas *n* **1.** проби́рка *f* **2.** ли́нза *f* для иссле́дования зре́ния
Prüfkasten *m*, **durchleuchteter** транспара́нтный прибо́р *m* для демонстра́ции испыта́тельных зна́ков
Prüfmethode *f* ме́тод *m* прове́рки; аналити́ческий ме́тод *m*
Prüfohr *n* иссле́дуемое у́хо *n*
Prüfton *m* тест-тон *m* (*при исследовании слуха*)
Prüfung *f* ана́лиз *m*; прове́рка *f*; контро́ль *m*; испыта́ние *n*; иссле́дование *n*
~ **der Lichtscheinwahrnehmung** иссле́дование *n* светоощуще́ния
~, **organoleptische** органолепти́ческое иссле́дование *n*
~, **thermische** калори́ческая про́ба *f* (*для исследования функции вестибулярного аппарата*)
Prüfungsergebnis *n* результа́т *m* испыта́ния
pruriginös зудя́щий, пруригино́зный
Prurigo *f* прури́го *n*, почесу́ха *f*
~ **aestivalis** со́лнечная почесу́ха *f*
~ **gestationis** прури́го *n* бере́менных
~ **lymphatica** зуд *m* [почесу́ха *f*] при лимфогрануле́мато́зе
~ **melanotica** меланоти́ческое прури́го *n*
~ **nodularis** узелко́вое прури́го *n*
~ **simplex** простá я почесу́ха *f*
~ **vulgaris** обыкнове́нная почесу́ха *f*
Prurigoknötchen *n* пруригино́зный узело́к *m*
Pruritus *m* ко́жный зуд *m*
~, **allgemeiner** *s.* **Pruritus universalis**
~ **diabeticorum** ко́жный зуд *m* у диабе́тиков
~ **gestationis** ко́жный зуд *m* бере́менных
~ **localis** ограни́ченный ко́жный зуд *m*
~ **penis** зуд *m* полово́го чле́на
~ **universalis** универса́льный [распространённый] зуд *m*
Psalidontie *f* псалидонти́я *f*, щипцеобра́зный при́кус *m*
Psammokarzinom *n* псаммокарцино́ма *f*, «песо́чный» рак *m*
Psammom *n* псаммо́ма *f*, «песо́чная» о́пухоль *m*
Psammomkörper *m* псаммо́мное [«песо́чное»] те́льце *n*
Pseudoacanthosis *f* **nigricans** чёрный псевдоакantóз *m*
Pseudoagglutination *f* псевдоагглютина́ция *f*
Pseudoainhum *n* спонта́нная ампута́ция *f* коне́чностей (*при проказе, склеродермии, сирингомиелии*)
Pseudoalbuminurie *f* псевдоальбуминури́я *f*
Pseudoallele *n pl* псевдоалле́ли *f pl*
Pseudoalternation *f* ло́жная альтерна́ция *f* (*пульса*)
Pseudoamitose *f* псевдоамито́з *m*
Pseudoangina *f* ло́жная стенокарди́я *f*
Pseudoappendizitis *f* псевдоаппендици́т *m*
Pseudoarthrose *f* ло́жный суста́в *m*
Pseudoarthrosebildung *f* образова́ние *n* ло́жного суста́ва
Pseudoataxie *f* псевдоатакси́я *f*
Pseudoatrophie *f* **der Papilla, graue** се́рая псевдоатрофи́я *f* ди́ска зри́тельного не́рва
Pseudoatrophodermia *f* **vermiculata** червеобра́зная псевдоатрофодерми́я *f*
Pseudobivalent *n* псевдобивале́нт *m*
Pseudobradykardie *f* псевдобрадикарди́я *f*
Pseudobulbärparalyse *f* псевдобульба́рный парали́ч *m*
~, **arteriosklerotische** артериосклероти́ческий псевдобульба́рный парали́ч *m*

Pseudochiasma *n*, **interchromosomales** межхромосóмная псевдохиáзма *f*
Pseudocholelithiasis *f* псевдохолелитиáз *m*, лóжная желчнокáменная болéзнь *f*
Pseudocholera *f* псевдохолéра *f*
Pseudochromhidrosis *f* псевдохромгидрóз *m*
Pseudocroup *m* лóжный круп *m*
Pseudodemenz *f* псевдодемéнция *f*
Pseudodiphtheriebakterien *f pl*, **anazide** дифтерóиды *m pl*, лóжные дифтерúйные коринебактéрии *f pl*
Pseudodivertikel *n* псевдодивертúкул *m*, лóжный дивертúкул *m*
Pseudodysenteriebazillen *m pl* псевдодизентерúйные [эндотоксинобразýющие] бактéрии *f pl*
Pseudoenzephalitis *f* псевдоэнцефалúт *m*
Pseudoerosion *f* псевдоэрóзия *f*, лóжная [железистая] эрóзия *f* (*шейки матки*)
~, **papilläre** папиллярная [сосóчковая] псевдоэрóзия *f*
~ **der Portio uteri** псевдоэрóзия *f* влагáлищной чáсти мáтки, эндоцервикóз *m*
Pseudoerysipel *n* лóжная рóжа *f*
Pseudoexfoliation *f* псевдоэксфолиáция *f*
Pseudofollikel *m* лóжный фоллúкул *m*
Pseudogallenstein *m* лóжный жёлчный кáмень *m*
Pseudo-Geflügelpest-Virus *n* вúрус *m* псевдочумы́ птиц
Pseudogicht *f* псевдоподáгра *f*, хондрокальцинóз *m*
Pseudoglaukom *n* псевдоглаукóма *f*
Pseudogliom *n* псевдоглиóма *f*
Pseudogonorrhoe *f* псевдогонорéя *f*
Pseudogravidität *f* лóжная [мнúмая] берéменность *f*
Pseudohalluzination *f* псевдогаллюцинáция *f*, галлюцинóид *m*
~, **akustische** слуховáя псевдогаллюцинáция *f*
~, **hypnagogische** гипнагогúческая псевдогаллюцинáция *f*
~, **optische** зрúтельная псевдогаллюцинáция *f*
Pseudohämoglobin *n* псевдогемоглобúн *m*, вердоглобúн *m*
Pseudohämophilie *f* псевдогемофилúя *f*
Pseudohernie *f* лóжная грыжа *f*
Pseudohypoaldosteronismus *m* псевдогипоальдостеронúзм *m*
Pseudoileus *m* лóжная кишéчная непроходúмость *f*
Pseudokernverschiebung *f* аномáлия *f* лейкоцúтов Пéльгера
Pseudokolobom *n* **der Makula** псевдоколобóма *f* жёлтого пятнá (*сетчатки*)
Pseudokopplung *f* лóжное сцеплéние *n* (*хромосом*)
Pseudokrise псевдокрúзис *m*
Pseudokrup(p) *m* лóжный круп *m*
Pseudoleberzirrhose *f*, **perikarditische** перикардитúческий псевдоциррóз *m* пéчени, псевдоциррóз *m* Пúка
Pseudoleucoderma *n* псевдолейкодéрма *f*
~ **psoriaticum** псориатúческая псевдолейкодéрма *f*
Pseudologe *m* псевдóлог *m*, патологúческий обмáнщик *m*
Pseudolymphom *n*, **lymphomatoides papulöses** лимфоматóидная папулёзная псевдолимфóма *f*
Pseudolyssa *f* псевдобéшенство *n*, болéзнь *f* Аувéски
Pseudomakula *f* псевдомáкула *f*
Pseudomelanose *f* псевдомеланóз *m*
Pseudomembran *f* псевдомембрáна *f*
Pseudomenstruation *f* псевдоменструáция *f*
Pseudomnesie *f* псевдовоспоминáние *n*
Pseudomonas *f* псевдомóнас *m*
~ **aeruginosa** синегнóйная пáлочка *f*
~ **mallei** пáлочка *f* сáпа
Pseudomuzin *n* псевдомуцúн *m*
Pseudomuzinkystom *n* псевдомуцинóзная кистóма *f*
Pseudomyopie *f* псевдомиопúя *f*
Pseudomyxödem *n* псевдомикседéма *f*
Pseudomyxom *n* псевдомиксóма *f*
~, **peritoneales** псевдомиксóма *f* брюшúны
Pseudoneuritis *f* псевдоневрúт *m* (*зрительного нерва*)
Pseudonuklein *n* псевдонуклеúн *m*
Pseudoobstipation *f* лóжный запóр *m*
Pseudoobstruktion *f* псевдообстрýкция *f*
Pseudoophthalmoplegie *f* офтальмоплегúя *f* с отсýтствием произвóльных движéний
Pseudoparalyse *f* псевдопаралúч *m*
~, **alkoholische** псевдопаралитúческий алкогóльный синдрóм *m*
~ **bei Gefäßkrankheiten** псевдопаралитúческий сосýдистый синдрóм *m*
~ **bei Hirntumoren** псевдопаралитúческий óпухолевый синдрóм *m*
~, **Parrotsche** псевдопаралúч *m* Паррó
Pseudoparaplegie *f* лóжная параплегúя *f*
Pseudoparasit *m* лóжный паразúт *m*
Pseudopelade *f* псевдопелáда *f*, атрофúческое облысéние *n*
Pseudopelgerform *f* псевдопéльгеровская фóрма *f* (*лейкоцитов*)
Pseudoperitonitis *f* псевдоперитонúт *m*
~, **diabetische** диабетúческий псевдоперитонúт *m*
~, **rheumatische** ревматúческий псевдоперитонúт *m*, абдоминáльный синдрóм *m* при ревматúзме
Pseudophakie *f* псевдофакúя *f*, отсýтствие *n* хрустáлика
Pseudophlyktäne *f* **der Bindehaut** псевдофликтéна *f* конъюнктúвы
Pseudopodien *f pl* псевдопóдии *f pl*, ложноножки *f pl*
Pseudopolyarthritis *f* псевдополиартрúт *m*
~, **rhizomelische** ризомелúческий псевдополиартрúт *m*
Pseudopolyglobulie *f* симптоматúческая эритремúя *f*
Pseudopolyploidie *f* псевдополиплоидúя *f*
Pseudoporenzephalie *f* псевдопорэнцефалúя *f*

Pseudoprogenie *f* ло́жная прогени́я *f*
Pseudopsychopath *m* псевдопсихопа́т *m*
Pseudopterygium *n* псевдоптери́гий *m*, ло́жный [рубцо́вый] птери́гий *m*
Pseudoptose *f* псевдопто́з *m*
Pseudopylorospasmus *m* ло́жный пилороспа́зм *m*
Pseudopylorusstenose *f* ло́жный пилоростено́з *m*
~ **der Neugeborenen** псевдопилоростено́з *m* новорождённых, синдро́м *m* Дебре́ — Фи́бигера
Pseudorabies *f* ло́жное бе́шенство *n*, боле́знь *f* Ауе́ски
Pseudorachitis *f*, **renale** по́чечный псевдорахи́т *m*, по́чечная остеодистрофи́я *f*
Pseudoreminiszenz *f* псевдореминисце́нция *f*
Pseudorosette *f* псевдорозе́тка *f*, ло́жная розе́тка *f*
Pseudosepsis *f*, **allergische** боле́знь *f* Ви́сслера — Фанко́ни, аллерги́ческий субсе́псис *m*
Pseudosklerose *f* псевдосклеро́з *m*, гепатолентикуля́рная дистрофи́я *f*
Pseudosklerosering *m* корнеа́льное кольцо́ *n* Ка́йзера — Фле́йшера (*при гепатолентикулярной дегенерации*)
Pseudospirochäten *f pl* псевдоспирохе́ты *f pl*
Pseudostereoskopie *f* псевдостереоскопи́я *f*, ло́жная стереоскопи́я *f*
Pseudostrabismus *m* ка́жущееся косогла́зие *n* (*при гетеротопии жёлтого пятна*)
Pseudotabes *f* псевдота́бес *m*, ло́жная спинна́я сухо́тка *f*
Pseudotiefbiß *m* ло́жный глубо́кий при́кус *m*
Pseudotrichterbrust *f* псевдоворонкообра́зная грудна́я кле́тка *f*
Pseudotrigeminusneuralgie *f* ло́жная невралги́я *f* тройни́чного не́рва
Pseudotuberkulose *f* псевдотуберкулёз *m*
Pseudotumor *m* псевдоо́пухоль *f*, ло́жная о́пухоль *f*
~, **entzündlicher [inflammatorischer]** воспали́тельная псевдоо́пухоль *f*
Pseudourämie *f* псевдоуреми́я *f*
Pseudowimpernreihe *f* дистихиа́з *m*, дополни́тельный ряд *m* ресни́ц (*у заднего ребра края века*)
Pseudowut *f* ло́жное бе́шенство *n*, боле́знь *f* Ауе́ски
Pseudowutvirus *n* ви́рус *m* псевдобе́шенства
Pseudoxanthom *n*, **elastisches** эласти́ческая псевдоксанто́ма *f*
Pseudoxanthomzelle *f* псевдоксанто́мная кле́тка *f*
Pseudozirrhose *f* псевдоцирро́з *m*
Pseudozylinder *m* псевдоцили́ндр *m*, цилиндро́ид *m* (*в моче*)
Pseudozyste *f* псевдокиста́ *f*, ло́жная киста́ *f*
Psilose *f* алопеци́я *f*, выпаде́ние *n* воло́с
Psittakose *f* пситтако́з *m*, орнито́з *m*, попуга́йная боле́знь *f*
Psittakose-Virus *n* ви́рус *m* пситтако́за, хлами́дия *f* пситтако́за
Psoas *m* поясни́чная мы́шца *f*
Psoasabszeß *m* абсце́сс *m* [натёчник *m*] в о́бласти поясни́чной мы́шцы
Psoaszeichen *n* симпто́м *m* раздраже́ния поясни́чной мы́шцы
Psoitis *f* псои́т *m*
Psoriasis *f* псориа́з *m*, чешу́йчатый лиша́й *m*
~ **anularis** кольцеви́дный [ануля́рный] псориа́з *m*
~ **arthropathica** артропати́ческий псориа́з *m*
~ **circinata** кругообра́зный [оче́рченный] псориа́з *m*
~ **eczematisata** экзематизи́рованный псориа́з *m*
~ **exanthematica** псориа́з *m* с оби́льными высыпа́ниями
~ **exsudativa** экссудати́вный псориа́з *m*
~ **follicularis** фолликуля́рный псориа́з *m*
~ **guttata unguium** каплеви́дный псориа́з *m* ногте́й
~ **gyrata** кольцеви́дный псориа́з *m*
~ **punctata unguium** то́чечный псориа́з *m* ногте́й
~ **pustulosa** пустулёзный псориа́з *m*
~ **seborrhoides** псориа́з *m*, напомина́ющий себоре́ю
~ **vulgaris** обыкнове́нный псориа́з *m*, чешу́йчатый лиша́й *m*
~ **vulgaris nummularis** нуммуля́рный [монетови́дный] обыкнове́нный псориа́з *m*
Psoriasiseffloreszenzen *f pl* псориати́ческие высыпа́ния *n pl*
Psychastenie *f* психастени́я *f*
Psyche *f* пси́хика *f*
Psychiatrie *f* психиатри́я *f*
~, **forensische [gerichtliche]** суде́бная психиатри́я *f*
~, **gerontologische** геронтологи́ческая психиатри́я *f*, геронтопсихиатри́я *f*, психогериатри́я *f*
Psychoanaleptikum *n* психоаналепти́ческое [психостимули́рующее] сре́дство *n*
Psychoanalyse *f* психоана́лиз *m*
Psychochirurgie *f* психохирурги́я *f* (*хирургическое лечение психических болезней*)
Psychodiagnostik *f* психодиагно́стика *f*
Psychodysleptikum *n* психодисле́птик *m*, галлюциноге́н *m*, психодислепти́ческое вещество́ *n*
Psychogenie *f* психогени́я *f*, психоге́нное расстро́йство *n*
Psychoglossie *f* заика́ние *n*
Psychohygiene *f* психогигие́на *f*
~ **der Arbeit** психогигие́на *f* труда́
Psychologie *f* психоло́гия *f*
~, **medizinische** медици́нская психоло́гия *f*
Psychomotorik *f* психомото́рика *f*
Psychoneurosen *f pl* психоневро́зы *m pl*
Psychopath *m* психопа́т *m*
~, **anankastischer** ананкасти́ческий психопа́т *m*
~, **asozialer** асоциа́льный психопа́т *m*
~, **asthenischer** астени́ческий психопа́т *m*
~, **autistischer** шизо́идный психопа́т *m*
~, **epileptoider** эпилепто́идный психопа́т *m*
~, **explosibler** возбуди́мый психопа́т *m*

~, **fanatischer** паранойя́льный психопа́т *m*
~, **haltloser** возбуди́мый психопа́т *m*
~, **querulatorischer** сутя́жный психопа́т *m*
~, **schizoider** шизо́идный психопа́т *m*
~, **stimmungslabiler** реакти́вно-лаби́льный психопа́т *m*
~, **unstetlabiler [willensloser, willensschwacher]** неусто́йчивый [безво́льный] психопа́т *m*
~, **zyklothymer** циклотими́ческий психопа́т *m*
Psychopathie *f* психопати́я *f*, характеропати́я *f*
~, **organisch bedingte** органи́ческая психопати́я *f*
Psychopathologie *f* психопатоло́гия *f*
~, **allgemeine** о́бщая психопатоло́гия *f*
~, **einfühlende** понима́ющая психопатоло́гия *f*
~, **erklärende** объясня́ющая психопатоло́гия *f*
~, **experimentelle** эксперимента́льная психопатоло́гия *f*
~, **phänomenologische** феноменологи́ческая психопатоло́гия *f*
~, **spezielle** ча́стная психопатоло́гия *f*
~, **verstehende** понима́ющая психопатоло́гия *f*
Psychopharmakum *n* психофармацевти́ческое сре́дство *n*
Psychophysiologie *f*, **ökologische** экологи́ческая психофизиоло́гия *f*
Psychoplegikum *n* нейроплеги́ческое сре́дство *n*, большо́й транквилиза́тор *m*
Psychoprophylaxe *f* психопрофила́ктика *f*
Psychose *f* помеша́тельство *n*, психо́з *m*
~, **affektive** аффекти́вный психо́з *m*
~, **akinetische** акинети́ческий психо́з *m*
~, **akute** о́стрый психо́з *m*
~, **arteriosklerotische** артериосклероти́ческий психо́з *m*
~, **endogene** эндоге́нный психо́з *m*, эндогени́я *f*
~, **epileptische** эпилепти́ческий психо́з *m*
~, **exogene** экзоге́нный психо́з *m*, экзогени́я *f*
~, **hypochondrische reaktive** ипохондри́ческий реакти́вный психо́з *m*
~, **hypoxämische** гипоксеми́ческий психо́з *m*
~, **hysterische** истери́ческий психо́з *m*
~, **klimakterische** климактери́ческий психо́з
~, **luetische** сифилити́ческий психо́з *m*
~, **manisch-depressive** маниака́льно-депресси́вный психо́з *m*
~, **pharmakogene** лека́рственный психо́з *m*
~, **phasische** фа́зный психо́з *m*
~, **präsenile** предста́рческий психо́з *m*
~, **remittierende** ремитти́рующий психо́з *m*
~, **schizoaffektive** шизоаффекти́вный психо́з *m*
~, **senile** сени́льный психо́з *m*
~, **somatogene** соматоге́нный психо́з *m*
~, **traumatische** травмати́ческий психо́з *m*
~, **zykloide** циркуля́рный психо́з *m*
Psychosomatik *f* психосома́тика *f*, психосомати́ческая медици́на *f*
Psychosyndrom *n* психосиндро́м *m*
~, **endokrines** эндокри́нный психосиндро́м *m*
~, **organisches** органи́ческий психосиндро́м *m*
Psychotechnik *f* психоте́хника *f*
Psychotherapie *f* психотерапи́я *f*
~, **ablenkende** отвлека́ющая психотерапи́я *f*
~, **ambulante** амбулато́рная психотерапи́я *f*
~, **hypnotische** гипноти́ческая психотерапи́я *f*
~, **kausale** кауза́льная психотерапи́я *f*
~, **rationale** рациона́льная психотерапи́я *f*
~, **stationäre** институциона́льная психотерапи́я *f*
~, **suggestive** суггести́вная психотерапи́я *f*
Psychotikum *n* сре́дство *n*, вызыва́ющее психоти́ческие состоя́ния
Psychroästhesie *f* психроэстези́я *f*
Psychrobakterien *f pl* психробакте́рии *f pl*
Psychrohyperästhesie *f* психрогиперестези́я *f*
Psychrophobie *f* психрофоби́я *f*, боя́знь *f* хо́лода
Psychrotherapie *f* психротерапи́я *f*, лече́ние *n* хо́лодом
Pterygium *n* птери́гий *m*, крылови́дная плева́ *f*
Pterygoarthromyodysplasia *f* **congenita** врождённая птеригоартромиодисплази́я *f*, синдро́м *m* Ро́сси
Ptose *f*, **Ptosis** *f* птоз *m*, опуще́ние *n* ве́рхнего ве́ка
Ptyalin *n* птиали́н *m*, амила́за *f* слюны́
Ptyalismus *m* птиали́зм *m*, слюноте́чение *n*, сиалоре́я *f*
Ptyalolith *m* сиалоли́т *m*, слю́нный ка́мень *m*
Ptyalolithiasis *f* сиалолитиа́з *m*, слю́нно-ка́менная боле́знь *f*
Ptyalozele *f* киста́ *f* слю́нной железы́
Pubeotomie *f* пубитоми́я *f*
Pubertät *f* пуберта́тный пери́од *m*, пери́од *m* полово́го созрева́ния
Pubertätsalter *n* во́зраст *m* полово́го созрева́ния
Pubertätschlorose *f* ра́нний хлоро́з *m*
Pubertätsfettsucht *f* подростко́вое ожире́ние *n*
Pubertätsgynäkomastie *f* пуберта́тная гинекомасти́я *f*
Pubertätskrise *f* пуберта́тный криз *m*
Pubertätsphase *f* пуберта́тный пери́од *m*
Pubertätsphthise *f* ю́ношеская чахо́тка *f*
Pubertätsstruma *f* пуберта́тный зоб *m*
Pubes *f* лобко́вая о́бласть *f*; во́лосы *m pl* лобка́
Puder *m* пу́дра *f*; присы́пка *f*
Puerilismus *m* пуэрили́зм *m*
~, **hysterischer** истери́ческий пуэрили́зм *m*
Puerpera *f* роди́льница *f*
Puerperaleklampsie *f* послеродова́я эклампси́я *f*
Puerperalfieber *n* послеродова́я лихора́дка *f*
Puerperalkrampf *m* послеродова́я су́дорога *f*
Puerperalscharlach *m* послеродова́я скарлати́на *f*
Puerperium *n* послеродово́й пери́од *m*
Puffer *m* бу́фер *m*
Puffergen *n* бу́ферный ген *m*
Pufferkapazität *f* бу́ферная ёмкость *f*
Pufferlösung *f* бу́ферный раство́р *m*
Pufferluft *f* оста́точный объём *m* во́здуха
puffern придава́ть бу́ферные сво́йства
Puffersubstanz *f* бу́ферное вещество́ *n*
Puffersystem *n* бу́ферная систе́ма *f*
Pufferungsvermögen *n*, **Pufferwert** *m* бу́ферные сво́йства *n pl*
Pufferwirkung *f* бу́ферное де́йствие *n*
Pulmo *m* лёгкое *n*
Pulmonalarterie *f* лёгочная арте́рия *f*

Pulmonalarteriendruck *m* давлéние *n* в лёгочной артéрии
Pulmonalarterienembolie *f* эмболи́я *f* лёгочной артéрии
Pulmonalarteriensklerose *f* склерóз *m* лёгочной артéрии
Pulmonalarterienthrombose *f* тромбóз *m* лёгочной артéрии
Pulmonalarterienverschluß *m* обтурáция *f* [закýпорка *f*] лёгочной артéрии
Pulmonalatresie *f* атрези́я *f* лёгочной артéрии
Pulmonalembolie *f* эмболи́я *f* лёгочной артéрии
Pulmonalis *f* лёгочная артéрия *f*
Pulmonalisblockierung *f* блоки́рование *n* вéтви лёгочной артéрии
Pulmonaliskapillardruck *m* давлéние *n* в капилля́рах лёгочной артéрии
Pulmonalklappe *f* клáпан *m* лёгочной артéрии
Pulmonalklappeninsuffizienz *f* недостáточность *f* клáпана лёгочной артéрии
Pulmonalklappenschlußunfähigkeit *f* несмыкáние *n* клáпана лёгочной артéрии
Pulmonalklappenstenose *f* стенóз *m* клáпана лёгочной артéрии
Pulmonalstenose *f* стенóз *m* лёгочной артéрии
Pulmonalton *m* тон *m* клáпана лёгочной артéрии
Pulmophonographie *f* пульмофонографи́я *f*
Pulpa *f* пýльпа *f* (*напр. зуба*)
Pulpaamputation *f* ампутáция *f* пýльпы
Pulpaanästhesie *f* анестези́я *f* пýльпы
Pulpaarterie *f* пульпáрная артéрия *f*
Pulpadegeneration *f* дегенерáция *f* пýльпы
Pulpadesinfektion *f* дезинфéкция *f* пýльпы (*зуба*)
Pulpaentfernung *f* пульпэктоми́я *f*
Pulpagranulom *n* зубнáя гранулёма *f*
Pulpahöhle *f* пульпáрная пóлость *f*
Pulpahorn *n* рог *m* пýльпы (*зуба*)
pulpal пульпóзный, пýльповый
Pulpanekrose *f* некрóз *m* пýльпы
Pulpapolyp *m* поли́п *m* пýльпы (*зуба*)
Pulpavene *f* пульпáрная вéна *f*
Pulpe *f s.* **Pulpa**
Pulpektomie *f* пульпэктоми́я *f*
Pulpengangrän *f* гангрéна *f* пýльпы (*зуба*)
Pulpenkanal *m* корневóй канáл *m*
Pulpenüberkappungsmittel *n* срéдство *n* для изоля́ции пýльпы
Pulpexstirpation *f* экстирпáция *f* пýльпы
Pulpitis *f* пульпи́т *m*
~, **aufsteigende** восходя́щий пульпи́т *m*
~, **gangränöse** гангренóзный пульпи́т *m*
pulplos не содержáщий пýльпы, без пýльпы
Pulpotomie *f* пульпотоми́я *f*
Puls *m* пульс *m*
~, **aussetzender** перемежáющийся пульс *m*
~, **beschleunigter** учащённый пульс *m*
~, **differenter** несимметри́чный пульс *m* (*на двух руках*)
~, **doppelschlägiger** двойнóй [дикроти́ческий] пульс *m*
~, **drahtiger** твёрдый [напряжённый] пульс *m*
~, **durchschlagender** пенетри́рующий пульс *m*
~, **fadenförmiger** нитеви́дный пульс *m*
~, **frequenter** чáстый пульс *m*
~, **gefüllter** пóлный пульс *m*, пульс *m* удовлетвори́тельного наполнéния
~, **gespannter** напряжённый пульс *m*
~, **gleichmäßiger** равномéрный [ритми́чный] пульс *m*
~, **harter** твёрдый пульс *m*
~, **hoher** высóкий пульс *m*
~, **irregulärer** неравномéрный пульс *m*
~, **kleiner** мáлый пульс *m*
~, **paradoxaler** парадоксáльный пульс *m*
~, **peripherer [peripherischer]** перифери́ческий пульс *m*
~, **regelmäßiger** равномéрный пульс *m*
~, **schnell abfallender** высóкий и скóрый пульс *m*, пульс *m* Кóрригена
~, **schnellender** щёлкающий пульс *m*
~, **schneller** скóрый пульс *m*
~, **träger** вя́лый пульс *m*
~, **undulierender** ундули́рующий [волнообрáзный] пульс *m*
~, **unpalpabler** непальпи́руемый пульс *m*
~, **unregelmäßiger** неравномéрный пульс *m*
~, **voller** пóлный пульс *m*
~, **weicher** мя́гкий пульс *m*
~, **zweischlägiger** двойнóй [дикроти́ческий] пульс *m*
Pulsabnehmer *m* сфигмóграф *m*
Pulsader *f* артéрия *f*
Pulsadergeschwulst *f* «пульси́рующая óпухоль» *f*, артериáльная аневри́зма *f*
Pulsamplitude *f* амплитýда *f* пýльса
Pulsation *f* пульсáция *f*
~, **arterielle** артериáльная пульсáция *f*
Pulsausfall *m* выпадéние *n* пýльса
Pulsbeschleunigung *f* учащéние *n* пýльса
Pulsdefizit *n* дефици́т *m* пýльса
Pulsdoppelschlägigkeit *f* дикроти́я *f* пýльса
Pulsdruck *m* пульсовóе давлéние *n*
Pulsdruckkurve *f* сфигмогрáмма *f*, пульсовáя кривáя *f*
Pulsdruckkurvenaufzeichnung *f* сфигмографи́я *f*
Pulsfrequenz *f* частотá *f* пýльса
Pulsfrequenzbeschleunigung *f* учащéние *n* пýльса
Pulsfrequenzüberwachung *f* монитóринг *m* (частоты́) пýльса
Pulsfüllung *f* наполнéние *n* пýльса
Pulsgeschwulst *f s.* **Pulsadergeschwulst**
Pulsionsdivertikel *n* пульсиóнный диверти́кул *m*
Pulskurve *f* сфигмогрáмма *f*, пульсовáя кривáя *f*
Pulskurvenschreiber *m* сфигмóграф *m*
pulsless disease *engl.* болéзнь *f* отсýтствия пýльса, синдрóм *m* Такая́су
Pulslosigkeit *f* отсýтствие *n* пýльса
Pulsqualität *f* кáчественная характери́стика *f* пýльса
Pulsrate *f* частотá *f* пýльса
Pulsschlag *m* удáр *m* [толчóк *m*] пульсовóй волны́
Pulsschreiber *m* сфигмóграф *m*
Pulsspannung *f* напряжéние *n* пýльса
Pulstasten *n* пальпáция *f* пýльса

Pulstherapie *f* пульс-терапи́я *f*
Pulsverlangsamung *f* замедле́ние *n* пу́льса
Pulsverspätung *f* запа́здывание *n* пу́льса
Pulsvolumen *n* пульсово́й объём *m*
Pulswelle *f* пульсова́я волна́ *f*
Pulswellengeschwindigkeit *f* ско́рость *f* распростране́ния пульсово́й волны́
Pulswellenlaufzeit *f* вре́мя *n* распростране́ния пульсово́й волны́
Pulszahl *f* число́ *n* уда́ров пу́льса (*в минуту*)
Pulver *n* порошо́к *m*, *pulvis*
~, **feinkristallinisches** мелкокристалли́ческий порошо́к *m*
Pulvergemisch *n* сло́жный порошо́к *m*, *pulvis compositus*
Pulverisierung *f* измельче́ние *n*, превраще́ние *n* в порошо́к
Pulverstar *m*, **zentraler** я́дерная порошкообра́зная катара́кта *f*
Pumpenfunktion *f* насо́сная фу́нкция *f* (*сердца*)
Pumpenversagen *n*, **kardiales** недоста́точность *f* насо́сной фу́нкции (*сердца*)
Punkt *m*:
~, **fünfter** пя́тая то́чка *f* (*аускультации сердца*)
Punktat *n* пункта́т *m*
Punktatsediment *n* оса́док *m* пункта́та
Punktblutung *f* то́чечное кровоизлия́ние *n*
Punkte *m pl*, **konjugierte** сопряжённые то́чки *f pl*
Punkt-für-Punkt-Korrespondenz *f* корреспонде́нция *f* то́чек сетча́тки
punktieren пункти́ровать; прока́лывать
Punktion *f* пу́нкция *f*, проко́л *m*
~, **gezielte** прице́льная пу́нкция *f*
~, **perkutane** чрескóжная пу́нкция *f*
Punktionsbiopsie *f* пункцио́нная биопси́я *f*
Punktionsergebnis *n* результа́т *m* пу́нкции
Punktionsflüssigkeit *f* жи́дкость *f*, полу́ченная при пу́нкции
Punktionsort *m* ме́сто *n* пу́нкции
Punktionsrichtung *f* направле́ние *n* пу́нкции
Punktionsstich *m s.* **Punktion**
Punktionsverfahren *n* спо́соб *m* пу́нкции
Punktionszytologie *f* пункцио́нное цитологи́ческое иссле́дование *n*
Punktkeratitis *f*, **oberflächliche** то́чечный субэпителиа́льный керати́т *m*
Punktstar *m* то́чечная катара́кта *f*, то́чечные помутне́ния *n pl* хруста́лика при ста́рческой катара́кте
Punktum *n* **lacrimale** слёзная то́чка *f*
Pupillargebiet *n* о́бласть *f* зрачка́
Pupillarmembranrest *m* оста́точная зрачко́вая мембра́на *f*
Pupillarreflex *m* зрачко́вый рефле́кс *m*
Pupillarsaum *m* пигме́нтная зрачко́вая кайма́ *f*
Pupillarverschluß *m* облитера́ция *f* [зараще́ние *n*] зрачка́
Pupillarzone *f* зо́на *f* зрачка́
Pupille *f* зрачо́к *m*
~, **enge** мио́з *m* зрачка́
~, **springende** ги́ппус *m*, клони́ческая су́дорога *f* зрачка́
Pupillendifferenz *f* анизокори́я *f*
Pupillendistanz *m* межзрачко́вое расстоя́ние *n*
Pupillenengsteller *m* мы́шца *f*, су́живающая зрачо́к
Pupillenentrundung *f* деформа́ция *f* зрачка́
Pupillenerweiterung *f* мидриа́з *m*, расшире́ние *n* зрачка́
Pupillengleichheit *f* одина́ковая ширина́ *f* зрачко́в
Pupillengrenze *f*, **verwaschene** нечёткие грани́цы *f pl* ди́ска зри́тельного не́рва
Pupillenmittendistanz *f* межзрачко́вое расстоя́ние *n*
Pupillenöffnung *f s.* **Pupille**
Pupillenprüfung *f* иссле́дование *n* реа́кции зрачко́в
Pupillenrand *m* край *m* зрачка́
Pupillenreaktion *f* реа́кция *f* зрачка́
~, **amblyopische** реа́кция *f* зрачка́ при амблиопи́и
~, **hemianopische** гемианопи́ческая реа́кция *f* зрачка́
~, **paradoxe** парадокса́льная реа́кция *f* зрачка́
Pupillenreflex *m* зрачко́вый рефле́кс *m*
Pupillenschwellung *f*, **hypertoniebedingte** гипертони́ческая нейроретинопати́я *f*
Pupillensperre *f* мы́шца *f*, су́живающая зрачо́к
Pupillenstarre *f* иридоплеги́я *f*, неподви́жность *f* зрачка́
~, **amaurotische** амавроти́ческая неподви́жность *f* зрачка́
~, **katatonische** кататони́ческая неподви́жность *f* зрачка́
~, **tonische** пупиллотони́я *f*, тони́ческая неподви́жность *f* зрачка́
Pupillenunruhe *f* «игра́» *f* зрачко́в
Pupillenverengerung *f* суже́ние *n* зрачка́
Pupillenverlagerung *f* смеще́ние *n* зрачка́
Pupillenverschließung *f*, **Pupillenverschluß** *m* облитера́ция *f* [зараще́ние *n*] зрачка́
Pupillenweite *f* ширина́ *f* зрачка́
Pupilloskopie *f* пупиллоскопи́я *f*
Pupillotonie *f* пупиллотони́я *f*, тони́ческая неподви́жность *f* зрачка́
Puppengesicht *n* ку́кольное лицо́ *n* (*напр. при адипозогенитальной дистрофии*)
Purgativum *n* слаби́тельное сре́дство *n*
Purgiersalz *n* слаби́тельная соль *f*
purifizieren очища́ть
Purinbase *f* пури́новое основа́ние *n*
Purine *n pl* пури́ны *m pl*, пури́новые тела́ *n pl*
Purinkern *m* пури́новое ядро́ *n*
Purinkörper *m pl s.* **Purine**
Purinring *m* пури́новое кольцо́ *n*
Purkinje-Faser *f* волокно́ *n* Пуркинье́, серде́чный проводя́щий миоци́т *m*
Purkinje-Verschiebung *f* сдвиг *m* Пуркинье́, повыше́ние *n* чувстви́тельности к си́нему цве́ту
Purkinje-Zelle *f* кле́тка *f* Пуркинье́ (*крупная нервная клетка в коре мозжечка, грушевидный нейрон*)
Purpura *f* пу́рпура *f*, кровоизлия́ние *n* в ко́жу
~, **allergische** аллерги́ческая пу́рпура *f*
~, **anaphylaktoide** анафилакто́идная пу́рпура *f*
~ **anularis teleangiektoides atrophicans** кольце-

ви́дная телеангиэктати́ческая атрофи́рующая пу́рпура *f*
~ **fulminans** молниено́сная пу́рпура *f*
~, **hyperglobulinämische** макроглобулинеми́ческая пу́рпура *f* Ва́льденстрема
~, **klimakterische** климактери́ческая пу́рпура *f*
~ **Majocchi, akute** о́страя пу́рпура *f* Майо́кки
~, **rheumatische** ревмати́ческая [анафилакти́ческая] пу́рпура *f*, пу́рпура *f* Ше́йнлейн — Ге́ноха
~ **senilis** ста́рческая пу́рпура *f*
~ **teleangiektoides anularis** кольцеви́дная телеангиэктати́ческая пу́рпура *f*, боле́знь *f* Майо́кки
~, **thrombo(zyto)penische** тромбопени́ческая пу́рпура *f*
Purtscher-Retinopathie *f* ретинопати́я *f* Пу́рчера (*травматическая ангиопатия сетчатки*)
Purulenz *f* нагное́ние *n*
Pustel *f*, **Pustula** *f* пу́стула *f*, гнойни́к *m*
~ **maligna** сиби́рская я́зва *f* (*злокачественная пустула*)
pustulös гнойничко́вый, пустулёзный
Pustulosis *f* пустулёз *m*
~ **varicelliformis** варицеллифо́рмный [оспенно-ви́дный] пустулёз *m*
Putreszenz *f* гние́ние *n*
Putreszin *n* путресци́н *m*
putrid гни́лостный
Putridität *f* гние́ние *n*
Putti-Operation *f* артроде́з *m* Пу́тти (*вид операции при псевдоартрозе шейки бедра*)
Pyämie *f* пиеми́я *f*
Pyarthrosis *f* пиартро́з *m*
Pyelektasie *f* пиелэктази́я *f*, расшире́ние *n* по́чечной лоха́нки
Pyelitis *f* пиели́т *m*
~ **gonorrhoica** гоноре́йный пиели́т *m*
Pyelogramm *n* пиелогра́мма *f*
Pyelographie *f* пиелографи́я *f*
~, **intravenöse** внутриве́нная пиелографи́я *f*
~, **retrograde** ретрогра́дная пиелографи́я *f*
Pyelolithotomie *f* пиелолитотоми́я *f*
Pyeloneostomie *f* пиелонеостоми́я *f*
Pyelonephritis *f* пиелонефри́т *m*
Pyeloplikation *f* пиелоплика́ция *f* (*оперативное уменьшение размеров почечной лоханки путём образования складок стенки*)
Pyeloskopie *f* пиелоскопи́я *f*
Pyelostomie *f* пиелостоми́я *f*
Pyelotomie *f* пиелотоми́я *f*
Pyelozystitis *f* пиелоцисти́т *m*, цистопиели́т *m*
Pykniker *m* пи́кник *m*
Pyknolepsie *f* пикнолепси́я *f*
Pyknose *f* пикно́з *m*
Pylephlebektasie *f* пилефлебэктази́я *f*, расшире́ние *n* воро́тной ве́ны
Pylephlebitis *f* пилефлеби́т *m*, воспале́ние *n* воро́тной ве́ны
Pylethrombose *f* пилетромбо́з *m*, тромбо́з *m* воро́тной ве́ны
Pylorektomie *f* пилорэктоми́я *f*
Pyloromyotomie *f* пилоромиотоми́я *f*
Pyloroplastik *f* пилоропла́стика *f*
Pyloroptose *f* пилоропто́з *m*
Pylorospasmus *m* пилороспа́зм *m*
Pylorostenose *f s.* **Pylorusstenose**
Pylorus *m* приврáтник *m*, пило́рус *m*
Pylorusdrüse *f* железа́ *f* пилори́ческого отде́ла желу́дка
Pylorusgegend *f* пилори́ческий отде́л *m* желу́дка
Pylorushypertrophie *f* гипертрофи́я *f* мускулату́ры приврáтника
Pyloruskrampf *m* пилороспа́зм *m*
Pylorusreflex *m* пилори́ческий рефле́кс *m*
Pylorusresektion *f* резе́кция *f* приврáтника
Pylorusstenose *f*, **Pilorusverengerung** *f* пилоросте́но́з *m*, стено́з *m* приврáтника
Pyoallergide *n pl* пиоаллерги́ды *m pl* (*неспецифическая сыпь аллергического характера при пиодермии*)
Pyocyanin *n* пиоциани́н *m*, пигме́нт *m* синегно́йной па́лочки
Pyodermia *f*, **Pyodermie** *f* пиодерми́я *f*, гнойничко́вое воспале́ние *n* ко́жи
~ **chronica papillaris et exulcerans** хрони́ческая пиодерми́я *f* с сосо́чковыми разраста́ниями и изъязвле́ниями
~, **chronisch-vegetierende** хрони́чески вегети́рующая пиодерми́я *f*
~, **dyshidrotische** дисгидроти́ческая пиодерми́я *f*
~, **ekzematoide** экземато́идная пиодерми́я *f*
~, **follikuläre** фолликуля́рная пиодерми́я *f*
~, **gangränöse** гангрено́зная пиодерми́я *f*
~, **nekrotisierende** некротизи́рующая пиодерми́я *f*
~ **der Säuglinge, periporale** перипора́льная пиодерми́я *f* грудно́го во́зраста, псевдофурункулёз *m*
~ **ulcero-serpiginosa** я́звенно-серпигини́рующая пиодерми́я *f*
~, **ulzeröse** я́звенная пиодерми́я *f*
~, **verruköse** веррукóзная пиодерми́я *f*
pyogen пиоге́нный, гноеро́дный
Pyokolpozele *f* пиокольпоце́ле *n*
Pyometra *f* пиоме́тра *f*
Pyomyositis *f*, **tropische** тропи́ческий пиомиози́т *m*, ла́мбо-ла́мбо *n*
Pyonephrose *f* пионефро́з *m*
Pyoophthalmie *f* пиоофтальми́я *f*
Pyoperikard *n* пиоперика́рд *m*
Pyopneumoperikard *n* пиопневмоперика́рд *m*
Pyopneumothorax *m* пиопневмото́ракс *m*
Pyorrhoe *f* пиоре́я *f*
~, **alveolare** альвеоля́рная пиоре́я *f*
Pyosalpinx *f* пиоса́льпинкс *m*
Pyosepthämie *f*, **Pyosepthikämie** *f* пиосептицеми́я *f*, септикопиеми́я *f*
Pyospermie *f* пиоспerми́я *f*
Pyostomatitis *f* **vegetans** вегети́рующий пиостомати́т *m*
Pyothorax *m* пиото́ракс *m*
Pyotympanon *n* пиотимпа́нум *m*, эмпие́ма *f* бараба́нной по́лости
Pyovar *m* пиова́р *m*, абсце́сс *m* яи́чника
Pyozele *f* пиоце́ле *n*

Pyozephalie *f* пиоцефалия *f*
Pyozyoneusbakterie *f* синегнойная палочка *f*, *Pseudomonas aeruginosa*
Pyramidalstar *m* пирамидальная катаракта *f*
Pyramidenbahn *f* пирамидный путь *m*
Pyramidenbahnkreuzung *f* перекрест *m* пирамидных путей
Pyramidenbahnlähmung *f* паралич *m*, связанный с поражением пирамидного пути
Pyramidenbahnläsion *f* поражение *n* пирамидного пути
Pyramidenbahnsymptom *n* симптом *m* поражения пирамидного пути
Pyramidenbahnzeichen *n s.* **Pyramidenzeichen**
Pyramidenbündel *n* пирамидный пучок *m*
Pyramidenmuskel *m* пирамидальная мышца *f*
Pyramidenschicht *f* пирамидный слой *m*, слой *m* пирамидных клеток
Pyramidenseitenstrangbahn *f* боковой корково-спинальный тракт *m*
Pyramidenspitzeneiterung *f* петрозит *m*
Pyramidenvorderstrangbahn *f* передний корково-спинальный тракт *m*, *Tractus corticospinalis anterior*
Pyramidenzeichen *n* пирамидный знак *m* (*симптом поражения пирамидного пути*)
Pyramidenzelle *f* пирамидная клетка *f*
Pyretotherapie *f* пиротерапия *f*
Pyrexie *f* лихорадка *f*
Pyrgozephalie *f* башенный череп *m*
Pyridinnukleotid *n* пиридиннуклеотид *m*
Pyridinproteid *n* пиридинпротеид *m*
Pyridoxin *n* пиридоксин *m*, витамин *m* B_6
Pyridoxinmangel-Anämie *f* анемия *f* вследствие дефицита пиридоксина
Pyrimidinbase *f* пиримидиновое основание *n*
Pyrimidinring *m* пиримидиновое кольцо *n*
Pyrogen *n* пироген *m*
Pyromanie *f*, **Pyropathie** *f* пиромания *f*
Pyrophobie *f* пирофобия *f*, боязнь *f* огня
Pyrophosphat-Arthropathie *f* пирофосфатная артропатия *f*
Pyrophosphorsäure *f* пирофосфорная кислота *f*, дифосфорная кислота *f*
Pyrosis *f* изжога *f*
Pyrrolbase *f* пирроловое основание *n*
Pyrrolfarbstoff *m* пирроловый пигмент *m*
Pyruvatkinase-Mangel *m* дефицит *m* пируваткиназы
Pyureter *m* пиуретер *m*, пиоуретер *m*
Pyurie *f* пиурия *f*
P-Zacke *f* зубец *m* P (*электрокардиограммы*)

Q

Q-Fieber *n s.* **Query-Fieber**
Q-Plegie *f s.* **Quadriplegie**
QRS-Komplex *m* желудочковый комплекс *m*, QRS-комплекс *m (электрокардиограммы)*
QS_1-Zeit *f* интервал *m* от зубца Q до I тона сердца
QT-Dauer *f* длительность *f* интервала QT электрокардиограммы
Quacksalber *m* знахарь *m*; шарлатан *m*
Quacksalberei *f* знахарство *n*; шарлатанство *n*
Quaddel *f* волдырь *m*
Quaddelprobe *f* волдырная проба *f*
Quaddelreaktion *f* волдырная реакция *f*
Quaddelsucht *f* крапивница *f*
Quadranopsie *f*, **Quadrantenhemianopsie** *f* квадрантная гемианопсия *f*
Quadratusarkade *f* латеральная пояснично-рёберная сухожильная дуга *f*
Quadriceps *m s.* **Quadrizeps**
Quadrigeminie *f* квадригеминия *f*
Quadriplegie *f* тетраплегия *f*, паралич *m* четырёх конечностей
Quadrizeps *m* четырёхглавая мышца *f* бедра
Quadrizepsatrophie *f* атрофия *f* четырёхглавой мышцы бедра
Quadrizepssehne *f* сухожилие *n* четырёхглавой мышцы бедра
Quadrizepssehnenreflex *m* пателлярный рефлекс *m*
Quarantäne *f* карантин *m*
Quarantäneanstalt *f* карантинное учреждение *n*
Quarantäneflagge *f* карантинный флаг *m*
Quarantänespital *n* карантинный стационар *m*
Quartana *f* квартана *f*, четырёхдневная малярия *f*
Quarzglas *n* кварцевое стекло *n*
Quarzlampe *f* кварцевая лампа *f*, «горное солнце» *n*
Quarzlampenlicht *n* свет *m* кварцевой лампы
Quarzlichtbad *n* ртутно-кварцевая световая ванна *f*
Quarzlichtbehandlung *f* лечение *n* ртутно-кварцевой лампой
Quarzquecksilberlampe *f* ртутно-кварцевая лампа *f*, лампа *f* Баха
Quarzsand *m* кварцевый песок *m*
Quarzstaublunge *f*, **Quarzstaubsilikose** *f* силикоз *m*
Quarzstrahler *m* кварцевый излучатель *m*; кварцевая лампа *f*
Quasibivalent *n* квазибивалент *m*
Quecksilber *n* ртуть, Hg
Quecksilberausschlag *m* сыпь *f*, вызванная ртутью
Quecksilberbogenlampe *f* ртутная дуговая лампа *f*
Quecksilbererethismus *m* ртутный эретизм *m*
Quecksilberlähmung *f* паралич *m* при отравлении ртутью
Quecksilberpflaster *n* ртутный пластырь *m*
Quecksilber-Präparat *n* ртутный препарат *m*
Quecksilberquarzlampe *f* ртутно-кварцевая лампа *f*, лампа *f* Баха
Quecksilberstomatitis *f* ртутный стоматит *m*
Quecksilbervergiftung *f* отравление *n* ртутью
Quecksilberzittern *n* дрожание *n* при отравлении ртутью
Queenslandfieber *n s.* **Query-Fieber**
quellbar набухающий

quellen 1. бить ключóм; истекáть **2.** разбухáть, набухáть
Quellenbehandlung *f* лечéние *n* минерáльной водóй
Quellgasinsufflation *f* подкóжные инъéкции *f pl* прирóдных гáзов минерáльных истóчников
Quellstift *m* стéржень *m* из стéбля ламинáрии
Quellung *f* набухáние *n*
Quellungsreaktion *f* реáкция *f* набухáния (*напр. бактерий*)
Quellungswasser *n* гидратациóнная водá *f*
Quellwasserzyste *f* «родникóвая кистá» *f* (*врождённая тонкостенная киста плевры или перикарда*)
Quellzelle *f* эпителиóидная клéтка *f* артериовенóзных анастомóзов
Quengelgips *m* гипс *m* для изготовлéния модéлей
Quengeln *n* мобилизáция *f* сустáвов; щадя́щая [мéдленная] разрабóтка *f* сустáвов
Quengelschnur *f* шнур *m* для разрабóтки сустáвов
Quengelverband *m* мобилизу́ющая повя́зка *f*
Quengelwachs *n* моделúрованный воск *m*
Quer-Ballistokardiogramm *n* поперéчная баллистокардиогрáмма *f*
Querbett *n* вóльхеровское положéние *n*
Querbinde *f* поперéчный бандáж *m*
Querbruch *m* поперéчный перелóм *m*
Querdarm *m s.* **Querkolon**
Querdisparation *f* поперéчное смещéние *n* изображéния
Querdurchströmung *f* поперéчная метóдика *f* наложéния электрóдов
Querfalte *f* поперéчная склáдка *f*
Querfortsatz *m* поперéчный отрóсток *m*
Querfortsatzloch *n* поперéчное отвéрстие *n*
Querfortsatzrippenmuskel *m* мы́шца *f*, поднимáющая ребрó
Quergang *m* **des Epoophorons** поперéчный канáлец *m* придáтка яи́чника
Querkolon *n* поперéчно-ободóчная кишкá *f*
Querkolondivertikel *n* дивертúкул *m* поперéчно-ободóчной кишкú
Querlage *f* поперéчное положéние *n* (*напр. плода*)
~, **verschleppte** запу́щенное поперéчное положéние *n* (*плода*)
Querlähmung *f* поперéчный паралúч *m* (*паралич, связанный с поперечным поражением спинного мозга*)
Querlüftung *f* сквознóе провéтривание *n*
Quermuskel *m* **der Bauchwand** поперéчная мы́шца *f* животá
Quernaht *f* поперéчный шов *m*
Querresektion *f* поперéчная резéкция *f*
~, **subglottische** подсклáдочная поперéчная резéкция *f* (*гортани*)
Querriß *m* поперéчный разры́в *m*
Querscheibe *f* поперéчный диск *m*
Querschenkel *m* поперéчная свя́зка *f* атлáнта
Querschiene *f* поперéчная шúна *f*
Querschnitt *m* поперéчный срез *m*; поперéчный разрéз *m*
Querschnittslähmung *f* паралúч *m* при поперéчном поражéнии спиннóго мóзга
Querschnittsläsion *f* поперéчное поражéние *n* спиннóго мóзга
Querschnittslokalisation *f* локализáция *f* [расположéние *n*] на поперéчном срéзе
Querschnittsmyelitis *f* поперéчный миелúт *m*
Querschnittsuntersuchung *f Epid.* исслéдование *n* «срéза» населéния
Querspalte *f* поперéчная щель *f*; поперéчная трéщина *f*
Querstand *m*, **tiefer** нúзкое поперéчное стоя́ние *n* (*головки плода*)
Querstreifung *f* поперéчная исчéрченность *f*
~, **periodische** периодúческая поперéчная исчéрченность *f*
Quersyndrom *n* синдрóм *m* поперéчного поражéния (*спинного мозга*)
Querteilung *f* поперéчное делéние *n*
Querulant *m* кверуля́нт *m*, сутя́жный психопáт *m*
Querulantenwahn *m* бред *m* кверуля́нтов, сутя́жное помешáтельство *n*
Querulieren *n* кверуля́нтство *n*
Quervain-Krankheit *f* болéзнь *f* де Кервéна, тендовагинúт *m*
Querwindung *f* поперéчная извúлина *f*
Querwulst *m* поперéчный вáлик *m*
Query-Fieber *m* ку-лихорáдка *f*, балкáнский грипп *m*, квúнслендская лихорáдка *f*
Querzetin *n* кверцетúн *m*
Querzusammenziehung *f* поперéчная контракту́ра *f*
quetschen раздáвливать
Quetschrißwunde *f* рвáно-ушúбленная рáна *f*
Quetschung *f* сжáтие *n*; ушúб *m*, размозжéние *n*
Quetschungsbeule *f* припу́хлость *f* на мéсте размозжéния ткáней
Quetschungsherd *m* очáг *m* размозжéния
Quetschungssyndrom *n* синдрóм *m* раздáвливания, краш-синдрóм *m*, травматúческий токсикóз *m*
Quetschwunde *f* ушúбленная рáна *f*
Quetschzange *f* раздáвливающий зажúм *m*
Quetschzone *f* зóна *f* раздáвливания
Quincke-Ödem *n* отёк *m* Квúнке, ангионевротúческий отёк *m*, крапúвница *f* Мúлтона
Quintana *f* пятиднéвная лихорáдка *f*
Quintusneuralgie *f* невралгúя *f* тройнúчного нéрва
Quotidiana *f* малярúя *f* с ежеднéвными прúступами
Quotient *m* коэффициéнт *m*; отношéние *n*
~, **kalorischer** калорúческий коэффициéнт *m* (*пищи*)
~, **oxydativer** окислúтельный коэффициéнт *m*
~, **respiratorischer** дыхáтельный коэффициéнт *m*
Q-Zacke *f* Q-зубéц *m* (*электрокардиограммы*)

R

rabbit disease *engl.* туляремия *f*
Rabbit-Skin-Test *m* внутрикожная проба *f* на кролике (*диагностика токсоплазмоза*)
Rabenschnabelfortsatz *m* клювовидный отросток *m*, *Processus coracoides*
Rabies *f* бешенство *n*
Rachen *m* глотка *f*; ротоглотка *f*; зев *m*
Rachenabstrich *m* мазок *m* из зева
Rachenbelag *m* налёт *m* в зеве
Rachenbeschwerden *f pl* жалобы *f pl* на неприятные ощущения в горле
Rachenblutung *f* кровотечение *n* из глотки
Rachendach *n* свод *m* носоглотки
Rachendiphtherie *f* дифтерия *f* зева
~, **toxische** токсическая дифтерия *f* зева
Rachenenge *f* зев *m*
Racheninspektion *f* осмотр *m* глотки
Rachenkatarrh *m* катаральный фарингит *m*
Rachenmandel *f* глоточная миндалина *f*
Rachenmandelhyperplasie *f* аденоидные вегетации *f pl*, аденоиды *m pl*
Rachenmuskelkrampf *m* фарингоспазм *m*
Rachenmuskellähmung *f* фарингоплегия *f*, паралич *m* мышц глотки
Rachenreflex *m* глоточный рефлекс *m*
Rachenring *m*, **lymphatischer** лимфаденоидное [лимфоидное] глоточное кольцо *n*
Rachentonsille *f* глоточная миндалина *f*
Rachentubus *m* интубационная трубка *f*
Rachischisis *f* расщепление *n* позвоночника
Rachitis *f* рахит *m*, «английская» болезнь *f*
~, **hepatogene** гепатогенный рахит *m*
~, **renale** почечный рахит *m*
~ **tarda** поздний рахит *m*
~, **Vitamin-D-resistente** рахит *m*, резистентный к лечению витамином D
Rachitisarmring *m* «рахитический браслет» *m*
Rachitisbeinring *m* «рахитический браслет» *m* на нижних конечностях
Racketschnitt *m* ракетный разрез *m*
Radgelenk *n* вращательный сустав *m*, *Articulatio trochoidea*
Radialis *m* лучевой нерв *m*
Radialislähmung *f* паралич *m* лучевого нерва
Radialisläsion *f* поражение *n* лучевого нерва
Radialisreflex *m* рефлекс *m* лучевого нерва
Radialisschnitt *m* перерезка *f* лучевого нерва
Radiation *f* излучение *n*
Radiationsanämie *f* лучевая анемия *f*
Radiationsdose *f*, **sterilisierende** стерилизующая доза *f* радиации
Radikalbehandlung *f* радикальное лечение *n*
Radikaleingriff *m* радикальное вмешательство *n*
Radikalhöhle *f* полость *f* после радикальной операции уха
Radikaloperation *f* радикальная операция *f*
Radikalsanierung *f* радикальная санация *f* (*инфекционных очагов*)
Radikotomie *f* радикотомия *f*, перерезка *f* корешков спинного мозга
Radikulalgie *f* корешковая невралгия *f*
Radikularzyste *f* зубная корневая киста *f*
Radikulitis *f* радикулит *m*
Radikuloneuritis *f* радикулоневрит *m*, корешковый неврит *m*
Radikulotomie *f* радикулотомия *f*
radioaktiv радиоактивный
Radioaktivität *f* радиоактивность *f*
~, **natürliche** природная радиоактивность *f*
Radioaktivitätsmeßanlage *f* радиометр *m*
Radioallergosorbent-Test *m* радиоаллергосорбентный тест *m*
Radioanalyse *f* радиоанализ *m*, анализ *m* с использованием радиоактивных изотопов
Radioautographie *f* авторадиография *f*
Radiobiologie *f* радиобиология *f*
Radiochemie *f* радиохимия *f*
Radiochromatographie *f* радиохроматография *f*
Radioderm(at)itis *f* дерматит *m*, вызванный ионизирующей радиацией
Radioeisen *n* радиоактивное железо *n*
Radioelektrode *f* радиоэлектрод *m*
Radioemanatorium *n* радиоэманаторий *m*, радоновый ингаляторий *m*
Radioempfindlichkeit *f* радиочувствительность *f*
Radiogold *n* радиоактивное золото *n*
Radiogoldtest *m* проба *f* с радиоактивным золотом
Radiographie *f* радиография *f*, рентгенография *f*
Radioimmun(o)elektrophorese *f* радиоиммуноэлектрофорез *m*
Radiointoxikation *f* отравление *n*, вызванное радиоактивными веществами
Radioisotop *n* радиоактивный изотоп *m*
Radioisotopendiagnostik *f* радиоизотопная диагностика *f*
Radiojod *n* радиоактивный [меченый] йод *m*
Radiojodtherapie *f* лечение *n* радиоактивным йодом
Radiokarpalgelenk *n* лучезапястный сустав *m*
Radiokohlenstoff *m* радиоактивный изотоп *m* углерода
Radiokrypton *n* радиоактивный криптон *m*
Radiolog(e) *m* радиолог *m*, врач-радиолог *m*
Radiologie *f* радиология *f*
~, **interventionelle** инвазивные методы *m pl* радиологии
~, **zahnärztliche** стоматологическая радиология *f*
Radiometer *n* радиометр *m*, дозиметр *m*
Radionuklid *n* радионуклид *m*, радиоактивный изотоп *m*
Radionuklidventrikulographie *f* изотопная вентрикулография *f*
Radioosteonekrose *f* лучевой остеонекроз *m*
Radiosensibilität *f* радиочувствительность *f*
Radioskopie *f* рентгеноскопия *f*
Radiostrontium *n* радиоактивный стронций *m*
Radiotherapie *f* лучевая терапия *f*
Radiotoxizität *f* токсичность *f* радиоактивного излучения
Radioulnargelenk *n* лучелоктевой сустав *m*
~, **distales** дистальный [нижний] лучелоктевой сустав *m*

~, **proximales** проксимáльный [вéрхний] лучелоктевóй сустáв *m*
Radiozäsium *n* радиоактúвный цéзий *m*
Radiozirkulographie *f* измерéние *n* скóрости кровотóка путём испóльзования радиоактúвных изотóпов
Radiumbad *n s.* **Radonbad**
Radiumbehandlung *f* лечéние *n* лучáми рáдия
Radiumbestrahlung *f* облучéние *n* рáдием
Radiumeinlage *f* уклáдка *f* рáдия
Radiumemanation *f* радóн *m*, эманáция *f* рáдия
Radiumfernbestrahlung *f* дистанциóнное облучéние *n* рáдием
Radiumkanone *f* рáдиевая пýшка *f*
Radiumkeratom *n* кератóма *f* пóсле рентгéновского облучéния кóжи
Radiumschädigung *f* поражéние *n* [повреждéние *n*] лучáми рáдия
Radiumschutz *m* защúта *f* от лучéй рáдия
Radiumstar *m* рáдиевая катарáкта *f*
Radiumstrahlen *m pl* лýчи *m pl* рáдия
Radiumstrahlenschutz *m* защúта *f* от лучéй рáдия
Radiumstrahlenwirkung *f* воздéйствие *n* [влияние *n*] лучéй рáдия
Radiumsulfat *n* сернокúслый рáдий *m*
Radiumtherapie *f* лечéние *n* лучáми рáдия
Radiumwarzen *f pl* бородáвки *f pl*, возникáющие на мéсте рентгéновского облучéния кóжи
Radius *m* лучевáя кóсть *f*
Radiusende *n* конéц *m* лучевóй кóсти
Radiusfraktur *f* перелóм *m* лучевóй кóсти
~, **typische** типúчный перелóм *m* лучевóй кóсти
Radiuskopf *m* голóвка *f* лучевóй кóсти
Radiusperiostreflex *m* рефлéкс *m* с надкóстницы лучевóй кóсти
Radix *f* кóрень *m*
Radkern *m* колесовúдное ядрó *n*
Radon *n* радóн *m*, эманáция *f* рáдия
Radonbad *n* **1.** радóновая вáнна *f* **2.** радóновый курóрт *m*
Radon-Balneotherapie *f* бальнеорадонотерапúя *f*
Radoninhalation *f* радóновая ингаляция *f*
Radon-Kohlensäure-Bad *n* **1.** углекúсло-радóновая вáнна *f* **2.** курóрт *m* с углекúсло-радóновыми вóдами
Radon-Starkwässer *n pl* концентрúрованные радóновые вóды *f pl*
Radontherapie *f* радонотерапúя *f*
Radonwasseranstalt *f* радонолечéбница *f*
Raffnaht *f* кисéтный шов *m*
Raffzahn *m* вéрхний резéц *m*
Ragozyt *m* рагоцúт *m*
Rakettschnitt *m* ракéтный разрéз *m*
Ramifikation *f* разветвлéние *n*
Ramikotomie *f* рамикотомúя *f*
Rand *m* край *m*
~, **äußerer** нарýжный [латерáльный] край *m*
~, **freier** свобóдный край *m* (*напр. клапана сердца*)
~, **gekerbter** зазýбренный край *m*
~, **innerer** внýтренний [медиáльный] край *m*
~, **scharfer** óстрый край *m*
~, **sichelförmiger** серповúдный край *m*
~, **stumpfer** тупóй край *m*
Randektasie *f* краевóе истончéние *n* (*роговицы*)
Randepithelisation *f* краевáя эпителизáция *f* (*раны*)
Randfurchenkeratitis *f* краевóй [маргинáльный] кератúт *m* с ладьевúдными изъязвлéниями
Randgeschwür *n* краевáя язва *f*
Randgeschwürkeratitis *f* краевóй язвенный кератúт *m*
Randinfiltrat *n* краевóй инфильтрáт *m*
Randkantenverschiebung *f* сдвиг *m* прикраевых учáстков слúзистой оболóчки голосовых склáдок
Randkeratitis *f* краевóй [маргинáльный] кератúт *m*
Randnaht *f* краевóй шов *m*
Randombreeding *n* рандомбрúдинг *m*, случáйное скрéщивание *n*
Randpartie *f* краевóй отдéл *m*
Randphlyktäne *f* краевáя фликтéна *f*
Randschlingennetz *n* сеть *f* сосýдов, окружáющих лимб
Randsinus *m* краевóй [подкáпсульный] сúнус *m* (*лимфатического узла*)
randständig краевóй
Randwulst *m* краевóй вáлик *m*
Randzone *f* краевáя зóна *f*
Rankenaneurysma *n* извитáя аневрúзма *f*
Rankenangiom *n* рацемóзная [ветвúстая] ангиóма *f*
rankenartig, rankenförmig рацемóзный, извитóй
Rankenneurom *n* плексифóрмная неврóма *f*
Ranula *f* рáнула *f* (*подъязычная ретенционная киста*)
ranzig прогóрклый
Rapport *m* раппóрт *m*
Raptus *m* рáптус *m*
~, **hysterischer** истерúческий рáптус *m*
~, **melancholischer** меланхолúческий рáптус *m*
Rarefizierung *f* разрежéние *n* (*напр. кости*)
Rash *m* быстропроходящая [мимолётная] сыпь *f*
Rasieren *n* бритьё
Rasierschanker *m* шанкр *m* на мéсте порéза кóжи во врéмя бритья
Rasierwarzen *f pl* бородáвки *f pl* на мéсте порéза кóжи во врéмя бритья
Raspatorium *n* распáтор *m*, скребóк *m*
Rasse *f* рáса *f*
Rasselgeräusche *n pl* хрúпы *m pl*
~, **brummende** жужжáщие хрúпы *m pl*
~, **feinblasige** мелкопузырчатые хрúпы *m pl*
~, **feuchte** влáжные хрúпы *m pl*
~, **giemende** свистящие хрúпы *m pl*
~, **großblasige** крупнопузырчатые хрúпы *m pl*
~, **kleinblasige** мелкопузырчатые хрúпы *m pl*
~, **klingende** звýчные хрúпы *m pl*
~, **knarrende** скрипýчие хрúпы *m pl*
~, **knatternde [knisternde]** потрéскивающие хрúпы *m pl*
~, **konsonierende** консонúрующие хрúпы *m pl*
~, **krepitierende** крепитúрующие хрúпы *m pl*
~, **mittelblasige** среднепузырчатые хрúпы *m pl*

~, **pfeifende** свистя́щие хри́пы *m pl*
~, **schwirrende [summende]** гудя́щие [жужжа́щие] хри́пы *m pl*
~, **tiefbrummende** басо́вые хри́пы *m pl*
~, **trockene** сухи́е хри́пы *m pl*
~, **zischende** шипя́щие хри́пы *m pl*
Rasseln *n s.* **Rasselgeräusche**
Rassenkreuzung *f* межра́совое скре́щивание *n*
Rassenmerkmal *n* ра́совый при́знак *m*
Rasterbestrahlung *f* облуче́ние *n* че́рез дифракцио́нную решётку
Rasterblende *f* дифракцио́нная решётка *f*
Rasterelektronenmikroskop *n* ра́стровый электро́нный микроско́п *m*
Rat *m* консульта́ция *f*, сове́т *m*
~, **genetischer** генети́ческая консульта́ция *f*
Ratlosigkeit *f* расте́рянность *f*
Rattenbißfieber *n*, **Rattenbißkrankheit** *f* содо́ку *m*, боле́знь *f* уку́са крыс
Rattenbißnekrose *f* некро́з *m* тка́ней в ме́сте уку́са кры́сы
Ratteneinheit *f* крыси́ная едини́ца *f* (*активности гормона*)
Rattenfleckfieber *n s.* **Rattentyphus**
Rattenfloh *m* крыси́ная блоха́ *f*
Rattenrickettsiose *f s.* **Rattentyphus**
Rattentest *m* о́пыт *m* [про́ба *f*] на кры́сах
Rattentyphus *m* крыси́ный сыпно́й тиф *m*, крыси́ный риккетсио́з *m*
Raucherkehlkopf *m* горта́нь *f* кури́льщика (*хронический ларингит*)
Rauchgasentstaubung *f* очи́стка *f* га́зовых вы́бросов в атмосфе́ру
Rauchgewohnheit *f* привы́чное куре́ние *n*
Rauchglasbrille *f* ды́мчатые очки́ *pl*
Rauhform *f* **der Bakterien** шерохова́тая фо́рма *f* бактериа́льных коло́ний
Rauhigkeit *f* шерохова́тость *f*; бугри́стость *f*
Raum *m* **1.** простра́нство *n*; ме́сто *n* **2.** помеще́ние *n*
~, **halbmondförmiger** полулу́нное простра́нство *n* Тра́убе
~, **Hannoverscher** ретрохруста́ликовая зо́на *f*
~, **intraligamentärer** внутрисвя́зочное [межсвя́зочное] простра́нство *n*
~, **perinuklearer** околоя́дерное простра́нство *n*
~, **subglottischer** подскла́дочное простра́нство *n*
~, **supraglottischer** надскла́дочное простра́нство *n*
~, **toter** мёртвое простра́нство *n* (*дыхательной системы*)
Raumanzug *m* высо́тно-компенси́рующий костю́м *m*
Raumauffassung *f* субъекти́вная оце́нка *f* (*восприятие*) простра́нства
Raumbefeuchtung *f* увлажне́ние *n* во́здуха в поме́щении
Raumdesinfektion *f* дезинфе́кция *f* помеще́ния
Raumdichte *f* объёмная пло́тность *f*
Räume *m pl*, **Fontanasche** фонта́новы простра́нства *n pl* (*пространства радужно-роговичного узла*)
Raumfahrernahrung *f* пита́ние *n* космона́втов
Raumfahrerosteoporose *f* остеопоро́з *m* космона́втов
Raumfahrtmedizin *f* косми́ческая медици́на *f*
Raumfahrtmikrobiologie *f* косми́ческая микробиоло́гия *f*
Raumfahrtphysiologie *f* косми́ческая физиоло́гия *f*
Raumhygiene *f* санита́рное содержа́ние *n* помеще́ний
Rauminhalation *f* группова́я ингаля́ция *f*; аэрозо́ль-терапи́я *f*
Rauminhalt *m* объём *m*
Raumklima *n* микрокли́мат *m* помеще́ний
Raumluftdesinfektion *f* дезинфе́кция *f* во́здуха в помеще́нии
Raumluftfiltration *f* фильтра́ция *f* во́здуха в помеще́нии
Raummedizin *f* косми́ческая медици́на *f*
Raumorientierung *f* простра́нственная ориента́ция *f*
Raumschwelle *f* простра́нственный поро́г *m* различе́ния
Raumsinn *m* объёмное восприя́тие *n*
Raumsphygmographie *f* объёмная сфигмогра́фия *f*
Raumtastsinn *m* стереогнози́я *f*
Raupenhaarkeratitis *f* керати́т *m* от раздраже́ния волоско́м гу́сеницы
Rausch *m* опьяне́ние *n*; оглуше́ние *n*, ра́уш *m* (*кратковременный неглубокий наркоз*)
~, **pathologischer** патологи́ческое опьяне́ние *n*
Rauschbrand *m* га́зовая гангре́на *f*
Rauschbrandbazillen *m pl*, **Rauschbrandklostridien** *f pl* клостри́дии *f pl* [па́лочки *f pl*] га́зовой гангре́ны, *Clostridium feseri*
Rauschgift *n* нарко́тик *m*
Rauschgiftsucht *f* наркома́ния *f*
Rauschmittel *n* опьяня́ющее наркоти́ческое сре́дство *n*
Rauschnarkose *f* ра́уш-нарко́з *m*
Rauschzustand *m* состоя́ние *n* оглуше́ния *или* опьяне́ния
Räuspern *n* отка́шливание *n*
Räusperzwang *m* навя́зчивое отка́шливание *n*
Rautengrube *f* ромбови́дная я́мка *f*
Rautenhirn *n* ромбови́дный мозг *m*
Rautenmuskel *m* ромбови́дная мы́шца *f*
Razemat *n* рацема́т *m*
razemös гроздеви́дный
RBW-Faktor *m*, **RBW-Wert** *m* коэффицие́нт *m* относи́тельной биологи́ческой эффекти́вности
Reabsorption *f* реабсо́рбция *f*
Readaptation *f* реадапта́ция *f*
~, **soziale** социа́льная реадапта́ция *f*
Readaptationszeit *f* вре́мя *f* реадапта́ции (*зрительной системы после засвета*)
Reafferenzprinzip *n* при́нцип *m* реаффере́нции
Reagens *n* реакти́в *m*
Reagenzglas *n* проби́рка *f*
Reagenzglasversuch *m* о́пыт *m* в проби́рке
Reagenzröhrchen *n* проби́рка *f*
Reagine *n pl* реаги́ны *m pl*

~, nicht präzipitierende непреципити́рующие реаги́ны *m pl*
Reakklimatisation *f* реакклиматиза́ция *f*
Reaktion *f* реа́кция *f*
~, **abnorme psychogene** реакти́вное состоя́ние *n*
~, **allergische** аллерги́ческая реа́кция *f*
~, **allergische verzögerte** аллерги́ческая реа́кция *f* заме́дленного ти́па
~, **anamnestische** анамнести́ческая реа́кция *f* (*иммунологическая*)
~, **atopische** атопи́ческая реа́кция *f*
~, **autoallergische** аутоаллерги́ческая реа́кция *f*
~, **hyperergische** гиперерги́ческая реа́кция *f*
~, **hypochondrische** ипохондри́ческая реа́кция *f*
~, **hypochondrische psychotische** ипохондри́ческий реакти́вный психо́з *m*
~, **hysterische** патологи́ческая истери́ческая реа́кция *f*
~, **inadequate** неадеква́тная реа́кция *f*
~, **leukämoide** лейкемо́идная реа́кция *f*
~, **lokale** ме́стная реа́кция *f*
~, **lymphomonozytäre** лимфомоноцита́рная реа́кция *f*
~, **myasthenische** миастени́ческая реа́кция *f*
~, **myospastische** миоспасти́ческая реа́кция *f*
~, **opsono-phagozytäre** опсонофагоцита́рная реа́кция *f*
~, **örtliche** ме́стная реа́кция *f*
~, **paranoide** патологи́ческая параноидная реа́кция *f*
~, **paranoische** патологи́ческая паранойя́льная реа́кция *f*
~, **phagozytische** фагоцита́рная реа́кция *f*
~, **psychische** психи́ческая реа́кция *f*
~, **psychogene** психоге́нная реа́кция *f*
~, **psychopathische** психопати́ческая реа́кция *f*
~, **querulatorische** сутя́жная реа́кция *f*
~, **reflektorische** рефлекто́рная реа́кция *f*
~, **reversible** обрати́мая реа́кция *f*
~, **schizophrene** шизофрени́ческая реа́кция *f*
~, **situativ ausgelöste** реа́кция *f* на вне́шнюю обстано́вку, ситуацио́нная реа́кция *f*
~, **spezifische** специфи́ческая реа́кция *f*
~, **systemische** систе́мная реа́кция *f*
~ **«Transplantat gegen Empfänger»** реа́кция *f* «трансплantáт про́тив хозя́ина»
~, **vasomotorische** вазомото́рная реа́кция *f*
~, **verzögerte** реа́кция *f* заме́дленного ти́па
~ **vom Soforttyp** реа́кция *f* неме́дленного ти́па
Reaktionsablauf *m* тече́ние *n* [ход *m*] реа́кции
Reaktionsbedingung *f* усло́вие *n* реа́кции
Reaktionsbeschleunigung *f* ускоре́ние *n* реа́кции
Reaktionsfähigkeit *f* реакти́вность *f*, спосо́бность *f* реаги́ровать
Reaktionsgeschwindigkeit *f* ско́рость *f* реа́кции
Reaktionshemmung *f* ингиби́ция *f* [торможе́ние *n*] реа́кции
Reaktionskörper *m* вещество́ *n*, вступа́ющее в реа́кцию
Reaktionsschwelle *f* поро́г *m* реа́кции
Reaktionstherapie *f* лече́ние *n*, вызыва́ющее целенапра́вленные реа́кции
reaktionsträge ине́ртный, (хими́чески) пасси́вный
Reaktionsumschlag *m* измене́ние *n* реа́кции
Reaktionsvorgang *m* проце́сс *m* реа́кции
Reaktionszeit *f* вре́мя *n* [продолжи́тельность *f*] реа́кции
~, **psychische** вре́мя *n* психи́ческой реа́кции
Reaktionszentrum *n* реакти́вный центр *m* [центр *m* размноже́ния, све́тлый центр *m*] лимфати́ческого узла́
Reaktivhyperämie *f* реакти́вная гиперемия *f*
Reaktivierung *f* реактива́ция *f*
Reaktivität *f* реакти́вность *f*
~, **immunologische** иммунологи́ческая реакти́вность *f*
~, **physiologische** физиологи́ческая реакти́вность *f*
~, **verkehrte** извращённая реакти́вность *f*
Reamputation *f* реампута́ция *f*
Reanimation *f* реанима́ция *f*
~, **kardiorespiratorische** серде́чно-дыха́тельная реанима́ция *f*
Reanimationsmedizin *f* реаниматоло́гия *f*
Reanimationszentrum *n* реанимацио́нный центр *m*
Rebound *m* реба́унд *m*, возвра́т *m* к пре́жнему патологи́ческому состоя́нию
Rebound-Phänomen *n* фено́мен *m* обра́тного толчка́ [рикоше́та]
rechtsdrehend правовраща́ющий
Rechtshändigkeit *f* правору́кость *f*
Rechtsherz *n* пра́вая полови́на *f* се́рдца
Rechtsherzinsuffizienz *f*, **Rechtsherzversagen** *n* недоста́точность *f* пра́вого желу́дочка се́рдца, правожелу́дочковая недоста́точность *f*
Rechtshypertrophie *f* гипертрофи́я *f* пра́вых отде́лов се́рдца
Rechtsichtigkeit *f* эмметропи́я *f*
Rechtsinsuffizienz *f s.* **Rechtsherzinsuffizienz**
Rechtskolon *n* пра́вая полови́на *f* то́лстой кишки́
Rechtskolonkarzinom *n* рак *m* пра́вой полови́ны то́лстой кишки́
Rechts-links-Shunt *m* шунт *m* спра́ва нале́во
Rechtspositionstyp *m* пра́вый тип *m* электрокардиогра́ммы; отклоне́ние *n* электри́ческой оси́ впра́во
Rechtsrollung *f* рота́торное движе́ние *n* глаз с накло́ном вертика́льного меридиа́на впра́во
Rechtsschenkelblock *m* блока́да *f* пра́вой но́жки (*пучка Гиса*)
Rechtstyp *m* правогра́мма *f* (*сердца*)
Rechtsüberlastung *f* перегру́зка *f* пра́вых отде́лов се́рдца
Rechtsverschiebung *f* сдвиг *m* впра́во лейкоцита́рной фо́рмулы
Rechtsverspätung *f* запа́здывание *n* проведе́ния и́мпульса по пра́вому желу́дочку
Reckgriff *m* вытя́гивающий захва́т *m* рука́ми (*при вертикальном вытяжении*)
Recrudeszenz *f* возвра́т *m* боле́зни, возобновле́ние *n* проявле́ний боле́зни
Recruitment *n* рекру́тмент *m*, фено́мен *m* ускó-

ренного вырáвнивания грóмкости (*при аудиометрии*)
Rectusscheide *f* влагáлище *n* прямóй мы́шцы животá
recurrens возврáтный
Recurrensparese *f* парéз *m* возврáтного нéрва
red-boy *engl.* квашиóркор *m*
redestillieren повтóрно дистилли́ровать
Redon-Drainage *f* мéтод *m* Редóна (*дренирования ран*)
Redoxasen *f pl* окисли́тельно-восстанови́тельные ферме́нты *m pl*
Redoxindikator *m* окисли́тельно-восстанови́тельный индикáтор *m*
Redoxpotential *n* окисли́тельно-восстанови́тельный потенциáл *m*
Redoxsystem *n* окисли́тельно-восстанови́тельная систéма *f*
Redressement *n*, **Redression** *f* редрессáция *f* (*бескровная ликвидация деформаций костей и суставов*)
Redressionsgipsverband *m* ги́псовая редрессиóнная повя́зка *f*
Reduktase *f* редуктáза *f*
Reduktion *f* **1.** восстановлéние *n* **2.** сокращéние *n*; редýкция *f* **3.** вправлéние *n*
~, **doppelte** двойнáя редýкция *f*
~, **gerichtete** напрáвленная редýкция *f*
Reduktionsdiät *f* ограни́ченная диéта *f*
Reduktionsferment *n* восстанáвливающий фермéнт *m*
Reduktionskost *f* ограни́ченная диéта *f*
Reduktionskur *f* лечéние *n*, напрáвленное на уменьшéние мáссы тéла
Reduktionsmittel *n* восстанови́тель *m*
Reduktions-Oxydations-System *n* окисли́тельно-восстанови́тельная систéма *f*
Reduktionsprobe *f* прóба *f* с восстановлéнием
Reduktionsspalt *m* редукциóнная щель *f*
Reduktionsteilung *f* мейóз *m*, редукциóнное делéние *n*
Reduplikation *f* редупликáция *f*
Redux *m* остáточная крепитáция *f*
Reeingriff *m* повтóрная оперáция *f*; повтóрное вмешáтельство *n*
Refertilisierung *f* восстановлéние *n* репродукти́вной фýнкции
Refertilisierungsoperation *f* оперáция *f* по восстановлéнию репродукти́вной фýнкции
Refixationsreflex *m* рефлéкс *m* к возобновлéнию фиксáции объéкта *или* к пóиску нóвого
Reflex *m* рефлéкс *m*
~, **alliierter** уси́ленный [подкреплённый] рефлéкс *m*
~, **antagonistischer** антагонисти́ческий рефлéкс *m*
~, **axialer** аксиáльный рефлéкс *m*
~, **bedingter [erlangter, erworbener]** услóвный рефлéкс *m*
~, **exterozeptiver** экстероцепти́вный рефлéкс *m*
~, **gekreuzter** перекрёстный рефлéкс *m*
~, **gesteigerter** повы́шенный рефлéкс *m*
~, **hemmender** тормозя́щий [тормознóй] рефлéкс *m*
~, **ideomotorischer** идеомотóрный рефлéкс *m*
~, **interozeptiver** интероцепти́вный рефлéкс *m*
~, **konditionierter** услóвный рефлéкс *m*
~, **konsensueller** содрýжественный рефлéкс *m*
~, **kortikoviszeraler** кортиковисцерáльный рефлéкс *m*
~, **monosynaptischer** моносинапти́ческий рефлéкс *m*
~, **motorischer** дви́гательный рефлéкс *m*
~, **okulokardialer** глазосердéчный рефлéкс *m*
~, **pathologischer** патологи́ческий рефлéкс *m*
~, **pilomotorischer** пиломотóрный рефлéкс *m*
~, **propriozeptiver** проприоцепти́вный рефлéкс *m*
~, **sekretorischer** секретóрный рефлéкс *m*
~, **summarischer** суммациóнный рефлéкс *m*
~, **unbedingter** безуслóвный рефлéкс *m*
~, **vagovagaler** вáго-вагáльный рефлéкс *m*
~, **verspäteter** запáздывающий рефлéкс *m*
~, **viszerokutaner** висцерокутáнный рефлéкс *m*
~, **viszero-viszeraler** висцéро-висцерáльный рефлéкс *m*
~, **zeitweiliger** врéменный рефлéкс *m*
Reflexamplitude *f* величинá *f* [амплитýда *f*] рефлéкса
Reflexaphasie *f* рефлектóрная афази́я *f*
Reflexasthma *n* рефлектóрная áстма *f*
Reflexaudiometrie *f* рефлектóрная аудиометри́я *f*
Reflexausfall *m* выпадéние *n* рефлéкса
Reflexauslösung *f* вызывáние *n* рефлéкса
Reflexbahn *f* рефлектóрная дугá *f*
Reflexbahnung *f* проторéние *n* пути́ рефлéкса
Reflexbewegung *f* рефлектóрное движéние *n*
Reflexbogen *m* рефлектóрная дугá *f*
Reflexemetikum *n* рвóтное срéдство *n* рефлектóрного дéйствия
Reflexepilepsie *f* рефлектóрная эпилепси́я *f*
Reflexerlöschen *n* угасáние *n* рефлéкса
Reflexerregbarkeit *f* рефлектóрная возбуди́мость *f*
Reflexerythem *n* **der Haut** рефлектóрная эритéма *f* кóжи
Reflexexpektoranzium *n* отхáркивающее срéдство *n* рефлектóрного дéйствия
Reflexhemmung *f* торможéние *n* рефлéкса
Reflexhusten *m* рефлектóрный кáшель *m*
Reflexion *f* отражéние *n*; отображéние *n*
Reflexkrampf *m* рефлектóрная сýдорога *f*
Reflexlähmung *f* рефлектóрный парали́ч *m*
Reflexlosigkeit *f* отсýтствие *n* рефлéкса
Reflexmassage *f* массáж *m* рефлектóрных зон
Reflexmechanismus *m* механи́зм *m* рефлéкса
Reflexschwäche *f* гипорефлекси́я *f*
Reflextachykardie *f* рефлектóрная тахикарди́я *f*
Reflextherapie *f* рефлексотерапи́я *f*
Reflextonus *m* рефлектóрный тóнус *m*
Reflexunerregbarkeit *f* рефлектóрная невозбуди́мость *f*
Reflexverlust *m* потéря *f* [утрáта *f*] рефлéксов
Reflexverminderung *f* гипорефлекси́я *f*
Reflexvorgang *m* рефлектóрный процéсс *m*
Reflexweg *m* путь *m* рефлéкса
Reflexwirkung *f* рефлектóрное дéйствие *n*

Reflexzeit *f* продолжи́тельность *f* рефле́кса
Reflexzone *f* рефлекто́рная зо́на *f*
Reflexzonenmassage *f* масса́ж *m* рефлекто́рных зон
Reflexzuckung *f* рефлекто́рное подёргивание *n*
Reflux *m* рефлю́кс *m*
~, **duodenogastraler** дуоденогастра́льный рефлю́кс *m*
~, **gastroösophagealer** желу́дочно-пищево́дный рефлю́кс *m*
~, **pyelorenaler** лоха́ночно-по́чечный рефлю́кс *m*
~, **vesikorenaler** пузы́рно-по́чечный рефлю́кс *m*
Refluxkrankheit *f* **des Oesophagus, Refluxösophagitis** *f* рефлю́кс-эзофаги́т *m*
refraktär рефракте́рный, невосприи́мчивый
Refraktärperiode *f*, **Refraktärphase** *f* рефракте́рный пери́од *m*
Refraktion *f* рефра́кция *f*, преломле́ние *n* луче́й
~, **statische** стати́ческая [клини́ческая] рефра́кция *f*
Refraktionsanomalie *f s.* **Refraktionsfehler**
Refraktionsaugenspiegel *m* ручно́й офтальмоско́п *m*
Refraktionsbestimmung *f* рефрактометри́я *f*
~ **mit dem Laser** ла́зерная рефрактометри́я *f*
Refraktionsbrille *f* очки́ *pl*, корриги́рующие анома́лии рефра́кции
Refraktionsentwicklung *f* разви́тие *n* рефра́кции
Refraktionsfehler *m* аметропи́я *f*, анома́лия *f* рефра́кции гла́за
Refraktionsgleichgewicht *n* изометропи́я *f*
Refraktionsprüfung *f* иссле́дование *n* рефра́кции
Refraktometrie *f* рефрактометри́я *f*
Refrakturierung *f* остеоклази́я *f* (*остеотомия в целях репозиции кости после неправильного сращения перелома*)
Refrigentium *n* охлажда́ющее сре́дство *n*
Refrigeration *f* переохлажде́ние *n*
Refrigerationslähmung *f* холодо́вый парали́ч *m*
Regelblutung *f* менструа́ция *f*
Regelsperrzeit *f* каранти́н *m*
Regelung *f* регуля́ция *f*
Regelzentrum *n* регули́рующий центр *m*
Regen *m pl*, **saure** кисло́тные дожди́ *m pl*
Regenbad *n* душ *m*
Regenbogenfarbensehen *n* спектра́льная хроматопси́я *f*
Regenbogenhaut *f* ра́дужка *f*, ра́дужная оболо́чка *f*
Regenbogenhautentzündung *f* ири́т *m*, воспале́ние *n* ра́дужной оболо́чки
Regenbogenschlagader *f* арте́рия *f* ра́дужной оболо́чки, *Arteria iridis*
Regenbogensehen *n* хроматопси́я *f*
Regenbogen-Strahlenkörper-Entzündung *f* иридоцикли́т *m*
Regenbrause *f* душ *m*
Regeneration *f* регенера́ция *f*, восстановле́ние *n*
~, **pathologische** патологи́ческая регенера́ция *f*
~, **physiologische** физиологи́ческая регенера́ция *f*
~, **reparative** репарати́вная регенера́ция *f*
Regenerationsepithel *n* регенери́рующий эпите́лий *m*
Regenerationsfähigkeit *f* регенерацио́нная спосо́бность *f*
Regenerationskur *f* восстанови́тельное лече́ние *n*; реабилита́ция *f*, восстановле́ние *n* трудоспосо́бности
Regenerationszeichen *n pl* при́знаки *m pl* регенера́ции
Regenerationszelle *f* регенери́рующая кле́тка *f*
Regenerationszone *f* зо́на *f* регенера́ции
Regenklima *n* вла́жный [дождли́вый] кли́мат *m*
Regenwasserableitung *f* дождева́я [ли́вневая] канализа́ция *f*
Regenwurmmuskel *m* червеобра́зная мы́шца *f* (*кисти*)
Regionalanästhesie *f* региона́льная анестези́я *f*
Regionärhämodynamik *f* региона́рная [региона́льная] гемодина́мика *f*
Registrierung *f*, **fortlaufende** дли́тельная [непреры́вная] за́пись *f*
Regler *m* регуля́тор *m*
Reglersystem *n* регули́рующая систе́ма *f*
Reglosigkeit *f* неподви́жность *f*
Regression *f* регре́ссия *f*, регре́сс *m*, инволю́ция *f*, обра́тное разви́тие *n*
~, **psychische** психи́ческая регре́ссия *f*
Regressionskern *m* регрессио́нное ядро́ *n*
Regressionslinie *f* ли́ния *f* регре́ссии
regressiv регресси́вный
Regulation *f* регуля́ция *f*
~, **humorale** гумора́льная регуля́ция *f*
~, **neurohumorale** нейрогумора́льная регуля́ция *f*
~, **vegetative** вегетати́вная регуля́ция *f*
~, **zentrale** центра́льная [мозгова́я] регуля́ция *f*
Regulationsebene *f* у́ровень *m* регуля́ции
Regulationskrankheit *f* боле́знь *f*, свя́занная с наруше́нием регуля́ции
Regulationspathologie *f* патоло́гия *f* регуля́ции
Regulationsstörung *f* наруше́ние *n* регуля́ции
~, **orthostatische** ортостати́ческое наруше́ние *n* регуля́ции (*артериального давления*)
Regulationstherapie *f* лече́ние *n*, улучша́ющее фу́нкции регуля́торных систе́м органи́зма
Regulationsvorgang *m* проце́сс *m* регуля́ции
Regulatorgen *n* ген-регуля́тор *m*
Regung *f* побужде́ние *n*; и́мпульс *m*
Regungslosigkeit *f* неподви́жность *f*; торпи́дность *f*; отсу́тствие *n* побужде́ний
Regungsmoment *n* и́мпульс *m*
Regurgitation *f* регургита́ция *f*
Regurgitationsfraktion *f* регургитацио́нная фра́кция *f*
Regurgitationsgeräusch *n* шум *m* регургита́ции
Regurgitationsvolumen *n* регургитацио́нный объём *m*
Rehabilitand *m* больно́й *m*, подверга́ющийся реабилита́ции
Rehabilitation *f* реабилита́ция *f*, восстановле́ние *n* трудоспосо́бности
~, **medizinische** медици́нская реабилита́ция *f*
~ **der psychischen Kranken** реабилита́ция *f* психи́чески больны́х

~, **soziale** социа́льная реабилита́ция *f*
Rehabilitationsabteilung *f* отделе́ние *n* реабилита́ции
Rehabilitationsbehandlung *f* реабилитацио́нное лече́ние *n*
Rehabilitationseffektivität *f*, **ökonomische** экономи́ческая эффекти́вность *f* реабилита́ции
Rehabilitationsklinik *f* реабилитацио́нная кли́ника *f*
Rehabilitationskrankenhaus *n s.* **Rehabilitationszentrum**
Rehabilitationskurort *m* куро́рт *m* реабилитацио́нного про́филя
Rehabilitationszentrum *n* реабилитацио́нный центр *m*
~ **für die Blinden** центр *m* реабилита́ции слепы́х
Rehn-Kutisplastik *f* переса́дка *f* ко́жи по Ре́ну
Reibegeräusch *n* шум *m* тре́ния
~, **extrakardiales** экстракардиа́льный шум *m* тре́ния
~, **perikardiales** шум *m* тре́ния перика́рда
~, **pleurales** шум *m* тре́ния плёвры
~, **pleuroperikardiales** плевроперикардиа́льный шум *m* тре́ния
Reibemassage *f* масса́ж *m* растира́нием
Reiben *n* **1.** тре́ние *n* **2.** шум *m* тре́ния
Reibjucken *n* зуд *m* ко́жи, возника́ющий от тре́ния
Reibung *f* растира́ние *n* (*массажный приём*)
Reibungsgeräusch *n s.* **Reibegeräusch**
Reife *f* зре́лость *f*
Reifenbahre *f* ката́лка *f*
Reifengefühl *n* чу́вство *n* сдавле́ния о́бручем
Reifenübungen *f pl* упражне́ния *n pl* с о́бручем
Reifezeichen *n* при́знак *m* зре́лости (*напр. новорождённого*)
Reifezeit *f* пери́од *m* полово́го созрева́ния
Reifung *f* созрева́ние *n*
~, **sexuelle** полово́е созрева́ние *n*
Reifungsakzeleration *f* ускоре́ние *n* созрева́ния
Reifungsalter *n* во́зраст *m* полово́го созрева́ния, пуберта́тный во́зраст *m*
Reifungsblockierung *f*, **Reifungshemmung** *f* заде́ржка *f* созрева́ния
Reifungsphase *f* фа́за *f* созрева́ния
Reifungsprozeß *m* проце́сс *m* созрева́ния
Reifungsquotient *m* сре́дний показа́тель *m* при оце́нке полово́го разви́тия по ра́зным при́знакам
Reifungsstadium *n* ста́дия *f* созрева́ния
Reifungsstörung *f* наруше́ние *n* созрева́ния
Reifungszeichen *n pl* **der Blutzellen** при́знаки *m pl* созрева́ния кле́ток кро́ви
Reifzeichen *n s.* **Reifezeichen**
Reihe *f* ряд *m*
~, **bunte** пёстрый ряд *m* (*набор избирательных сред в микробиологии*)
~, **lyotrope** лиотро́пный ряд *m*
Reihenimpfung *f* поголо́вная вакцина́ция *f*
Reihenprüfungsmethode *f* сери́йный ме́тод *m* контро́ля
Reihenuntersuchung *f* ма́ссовое медици́нское обсле́дование *n*
~, **gezielte** целево́е ма́ссовое медици́нское обсле́дование *n*
Reil-Finger *m* «мёртвый па́лец» *m*, симпто́м *m* Ре́йля (*разновидность синдрома Рейно*)
Reimplantation *f* реимпланта́ция *f*, повто́рная импланта́ция *f*
Reinalkaloid *n* очи́щенный алкало́ид *m*
Reinantigen *n* очи́щенный антиге́н *m*
Reinerbigkeit *f* гомозиго́тность *f*
Reinfarkt *m* повто́рный инфа́ркт *m*
Reinfektion *f* реинфе́кция *f*
Reinfusion *f* реинфу́зия *f*
Reinigung *f* очи́стка *f*
~, **künstlichbiologische** иску́сственная биологи́ческая очи́стка *f*
Reinigungsbad *n* гигиени́ческая ва́нна *f*
Reinigungsklistier *n* очисти́тельная кли́зма *f*
Reinigungsmittel *n* очисти́тельное сре́дство *n*
Reinkultur *f* чи́стая культу́ра *f*
Reinprotein *n* чи́стый бело́к *m*
reinrassig чистокро́вный
Reinraumtechnik *f* те́хника *f* очи́стки во́здуха
Reintegration *f*, **soziale** реинтегра́ция *f* в социа́льную среду́
Reintonaudiometrie *f* тона́льная аудиометри́я *f*
Reintonschwellenaudiogramm *n* тона́льная поро́говая аудиогра́мма *f*
Reintonschwellenaudiometrie *f* поро́говая тона́льная аудиометри́я *f*
Reinversion *f* реинве́рсия *f*
Reinzüchtung *f* разведе́ние *n* чи́стой культу́ры
Reiseapotheke *f* доро́жная апте́чка *f*
Reisesserkrankheit *f* бе́ри-бе́ри *f*
Reiseurinflasche *f* доро́жный мочеприёмник *m*
Reisfeldfieber *n* лихора́дка *f* рисово́дов
Reiskörperhygrom *n* гигро́ма *f* с ри́совыми тельца́ми
Reis-Obst-Diät *f* ри́сово-фрукто́вая дие́та *f*
Reisschleim *m* ри́совый отва́р *m*
Reißen *n* о́страя [разрыва́ющая] боль *f*
reißend рву́щий, дёргающий (*о боли*)
Reißnagelsymptom *n* симпто́м *m* канцеля́рской кно́пки (*при дискоидной красной волчанке*)
Reisstärke *f* ри́совый крахма́л *m*
Reißzahn *m* клык *m*
Reiswasserstuhl *m* стул *m* в ви́де ри́сового отва́ра
Reiswasserstuhlkrankheit *f* холе́ра *f*
Reiten *n*, **therapeutisches** лече́бная верхова́я езда́ *f*
Reiterchen *n* нае́здник *m* (*1. тип помутнения хрусталика 2. тромб*)
Reiter-Krankheit *f* боле́знь *f* Ре́йтера
Reithosenanästhesie *f* о́бласть *f* анестези́и в ви́де рейту́з
Reittherapie *f* лече́бная верхова́я езда́ *f*
Reiz *m* **1.** раздраже́ние *n* **2.** раздражи́тель *m*
~, **adäquater** адеква́тное раздраже́ние *n*
~, **aktinischer** лучево́й раздражи́тель *m*
~, **akustischer** слухово́й раздражи́тель *m*
~, **äußerer** вне́шний раздражи́тель *m*
~, **außerordentlicher** чрезвыча́йный раздражи́тель *m*
~, **bakterieller** бактериа́льный раздражи́тель *m*

~, **bedingter** услóвный раздражи́тель *m*
~, **bekräftigender** подкрепля́ющий раздражи́тель *m*
~, **chemischer** хими́ческий раздражи́тель *m*
~, **einwirkender** дéйствующий раздражи́тель *m*
~, **exterozeptiver** внéшний [экстероцепти́вный] раздражи́тель *m*
~, **galvanischer** гальвани́ческий раздражи́тель *m*
~, **inadäquater** неадеквáтное раздражéние *n*
~, **innerer** вну́тренний раздражи́тель *m*
~, **interozeptiver** интероцепти́вный раздражи́тель *m*
~, **kalorischer** теплово́й раздражи́тель *m*
~, **mechanischer** механи́ческое раздражéние *n*
~, **negativer** отрицáтельный раздражи́тель *m*
~, **nozizeptiver** болево́й раздражи́тель *m*
~, **pathogener** патогéнный раздражи́тель *m*
~, **positiver** положи́тельный раздражи́тель *m*
~, **propriozeptiver** проприоцепти́вный раздражи́тель *m*
~, **rotatorischer** вращáтельное раздражéние *n* (*при вращательном вестибулярном тесте*)
~, **schädigender** повреждáющее раздражéние *n*
~, **schwelliger** порóговое раздражéние *n*
~, **spezifischer** специфи́ческий раздражи́тель *m*
~, **submaximaler** субмаксимáльное раздражéние *n*
~, **thermischer** теплово́й раздражи́тель *m*
~, **toxischer** токси́ческий раздражи́тель *m*
~, **überschwelliger** надпорóговый раздражи́тель *m*
~, **überstarker** сверхси́льное раздражéние *n*
~, **unbedingter** безуслóвный раздражи́тель *m*
~, **unspezifischer** неспецифи́ческий раздражи́тель *m*
~, **unterschwelliger** надпорóговый раздражи́тель *m*
~, **verbaler** словéсный [речево́й] раздражи́тель *m*
~, **visueller** зри́тельный раздражи́тель *m*
Reizabstufung *f* дозирóвка *f* раздражáющего воздéйствия
Reizantwort *f* ответ *m* на раздражéние
Reizart *f* вид *m* раздражéния; прирóда *f* раздражи́теля
Reizaufnahme *f* восприя́тие *n* раздражéния, рецéпция *f*
reizaufnehmend рецéпторный
reizbar возбуди́мый, раздражи́мый; раздражи́тельный
Reizbarkeit *f* раздражи́мость *f*
Reizbarkeitssteigerung *f* повышéние *n* раздражи́мости
Reizbeantwortung *f* ответ *m* на раздражéние
Reizbedingung *f* услóвис *n* раздражéния
Reizbehandlung *f* лечéние *n* раздражéнием (*неспецифическим*)
Reizbewältigung *f* преодолéние *n* раздражéния
Reizbewegung *f* движéние *n* (в ответ) на раздражéние
Reizbildungsstörung *f* нарушéние *n* формировáния раздражéния
Reizbläschen *n* пузырькóвый лишáй *m*, гéрпес *m*
Reizblase *f* гиперестези́я *f* мочевóго пузыря́
Reizdarm *m* раздражённый кишéчник *m*
Reizdauer *f* продолжи́тельность *f* [дли́тельность *f*] раздражéния *или* раздражáющего воздéйствия
Reizdentin *n* втори́чный денти́н *m*, денти́н *m* раздражéния
Reizdosierung *f* дозирóвка *f* раздражéния
Reizeffekt *m*, **Reizeinwirkung** *f* воздéйствие *n* раздражéния
Reizelektrode *f* раздражáющий электрóд *m*
Reizempfänger *m s.* **Rezeptor**
Reizempfindlichkeit *f* восприи́мчивость *f* [чувстви́тельность *f*] к раздражéнию
reizen раздражáть, возбуждáть
Reizerfolg *m* результáт *m* раздражéния
Reizerguß *m* реакти́вный вы́пот *m*
Reizerreger *m* раздражи́тель *m*
Reizerscheinung *f* симптóм *m* раздражéния
Reizfläche *f* **der Netzhaut** рецепти́вное пóле *n* сетчáтки
Reizform *f* **im Blutbild** фóрменные элемéнты *m pl* крóви, свидéтельствующие о раздражéнии
Reizgeschwür *n* я́зва *f* от раздражéния
Reizgift *n* раздражáющий яд *m*
Reizhaare *n pl* **nach Frey** волоски́ *m pl* Фрéя для выявлéния рогови́чного рефлéкса
Reizhusten *m* кáшель *m* вслéдствие раздражéния дыхáтельных путéй
Reizhyperämie *f* ирритати́вная гиперемия *f*
Reizintensität *f* си́ла *f* [интенси́вность *f*] раздражéния
Reizklima *n* раздражáющий кли́мат *m* (*напр. с резкими перепадами погоды*)
Reizkolon *n* раздражённая тóлстая кишкá *f*
Reizkörpertherapie *f* раздражáющая терапи́я *f*
Reizleitung *f* проведéние *n* раздражéния
reizleitungsbeschleunigend дромотрóпный
Reizleitungsstörung *f* нарушéние *n* проводи́мости; нарушéние *n* проведéния и́мпульса
Reizleitungssystem *n* проводя́щая систéма *f* (*напр. сердца*)
Reizmagen *m* синдрóм *m* раздражённого желу́дка
Reizmilderung *f* смягчéние *n* [уменьшéние *n*] раздражáющего дéйствия
Reizmittel *n* раздражáющее срéдство *n*
Reizpolyglobulie *f* втори́чная полиглобули́я *f*
Reizprobe *f* провокациóнная прóба *f*
Reizquelle *f* истóчник *m* раздражéния
Reizschwelle *f* порóг *m* раздражéния
Reizschwellensenkung *f* снижéние *n* порóга раздражи́мости
Reizserienbehandlung *f*, **Reizserientherapie** *f* лечéние *n* сéрией раздражéний
Reizspuren *f pl* следовóе раздражéние *n*
Reizstärke *f* си́ла *f* раздражéния
Reizströme *m pl* и́мпульсные тóки *m pl* раздражáющего дéйствия
Reizstrommassage *f* электромассáж *m* и́мпульсными тóками
Reizstromtherapie *f* и́мпульсная терапи́я *f*
Reiztherapie *f* раздражáющая терапи́я *f*
Reizung *f* раздражéние *n*, возбуждéние *n*

Reizvorgang *m* проце́сс *m* раздраже́ния
Reizwahrnehmung *f* восприя́тие *n* раздраже́ния
Reizwirkung *f* раздраже́ние *n*; раздража́ющее де́йствие *n*
~, lokale ме́стное раздража́ющее де́йствие *n*
Reizzeit *f* вре́мя *n* возде́йствия раздражи́теля
Rekalzifikationszeit *f* вре́мя *n* рекальцифика́ции
Rekanalisation *f* реканализа́ция (*тромба*)
Rekavernostomie *f* повто́рная каверностоми́я *f*
Reklination *f* выпрямле́ние *n*, реклина́ция *f*
Reklinationsbehandlung *f* реклинацио́нное лече́ние *n*; постепе́нное выпрямле́ние *n* позвоно́чника
Rekombinant *n* ви́рус-рекомбина́нт *m*
Rekombination *f* рекомбина́ция *f*
~, mitotische митоти́ческая рекомбина́ция *f*
Rekombinationsallele *n pl* рекомбинацио́нные алле́ли *f pl*
Rekombinationswert *m* частота́ *f* рекомбина́ций
Rekompensation *f* восстановле́ние *n* компенса́ции
Rekon *n* реко́н *m*
Rekonditionierungsbehandlung *f* восстанови́тельное лече́ние *n* трениро́вочными ме́тодами
Rekonvaleszent *m* реконвалесце́нт *m*, выздора́вливающий *m*
Rekonvaleszenten-Gammaglobulin *n* га́мма-глобули́н *m* реконвалесце́нта
Rekonvaleszentenserum *n* сы́воротка *f* реконвалесце́нта
Rekonvaleszenz *f* реконвалесце́нция *f*, выздоровле́ние *n*
Rekreation *f* о́тдых *m*, восстановле́ние *n* сил
Rekrudeszenz *f* ухудше́ние *n* состоя́ния больно́го
Rektalfistel *f* свищ *m* прямо́й кишки́
Rektalgeschwür *n* я́зва *f* прямо́й кишки́
Rektalgie *f* прокталги́я *f*, бо́ли *f pl* в прямо́й кишке́
Rektalinfusion *f* прямокише́чная инфу́зия *f*, влива́ние *n* в пряму́ю кишку́
Rektalis *f* прямокише́чная арте́рия *f*
Rektalnarkose *f* прямокише́чный нарко́з *m*
Rektalspuckenkot *m* стул *m* в ви́де плевко́в
Rektaltemperatur *f* температу́ра *f* в прямо́й кишке́
Rektaluntersuchung *f* ректа́льное иссле́дование *n*
rektifiziert очи́щенный
Rektitis *f* ректи́т *m*, прокти́т *m*
Rektococcygopexie *f* ректококцигопекси́я *f*, подшива́ние *n* прямо́й кишки́ к ко́пчику
Rekto-Fiberskop *n* ректоско́п *m* с волоко́нной о́птикой
Rektokolitis *f* ректоколи́т *m*
Rektoperineorrhaphie *f* шов *m* проме́жности и прямо́й кишки́
Rektopexie *f* ректопекси́я *f*, подшива́ние *n* прямо́й кишки́
Rektoplastik *f* пла́стика *f* прямо́й кишки́
Rektoromanoskopie *f* ректороманоскопи́я *f*
Rektosigmoiditis *f* ректосигмоиди́т *m*
Rektoskopie *f* ректоскопи́я *f*
Rektotomia *f*, **Rektotomie** *f* ректотоми́я *f*, рассече́ние *n* прямо́й кишки́
Rektovaginalfistel *f* прямокише́чно-влага́лищный [ректовагина́льный] свищ *m*
Rektovaginaluntersuchung *f* ректовагина́льное иссле́дование *n*
Rektozele *f* выпаде́ние *n* [гры́жа *f*] прямо́й кишки́
Rektum *n* прямая́ кишка́ *f*
Rektumchirurgie *f* операти́вная проктоло́гия *f*
Rektumexstirpation *f* экстирпа́ция *f* прямо́й кишки́
~, abdominoperineale брю́шно-проме́жностная экстирпа́ция *f* прямо́й кишки́
~, sakroabdominale са́кро-абдомина́льная экстирпа́ция *f* прямо́й кишки́
Rektumkarzinom *n* рак *m* прямо́й кишки́
Rektumresektion *f*, **transvaginale** чрезвлага́лищная резе́кция *f* прямо́й кишки́
Rektumschmerzen *m pl s.* **Rektalgie**
Rektumstriktur *f* суже́ние *n* прямо́й кишки́
Rektumstumpf *m* культя́ *f* прямо́й кишки́
Rektumvene *f* ве́на *f* прямо́й кишки́
Rektus *m* пряма́я мы́шца *f* живота́
Rektusdiastase *f* расхожде́ние *n* [диаста́з *m*] прямы́х мышц живота́
Rektusrandschnitt *m* параректа́льный разре́з *m*, разре́з *m* по кра́ю прямо́й мы́шцы живота́
Rektusscheide *f* влага́лище *n* прямо́й мы́шцы живота́
Rekurrens *m* возвра́тный нерв *m*
Rekurrensfieber *n* возвра́тный тиф *m*, *febris recurrens*
Rekurrenslähmung *f* парали́ч *m* возвра́тного не́рва (*гортани*)
Rekurrensläsion *f* пораже́ние *n* возвра́тного не́рва (*гортани*)
Rekurrensnephritis *f* возвра́тный нефри́т *m*
Rekurrensparese *f* паре́з *m* возвра́тного не́рва
Rekurrensspirochäte *f* спирохе́та *f* [боре́ллия *f*] возвра́тного ти́фа, спирохе́та *f* Оберме́йера
Rekurrenstyphus *m s.* **Rekurrensfieber**
Relaparotomie *f* релапаротоми́я *f*, повто́рная лапаротоми́я *f*
Relaps *m* рециди́в *m*, возвра́т *m*
Relativblendung *f* относи́тельное ослепле́ние *n*
Relativskotom *n* относи́тельная ското́ма *f*
Relaxans *n* релакса́нт *m*, миорелакса́нт *m*
Relaxation *f* расслабле́ние *n*, релакса́ция *f*
~, postisometrische постизометри́ческое расслабле́ние *n* (*сердца*)
Relaxationsphase *f* фа́за *f* расслабле́ния
Relaxationsübung *f* упражне́ние *n* на расслабле́ние
relaxieren расслабля́ть
Relevanz *f* облегче́ние *n*
Reluxation *f* повто́рный вы́вих *m*
Remedium *n* лека́рство *n*, лека́рственное сре́дство *n*
Remineralisation *f* реминерализа́ция *f*
Remission *f* реми́ссия *f*
Remissionsphase *f* фа́за *f* реми́ссии
remittierend ремитти́рующий
Remotion *f* **1.** удале́ние *n* **2.** отсло́йка *f*

Ren *n* пóчка *f*
Renin *n* ренúн *m*
Renin-Angiotensin-System *n* систéма *f* ренúн — ангиотензúн
renken вытя́гивать, растя́гивать
Renographie *f* ренографúя *f*
Renovasographie *f* реновазографúя *f*, ангиографúя *f* пóчек
Rentengutachten *n* экспертúза *f* для назначéния пéнсии
Renverse *n* перегúб *m* бинтá при бинтовáнии
Reoperation *f* повтóрная оперáция *f*
Reossifikation *f* реоссификáция *f*
Reovirus *n* реовúрус *m*
Reparation *f* репарáция *f*, восстановлéние *n*; заживлéние *n* дефéкта ткáни
Reparativentzündung *f* репаратúвное воспалéние *n*
Reparaturfähigkeit *f* спосóбность *f* к репарáции
Reparaturprozeß *m* процéсс *m* репарáции, восстановúтельный процéсс *m*
Repellent *n* репеллéнт *m*, срéдство *n*, отпýгивающее насекóмых
Reperkussionsschmerz *m* реперкуссиóнная боль *f*
Replantation *f* реплантáция *f*
Replikation *f* репликáция *f*
Replikationszyklus *m* репликациóнный цикл *m*
Replikativpunkt *m* репликатúвная тóчка *f*
Repolarisation *f* реполяризáция *f*
reponibel вправúмый
Reponibilität *f* вправлéние *n*
Reposition *f* вправлéние *n*; репозúция *f*
Repositionsmanöver *n* спóсоб *m* вправлéния
Repositionsversuch *m* попы́тка *f* вправлéния
Reproduzierbarkeit *f* воспроизводúмость *f*
Repunktion *f* повтóрная пýнкция *f*
Resektion *f* резéкция *f*, частúчное удалéние *n*
Reserveblut *n* остáточный объём *m* крóви
Reserveexpirationsvolumen *n* резéрвный объём *m* вы́доха
Reserveinspirationsvolumen *n* резéрвный объём *m* вдóха
Reservekraft *f* резéрвная мóщность *f* (*напр. сердца*)
Reserveluft *f* резéрвный вóздух *m*
Reserveraum *m* резéрвное прострáнство *n*
Reservevolumen *n* резéрвный объём *m* (*воздуха*)
~, **expiratorisches** резéрвный объём *m* вы́доха
~, **inspiratorisches** резéрвный объём *m* вдóха
Reservoir *n* резервуáр *m*, ёмкость *f*
resezieren резецúровать, удаля́ть
residual остáточный
Residualcholesteatom *n* резидуáльная холестеатóма *f*
Residualdruck *m* остáточное давлéние *n*
Residualepilepsie *f* остáточная эпилепсúя *f*
Residualharn *m* остáточная мочá *f*
Residualkapazität *f* остáточная ёмкость *f*
Residualstickstoff *m* остáточный азóт *m*
Residualstörungen *f pl*, **psychische** резидуáльные психúческие расстрóйства *n pl*
Residualvolumen *n* остáточный объём *m* (*напр. крови в полости сердца*)
Residuum *n* **1.** осáдок *m* **2.** остáток *m*
Resistenz *f* резистéнтность *f*, устóйчивость *f*, сопротивля́емость *f*
~, **bakterielle** устóйчивость *f* бактéрий (*напр. к антибиотикам*)
~, **lokale** мéстное сопротивлéние *n*
~, **natürliche** естéственная резистéнтность *f*, естéственная сопротивля́емость *f*
~, **natürliche unspezifische** естéственная неспецифúческая резистéнтность *f*
~, **osmotische** осмотúческая резистéнтность *f* (*эритроцитов*)
Resistenzbestimmung *f* определéние *n* резистéнтности
Resistenzfaktor *m* фáктор *m* резистéнтности
Resistenzminderung *f* снижéние *n* резистéнтности
Resistenztest *m* определéние *n* резистéнтности
Resistenzvererbungsfaktor *m* фáктор *m* передáчи устóйчивости
Resolution *f* разрешéние *n* (*болезни*)
Resonanz *f* резонáнс *m*
~, **emotionale** аффектúвный резонáнс *m*
Resorbentium *n* рассáсывающее срéдство *n*
Resorbierbarkeit *f* всáсываемость *f*
Resorption *f* резóрбция *f*, всáсывание *n*
~ **des Giftes** всáсывание *n* я́да
Resorptionsatelektase *f* резорбтúвный ателектáз *m*
Resorptionsbezirk *m* зóна *f* рассáсывания
Resorptionsfieber *n* резорбтúвная лихорáдка *f*
Resorptionsfläche *f* повéрхность *f* резóрбции
Resorptionsförderung *f* стимуля́ция *f* всáсывания
Resorptionshemmung *f* уменьшéние *n* всáсывания
Resorptionsikterus *m* резорбциóнная желтýха *f*
Resorptionskinetik *f* кинéтика *f* всáсывания
Resorptionsstörung *f* нарушéние *n* всáсывания
Resorptionstest *m* прóба *f* на всáсывание
Resorptionsverhältnisse *n pl* услóвия *n pl* всáсывания
resorptiv резорбтúвный
Resozialisation *f* **der psychischen Kranken** социáльная реадаптáция *f* психúческих больны́х
Resozialisierung *f* реинтегрáция *f* в óбществе
Respiration *f* дыхáние *n*
Respirationsazidose *f* дыхáтельный [респиратóрный] ацидóз *m*
Respirationsgeräusch *n* дыхáтельный шум *m* (*при аускультации*)
Respirationskrankheit *f*, **akute** óстрое респиратóрное заболевáние *n*
Respirationsluft *f* объём *m* вóздуха при вдóхе *или* вы́дохе
Respirationsquotient *m* дыхáтельный коэффициéнт *m* (*отношение выдыхаемого* CO_2 *к объёму вдыхаемого* O_2 *в единицу времени*)
Respirationstrakt *m* дыхáтельный тракт *m*, дыхáтельные путú *m pl*

Respirationstraktviren *n pl* ви́русы *m pl* дыха́тельных путе́й
Respirationstyp *m* тип *m* дыха́ния
Respirator *m* респира́тор *m*
Respiratortherapie *f* лече́ние *n* с испо́льзованием иску́сственного дыха́ния
Responder *m* респо́ндер *m*
Rest *m* **1.** оста́ток *m* **2.** оса́док *m*
Restaktivität *f* оста́точная акти́вность *f*
Restastigmatismus *m* оста́точный астигмати́зм *m*
Restblut *n* оста́точный объём *m* кро́ви
Restchromosom *n* оста́точная хромосо́ма *f*
Restempyemhöhle *f* оста́точная гно́йная по́лость *f* (*напр. после эмпиемы плевры*)
Restenose *f* рестено́з *m*
Resterscheinung *f* оста́точное явле́ние *n*
Restgehör *n* резидуа́льный [оста́точный] слух *m*
Restglukosurie *f* оста́точная глюкозури́я *f*
Restharn *m* оста́точная моча́ *f*
Resthöhle *f* оста́точная по́лость *f* (*после опорожнения*)
Rest-Hörvermögen *n* резидуа́льный [оста́точный] слух *m*
Restitution *f* восстановле́ние *n*
Restitutionschirurgie *f* восстанови́тельная хирурги́я *f*
Restitutionskern *m* реституцио́нное ядро́ *n*
Restitutionstendenz *f* тенде́нция *f* к восстановле́нию
Restitutionstherapie *f* восстанови́тельная терапи́я *f*
Restkaverne *f* оста́точная каве́рна *f*
restless legs *engl.* «беспоко́йные но́ги» *f pl*
Restparenchym *n* оста́вшаяся паренхи́ма *f*
Restpulpitis *f* оста́точный пульпи́т *m*
Reststörungen *f pl* оста́точные наруше́ния *n pl*
~, **psychische** резидуа́льные психи́ческие расстро́йства *n pl*
Restsymptom *n* оста́точный симпто́м *m*
Resturin *m* оста́точная моча́ *f*
Resturinansammlung *f* накопле́ние *n* оста́точной мочи́
Restvolumen *n* оста́точный объём *m* (*напр. крови*)
Restzustand *m*, **schizophrener** резидуа́льная шизофрени́я *f*
Resuszitation *f* реанима́ция *f*, ресусциту́ция *f*
resynthesieren повто́рно синтези́ровать
Retardation *f* **1.** ретарда́ция *f*, запа́здывание *n* **2.** у́мственная отста́лость *f*
Retard-Form *f* фо́рма *f* (медикаме́нта) пролонги́рованного де́йствия, депо́-фо́рма *f*
Retardierung *f* ретарда́ция *f*
Retardpräparat *n* дюра́нтный препара́т *m*
Rete *n* сеть *f*, се́тка *f*
Retention *f* рете́нция *f*, заде́ржка *f*
Retentionsatherom *n* ло́жная атеро́ма *f*
Retentionsautointoxikation *f* ретенцио́нная аутоинтоксика́ция *f*
Retentionsazotämie *f* ретенцио́нная азотеми́я *f*
Retentionsgeschwulst *f* ретенцио́нная киста́ *f*
Retentionshyperkeratose *f* **bei Ichthyosis** ретенцио́нный гиперкерато́з *m* при ихтио́зе
Retentionshyperlipämie *f* ретенцио́нная гиперлипеми́я *f*
Retentionsikterus *m* ретенцио́нная желту́ха *f*
Retentionsschleimzyste *f* ретенцио́нная слизи́стая киста́ *f*
Retentionsverband *m* уде́рживающая повя́зка *f*
Retentionszyste *f* ретенцио́нная киста́ *f*
Retikular(is)system *n* ретикуля́рная форма́ция *f*
Retikulinfaser *f* ретикули́новое волокно́ *n*
Retikulingitter *n* ретикули́новая сеть *f*
Retikuloendotheliose *f* ретикулоэндотелио́з *m*
~, **infektiöse** инфекцио́нный ретикулоэндотелио́з *m*
~, **metabolische** метаболи́ческий ретикулоэндотелио́з *m*, боле́знь *m* Ни́мана — Пи́ка
Retikulogranulom *n* **eosinophilicum der Haut** эозинофи́льная ретикулогранулёма *f* ко́жи
Retikulogranulomatose *f* ретикулогранулемато́з *m*
Retikulohistiozytose *f* ретикулогистиоцито́з *m*
Retikulom *n* ретикуло́ма *f*
Retikulopituizyt *m* ретикулопитуици́т *m*
Retikulosarkom *n* ретикулосарко́ма *f*
~ **der Haut** ретикулосарко́ма *f* ко́жи
~, **lipoplastisches** липопласти́ческая ретикулосарко́ма *f*
~, **lymphoplastisches** лимфопласти́ческая ретикулосарко́ма *f*
Retikulose *f* ретикулёз *m*
~, **aleukämische** алейкеми́ческий ретикулёз *m*
~, **erythrodermische chronische** хрони́ческий эритродерми́ческий ретикулёз *m*
~, **granulomatose** гранулемато́зный ретикулёз *m*
~, **gutartige** доброка́чественный ретикулёз *m*, боле́знь *f* коша́чьей цара́пины
~, **leukämische** лейкеми́ческий ретикулёз *m*
~, **monomorphe** мономо́рфный ретикулёз *m*
~, **polymorphe** полимо́рфный ретикулёз *m*
~, **retikulohistiozytäre** ретикулогистиоцита́рный ретикулёз *m*
~, **subakute** подо́стрый ретикулёз *m*
Retikulozyt *m* ретикулоци́т *m*
Retikulozytenkrise *f* ретикулоцита́рный криз *m*
Retikulozytopenie *f* ретикулоцитопени́я *f*
Retikulozytose *f* ретикулоцито́з *m*
Retikulum *n* сеть *f*, се́тка *f*
~, **agranuläres endoplasmatisches** агрануля́рная [гла́дкая] эндоплазмати́ческая сеть *f*
~, **endoplasmatisches** эндоплазмати́ческая сеть *f*
~, **granuläres [rauhes] endoplasmatisches** грануля́рная [шерохова́тая] эндоплазмати́ческая сеть *f*
Retikulumzelle *f* ретикуля́рная кле́тка *f*
Retina *f* сетча́тка *f*
Retinaablösung *f* отсло́йка *f* сетча́тки
Retinablutung *f* кровоизлия́ние *n* в сетча́тку
Retinaerosion *f* эро́зия *f* сетча́тки
Retinafalten *f pl* врождённые скла́дки *f pl* сетча́тки
Retinalarterie *f* арте́рия *f* сетча́тки
Retinaödem *n* отёк *m* сетча́тки

Retinariß *m* разры́в *m* сетча́тки
Retinen *n* ретине́н *m*, каротино́ид *m* зри́тельной пу́рпуры
Retinitis *f* ретини́т *m*, воспале́ние *n* се́тчатой оболо́чки гла́за
~ **albuminurica** альбуминури́ческий ретини́т *m*
~ **beim Fleckfieber** сы́пно-тифо́зный ретини́т *m*
~ **circinata** опоя́сывающий [кругово́й] ретини́т *m*
~ **exsudativa, Coats** экссудати́вный ретини́т *m* Ко́атса
~ **leucämica** лейкеми́ческий ретини́т *m*
~ **punctata albescens** то́чечно-белова́тый ретини́т *m*
~ **septica** септи́ческий ретини́т *m*
Retinoblastom *n* ретинобласто́ма *f*
Retinochorioiditis *f* ретинохориоиди́т *m*, хориоретини́т *m*
Retinogramm *n* ретиногра́мма *f*
Retinographie *f* ретинографи́я *f*, электроретинографи́я *f*, ЭРГ *f*
Retinol *n* ретино́л *m*, витами́н *m* A
Retinopathia *f* ретинопати́я *f*
Retinoschisis *f* ретиноши́зис *m*
Retothel *n* ретикулоэндоте́лий *m*
Retotheliose *f* ретикулоэндотелио́з *m*, ретикулёз *m*
Retothelsarkom *n* ретикулосарко́ма *f*
Retraktion *f* ретра́кция *f*
~, **epitympanale** втяже́ние *n* ненатя́нутой ча́сти бараба́нной перепо́нки
Retraktionsatelektase *f* компрессио́нный ателекта́з *m*, колла́пс *m* лёгкого
Retraktozym *n* ретрактози́м *m*, ретракци́м *m*
Retransfusion *f* ретрансфу́зия *f*, аутотрансфу́зия *f*
retroaurikulär ретроаурикуля́рный, зау́шный
retrobulbär ретробульба́рный
Retrobulbärneuritis *f* ретробульба́рный неври́т *m*
Retrobulbärschmerzen *m pl* ретробульба́рные бо́ли *f pl*
Retroflexie *f* ретрофлекси́я *f*
Retrognathie *f* ретрогнати́я *f*
retrolabyrinthär ретролабири́нтный
retrolaryngeal ретроларинге́альный
retrolental ретролента́льный
Retromammärmastitis *f* ретромамма́рный масти́т *m*
retromandibular ретромандибуля́рный
retromaxillar ретромаксилля́рный
retronasal ретроназа́льный
Retroperitonealabszeß *m* забрюши́нный абсце́сс *m*
Retroperitonealphlegmone *f* забрюши́нная флегмо́на *f*
Retroperitonealraum *m* забрюши́нное простра́нство *n*
retropharyngeal загло́точный
Retropharyngealabszeß *m* ретрофаринге́альный [заглo̍точный] абсце́сс *m*
Retroplazentarblut *n* ретроплацента́рная кровь *f*
Retropneumogramm *n* ретропневмогра́мма *f*
Retropneumographie *f* ретропневмографи́я *f*
Retropneumoperitoneum *n* ретропневмоперитоне́ум *m*
Retroposition *f* смеще́ние *n* кза́ди
retropubisch позадилобко́вый
retrosternal загруди́нный
Retrosternalschmerz *m* загруди́нная боль *f*
Retroversion *f* ретрове́рсия *f*
Retrovirus *n* ретрови́рус *m*
~, **T-lymphotropes** Т-лимфотро́пный ретрови́рус *m*
retrozervikal ретроцервика́льный
retrozökal ретроцека́льный
Rettgerellen *f pl* ретгере́ллы *f pl*
Rettung *f* спасе́ние *n*
Rettungsdienst *m* слу́жба *f* ско́рой по́мощи
Rettungsflugwacht *f* слу́жба *f* авиацио́нной ско́рой по́мощи
Rettungshubschrauber *m* вертолёт *m* ско́рой по́мощи
rettungslos безнадёжный
Rettungsstation *f* ста́нция *f* ско́рой по́мощи
Rettungswache *f* пункт *m* ско́рой по́мощи
Rettungswagen *m* маши́на *f* ско́рой по́мощи
Reunionschromosomen *n pl* воссоединённые хромосо́мы *f pl*
Revakzination *f* ревакцина́ция *f*
Revaskularisation *f* реваскуляриза́ция *f*
Reversion *f* реве́рсия *f*, поворо́т *m* (*напр. бинта*)
Reversmutation *f* ре́верс-мута́ция *f*
Revierarzt *m* участко́вый врач *m*
Revision *f* **1.** реви́зия *f* **2.** пересмо́тр *m*
Revisionsoperation *f* повто́рная хирурги́ческая реви́зия *f*
Rezept *n* реце́пт *m*
Rezeption *f* реце́пция *f*, восприя́тие *n*
Rezeptor *m* реце́птор *m*
~, **akustischer** слухово́й реце́птор *m*
~, **optischer** зри́тельный реце́птор *m*
~, **peripherer** перифери́ческий реце́птор *m*
~, **taktiler** осяза́тельный реце́птор *m*
~, **zellmembrangebundener** реце́птор *m*, свя́занный с кле́точной мембра́ной
Rezeptoraffinität *f* сродство́ *n* к реце́птору
Rezeptorantagonist *m* антагони́ст *m* реце́птора
Rezeptorbindung *f* блоки́рование *n* реце́птора
Rezeptorblockade *f* блока́да *f* реце́пторов
Rezeptorengemeinschaft *f* о́бщность *f* реце́пторов
Rezeptorpotential *n* реце́пторный потенциа́л *m*
Rezeptorzelle *f* кле́тка-реце́птор *m*
rezessiv рецесси́вный
Rezessivgen *n* рецесси́вный ген *m*
Rezidiv *n* рециди́в *m*
Rezidivexanthem *n* рецидиви́рующие высыпа́ния *n pl*
Rezidivgeschwür *n* рециди́вная я́зва *f*
Rezidivmitralstenose *f* рециди́вный (*после комиссуротомии*) митра́льный стено́з *m*
Rezidivquote *f* частота́ *f* рециди́вов
Rezidivroseola *f*, **anuläre syphilitische** кольцеви́дная розе́ола *f* при втори́чном рециди́вном си́филисе
Rezidivtumor *m* рециди́вная о́пухоль *f*

Rezidivwahrscheinlichkeit *f* веро́ятность *f* реци-ди́ва
Rezipient *m* реципие́нт *m*
reziprok реципро́кный
Rezirkulation *f* рециркуля́ция *f*
Rhabdomyom *n* рабдомио́ма *f*
Rhabdomyosarkom *n* рабдомиосарко́ма *f*
~, **alveolares** альвеоля́рная рабдомиосарко́ма *f*
~, **bothryoides** ботрио́идная рабдомиосарко́ма *f*
~, **embryonales** эмбриона́льная рабдомиосарко́ма *f*
~, **myxoides** миксо́идная рабдомиосарко́ма *f*
~, **pleomorphes** плеомо́рфная рабдомиосарко́ма *f*
Rhabdosphinkter *m* нару́жный сфи́нктер *m* (*заднего прохода или мочевого пузыря*)
Rhabdovirus *n* рабдови́рус *m*
Rhachialgie *f* рахиалги́я *f*, боль *f* в позвоно́чнике
Rhachianästhesie *f* спинномозгова́я [спина́льная] анестези́я *f*
Rhachiokyphose *f* кифо́з *m*
Rhachiotomie *f* рахиотоми́я *f*, операти́вное вскры́тие *n* позвоно́чного кана́ла
Rhachisagra *n* пода́гра *f* с пораже́нием позвоно́чника
Rhachischisis *f* рахисхи́зис *m*, врождённая расще́лина *f* позвоно́чника
Rhagaden *f pl* тре́щины *f pl* ко́жи
Rhagozyten *m pl* рагоци́ты *m pl*
Rh-Antikörper *m pl* ре́зус-антитела́ *n pl*
Rheobase *f* реоба́за *f*
Rheographie *f* реографи́я *f*
Rheokardiographie *f* реокардиографи́я *f*
Rheoparodontographie *f* реопародонтографи́я *f*
Rheoplethysmographie *f* реоплетизмографи́я *f*
Rhesus-Anämie *f* анеми́я *f* новорождённых, свя́занная с ре́зусной несовмести́мостью
Rhesus-Antikörper *m pl* ре́зус-антитела́ *n pl*
Rhesus-Faktor *m* ре́зус-фа́ктор *m*
Rhesus-Inkompatibilität *f* ре́зус-несовмести́мость *f*
rhesus-negativ ре́зус-отрица́тельный
rhesus-positiv ре́зус-положи́тельный
Rheumabad *n* куро́рт *m* для лече́ния больны́х с заболева́ниями опо́рно-дви́гательного аппара́та
Rheumafaktor *m* ревмати́ческий фа́ктор *m*
Rheumarthritis *f* артри́т *m* при ревмати́ческих заболева́ниях
Rheumatiker *m* ревма́тик *m*, больно́й *m* ревмати́ческим заболева́нием
Rheumatismus *m* ревмати́ческое заболева́ние *n*
~, **chronischer** хрони́ческий артри́т *m*
~ **der Haut** ревмати́зм *m* с пораже́нием ко́жи
~, **palindromer** палиндро́мный ревмати́зм *m*
Rheumatoid *n* ревмато́идный артри́т *m*; ревмато́идная боле́знь *f*
Rheumatoidfaktor *m* ревмато́идный фа́ктор *m*
Rheumatologe *m* врач-ревмато́лог *m*
Rheumatologie *f* ревматоло́гия *f*
Rheumokarditis *f* ревмокарди́т *m*, ревмати́ческий карди́т *m*
~, **primäre** перви́чный ревмокарди́т *m*
~, **rekurrente** возвра́тный ревмокарди́т *m*
Rhexis *f* разры́в *m*
Rhexisblutung *f* кровотече́ние *n* вслéдствие разры́ва сосу́да
Rhinalgie *f* боль *f* в носу́
Rhinenzephalon *n* обоня́тельный мозг *m*
Rhiniatrie *f* риноло́гия *f*
Rhinitis *f* рини́т *m*; на́сморк *m*
~, **allergische** аллерги́ческий рини́т *m*
~, **chronische atrophische** озе́на *f*, хрони́ческий атрофи́ческий рини́т *m*
~, **chronische hyperplastische** хрони́ческий гиперпласти́ческий рини́т *m*
~, **katarrhalische** катара́льный рини́т *m*
Rh-Inkompatibilität *f* ре́зусная несовмести́мость *f*
Rhinobasis *f* пере́дний [«носово́й»] отде́л *m* основа́ния че́репа
Rhinoblennorrhoe *f* ринобленноре́я *f*, сли́зисто-гно́йные выделе́ния *n pl* из но́са
Rhinochirurgie *f* ринохирурги́я *f*, хирурги́я *f* но́са
rhinogen риноге́нный
Rhinolalie *f* гнуса́вость *f*, ринолали́я *f*, ринофони́я *f*
Rhinoliquorrhoe *f* риноликворе́я *f*
Rhinolith *m* риноли́т *m*
Rhinologie *f* риноло́гия *f*
Rhinomanometrie *f* риноманометри́я *f*
Rhinomyasis *f* риномиа́з *m*
Rhinomykose *f* риномико́з *m*
Rhinopharyngitis *f* ринофаринги́т *m*
Rhinopharynx *m* носогло́тка *f*
Rhinophonie *f s.* **Rhinolalie**
Rhinophym *n* ринофи́ма *f*, шишкова́тый нос *m*
Rhinoplastik *f* ринопла́стика *f*
Rhinorrhagie *f* кровотече́ние *n* из но́са
Rhinorrhoe *f* риноре́я *f*
Rhinosklerom *n* риносклеро́ма *f*
Rhinoskopie *f* риноскопи́я *f*
Rhinosporidiose *f* риноспоридио́з *m* (*тропический микоз слизистой носа*)
Rhinovirus *n* ринови́рус *m*
Rhizarthrose *f* ризартро́з *m*, артро́з *m* плечевы́х *или* тазобе́дренных суста́вов
Rhizotomie *f* ризотоми́я *f* (*перерезка задних корешков спинного мозга*)
Rhodanide *n pl*, **Rhodansalze** *n pl* рода́нистые со́ли *f pl*, тиоциана́ты *m pl*
Rhodopsin *n* родопси́н *m*, зри́тельный пу́рпур *m*
Rhombenzephalon *n* ромбови́дный мозг *m*
Rhonchus *m* хрип *m*
Rhopheozytose *f* рофеоцито́з *m*, пиноцито́з *m*
Rh-Unverträglichkeit *f* ре́зусная несовмести́мость *f*
Rhyas *f* слезотече́ние *n*, слезоотделе́ние *n*
Rhythmik *f* **physiologischer Funktionen** ритм *m* физиологи́ческих фу́нкций
Rhythmus *m* ритм *m*
~, **atrioventrikularer** атриовентрикуля́рный ритм *m*
~, **biologischer** биори́тм *m*, биологи́ческий ритм *m*

~, ektopischer эктопи́ческий ритм *m*
~, endogener эндоге́нный ритм *m*
~, exogener экзоге́нный ритм *m*
~, idioventrikularer идиовентрикуля́рный ритм *m*
~, jahreszeitlicher сезо́нный ритм *m*
~, kammerautomatischer желу́дочковый ритм *m*
~, konkurrenter конкури́рующий ритм *m*
~ physiologischer Funktionen ритм *m* физиологи́ческих фу́нкций
~, spontaner спонта́нный ритм *m*
~, zirkadianer циркадиа́нный [цирка́дный] ритм *m*
Rhythmusektopie *f* экстраси́стола *f*
Rhythmusperzeption *f* восприя́тие *n* ри́тма
Rhythmusreduktion *f* реду́кция *f* ри́тма
Rhythmusstörung *f* аритми́я *f*, наруше́ние *n* ри́тма
Rhytidektomie *f* пласти́ческая опера́ция *f* удале́ния морщи́н
Riboflavin *n* рибофлави́н *m*, витами́н B_2
Ribonuklease *f* рибонуклеа́за *f*
Ribonukleinsäure *f* рибонуклеи́новая кислота́ *f*
Ribonukleinsäuren-Färbung *f* окра́ска *f* рибонуклеи́новой кислоты́ по Паппенге́йму
Ribonukleosid *n* рибонуклеози́д *m*
Ribose *f* рибо́за *f*
Ribosom *n* рибосо́ма *f*
Richtungshörvermögen *n* отото́пика *f*
Richtungskörper *m* направи́тельное те́льце *n*
Richtungsschwindel *m* систе́мное головокруже́ние *n*
Richtungsüberwiegen *n*, **vestibuläres** феноме́н *m* преоблада́ния вестибуля́рного ниста́гма
Richtungsventil *n* направля́ющий кла́пан *m*
Richtungswahrnehmung *f* ориентиро́вка *f* по направле́нию
Rickettsie *f* рикке́тсия *f*
Rickettsien-Pneumonie *f* риккетсио́зная пневмони́я *f*
Rickettsienpocken *pl s.* **Rickettsiose, blatternartige**
Rickettsiose *f* риккетсио́з *m*
~, **australische** австрали́йский риккетсио́з *m*, кви́нслендская лихора́дка *f*
~, **blatternartige** риккетсио́зная о́спа *f*, D-риккетсио́з *m*, лихора́дка *f* Кью — Га́рдена
~, **vesikulöse** везикулёзный риккетсио́з *m*, ру́сская риккетсио́зная о́спа *f*
~, **wolhynische** волы́нский риккетсио́з *m*, пятидне́вная лихора́дка *f*
Riechbahn *f* обоня́тельный путь *m*
Riechepithel *n* обоня́тельный эпите́лий *m*
Riechhirn *n* обоня́тельный мозг *m*
Riechnerv *m* обоня́тельный нерв *m*
Riechorgan *n* о́рган *m* обоня́ния
Riechschleimhaut *f* сли́зистая оболо́чка *f* обоня́тельной о́бласти
Riechsinn *m* обоня́ние *n*
Riechstäbchen *n* обоня́тельная кле́тка *f*
Riechstörung *f* наруше́ние *n* обоня́ния
Riechsystem *n* обоня́тельная систе́ма *f*
Riechvermögen *n* обоня́ние *n*
Riechzelle *f* обоня́тельная кле́тка *f*

Riegel *m* задви́жка *f* (*в продолговатом мозгу*), *Obex*
Riemenmuskel *m* ремённая мы́шца *f*
Riemenwurm *m* ле́нточный червь *m*, солитёр *m*
Riesenblutplättchen *n pl* гига́нтские тромбоци́ты *m pl*, мегакариоци́ты *m pl*
Riesendarmegel *m*, **fernöstlicher** дальневосто́чная гига́нтская фасцио́ла *f*, *Fasciolopis buski*
Riesendarmegelkrankheit *f* фасциолёз *m*
Riesenform *f* гига́нтская фо́рма *f*
Riesenharnleiter *m* мегалоуре́тер *m*
Riesenkernzelle *f* кле́тка *f* с гига́нтским ядро́м
Riesenkomedonen *m pl* гига́нтские угри́ *m pl*
Riesenneutrophyl *n* гига́нтский нейтрофи́л *m pl*
Riesenpyramidenzelle *f* гига́нтская пирами́дная кле́тка *f*, кле́тка *f* Бе́ца
Riesenspermien *n pl* гига́нтские сперматозо́иды *m pl*
Riesenstabkernige *m pl* гига́нтские палочкоя́дерные гранулоци́ты *m pl*
Riesenwuchs *m* гиганти́зм *m*, гига́нтский рост *m*
~, **eunochoidaler** евнухоида́льный гиганти́зм *m*
~, **hypophysärer** гипофиза́рный гиганти́зм *m*
Riesenzelle *f* гига́нтская кле́тка *f*
~, **gelapptkernige** гига́нтская кле́тка *f* с до́льчатым ядро́м
~, **mehrkernige [vielkernige]** многоя́дерная гига́нтская кле́тка *f*
Riesenzellenaortitis *f* гигантокле́точный аорти́т *m*
Riesenzellengeschwulst *f s.* **Riesenzellentumor**
Riesenzellenhepatitis *f* гигантокле́точный гепати́т *m*
~ **der Neugeborenen** гигантокле́точный гепати́т *m* новорождённых
Riesenzellenleukämie *f* мегакариоцита́рная лейкеми́я *f*
Riesenzellenpneumonie *f* гигантокле́точная пневмони́я *f*
Riesenzellensarkom *n* гигантокле́точная сарко́ма *f*
Riesenzellentuberkel *m* гигантокле́точный тубе́ркул *m*
Riesenzellentumor *m* гигантокле́точная о́пухоль *f*, гиганто́ма *f*
Riesenzellgranulom *n* гигантокле́точная гранулёма *f*
Rift-Tal-Fieber *n* лихора́дка *f* доли́ны Рифт
Rigidität *f* риги́дность *f*; тугоподви́жность *f*
Rikoschetschuß *m* рикоше́тное огнестре́льное ране́ние *n*
Rille *f* борозда́ *f*, кана́вка *f*, желобо́к *m*
Rima *f* щель *f*
Rinde *f* кора́ *f*; ко́рковый слой *m*
Rindenataxie *f* ко́рковая атакси́я *f*
Rindenblindheit *f* ко́рковая слепота́ *f*
Rindenblutung *f* кровоизлия́ние *n* в кору́ (*головного мозга*)
Rindenepilepsie *f* ко́рковая эпилепси́я *f*
Rindenerweichung *f* размягче́ние *n* коры́ (*головного мозга*)
Rindenhemmung *f* торможе́ние *n* в коре́ (*головного мозга*)

Rindenherd *m* оча́г *m* в коре́ (*головного мозга*)
Rindenkatarakt *f*, **senile subkapsuläre** ста́рческая субкапсуля́рная катара́кта *f*
Rindenknötchen *n* фолли́кул *m* в ко́рковом сло́е лимфати́ческого узла́
Rindenlähmung *f* парали́ч *m* ко́ркового происхожде́ния
Rindenreflex *m* ко́рковый рефле́кс *m*
Rindenreizung *f* раздраже́ние *n* коры́ (*головного мозга*)
Rindenschicht *f* ко́рковый слой *m*
Rindensequester *m* ко́рковый [краево́й] секве́стр *m*
Rindensubstanz *f* ко́рковое вещество́ *n*
Rindentaubheit *f* ко́рковая глухота́ *f*
Rindenzentrum *n* **des Großhirns** це́нтр *m* коры́ головно́го мо́зга
Rinderbandwurm *m* бы́чий солитёр *m*, *Taeniarhynchus saginatus*
Rinderbruzellose *f* бруцеллёз *m* коро́вьего ти́па
Rindergalle *f* бы́чья жёлчь *f*
Rindergalle-Agar *m* жёлчный ага́р *m*
Rinderserum *n* сы́воротка *f* кро́ви кру́пного рога́того скота́
Rindertuberkulose *f* туберкулёз *m* кру́пного рога́того скота́
Rindertuberkulosemykobakterien *f pl* микобакте́рии *f pl* туберкулёза кру́пного рога́того скота́
Rindsauge *n* буфта́льм *m*
Rindsfinne *f* фи́нна *f* бы́чьего солитёра
Ring *m* кольцо́ *n*
~, **sehniger** сухожи́льное кольцо́ *n*
Ringband *n* кольцеви́дная свя́зка *f*
Ringbiopsie *f* кругова́я биопси́я *f*
Ringblutung *f* кольцево́е кровоизлия́ние *n*
Ringelhaare *n pl* кольцеви́дные во́лосы *m pl*
Ringelröteln *pl* о́страя инфекцио́нная эрите́ма *f*, «пя́тая боле́знь» *f*
Ringelschuß *m* ко́нтурное огнестре́льное ране́ние *n*
Ringerlösung *f* раство́р *m* Ри́нгера
Ringerohr *n* отгемато́ма *f*
Ringerythem *n* кольцеви́дная эрите́ма *f*, *erythema annulare*
Ringfaser *f* кольцеви́дное волокно́ *n*
ringförmig кольцеви́дный
Ringgeschwür *n* кольцева́я я́зва *f*
Ringknorpel *m* перстневи́дный хрящ *m*, *Cartilago cricoidea*
Ringknorpelbogen *m* дуга́ *f* перстневи́дного хряща́
Ringknorpelfraktur *f* перело́м *m* перстневи́дного хряща́
Ringknorpelplatte *f* пласти́нка *f* перстневи́дного хряща́
Ringkörper *m* **in Erythrozyten** ко́льца *n pl* Ка́бо
Ringmuskulatur *f* кольцева́я [циркуля́рная] мускулату́ра *f*
Ringpessar *n* кольцеви́дный песса́рий *m*
Ringpinzette *f* пинце́т *m* с кольцеви́дными бра́ншами
Ringpräzipitat *n* кольцеви́дный оса́док *m*
Ringprobe *f* про́ба *f* на бело́к (*в моче*), про́ба *f* Ге́ллера
Ringschildknorpelmuskel *m* перстнещитови́дная мы́шца *f*
Ringsideroblast *m* кольцеви́дный сидеробла́ст *m*
Ringskotom *n* кольцеви́дная ското́ма *f*
Ringspiegel *m* кольцево́е [кру́глое] зе́ркало *n*
Ringstarlinse *f* кольцева́я катара́кта *f* (*разновидность врождённой тотальной катаракты*)
Ringtrübung *f*, **Vossiussche** кольцо́ *n* Фо́ссиуса
Rinne *f* жёлоб *m*, желобо́к *m*
Rinnenschuß *m* каса́тельное огнестре́льное ране́ние *n*
Rippe *f* ребро́ *n*, *Costa*
~, **falsche** ло́жное ребро́ *n*
~, **wahre** и́стинное ребро́ *n*
Rippenatmung *f* грудно́е дыха́ние *n*
Rippenbogen *m* рёберная дуга́ *f*, *Arcus costalis*
Rippenbruch *m* перело́м *m* ребра́
Rippen-Brustbeingelenk *n* грудинорёберный суста́в *m*
Rippenbuckel *m* рёберный горб *m*
Rippeneindruck *m* вдавле́ние *n* рёбер
Rippenfell *n* рёберная пле́вра *f*
Rippenfellentzündung *f* плеври́т *m*; коста́льный плеври́т *m*
Rippenfellerguß *m* плевра́льный вы́пот *m*
Rippenfellverdickung *f* утолще́ние *n* пле́вры
Rippenfellverwachsung *f* плевра́льное сраще́ние *n*, плевра́льная шва́рта *f*
Rippenhals *m* ше́йка *f* ребра́, *Collum costae*
Rippenhalter *m* ле́стничная мы́шца *f*
Rippenhöcker *m* бугоро́к *m* ребра́, рёберный бугоро́к *m*
Rippenknochen *m* ребро́ *n*, ко́стная часть *f* ребра́
Rippenknochenbruch *m* перело́м *m* ребра́
Rippenknorpel *m* рёберный хрящ *m*
Rippenknorpelgelenk *n* межхрящево́й суста́в *m* рёбер
Rippenköpfchen *n* голо́вка *f* ребра́, *Caput costae*
Rippenkörper *m* те́ло *n* ребра́
Rippenosteosynthese *f* остеоси́нтез *m* ребра́
Rippenrandschnitt *m* разре́з *m* паралле́льно рёберной дуге́
Rippenresektion *f* резе́кция *f* ребра́
Rippenrest *m* оста́ток *m* ребра́
Rippensenker *m* за́дняя ни́жняя зу́бчатая мы́шца *f*
Rippenserienfraktur *f* мно́жественный перело́м *m* рёбер
Rippenverletzung *f* ране́ние *n* [поврежде́ние *n*] ребра́
Rippenverrenkung *f* вы́вих *m* ребра́
Rippenwinkel *m* у́гол *m* ребра́
Rippenwirbelgelenk *n* рёберно-позвоно́чный суста́в *m*
Risiko *n* риск *m*
risikobelastet риско́ванный, сопряжённый с ри́ском
Risikobeurteilung *f*, **Risikoeinschätzung** *f* оце́нка *f* (сте́пени) ри́ска
Risikofaktor *m* фа́ктор *m* ри́ска

~, zivilisatorischer фа́ктор *m* ри́ска, обусло́вленный цивилиза́цией
Risikogeburt *f* ро́ды *pl* с фа́кторами ри́ска
Risikogruppe *f* гру́ппа *f* ри́ска
Risikopatient *m* больно́й *m* из гру́ппы ри́ска
Risikopopulation *f* популя́ция *f* [населе́ние *n*] с повы́шенным ри́ском заболева́ния
Risikoschwangerschaft *f* бере́менность *f* с фа́кторами ри́ска
Riß *m* разры́в *m*; тре́щина *f*
Rißbildung *f* образова́ние *n* разры́ва
Rißbruch *m* отрывно́й перело́м *m*
Rißende *n* коне́ц *m* разры́ва
Rißfraktur *f* отрывно́й перело́м *m*
Rißquetschwunde *f* рва́но-уши́бленная ра́на *f*
Rißwunde *f* рва́ная ра́на *f*
Ritze *f* **1.** щель *f*; тре́щина *f* **2.** цара́пина *f*, сса́дина *f*
ritzen цара́пать
Ritzenschorf *m* струп *m*
Ritzwunde *f* цара́пина *f*; сса́дина *f*
Rizinusöl *n* касто́ровое ма́сло *n*
Robbengliedrigkeit *f* фокомели́я *f*
Roboranzien *n pl* общеукрепля́ющие сре́дства *n pl*
Röcheln *n s.* **Rasselgeräusche**
Rocky Mountain spotted fever *engl.* лихора́дка *f* Скали́стых гор
Rodentizid *n* родентици́д *m*
Rodentolepis *f* **nana** ка́рликовый це́пень *m*
Rohdrogen *f pl* просты́е лека́рственные препара́ты *m pl*
Rohextrakt *m* экстра́кт *m* из сыро́го лека́рственного сырья́
Rohkost *f* сыра́я пи́ща *f*
Rohkosternährung *f* сыроя́дение *n*
Rohkostschalttage *m pl* разгру́зочные дни *m pl* с потребле́нием сыры́х овоще́й и фру́ктов
Röhrchen *n* **1.** проби́рка *f* **2.** тру́бочка *f*; кана́лец *m*
Röhrchentestmethode *f* тест *m* с разведе́нием в проби́рках
Röhre *f* труба́ *f*; тру́бка *f*
Röhrenatmen *n*, **Röhrenatmung** *f* бронхиа́льное дыха́ние *n*
Röhrenbruch *m* разры́в *m* бро́нха
Röhrenfistel *f* тру́бчатый свищ *m*
Röhrengesichtsfeld *n* тру́бчатое по́ле *n* зре́ния
Röhrenknochen *m* тру́бчатая кость *f*
~, langer дли́нная тру́бчатая кость *f*
Röhrenmark *n* сирингомиели́я *f*
Rohrzucker *m* тростнико́вый са́хар *m*
Rohspiritus *m* спирт-сыре́ц *m*
Rollappen *m* кру́глый стебе́льчатый ло́скут *m*
«Rollauge» *n* профессиона́льный ниста́гм *m*
Rollbewegungen *f pl* кругов́ые движе́ния *n pl*
Rollbinde *f* бинт *m*
Rolle *f* **1.** блок *m* **2.** ро́лик *m*
rollenförmig блокови́дный
Rollenzug *m* ро́ликовая тя́га *f* (*при вытяжении*)
Rollgelenk *n* шарни́рный суста́в *m*
Rollhügel *m* ве́ртел *m*
Rollstuhl *m* кре́сло-ката́лка *f*
Rolltisch *m* передвижно́й стол *m* (*на колёсиках*)
Rollung *f* отклоне́ние *n* гла́за во втори́чное положе́ние
Romanoskopie *f* ректороманоскопи́я *n*
Romberg-Phänomen *n* про́ба *n* Ро́мберга при иссле́довании равнове́сия
Röntgen *n* рентге́н *m*
Röntgenabteilung *f* рентге́новское отделе́ние *n*
Röntgenapparat *m* рентге́новский аппара́т *m*
Röntgenarzt *m* врач-рентгено́лог *m*
Röntgenaufnahme *f s.* **Röntgenbild**
Röntgenbefund *m* результа́т *m* рентге́новского иссле́дования
Röntgenbehandlung *f* рентгенотерапи́я *f*
Röntgenbestrahlung *f* облуче́ние *n* рентге́новскими луча́ми
Röntgenbild *n* рентгеногра́мма *f*, рентге́новский сни́мок *m*
röntgenbildmäßig согла́сно рентге́новскому сни́мку
Röntgenbrei *m* ба́риевая взве́сь *f*
Röntgendermatitis *f* дермати́т *m*, вы́званный рентге́новскими луча́ми
Röntgendiagnostik *f* рентгенодиагно́стика *f*
Röntgendoppelkontrastdarstellung *f* париетографи́я *f*, рентгенологи́ческое иссле́дование *n* с испо́льзованием двух рентгеноконтра́стных ме́тодов
Röntgendosis *f* до́за *f* рентге́новских луче́й
Röntgendurchleuchtung *f* рентгеноскопи́я *f*
Röntgeneinrichtung *f* рентге́новский аппара́т *m*
~, ambulante перевози́мый рентге́новский аппара́т *m*
~, ortsfeste стациона́рный рентге́новский аппара́т *m*
~, tragbare переносно́й рентге́новский аппара́т *m*
Röntgenepilation *f* рентгенэпиля́ция *f*
Röntgenerythem *n* рентге́новская эрите́ма *f*
Röntgenerythemdosis *f* эрите́мная до́за *f* рентге́новского облуче́ния
röntgenfähig даю́щий контра́стную тень при рентге́новском иссле́довании
Röntgenfilmbetrachter *m* рентге́новский негатоско́п *m*
Röntgengeschwür *n* я́зва *f* от де́йствия рентге́новских луче́й
Röntgenhand *f* рентге́новский дермати́т *m* ки́сти
Röntgenhaut *f* рентге́новская ко́жа *f*, рентге́новский атрофи́ческий дермати́т *m*
Röntgenintoxikation *f* рентге́новская интоксика́ция *f*
Röntgenkarzinom *n s.* **Röntgenkrebs**
Röntgenkastration *f* рентгенокастра́ция *f*
Röntgenkeratoakanthom *n* кератоаканто́ма *f*, возника́ющая по́сле возде́йствия на ко́жу рентге́новских луче́й
Röntgenkeratose *f* керато́з *m*, вы́званный рентге́новскими луча́ми
Röntgenkontaktaufnahme *f* конта́ктная рентгеногра́мма *f*

Röntgenkontrastdarstellung *f* рентге́новское изображе́ние *n*, полу́ченное с по́мощью контра́стного вещества́
Röntgenkontrastmittel *n* рентгеноконтра́стное вещество́ *n*
Röntgenkontrastuntersuchung *f* рентге́новское иссле́дование *n* с испо́льзованием контра́стных веще́ств
Röntgenkontrolle *f* рентге́новское контро́льное иссле́дование *n*
Röntgenkrebs *m* рак *m*, вы́званный рентге́новскими луча́ми
Röntgenkunde *f* рентгеноло́гия *f*
Röntgenkur *f* рентгенотерапи́я *f*
Röntgenkymographie *f* рентгенокимографи́я *f*
Röntgenlehre *f* рентгеноло́гия *f*
Röntgenleuchtschirm *m* флюоресци́рующий рентге́новский экра́н *m*
Röntgenlicht *n s.* **Röntgenstrahlen**
Röntgenmorphologie *f* рентге́новская морфоло́гия *f*
röntgennegativ рентгенонегати́вный
Röntgenogramm *n s.* **Röntgenbild**
Röntgenographie *f* рентгеногра́фи́я *f*
Röntgenologie *f* рентгеноло́гия *f*
Röntgenoskopie *f* рентгеноскопи́я *f*
röntgenpositiv рентгенопозити́вный
Röntgenreihenuntersuchung *f* сери́йное рентгенологи́ческое иссле́дование *n*
Röntgenreizdose *f* раздража́ющая до́за *f* рентге́новских луче́й
Röntgenschädigung *f* поврежде́ние *n* рентге́новскими луча́ми
Röntgenschichtaufnahme *f* томогра́мма *f*
Röntgenschichtverfahren *n* томографи́я *f*, посло́йное рентгенологи́ческое иссле́дование *n*
Röntgenschirmbildverfahren *n* флюорографи́я *f*
Röntgenschutz *m* защи́та *f* от рентге́новских луче́й
Röntgenstar *m* рентге́новская катара́кта *f*
Röntgenstation *f* рентге́новское отделе́ние *n*
Röntgenstereographie *f* рентгеностереографи́я *f*
Röntgenstereoskopie *f* рентгеностереоскопи́я *f*
Röntgenstrahlen *m pl* рентге́новские лучи́ *m pl*
röntgenstrahlendurchlässig рентгенопрозра́чный
Röntgenstrahlenempfindlichkeit *f* чувстви́тельность *f* к рентге́новским луча́м
Röntgenstrahlenschutz *m* защи́та *f* от рентге́новских луче́й
röntgenstrahlenundurchlässig рентгенонепрозра́чный, не пропуска́ющий рентге́новские лучи́
Röntgenstrahler *m* рентге́новский излуча́тель *m*
Röntgenstroboskopie *f* рентгенostробоскопи́я *f*
Röntgenstrukturanalyse *f* рентгенострукту́рный ана́лиз *m*
Röntgentherapie *f* рентгенотерапи́я *f*
Röntgentherapieeinrichtung *f* рентгенотерапевти́ческий аппара́т *m*
Röntgentiefenbestrahlung *f* глубо́кая рентгенотерапи́я *f*; глубо́кое облуче́ние *n* рентге́новскими луча́ми
Röntgentiefentherapie *f* глубо́кая рентгенотерапи́я *f*
Röntgen-Tiefentherapieeinrichtung *f* дальнедистанцио́нный рентгенотерапевти́ческий аппара́т *m*
Röntgenulkus *n* я́зва *f*, вы́званная рентге́новскими луча́ми
Röntgenuntersuchung *f* рентгенологи́ческое иссле́дование *n*
Röntgenvasogramm *n* рентгеновазогра́мма *f*
Röntgenverbrennung *f* рентге́новский ожо́г *m*
Röntgenvorbestrahlung *f* предвари́тельное облуче́ние *n* рентге́новскими луча́ми
Röntgenwissenschaft *f* рентгеноло́гия *f*
Röntgenzimmer *n* рентге́новский кабине́т *m*
Rosacea *f* роза́цеа *f*, хрони́ческий дермато́з *m* лица́
~ **juvenilis** ю́ношеская роза́цеа *f*
~ **lupoides** люпо́идная роза́цеа *f*
~ **seborrhoica** себоре́йная роза́цеа *f*
Rosacea-Keratitis *f* роза́цеа-керати́т *m*
Rosacea-Konjunktivitis *f* роза́цеа-конъюнктиви́т *m*
Rosa-Krankheit *f* акродини́я *f*
Rosawasser *n* ро́зовая вода́ *f*
Rose *f* **1.** ро́за *f* **2.** ро́жа *f*
Rosenkranz *m*, **rachitischer** «рахити́ческие чётки» *pl*
Rosenöl *n* ро́зовое ма́сло *n*, *Oleum rosae*
Rosenvene *f*:
~, **große** больша́я подко́жная ве́на *f* ни́жней коне́чности, *Vena saphena magna*
Roseola *f*, **Roseole** *f* розе́ола *f*
~ **figurata** фигу́рная розе́ола *f*
~ **granularis** зерни́стая розе́ола *f*
rosettenartig в ви́де розе́тки, в фо́рме розе́тки
Rosettenbildung *f* розеткообразова́ние *n*, образова́ние *n* розе́ток
Rosettenstar *m* катара́кта *f* в ви́де розе́тки
Rössle-Syndrom *n* синдро́м *m* Рёсля, дисгенези́я *f* гона́д
rostfrei нержаве́ющий
Rostring *m* **der Hornhaut** ржа́вое кольцо́ *n* вокру́г металли́ческого иноро́дного те́ла рогови́цы
Rotation *f* поворо́т *n*, враще́ние *n*, рота́ция *f*
Rotationsbestrahlung *f* ротацио́нное облуче́ние *n*
Rotationsbruch *m* ротацио́нный перело́м *m*
Rotationsgelenk *n* враща́тельный суста́в *m*
Rotationsluxation *f* вы́вих *m* при враще́нии
Rotationsthrombelastographie *f* ротацио́нная тромбоэластографи́я *f*
Rotator *m* мы́шца-рота́тор *f*, враща́ющая мы́шца *f*
rotatorisch враща́тельный
Rotavirus *n* ротави́рус *m*
Rotblindheit *f* слепота́ *f* на кра́сный цвет
Rotblütigkeit *f* полицитеми́я *f*
Röteln *pl* красну́ха, *rubeola*
~, **masernähnliche** корева́я красну́ха *f*, *rubeola morbillosa*
~, **scharlachähnliche** скарлатино́зная красну́ха *f*, боле́знь *f* Фила́това — Дью́кса

Röteln-Arthritis *f* артри́т *m*, вы́званный ви́русом красну́хи
Rötelnausschlag *m* сыпь *f* при красну́хе
Rötelnembryopathie *f* эмбриопати́я *f*, вы́званная ви́русом красну́хи, рубеллёзная эмбриопати́я *f*
Rötelnexanthem *n* сыпь *f* при красну́хе
Rötelnvirus *n s.* **Rubivirus**
Rotempfindung *f* восприя́тие *n* кра́сного цве́та
«Roter Hund» *m* ле́тняя милиари́я *f*, потни́ца *f*
Rotfinnen *f pl* кра́сные [ро́зовые] угри́ *m pl*
Rotgrünblindheit *f* слепота́ *f* на кра́сный и зелёный цвет
Rotkreuzgesellschaft *f* О́бщество *n* Кра́сного Креста́
Rotlauf *m* эризипело́ид *m*, свина́я ро́жа *f*
Rotlaufbakterie *f* па́лочка *f* эризипело́ида, *Erysipelotrix nisidosa*
Rotlaufgürtel *m* опоя́сывающий лиша́й *m*, *herpes zoster*
Rotschwäche *f* протанома́лия *f*, ослабле́ние *n* восприя́тия кра́сного цве́та
Rotsehen *n* эритропси́я *f*
Rotsucht *f* корь *f*
~, abgeschwächte [mitigierte] митиги́рованная [осла́бленная] корь *f*
Rötung *f* покрасне́ние *n*, эрите́ма *f*
~, entzündliche воспали́тельное покрасне́ние *n*
~ der Papille гипереми́я *f* ди́ска зри́тельного не́рва
Rotz *m* сап *m*, *malleus*
Rotzbakterie *f* па́лочка *f* са́па
Rotzgeschwür *n* са́пная я́зва *f*
Rotzknötchen *n* са́пный узело́к *m*, са́пная гранулёма *f*
Rotzpustel *f* са́пная пу́стула *f*
Routinebehandlung *f* обы́чное [общепри́нятое] лече́ние *n*
Routinebestimmung *f* обы́чное [общепри́нятое] иссле́дование *n*
Routineeingriff *m* обы́чное вмеша́тельство *n*
Routinekrankenversorgung *f* медици́нская по́мощь *f* больны́м распространёнными боле́знями
Routinenarkose *f* обы́чный [рути́нный] нарко́з *m*
Routineoperation *f* обы́чная опера́ция *f*
Routineuntersuchung *f* обы́чное [общепри́нятое] иссле́дование *n*
Routineverfahren *n* рути́нный ме́тод *m*
Routinevorgehen *n* обы́чное [рути́нное] де́йствие *n*
R-Plasmid *n* R-плазми́да *f*, R-фа́ктор *m*
R-Plasmid-Transfer *m* перено́с *m* R-плазми́д
RS-Virus *n* респирато́рно-синцитиа́льный ви́рус *m*
Rubefazientium *n* сре́дство *n*, вызыва́ющее гипереми́ю ко́жи
Rubella *f*, **Rubeola** *f s.* **Röteln**
Rubinikterus *m* руби́ново-кра́сная желту́ха *f*
Rubivirus *n* рубиви́рус *m*, ви́рус *m* красну́хи
Rückbewegung *f* **des Auges** толчкообра́зное движе́ние *n* глаз (*при нистагме*)
Rückbildung *f* **1.** обра́тное разви́тие *n*, регре́сс *m*, инволю́ция *f* **2.** уменьше́ние *n*
Rückbildungsalter *n* инволюти́вный во́зраст *m*
Rückbildungsform *f* инволюцио́нная фо́рма *f*
Rückbildungsmelancholie *f* инволюцио́нная [пресени́льная] меланхо́лия *f*
Rückbildungsparanoia *f* инволюцио́нная парано́йя *f*
Rückbiß *m* за́дняя окклю́зия *f* че́люстей
Rücken *m* **1.** спина́ *f*; спи́нка *f* **2.** тыл *m*, ты́льная пове́рхность *f*
~, hohler чрезме́рный [патологи́ческий] лордо́з *m*
~ des männlichen Gliedes спи́нка *f* полово́го чле́на
Rückenblitzguß *m* облива́ние *n* спины́ из шла́нга под давле́нием
Rückendarre *f* сухо́тка *f* спинно́го мо́зга, *tabes dorsalis*
Rückenkrampf *m* су́дорога *f* мышц спины́
Rückenlage *f* положе́ние *n* на спине́
Rückenmark *n* спинно́й мозг *m*
Rückenmarkabszeß *m* абсце́сс *m* спинно́го мо́зга
Rückenmarkaffektion *f* пораже́ние *n* спинно́го мо́зга
Rückenmarkanämie *f* анеми́я *f* [малокро́вие *n*] спинно́го мо́зга
Rückenmarkanästhesie *f* спинномозгова́я анестези́я *f*
Rückenmarkblutschlag *m* кровоизлия́ние *n* в спинно́й мозг
Rückenmarkbruch *m* миелоце́ле *n*, спинномозгова́я гры́жа *f*
Rückenmarkdarre *f s.* **Rückendarre**
Rückenmarkentartung *f* перерожде́ние *n* [дегенера́ция *f*] спинно́го мо́зга
Rückenmarkentzündung *f* миели́т *m*, воспале́ние *n* спинно́го мо́зга
Rückenmarkerscheinung *f* спинномозгово́й симпто́м *m*
Rückenmarkerschütterung *f* сотрясе́ние *n* спинно́го мо́зга
Rückenmarkerweichung *f* миеломаля́ция *f*, размягче́ние *n* спинно́го мо́зга
Rückenmarkgeschwulst *f* о́пухоль *f* спинно́го мо́зга
Rückenmarkhaut *f* оболо́чка *f* спинно́го мо́зга
~, harte твёрдая оболо́чка *f* спинно́го мо́зга
~, weiche мя́гкая оболо́чка *f* спинно́го мо́зга
Rückenmarkhautentzündung *f* воспале́ние *n* спинномозговы́х оболо́чек, спина́льный менинги́т *m*
Rückenmarkhyperämie *f* гипереми́я *f* спинно́го мо́зга
Rückenmarkkompression *f* сдавле́ние *n* спинно́го мо́зга
Rückenmarkkrankheit *f* заболева́ние *n* спинно́го мо́зга
Rückenmarklähmung *f* парали́ч *m* спинномозгово́го происхожде́ния
Rückenmarkläsion *f* пораже́ние *n* спинно́го мо́зга
Rückenmarkmetastase *f* метаста́з *m* в спинно́й мозг

Rückenmarknerv *m* спинномозговóй нерв *m*, *Nervus spinalis*
Rückenmarknervenwurzel *f* корешóк *m* спинномозговóго нéрва
Rückenmarkreflex *m* спинномозговóй рефлéкс *m*
Rückenmarkreizung *f* раздражéние *n* спиннóго мóзга
Rückenmarkschädigung *f* поражéние *n* спиннóго мóзга
Rückenmarkschwindsucht *f s.* **Rückendarre**
Rückenmarkschwund *m* атрофи́я *f* спиннóго мóзга
Rückenmarksegment *n* сегмéнт *m* спиннóго мóзга
Rückenmarksklerose *f* склерóз *m* спиннóго мóзга
Rückenmarksyphilis *f* си́филис *m* спиннóго мóзга
Rückenmarktuberkulose *f* туберкулёз *m* спиннóго мóзга
Rückenmarkuntersuchung *f* исслéдование *n* спиннóго мóзга
Rückenmarkvene *f* вéна *f* спиннóго мóзга
Rückenmarkveränderung *f* (патологи́ческое) изменéние *n* спиннóго мóзга
Rückenmarkverletzung *f* ранéние *n* [поврежде́ние *n*] спиннóго мóзга
Rückenmarkwassersucht *f* водя́нка *f* спиннóго мóзга
Rückenmarkwurzel *f* корешóк *m* спинномозговóго нéрва
Rückenmarkwurzelzeichen *n* симптóм *m* со стороны́ корешкóв спинномозговы́х нéрвов, корешкóвый синдрóм *m*
Rückenmarkzerreißung *f* разры́в *m* спиннóго мóзга
Rückenmassage *f* масса́ж *m* спины́
Rückenmuskel *m* мы́шца *f* спины́
~, **breiter** ширóкая [широча́йшая] мы́шца *f* спины́
~, **vielgespaltener** многораздéльная мы́шца *f* спины́
Rückenmuskellähmung *f* парали́ч *m* мышц спины́
Rückenschmerz *m* бóли *f pl* в спинé *или* позвонóчнике
Rückenstarre *f* риги́дность *f* спины́
Rückensteife *f*, **muskuläre** риги́дность *f* мышц спины́
Rückenstrecker *m* мы́шца-выпрями́тель *f* тýловища
Rückenvene *f* дорса́льная [ты́льная] вéна *f*
Rückfall *m* рециди́в *m*, возвра́т *m*
Rückfallfieber *n* возвра́тный тиф *m*, *febris recurrens*
~, **endemisches** эндеми́ческий возвра́тный тиф *m*
~, **epidemisches** эпидеми́ческий возвра́тный тиф *m*
Rückfallfieberborrelie *f*, **Rückfallfieberspirochäte** *f* боррéлия *f* возвра́тного ти́фа
Rückfalltyphus *m s.* **Rückfallfieber**
Rückfallzeckenfieber *n* клещевóй возвра́тный тиф *m*
Rückfluß *m*, **hepatojugularer** гепатоюгуля́рный рефлю́кс *m*
Rückflußstörung *f*, **venöse** нарушéние *n* венóзного оттóка
Rückfuß *m* кóмплекс *m* тара́нной и пя́точной кóсти
Rückgrat *m* позвонóчник *m*, позвонóчный столб *m*
Rückgratkrümmung *f* искривлéние *n* позвонóчника
Rückgratpunktion *f* спинномозговáя пýнкция *f*
Rückgratspalte *f* врождённое расщеплéние *n* позвонóчника
Rückgratverbiegung *f*, **Rückgratverkrümmung** *f* искривлéние *n* позвонóчника
Rückkopplung *f* обра́тная связь *f*
~, **auditive** слуховáя обра́тная связь *f*, аудиофонатóрный контрóль *m*
Rückkrampf *m* клони́ческая сýдорога *f*
Rückkreuzung *f* возвра́тное скрéщивание *n*
~, **kongruente** конгруэ́нтное возвра́тное скрéщивание *n*
Rücklaufventil *n* возвра́тный кла́пан *m*
Rücknystagmus *m* толчкообра́зный [ритми́чный] ниста́гм *m*
Rückokklusion *f* за́дняя окклю́зия *f*
Rückresorption *f* реабсóрбция *f*, обра́тное вса́сывание *n*
~, **tubuläre** реабсóрбция *f* в кана́льцах пóчки
Rückresorptionsstörung *f* нарушéние *n* реабсóрбции
Rücksacklähmung *f* парали́ч *m* плечевóго нéрвного сплетéния, вы́званный давлéнием тя́жести (*напр. рюкзака*)
Rückschlag *m s.* **Rebound**
Rückseite *f* за́дняя сторона́ *f*; за́дняя повéрхность *f*
Rückstand *m* оса́док *m*; оста́ток *m*
Rückstandsfreiheit *f* отсýтствие *n* оста́точных коли́честв (*пестицидов в продуктах питания*)
Rückstandsmenge *f* оста́точное коли́чество *n*
Rückstauungsniere *f* застóйная пóчка *f* при задéржке оттóка мочи́
Rückstoßphänomen *n* феномéн *m* рикошéта
Rückstrom *m s.* **Regurgitation**
Rückstülpung *f* втяжéние *n*, западéние *n*
Rückwirkung *f* обра́тное дéйствие *n*
Rückzieher *m* ретра́ктор *m*
Rudiment *n* рудимéнт *m*
Rufdienstzeit *f* дежýрство *n* по вы́зову
Ruga *f* морщи́на *f*
Rugosität *f* морщи́нистость *f*
Ruheatemnot *f* оды́шка *f* в покóе
Ruheatmung *f* дыха́ние *n* в покóе
Ruhebehandlung *f* лечéние *n* покóем
Ruheblutdruck *m* артериа́льное давлéние *n* в покóе
Ruhedehnungskurve *f* крива́я *f* расслаблéния (*сердца*) во врéмя па́узы
Ruhedyspnoe *f* оды́шка *f* в покóе
Ruhe-EKG *n* электрокардиогра́мма *f* в покóе

Ruheextrasystolie *f* экстрасистоли́я *f* поко́я
Ruheherzfrequenz *f* частота́ *f* сокраще́ний се́рдца в поко́е
Ruheherzinsuffizienz *f* недоста́точность *f* се́рдца в поко́е
Ruhekapazität *f* мо́щность *f* се́рдца в поко́е
Ruhekur *f* лече́ние *n* поко́ем
Ruhelage *f* положе́ние *n* поко́я
Ruheminutenvolumen *n* мину́тный объём *m* (кро́ви) в поко́е
Ruhe-Nüchtern-Metabolismus *m*, **Ruhenüchternumsatz** *m* основно́й обме́н *m*, обме́н *m* в поко́е и натоща́к
Ruhepotential *n* потенциа́л *m* поко́я
Ruheraum *m* **1.** помеще́ние *n* для о́тдыха **2.** зал *m* [ко́мната *f*] о́тдыха по́сле приёма процеду́р
Ruheschmerz *m* боль *f* в поко́е
Ruhestellung *f* иммобилиза́ция *f*, созда́ние *n* поко́я [неподви́жности]
Ruhestenokardie *f* стенокарди́я *f* поко́я
Ruhestoffwechsel *m* обме́н *m* веще́ств в поко́е
Ruhestrom *m* ток *m* поко́я
Ruhetonus *m* то́нус *m* в поко́е
~, **vestibulärer** то́нус *m* вестибуля́рного аппара́та в поко́е
Ruhetremor *m* тре́мор *m* в поко́е
Ruheverband *m* фикси́рующая [иммобилизу́ющая] повя́зка *f*
Ruhewert *m* величина́ *f* в поко́е, показа́тель *m* в поко́е
Ruhezustand *m* состоя́ние *n* поко́я
ruhigstellen иммобилизова́ть, обеспе́чивать неподви́жность
Ruhigstellung *f* иммобилиза́ция *f*, приведе́ние *n* в состоя́ние неподви́жности
Ruhr *f* дизентери́я *f*
Ruhramöbe *f* дизентери́йная амёба *f*, *Entamoeba histolytica*
Ruhrbakterien *f pl* шиге́ллы *f pl*, бакте́рии *f pl* дизентери́и
Ruhrkraut *n* сушени́ца *f*, *Gnaphalium*
Ruhrmittel *n* противодизентери́йное сре́дство *n*
Ruhrserum *n* противодизентери́йная сы́воротка *f*
Rülpsen *n* отры́жка *f*
~, **saures** отры́жка *f* ки́слым
Rumination *f* **1.** пережёвывание *n* и глота́ние *n* **2.** румина́ция *f*, жва́чка *f* мы́слей, у́мственная жва́чка *f*
Rumpel-Leede-Stauversuch *m* симпто́м *m* Кончало́вского — Ру́мпеля — Ле́еде (*симптом жгута*)
Rumpf *m* ту́ловище *n*, торс *m*
Rumpfataxie *f* атакси́я *f* ту́ловища
Rumpfmuskellähmung *f* парали́ч *m* мышц ту́ловища
Rumpfrückseite *f* за́дняя сторона́ *f* ту́ловища, спина́ *f*
Rumpfwand *f* пове́рхность *f* ту́ловища
Rundfenstermembran *f* мембра́на *f* окна́ ули́тки, втори́чная бараба́нная перепо́нка *f*
Rundgang *m* обхо́д *m* (*напр. врача*)
Rundherd *m* кру́глый оча́г *m* (*туберкулёза*)
rundkernig с окру́глым ядро́м
Rundkopf *m* круглоголо́вость *f*
Rundmuskel *m* кру́глая мы́шца *f*
Rundnaht *f* кругово́й шов *m*
Rundstiel *m* кру́глый сте́бель *m*
Rundwurm *m* немато́да *f*, кру́глый червь *m*
Rundzelle *f* кру́глая кле́тка *f*
Rundzellensarkom *n* круглокле́точная сарко́ма *f*
Runzelfalte *f* морщи́на *f*
Runzler *m* **der Augenbraue** мы́шца *f*, смо́рщивающая бровь
Rupia *f* ру́пия *f*, ко́рка *f* в ви́де у́стричной ра́ковины
~ **psoriatica** псориати́ческая ру́пия *f*
~ **syphilitica** сифилити́ческая ру́пия *f*
Rupophobia *f* рупофоби́я *f* (*мания при раздевании — боязнь грязной кожи*)
Ruptur *f* разры́в *m*
Rüssellippe *f* макрохейли́я *f*, увеличе́ние *n* губы́
Rußkrebs *m* рак *m*, вы́званный са́жей *или* дёгтем, дегтя́рный рак *m*
Rußlunge *f* са́жевый пневмоконио́з *m*
Ruta-Graveolens-Dermatitis *f* буллёзный дермати́т *m*, вызыва́емый паху́чей ру́той
Rutenschlagader *f* арте́рия *f* полово́го чле́на
~, **tiefe** глубо́кая арте́рия *f* полово́го чле́на
Rutenschwellkörper *m* пеще́ристое те́ло *n* полово́го чле́на
Rutin *n* рути́н *m*, витами́н *m* P
Rutschpulver *n* тальк *m*
R-Zacke *f* R-зубе́ц *m* (*электрокардиограммы*)

S

Saalschwester *f* пала́тная медсестра́ *f*
Sabourand-Zähne *m pl* зу́бы *m pl* Сабуро́ (*гипоплазия верхних зубов при врождённом сифилисе*)
Saccharase *f* сахара́за *f*, инверта́за *f* (*фермент*)
Saccharid *n* сахари́д *m*
Saccharimetrie *f* сахариметри́я *f*
Saccharin *n* сахари́н *m*
Saccharomyces *m*, **Saccharomyzet** *m* сахаромице́т *m*
Saccharose *f* сахаро́за *f*
Saccharosespaltung *f* расщепле́ние *n* сахаро́зы
Sacculus *m* сфери́ческий мешо́чек *m* (*преддверия лабиринта*)
Sachverständige *m* экспе́рт *m*, специали́ст *m*
Sackabszeß *m* осумко́ванный абсце́сс *m*
Sackaneurysma *n* мешкови́дная аневри́зма *f*
sackartig мешкови́дный
Säckchen *n* мешо́чек *m*
Sacklunge *f* кисто́зное лёгкое *n*
Sackniere *f* гидронефро́з *m*
Sadismus *m* сади́зм *m*
Safranleber *f* шафра́нная пе́чень *f*
Saft *m* сок *m*
Saftabsonderung *f* сокоотделе́ние *n*
~, **übermäßige** избы́точное сокоотделе́ние *n*
Saftfasten *n* лече́бное голода́ние *n* с примене́нием со́ков

Saftmangel *m* дефици́т *m* со́ка [сокоотделе́ния]
Sägegriff *m* «пиле́ние» *n* (*приём ручного массажа*)
Sägemuskel *m* зубча́тая мы́шца *f*
Sägeschnitt *m* распи́л *m*
Sägezahnimpuls *m* и́мпульс *m* пилообра́зного напряже́ния
Sagittalebene *f* сагитта́льная пло́скость *f*
Sagittalnaht *f* стрелови́дный шов *m*
Sagomilz *f* са́говая селезёнка *f*
Saisonkrankheit *f* сезо́нная боле́знь *f*
Saison-Rezidiv *n* сезо́нное обостре́ние *n*, сезо́нный рециди́в *m*
Saisonschmerz *m* сезо́нные бо́ли *f pl*
Saisonschwankungen *f pl* сезо́нные колеба́ния *n pl*
Saitengalvanometer *n* стру́нный гальвано́метр *m*
sakkadiert саккади́рованный
Sakralanästhesie *f* сакра́льная [крестцо́вая] анестези́я *f*
Sakralisation *f* сакрализа́ция *f* (*позвонка*)
Sakralkanal *m* крестцо́вый кана́л *m*
Sakralmark *n* крестцо́вый сегме́нт *m* спинно́го мо́зга
Sakralsegment *n* крестцо́вый сегме́нт *m*
Sakraltumor *m* о́пухоль *f* в о́бласти крестца́
Sakralwirbel *m* крестцо́вый позвоно́к *m*
Sakrodynie *f* сакродини́я *f*, бо́ли *f pl* в о́бласти крестца́
Sakroileitis *f* сакроилеи́т *m*
Sakroiliakalgelenk *n* крестцо́во-подвздо́шное сочлене́ние *n*
sakrokokzygeal крестцо́во-ко́пчиковый
Sakrokoxalgie *f* сакрококсалги́я *f*, бо́ли *f pl* в о́бласти крестца́ и тазобе́дренного суста́ва
Sakrokoxitis *f* сакрококси́т *m*
Saktosalpinx *f* сактоса́льпинкс *m*
Salaamkrampf *m* салаа́мовы су́дороги *f pl*, кива́тельная су́дорога *f*
Salbader *m* зна́харь *m*
Salbe *f* мазь *f*
Salbengrundlage *f* ма́зевая осно́ва *f*
Salbenkompresse *f* ма́зевый компре́сс *m*
Salbenstrang *m* поло́ска *f* ма́зи (*выдавленная из тюбика*)
Salbenstuhl *m s.* **Stearrhoe**
Salbenverband *m* повя́зка *f* с ма́зью, ма́зевая повя́зка *f*
Salidiuretica *n pl* салуре́тики *m pl*
Salimarbad *n* ва́нна *f* с морско́й со́лью
salinisch солево́й, соляно́й
Salivation *f* салива́ция *f*, слюноотделе́ние *n*
Salivoglandulose *f*, **epidemische** эпидеми́ческий саливогландулёз *m*
Salmiakgeist *m* нашаты́рный спирт *m*
Salmonella *f* сальмоне́лла *f*
~ **paratyphi A** па́лочка *f* [сальмоне́лла *f*] парати́фа
~ **typhi** па́лочка *f* [сальмоне́лла *f*] брюшно́го ти́фа
Salmonellen-Enteritis *f* сальмонеллёзный энтери́т *m*
Salmonellose *f* сальмонеллёз *m*
Salmonellosearthritis *f* сальмонеллёзный реакти́вный артри́т *m*
Salpetersäure *f* азо́тная кислота́ *f*
Salpetersäureprobe *f* про́ба *f* с азо́тной кислото́й (*на белок*)
Salpingektomie *f* сальпингэктоми́я *f*
Salpingitis *f* сальпинги́т *m*
Salpingographie *f* сальпингографи́я *f*
Salpingolysis *f* сальпинго́лиз *m*
Salpingooophoritis *f* сальпингооофори́т *m*
Salpingoprofluenz *f* истече́ние *n* жи́дкости из фалло́пиевой трубы́
Salpingostomatoplastik *f* пла́стика *f* у́стья фалло́пиевой трубы́
Salpingostomie *f* сальпингостоми́я *f*
Salpingotomie *f* сальпинготоми́я *f*
Salpinx *f* труба́ *f* (*напр. маточная*)
Saltatio *f* сальта́ция *f*
Salubrität *f* здоро́вье *n*
Saluretika *n pl* салуре́тики *m pl*
Salvioli-Syndrom *n* синдро́м *m* Сальвио́ли (*семейная эндокринная остеопатия*)
Salz *n* соль *f*
~, **jodiertes** йоди́рованная соль *f*
~, **Karlsbader** карлова́рская соль *f*
~, **salpetersaures** нитри́т *m*
Salzbad *n* солёная ва́нна *f*
Salzbergwerktherapie *f* спелеотерапи́я *f*, лече́ние *n* микрокли́матом соляны́х рудников́
salzbildend солеобразу́ющий
Salzdiurese *f* салиуре́з *m*
Salzfieber *n* солева́я лихора́дка *f*
Salzgehalt *m* содержа́ние *n* соле́й
~ **der Kost** содержа́ние *n* соле́й в рацио́не
Salzhaushalt *m* солево́й [минера́льный] обме́н *m*
Salzkonsum *m* потребле́ние *n* со́ли
Salzlauge *f* рассо́л *m*, концентри́рованная солёная минера́льная вода́ *f*
Salzlösung *f* солево́й раство́р *m*
~, **äquilibrierte** изотони́ческий [физиологи́ческий] солево́й раство́р *m*
Salzmangel-Syndrom *n* синдро́м *m* солево́й недоста́точности
Salzmangelurämie *f* натриепри́вная уреми́я *f*
Salzquelle *f* солёный минера́льный исто́чник *m*
Salzresistenz *f* солеусто́йчивость *f*
Salzsäure *f* соля́ная кислота́ *f*
~ **des Magens** соля́ная кислота́ *f* желу́дочного со́ка
Salzspiegel *m* у́ровень *m* со́ли
Salzstich *m* «солево́й» уко́л *m*, уко́л *m* в дно IV желу́дочка мо́зга
Salzverarmung *f*, **Salzverlust** *m* поте́ря *f* (пова́ренной) со́ли
Salzverlustnephritis *f* нефри́т *m* с поте́рей соле́й
~ **mit Addisonismus** синдро́м *m* нефри́та с поте́рей соле́й и аддисони́змом, синдро́м *m* То́рна
Salzverlustsyndrom *n* синдро́м *m* поте́ри соле́й
~, **adrenogenitales** адреногенита́льный синдро́м *m* с поте́рей соле́й, синдро́м *m* Дебре́ — Фи́бигера

~, **renales** салуретический синдром *m*, *diabetes salinus renalis*
Salzwasserbad *n* солёная ванна *f*
Salzwasserinfusion *f* вливание *n* солевого раствора
Salzwasserumschlag *m* компресс *m* с солевым раствором
Salzwechsel *m* солевой обмен *m*
Salzzufuhr *f* поступление *n* соли (*в организм*)
Samariter *m* лицо *n*, добровольно ухаживающее за больным
Samen *m* **1.** семя *n* **2.** сперма *f* **3.** сперматозоид *m*
Samenbläschen *n*, **Samenblase** *f* семенной пузырёк *m*
Samenblasenentzündung *f* сперматоцистит *m*, воспаление *n* семенных пузырьков
Samenblasensteinschnitt *m* везикулолитотомия *f*
Samenerguß *m* эякуляция *f*, семяизвержение *n*, излияние *n* семени
Samenfaden *m* сперматозоид *m*
Samenfluß *m* сперматорея *f*, истечение *n* семени, семяистечение *n*
Samenflüssigkeit *f* сперма *f*, семенная жидкость *f*
Samenhügel *m* семенной бугорок *m*, *Colliculus seminalis*
Samenkanälchen *n* семенной канáлец *m*
Samenleiter *m* семявыносящий проток *m*, *Ductus deferens*
Samenleiterschlagader *f* артерия *f* семявыносящего протока
Samenleiterunterbindung *f* перевязка *f* семявыносящего протока
Samenlosigkeit *f* аспермия *f*
Samenmangel *m* олигоспермия *f*
Samenstrang *m* семенной канатик *m*, *Funiculus spermaticus*
Samenstrangentzündung *f* фуникулит *m*
Samenstrangresektion *f* вазорезекция *f*
Samentierchen *n* сперматозоид *m*
Samenverhaltung *f* задержка *f* спермы
Samenwege *m pl*, **ableitende** семявыводящие пути *m pl*
Sammelröhre *n pl* собирательные трубочки *f pl* (*почки*)
Sammelstatistik *f* сводная статистика *f*
Sammelvakzine *f* смешанная [комбинированная] вакцина *f*
Samoapocken *pl* аластрим *m*, белая оспа *f*, оспа *f* кафров
Sanatio *f* санация *f*
Sanatorium *n* санаторий *m*
Sandbad *n* песочная ванна *f*
Sandfliegenfieber *n* флеботомусная лихорадка *f*, лихорадка *f* паппатачи
Sandfloh *m* песчаная блоха *f*, *Tunga penetrans*
Sandgrieß *m* песок *m* в моче
Sandkornphlyktäne *f* милиарная фликтена *f*
Sandkörperchen *n* псаммомное тельце *n*
sanduhrförmig в форме песочных часов
Sanduhrglottis *f* голосовая щель *f* в форме песочных часов
Sanfilippo-Syndrom *n* синдром *m* Санфилиппо, мукополисахароидоз *m* III типа
Sängerknötchen *n pl* певческие узелки *m pl*
sanguinolent кровянистый
sanieren санировать
Sanierung *f* санация *f*
Sanierungsmaßnahme *f* оздоровительное мероприятие *n*
Sanitärbakteriologie *f* санитарная бактериология *f*
Sanitätsarzt *m* санитарный врач *m*
Sanitätsaufsicht *f* санитарный надзор *m*
Sanitätsbeamte *m* служащий *m* санитарного ведомства
Sanitätsdienst *m* санитарная служба *f*
Sanitätsdiensthilfspersonal *n* младший медицинский персонал *m* санитарной службы
Sanitätseinrichtung *f* санитарное оборудование *n*
Sanitätsfahrzeug *n* санитарное транспортное средство *n*
Sanitätsgesetz *n* санитарное законодательство *n*
Sanitätsinspektion *f* санитарно-эпидемиологическая инспекция *f*
Sanitätskontrolle *f* санитарный контроль *m*
Sanitätskontrollstelle *f* санитарно-контрольный пункт *m*
Sanitätsnahrungsbakteriologie *f* санитарно-пищевая бактериология *f*
Sanitätspflege *f* гигиена *f*
Sanitätsseuchendienst *m* санитарно-эпидемиологическая служба *f*
Sanitätstransportmittel *n* санитарно-транспортное средство *n*
Sanitätsunteroffizier *m* санинструктор *m*, санитарный инструктор *m*
S-Antigen *n* S-антиген *m*
Saphena *f* (большая) подкожная вена *f* бедра
Saphenektomie *f* сафенэктомия *f*
Saponifikation *f* омыление *n*
Saprophyten *m pl* сапрофиты *m pl*
Saprophytie *f* сапрофития *f*
Sarcoma *n* **idiopathicum multiplex hämorrhagicum** идиопатическая множественная геморрагическая саркома *f*
Sarcomatosis *f* саркоматоз *m*
Sarkoid *n* саркоид *m*
~, **diffus infiltrierendes** диффузно инфильтрирующий саркоид *m*
~, **großknotiges herdförmiges** крупноузловатый очаговый саркоид *m*
Sarkoidose *f* саркоидоз *m*, болезнь *f* Бенье — Бека — Шаумана, доброкачественный лимфогранулематоз *m*
~ **der Haut** саркоидоз *m* кожи
Sarkolemm *n* сарколемма *f*
Sarkom *n* саркома *f*
~, **alveoläres** альвеолярная саркома *f*
~, **angioplastisches** ангиопластическая саркома *f*
~, **botryoides** ботриоидная [гроздевидная] саркома *f*
~, **chondroplastisches** хондропластическая саркома *f*

~, polymorphzelliges полимо́рфно-клеточная сарко́ма *f*
~, riesenzelliges гигантоклеточная сарко́ма *f*
~, rundzelliges круглоклеточная сарко́ма *f*
~, spindelzelliges веретеноклеточная сарко́ма *f*
~, synoviales синовиа́льная сарко́ма *f*
~, traubenartiges *s.* **Sarkom, botryoides**
Sarkomatose *f* саркомато́з *m*
Sarkommetastase *f* метаста́з *m* сарко́мы
Sarkomrezidiv *n* рециди́в *m* сарко́мы
Sarkoplasma *n* саркопла́зма *f*, миопла́зма *f*
Sarkoplasmaretikulum *n* саркоплазмати́ческий рети́кулум *m*
Sarkosin *n* саркози́н *m*
Sarkosom *n* саркосо́ма *f*
Sartorius *m* портня́жная мы́шца *f*
Sartoriuslähmung *f* парали́ч *m* портня́жной мы́шцы
Sarzina *f* сарци́на *f*
Sasophemie *f* заика́ние *n*
Satellitenchromosomen *n pl* хромосо́мы-спу́тники *f pl*
Satellitenwachstum *n* сателли́тный рост *m* (*бактерий*)
Sattelgelenk *n* седлови́дный суста́в *m*, *Articulatio sellaris*
Sattelhaken *m* седлови́дный хирурги́ческий крючо́к *m*, крючо́к *m* Фри́ча
Sattelkopf *m* клиноцефали́я *f*, седлови́дный че́реп *m*
Sattellehne *f* спи́нка *f* туре́цкого седла́, *Dorsum sellae turcicae*
Sattelnase *f* седлови́дный нос *m*
Sättigung *f* насыще́ние *n*
Sättigungsdefizit *n* дефици́т *m* насыще́ния
Sättigungsgefühl *n* чу́вство *n* насыще́ния
Sättigungsgrad *m* сте́пень *f* насыще́ния
Sättigungswert *m* насыща́емость *f*
Saturation *f* сатура́ция *f*
Saturnismus *m* сатурни́зм *m*, отравле́ние *n* свинцо́м
Satyriasis *f* сатириа́з *m*
Satz *m* **1.** оса́док *m* **2.** компле́кт *m*, набо́р *m*
Satzverständnis *n* понима́ние *n* предложе́ний (*при исследовании слуха*)
Satzzäpfchen *n* суппозито́рий *m*, свеча́ *f*
Saubohnenkrankheit *f* фави́зм *m*
Sauerbruch-Druckdifferenzverfahren *n* ме́тод *m* За́уэрбруха (*для предупреждения коллапса лёгкого при операции на грудной клетке*)
Sauerbruch-Prothese *f* рука́ *f* За́уэрбруха (*функциональный протез верхней конечности*)
Sauermilcherzeugnisse *n pl* кисломоло́чные проду́кты *m pl*
Sauer-Schiene *f* ши́на *f* За́уэра (*проволочная шина при переломах нижней челюсти*)
Sauerstoff *m* кислоро́д *m*
Sauerstoffaffinität *f* сродство́ *n* к кислоро́ду (*гемоглобина*)
sauerstoffangereichert обогащённый кислоро́дом
Sauerstoffäquivalent *n*, **kalorisches** калори́ческий эквивале́нт *m* кислоро́да
Sauerstoffatmung *f* дыха́ние *n* кислоро́дом
Sauerstoffaufnahme *f* потребле́ние *n* кислоро́да
~, größtmögliche [maximale] кислоро́дный потоло́к *m*, максима́льное потребле́ние *n* кислоро́да
Sauerstoffausnutzung *f* испо́льзование *n* кислоро́да
Sauerstoffbad *n* кислоро́дная ва́нна *f*
Sauerstoffbedarf *m* потре́бность *f* в кислоро́де
~, biochemischer биологи́ческое потребле́ние *n* кислоро́да
Sauerstoffbehandlung *f s.* **Sauerstofftherapie**
Sauerstoffdefizit *n* кислоро́дное голода́ние *n*
Sauerstoffdifferenz *f*, **arteriovenöse** артериове́нозная ра́зница *f* (у́ровня) кислоро́да
Sauerstoffdissoziationskurve *f* крива́я *f* диссоциа́ции кислоро́да
Sauerstoffdruck *m* давле́ние *n* кислоро́да
Sauerstoff-Druckgradient *m*, **alveolo-kapillarer** альвео́ло-капилля́рный градие́нт *m* давле́ния кислоро́да
Sauerstoffdruckmessung *f*, **transkutane** чреско́жное измере́ние *n* давле́ния кислоро́да
Sauerstoffeinspritzung *f* введе́ние *n* кислоро́да
Sauerstoffflasche *f* кислоро́дный балло́н *m*
Sauerstoffgerät *n* кислоро́дный прибо́р *m*
Sauerstoffhämoglobin *n* оксигемоглоби́н *m*
Sauerstoffhunger *m* кислоро́дное голода́ние *n*
Sauerstoffinhalation *f* вдыха́ние *n* кислоро́да
Sauerstoffinhalationsapparat *m* аппара́т *m* для ингаляцио́нного нарко́за с примене́нием кислоро́да
Sauerstoffinhalator *m* кислоро́дный ингаля́тор *m*
Sauerstoffinsuffizienz *f* кислоро́дная недоста́точность *f*
Sauerstoffkammer *f* кислоро́дная ка́мера *f*
Sauerstoffkapazität *f* кислоро́дная ёмкость *f*
Sauerstoffkissen *n* кислоро́дная поду́шка *f*
Sauerstoffmangel *m* кислоро́дная недоста́точность *f*
Sauerstoffmangelatmung *f* дыха́ние *n* сме́сью, бе́дной кислоро́дом
Sauerstoff-Mehrschritt-Therapie *f* ступе́нчатая оксигенотерапи́я *f*
Sauerstoffpartialdruck *m* парциа́льное давле́ние *n* кислоро́да
Sauerstoffpuls *m* кислоро́дный пульс *m*
Sauerstoffsättigung *f* насыще́ние *n* кислоро́дом
Sauerstoffschuld *f* кислоро́дная задо́лженность *f*
Sauerstofftherapie *f* оксигенотерапи́я *f*, кислоро́дная терапи́я *f*
~, hyperbare гипербари́ческая оксигена́ция *f*
Sauerstofftransport *m* тра́нспорт *m* кислоро́да
Sauerstofftransportkapazität *f* тра́нспортная ёмкость *f* кислоро́да
Sauerstoff-Überdruckbehandlung *f*, **Sauerstoffüberdrucktherapie** *f* гипербари́ческая оксигена́ция *f*
Sauerstoffutilisationskoeffizient *m* коэффицие́нт *m* утилиза́ции кислоро́да
Sauerstoffverbrauch *m* потребле́ние *n* [утилиза́ция *f*] кислоро́да
~ des Auges утилиза́ция *f* кислоро́да тка́нями гла́за

Sauerstoffversorgung *f* снабжéние *n* кислорóдом
Sauerstoffwärmewert *m* калорúческий эквивалéнт *m* кислорóда
Sauerstoffzehrer *m* аэрóб *m*
Sauerstoffzelt *n* кислорóдная палáтка *f*
Saugapparat *m* аспирáтор *m*, отсóс *m*
Saugbiopsie *f* аспирациóнная биопсúя *f*
Saugdrainage *f* отсáсывающий дренáж *m*
Saugelektrode *f* вáкуумный электрóд *m*, электрóд-присóска *m*
Saugen *n* сосáние *n*
Saugentlüftung *f* искýсственная вытяжнáя вентилЯция *f*
Sauger *m* присáсыватель *m*
Saugfähigkeit *f* поглотúтельная [абсорбциóнная] спосóбность *f*
Saugflasche *f* дéтский рожóк *m*
Sauggerät *n* аспирáтор *m*, отсóс *m*
Saugglas *n* молокоотсóс *m*
Saughaftschale *f*, **episklerale** эписклерáльная контáктная лúнза *f*
Saugheber *m* сифóн *m*
Säugling *m* груднóй ребёнок *m*
Säuglingsalter *n* груднóй вóзраст *m*
Säuglingsaudiometrie *f* исслéдование *n* слýха у детéй груднóго вóзраста
Säuglingsberatungsstelle *f* консультáция *f* для грудны́х детéй
Säuglingsdosis *f* дóза *f* для грудны́х детéй
Säuglingsdurchfall *m* понóс *m* грудны́х детéй
Säuglingsdyspepsie *f* диспепсúя *f* грудны́х детéй
Säuglingsekzem *n*, **seborrhoisches** себорéйная экзéма *f* детéй груднóго вóзраста
Säuglingsenteritis *f* диспепсúя *f* грудны́х детéй
Säuglingsfertignahrung *f* готóвое питáние *n* для новорождённых
Säuglingsfürsorge *f* охрáна *f* (здорóвья) грудны́х детéй
Säuglingslisteriose *f* листериóз *m* новорождённых, *granulomatosis infantiseptica*
Säuglingsmastoiditis *f* мастоидúт *m* детéй груднóго вóзраста
Säuglingsotitis *f* отúт *m* детéй груднóго вóзраста
Säuglingsphthise *f* туберкулёз *m* лёгких у грудны́х детéй
Säuglingsretikulose *f*, **akute** болéзнь *f* Áбта — Лéттерера — Сúве, нелипóидный ретикулогистиоцитóз *m*
Säuglingsrhinitis *f* нáсморк *m* детéй груднóго вóзраста
Säuglingssepsis *f* сéпсис *m* грудны́х детéй
Säuglingsskoliose *f* сколиóз *m* грудны́х детéй
Säuglingsskorbut *m* цингá *f* грудны́х детéй; болéзнь *f* Мёллера — Бáрлоу
Säuglingsstation *f* отделéние *n* для грудны́х детéй
Säuglingssterblichkeit *f* смéртность *f* грудны́х детéй
Säuglingsstuhl *m* стул *m* грудны́х детéй
Säuglingstoxikose *f* токсикóз *m* [интоксикáция *f*] новорождённых
Säuglingswaage *f* весы́ *pl* для взвéшивания грудны́х детéй
Saugmassage *f* вáкуумный массáж *m*
Saugnapf *m* присóска *f*
Saugnapfschallkopf *m* дáтчик-присóска *m* для ультразвуковóго исслéдования
Saugreflex *m* сосáтельный рефлéкс *m*
Saugrohr *n* отсáсывающая трýбка *f*
Saugschlauchgerät *n* шлáнговый респирáтор *m*
Saugverhalten *n* сосáтельная актúвность *f* новорождённых
Saugwürmer *m pl* сосáльщики *m pl*, *Trematodes*
Saugzahn *m* молóчный зуб *m*
Säulenchromatographie *f* колóночная хроматогрáфúя *f*
Säulenknorpelzone *f* зóна *f* колóнчатого хрящá
Sauna *f* сáуна *f*, фúнская бáня *f*
Saunabehandlung *f* лечéние *n* сáуной; лечéбное применéние *n* сáуны
Saunaexposition *f* пребывáние *n* в сáуне
Saunatauchbecken *n* бассéйн *m* с холóдной водóй для охлаждéния пóсле захóда в сáуну
saunen посещáть сáуну
Säure *f* кислотá *f*
Säureausscheidung *f* выделéние *n* кислоты́
Säurebakterien *f pl* кислотообразýющие бактéрии *f pl*
Säure-Basen-Belastung *f* кислóтно-щелочнáя нагрýзка *f*
Säure-Basen-Gleichgewicht *n* кислóтно-щелочнóе равновéсие *n*
Säurebestimmer *m* ацидóметр *m*
Säurebestimmung *f* определéние *n* кислóтности
Säurebildung *f* кислотообразовáние *n*
Säureexponent *m* показáтель *m* стéпени кислóтности
Säurefällung *f* осаждéние *n* кислотóй
säurefest кислотоустóйчивый
Säuregehalt *m* кислóтность *f*
Säuregrad *m* стéпень *f* кислóтности
Säurehaltigkeit *f* кислóтность *f*
Säureindex *m* úндекс *m* кислóтности
säurelöslich растворúмый в кислотé
Säuremesser *m* ацидóметр *m*
säuren подкислЯть
Säureresistenz *f* кислотоустóйчивость *f*
Säureschutzanzug *m* кислотозащúтная одéжда *f*
Säureüberschuß *m* гиперацúдность *f*, избы́ток *m* кислоты́
Säureverätzung *f* ожóг *m* кислотóй
Säurewert *m* úндекс *m* кислóтности
Savill-Krankheit *f* синдрóм *m* Сэ́вилла, эпидемúческий эксфолиатúвный дерматúт *m*
Sayers-Test *m* прóба *f* Сóйера (*метод определения кортикотропина*)
Scabies *f* скáбиес *m*, чесóтка *f*
~ **impetiginisata** вторúчно инфицúрованная чесóтка *f*, импетигинизúрованная чесóтка *f*
~ **nodosa** узловáтая чесóтка *f*
~ **der Tiere** чесóтка *f* живóтных
Scalenus *m* лéстничная мы́шца *f*
Scanner *m* скáннер *m*
Scanzoni-Zange *f* акушéрские щипцы́ *pl* Сканцóни

Scapha *f* ладьеви́дная я́мка *f*
scaphoides ладьеви́дный
Scapula *f* лопа́тка *f*
Scarlatina *f* скарлати́на *f*
Scarlatinella *f* скарлатине́лла *f*
Schaber *m* распа́тор *m*, скребо́к *m*
Schablöffel *m* кюре́тка *f*
Schablonen *f pl*, **motorische** автомати́ческие движе́ния *n pl*
Schabmesser *n s.* **Schaber**
Schachtelpulver *n* недози́рованный порошо́к *m*
Schachtelton *m* коро́бочный перкуто́рный звук *m*
Schädel *m* че́реп *m*, *Cranium*
Schädelakupunktur *f* кранийа́льная акупункту́ра *f*
Schädelauskultation *f* аускульта́ция *f* че́репа
Schädelaußenseite *f* нару́жная пове́рхность *f* че́репа
Schädelbasis *f* основа́ние *n* че́репа, *Basis cranii*
Schädelbasisbruch *m*, **Schädelbasisfraktur** *f* перело́м *m* основа́ния че́репа
Schädelbasisknochen *m* кость *f* основа́ния че́репа
Schädelbinnendruck *m* внутричерепно́е давле́ние *n*
Schädelbohrer *m* трепа́н *m*
Schädelbohrung *f* трепана́ция *f* че́репа
Schädelbruch *m* перело́м *m* че́репа
Schädeldach *n* кры́ша *f* че́репа
Schädeldachbruch *m*, **Schädeldachfraktur** *f* перело́м *m* кры́ши че́репа
Schädeldecke *f* кры́ша *f* че́репа
Schädeldeformierung *f* деформа́ция *f* че́репа
Schädeleindellung *f* вдавле́ние *n* че́репа
Schädeleröffnung *f* краниотоми́я *f*
Schädelfraktur *f* перело́м *m* че́репа
Schädelgrube *f* черепна́я я́м(к)а *f*
Schädelhirntrauma *n*, **Schädel-Hirnverletzung** *f* че́репно-мозгова́я тра́вма *f*
Schädelhirnwunde *f* че́репно-мозгово́е ране́ние *n*
Schädelhöhle *f* по́лость *f* че́репа, *Cavum cranii*
Schädelinnenseite *f* вну́тренняя пове́рхность *f* че́репа
Schädelkalotte *f* кры́ша *f* че́репа
Schädelkalottenbruch *m* перело́м *m* кры́ши че́репа
Schädelknochen *m* кость *f* че́репа
Schädellage *f* головно́е предлежа́ние *n* *(плода)*
Schädelmaß *n* разме́р *m* че́репа
Schädelnaht *f* шов *m* че́репа, черепно́й шов *m*
Schädelprellung *f* уши́б *m* че́репа
Schädelschuß *m* огнестре́льное ране́ние *n* че́репа
Schädelschußbruch *m* огнестре́льный перело́м *m* че́репа
Schädeltrepanation *f* трепана́ция *f* че́репа
Schädelverletzung *f* поврежде́ние *n* че́репа
Schädelzange *f* трепанацио́нные щипцы́ *pl*
Schädelzertrümmerung *f* кефалотрипси́я *f*
Schadenstopik *f* локализа́ция *f* пораже́ния
Schadfaktor *m* поврежда́ющий фа́ктор *m*
Schädigung *f* поврежде́ние *n*
~, **diaplazentare** трансплацента́рное поврежде́ние *n* *(плода)*
~, **endogene** эндоге́нное поврежде́ние *n*
~, **exogene** экзоге́нное поврежде́ние *n*
~, **intrauterine** внутриутро́бное поврежде́ние *n*
Schädigungsfaktor *m* поврежда́ющий фа́ктор *m*
Schädigungsgebiet *n* о́бласть *f* поврежде́ния
Schädigungszeitpunkt *m* моме́нт *m* пораже́ния
Schädlichkeit *f* вре́дность *f*
Schädlingsbekämpfung *f* дезинсекцио́нно-дератизацио́нное мероприя́тие *n*
Schädlingsbekämpfungsmittel *n* пестици́д *m*, инсектофунгици́д *m*, ядохимика́т *m*
Schadstoff *m* вре́дное вещество́ *n*
Schafblattern *pl* ови́на *f*, о́спа *f* ове́ц
Schaf-Blutkörperchen-Agglutinations-Reaktion *f* реа́кция *f* агглютина́ции бара́ньих эритроци́тов, реа́кция *f* Во́лера — Ро́уза
Schafshaut *f* амнио́н *m*
Schafkot *m* «ове́чий» кал *m*
Schafpocken *pl* ови́на *f*, о́спа *f* ове́ц
Schaft *m* **1.** диа́физ *m* **2.** сте́ржень *m*; ствол *m*
~ **eines Trokars** сте́ржень *m* троака́ра
Schaftbruch *m*, **Schaftfraktur** *f* диафиза́рный перело́м *m*
Schälblattern *pl* пузырча́тка *f*, пе́мфигус *m*
Schale I *f* скорлупа́ *f*
Schale II *f* ча́шечка *f*, ча́шка *f*
Schalenabriß *m* отры́в *m* ча́шечки
schalenförmig чашеви́дный
Schalenkatarakt *m* чашеобра́зная катара́кта *f*
Schalenpessar *n* чашеви́дный песса́рий *m*
Schall *m* звук *m*
~, **dumpfer** тупо́й [перкуто́рный] звук *m*
~, **gedämpfter** притуплённый [приглушённый] звук *m*
~, **perkutorischer** *s.* **Schall, dumpfer**
Schallabsorption *f* звукопоглоще́ние *n*
Schallabsorptionsgrad *m* сте́пень *m* звукопоглоще́ния
Schallabsorptionskoeffizient *m* коэффицие́нт *m* звукопоглоще́ния
Schallbelastung *f* звукова́я нагру́зка *f*
Schalldämmung *f* звукоизоля́ция *f*
Schalldämpfung *f* глуше́ние *n* зву́ка
schalldicht звуконепроница́емый
Schalldruck *m* акусти́ческая нагру́зка *f*; звуково́е давле́ние *n*
Schalleinwirkung *f* влия́ние *n* [возде́йствие *n*] шу́ма
Schalleitung *f* звукопроведе́ние *n*
Schalleitungskette *f* цепь *f* слуховы́х ко́сточек
Schalleitungskomponente *f* ко́стно-возду́шный разры́в *m* *(аудиограммы)*
Schalleitungsschwerhörigkeit *f*, **Schalleitungsstörung** *f* наруше́ние *n* звукопроведе́ния, кондукти́вная туго́ухость *f*
Schallempfindung *f* звуковосприя́тие *n*
Schallempfindungsschwerhörigkeit *f*, **Schallempfindungsstörung** *f* наруше́ние *n* звуковосприя́тия; перцепти́вная [нейросенсо́рная] туго́ухость *f*
Schallenergie *f* звукова́я эне́ргия *f*
Schallfähigkeit *f* звукопроница́емость *f*

Schallfeld *n*, **freies** свобо́дное слухово́е по́ле *n*
Schallgeber *m* излуча́тель *m* зву́ка, звуково́й да́тчик *m*
Schallisolation *f*, **Schallisolierung** *f* звукоизоля́ция *f*
Schallkopf *m* (ультра)звукова́я голо́вка *f*; наконе́чник *m* (ультра)звуково́го терапевти́ческого аппара́та
Schallquelle *f* исто́чник *m* зву́ка; генера́тор *m* (ультра)зву́ка
Schallreiz *m* звуково́е раздраже́ние *n*; звуково́й раздражи́тель *m*
Schallschluckung *f* звукопоглоще́ние *n*
Schallschutz *m* защи́та *f* от шу́ма
Schallschutzmittel *n* сре́дство *n* защи́ты от шу́ма
Schallstrahl *m* звуково́й луч *m*
Schalltrauma *n* акутра́вма *f*, звукова́я тра́вма *f*
Schallundurchlässigkeit *f* звуконепроница́емость *f*
Schaltkern *m* вста́вочное [промежу́точное] ядро́ *n*
Schaltlamelle *f* **1.** вста́вочная пласти́нка *f* **2.** соедини́тельная ко́стная пласти́нка *f*
Schaltneuron *n* вста́вочный нейро́н *m*
Schaltpult *n* пульт *m* управле́ния
Schaltstück *n* вста́вочный отде́л *m* (*напр. нефрона*)
Schalttag *m* разгру́зочный день *m*
Schamarterie *f* срамна́я арте́рия *f*
Schambehaarung *f* волосяно́й покро́в *m* лобка́
Schambein *n* лобко́вая кость *f*
Schambeinfuge *f* лобко́вое сочлене́ние *n*
Schambeinhöcker *m* ло́нный бугоро́к *m*
Schambeinkamm *m* гре́бень *m* лобко́вой ко́сти
Schambeinkammuskel *m* гребешко́вая мы́шца *f*
Schamberg *m* лобо́к *m*, ло́нный бугор *m*, бугор *m* Вене́ры
Schamberg-Krankheit *f* боле́знь *f* Ша́мберга (*прогрессирующий пигментный дерматоз, сетчатый гемосидероз кожи*)
Schambogen *m* лобко́вая [ло́нная] дуга́ *f*
Schamfugenschnitt *m* симфизеотоми́я *f*
Schamgeflecht *n* срамно́е сплете́ние *n*
Schamgegend *f* лобко́вая о́бласть *f*
Schamlippe *f* полова́я [срамна́я] губа́ *f*
Schamlippenvene *f* ве́на *f* большо́й полово́й губы́, *Vena labialis*
Schamnerv *m* срамно́й нерв *m*
Schamschlagader *f* срамна́я арте́рия *f*
Schamspalte *f* срамна́я [полова́я] щель *f*
Schamwinkel *m* лобко́вый у́гол *m*
Schanker *m* шанкр *m*
~, **gemischter** сме́шанный шанкр *m*
~, **harter** [**syphilitischer**] твёрдый шанкр *m*
~, **weicher** мя́гкий шанкр *m*
Schanz-Kragen *m* ва́тно-ма́рлевый воротни́к *m* Ша́нца (*для иммобилизации шеи*)
Schanz-Osteotomie *f* опера́ция *f* Ша́нца (*при врождённом вывихе бедра*)
Scharbock *m* цинга́ *f*
Schärfenraum *m* простра́нство *n*, в кото́ром возмо́жно я́сное зре́ние
Schärfentiefe *f* **des Auges** глубина́ *f* ре́зкости гла́за
Scharlach *m* скарлати́на *f*
Scharlachangina *f* скарлатино́зная анги́на *f*
Scharlacharthritis *f* скарлатино́зный артри́т *m*
Scharlachausschlag *m* скарлатино́зная сыпь *f*
Scharlachfaryngitis *f* скарлатино́зный ларинги́т *m*
Scharlachnephritis *f* скарлатино́зный нефри́т *m*
Scharlachotitis *f* скарлатино́зный оти́т *m*
Scharlachschuppung *f* скарлатино́зное шелуше́ние *n*
Scharlachserum *n* антитокси́ческая скарлатино́зная сы́воротка *f*
Scharlachstreptokokken *m pl* сероти́п *m* стрепто́кокка, вызыва́ющий скарлати́ну
Scharlachzunge *f* скарлатино́зный язы́к *m*
Scharniergelenk *n* шарни́рный [блокови́дный] суста́в *m*
Schatten *m* тень *f*
Schattenwechsel *m* измене́ние *n* направле́ния при скиаскопи́и
Schatz-Operation *f* опера́ция *f* Ша́тца (*при опущении матки*)
Schätzskala *f* шкала́ *f* оце́нки, оце́ночная шкала́ *f*
Schauer *m*, **Schauerfrost** *m* озно́б *m*
Schaukeldiät *f* контра́стная дие́та *f*, дие́та *f* с зигза́гами
Schaukrampf *m* спазм *m* взо́ра
Schaumbad *n* мы́льно-пе́нистая ва́нна *f*
Schaumorgan *n* пе́нистый о́рган *m* (*при трупном разложении*)
Schaumpilz *m* засо́хшая пе́на *f* у рта и но́са тру́па
Schaumzelle *f* пе́нистая кле́тка *f*
Scheckhaut *f* витили́го *n*
Scheckungsphänomen *n* пятни́стая [кра́пчатая] ра́дужка *f*
Schede-Extension *f* вытяже́ние *n* Ше́де (*при помощи липкого пластыря при переломе диафиза бедра у детей*)
Schede-Operation *f* опера́ция *f* Ше́де (*метод хирургического лечения при остаточных полостях после эмпиемы плевры*)
Scheibe *f* **1.** диск *m*, круг *m* **2.** пласти́на *f*
Scheibenatelektase *f* дискови́дный ателекта́з *m* лёгких
Scheibenmesser *n* ди́сковый нож *m*
Scheibenrose *f* многофо́рмная экссудати́вная эрите́ма *f*
Scheibenzelle *f* дискови́дная кле́тка *f*
Scheide *f* влага́лище *n*
Scheidenatresie *f* атрези́я *f* влага́лища
Scheidenblasenbruch *m* влага́лищно-пузы́рная гры́жа *f*
Scheidenblasenschnitt *m* чрезвлага́лищная цистотоми́я *f*
Scheidenblutung *f* влага́лищное кровотече́ние *n*
Scheidendammbeckenbodenschnitt *m* разре́з *m* Шу́хардта (*при гинекологических операциях*)
Scheidendammriß *m* разры́в *m* влага́лища и промё́жности

Scheidendammschnitt *m* эпизиотомия *f*
Scheideneingang *m* вход *m* во влагалище
Scheidenentzündung *f* кольпит *m*, вагинит *m*
Scheidenepithel *n* эпителий *m* влагалища
Scheidenflora *f* микрофлора *f* влагалища
Scheiden-Gebärmutter-Vorfall *m* выпадение *n* матки и влагалища
Scheidengewölbe *n* свод *m* влагалища
Scheidenhinterwand *f* задняя стенка *f* влагалища
Scheidenkarzinom рак *m* влагалища
Scheidenkrampf *m* вагинизм *m*
Scheidenkrebs *m* рак *m* влагалища
Scheidenpessar *n* влагалищный пессарий *m*
Scheidenplastik *f* пластика *f* влагалища
Scheidenriß *m* разрыв *m* влагалища
Scheidenschlagader *f* влагалищная артерия *f*
Scheidenschleimhaut *f* слизистая оболочка *f* влагалища
Scheidenschnitt *m* кольпотомия *f*
Scheidensekret *n* влагалищный секрет *m*
Scheidensekretzytologie *f* цитологическое исследование *n* влагалищного секрета
Scheidensenkung *f* опущение *n* влагалища
Scheidenspekulum *n* влагалищное зеркало *n*
Scheidenverengung *f* сужение *n* влагалища
Scheidenvorderwand *f* передняя стенка *f* влагалища
Scheidenvorfall *m* выпадение *n* влагалища
Scheidenvorhof *m* преддверие *n* влагалища
Scheidenwand *f* стенка *f* влагалища
Scheidenzyste *f* киста *f* влагалища
Scheidewand *f* перегородка *f*
~, **bindgewebige** соединительнотканная перегородка *f*
~, **knöcherne** костная перегородка *f*
~, **knorpelige** хрящевая перегородка *f*
Scheie-Syndrom *n* синдром *m* Шейе, мукополисахаридоз *m* V типа
Scheinagglutination *f* ложная агглютинация *f*
Scheinanämie *f* ложная анемия *f*, псевдоанемия *f*
Scheinarznei *f* плацебо *n*
Scheinbehandlung *f* плацебо-лечение *n*
Scheineinklemmung *f* мнимое ущемление *n*
Scheinfütterung *f* мнимое кормление *n*
Scheingelenk *n* ложный сустав *m*
Scheingeschwulst *f* псевдоопухоль *f*
Scheingravidität *f* мнимая [ложная] беременность *f*
Scheinhämophilie псевдогемофилия *f*
Scheinheterochromie *f* псевдогетерохромия *f*
Scheinkatarakt *m* псевдокатаракта *f*
Scheinlähmung *f* ложный паралич *m*
Scheinlinse *f* псевдофакия *f*
Scheinmyopie *f* псевдомиопия *f*
Scheinparasit *m* ложный [мнимый] паразит *m*
Scheinreposition *f* мнимое вправление *n*
Scheinschwangerschaft *f* мнимая [ложная] беременность *f*
Scheintod *m* мнимая смерть *f*
~ **der Neugeborenen** асфиксия *f* новорождённых
Scheinzwittrigkeit *f* ложный гермафродитизм *m*
Scheitel *m* темя *n*, макушка *f*
~ **der Harnblase** верхушка *f* мочевого пузыря
Scheitelbein *n* теменная кость *f*
Scheitelbeineinstellung *f* теменное [асинклитическое] вставление *n* головки плода
Scheitelbeinschuppe *f* чешуя *f* [чешуйчатый край *m*] теменной кости
Scheitelbrechwertmesser *m* прибор *m* для измерения задней вершинной рефракции линз
Scheitelhöcker *m* теменной бугор *m*
Scheitelkugel *f* отдельный преломляющий сегмент *m* линзы
Scheitellage *f* теменное предлежание *n* *(плода)*
Scheitellappen *m* теменная доля *f*
Scheitellappenepilepsie *f* париетальная эпилепсия *f*
Scheitelnaht *f* стреловидный шов *m*
Scheitelpunkt *m* **der Linse** вершина *f* линзы
Schellong-Test *m* проба *f* Шеллонга (*ортостатическая проба для исследования функции системы кровообращения*)
Schemelbeine *n pl* X-образная деформация *f* ног
Schenkel *m* **1.** бедро *n* **2.** ножка *f*; стебель *m*
~, **absteigender** нисходящая часть *f* кривой *(напр. сфигмограммы)*
~, **ampullärer** ампуллярная ножка *f* (*полукружных каналов*)
~, **aufsteigender** восходящая часть *f* кривой *(напр. сфигмограммы)*
Schenkelanzieher *m* мышца *f*, приводящая бедро
Schenkelbein *n* бедренная кость *f*, бедро *n*
Schenkelbeinbruch *m* перелом *m* бедренной кости
Schenkelbeinverrenkung *f* вывих *m* бедренной кости, вывих *m* бедра
Schenkelbeuge *f* паховый сгиб *m*
Schenkelbinde *f*, **breite** широкая фасция *f* бедра
Schenkelblock *m* блокада *f* ножки пучка Гиса
Schenkelbruch *m* **1.** бедренная грыжа *f* **2.** перелом *m* бедра
Schenkelbruchband *n* бандаж *m* для бедренной грыжи
Schenkelbrucheinklemmung *f* ущемление *n* бедренной грыжи
Schenkeldrüse *f* паховый лимфатический узел *m*
Schenkelfaszienspanner *m* мышца *f*, напрягающая широкую фасцию бедра
Schenkelhaken *m* крючок *m* Кюстнера
Schenkelhals *m* шейка *f* бедра
Schenkelhalsbruch *m* перелом *m* шейки бедра
~, **basaler** базальный перелом *m* шейки бедра
~, **intertrochanterer** межвертельный перелом *m* шейки бедра
~, **subkapitaler** субкапитальный перелом *m* шейки бедра
~, **transcervicaler** чресшеечный перелом *m* шейки бедра
Schenkelhalsnagelung *f* остеосинтез *m* шейки бедра при помощи гвоздя
Schenkelhernie *f* бедренная грыжа *f*
Schenkelkanal *m* бедренный канал *m*

Schenkelkopfentfernung *f* резе́кция *f* голо́вки бедра́
Schenkelkranzschlagader *f* арте́рия *f*, окружа́ющая бе́дренную кость
Schenkelmuskel *m* мы́шца *f* бедра́
~, **gerader** пряма́я мы́шца *f* бедра́
~, **viereckiger** квадра́тная мы́шца *f* бедра́
~, **vierköpfiger** четырёхгла́вая мы́шца *f* бедра́
~, **zweiköpfiger** двугла́вая мы́шца *f* бедра́
Schenkelnerv *m* бе́дренный нерв *m*
Schenkelnervlähmung *f* парали́ч *m* бе́дренного не́рва
Schenkelring *m* бе́дренное кольцо́ *n*
Schenkelschall *m* бе́дренный перкуто́рный тон *m*
Schenkelschiene *f* ши́на *f*, применя́емая при перело́ме бедра́
Schenkelstrecker *m*, **vierköpfiger** четырёхглавая мы́шца *f* бедра́
Scherenbiß *m* перекрёстный [ножницеобра́зный] при́кус *m*
Scherendiszision *f* разре́з *m* но́жницами
Scherenreflex *m* разли́чное направле́ние *n* те́ни при скиаскопи́и в разли́чных частя́х зрачка́
Scherpilzflechte *f* трихофити́я *f*, стригу́щий лиша́й *m*
Scherrer-Kapseln *f pl* ка́псулы *f pl* Ше́ррера *(желатиновые капсулы для приёма лекарств)*
Scheuerekzem *n* экзе́ма *f* от мо́ющих средств
Scheuermann-Krankheit *f* боле́знь *f* Ше́йерманна *(деформирующий остеохондроз грудного отдела позвоночника у подростков)*
Scheuerwunde *f* потёртость *f*
Scheuklappenhemianopsie *f* двусторо́нняя висо́чная гемианопси́я *f*
Schicht *f* **1.** слой *m*; пласт *m* **2.** сме́на *f (рабочая)*
~, **äußere plexiforme** нару́жный се́тчатый слой *m* сетча́тки
~, **fibröse** фибро́зный слой *m*
~, **generative** камбиа́льный [ростко́вый] слой *m*
~, **innere plexiforme** вну́тренний се́тчатый слой *m* сетча́тки
~, **retikuläre** се́тчатый слой *m*
Schichtarbeit *f* сме́нная рабо́та *f*
Schichtnaht *f* посло́йный шов *m*
Schichtstar *m* околоя́дерная [слои́стая, зонуля́рная, перинуклеа́рная] катара́кта *f*
Schichtzusatz *m* рентгенотомографи́ческая приста́вка *f*
Schick-Reaktion *f* реа́кция *f* Ши́ка *(кожная проба с дифтерийным токсином)*
Schieber *m* **1.** подкладно́е су́дно *n* **2.** затво́р *m*; турнике́т *m*
Schiefhals *m* кривоше́я *f*
Schiefkopf *m* плагиоцефали́я *f*
Schiefnase *f* риносколио́з *m*, сколио́з *m* но́са
Schiefwuchs *m* искривле́ние *n* позвоно́чника *(напр. при сколиозе)*
Schielart *f* хара́ктер *m* косогла́зия
Schielauge *n*턴 кося́щий глаз *m*
Schielaugenhemmung *f* дисбинокуля́рная амблиопи́я *f*
Schielbeginn *m*, **früherer** ра́ннее нача́ло *n* косогла́зия
Schielbehandlung *f* лече́ние *n* косогла́зия
Schielbrille *f* очки́ *pl*, исправля́ющие косогла́зие
Schielen *n* косогла́зие *n*
~, **alternierendes** альтерни́рующее косогла́зие *n*
~, **einseitiges** монолатера́льное косогла́зие *n*
~, **konkomitierendes** содру́жественное косогла́зие *n*
~, **latentes** гетерофори́я *f*, скры́тое косогла́зие *n*
~, **monokurales** монолатера́льное косогла́зие *n*
~, **periodisches** периоди́ческое косогла́зие *n*
~, **scheinbares** мни́мое косогла́зие *n*
~, **wechselseitiges** альтерни́рующее косогла́зие *n*
Schielkind *n* ребёнок *m* с косогла́зием
Schielmuskel *m* кося́я мы́шца *f* гла́за
Schieloperation *f* опера́ция *f* по по́воду косогла́зия
Schielsehen *n s.* **Schielen**
Schielursache *f* причи́на *f* косогла́зия
Schielwinkel *m* у́гол *m* отклоне́ния кося́щего гла́за
Schielwinkelmesser *m* страбо́метр *m*, прибо́р *m* для измере́ния угла́ косогла́зия
Schienbein *n* большеберцо́вая кость *f*
~, **säbelförmiges** саблеви́дная большеберцо́вая кость *f*
Schienbeinbruch *m* перело́м *m* большеберцо́вой ко́сти
Schienbeinkante *f* край *m* большеберцо́вой ко́сти
Schienbeinkopfnekrose *f*, **juvenile** ювени́льный некро́з *m* голо́вки большеберцо́вой ко́сти, боле́знь *f* Шла́ттера
Schienbeinmuskel *m* большеберцо́вая мы́шца *f*
Schienbeinnerv *m* большеберцо́вый нерв *m*
Schienbeinrauhigkeit *f* бугри́стость *f* большеберцо́вой ко́сти
Schienbeinschlagader *f* большеберцо́вая арте́рия *f*, *Arteria tibialis*
~, **vordere rückläufige** пере́дняя возвра́тная большеберцо́вая арте́рия *f*
Schiene *f* ши́на *f*, лубо́к *m*
~, **intermaxillare** межчелюстна́я ши́на *f*
~, **intraorale** внутриротова́я ши́на *f*
schienen накла́дывать ши́ну, шини́ровать
Schienennaht *f* провизо́рный шов *m*
Schienennotverband *m* вре́менная повя́зка *f* с ши́ной
Schienenprothese *f* шини́рующий проте́з *m*
Schienenverband *m* шини́рованная повя́зка *f*
Schien-Wadenbeingelenk *n* суста́в *m* берцо́вых косте́й
Schießscheibenzelle *f* мишеневи́дный эритроци́т *m*
Schießscheibenzellenanämie *f* талассеми́я *f*
Schifferknoten *m* морско́й у́зел *m (шовного материала)*
Schiffsarzt *m* судово́й врач *m*
Schiffskrankenraum *m* судово́й лазаре́т *m*
Schiffslazarett *n* госпита́льное су́дно *n*
Schild *m* щит *m*

Schildchen *n* чешу́йка *f*; ко́рка *f*
Schilddrüse *f* щитови́дная железа́ *f*
Schilddrüsenadenom *n* адено́ма *f* щитови́дной железы́
Schilddrüsenentzündung *f* тиреоиди́т *m*
Schilddrüsenfollikel *m* фолли́кул *m* щитови́дной железы́
Schilddrüsenfunktionstest *m* тест *m* для иссле́дования фу́нкции щитови́дной железы́
Schilddrüsengewebe *n* ткань *f* щитови́дной железы́
Schilddrüsenhormon *n* гормо́н *m* щитови́дной железы́
Schilddrüsenkarzinom *n* рак *m* щитови́дной железы́
~, **anaplastisches** анапласти́ческий рак *m* щитови́дной железы́
Schilddrüsenoperation *f* опера́ция *f* на щитови́дной железе́
Schilddrüsenüberfunktion *f* гипертирео́з *m*, гиперфу́нкция *f* щитови́дной железы́
Schilddrüsenunterfunktion *f* гипотирео́з *m*, сни́женная фу́нкция *f* щитови́дной железы́
Schilddrüsenzungengang *m* щитови́дно-язы́чный прото́к *m*, *Ductus thyreoglossus*
Schilder-Krankheit *f* боле́знь *f* Ши́льдера, периакси́альный диффу́зный энцефали́т *m* Ши́льдера
Schildknorpel *m* щитови́дный хрящ *m*
Schildknorpelhorn *n* рожо́к *m* щитови́дного хряща́
Schildkrötenveband *m* черепа́шья повя́зка *f*
Schild-Zungenbeinmuskel *m* щитоподъязы́чная мы́шца *f*
Schiller-Jodprobe *f* про́ба *f* Ши́ллера (*для ранней диагностики рака шейки матки*)
Schilling-Färbung *f* окра́ска *f* по Ши́ллингу (*суправитальная окраска клеток крови*)
Schilling-Test *m* тест *m* Ши́ллинга (*метод исследования всасывания витамина* B_{12})
Schimmelmykosen *f pl* плесневы́е мико́зы *m pl*, мико́зы *m pl*, вызыва́емые плесневы́ми гриба́ми
~ **der Mundhöhle** плесневы́е мико́зы *m pl* по́лости рта
Schimmelpilz *m* плеснево́й гриб *m*
Schimmelpilzallergie *f* аллерги́я *f* к плесневы́м гриба́м
Schimmelpilzonychomykose *f* плеснево́й онихомико́з *m*
Schimmelpilzotomykose *f* отомико́з *m*, вы́званный плесневы́ми гриба́ми
Schindel *f* ши́на *f*, лубо́к *m*
Schinkenmilz *f* са́льная [ветчи́нная] селезёнка *f*
Schirm *m* **1.** ши́рма *f* **2.** экра́н *m*
Schirmbild *n* изображе́ние *n* на рентге́новском экра́не
Schirmbildreihenuntersuchung *f* ма́ссовое флюорографи́ческое обсле́дование *n*
Schirmer-Test *m* про́ба *f* Ши́рмера (*для оценки секреции слёз при болезни Шёгрена*)
Schistoprosopie *f* расще́лина *f* лица́
Schistosoma *n* шистосо́ма *f*
Schistosomiasis *f* шистосомо́з *m*, бильгарцио́з *m*
~, **japanische** япо́нский шистосомо́з *m*, боле́знь *f* Катая́мы
Schizodontie *f* шизодо́нты *m pl*, сро́сшиеся «двойны́е» зу́бы *m pl*
Schizoepilepsie *f* шизоэпилепси́я *f*
Schizogonie *f* шизогони́я *f*
schizoid шизо́идный
Schizoidie *f* шизоиди́я *f*
Schizokarie *f* шизока́рная шизофрени́я *f*
Schizont *m* шизо́нт *m*
Schizophasie *f* шизофази́я *f*
Schizophrenie шизофрени́я *f*
~, **galoppierende** шизока́рная шизофрени́я *f*
~, **«gemilderte»** «мя́гкая» шизофрени́я *f*
~, **hebephrene** гебефрени́ческая шизофрени́я *f*
~, **hypochondrische** ипохондри́ческая шизофрени́я *f*
~ **im Senium** ста́рческая шизофрени́я *f*
~, **katatone** кататони́ческая шизофрени́я *f*
~, **koenästhopathische** сенестопати́ческая шизофрени́я *f*
~, **«mitigierte»** «мя́гкая» шизофрени́я *f*
~ **mit schleichendem Verlauf** вялотеку́щая шизофрени́я *f*
~, **paranoide** парано́идная шизофрени́я *f*
~, **paraphrene** парафре́нная шизофрени́я *f*
~, **periodische** периоди́ческая [ремитти́рующая] шизофрени́я *f*
~, **pseudopsychopathische** психопатоподо́бная шизофрени́я *f*
~, **verkappte** лате́нтная шизофрени́я *f*
Schizothymie *f* шизотими́я *f*
Schlacken *f pl* шла́ки *m pl*
Schlackenkost *f* дие́та *f*, бога́тая шла́ками
Schlaf *m* сон *m*
~, **hypnotischer** гипноти́ческий сон *m*
~, **lethargischer** летарги́ческий сон *m*
~, **narkotischer** наркоти́ческий сон *m*
Schlaf-Apnoe-Syndrom *n* синдро́м *m* вре́менной остано́вки дыха́ния во вре́мя сна
Schlafdauer *f* продолжи́тельность *f* сна
Schlafdeprivation *f* деприва́ция *f* [лише́ние *n*] сна
Schlafdrang *m* сонли́вость *f*
Schlafdrucklähmung *f* парали́ч *m* от сдавле́ния не́рва во сне
Schläfe *f* висо́к *m*
Schlafeigenschaften *f pl* снотво́рные сво́йства *n pl*
Schläfenbehandlung *f* ручно́й масса́ж *m* висо́чных зон
Schläfenbein *n* висо́чная кость *f*
Schläfenbeinschuppe *f* чешуя́ *f* висо́чной ко́сти
Schläfengrube *f* висо́чная я́мка *f*
Schläfenlappen *m* висо́чная до́ля *f*
Schläfenlappenabszeß *m* абсце́сс *m* висо́чной до́ли мо́зга
Schläfenlappenepilepsie *f* висо́чная эпилепси́я *f*
Schläfenmuskel *m* висо́чная мы́шца *f*
Schläfen-Scheitelmuskel *m* висо́чно-теменна́я мы́шца *f*
Schläfenschlagader *f* висо́чная арте́рия *f*
Schlafentzug *m* деприва́ция *f* [лише́ние *n*] сна

Schläfenvene *f* височная вена *f*
Schlafepilepsie *f* ночная эпилепсия *f*
Schlaffhaut *f* вялая [дряблая] кожа *f*
Schlafhemmung *f* сонное [разлитое] торможение *n*
Schlafkrankheit *f* летаргический энцефалит *m*, сонная болезнь *f*
Schlafkrankheitsfliege *f* муха *f* цеце
Schlafmiosis *f* сужение *n* зрачка во время сна
Schlafmittel *n* снотворное средство *n*
Schlafmittelnarkose *f* наркоз *m* при помощи снотворных средств
Schlafqualität *f* качество *n* сна
Schläfrigkeit *f*, **Schlafsucht** *f* сонливость *f*
Schlaftherapie *f* лечение *n* сном
Schlaftiefe *f* глубина *f* сна
Schlaf- und Wachzentrum *n* центр *m* сна и бодрствования
Schlaf-Wach-Rhythmus *m* ритм *m* смены сна и бодрствования
Schlafwandeln *n* сомнамбулизм *m*, лунатизм *m*, снохождение *n*
Schlafzeitverkürzung *f* укорочение *n* длительности сна
Schlagader *f* артерия *f (s. a.* **Arterie***)*
Schlagaderbruch *m* разрыв *m* артерии
Schlagaderentzündung *f* артериит *m*
Schlagaderöffnung *f* артериотомия *f*
Schlagaderverstopfung *f* закупорка *f* артерии
schlagartig острый; внезапный
Schlagrichtung *f* **des Nystagmus** направление *n* нистагма
Schlagvolumen *n* ударный объём *m* (*сердца*)
~, **füllungsabhängiges** ударный объём *m*, зависимый от наполнения
Schlagwelle *f* ударная волна *f*
Schlagwunde *f* ушибленная рана *f*
Schlamm *m* ил *m*; грязь *f*
~, **belebter** активный ил *m*
Schlammapplikation *f* грязевая аппликация *f*
Schlammbad *n* грязевая ванна *f*
Schlammfieber *n* иловая [жатвенная] лихорадка *f*
Schlammkurort *m* бальнеологический грязевой курорт *m*
Schlammpackung *f* грязевое укутывание *n*
Schlammtherapie *f* лечение *n* грязью, грязелечение *n*
Schlängelung *f* извитость *f*
~ **des Gefäßes** извитость *f* сосуда
~ **der makularen Venulen, korkenzieherartige** штопорообразная извитость *f* венул, симптом *m* Гвиста
Schlangenbiß *m* укус *m* змеи
Schlangengift *n* змеиный яд *m*
Schlangenserum *n* сыворотка *f*, применяемая против змеиного яда
Schlangentoxin *n* змеиный яд *m*
Schlankheitsbäder *n pl* лечебные ванны *f pl*, применяемые против ожирения
Schlankheitskur *f* лечение *n* ожирения
Schlauch *m* **1.** мягкая трубка *f* **2.** жгут *m*
Schlauchbinde *f* эсмарховский [резиновый] бинт *m*
schlauchförmig трубчатый
Schlauchhörrohr *n* фонендоскоп *m*
Schlauchklemme *f* зажим *m*
Schlauchlähmung *f* паралич *m* конечности от стягивания её жгутом
Schlauchpilze *m pl* аскомицеты *m pl*
Schlauchstethoskop *n* фонендоскоп *m*
Schlechtwerden *n* порча *f*
Schleichgift *n* медленнодействующий яд *m*
Schleier *m* вуаль *f*, завеса *f* (*перед глазами*)
Schleife *f* петля *f*
Schleifenkreuzung *f* перекрёст *m* петель
Schleim *m* слизь *f*
~, **zäher** вязкая слизь *f*
Schleimabsonderungsmittel *n* отхаркивающее средство *n*
Schleimbeimengung *f* примесь *f* слизи
Schleimbeutel *m* слизистая [синовиальная] сумка *f*
Schleimbeutelentzündung *f* бурсит *m*
~, **arbeitsabhängige** профессиональный бурсит *m*
Schleimbeutelstein *m* бурсолит *m*
Schleimbildung *f* **1.** слизеобразование *n* **2.** ослизнение *n*
Schleimblutstuhl *m* слизисто-кровянистый стул *m*
Schleimdrüse *f* слизистая железа *f*
Schleimeiterpfropf *m* слизисто-гнойная пробка *f*
Schleimgranulom *n* слизистая гранулёма *f*
Schleimhaut *f* слизистая оболочка *f*
Schleimhautanästhesie *f* анестезия *f* слизистой оболочки
Schleimhautausschlag *m* энантема *f*
Schleimhautblutung *f* кровотечение *n* из слизистой оболочки
Schleimhautbrand *m* гангрена *f* слизистой оболочки
Schleimhautdrüse *f* железа *f* слизистой оболочки
Schleimhauteiterung *f* гнойное воспаление *n* слизистой оболочки
~, **aphthöse** афтозное воспаление *n* слизистой оболочки
Schleimhautepithel *n* эпителий *m* слизистой оболочки
Schleimhautepithelzelle *f* эпителиальная клетка *f* слизистой оболочки
Schleimhautfalte *f* складка *f* слизистой оболочки
Schleimhautfetzen *m* обрывок *m* слизистой оболочки
Schleimhautgrundgewebe *n* строма *f* слизистой оболочки
Schleimhautoberfläche *f* поверхность *f* слизистой оболочки
Schleimhautpemphigus *m*, **chronischer** хроническая пузырчатка *f* слизистых оболочек
Schleimhautpolyp *m* полип *m* слизистой оболочки
Schleimhautreflex *m* рефлекс *m* со слизистой оболочки
Schleimhautsaugbiopsie *f* аспирационная биопсия *f* слизистой оболочки

Schleimhautsyphilid *n* сифили́д *m* сли́зистой оболо́чки
Schleimhauttransplantation *f* переса́дка *f* сли́зистой оболо́чки
Schleimhautverletzung *f* поврежде́ние *n* сли́зистой оболо́чки
Schleimhautverpflanzung *f* переса́дка *f* сли́зистой оболо́чки
Schleimhülle *f* сли́зистая ка́псула *f* (*микроба*)
schleimig сли́зистый
schleimigeitrig сли́зисто-гно́йный
Schleimklümpchen *n* комо́чек *m* сли́зи
Schleimkolik *f* сли́зистая [кише́чная] ко́лика *f*
schleimlösend муколити́ческий, растворя́ющий слизь
Schleimpfropf *m* сли́зистая про́бка *f*
~, **obturierender** обтури́рующая сли́зистая про́бка *f*
schleimproduzierend слизеобразу́ющий
Schleimreflex *m* рефле́кс *m* со сли́зистой оболо́чки
Schleimretentionszyste *f* мукоце́ле *n*, ретенцио́нная сли́зистая киста́ *f*
Schleimstoff *m* муци́н *m*
Schleimzylinder *m* сли́зистый ло́жный цили́ндр *m* (*в моче*)
Schlesinger-Probe *f* про́ба *f* Шле́зингера (*для определения уробилина в моче*)
Schleuder *f*, **Schleuderband** *n*, **Schleuderbinde** *f* пращеви́дная повя́зка *f*
schleuderförmig пращеви́дный
Schleudermaschine *f* центрифу́га *f*
Schleudersitztrainer *m* катапу́льтный тренажёр *m*
Schließmechanismus *m* **der Tube** механи́зм *m* закры́тия слухово́й трубы́
Schließmuskel *m* сфи́нктер *m*
Schließung *f* **1.** замыка́ние *n* **2.** окклю́зия *f*
Schließungsphase *f* фа́за *f* замыка́ния
Schlingakt *m* акт *m* глота́ния
Schlingbeschwerde *f* дисфаги́я *f*
Schlinge *f* **1.** пе́тля *f* **2.** лигату́ра *f*
schlingen глота́ть
Schlingengerät *n* устро́йство *n* для вытяже́ния с по́мощью пе́тель
Schlingennaht *f* пе́тельный шов *m*
Schlinglähmung *f* парали́ч *m* глота́тельных мышц
Schlingstörung *f* дисфаги́я *f*
Schlittenartikulation *f* скользя́щий при́кус *m*
Schlitz *m* щель *f*; тре́щина *f*
Schlitzauge *n* птоз *m*, опуще́ние *n* ве́рхнего ве́ка
schlitzen надреза́ть; разреза́ть; вспа́рывать
Schlitzmesser *n* ланце́т *m*
Schlitzpore *f* щеливи́дная по́ра *f*
Schlotterknie *n* «разбо́лтанный» коле́нный суста́в *m*
Schluck *m* глото́к *m*
Schluckbehinderung *f* дисфаги́я *f*
Schluckbeschwerde *f* затруднённое глота́ние *n*
Schluckbewegung *f* глота́тельное движе́ние *n*
Schlucken *n* глота́ние *n*
Schluckimpfung *f* перора́льная вакцина́ция *f*
Schlucklähmung *f* парали́ч *m* глота́ния
Schluckpneumonie *f* аспирацио́нная пневмони́я *f*
Schluckreflex *m* глота́тельный рефле́кс *m*
Schluckschmerz *m* боль *f* при глота́нии
Schluckschwierigkeit *f* дисфаги́я *f*
Schlucksen *n* ико́та *f*
Schluckvakzine *f* вакци́на *f* для приёма внутрь
Schluckzentrum *n* глота́тельный центр *m*
Schlummerzelle *f* дре́млющая кле́тка *f*, кле́тка *f* Гра́вица
Schlund *m* гло́тка *f*
Schlundblutung *f* кровотече́ние *n* из гло́тки
Schlundbogen *m* жа́берная дуга́ *f*
Schlundbucht *f* грушеви́дная я́мка *f*
Schlundenge *f* зев *m*
Schlundhöhle *f* по́лость *f* гло́тки
Schlundkopfvene *f* гло́точная ве́на *f*
Schlundkrampf *m* фарингоспа́зм *m*
Schlundschlagader *f* гло́точная арте́рия *f*
Schlundschnitt *m* фаринготоми́я *f*
Schlundschnürer *m pl* мы́шцы *f pl*, сжима́ющие гло́тку, констри́кторы *m pl*
Schlundsonde *f* желу́дочный зонд *m*
Schlußanalyse *f* заключи́тельный ана́лиз *m*
Schlußbiß *m* окклюзи́я *f*, смыка́ние *n*
Schlußdesinfektion *f* заключи́тельная дезинфе́кция *f*
Schlüsselbein *n* ключи́ца *f*
Schlüsselbeinbruch *m* перело́м *m* ключи́цы
Schlüsselbeingelenk *n*:
~, **äußeres** акромиа́льно-ключи́чный суста́в *m*
~, **inneres** грудиноключи́чный суста́в *m*
Schlüsselbeinschlagader *f* подключи́чная арте́рия *f*
Schlüsselbeinschraube *f* винт *m* для остеоси́нтеза ключи́цы
Schlüsselbeinvene *f* подключи́чная ве́на *f*
Schlüsselbeinverrenkung *f* вы́вих *m* ключи́цы
Schlüsselenzym *n* ключево́й энзи́м *m*
Schlüsselgen *n* ключево́й ген *m*
Schlüsselhaken *m* декапитацио́нный крючо́к *m* Бра́уна
Schlußunfähigkeit *f* несмыка́ние *n* (*напр. створок клапана*)
~ **der Lider** лагофта́льм *m*, «за́ячий глаз» *m*
Schmalbandgeräusch *n* узкополо́сный шум *m*
Schmalköpfigkeit *f* лептоцефали́я *f*, узкоголо́вость *f*
schmalleibig астени́ческий (*о конституции*)
Schmalwinkeldiffraktionsanalyse *f* малоуго́льный дифракцио́нный ана́лиз *m*
Schmarotzer *m* парази́т *m*
Schmarotzerinvasion *f* паразита́рная инва́зия *f*
Schmarotzerträger *m* паразитоноси́тель *m*
Schmarre *f* рубе́ц *m*
Schmeckvermögen *n* вкус *m*, вкусова́я фу́нкция *f*
Schmelz *m* эма́ль *f* (*зуба*)
Schmelzbildner *m* адамантобла́ст *m*
Schmelzepithel *n* эма́левый эпите́лий *m*
Schmelzepithelgeschwulst *f* адамантино́ма *f*
Schmelzerstar *m* катара́кта *f* плави́льщиков
Schmelzfaser *f* эма́левое волокно́ *n*

Schmelzgrenze *f* грани́ца *f* зубно́й эма́ли
Schmelzhaut *f* эма́левая оболо́чка *f*, кути́кула *f* эма́ли
Schmelzkörper *m* эма́левая ма́трица *f*
Schmelzlamelle *f* эма́левая пласти́нка *f*
Schmelzmangel *m* отсу́тствие *n* [недоста́ток *m*] эма́ли
Schmelzoberfläche *f* пове́рхность *f* эма́ли
Schmelzpunkt *m* температу́ра *f* плавле́ния
Schmelzremineralisation *f* реминерализа́ция *f* эма́ли
Schmelztropfen *m* эма́левая «ка́пля» *f*, эма́левое те́льце *n*
Schmerz *m* боль *(s. a.* **Schmerzen***)*
Schmerzanalyse *f* ана́лиз *m* бо́лей
Schmerzanfall *m* при́ступ *m* бо́ли
Schmerzausschaltung *f* ме́стное обезбо́ливание *n*, лока́льная анестези́я *f*
Schmerzäußerung *f* проявле́ние *n* бо́ли
Schmerzausstrahlung *f* иррадиа́ция *f* бо́лей
Schmerzbehandlung *f* обезбо́ливающее лече́ние *n*
Schmerzbeseitigung *f* устране́ние *n* бо́лей, обезбо́ливание *n*
schmerzbetäubend обезбо́ливающий, болеутоля́ющий
Schmerzblockade *f* блока́да *f* [прерыва́ние *n*] болево́й импульса́ции
Schmerzdämpfung *f* смягче́ние *n* бо́ли
Schmerzempfindlichkeit *f* болева́я чувстви́тельность *f*
Schmerzempfindung *f* восприя́тие *n* бо́ли
Schmerzempfindungsrezeptor *m* ноцирецє́птор *m*, болево́й реце́птор *m*
schmerzen 1. боле́ть **2.** ощуща́ть [чу́вствовать] боль
Schmerzen *m pl* бо́ли *f pl*
~, **abklingende** стиха́ющие бо́ли *f pl*
~, **akute** о́стрые бо́ли *f pl*
~, **anfallsartige** приступообра́зные бо́ли *f pl*
~, **ausstrahlende** иррадии́рующие бо́ли *f pl*
~, **bohrende** сверля́щие бо́ли *f pl*
~, **brennende** жгу́чие бо́ли *f pl*
~, **dauerhafte [dauernde]** дли́тельные бо́ли *f pl*
~, **drückende** да́вящие бо́ли *f pl*
~, **dumpfe** тупы́е бо́ли *f pl*
~, **einmalige** однокра́тные бо́ли *f pl*
~, **frühmorgendliche** у́тренние бо́ли *f pl*
~, **gleichbleibende** постоя́нные бо́ли *f pl*
~, **gürtelförmige** опоя́сывающие бо́ли *f pl*
~, **heftige** си́льные бо́ли *f pl*
~, **intermittierende** перемежа́ющиеся [преры́вистые] бо́ли *f pl*
~, **irradiierende** иррадии́рующие бо́ли *f pl*
~, **kolikartige** коликообра́зные бо́ли *f pl*
~, **lageabhängige** бо́ли *f pl*, зави́сящие от положе́ния
~, **lanzinierende** кинжа́льные бо́ли *f pl*
~, **milde** уме́ренные бо́ли *f pl*
~, **nächtliche** ночны́е бо́ли *f pl*
~, **periodische** периоди́ческие бо́ли *f pl*
~, **plötzliche** внеза́пные бо́ли *f pl*
~, **progrediente** нараста́ющие бо́ли *f pl*
~, **pulsierende** пульси́рующие бо́ли *f pl*
~, **reaktive** реакти́вные бо́ли *f pl*
~, **retrosternale** загруди́нные бо́ли *f pl*
~, **schneidende** ре́жущие бо́ли *f pl*
~, **stechende** ко́лющие бо́ли *f pl*
~, **stumpfe** тупы́е бо́ли *f pl*
~, **umschriebene** лока́льные [ограни́ченные] бо́ли *f pl*
~, **unerträgliche** невыноси́мые бо́ли *f pl*
~, **ziehende** тя́нущие бо́ли *f pl*
Schmerzerleichterung *f* облегче́ние *n* бо́лей
schmerzerregend вызыва́ющий боль
schmerzfrei безболе́зненный
Schmerzgefühl *n* чу́вство *n* бо́ли
Schmerzhaftigkeit *f* боле́зненность *f*
Schmerzleitung *f* проведе́ние *n* болевы́х и́мпульсов
schmerzlindernd болеутоля́ющий
Schmerzlinderung *f* смягче́ние *n* бо́ли
Schmerzlosigkeit *f* анальгези́я *f*
Schmerzmittel *n* анальге́тик *m*
Schmerzmittelabusus *m* злоупотребле́ние *n* анальгети́ческими сре́дствами
Schmerznerv *m* болево́й нерв *m*
Schmerzohnmacht *f* болево́й о́бморок *m*
Schmerzpunkt *m* болева́я то́чка *f*
Schmerzpunktsuche *f* определе́ние *n* [иссле́дование *n*] болевы́х то́чек
Schmerzreiz *m* болево́й раздражи́тель *m*
Schmerzreizschwelle *f* поро́г *m* болево́й чувстви́тельности
Schmerzrezeption *f* восприя́тие *n* бо́ли
Schmerzschwelle *f* поро́г *m* болево́го ощуще́ния
Schmerzsinn *m* восприя́тие *n* бо́ли
Schmerzskoliose *f* болево́й сколио́з *m*
Schmerzsteigerung *f* усиле́ние *n* бо́ли
Schmerzsyndrom *n* болево́й синдро́м *m*
Schmerztherapie *f* обезбо́ливающее лече́ние *n*
Schmerzunempfindlichkeit *f* нечувстви́тельность *f* к бо́ли
Schmerzursache *f* причи́на *f* бо́ли
schmerzvoll боле́зненный
Schmerzwahrnehmung *f* восприя́тие *n* бо́ли
Schmerzzeitraum *m* пери́од *m* бо́лей
Schmerzzone *f* болева́я зо́на *f*
Schmerzzunahme *f*, **Schmerzzuwachs** *m* усиле́ние *n* бо́ли
Schmetterlingsbad *n* ва́нна *f* в фо́рме ба́бочки
Schmidt-Syndrom *n* синдро́м *m* Шми́дта (*комбинированная недостаточность надпочечников и щитовидной железы*)
Schmierbalg *m* атеро́ма *f*
Schmierblutung *f* ма́жущее кровотече́ние *n*
Schmierfluß *m* себоре́я *f*
Schmincke-Tumor *m* о́пухоль *f* Шми́нке, лимфоэпителио́ма *f*
Schmiß *m* рубе́ц *m*, шрам *m*
Schmorl-Knorpelknötchen *n* гры́жа *f* [хрящево́й узело́к *m*] Шмо́рля
Schmutzring *m* поясо́к *m* [кольцо́ *n*] загрязне́ния
Schmutzwasser *n* сто́чные во́ды *f pl*
~, **häusliche** бытовы́е сто́чные во́ды *f pl*
~, **industrielle** промы́шленные сто́чные во́ды *f pl*

Schnabelbecken *n* клювови́дный таз *m*
Schnabel-Kaverne *f* каве́рна *f* Шна́беля (*полости в зрительном нерве при длительной глаукоме*)
Schnabelspekulum *n* клювови́дное зе́ркало *n*
Schnabeltasse *f* пои́льник *m*
Schnapp *m* хло́пающий тон *m* се́рдца
schnappend щёлкающий (*о суставе*)
Schnarchen *n* храп *m*
Schnecke *f* ули́тка *f* (*ушного лабиринта*)
Schneckenarterie *f* арте́рия *f* ули́тки
Schneckenbasis *f* основа́ние *n* ули́тки
Schneckenfenster *n* окно́ *n* ули́тки, кру́глое окно́ *n*
Schneckengang *m* ули́тковый кана́лец *m*
Schneckenloch *n* отве́рстие *n* ули́тки
Schneckenmagen *m* улиткообра́зный желу́док *m*
Schneckenspuren *f pl* перифери́ческая дегенера́ция *f* сетча́тки ти́па «след ули́тки»
Schneeblindheit *f* сне́жная слепота́ *f*
Schneebrille *f* защи́тные снегові́ые очки́ *pl*
Schneegehen *n* хожде́ние *n* босико́м по сне́гу (*по Кнейпу*)
Schneidekante *f* ре́жущий край *m*
Schneidelektrode *f* ре́жущий электро́д *m*
Schneider-Fischer-Syndrom *n* синдро́м *m* Шне́йдера — Фи́шера (*признак нарушения венозного оттока от тазовых органов*)
Schneidermuskel *m* портня́жная мы́шца *f*
Schneidezahn *m* резе́ц *m* (*зуб*)
Schneidezange *f* куса́чки *pl*
Schnellanalyse *f*, **Schnellbestimmung** *f* экспре́сс-ана́лиз *m*
Schnellbiopsie *f* сро́чная биопси́я *f*
Schnelldiagnostik *f* сро́чная диагно́стика *f*
Schnellgefrierverfahren *n* бы́строе замора́живание *n*
Schnellmethode *f* ускоренный ме́тод *m*
Schnellnachweis *m* сро́чное обнаруже́ние *n*
Schnellreaktion *f*, **serologische** серологи́ческая экспре́сс-реа́кция *f*
Schnellschnittuntersuchung *f* сро́чное гистологи́ческое иссле́дование *n*
Schnellsterilisation *f* э́кстренная стерилиза́ция *f*
Schnellverband *m* вре́менная повя́зка *f*
Schnepper *m* скарифика́тор *m*
Schneuzen *n* сморка́ние *n*
Schnitt *m* **1.** срез *m*; сече́ние *n* **2.** разре́з *m*
Schnittbildechokardiographie *f* томоэхокардиогра́фи́я *f*
Schnittentbindung *f* ке́сарево сече́ние *n*
Schnittentbindungsbecken *n* измене́ния *n pl* та́за, при кото́рых необходи́мо ке́сарево сече́ние
Schnittführung *f* направле́ние *n* разре́за
Schnittlinie *f* ли́ния *f* разре́за
Schnittmesser *n* ска́льпель *m*
Schnittnarbe *f* рубе́ц *m* по́сле разре́за
Schnittpräparat *n* гистологи́ческий срез *m*
Schnittrand *m* край *m* разре́за
Schnittstichwunde *f* ко́лото-ре́заная ра́на *f*
Schnittveraschung *f* сподографи́я *f*
Schnittwunde *f* ре́заная ра́на *f*
Schnitzler-Metastasen *f pl* метаста́зы *m pl* Шни́тцлера (*метастазы рака желудка в клетчатку дугласова пространства*)
Schnüffelmittel *n* ню́хательное сре́дство *n*
Schnupfen *m* на́сморк *m*, рини́т *m*
Schnupfenfieber *n* о́строе респирато́рное заболева́ние *n*
Schnupfpulver *n* ню́хательный порошо́к *m*
Schnupfversuch *m* про́ба *f* Мю́ллера с ло́жным вдо́хом
Schnur *f* **1.** пупови́на *f* **2.** кана́тик *m* **3.** хо́рда *f*
Schnürbinde *f* эласти́чный бинт *m*
Schnürer *m* сфи́нктер *m*
Schnürfurche *f* шнурова́я борозда́ *f*
Schnürmuskel *m* сфи́нктер *m*
Schnürnaht *f* кисе́тный шов *m*
Schober-Zeichen *n* симпто́м *m* Шо́бера (*признак ограничения подвижности позвоночника*)
Schock *m* шок *m*
~, **allergischer [anaphylaktischer]** анафилакти́ческий шок *m*
~, **elektrischer** электрошо́к *m*
~, **emotioneller** эмоциона́льный шок *m*
~, **hämolytischer** гемолити́ческий шок *m*
~, **hypovolämischer** гиповолеми́ческий шок *m*
~, **kardiogener** кардиоге́нный шок *m*
~, **toxischer** токси́ческий шок *m*
~, **traumatischer** травмати́ческий шок *m*
Schockbehandlung *f* **1.** лече́ние *n* шо́ка **2.** шо́ковая терапи́я *f*, лече́ние *n* шо́ком
Schockdiagnostik *f* диагно́стика *f* шо́ка
Schockerscheinungen *f pl* шо́ковые (про)явле́ния *n pl*
Schockfolgen *f pl* после́дствия *n pl* шо́ка
Schockherz *n* шо́ковое се́рдце *n*
Schockleukopenie *f* шо́ковая лейкопени́я *f*
Schocklunge *f* шо́ковое лёгкое *n*
Schockniere *f* шо́ковая по́чка *f*
Schockorgan *n* шо́ковый о́рган *m*
Schockpatient *m* больно́й *m* в состоя́нии шо́ка
Schockphase *f*, **erektile** эректи́льная фа́за *f* шо́ка
Schockprophylaxe *f s.* **Schockverhütung**
Schocktherapie *f s.* **Schockbehandlung**
Schocktod *m* смерть *f* от шо́ка
Schockursache *f* причи́на *f* шо́ка
Schockverhütung *f* предупрежде́ние *n* [профила́ктика *f*] шо́ка
Schockzustand *m* состоя́ние *n* шо́ка
Schoenlein-Henoch-Purpura *f* пу́рпура *f* Ше́нлейна — Ге́ноха, геморраги́ческий васкули́т *m*
Schokoladenzyste *f* шокола́дная киста́ *f*
Schollen *f pl* глы́бки *f pl*
~, **chromatophile** хроматофи́льные глы́бки *f pl*, хроматофи́льное вещество́ *n*, субста́нция *f* Ни́сcля
Schollenmuskel *m* камбалови́дная мы́шца *f*
Scholz-Syndrom *n* синдро́м *m* Шо́льца — Гри́нфилда (*ювенильная форма прогрессирующей лейкодистрофии мозга*)

Schonbelastung *f* щадя́щая нагру́зка *f*
Schondiät *f* щадя́щая дие́та *f*
Schonhaltung *f* щадя́щее положе́ние *n*
Schonklima *n* щадя́щий кли́мат *m*
Schonkost *f* щадя́щая дие́та *f*
Schonregime *n* щадя́щий режи́м *m*
Schonstellung *f* щадя́щее положе́ние *n*
Schonung *f* щаже́ние *n*
Schonungsbrille *f* защи́тные очки́ *pl*
Schonungsdiät *f* щадя́щая дие́та *f*
Schonungsklima *n* щадя́щий кли́мат *m*
Schonungsprinzip *n* при́нцип *m* щаже́ния
Schöpfbad *n* ва́нна *f* с одновре́ме́нным облива́нием те́ла
Schorf *m* струп *m*, ко́рка *f*
Schorfabstoßung *f* отторже́ние *n* стру́па
Schorfbildung *f* образова́ние *n* стру́па
Schorfheilung *f* заживле́ние *n* под стру́пом
Schornsteinfegerkrebs *m* рак *m* ко́жи мошо́нки у трубочи́стов
Schoßbein *n* лобко́вая кость *f*
Schoßbogen *m* ло́нная дуга́ *f*
Schoßfuge *f* ло́нное сочлене́ние *n*
Schotendotter *m*, **Schöterich** *m* желту́шник *m*, *Erysimum*
Schottmüller-Krankheit *f* боле́знь *f* Шо́ттмюллера, парати́ф *m* В
Schrägagar *m* косо́й ага́р *m*
Schrägbruch *m*, **Schrägfraktur** *f* косо́й перело́м *m*
Schräglage *f* косо́е положе́ние *n* (*напр. плода*)
Schräglagewirbelsäulendeformität *f* сколио́з *m* грудны́х дете́й
Schrägschnitt *m* косо́й разре́з *m*
Schrägstellung *f* асинклити́зм *m*, косо́е вставле́ние *n* (*напр. головки плода*)
Schrägtour *f* косо́й ход *m* (*бинта*)
Schramme *f* **1.** рубе́ц *m*, шрам *m* **2.** цара́пина *f*
Schrammschuß *m* каса́тельное огнестре́льное ране́ние *n*
Schranke *f*, **plazentare** плацента́рный барье́р *m*
Schrankenfunktion *f* барье́рная фу́нкция *f*
Schraubenbakterien *f pl* спири́ллы *f pl*
Schraubengelenk *n* винтово́й суста́в *m*
Schraubenosteosynthese *f* винтово́й остеоси́нтез *m*
Schraubenzug *m* винтово́е вытяже́ние *n*
Schraubenzwinge *f* «винтовы́е тиски́» *pl* (*ортопедическое устройство*)
Schreck-Basedow *m* тиреотоксико́з *m* по́сле стре́ссовой ситуа́ции
Schreckneurose *f* невро́з *m* испу́га, шо́ковый невро́з *m*
Schreibblindheit *f* алекси́я *f*, верба́льная слепота́ *f*
Schreibfeder *f* пи́счее перо́ *n*
Schreibhaut *f* дермографи́зм *m*
Schreibkrampf *m* графоспа́зм *m*, пи́счий спазм *m*
Schreibvermögenverlust *m* аграфи́я *f*
Schreikrampf *m* су́дорожный крик *m*
Schreileukozytose *f* лейкоцито́з *m* у ма́леньких дете́й в связи́ с кри́ком
Schrittmacher *m* води́тель *m* ри́тма
~ **bei Bedarf** води́тель *m* ри́тма «по тре́бованию»
~, **wandernder** блужда́ющий води́тель *m* ри́тма
Schrittmacherimplantation *f* импланта́ция *f* води́теля ри́тма
Schrittmachermigration *f* мигра́ция *f* води́теля ри́тма
Schrittmacherrhythmus *m* навя́занный ритм *m* се́рдца
Schrittmacherträger *m* больно́й *m* с импланти́рованным води́телем ри́тма
Schröder-Zeichen *n* при́знак *m* Шре́дера (*признак отделения плаценты*)
Schröpf *m* медици́нская ба́нка *f*
Schrotschuß *m* ране́ние *n* дро́бью
Schrumpfblase *f* смо́рщенный пузы́рь *m* (*мочевой*)
Schrumpfgallenblase *f* смо́рщенный жёлчный пузы́рь *m*
Schrumpfmagen *m* смо́рщенный желу́док *m*
Schrumpfniere *f* смо́рщенная по́чка *f*
Schrumpfnieren-Syndrom *n*, **familiäres juveniles** синдро́м *m* ювени́льной смо́рщенной по́чки, синдро́м *m* Фанко́ни
Schrumpfung *f* смо́рщивание *n*
Schrunde *f* тре́щина *f*
Schrundebildung *f* образова́ние *n* тре́щин
Schub *m* **1.** при́ступ *m* **2.** обостре́ние *n* **3.** сдвиг *m* **4.** шуб *m* (*при шизофрении*)
~, **schmerzhafter** при́ступ *m* бо́ли
Schubfraktur *f* перело́м *m* со смеще́нием
Schubladensymptom *n* симпто́м *m* «выдвижно́го я́щика» при пораже́нии свя́зок коле́нного суста́ва
Schuheinlage *f* супина́тор *m*
Schuhform *f* **des Herzens** фо́рма *f* пла́вающей у́тки, аорта́льная конфигура́ция *f* се́рдца
Schularzt *m* шко́льный врач *m*
Schulbewährung *f* определе́ние *n* гото́вности к обуче́нию в шко́ле
Schuldfähigkeit *f* вменя́емость *f*
Schulfähigkeit *f* спосо́бность *f* к обуче́нию в шко́ле; шко́льная зре́лость *f*
Schulmedizin *f* традицио́нная медици́на *f*
Schulmyopie *f* шко́льная близору́кость *f*
Schulpsychohygiene *f* шко́льная психогигие́на *f*
Schulter *f* плечо́ *n*, надпле́чье *n*
Schulter-Arm-Syndrom *n* синдро́м *m* «плечо́ — рука́»
Schulterblatt *n* лопа́тка *f*
Schulterblattgräte *f* лопа́точная ость *f*
Schulterblatthals *m* ше́йка *f* лопа́тки
Schulterblatthalsbruch *m* перело́м *m* ше́йки лопа́тки
Schulterblattheber *m* мы́шца *f*, поднима́ющая лопа́тку
Schulterblattschlagader *f*, **obere** надлопа́точная арте́рия *f*
Schulterblattwinkel *m* у́гол *m* лопа́тки
Schultereckgelenk *n* акромиа́льно-ключи́чный суста́в *m*
Schultergelenk *n* плечево́й суста́в *m*
Schultergelenkdistorsion *f* растяже́ние *n* свя́зок плечево́го суста́ва

Schultergelenkentzündung *f* омартри́т *m*
Schultergelenkexartikulation *f* экзартикуля́ция *f* плеча́
Schultergelenkwassersucht *f* водя́нка *f* плечево́го суста́ва
Schultergicht *f* ома́гра *f*
Schultergürtel *m* плечево́й по́яс *m*
Schulterlage *f* плечево́е предлежа́ние *n (плода)*
Schulterluxation *f* вы́вих *m* плеча́
Schulterschmerz *m* омальги́я *f*, боль *f* в плече́
Schultertragbinde *f* подде́рживающая повя́зка *f* на плечо́
Schulturnbefreiung *f* освобожде́ние *n* от уро́ков физкульту́ры
Schultz-Charlton-Auslöschphänomen *n* фено́мен *m* гаше́ния сы́пи Шу́льца — Ча́рлтона (*признак скарлатины*)
Schultz-Syndrom *n* синдро́м *m* Шу́льца, агранулоцито́з *m*
Schuppe *f* чешуя́ *f*, чешу́йка *f*
Schüppel-Lymphom *n* лимфо́ма *f* Шю́ппеля
Schuppenflechte *f* псориа́з *m*, чешу́йчатый лиша́й *m*
Schuppennaht *f* чешу́йчатый шов *m*
Schuppenteil *m* чешуя́ *f*, чешу́йчатая часть *f* (*кости*)
Schuppli-Syndrom *n* синдро́м *m* Шу́ппли (*дистрофия ногтей и парадонтоз*)
Schuppung *f* десквама́ция *f*, шелуше́ние *n*, слу́щивание *n*
Schürfsaum *m* поясо́к *n* осадне́ния (*у входного отверстия огнестрельного ранения*)
Schürfwunde *f* сса́дина *f*
Schürzenbauch *m* отви́слый живо́т *m*
Schürzentamponade *f* тампона́да *f (раны)* по Мику́личу
Schußbruch *m*, **Schußfraktur** *f* огнестре́льный перело́м *m*
Schußkanal *m* пулево́й кана́л *m*
Schußosteomyelitis *f* остеомиели́т *m* по́сле огнестре́льного ране́ния
Schußrichtung *f* направле́ние *n* вы́стрела
Schußtrümmerbruch *m* огнестре́льный оско́льчатый перело́м *m*
Schußverletzung *f* огнестре́льное ране́ние *n*
Schußwunde *f* огнестре́льная ра́на *f*
Schusterbrust *f* воронкообра́зная грудна́я кле́тка *f*
Schusterspan *n* фане́рная прокла́дка *f* (*в повязке*)
Schüttelfrost *m* потряса́ющий озно́б *m*
Schüttelgeräusch *n* шум *m*, выслу́шиваемый при сотрясе́нии те́ла
Schüttelkrampf *m* пальмоспа́зм *m*, су́дорожные подёргивания *n pl*
Schüttelkultur *f* культу́ра *f* микроорганизмов, вы́ращенная на кача́лке
Schüttellähmung *f* дрожа́тельный парали́ч *m*
Schutz *m* **1.** защи́та *f*; охра́на *f* **2.** предохране́ние *n*
~, **immunologischer** иммунологи́ческая защи́та *f*
~, **persönlicher** индивидуа́льная защи́та *f*
Schutzantigen *n* протекти́вный антиге́н *m*
Schutzanzug *m* защи́тная оде́жда *f*
Schutzblatternimpfung *f* оспопрививание *n*
Schutzbrille *f* защи́тные очки́ *pl*
Schützengrabenfieber *n* око́пная лихора́дка *f*
Schützengrabennephritis *f* око́пный нефри́т *m*
Schutzfunktion *f* защи́тная фу́нкция *f*
Schutzgebiet *n s.* **Schutzzone**
Schutzhemmung *f* охрани́тельное торможе́ние *n*
Schutzhülle *f* защи́тная оболо́чка *f*
Schutzimpfung *f* предохрани́тельная приви́вка *f*
~, **passive** пасси́вная иммуниза́ция *f*
Schutzkammer *f* защи́тная ка́мера *f*
Schutzkleidung *f* защи́тная оде́жда *f*
Schutzkost *f* щадя́щая дие́та *f*
Schutzkräfte *f pl* защи́тные си́лы *f pl*
Schutzmaßnahme *f* профилакти́ческое мероприя́тие *n*
Schutzreflex *m* защи́тный рефле́кс *m*
Schutzschürze *f* защи́тный фа́ртук *m* (*рентгенолога*)
Schutzverband *m* защи́тная повя́зка *f*
Schutzzone *f* санита́рно-защи́тная зо́на *f* (*водоисточника*)
~, **engere** второ́й по́яс *m* санита́рно-защи́тной зо́ны
Schwäche *f* сла́бость *f*; бесси́лие *n*
~ **der Konvergenz** сла́бость *f* конверге́нции
~, **männliche** импоте́нция *f*
Schwachsichtigkeit *f* амблиопи́я *f*, сла́бость *f* зре́ния
Schwachsinn *m* деме́нция *f*, слабоу́мие *n*
Schwachsinnige *m* слабоу́мный
Schwamm *m* **1.** гу́бка *f* **2.** гриб(о́к) *m*
Schwammbiopsie *f* мазо́к-перепеча́ток *m*
Schwämmchen *n* моло́чница *f*
Schwammlunge *f* со́товое лёгкое *n*
Schwammniere *f* кисто́зная по́чка *f*
Schwammsubstanz *f* гу́бчатое вещество́ *n* (*кости*)
Schwanenhalsdeformität *f* деформа́ция *f* ки́сти в ви́де лебеди́ной ше́и
Schwangere *f* бере́менная *f*
Schwangerenakromegalie *f* акромегали́я *f* бере́менных
Schwangerenberatungsstelle *f* консульта́ция *f* для бере́менных
Schwangerenbetreuung *f* медици́нское обслу́живание *n* бере́менных
Schwangerenfürsorge *f* диспансериза́ция *f* бере́менных
Schwangerengymnastik *f* гимна́стика *f* для бере́менных
Schwangerschaft *f* бере́менность *f*
~, **ausgetragene** доно́шенная бере́менность *f*
~ **außerhalb der Gebärmutter** внема́точная бере́менность *f*
~, **eingebildete** мни́мая [ло́жная] бере́менность *f*
~, **extrauterine** внема́точная бере́менность *f*
~, **uterine** ма́точная бере́менность *f*
Schwangerschaftsabbruch *m* прерыва́ние *n* бере́менности
Schwangerschaftsalter *n* срок *m* бере́менности
Schwangerschaftsanämie *f* анеми́я *f* бере́менных

Schwangerschaftsberechnung *f* вычислéние *n* срóка берéменности
Schwangerschaftschorea *f* хорéя *f* берéменных
Schwangerschaftsdauer *f* продолжи́тельность *f* [дли́тельность *f*] берéменности
Schwangerschaftsdiabetes *m* диабéт *m* берéменных
Schwangerschaftserbrechen *n* рвóта *f* берéменных
~, **unstillbares** неукроти́мая рвóта *f* берéменных
Schwangerschaftsfolge *f* послéдствие *n* берéменности
Schwangerschaftsfrühdiagnostik *f* рáнняя диагнóстика *f* берéменности
Schwangerschaftsfrühtoxikose *f* рáнний токсикóз *m* берéменности
Schwangerschaftsgeld *n* посóбие *n* по берéменности
Schwangerschaftshormonausscheidung *f* выделéние *n* гормóнов при берéменности
Schwangerschaftskalender *m* календáрь *m* берéменности
Schwangerschaftskaries *f* кáриес *m* берéменных
Schwangerschaftsmal *m* хлоáзма *f* берéменных
Schwangerschaftsmonat *m* срок *m* берéменности в мéсяцах
Schwangerschaftsnachweis *m* выявлéние *n* берéменности
Schwangerschaftsnarben *m pl* стри́и *f pl* берéменных
Schwangerschaftsniere *f* нефропати́я *f* берéменных
Schwangerschaftsparästhesie *f* парестези́я *f* берéменных
Schwangerschaftsperniziosa *f* пернициóзная анеми́я *f* берéменных
Schwangerschaftspyelitis *f* пиели́т *m* берéменных
Schwangerschaftsspättoxikose *f* пóздний токсикóз *m* берéменности
Schwangerschaftsstreifen *m pl* стри́и *f pl* берéменных
Schwangerschaftssymptom *n* при́знак *m* берéменности
Schwangerschaftstoxikose *f* токсикóз *m* берéменности
Schwangerschaftstrimenon *n* тримéстр *m* (*треть периода*) берéменности
Schwangerschaftsunterbrechung *f* прерывáние *n* берéменности
Schwangerschaftswehen *f pl* предвари́тельные [прелиминáрные] схвáтки *f pl*
Schwangerschaftswoche *f* срок *m* берéменности в недéлях
Schwangerschaftszeichen *n* при́знак *m* берéменности
Schwankschwindel *m* ощущéние *n* неустóйчивости *или* покáчивания
Schwankung *f* **der Protrusion des Auges** пульси́рующий экзофтáльм *m*
Schwannom *n* шваннóма *f*, неврилеммóма *f*
Schwann-Scheide *f* швáнновская оболóчка *f*, невролéмма *f*
Schwann-Zelle *f* швáнновская клéтка *f*, леммоци́т *m*
Schwanz *m* хвост *m*
Schwanzbein *n* кóпчик *m*
Schwanzkern *m* хвостáтое ядрó *n*
Schwappung *f* флюктуáция *f*
Schwarte *f* швáрта *f*
Schwarzblindheit *f* амаврóз *m*, пóлная слепотá *f*
Schwarzdurchfall *m* мелéна *f*, дёгтеобрáзный стул *m*
Schwarzenbach-Handgriff *m* мéтод *m* Швáрценбаха (*дополнительный метод исследования при беременности*)
Schwarzfärbung *f* чёрная окрáска *f*
Schwarzruhr *f s.* **Schwarzdurchfall**
Schwarzsucht *f* **1.** токси́ческий меланодермати́т *m* **2.** болéзнь *f* Айéрсы
Schwarzwasserfieber *n* черновóдная [гемоглобинури́йная] лихорáдка *f*
Schwarzwucherhaut *f* сосóчково-пигмéнтная дистрофи́я *f* кóжи, чёрный акантóз *m*
Schwebeschiene *f* подвéшивающая ши́на *f*
Schwefelbad *n* **1.** сéрная [сульфи́дная] вáнна *f* **2.** бальнеологи́ческий курóрт *m* с сульфи́дной водóй
Schwefelbakterien *f pl* сéрные бактéрии *f pl*
Schwefelmoorbad *n* серни́стая [сульфи́дная] грязевáя вáнна *f*
Schwefelquelle *f* сéрный [сульфи́дный] истóчник *m*
Schwefelthermen *f pl* горя́чие сéрные истóчники *m pl*
Schwefelwasser *n* серни́стая [сульфи́дная] минерáльная водá *f*
Schweifkern *m* хвостáтое ядрó *n*
Schweigepflicht *f*, **ärztliche** врачéбная тáйна *f*
Schweigesucht *f* речевóй мути́зм *m*
Schweinebandwurm *m* свинóй солитёр *m*
Schweinebruzellose *f* бруцеллёз *m* свинéй
Schweinehüterkrankheit *f* вóдная лихорáдка *f*, безжелтýшный [дальневостóчный] лептоспирóз *m*
Schweinepest *f* чумá *f* свинéй
Schweinepestbakterie *f* сальмонéлла *f* чумы́ свинéй
Schweinerotlauf *m* эризипелóид *m*
Schweinerotlaufbakterie *f* пáлочка *f* эризипелóида, *Erysipelothrix rhusiopathiae*
Schweinespulwurm *m* свинáя аскари́да *f*
Schweiß *m* пот *m*
~, **profuser** профýзный пот *m*
Schweißabsonderung *f* потоотделéние *n*
~, **vermehrte** гипергидрóз *m*
Schweißblätterchen *n* потни́ца *f*
Schweißdrüse *f* пóтовая железá *f*
Schweißdrüsenabszeß *m* абсцéсс *m* пóтовой железы́
Schweißdrüsenadenom *n* гидраденóма *f*
Schweißdrüsenentzündung *f* гидрадени́т *m*
Schweißdrüsentumor *m* óпухоль *f* пóтовых желёз
Schweißfriesel *m* потни́ца *f*
Schweißlosigkeit *f* ангидрóз *m*, отсýтствие *n* пóта

Schweißpore *f* пóтовая пóра *f*
schweißtreibend потогóнный
Schweißverlust *m* потéря *f* с пóтом
Schweißversuch *m* пóтовая прóба *f*, прóба *f* Мúнора
Schweißzyste *f* кистá *f* пóтовой железы́
Schweizerkäsegehirn *n* мозг *m* в вúде швейцáрского сы́ра
Schwelldosis *f* порóговая дóза *f*
Schwelle *f* порóг *m*
Schwellenaudiogramm *n* порóговая аудиогрáмма *f*
Schwellenaudiometrie *f* порóговая аудиометрúя *f*
Schwellenbelastung *f* порóговая нагрýзка *f*
Schwellendosis *f* порóговая дóза *f*
Schwellendruck *m* порóговое давлéние *n*
Schwellenkonzentration *f* порóговая [минимáльно дéйствующая] концентрáция *f*
Schwellenpotential *n* порóговый потенциáл *m*
Schwellenreiz *m* порóговое раздражéние *n*; порóговый раздражúтель *m*
Schwellenreizstromstärke *f* порóговая сúла *f* тóка
Schwellensubstanz *f* порóговое веществó *n* (*почки*)
Schwellenwert *m* порóговое значéние *n*
Schwellenwertperkussion *f* тишáйшая перкýссия *f*
Schwellkörper *m* кавернóзное [пещéристое] тéло *n*
Schwellkörperentzündung *f* кавернúт *m*
Schwell(körper)schwiele *f* пластúческая индурáция *f* половóго члéна
Schwellspannung *f* порóговое напряжéние *n*
Schwellstromtherapie *f* лечéние *n* порóговыми úмпульсными тóками
Schwellung *f* набухáние *n*; припýхлость *f*; вздýтие *n*
~ **der Lider** отёк *m* век
~, **markige** мозговúдное набухáние *n*
~, **trübe** мýтное набухáние *n*
Schweratmigkeit *f* затруднённое дыхáние *n*
schwerbeschädigt искалéченный
schwerbeweglich тугоподвúжный
Schweregrad *m* стéпень *f* тя́жести
Schwerfälligkeit *f* **des Denkens** тугоподвúжность *f* мышлéния
Schwerharnen *n* затруднённое мочеиспускáние *n*
Schwerhörigkeit *f* тугоýхость *f*
~, **konduktive** кондуктúвная тугоýхость *f*
~, **neurale** нейросенсóрная тугоýхость *f*
~, **progressive** прогрессúрующая тугоýхость *f*
Schwerkettenerkrankung *f* болéзнь *f* тяжёлых цепéй
Schwerkranke *m* тяжелобольнóй *m*
Schwerpunkt *m*:
~ **des Farbendreieckes** центр *m* треугóльника смешéния цветóв
~ **des Körpers** центр *m* тя́жести тéла
Schwerpunktkrankenhaus *n* специализúрованная больнúца *f*
schwertartig, schwertförmig мечевúдный
Schwertfortsatz *m* мечевúдный отрóсток *m*
Schwerverbrannte *m* тяжелообожжённый *m*
Schwerverwundete *m* тяжелорáненый *m*
Schwester *f* сестрá *f*
Schwesterchromatiden *f pl* сéстринские хроматúды *f pl*
Schwiele *f* мозóль *f*
~ **der Bindehaut** паренхиматóзная ксерофтальмúя *f* конъюнктúвы
Schwielenabszeß *m* мозóльный абсцéсс *m*
Schwielenpanaritium *n* панарúций *m* под мозóлью
Schwimmbadkonjunktivitis *f* бассéйновый конъюнктивúт *m*
Schwimmlinse *f* контáктная лúнза *f*
Schwimmtherapie *f* лечéние *n* плáванием
Schwindel *m* головокружéние *n*
Schwindelanfall *m* прúступ *m* головокружéния
Schwindeldauerzustand *m* постоя́нное [длúтельное] головокружéние *n*
schwindelerregend вызывáющий головокружéние
Schwindelgefühl *n* ощущéние *n* головокружéния
Schwindflechte *f* туберкулёзная волчáнка *f*
Schwindgeschwür *n* туберкулёзная я́зва *f*
Schwindpocken *pl* папулонекротúческий туберкулёз *m* кóжи
Schwindsucht *f* туберкулёз *m*, чахóтка *f*
~, **galoppierende** скоротéчная чахóтка *f*
Schwirrempfindung *f* вибрациóнная чувствúтельность *f*
Schwirren *n* колебáние *n*; дрожáние *n*; вибрáция *f*
~, **präsystolisches** пресистолúческое дрожáние *n*
~, **systolisches** систолúческое дрожáние *n*
Schwitzbad *n* бáня *f*
~, **trockenes** суховоздýшная бáня *f*
Schwitzbäderbehandlung *f* лечéние *n* горячевоздýшными бáнями
Schwitzbläschen *n pl* гúдроа *f*, пузы́рчатая сыпь *f*
Schwitzen *n* потéние *n*
Schwitzkur *f* воздéйствия *n pl*, вызывáющие повы́шенное потоотделéние
Schwitzmittel *n* потогóнное срéдство *n*
Schwitzurtikaria *f* крапúвница *f*, возникáющая при потéнии
Schwund *m* **1.** атрофúя *f* **2.** редýкция *f* **3.** потéря *f*, исчезновéние *n*
~ **des Pigmentepithels** атрофúя *f* пигмéнтного эпитéлия
~ **der Präkapillaren** рéзкое сужéние *n* артериóл сетчáтки
Schwüre *f* я́зва *f*
Schwurhand *f* положéние *n* пáльцев кúсти при параличé срединного нéрва
Scratchtest *m* скарификациóнная прóба *f*
Screening *n* скрúнинг *m* (*обследование для выявления скрытой формы заболевания*)
Screening-Audiometrie *f* скрúнинговая [отбóрочная] аудиометрúя *f*
Scrub-Typhus *m* лихорáдка *f* цуцугамýши

sebaceus са́льный
Sebocystomatosis *f* себоцистомато́з *m*
Sebolith *m* себоли́т *m*, ка́мень *m* са́льной железы́
Seborrhoe *f* себоре́я *f*
~ **der meibomischen Drüsen** мейбо́миевый блефари́т *m*
~, **ölige** жи́рная себоре́я *f*
~, **trockene** суха́я себоре́я *f*
Sechsterstenose *f* фо́рма *f* стено́за у́стья ао́рты
Sectio *f* **1.** ке́сарево сече́ние *n* **2.** се́кция *f*, вскры́тие *n* тру́па
~ **alta** высо́кая цистостоми́я *f*
~ **legalis** суде́бно-медици́нское вскры́тие *n* тру́па
Sectionarkose *f* нарко́з *m* при ке́саревом сече́нии
Sedativa *n pl* седати́вные сре́дства *n pl*
Sediment *n* оса́док *m*
Sedimentation *f* седимента́ция *f*, осажде́ние *n*
Sedimentbefund *m* результа́т *m* иссле́дования оса́дка
Sedimentbildung *f s.* **Sedimentation**
Seebadbehandlung *f* талассотерапи́я *f*, лече́ние *n* морски́ми купа́ниями
Seebadeanstalt *f* морска́я водолече́бница *f*, морелече́бница *f*
Seebaden *n* морски́е купа́ния *n pl*
Seefichtennadelbad *n* ва́нна *f* с морско́й водо́й с добавле́нием хво́йного экстра́кта
Seeheilbad *n* **1.** лече́бное морско́е купа́ние *n* **2.** морско́й куро́рт *m*
Seeklima *n* морско́й кли́мат *m*
Seekrankheit *f* морска́я боле́знь *f*
Seekreide *f* известко́вый морско́й ил *m*
Seekur *f* лече́ние *n* на морско́м куро́рте
Seele *f* душа́ *f*
Seelenblindheit *f* душе́вная слепота́ *f*, психи́ческая невосприи́мчивость *f*
Seelenkrankheit *f* психи́ческое заболева́ние *n*
Seelentastlähmung *f* осяза́тельная агнози́я *f*
Seelentaubheit *f* акусти́ческая агнози́я *f*
Seemannhaut *f* «ко́жа *f* моряко́в»
Seemannskrebs *m* рак *m* ко́жи у моряко́в
Seemann-Syndrom *n* синдро́м *m* Зе́еманна (*нарушение развития мозжечка*)
Seewasserbad *n* ва́нна *f* с морско́й водо́й
Segel *n* **1.** ство́рка *f* [па́рус *m*] серде́чного кла́пана **2.** нёбная занаве́ска *f*, мя́гкое нёбо *n*
Segelklappe *f* ство́рчатый кла́пан *m*
~, **dreizipflige** трёхство́рчатый кла́пан *m*
~, **zweizipflige** двуство́рчатый [митра́льный] кла́пан *m*
Segment *n* сегме́нт *m*
~, **anterobasales** переднебаза́льный сегме́нт *m* (*лёгкого*)
~, **apikales** апика́льный [верху́шечный] сегме́нт *m* (*лёгкого*)
~, **kardiales** кардиа́льный [серде́чный] сегме́нт *m* (*лёгкого*)
~, **laterobasales** латера́льно-базальный сегме́нт *m* (*лёгкого*)
~, **posterobasales** заднебаза́льный сегме́нт *m* (*лёгкого*)
Segmentärkolitis *f* сегмента́рный коли́т *m*
Segmentarterie *f* сегмента́рная арте́рия *f*
Segmentation *f* сегмента́ция *f*
Segmentationskern *m* ядро́ *n* дробле́ния
Segmentbronchus *m* сегмента́рный бронх *m*
Segment-CO_2-Gasbad *n* ка́мерная суха́я углеки́слая ва́нна *f*
Segmentkernige *m* сегментоя́дерный лейкоци́т *m*
Segmentmassage *f* сегме́нтный масса́ж *m*
Segmentresektion *f* сегмента́рная резе́кция *f* (*лёгкого*)
Segmenttherapie *f* сегмента́рно-рефлекто́рная терапи́я *f*
Segregation *f* сегрега́ция *f*, генети́ческое расщепле́ние *n*
Segregationsbelastung *f* сегрегацио́нный груз *m*
Sehachse *f* зри́тельная ось *f*
Sehakt *m s.* **Sehen**
Sehapparat *m* зри́тельный аппара́т *m*, зри́тельный анализа́тор *m*
Sehausfall *m* ското́ма *f*
Sehbahn *f* зри́тельный путь *m*
Sehbeschwerde *f*, **subjektive** субъекти́вное ухудше́ние *n* зре́ния
Sehding *n* субъекти́вное зри́тельное впечатле́ние *n*
Sehen *n* зре́ние *n*, ви́дение *n*
~, **beidäugiges [binokulares]** бинокуля́рное зре́ние *n*
~, **monokulares** монокуля́рное зре́ние *n*
~, **räumliches** объёмное [простра́нственное] зре́ние *n*
~, **stereoskopisches** стереоскопи́ческое зре́ние *n*
Sehfeld *n* по́ле *n* зре́ния
Sehgelb *n* ретине́н *m*
Sehhilfe *f* опти́ческое устро́йство *n* для улучше́ния зре́ния
Sehhilfenanpassung *f* подбо́р *m* опти́ческой корре́кции
Sehhügel *m* зри́тельный буго́р *m*
Sehleistungsminderung *f* уменьше́ние *n* остроты́ зре́ния
Sehlinie *f* зри́тельная ли́ния *f*
Sehloch *n* зрачо́к *m*
Sehne *f* сухожи́лие *n*
Sehnenblatt *n* апоневро́з *m*
Sehnenbogen *m* сухожи́льная дуга́ *f*
Sehnendurchschneidung *f* тенотоми́я *f*, перере́зка *f* сухожи́лия
Sehnenentzündung *f* тендини́т *m*, воспале́ние *n* сухожи́лия
Sehnenfaden *m* сухожи́льная нить *f*
Sehnenfaser *f* сухожи́льное волокно́ *n*
Sehnenfesselung *f* теноде́з *m*
Sehnenfleck *m* сухожи́льное пятно́ *n*
Sehnenhaube *f* сухожи́льный шлем *m*
Sehnenhaut *f* апоневро́з *m*
Sehnennaht *f* сухожи́льный шов *m*
Sehnennekrose *f* некро́з *m* сухожи́лия
Sehnenplastik *f* тенопла́стика *f*, пла́стика *f* сухожи́лия
Sehnenplatte *f* сухожи́льная пласти́нка *f*

~ **des Zwerchfells, zentrale** сухожи́льный центр *m* диафра́гмы
Sehnenquetschung *f* разда́вливание *n* сухожи́лия
Sehnenreflex *m* сухожи́льный рефле́кс *m*
Sehnenriesenzell(en)tumor *m* гигантокле́точная о́пухоль *f* [гиганто́ма *f*] сухожи́лия
Sehnenriß *m*, **Sehnenruptur** *f* разры́в *m* сухожи́лия
Sehnenscheide *f* сухожи́льное влага́лище *n*
Sehnenscheidenempyem *n* эмпие́ма *f* сухожи́льного влага́лища
Sehnenscheidenentzündung *f* тендовагини́т *m*
Sehnenscheidenpanaritium *n* сухожи́льный панари́ций *m*
Sehnenscheidenphlegmone *f* флегмо́на *f* сухожи́льного влага́лища
Sehnenschnitt *m* тенотоми́я *f*
Sehnenschwirren *n* крепита́ция *f* сухожи́льных влага́лищ
Sehnensteifigkeit *f* риги́дность *f* сухожи́лия
Sehnenstreifen *m* сухожи́льный тяж *m*
Sehnenstumpf *m* культя́ *f* сухожи́лия
Sehnentransplantat *n* трансплента́т *m* сухожи́лия
Sehnenverlängerung *f* удлине́ние *n* сухожи́лия
Sehnenverpflanzung *f* переса́дка *f* [трансплента́ция *f*] сухожи́лия
Sehnenzelle *f* тендоци́т *m*, сухожи́льная кле́тка *f*
Sehnenzentrum *n* сухожи́льный центр *m*
Sehnenzerrung *f* растяже́ние *n* сухожи́лия
Sehnerv *m* зри́тельный нерв *m*
Sehnervenatrophie *f* атрофи́я *f* зри́тельного не́рва
Sehnervenentartung *f* дегенера́ция *f* зри́тельного не́рва
Sehnervenentzündung *f* неври́т *m* зри́тельного не́рва
Sehnervenfaser *f* волокно́ *n* зри́тельного не́рва
Sehnervenfaserbündel *n* пучо́к *m* воло́кон зри́тельного не́рва
Sehnervenkern *m* ядро́ *n* зри́тельного не́рва
Sehnervenkreuzung *f* перекре́ст *m* зри́тельных не́рвов
Sehnervenpapille *f*, **Sehnervenscheibe** *f* диск *m* зри́тельного не́рва
Sehnervenschwund *m* атрофи́я *f* зри́тельного не́рва
sehnig сухожи́льный
Sehorgan *n* о́рган *m* зре́ния; глаз *m*
Sehpigment *n* зри́тельный пу́рпур *m*, родопси́н *m*, зри́тельный пигме́нт *m*
Sehprobentafel *f* табли́ца *f* для определе́ния остроты́ зре́ния
Sehpurpur *m s.* **Sehpigment**
Sehpurpurausbleichung *f* обесцве́чивание *n* [побледне́ние *n*] зри́тельного пу́рпура
Sehpurpurregeneration *f* регенера́ция *f* зри́тельного пу́рпура
Sehraum *m*, **binokularer** стереоскопи́ческое простра́нство *n*
Sehrichtungsgemeinschaft *f* **der Netzhäute** корреспонде́нция *f* сетча́ток
Sehrinde *f* зри́тельная кора́ *f (головного мозга)*
Sehschärfe *f* острота́ *f* зре́ния
~, **periphere** острота́ *f* перифери́ческого зре́ния
~, **zentrale** острота́ *f* центра́льного зре́ния
Sehschärfebestimmung *f* иссле́дование *n* остроты́ зре́ния
Sehschwäche *f* слабови́дение *n*
Sehsphäre *f* зри́тельная о́бласть *f* коры́ головно́го мо́зга
Sehstörung *f* наруше́ние *n* зре́ния
Sehstrahlung *f* сия́ние *n* Грасиоле́, зри́тельная лучи́стость *f*
Sehvermögen *n s.* **Sehen**
Sehverschlechterung *f* ухудше́ние *n* зре́ния
Sehwahrnehmung *f* зри́тельное восприя́тие *n*
Sehweite *f* простра́нство *n* я́сного зре́ния
Sehwinkel *m* у́гол *m* зре́ния
Sehzelle *f* зри́тельная кле́тка *f*
Sehzentrum *n* зри́тельный центр *m (головного мозга)*
Seidenfaden *m* шёлковая нить *f*
Seidenligatur *f* шёлковая лигату́ра *f*
Seidennaht *f* шёлковый шов *m*
Seidlmayer-Syndrom *n* синдро́м *m* Зейдльма́йера *(приобретённая инфекционно-токсическая пурпура у детей младшего возраста)*
Seife *f* мы́ло *n*
Seifenabort *m* або́рт *m*, вы́званный введе́нием в по́лость ма́тки мы́льного раство́ра
Seifenbad *n* мы́льная ва́нна *f*
Seifeneinlauf *m*, **Seifenklistier** *n* мы́льная кли́зма *f*
Seifenspiritus *m* мы́льный спирт *m*
Seifenstuhl *m* мы́льный стул *m*
Seip-Lawrence-Syndrom *n* синдро́м *m* Зе́йпа — Ло́уренса, насле́дственный диэнцефа́льный синдро́м *m*
Seismokardiographie *f* сейсмокардиографи́я *f*
Seitelberger-Syndrom *n* синдро́м *m* Зе́йтельбергера *(нейроаксональная дистрофия у детей)*
Seitenabweichung *f* **des Auges** отклоне́ние *n* глазно́го я́блока в сто́рону
Seitenband *n* бокова́я [латера́льная] свя́зка *f*
Seitendruck *m*, **arterieller** боково́е [и́стинное] артериа́льное давле́ние *n*
seitengetrennt разде́льно с ка́ждой стороны́
Seitenhorn *n* боково́й рог *m (спинного мозга)*
Seiteninfarkt *m* **des Herzens** инфа́ркт *m* боково́й сте́нки се́рдца
Seitenkettentheorie *f* тео́рия *f* боковы́х цепе́й
Seitenkopfwehe *n* мигре́нь *f*
Seitenlähmung *f* гемиплеги́я *f*, односторо́нний парали́ч *m*
Seitenlappenschnitt *m* разре́з *m* с образова́нием боково́го ло́скута
Seitenöffnung *f* боково́е отве́рстие *n*
Seitenrand *m* латера́льный край *m*
Seitenstechen *n* ко́лющие бо́ли *f pl* в боку́
Seitenstrang *m* **1.** боково́й столб *m (спинного мозга)* **2.** боково́й ва́лик *m* гло́тки
Seitenventrikel *m* боково́й желу́дочек *m (мозга)*
Seitenwand *f* бокова́я сте́нка *f*

Seitenwender *m* мышца *f*, отводящая вбок
Seitenzahn *m* боковой зуб *m*
Seitenzwangslage *f* вынужденное положение *n* на боку
Seitwärtsbeugung *f* латерофлексия *f*
~ **der Gebärmutter** латерофлексия *f* матки
Seit-zu-End-Anastomose *f* анастомоз *m* «бок в конец»
Seit-zu-Seit-Anastomose *f* анастомоз *m* «бок в бок»
Sekret *n* секрет *m*
~, **muköses** слизистый секрет *m*
~, **seröses** серозный секрет *m*
Sekretabsonderung *f s.* **Sekretion**
Sekretagogum *n* вещество *n*, стимулирующее секрецию
Sekreteindickung *f* сгущение *n* секрета
Sekretentleerung *f s.* **Sekretion**
sekretfördernd вызывающий отделение секрета
Sekretgranulum *n* гранула *f* секрета
Sekretinprobe *f* секретиновый тест *m*
Sekretion *f* секреция *f*
~, **apokrine** апокринная секреция *f*
~, **äußere** внешняя секреция *f*
~, **basale** базальная секреция *f*
~, **ekkrine** эккринная секреция *f*
~, **exokrine** внешняя [экзокринная] секреция *f*
~, **innere** внутренняя секреция *f*
~, **merokrine** мерокриновая секреция *f*
~, **tubuläre** канальцевая секреция *f* (*мочи*)
Sekretionsablauf *m* ход *m* секреции
Sekretionsphase *f* фаза *f* секреции, секреторная фаза *f*
Sekretionsschwäche *f* гипосекреция *f*, секреторная недостаточность *f*
Sekretkapillare *f* секреторный капилляр *m*
Sekretkörnchen *n* гранула *f* секрета
Sekretmenge *f* количество *n* секрета
Sekretolytikum *n* секретолитическое средство *n*
Sekretor *m* секретор *m*, выделитель *m*
Sekretrohr *n* секреторная трубка *f*
Sekretstauung *f* застой *m* секрета
Sekretverflüssigung *f* разжижение *n* секрета
Sektion *f* секция *f*, вскрытие *n* трупа
Sektionsangaben *f pl*, **Sektionsbefund** *m* данные *pl* [результаты *m pl*] вскрытия
Sektionsbericht *m* протокол *m* вскрытия
Sektionsgut *n*, **Sektionsmaterial** *n* секционный материал *m*
Sektionstisch *m* секционный стол *m*
Sektoralresektion *f* секторальная резекция *f*
Sekundärheilung *f* заживление *n* (*раны*) вторичным натяжением
Sekundärinfektion *f* вторичная инфекция *f*
~, **bakterielle** вторичная бактериальная инфекция *f*
Sekundärkaries *f* вторичный кариес *m*
Sekundärprävention *f*, **Sekundärprophylaxe** *f* вторичная профилактика *f* (*профилактика рецидивов заболевания*)
Sekundärreaktion *f* вторичная реакция *f*
Sekundärstellung *f* **des Auges** «вторичное положение» *n* глазного яблока
Sekundärwirkung *f* вторичное действие *n*
Sekundenherztod *m* моментальная сердечная смерть *f*
Sekundenvolumen *n* секундный объём *m* сердца
Sekundipara *f* рожающая *f* второй раз
Selbstansteckung *f* аутоинфицирование *n*, самозаражение *n*
Selbstauflösung *f* аутолиз *m*, самопереваривание *n*
Selbstbedienung *f* самообслуживание *n*
Selbstbefriedigung *f* онанизм *m*
Selbstbehandlung *f* самолечение *n*
~, **häusliche** самостоятельное проведение *n* больным лечебных процедур на дому
Selbstbehauptung *f* самоутверждение *n*
Selbstbeobachtung *f* интроспекция *f*
Selbstbeschädigung *f* самоповреждение *n*
Selbstbewegung *f* непроизвольное [автоматическое] движение *n*
Selbstbewußtsein *n Psych.* самосознание *n*
Selbstdurchbruch *m* самопроизвольный прорыв *m*
Selbsteinrenkung *f* самопроизвольное вправление *n* (*вывиха или грыжи*)
Selbstentspannung *f* аутcorreлаксация *f*
Selbstheilung *f* самоизлечение *n*
Selbsthilfe *f* самопомощь *f*
Selbstinfektion *f* аутоинфекция *f*
Selbstintoxikation *f* аутоинтоксикация *f*
Selbstkontrolle *f* самоконтроль *m*
Selbstmord *m* суицид *m*, самоубийство *n*
Selbstmordart *f* тип *m* суицида [самоубийства]
Selbstoxydation *f* самоокисление *n*
Selbstpalpation *f* самопальпация *f*
Selbstreinigung *f* самоочищение *n*
~ **der Umwelt** самоочищение *n* внешней среды
Selbstreinigungsprozeß *m*, **Selbstreinigungsvorgang** *m* процесс *m* самоочищения
Selbstschilderung *f* **der Krankheit** самоописание *n* болезни
Selbstschutzreflex *m* оборонительный рефлекс *m*, рефлекс *m* самозащиты
Selbststeuerung *f* саморегуляция *f*
Selbstsuggestion *f* самовнушение *n*
Selbstverdauung *f* аутолиз *m*, самопереваривание *n*
Selbstvergiftung *f* аутоинтоксикация *f*
Selbstversuch *m* опыт *m* на себе
Selbstwendung *f* самопроизвольный [спонтанный] поворот *m* (*плода*)
Selbstwerterleben *n*, **inadäquates [verändertes]** изменённая самооценка *f*
Selektion *f* селекция *f*, отбор *m*
~, **gerichtete** направленная селекция *f*
~, **natürliche** естественный отбор *m*
Selektionsdruck *m* давление *n* отбора
Selektionskriterien *n pl* критерии *m pl* отбора
Selektivität *f* избирательность *f*
Selektivnährboden *m* избирательная питательная среда *f*
Selektivphonokardiographie *f* избирательная фонокардиография *f*
Selektivwirkung *f* избирательное действие *n*

Seliger-Syndrom *n* синдрóм *m* Зéлигера (*гипопитуитаризм после родов с ручным отделением плаценты*)
Selleriedermatitis *f* дерматúт *m* от контáкта с сельдерéем
Selye-Syndrom *n* адаптациóнный синдрóм *m* Сельé
Semidominanz *f* полудоминúрование *n*
Semidünnschnitt *m* полутóнкий срез *m*
Semihorizontaltyp *m* полугоризонтáльный тип *m* (*направление электрической оси сердца*)
Semiletalfaktor *m* полулетáльный фáктор *m*
Semilunarfalte *f* полулýнная склáдка *f*
Semilunarklappe *f* полулýнный клáпан *m*
semimembranös полуперепóнчатый
Seminom *n* семинóма *f*
Seminurie *f* сперматурúя *f*
Semiologie *f*, **Semiotik** *f* семиóтика *f*, семиолóгия *f*
Semipermeabilität *f* полупроницáемость *f*
semiquantitativ полуколúчественный
Semple-Impfstoff *m* вакцúна *f* Сéмпла (*против бешенства*)
Sendai-Virus *n* вúрус *m* Сендáй, вúрус *m* парагрúппа
Seneszenz *f* пожилóй вóзраст *m*
Senfbad *n* горчúчная вáнна *f*
Senföl *n* горчúчное мáсло *n*
Senfpackung *f* горчúчное обёртывание *n*
Senfpapier *n*, **Senfpflaster** *n* горчúчник *m*
Senfspiritus *m* горчúчный спирт *m*
Sengstakensonde *f* желýдочный зонд-блокáтор *m*
Senilitas *f* стáрость *f*
~ **praecox** преждеврéменная стáрость *f*
Senium *n см.* **Senilitas**
Senker *m* опускáющая мы́шца *f*
Senkfuß *m* плоскостóпие *n*, плóская стопá *f*
Senkmagen *m* гастроптóз *m*
Senkniere *f* опýщенная пóчка *f*
Senkung *f* движéние *n* вниз
Senkungsbeschleunigung *f* ускорéние *n* оседáния (*эритроцитов*)
Senkungsblutfülle *f s.* **Senkungshyperämie**
Senkungsgeschwindigkeit *f* **der Erythrozyten** скóрость *f* оседáния эритроцúтов
Senkungshyperämie *f* гипостатúческое [застóйное] полнокрóвие *n*
Senkwaage *f* ареóметр *m*
Senkwehen *f pl* предварúтельные [прелиминáрные] схвáтки *f pl*
sensibel чувствúтельный
Sensibilisierung *f* сенсибилизáция *f*, аллергизáция *f*
Sensibilisierungsindex *m* úндекс *m* сенсибилизáции
Sensibilität *f* чувствúтельность *f*, восприúмчивость *f*
Sensibilitätsabstumpfung *f* притуплéние *n* чувствúтельности
Sensibilitätsaufhebung *f* потéря *f* чувствúтельности
Sensibilitätsgerät *n* тéстор *m* чувствúтельности (*зуба*)
Sensibilitätsherabsetzung *f* понижéние *n* чувствúтельности
Sensibilitätsprobe *f* прóба *f* на чувствúтельность
Sensibilitätsprüfer *m* эстезиóметр *m*
Sensibilitätsprüfung *f* исслéдование *n* чувствúтельности
Sensibilitätsstörung *f* нарушéние *n* [расстрóйство *n*] чувствúтельности
Sensibilitätsverlust *m* потéря *f* чувствúтельности
Sensivität *f* повы́шенная чувствúтельность *f*
Sensomotilität *f* сенсомотóрика *f*
sensomotorisch чувствúтельно-двúгательный
sensorisch чувствúтельный
Separanda *n pl* медикамéнты *m pl*, подлежáщие раздéльному хранéнию
Sepsis *f* сéпсис *m*
~ **herpetica neonatorum** герпетúческий сéпсис *m* новорождённых
~, **kolibazilläre** колибациллярный сéпсис *m*
~, **kryptogenetische** криптогéнный сéпсис *m*
~, **latente** латéнтный сéпсис *m*
~, **mykotische** микотúческий сéпсис *m*
~ **der Neugeborenen** сéпсис *m* новорождённых
~, **stomatogene** стоматогéнный [одонтогéнный] сéпсис *m*
Sepsisherd *m* септúческий очáг *m*
Septhämie *f*, **Septikämie** *f* септицемúя *f*
Septikogranulomatose *f* **der Neugeborenen** септикогранулематóз *m* новорождённых
Septikopyämie *f* септикопиемúя *f*
septisch септúческий
Septostomie *f* септостомúя *f*
Septum *n* перегорóдка *f*
Septumdefekt *m* дефéкт *m* перегорóдки (*напр. межпредсердной*)
Septumdeviation *f* искривлéние *n* носовóй перегорóдки
Septumhämatom *n* гематóма *f* носовóй перегорóдки
Septumknorpel *m* хрящ *m* [хрящевáя часть *f*] носовóй перегорóдки
Septumoperation *f* оперáция *f* на перегорóдке (*напр. носовой*)
Septumplastik *f* септоплáстика *f*, плáстика *f* носовóй перегорóдки
Septumresektion *f* резéкция *f* носовóй перегорóдки
~, **submuköse** подслúзистая резéкция *f* носовóй перегорóдки
Septumteil *m* отдéл *m* носовóй перегорóдки
~, **knöcherner** кóстный отдéл *m* носовóй перегорóдки
~, **knorpeliger** хрящевóй отдéл *m* носовóй перегорóдки
Sequester *m* секвéстр *m*
Sequesterabstoßung *f* отторжéние *n* секвéстра
Sequesterbildung *s.* **Sequestration**
Sequesterkapsel *f* секвестрáльная кáпсула *f*
Sequestration *f* секвестрáция *f*, образовáние *n* секвéстра
Sequestrotomie *f* секвестротомúя *f*
Serienversuche *m pl* серúйные [послéдовательные] óпыты *m pl*
Serodiagnostik *f* серодиагнóстика *f*

Serofarbtest *m* прóба *f* Сéйбина — Фéльдмана для обнаружéния токсоплáзм
Serogruppe *f* серогрýппа *f*
Serologie *f* серолóгия *f*
Serom *n* серóма *f* (*скопление серозной жидкости в ране*)
Seromukotympanon *n* экссудатúвный срéдний отúт *m* с серóзно-слúзистым отделяéмым
seronegativ серонегатúвный
Seropneumothorax *m* серопневмотóракс *m*
seropositiv серопозитúвный
Seroprophylaxe *f* серопрофилáктика *f*
Seroreaktion *f* сывороточная реáкция *f*
serös серóзный
Serosa *f* серóзная оболóчка *f*
Serosadefekt *m* повреждéние *n* [дефéкт *m*] серóзной оболóчки
Serosanaht *f* шов *m* серóзной оболóчки
serosanguinös серóзно-геморрагúческий
Serosazyste *f* серóзная кистá *f*
seröseiterig серóзно-гнóйный
Serositis *f* серозúт *m*
Seroskop *n* агглютиноскóп *m*
Serotherapie *f* серотерапúя *f*
Serotonin *n* серотонúн *m*
Serotoninantagonist *m* антагонúст *m* серотонúна
Serotympanon *n* экссудатúвный срéдний отúт *m*
Serotyp *m* серотúп *m*
Serovakzination *f* вакцинáция *f* сывороткой
Serozele *f* кистá *f* с серóзным содержúмым
Serozym *n* серозúм *m*, протромбúн *m*
serpiginös змеевúдный
Serratia *f* серрáция *f*, пигментообразýющие клебсиéллы *f pl*
Sertoliom *n* сертолиóма *f*, óпухоль *f* из клéток Сертóли
Serum *n* сыворотка *f*
~, **adsorbiertes** адсорбúрованная сыворотка *f*
~, **anallergisches** неаллергизúрующая сыворотка *f*
~, **antilymphozytäres** антилимфоцитáрная сыворотка *f*
~, **antimakrophagales** антимакрофагáльная сыворотка *f*
~, **antiretikuläres** антиретикулярная сыворотка *f*
~, **antiretikuläres zytotoxisches** сыворотка *f* Богомóльца, антиретикулярная цитотоксúческая сыворотка *f*
~, **antithymozytäres** антитимоцитáрная сыворотка *f*
~, **antitoxisches** антитоксúческая сыворотка *f*
~, **diagnostisches** диагностúческая сыворотка *f*
~, **hämolytisches** гемолитúческая сыворотка *f*
~, **heterologes** гетерологúческая сыворотка *f*
~, **homologes** гомологúческая сыворотка *f*
~, **hyperimmunes** гипериммýнная сыворотка *f*
~, **immunes** иммýнная сыворотка *f*
~, **leukotoxisches** лейкотоксúческая сыворотка *f*
~, **lyophil getrocknetes** лиофúльно высушенная сыворотка *f*
~, **monospezifisches** моноспецифúческая сыворотка *f*
~, **monovalentes** моновалéнтная [моноспецифúческая] сыворотка *f*
~, **multivalentes [polyvalentes]** поливалéнтная сыворотка *f*
~, **typospezifisches** типоспецифúческая сыворотка *f*
Serumagar *m* сывороточный агáр *m*
Serumakzeleratorglobulin *n* белóк-акцелерáтор *m* сыворотки крóви
Serumalbumin *n* сывороточный альбумúн *m*
Serumarthritis *f* сывороточный артрúт *m*
Serumausschlag *m* сывороточная сыпь *f*, сыпь *f* при сывороточной болéзни
Serumbehandlung *f* серотерапúя *f*
Serumdiagnostik *f* серодиагнóстика *f*
Serumdiapedese *f* диапедéз *m* сыворотки
Serumeisen *n* сывороточное железó *n*
Serumeiweiß *n* сывороточный белóк *m*
Serumeiweißspiegel *m* ýровень *m* белкá в сыворотке крóви
Serumenzyme *n pl* энзúмы *m pl* сыворотки крóви
Serumfarbwert *m* показáтель *m* окрáшенности сыворотки крóви (*по Хайльмейеру*)
Serumfermente *n pl s.* **Serumenzyme**
Serumglobuline *n pl* глобулúны *m pl* сыворотки крóви
~, **embryonale** эмбрионáльные сывороточные глобулúны *m pl*, áльфа-фетопротеúны *m pl*
Serumhepatitis *f* сывороточный гепатúт *m*, гепатúт *m* B
Serumhepatitis-Antigen *n* антигéн *m* сывороточного гепатúта [гепатúта B]
Serumhepatitis-Virus *n* вúрус *m* сывороточного гепатúта, SH-вúрус *m*
Serumkonserve *f* консервúрованная сыворотка *f* крóви
Serumkonzentration *f* концентрáция *f* (*чего-л.*) в сыворотке
Serumkrankheit *f* сывороточная болéзнь *f*
Serumnährboden *m* питáтельная средá *f* с добавлéнием сыворотки крóви
Serumprophylaxe *f* серопрофилáктика *f*
Serumschock *m* шóковая фóрма *f* сывороточной болéзни
Serumschutz *m* серопрофилáктика *f*
Serum-Schutzkörper *m pl* сывороточные антителá *n pl*
Serumspiegel *m* сывороточный ýровень *m*
Serumstein *m* зубнóй сывороточный кáмень *m*
Serumtherapie *f* серотерапúя *f*
Serumverdünnungsreihe *f* ряд *m* разведéний сыворотки
Serumzusatz *m* добавлéние *n* сыворотки крóви
Sesambein *n* сесамовúдная кость *f*
Sesamknorpel *m* сесамовúдный хрящ *m*
Sessel *m*, **zahnärztlicher** стоматологúческое крéсло *n*
Seuche *f* **1.** зарáзная [инфекциóнная] болéзнь *f* **2.** эпидéмия *f* **3.** эпизоотúя *f*
Seuchenherd *m* очáг *m* эпидéмии
seuchenhygienisch санитáрно-противоэпидемúческий
Seuchentrachom *n*, **echtes** трахóма *f*

Seuchenverbreitung *f* распространéние *n* эпидéмии
Sexchromatin *n* половóй хроматúн *m*
Sexchromosomen *n pl* половы́е хромосóмы *f pl*
Sexualerziehung *f* половóе воспитáние *n*
Sexualfaktor *m* фáктор *m* пóла
Sexualhormon *n* половóй гормóн *m*
Sexualmerkmal *n* половóй прúзнак *m*
~, **primäres** первúчный половóй прúзнак *m*
~, **sekundäres** вторúчный половóй прúзнак *m*
Sexualneurose *f* сексуáльный неврóз *m*
Sezary-Syndrom *n* синдрóм *m* Сезарú, ретикулёз *m* Сезарú
sezernieren выделя́ть
Sezierbesteck *n* секциóнный набóр *m*
Seziertisch *m* секциóнный стол *m*
S-Form *f* **der Bakterien** S-фóрма *f* бактéрий
Sharp-Syndrom *n* смéшанное заболевáние *n* соединúтельной ткáни, синдрóм *m* Шáрпа
Sheehan-Syndrom *n* синдрóм *m* Шúхена *(1. острая послеродовая недостаточность передней доли гипофиза 2. мозжечковая атаксия с гипогонадизмом)*
Shiga-Kruse-Bakterien *f pl* пáлочка *f* Шúга — Крýзе, бактéрии *f pl* дизентерúи I тúпа, дизентерúйные шигéллы *f pl*
Shigella *f* шигéлла *f*
Shigellenruhr *f*, **Shigellose** *f* шигеллёз *m*, бактериáльная дизентерúя *f*
Shunt *m* шунт *m*
Shuntoperation *f* оперáция *f* наложéния анастомóза
Shuntrevision *f* ревúзия *f* шýнта
Shunt-Stenose *f* стенóз *m* шýнта
Shuntumkehr *f* изменéние *n* направлéния тóка крóви в шýнте
Shunt-Verschluß *m* тромбóз *m* [обтурáция *f*] шýнта
Sialadenitis *f* сиаладенúт *m*, воспалéние *n* слю́нной железы́
Sialagogum *n* срéдство *n*, усúливающее слюноотделéние
Sialinsäure *f* сиáловая кислотá *f*
Sialoadenektomie *f* сиаладенэктомúя *f*, удалéние *n* слю́нной железы́
Sialoangitis *f* воспалéние *n* протóков слю́нных желёз
Sialodochoplastik *f* сиалодохоплáстика *f*, плáстика *f* слю́нного протóка
Sialographie *f* сиалографúя *f*
Sialolith *m* сиалолúт *m*, слю́нный кáмень *m*
Sialolithiasis *f* сиалолитиáз *m*, слю́нно-кáменная болéзнь *f*
Sialolithotomie *f* сиалолитотомúя *f*, удалéние *n* слю́нного кáмня
Sialometaplasie *f*, **nekrotisierende** некротизúрующая сиалометаплазúя *f*
Sialophagie *f* привы́чное глотáние *n* слюны́
Sialorrhoe *f s.* **Speichelfluß**
Sialoskanographie *f* сиалосканографúя *f*
Sialostase *f* сиалостáз *m*
Sialoszintigraphie *f* сиалосканографúя *f*
Sicard-Syndrom *n* синдрóм *m* Сикáра, невралгúя *f* языкоглóточного нéрва
Sicca-Syndrom *n* сухóй синдрóм *m*, синдрóм *m* Шéгрена
Sichelband *n* серповúдная свя́зка *f*
Sichelmesser *n* серповúдный нож *m*
Sichelzellen-Anämie *f* дрепаноцитóз *m*, полулýнно-клéточная анемúя *f*
Sicherheit *f* **1.** безопáсность *f*; гарáнтия *f* **2.** достовéрность *f*
~ **der Ernährung** безопáсность *f* питáния
Sicherheitsbeleuchtung *f* аварúйное освещéние *n*
Sicherheitsbindung *f* страхýющая повя́зка *f*
Sicherheitsligatur *f* провизóрная лигатýра *f*
Sicherheitsmaßnahme *f* предохранúтельное мероприя́тие *n*
Sicherstellung *f*, **hygienisch-antiepidemische** санитáрно-противоэпидемúческое обеспéчение *n*
Sicherungsverwahrung *f* принудúтельная госпитализáция *f*
Sichtbarkeit *f* вúдимость *f*, различúмость *f*
Sichtbarkeitsgrenze *f* граница *f* вúдимости
~ **des Spektrums** границá *f* вúдимого спéктра
Sichtbehinderung *f* ограничéние *n* вúдимости
Sichttiefe *f* глубинá *f* вúдимости, прозрáчность *f* (*по Кресту*)
Sichtverhältnisse *n pl* **zur Wandtafel** услóвия *n pl* вúдимости напúсанного на доскé
Sichtweite *f* ширинá *f* вúдения, пóле *n* взóра
Sickerblutung *f* просáчивание *n* крóви, слáбое капилля́рное кровотечéние *n*
Sideramin *n* сидерамúн *m*
Sideroblast *m* сидероблáст *m*
Sideropenie *f* сидеропенúя *f*, дефицúт *m* железá
Siderophagie *f* сидерофагúя *f*
Siderophilie *f* сидерофилúя *f*
Siderophilin *n* сидерофилúн *m*, трансферрúн *m*
sideropriv сидеропрúвный, свя́занный с дефицúтом желéза
Siderose *f* сидерóз *m*
Siderosilikose *f* сидеросиликóз *m*
Siderozyt *m* сидероцúт *m*
Sieb *n* **1.** сúто *n*; решетó *n* **2.** сéтка *f*; фильтр *m*
Siebbein *n* решётчатая кость *f*
Siebbeinentzündung *f* этмоидúт *m*
Siebbeinhöhle *f* решётчатая пáзуха *f*
Siebbeinlabyrinth *n* решётчатый лабирúнт *m*
Siebbeinloch *n* решётчатое отвéрстие *n*
Siebbeinschlagader *f* решётчатая артéрия *f*
Siebbeinvene *f* решётчатая вéна *f*
Siebbeinzellenkrebs *m* рак *m* решётчатого лабирúнта
Siebbestrahlung *f* облучéние *n* чéрез решётку (*при глубокой рентгенотерапии*)
Siebbrille *f* стенопúческие очкú *pl*
Sieben-S-Antikörper *m pl* антителá *n pl* с констáнтой седиментáции 7S
Siebentagefieber *n* семиднéвная лептоспирóзная лихорáдка *f*, лихорáдка *f* дéнге
~, **australisches** австралúйская семиднéвная лептоспирóзная лихорáдка *f*
Siebplatte *f* продыря́вленная пластúнка *f* решётчатой кóсти
Siebtestung *f* мáссовое обслéдование *n* с

це́лью выявле́ния определённого заболева́ния
Siebzehn-D-Impfstoff *m* жива́я вакци́на *f* про́тив жёлтой лихора́дки
siech хи́лый, боле́зненный
Siechenabteilung *f* отделе́ние *n* для хрони́ческих больны́х
Siechenhaus *n* больни́ца *f* для хрони́ческих больны́х *или* престаре́лых
Siechling *m* хрони́ческий больно́й *m*
Siechtum *n* боле́знь *f*, веду́щая к по́лному истоще́нию
Siedeanalyse *f* ана́лиз *m* при по́мощи фракциони́рованной дистилля́ции
Siedlungshygiene *f* гигие́на *f* населённых мест
Sigma *n* сигмови́дная кишка́ *f*
Sigmaentzündung *f s.* **Sigmoiditis**
Sigmascheide *f* иску́сственное влага́лище *n* из сигмови́дной кишки́
Sigmatismus *m* шепеля́вость *f*
Sigmoiditis *f* сигмоиди́т *m*, воспале́ние *n* сигмови́дной кишки́
Sigmoidofiberskop *n* сигмоидоско́п *m* с воло-ко́нной о́птикой
Sigmoidoskop *n* сигмоидоско́п *m*
Signalreiz *m* сигна́льный раздражи́тель *m*
Signalsystem *n* сигна́льная систе́ма *f*
Signaluhr *f* сигна́льные [процеду́рные] часы́ *pl*
Signatur *f* сигнату́ра *f* (*в рецепте*)
Silberamalgam *n* сере́бряная амальга́ма *f*
Silberdrahtarterien *f pl* **des Netzhautgefäßes** симпто́м *m* сере́бряной про́волоки на глазно́м дне
Silberimprägnation *f* импрегна́ция *f* серебро́м
Silberklammer *f* сере́бряная ско́бка *f*
Silbernaht *f* шов *m* сере́бряной про́волокой
Silberprobe *f* про́ба *f* с серебро́м
silent period *engl.* лате́нтный пери́од *m*
Silfverskjöld-Syndrom *n* синдро́м *m* Си́львершельда (*множественная остеохондропатия*)
Silikoarthritis *f* силикоартри́т *m*, синдро́м *m* Капла́на
Silikonom *n* гранулёма *f* вокру́г части́ц силико́на
Silikose *f* силико́з *m*
Silikosegenität *f* силикозоге́нность *f*
Silikotuberkulose *f* силикотуберкулёз *m*
Simian-Virus *n* ви́рус *m* Симиа́на
Simulationsprüfung *f* иссле́дование *n* по подозре́нию на симуля́цию
Simultanimpfung *f* симульта́нная вакцина́ция *f*
Simultankontrast *m* симульта́нный [одновре́менный] зри́тельный контра́ст *m*
~, farbiger симульта́нный [одновре́менный] зри́тельный цветово́й контра́ст *m*
Simultanraumschwelle *f* простра́нственный поро́г *m* различе́ния
Simultanschichtverfahren *n* симульта́нная томогра́фия *f*
Singstimme *f* пе́вческий го́лос *m*
Singultus *n* ико́та *f*
Sinnenprobe *f* органолепти́ческий ана́лиз *m*
Sinnesapparat *m* чувстви́тельный аппара́т *m*
Sinnesepithel *n* чувстви́тельный эпите́лий *m*
Sinnesfeld *n* чувстви́тельное по́ле *n*
Sinnesfunktionsprüfungen *f pl* функциона́льные иссле́дования *n pl* о́рганов чувств
Sinneshaare *n pl* волоски́ *m pl* волоско́вых кле́ток (*кортиева органа*)
Sinnesnerv *m* чувстви́тельный нерв *m*
Sinnesnervenzelle *f* чувстви́тельная не́рвная кле́тка *f*
Sinnesorgan *n* о́рган *m* чувств
Sinneswahrnehmung *f* восприя́тие *n* о́рганами чувств
Sinneszelle *f* чувстви́тельная кле́тка *f*
Sinneszentrum *n* чувстви́тельный центр *m*
Sinuaurikularblock *m* синоаурикуля́рная блока́да *f*
Sinus *m* **1.** си́нус *m* **2.** па́зуха *f* **3.** впа́дина *f*; углубле́ние *n*
Sinusarrhythmie *f* си́нусовая аритми́я *f*
~, respiratorische дыха́тельная си́нусовая аритми́я *f*
Sinusblock *m* си́нусовая блока́да *f*
Sinusbradyarrhythmie *f* си́нусовая брадиаритми́я *f*
Sinusbradykardie *f* си́нусовая брадикарди́я *f*
Sinusdruckversuch *m* про́ба *f* с давле́нием на о́бласть каро́тидного си́нуса
Sinusendothel *n* эндоте́лий *m* си́нуса
Sinusendothelzelle *f* кле́тка *f* эндоте́лия си́нуса
Sinusextrasystole *f* си́нусовая экстраси́стола *f*
sinusförmig си́нусовый, синусоида́льный
Sinushistiozytose *f* си́нус-гистиоцито́з *m*, гистиоцито́з *m* си́нусов (*лимфатического узла*)
Sinusitis *f* синуси́т *m*, синуи́т *m*
~ maxillaris гаймори́т *m*
Sinuskapillare *f* синусоида́льный капилля́р *m*
Sinuskatarrh *m* ката́р *m* си́нусов лимфати́ческого узла́
Sinusknoten *m* си́нусовый у́зел *m*
Sinusknotenausfall *m* выпаде́ние *n* фу́нкции си́нусового узла́
Sinusknotenautomatie *f* автомати́зм *m* си́нусового узла́
Sinusknotenbradykardie *f* си́нусовая брадикарди́я *f*
Sinusknoten-Eintrittsblock *m* блока́да *f* вхо́да си́нусового узла́
Sinusknotenerholung *f* восстановле́ние *n* потенциа́ла си́нусового узла́
Sinusknotensyndrom *n* синдро́м *m* (сла́бости) си́нусового узла́
Sinuskopie *f* синускопи́я *f*
Sinusphlebitis *f* синусфлеби́т *m*
Sinuspunktion *f* **1.** пу́нкция *f* мозгово́го си́нуса **2.** пу́нкция *f* околоносово́й па́зухи
Sinusrhythmus *m* си́нусовый ритм *m*
Sinustachykardie *f* си́нусовая тахикарди́я *f*
Sinusthrombose *f* синустромбо́з *m*, тромбо́з *m* си́нуса твёрдой мозгово́й оболо́чки
Siphoneinlauf *m* сифо́нная клизма *f*
Sippentafel *f* генеалоги́ческая табли́ца *f*
Sirenomelie *f* сиреномели́я *f*
Sirup *m* сиро́п *m*

Sismotherapie *f* вибрационный массаж *m*
Sitophobie *f* ситофобия *f*, боязнь *f* пищи
Situation *f*, **lufthygienische** санитарное состояние *n* воздушного бассейна
Situationsafferenz *f* восприятие *n* окружающей обстановки
Situationsnaht *f* провизорный [временный] шов *m*
Situs *m* положение *n*
Sitz *m* локализация *f*
~ **des Primärtumors** локализация *f* первичной опухоли
Sitzbad *n* поясная [сидячая] ванна *f*
Sitzbein *n* седалищная кость *f*
Sitzbeinast *m* ветвь *f* седалищной кости
Sitzbeinbruch *m* перелом *m* седалищной кости
Sitzbeinhöcker *m*, **Sitzbeinknorren** *m* седалищный бугор *m*
Sitzbeinstachel *m* седалищная ость *f*
Sitzdampfbad *n* сидячая паровая ванна *f*
Skabies *f* чесотка *f*
Skale *f* лестница *f* (*улитки лабиринта*)
Skalenus *m* лестничная мышца *f*
Skalenuslücke *f* межлестничное пространство *n*
Skalpell *n* скальпель *m*
skalpieren скальпировать, снимать скальп
Skandieren *n* скандирование *n*, замедление *n* речи
Skaphoid *n* ладьевидная кость *f*
Skaphozephalie *f* ладьевидный череп *m*
Skapularlinie *f* лопаточная линия *f*
Skarifikation *f* скарификация *f*
Skarifikationsimpfung *f* скарификационная вакцинация *f*
Skarifikationstest *m* скарификационный тест *m*
Skarlatinoid *n* скарлатиноид *m*, скарлатинозная краснуха *f*
Skatol *n* скатол *m*
skeletotopisch скелетотопический
Skelett *n* скелет *m*
Skelettalter *n* костный возраст *m*
Skelettdeformierung *f* деформация *f* скелета
Skelettmuskel *m* скелетная мышца *f*
Skelettmuskulatur *f* скелетная мускулатура *f*
Skelettsystem *n* костная система *f*, скелет *m*
Skelettszintigraphie *f* сцинтиграфия *f* (костей) скелета
Skiaskopie *f* скиаскопия *f*
Skinpocken *pl* ложная коровья оспа *f*; паравакцина *f*, узелки *m pl* доярок
Skirrhus *m* скирр *m*, фиброзный рак *m*
Skisportverletzung *f* лыжная травма *f*
Sklera *f* склера *f*, белочная оболочка *f* глазного яблока
~, **blaue** голубая склера *f*
Skleradenitis *f* склераденит *m*
Skleralfalz *m* склеральный жёлоб *m*
Skleralleiste *f* склеральная кайма *f*
Skleralmißbildung *f* аномалия *f* развития склеры
Skleralruptur *f* разрыв *m* склеры
Skleralsporn *m* склеральная шпора *f*
Skleralstaphylom *n* стафилома *f* склеры
Sklerektomie *f*, **limbale** лимбосклерэктомия *f*
Sklerem *n* склерема *f*
Sklerenikterus *m* желтушность *f* склер
Skleritis *f* склерит *m*
Sklerodaktylie *f* склеродактилия *f*
Sklerödem *n* склередема *f*
Skleroderma *n* **amyloidosum** амилоидная склеродерма *f*
Sklerodermie *f* склеродермия *f*
~, **bandförmige** лентовидная склеродермия *f*
~, **diffuse progressive** диффузная прогрессирующая склеродермия *f*
~, **fleckförmige** пятнистая склеродермия *f*
~, **herdförmige [inselförmige]** очаговая [ограниченная] склеродермия *f*
~, **kartenblattartige** склеродермия *f*, напоминающая игральную карту
~, **kleinfleckige** мелкопятнистая склеродермия *f*
~, **kleinfleckige zirkumskripte** мелкопятнистая ограниченная склеродермия *f*
~, **progressive** прогрессирующая склеродермия *f*
~, **säbelhiebförmige** склеродермия *f* в форме рубца от удара саблей
~, **umschriebene [zirkumskripte]** *s.* **Sklerodermie, herdförmige**
Sklerokeratitis *f* кератосклерит *m*
Skleromalazie *f* склеромаляция *f*
Sklerombakterie *f* палочка *f* риносклеромы, палочка *f* Фриша — Волковича
Skleromyxödem *n* склеромикседема *f*
Skleronychie *f* склеронихия *f*
Skleroprotein *n* склеропротеин *m*, опорный белок *m*
Sklerose *f* склероз *m*
~, **multiple** рассеянный [множественный] склероз *m*
~ **der Netzhautgefäße** склероз *m* ретинальных сосудов
~, **progressive systemische** системная склеродермия *f*
Sklerosierung *f* склерозирование *n*
Sklerotomie *f* склеротомия *f*
Skolex *m* сколекс *m*, головка *f* солитёра
Skoliose *f* сколиоз *m*
~, **lumbale** поясничный сколиоз *m*
~, **S-förmige** S-образный сколиоз *m*
Skorbut *m* скорбут *m*, цинга *f*
~, **kindlicher** детский скорбут *m*, цинга *f* детского возраста
Skotom *n* скотома *f*, очаговый дефект *m* поля зрения
~, **absolutes** абсолютная скотома *f*
~, **negatives** отрицательная скотома *f*
~, **physiologisches** слепое пятно *n*, физиологическая скотома *f*
~, **psychisches** психическая скотома *f*
~, **relatives** относительная скотома *f*
~, **sektorenförmiges** секторальная скотома *f*
~, **subjektives** положительная скотома *f*
~, **zentrales** центральная скотома *f*
Skrofelkrankheit *f*, **Skrofeln** *f pl* золотуха *f*, скрофулёз *m*
Skrofuloderm *n* скрофулодерма *f*, колликвативный туберкулёз *m* кожи

~, **lymphonodäres** скрофулодéрма *f* с поражéнием лимфатúческих узлóв
Skrofulose *f s.* **Skrofelkrankheit**
Skrofulosegesicht *n* скрофулёзное лицó *n*
Skrotalbruch *m*, **Skrotalhernie** *f* мошóночная грыжа *f*
Skrotalphlegmone *f* флегмóна *f* мошóнки
Skrotalzunge *f* склáдчатый язык *m*
Skrotalzyste *f* водянка *f* оболóчек яúчка
Skybala *n* офóрмленный кал *m*
slide cell test *engl.* исслéдование *n* чувствúтельности к антибиóтику на предмéтном стеклé
Slow-Virus *n* мéдленный вúрус *m*
Slow-Virus-Infektion *f* инфéкция *f*, вызванная мéдленными вúрусами
Smear *n* мазóк *m* влагáлищного секрéта
Smegma *n* смéгма *f*
Smegmabakterien *f pl* бактéрии *f pl* смéгмы
Smegmolith *m* смегмолúт *m*, препуциáльный кáмень *m*
SMON-Krankheit *f* подóстрая миелооптúческая нейропатúя *f*
Sodabad *n* сóдовая вáнна *f*
Sodbrennen *n* изжóга *f*
Sodoku *n* содóку *m*, болéзнь *f* укýса крыс
Sodomie *f* содомúя *f*
Sofortadaptation *f* никтометрúя *f*
Sofortanfertigung *f* срóчное изготовлéние *n* (*напр. лекарства*)
Sofortmaßnahme *f* срóчное [неотлóжное] мероприятие *n*
Sofortoperation *f* срóчная [экстренная] оперáция *f*
Sofortreaktion *f* реáкция *f* немéдленного тúпа
~, **allergische** аллергúческая реáкция *f* немéдленного тúпа
Soforttherapie *f* ургéнтная терапúя *f*
Soforttypallergie *f* аллергúя *f* немéдленного тúпа
Sofortwirkung *f* немéдленное дéйствие *n*
Sohle *f* подóшва *f*
Sohlenbogen *m* свод *m* стопы
Sohlenhorn *n* ороговéние *n* подóшвы
Sohlenplatte *f* концевáя двúгательная пластúнка *f*
Sohlenreflex *m* подóшвенный рефлéкс *m*
Sohlenspanner *m* подóшвенная мышца *f*
Sohlenviereckmuskel *m* квадрáтная мышца *f* подóшвы
Solarplexus *m* сóлнечное сплетéние *n*
Sole-Bewegungsbad *n* лечéбный бассéйн *m* с солёной минерáльной водóй для проведéния гидрогимнáстики
Soleus *m* камбаловúдная мышца *f*
Solitärbündel *n* солитáрный пучóк *m* (*общий корешок IX и X черепно-мозговых нервов*)
Solitärfollikel *m* солитáрный фоллúкул *m*
Solitärpapel *f* одинóчная пáпула *f*
Solitärphlyktäne *f* солитáрная фликтéна *f*
Solitärtrauma *n* монотрáвма *f*
Solitärtuberkel *n* солитáрный тубéркул *m*
Solubilität *f* растворúмость *f*
Solutio *f* раствóр *m*
Solvens *n* **1.** растворúтель *m* **2.** разжижáющее срéдство *n*
Soma *n* сóма *f*
somatogen соматогéнный
Somatogramm *n* соматогрáмма *f*
Somatomedin *n* соматомедúн *m*
Somatorezeptor *m* соматорецéптор *m*
Somatoskopie *f* соматоскопúя *f*
Somatostatin *n* соматостатúн *m*
Somazelle *f* соматúческая клéтка *f*
Sommerabschilferung *f* **der Haut** отрубевúдное шелушéние *n* кóжи пóсле облучéния сóлнцем
Sommercheilitis *f* лéтний хейлúт *m*
Sommerdiarrhoe *f*, **Sommerdurchfall** *m* лéтний понóс *m*
~ **der Kinder** дéтская холéра *f*
Sommerflecken *m pl* эфелúды *f pl*, веснýшки *f pl*
Sommergrippe *f* грýппа *f* сезóнных заболевáний, включáющая гриппотифóзный лептоспирóз, коксáки-инфéкции и др.
Sommerkurort *m* лéтний курóрт *m*
Sommerprurigo *f* сóлнечная почесýха *f*
Sommersprossen *f pl s.* **Sommerflecken**
Sommersterblichkeit *f* (повышенная) смéртность *f* (*детей*) в жáркое врéмя
Somnambulismus *m* сомнамбулúзм *m*, лунатúзм *m*, снохождéние *n*
~, **hypnotischer** гипнотúческий сомнамбулúзм *m*
Somnilogie *f*, **Somniloquie** *f* сомнилоквúя *f*, сноговорéние *n*
Somnolenz *f* сонлúвость *f*
Sonde *f* зонд *m*
Sondendislokation *f* смещéние *n* зóнда
Sondenernährung *f* кормлéние *n* [питáние *n*] чéрез зонд
Sondenkopf *m* голóвка *f* пýговчатого зóнда
Sondenspülung *f* промывáние *n* (*полостей*) чéрез зонд
Sondenuntersuchung *f* исслéдование *n* с пóмощью зóнда
Sonderbeleuchtung *f* аварúйное освещéние *n*
Sonderfall *m* осóбый слýчай *m*
Sonderform *f* осóбая фóрма *f*
Sonderkursus *m* специáльный курс *m*
Sonderturnen *n* физкультýра *f* по специáльной прогрáмме
Sonderung *f* изолящия *f* (*напр. психических больных*)
Sondierung *f* зондúрование *n*
~, **sondenlose** беззóндовое зондúрование *n*
Sonnenbadbehandlung *f* гелиотерапúя *f*, лечéние *n* сóлнечными вáннами
Sonnenbestrahlung *f* сóлнечное облучéние *n*
Sonnenblendung *f* ослеплéние *n* сóлнечным свéтом
Sonnenblumenstar *m* халькóз *m* хрустáлика
Sonnenbrand *m* сóлнечная эритéма *f*, сóлнечный ожóг *m*
Sonnenbräune *f* загáр *m*
Sonneneinstrahlung *f* инсолящия *f*
Sonnengeflecht *n* сóлнечное сплетéние *n*

Sonnenkur *f* гелиотерапи́я *f*, лече́ние *n* со́лнечным облуче́нием
Sonnenschutzeinrichtung *f* солнцезащи́тное приспособле́ние *n*
Sonnenschutzgläser *n pl* солнцезащи́тные очки́ *pl*
Sonnenstich *m* со́лнечный уда́р *m*
Sonnentherapie *f s.* **Sonnenkur**
Sonnenüberempfindlichkeit *f* повы́шенная чувстви́тельность *f* к со́лнечным луча́м
Sonomanometrie *f* сономанометри́я *f* (*метод исследования слуховой трубы*)
sonor зву́чный
Soor *m*, **Soormykose** *f* моло́чница *f*
~ **der Haut bei Säuglingen** боле́знь *f* Бе́ка — Ибраги́ма, моло́чница *f* ко́жи у новорождённых
~ **der Urogenitalschleimhaut** моло́чница *f* с пораже́нием сли́зистой урогенита́льного тра́кта
Soorpilzkrankheit *f* кандидамико́з *m*
Sopor *m* со́пор *m*
Sorbitlösung *f* раство́р *m* сорби́та
Sorptionsmittel *n* сорбе́нт *m*
Sorrel-Dejerine-Syndrom *n* синдро́м *m* Сорре́ля — Дежери́на (*семейно-наследственный остеолиз у детей*)
Soxhlet-Nährzucker *m* смесь *f* мальто́зы и амило́зы для де́тского пита́ния
Sozialanamnese *f* социа́льный ана́мнез *m*
Sozialarbeiter *m* слу́жащий *m* социа́льного обеспе́чения
Sozialkurgast *m* лицо́ *n*, напра́вленное на куро́ртное лече́ние о́рганами социа́льного страхова́ния
Sozialpsychiatrie *f* социа́льная психиатри́я *f*
Sozialversicherung *f* социа́льное страхова́ние *n*
Soziologie *f*, **medizinische** медици́нская социоло́гия *f*
Soziopathie *f* социопа́тия *f*
Soziotherapie *f* социотерапи́я *f*
Spachtel *m* шпа́тель *m*, лопа́точка *f*
Spaltbidlung *f* расщепле́ние *n*, образова́ние *n* ще́ли
Spaltbrille *f* стенопи́ческие очки́ *pl*
Spaltbruch *m* щелеви́дный перело́м *m*; надло́м *m*
Spalte *f* щель *f*; расще́лина *f*
~, **leukämische** лейкеми́ческое зия́ние *n*, *hiatus leucaemicus*
Spalterbigkeit *f* гетерозиго́тность *f*
Spalthaut *f* расщеплённая ко́жа *f*
Spalthautlappen *m* ко́жный расщеплённый ло́скут *m*
Spalthauttransplantation *f* трансплента́ция *f* расщеплённого ко́жного ло́скута
Spaltlampe *f* щелева́я ла́мпа *f*
Spaltlampenmikroskopie *f*, **Spaltlampenuntersuchung** *f* биомикроскопи́я *f*
~ **des hinteren Augenabschnittes** биомикроофтальмоскопи́я *f*
Spaltprodukt *n* проду́кт *m* расщепле́ния
Spaltraum *m* щелеви́дное простра́нство *n*, щель *f*

Spaltung *f* расщепле́ние *n*
~ **der Herztöne** расщепле́ние *n* тоно́в се́рдца
~ **und Auflösung des Iris** иридошизис *m*
Spaltungsgeneration *f* поколе́ние *n* по́сле расщепле́ния при́знаков
Spaltungsirresein *n* шизофрени́я *f*
Spaltungsregel *f* зако́н *m* расщепле́ния
Spaltwirbel *m* расщепле́ние *n* ду́жки позвонка́, *spina bifida*
Spaltzunge *f* расщеплённый язы́к *m*
Span *m* ко́стный трансплanта́т *m*
Spanner *m* натя́гивающая [напряга́ющая] мы́шца *f*
~ **der Oberschenkelfaszie** мы́шца *f*, напряга́ющая широ́кую фа́сцию бедра́
Spannkrampf *m* тони́ческая су́дорога *f*
Spannung *f* **1.** то́нус *m* **2.** напряже́ние *n*; напряжённость *f*
~, **affektive** аффекти́вная напряжённость *f*
~, **bioelektrische** биоэлектри́ческое напряже́ние *n*
~, **psychische** психи́ческая напряжённость *f*
Spannungsdifferenz *f*, **korneoretinale** корнеоретина́льная ра́зность *f* потенциа́лов
Spannungsirresein *n* кататони́я *f*
Spannungskopfschmerz *m* головна́я боль *f* вазомото́рного хара́ктера
Spannungsperitoneum *n* напряжённый живо́т *m*, дефа́нс *m* [напряже́ние *n*] пере́дней сте́нки живота́ (*при перитоните*)
Spannungspneumothorax *m* кла́панный [напряжённый] пневмото́ракс *m*
Spannungsschmerz *m* боль *f* при напряже́нии
Spanversteifung *f* артроде́з *m* при по́мощи ко́стного трансплanта́та
Sparganose *f* спаргано́з *m*
Spargelkrätze *f* зуд *m* при аллерги́и к спа́рже
Sparwirkung *f* сохраня́ющее де́йствие *n*
Spasmenlösung *f* разреше́ние *n* спа́зма
spasmisch су́дорожный; спазмати́ческий
Spasmolyse *f* спазмо́лиз *m*, сня́тие *n* спа́зма
Spasmolytikum *n* спазмолити́ческое [антиспасти́ческое] сре́дство *n*
Spasmophemie *f* заика́ние *n*
Spasmophilie *f* спазмофили́я *f*, де́тская тетани́я *f*
Spasmus *m* спазм *m*; су́дорога *f*
Spastik *f* спа́стика *f*
Spätapoplexie *f* по́зднее кровоизлия́ние *n* в мозг
Spätbehandlung *f* **1.** запозда́лое лече́ние *n* **2.** лече́ние *n* на по́здней ста́дии боле́зни
Spätblutung *f* по́зднее кровотече́ние *n*
Spätchlorose *f* по́здний хлоро́з *m*
Spatel *m* шпа́тель *m*, лопа́точка *f*
Spätentwickler *m* ребёнок *m*, отстаю́щий в разви́тии
Spätepilepsie *f* по́здняя эпилепси́я *f*
Späterblindete *m* челове́к *m*, осле́пший взро́слым
Späterfolg *m* отдалённый положи́тельный результа́т *m* (*лечения*)
Spätfolge *f* отдалённое последе́йствие *n*
Spätgeburt *f* запозда́лые ро́ды *pl*

Spätgestose *f* поздний токсикоз *m (беременности)*
Späthämolyse *f* поздний гемолиз *m*
Spätheilverfahren *n* восстановительное лечение *n* на поздних стадиях заболевания
Spatiokardiogramm *n* пространственная кардиограмма *f*
Spätkaverne *f* поздняя каверна *f*
Spätkomplikation *f* позднее осложнение *n*
Spätlähmung *f*, **diphtherische** поздний дифтерийный паралич *m*
Spätmetastasierung *f* позднее метастазирование *n*
Spätparaphrenie *f* инволюционная [поздняя] парафрения *f*
Spätperforation *f* поздняя перфорация *f*
Spätrachitis *f* поздний рахит *m*
Spätreaktion *f*, **allergische** аллергическая реакция *f* замедленного типа
Spätreflex *m* запаздывающий рефлекс *m*
Spätrehabilitation *f* реабилитация *f* на поздних стадиях заболевания
Spätreintervention *f* повторное вмешательство *n*
Spätresultat *n* отдалённый результат *m*
Spätrezidiv *n* поздний рецидив *m (напр. опухоли)*
Spätrosette *f*, **traumatische** контузионная [розеточная] катаракта *f*
Spätschizophrenie *f* поздняя шизофрения *f*
Spätschmerz *m* поздняя боль *f*
Spätschwangerschaft *f* поздние сроки *m pl* беременности
Spätsterblichkeit *f* постнатальная смертность *f*
Spättetanus *m* поздний столбняк *m*
Spättodesfall *m* случай *m* поздней смерти
Spättoxikose *f* поздний токсикоз *m (беременности)*
Spätvisite *f* вечерний обход *m*
Spätwochenbett *n* поздний послеродовой период *m*
SPC-Zellen *f pl* клетки *f pl*, содержащие серповидные частицы
Spechtschlagrhythmus *m* киникиокардия *f*
Speckgerinnsel *n* «сальный» сгусток *m (крови)*
Speckleber *f* сальная печень *f*
Speckmilz *f* сальная селезёнка *f*
Speckniere *f* сальная почка *f*
~, **große** большая сальная почка *f*
Speckstein *m* тальк *m*
Specksubstanz *f* амилоидное вещество *n*, амилоид *m*
Speiche *f* лучевая кость *f*
Speichel *m* слюна *f*
Speichelabsauger *m* слюноотсос *m*
Speichelabsonderungsreflex *m* рефлекс *m* слюноотделения
Speichelansammlung *f* скопление *n* слюны
Speicheldrüse *f* слюнная железа *f*
~, **submandibulare** подчелюстная слюнная железа *f*
Speicheldrüsenentfernung *f s.* **Sialoadenektomie**
Speicheldrüsenentzündung *f s.* **Sialadenitis**
Speicheldrüsenexstirpation *f s.* **Sialoadenektomie**
Speicheldrüsengang *m* проток *m* слюнной железы
Speicheldrüsenkatheter *m* катетер *m* для слюнной железы
Speicheldrüsenviruskrankheit *f* цитомегалия *f*, генерализованная вирусная инфекция *f* слюнных желёз
Speichelfistel *f* слюнный свищ *m*, слюнная фистула *f*
Speichelfluß *m* гиперсаливация *f*, сиалорея *f*, слюнотечение *n*
Speichelgang *m* проток *m* слюнной железы
Speichelgangentzündung *f* воспаление *n* протоков слюнных желёз
Speichelgangplastik *f* сиалопластика *f*
Speichelgangverstopfung *f* закупорка *f* протока слюнной железы
Speichelkolik *f* слюнная колика *f*
Speichelkonkrement *n s.* **Sialolith**
Speichelkörperchen *n pl* лейкоциты *m pl*, содержащиеся в слюне
Speichelmangel *m* гипосиалия *f*, недостаток *m* слюны
Speichelreflex *m* слюнный рефлекс *m*
speichelreizend способствующий слюноотделению, возбуждающий саливацию
Speichelröhre *f* слюнный проток *m*
Speichelschlucken *n* привычное глотание *n* слюны
Speichelsekretion *f* слюноотделение *n*, выделение *n* [секреция *f*] слюны
Speichelsekretionsstörung *f* нарушение *n* секреции слюны
Speichelstein *m s.* **Sialolith**
Speichelsteinentfernung *f s.* **Sialolithotomie**
Speichelsteinleiden *n s.* **Sialolithiasis**
speicheltreibend слюноотделяющий, слюногонный
Speichelüberfluß *m* слюнотечение *n*
Speichelverhaltung *f* сиалостаз *m*, задержка *f* слюны
Speichelzyste *f* киста *f* слюнной железы
Speichenarterie *f* лучевая артерия *f*, *Arteria radialis*
~, **rückläufige** возвратная лучевая артерия *f*
Speichenarterienunterbindung *f* перевязка *f* лучевой артерии
Speichenbein *n* лучевая кость *f*
Speichenbruch *m* перелом *m* лучевой кости
Speichenellengelenk *n* лучелоктевой сустав *m*
Speichengrube *f* лучевая ямка *f*
Speichen-Handwurzelgelenk *n* лучезапястный сустав *m*
Speichennerv *m* лучевой нерв *m*
Speichenrauhigkeit *f* бугристость *f* лучевой кости
Speichenschlagader *f s.* **Speichenarterie**
Speichenseite *f* наружная [латеральная] сторона *f* верхней конечности
Speicherstelle *f* место *n* накопления, депо *n*
Speicherung *f* накопление *n*
Speicherungskrankheit *f* тезаурисмоз *m*, болезнь *f* накопления
Speicherzelle *f* накапливающая клетка *f*

Speisebestandteil *m* составна́я часть *f* пи́щи; пищево́й компоне́нт *m*
Speisebrei *m* хи́мус *m*, пищева́я каши́ца *f*
Speisenplan *m* меню́-раскла́дка *n*
Speisereste *m pl* оста́тки *m pl* пи́щи
Speiseröhre *f* пищево́д *m*
Speiseröhrenblutung *f* кровотече́ние *n* из пищево́да
Speiseröhrendurchbohrung *f* перфора́ция *f* [прободе́ние *n*] пищево́да
Speiseröhrenentzündung *f* эзофаги́т *m*
Speiseröhrenfistel *f* пищево́дный свищ *m*
Speiseröhrenkarzinom *n*, **Speiseröhrenkrebs** *m* рак *m* пищево́да
Speiseröhrenlumen *n* просве́т *m* пищево́да
Speiseröhrenperistaltik *f* периста́льтика *f* пищево́да
Speiseröhrenschnitt *m* эзофаготоми́я *f*, разре́з *m* пищево́да
Speiseröhrenstenose *f* суже́ние *n* [стено́з *m*] пищево́да
Speiseröhrenvene *f* пищево́дная ве́на *f*
Speiseröhrenverengerung *f* суже́ние *n* [стено́з *m*] пищево́да
Speiseröhrenverschluß *m* закры́тие *n* [заку́порка *f*] (просве́та) пищево́да
Speiseröhrenwand *f* сте́нка *f* пищево́да
Speisevorschrift *f* рекоменда́ция *f* дие́ты
Spektralphonokardiogramm *n* спектра́льная фонокардиогра́мма *f*
Spektralphonokardiographie *f* спектра́льная фонокардиографи́я *f*
Spektroskopie *f* спектроскопи́я *f*
Spekulumentbindung *f* родоразреше́ние *n* с примене́нием зе́ркала
Speleoskopie *f* спелеоскопи́я *f*, инструмента́льная каверноскопи́я *f*
Speleotherapie *f* спелеотерапи́я *f*, лече́ние *n* микрокли́матом пеще́р *или* шахт
Speleotomie *f* кавернотоми́я *f*
Spender *m* до́нор *m*
Spenderblut *n* до́норская кровь *f*
Spenderblutgruppe *f* гру́ппа *f* до́норской кро́ви
Spendergewebe *n* до́норская ткань *f*
Spenderplasma *n* до́норская пла́зма *f*
Sperma *n* спе́рма *f*
Spermakristall *m* криста́лл *m* спе́рмы
Spermatide *f* сперматида *f*
Spermatolysin *n* сперматолизи́н *m*
Spermatorrhoe *f* сперматоре́я *f*, истече́ние *n* се́мени
Spermatozele *f* сперматоце́ле *n*
Spermatozoon *n* сперматозо́ид *m*
Spermatozystektomie *f* сперматоцистэктоми́я *f*
Spermatozystitis *f* сперматоцисти́т *m*
Spermatozystographie *f* сперматоцистографи́я *f*
Spermatozyt *m* сперматоци́т *m*
Spermatozytom *n* сперматоцито́ма *f*, сперматоци́тная [сперматоцита́рная] семино́ма *f*
Spermaturie *f* спермату́ри́я *f*
Spermiogramm *n* спермогра́мма *f*
Spermiozyt *m* сперматоци́т *m*
Spermium *n* сперматозо́ид *m*
Sperrarterie *f* замыка́ющая арте́рия *f*
Sperrung *f* шпе́ррунг *m*, симпто́м *m* остано́вки мы́слей
Spezialanstalt *f* специа́льное лече́бное заведе́ние *n*
Spezialnährboden *m* специа́льная пита́тельная среда́ *f*
Spezies *f* **1.** вид *m*; род *m* **2.** лека́рственные тра́вы *f pl*
Spezifikum *n* специфи́ческое сре́дство *n* (*лекарственное*)
Spezifität *f* специфи́чность *f*
~ **der Eiweiße** специфи́чность *f* белко́в
Sphaceloderma *n* гангре́на *f* ко́жи
Sphacelus *m* гангре́на *f*
Sphärobakterien *f pl* ко́кки *pl*
Sphäroidgelenk *n* шарови́дный суста́в *m*
Sphärophakie *f* сферофаки́я *f*
Sphärozyt *m* сфероци́т *m*, шарови́дный эритроци́т *m*
Sphenoidale *n* основна́я [клинови́дная] кость *f* че́репа
Sphingomyelinose *f* сфингомиелино́з *m*, боле́знь *f* накопле́ния фосфати́дов, боле́знь *f* Ни́мана — Пи́ка
Sphinkter *m* сфи́нктер *m*
Sphinkterdehnung *f* растяже́ние *n* сфи́нктера
Sphinkterektomie *f* сфинктерэктоми́я *f*, иссече́ние *n* сфи́нктера
Sphinkterplastik *f* пла́стика *f* сфи́нктера
Sphygmogramm *n* сфигмогра́мма *f*
Sphygmomanometrie *f* сфигмоманометри́я *f*
Sphygmometrie *f* сфигмометри́я *f*
~, **quantitative** коли́чественная сфигмометри́я *f*
Spica *f* колосови́дная повя́зка *f*
Spidernävus *m* паукообра́зный не́вус *m*
Spiegel *m* **1.** зе́ркало *n* **2.** у́ровень *m*
Spiegelbefund *m* результа́т *m* иссле́дования зе́ркалом
Spiegelexophthalmometer *n* зерка́льный экзофтальмо́метр *m*
Spiegelgesetz *n* зако́н *m* отраже́ния
Spiegelglas *n* стекля́нное зе́ркало *n*
Spiegelsprache *f* эхолали́я *f*
Spiegelung *f* **1.** отраже́ние *n* **2.** иссле́дование *n* с по́мощью зе́ркала
Spiegeluntersuchung *f* иссле́дование *n* с по́мощью зе́ркала
Spiegler-Tumor *m* о́пухоль *f* Шпи́глера (*цилиндрома кожи*)
Spielalter *n* дошко́льный во́зраст *m*
Spielaudiometrie *f* игрова́я аудиометри́я *f*
spinal 1. спинно́й **2.** спина́льный, позвоно́чный **3.** спинномозгово́й
Spinalanästhesie *f* спинномозгова́я [спина́льная] анестези́я *f*
Spinalapoplexie *f* спинномозгова́я апоплекси́я *f*, кровоизлия́ние *n* в спинно́й мозг
Spinalerkrankung *f* заболева́ние *n* спинно́го мо́зга
Spinalganglion *n* спинномозгово́й га́нглий *m*
Spinalgie *f* бо́ли *f pl* в позвоно́чнике
Spinaliom *n* спиноцеллюля́рная эпители́ома *f*; спиноцеллюля́рный рак *m*
Spinalirritation *f* раздраже́ние *n* спинно́го мо́зга

Spinallähmung *f* спина́льный парали́ч *m*
Spinallinie *f* сре́дняя ли́ния *f* спины́, за́дняя среди́нная ли́ния *f*
Spinalnerv *m* спинномозгово́й нерв *m*
Spinalnervenwurzel *f* корешо́к *m* спинномозгово́го не́рва
Spinalparalyse *f*, **spastische** спасти́ческий спина́льный парали́ч *m*
Spinalpunktion *f* спинномозгова́я [люмба́льная] пу́нкция *f*
Spinapunktion *f* пу́нкция *f* о́сти подвздо́шной ко́сти
Spindelbazillus *m* веретенообра́зная баци́лла *f*
Spindelhaare *n pl* веретенообра́зные во́лосы *m pl*
spindelig веретенообра́зный
Spindelimpuls *m* веретенообра́зный и́мпульс *m*
Spindelstar *m* веретенообра́зная катара́кта *f*
Spindelzelle *f* веретенообра́зная кле́тка *f*
Spindelzellenkarzinom *n* веретенокле́точный рак *m*
Spindelzellsarkom *n* веретенокле́точная сарко́ма *f*
Spinnenfinger *m pl* «пау́чьи» па́льцы *m pl* (*при синдроме Марфана*)
Spinnenfingrigkeit *f* арахнодактили́я *f*
Spinnengewebsgerinnsel *n* се́тка *f* фибри́на (*в ликворе при туберкулёзном менингите*)
Spinnenhämangiom *n* паукообра́зная гемангио́ма *f*
Spinnenzelle *f* паукообра́зная кле́тка *f* (*напр. астроцит*)
Spinnweb(s)haut *f* паути́нная оболо́чка *f* мо́зга
Spiradenom *n*, **ekkrines** эккри́нная спираденo̓ма *f*
Spiralarterie *f* спира́льная арте́рия *f*
Spiralbruch *m* спира́льный [ротацио́нный] перело́м *m*
Spiralgesichtsfeld *n* спира́льное по́ле *n* зре́ния
Spiralkanal *m* **der Schneckenspindel** спира́льный кана́л *m* сте́ржня ули́тки
Spiralmikroben *f pl* спири́ллы *f pl*
Spiralorgan *n* спира́льный [ко́ртиев] о́рган *m*
Spirem *n* спире́ма *f*
Spirille *f* спири́лла *f*
~, **flexible** ги́бкая спири́лла *f*
Spiritus *m* спирт *m*
~, **absoluter** абсолю́тный спирт *m*
~, **verdünnter** разведённый спирт *m*, *spiritus dilutus*
Spirituslampe *f* спиртова́я ла́мпа *f*, спирто́вка *f*
Spiritusumschlag *m* спиртово́й компре́сс *m*
Spirochäte *f* спирохе́та *f*
~ **pallida** бле́дная спирохе́та *f*, бле́дная трепоне́ма *f*
~ **recurrens** спирохе́та *f* возвра́тного ти́фа
Spirochätenfieber *n*, **kurzfristiges** кратковре́менная [мимолётная] спирохето́зная лихора́дка *f*
Spirochätose *f* спирохето́з *m*
Spiroergometrie *f* спироэргометри́я *f*
Spirographie *f* спирографи́я *f*
Spirometrie *f* спирометри́я *f*

Spital *n* **1.** больни́ца-стациона́р *f* **2.** дом *m* инвали́дов **3.** дом *m* престаре́лых
spitz заострённый
Spitze *f* верху́шка *f*, ко́нчик *m*, *Apex*
Spitzenaffektion *f* пораже́ние *n* верху́шки (*лёгкого*)
Spitzenband *n* верху́шечная свя́зка *f*
Spitzendämpfung *f* притупле́ние *n* перкуто́рного то́на в о́бласти верху́шки (*лёгкого*)
Spitzendruck *m* пик *m* давле́ния
Spitzenfeld *n* о́бласть *f* [по́ле *n*] верху́шки лёгкого (*на рентгенограмме*)
Spitzenherd *m* оча́г *m* (*туберкулёза*) в верху́шке (*лёгкого*)
Spitzeninfiltrat *n* инфильтра́т *m* в верху́шке (*лёгкого*)
Spitzenpneumonie *f* верху́шечная пневмони́я *f*
Spitzenpocken *pl* ве́тряная о́спа *f*, *varicella*
Spitzenstoß *m* **des Herzens** верху́шечный толчо́к *m* се́рдца
~, **hebender** приподнима́ющий верху́шечный толчо́к *m* се́рдца
~, **verbreiteter** распространённый [разлито́й] верху́шечный толчо́к *m* се́рдца
Spitzentuberkulose *f* туберкулёз *m* верху́шек (*лёгких*)
Spitzfuß *m* «ко́нская» стопа́ *f*
Spitzkopf *m*, **Spitzschädel** *m* ба́шенный че́реп *m*
Splanchnektomie *f* спланхнэктоми́я *f*
Splanchnikus *m* чре́вный нерв *m*
Splanchnikusanästhesie *f* анестези́я *f* чре́вного не́рва
Splanchnikusparese *f* паре́з *m* чре́вного не́рва
Splanchnologie *f* спланхноло́гия *f*, уче́ние *n* о вну́тренностях
Splanchnomegalie *f* спланхномегали́я *f*
Splanchnoptose *f* спланхнопто́з *m*
Splen *m* селезёнка *f*
Splenektomie *f* спленэктоми́я *f*
Splenisation *f* сплениза́ция *f*
Splenitis *f* сплени́т *m*, воспале́ние *n* селезёнки
Splenographie *f* спленографи́я *f*
Splenohepatomegalie *f* спленогепатомегали́я *f*
~, **lipozelluläre** липо́идно-кле́точная спленогепатомегали́я *f*, боле́знь *f* Ни́мана — Пи́ка
Splenom *n* сплено́ма *f*, доброка́чественная о́пухоль *f* селезёнки, о́пухоль *f* Шри́дде
Splenomegalie *f* спленомегали́я *f*
~, **tropische** тропи́ческая спленомегали́я *f*, висцера́льный лейшманио́з *m*, кала́-аза́р *m*
Splenopathie *f* спленопати́я *f*
Splenopexie *f* спленопекси́я *f*
Splenoportographie *f* спленопортографи́я *f*
Splenotomie *f* спленотоми́я *f*
Splenozytenleukämie *f* моноцита́рная [спленоцита́рная] лейкеми́я *f*
Splitter *m* оско́лок *m*
Splitterbruch *m* оско́льчатый перело́м *m*
Splitterentfernung *f* удале́ние *n* оско́лков
Spodographie *f* сподографи́я *f*
Spondylarthritis *f* спондилоартри́т *m*
~, **ankylosierende** анкилози́рующий спондилоартри́т *m*, боле́знь *f* Бе́хтерева
Spondylitis *f* спондили́т *m*

Spondyloarthrose *f* спондилоартрóз *m*
Spondylochondrose *f* спондилохондрóз *m*
Spondylodese *f* спондилодéз *m*
Spondylodiszitis *f* спондилодисцúт *m*
Spondylolyse *f* спондилóлиз *m*
Spondylomalazie *f* спондиломаля́ция *f*
Spondylomyelitis *f* спондиломиелúт *m*
Spondylopathie *f*, **deformierende** деформúрующая спондилопатúя *f*
Spondylose *f* спондилёз *m*
~, **deformierende** деформúрующий спондилёз *m*
~, **hyperostotische** гиперостотúческий спондилёз *m*
Spongioblast *m* спонгиобла́ст *m*
Spongioblastom *n* спонгиобластóма *f*
Spongiosa *f* гу́бчатый слой *m*
Spongiosaarchitektur *f* структу́ра *f* гу́бчатого веществá кóсти
Spongiotrophoblast *m* спонгиотрофобла́ст *m*
Spontanabgang *m* самостоя́тельное отхождéние *n*
Spontanamputation *f* самопроизвóльная [спонта́нная] ампута́ция *f*
Spontanatmung *f* самопроизвóльное [спонта́нное] дыха́ние *n*
~, **assistierte** вспомога́тельное спонта́нное дыха́ние *n*
Spontanatmungsfähigkeit *f* спосóбность *f* к спонта́нному дыха́нию
Spontanbewegung *f* спонта́нное движéние *n*
Spontanblutung *f* спонта́нное кровотечéние *n*
Spontanfraktur *f* самопроизвóльный [спонта́нный] перелóм *m*
Spontangangrän *f* самопроизвóльная [спонта́нная] гангрéна *f*
Spontanheilung *f* спонта́нное излечéние *n*; спонта́нное выздоровлéние *n*
Spontanluxation *f* самопроизвóльный вы́вих *m*
Spontanmutation *f* спонта́нная мута́ция *f*
Spontanmutationsfrequenz *f* частотá *f* спонта́нных мута́ций
Spontannystagmus *m* спонта́нный нистáгм *m*
~, **latenter** латéнтный спонта́нный нистáгм *m*
Spontanpneumothorax *m* спонта́нный пневмотóракс *m*
Spontanremission *f* спонта́нная ремúссия *f*
Spontanschmerz *m* спонта́нная боль *f*
Spontantumor *m* спонта́нная óпухоль *f*
Spore *f* спóра *f*
Sporenbildner *m pl* спорообразу́ющие *m pl*
Sporenbildung *f* спорообразовáние *n*
Sporenfärbung *f* окрáска *f* спор
sporenfrei не содержáщий спор
Sporn *m* шпóра *f*
Sporotrichose *f* споротрихóз *m*
~ **der Mundhöhle** споротрихóз *m* пóлости рта
Sporozoit *m* спорозóит *m*
Sporthämoglobinurie *f* спортúвная [мáршевая] гемоглобинурúя *f*
Sportherz *n* «спортúвное» сéрдце *n*
Sportmedizin *f* спортúвная медицúна *f*
Sporttherapie *f* лечéбный спорт *m*
Sportverletzung *f* спортúвная трáвма *f*

Sporulation *f* спорообразовáние *n*
Spotophobie *f* спотофобúя *f*
Sprachabstandsprüfung *f* определéние *n* расстоя́ния слуховóго восприя́тия рéчи
Spracharzt *m* врач-логопéд *m*
Sprachaudiogramm *n* речевáя аудиогрáмма *f*
Sprachaudiometrie *f* речевáя аудиометрúя *f*
Sprachautomatismus *m* речевóй автоматúзм *m*
Sprachbildungsapparat *m* артикуляциóнный аппарáт *m*
Sprache *f*:
~, **bizarre** вы́чурная речь *f*
~, **gespeicherte [konservierte]** запúсанная речь *f* (*на плёнку, пластинку — для речевой аудиометрии*)
~, **«lebende»** «живáя» речь *f* (*для исследования слуха*)
~, **manierierte** манéрная речь *f*
~, **sensibilisierte** сенсибилизúрованная речь *f* (*напр. фильтрованная*)
~, **skandierende** скандúрованная речь *f*
~, **süßliche** слащáвая речь *f*
~, **umständliche** обстоя́тельная речь *f*
Sprachentwicklung *f* развúтие *n* рéчи
~, **verzögerte** запоздáлое развúтие *n* рéчи
Sprachentwicklungsrückstand *m* отставáние *n* в развúтии рéчи
Spracherkennung *f* распознавáние *n* рéчи
Sprachfrequenzbereich *m* диапазóн *m* речевы́х частóт
Sprachheilkunde *f*, **Sprachheilpädagogik** *f* логопедúя *f*
Sprachhemmung *f* речевáя затормóженность *f*
Sprachhilfegerät *n* аппарáт *m* голосообразовáния
Sprachinkontinenz *f* логорéя *f*, речевóе недержáние *n*
Sprachlähmung *f* паралúч *m* рéчи
Sprachorgan *n* óрган *m* рéчи
Sprachstereotypie *f* речевáя стереотипúя *f*
Sprachstörung *f* расстрóйство *n* [нарушéние *n*] рéчи
Sprachtherapeut *m* логопéд *m*
Sprachtherapie *f* логотерапúя *f*
Sprachverständnis *n* понимáние *n* рéчи
Sprachverständnistest *m* тест *m* для определéния понимáния рéчи
Sprachverwirrtheit *f* разóрванность *f* [спу́танность *f*] рéчи
Sprachzentrum *n* центр *m* рéчи
Sprachzerfahrenheit *f s.* **Sprachverwirrtheit**
Spray *m* **1.** пульверизáтор *m*, распылúтель *m* **2.** водянáя пыль *f*
Sprayimpfung *f* аэрозóльная [ингаляциóнная] вакцинáция *f*
Sprayverband *m* аэрозóльная повя́зка *f*
spreading-factor *engl.* фáктор *m* распространéния
Sprechbelastung *f* речевáя нагру́зка *f*
Sprechen *n* **im Schlaf** сомнилоквúя *f*, сноговорéние *n*
Sprecherwerb *m s.* **Sprachentwicklung**
Sprecherziehung *f* логопедúя *f*
Sprechstörung *f* нарушéние *n* [дефéкт *m*] рéчи

Sprechstunde *f* приёмные часы́ *m pl* (*у врача*), амбулато́рный приём *m*
Sprechstundenhilfe *f* помо́щник *m* врача́ (*напр. медсестра*) на амбулато́рном приёме
Sprechstundenuntersuchung *f* амбулато́рное иссле́дование *n*
Sprechwerkzeuge *n pl* речево́й аппара́т *m*
Sprechzimmer *n* кабине́т *m* врача́
Spreizbandage *f* банда́ж *m* с разведе́нием (*бёдер*)
Spreizer *m* ранорасшири́тель *m*
Spreizfuß *m* стопа́ *f* с пло́ским попере́чным сво́дом
Sprengstückverletzung *f* оско́лочное ране́ние *n*
Springen *n* **der Fruchtblase** разры́в *m* пло́дного пузыря́
Springwurm *m* остри́ца *f*, *Oxyuris vermicularis*
Spritze *f* шприц *m*
spritzen 1. бры́згать **2.** впры́скивать
Spritzenhepatitis *f* шпри́цевый гепати́т *m*
Spritzeninfektion *f* шпри́цевая инфе́кция *f*, инфе́кция *f*, передава́емая че́рез шприц
spritzfertig гото́вый для инъе́кции
Spritzflasche *f* спринцо́вка *f*
Spritzkur *f* курс *m* инъе́кций
Spritzlähmung *f* постинъекцио́нный парали́ч *m*
Sprödigkeit *f* **1.** ло́мкость *f*, хру́пкость *f* **2.** шерохова́тость *f*
Sproßpilze *m pl* бластомице́ты *m pl*
Sprossung *f* почкова́ние *n*
Sprudelbäder *n pl* вихревы́е ва́нны *f pl*
Sprue *f* спру *m*
~, **nichttropische** нетропи́ческий спру *m*, целиаки́я *f*, энтеропати́я *f* со стеаторе́ей и анеми́ей
~, **tropische** тропи́ческий спру *m*
Sprühdesinfektion *f* дезинфе́кция *f* опры́скиванием
Sprung *m* **1.** прыжо́к *m* **2.** разры́в *m*
Sprungbein *n* тара́нная кость *f*
Sprungbeinbruch *m* перело́м *m* тара́нной ко́сти
Sprünge *m pl* **im Hornhautepithel** эро́зии *f pl* рогови́цы
Sprunggelenk *n*:
~, **hinteres** подтара́нный [тара́нно-пя́точный] суста́в *m*
~, **oberes** голеносто́пный суста́в *m*
~, **unteres 1.** тара́нно-пя́точно-ладьеви́дный суста́в *m* **2.** подтара́нный [тара́нно-пя́точный] суста́в *m*
Spucke *f* плево́к *m*
Spülbehandlung *f* лече́ние *n* промыва́нием
Spüldrainage *f* прото́чный [промы́вочной] дрена́ж *m*
Spülflüssigkeit *f* промывна́я жи́дкость *f*
Spülglas *n* стака́н *m* для полоска́ния
Spülung *f* полоска́ние *n*; промыва́ние *n*; спринцева́ние *n*
Spulwurm *m* аскари́да *f*, струне́ц *m*, *Ascaris lumbricoides*
Spulwurmkrankheit *f* аскаридо́з *m*
Spumaviren *n pl* спумави́русы *m pl*
Spurenelement *n* микроэлеме́нт *m*
~, **essentielles** незамени́мый микроэлеме́нт *m*
Spurenstoff *m s.* **Spurenelement**
Sputum *n* мокро́та *f*
~, **blutiges** кровяни́стая мокро́та *f*
~, **dreischichtiges** трёхсло́йная мокро́та *f*
~, **münzenförmiges** монетови́дная мокро́та *f*
~, **rostfarbiges** ржа́вая мокро́та *f*
~, **schäumiges** пе́нистая мокро́та *f*
~, **zweischichtiges** двухсло́йная мокро́та *f*
Sputumanalyse *f* ана́лиз *m* мокро́ты
Sputumdesinfektion *f* дезинфе́кция *f* мокро́ты
Sputumverhaltung *f* заде́ржка *f* мокро́ты
Sputumzytologie *f* цитоло́гия *f* мокро́ты
Staatsversicherung *f* госуда́рственное страхова́ние *n*
Stäbchen *n* **1.** па́лочка *f* (*сетчатки*) **2.** па́лочка *f*, палочкови́дная бакте́рия *f*
~, **anaerobes** анаэро́бная па́лочка *f*
~, **säurebeständiges** кислотоупо́рная па́лочка *f*
~, **sporentragendes** спорообразу́ющая па́лочка *f*; спорообразу́ющая баци́лла *f*
~, **sporogenes** споroге́нная па́лочка *f*, баци́лла *f*
Stäbchenbakterie *f s.* **Stäbchen 2.**
Stäbchensehschärfe *f* па́лочковая [периферийческая] острота́ *f* зре́ния
Stäbchensehzelle *f s.* **Stäbchen 1.**
Stäbchen- und Zapfenschicht *f* слой *m* па́лочек и ко́лбочек
Stäbchenzelle *f s.* **Stäbchen 1.**
Stabilisierungsmittel *n* стабилизи́рующее сре́дство *n*
Stabilität *f* стаби́льность *f*, усто́йчивость *f*
~, **genetische** генети́ческая стаби́льность *f*
Stabkerniger *m* палочкоя́дерный лейкоци́т *m*
Stabkranz *m* лучи́стый вене́ц *m*
Stabsarzt *m* капита́н *m* медици́нской слу́жбы
Stabsichtigkeit *f* астигмати́зм *m*
Stachel *m* ость *f*
Stachelbecken *n* ости́стый таз *m*
Stacheldusche *f* иго́льчатый душ *m*
Stachelflechte *f* кра́сный отрубеви́дный волосяно́й лиша́й *m*
Stachelschweinmensch *m* «челове́к-дикобра́з» *m*, ежеподо́бный ихтио́з *m*
Stachelstrauch *m* элеутероко́кк *m*, *Eleutherococcus*
Stachelzelle *f* шипова́тая кле́тка *f*
Stachelzellenkrebs *m* акантоцитарно-кле́точный [спиналиоцита́рный] рак *m*, спиналио́ма *f*
Stadium *n* ста́дия *f*
~, **präparalytisches** предпаралити́ческая ста́дия *f*
~, **prodromales** продрома́льная ста́дия *f*
~, **refraktäres** рефракте́рная ста́дия *f*
Stadtambulanz *f* городска́я амбулато́рия *f*
Stadtbezirksarzt *m* участко́вый врач *m* в го́роде
Stadtentwässerung *f* городска́я канализа́ция *f*
Stadthygiene *f* гигие́на *f* го́рода
Stadtkrankenhaus *n* городска́я больни́ца *f*
Stagnation *f* засто́й *m*; стаз *m*
Stagnationshypoxie *f* гипокси́я *f* вследствие засто́я кро́ви
Stagnationsthrombose *f* тромбо́з *m* всле́дствие замедле́ния то́ка кро́ви
Stamm *m* **1.** ту́ловище *n* **2.** ствол *m* **3.** штамм *m*

~, **gemeinsamer** óбщий ствол *m*
Stammbaum *m* генеалоги́ческое дре́во *n*, родосло́вная *f*
Stammbaumtyp *m* тип *m* родосло́вной
Stammbronchus *m* гла́вный бронх *m*
Stammbuch *n* генеалоги́ческая табли́ца *f*
stammeln запина́ться; лепета́ть
Stammeln *n* дислали́я *f*; запина́ющаяся речь *f*
Stammfettsucht *f* ожире́ние *n* ту́ловища
Stammganglion *n* стволово́й [центра́льный] га́нглий *m*
stammgeschichtlich филогенети́ческий
Stammhirn *n* ствол *m* мо́зга
Stammhirnkontusion *f* конту́зия *f* ствола́ мо́зга
Stammler *m* заи́ка *m*
Stammlösung *f* основно́й [исхо́дный] раство́р *m*
Stammzelle *f* стволова́я кле́тка *f*
~, **pluripotente** плюрипоте́нтная [полипоте́нтная] стволова́я кле́тка *f*
Stammzellenleukämie *f* бла́стный лейко́з *m*, гемоцитобласто́з *m*
Stammzellenlymphom *n* злока́чественная иммунобла́стная лимфо́ма *f*
Stammzotte *f* стволова́я ворси́н(к)а *f* хорио́на
Stammzottengefäß *n* сосу́д *m* стволово́й ворси́ны хорио́на
Stand *m* у́ровень *m*
Standard *m* станда́рт *m*
~, **bakterieller** бактериа́льный станда́рт *m*
~ **für Lebensmittel** станда́рт *m* на пищево́й проду́кт
Standardableitung *f* станда́ртное отведе́ние *n* ЭКГ, отведе́ние *n* ЭКГ от коне́чностей
Standardantitoxin *n* станда́ртный антитокси́н *m*, тест-антитокси́н *m*
Standardbedingungen *f pl* станда́ртные усло́вия *n pl*
Standardbelastung *f* станда́ртная нагру́зка *f* (*тест*)
Standardbikarbonat *n* щелочно́й резе́рв *m* (*крови*)
Standardisierung *f* стандартиза́ция *f*
Standardkur *f* станда́ртный курс *m* (*лечения*)
Standardlösung *f* станда́ртный раство́р *m*
Standardpräparat *n* станда́ртный препара́т *m*; тест-препара́т *m*
Standardserum *n* станда́ртная сы́воротка *f*
Standardübungstest *m* про́ба *f* с дози́рованной нагру́зкой
Standataxie *f* атакси́я *f* в положе́нии сто́я
Ständer *m* штати́в *m*
Ständerpilze *m pl* базидиомице́ты *m pl*
Standrinne *f* писсуа́р *m*
Stangerbäder *n pl* термоиндиффере́нтные гидроэлектри́ческие ва́нны *f pl* по Шта́нгеру
Stanzfigur *f* отпеча́ток *m* ору́жия при вы́стреле в упо́р
Stapedektomie *f* стапедэктоми́я *f*
Stapediusaudiometrie *f* *s.* **Stapediusreflexaudiometrie**
Stapediusreflex *m* акусти́ческий рефле́кс *m*, рефле́кс *m* стремення́й мы́шцы
Stapediusreflexaudiometrie *f* за́пись *f* акусти́ческого рефле́кса
Stapediusreflexregistrierung *f* регистра́ция *f* акусти́ческого рефле́кса
~, **ipsilaterale** ипсилатера́льная регистра́ция *f* акусти́ческого рефле́кса
Stapediusreflexschwelle *f* поро́г *m* акусти́ческого рефле́кса
Stapelungsdystrophie *f* тезауропати́я *f*, боле́знь *f* накопле́ния
Stapes *m* стре́мя *n*
Stapesankylose *f* анкило́з *m* стре́мени
Stapesbogen *m* ду́жка *m* стре́мени
Stapesmobilisation *f* мобилиза́ция *f* стре́мени
Stapesplastik *f* стапедопла́стика *f*
Staphylitis *f* стафили́т *m*, воспале́ние *n* нёбного язычка́
Staphylokokkus *m* стафилоко́кк *m*
~ **aureus** золоти́стый стафилоко́кк *m*
~, **pyogener** гноеро́дный [пиоге́нный] стафилоко́кк *m*
~, **weißer** бе́лый стафилоко́кк *m*
~, **zitronengelber** лимо́нно-жёлтый стафилоко́кк *m*
Staphylodermie *f* стафилодерми́я *f*
Staphylokinase *f* стафилокина́за *f*
Staphylokokken *m pl* стафилоко́кки *m pl*
Staphylokokkenanatoxin *n* стафилоко́кковый анатокси́н *m*
Staphylokokkenantitoxin *n* стафилоко́кковый антитокси́н *m*
Staphylokokkenenteritis *f* стафилоко́кковый энтери́т *m*
Staphylokokkenerysipel *n* стафилоко́кковая ро́жа *f*
Staphylokokkenhospitalismus *m* внутрибольни́чная стафилоко́кковая инфе́кция *f*
Staphylokokkenintoxikation *f* пищева́я стафилоко́кковая интоксика́ция *f*
Staphylokokkenpneumonie *f* стафилоко́кковая пневмони́я *f*
Staphylokokkentoxin *n* стафилоко́кковый токси́н *m*
Staphylokokkenvakzine *f* стафилоко́кковая вакци́на *f*
Staphylolysin *n* стафилолизи́н *m*, стафилоко́кковый гемолизи́н *m*
Staphyloma *n* **anterior** стафило́ма *f* рогови́цы
Staphylomykose *f* стафиломико́з *m*
Staphyloplastik *f* пла́стика *f* дефе́кта нёба
Staphylorrhaphie *f* зашива́ние *n* расще́лины нёба
Staphyloschisis *f* расщепле́ние *n* нёбного язычка́
Star *m* катара́кта *f* (*s. a.* **Cataracta**)
~, **angeborener** врождённая катара́кта *f*
~, **diabetischer** диабети́ческая катара́кта *f*
~, **erworbener** приобретённая катара́кта *f*
~, **grüner** глауко́ма *f*
~, **komplizierter** осложнённая катара́кта *f*
~, **reifer** зре́лая катара́кта *f*
~, **schwarzer** амавро́з *m*
~, **überreifer** перезре́лая катара́кта *f*
Starblindheit *f* слепота́ *f* в связи́ с катара́ктой
Starbrille *f* очки́ *pl* для корре́кции афаки́и
Starextraktion *f* экстра́кция *f* катара́кты

~, **extrakapsuläre** экстракапсулярная экстракция *f* катаракты
~, **intrakapsuläre** интракапсулярная экстракция *f* катаракты
Starfell *n* капсулярная катаракта *f*
Starferngläser *n pl* очки *pl* для коррекции афакии вдаль
Starform *f* форма *f* [вид *m*] катаракты
Stargläser *n pl* очки *pl* для коррекции афакии
Stärke *f* крахмал *m*, *Amylum*
Stärkegazebinde *f* крахмальный бинт *m*
Stärkekapsel *f* крахмальная капсула *f*
Stärkeverband *m* крахмальная повязка *f*
Starkstromstar *m* электрическая катаракта *f*
Starkstromunfall *m* несчастный случай *m* при применении тока высокого напряжения
Stärkungsmittel *n pl* общеукрепляющие средства *n pl*
Starnahgläser *n pl* очки *pl* для коррекции афакии вблизи
Staroperation *f s.* **Starextraktion**
Starre *f* **1.** ригидность *f*, неподвижность *f* **2.** окоченение *n* **3.** оцепенение *n*
~, **absolute** абсолютная неподвижность *f* (*зрачка*)
Starr-Edward-Klappe *f* клапан *m* Штарра — Эдварда (*один из видов протеза клапана сердца*)
Starreife *f* степень *f* зрелости катаракты
Starrhals *m* ригидность *f* [неподвижность *f*] мышц шеи
Starrheit *f s.* **Starre**
Starrkrampf *m* столбняк *m*, *tetanus*
Starrkrampfgift *n* столбнячный токсин *m*
Starrsucht *f* каталепсия *f*
Startschmerz *m* стартовая боль *f*, боль *f* в начале движения
Stase *f s.* **Stauung**
Station *f* стационар *m*
Stationsschwester *f* медсестра *f* стационара
statisch статический; неподвижный; постоянный
Statistik *f*, **medizinische** медицинская статистика *f*
Statokonie *f*, **Statolyth** *m* статокония *f*, отолит *m*
Statur *f* конституция *f*, телосложение *n*, фигура *f*
Status *m* статус *m*; состояние *n*; положение *n*
~ **anginosus** ангинозный статус *m*, затяжной приступ *m* стенокардии
~, **asthmatischer** астматическое состояние *n*
~ **dysraphicus** дизрафический статус *m*
~ **epilepticus** эпилептическое состояние *n*
~, **hypoplastischer** гипопластическая конституция *f*
~ **idem** неизменившееся состояние *n*
~ **praesens** состояние *n* в настоящее время
~, **sekretorischer** секреторный статус *m*
~ **thymico-lymphaticus** тимико-лимфатическая конституция *f*
~ **typhosus** тифозный статус *m*
Staubbekämpfung *f* борьба *f* с запылённостью
Staubbelastung *f* пылевая нагрузка *f* (*напр. горнорабочего*)
Staubbrille *f* очки *pl* для защиты от пыли
Staubdusche *f* пылевидный душ *m*
Stäubemittel *n* дуст *m*
Staubinde *f* давящая повязка *f*
Staubinfektion *f* пылевая [воздушная] инфекция *f*
Staubkammerverfahren *n* определение *n* содержания пыли в воздухе
Staublunge *f*, **Staublungenerkrankung** *f* пневмокониоз *m*
Staublungentuberkulose *f* пневмониоз *m* с туберкулёзом
Staubmaske *f* (противопылевой) респиратор *m*
Staubmeßgerät *n* кониметр *m*; пылеизмерительный прибор *m*
Staubmessung *f* определение *n* содержания пыли
Staubpartikel *f s.* **Staubteilchen**
Staubrespirator *m* (противопылевой) респиратор *m*
Staubschädigung *f* пылевая патология *f*
Staubteilchen *n* пылевая частица *f*, пылинка *f*
Staub- und Ascheabfanganlage *f* пылезолоуловитель *m*
Staubwägemethode *f* весовой метод *m* определения содержания пыли
Stauung *f* застой *m*, стаз *m*
~, **venöse** венозный застой *m*
Stauungsalbuminurie *f* застойная альбуминурия *f*
Stauungsaszites *m* застойный асцит *m*
Stauungsatrophie *f* застойная атрофия *f*
Stauungsblutfülle *f* застойная гиперемия *f*
Stauungsblutung *f* кровотечение *n* при застое крови
Stauungsbronchitis *f* застойный бронхит *m*
Stauungsdekompensation *f* застойная недостаточность *f* кровообращения
Stauungsentwicklung *f* развитие *n* застойных явлений
Stauungserscheinung *f* явление *n* застоя
Stauungsfundus *m* застойное глазное дно *n*
Stauungsgallenblase *f* застойный жёлчный пузырь *m*
Stauungsherzinsuffizienz *f* застойная сердечная недостаточность *f*
Stauungshydrops *m* застойная водянка *f*
Stauungshyperämie *f* застойная [пассивная, венозная] гиперемия *f*
Stauungshypertonie *f* застойная гипертония *f*
Stauungsikterus *m* механическая [подпечёночная] желтуха *f*
Stauungsinduration *f* застойная индурация *f*
Stauungsleber *f* застойная печень *f*
Stauungsleberzirrhose *f* застойный [сердечный] цирроз *m* печени
Stauungslunge *f* застойное лёгкое *n*
Stauungsmastitis *f* застойный мастит *m*
Stauungsmilz *f* застойная селезёнка *f*
Stauungsniere *f* застойная почка *f*
Stauungsödem *n* застойный отёк *m*
~, **variköses** варикозный застойный отёк *m*

Stauungspapille *f* застóйный диск *m* (*зрительного нерва*)
Stauungspneumonie *f* застóйная пневмонúя *f*
Stauungsreizherd *m* очáг *m* застóйного возбуждéния
Steapsin *n* стеапсúн *m*, липáза *f*
Stearrhoe *f* стеаторéя *f*, жúрный понóс *m*, мáсляный стул *m*
Steatophagen *m pl* стеатофáги *m pl*
Steatorrhoe *f s.* **Stearrhoe**
Steatosis *f* стеатóз *m*
Steatozelle *f* предбрюшúнная грыжа *f*
stechen колоть; прокáлывать; жáлить
Stechheber *m* пипéтка *f*
Stechmücke *f* комáр *m*
Steckbecken *n* подкладнóе сýдно *n*
Steckhusten *m* коклюш *m*
stecknadelkopfgroß величинóй с булáвочную головку
Steckschuß *m* слепóе ранéние *n*
Stehbad *n* вертикáльная вáнна *f*
Steh-Elektrokardiogramm *n* электрокардиогрáмма *f*, снятая стóя
Stehltrieb *m* клептоманúя *f*, импульсúвное воровствó *n*
Stehreflex *m* статúческий рефлéкс *m*
Stehversuch *m* ортостатúческая прóба *f*
Steifheit *f*, **Steifigkeit** *f* ригúдность *f*, тугоподвúжность *f*; окоченéлость *f*
~ **des Denkens** тугоподвúжность *f* мышлéния
Steigbügel *m* стрéмя *n*
Steigbügelköpfchen *n* голóвка *f* стрéмени
Steigbügelmuskel *m* стремянная мышца *f*
Steigbügeloberbau *m* дýжка *f* стрéмени
Steigbügeloperation *f* оперáция *f* на стрéмени
Steigbügelschenkel *m* нóжка *f* стрéмени
Steilhüfte *f* деформáция *f* шéйки бедрá
Steillageherz *n* вертикáльно распolóженное сéрдце *n*
Steiltyp *m* вертикáльное расположéние *n* (*напр. электрической оси сердца*); вертикáльный тип *m* (*электрокардиограммы*)
Stein *m* кáмень *m*, конкремéнт *m*
~, **eingeklemmter** ущемлённый кáмень *m*
steinabtragend камнегóнный
Steinauflösung *f* растворéние *n* камнéй
Steinbrecher *m* камнедробúтель *m*, литотрúптор *m*
Steinbrechung *f* камнедроблéние *n*, литотрипсúя *f*
Steineinklemmung *f* ущемлéние *n* кáмня
Steinentfernung *f* удалéние *n* камнéй
Steinextraktion *f* экстрáкция *f* [извлечéние *n*] кáмня
Steinharnen *n* литурúя *f*
Steinhauerlunge *f* халикóз *m* лёгких
Steinknacker *m s.* **Steinbrecher**
Steinkrankheit *f* литиáз *m*, заболевáние *n*, сопровождáющееся образовáнием камнéй
Steinleiden *n* **1.** мочекáменная болéзнь *f* **2.** желчнокáменная болéзнь *f*
Steinmann-Nagel *m* гвоздь *m* Штéйнмана (*для скелетного вытяжения*)
Steinmole *f* обызвествлённый пузырный занóс *m*
Steinnest *n* гнездó *n* камнéй
Steinoperation *f* операция *f* камнесечéния *или* камнедроблéния
Steinschnitt *m* литотомúя *f*, камнесечéние *n*
Steinschnittlage *f* положéние *n* больнóго при камнесечéнии
Steinsonde *f*, **Steinsucher** *m* камнещýп *m*
steintreibend камнегóнный
Steinverdacht *m* подозрéние *n* на налúчие камнéй
Steinzertrümmung *f* камнедроблéние *n*, литотрипсúя *f*
Steiß *m* ягодúцы *f pl*
Steißbein *n* кóпчик *m*, кóпчиковая кость *f*
Steißbeinbruch *m* перелóм *m* кóпчика
Steißbeinhorn *n* кóпчиковый рожóк *m*
Steißbeinmuskel *m* кóпчиковая мышца *f*
Steißbeinschmerz *m* кокцигодинúя *f*, боль *f* в óбласти кóпчика
Steißdrüse *f* кóпчиковый глóмус *m*
Steißfistel *f* свищ *m* зáднего прохóда
Steißfußlage *f* ягодúчно-ножнóе предлежáние *n* (*плода*)
Steißgeburt *f* рóды *pl* в тáзовом предлежáнии
Steißgeflecht *n* кóпчиковое сплетéние *n*
Steißhaken *m* акушéрский крючóк *m* Кюстнера
Steißlage *f* ягодúчное предлежáние *n* (*плода*)
Steißschmerz *m s.* **Steißbeinschmerz**
Steißteratom *n* teратóма *f* в óбласти кóпчика
Steißwirbel *m* кóпчиковый позвонóк *m*
Stellatumblockade *f* блокáда *f* звёздчатого узлá
Stelle *f* **der Netzhaut** тóчка *f* сетчáтки
~, **disparate** диспарáтная [некорреспондúрующая] тóчка *f* сетчáтки
~, **identische [korrespondierende]** корреспондúрующая тóчка *f* сетчáтки
Stellektomie *f* стеллэктомúя *f*, удалéние *n* звёздчатого узлá
Stellknorpel *m* черпаловúдный хрящ *m*, *Cartilago arytaenoidea*
Stellreflex *m* установóчный [статокинетúческий] рефлéкс *m*
Stellungsanomalie *f* аномáлия *f* положéния
Stelzbein *n*, **Stelzfuß** *m* протéз *m* стопы
Stengel *m* стéбель *m*; нóжка *f*
Stenokardie *f* стенокардúя *f*
~, **reflektorische** рефлектóрная стенокардúя *f*
~, **vasomotorische** вазомотóрная [ангиоспастúческая] стенокардúя *f*
Stenokephalie *f* узкоголóвость *f*
Stenokorie *f* миóз *m*
Stenose *f* стенóз *m*, сужéние *n*
~ **des Ductus hepaticus** стенóз *m* печёночного протóка
~, **infundibulare** инфундибулярный стенóз *m* (*напр. лёгочного ствола*)
Stenosedilatation *f* дилатúрование *n* стенóза
Stenosegeräusch *n* шум *m* при стенóзе
Stenosespaltung *f* рассечéние *n* стенозúрованного учáстка
Stenosewetter *n* метеорологúческие услóвия *n*

pl, провоци́рующие возникнове́ние ло́жного кру́па
Stenothorax *m* узкогру́дость *f*
Steppnaht *f* матра́цный шов *m*
Sterbefall *m* сме́ртный слу́чай *m*
Sterbeindex *m* показа́тель *m* сме́ртности
~, **postoperativer** показа́тель *m* послеоперацио́нной сме́ртности
Sterbenot *f* аго́ния *f*
Sterbenswahrscheinlichkeit *f* вероя́тность *f* сме́ртности
Sterberisiko *n* риск *m* сме́рти
Sterbestatistik *f* стати́стика *f* сме́ртности
Sterbetafel *f* табли́ца *f* сме́ртности
Sterbeziffer *f s.* **Sterbeindex**
Sterblichkeit *f* сме́ртность *f*
Sterblichkeitsstatistik *f* стати́стика *f* сме́ртности
Sterblichkeitszahl *f s.* **Sterbeindex**
Stereoagnosie *f* стереоагнози́я *f*
Stereoamblyopie *f* стереоамблиопи́я *f*
Stereoelektrokardiographie *f* стереоэлектрокардиографи́я *f*
Stereoröntgenographie *f* стереорентгенографи́я *f*
Stereoröntgenoskopie *f* стереорентгеноскопи́я *f*
Stereoskopie *f* стереоскопи́я *f*
Stereotyp *m* стереоти́п *m*
~, **dynamischer** динами́ческий стереоти́п *m*
~ **des Krankheitsverlaufs** стереоти́п *m* тече́ния боле́зни
Stereotypie *f* стереотипи́я *f*
~, **motorische** дви́гательная стереотипи́я *f*
Stereovektorkardiographie *f* стереовекторкардиографи́я *f*
steril стери́льный
Sterilgut *n* стери́льный материа́л *m*
Sterilgutversorgung *f* снабже́ние *n* стери́льным материа́лом
Sterilisation *f* стерилиза́ция *f*
~, **chemische** хими́ческая стерилиза́ция *f*
~, **fraktionierte** тиндаллиза́ция *f*, фракцио́нная стерилиза́ция *f*
~, **kalte** холо́дная стерилиза́ция *f*
~, **physikalische** стерилиза́ция *f* физи́ческими сре́дствами
~, **thermische** терми́ческая стерилиза́ция *f*
Sterilisationsabteilung *f* стерилизацио́нное отделе́ние *n*
Sterilisationsbiotest *m* биоте́ст *m* стерилиза́ции
~, **künstlicher** иску́сственный биоте́ст *m* стерилиза́ции
~, **natürlicher** есте́ственный биоте́ст *m* стерилиза́ции
Sterilisationsindikator *m* индика́тор *m* стерилиза́ции
Sterilisationskontrolle *f* контро́ль *m* стерилиза́ции
~, **bakteriologische** бактериологи́ческий контро́ль *m* стерилиза́ции
~, **chemische** хими́ческий контро́ль *m* стерилиза́ции
Sterilisationsmittel *n* стерилизу́ющее сре́дство *n*
Sterilisationsparameter *m pl* пара́метры *m pl* стерилиза́ции
Sterilisationsraum *m* стерилизацио́нная *f*
Sterilisationstemperatur *f* температу́ра *f* стерилиза́ции
Sterilisationstest *m*, **chemischer** хими́ческий тест *m* стерилиза́ции
Sterilisationsverfahren *n* ме́тод *m* [спо́соб *m*] стерилиза́ции
Sterilisationszyklus *m* цикл *m* стерилиза́ции
Sterilisierbüchse *f* бикс *m*, стерилизацио́нная коро́бка *f*
Sterilisiertrommel *f* стерилизацио́нный бараба́н *m*
Sterilisierung *f s.* **Sterilisation**
Sterilität *f* **1.** стери́льность *f* **2.** беспло́дие *n*
~, **interspezifische** стери́льность *f* при межвидово́м скре́щивании
Sterilitätsbehandlung *f* лече́ние *n* беспло́дия
Sterilitätskontrolle *f* контро́ль *m* стери́льности
Sterilitätsprüfung *f* прове́рка *f* на стери́льность
Sterkobilin *n* стеркобили́н *m*
Sterkolith *m* ка́ловый ка́мень *m*
Sterkoralabszeß *m* ка́ловый абсце́сс *m*
Sterkoralgeschwür *n* ка́ловая я́зва *f*
Sternalgie *f* стерналги́я *f*, бо́ли *f pl* в о́бласти груди́ны
Sternallinie *f*:
~, **mittlere** среди́нная [сре́дняя] груди́нная ли́ния *f*
~, **seitliche** окологруди́нная [парастерна́льная] ли́ния *f*
Sternalpunktion *f* стерна́льная пу́нкция *f*
Sternalrand *m* край *m* груди́ны
Sternaltransfusion *f* внутригруди́нное перелива́ние *n*
Sternberg-Reed-Zellen *f pl* кле́тки *f pl* Ште́рнберга — Ри́да (*гигантские клетки при лимфогранулематозе*)
Sternbinde *f* звездообра́зная повя́зка *f*
Sternbronchus *m* термина́льная бронхио́ла *f*
Sternbruch *m* звёздчатый перело́м *m*
Sternfigur *f* фигу́ра *f* звезды́ (*хрусталика*)
Sternganglion *n* звёздчатый га́нглий *m*, *Ganglion stellatum*
Sternheimer-Malbin-Zellen *f pl* кле́тки *f pl* Ште́рнгеймера — Ма́льбина (*в моче при пиелонефрите*)
sternocleidomastoideus груди́но-ключи́чно-сосцеви́дный
Sternohyoideus *m* груди́но-подъязы́чная мы́шца *f*
Sternoklavikulargelenk *n* груди́но-ключи́чный суста́в *m*
Sternokostalgelenk *n* груди́но-рёберный суста́в *m*
Sternothyreoideus *m* груди́но-щитови́дная мы́шца *f*
Sternotomie *f* стернотоми́я *f*, рассече́ние *n* груди́ны
Sternstar *m* звёздчатая катара́кта *f*
Sternum *n* груди́на *f*
Sternumfraktur *f* перело́м *m* груди́ны
Sternutatorium *n* чиха́тельное сре́дство *n*
Sternzelle *f* звёздчатая кле́тка *f*
Steroid *n*, **anabolisches** анаболи́ческий стеро́ид *m*

Steroidakne *f* стерóидные áкне *pl*, стерóидные угри́ *m pl*
Steroiddiabetes *m* стерóидный диабéт *m*
Steroide *n pl*, **anabole** анаболи́ческие стерóиды *m pl*
steroideinsparend стероидсберегáющий
Steroidentzugssyndrom *n* синдрóм *m* отмéны стерóидов
Steroidgeschwür *n* стерóидная я́зва *f*
Steroidhormon *n* стерóидный гормóн *m*
Steroidhypertonie *f* стерóидная гипертони́я *f*
Steroidmyopathie *f* стерóидная миопати́я *f*
Steroidnarkose *f* стерóидный наркóз *m*
Steroidosteoporose *f* стерóидный остеопорóз *m*
Stertor *m* стерторóзное дыхáние *n*
Stethoskop *n* стетоскóп *m*
Stich *m* **1.** укóл *m*; прокóл *m* **2.** уку́с *m*
Stichagarkultur *f* культу́ра *f*, посéянная укóлом в агáр
Stichelung *f* выжигáние *n* иглóй (*напр. бородавок*)
Stichinzision *f* прокóл-надрéз *m*
Stichkanal *m* канáл *m* прокóла
Stichprobe *f* вы́борочная прóба *f*; вы́борка *f*
Stichprobenuntersuchung *f* вы́борочное исслéдование *n*
Stichschmerz *m* кóлющая боль *f*
Stich-Schnittwunde *f* кóлото-рéзаная рáна *f*
Stichverletzung *f* кóлотое повреждéние *n*
Stichwunde *f* кóлотая рáна *f*
Stickhusten *m* коклю́ш *m*
Stickoxid *n* монóокись *f* азóта
Stickstoff *m* азóт *m*
~, **organisch gebundener** органи́ческий азóт *m*
Stickstoffbilanz *f* азóтистый балáнс *m*
stickstofffrei безазóтистый
Stickstoffgehalt *m* содержáние *n* азóта
Stickstoffgleichgewicht *n* азóтистое равновéсие *n*
stickstoffhaltig азотсодержáщий, азóтистый
Stickstoffkonzentration *f* концентрáция *f* азóта
Stiel *m* **1.** нóжка *f* **2.** стéбель *m* **3.** рукоя́тка *f*
Stielabdrehung *f* откру́чивание *n* нóжки
Stieldrehung *f* перекру́чивание *n* [перекру́т *m*] нóжки (*напр. кисты*)
Stielstumpf *m* культя́ *f* нóжки (*напр. селезёнки*)
Stierhornmagen *m* желу́док *m* в фóрме рóга (*при рентгеноскопии*)
Stift *m* штифт *m*; карандáш *m*
~, **blutstillender** кровоостанáвливающий карандáш *m*
Stiftnaht *f* стебéльчатый шов *m*
Stiftprobe *f* прóба *f* на цветоощущéние с испóльзованием цветны́х карандашéй
Stiftzahn *m* штифтовóй зуб *m*
Stigmata *n pl* сти́гмы *f pl*, при́знаки *m pl*
~, **hysterische** истери́ческие сти́гмы *f pl*
~, **Maydis** кукуру́зные ры́льца *n pl*
~, **vegetative** при́знаки *m pl* вегетати́вной дистони́и
Stikker-Krankheit *f* óпухоль *f* Шти́ккера (*венерическая саркома*)
Stillakt *m* кормлéние *n* гру́дью
Stillamme *f* корми́лица *f*
stillen 1. прекращáть, останáвливать (*напр. кровотечение*) **2.** корми́ть гру́дью
Still-Krankheit *f* болéзнь *f* Сти́лла (*особая форма ювенильного ревматоидного артрита*)
Stillmutter *f* корми́лица *f*
Stillstand *m* **1.** останóвка *f*, прекращéние *n* **2.** *s.* **Stauung**
Stillstellung *f* иммобилизáция *f*
Still-Typ *m* тип *m* Сти́лла (*астеническая конституция*)
Stimmarzt *m* фониáтр *m*
Stimmband *n* голосовáя склáдка *f*
Stimmbanderschlaffung *f* атони́я *f* голосовы́х склáдок
Stimmbänderspannung *f* напряжéние *n* [тóнус *m*] голосовы́х склáдок
Stimmbandläsion *f* поражéние *n* [повреждéние *n*] голосовóй склáдки
Stimmbandödem *n* отёк *m* голосовы́х склáдок
Stimmbandspanner *m* перстнещитови́дная мы́шца *f*
Stimmbildung *f* фонáция *f*, голосообразовáние *n*
Stimmbildungsmechanismus *m* механи́зм *m* голосообразовáния
Stimmbruch *m* мутáция *f*, возрастнáя лóмка *f* гóлоса
Stimme *f* гóлос *m*
~, **eunuchoide** евнухóидный гóлос *m*
~, **farblose** монотóнный гóлос *m*
~, **hohe** высóкий гóлос *m*
~, **klanglose** глухóй гóлос *m*
~, **rauhe** хри́плый гóлос *m*
~, **tiefe** ни́зкий гóлос *m*
Stimmenhören *n* вербáльные галлюцинáции *f pl*, «голосá» *m pl*
Stimmermüdung *f* утомлéние *n* гóлоса
Stimmfalte *f s.* **Stimmband**
Stimmfehler *m* дефéкт *m* гóлоса
Stimmfeld *n* голосовóе пóле *n*; динами́ческий диапазóн *m* гóлоса
Stimmfortsatz *m* голосовóй отрóсток *m*, *Processus vocalis*
Stimmfremitus *m* голосовóе дрожáние *n*
Stimmfunktionsdiagnostik *f* функционáльная диагнóстика *f* гóлоса
Stimmgabelprüfung *f* исслéдование *n* слу́ха камертóном
Stimmgabelversuch *m* камертонáльная прóба *f*
Stimmgebungsapparat *m* голосовóй аппарáт *m*
stimmgesund обладáющий нормáльным гóлосом
Stimmheilkur *f* курс *m* лечéния при нарушéниях гóлоса
Stimmhygiene *f* гигиéна *f* гóлоса
Stimmißbrauch *m* злоупотреблéние *n* гóлосом
Stimmlage *f* реги́стр *m* гóлоса
Stimmlautstärke *f* грóмкость *f* гóлоса
Stimmlippe *f* голосовáя склáдка *f* (*s. a.* **Stimmband**)
Stimmlippenfrequenz *f* частотá *f* колебáний голосовы́х склáдок
Stimmlippenknötchen *n pl* пéвческие узелки́ *m pl*
Stimmlippenlähmung *f* парали́ч *m* голосовóй склáдки

Stimmlippenschluß *m* смыка́ние *n* голосовы́х скла́док
Stimmlippenstillstand *m* парали́ч *m* голосово́й скла́дки
Stimmlippenüberanstrengung *f* перенапряже́ние *n* голосовы́х скла́док
Stimmreinheit *f* чистота́ *f* го́лоса
Stimmritze *f* голосова́я щель *f*
Stimmritzenkrampf *m* ларингоспа́зм *m*
Stimmritzenödem *n* отёк *m* голосово́й ще́ли
Stimmruhe *f* щадя́щий голосово́й режи́м *m*; молча́ние *n*
Stimmschonung *f* щаже́ние *n* го́лоса
Stimmschwäche *f* фонастени́я *f*
Stimmstörung *f* дисфони́я *f*, наруше́ние *n* го́лоса
~, **berufliche** профессиона́льное наруше́ние *n* го́лоса
Stimmtherapie *f* фониатри́ческое лече́ние *n*
Stimmumfang *m* диапазо́н *m* го́лоса
Stimmung *f* настрое́ние *n*
Stimmuskel *m* голосова́я мы́шца *f*
Stimmversagen *n* потёря *f* го́лоса; охри́плость *f*
Stimmwechsel *m* мута́ция *f* го́лоса
Stimulans *n* стимули́рующее сре́дство *n*
Stimulation *f*, **Stimulierung** *f* стимуля́ция *f*
~, **atriale** стимуля́ция *f* предсе́рдий
~, **funktionale elektrische** функциона́льная электростимуля́ция *f*
~, **intrakardiale** внутрисерде́чная стимуля́ция *f*
Stimulator *m*, **biogener** биоге́нный стимуля́тор *m*
Stinknase *f* озе́на *f*
Stippchengallenblase *f* кра́пчатый жёлчный пузы́рь *m*, холестеато́з *m* жёлчного пузыря́
Stirn *f* лоб *m*, *Frons*
~, **viereckige** квадра́тный лоб *m*
Stirnband *n* повя́зка *f* на лоб
Stirnbein *n* ло́бная кость *f*
Stirnbeinbehandlung *f* ручно́й масса́ж *m* ло́бной ко́сти
Stirnbeinhöhle *f s.* **Stirnhöhle**
Stirnbeinschuppe *f* чешуя́ *f* ло́бной ко́сти
Stirneinstellung *f* ло́бное вставле́ние *n* (*головки плода*)
Stirnfortsatz *m* ло́бный отро́сток *m*
Stirngegend *f* ло́бная о́бласть *f*, о́бласть *f* лба
Stirnglatze *f* **1.** надпереносье *n*, *Glabella* **2.** облысе́ние *n* со лба
Stirnglatzenrunzler *m* мы́шца *f*, смо́рщивающая лоб
Stirnhirn *n* ло́бная до́ля *f* мо́зга
Stirnhirnerkrankung *f* заболева́ние *n* ло́бной до́ли мо́зга
Stirnhirnkontusion *f* конту́зия *f* ло́бной до́ли мо́зга
Stirnhirnsyndrom *n* ло́бный синдро́м *m*, синдро́м *m* пораже́ния ло́бной до́ли мо́зга
Stirnhirntumor *m* о́пухоль *f* ло́бной до́ли мо́зга
Stirnhöcker *m* ло́бный бугор́ *m*
Stirnhöhle *f* ло́бная па́зуха *f*
Stirnhöhleneiterung *f* гно́йный фронти́т *m*, эмпие́ма *f* ло́бной па́зухи
Stirnhöhlenentzündung *f* фронти́т *m*
Stirnhöhlenkatarrh *m* катара́льный фронти́т *m*
Stirnhöhlenverödung *f* облитера́ция *f* ло́бной па́зухи
Stirnkompresse *f* компре́сс *m* на лоб
Stirnkopfschmerz *m* головна́я боль *f* в ло́бной о́бласти
Stirnlage *f* ло́бное предлежа́ние *n* (*плода*)
Stirnlappen *m* ло́бная до́ля *f* (*мозга*)
Stirnlappenepilepsie *f* фронта́льная эпилепси́я *f*
Stirnpfeiler *m* ло́бный отро́сток *m* ве́рхней че́люсти
Stirnschlagader *f* ло́бная арте́рия *f*
Stoff *m* вещество́ *n* (*s. a.* **Substanz**)
~, **entzündungserregender** вещество́ *n*, вызыва́ющее воспале́ние
~, **fiebererzeugender** пироге́нное вещество́ *n*
~, **gerinnungshemmender** противосвёртывающее вещество́ *n*
~, **hautreizender** вещество́ *n*, раздража́ющее ко́жу
~, **karzinogener [krebserzeugender]** канцероге́нное вещество́ *n*, канцероге́н *m*
~, **nahrungsfremder** пищева́я доба́вка *f*
~, **pyrogener** пироге́нное вещество́ *n*
~, **radioaktiver** радиоакти́вное вещество́ *n*
~, **tumoraffiner** вещество́ *n*, облада́ющее сродство́м к злока́чественным о́пухолям
Stoffkumulation *f* кумуля́ция *f* вещества́ (*напр. лекарства*)
Stoffmaske *f* полотня́ная ма́ска *f*
Stoffumsatz *m*, **Stoffwechsel** *m* обме́н *m* веще́ств, метаболи́зм *m*
stoffwechselaktiv метаболи́чески акти́вный
Stoffwechselarthropathie *f* обме́нная артропати́я *f*
Stoffwechselblocker *m* блока́тор *m* обме́на веще́ств
Stoffwechseldermatose *f* дермато́з *m*, возника́ющий при наруше́ниях обме́на веще́ств
Stoffwechselerkrankung *f* обме́нное заболева́ние *n*
Stoffwechselfolge *f* после́дствие *n* обме́нных наруше́ний
Stoffwechselintensität *f* интенси́вность *f* обме́на веще́ств
Stoffwechselkrankheit *f* боле́знь *f* обме́на веще́ств
Stoffwechselmechanismus *m* механи́зм *m* обме́на веще́ств
Stoffwechselprodukt *n* проду́кт *m* обме́на веще́ств
Stoffwechselproduktetransport *m* тра́нспорт *m* проду́ктов обме́на
Stoffwechselsteigerung *f* усиле́ние *n* обме́на веще́ств
Stoffwechselstörung *f* наруше́ние *n* обме́на веще́ств
Stokes-Anfälle *m pl* при́ступы *m pl* Морга́ньи — А́дамса — Сто́кса (*при нарушениях проводимости сердца*)
Stollentherapie *f* лече́ние *n* микрокли́матом што́лен
Stolperstein *m* ве́нтильный ка́мень *m*
Stoma *n* рот *m*; у́стье *n*; сто́ма *f*

Stomachikum *n* срéдство *n*, улучшáющее пищеварéние
Stomakaze *f* я́звенный стомати́т *m*
Stomasepsis *f* одонтогéнный сéпсис *m*
Stomatitis *f* стомати́т *m*
~, **epidemische** эпидеми́ческий стомати́т *m*
~ **vesikularis** везикуля́рный стомати́т *m*, лихорáдка *f* Индиáны
Stomatochirurgie *f* стоматохирурги́я *f*
Stomatologe *m* стоматóлог *m*
Stomatologie *f* стоматолóгия *f*
~, **chirurgische** хирурги́ческая стоматолóгия *f*
~, **orthopädische** ортопеди́ческая стоматолóгия *f*
~, **therapeutische** терапевти́ческая стоматолóгия *f*
Stomatomykose *f* стоматомикóз *m*, молóчница *f*
Stomatoneurologie *f* стоматоневролóгия *f*
Stomatorrhagie *f* стоматорраги́я *f* (*кровотечение из дёсен*)
Stomatoschisis *f* расщéлина *f* губы́
Stönen *n*, **exspiratorisches** стон *m* при вы́дохе
Stopfbausch *m* тампóн *m*
stopfen закупóривать
Stopfrohr *n* газоотвóдная тру́бка *f*
Störfestigkeit *f* помехоустóйчивость *f*
Störung *f* расстрóйство *n*, нарушéние *n*
~, **anfallartige** пароксизмáльное расстрóйство *n*
~, **dekompressive** декомпрессиóнное расстрóйство *n*
~ **des Gesichterkennens** прозопагнози́я *f*
~, **innenzerebrale** внутрицеребрáльное нарушéние *n*
~ **des Nachtsehens** гемералопи́я *f*
~, **paroxysmale** пароксизмáльное расстрóйство *n*
~ **der Pupillenmotilität** нарушéние *n* реáкции зрачкá
Störungen *f pl*:
~, **hysteriforme** истерифóрмные расстрóйства *n pl*
~, **konversionshysterische** конверсиóнные истери́ческие расстрóйства *n pl*
~, **neurosenähnliche** неврозоподóбные расстрóйства *n pl*
~, **pseudoneurotische** неврозоподóбные расстрóйства *n pl*
~, **psychomotorische** психомотóрные расстрóйства *n pl*
~, **psychosomatische** психосомати́ческие расстрóйства *n pl*
~ **der Sexualsphäre** сексуáльные расстрóйства *n pl*
Stoß *m* толчóк *m*, удáр *m*
Stoßbehandlung *f s.* **Stoßtherapie**
Stoßinfusion *f* масси́вная инфу́зия *f*
Stoßpalpation *f* толчкообрáзная пальпáция *f*
Stoßtherapie *f* пульс-терапи́я *f*, лечéние *n* удáрными дóзами
Stoßwellen-Lithotrypsie *f* удáрно-волновáя литотрипси́я *f*
Stoßzahn *m* клык *m*
Stotterer *m* заи́ка *m*
Stottern *n* заикáние *n*
Strabismus *m* косоглáзие *n*
~ **concomitans** содру́жественное косоглáзие *n*
~ **convergens** эзотропи́я *f*, сходя́щееся косоглáзие *n*
~ **divergens** экзотропи́я *f*, расходя́щееся косоглáзие *n*
~ **noncomitans** паралити́ческое косоглáзие *n*
~ **sursumvergens** гипертропи́я *f*, суправерги́рующее косоглáзие *n*
Strabotomie *f* оперáция *f* по пóводу косоглáзия
straff плóтный, компáктный
Strahl *m* **1.** луч *m* **2.** струя́ *f*
Strahldusche *f* струевóй душ *m*
Strahlenbehandlung *f* лучевáя терапи́я *f*
Strahlenbelastung *f* лучевáя нагру́зка *f*
~, **maximal zulässige** предéльно допусти́мая дóза *f* облучéния
~, **mittlere genetische** срéдняя генети́ческая дóза *f*
~, **natürliche** естéственный радиациóнный фон *m*
Strahlenbeschädigung *f* лучевóе поражéние *n*
Strahlenbiologie *f* лучевáя [радиациóнная] биолóгия *f*
Strahlendosimetrie *f* дозиметри́я *f*
Strahlendosis *f* дóза *f* облучéния, лучевáя дóза *f*
Strahleneinwirkung *f* лучевóе воздéйствие *n*
Strahlenempfindlichkeit *f* чувстви́тельность *f* к облучéнию
strahlenexponiert облучённый
Strahlenexposition *f* облучéние *n*
~, **natürliche** естéственный радиациóнный фон *m*
~, **umweltbedingte** фóновое облучéние *n* (*человека*)
~, **zivilisatorische** техногéнный фон *m*
Strahlengefährdung *f* радиациóнная опáсность *f*
Strahlenhygiene *f* радиациóнная гигиéна *f*
Strahlenhypophysektomie *f* лучевáя гипофизэктоми́я *f*
Strahlenkaries *f* лучевóй кáриес *m*
Strahlenkastration *f* лучевáя кастрáция *f*
Strahlenkater *m* лучевóе «похмéлье» *n*
Strahlenkörper *m* ресни́чное [цилиáрное] тéло *n*
Strahlenkrankheit *f* лучевáя болéзнь *f*
~, **akute** óстрая лучевáя болéзнь *f*
Strahlenkranz *m* лучи́стый венéц *m*, *Corona radiata*
Strahlenkunde *f* радиолóгия *f*
Strahlenperichondritis *f* лучевóй перихондри́т *m* (*напр. гортани*)
Strahlenpilze *m pl* актиномицéты *m pl*
Strahlenpilzkrankheit *f* актиномикóз *m*
Strahlenpilzsporen *f pl* спóры *f pl* актиномицéт
Strahlenpneumonitis *f* лучевóй пневмони́т *m*
Strahlenproktitis *f* лучевóй прокти́т *m*
Strahlenreaktion *f* реáкция *f* (*организма*) на ионизи́рующую радиáцию
strahlenrefraktär устóйчивый к воздéйствию облучéния
Strahlenrisiko *n* риск *m* облучéния
~, **biologisches** риск *m* облучéния для биологи́ческих объéктов
Strahlenschaden *m* лучевóе поражéние *n*

~, genetischer генетический радиационный эффект *m*
~, geweblicher радиационное [лучевое] повреждение *n* тканей
~, somatischer соматический радиационный эффект *m*
~, zellulärer радиационное поражение *n* клеток
Strahlenschädigung *f s.* **Strahlenschaden**
Strahlenschutz *m* противолучевая защита *f*, защита *f* от излучения
Strahlenschutzdienst *m* служба *f* радиационной безопасности
Strahlenschutzmessung *f* радиометрический и дозиметрический контроль *m*
Strahlenschutzsystem *n* система *f* радиационной безопасности
Strahlenschutzvorkehrung *f* мероприятие *n*, направленное на достижение радиационной безопасности
Strahlensensibilität *f* радиочувствительность *f*
Strahlensicherheit *f* радиационная безопасность *f*
Strahlensicherheitsmessungen *f pl* радиационный контроль *m*
Strahlenstar *m* лучевая катаракта *f*
Strahlensterilisation *f* лучевая стерилизация *f*
Strahlensyndrom *n* лучевая болезнь *f*
Strahlentherapie *f* лучевая терапия *f*
Strahlenulkus *n* лучевая язва *f*
Strahlenunfall *m* несчастный случай *m*, связанный с облучением
Strahlenverbrennung *f* лучевой ожог *m*
Strahlenzystitis *f* лучевой цистит *m*
Strahler *m* излучатель *m*
~ **für Heliotherapie** светолечебный излучатель *m*
Strahlung *f* излучение *n*, радиация *f*
~, **äußere** внешнее излучение *n*
~, **durchdringende** проникающая радиация *f*
~, **elektromagnetische** электромагнитное излучение *n*
~, **ionisierende** ионизирующее излучение *n*
~, **kosmische** космическое излучение *n*, космическая радиация *f*
~, **mitogenetische** митогенетическое излучение *n*
~, **sichtbare** оптическое излучение *n*
~, **terrestrische** излучение *n* пород и почвы
Strahlungsaktivität *f* радиоактивность *f*
Strahlungsbelastung *f* лучевая нагрузка *f*
Strahlungsdosis *f* доза *f* излучения
~, **absorbierte** поглощённая доза *f* излучения
Strahlungsfeld *n* поле *n* излучения
Strahlungskontrolle *f* дозиметрический контроль *m*
Strahlungsmenge *f* доза *f* излучения; количество *n* излучения
Strahlungsmessung *f* **1.** актинометрия *f* **2.** радиометрия *f* **3.** дозиметрия *f*
Strahlungsschutz *m* защита *f* от излучения, противолучевая защита *f*
Strahlungsschutzbrille *f* очки *pl* для защиты от лучевой энергии
Strahlungssituation *f* радиационная обстановка *f*
Strahlungsstärke *f* сила *f* излучения
Strahlungsthyreoidektomie *f* лучевая тиреоидэктомия *f*
Strahlungswirkung *f* действие *n* излучения, лучевое воздействие *n*
Strang *m* **1.** тяж *m*; канатик *m*; пучок *m* **2.** столб *m*, ствол *m*
~, **amniotischer** амниотический тяж *m*
~, **sehniger** сухожильный тяж *m*
Strangaffektion *f* поражение *n* столбов спинного мозга
Strangdurchtrennung *f* разделение *n* [рассечение *n*] спаек
Strangerkrankung *f* поражение *n* столбов спинного мозга
Strangfurche *f*, **Strangrinne** *f* странгуляционная борозда *f*
Strangsklerose *f* фуникулярный склероз *m*
Strangulation *f* странгуляция *f*; ущемление *n*; перешнуровка *f*
Strangulationsfurche *f* странгуляционная борозда *f*
Strangulationsileus *m* странгуляционная кишечная непроходимость *f*
Strangulationsmarke *f* признак *m* странгуляции; странгуляционная борозда *f*
Strangulationstrauma *n* странгуляционная травма *f*
Strangulationszeichen *n s.* **Strangulationsmarke**
Strangurie *f* странгурия *f*, затруднённое мочеиспускание *n*
Strapaze *f*, **körperliche** физическая нагрузка *f*
Straßenunfall *m* несчастный случай *m* на улице
Stratigraphie *f* томография *f*, стратиграфия *f*
Streckapparat *m* аппарат *m* для вытяжения
Streckbarkeit *f* растяжимость *f*
Streckbett *n* ортопедическая кровать *f*
Streckbewegung *f* разгибательное движение *n*
Streckdefizit *n* недостаточное разгибание *n*
Strecke *f* **des EKG** отрезок *m* электрокардиограммы
Strecker *m* экстензор *m*, разгибатель *m*, разгибающая мышца *f*
Streckertonus *m* тонус *m* разгибателей
Streckhaltung *f s.* **Streckstellung**
Streckkontraktur *f* разгибательная контрактура *f*
Streckkorsett *n* корсет *m* для вытяжения, корсет *m* Мильвоки
Streckkrampf *m* разгибательная судорога *f*
Streckmuskel *m s.* **Strecker**
Streckreflex *m* разгибательный рефлекс *m*
Streckstellung *f* **1.** положение *n* разгибания **2.** положение *n* вытяжения
Streckung *f* **1.** вытяжение *n* **2.** разгибание *n*
~ **der Netzhautarterien** прямолинейный ход *m* сосудов сетчатки
Streckungsperiode *f* период *m* вытяжения
Streckverband *m* вытягивающая повязка *f*
Streichmassage *f* массаж *m* поглаживанием
Streichung *f* поглаживание *n*
Streifen *m* полоса *f*, тяж *m*

~ am Augenhintergrund, gefäßähnlicher ангиоидная полоса́ *f* сетча́тки
~, anisotroper анизотро́пная полоса́ *f*, ли́ния *f* Z, телофра́гма *f*
~, isotroper изотро́пная полоса́ *f*, полоса́ *f* Y
Streifen *m pl*, **Wickhamsche** поло́ски *f pl* Уи́кхема (*при красном плоском лишае*)
Streifenatelektase *f* полосови́дный ателекта́з *m*
Streifenhügel *m* полоса́тое те́ло *n*, *Corpus striatum*
Streifenkeratitis *f* пучо́чковый керати́т *m*
Streifenkörper *m s.* **Streifenhügel**
Streifenpneumonie *f* паравертебра́льная дистелектати́ческая пневмони́я *f*
Streifschuß *m* каса́тельное огнестре́льное ране́ние *n*
Streifung *f* исче́рченность *f*
Streptobazillen *m pl* стрептобаци́ллы *f pl*
Streptodermie *f* стрептодерми́я *f*
Streptodornase *f* стрептодорна́за *f*
Streptokinase *f* стрептокина́за *f*
Streptokokkenarthritis *f* стрептоко́кковый артри́т *m*
Streptokokken-Desoxyribo-Nuclein-Acidase *f* стрептодорна́за *f*
Streptokokkenhämolysin *n* стрептоко́кковый гемолизи́н *m*
Streptokokkensepsis *f* стрептоко́кковый се́псис *m*
Streptokokkus *m* стрептоко́кк *m*
~, **hämolytischer** гемолити́ческий стрептоко́кк *m*
~, **lysogener** лизоге́нный стрептоко́кк *m*
~ **pneumoniae** пневмоко́кк *m*
~, **pyogener** пиоге́нный [гноеро́дный] стрептоко́кк *m*
~, **unhämolysierender** негемолити́ческий стрептоко́кк *m*
~, **vergrünender** зеленя́щий стрептоко́кк *m*
Streptolysin *n* стрептолизи́н *m*
Streptothrix *f* стрептотри́кс *m*
Streß *m* стресс *m*
~, **psychischer** психи́ческий стресс *m*
~, **psychogener** психоге́нный [эмоциона́льный] стресс *m*
Streßanfälligkeit *f* подве́рженность *f* стре́ссу
streßbedingt вы́званный стре́ссом
Streßgeschwür *n* стре́ссовая я́зва *f*
Streß-Lymphozyt *m* стресс-лимфоци́т *m*
Stressor *m* стре́ссор *m*, стресс-фа́ктор *m*
Streßsensibilität *f* чувстви́тельность *f* к стре́ссу
Streßsyndrom *n* стресс-синдро́м *m*
Streßulkus *n* стре́ссовая я́зва *f*
Stretching *n* **1.** гимнасти́ческие упражне́ния *n pl* на растяже́ние **2.** ручно́е вытяже́ние *n*
Streupuder *m*, **Streupulver** *n* присы́пка *f*
Stria *f* полоса́ *f*
Striatum *n s.* **Streifenhügel**
Strichfigur *f*, **Snellensche** табли́ца *f* Сне́ллена
Strichflasche *f* ме́рная скля́нка *f*
Strichskiaskopie *f* штрих-скиаскопи́я *f*
Strickkörper *m* верёвчатое те́ло *n*, ни́жняя но́жка *f* мозжечка́
Stridor *m* стри́дор *m* (*свистящее дыхание*)
~, **inspiratorischer** инспирато́рный стри́дор *m*
Strieme *f* **1.** полоса́ *f* **2.** рубе́ц *m*
Striktur *f* стрикту́ра *f*; суже́ние *n*
Stroboskopie *f* стробоскопи́я *f*
Strom *m* **1.** пото́к *m*, тече́ние *n* **2.** электри́ческий ток *m*
Stroma *n* стро́ма *f*
Stromaantigen *n* строма́льный антиге́н *m*
Stromainvasion *f* инва́зия *f* в стро́му
Stromareaktion *f* строма́льная реа́кция *f*
Stromatose *f* строма́льный эндометрио́з *m*
Stromazelle *f* строма́льная кле́тка *f*
Strombahn *f* ру́сло *n*
~, **terminale** микроциркулято́рное ру́сло *n*
Strombehinderung *f* затрудне́ние *n* то́ка (*напр. крови*)
~, **extravasale** экстраваза́льное препя́тствие *n* кровото́ку
~, **intravasale** внутрисосу́дистое препя́тствие *n* кровото́ку
Stromrichtung *f* направле́ние *n* то́ка (*напр. крови*)
Stromschädigung *f* пораже́ние *n* электри́ческим то́ком
Stromstoß *m* и́мпульс *m* то́ка
Strömung *f* пото́к *m*, тече́ние *n*
Strömungsgeräusch *n* шум *m*, свя́занный с то́ком (*напр. крови*)
Strömungskontinuität *f* постоя́нство *n* то́ка
Strömungsquerschnitt *m* попере́чное сече́ние *n* (ру́сла) то́ка жи́дкости
Strömungswiderstand *m* сосу́дистое сопротивле́ние *n*
Stromverbrennung *f* ожо́г *m* электри́ческим то́ком
Stromzeitvolumen *n* объём *m* кро́ви, протека́ющей че́рез попере́чник сосу́да в едини́цу вре́мени
Strongyloides *m* **stercoralis** кише́чная у́грица *f*
Strongyloidosis *f* стронгилоидо́з *m*, ангвиллюлёз *m*, кохинхи́нская диаре́я *f*
Strophanthus *m* строфа́нт *m*
Strophulus *m* стро́фулюс *m*
~ **infantum** де́тская почесу́ха *f*
Strudelvene *f* водоворо́тная ве́на *f* (*в сосудистой оболочке глаза*)
Struktur *f* структу́ра *f*
~, **erregbare** возбуди́мая структу́ра *f*
~, **konduktive** проводя́щая структу́ра *f*
Strukturelement *n* структу́рный элеме́нт *m*
Strukturgen *n* структу́рный ген *m*
Strukturhomozygotie *f* структу́рная гомозиго́тность *f*
Strukturwandel *m* измене́ние *n* структу́ры
Struma *f* стру́ма *f*, зоб *m*
~, **aberrierende** аберри́рующий [атипи́чно располо́женный] зоб *m*
~, **akzessorische** аберра́нтная стру́ма *f*
~, **basedowifizierte** базедовифици́рованная стру́ма *f*
~, **bösartige** злока́чественная о́пухоль *f* щитови́дной железы́
~, **eisenharte** твердожеле́зная стру́ма *f*, стру́ма *f* Ри́деля

~, endemische эндемический зоб *m*
~, euthyreote эутиреоидная струма *f*
~, hyperthyreote гипертиреоидный зоб *m*
~, nodöse узловатый зоб *m*
~, parenchymatöse паренхиматозный зоб *m*
~, retrosternale загрудинный зоб *m*
~ sublingualis подъязычная струма *f*
Strumachirurgie *f* хирургия *f* зоба
Strumektomie *f* струмэктомия *f*
Strumitis *f* струмит *m*
Strumpffrostschaden *m* эритроцианоз *m* [посинение *n*] голеней (*у девушек и молодых женщин*)
ST-Senkung *f* депрессия *f* [снижение *n*] сегмента ST (*электрокардиограммы*)
ST-Strecke *f* отрезок *m* ST (*электрокардиограммы*)
Stuart-Prower-Faktor *m* фактор *m* Стюарта — Прауэра (*фактор X свёртывания крови*)
Stückbruch *m* оскольчатый перелом *m*
Studentenangina *f* студенческая ангина *f*, железистая лихорадка *f*, ангина *f* Филатова, инфекционный мононуклеоз *m*
Studie *f* исследование *n*, изучение *n*
~, offene открытое исследование *n*
~, prospektive проспективное исследование *n*
~, retrospektive ретроспективное исследование *n*
~, statistische статистическое исследование *n*
Stufenatrophie *f* **der Alveole** ступенчатая атрофия *f* зубной альвеолы
Stufenbiopsie *f* ступенчатая биопсия *f*
Stufenbiß *m* лестничный прикус *m*
Stufenjahre *n pl* переходный возраст *m*
Stufenplan *n* план *m* постепенного обследования
Stufentest *m* степ-тест *m*
Stuhl *m* стул *m*, кал *m*, испражнения *n pl*
~, acholischer ахолический кал *m*
~, blutiger кровянистый стул *m*
~, dünnflüssiger жидкий стул *m*
~, fragmentierter фрагментированный стул *m*
~, regelmäßiger регулярный стул *m*
~, schaumiger пенистый стул *m*
~, teerfarbiger мелена *f*, дёгтеобразный стул *m*
~, voluminöser обильный стул *m*
Stuhlabgang *m* дефекация *f*
Stuhldrang *m* императивный позыв *m* к дефекации
Stuhleinzelgewicht *n* вес *m* отдельной порции стула
Stuhlfettausscheidung *f s.* **Stearrhoe**
Stuhlfrequenz *f* частота *f* стула
Stuhlgewicht *n* вес *m* стула
Stuhlprobe *f* проба *f* кала (*для исследования*)
Stuhluntersuchung *f* копрологическое исследование *n*
Stuhlverstopfung *f* запор *m*
Stuhlzäpfchen *n* суппозиторий *m*, свеча *f*
Stummallele *n pl* молчащие [немые] аллели *f pl*
Stummel *m*, **Stumpf** *m* культя *f*
Stumpfgebiet *n* область *f* культи
Stumpfheit *f*, **affektive** эмоциональная тупость *f*
Stumpfneurom *n* ампутационная неврома *f*
Stumpfschmerz *m* боль *f* в культе
Stumpfulkus *n* язва *f* культи
Stumpfversorgung *f* лечение *n* культи
24-Stunden-Rhythmus *m* суточный [циркадный] ритм *m*
Stundentagesplan *m* распределение *n* режимных моментов дня в часах
Stupor *m* ступор *m*
~, akinetischer акинетический ступор *m*
~, apathischer апатический ступор *m*
~, depressiver депрессивный ступор *m*
~, epileptischer эпилептический ступор *m*
~, katatonischer кататонический ступор *m*
~, manischer маниакальный ступор *m*
~, melancholischer депрессивный ступор *m*
~ mit der Muskelstarre, katatonischer кататонический ступор *m* с мышечным оцепенением
~ mit wächserner Biegsamkeit, katatonischer кататонический ступор *m* с восковой гибкостью
~, negativischer негативистический ступор *m*
~, psychogener психогенный ступор *m*
Sturm *m*, **vegetativer** вегетативная буря *f*
Sturzgeburt *f* стремительные роды *pl*
Stützendoskopie *f* опорная эндоскопия *f*; опорная ларингоскопия *f*
Stützgerüst *n* опорный каркас *m*
Stützgewebe *n* опорная ткань *f*
~, chordoides хордоидная опорная ткань *f*
Stützkorsett *n* фиксирующий корсет *m*
Stützlaryngoskopie *f* опорная ларингоскопия *f*
Stützsubstanz *f* опорная субстанция *f*
Stütz- und Bewegungsapparat *m* опорно-двигательный аппарат *m*
Stützverband *m* поддерживающая повязка *f*
Stützzahn *m* опорный зуб *m*
Styl *m* штифт *m*
Stylohyoideus *m* шилоподъязычная мышца *f*
Styloid *n* шиловидный отросток *m*
Styloiditis *f* стилоидит *m*
Stypsis *f* остановка *f* кровотечения
subakut подострый
Subaortalstenose *f* субаортальный стеноз *m*
Stubaqualdarmbad *n* субаквальная кишечная ванна *f*
Subarachnoidalblutung *f* субарахноидальное кровоизлияние *n*
~, spinale спинальное субархноидальное кровоизлияние *n*
Subarachnoidalraum *m* субарахноидальное пространство *n*
Subazidität *f* пониженная кислотность *f*
Subdepression *f* субдепрессия *f*
subdermal подкожный
subdiaphragmal поддиафрагмальный
subdural субдуральный
Subduralabszeß *m* субдуральный абсцесс *m*
Subduralraum *m* субдуральное пространство *n*
subendokardial субэндокардиальный
subfebril субфебрильный
Subfebrilität *f* субфебрилитет *m*, субфебрильная температура *f*

Subgene *n pl* субге́ны *m pl*
Subgingivalabszeß *m* субгингива́льный [поддеснево́й] абсце́сс *m*
subglottisch подскла́дочный
subhepatisch подпечёночный
Subileus *m* части́чная [непо́лная] кише́чная непроходи́мость *f*
Subklavia *f* подключи́чная арте́рия *f*
Subklavikulargeräusch *n* шум *m* в подключи́чной о́бласти
subkortikal подко́рковый
Subkultur *f* субкульту́ра *f*
Subkutangewebe *n* подко́жная ткань *f*
Subkutaninjektion *f* подко́жная инъе́кция *f*
Subkutannaht *f* подко́жный шов *m*
Subkutis *f* гиподе́рма *f*, подко́жная клетча́тка *f*
Subletalfaktor *m* сублета́льный фа́ктор *m*
Sublimation *f* сублима́ция *f*, возго́нка *f*
Sublimatlösung *f* сублимацио́нный раство́р *m*
Sublimatnephrose *f* суле́мовый нефро́з *m*
Sublimatniere *f* суле́мовая по́чка *f*
Sublimatvergiftung *f* отравле́ние *n* суле́мой
Sublingualdrüse *f* подъязы́чная железа́ *f*
Sublingualis *f* подъязы́чная слю́нная железа́ *f*
Sublingualtest *m* подъязычная про́ба *f*
Subluxation *f* непо́лный вы́вих *m*, подвы́вих *m*
~ **der Linse** подвы́вих *m* [эктопи́я *f*] хруста́лика
Submandibulardrüse *f* подчелюстна́я железа́ *f*
Submandibularis *f* подчелюстна́я слю́нная железа́ *f*
Submandibularlymphknoten *m* подчелюстно́й лимфати́ческий у́зел *m*
submental субмента́льный, подподборо́дочный
Submerskultur *f* погру́женная *(в питательную среду)* культу́ра *f*
submukös субмуко́зный, подсли́зистый
Submukosa *f* подсли́зистый слой *m*
Subokzipitalpunktion *f* субокципита́льная пу́нкция *f*
Subordinationschronaxie *f* подчинённая хронакси́я *f*
Subpektoralphlegmone *f* субпектора́льная флегмо́на *f*
subperiostal поднадко́стничный
subperitoneal подбрюши́нный
subphrenisch поддиафрагма́льный
Subpopulation *f* субпопуля́ция *f*
Subsepsis *f* **allergica** аллерги́ческий [гиперерги́ческий] субсе́псис *m*, синдро́м *m* Ви́сслера — Фанко́ни
subserös субсеро́зный
subskapular подлопа́точный
Substanz *f* вещество́ *n (s. a.* **Stoff***)*
~, **essentielle** незамени́мое вещество́ *n*
~, **graue** се́рое вещество́ *n (мозга)*
~, **grenzflächenaktive** пове́рхностно-акти́вное вещество́ *n*
~, **harnpflichtige** вещество́ *n*, кото́рое должно́ выделя́ться с мочо́й
~, **isotrope** изотро́пное вещество́ *n*
~, **lipidspiegelsenkende** вещество́ *n*, снижа́ющее у́ровень липи́дов
~, **oberflächenaktive** пове́рхностно-акти́вное вещество́ *n*
~, **weiße** бе́лое вещество́ *n (мозга)*
Substanzverlust *m* **der Cornea** поте́ря *f* вещества́ рогови́цы
Substituent *m* суррога́т *m*, замени́тель *m*
Substitution *f* замеще́ние *n*
Substitutionsbehandlung *f*, **Substitutionstherapie** *f* замести́тельная терапи́я *f*
Substrat *n* **1.** субстра́т *m* **2.** пита́тельная среда́ *f*
Subtalargelenk *n* подтара́нный суста́в *m*
Substilisbazillus *m* сення́я па́лочка *f*
subtotal субтота́льный, почти́ по́лный
subungual подногтево́й
subvalvulär подкла́панный
subvesikal подпузы́рный
subzellulär субкле́точный
Suchdiät *f*, **Suchkost** *f* провокацио́нная [про́бная] дие́та *f (для выявления пищевого аллергена)*
Suchreaktion *f* скри́ннинг-тест *m*
Sucht *f* непреодоли́мое патологи́ческое влече́ние *n (напр. к наркотикам)*
Suchttendenz *f* скло́нность *f* к привыка́нию *(медикаментозному)*
Sudabad *n* субаква́льная кише́чная ва́нна *f*
Sudamina *n pl* потни́ца *f*
Sudanblindheit *f* онхоцерко́з *m*
Sudanophilie *f* суданофили́я *f*
Sudoriferum *n* потого́нное сре́дство *n*
Suffusion *f* пло́ское подко́жное кровоизлия́ние *n*
Suggestibilität *f* внуша́емость *f*
Suggestion *f* внуше́ние *n*, сугге́стия *f*
~, **hypnotische** гипноти́ческое внуше́ние *n*
Suggestivträume *m pl* внушённые сновиде́ния *n pl*
Sugillation *f* кровоподтёк *m*
Suizid *m* суици́д *m*, самоуби́йство *n*
~, **doppelter** двойно́й суици́д *m*
~, **erweiterter** расши́ренный суици́д *m*
Suizidideen *f pl* суицида́льные мы́сли *f pl*
Suizidomanie *f* суицидомани́я *f*
Suizidquote *f* частота́ *f* самоуби́йств
Suizidversuche *m pl* суицида́льные попы́тки *f pl*
Sukkulenz *f* со́чность *f*
Sukzessivblendung *f* после́довательное ослепле́ние *n*
Sukzessivkontrast *m* сукцесси́вный [после́довательный] зри́тельный контра́ст *m*
Sukzinat *n* сукцина́т *m*, янта́рно-ки́слая соль *f*
Sukzinat-Glyzin-Zyklus *m* сукцина́т-глици́новый цикл *m*
Sulcus *m* борозда́ *f*
Sulfatase *f* сульфата́за *f*
Sulfatschlamm *m* сульфа́тный ил *m*
Sulfhämoglobin *n* сульфгемоглоби́н *m*, вердоглоби́н *m* S
Sulfhämoglobinämie *f* сульфгемоглобинеми́я *f*
Sulfonamidphotodermatitis *f* фотодермати́т *m*, возника́ющий при приёме сульфанилами́дных препара́тов

Sulfosalizylsäureprobe *f* сульфосалици́ловая про́ба *f* (*на белок в моче*)
Summation *f* сумма́ция *f*; сумми́рование *n*
Summationspotential *n* суммацио́нный потенциа́л *m*
Summationston *m* сумми́рованный тон *m* (*сердца*)
Summationswirkung *f* сумми́рование *n* эффе́кта
Sumpffieber *n* маляри́я *f*
Superantigen *n* суперантиге́н *m*
Superazidität *f* повы́шенная кисло́тность *f*
Supercilium *n* бровь *f*
Superdominanz *f* сверхдомини́рование *n*
Superfecundatio *f* суперфекунда́ция *f*, сверхзача́тие *n*
Superfetatio *f* суперфета́ция *f*, сверхоплодотворе́ние *n*
Superinfektion *f* суперинфе́кция *f*
Supermotilität *f* повы́шенная подви́жность *f*
Superreduktion *f* сверхреду́кция *f*
Superregeneration *f* гиперрегенера́ция *f*
Supersekretion *f* избы́точная секре́ция *f*
Superzilie *f* бровь *f*
Supination *f* супина́ция *f*, враще́ние *n* кнару́жи
Supinator *m* **1.** мы́шца-супина́тор *f*, мы́шца *f*, враща́ющая кнару́жи **2.** супина́тор *m* (*стелька*)
Supplementargen *n* дополни́тельный ген *m*
Supplementierung *f* дополне́ние *n*
Suppositorium *n* суппозито́рий *m*, свеча́ *f*
Suppressor *m* супре́ссор *m*
Suppressorzelle *f* кле́тка-супре́ссор *m*, T_8-лимфоци́т *m*
Suppurantium *n* **remedium** сре́дство *n*, спосо́бствующее гноеотделе́нию
Suppuration *f* нагное́ние *n*
Suppurationsfieber *n* гно́йная лихора́дка *f*
Suppurationsstadium *n* ста́дия *f* нагное́ния
suppurativ нагнои́тельный; гноя́щийся, гно́йный
supraartikular надсуставно́й
Suprachorioidalraum *m* супрахориоида́льное простра́нство *n*
Supraduktion *f* движе́ние *n* (*глаза*) вверх
supraklavikular надключи́чный
Supraklavikulargrube *f* надключи́чная я́мка *f*
Supraklavikularlymphknoten *m* надключи́чный лимфати́ческий у́зел *m*
Supraklavikularpunkt *m* то́чка *f* Э́рба, надключи́чная то́чка *f*
Suprakortin *n* супракорти́н *m*, вещество́ *n* коры́ надпо́чечников
Suprakutanimpfung *f* нако́жная [ческо́жная] вакцина́ция *f*
Supramentalfalte *f* подбоpо́дочная скла́дка *f*
Supraokklusion *f* супраокклю́зия *f*
supraorbital надглазни́чный
Supraorbitalisneuralgie *f* невралги́я *f* надглазни́чного не́рва
suprapubisch надлобко́вый
Suprarenin *n* адренали́н *m*
Supraspinatus *m* надо́стная мы́шца *f*
suprasymphysär надлобко́вый
supravaginal надвлага́лищный
supravalvulär надкла́панный
supraventrikulär наджелу́дочковый
Supravergenz *f* суправерге́нция *f*, косогла́зие *n* кве́рху
Supraversion *f* одноимённое движе́ние *n* (*глаз*) вверх
supravesikal надпузы́рный
Supravitalfärbung *f* суправита́льная окра́ска *f*
suprazervikal надше́ечный
Supressorgen *n* ген-супре́ссор *m*
Sura *f* икра́ *f* (*ноги*)
Surdomutitas *f* сурдомути́зм *m*, глухонемота́ *f*
Surfactant *n* сурфакта́нт *m*, противоателектати́ческий фа́ктор *m*
Surrogat *n* суррога́т *m*; пищево́й проду́кт-суррога́т *m*
Sursumduktion *f* движе́ние *n* (*глаза*) вверх
Suspension *f* взвесь *f*
~, ölige ма́сляная взвесь *f*
~, wäßrige во́дная взвесь *f*
Suspensionsstabilität *f* суспензио́нная стаби́льность *f*
Suspensorium *n* суспензо́рий *m*, подве́шивающая повя́зка *f*
Süßholz *n* соло́дка *f*, лакри́ца *f*, *Glycyrrhiza*
Süßstoff *m*, **Süßungsmittel** *n* сла́дкое вещество́ *n*
Süßwasserbad *n* ва́нна *f* с пре́сной водо́й
Süßwasserhallenbad *n* закры́тый бассе́йн *m* с пре́сной водо́й
Sutur *f*, **Sutura** *f* шов *m*
Sychnurie *f* поллакиури́я *f*
Sycosis *f* сико́з *m*, фолликули́т *m* бороды́
~ lupoides люпо́идный сико́з *m*
~ non parasitaria непаразита́рный сико́з *m*
~ simplex просто́й сико́з *m*
~ staphylogenes стафилоко́кковый сико́з *m*
Sydenham-Chorea *f* хоре́я *f* Сиденга́ма, обыкнове́нная хоре́я *f*
Symbiose *f*, **fusospirilläre** фузоспирилля́рный симбио́з *m*
Symbioseverfahren *n* ме́тод *m* совме́стного [симбиоти́ческого] культиви́рования (*напр. бактерий*)
Symblepharon *n* симблефаро́н *m*, сраще́ние *n* век
~, totales по́лное сраще́ние *n* ве́ка с гла́зом
Symmelie *f* симмели́я *f*
Sympathektomie *f* симпатэктоми́я *f*
~, periarterielle периартериа́льная симпатэктоми́я *f*
Sympathikoblastom *n* симпатобласто́ма *f*
Sympathikogoniom *n* симпатогонио́ма *f*
Sympathikolyse *f* симпатико́лиз *m*
Sympathikolytikum *n* симпатиколити́ческое сре́дство *n*
Sympathikomimetikum *n* симпатикомимети́ческое сре́дство *n*
Sympathikotonie *f* симпатикотони́я *f*
Sympathikotonus *m* то́нус *m* симпати́ческого отде́ла вегетати́вной не́рвной систе́мы
Sympathikus *m* симпати́ческий нерв *m*
Sympathikusast *m* ветвь *f* симпати́ческого не́рва

Sympathikusblockade *f* блока́да *f* симпати́ческой иннерва́ции о́ргана
Sympathikusfasern *f pl* симпати́ческие воло́кна *n pl*
~, **schmerzafferente** симпати́ческие воло́кна *n pl*, проводя́щие болевы́е и́мпульсы
Sympathikusreizung *f* раздраже́ние *n* симпати́ческого отде́ла вегетати́вной не́рвной систе́мы
Sympathikusresektion *f* сипатэктоми́я *f*
Sympathoblastom *n* симпатобласто́ма *f*
Sympathogoniom *n* симпатогонио́ма *f*
Symphyse *f* симфи́з *m*; соедине́ние *n* косте́й посре́дством хряща́; лобко́вое сочлене́ние *n*
Symphysenscheibe *f* межлобко́вый диск *m*, *Discus interpubicus*
Symplasma *n* симпла́ст *m*
Symptom *n* симпто́м *m*, при́знак *m*
~, **anamnestisches** анамнести́ческий симпто́м *m*
~, **klinisches** клини́ческий симпто́м *m*
~, **negatives** ми́нус-симпто́м *m*
~, **objektives** объекти́вный симпто́м *m*
~, **obligates** облига́тный симпто́м *m*
~, **pathognomonisches** патогномони́чный симпто́м *m*
~, **produktives** плюс-симпто́м *m*
~, **subjektives** субъекти́вный симпто́м *m*
symptomarm малосимпто́мный
symptomatisch симптомати́ческий
Symptomatologie *f* симптоматоло́гия *f*
Symptomenkomplex *m s.* **Syndrom**
symptomfrei, symptomlos бессимпто́мный
Symptomtrias *f* триа́да *f* симпто́мов
Synapse *f* сина́пс *m*
Synarthrose *f* синартро́з *m*
Synästhesie *f* синестези́я *f*
Synchondrose *f* синхондро́з *m*
Synchrodefibrillation *f* синхронизи́рованная дефибрилля́ция *f*
Syncretio *f* сраще́ние *n*
Syndesmologie *f* синдесмоло́гия *f*, уче́ние *n* о свя́зках
Syndesmose *f* синдесмо́з *m*
~, **tibiofibulare** соединительноткáнное соедине́ние *n* берцо́вых косте́й
Syndrom *n* синдро́м *m*, симптомоко́мплекс *m*
~ **der abführenden Schlinge** синдро́м *m* отводя́щей пе́тли
~, **abulisch-akinetisches** абули́чески-акинети́ческий синдро́м *m*
~, **adrenogenitales** адреногенита́льный синдро́м *m*
~, **agastrisches** агастра́льный синдро́м *m*
~, **amentielles** аме́нция *f*
~, **amnestisches** амнести́ческий синдро́м *m*
~, **ängstlich-depressives** трево́жно-депресси́вный синдро́м *m*
~, **apathisches** апати́ческий синдро́м *m*
~, **asthenisch-adynamisches** астеноадинами́ческий синдро́м *m*
~, **asthenisches** астени́ческий синдро́м *m*
~, **asthenisch-vegetatives** астеновегетати́вный синдро́м *m*
~ **der blauen Skleren** синдро́м *m* голубы́х склер
~, **bradikarde-hypotonisches** брадикарди́чески-гипотони́ческий синдро́м *m*
~, **delirantes** дели́рий *m*
~, **depressives** депресси́вный синдро́м *m*
~, **dienzephalisches** диэнцефа́льный синдро́м *m*
~, **epileptiformes** эпилептифо́рмный синдро́м *m*
~, **epiphrenisches** эпифрени́ческий синдро́м *m*, синдро́м *m* Бе́ргмана
~ **des erworbenen Immundefektes** синдро́м *m* приобретённого иммунодефици́та, СПИД *m*
~, **gastrokardiales** гастрокардиа́льный синдро́м *m*, синдро́м *m* Ре́мхельда
~, **halsmarkläsisches** синдро́м *m* пораже́ния ше́йного отде́ла спинно́го мо́зга
~, **hämorrhagisches** геморраги́ческий синдро́м *m*
~, **hebephrenisches** гебефрени́ческий синдро́м *m*
~, **heboides** гебо́идный синдро́м *m*
~, **hepatokardiales** гепатокардиа́льный синдро́м *m*
~, **hepatolienales** гепатолиена́льный синдро́м *m*
~, **hepatorenales** гепатorена́льный синдро́м *m*
~, **hirnstammisches** синдро́м *m* мозгово́го ствола́
~, **hypochondrisches** ипохондри́ческий синдро́м *m*
~, **hypochondrisch-paranoisches** ипохондри́ческий паранои́яльный синдро́м *m*
~, **hypochondrisch-paraphrenes** ипохондри́ческий парафре́нный синдро́м *m*
~, **hysterisches** истери́ческий синдро́м *m*
~, **kardiopulmonales** кардиопульмона́льный синдро́м *m*
~, **katatonisches** кататони́ческий синдро́м *m*
~, **klimakterisches** климактери́ческий синдро́м *m*
~, **konfabulatorisches** конфабулёз *m*
~, **kutano-muko-uveales** ко́жно-сли́зисто-увеа́льный синдро́м *m*, боле́знь *f* Бе́хчета
~, **manisches** маниака́льный синдро́м *m*
~, **Marphansches** синдро́м *m* Марфа́на, арахнодактили́я *f*
~, **mesenzephalisches** мезенцефа́льный синдро́м *m*
~, **neurokutanes** нейроко́жный синдро́м *m*
~, **neurotisches** невроти́ческое состоя́ние *n*
~, **okulopupilläres** глазозрачко́вый синдро́м *m*, синдро́м *m* Го́рнера
~, **okulourethrosynoviales** синдро́м *m* Ре́йтера
~, **oneiroides** онейро́идный синдро́м *m*
~, **orthostatisches** ортостати́ческий синдро́м *m*
~, **paraneoplastisches** паранеопласти́ческий синдро́м *m*
~, **paranoides** парано́идный синдро́м *m*
~, **paranoisches** паранои́яльный синдро́м *m*
~, **polyzystisches** поликисто́зный синдро́м *m*, синдро́м *m* По́ттера
~, **postkommotionelles** посткоммоцио́нный синдро́м *m*
~, **postthrombophlebitisches** посттромбофлеби́тический синдро́м *m*
~, **psychoorganisches** психооргани́ческий синдро́м *m*

~, **pulmo-renales** лёгочно-пóчечный синдрóм *m*, синдрóм *m* Гудпáсчера
~, **schizophrenes** шизофренúческий синдрóм *m*
~ **des Stirnhirns** синдрóм *m* лóбной дóли
~ **uveo-aphthosum** увеоафтóзный синдрóм *m*, болéзнь *f* Бéхчета
~, **vertebrogenes** вертеброгéнный синдрóм *m*
~ **der zuführenden Schlinge** синдрóм *m* приводя́щей пéтли (*после резекции желудка*)
Syndrome *n pl*, **überdeckende** перекрёстные синдрóмы *m pl*
Synechie *f* синехúя *f*, сращéние *n*, спáйка *f*
~ **im Kammerwinkel** гониосинехúя *f*
~, **ringförmige hintere** зáдняя круговáя синехúя *f*
Synergie *f*, **Synergismus** *m* синергúзм *m*
Synergiste *m pl* мы́шцы-синергúсты *f pl*
syngen сингéнный
Synkarzinogenese *f* синканцерогенéз *m* (*синергизм канцерогенных факторов*)
Synkarzinolyse *f* синкарцинóлиз *m* (*синергизм противоопухолевых факторов*)
Synkinese *f* содрýжественное движéние *n*
Synklitismus *m* синклитúзм *m*
Synkope *f* синкопé *n*, глубóкий óбморок *m*
Synophthalmie *f* синофтальмúя *f* (*вариант циклопии*)
Synostose *f* синостóз *m*
~ **des Sternums, prämature** преждеврéменный синостóз *m* грудúны, синдрóм *m* Зúльбермана
Synovektomie *f* синовэктомúя *f*
Synovia *f* синовиáльная жúдкость *f*
Synovialfalte *f* склáдка *f* синовиáльной оболóчки
Synovialflüssigkeit *f* синовиáльная жúдкость *f*
Synovialflüssigkeitszytologie *f* цитолóгия *f* синовиáльной жúдкости
Synovialhaut *f*, **Synovialis** *f*, **Synovialmembran** *f* синовиáльная оболóчка *f*
Synovialom *n* синовиалóма *f*, синовиóма *f*
Synovialsarkom *n* синовиáльная саркóма *f*
Synovialzotte *f* ворсúнка *f* синовиáльной оболóчки
Synovialzyste *f* синовиáльная кистá *f*
Synoviom *n s.* **Synovialom**
Synovitis *f* синовúт *m*, воспалéние *n* синовиáльной оболóчки
Synthetase *f* синтетáза *f*, лигáза *f*
Syntonie *f* синтóнность *f*
Syntonine *n pl* синтонúны *m pl*, ацидальбумúны *m pl*
Syntonisation *f*, **regressive** регрессúвная синтóнность *f*
Syntropie *f* синтропúя *f*
~, **sukzessive** сукцессúвная синтропúя *f*, сочетáние *n* болéзней с разры́вом во врéмени
~, **simultane** синтропúя *f*, одновремéнное сочетáние *n* болéзней
Synurie *f* синурúя *f*
synzytiell синцитиáльный
Synzytiotrophoblast *m* синцитиотрофоблáст *m*
Synzytium *m* синцúтий *m*
Syphilid *n* сифилúд *m*
~, **corymbiformes** коримбифóрмный сифилúд *m*
~, **großgummöses** крупногуммóзный (*в виде крупных гумм*) сифилúд *m*
~, **kleingummöses** сифилúд *m* в вúде мéлких гумм
~, **mikropapulöses** сифилúд *m* в вúде мéлких пáпул
~, **psoriasiformes** псориазифóрмный сифилúд *m*
Syphilis *f* сúфилис *m*, люэс *m*
~, **angeborene** врождённый [конгенитáльный, коннатáльный] сúфилис *m*
~, **dekapitierte** «обезглáвленный» сúфилис *m*
~, **endemische** эндемúческий сúфилис *m*
~, **frambösiforme** фрамбезифóрмный сúфилис *m*
~ **gangraenosa** гангренóзный сúфилис *m*
~ **ignorata** «нераспóзнанный» сúфилис *m*
~ **innocentium** сúфилис *m* «невúнных»
~, **postnatal erworbene** сúфилис *m*, приобретённый пóсле рождéния
~ **professionalis** профессионáльный сúфилис *m* (*заражение медицинского персонала*)
~, **sekundäre** вторúчный сúфилис *m*
~, **tertiäre** третúчный сúфилис *m*
~ **transfusionalis** трансфузиóнный сúфилис *m*
~, **unbehandelte** нелéченный сúфилис *m*
syphilitisch сифилитúческий
syphilogen сифилитúческого происхождéния
Syphilom *n* сифилóма *f*
Syphilomanie *f*, **Syphilophobie** *f* патологúческая боя́знь *f* сúфилиса
Syringadenoma *n* **papilliferum** сосóчковая сирингаденóма *f*
Syringektomie *f* сирингэктомúя *f*, иссечéние *n* свищá
Syringobulbie *f* сирингобульбúя *f*
Syringocystadenoma *n*, **Syringom** *n* сирингóма *f*, сирингоцистаденóма *f*
~ **der Rumpfhaut, eruptives** эруптúвная сирингóма *f* кóжи тýловища
~ **der Unterlider** сирингóма *f* в óбласти нúжних век
Syringomyelie *f* сирингомиелúя *f*
Sysom *n* двойнóе урóдство *n* близнецóв со сращёнными тýловищами
System *n* систéма *f*
~, **afferentes** афферéнтная систéма *f*
~, **blutbildendes** кроветвóрная систéма *f*
~, **efferentes** эфферéнтная систéма *f*
~, **endokrines** эндокрúнная систéма *f*
~, **hämolytisches** гемолитúческая систéма *f*
~, **harnableitendes** мочевыводя́щая систéма *f*
~, **hypothalamohypophysäres** гипоталамогипофизáрная систéма *f*
~, **retikuloendotheliales** ретикулоэндотелиáльная [ретикулогистиоцитáрная] систéма *f*
~, **urogenitales** мочеполовáя систéма *f*
Systemametropie *f* рефракциóнная аметропúя *f*
Systemangiosarkomatose *f* систéмный ангиосаркоматóз *m*
Systemerkrankung *f* систéмное заболевáние *n*
Systemerythrodermien *f pl* систéмные эритродермúи *f pl*

Systemhämoblastose *f* системный гемобластоз *m*
Systemmykose *f* генерализованный микоз *m*
Systemreaktion *f* общая [системная] реакция *f*
Systole *f* систола *f*
~, **elektrische** электрическая систола *f*
~, **kompensatorische** компенсаторное сердечное сокращение *n*
~, **mechanische** механическая систола *f*
Systolendauer *f* длительность *f* систолы
S-Zacke *f* S-зубец *m* *(электрокардиограммы)*
Szintielektrokymographie *f* сцинтиэлектрокимография *f*
Szintigramm *n* сцинтиграмма *f*
Szintigraphie *f*, **Szintillographie** *f* сцинтиграфия *f*
~, **tomographische** томографическая сцинтиграфия *f*
Szintitest *m* сцинтилляционная проба *f*
Szirrhus *m* скирр *m*, фиброзный рак *m*

T

Tabak *m* табак *m*
Tabak-Amblyopie *f* никотиновая амблиопия *f*
Tabakbeutelnaht *f* кисетный шов *m*
Tabaklunge *f*, **Tabakose** *f* табакоз *m*
Tabardillofieber *n* мексиканский [блошиный, эндемический сыпной] тиф *m*
Tabatiere *f* анатомическая табакерка *f*
Tabelle *f*, **genealogische** генеалогическая таблица *f*, родословная *f*
Tabes *f* **dorsalis** сухотка *f* спинного мозга
TAB-Impfstoff *m* вакцина *f* против паратифов А и В
Tablette *f* таблетка *f*
~, **darmlösbare** кишечно-растворимая таблетка *f*
Taboparalyse *f* табетический паралич *m*
Tabo-Schema *n* схема *f* [шкала *f*] ТАБО, схема *f* для обозначения главных меридианов астигматического глаза
Tabu *n* табу *n*
Tachyarrhythmie *f* тахиаритмия *f*
Tachydyspnoe *f* одышка *f* с высокой частотой дыхательных движений
Tachykardie *f* тахикардия *f*
~, **anfallsweise** приступообразная тахикардия *f*
~, **emotionelle [neurogene]** неврогенная тахикардия *f*
~, **nodulare** узловая тахикардия *f*
~, **orthostatische** ортостатическая тахикардия *f*
~, **paroxismale** пароксизмальная тахикардия *f*
~, **physiologische** физиологическая тахикардия *f*
~, **reflektorische** рефлекторная тахикардия *f*
~, **supraventrikuläre** суправентрикулярная [наджелудочковая] тахикардия *f*
~, **ventrikuläre** желудочковая тахикардия *f*
Tachyoszillogramm *n* тахиосциллограмма *f*
Tachyphagie *f* тахифагия *f*
Tachyphylaxie *f* тахифилаксия *f*
Tachypnoe *f* одышка *f*
Tachysystolie *f* тахисистолия *f*
Taenia *f* ленточный глист *m*
Taeniarhynchosis *f* тениаринхоз *m*
Taenifuga *n pl* **remedia** антигельминтозные средства *n pl*
Taeniose *f* заболевание *n*, вызванное ленточными глистами
Tafelkokken *m pl* сарцины *f pl*
Tafelwasser *n* столовая вода *f* *(минеральная)*
Tag *m*, **fruchtbarer** день *m*, в который возможно зачатие
Tagblindheit *f* никталопия *f*
Tagesausscheidung *f* суточное выделение *n*
Tagesbedarf *m* суточная потребность *f*
~ **an Grundnährstoffen [Hauptnahrungsstoffen]** суточная потребность *f* в основных пищевых веществах
Tagesbericht *m* ежедневный отчёт *m*
Tagesblutvolumen *n* суточный объём *m* крови
Tageschirurgie *f* хирургия *f* одного дня
Tagesdienst *m* дневное дежурство *n*
Tagesdosis *f* суточная доза *f*
~, **annehmbare** допустимая суточная доза *f* *(напр. токсических веществ)*
Tagesgabe *f* суточная доза *f* при приёме внутрь
Tagesharn *m* суточная моча *f*
Tageslichtbeleuchtung *f* естественное освещение *n*
Tageslichtquotient *m* коэффициент *m* естественной освещённости
Tagesmaximaldosis *f* максимальная суточная доза *f*
Tagesprofil *n* суточная кривая *f* *(напр. гликемии)*
Tagesrhythmus *m* суточный [циркадный] ритм *m*
Tagesschlaf *m* дневной сон *m*
Tagessehen *n* дневное зрение *n*
Tagessichtigkeit *f*, **eigentliche** гемералопия *f*, ночная [куриная] слепота *f*
Tagesurinmenge *f* суточное количество *n* мочи, суточный диурез *m*
Tagesverpflegung *f* суточный рацион *m*
Tageswasserverbrauchsschwankung *f* суточная неравномерность *f* водопотребления
Tag-Nacht-Rhythmus *m s.* **Tagesrhythmus**
Tag-Nacht-Stereotyp *m* суточный стереотип *m*
Tagsehen *n* дневное зрение *n*
Taktgefühl *n* осязание *n*, тактильное чувство *n*
Talg *m* сало *n* *(кожное)*; секрет *m* сальных желёз
Talgdrüse *f* сальная железа *f*
Talgdrüsenadenom *n* аденома *f* сальной железы
Talgdrüsenhyperplasie *f*, **senile** старческая гиперплазия *f* сальных желёз
Talgdrüsennaevus *n* невус *m* сальных желёз
Talgdrüsenstein *m* себолит *m*, камень *m* [конкремент *m*] сальной железы
Talgdrüsentumor *m* опухоль *f* сальной железы
Talgdrüsenzyste *f* киста *f* сальной железы
Talgfluß *m* себорея *f*
Talgzyste *f* атерома *f*, сальная киста *f*
Talk *m* тальк *m*
Talkumgranulom *n* тальковая гранулёма *f*

Talokalkaneonavikulargelenk *n* тара́нно-пя́точно-ладьеви́дный суста́в *m*
Talokruralgelenk *n* голеносто́пный суста́в *m*
Talus *m* тара́нная кость *f*
Taluskopf *m* голо́вка *f* тара́нной ко́сти
Tampon *m* тампо́н *m*
Tamponbinde *f* туру́нда *f*
Tamponende *n* коне́ц *m* тампо́на
Tangentialfaser *f* тангенциа́льное волокно́ *n*
Täniose *f* тенио́з *m*, тениидо́з *m*
Tannenzapfen *m* эпи́физ *m*, шишкови́дная железа́ *f*
Tannin *n* танни́н *m*
T-Antigen *n* внутрикле́точный Т-антиге́н *m* о́пухолевых кле́ток
Tanzwut *f* хоре́я *f*, пля́ска *f* свято́го Ви́тта
Taphophobie *f* тафофоби́я *f*
Targetzelle *f* мишеневи́дный эритроци́т *m*
Tarsaldrüsen *f pl* тарза́льные [мейбо́миевы] же́лезы *f pl* ве́ка
Tarsalkanal *m* тарза́льный [предплюснево́й] кана́л *m*
Tarsalmuskel *m* мы́шца *f*, поднима́ющая ве́ко
Tarsaltunnelsyndrom *n* плюснево́й тунне́льный синдро́м *m*
Tarsektomie *f* удале́ние *n* косте́й предплю́сны
Tarsoklasie *f* тарзоклази́я *f* (*оперативный перелом костей предплюсны с целью коррекции дефекта*)
Tarsometatarsalgelenk *n* предплю́сне-плюснево́й суста́в *m*
Tarsorrhaphie *f* тарсорафи́я *f*, блефарорафи́я *f*
Tarsus *m* **1.** предплю́сна *f* **2.** хрящ *m* ве́ка
Tasche *f* карма́н *m*, карма́шек *m*
Taschenband *n*, **Taschenfalte** *f* желу́дочковая скла́дка *f*, ло́жная голосова́я свя́зка *f*
Taschenfaltenstimme *f* голосообразова́ние *n* при колеба́ниях желу́дочковых скла́док
Taschenhörgerät *n* карма́нный слухово́й аппара́т *m*
Taschenklappe *f* полулу́нный кла́пан *m*
Taschenstein *m* зубно́й поддеснево́й ка́мень *m*
Taschkentgeschwür *n* ко́жный лейшманио́з *m*, боле́знь *f* Боро́вского
Tastblindheit *f* астереогно́з *m*
Tastempfindlichkeit *f* такти́льная чувстви́тельность *f*
Tastempfindung *f* такти́льное ощуще́ние *n*, такти́льное восприя́тие *n*
Tastgefühl *n* осяза́ние *n*, такти́льное чу́вство *n*
Tasthalluzinationen *f pl* такти́льные [осяза́тельные] галлюцина́ции *f pl*
Tastillusionen *f pl* такти́льные [осяза́тельные] иллю́зии *f pl*
Tastkörperchen *n* такти́льное не́рвное те́льце *n*, те́льце *n* Ме́йсснера
Tastrezeptor *m* осяза́тельный реце́птор *m*
Tastscheibe *f* такти́льный диск *m*, диск *m* Ме́ркеля
Tastschwelle *f* поро́г *m* такти́льной чувстви́тельности
Tastsinn *m* такти́льная чувстви́тельность *f*
Taststörung *f* расстро́йство *n* осяза́ния
Tastuntersuchung *f* пальпато́рное иссле́дование *n*
Tätowierung *f* татуиро́вка *f*
Taube *m* глухо́й *m*
Taubheit *f* глухота́ *f*
~, **hysterische** истери́ческая глухота́ *f*
~, **neurale** неврое́нная глухота́ *f*
~, **plötzliche** внеза́пная глухота́ *f*
~, **sensorische** сенсо́рная глухота́ *f*
Taubstumme *m* глухонемо́й *m*
Taubstummenanstalt *f* заведе́ние *n* для глухонемы́х
Taubstummheit *f* глухонемота́ *f*
Tauchbad *n* погружна́я ва́нна *f*
Taucherkrankheit *f* кессо́нная [водола́зная, декомпрессио́нная] боле́знь *f*
Taucherotitis *f* бароотит *m*, оти́т *m* ныря́льщиков
Tauchkropf *m* «ныря́ющий» зоб *m*
Tauchlinse *f* погружна́я [иммерсио́нная] ли́нза *f*
Taufliege *f* дрозофи́ла *f*
tauglich го́дный, приго́дный
~, **bedingt** усло́вно го́дный
Tauglichkeit *f* **der Lebensmittel zum Frischverkehr** приго́дность *f* проду́кта для пита́ния без дополни́тельной обрабо́тки
Tauglichkeitsuntersuchung *f* определе́ние *n* го́дности
Taumelgefühl *n* чу́вство *n* поте́ри равнове́сия
Taumelschritt *m* шата́ющаяся похо́дка *f*, нетвёрдый шаг *m*
Taurocholsäure *f* таурохо́левая кислота́ *f*
Täuschung *f* **1.** обма́н *m*; фальсифика́ция *f* (*напр. пищевых продуктов*) **2.** заблужде́ние *n*, оши́бка *f*; иллю́зия *f*
~, **optische** обма́н *m* зре́ния
Taxis *f* та́ксис *m*
Tay-Sachs-Gangliosidose *f* ганглиозидо́з *m* Те́я — Са́кса
Tbc-Kurheim *n* санато́рий *m* для туберкулёзных больны́х
T-Binde *f* Т-обра́зная повя́зка *f*
T-Drain *n* Т-обра́зный дрена́ж *m*
Teamarbeit *f* брига́дный ме́тод *m* рабо́ты (*врачей различных специальностей*)
Teambehandlung *f* брига́дное обслу́живание *n* больны́х
Technik *f*, **diagnostische** диагности́ческая те́хника *f*
Tee *m* чай *m*
~, **schweißtreibender** потого́нный чай *m*
Teelöffel *m* ча́йная ло́жка *f* (*для дозирования препаратов*)
Teer *m* дёготь *m*
Teerakne *f* дегтя́рные угри́ *m pl*
Teerausschlag *m* сыпь *f*, вы́званная дёгтем
Teerfinnen *f pl* дегтя́рные прыщи́ *m pl*
Teerkarzinom *n s.* **Teerkrebs**
Teerkrätze *f* ко́жный зуд *m*, вы́званный дёгтем
Teerkrebs *m* рак *m*, вы́званный дёгтем
Teermelanose *f* мелано́з *m* ко́жи, вы́званный дёгтем
Teerstuhl *m* дёгтеобра́зный стул *m*

Teerzyste *f* киста́ *f* с дёгтеобра́зным содержи́мым; шокола́дная киста́ *f*
Tegmen *n* кры́ша *f*, покры́шка *f*
Teil *m* часть *f*
Teilabreibung *f* ме́стное обтира́ние *n*
Teilantigen *n* непо́лный антиге́н *m*, гапте́н *m*
Teilbad *n* ме́стная ва́нна *f*
Teildruck *m* парциа́льное давле́ние *n*
Teilentspannung *f* части́чное расслабле́ние *n*, части́чная релакса́ция *f*
Teilerscheinung *f* одно́ из проявле́ний (*напр. болезни*)
Teilimmunität *f* непо́лный [части́чный] иммуните́т *m*
Teilkörperexposition *f* лока́льное облуче́ние *n*
Teilmassage *f* ме́стный масса́ж *m*
Teilnekrose *f* части́чный некро́з *m*
Teilpackung *f* ме́стное обёртывание *n*
Teilpneumothorax *m* части́чный пневмото́ракс *m*
Teilprothese *f* части́чный проте́з *m*
Teilremission *f* непо́лная реми́ссия *f*
Teilresektion *f* резе́кция *f*
Teilschädigung *f* части́чное поврежде́ние *n*
Teilung *f* деле́ние *n*
~, **direkte** прямо́е деле́ние *n*
Teilungsgift *n* митоти́ческий яд *m*
Teilungsprodukt *n* проду́кт *m* деле́ния
Teilungsstelle *f* ме́сто *n* деле́ния
Tektorialmembran *f* покро́вная мембра́на *f* (*кортиева органа*)
Teleangiektasie *f* телеангиэктази́я *f*
~, **eruptive** внеза́пно возника́ющая телеангиэктази́я *f*
~, **hereditäre hämorrhagische** врождённая геморраги́ческая телеангиэктази́я *f*
~, **netzförmige** ретикуля́рная [сетеви́дная] телеангиэктази́я *f*
~, **stern- und spinnenförmige** звёздчатая и паутинообра́зная телеангиэктази́я *f*
~, **wellenförmige** волнообра́зная телеангиэктази́я *f*
Telegraphistenkrampf *m* су́дорога *f* телеграфи́стов
Teleneuron *n* перифери́ческий дви́гательный нейро́н *m*
Telenzephalon *n* коне́чный мозг *m*
Teleröntgenographie *f* телерентгенографи́я *f*
Teleskop-Anastomose *f*, **nahtlose** бесшо́вный телескопи́ческий анастомо́з *m*
Telestroboskopie *f* телестробоскопи́я *f*, стробоскопи́я *f* с телевизио́нным изображе́нием
Temperament *n* темпера́мент *m*
~, **cholerisches** холери́ческий темпера́мент *m*
~, **melancholisches** меланхоли́ческий темпера́мент *m*
~, **phlegmatisches** флегмати́ческий темпера́мент *m*
~, **sanguinisches** сангвини́ческий темпера́мент *m*
Temperatur *f* температу́ра *f*
Temperaturabfall *m* паде́ние *n* температу́ры
temperaturabsteigend с постепе́нным пониже́нием температу́ры (*о воде в ванне*)
temperaturansteigend с постепе́нным повыше́нием температу́ры (*о воде в ванне*)
Temperaturanstieg *m* нараста́ние *n* [повыше́ние *n*] температу́ры
Temperaturdifferenz *f* ра́зность *f* температу́р
Temperaturempfindung *f* ощуще́ние *n* температу́ры
Temperaturgradient *m*, **vertikaler** вертика́льный температу́рный градие́нт *m*
Temperaturkurve *f* температу́рная крива́я *f*
Temperaturmeßstelle *f* ме́сто *n* измере́ния температу́ры
Temperaturmessung *f* измере́ние *n* температу́ры
Temperaturregulation *f* терморегуля́ция *f*
Temperaturregulationslabilität *f* неусто́йчивость *f* терморегуля́ции
Temperaturregulationszentrum *n* центр *m* регуля́ции температу́ры
Temperaturrezeptor *m* термореце́птор *m*
Temperaturschwankungen *f pl* колеба́ния *n pl* температу́ры
Temperaturüberempfindlichkeit *f* термогиперестези́я *f*
Temperaturumkehr *f* температу́рная инве́рсия *f*
temporal висо́чный
Temporalarteriitis *f* висо́чный артери́ит *m*
Temporalis *f* висо́чная арте́рия *f*
Temporalisfaszie *f* фа́сция *f* висо́чной мы́шцы
Temporallappen *m* висо́чная до́ля *f* мо́зга
Temporallappenepilepsie *f* висо́чная эпилепси́я *f*
Temporomandibulargelenk *n* висо́чно-нижнечелюстно́й суста́в *m*
Temulenz *f* шата́ющаяся похо́дка *f*
Tenalgie *f* теналги́я *f*, боль *f* в сухожи́лии
Tenazität *f* контагио́зность *f*
Tendinitis *f* тендини́т *m*, воспале́ние *n* сухожи́лия
Tendobursitis *f* тендобурси́т *m*
Tendoperiostitis *f* тендопериости́т *m*
Tendovaginitis *f* тендоваги́нит *m*, воспале́ние *n* сухожи́льного влага́лища
Tenesmus *m* тене́змы *pl*
Tennisellenbogen *m* «те́ннисный ло́коть» *m*, эпикондили́т *m* плеча́
Tenonitis *f* теноні́т *m*
Tenorrhaphie *f* сухожи́льный шов *m*
Tenotomie *f* тенотоми́я *f*
Tensio *f* натяже́ние *n*; напряже́ние *n*
Tensometrie *f* тензометри́я *f*
Tensor *m* натя́гивающая [напряга́ющая] мы́шца *f*
Tentoriumriß *m* разры́в *m* мозжечко́вого намёта
Teratoblastom *n* тератобласто́ма *f*
Teratogenese *f*, **Teratogenie** *f* тератогене́з *m*
Teratoid *n* эмбрио́ид *m*, незре́лая терато́ма *f*
Teratokarzinom *n* тератокарцино́ма *f*
Teratologie *f* тератоло́гия *f*
Teratom *n* терато́ма *f*
~, **embryonales** эмбриона́льная терато́ма *f*
~, **reifes** зре́лая терато́ма *f*
~, **unreifes** незре́лая терато́ма *f*
Terminalstadium *n* термина́льная ста́дия *f*

Terminalzacke *f* терминáльный зубéц *m* (*электрокардиограммы*)
Terminalzustand *m* терминáльное [агонáльное] состоя́ние *n*
Terrainkur *f* терренкýр *m* (*лечение дозированной ходьбой*)
Terrainkurort *m* курóрт *m* с терренкýрами
Terrainkurweg *m* маршрýт *m* терренкýра
Tertiana *f* терциáна *f*, трёхдневная маляри́я *f*
Tertianaparasit *m* плазмóдий *m* трёхдневной маляри́и, *Plasmodium vivax*
Test *m* прóба *f*, тест *m*, испытáние *n*
Testbakterien *f pl* тест-бактéрии *f pl*
Testbatterie *f* батарéя *f* тéстов
Test-Brillengestell *n* прóбная очкóвая опрáва *f*
Test-Brillenglas *n* прóбная очкóвая ли́нза *f*
Testdosis *f* прóбная дóза *f*
Testerythem *n* прóбная [контрóльная] эритéма *f*
Testflüssigkeit *f* жи́дкость *f*, взя́тая для прóбы
Testierung *f* тести́рование *n*
Testikel *m*, **Testis** *m* яи́чко *n*
Testkeime *m pl* тест-микрóбы *m pl*
Testkultur *f* тест-культýра *f*
Testlösung *f* стандáртный раствóр *m*
Testmahlzeit *f* прóбный зáвтрак *m*
Testmedikation *f* прóбное введéние *n* лекáрства
Testmethode *f* мéтод *m* исслéдования
Test-Mikroorganismen *m pl* тест-микроргани́змы *m pl*
Testovar *n* тестовáриум *m*, половáя железá *f* гермафроди́та
Testperson *f* испытýемый *m*
Testpräparat *n* эталóнный препарáт *m*
Testserum *n* стандáртная [контрóльная] сы́воротка *f*
Testudo *f* черепáшья повя́зка *f*
Testverfahren *n* мéтод *m* проведéния испытáния
Tetanie *f* тетани́я *f*
~, **gastrische** желýдочная тетани́я *f*
~, **hypokalziämische** гипокальциеми́ческая тетани́я *f*
~, **infantile** спазмофили́я *f*, тетани́я *f* детéй
Tetaniestar *m* тетани́ческая катарáкта *f*
Tetanolysin *n* тетанолизи́н *m*, гемотокси́ческий столбня́чный токси́н *m*
Tetanus *m* столбня́к *m*
Tetanusantiserum *n* столбня́чная антисы́воротка *f*
Tetanus-Formoltoxoid *n* столбня́чная вакци́на *f*, инактиви́рованная формали́ном
Tetanushämolysin *n* столбня́чный гемолизи́н *m*
Tetanusklostridien *f pl* клостри́дии *f pl* столбнякá
Tetanuschutzimpfung *f* профилакти́ческая приви́вка *f* прóтив столбнякá
Tetanusserum *n* противостолбня́чная сы́воротка *f*
Tetanustoxin *n* столбня́чный токси́н *m*
Tetanustoxoid *n* столбня́чный токсóид *m*
Tetrade *f* тетрáда *f*
Tetrakokkus *m* тетракóкк *m*
Tetraparese *f* тетрапарéз *m*
Tetraplegie *f* тетраплеги́я *f*, квадриплеги́я *f*
Tetravakzine *f* тетравакци́на *f*
Teufelskreis *m* порóчный круг *m*
Teufelsgrippe *f* «дья́вольский грипп» *m*, эпидеми́ческая плевродини́я *f*
Texasfieber *n* пироплазмóз *m*, техáсская лихорáдка *f*
Textilprothese *f* тексти́льный протéз *m*
Textur *f* ткань *f*
Thalamenzephalon *n* талами́ческий мозг *m*
Thalamotomie *f* рассечéние *n* зри́тельного бугрá
Thalamus *m* зри́тельный бугóр *m*
Thalamusschmerz *m* талами́ческая боль *f*
Thalamusstrahlung *f* лучи́стость *f* [лучи́стый венéц *m*] зри́тельного бугрá
Thalassämie *f* талассеми́я *f*, мишеневи́дно-клéточная анеми́я *f*
~ **major** эритробла́стная [средиземномóрская] анеми́я *f*, анеми́я *f* Кýли
~, **minimale** минимáльная талассеми́я *f*
~ **minor** мáлая талассеми́я *f*, синдрóм *m* Риéтти — Грéппи — Микéли
Thalassoprophylaxe *f* талассопрофилáктика *f*, профилакти́ческий курс *m* лечéния в услóвиях морскóго кли́мата
Thalassotherapie *f* талассотерапи́я *f*
Thanatogenese *f* танатогенéз *m*
Thanatologie *f* танатолóгия *f*, учéние *n* о смéрти
Thanatophobie *f* танатофóби́я *f*, страх *m* смéрти
Theka *f* кáпсула *f*; оболóчка *f*
Thekazelltumor *m*, **Thekom** *n* текóма *f*, тéка-клéточная óпухоль *f*
Thelaziosis *f* телязиóз *m*
Thelitis *f* воспалéние *n* соскá молóчной железы́
Thelorrhagie *f* кровотечéние *n* из соскá молóчной [груднóй] железы́
Thelytokie *f* телитоки́я *f*, нали́чие *n* тóлько жéнского потóмства
Therapeutik *f* наýка *f* о лечéнии болéзней
Therapeutikum *n* лечéбное срéдство *n*
Therapie *f* терапи́я *f*, лечéние *n*
~, **abwartende** выжидáющее лечéние *n*
~, **adjuvante** применéние *n* дополни́тельных мéтодов лечéния
~, **allgemeinstimulierende** общестимули́рующая терапи́я *f*
~, **alternierende** перемежáющаяся [преры́вистая] терапи́я *f*
~, **ätiotrope** *s.* **Therapie, kausale**
~, **chirurgische** хирурги́ческое лечéние *n*
~, **desensibilisierende** десенсибилизи́рующая терапи́я *f*
~, **diätische** диетотерапи́я *f*
~, **hämostatische** кровоостанáвливающая [гемостати́ческая] терапи́я *f*
~, **heterohormonale** лечéние *n* гормóнами противополóжного пóла
~, **immunomodulierende** иммуномодули́рующая терапи́я *f*
~, **kausale** причи́нная [каузáльная, этиотрóпная] терапи́я *f*
~, **konservative** консервати́вное лечéние *n*
~, **manuelle** мануáльная терапи́я *f*
~, **medikamentöse** лекáрственное [медикаментóзное] лечéние *n*

~, **pathogenetische** патогенети́ческая терапи́я *f*
~, **physikalische** физи́ческая терапи́я *f*, лече́ние *n* физи́ческими фа́кторами
~, **radikale** радика́льное лече́ние *n*
~, **rückfallverhütende** противорециди́вное лече́ние *n*
~, **spezifische** специфи́ческое лече́ние *n*
~, **stoßartige** уда́рное лече́ние *n*, пульс-терапи́я *f*
~, **stützende** подде́рживающая терапи́я *f*
~, **symptomatische** симптомати́ческое лече́ние *n*
~, **unspezifische** неспецифи́ческая терапи́я *f*
~, **urgente** урге́нтная [неотло́жная, сро́чная] терапи́я *f*
~, **zytostatische** цитостати́ческая терапи́я *f*
Therapieabbruch *m* прекраще́ние *n* лече́ния
therapiebedürftig нужда́ющийся в лече́нии
Therapiedauer *f* дли́тельность *f* [продолжи́тельность *f*] лече́ния
Therapieerfolg *m* результа́т *m* [эффе́кт *m*] лече́ния
Therapiekontrolle *f* контро́ль *m* за хо́дом лече́ния
Therapiepause *f* переры́в *m* в лече́нии
Therapieprogramm *n* програ́мма *f* лече́ния
therapierefraktär, therapieresistent не поддаю́щийся лече́нию
Therapieschema *n* схе́ма *f* [план *m*] лече́ния
Therapieverlaufskontrolle *f* контро́ль *m* хо́да лече́ния
Therapiewahl *f* вы́бор *m* ме́тода [спо́соба] лече́ния
Thermalbad *n* **1.** терма́льная минера́льная ва́нна *f* **2.** куро́рт *m* с терма́льными минера́льными во́дами
Thermoaerosole *n pl* термоаэрозо́ли *m pl*
Thermobakterien *f pl* термобакте́рии *f pl*
Thermographie *f* термографи́я *f*, теплови́дение *n*
Thermohyperästhesie *f* гипертерместези́я *f*
Thermokardiographie *f* термокардиографи́я *f*
Thermokaustik *f* термока́устика *f*
Thermolabilität *f* термолаби́льность *f*
Thermometer *n* термо́метр *m*
thermophil теплолюби́вый
Thermoplegie *f* теплово́й уда́р *m*
Thermopräzipitation *f* термопреципита́ция *f*, реа́кция *f* Асколи
Thermoregulation *f* терморегуля́ция *f*
Thermorezeptor *m* терморецептор *m*, температу́рный реце́птор *m*
Thesaurismose *f* тезауризмо́з *m*, боле́знь *f* накопле́ния
Thesauropathie *f* тезауропати́я *f*
Thiamin *n* тиами́н *m*, витами́н *m* B_1
Thiaminase *f* тиамина́за *f*, анейрина́за *f*
Thiolgruppe *f* тио́ловая гру́ппа *f*
Thiosäuren *f pl* тиокисло́ты *f pl*
Thioserin *n* цисте́ин *m*
Thiozyansäure *f* тиоциа́новая кислота́ *f*, рода́нисто-водоро́дная кислота́ *f*
Thorakalmark *n* грудно́й отде́л *m* спинно́го мо́зга
Thorakalnerv *m* грудно́й спинномозгово́й нерв *m*
Thorakalumfang *m* окру́жность *f* груди́
Thorakalwirbel *m* грудно́й позвоно́к *m*
Thorakodynie *f* торакодини́я *f*, боль *f* в грудно́й кле́тке
Thorakokaustik *f* торакока́устика *f*
Thorakolyse *f* торако́лиз *m*
Thorakophrenolaparotomie *f* торакофренолапаротоми́я *f*
Thorakoplastik *f* торакопла́стика *f*
Thorakoschisis *f* расще́лина *f* грудно́й кле́тки
Thorakoskopie *f* торакоскопи́я *f*
Thorakotomie *f* торакотоми́я *f*
Thorakozentese *f* торакоценте́з *m*
Thorax *m* грудна́я кле́тка *f*
Thoraxatmung *f* грудно́е дыха́ние *n*
Thoraxchirurgie *f* грудна́я [торака́льная] хирурги́я *f*
Thoraxendoskopie *f* торакоскопи́я *f*
Thoraxerkrankungen *f pl* боле́зни *f pl* о́рганов грудно́й кле́тки
Thoraxfensterung *f* фенестра́ция *f* грудно́й кле́тки
Thoraxkompression *f* сдавле́ние *n* грудно́й кле́тки
Thoraxoperation *f* торака́льная опера́ция *f*
Threonin *n* треони́н *m*
Thrombangiitis *f* тромбангии́т *m*
Thrombarteriektomie *f* тромбартериэктоми́я *f* (*резекция тромбированного участка артерии*)
Thrombarteriitis *f* тромбартерии́т *m*
Thrombasthenie *f* тромбастени́я *f*, боле́знь *f* Гла́нцманна — Не́гели
Thrombektomie *f* тромбэктоми́я *f*
Thrombenbildung *f* тромбообразова́ние *n*
Thrombenlösung *f s.* Thrombolyse
Thrombenprädisposition *f* предрасположе́ние *n* к тромбообразова́нию
Thrombenverschluß *m* обтура́ция *f* тро́мбом
Thrombin *n* тромби́н *m*
Thrombinzeit *f* тромби́новое вре́мя *n*
Thromboelastographie *f* тромбоэластографи́я *f*
Thromboembolie *f* тромбоэмболи́я *f*
Thromboendokarditis *f* тромбоэндокарди́т *m*
~, **parietale** париета́льный тромбоэндокарди́т *m*
Thrombogen *n* тромбоге́н *m*
Thrombogenese *f* тромбогене́з *m*
Thrombokinase *f* тромбокина́за *f*
Thrombolymphangitis *f* тромболимфанги́т *m*
Thrombolyse *f* тромбо́лиз *m*, ли́зис *m* тро́мба
~, **intravenöse** внутриве́нный тромбо́лиз *m*
~, **systemische** систе́мный тромбо́лиз *m*
Thrombolysetherapie *f* тромболити́ческая терапи́я *f*
Thrombopathie *f* тромбопати́я *f*
~, **hämorrhagische** геморраги́ческая тромбопати́я *f*
~, **konstitutionelle** конституциона́льная тромбопати́я *f*, синдро́м *m* Ви́ллебранда — Ю́ргенса
Thrombopenie *f* тромбопени́я *f*, тромбоцитопени́я *f*

Thrombophilie *f* тромбофили́я *f*
Thrombophlebitis *f* тромбофлеби́т *m*
Thromboplastin *n* тромбопласти́н *m*
Thromboplastinzeit *f* тромбопласти́новое вре́мя *n*
Thrombopylephlebitis *f* тромбопилефлеби́т *m*
Thrombose *f* тромбо́з *m*
~, blande тромбо́з *m*, не свя́занный с инфици́рованием
~, marantische маранти́ческий тромбо́з *m*
Thrombosehäufigkeit *f* частота́ *f* тромбо́зов
Thromboseprophylaxe *f* профила́ктика *f* тромбо́за
Thromboserisiko *n* риск *m* [опа́сность *f*] тромбо́за
Thrombovaskulitis *f* тромбоваскули́т *m*
Thrombozyt *m* тромбоци́т *m*
Thrombozytämie *f* тромбоцитеми́я *f*
Thrombozytenadhäsivität *f* адгези́вность *f* тромбоци́тов
Thrombozytenaggregation *f* агрега́ция *f* тромбоци́тов
Thrombozytendystrophie *f* тромбоцитодистрофи́я *f*
Thrombozytenkonzentrat *n* тромбоцита́рная ма́сса *f*
Thrombozytenkrise *f* тромбоцита́рный криз *m*
Thrombozytenschwäche *f* тромбастени́я *f*
Thrombozytensturz *m* ре́зкое паде́ние *n* числа́ тромбоци́тов
Thrombozytenüberlebenszeit *f* срок *m* жи́зни тромбоци́тов
Thrombozythämie *f* тромбоцитеми́я *f*
Thrombozytolyse *f* тромбоцито́лиз *m*
Thrombozytopenie *f* тромбоцитопени́я *f*
~, osteosklerotische остеосклероти́ческая тромбоцитопени́я *f*
Thrombozytopoese *f* тромбоцитопоэ́з *m*
Thrombozytose *f* тромбоцито́з *m*
Thrombus *m* тромб *m*
~, abgeschwemmter отслои́вшийся тромб *m*
~, gemischter сме́шанный тромб *m*
~, hyaliner гиали́новый тромб *m*
~, obturierender обтури́рующий тромб *m*
~, reitender нае́здник *m (тромб)*
~, roter кра́сный тромб *m*
~, wandständiger присте́ночный тромб *m*
~, weißer бе́лый тромб *m*
Thrombusauflösung *f s.* **Thrombolyse**
Thymektomie *f* тимэктоми́я *f*
Thymidin *n* тимиди́н *m*
Thymitis *f* тими́т *m*, воспале́ние *n* ви́лочковой железы́
Thymoleptikum *n* тимоле́птик *m*, антидепресси́вный препара́т *m*
Thymoltrübungstest *m* тимо́ловя про́ба *f*
Thymom *n* тимо́ма *f*
~, epidermoides эпидермо́идная тимо́ма *f*
~, epitheliales эпителиа́льная тимо́ма *f*
~, granulomatöses *s.* **Thymom, riesenzelliges**
~, lymphoepitheliales лимфоэпителиа́льная тимо́ма *f*
~, lymphoides лимфо́идная тимо́ма *f*
~, riesenzelliges гигантокле́точная [гранулемато́зная] тимо́ма *f*
~, spindelzelliges веретенокле́точная тимо́ма *f*
Thymopathie *f* тимопати́я *f*
Thymopsyche *f* тимопси́хика *f*
Thymozyt *m* тимоци́т *m*
Thymus *m* ти́мус *m*, ви́лочковая [зо́бная] железа́ *f*
Thymusagenesie *f* агенези́я *f* ви́лочковой железы́
Thymusalymphoplasie *f* алимфоплази́я *f* ти́муса, синдро́м *m* [боле́знь *f*] Ги́тлина
Thymusaplasie *f* аплази́я *f* ви́лочковой железы́
Thymusentfernung *f* тимэктоми́я *f*
Thymushypoplasie *f* гипоплази́я *f* ти́муса, синдро́м *m* [боле́знь *f*] Ди Джо́рджи
Thymuspersistenz *f* персисте́нция *f* ви́лочковой железы́
Thymusrestkörper *m* оста́ток *m* ви́лочковой железы́
Thymusschlagader *f* арте́рия *f* ви́лочковой железы́
Thymustod *m* внеза́пная смерть *f* при персисте́нции ти́муса
Thyreoglobulin *n* тиреоглобули́н *m*
Thyreoidea *f* щитови́дная железа́ *f*
Thyreoidektomie *f* тиреоидэктоми́я *f*, удале́ние *n* щитови́дной железы́
Thyreoiditis *f* тиреоиди́т *m*, воспале́ние *n* щитови́дной железы́
~, autoimmune аутоимму́нный тиреоиди́т *m* Хасимо́то
Thyreokalzitonin *n* тиреокальцитони́н *m*
Thyreostaticum *n* тиреостати́ческое сре́дство *n*
Thyreotoxikose *f* тиреотоксико́з *m*
Thyreotropin *n* тиреотропи́н *m*, тиреотро́пный гормо́н *m* гипо́физа
Thyrosinose *f* тирозино́з *m*
Thyroxin *n* тирокси́н *m*
Tibia *f* большеберцо́вая кость *f*
Tibiakondylus *m* мы́щелок *m* большеберцо́вой ко́сти
Tibialis *f* большеберцо́вый нерв *m*
Tibialislähmung *f* парали́ч *m* большеберцо́вого не́рва
Tibialisphänomen *n* тибиа́льный фено́мен *m*, фено́мен *m* Штрю́мпеля
Tibialis-posterior-Reflex *m* рефле́кс *m* с за́днего большеберцо́вого не́рва
Tibiofibulargelenk *n* суста́в *m* берцо́вых косте́й
Tiefatmen *n* глубо́кое дыха́ние *n*
Tiefendosis *f* глуби́нная до́за *f*
Tiefenerwärmung *f* глубо́кое прогрева́ние *n*
Tiefenpsychologie *f* глуби́нная психоло́гия *f*
Tiefenschärfe *f* глубина́ *f* ре́зкости
Tiefenschmerz *m* глубо́кая боль *f*
Tiefensehen *n* зри́тельное восприя́тие *n* глубины́
~, echte соверше́нное глуби́нное зре́ние *n*
~, monokulares монокуля́рное восприя́тие *n* глубины́
Tiefensensibilität *f* проприоцепти́вная чувстви́тельность *f*
Tiefenverlagerung *f* смеще́ние *n* вглубь

Tiefenwahrnehmung *f s.* **Tiefensehen**
tieffrequent низкочастóтный (*о тоне, шуме*)
Tiefkühlung *f* глубóкое охлаждéние *n*
Tieftemperaturkonservierung *f* консерви́рование *n* глубóким охлаждéнием
tierexperimentell в эксперимéнтах на живóтных
Tierfellnävus *m* пигмéнтно-волосянóй нéвус *m*
Tierliebe *f* скотолóжество *n*, зоофили́я *f*
Tiermodell *n* экспериментáльная модéль *f*
Tierpassage *f* пассáж *m* (*микроорганизма*) чéрез живóтных
Tierseuche *f* эпизооти́я *f*
Tierversuch *m* эксперимéнт *m* на живóтных
Tigerherz *n* «тигрóвое» сéрдце *n* (*пятнистый миокард при жировой дистрофии*)
Tigroidsubstanz *f* тигрóидное веществó *n*, субстáнция *f* Ни́сcля
Tigrolyse *f* тигрóлиз *m* (*растворение тигроидных веществ*)
Tinea *f* лишáй *m*, грибкóвое поражéние *n*
~ **alba** бéлый лишáй *m*
~ **amiantacea** асбестови́дный лишáй *m*
~ **flava** жёлтый лишáй *m*
~ **imbricata** черепицеобрáзный лишáй *m*
~ **nigra** чёрный лишáй *m*
~ **tropicalis** тропи́ческий лишáй *m*
Tinktion *f* окрáска *f*
Tinktur *f* настóйка *f*
Tinnitus *m* **aurium** ушнóй шум *m*
Tinnitusbehandlung *f* лечéние *n* по пóводу ушнóго шýма
Tinnitusentstehung *f* возникновéние *n* ушнóго шýма
Tintenstiftverätzung *f* ожóг *m* черни́льным [хими́ческим] карандашóм (*напр. роговицы*)
Tissulartherapie *f* тканевáя терапи́я *f*
Titer *m* титр *m*
Titeranstieg *m* нарастáние *n* ти́тра
Titerbewegung *f*, **Titerdynamik** *f* динáмика *f* ти́тров
Titration *f* титровáние *n*
Titrieranalyse *f* титрометри́ческий анáлиз *m*
T-Lymphozyt *m* Т-лимфоци́т *m*
TNM-System *n* систéма *f* классификáции опухолей TNM
Tochterblase *f* дочéрний пузы́рь *m* (*эхинококка*)
Tochterchromosom *n* дочéрняя хромосóма *f*
Tochtergeschwür *n* дочéрняя [втори́чная] я́зва *f*
Tochterkern *m* дочéрнее ядрó *n*
Tochterzelle *f* дочéрняя клéтка *f*
Tod *m* смерть *f*; ги́бель *f*
~, **allgemeiner** смерть *f* органи́зма
~, **antenataler** антенатáльная смерть *f*
~, **biologischer** биологи́ческая смерть *f*
~, **intranataler** интранатáльная смерть *f*
~, **klinischer** клини́ческая смерть *f*
~, **natürlicher** естéственная смерть *f*
~, **örtlicher** некрóз *m*, «мéстная смерть» *f*
~, **plötzlicher** внезáпная смерть *f*
~, **postnataler** постнатáльная смерть *f*
~, **schwarzer** чумá *f*
Todesangst *f* страх *m* смéрти
Todesart *f* вид *m* смéрти
Todesdosis *f* смертéльная дóза *f*
Todesfall *m* слýчай *m* смéрти
Todeskrampf *m* предсмéртная сýдорога *f*
Todesursache *f* причи́на *f* смéрти
Todesursachenstatistik *f* стати́стика *f* причи́н смéрти
Todesvorbote *m* предвéстник *m* смéрти
Todeswunde *f* смертéльная рáна *f*
Todeszeichen *n* при́знак *m* смéрти
Todkranke *m* смертéльно больнóй *m*
tödlich смертéльный
Tödlichkeit *f* летáльность *f*
Togaviren *n pl* тогави́русы *m pl*
Toilette *f* туалéт *m*, убóрная *f*
~, **öffentliche** общéственная убóрная *f*
Tokodynamographie *f* токодинамографи́я *f*
Tokodynamometrie *f* токодинамометри́я *f*
Tokogramm *n* токогрáмма *f*
Tokographie *f* токографи́я *f* (*графическая регистрация родовой деятельности*)
Tokologie *f* токолóгия *f* (*учение о родовой деятельности*)
Tokometrie *f* токометри́я *f*
Tokopherol *n* токоферóл *m*, витами́н *m* Е
Tolerabilität *f*, **Toleranz** *f* толерáнтность *f*, переноси́мость *f* (*лекарств*)
~, **immunologische** иммунологи́ческая толерáнтность *f*
~ **der Mikroorganismen zu Sterilisationsmitteln** устóйчивость *f* микрооргани́змов к срéдствам стерилизáции
Toleranzdosis *f* толерáнтная [переноси́мая] дóза *f*
Toleranzentwicklung *f* разви́тие *n* толерáнтности
Toleranzgrenze *f* предéл *m* толерáнтности
Toleranzüberschreitung *f* превышéние *n* предéла вынóсливости
tolerieren переноси́ть (*напр. лечение*)
Tollwut *f* бéшенство *n*, *rabies*
Tollwutschutzimpfung *f* предохрани́тельная приви́вка *f* прóтив бéшенства
Tollwutvakzine *f* вакци́на *f* прóтив бéшенства
Tollwutvirus *n* ви́рус *m* бéшенства
Tomatengesicht *n* крáсное лунообрáзное лицó *n* (*при болезни Кушинга*)
Tomatenurtikaria *f* крапи́вница *f* при употреблéнии томáтов
Tomogramm *n* томогрáмма *f*
Tomographie *f* томографи́я *f*
Ton *m*, **weißer** бéлая гли́на *f*, *bolus alba*
Tonaudiogramm *n* тонáльная аудиогрáмма *f*
Tonaudiometrie *f* тонáльная аудиометри́я *f*
tone decay test *engl.* тест *m* исчезновéния [распáда] тóна, тест *m* Кáрхарта
Tongehör *n* тонáльный слух *m*
Tonhöhenempfindung *f* ощущéние *n* высоты́ звýка
Tonikum *n* тонизи́рующее [тони́ческое] срéдство *n*
tonisieren тонизи́ровать
tonlos беззвýчный
tonnenförmig бочкообрáзный
Tonnenkarzinom *n* бочкови́дная деформáция *f*

шéйки мáтки при рáке цервикáльного канáла
Tonographie *f* тонографи́я *f*
Tonometrie *f* тонометри́я *f*, измерéние *n* давлéния
Tonoskopie *f* тоноскопи́я *f*, офтальмодинамометри́я
Tonreiz *m* звуковóй раздражи́тель *m*
Tonschwelle *f* звуковóй [тонáльный] порóг *m*
Tonschwellenschwund *m* исчезновéние *n* [распáд *m*] тóна при тéсте Кáрхарта
tonsillar тонзилля́рный
Tonsillarabszeß *m* миндáликовый [тонзилля́рный] абсцéсс *m*
Tonsille *f* миндáлина *f*
Tonsillektomie *f* тонзиллэктоми́я *f*
Tonsillektomienachblutung *f* посттонзиллэктоми́ческое кровотечéние *n*
tonsillektomieren производи́ть тонзиллэктоми́ю
Tonsillenbett *n* лóже *n* миндáлины
Tonsillenkonkrement *n* кáмень *m* миндáлины
Tonsillenquetschung *f* выдáвливание *n* прóбок из лаку́н миндáлин
Tonsillenstein *m* кáмень *m* миндáлины
Tonsillitis *f* тонзилли́т *m*
tonsillogen тонзиллогéнный
Tonsillolith *m* кáмень *m* миндáлины
Tonsillotomie *f* тонзиллотоми́я *f*
Tontaubheit *f* глухотá *f* на зву́ки определённой частоты́
Tonus *m* тóнус *m*
Tonusabfall *m* снижéние *n* тóнуса
Tonusänderung *f* изменéние *n* тóнуса
Tonuserhöhung *f* повышéние *n* тóнуса
Tonuslage *f* харáктер *m* тóнуса
Tonussteigerung *f* повышéние *n* тóнуса
Tonusverlust *m* потéря *f* тóнуса
Tonwahrnehmung *f* восприя́тие *n* звýка
Topalgie *f* топалги́я *f* (*боль в ограниченной области*)
~, **hysterische** истери́ческая топалги́я *f*
Topästhesie *f* топэстези́я *f*, восприя́тие *n* мéста прикосновéния
Topfgeräusch *n* звук *m* трéснувшего горшкá
Tophus *m* тóфус *m*, подагри́ческий ýзел *m*
topisch мéстный
Torfsuspensionsbad *n* разводня́я вáнна *f* из торфяны́х гря́зей
Torpidität *f* торпи́дность *f*
Torsion *f* скру́чивание *n*; перекру́чивание *n*, закру́чивание *n*
Torsionsbewegungen *f pl* вращáтельные движéния *n pl* (*тела*)
Torsionsbruch *m* торсиóнный перелóм *m*
Torsionsdystonie *f* торсиóнная дистони́я *f*
Torsionsspasmus *m* торсиóнный спазм *m*
Torticollis *f* кривошéя *f*
Tortuositas *f* **vasorum retinae** изви́тость *f* сосу́дов сетчáтки
Torulose *f* торулёз *m*, криптококкóз *m*, европéйский бластомикóз *m*
Torusalanästhesie *f* торусáльная анестези́я *f*
Torwächter *m* приврáтник *m*, *Pylorus*
tot мёртвый

Totalaphasie *f* пóлная афази́я *f*
Totaldemenz *f* тотáльное слабоу́мие *n*
Totalerhebung *f* сплошнóе исслéдование *n*
Totalexstirpation *f* пóлная экстирпáция *f* [пóлное удалéние *n*] óргана
Totalexzision *f* пóлное иссечéние *n*
Totalfarbenblindheit *f* ахромази́я *f*, пóлная цветовáя слепотá *f*
Totalfastenkur *f* лечéние *n* пóлным гóлодом
Totalnekrose *f* тотáльный некрóз *m*
Totalprolaps *m* пóлное выпадéние *n*, пóлный пролáпс *m*
Totalprothese *f* пóлный протéз *m*
Totalresektion *f* пóлное иссечéние *n*
Totalstar *m*, **angeborener** врождённая тотáльная катарáкта *f*
Totalverschluß *m* пóлное закры́тие *n*
Tote *m* мертвéц *m*
Totenfinger *m* «мёртвый пáлец» *m*, синдрóм *m* Рейнó
Totenfleck *m* тру́пное пятнó *n*
Totengesicht *n* лицó *n* Гиппокрáта
Totenkrampf *m* предсмéртная су́дорога *f*
Totenladenbildung *f* формировáние *n* [образовáние *n*] секвестрáльной корóбки
Totenschauhaus *n* анатоми́ческий теáтр *m*
Totenschein *m* свидéтельство *n* о смéрти
Totenstarre *f* тру́пное окоченéние *n*
Totenverbrennung *f* кремáция *f*
Totgeburt *f* рождéние *n* мёртвого ребёнка; мертворождéние *n*
Totimpfstoff *m* уби́тая вакци́на *f*
Totraum *m* мёртвое прострáнство *n*
Tötung *f* умерщвлéние *n*
Totvakzine *f* уби́тая вакци́на *f*
Tourniquet-Syndrom *n* турникéтный синдрóм *m*
toux bitonale *franz.* обертóн *m* при кáшле
Toxämie *f* токсеми́я *f*
toxic epidermal necrolysis *engl.* токси́ческий некроэпидермóлиз *m*
toxic goitre *engl.* токси́ческий зоб *m*
Toxigenizität *f* токсигéнность *f*
Toxikodynamik *f* токсикодинáмика *f*
Toxikoinfektion *f* токсикоинфéкция *f*
~, **alimentäre** пищевáя токсикоинфéкция *f*
Toxikologie *f* токсиколóгия *f*
Toxikomanie *f* токсикомани́я *f*; наркомáния *f*
Toxikometrie *f* токсикометри́я *f*
Toxikose *f* токсикóз *m*
~ **mit Exsikkose** токсикóз *m* с эксикóзом (*у грудных детей*)
Toxik-Schock-Syndrom *n* синдрóм *m* токси́ческого шóка
Toxin *n* токси́н *m*
~, **entgiftetes** *s.* **Toxoid**
Toxinämie *f* токсинеми́я *f*
Toxin-Antitoxin-Reaktion *f* реáкция *f* токси́н — антитокси́н
Toxinbindungsvermögen *n* спосóбность *f* свя́зывания токси́на
Toxineinwirkung *f* воздéйствие *n* токси́на
Toxinneutralisation *f* нейтрализáция *f* токси́на
Toxizität *f* токси́чность *f*
Toxizitätsindex *m* и́ндекс *m* токси́чности

Toxoid *n* анатокси́н *m*, токсо́ид *m*, обезвре́женный токси́н *m*
Toxokardiose *f* токсокардио́з *m*
Toxoplasma *n* токсопла́зма *f*
Toxoplasmin *n* токсоплазми́н *m*
Toxoplasmose *f* токсоплазмо́з *m*
~, **erworbene** приобретённый токсоплазмо́з *m*
~, **konnatale [pränatale]** врождённый токсоплазмо́з *m*
~, **viszerale** висцера́льный токсоплазмо́з *m*
Trabantenzelle *f* блужда́ющая клётка *f*
Trabekel *f* трабе́кула *f*
Trabekelarterie *f* трабекуля́рная арте́рия *f*
Trabekelblase *f* трабекуля́рный мочево́й пузы́рь *m*, мочево́й пузы́рь *m* с гипертрофи́ей мышц
Trabekelsystem *n* систе́ма *f* трабе́кул
Trabekelvene *f* трабекуля́рная ве́на *f*
Trabekulotomie *f* трабекулотоми́я *f*
Trachea *f* трахе́я *f*
Tracheaabriß *m* отры́в *m* трахе́й
Tracheabifurkation *f* бифурка́ция *f* трахе́и
Tracheachirurgie *f* хирурги́я *f* трахе́и
Trachealanastomose *f* анастомо́з *m* трахе́и
Trachealdiphtherie *f* дифтери́я *f* трахе́и
Trachealkanüle *f* трахеотоми́ческая каню́ля *f*, трахеотоми́ческая тру́бка *f*
Trachealkatarrh *m* катара́льный трахеи́т *m*
Trachealkatheter *m* трахеа́льный кате́тер *m*
Trachealknorpel *m* трахеа́льный [трахе́йный] хрящ *m*
Trachealknorpelring *m* хрящево́е кольцо́ *n* трахе́и
Trachealruptur *f* разры́в *m* трахе́и
Trachealstenose *f* стено́з *m* трахе́и
Trachealtubus *m* трахеа́льная тру́бка *f*
Tracheitis *f* трахеи́т *m*
Tracheobronchialbaum *m* трахеобронхиа́льное де́рево *n*
Tracheobronchialsystem *n* трахеобронхиа́льная систе́ма *f*
Tracheobronchitis *f* трахеобронхи́т *m*
Tracheobronchomegalie *f* трахеобронхомегали́я *f*, боле́знь *f* Мунье́ — Ку́на
Tracheobronchoskopie *f* трахеобронхоскопи́я *f*
Tracheomalazie *f* трахеомаля́ция *f*
Tracheopexie *f* трахеопекси́я *f*, подшива́ние *n* трахе́и
Tracheostenose *f* стено́з *m* [суже́ние *n*] трахе́и
Tracheostoma *n* трахеосто́ма *f*
Tracheostomie *f* трахеостоми́я *f*
Tracheotomie *f* трахеотоми́я *f*
Tracheotomiekanüle *f s.* **Trachealkanüle**
Tracheotomietubus *m* трахеотоми́ческая тру́бка *f*
Trachom *n* трахо́ма *f*
Trachombehandlung *f* лече́ние *n* трахо́мы
Trachomkörperchen *n pl* клёточные включе́ния *n pl* при трахо́ме
Trachomvirus *n* ви́рус *m* трахо́мы
Tragbett *n* переносна́я крова́ть *f*
Tragbeutel *m* суспензо́рий *m*
Trägerfunktion *f* тра́нспортная фу́нкция *f*
Trägerprotein *n* бело́к-носи́тель *m*
Trägerstoff *m* вещество́-перено́счик *n*
Tragetuch *n* косы́ночная повя́зка *f*
Tragstuhl *m* стул *m* для перено́ски больны́х
Tragzeit *f* срок *m* [пери́од *m*] бере́менности
Trainergerät *n* тренажёр *m*
Training *n* трениро́вка *f*; тре́нинг *m*
~, **autogenes** аутоге́нный тре́нинг *m*
~, **sportliches** спорти́вная трениро́вка *f*
Trainingsbehandlung *f* восстанови́тельное лече́ние *n* на осно́ве физи́ческой трениро́вки
Trainingsbelastung *f* трениро́вочная нагру́зка *f*
Trainingsbradykardie *f* брадикарди́я *f* спортсме́нов
Trainingsintensität *f* интенси́вность *f* трениро́вки
Trainingszustand *m* состоя́ние *n* трениро́ванности
Traktion *f* тра́кция *f*, вытяже́ние *n*
Traktionsbehandlung *f* лече́ние *n* вытяже́нием
Traktionsdivertikel *n* тракцио́нный диверти́кул *m*
Trance *f*, **Trancezustand** *m* транс *m*
Träne *f* слеза́ *f*
Tränen *f pl*, **künstliche** иску́сственные слёзы *f pl*
Tränenableitung *f* слезоотведе́ние *n*
Tränenabsonderung *f* слезоотделе́ние *n*
Tränenapparat *m* слёзный аппара́т *m*, слёзные о́рганы *m pl*
Tränenbein *n* слёзная кость *f*
Tränendrüse *f* слёзная железа́ *f*
~, **akzessorische** дополни́тельная слёзная железа́ *f*
Tränendrüsenentzündung *f* дакриоадени́т *m*
Tränendrüsenhypertrophie *f* гипертрофи́я *f* слёзной железы́
Tränendrüsenmumps *m* воспале́ние *n* слёзной железы́ при сви́нке [эпидеми́ческом пароти́те]
Tränendrüsenschlagader *f* слёзная арте́рия *f*, *Arteria lacrimalis*
Tränenfluß *m* дакриоре́я *f*, слезотече́ние *n*
Tränengang *m* слёзный кана́л *m*
Tränengangerweiterung *f* расшире́ние *n* слёзного кана́ла
Tränengangverengerung *f* суже́ние *n* слёзного кана́ла
Tränengas *n* слезоточи́вый газ *m*
Tränengrube *f* я́мка *f* слёзной железы́
Tränengrubenpunkt *m* слёзная то́чка *f*
Tränenkanälchen *n* слёзный кана́лец *m*
Tränenkarunkel *f* слёзное мясцо́ *n*
Tränenlaufen *n* дакриоре́я *f*, слезотече́ние *n*
Tränenleitung *f* слезоотводя́щий аппара́т *m*
Tränennasengang *m*, **Tränennasenkanal** *m* носослёзный кана́л *m*, *Canalis nasolacrimalis*
Tränennasengangstenose *f* стрикту́ра *f* носослёзного кана́ла
Tränennasengangverschluß *m* непроходи́мость *f* слезоотводя́щих путе́й
Tränenpapille *f* слёзный сосо́чек *m*
Tränenpunkt *m* слёзная то́чка *f*
Tränensack *m* слёзный мешо́к *m*
Tränensackeiterung *f* гно́йный дакриоцисти́т *m*
Tränensackentzündung *f* дакриоцисти́т *m*

Tränensackgrube *f* я́ма *f* слёзного мешка́
Tränensackphlegmone *f* флегмо́на *f* слёзного мешка́
Tränensee *m* слёзное о́зеро *n*
Tränensekretion *f* слезоотделе́ние *n*
Tränenstein *m* дакриоли́т *m*
Tränenträufeln *n* дакриоре́я *f*, слезотече́ние *n*
Tränenwärzchen *n* слёзный сосо́чек *m*
Tränenweg *m* слезоотводя́щий [слёзный] путь *m*
Tränenwegverletzung *f* ране́ние *n* слезоотводя́щих путе́й
Tranquil(l)izer *m* транквилиза́тор *m*, атаракти́ческое сре́дство *n*
transabdominal трансабдомина́льный, чрезбрюши́нный
Transaminase *f* трансамина́за *f*, аминотрансфера́за *f*
Transaminierung *f* трансамини́рование *n*
Transazetylierung *f* трансацетили́рование *n*
transdermal трансдерма́льный, чреско́жный
Transducensphag *m* трансдуци́рующий фаг *m*
Transducer *m* преобразова́тель *m*
Transduktion *f* трансду́кция *f*
~, **abortive** аборти́вная трансду́кция *f*
~, **allgemeine** о́бщая [неспецифи́ческая] трансду́кция *f*
~, **lokale** локализо́ванная [специфи́ческая] трансду́кция *f*
~, **prophagengekoppelte** трансду́кция *f*, сце́пленная с профа́гами
Transduktionstest *m* трансдукцио́нный тест *m*
Transduodenalspülung *f* промыва́ние *n* то́нкого кише́чника че́рез дуодена́льный зонд
Transfer *m* перено́с *m*
Transferase *f* трансфера́за *f*
Transferfaktor *m* трансфе́р-фа́ктор *m*, фа́ктор *m* перено́са
Transferrin *n* трансферри́н *m*
Transformation *f* трансформа́ция *f*, преобразова́ние *n*
~, **maligne** малигниза́ция *f*, злока́чественное перерожде́ние *n*
Transfundierbarkeit *f* возмо́жность *f* перелива́ть кровь
Transfusion *f* трансфу́зия *f*, перелива́ние *n* (*кро́ви*)
Transfusionshepatitis *f* сы́вороточный гепати́т *m*
Transfusionsinfektion *f* трансфузио́нная инфе́кция *f*
Transfusionskomplikation *f* (пост)трансфузио́нное осложне́ние *n*
Transfusionsmalaria *f* трансфузио́нная маляри́я *f*
Transfusionsreaktion *f*, **pyrogene** пироге́нная трансфузио́нная реа́кция *f*
Transfusionsschock *m* трансфузио́нный шок *m*
Transfusionstherapie *f* трансфузио́нная терапи́я *f*, лече́ние *n* перелива́нием кро́ви
Transfusionsunfall *m*, **Transfusionszwischenfall** *m s.* **Transfusionskomplikation**
Transheterogenote *f* трансгетерогено́та *f*
Transheterozygote *f* трансгетерозиго́та *f*

Transillumination *f*, **diasklerale** диафаноскопи́я *f*, диасклера́льное просве́чивание *n*
Transitionalzell(en)karzinom *n* перехо́дно-кле́точный рак *m*
Transitzeit *f*, **gastrointestinale** вре́мя *n* прохожде́ния пи́щи по желу́дочно-кише́чному тра́кту
Transkapsidation *f* транскапсида́ция *f* (*ви́руса*)
Transkonfiguration *f* трансконфигура́ция *f*, трансположе́ние *n*
transkortikal транскортика́льный
transkutan транскута́нный, чреско́жный
translabyrinthär транслабири́нтный, чрезлабири́нтный
translaryngeal трансларинге́альный, чрезгорта́нный
Translationsmigration *f* трансляцио́нная мигра́ция *f*
Translokation *f* транслока́ция *f*
~, **balancierte** сбаланси́рованная транслока́ция *f*
~, **dizentrische** дицентри́ческая транслока́ция *f*
~, **reziproke** реципро́кная транслока́ция *f*
~, **unbalancierte** несбаланси́рованная транслока́ция *f*
Translokationsmutante *f* транслокацио́нный мута́нт *m*
Transmembranpotential *n* трансмембра́нный [мембра́нный] потенциа́л *m*
Transmethylierung *f* трансметили́рование *n*
Transmineralisation *f* трансминерализа́ция *f*
Transmission *f* переда́ча *f*, перено́с *m* (*возбуди́теля, боле́зни*)
Transmissions-Computertomographie *f* трансмиссио́нная компью́терная томографи́я *f*
Transmissionskrankheit *f* трансмисси́вная боле́знь *f*
Transmissivinfektion *f* трансмисси́вная инфе́кция *f*
Transmitter *m*, **Transmittersubstanz** *f* медиа́тор *m*
Transmuraldruck *m* трансмура́льное давле́ние *n*
Transmutation *f* трансмута́ция *f*
transnasal трансназа́льный; трансназа́льно, че́рез нос
Transovarialübertragung *f* трансовариа́льная переда́ча *f*
Transparenz *f* прозра́чность *f*
transperitoneal *s.* **transabdominal**
Transphosphorylase *f* трансфосфорила́за *f*, фосфотрансфера́за *f*
Transphosphorylierung *f* трансфосфорили́рование *n*
Transpiration *f* ко́жное [чреско́жное] дыха́ние *n*
Transplantat *n* трансплanта́т *m*
~, **freies** свобо́дный трансплантáт *m*
~, **syngenes** синге́нный трансплантáт *m*
Transplantatabstoßung *f* отторже́ние *n* трансплантáта
Transplantatanheilung *f* приживле́ние *n* трансплантáта
Transplantatantigen *n* антиге́н *m* трансплантáта
Transplantatempfänger *m* реципие́нт *m* трансплантáта

Transplantatentnahme *f* забóр *m* трансплантáта
Transplantaternährung *f* питáние *n* трансплантáта
Transplantat-gegen-Empfänger-Reaktion *f* реáкция *f* «трансплантáт прóтив хозя́ина»
Transplantation *f* трансплантáция *f*, пересáдка *f*
~, **xenoplastische** ксенопласти́ческая трансплантáция *f*
Transplantationsimmunität *f* трансплантациóнный иммуни́тéт *m*
Transplantationsmetastase *f* трансплантациóнный [имплантациóнный] метастáз *m*
Transplantationsmethode *f* мéтод *m* трансплантáции
Transplantationsmyokarditis *f* трансплантациóнный миокарди́т *m*, синдрóм *m* Рапопóрта
Transplantationstumor *m* транспланти́рованная [переви́тая] óпухоль *f*
Transplantatkonservierung *f* консерви́рование *n* трансплантáта
Transplantatlager *n* лóже *n* трансплантáта
Transplantatreaktion *f* реáкция *f* на трансплантáт
Transplantatspender *m* дóнор *m* трансплантáта
Transplantatstruktur *f* структýра *f* трансплантáта
Transplantatüberleben *n* пережив́ание *n* трансплантáта
Transplantatunterfläche *f* ни́жняя повéрхность *f* трансплантáта
transplantiert транспланти́рованный, пересáженный
transplazentär трансплацентáрный
transportabel транспортáбельный
transportieren транспорти́ровать; перевози́ть; переноси́ть
Transportimmobilisierung *f* трáнспортная иммобилизáция *f*
Transportkapazität *f* трáнспортная ёмкость *f*
Transportprotein *n* белóк-переносчик *m*, трáнспортный белóк *m*
Transportruhigstellung *f* трáнспортная иммобилизáция *f*
Transposition *f* транспози́ция *f*
transseptal сквозь (носовýю) перегорóдку
Transsexualismus *m* транссексуали́зм *m*
Transsudat *n* транссудáт *m*
Transsudat-Exsudat *n* транссудáт-экссудáт *m*
transtemporal транстемпорáльный, чрезвисóчный
transthorakal трансторакáльный
transurethral трансуретрáльный
Transversal-Schichtaufnahmegerät *n* поперéчный рентгéновский томóграф *m*
Transversum *n* поперéчная ободóчная кишкá *f*
Trapezius *m* трапециеви́дная мы́шца *f*
Trapeziusgriff *m* ручнóй массáж *m* трапециеви́дной мы́шцы
Trapeziuslähmung *f* парали́ч *m* трапециеви́дной мы́шцы
Trapezkörper *m* трапециеви́дное тéло *n*
Trapezmuskel *m* трапециеви́дная мы́шца *f*
Trapezoideum *n* **1.** трапециеви́дная кость *f* **2.** трапециеви́дное тéло *n*
Traubenauge *n* стафилóма *f* рогови́цы
Traubenhautentzündung *f* увеи́т *m*
Traubenkokkus *m* стафилокóкк *m*
Traubenkur *f* ампелотерапи́я *f*, виноградолечéние *n*
Traubenmole *f* пузы́рный занóс *m*
Traubenpilzkrankheit *f* ботриомикóз *m*
Traubensarkom *n* гроздеви́дная [ботриóидная] саркóма *f*
Traubenzucker *m* глюкóза *f*, виногрáдный сáхар *m*
Traubenzuckerbelastung *f* нагрýзка *f* глюкóзой (*проба*)
Traubenzuckerinfusion *f* вливáние *n* раствóра глюкóзы
Traulismus *m* заикáние *n*
Trauma *n* трáвма *f*; повреждéние *n*
~, **akustisches** акутрáвма *f*, акусти́ческая трáвма *f*
~, **elektrisches** электри́ческая трáвма *f*
~, **psychisches** психи́ческая трáвма *f*
Traumatin *n* некрогормóн *m*, раневóй гормóн *m*
traumatisch травмати́ческий
Traumatismus *m* травмати́зм *m*
Traumatologie *f* травматолóгия *f*
Traumdeprivation *f* деприва́ция *f* [лишéние *n*] сна
Träume *m pl* сновидéния *n pl*
~, **gemachte** сдéланные сновидéния *n pl*
~, **künstliche** внушённые сновидéния *n pl*
Traurigkeit *f* грусть *f*, тоскá *f*
~, **vitale** витáльная тоскá *f*
Treibwehen *f pl* потýги *f pl*
Trematoden *f pl* трематóды *f pl*, сосáльщики *m pl*
Tremor *m* трéмор *m*, дрожáние *n*
~, **essentieller** эссенциáльный трéмор *m*
~, **physiologischer** физиологи́ческий трéмор *m*
~, **psychogener** психогéнный трéмор *m*
~, **zerebellarer** мозжечкóвый трéмор *m*
trench fever *engl.* окóпная [траншéйная] лихорáдка *f*
Trend *m*, **säkularer** секуля́рный тренд *m*, вековáя тендéнция *f* (*в акцелерации и др. демографических параметрах*)
Trennkanalisation *f* раздéльная канализáция *f*
Trennschwierigkeit *f* трýдность *f* различéния (*при предъявлении рядов неизолированных знаков*)
Trennung *f* **1.** разделéние *n*, отделéние *n* **2.** рассечéние *n*
Trennungslinie *f* демаркациóнная [раздели́тельная] ли́ния *f*
Trennwand *f* перегорóдка *f*
Trepanation *f* трепанáция *f*
Trepanationswunde *f* трепанациóнное отвéрстие *n*
trepanieren трепани́ровать
Treponema *n* **pallidum** блéдная трепонéма *f*
Treponema-pallidum-Immobilisierungstest *m* реáкция *f* иммобилизáции блéдных трепонéм, реáкция *f* Нéльсона — Мéйера
Treponematose *f* трепонематóз *m*
~, **tropische** тропи́ческий трепонематóз *m*

Treppenkurvenanstieg *m* ступенеобра́зное повыше́ние *n* температу́рной криво́й
treshold tone decay test *engl.* тест *m* исчезнове́ния [распа́да] то́на
Triade *f*, **Trias** *f* триа́да *f* (*признаков*)
~, **Merseburger** мерзебу́ргская триа́да *f*
Tribadie *f* трибади́я *f*, сафи́зм *m*, же́нский гомосексуали́зм *m*
Triceps *m s.* **Trizeps**
Trichine *f* трихи́на *f*, трихине́лла *f*
Trichinellose *f*, **Trichinenkrankheit** *f s.* **Trichinose**
Trichinenschau *f* трихинеллоскопи́я *f*
Trichinose *f* трихино́з *m*, трихинеллёз *m*
Trichoadenom *n* трихоадено́ма *f*
Trichobakterien *f pl* трихобакте́рии *f pl*
Trichobezoar *m* трихобезоа́р *m*, волосяна́я о́пухоль *f*
Trichodesma-Toxikose *f* триходесмотоксико́з *m*, джаланга́рский энцефали́т *m*
Trichoepitheliom *n* трихоэпителио́ма *f*
Trichoklasie *f* трихоклази́я *f*, облáмывание *n* воло́с
Trichomalazie *f* трихомаля́ция *f*, размягче́ние *n* воло́с
Trichomonade *f* трихомона́да *f*
Trichomonadenbalanopostitis *f* трихомона́дный баланопости́т *m*
Trichomonadenkolpitis *f* трихомона́дный кольпи́т *m*
Trichomonadenprostatitis *f* трихомона́дный простати́т *m*
Trichomonadenurethritis *f* трихомона́дный уретри́т *m*
Trichomonadenvulvitis *f* трихомона́дный вульви́т *m*
Trichomoniasis *f* трихомоно́з, трихомониа́з *m*
~ **urogenitalis** мочеполово́й трихомониа́з *m*
Trichomycosis *f*, **Trichomykose** *f* трихомико́з *m*
~ **nodosa** узлова́тый трихомико́з *m*
~ **palmellina** трихомико́з *m* с наслое́ниями ли́пкой ма́ссы на волоса́х
Trichonodosis *f* трихоно́до́з *m*, узлова́тость *f* воло́с
Trichophytia *f*, **Trichophytie** *f* трихофити́я *f*, стригу́щий лиша́й *m*
~ **blepharociliaris** трихофити́я *f* ресни́ц и брове́й
~, **chronisch entzündliche infiltrative** хрони́чески воспали́тельная инфильтрати́вная трихофити́я *f*
~, **disseminierte** распространённая [диссемини́рованная] трихофити́я *f*
~, **ekzematisierte** экзематизи́рованная трихофити́я *f*
~, **epidermale** эпидерма́льная [пове́рхностная] трихофити́я *f*
~, **follikuläre** фолликуля́рная трихофити́я *f*
~ **der Kopfhaut** трихофити́я *f* ко́жи головы́
~, **subunguale** подногтева́я трихофити́я *f*
~, **sykosiforme** сикозифо́рмная трихофити́я *f*
~, **tiefe** глубо́кая трихофити́я *f*
Trichophyton *n* трихофито́н *m* (*грибок, вызывающий стригущий лишай*)
Trichopilarmuskel *m* мы́шца *f*, поднима́ющая во́лос
Trichoptilosis *f* трихоптило́з *m*, ло́мкость *f* воло́с
Trichorrhexis *f* **nodosa** трихоре́ксис *m*, узлова́тая ло́мкость *f* воло́с
Trichostrongylide *f* трихостронгили́да *f*
Trichostrongyloidosis *f* трихостронгилоидо́з *m*
Trichotillomanie *f* трихотиллома́ни́я *f*
Trichozephalosis *f* трихоцефалёз *m*, трихиуриа́з *m*, трихуро́з *m*
Trichromasie *f* трихромази́я *f*
Trichromat *m*, **normaler** норма́льный трихрома́т *m*
Trichterbecken *n* воронкообра́зный таз *m*
Trichterbrust *f* воронкообра́зная грудна́я кле́тка *f*
Trichterbrust-Operation *f* операти́вная корре́кция *f* воронкообра́зной деформа́ции грудно́й кле́тки
Trichterdrainage *f* дрена́ж *m* с воро́нкой
Trichterlappen *m* воро́нка *f* гипо́физа
Trichterschnitt *m* воронкообра́зный разре́з *m*
Trichterwunde *f* воронкообра́зная ра́на *f*
Tricuspidalis *f* трёхство́рчатый кла́пан *m*
Trieb *m* и́мпульс *m*, побужде́ние *n*; инсти́нкт *m*; накло́нность *f*
~, **krankhafter** патологи́ческое влече́ние *n*
~, **zwanghafter** навя́зчивое влече́ние *n*
Triebenthemmung *f* растормо́же́ние *n* влече́ний
Triebhaftigkeit *f* импульси́вность *f*
Triefauge *n* дакриоре́я *f*, слезотече́ние *n*
Trigeminie *f* тригемини́я *f* пу́льса
Trigeminus *m* тройни́чный нерв *m*
Trigeminusanästhesie *f* анестези́я *f* [обезбо́ливание *n*] тройни́чного не́рва
Trigeminusast *m* ветвь *f* тройни́чного не́рва
Trigeminuslähmung *f* парали́ч *m* тройни́чного не́рва
Trigeminusläsion *f* пораже́ние *n* тройни́чного не́рва
Trigeminusneuralgie *f* невралги́я *f* тройни́чного не́рва
Trigeminusrhythmus *m* тригемини́я *f* пу́льса
Triggerpunkt *m* три́ггерная то́чка *f* (*акупунктуры*)
Trijodthyronin *n* трийодтирони́н *m*
Trikarbonsäurezyklus *m* цикл *m* трикарбо́новых кисло́т, лимоннoки́слый цикл *m*, цикл *m* Кре́бса
Trikuspidalatresie *f* атрези́я *f* отве́рстия трёхство́рчатого кла́пана
Trikuspidalgeräusch *n* шум *m* над трёхство́рчатым кла́паном
Trikuspidalinsuffizienz *f* недоста́точность *f* трёхство́рчатого кла́пана
Trikuspidalklappe *f* трёхство́рчатый кла́пан *m*
Trikuspidalklappenfehler *m* поро́к *m* трёхство́рчатого кла́пана
Trikuspidalklappeninsuffizienz *f s.* **Trikuspidalinsuffizienz**
Trikuspidalklappenstenose *f* стено́з *m* трёхство́рчатого кла́пана

Trikuspidalklappenzipfel *m* створка *f* трёхстворчатого клапана
Trikuspidalleiste *f* наджелудочковый гребешок *m*, *Crista supraventricularis*
Trimm-Trab *m* бег *m* трусцой
Trinidadkrankheit *f* тринидадская болезнь *f*; паралитическая форма *f* бешенства
Trinitrotoluolstar *m* тринитротолуоловая катаракта *f*
Trinkbegrenzung *f* ограничение *n* питья
Trinker *m* потатор *m*, пьяница *m*
Trinkerhumor *m* юмор *m* пьяниц
Trinkfaulheit *f* ослабленное сосание *n*
Trinkheilwässer *n pl* лечебные питьевые минеральные воды *f pl*
Trinkkur *f* питьевое лечение *n* минеральными водами
Trinkmenge *f* количество *n* выпитой жидкости
Trinkregime *n* питьевой режим *m*
Trinkschwierigkeiten *f pl* затруднения *n pl* при питье
Trink- und Brauchwasserversorgung *f* хозяйственно-питьевое водоснабжение *n*
Trinkversuch *m* проба *f* с водной нагрузкой
Trinkwasser *n* питьевая вода *f*
Trinkwasserfluoridierung *f* фторирование *n* питьевой воды
Trinkwasserinfektion *f* водная инфекция *f*
Tripanosomiasis *f* трипанозомоз *m*, трипанозомиаз *m*
Triphosphopyridin-Nukleotid *n* трифосфопиридиннуклеотид *m*, кодегидрогеназа *f* II, коэнзим *m* II
Triplett *n* триплет *m*
Triple-Vakzine *f* тройная вакцина *f*
Triploidie *f* триплоидия *f*
Tripper *m* триппер *m*, гонорея *f*
Tripperansteckung *f* заражение *n* гонореей
Trippereiter *m* гонорейный гной *m*
Trippergift *n* гонорейный токсин *m*
Tripperknie *n* гонорейный гонит *m*
Tripsie *f* трипсия *f*, раздавливание *n*, раздробление *n*
Trismus *m* сведение *n* челюстей; тоническая судорога *f* жевательной мускулатуры
Trisomie *f* трисомия *f* (*ген*)
Tritium *n* тритий *m*, радиоактивный изотоп *m* водорода
Trittschall *m* ударный шум *m*
Trittschallübertragung *f* звукопроницаемость *f*
Trivakzine *f* тривакцина *f*
Trizeps *m* трёхглавая мышца *f*
Trizepsreflex *m* рефлекс *m* с трёхглавой мышцы
Trizepssehne *f* сухожилие *n* с трёхглавой мышцы
Trochanter *m* вертел *m*
Trochanteriitis *f* трохантерит *m*
Trochlea *f* блок *m*
Trochlearisparese *f* паралич *m* блоковидного нерва
trochoideus колёсовидный
Trochoskop *n* трохоскоп *m*
Trochozephalie *f* круглоголовость *f*
trocken сухой
Trockenblutkonserve *f* сухая плазма *f* крови
Trockenbürsten *n* массаж *m* сухой щёткой
Trockenextrakt *m* сухой экстракт *m*
Trockenfrottierung *f* растирание *n* тела сухим полотенцем
Trockenheit *f* **der Lippen** сухость *f* губ
Trockenhitze *f* сухой жар *m*
Trockenkasten *m* сушильный шкаф *m*
Trockenkost *f* сухоядение *n*
Trockenkultur *f* высушенная культура *f* (*микроорганизмов*)
Trockenmilch *f* сухое молоко *n*
Trockennaht *f* бесшовное соединение *n* краёв раны (*пластырем*)
Trockennebel *m* сухой аэрозоль *m*
Trockenpackung *f* сухое обёртывание *n*
Trockenplasmakonserve *f* сухая плазма *f* крови
Trockenreibung *f* сухое обтирание *n*
Trockenresistenz *f* устойчивость *f* (*напр. спор*) к высушиванию
Trockenrest *m*, **Trockenrückstand** *m* сухой остаток *m*
Trockenschrank *m* сушильный шкаф *m*
Trockensterilisation *f* сухая стерилизация *f*
Trockensubstanz *f* сухое вещество *n*
Trockenverfahren *n* сушка *f*
Trocknen *n*, **Trocknung** *f* высушивание *n*, сушка *f*; обезвоживание *n*
Trokar *m* троакар *m*
Trombidiose *f* тромбидиоз *m*, зерновая чесотка *f*, осенняя эритема *f*
Trommelfell *n* барабанная перепонка *f*
~, **blaues** синяя барабанная перепонка *f* (*при гематотимпануме*)
~, **retrahiertes** втянутая барабанная перепонка *f*
Trommelfelldefekt *m* дефект *m* барабанной перепонки
~, **randständiger** краевой дефект *m* барабанной перепонки
Trommelfelleinziehung *f* втяжение *n* барабанной перепонки
Trommelfellentzündung *f* мирингит *m*, воспаление *n* барабанной перепонки
Trommelfellperforation *f* перфорация *f* барабанной перепонки
~, **randständige** краевая перфорация *f* барабанной перепонки
~, **spontane** спонтанная перфорация *f* барабанной перепонки
~, **zentrale** центральная перфорация *f* барабанной перепонки
Trommelfellquadrant *m* квадрант *m* барабанной перепонки
Trommelfellrest *m* остаток *m* барабанной перепонки (*при хроническом среднем отите*)
Trommelfellretraktion *f* втяжение *n* барабанной перепонки
Trommelfellruptur *f* разрыв *m* барабанной перепонки
Trommelfellspanner *m* мышца *f*, напрягающая барабанную перепонку

Trommelfelltasche *f* карма́н *m* бараба́нной перепо́нки
Trommelschlägelfinger *m pl* па́льцы *m pl* в фо́рме бараба́нных па́лочек
Trommelsucht *f* метеори́зм *m*
Trompetermuskel *m* мы́шца *f* трубаче́й, щёчная мы́шца *f*
Tropenanämie *f* тропи́ческая анеми́я *f*
Tropendysenterie *f* тропи́ческая [амёбная] дизентери́я *f*
Tropenfieber *n* тропи́ческая лихора́дка *f*, тропи́ческая маляри́я *f*
Tropenkolitis *f* тропи́ческий коли́т *m*
Tropenkrankheit *f* тропи́ческое заболева́ние *n*
Tropenrückkehrkrankheit *f* возвра́тная [рециди́вная] маляри́я *f*
Tropenruhr *f s.* **Tropendysenterie**
Tröpfcheninfektion *f* ка́пельная инфе́кция *f*
Tröpfcheninfusion *f* ка́пельная инфу́зия *f*
tröpfeln, tropfen ка́пать
Tropfen *m* **1.** ка́пля *f* **2.** зака́пывание *n*
~, dicker то́лстая ка́пля *f*
~, hängender вися́чая ка́пля *f*
Tropfenflasche *f* ка́пельница *f*
Tropfenherz *n* вися́чее [ка́пельнэе] се́рдце *n*
Tropfenmesser *m* бюре́тка *f*
Tropfentransfusion *f* ка́пельное перелива́ние *n*
tropfenweise по ка́пле
Tropfenzahl *f* числó *n* ка́пель
Tropfzähler *m* счётчик *m* ка́пель (*напр. при вискозиметрии*)
Tropfer *m*, **Tropfflasche** *f*, **Tropfgefäß** *n* ка́пельница *f*
Tropfglas *n* флако́н *m* с ка́пельницей
Tropfklistier *n* ка́пельная кли́зма *f*
Tropfnarkose *f* ка́пельный нарко́з *m*
Tropfrohr *n*, **Tropfröhrchen** *n* пипе́тка *f*; ка́пельница *f*
Trophoblast *m* трофобла́ст *m*
Trophoblastkrankheit *f* трофобласти́ческая боле́знь *f*
Trophoblasttumor *m* трофобласти́ческая о́пухоль *f*
Trophödem *n* трофи́ческий отёк *m*
Trophodermatoneurose *f* трофодерматоневро́з *m*
Trophoneurose *f* трофоневро́з *m*
Tropika *f* тропи́ческая маляри́я *f*
Tropine *n pl* тропи́ны *m pl*
Tropismus *m* тропи́зм *m*
Tropokollagen *n* тропоколлаге́н *m*
Tropomyosin *n* тропомиози́н *m*
Trotzreaktion *f*, **abnorme** патологи́ческая реа́кция *f* оппози́ции
Trübstandard *m* станда́рт *m* му́тности
~, gläserner стекля́нный станда́рт *m* му́тности
Trübung *f* помутне́ние *n*; му́тность *f*
~ der Hornhaut помутне́ние *n* рогови́цы
~ im Glaskörper, punktförmige зерни́стое помутне́ние *n* стеклови́дного те́ла
~ des Wassers му́тность *f* воды́
Trübungsfaktor *m* фа́ктор *m* помутне́ния
Trübungsgrad *m* сте́пень *f* му́тности
Trübungsmessung *f* нефелометри́я *f*
Trübungsreaktion *f* реа́кция *f* помутне́ния
Trübungsstandard *m* станда́рт *m* му́тности
Trugwahrnehmung *f* иллю́зия *f*, ло́жное восприя́тие *n*
Trümmerfraktur *f* оско́льчатый перело́м *m*
Trümmerhöhle *f* по́лость *f* размозже́ния
Truncus *m* **1.** ту́ловище *n* **2.** ствол *m*
Trunkenheit *f* опьяне́ние *n*
Trunksucht *f* алкоголи́зм *m*
Trypanose *f* трипаносомо́з *m*
Trypanosom *n* трипаносо́ма *f*
Trypsin *n* трипси́н *m*
Trypsininhibitor *m* ингиби́тор *m* трипси́на
Trypsinogen *n* трипсиноге́н *m*
Tryptase *f* трипси́н *m*
Tryptophan *n* триптофа́н *m*
Tsetsefliege *f* му́ха *f* цеце́
Tsetsekrankheit *f* летарги́ческий энцефали́т *m*
Tsutsugamushifieber *n* лихора́дка *f* цуцугаму́ши
Tubarabort *m* тру́бный або́рт *m*
Tubargravidität *f* тру́бная бере́менность *f*
Tubarruptur *f* разры́в *m* трубы́ (*напр. маточной*)
Tube *f* труба́ *f* (*напр. слуховая*)
~, klaffende зия́ющая слухова́я [евста́хиева] труба́ *f*
Tubenbelüftungsstörung *f* наруше́ние *n* вентиляцио́нной фу́нкции слухово́й [евста́хиевой] трубы́
Tubenblockade *f* блока́да *f* [наруше́ние *n* проходи́мости] трубы́
Tubendurchblasung *f* продува́ние *n* труб
Tubendurchtrennung *f* пересече́ние *n* ма́точных [фалло́пиевых] труб
Tubendysfunktion *f* дисфу́нкция *f* слухово́й [евста́хиевой] трубы́
Tubenendometriose *f* эндометрио́з *m* ма́точных [фалло́пиевых] труб
Tubenfunktionsdiagnostik *f*, **Tubenfunktionsprüfung** *f* иссле́дование *n* фу́нкции трубы́ (*напр. слуховой*)
Tubengravidität *f* тру́бная бере́менность *f*
Tubenkatarrh *m* **1.** евстахи́т *m* **2.** сальпинги́т *m*
Tubenkatetherismus *m* катетериза́ция *f* трубы́ (*напр. маточной*)
Tubenknorpel *m* хрящ *m* слухово́й [евста́хиевой] трубы́
Tubenmandel *f* тру́бная минда́лина *f*
Tubenmittelohrkatarrh *m* тубомезотимпани́т *m*
Tubenöffnung *f* **1.** отве́рстие *n* трубы́ (*напр. маточной*) **2.** откры́тие *n* (просве́та) трубы́
Tubenplatzen *n s.* **Tubenruptur**
Tubenquetschung *f* разда́вливание *n* ма́точной [фалло́пиевой] трубы́ (*с целью стерилизации*)
Tubenruptur *f* разры́в *m* ма́точной [фалло́пиевой] трубы́
Tubensack *m* сактоса́льпинкс *m*
Tubenschleimhaut *f* сли́зистая оболо́чка *f* трубы́ (*напр. маточной*)
Tubenschwangerschaft *f* тру́бная бере́менность *f*
Tubensterilisation *f* стерилиза́ция *f* путём нару-

шéния проходи́мости мáточных [фаллóпиевых] труб
Tubentonsille *f* трýбная миндáлина *f*
Tubenunterbindung *f* перевя́зка *f* мáточных [фаллóпиевых] труб
Tubenventilationsstörung *f* нарушéние *n* вентиляциóнной фýнкции слуховóй [евстáхиевой] трубы́
Tubenverschluß *m* закры́тие *n* трубы́ *(напр. слуховой)*
Trubenverschlußmechanismus *m* механи́зм *m* закры́тия трубы́
Tubenwiderstand *m* сопротивлéние *n* трубы́ *(напр. слуховой)*
Tubenwinkel *m* трýбный ýгол *m*
Tubenwulst *m* трýбный вáлик *m*
Tuber *n* бугóр *m*
Tuberculosis *f* туберкулёз *m* (*s. a.* **Tuberkulose**)
~ **colliquativa** колликвати́вный туберкулёз *m*
~ **cutis fungosa** грибови́дный туберкулёз *m* кóжи
~ **nodularis cutis** узелкóвый туберкулёз *m* кóжи
~ **papulonecrotica** папулонекроти́ческий туберкулёз *m*
~ **verrucosa cutis** бородáвчатый туберкулёз *m* кóжи
Tuberculum *n s.* **Tuberkel**
Tuberkel *m* тубéркул *m*, бугорóк *m*
~, **miliarer** милиáрный [просови́дный] бугорóк *m*
Tuberkulid *n* туберкули́д *m*
~ **an der Glans penis** туберкули́д *m* голóвки половóго члéна
~, **papulo-nekrotisches** папулонекроти́ческий туберкули́д *m*
~, **rosaceaartiges** розацеаподóбный туберкули́д *m*
Tuberkulin *n* туберкули́н *m*
~, **bovines** бы́чий туберкули́н *m*
~, **humanes** человéческий туберкули́н *m*
~, **trockenes** сухóй туберкули́н *m*
Tuberkulinarthritis *f* туберкули́новый артри́т *m*
Tuberkulinbehandlung *f* лечéние *n* туберкули́ном
Tuberkulindiagnostik *f* туберкулинодиагнóстика *f*
Tuberkulineinheit *f* туберкули́новая едини́ца *f*
Tuberkulinhauttest *m* кóжная туберкули́новая прóба *f*
Tuberkulinkataster *m* мáссовое обслéдование *n* населéния с пóмощью туберкули́новой прóбы
Tuberkulinkutanprobe *f* кóжная туберкули́новая прóба *f*
Tuberkulinprobe *f* туберкули́новая прóба *f*
Tuberkulinreaktion *f* туберкули́новая реáкция *f*
Tuberkulinspätreaktion *f* пóздняя [запоздáлая] реáкция *f* на туберкули́н
Tuberkuloprotein *n* туберкулопротеи́н *m*
Tuberkulose *f* туберкулёз *m*
~ **der Bindehaut** туберкулёз *m* конъюнкти́вы
~, **disseminierte** диссемини́рованный туберкулёз *m*
~, **extrapulmonale** внелёгочный туберкулёз *m*
~, **generalisierte** генерализóванный туберкулёз *m*
~, **geschlossene** закры́тый туберкулёз *m*
~ **der Haut** туберкулёз *m* кóжи
~, **kavernöse** кавернóзный туберкулёз *m*
~, **latente** латéнтный туберкулёз *m*
~, **miliare** милиáрный туберкулёз *m*
~, **offene** откры́тая фóрма *f* туберкулёза
~, **okkulte** оккýльтный туберкулёз *m*
Tuberkulosebakterien *f pl* пáлочка *f* туберкулёза, туберкулёзные бактéрии *f pl*, *Mycobacterium tuberculosis*
Tuberkulosebekämpfung *f* мероприя́тия *n pl* по борьбé с туберкулёзом
Tuberkuloseforschung *f* фтизиатри́я *f*, фтизиолóгия *f*
Tuberkulosegefährdung *f* риск *m* заболевáния туберкулёзом
Tuberkuloseherd *m* туберкулёзный фóкус *m*, туберкулёзный очáг *m*
Tuberkuloseschutzimpfung *f* предохрани́тельная приви́вка *f* прóтив туберкулёза
Tuberkuloseverhütung *f* первичная профилáктика *f* туберкулёза
Tuberkulostatikum *n* туберкулостати́ческое срéдство *n*
Tuberositas *f* бугри́стость *f*
Tuboovarialzyste *f* тубоовариáльная кистá *f*
Tubotympanitis *f* туботимпани́т *m*
tubulär тубуля́рный, трýбчатый
Tubuläradenom *n* канáльцевая аденóма *f* (*почки*)
Tubulisation *f* замещéние *n* дефéкта нéрва трýбчатым трансплантáтом
Tubulonephrose *f* тубуля́рный нефрóз *m*
Tubulopathie *f* тубулопати́я *f*
Tubulus *m* канáлец *m*; трýбочка *f*
~, **longitudinaler** продóльный канáлец *m*
~, **transversaler** попéречный канáлец *m*
Tubulusnekrose *f* некрóз *m* (пóчечных) канáльцев
Tubus *m* трýбка *f*
Tubuslegung *f* интубáция *f*, введéние *n* трýбки
Tuchverband *m* косы́ночная повя́зка *f*
Tularämie *f* туляреми́я *f*, зáячья болéзнь *f*, крóличья лихорáдка *f*, лихорáдка *f* олéньей мýхи, мáлая чумá *f*
~, **abdominale** абдоминáльная [кишéчная] туляреми́я *f*
~, **generalisierte** генерализóванная [септи́ческая, тифóидная] туляреми́я *f*
~, **glanduläre** бубóнная туляреми́я *f*
~ **der Haut** туляреми́я *f* кóжи
~, **okuloglanduläre** глазобубóнная туляреми́я *f*
~, **pulmonale** лёгочная туляреми́я *f*
~, **ulzeroglanduläre** я́звенно-желéзистая туляреми́я *f*
Tularämiebakterien *f pl* бактéрии *f pl* туляреми́и, *Francisella tularensis, Pasteurella tularensis*
Tularin-Reaktion *f* туляри́новая внутрикóжная реáкция *f*
Tulontyphus *m* тулóнский сыпнóй тиф *m*, кры-

си́ный риккетсио́з *m*, блоши́ный эндеми́ческий тиф *m*
«Tulpenfinger» *m* дермати́т *m*, вы́званный конта́ктом с лу́ковицами тюльпа́нов
Tumidität *f* припу́хлость *f*
Tumor *m* о́пухоль *f*
~, **benigner** доброка́чественная о́пухоль *f*
~, **hormonaktiver** гормоноакти́вная о́пухоль *f*
~, **knochenbildender** костеобразу́ющая о́пухоль *f*
~, **maligner** злока́чественная о́пухоль *f*
~, **metastasierender** метастази́рующая о́пухоль *f*
~, **metastatischer** метастати́ческая о́пухоль *f*
~, **multizentrischer** мультицентри́ческая о́пухоль *f*
~, **primärer** перви́чная о́пухоль *f*
~, **solider** соли́дная о́пухоль *f*
~, **undifferenzierter** недифференци́рованная о́пухоль *f*
Tumorabsiedlung *f* метастази́рование *n* о́пухоли
Tumorabwehr *f* противоо́пухолевая защи́та *f*
Tumorantigen *n* о́пухолевый антиге́н *m*
~, **karzino-embryonales** ра́ково-эмбриона́льный о́пухолевый антиге́н *m*
~, **organspezifisches** органоспецифи́ческий о́пухолевый антиге́н *m*
~, **virusinduziertes** вирусиндуци́рованный о́пухолевый антиге́н *m*
Tumorantikörper *m* противоо́пухолевое антите́ло *n*
Tumorausbreitung *f* распростране́ние *n* о́пухоли
Tumorbett *n* ло́же *n* о́пухоли
Tumordedifferenzierung *f*, **Tumorentdifferenzierung** *f* дедифференциро́вка *f* о́пухоли
Tumorgenese *f* онкогене́з *m*
Tumorimmunität *f* противоо́пухолевый иммуните́т *m*
Tumorkachexie *f* о́пухолевая кахекси́я *f*
Tumorklassifikation *f* классифика́ция *f* о́пухолей
Tumorkranke *m* онкологи́ческий больно́й *m*
Tumorkrankennachsorge *f* наблюде́ние *n* за онкологи́ческим больны́м по́сле лече́ния
Tumorlyse *f* ли́зис *m* о́пухоли
Tumorlysesyndrom *n* синдро́м *m* ли́зиса о́пухоли
Tumormarker *m* маркёр *m* о́пухоли, о́пухолевый маркёр *m*
Tumormetastase *f* метаста́з *m* о́пухоли
Tumornekrose *f* некро́з *m* о́пухоли
Tumornekrosefaktor *m* фа́ктор *m* некро́за о́пухоли
Tumorparenchym *n* паренхи́ма *f* о́пухоли
Tumorpatient *m* онкологи́ческий больно́й *m*
Tumorprogredienz *f* прогресси́рование *n* о́пухоли
Tumorregression *f*, **Tumorrückbildung** *f* регре́ссия *f* о́пухоли
~, **spontane** спонта́нная [самопроизво́льная] регре́ссия *f* о́пухоли
~, **strahleninduzierte** (после)лучева́я регре́ссия *f* о́пухоли
Tumorstenose *f* о́пухолевый стено́з *m*
Tumorstroma *n* стро́ма *f* о́пухоли
Tumorträger *m* носи́тель *m* о́пухоли
Tumortransplantation *f* транспланта́ция *f* о́пухоли
Tumorunterrand *m* (ни́жний) край *m* о́пухоли
Tumorverdoppelungszeit *f* вре́мя *n* удвое́ния разме́ров о́пухоли
Tumorvirus *n* онкоге́нный ви́рус *m*
Tumorvorsorge *f* профила́ктика *f* о́пухолей
Tumorwachstum *n* о́пухолевый рост *m*
Tumorzentrum *n*, **örtliches** ме́стный онкологи́ческий центр *m*
Tunnel(arbeiter)anämie *f* анкилосто́мная анеми́я *f*, анеми́я *f* горняко́в, еги́петский хлоро́з *m*
Tüpfelzelle *f* эритроци́т с базофи́льной зерни́стостью
Tupfer *m* тампо́н *m*, ту́пфер *m*
Turban-Tumor *m* тюрба́нная о́пухоль *f*, цилиндро́ма *f* ко́жи
Turbidimetrie *f* турбидиметри́я *f* (*определение степени помутнения жидкости*)
Türkensattel *m* туре́цкое седло́ *n*
Turmschädel *m*, **Turrizephalie** *f* ба́шенный че́реп *m*
Tussiculatio *f* пока́шливание *n*
Tylom *n* мозо́ль *f*
Tympanalnadel *f* тимпана́льная игла́ *f*
tympanogen тимпаноге́нный, исходя́щий из бараба́нной по́лости
Tympanogramm *n* тимпаногра́мма *f*
Tympanomanometrie *f* тимпаноманометри́я *f*
Tympanometrie *f* тимпанометри́я *f*
Tympanophonie *f* аутофони́я *f*
Tympanoplastik *f* тимпанопла́стика *f*
Tympanosklerose *f* тимпаносклеро́з *m*
Tympanotomie *f* тимпанотоми́я *f*; парацинте́з *m*
Tympanum *n* бараба́нная по́лость *f*
Tyndallisation *f* тиндализа́ция *f*
Typen *m pl*, **charakterologische** характерологи́ческие ти́пы *m pl*
typenspezifisch типоспецифи́ческий
Typhlitis *f* тифли́т *m*, воспале́ние *n* слепо́й кишки́
Typhlomegalie *f* тифломегали́я *f*
Typhlopexie *f* тифлопекси́я *f*, цекопекси́я *f*
Typhlostase *f* тифлоста́з *m*
Typhlotomie *f* тифлотоми́я *f*
Typhlotransversostomie *f* тифлотрансверзостоми́я *f*
Typhoid *n* тифо́ид *m*
~, **biliöses** жёлчный тифо́ид *m*
Typhoidtularämie *f* тифо́идная туляреми́я *f*
Typhomanie *f* тифо́зный бред *m*
Typhotoxin *n* эндотокси́н *m* сальмоне́ллы брюшно́го ти́фа
Typhus *m* тиф *m*
~ **abdominalis** брюшно́й тиф *m*
~ **exanthematicus** сыпно́й тиф *m*
~, **mexikanischer** эндеми́ческий сыпно́й тиф *m*, мексика́нский тиф *m*
Typhusagglutinationstiter *m* титр *m* реа́кции Вида́ля

Typhusbakterium *n* сальмонéлла *f* брюшнóго тИфа
Typhusbazillenträger *m* бактерионосИтель *m* сальмонéллы брюшнóго тИфа
Typhusgeschwür *n* тифóзная [брюшнотифóзная] я́зва *f*
Typhusgranulom *n* тифóзная [брюшнотифóзная] гранулёма *f*
Typhusimpfstoff *m* брюшнотифóзная вакцИна *f*
Typhusperitonitis *f* перитонИт *m* при брюшнóм тИфе
Typhuspneumonie *f* тифóзная пневмонИя *f*
Typhusrezidiv *n* рецидИв *m* тИфа
Typhusroseola *f* тифóзная розéола *f*
Typhus-Schutzimpfung *f* вакцинáция *f* прóтив брюшнóго тИфа
Typhusseuche *f* эпидéмия *f* тИфа
Typhusvakzine *f* вакцИна *f* прóтив брюшнóго тИфа
Typi(si)erung *f* типИрование *n*, определéние *n* принадлéжности к тИпу; стандартизáция *f*
typospezifisch типоспецифИческий
Typus *m*, **psychopathischer** психопатИческий тип *m*
Tyramin *n* тирамИн *m*
Tyrosin *n* тирозИн *m*
Tyrosinose *f* тирозинóз *m*
T-Zacke *f* Т-зубéц *m* (*электрокардиограммы*)
T-Zelle *f* Т-клéтка *f*; Т-лимфоцИт *m*

U

Übel *n* болéзнь *f*
Übelbefinden *n* недомогáние *n*, плохóе самочу́вствие *n*
Übelkeit *f* тошнотá *f*
Überalterung *f* **der Bevölkerung** демографИческое постарéние *n*
Überanstrengungsthrombose *f* тромбóз *m* вслéдствие перенапряжéния
Überbeanspruchung *f* перенапряжéние *n*; перегру́зка *f*
Überbefruchtung *f* сверхоплодотворéние *n*
Überbein *n* гáнглий *m*
Überbelastung *f* перегру́зка *f*
Überbelastungshemmung *f* запредéльное торможéние *n*
Überbiß *m* перекрывáющий прИкус *m*
Überblicksperimetrie *f* обзóрная периметрИя *f*
Überdehnung *f* перерастяжéние *n*
Überdominanz *f* сверхдоминИрование *n*
Überdosierung *f* передозирóвка *f*
Überdosierungszeichen *n* прИзнак *m* передозирóвки
Überdruck *m* избы́точное давлéние *n*
Überdruckbeatmung *f*, **Überdruckoxygenation** *f* гипербарооксигенáция *f*, гипербарИческая оксигенáция *f*
~, **intermittierende** искусственное дыхáние *n* под перемежáющимся повы́шенным давлéнием

Überempfindlichkeit *f* повы́шенная чувствИтельность *f*
~ **gegen einzelne Lebensmittel** пищевáя идиосинкразИя *f*
~ **der Zähne** гиперестезИя *f* [повы́шенная чувствИтельность *f*] зубóв
Überempfindlichkeitsanaphylaxie *f* анафилаксИя *f*, свя́занная с повы́шенной чувствИтельностью
Überempfindlichkeitsreaktion *f* реáкция *f* сенсибилизáции, гиперергИческая *f* реáкция, реáкция *f* повы́шенной чувствИтельности
Überernährung *f* избы́точное питáние *n*
Übererregbarkeit *f* повы́шенная возбудИмость *f*
~ **der Neugeborenen** синдрóм *m* повы́шенной возбудИмости новорождённых, синдрóм *m* Прéхтля
Übererregbarkeitsepilepsie *f* эпилепсИя *f*, свя́занная с повы́шенной возбудИмостью
Überforderung *f* перенапряжéние *n*; перегру́зка *f*
Überfunktion *f* гиперфу́нкция *f*
Überfütterungsdyspepsie *f* диспепсИя *f*, свя́занная с перекáрмливанием
Überfütterungsfettsucht *f* алиментáрное ожирéние *n*
Übergangsepithel *n* перехóдный эпитéлий *m*
Übergangsform *f* **der Leukozyten** перехóдная фóрма *f* лейкоцИтов
Übergangsfrauenmilch *f* перехóдное груднóе молокó *n*, перехóдная фóрма *f* мéжду молóзивом и молокóм
Übergangsnävus *m* погранИчный нéвус *m*
Übergangsstamm *m* перехóдный штамм *m* (*микроорганизмов*)
Übergangsstuhl *m* перехóдный стул *m* (*от мекония к обычному стулу грудных детей*)
Übergangswirbel *m* перехóдный позвонóк *m*
Übergangszeit *f* перехóдный вóзраст *m*; перехóдный перИод *m*
Übergangszell(en)krebs *m* перехóдно-клéточный рак *m*
Übergangszone *f* **des EKG** перехóдная [изопотенциáльная] зóна *f* электрокардиогрáммы
Übergerinnbarkeit *f* гиперкоагуля́ция *f*, повы́шенная свёртываемость *f* крóви
Übergewicht *n* избы́точная мáсса *f*, избы́точный вес *m*
Übergewichtige *m* страдáющий *m* избы́точным вéсом, ту́чный *m*
Übergewichtigkeit *f* ожирéние *n*
Überhäutung *f* эпителизáция *f*
Überhitzung *f* гипертермИя *f*, перегревáние *n* организма
Über-Ich *n* су́пер-э́го *n*, сверх-я́ *n*
Überkältung *f* переохлаждéние *n*
überknorpelt покры́тый хрящóм
Überkorrektur *f* гиперкоррéкция *f*
Überkreuzimmunität *f* перекрёстный иммунитéт *m*
Überkreuzreaktion *f* перекрёстная реáкция *f* (*в иммунитете*)
Überkreuzung *f* перекрéщивание *n*

Überkreuzungsabsorption *f* перекрёстная абсóрбция *f*
überkrusten покрывáться кóркой *или* струпóм
Überlappungseffekt *m* перекрывáющийся эффéкт *m*
Überlappungssyndrom *n* перекрывáющийся синдрóм *m*
Überlastung *f* перегрýзка *f*
Überlastungshemmung *f* запредéльное торможéние *n*
Überlastungsschaden *m* повреждéние *n* вследствие перегрýзки
Überlastungszeichen *n* прíзнак *m* перегрýзки
Überleben *n* **1.** выживáние *n* **2.** переживáние *n* *(какого-л. срока)*
Überlebensaussicht *f*, **Überlebenschance** *f* возмóжность *f* [верóятность *f*] выживáния
Überlebensindex *m* íндекс *m* [показáтель *m*] выживáемости
Überlebensrate *f* процéнт *m* выживáемости
Überlebenszeit *f*, **Überlebungsdauer** *f* врéмя *n* выживáния; срок *m* жíзни
Überleitung *f* проведéние *n* *(напр. импульса)*
Überleitungsstörung *f* нарушéние *n* проведéния (*импульса*)
Überleitungsstück *n* связýющая часть *f* пóчечного канáльца, встáвочный отдéл *m* нефрóна
Überleitungsverzögerung *f* запáздывание *n* [замедлéние *n*] проведéния (*импульса*)
Überleitungszeit *f* врéмя *n* проведéния (*импульса*)
Übermüdung *f* переутомлéние *n*
überpflanzen трансплантíровать, пересáживать
Überpflanzungsimmunität *f* трансплантациóнный иммунитéт *m*
Überproduktion *f* гиперпродýкция *f*
Überprüfung *f*:
~ **des Frischezustandes der Lebensmittel** исслéдование *n* свéжести пищевóго продýкта
Überreizung *f* перераздражéние *n*
Überschwängerung *f* сверхзачáтие *n*
überschwellig надпорóговый
Überschwemmungsfieber *n* лихорáдка *f* цуцугамýши, япóнская речнáя лихорáдка *f*
Übersegmentierung *f* гиперсегментíрование *n* (*нейтрофилов*)
Übersensibilisierung *f* гиперсенсибилизáция *f*
Übersetzungsschlüssel *m* код *m* (*напр. генетический*)
Übersichtigkeit *f* дальнозóркость *f*, гиперметропíя *f*
Übersichtsaortographie *f* обзóрная аортографíя *f*
Übersplitterung *f* **der Hornhaut** оскóлочное ранéние *n* роговíцы
Übersterblichkeit *f* повы́шенная смéртность *f*
Überstreckbarkeit *f* гиперэластíчность *f*, повы́шенная растяжíмость *f*
Überstreckung *f* чрезмéрное разгибáние *n*, переразгибáние *n*; перерастяжéние *n*
Überstreckungsschmerz *m* боль *f* от перерастяжéния
Übertragbarkeit *f* контагиóзность *f*
Überträger *m* перенóсчик *m*
Überträgerstoff *m* медиáтор *m*
Übertragung *f* **1.** передáча *f*; перенóс *m*; проведéние *n* **2.** перенáшивание *n* (*беременности*) **3.** переживáние *n*, транссудáция *f* **4.** трансплантáция *f*, пересáдка *f*
~, **direkte** прямáя передáча *f*
~, **indirekte** непрямáя передáча *f*
~, **passive** пассíвный перенóс *m*
~, **transovariale** трансовариáльная передáча *f*
~, **transplazentäre** трансплацентáрная передáча *f*
Übertragungsgeschwindigkeit *f* скóрость *f* проведéния
Übertragungssubstanz *f* медиáтор *m*
Übertragungsweise *f* спóсоб *m* перенóса *или* передáчи (*напр. инфекции*)
Überventilation *f* гипервентилáция *f*
Überventilationstetanie *f* гипервентиляциóнные сýдороги *f pl*
Übervölkerung *f* перенаселённость *f*
Überwachung *f* контрóль *m*, надзóр *m*
~, **amtstierärztliche** ветеринáрный надзóр *m*
~, **ärztliche 1.** врачéбный контрóль *m* **2.** диспансеризáция *f*
~, **elektrokardiographische** электрокардиографíческое [мониторное] наблюдéние *n*
~, **hygienische** санитáрный надзóр *m*
Überwachungsdienst *m* слýжба *f* контрóля (*медицинского*)
Überwachungsstation *f* установка *f* для непреры́вного наблюдéния *(за состоянием больных)*
Überwachungsuntersuchung *f* контрóльное обслéдование *n*
Überwärmung *f* гипертермíя *f*, перегревáние *n* органíзма
Überwärmungsbad *n* гипертермáльная [горячая] вáнна *f*
Überwässerung *f* гипергидратáция *f*
überwindbar преодолíмый
überzählig избы́точный
Überzahn *m* добáвочный [«лíшний»] зуб *m*
üblich обы́чный; рутíнный
Übung *f* упражнéние *n*; тренирóвка *f*
Übungen *f pl*, **haltungsverbessernde** гимнáстика *f*, корригíрующая осáнку
Übungsbad *n* бассéйн *m* для гидрокинезитерапíи
Übungsbehandlung *f* лечéбная физкультýра *f*
Übungsgerät *n* гимнастíческий снарáд *m*
Übungsgruppe *f* «грýппа *f* здорóвья», грýппа *f* óбщей физíческой подготóвки
Übungstherapie *f* лечéбная физкультýра *f*
Uferzelle *f* «береговáя» клéтка *f*
Uhr *f* часы́ *pl*
~, **biologische** биологíческие рíтмы *m pl*
~, **zirkadiane** циркáдный [сýточный] ритм *m*
Uhrglasnägel *m pl* нóгти *m pl* в фóрме часовы́х стёкол
Ulalgie *f* гингивалгíя *f*
Ulatrophie *f* атрофíя *f* дёсен
Ulcus *n* я́зва *f (s. a.* **Ulkus***)*
~, **blutendes** кровоточáщая я́зва *f*

~ **callosum** каллёзная я́зва *f*
~ **chronicum vulvae** хрони́ческая я́зва *f* ву́львы
~ **corneae** я́зва *f* рогови́цы
~ **duodeni** я́зва *f* двенадцатипе́рстной кишки́
~ **durum** твёрдый шанкр *m*
~ **molle** мя́гкий шанкр *m*
~ **orificii externi urethrae** я́зва *f* нару́жного отве́рстия уре́тры
~ **penetrans** пенетри́рующая [проника́ющая] я́зва *f*
~ **phagedaenicum** фагедени́ческая [разъеда́ющая] я́зва *f*
~, **radiogenes** я́зва *f*, возника́ющая на ме́сте рентге́новского облуче́ния
~ **rodens** разъеда́ющая я́зва *f*
~ **rodens corneae** разъеда́ющая я́зва *f* рогови́цы
~, **schmerzendes** боле́зненная я́зва *f*
~ **trophicum** трофи́ческая я́зва *f*
~ **tropicum** тропи́ческая [джу́нглевая] я́зва *f*
~ **tuberculosum** туберкулёзная я́зва *f*
~ **varicosum** варико́зная я́зва *f*
~ **ventrikuli** я́зва *f* желу́дка
~ **vulvae** я́зва *f* ву́львы
Ulektomie *f* гингивэктоми́я *f*, иссече́ние *n* дёсен
Uleotomie *f* рассече́ние *n* рубца́
Ulkus *n* я́зва *f (s. a.* **Ulcus***)*
Ulkusbehandlung *f* лече́ние *n* я́звенной боле́зни
Ulkusblutung *f* я́звенное кровотече́ние *n*
Ulkuskarzinom *n* я́зва-рак *m*, рак *m* в я́зве (*желудка*)
Ulkuskonstitution *f* я́звенная конститу́ция *f*
Ulkuskrankheit *f* я́звенная боле́знь *f*
Ulkuskrater *m* кра́тер *m* я́звы
Ulna *f* **1.** ло́коть *m* **2.** локтева́я кость *f*
Ulnarislähmung *f* парали́ч *m* локтево́го не́рва
Ulnarisläsion *f* пораже́ние *n* локтево́го не́рва
Uloglossitis *f* воспале́ние *n* дёсен и языка́
Ulokarzinom *n* рак *m* десны́
Ulorrhagie *f* кровотече́ние *n* из дёсен
Ulosis *f* рубцева́ние *n*
Ultradolichozephalie *f* ультрадолихоцефали́я *f*
Ultrafiltrat *n* ультрафильтра́т *m*
Ultra-Hoch-Kurzzeiterhitzung *f* ультрапастериза́ция *f*, сверхпастериза́ция *f*
Ultramikroskopie *f* ультрамикроскопи́я *f*, электро́нная микроскопи́я *f*
Ultraparadoxalphase *f* ультрапарадокса́льная фа́за *f*
Ultrarotspektroskopie *f* инфракра́сная спектроскопи́я *f*
Ultrarotstar *m* теплова́я [«огнева́я»] катара́кта *f*, катара́кта *f* стеклоду́вов
Ultraschall *m* ультразву́к *m*
Ultraschalldiagnostik *f* ультразвукова́я диагно́стика *f*
Ultraschall-Echographie *f* эхографи́я *f*
Ultraschallenzephalographie *f* эхоэнцефалографи́я *f*, ультразвукова́я энцефалографи́я *f*
Ultraschallkardiographie *f* эхокардиографи́я *f*, ультразвукова́я кардиографи́я *f*
Ultraschallokalisation *f* ультразвукова́я локализа́ция *f*, ультразвукова́я лока́ция *f*
Ultraschallosteotomie *f* ультразвукова́я остеотоми́я *f*
Ultraschallperzeption *f* (слухово́е) восприя́тие *n* ультразву́ка
Ultraschalltherapie *f* лече́ние *n* ультразву́ком
Ultraschalluntersuchung *f* ультразвуково́е иссле́дование *n*
Ultraschallzahnsteinentfernung *f* удале́ние *n* [сня́тие *n*] зубно́го ка́мня с по́мощью ультразву́ка
Ultrasonographie *f* ультрасонографи́я *f*, ультразвуково́е скани́рование *n*
Ultrastar *m s.* **Ultrarotstar**
Ultrastruktur *f* ультраструкту́ра *f*
Ultraviolettbestrahlung *f* ультрафиоле́товое облуче́ние *n*, УФО *n*
Ultraviolettverbrennung *f* ожо́г *m* ультрафиоле́товыми луча́ми
Ultravirus *n* фильтру́ющийся ви́рус *m*
Ultrazentrifuge *f* ультрацентрифу́га *f*
Ulzeration *f* изъязвле́ние *n*
ulzerös я́звенный
Umaminierung *f* переамини́рование *n*
Umbau *m* **1.** перестро́йка *f* **2.** превраще́ние *n*
Umbaugastritis *f* гастри́т *m* с перестро́йкой сли́зистой оболо́чки желу́дка
Umbauvorgang *m* проце́сс *m* превраще́ния
Umbauzone *f* зо́на *f* перестро́йки Ло́озера
Umblickfeld *n* по́ле *n* взо́ра
Umbo *m* пупо́к *m*
Umdifferenzierung *f* передифференциро́вка *f*, метаплази́я *f*
Umfang *m* **der Augenbewegungen** объём *m* движе́ний глаз
Umfeldblendung *f* периферíческое ослепле́ние *n*
Umfeldleuchtdichte *f* освещённость *f* перифери́и сетча́тки
Umgangsspracheprüfung *f* иссле́дование *n (слуха)* разгово́рной ре́чью
Umgebungsuntersuchung *f* обсле́дование *n* окруже́ния (*лиц, находившихся в контакте*)
~, **mikrobiologische** микробиологи́ческое обсле́дование *n (в очаге инфекционного заболевания)*
Umgehungsanastomose *f* обходно́й анастомо́з *m*
Umgehungskreislauf *m* коллатера́льное кровообраще́ние *n*
Umhüllung *f* оболо́чка *f*
umkapseln инкапсули́ровать, образо́вывать ка́псулу
Umkehrbarkeit *f* обрати́мость *f*
Umkehr-Phänomen *n* феноме́н *m* рикоше́та, реба́унд-феноме́н *m*
Umklammerungsreflex *m* рефле́кс *m* обхва́тывания, рефле́кс *m* Моро́
Umlagerungsperkussion *f* перку́ссия *f* с измене́нием положе́ния
Umpflanzung *f* транспланта́ция *f*, переса́дка *f*
Umpolarisation *f* измене́ние *n* заря́да
Umschlag *m* обёртывание *n*, уку́тывание *n*; компре́сс *m*
~, **heißer** **1.** горя́чее обёртывание *n*, горя́чее уку́тывание *n*; горя́чий компре́сс *m* **2.** припа́рка *f*

~, maligner малигнизáция *f*, злокáчественное перерождéние *n*
Umschlagfalte *f* перехóдная склáдка *f*
Umschlagstelle *f* **1.** мéсто *n* наложéния компрéсса **2.** мéсто *n* перехóда
Umschlingung *f* обвúтие *n* пéтлей
umschlungen обвивнóй (*о шве*)
Umschneidung *f* обрезáние *n*
Umschnürung *f* странгуля́ция *f*, перетя́жка *f*
umschrieben огранúченный
Umschwung *m* перелóм *m* (*в течении болезни*)
Umspritzung *f* обкáлывание *n*
Umstandskorsett *n* дорóдовый бандáж *m*
Umstechung *f* обкáлывание *n*; прошивáние *n* (*для остановки кровотечения*)
Umstellung *f* перестрóйка *f*
~, hormonale гормонáльная перестрóйка *f*
Umstichnaht *f* обкáлывающий шов *m*
Umstimmung *f* **1.** перемéна *f* (*напр. настроения*) *2.* перестрóйка *f*
Umstimmungsbehandlung *f* лечéние *n*, свя́занное с перестрóйкой фýнкций органúзма
Umstülpen *n* выворáчивание *n*
~ des Oberlides выворáчивание *n* вéрхнего вéка
Umstülpung *f* эктрóпион *m*, вы́ворот *m*
~ der Gebärmutter вы́ворот *m* мáтки
Umwandlung *f* **1.** преобразовáние *n*; превращéние *n*, метаморфóза *f* **2.** *Gen.* трансдýкция *f*
~, hyaline гиалúновое превращéние *n*, гиалúновая дегенерáция *f*
~, hyalintropfige гиалúново-кáпельное превращéние *n*
~, zystische кистóзное превращéние *n*
Umwandlungsoperation *f* реконструктúвная оперáция *f*
Umwandlungszone *f* зóна *f* превращéния
Umwelt *f* внéшняя [окружáющая] средá *f*
Umweltfaktor *m* фáктор *m* внéшней среды́
Umwelthygiene *f* гигиéна *f* окружáющей среды́
Umweltkontamination *f* загрязнéние *n* внéшней среды́
~ durch radioaktive Substanzen загрязнéние *n* внéшней среды́ радиоактúвными веществáми
Umweltreiz *m* раздражéние *n*, поступáющее из окружáющей среды́
Umweltsanierung *f* оздоровлéние *n* окружáющей среды́
Umweltschutz *m* охрáна *f* внéшней [окружáющей] среды́
Umweltverschmutzung *f s.* **Umweltkontamination**
U-Naht *f* П-обрáзный шов *m*
unauffällig не имéющий вúдимых изменéний, без осóбенностей
unbändig неукротúмый
unbehaart безволóсый, плешúвый, лы́сый
Unbehagen *n* недомогáние *n*; дискомфóрт *m*
Unbehaglichkeitsschwelle *f* порóг *m* дискомфóрта
unbeschädigt невредúмый; неповреждённый
Unbeweglichkeit *f* иммобилизáция *f*, неподвúжность *f*
unbewußt бессознáтельный
Unbewußtheit *f* подсознáние *n*
Unbiegsamkeit *f* ригúдность *f*
unblutig бескрóвный
Uncinariasis *f* анкилостомиáз *m*
Uncinatusanfall *m* симптóм *m* крючковúдной извúлины (*эквивалент височной эпилепсии*)
undehnbar нерастяжúмый
Unduldsamkeit *f* интолерáнтность *f*; нетерпúмость *f*
Unempfänglichkeit *f* невосприúмчивость *f*
Unempfindlichkeit *f* **1.** нечувствúтельность *f* **2.** безразлúчие *n*, апáтия *f* **3.** анестезúя *f*
Unerregbarkeit *f* невозбудúмость *f*
unersetzbar незаменúмый
unerwünscht нежелáтельный
Unfall *m* несчáстный слýчай *m*
~, akustischer óстрая акустúческая трáвма *f*
~, elektrischer поражéние *n* электрúческим тóком
unfallbedingt обуслóвленный несчáстным слýчаем
Unfallchirurgie *f* хирургúческая пóмощь *f* при несчáстных слýчаях
Unfallfolge *f* послéдствие *n* несчáстного слýчая
Unfallgefahr *f* опáсность *f* несчáстного слýчая
Unfallgeschehen *n s.* **Unfall**
Unfallheilkunde *f* травматолóгия *f*
Unfallhilfsstelle *f* пункт *m* скóрой пóмощи
Unfallkraftwagen *m* (авто)машúна *f* скóрой пóмощи
Unfallkrankenhaus *n* больнúца *f* скóрой пóмощи
Unfallneurose *f* травматúческий неврóз *m*, неврóз *m* после несчáстного слýчая
Unfallopfer *n* пострадáвший от несчáстного слýчая, жéртва *f* несчáстного слýчая
Unfallpsychose *f* травматúческий психóз *m*, психóз *m* пóсле несчáстного слýчая
Unfallreaktion *f* реáкция *f* на трáвму
Unfallrente *f* пéнсия *f* по увéчью
Unfallstation *f* стáнция *f* скóрой пóмощи
Unfallstatistik *f* статúстика *f* несчáстных слýчаев
Unfalltod *m* смерть *f* от несчáстного слýчая
Unfallursache *f* причúна *f* несчáстного слýчая
Unfallverhütung *f* профилáктика *f* несчáстных слýчаев
Unfallverletzung *f* травматúческое повреждéние *n*
unfreiwillig непроизвóльный
Unfruchtbarkeit *f* бесплóдие *n*
Unfruchtbarmachung *f* половáя стерилизáция *f*
unfühlbar непрощýпываемый
ungedehnt нерастя́нутый
ungeformt неоформленный; бесфóрменный
Ungerinnbarkeit *f* несвёртываемость *f* (*крови*)
Ungeschicklichkeit *f* мотóрная нелóвкость *f*
ungestaltet деформúрованный; урóдливый
ungiftig неядовúтый, нетоксúчный
Ungleichsichtigkeit *f* анизометропúя *f*
Unguentum *n* мазь *f*
Unguis *m* нóготь *m*
ungünstig неблагоприя́тный
unheilbar неизлечúмый
unheildrohend с угрожáющим прогнóзом

Uniformität *f* монomóрфность *f*; единообрáзие *n*
Uniformitätsgesetz *n* закóн *m* единообрáзия *(о наследственности)*
unilateral односторóнний
unipolar однопóлюсный
Unitätslehre *f* унитáрная теóрия *f* *(происхождения клеток крови)*
Universalblutspender *m* универсáльный дóнор *m* крóви
Universalempfänger *m* универсáльный реципиéнт *m*
Universalspender *m* универсáльный дóнор *m*
Universitätsklinik *f*, **Universitätskrankenhaus** *n* университéтская клиника *f*, клинúческая больнúца *f*
unkompliziert неосложнённый
Unktion *f* втирáние *n*
unkurabel инкурáбельный, неизлечúмый
unlebensfähig нежизнеспосóбный
unlöslich нерастворúмый
unoperierbar иноперáбельный
Unpassierbarkeit *f* непроходúмость *f*
Unreife *f* незрéлость *f*
~ **des Neugeborenen** незрéлость *f* новорождённого
Unruhe *f*, **nächtliche** ониродинúя *f*
Unschädlichkeit *f* безврéдность *f*
Unschädlichmachen *n* обезврéживание *n*
~ **der radioaktiven Abfälle** обезврéживание *n* радиоактúвных отхóдов
Unsicherheitsgefühl *n* **1.** ощущéние *n* неувéренности **2.** ощущéние *n* неустóйчивости [нарушéния равновéсия]
Unstabilität *f*, **zytogenetische** цитогенетúческая нестабúльность *f*
unstillbar неукротúмый
untastbar непрощýпываемый; неосязáемый
Untätigkeitsankylose *f* анкилóз *m* от бездéйствия
Untätigkeitsatrophie *f* атрофúя *f* от бездéйствия
Unterarm *m* предплéчье *n*
Unterarmbruch *m*, **Unterarmfraktur** *f* перелóм *m* предплéчья
Unterarmknochen *m* кость *f* предплéчья
Unterarmschaftfraktur *f* диафизáрный перелóм *m* предплéчья
Unteraugenhöhlenkanal *m* подглазнúчный канáл *m*
Unteraugenhöhlenloch *n* подглазнúчное отвéрстие *n*
Unteraugenhöhlenrinne *f* подглазнúчный канáл *m*
Unteraugenlid *n* нúжнее вéко *n*
Unterbauch *m* подчрéвная óбласть *f*
Unterbauchbruch *m* грыжа *f* подчрéвной óбласти
Unterbauchgegend *f* подчрéвная óбласть *f*
Unterbelastung *f* недостáточная физúческая нагрýзка *f*
Unterbindung *f* лигúрование *n*, наложéние *n* лигáтуры, перевязка *f* *(напр. сосуда)*
Unterbindungsfaden *m* лигатýрная нить *f*, лигатýра *f*
Unterbrechung *f* **der Schwangerschaft** прерывáние *n* берéменности
Unterdruck *m* понúженное давлéние *n*
Unterdruckatmung *f* дыхáние *n* при понúженном давлéнии вóздуха
Unterdruckexposition *f* пребывáние *n* в барокáмере с понúженным давлéнием
Unterdruckkammer *f* барокáмера *f* с понúженным давлéнием
Unterentwicklung *f* гипоплазúя *f*; недоразвúтие *n*
Unterernährung *f* понúженное питáние *n*
Untergerinnbarkeit *f* гипокоагулýция *f*, понúженная свёртываемость *f* *(крови)*
Untergewicht *n* недостáточная [снúженная] мáсса *f* *(тела)*
Untergrätengrube *f* подóстная ямa *f*
Untergrätenmuskel *m* подóстная мышца *f*
Unterhaut *f* подкóжная ткань *f*
Unterhautbindegewebe *n* подкóжная клетчáтка *f*
Unterhautblutung *f* подкóжное кровоизлиянúе *n*
Unterhauteinspritzung *f* подкóжное впрыскивание *n*
Unterhautemphysem *n* подкóжная эмфизéма *f*
Unterhautfettgewebe *n* подкóжная жировáя клетчáтка *f*
Unterhautfettgewebsnekrose *f* **der Neugeborenen** подкóжный адипонекрóз *m* новорождённых
Unterhautwassersucht *f* отёк *m* подкóжной клетчáтки
Unterhautzellgewebe *n* подкóжная клетчáтка *f*
Unterhorn *n* нúжний рог *m*, *Cornu inferius*
Unterkiefer *m* нúжняя чéлюсть *f*
Unterkieferarterie *f* нижнечелюстнáя [нúжняя лýночковая] артéрия *f*
Unterkieferbein *n* нижнечелюстнáя кость *f*
Unterkieferbogen *m* мандибулярная [нижнечелюстнáя] дугá *f*
Unterkieferbruch *m* перелóм *m* нúжней чéлюсти
Unterkieferdreieck *n* подчелюстнóй треугóльник *m*
Unterkieferdrüse *f* подчелюстнáя (слюнная) железá *f*
Unterkieferdrüsengeschwulst *f* óпухоль *f* (слюнной) подчелюстнóй железы
Unterkieferdrüsenvereiterung *f* нагноéние *n* подчелюстнóй (слюнной) железы
Unterkieferfortsatz *m* отрóсток *m* нúжней чéлюсти
Unterkieferganglion *n* подчелюстнóй ýзел *m* *(тройничного нерва)*
Unterkiefergebiß *n* нúжний зубнóй ряд *m*
Unterkiefergelenk *n* висóчно-нижнечелюстнóй сустáв *m*
Unterkiefergelenkpfanne *f*, **Unterkiefergrube** *f* нижнечелюстнáя ямка *f* *(височной кости)*
Unterkieferkanal *m* нижнечелюстнóй канáл *m*
Unterkieferklonus *m* клонúческая сýдорога *f* жевáтельных мышц
Unterkieferkronenfortsatz *m* венéчный отрóсток *m* нúжней чéлюсти

Unterkieferlymphknoten *m* подчелюстно́й лимфати́ческий у́зел *m*
Unterkiefernerv *m* нижнечелюстно́й нерв *m*
Unterkieferreflex *m* нижнечелюстно́й рефле́кс *m*
Unterkieferschlagader *f s.* **Unterkieferarterie**
Unterkieferspeicheldrüse *f* подчелюстна́я слю́нная железа́ *f*
Unterkieferverlagerung *f* смеще́ние *n* ни́жней че́люсти
Unterkieferverrenkung *f* вы́вих *m* ни́жней че́люсти
Unterkieferwinkel *m* у́гол *m* ни́жней че́люсти, мандибуля́рный у́гол
Unterkieferzahn *m* ни́жний зуб *m*
Unterkinngegend *f* подборо́дочная о́бласть *f*
Unterkinnvene *f* подборо́дочная ве́на *f*
Unterkühlung *f* гипотерми́я *f*, переохлажде́ние *n* органи́зма
Unterlappen *m* ни́жняя до́ля *f*
Unterlappenbronchus *m* нижнедолево́й бронх *m*
Unterlaufung *f* кровоподтёк *m*
Unterleib *m* подчре́вная о́бласть *f*
Unterleibsbruch *m* гры́жа *f* подчре́вной о́бласти
Unterleibsschenkelbruch *m* бе́дренная гры́жа *f*
Unterleibstyphus *m* брюшно́й тиф *m*
Unterlid *n* ни́жнее ве́ко *n*
Unterlippe *f* ни́жняя губа́ *f*
Unterlippenbändchen *n* уздё́чка *f* ни́жней губы́
Unterlippenplastik *f* пла́стика *f* ни́жней губы́
Unterlippenschlagader *f* арте́рия *f* ни́жней губы́, *Arteria labialis inferior*
Unterlippenspalte *f* расще́лина *f* ни́жней губы́
Unterrippenschlagader *f* подрёберная арте́рия *f*
Unterscheidungsschwelle *f* поро́г *m* различе́ния
Unterschenkel *m* го́лень *f*
Unterschenkelbremse *f* закру́тка *f* для го́лени
Unterschenkelbruch *m* перело́м *m* косте́й го́лени
Unterschenkelfaszie *f* фа́сция *f* го́лени
Unterschenkelfraktur *f* перело́м *m* косте́й го́лени
Unterschenkelgeschwür *n* я́зва *f* го́лени
Unterschenkelknochen *m* кость *f* го́лени
Unterschenkelmuskel *m* мы́шца *f* го́лени
Unterschenkelstumpf *m* культя́ *f* го́лени
Unterschieber *m* подкладно́е су́дно *n*
Unterschiedsempfindlichkeit *f* различи́тельная чувстви́тельность *f*
Unterschiedsschwelle *f* поро́г *m* различе́ния
Unterschlüsselbeinschlagader *f* подключи́чная арте́рия *f*
Unterschlüsselbeinvene *f* подключи́чная ве́на *f*
Unterschulterblattschlagader *f* подлопа́точная арте́рия *f*, *Arteria subscapularis*
Unterschwellenpotential *n* подпоро́говый потенциа́л *m*
Untersuchung *f* иссле́дование *n*; обсле́дование *n*
~ **des Augenhintergrundes** офтальмоскопи́я *f*, иссле́дование *n* глазно́го дна
~, **beratungsärztliche** осмо́тр *m* консульта́нтом
~, **diagnostische** диагности́ческое иссле́дование *n*
~, **einmalige** однокра́тное обсле́дование *n*
~, **feingewebliche** гистологи́ческое иссле́дование *n*
~ **des Kammerwinkels** гониоскопи́я *f*, иссле́дование *n* угла́ пере́дней ка́меры гла́за
~, **klinisch-soziale** кли́нико-социа́льное иссле́дование *n*
~, **mehrmalige** многокра́тное [повто́рное] обсле́дование *n*
~, **mikrobiologische** санита́рно-бактериологи́ческий ана́лиз *m*
~, **unzureichende** недоста́точное обсле́дование *n*
Untersuchungsbefund *m* результа́т *m* иссле́дования
Untersuchungsgruppe *f* обсле́дуемая гру́ппа *f*
Untersuchungskarte *f* ка́рточка *f* обсле́дования больно́го
Untersuchungsmethode *f* ме́тод *m* иссле́дования
~, **nichtinvasive** неинвази́вный ме́тод *m* иссле́дования
Untersuchungstermine *m pl* сро́ки *m pl* обсле́дования
Untersuchungszeitpunkt *m* моме́нт *m* [вре́мя *n*] обсле́дования
Untersuchungszystoskop *n* смотрово́й цистоско́п *m*
Untertemperatur *f* гипотерми́я *f*; пони́женная температу́ра *f*
Unterwasserbewegungstherapie *f* гидрокинезитерапи́я *f*; гимна́стика *f* в воде́ (*в бассейне*)
Unterwasserdarmbad *n* субаква́льная кишё́чная ва́нна *f*
Unterwasserdruckstrahlmassage *f* подво́дный душ-масса́ж *m*
Unterwasserdusche *f* субаква́льный душ *m*
Unterwasserextension *f* подво́дное вытяже́ние *n*
Unterwassermassage *f* подво́дный масса́ж *m*
Unterwasserstrahlmassage *f* подво́дный душ-масса́ж *m*
Unterzungenarterie *f* подъязы́чная арте́рия *f*
Unterzungendrüse *f* подъязы́чная слю́нная железа́ *f*
Unterzungengeschwulst *f* ра́нула, подъязы́чная ретенцио́нная киста́ *f*
Unterzungennerv *m* подъязы́чный нерв *m*, *Nervus hypoglossus*
Unterzungenschlagader *f* подъязы́чная арте́рия *f*
Unterzungenspeicheldrüse *f* подъязы́чная слю́нная железа́ *f*
unverdaut непереваренный
Unverträglichkeit *f* непереноси́мость *f*
unvorbehandelt нелё́ченный ра́нее
Unwohlsein *n* недомога́ние *n*
unzähmbar неукроти́мый
Unzuchtshandlungen *f pl* развра́тные де́йствия *n pl*
Unzugänglichkeit *f* недосту́пность *f*
Unzurechnungsfähigkeit *f* невменя́емость *f*
unzureichend недоста́точный
Uperisation *f* упериза́ция *f*, ме́тод *m* стерилиза́ции молока́
Urämie *f* уреми́я *f*
~, **hypochlorämische** гипохлореми́ческая [хлоропри́вная] уреми́я *f*

urämisch уреми́ческий
Uranismus *m* урани́зм *m*, гомосексуали́зм *m*
Uranokolobom *n* расще́лина *f* нёба
Uranoplastik *f* уранопла́стика *f*, пла́стика *f* нёба
Uranoplegie *f* парали́ч *m* нёба
Uranoschisis *f* расще́лина *f* нёба
Uratgicht *f* и́стинная [мочеки́слая] пода́гра *f*
Uratstein *m* ура́тный мочево́й ка́мень *m*
Uraturie *f* уратури́я *f*, выделе́ние *n* ура́тов с мочо́й
Urea *f* мочеви́на *f*
Ureaprobe *f* про́ба *f* с мочеви́ной
Urease *f* уреа́за *f*
Ureter *m* мочето́чник *m*
Ureteratonie *f* атони́я *f* мочето́чника
Ureterblutung *f* кровотече́ние *n* из мочето́чника
Ureterkatheter *m* мочето́чниковый кате́тер *m*
Uretergebärmutterfistel *f* мочето́чниково-ма́точный свищ *m*
Ureteritis *f* воспале́ние *n* мочето́чника
Uretermündung *f* у́стье *n* мочето́чника
Ureterokutaneostomie *f* уретерокутанеостоми́я *f*
Ureterolith *m* ка́мень *m* мочето́чника
Ureterolithiasis *f* уретеролитиа́з *m*, образование *n* [нали́чие *n*] камне́й в мочето́чнике
Ureterolithotomie *f* уретеролитотоми́я *f*
Ureteroneueinpflanzung *f* уретеронеоимпланта́ция *f*
Ureteropyelographie *f* уретеропиелографи́я *f*
Ureteropyelostomie *f* уретеропиелостоми́я *f*
Ureterorektoneostomie *f* уретероректонеостоми́я *f*
Ureterostenose *f* уретеростено́з *m*
Ureterostium *n* у́стье *n* мочето́чника
Ureterostomie *f* уретеростоми́я *f*
Ureterotomie *f* уретеротоми́я *f*
Ureterovaginalfistel *f* мочето́чниково-влага́лищный свищ *m*
ureterovesikovaginal мочето́чниково-пузы́рно-влага́лищный
Ureterozyste *f* киста́ *f* мочето́чника
Ureterperistaltik *f* перistáльтика *f* мочето́чника
Ureterscheidenfistel *f* мочето́чниково-влага́лищный свищ *m*
Ureterstein *m* ка́мень *m* мочето́чника
Uretertransplantation *f* переса́дка *f* мочето́чника
Ureterverengerung *f* суже́ние *n* мочето́чника
Ureterverpflanzung *f* переса́дка *f* мочето́чника
Urethra *f* уре́тра *f*, мочеиспуска́тельный кана́л *m*
Urethraldrüse *f* уретра́льная железа́ *f*
Urethralfieber *n* уретра́льная [катетеризацио́нная] лихора́дка *f*
Urethralgie *f* боль *f* в мочеиспуска́тельном кана́ле
Urethralgranulom *n* гранулёма *f* мочеиспуска́тельного кана́ла
Urethralkatheter *m* уретра́льный кате́тер *m*
Urethralstein *m* уретроли́т *m*, ка́мень *m* уре́тры
Urethralstenose *f* суже́ние *n* [стрикту́ра *f*] уре́тры
Urethritis *f* уретри́т *m*
~, **bakterielle** бактериа́льный уретри́т *m*
~ **candidamycetica** кандидамикоти́ческий уретри́т *m*
~, **eitrige** гно́йный уретри́т *m*
~ **gonorrhoica** гоноре́йный уретри́т *m*
~ **herpetica** герпети́ческий уретри́т *m*
~, **infektiöse** инфекцио́нный уретри́т *m*
~, **mechanische** уретри́т *m*, вы́званный механи́ческими причи́нами
~, **postgonorrhoische** постгоноре́йный уретри́т *m*
~, **traumatische** травмати́ческий уретри́т *m*
Urethrogramm *n* уретрогра́мма *f*, рентге́новский [контра́стный] сни́мок *m* мочеиспуска́тельного кана́ла
Urethrolith *m* уретроли́т *m*, ка́мень *m* уре́тры
Urethrorrhagie *f* уретрорраги́я *f*, кровотече́ние *n* из мочеиспуска́тельного кана́ла
Urethrorrhoe *f* уретроре́я *f*, выделе́ния *n pl* [течь *f*] из уре́тры
Urethroskrotalfistel *f* уретра́льно-мошо́ночный свищ *m*
Urethrotomie *f* уретротоми́я *f*
urethrovesikal уретровезика́льный
Urethrozystitis *f* уретроцисти́т *m*
Urhidrosis *f* выделе́ние *n* с по́том компоне́нтов мочи́
Urikämie *f* урикеми́я *f*, повы́шенное содержа́ние *n* мочево́й кислоты́ в крови́
Urikase *f* уриколя́за *f*, урика́за *f*
Urin *m* моча́ *f*
~, **alkalischer** щелочна́я моча́ *f*
~, **dünner** моча́ *f* с ни́зкой уде́льной пло́тностью
~, **heller** све́тлая моча́ *f*
~, **spastischer** «спасти́ческая» моча́ *f*
~, **trüber** му́тная моча́ *f*
Urinabsonderung *f*, **Urinausscheidung** *f* выделе́ние *n* мочи́
Urinazidität *f* кисло́тность *f* мочи́
Urinbefund *m* да́нные *pl* ана́лиза мочи́
Urinbodensatz *m* мочево́й оса́док *m*
Urinfistel *f* мочево́й свищ *m*
Uringlas *n* у́тка *f*
urinieren мочи́ться
Urinieren *n* выделе́ние *n* мочи́, мочеиспуска́ние *n*
Urininfiltration *f* мочева́я инфильтра́ция *f*; мочево́й затёк *m*
Urinmenge *f* коли́чество *n* мочи́
Urinretention *f* заде́ржка *f* мочи́
Urinsammelgefäß *n* мочеприёмник *m*
Urinsediment *n* мочево́й оса́док *m*
Urinspiegelwert *m* концентра́ция *f* *(какого-л. вещества)* в моче́
Urinstein *m s.* **Urolith**
Urinverhaltung *f* заде́ржка *f* мочи́
Urkeimzelle *f* **1.** оого́ния *f* **2.** сперматого́ния *f*
Urobilin *n* уробили́н *m*
Urobilinbestimmung *f* определе́ние *n* уробили́на
Urobilingehalt *m* содержа́ние *n* уробили́на
Urobilinogen *n* уробилиноге́н *m*
Urobilinogenurie *f* уробилиногенури́я *f*
Urobilinurie *f* уробилинури́я *f*
Urochezie *f* выделе́ние *n* мочи́ че́рез ана́льное отве́рстие

Urochrom *m* урохрóм *m* (*мочевой пигмент*)
Uroerythrin *n* уроэритрúн *m* (*мочевой пигмент*)
urogenital урогенитáльный, мочеполовóй
Urogenitalbilharziose *f* бильгарциóз *m* мочеполовóго трáкта, египетская гематурúя *f*
Urogenitalmembran *f* мочеполовáя мембрáна *f*
Urogenitalspalte *f* мочеполовáя щель *f*
Urogenitalsystem *n* мочеполовáя систéма *f*
Urogenitaltrakt *m* мочеполовóй тракт *m*
Urogenitaltuberkulose *f* туберкулёз *m* мочеполовы́х óрганов
Urographie *f* урографúя *f*
Urokymogramm *n* урокимогрáмма *f*
Urolith *m* уролúт *m*, мочевóй кáмень *m*
Urolithiasis *f* уролитиáз *m*, мочекáменная болéзнь *f*
Urolog(e) *m* урóлог *m*
Urologie *f* урolóгия *f*
Uronephrose *f* уронефрóз *m*, гидронефрóз *m*
Uronsäure *f* урóновая кислотá *f*
Uropenie *f* умéньшенное выделéние *n* мочú
Urophobie *f* урофобúя *f*
Urosepsis *f* уросéпсис *m*
Urostein *m s.* **Urolith**
Urosympathine *n pl* симпатотрóпные [гипертензúвные] веществá *n pl* в мочé
Urotoxämie *f* уротоксемúя *f*
Ursprungsherd *m* первúчный [исхóдный] очáг *m*
Ursprungskegel *m* мéсто *n* отхождéния аксóна от тéла мультиполя́рной нéрвной клéтки
Ursprungsstelle *f* мéсто *n* отхождéния, мéсто *n* начáла (*напр. сосуда, нерва*)
Urtica *f* волды́рь *m*
Urticaria *f* крапúвница *f*
~, **arbeitsbedingte** крапúвница *f*, возникáющая от воздéйствия профессионáльных врéдностей
~ **bullosa** пузы́рная крапúвница *f*
~, **cholinergische** холинэргúческая крапúвница *f*
~ **chronica cum pigmentatione** хронúческая крапúвница *f* с пигментáцией
~ **chronica perstans** стóйкая хронúческая крапúвница *f*
~, **chronische** хронúческая крапúвница *f*
~, **endogene** эндогéнная крапúвница *f*
~, **enterogene** энтерогéнная крапúвница *f*
~ **factitia** искýсственно вы́званная крапúвница *f*
~ **gigantea** гигáнтская крапúвница *f*
~ **hämorrhagica** геморрагúческая крапúвница *f*
~ **lichenoides** лихенóидная крапúвница *f*
~, **mechanische** механúческая (*от воздействия механических причин*) крапúвница *f*
~ **nervosa** нейрогéнная крапúвница *f*
~ **papulosa** папулёзная крапúвница *f*
~, **persistierende** персистúрующая (*длительно сохраняющаяся*) крапúвница *f*
~ **perstans verrucosa** стóйкая веррукóзная крапúвница *f*
~ **pigmentosa** пигмéнтная крапúвница *f*
~ **pigmentosa xanthelasmoidea** крупноузловáтая фóрма *f* пигмéнтной крапúвницы
~ **praemenstrualis** крапúвница *f*, возникáющая пéред менструáцией
~, **rezidivierende** рецидивúрующая крапúвница *f*
~ **solaris** сóлнечная крапúвница *f*
~, **thermische** термúческая крапúвница *f*
~, **toxische** токсúческая крапúвница *f*
~ **vesiculosa** везикулёзная [пузырькóвая] крапúвница *f*
Urtierchen *n pl* простéйшие *n pl*, *Protozoa*
Urwaldgeschwür *n* дифтерúя *f* кóжи в трóпиках
Usur *f* узýра *f*
Usurierung *f* узурúрование *n*
Uta *f* америкáнский [бразúльский] кóжно-слизистый лейшманиóз *m*
Uteralgie *f* бóли *f pl* в óбласти мáтки
uterin мáточный
Uteringeräusch *n* мáточный шум *m*
Uterinsegment *n* сегмéнт *m* мáтки
Uterographie *f* утерографúя *f*, гистерографúя *f*
Uterotonikum *n* препарáт *m*, тонизúрующий мáтку
Uterus *m* мáтка *f*
Uterusamputation *f* ампутáция *f* мáтки
Uterusapoplexie *f* апоплексúя *f* слúзистой мáтки
Uterusatonie *f* атонúя *f* мáтки
Uterusbinnendruck *m* внутримáточное давлéние *n*
Uterusdrüse *f* железá *f* мáтки
Uterusexstirpation *f* экстирпáция *f* мáтки
Uterushöhle *f* пóлость *f* мáтки
Uterushorn *n* рог *m* мáтки
Uterusinversion *f* вы́ворот *m* мáтки
Uterusinvolution *f* инволю́ция *f* мáтки
Uteruskarzinom *n* рак *m* мáтки
Uteruskavum *n* пóлость *f* мáтки
Uteruskontraktion *f* сокращéние *n* мáтки
Uteruskörper *m* тéло *n* мáтки
Uterusküretage *f* выскáбливание *n* мáтки
Uterusmißbildung *f* порóк *m* развúтия мáтки
Uterusmuskulatur *f* мускулатýра *f* мáтки
Uterusmyom *n* миóма *f* мáтки
~, **intramurales** интрамурáльная миóма *f* мáтки
~, **submuköses** подслúзистая [субмукóзная] миóма *f* мáтки
~, **subseröses** субсерóзная миóма *f* мáтки
Uterusmyomatose *f* миоматóз *m* мáтки
Uteruspolyp *m* полúп *m* мáтки
Uterusprolaps *m* выпадéние *n* мáтки
Uterusriß *m s.* **Uterusruptur**
Uterusruptur *f* разры́в *m* мáтки
~, **drohende** угрожáющий разры́в *m* мáтки
Uterussarkom *n* саркóма *f* мáтки
Uterusschleimhaut *f* эндомéтрий *m*, слúзистая оболóчка *f* мáтки
Uterussegment *n* сегмéнт *m* мáтки
Uterustamponade *f* тампонáда *f* мáтки
Uterustätigkeit *f* сокращéния *n pl* мáтки
Uterustorsion *f* перекрýт *m* мáтки
Uterusverkrampfung *f* сýдорожные сокращéния *n pl* мáтки
Uterusvorfall *m* выпадéние *n* мáтки

Utilisationskoeffizient *m* **des Sauerstoffes** коэффицие́нт *m* утилиза́ции кислоро́да
Utriculus *m* эллипти́ческий мешо́чек *m* преддве́рия ушно́го лабири́нта
Utrikuluszyste *f* киста́ *f* предста́тельной железы́
UV-Bestrahlung *f* ультрафиоле́товое облуче́ние *n*, УФО *n*
UV-Dermatitis *f* ультрафиоле́товый дермати́т *m*
Uvea *f* сосу́дистая оболо́чка *f* гла́за
Uveaatrophie *f* атрофи́я *f* ра́дужки
~, **essentielle progressive** эссенциа́льная прогресси́рующая атрофи́я *f* ра́дужки
~, **sekundäre progressive** втори́чная прогресси́рующая атрофи́я *f* ра́дужки
Uvealtrakt *m* увеа́льный тракт *m* гла́за
Uveitis *f* увеи́т *m*, воспале́ние *n* увеа́льного тра́кта гла́за
~ **anterior** иридоцикли́т *m*, пере́дний увеи́т *m*
~ **glaucomatosa [hypertensiva]** увеа́льная глауко́ма *f*
~ **posterior** за́дний увеи́т *m*, хориоиди́т *m*
Uveoparotitis *f* увеопароти́т *m*, синдро́м *m* Хе́рфорда
Uveopathie *f* увеопати́я *f*
UV-Ganzbestrahlung *f* о́бщее ультрафиоле́товое облуче́ние *n*
UV-Strahler *m*, **integraler medizinischer** интегра́льный медици́нский ультрафиоле́товый облуча́тель *m*
UV-Test *m* ультрафиоле́товая про́ба *f*
Uvula *f* язычо́к *m*
Uvulareflex *m* рефле́кс *m* язычка́
Uvularesektion *f s.* **Uvulotomie**
Uvulopalatopharyngoplastik *f* увулопалатофарингопла́стика *f* (*при храпе, синдроме удушья во время сна*)
Uvuloptose *f* опаде́ние *n* [западе́ние *n*, опуще́ние *n*] язычка́
Uvulotomie *f* рассече́ние *n* язычка́; отсече́ние *n* язычка́
U-Zone *f* зо́на *f* превраще́ния

V

Vagabundenhaut *f* «ко́жа *f* бродя́г»
Vagina *f* влага́лище *n*
vaginal вагина́льный, влага́лищный
Vaginalabstrich *m* вагина́льный [влага́лищный] мазо́к *m*
Vaginalagenesie *f*, **Vaginalaplasie** *f* аплази́я *f* [агенези́я *f*] влага́лища
Vaginalatresie *f* атрези́я *f* влага́лища
Vaginalbruch *m* гры́жа *f* влага́лища
Vaginaldusche *f* вагина́льное ороше́ние *n*
Vaginalflora *f* микрофло́ра *f* влага́лища
Vaginalkarzinom *n* рак *m* влага́лища
Vaginalmykose *f* грибко́вое заболева́ние *n* влага́лища
Vaginalpessar *n* влага́лищный песса́рий *m*
Vaginalportion *f* влага́лищная часть *f* ше́йки ма́тки
Vaginalsekret *n* влага́лищный секре́т *m*
Vaginalspekulum *n*, **Vaginalspiegel** *m* влага́лищное зе́ркало *n*
Vaginalzyste *f* киста́ *f* влага́лища
Vaginismus *m* вагини́зм *m*
Vaginitis *f* вагини́т *m*, кольпи́т *m*
Vaginopexie *f* вагинофикса́ция *f*
Vaginorektalfistel *f* влага́лищно-прямокише́чный свищ *m*
Vaginoskopie *f* кольпоскопи́я *f*
Vaginovesikalfistel *f* влага́лищно-пузы́рный [пузы́рно-влага́лищный] свищ *m*
Vagitis *f* воспале́ние *n* блужда́ющего не́рва
Vagolytikum *n* ваголити́ческое [парасимпатиколити́ческое] сре́дство *n*
Vagotomie *f* ваготоми́я *f*
Vagotonie *f* ваготони́я *f*, парасимпатикотони́я *f*
vagotrop ваготро́пный
Vagus *m* блужда́ющий нерв *m*
Vagusdruckversuch *m* про́ба *f* с нада́вливанием на кароти́дный си́нус
Vagusdurchschneidung *f* пере́резка *f* блужда́ющего не́рва
Vagusdyspnoe *f* ва́гусная оды́шка *f*
Vaguskern *m* ядро́ *n* блужда́ющего не́рва
Vaguslähmung *f* парали́ч *m* блужда́ющего не́рва
Vaguspneumonie *f* ва́гусная пневмони́я *f*, аспирацио́нная пневмони́я *f* при параличе́ блужда́ющего не́рва
Vaguspuls *m* ва́гусный [ваготони́ческий, парасимпатикотони́ческий] пульс *m*
Vagusreizung *f* раздраже́ние *n* блужда́ющего не́рва
Vagustod *m* ва́гусная смерть *f*
Vagustonus *m* то́нус *m* блужда́ющего не́рва
Vakathyperämie *f* вака́тная гипереми́я *f*
Vaksigrippe *f* ваксигри́пп *m*
Vakuole *f* вакуо́ль *f*
Vakuolenbildung *f*, **Vakuolisierung** *f* вакуолиза́ция *f*
Vakuum *n* ва́куум *m*
Vakuumabort *m* ва́куум-або́рт *m*
Vakuumextraktion *f* ва́куум-экстра́кция *f*
Vakuumgefriertrocknung *f* сублимацио́нная су́шка *f* под ва́куумом
Vakuummassage *f* ва́куумный масса́ж *m*
Vakuumtrockung *f* ва́куумная су́шка *f*
Vakzinalkrankheit *f* вакци́ния *f*, вакцина́льная боле́знь *f*
~, **gangränöse** гангрено́зная вакци́ния *f*
~, **inokulierte** инокули́рованная вакци́ния *f*
~, **progrediente** прогресси́рующая вакци́ния *f*
Vakzination *f s.* **Vakzinierung**
Vakzine *f* вакци́на *f*
~, **adsorbierte** адсорби́рованная вакци́на *f*
~, **assoziierte** ассоции́рованная [ко́мплексная, комбини́рованная] вакци́на *f*
~, **attenuierte** аттенуи́рованная вакци́на *f*
~, **formalinisierte** формалинизи́рованная вакци́на *f*
~, **hitzeabgetötete** вакци́на *f*, уби́тая нагрева́нием
~, **inaktivierte** инактиви́рованная [уби́тая] вакци́на *f*

~, **lebendige sensibilisierte** живáя сенсибилизúрованная вакцúна *f*
~, **monovalente** моновалéнтная вакцúна *f*
~, **polyvalente** поливалéнтная вакцúна *f*
~, **trockene** сухáя вакцúна *f*
~, **virus-fix-haltige inaktivierte** вакцúна *f* Сéмпла, содержáщая инактивúрованный фиксúрованный вúрус
Vakzineantigen *n* антигéн *m* óспенной вакцúны *(по Герпиху)*
Vakzinearthritis *f* поствакцинáльный артрúт *m*
Vakzinepustel *f* вакцúнная пýстула *f*
Vakzinetherapie *f* вакцинотерапúя *f*
Vakzinevirus *n* вúрус *m* óспенной вакцúны, *Poxvirus officinale*
~, **formalininaktiviertes** вúрус *m* óспенной вакцúны, инактивúрованный формалúном *(по Герпиху)*
Vakzinia *f s.* **Vakzinalkrankheit**
Vakzinierung *f* вакцинáция *f*
~, **epikutane** накóжная вакцинáция *f*
~, **intradermale [intrakutane]** внутрикóжная вакцинáция *f*
~, **intranasale** интраназáльная вакцинáция *f*
~, **perorale** перорáльная вакцинáция *f*
~, **subkutane** подкóжная вакцинáция *f*
Valgusdeformation *f* вáльгусная деформáция *f*
Valinleuzinurie *f* валинолейцинурúя *f*
Valvula *f* клáпан *m*
Valvulitis *f* вальвулúт *m*
Valvuloplastik *f* вальвулоплáстика *f*
V-Antigen *n* антигéн *m* оболóчки вúруса
Vaporisation *f* выпáривание *n*
variabel измéнчивый, непостоя́нный
Varicella *f* вéтряная óспа *f*
Varietät *f* разновúдность *f*
varikös варикóзный
Varikosität *f* варикóзное расширéние *n* вен
Varikozele *f* варикоцéле *n*, варикóзное расширéние *n* вен семеннóго канáтика
Variola *f* óспа *f*
~ **major** натурáльная óспа *f*
~ **minor** алáстрим *m*, бéлая óспа *f*, óспа *f* кáфров
~ **vaccina** корóвья óспа *f*
Variolation *f* оспопрививáние *n*
Variolavakzine *f* óспенная вакцúна *f*
Variolois *f* алáстрим, бéлая óспа *f*, óспа *f* кáфров
Varix *f*, **Varixknoten** *m* варикóзный ýзел *m*
Varizellen *f pl* вéтряная óспа *f*
Varizellenexanthem *n* высыпáние *n* [сыпь *f*] при вéтряной óспе
Varizellenlaryngitis *f* ларингúт *m* при вéтряной óспе
Varizellen-Zoster-Virus *n* герпесвúрус *m* вéтряной óспы
Varizen *f pl* варикóзные узлы́ *m pl*
Varizenbehandlung *f* лечéние *n* варикóзных узлóв
Varizensklerosierung *f* склерозúрующее лечéние *n* варикóзных узлóв
Varizenverödung *f* запустевáние *n* варикóзных узлóв

Varusdeformation *f*, **Varusfehler** *m* вáрусная деформáция *f*
Vas *n* сосýд *m (s. a.* **Gefäß***)*
~, **aberrierendes** аберрúрующий [аберрáнтный, атипúчно расположенный] сосýд *m*
Vasculitis *f s.* **Vaskulitis**
Vasektomie *f* вазэктомúя *f*
Vaselinoderma *n* вазелинодéрма *f*
Vaskularisation *f* васкуляризáция *f*
Vaskulitis *f* васкулúт *m*, ангиúт *m*
~, **allergische** аллергúческий васкулúт *m*
~, **hyperergische** гиперергúческий васкулúт *m*
~, **leukozytoklastische** лейкоцитокластúческий васкулúт *m*
~, **nodulare** узелкóвый васкулúт *m*
~, **rheumatische** ревматúческий васкулúт *m*
~, **rheumatoide** ревматóидный васкулúт *m*
~, **systematische allergische** системный аллергúческий васкулúт *m*
Vasodilatation *f* вазодилатáция *f*, расширéние *n* сосýдов
Vasodilatator *m* вазодилатáтор *m*, сосудорасширя́ющий нерв *m*
Vasographie *f* вазографúя *f*
Vasokollaps *m* сосýдистый коллáпс *m*
Vasokonstriktion *f* вазоконстрúкция *f*, сужéние *n* сосýдов
Vasokonstriktor *m* вазоконстрúктор *m*, сосудосýживающий нерв *m*
Vasokonstriktorentonus *m* тóнус *m* сосудосýживающих нéрвов
Vasokonstringens *n* сосудосýживающее срéдство *n*
Vasolabilität *f* сосýдистая лабúльность *f*
Vasoligatur *f* вазолигатýра *f* *(перевязка семявыводящего протока)*
Vasomotoren *m pl* вазомотóры *m pl*, сосудодвúгательные нéрвы *m pl*
Vasomotorenkollaps *m* коллáпс *m* при параличе́ вазомотóров
Vasomotorenlähmung *f* паралúч *m* вазомотóров
Vasomotorenzentrum *n* сосудодвúгательный центр *m*
Vasoneurose *f* сосýдистый неврóз *m*
Vasoplegie *f* паралúч *m* сосýдов
Vasopressin *n* вазопрессúн *m* , адиуретúн *m*
Vasoresektion *f* вазорезéкция *f* , резéкция *f* семявыводя́щего протóка
Vasorezeptor *m* вазорецéптор *m*, сосýдистый рецéптор *m*
Vasospasmus *m* вазоспáзм *m*, спазм *m* сосýдов
Vasotomie *f* вазотомúя *f*, перерéзка *f* семявыводя́щего протóка
Vastus *m* ширóкая мы́шца *f* бедрá
Vaterschaft *f* отцóвство *n*
Vaterschaftsfeststellung *f* установлéние *n* отцóвства
VDRL-Test *m* микрореáкция *f* на сúфилис *(реакция микрофлокуляции с кардиолипиновым антигеном)*
Vegetarierkost *f* вегетариáнская пúща *f*
Vegetationen *f pl* вегетáции *f pl*, разрастáния *n pl*

~, adenoide аденóидные вегетáции *f pl*, аденóиды *m pl*
Vegetationskasten *m* **1.** инкубáтор *m* **2.** термостáт *m*
vegetativ вегетати́вный
Vehikel *n* лекáрственная оснóва *f*
Veillonellose *f* вейонеллёз *m*
Vektordynamokardiogramm *n* вéктор-динамокардиогрáмма *f*
Vektorkardiogramm *n* вéктор-кардиогрáмма *f*
Vektorkardioskopie *f* вéктор-кардиоскопи́я *f*
velamentös вуалеобрáзный
Velum *n* мя́гкое нёбо *n*, нёбная занавéска *f*
Velumfunktion *f* фýнкция *f* мя́гкого нёба [нёбной занавéски]
Velummotilität *f* подви́жность *f* мя́гкого нёба
Vene *f* вéна *f*
Venektasie *f* флебэктази́я *f* , расширéние *n* вен
Venenanästhesie *f* внутривéнная анестези́я *f*
Venenblut *n* венóзная кровь *f*
Venenblutung *f* венóзное кровотечéние *n*
Venendruck *m* венóзное давлéние *n*
Venendruckmessung *f* измерéние *n* венóзного давлéния
Venenentzündung *f* флеби́т *m*, воспалéние *n* вéн(ы)
Veneneröffnung *f* флеботоми́я *f*
Venenerweiterung *f* флебэктази́я *f*, расширéние *n* вен
Venengeflecht *n* венóзное сплетéние *n*
Venengeräusch *n* вéнный шум *m*
Venengeschwulst *f* венóзная óпухоль *f* , венóзная ангиóма *f*
Venenhaken *m* крючóк *m* для вéны
Venenklappe *f* венóзный [вéнный] клáпан *m*
Venenknoten *m* варикóзный ýзел *m*
Venenkollaps *m* спадéние *n* вен
Venennaht *f* шов *m* вéны
Venenpfropfen *m* венóзный тромб *m*
Venenpuls *m* венóзный пульс *m*
Venenpulsation *f* пульсáция *f* центрáльной вéны сетчáтки
Venenpulsdruckkurve *f* флебосфигмогрáмма *f*
Venenpunktion *f* венепýнкция *f*
Venenrückfluß *m* венóзный рефлю́кс *m*
Venenruptur *f* разры́в *m* вéны
Venenschnitt *m*, **Venensektion** *f* венесéкция *f*
Venensklerose *f* флебосклерóз *m*
Venenstein *m* флеболи́т *m*, вéнный кáмень *m*
Venenstenose *f* флебостенóз *m*
Venenstich *m* венепýнкция *f*
Venenthrombose *f* **des Netzhautgefäßes** тромбóз *m* вéны сетчáтки
Venenton *m* вéнный тон *m*
Venentonus *m* венóзный тóнус *m*
Venenum *n* яд *m*
Venenunterbindung *f* перевя́зка *f* вéны
Venenvarikose *f* варикóз *m* вен
Venenverödungsmittel *n* срéдство *n*, вызывáющее облитерáцию вен
Venenverschließung *f* закры́тие *n* просвéта вен
Venenverstopfung *f* закýпорка *f* вéны
Venenwandentzündung *f* флеби́т *m*
Venenwulstung *f* выбухáние *n* вéны
Venographie *f* венографи́я *f*, флебографи́я *f*
Venolyse *f* венóлиз *m* *(оперативное высвобождение вены из рубцов)*
Venter *m* **1.** живóт *m* **2.** брюшкó *n* мы́шцы
Ventil *n* клáпан *m*
Ventilation *f* вентиля́ция *f*
Ventilationsstörung *f* нарушéние *n* вентиля́ции *(среднего уха)*
~, obstruktive обструкти́вное нарушéние *n* вентиля́ции
~, restriktive рестрикти́вное нарушéние *n* вентиля́ции
Ventilfunktion *f* клáпанная фýнкция *f*
Ventilpneumothorax *m* клáпанный пневмотóракс *m*
Ventrikel *m* **1.** желýдочек *m* *(напр. сердца)* **2.** желýдок *m*
Ventrikelbinnendruck *m* давлéние *n* в желýдочке *(сердца)*
Ventrikelblutung *f* кровоизлия́ние *n* в желýдочек *(мозга)*
Ventrikeldrainage *f* дренáж *m* желýдочка *(мозга)*
Ventrikelkomplex *m* желýдочковый кóмплекс *m* *(электрокардиограммы)*
Ventrikelpunktion *f* пýнкция *f* желýдочка *(мозга)*
Ventrikelseptum *n* межжелýдочковая перегорóдка *f*
Ventrikelseptumdefekt *m* дефéкт *m* межжелýдочковой перегорóдки
Ventrikelseptuminfarkt *m* инфáркт *m* межжелýдочковой перегорóдки
Ventrikelsystole *f* си́стола *f* желýдочков
Ventrikelvolumen *n* объём *m* желýдочка (*сердца*)
~, enddiastolisches конéчно-диастоли́ческий объём *m* желýдочка (*сердца*)
Ventrikelzacke *f* желýдочковый зубéц *m* (*электрокардиограммы*)
Ventrikulographie *f* вентрикулографи́я *f*
Ventrikulopexie *f* вентрикулопекси́я *f*, подшивáние *n* желýдка
Ventrofixation *f* вентрофиксáция *f*
Venula *f* вéнула *f*
Venusberg *m* лóнный [срамнóй] бугóр *m*, бугóр *m* Венéры
Veranlagung *f* предрасположéние *n*
Verästelung *f* разветвлéние *n*
Veratmungspyelogramm *n* пиелогрáмма *f* на вдóхе и на вы́дохе
Verätzung *f* прижигáние *n* хими́ческим веществóм *(кислотой или щёлочью)*
Verband *m* **1.** перевя́зка *f*, повя́зка *f* **2.** соединéние *n*, связь *f*
Verbandabnahme *f* сня́тие *n* повя́зки
Verbandanlegung *f* наложéние *n* повя́зки
Verbandgaze *f* перевя́зочная мáрля *f*
Verbandmaterial *n* перевя́зочный материáл *m*
Verbandmittel *n* перевя́зочное срéдство *n*
Verbandmull *m* перевя́зочная мáрля *f*
Verbandpäckchen *n* перевя́зочный пакéт *m*

~, persönliches индивидуа́льный перевя́зочный паке́т *m*
Verbandplatz *m* 1. ме́сто *n* наложе́ния повя́зки 2. перевя́зочный пункт *m*
Verbandpunkt *m* перевя́зочный пункт *m*
Verbandschicht *f* слой *m* повя́зки
Verbandstoff *m* перевя́зочный материа́л *m*
Verbandstoffsterilisation *f* стерилиза́ция *f* перевя́зочного материа́ла
Verbandtasche *f* санита́рная су́мка *f*
Verbandtrommel *f* бикс *m* , стерилизацио́нный бараба́н *m* (*Шиммельбуша*)
Verbandtuch *n* косы́ночная повя́зка *f*
Verbandwechsel *m* сме́на *f* повя́зки
Verbandzelt *n* пала́тка-перевя́зочная *f*
Verbandzeug *n* перевя́зочный материа́л *m*
Verbeugungsreflex *m* сгиба́тельный рефле́кс *m* Га́мпера
Verbiegung *f* искривле́ние *n*, переги́б *m*
Verbindung *f* 1. соедине́ние *n*, связь *f* 2. бинтова́ние *n*
~, zeitweilige *Phys.* вре́менная связь *f*
Verbindungsarterie *f* соедини́тельная арте́рия *f*, *Arteria communicans*
Verbindungsast *m* соедини́тельная ветвь *f*, *Ramus communicans*
~, grauer се́рая соедини́тельная ветвь *f*
~, weißer бе́лая соедини́тельная ветвь *f*
Verbindungsbahn *f* связу́ющий [соединя́ющий, соедини́тельный] путь *m*
Verbindungsgang *m* связу́ющий [соединя́ющий, соедини́тельный] ход *m*, связу́ющий [соединя́ющий, соедини́тельный] прото́к *m*
Verbindungslinie *f* ли́ния *f* соедине́ния, шов *m*
Verbindungsöffnung *f* связу́ющее [соединя́ющее] отве́рстие *n*
Verbindungsstrang *m* соедини́тельный тяж *m*
Verbindungsvene *f* соедини́тельная вена *f*
Verblödung *f* слабоу́мие *n*; деме́нция *f*
~, schizophrene шизофрени́ческое слабоу́мие *n*
Verblutung *f* масси́вное кровотече́ние *n*; обескро́вливание *n*
~, innere вну́треннее масси́вное кровотече́ние *n*
~, intravasale о́строе перераспределе́ние *n* кро́ви в органи́зме (*напр. при шоке*)
Verblutungsgefahr *f* опа́сность *f* смерте́льной кровопоте́ри
Verblutungskrampf *m* су́дороги *f pl* при масси́вной кровопоте́ре
Verblutungstod *m* смерть *f* от кровопоте́ри
verborken покрыва́ться ко́рочкой [стру́пом]
verbrannt обожжённый
Verbrauch *m* 1. потребле́ние *n*; употребле́ние *n*; расхо́д *m* 2. истоще́ние *n*; изна́шивание *n*
Verbrauchsfrist *f* срок *m* го́дности
Verbrauchskoagulopathie *f* коагулопати́я *f* потребле́ния
Verbrauchsthrombozytopathie *f* тромбоцитопати́я *f* потребле́ния
Verbreitungsgebiet *n* о́бласть *f* распростране́ния
Verbrennung *f* 1. ожо́г *m* 2. сжига́ние *n*; крема́ция *f*; сгора́ние *n*
Verbrennungsbehandlung *f* лече́ние *n* ожо́га
Verbrennungsfolge *f* после́дствие *n* ожо́га
Verbrennungsgebiet *n* о́бласть *f* ожо́га
Verbrennungsgeschädigte *m* обожжённый *m*
Verbrennungsgrad *m* сте́пень *f* ожо́га
Verbrennungskrankheit *f* ожо́говая боле́знь *f*
Verbrennungsnarbe *f* рубе́ц *m* по́сле ожо́га
Verbrennungsschaden *m* ожо́г *m*, ожо́говое поврежде́ние *n*
Verbrennungsschock *m* ожо́говый шок *m*
Verbrennungstrauma *n* ожо́говая тра́вма *f*
Verbrennungsursache *f* причи́на *f* ожо́га
Verbrennungsverletzung *f* ожо́г *m*, ожо́говое поврежде́ние *n*
Verbrennungswunde *f* ожо́говая ра́на *f*
Verbrennungswundfläche *f* ожо́говая пове́рхность *f*
Verbrühung *f* ожо́г *m* (горя́чей) жи́дкостью, ова́ривание *n*
Verdachtsdiagnose *f* предположи́тельный диа́гноз *m*
Verdaulichkeit *f* **der Nahrung** перева́риваемость *f* пи́щи
Verdauung *f* пищеваре́ние *n*; перева́ривание *n*
Verdauungsenzym *n*, **Verdauungsferment** *n* пищевари́тельныйферме́нт *m*
Verdauungsinsuffizienz *f* недоста́точность *f* пищевари́тельной фу́нкции
Verdauungskanal *m* пищевари́тельный тракт *m*
Verdauungsleukozytose *f* пищевари́тельный лейкоцито́з *m*
Verdauungsorgane *n pl* о́рганы *m pl* пищеваре́ния
Verdauungsrohr *n* пищевари́тельная тру́бка *f*
Verdauungssaft *m* пищевари́тельный сок *m*
Verdauungsstörung *f* наруше́ние *n* пищеваре́ния; наруше́ние *n* перева́ривания
Verdauungssystem *n* пищевари́тельная систе́ма *f*
Verdauungstrakt *m* пищевари́тельный тракт *m*
Verdauungsvermögen *n* перева́ривающая спосо́бность *f*
Verdauungszeit *f* вре́мя *n* перева́ривания
verdecken перекрыва́ть; маскирова́ть; заглуша́ть
Verderbniserscheinung *f* при́знак *m* по́рчи
Verdichtung *f* 1. уплотне́ние *n* 2. сгуще́ние *n*
Verdichtungsherd *m* оча́г *m* уплотне́ния
Verdichtungszone *f* зо́на *f* уплотне́ния
Verdickung *f* утолще́ние *n*
~ der Lider слоно́вость *f* век
Verdiglobin *n* вердиглоби́н *m* (*производное гемоглобина*)
Verdinikterus *m* желту́ха *f* с зеленова́тым отте́нком, вердиглоби́новая желту́ха *f*
Verdochromogen *n* вердохромоге́н *m*
Verdoglobin *n* вердоглоби́н *m*, вердигемоглоби́н *m*, холеглоби́н *m*
Verdohämin *n* вердогеми́н *m*
Verdoperoxydase *f* вердопероксида́за *f*
Verdoppelungswachstum *n* рост *m* с удвое́нием объёма (*ядра, опухоли*)
Verdorbenheit *f* испо́рченность *f*, поро́чность *f*
Verdrängung *f* оттесне́ние *n*, вытесне́ние *n*
Verdrängungskreuzung *f* поглоти́тельное скре́щивание *n*

Verdrehung *f* извращéние *n*, перве́рсия *f*
Verdunklungsschwankung *f* колебáние *n* электроретиногрáммы пóсле выключéния свéта
Verdünnung *f* 1. разведéние *n*, разбавлéние *n* 2. истончéние *n*; разрежéние *n*
Verdünnungsfähigkeit *f* фу́нкция *f* разведéния *(о почках)*
Verdünnungsgrad *m* стéпень *f* разведéния
Verdünnungsmethode *f* мéтод *m* разведéния *(напр. для определения концентрации антибиотика)*
Verdünnungsmittel *n* разжижáющее [разбавля́ющее] срéдство *n*
Verdünnungsreihe *f* ряд *m* разведéний
Verdünnungsschwäche *f* недостáточность *f* фу́нкции разведéния *(о почках)*
Verdünnungsspeichel *m* жи́дкая слюнá *f*
Verdünnungstest *m s.* **Verdünnungsversuch**
Verdünnungsverfahren *n Bakt.* спóсоб *m* разведéния
Verdünnungsverhältnis *n* стéпень *f* разведéния
Verdünnungsversuch *m* прóба *f* с разведéнием, вóдный тест *m (по Фольгарду)*
Verdunster *m* испари́тель *m*
Verdunstung *f* испарéние *n*
Vereinigung *f* соединéние *n*; объединéние *n*
~, kassenärztliche объединéние *n* врачéй больни́чных касс
Vereinigungsnaht *f* соедини́тельный шов *m*
Vereinigungsstelle *f* мéсто *n* соединéния, стык *m*
Vereisung *f* «заморáживание» *n*, повéрхностная анестези́я *f* охлаждéнием
Vereiterung *f* нагноéние *n*
Verenger *m* **der Pupille** мы́шца *f*, су́живающая зрачóк
Vereng(er)ung *f* стенóз *m*, сужéние *n*
Vererbung *f* наслéдование *n*
~, akariotische акариоти́ческое наслéдование *n*
~, autosomal-dominante аутосóмно-доминáнтное наслéдование *n*
~, autosomal-rezessive аутосомально-рецессивное наслéдование *n*
~, dominante доминáнтное наслéдование *n*
~, diskrete дискрéтное наслéдование *n*
~, einseitige односторóннее наслéдование *n*
~, extrachromosomale внехромосóмное наслéдование *n*
~, geschlechtsbegrenzte наслéдование *n*, ограни́ченное пóлом
~, geschlechtsgebundene [geschlechtsgekoppelte] наслéдование *n*, свя́занное с пóлом
~, geschlechtskontrollierte наслéдование *n*, контроли́руемое пóлом
~, monofaktorielle монофакториáльное наслéдование *n*
~, plasmatische плазмати́ческое наслéдование *n*
~, polygene полигéнное наслéдование *n*
~, väterliche наслéдственность *f* с отцóвской стороны́
Vererbungsanamnese *f* наслéдственный анáмнез *m*
Vererbungsgesetz *n* менделúзм *m*
Vererbungslehre *f* генéтика *f*
Vererbungsträger *m* носи́тель *m* наслéдственных при́знаков
Vererbungstyp *m* тип *m* наслéдования
Veresterung *f* этерификáция *f*
Verfahrenswahl *f* вы́бор *m* мéтода, вы́бор *m* спóсоба
Verfall *m*, **psychischer** психи́ческий марáзм *m*
Verfälschung *f* фальсификáция *f*
Verfärbung *f* **der Iris** изменéние *n* цвéта рáдужки
Verfaulen *n* разложéние *n*, гниéние *n*
Verfestigung *f* уплотнéние *n*; укреплéние *n*
Verfettung *f* ожирéние *n*; жировáя дегенерáция *f*, жировáя дистрофи́я *f*, жировóе перерождéние *n*
~, grobtröpfige крупнокáпельное ожирéние *n*
~, infiltrative жировáя инфильтрáция *f*
~, kleintröpfige мелкокáпельное ожирéние *n*
Verflüssigung *f* разжижéние *n*
Verflüssigungsmittel *n* разжижáющее срéдство *n*
Verflüssigungsnekrose *f* влáжный [колликвациóнный] некрóз *m*
Verfolgsprobe *f* прóба *f*, взя́тая при повтóрном обслéдовании
Verfolgungswahn *m* бред *m* преслéдования
~ der Alkoholiker алкогóльный паранóид *m*, алкогóльный бред *m* преслéдования
~, seniler сени́льная паранóйя *f*
Verformung *f* деформáция *f*
Vergärung *f* сбрáживание *n*, ферментáция *f*
Vergewaltigung *f* изнаси́лование *n*
Vergiftung *f* интоксикáция *f*, отравлéние *n*
~, berufliche профессионáльное отравлéние *n*
Vergiftungsgelbsucht *f* токси́ческая желту́ха *f*
Vergiftungstod *m* смерть *f* от отравлéния
Vergleich *m* сравнéние *n*
~, paarweiser сравнéние *n* мéтодом парокóпий
Vergleichskollektiv *n* контрóльная гру́ппа *f*
Vergleichspräparat *n* контрóльный препарáт *m* *(при сравнительных испытаниях)*
Vergleichsstudie *f* сравни́тельное исслéдование *n*
Vergleichsversuch *m* контрóльный óпыт *m*
vergrünend зеленя́щий *(напр. о стрептококке)*
Verhalten *n* 1. отношéние *n* 2. поведéние *n*
~, abnormes патологи́ческое поведéние *n*
~, absichtlich inadäquates установóчное поведéние *n*
~, inadäquates неадеквáтное поведéние *n*
~, läppisches дурáшливость *f*
~, pathologisches патологи́ческое поведéние *n*
~, theatralisches demonstratives театрáльность *f* поведéния, демонстрати́вное поведéние *n*
~, wahnhaftes бредовóе поведéние *n*
Verharren *n* **der Gedanken** персеверáция *f* мышлéния
verharschen образóвывать струп
verhärten индури́ровать, уплотня́ть
Verhärtung *f* индурáция *f*, уплотнéние *n*
Verheilung *f* заживлéние *n*
Verhornung *f* ороговéние *n*

~ der Haut, berufsbedingte профессиона́льный гиперкерато́з *m*
Verhornungsanomalie *f* паракерато́з *m*
Verhornungsstörung *f* дискерато́з *m*
Verhütung *f* предупрежде́ние *n*; предотвраще́ние *n*
Verhütungsmaßnahme *f* профилакти́ческое мероприя́тие *n*
verifizieren подтвержда́ть, удостоверя́ть
Verjauchung *f* ихоро́зный распа́д *m*
Verjüngung *f* омоложе́ние *n*
Verjüngungsmethode *f* ме́тод *m* омоложе́ния
Verkalkung *f* кальцино́з *m* , обызвествле́ние *n*
~, **dystrophische** дистрофи́ческое обызвествле́ние *n*
~, **intraokulare** обызвествле́ние *n* атрофи́ческого гла́за
~, **metastatische** метастати́ческое обызвествле́ние *n*, известко́вый метаста́з *m*
Verkalkungszone *f* зо́на *f* обызвествле́ния
verkappt скры́тый, замаскиро́ванный
verkapselt инкапсули́рованный
verkäst творо́жисто-перерождённый, казео́зный
Verkäsung *f* казео́з *m*, творо́жистый некро́з *m*
Verkäsungszerfall *m* творо́жистый [казео́зный] распа́д *m*
Verkehrslärm *m* тра́нспортный шум *m*
Verkehrsmedizin *f* тра́нспортная медици́на *f*
Verkehrstote *m* поги́бший *m* от несча́стного слу́чая на тра́нспорте
Verkehrsverletzung *f* тра́вма *f* на тра́нспорте
verklammern ущемля́ть
Verklebung *f* склее́ивание *n*; слипа́ние *n*
Verknöcherung *f* оссифика́ция *f*, окостене́ние *n*
~, **intraokulare** окостене́ние *n* атрофи́ческого гла́за
~, **direkte [primäre]** прямо́е [перви́чное] окостене́ние *n*
~, **vorzeitige** преждевре́менное окостене́ние *n*
Verknöcherungsvorgang *m* проце́сс *m* окостене́ния
Verkohlung *f* обу́гливание *n*
Verkrampfung *f* спазм *m*; су́дорога *f*
~, **koronarielle** спазм *m* вене́чных сосу́дов
Verkreidung *f* омелотворе́ние *n*
Verkrümmung *f* искривле́ние *n*
~ **des Tarsus** искривле́ние *n* хряща́ ве́ка (*при трахоме*)
verkrüppelt изуро́дованный, изуве́ченный, искале́ченный
Verkürzung *f* укороче́ние *n*
Verkürzungswärme *f* теплота́ *f* сокраще́ния мы́шцы
Verlagerung *f* эктопи́я *f*, смеще́ние *n*
Verlangen *n* позы́в *m*
Verlängerung *f* удлине́ние *n*; продле́ние *n*
Verlängerungsapparat *m* удлиня́ющий аппара́т *m*
Verlangsamung *f*, **psychische** психи́ческая заме́дленность *f*
verlarvt замаскиро́ванный, скры́тый
Verlauf *m* ход *m*, тече́ние *n* (*напр. болезни*)
~, **abortiver** аборти́вное тече́ние *n*
~, **akuter** о́строе тече́ние *n*
~, **biphasischer [bizyklischer]** двухфа́зное тече́ние *n*
~, **explosionsartiger** взрывообра́зное тече́ние *n*
~, **fieberhafter** тече́ние *n* боле́зни с лихора́дкой
~, **gutartiger** доброка́чественное тече́ние *n*
~, **hochfieberhafter** тече́ние *n* боле́зни с о́чень высо́кой лихора́дкой
~, **komplizierter** осложнённое тече́ние *n*
~, **perakuter** сверхо́строе тече́ние *n*
~, **progredienter** прогресси́рующее тече́ние *n*
~, **rezidivierender** рецидиви́рующее тече́ние *n*
~, **schubweiser** тече́ние *n* с периоди́ческими обостре́ниями
~, **torpider** торпи́дное тече́ние *n*
~, **verzögerter** затяжно́е тече́ние *n*
Verlaufsbeobachtung *f* динами́ческое наблюде́ние *n*
Verlaufskontrolle *f* контро́ль *m* за тече́нием (*болезни*)
Verlaufsprognose *f* прогно́з *m* тече́ния (*болезни*)
Verlausung *f* педикулёз *m*, вши́вость *f*
Verlegung *f* заку́порка *f*
Verletzbarkeit *f* рани́мость *f*
Verletzte *m* ра́неный *m*
Verletzung *f* ране́ние *n*, поврежде́ние *n*; пораже́ние *n*
Verletzungsfolge *f* (по)сле́дствие *n* поврежде́ния, осложне́ние *n* по́сле тра́вмы
Verletzungsmuster *n* тип *m* [вид *m*] поврежде́ния
Verletzungsneurose *f* травмати́ческий невро́з *m*
Verletzungspotential *n* потенциа́л *m* поврежде́ния
Verletzungsstelle *f* ме́сто *n* поврежде́ния
Verletzungsstrom *m* ток *m* поврежде́ния
Verlöschen *n* затуха́ние *n*
Verlust *m* поте́ря *f*, утра́та *f*; уще́рб *m*
~, **krankheitsbedingter** уще́рб *m* в связи́ с заболе́ванием
Vermagerung *f* похуда́ние *n*, истоще́ние *n*
Vermännlichung *f* вирилиза́ция *f*, маскулиниза́ция *f*
Vermehrung *f* размноже́ние *n*
~, **geschlechtliche** полово́е размноже́ние *n*
Vermehrungsfähigkeit *f* репродукти́вная спосо́бность *f*
Vermehrungstrieb *m* инсти́нкт *m* продолже́ния ро́да
vermiformis червеобра́зный (*напр. об отростке*)
Vermischung *f* смеше́ние *n*
~, **phänotypische** фенотипи́ческое смеше́ние *n*
Vermutungsdiagnose *f* предположи́тельный диа́гноз *m*
vernähen зашива́ть, сшива́ть
Vernarbung *f* рубцева́ние *n*
Vernarbungstendenz *f* скло́нность *f* к рубцева́нию
Vernebler *m* распыли́тель *m*
Vernichtungswahrscheinlichkeit *f* вероя́тность *f* ги́бели
Verödung *f* облитера́ция *f*; запустева́ние *n*
Verordnung *f* назначе́ние *n*; примене́ние *n*

~, intermittierende прерывистое применение *n*
~, regelmäßige регулярное применение *n*
~, zeitweilige периодическое применение *n*
Verordnungsweise *f* способ *m* применения
Verpflanzung *f* трансплантация *f*, пересадка *f*
Verpflegung *f* **1.** питание *n* **2.** продовольствие *n* **3.** уход *m* (*за больным*)
Verquellung *f* набухание *n*
~, fibrinoide фибриноидное набухание *n*
Verreibung *f* смешивание *n* веществ при их растирании
Verrenkung *f* вывих *m*
~, unvollständige подвывих *m*
Verrenkungsbruch *m* перелом *m* с вывихом
Verruca *f* бородавка *f* (*s. a.* **Warze**)
~, palmoplantare ладонно-подошвенная бородавка *f*
~ plana juvenilis плоская юношеская бородавка *f*
~ plantaris подошвенная бородавка *f*
~ seborrhoica себорейная бородавка *f*
~ senilis старческая бородавка *f*
~ vulgaris обыкновенная бородавка *f*
Verrücktheit *f* безумие *n*, сумасшествие *n*
Verrucosis *f* **generalisata** генерализованный веррукоз *m*, болезнь *f* Левандовского — Лютца, верруциформная эпидермодисплазия *f*
Verruga *f* **peruviana** перуанская бородавка *f*
Verschärfung *f* обострение *n*
Verschattung *f* **1.** затемнение *n* **2.** помутнение *n* (*сознания*)
~, herdförmige очаговое затемнение *n*
Verschiebbarkeit *f* перемещаемость *f*, смещаемость *f*; подвижность *f*
Verschiebeschicht *f* смещаемый [смещающийся] слой *m*
Verschiebung *f* смещение *n*; отклонение *n*, сдвиг *m*
Verschiebungs-Ballistokardiogramm *n* баллистокардиограмма *f* смещения
Verschiebungstyp *m* тип *m* сдвига
Verschlackung *f* отложение *n* шлаков
Verschlechterung *f* ухудшение *n*
Verschleierung *f* помутнение *n*
Verschleimung *f* ослизнение *n*
Verschleiß *m* изнашивание *n*, износ *m*
Verschleißsyndrom *n* синдром *m* износа
verschleppt 1. занесённый (*напр. об инфекции*) **2.** затянувшийся, затяжной (*о процессе*)
Verschleppung *f* **1.** занос *m* (*инфекционного начала*) **2.** затягивание *n* (*процесса*)
Verschließer *m* сфинктер *m*, сжиматель *m*
Verschließung *f s.* **Verschluß**
Verschlimmerung *f* ухудшение *n*
Verschlingung *f* заворот *m* (*напр. кишок*) с образованием петли [узла]
Verschlossensein *n* атрезия *f*
verschlucken проглатывать
Verschluckungspneumonie *f* аспирационная пневмония *f*
Verschluß *m* **1.** закупорка *f*, обтурация *f*; окклюзия *f* **2.** закрытие *n* (*напр. раны*)
~, langstreckiger закрытие *n* просвета на большом протяжении
~, ventilartiger вентильная [клапанная] закупорка *f*
~ der Zentralarterie непроходимость *f* центральной артерии
Verschlußeffekt *m* окклюзионный эффект *m*
Verschlußikterus *m* обтурационная желтуха *f*
Verschlußkrankheit *f* облитерирующее заболевание *n*
~, arterielle облитерирующий эндартериит *m*
Verschlußliquor *m* застойный [обтурационный] ликвор *m*
Verschlußnaht *f* замыкающий [глухой] шов *m*
Verschlußprozeß *m* обтурирующий [облитерирующий] процесс *m*
Verschlußtechnik *f* техника *f* закрытия
Verschlußthrombus *m* обтурирующий тромб *m*
Verschmälerung *f* сужение *n*
Verschmelzung *f* слияние *n*; фузия *f* (*напр. изображения*)
~, synzitielle синцитиальное слияние *n* (*клетки*)
Verschmelzungsfrequenz *f* критическая частота *f* слияния мельканий света
Verschmelzungsniere *f* слившаяся почка *f*
Verschmutzung *f* загрязнение *n*, засорение *n*
~ der Umwelt загрязнение *n* внешней [окружающей] среды
Verschmutzungsindikator *m* показатель *m* загрязнения
Verschneidung *f* кастрация *f*
Verschnittene *m* евнух *m*, кастрат *m*
verschorfen образовывать струп
Verschreibung *f* пропись *f*; назначение *n*
Verschreibungsform *f* форма *f* прописи
verschrumpfen сморщиваться
Verschüttung *f* контузия *f*
Verschüttungssyndrom *n* краш-синдром *m*, синдром *m* раздавливания (*мягких тканей*)
Verschwärung *f* изъязвление *n*, ульцерация *f*
Verschwartung *f*, **retrolentare** образование *n* ретролентарной спайки
Verschweißen *n* **von Knochen** сварка *f* костей, костная сварка *f*
Versehrtensport *m* спорт *m* инвалидов
Versehrtheit *f* инвалидность *f*, стойкая нетрудоспособность *f*
Verseifung *f* омыление *n*
Versenkungsnaht *f* погружной шов *m*
Versenkungsobjektiv *n* иммерсионный объектив *m* (*микроскопа*)
Verseuchung *f* **1.** заражение *n*, инфицирование *n* **2.** заражённость *f*, инфицированность *f*
Versicherungsarzt *m* страховой врач *m*
Versicherungsträger *m* застрахованный
Versilberung *f* серебрение *n*
~ der Bindehaut аргироз *m* конъюнктивы
Versilberungsmethode *f*, **Versilberungstechnik** *f* метод *m* серебрения
Version *f* **1.** наклон *m* **2.** поворот *m* **3.** изгиб *m*
Versorgung *f* **1.** снабжение *n*, обеспечение *n* **2.** призрение *n*, попечение *n*; уход *m*
~, dispensaire диспансеризация *f*

~, medizinische медици́нское обеспе́чение *n*; медици́нская по́мощь *f*
~ mit Gefäßen васкуляриза́ция *f*
~ mit Nerven иннерва́ция *f*
~, primäre перви́чная обрабо́тка *f* (*раны*)
~, stationäre больни́чная [стациона́рная] по́мощь *f*
Versorgungsanstalt *f* учрежде́ние *n* призре́ния (*напр. дом инвалидов*)
Versorgungsbasis *f*, **medizinische** ба́за *f* медици́нского снабже́ния
Versorgungsbereich *m* уча́сток *m* обслу́живания
Verspätungshemmung *f* запа́здывающее торможе́ние *n*
versport образова́вший спо́ры
Verständlichkeit *f* поня́тливость *f*, разбо́рчивость *f*
Verstärkung *f* усиле́ние *n*; укрепле́ние *n*
~, präsystolische пресистоли́ческое усиле́ние *n* (*шума*)
Verstärkungsband *n* **1.** укрепля́ющий банда́ж *m* **2.** укрепля́ющая свя́зка *f*
Verstärkungsschiene *f* укрепля́ющая ши́на *f*
Verstärkungsschirm *m* уси́ливающий экра́н *m*
Verstärkungszug *m* укрепля́ющий тяж *m*
Verstauchung *f* тра́вма *f* суста́ва с растяже́нием *или* разры́вом свя́зок
Verstehen *n*, **psychologisches** психологи́ческое понима́ние *n*
Versteifung *f* риги́дность *f*, ско́ванность *f* движе́ний
Versteinerung *f* петрифика́ция *f*, окамене́ние *n*
Verstimmung *f* дисфори́я *f*, плохо́е настрое́ние *n*
Verstopfung *f* **1.** заку́порка *f*, обтура́ция *f*, закры́тие *n* просве́та **2.** запо́р *m* (*s. a.* **Obstipation**)
Verstopfungsatelektase *f* обтурацио́нный ателекта́з *m*
Verstopfungskolitis *f* коли́т *m* с запо́рами
verstorben у́мерший
verstümmelnd мутили́рующий
Verstümmelung *f* **1.** уве́чье *n* **2.** мутиля́ция *f*
Versuch *m* о́пыт *m*, испыта́ние *n*, тест *m*; попы́тка *f*
Versuchsanordnung *f* постано́вка *f* о́пыта
Versuchsergebnis *n* результа́т *m* о́пыта
Versuchsmethode *f* ме́тод *m* иссле́дования; эксперимента́льный ме́тод *m*
Versuchsperson *f* проба́нд *m*, объе́кт *m* (эксперимента́льного) иссле́дования
Versuchsprotokoll *n* протоко́л *m* о́пыта [испыта́ния]
Versuchsreihe *f* ряд *m* [се́рия *f*] о́пытов
Versuchsröhrchen *n* проби́рка *f*
Versuchstier *n* эксперимента́льное живо́тное *n*
Versündigungswahn *m* бред *m* самообвине́ния
Vertäubung *f* заглуше́ние *n* (*при исследовании слуха*)
Vertäubungsohr *n* заглуша́емое у́хо *n* (*при исследовании слуха*)
vertebral позвоно́чный
Vertebralarterie *f* позвоно́чная арте́рия *f*
Vertebralisangiographie *f* ангиографи́я *f* позвоно́чной арте́рии
Vertebrallinie *f* позвоно́чная ли́ния *f*
Verteilung *f* **1.** распределе́ние *n* **2.** классифика́ция *f*
Verteilungsfaktor *m* при́знак *m*, лежа́щий в осно́ве классифика́ции
Verteilungsleukozytose *f* перераспредели́тельный лейкоцито́з *m*
Verteilungsmodus *m* спо́соб *m* распределе́ния; при́нцип *m* классифика́ции
Vertiefung *f* углубле́ние *n*, я́мка *f*
~ der Makula, zentrale центра́льная я́мка *f* сетча́тки
vertiginös страда́ющий головокруже́нием
Vertigo *f* головокруже́ние *n*
vertikal вертика́льный
Vertikalfraktur *f* вертика́льный перело́м *m*
Vertikalmotoren *m pl* прямы́е ве́рхние и ни́жние мы́шцы *f pl* гла́за
Vertikalnystagmus *m* вертика́льный ниста́гм *m*
Vertikalschnitt *m* вертика́льный разре́з *m*
Vertilgungsmittel *n* сре́дство *n* истребле́ния (*напр. насекомых*)
Verträglichkeit *f* переноси́мость *f*
~ der Kontaktlinse переноси́мость *f* конта́ктной ли́нзы
Vertrauensarzt *m* дове́ренный врач *m*
Vertreter *m* **der Frauenmilch** замени́тель *m* же́нского молока́
Verunfallte *m*, **Verunglückte** *m* пострада́вший *m* от несча́стного слу́чая
Verunreinigung *f* загрязне́ние *n*
~ der Umwelt, radioaktive радиоакти́вное загрязне́ние *n* окружа́ющей сре́ды
~ des Wassers, bakterielle бактериа́льное загрязне́ние *n* воды́
Verunstalten *n* обезобра́живание *n*; искаже́ние *n*
verursacht обусло́вленный
verwachsen I 1. зараста́ть **2.** зажива́ть (*о ране*)
verwachsen II искривлённый всле́дствие непра́вильного ро́ста
Verwachsung *f* **1.** сраще́ние *n* **2.** зараще́ние *n*, облитера́ция *f* **3.** атрези́я *f*
~, partielle части́чное сраще́ние *n*
~, totale [vollständige] по́лное сраще́ние *n*
~ zwischen Lid- und Augapfelbindehaut сраще́ние *n* ве́ка с гла́зом
Verwachsungskonglomerat *n* спа́ечный конгломера́т *m*
Verwachsungsstrang *m* спа́йка *f*, шва́рта *f*
Verwandten *m pl* ро́дственники *m pl*
~, doppellinige ро́дственники *m pl* по обе́им ли́ниям
~ ersten Grades ро́дственники *m pl* пе́рвой сте́пени
~ mütterlicherseits ро́дственники *m pl* с матери́нской стороны́
~ väterlicherseits ро́дственники *m pl* с отцо́вской стороны́
~ zweiten Grades ро́дственники *m pl* второ́й сте́пени

Verwandtenehe *f* брак *m* мéжду рóдственниками
Verwandtschaft *f* родствó *n*
Verwandtschaftsgrad *m* стéпень *f* родствá
Verwässerung *f* разжижéние *n*; разбавлéние *n* водóй
Verweiblichung *f* феминизáция *f*
Verweilkatheter *m* постоя́нный катéтер *m*
Verweilsonde *f* постоя́нный зонд *m*
Verwesung *f* гниéние *n*, тлéние *n*; разложéние *n*
Verwirrtheit *f* инкогерéнция *f*, спýтанность *f* сознáния
~, **halluzinatorische** галлюцинатóрная спýтанность *f* сознáния
~, **katatonische** кататони́ческая спýтанность *f* сознáния
~, **konfabulatorische** конфабулятóрная спýтанность *f* сознáния
~, **manische** маниакáльная спýтанность *f* сознáния
verwischt скры́тый, стёртый (*о клинической картине*)
Verwundete *m* рáненый *m*
Verwundetentransport *m* **1.** транспортирóвка *f* рáненых **2.** срéдства *n pl* транспортирóвки рáненых
Verwundung *f* ранéние *n*
Verzeichnungsfreiheit *f* свобóда *f* врачéбных назначéний [предписáний] (*право самостоятельной практики*)
Verzerrtsehen *n* метаморфопси́я *f*, искажённое зри́тельное восприя́тие *n* предмéтов
Verziehung *f* **der Pupille** непрáвильная фóрма *f* зрачкá
Verzögerungsinsulin *n* депó-инсули́н *m*
verzweigtkettig имéющий разветвлённые цéпи
Verzweigung *f* (раз)ветвлéние *n*
Verzweigungsblock *m* арборизациóнная блокáда *f*
Vesicula *f* вези́кула *f*, пузырёк *m*
Vesikalreflex *m* пузы́рный рефлéкс *m*
Vesikatorpflaster *n* нарывнóй плáстырь *m*
Vesikel *f* вези́кула *f*, пузырёк *m*
Vesikorektalfistel *f* прямокишéчно-пузы́рный свищ *m*
vesikorenal пузы́рно-пóчечный
Vesikoumbilikalfistel *f* пузы́рно-пупóчный свищ *m*
Vesikovaginalfistel *f* пузы́рно-влагáлищный свищ *m*
vesikozervikal пузы́рно-шéечный
Vesikuläratmen *n* везикуля́рное дыхáние *n*
Vesikulographie *f* везикулографи́я *f*
Vesikulolithotomie *f* везикулолитотоми́я *f*
Vestibularapparat *m* вестибуля́рный аппарáт *m*
Vestibularausfluß *m* вестибуля́рные бéли *pl*
Vestibularisausfall *m* выпадéние *n* фýнкции лабири́нта
Vestibularisausschaltung *f* выключéние *n* фýнкции вестибуля́рного аппарáта
Vestibulariskern *m* ядрó *n* нéрва преддвéрия
Vestibularisprüfung *f* исслéдование *n* фýнкции вестибуля́рного аппарáта
~, **thermische** калори́ческий вестибуля́рный тест *m*, калори́ческая прóба *f*
Vestibularisreizschwelle *f* порóг *m* раздражéния вестибуля́рного аппарáта
Vestibularisschwindel *m* вестибуля́рное головокружéние *n*
Vestibularisstörung *f* вестибуля́рное расстрóйство *n*
Vestibularisuntersuchung *f* *s.* **Vestibularisprüfung**
Vestibularisuntersuchungsmethode *f* мéтод *m* исслéдования фýнкции вестибуля́рного аппарáта
Vestibulitis *f* вестибули́т *m*
Vestibulopathie *f*, **allergische** аллерги́ческая вестибулопати́я *f*, аллерги́ческий синдрóм *m* Меньéра
Vestibulorektalfistel *f* свищ *m* мéжду преддвéрием влагáлища и прямóй кишкóй
Vestibulum *n* преддвéрие *n*
Vi-Agglutination *f* Vi-агглютинáция *f*
Vi-Antigen *n* антигéн *m*, свя́занный с вирулéнтностью
Vibration *f* вибрáция *f*
Vibrationsempfindung *f* вибрациóнная чувстви́тельность *f*
Vibrationsmassage *f* вибрациóнный массáж *m*
Vibrationssinn *m* палэстези́я *f*, восприя́тие *n* вибрáции
Vibrationssyndrom *n* вибрациóнная болéзнь *f*
Vibrationstrauma *n* вибрациóнная трáвма *f*, вибротрáвма *f*
Vibrio *m* вибриóн *m*
~, **nichtagglutinierbarer** неагглютини́рующийся вибриóн *m*
Vibriotragung *f* вибриноси́тельство *n*
Vicia-Faba-Bohnen-Krankheit *f* фави́зм *m*
Viehseuche *f* эпизооти́я *f*
Vielecksbein *n* многоугóльная [трапециеви́дная] кость *f*
Vielfacheinrichtung *f*, **medizinische** многопрóфильное меди́цинское учреждéние *n*
Vielfing(e)rigkeit *f* полидактили́я *f*
vielförmig полимóрфный; многообрáзный
Vielgebärende *f* многородя́щая *f*
Vielgestaltigkeit *f* полиморфи́зм *m*, плеоморфи́зм *m*
vielherdig многоочагóвый
vielkernig многоя́дерный
vielmerkmalig полифéнный; многосимптóмный
vielzellig многоклéточный
Vierhügel *m*, **Vierhügelplatte** *f* пласти́нка *f* четверохóлмия, четверохóлмие *n*
Vierhügelsyndrom *n* синдрóм *m* четверохóлмия
Viertag(s)fieber *n* четырёхднéвная маляри́я *f*, *malaria quartana*
Vigilanztest *m* тест *m* на внимáние
Villikinin *n* вилликини́н *m*
villös ворси́нчатый
Vinylalkohol *m* вини́ловый спирт *m*
Violin(spieler)krampf *m* сýдорога *f* скрипачéй
Vipom *n* випóма *f*, óпухоль *f*, продуци́рующая вазоакти́вный кишéчный пепти́д
Viralonkogenese *f* ви́русный онкогенéз *m*

Virämie *f* вир(ус)еми́я *f*
Viren *n pl* ви́русы *m pl* (*s. a.* **Virus**)
~, **heterozygote** гетерозиго́тные ви́русы *m pl*
~, **interferierende** интерфери́рующие ви́русы *m pl*
~, **symplastobildende** симпластообразу́ющие ви́русы *m pl*
Virenaktivator *m* актива́тор *m* ви́русов
Virentropismus *m* тропи́зм *m* ви́русов
Virginität *f* де́вственность *f*
viridans зеленя́щий *(напр. о стрептококке)*
Viridanssepsis *f* се́псис *m*, вы́званный зеленя́щим стрептоко́кком
Virilisierung *f* вирилиза́ция *f*, маскулиниза́ция *f*
Virilismus *m* вирили́зм *m*, маскулини́зм *m*
Virion *n* вирио́н *m*
Virologie *f* вирусоло́гия *f*
Virose *f* ви́русное заболева́ние *n*
Virostatikum *n* виростати́ческое сре́дство *n*
Virulenz *f* вируле́нтность *f*
Virulenz-Antigen *n* антиге́н *m*, свя́занный с вируле́нтностью
Virulenzminderung *f* уменьше́ние *n* вируле́нтности
Viruline *n pl* вирули́ны *m pl*, агресси́ны *m pl*
Virus *n* ви́рус *m* (*s. a.* **Viren**)
~, **abgeschwächtes** осла́бленный ви́рус *m*
~, **adenoassoziiertes** аденоассоции́рованный ви́рус *m*, аденосателли́т *m*
~, **ätherempfindliches** ви́рус *m*, чувстви́тельный к эфи́ру
~, **attenuiertes** аттенуи́рованный ви́рус *m*
~, **defektives** дефе́ктный ви́рус *m*
~, **dermotropes** дермотро́пный ви́рус *m*
~ **des erworbenen Immundefektsyndroms** ви́рус *m* синдро́ма приобретённого иммýнного дефици́та, ви́рус *m* СПИД
~, **filtrierbares** фильтру́ющийся ви́рус *m*
~, **großes** кру́пный ви́рус *m*, хлами́дия *f*
~, **human-T-cell-lymphotropisches** Т-кле́точный лимфотро́пный ви́рус *m* челове́ка
~, **inkomplettes** неполноце́нный ви́рус *m*
~, **langsames** ме́дленный ви́рус *m*
~, **larviertes** маскиро́ванный ви́рус *m*
~, **latentes** лате́нтный ви́рус *m*
~, **lebendes** живо́й ви́рус *m*
~, **maskiertes [okkultes]** маскиро́ванный ви́рус *m*
~, **onkogenes** онкоге́нный [опухолеро́дный] ви́рус *m*
~, **reifes** зре́лый ви́рус *m*
~, **respiratorisch-synzytiales** респирато́рно-синцитиа́льный ви́рус *m*
~, **unreifes** незре́лый ви́рус *m*
~, **unvollständiges** неполноце́нный ви́рус *m*
~, **virulenzgeschwächtes** ви́рус *m* с осла́бленной вируле́нтностью
Virusämie *f* вир(ус)еми́я *f*
Virusbakteriensymbiose *f* ви́русно-бактериа́льный симбио́з *m*
Virusdiarrhoe *f* ви́русная диаре́я *f* , ганно́верская боле́знь *f*
Viruseihautkultur *f* культу́ра *f* ви́руса на аллантоисе кури́ного эмбрио́на
Virusenteritis *f* ви́русный энтери́т *m*
Virusenzephalitis *f* ви́русный энцефали́т *m*
~, **australische** австрали́йский ви́русный энцефали́т *m*, энцефали́т *m* доли́ны Мурре́я
~, **sibirische** таёжный [сиби́рский, весе́нне-ле́тний, клещево́й] энцефали́т *m*
Viruserkrankung *f* ви́русное заболева́ние *n*
Virusgrippe *f* ви́русный грипп *m*
Virushepatitis *f* ви́русный гепати́т *m*
Virushüllantigen *n* антиге́н *m* оболо́чки ви́руса
Virushülle *f* оболо́чка *f* ви́руса
Virusidentifizierung *f* идентифика́ция *f* ви́руса
Virusimmunität *f* противови́русный иммуните́т *m*
Virusinfektion *f* ви́русная инфе́кция *f*
Virusinterferenz *f* интерфере́нция *f* ви́русов
Virusisolierung *f* изоля́ция *f* ви́руса
Virusklonierung *f* клони́рование *n* ви́русов
Viruskrankheit *f* ви́русная боле́знь *f*
Virusmeningitis *f* ви́русный [серо́зный, асепти́ческий] менинги́т *m*
Virusmutante *f* мута́нтный ви́рус *m*
Virusmyelitis *f* ви́русный миели́т *m*
Virusnachweis *m* обнаруже́ние *n* ви́руса
Virus-Neutralisations-Test *m* тест *m* нейтрализа́ции ви́руса
Virusnukleinsäure *f* нуклеи́новая кислота́ *f* ви́руса
Viruspartikel *f* ви́русная части́ца *f*
Viruspneumonie *f* ви́русная пневмони́я *f*
Virusrekombination *f* рекомбина́ция *f* ви́русов
Virusreplikation *f* реплика́ция *f* ви́руса
Virusreservoir *n* (приро́дный) резервуа́р *m* ви́руса
Virusschnupfen *m* ви́русный на́сморк *m*, фарингоконъюнктива́льная лихора́дка *f*
Virustatikum *n* вир(ус)остати́ческое сре́дство *n*
Virusteilchen *n* ви́русная части́ца *f*
Virusträger *m* вирусоноси́тель *m*
Virusvermehrung *f* размноже́ние *n* ви́руса
Viruswarze *f* ви́русная борода́вка *f*
Viruszüchtung *f* культиви́рование *n* ви́руса
Viruzid *n* вируци́д *m*
Vision *f* виде́ние *n*, зри́тельная галлюцина́ция *f*
Visite *f* враче́бный обхо́д *m*
visitieren посеща́ть *(больного на дому)*; обходи́ть *(больных в стационаре)*
viskös вя́зкий, кле́йкий
Viskosität *f* вя́зкость *f*; кле́йкость *f*; тягу́честь *f*
Visus *m* острота́ *f* зре́ния
Visusabfall *m* **auf Fingerzählen** сниже́ние *n* остроты́ зре́ния до счёта па́льцев у лица́
Visusbestimmung *f* иссле́дование *n* остроты́ зре́ния
viszeral висцера́льный
Viszeritis *f* висцери́т *m*
Viszeroptose *f* висцеропто́з *m*
Viszerorezeptor *m* висцероредце́птор *m*, интероре́це́птор *m*
vital жи́зненный; живи́тельный; прижи́зненный
Vitalanzeigen *f pl* жи́зненные [вита́льные] показа́ния *n pl*

Vitalfärbung *f* прижи́зненная [интравита́льная] окра́ска *f*
Vitalindikationen *f pl s.* **Vitalanzeigen**
Vitalitätsverlust *m* поте́ря *f* жизнеспосо́бности
Vitalkapazität *f* жи́зненная ёмкость *f (лёгких)*
Vitalmikroskopie *f* прижи́зненная [вита́льная] микроскопи́я *f*
Vitalstatistik *f* медици́нская стати́стика *f*
Vitaltonus *m* вита́льный [жи́зненный] то́нус *m*
Vitamin *n* витами́н *m*
~, **antianämisches** антианеми́ческий витами́н *m*, витами́н *m* B_{12}
~, **antihämorrhagisches** антигеморраги́ческий витами́н *m*, витами́н *m* K
~, **antineuritisches** аневри́н *m*, тиами́н *m*
~, **antiseborrhoisches** биоти́н *m*
~, **fettlösliches** жирорастворимый витами́н *m*
~, **wasserlösliches** водорастворимый витами́н *m*
Vitamin-A-Mangelzustand *m* A-витамино́з *m*
Vitaminanreicherung *f* витаминиза́ция *f*
Vitamin-Antagonist *m* антивитами́н *m*
Vitamineinheit *f* едини́ца *f* витами́нной акти́вности
~, **internationale** междунаро́дная едини́ца *f* витами́нной акти́вности
Vitaminierung *f*, **Vitaminisierung** *f* витаминиза́ция *f*
Vitaminkur *f* витаминотерапи́я *f*
Vitaminmangel *m* дефици́т *m* витами́нов
Vitaminmangelkrankheit *f* авитамино́з *m*, гиповитамино́з *m*
Vitaminpräparat *n* витами́нный препара́т *m*
Vitaminresorption *f* резо́рбция *f* витами́нов
Vitamintee *m* витами́нный чай *m*
Vitaminvorstufe *f* провитами́н *m*
Vitaminzusatz *m* витаминиза́ция *f*
Vitienpatient *m* больно́й *m* с поро́ком се́рдца
Vitiligo *f* витили́го *n*
Vitium *n* поро́к *m (сердца)*
~, **angeborenes** врождённый поро́к *m*
~, **aortales** аорта́льный поро́к *m*
~, **erworbenes** приобретённый поро́к *m*
~, **kombiniertes** комбини́рованный поро́к *m*
~, **kongenitales** врождённый поро́к *m*
~, **mitrales** митра́льный поро́к *m*
~, **rheumatisches** ревмати́ческий поро́к *m*
~, **trikuspidales** поро́к *m* трёхство́рчатого кла́пана
Vitreotomie *f* витреотоми́я *f*
Vivifikation *f* реанима́ция *f*
Vogelgesicht *n* микрогени́я *f*, «пти́чье лицо́» *n*
Vogelmilbenkrätze *f* гамазидио́з *m*, чесо́тка *f*, вы́званная пти́чьими клеща́ми
Vogelsporn *m* пти́чья шпо́ра *f*, *Calcar avis*
Vogelzüchternkrankheit *f* орнито́з *m*
Vokalfremitus *m* голосово́е дрожа́ние *n*
Volämie *f* о́бщий объём *m* кро́ви
volar ладо́нный
Volarflexion *f* ладо́нное сгиба́ние *n*
Volarseite *f* ладо́нная пове́рхность *f*
Volksarznei *f* наро́дное лека́рственное сре́дство *n*
Volksgesundheit *f* здоро́вье *n* наро́да
volksgesundheitlich социа́льно-гигиени́ческий
Volksgesundheitswesen *n* наро́дное здравоохране́ние *n*
Volksheilmittel *n* наро́дное лече́бное сре́дство *n*
Volksmedizin *f* наро́дная медици́на *f*
Volksseuche *f* пандеми́я *f*
Vollantigen *n* по́лный антиге́н *m*
Vollassistent *m* ордина́тор *m*
Vollbad *n* о́бщая ва́нна *f*
~, **hydroelektrisches** о́бщая гидроэлектри́ческая ва́нна *f*
Vollbetäubung *f* глубо́кий нарко́з *m*
Vollbild *n* по́лная [развёрнутая] карти́на *f* *(напр. болезни)*
Vollblut *n* це́льная кровь *f*
Vollblütigkeit *f* плето́ра *f* , избы́точное полнокро́вие *n*
Vollblutkonserven *f pl* консерви́рованная це́льная кровь *f*
Vollbluttransfusion *f* перелива́ние *n* це́льной кро́ви
Vollblutviskosität *f* вя́зкость *f* це́льной кро́ви
Völlegefühl *n* чу́вство *n* наполне́ния; ощуще́ние *n* переполне́ния *(напр. желудка)*
Volleibigkeit *f* ту́чность *f*
Vollfasten *n* по́лное голода́ние *n*, нулева́я дие́та *f*
Vollgeschwister *pl* си́бсы *pl*
Vollhauttransplantation *f*, **Vollhautverpflanzung** *f* переса́дка *f* полносло́йного ко́жного ло́скута
Vollkorrektur *f* по́лная корре́кция *f* *(аметропии)*
Vollmondgesicht *n* лунообра́зное лицо́ *n*
Vollnarkose *f* глубо́кий нарко́з *m*
Vollpipette *f* пипе́тка *f* с одно́й ме́ткой
Vollreife *f* по́лное созрева́ние *n*
Vollremission *f* по́лнаяреми́ссия *f*
Vollschwester *f* диплом́ированная медици́нская сестра́ *f*
Vollwertkost *f* полноце́нная дие́та *f*
Vollzugsverband *m* повя́зка *f* с вытяже́нием
Voltairgesicht *n* «лицо́ *n* Вольте́ра», старообра́зное лицо́ *n* истощённых младе́нцев
Volumen *n* объём *m*
~, **enddiastolisches** коне́чно-диастоли́ческий объём *m*
~, **systolisches** систоли́ческий объём *m*
Volumenarbeit *f* объёмная рабо́та *f* *(сердца)*
Volumenauffüllung *f* восполне́ние *n* объёма
Volumenbelastung *f* объёмная перегру́зка *f* *(напр. предсердия)*
Volumenelastizität *f* объёмная эласти́чность *f* *(полостей сердца)*
Volumenersatz *m* замеще́ние *n* объёма *(напр. крови)*
Volumenersatzmittel *n* кровезамени́тель *m*
Volumenmangel *m* гиповолеми́я *f*, недоста́точный объём *m* *(напр. крови)*
Volumenmangelkollaps *m* гиповолеми́ческий ко́ллапс *m*
Volumenregulation *f* **des Kreislaufes** объёмная регуля́ция *f* гемодина́мики
Volumensubstitution *f* замеще́ние *n* объёма *(крови)*

Volumenüber(be)lastung *f* объёмная перегру́зка *f* (*сердца*)
Volutinkörnchen *n pl* волюти́новые зёрна *n pl*, зёрна *n pl* Ба́беша — Э́рнста
Volvulus *m* за́ворот *m* с поворо́том вокру́г оси́ (*напр. кишки*)
Vomitus *m* рво́та *f*
Voracitas *f* обжо́рство *n*
Voradaptation *f* предвари́тельная адапта́ция *f*
vorärztlich доврачéбный
Voraussage *f* прогно́з *m*
Vorbehandlung *f* премедика́ция *f*; предвари́тельная обрабо́тка *f*
Vorbeireden *n* парало́гия *f*, мимоговорéние *n*
Vorbeizeigung *f* прома́хивание *n* (*при пальценосовой пробе*)
Vorbestrahlung *f* предвари́тельное облучéние *n*
~, **präoperative** дооперацио́нное облучéние *n*
Vorbeugung *f* профила́ктика *f*, предохранéние *n* (*s. a.* **Prophylaxe**)
~, **primäre** перви́чная профила́ктика *f*
Vorbeugungsmaßnahmen *f pl* профилакти́ческие мероприя́тия *n pl*
Vorbiegung *f* антефлéксия *f*, заги́б *m* кпéреди
Vorblutung *f* предменструа́льное кровотечéние *n*
Vorbote *m* продро́м *m*, предвéстник *m* (*болезни*)
Vorbotenstadium *n* продрома́льный пери́од *m*
Vorderarm *m* предплéчье *n*
Vorderarmbruch *m* перело́м *m* (костéй) предплéчья
Vorderarmexartikulation *f* экзартикуля́ция *f* [вычленéние *n*] предплéчья
Vorderarmextension *f* вытяжéние *n* предплéчья
Vorderarmluxation *f* вы́вих *m* предплéчья
Vorderarmphlegmone *f* флегмо́на *f* предплéчья
Vorderfläche *f* перéдняя повéрхность *f*
Vorderhaupt *n* лоб *m*; перéдние отдéлы *m pl* головы́
Vorderhauptslage *f* переднеголовно́е [ло́бное] предлежа́ние *n* (*плода*)
Vorderhorn *n* перéдний рог *m* (*спинного мозга*)
Vorderhornganglienzelle *f* ганглио́зная клéтка *f* перéднего ро́га
Vorderhornmyelitis *f* миели́т *m* перéдних рого́в
Vorderhornsyndrom *n* синдро́м *m* перéдних рого́в
Vorderkammer *f* перéдняя ка́мера *f* (*глаза*)
Vorderkammerblutung *f* гифéма *f*, кровоизлия́ние *n* в перéднюю ка́меру (*глаза*)
Vorderkammerlinse *f* переднека́мерная [интраокуля́рная] ли́нза *f*, иску́сственный хруста́лик *m*
Vorderkammerlinse-Einpflanzung *f* устано́вка *f* переднека́мерной ли́нзы [иску́сственного хруста́лика]
Vorderkammerpunktion *f* пу́нкция *f* перéдней ка́меры (*глаза*)
Vorderkammerzyste *f*, **freie** свобо́дная киста́ *f* в перéдней ка́мере (*глаза*)
Vorderkapsel *f* перéдняя ка́псула *f* (*хрусталика*)
Vorderlappen *m* перéдняя до́ля *f*
Vorderrand *m* перéдний край *m*
Vordersäule *f* перéдний столб *m* (*спинного мозга*)
Vorderscheitelbeineinstellung *f* переднетеменно́е вставлéние *n* (*головки плода*), перéдний асинклити́зм *m*
Vorderseite *f* перéдняя сторона́ *f*, перéдняя повéрхность *f*
Vorderseitenstrangbahn *f* переднебоково́й столб *m* (*спинного мозга*)
Vorderstrang *m* перéдний кана́тик *m* (*спинного мозга*)
Vorderwand *f* перéдняя стéнка *f*
Vorderwandinfarkt *m* инфа́ркт *m* перéдней стéнки (*сердца*)
Vorderwurzel *f* перéдний корешо́к *m*
Vorderzahn *m* перéдний зуб *m*
Vorderzunge *f* перéдняя часть *f* языка́
Vordiagnose *f* предвари́тельный диа́гноз *m*
Vordosis *f* предвари́тельная до́за *f*
Vorerkrankung *f* предболéзнь *f*
Vorfall *m* выпадéние *n*, проли́пс *m*
Vorfiltern *n* предвари́тельная фильтра́ция *f*
Vorfühlen *n* **von Wetterereignissen** метеотро́пные реа́кции *f pl*
Vorfühligkeit *f* предчу́вствие *n* перемéны пого́ды
Vorfuß *m* плю́сна *f*
Vorfußknochen *m* кость *f* плю́сны
Vorfußphlegmone *f* флегмо́на *f* плю́сны
Vorgebirge *n* мыс *m*, *Promontorium*
vorgeburtlich предродово́й, дородово́й
vorgeimpft предвари́тельно иммунизи́рованный
vorgelagert предлежа́щий, располо́женный спéреди; вы́павший (*о грыже*)
vorgeschädigt предвари́тельно повреждённый
Vorgeschichte *f* ана́мнез *m*; предысто́рия *f*
Vorhänger *m* защи́тная ма́ска *f*
Vorharn *m* провизо́рная [перви́чная] моча́ *f*
Vorhaut *f* кра́йняя плоть *f*
Vorhautabtragung *f* удалéние *n* кра́йней пло́ти, обреза́ние *n*
Vorhautanschwellung *f* отёк *m* кра́йней пло́ти
Vorhautbändchen *n* уздéчка *f* кра́йней пло́ти, *Frenulum praeputii*
Vorhautblatt *n* листо́к *m* кра́йней пло́ти
Vorhautdrüse *f* железа́ *f* кра́йней пло́ти, препуциа́льная железа́ *f*
Vorhautenge *f s.* **Vorhautverengerung**
Vorhautentzündung *f* балани́т *m*, воспалéние *n* кра́йней пло́ти
Vorhautspaltung *f* рассечéние *n* [разрéз *m*] кра́йней пло́ти
Vorhautsperre *f s.* **Vorhautverengerung**
Vorhautstein *m* смегмоли́т *m*
Vorhautverengerung *f* фимо́з *m*, сужéние *n* кра́йней пло́ти
Vorhersagen *n* прогно́з *m*
Vorhof *m* **1.** предсéрдие *n*, *Atrium* **2.** преддвéрие *n* лабири́нта, *Vestibulum*
Vorhofaneurisma *n* аневри́зма *f* предсéрдия
Vorhofbigeminie *f* предсéрдная бигемини́я *f*
Vorhofbogengangsapparat *m* вестибуля́рный аппара́т *m*

Vorhofdiastole *f* диастола *f* предсердий
Vorhofdilatation *f* расширение *n* предсердия
Vorhofdruck *m* давление *n* в предсердии
Vorhofdruckerhöhung *f* повышение *n* давления в предсердии
Vorhofdrüse *f* железа *f* преддверия
Vorhoferregbarkeit *f* возбудимость *f* предсердий
Vorhoferregung *f* возбуждение *n* предсердия
Vorhofextrasystolie *f* предсердная экстрасистолия *f*
Vorhoffenster *n* окно *n* преддверия, овальное окно *n*
Vorhofflattern *n* трепетание *n* предсердий
~, **deblockiertes** деблокированное трепетание *n* предсердий
~, **dissoziiertes** диссоциированное трепетание *n* предсердий
Vorhofflatterwellen *f pl* волны *f pl* трепетания предсердий (*на электрокардиограмме*)
Vorhofflimmern *n* мерцание *n* предсердий
~, **bradysystolisches** брадисистолическое мерцание *n* предсердий
~, **paroxysmales** пароксизмальное мерцание *n* предсердий
~, **tachysystolisches** тахисистолическое мерцание *n* предсердий
Vorhoffrequenz *f* частота *f* сокращений предсердий
Vorhofkammerblock *m* предсердно-желудочковая [атриовентрикулярная] блокада *f*
Vorhofkomplex *m* предсердный комплекс *m* (*электрокардиограммы*)
Vorhofkontraktion *f* сокращение *n* предсердий
Vorhofnystagmus *m* вестибулярный нистагм *m*
Vorhofpfropfung *f* одновременная систола *f* предсердий и желудочков сердца
Vorhofsäckchen *n* мешочек *m* преддверия лабиринта
Vorhofscheidewand *f* межпредсердная перегородка *f*
Vorhofschlagader *f* артерия *f* преддверия лабиринта
Vorhofschrittmacher *m* предсердный водитель *m* ритма
Vorhofschwelle *f* порог *m* [граница *f*] преддверия
Vorhofseptum *n* межпредсердная перегородка *f*
Vorhofseptumdefekt *m* дефект *m* межпредсердной перегородки
Vorhofspalte *f* щель *f* между желудочковыми складками гортани
Vorhoftachykardie *f* предсердная тахикардия *f*
Vorhoftreppe *f* лестница *f* преддверия
Vorhofzacke *f* предсердный зубец *m*, зубец *m* P (*электрокардиограммы*)
Vorimmunisierung *f* предварительная иммунизация *f*
Vorinjektion *f* предварительное введение *n*
Vorkeil *m* предклинье *n*, *Praecuneus*
Vorkommen *n* частота *f* (*напр. заболеваний*)
Vorkrankheit *f* предболезнь *f*
Vorläufer *m* **1.** предшественник *m* **2.** предвестник *m*
vorläufig **1.** временный **2.** предварительный
Vormilch *f* молозиво *n*
Vorpräparation *f* предварительная подготовка *f*
Vorprobe *f*, **biologische** предварительная проба *f* (*на совместимость крови*)
Vorprüfung *f* предварительное испытание *n*
Vorschulalter *n* дошкольный возраст *m*
Vorsicht *f* предосторожность *f*; осторожность *f*
Vorsichtsmaßnahme *f* мера *f* предосторожности
~, **hygienische** гигиеническая мера *f* предосторожности
Vorsichtsmaßregel *f* правило *n* предосторожности
Vorsorge *f* профилактика *f*
Vorsorge-Mammographie *f* профилактическая маммография *f*
Vorsorgemaßnahme *f* профилактическое мероприятие *n*
Vorsorgeuntersuchung *f* профилактическое обследование *n*
~, **arbeitsmedizinische** профилактическое обследование *n* работающих
Vorsprung *m* **1.** выступ *m* **2.** бугор *m* **3.** отросток *m*
Vorstehen *n* **der Kiefer** прогнатия *f*
Vorsteherdrüse *f* предстательная железа *f*
Vorsteherdrüsenadenom *n* аденома *f* предстательной железы
Vorsteherdrüsenentzündung *f* простатит *m*
Vorsteherdrüsenhypertrophie *f* гипертрофия *f* предстательной железы
Vorsteherdrüsenkrebs *m* рак *m* предстательной железы
Vorsteherdrüsensaft *m* секрет *m* [сок *m*] предстательной железы
Vorsteherdrüsensarkom *n* саркома *f* предстательной железы
Vorsteherdrüsenvergrößerung *f* увеличение *n* предстательной железы
Vorstufe *f* предстадия *f*
Vorstülpung *f* выпячивание *n*
Vortäuschung *f* симуляция *n*
Vorton *m*, **präsystolischer** пресистолический тон *m* (*сердца*)
Vortrag *m* доклад *m*, представленный по инициативе автора
Vorübung *f* предварительное упражнение *n*
Vorvergreisung *f* прогерия *f*, преждевременное старение *n*
Vorversuch *m* предварительный опыт *m*
Vorwärtsbeugung *f* **1.** антефлексия *f*, загиб *m* кпереди **2.** согнутое вперёд положение *n*
Vorwasser *n* передние околоплодные воды *n pl*
Vorwehen *pl* прелиминарные [предварительные] схватки *f pl*
Vorwölbung *f* выбухание *n*
Vorzeichen *n* прогностический признак *m*
~, **günstiges** благоприятный прогностический признак *m*
~, **ungünstiges** неблагоприятный прогностический признак *m*
Vorzimmer *n* комната *f* для ожидания (*напр. в поликлинике*)
Vorzwickel *m* предклинье *n*
Voussure *f* сердечный горб *m*

Vuchereriose *f* вухерерио́з *m*
vulgär обы́чный
Vulnerabilität *f* рани́мость *f*
Vulnus *m* ра́на *f*
Vulva *f* ву́льва *f*
Vulvakarzinom *n* рак *m* ву́львы
Vulvektomie *f* вульвэктоми́я *f*
Vulvitis *f* вульви́т *m*
~ **gonorrhoica** гоноре́йный вульви́т *m*
Vulvovaginitis *f* вульвовагини́т *m*
~ **gonorrhoica infantum** гоноре́йный вульвовагини́т *m* у дете́й
~ **herpetica** герпети́ческий вульвовагини́т *m*

W

Wabenlunge *f* яче́истое [со́товое] лёгкое *n*, периальвеоля́рный лёгочный фибро́з *m*
Wabenzelle *f* пе́нистая кле́тка *f*
Wachabteilung *f* отделе́ние *n* интенси́вного наблюде́ния
Wachhabende *m* дежу́рный *m*
Wachheitszustand *m* состоя́ние *n* бо́дрствования
Wachs *n* воск *m*
Wachsabdruck *m* восково́й о́ттиск *m*, восково́й сле́пок *m*
wachsartig воскови́дный
Wachsblässe *f* воскова́я бле́дность *f*
Wachsein *n* бо́дрствование *n*
Wachsleber *f* са́льная [амило́идная] пе́чень *f*
Wachsmilz *f* са́льная [амило́идная] селезёнка *f*
Wachspapier *n* вощёная бума́га *f*, *charta cerata*
Wachspflaster *n* восково́й пла́стырь *m*
Wachstation *f* отделе́ние *n* интенси́вного наблюде́ния
Wachstuch *n* клеёнка *f*
Wachstum *n* рост *m*
~, **appositionelles** аппозицио́нный рост *m*
~, **atypisches** атипи́ческий рост *m*
~, **autochtones** аутохто́нный рост *m*
~, **destruierendes [destruktives]** деструи́рующий [деструкти́вный] рост *m*
~, **endophyt(isch)es** эндофи́тный рост *m*
~, **exophyt(isch)es** экзофи́тный рост *m*
~, **expansives** экспанси́вный рост *m*
~, **infiltratives** инфильтрати́вный [инфильтри́рующий] рост *m*
~, **invasives** инвази́вный рост *m*
~, **multizentrisches** мультицентри́ческий рост *m*
Wachstumsaktivierung *f* активи́рование *n* ро́ста
Wachstumsbeschleunigung *f* ускоре́ние *n* ро́ста
Wachstumsfaktor *m* фа́ктор *m* ро́ста
wachstumsfördernd ускоря́ющий рост
Wachstumsgeschehen *n* проце́сс *m* ро́ста
Wachstumsgeschwindigkeit *f* ско́рость *f* ро́ста
Wachstumshemmung *f* заде́ржка *f* ро́ста
Wachstumshormon *n* гормо́н *m* ро́ста, соматотро́пный гормо́н *m*
Wachstumsinhibitionszone *f* зо́на *f* угнете́ния ро́ста (*микроорганизмов*)
Wachstumsintensität *f* темп *m* ро́ста
Wachstumskontrolle *f* контро́ль *m* за ро́стом (*микроорганизмов*)
Wachstumsperiode *f* пери́од *m* ро́ста
Wachstumsphase *f* фа́за *f* ро́ста (*напр. бактерий*)
Wachstumsregulator *m* регуля́тор *m* ро́ста
Wachstumsretardierung *f* заде́ржка *f* ро́ста
Wachstumsschub *m* ростово́й скачо́к *m*
Wachstumsstimulans *n* стимуля́тор *m* ро́ста
Wachstumsstörung *f* наруше́ние *n* ро́ста
Wachstumstemperatur *f* температу́ра *f*, при кото́рой происхо́дит рост бакте́рий
Wachstumsverzögerung *f* заде́ржка *f* ро́ста
Wachstumsvitamin *n* витами́н *m* A, витами́н *m* ро́ста
Wachstumsvorgang *m* проце́сс *m* ро́ста
Wachstumszone *f* зо́на *f* ро́ста
Wachszylinder *m* воскови́дный цили́ндр *m* (*в моче*)
Wachtelschlag *m* ритм *m* пе́репела (*сердца*)
Wächterpunkt *m* сторожева́я то́чка *f* (*коры головного мозга*)
Wachthabende *m* дежу́рный *m*
Wachzeit *f* пери́од *m* бо́дрствования
Wackelgelenk *n* **1.** амфиартро́з *m* **2.** «разбо́лтанный» суста́в *m*
Wackelkopf *m* кива́тельный тре́мор *m*
Wackelstar *m* дрожа́щая катара́кта *f*
Wackeltremor *m* кива́тельный тре́мор *m*
Wade *f* икра́ *f* (*ноги*)
Wadenbein *n* малоберцо́вая кость *f*, *Fibula*
Wadenbeinkopf *m* голо́вка *f* малоберцо́вой ко́сти
Wadenbeinmuskel *m* малоберцо́вая мы́шца *f*
Wadenbeinnerv *m* малоберцо́вый нерв *m*
Wadenkrampf *m* су́дорога *f* икроно́жных мышц
Wadenmuskel *m*, **dreiköpfiger** трёхгла́вая мы́шца *f* го́лени
Wadenschlagader *f* малоберцо́вая арте́рия *f*, *Arteria peronea*
Wadenumfang *m* окру́жность *f* го́лени
Wägemethode *f* **der Staubmessung** весово́й ме́тод *m* определе́ния содержа́ния пы́ли
Wägung *f* взве́шивание *n*
Wahlleistungsentgelt *n* пла́та *f* за необяза́тельное [жела́емое больны́м] лече́ние (*напр. за пластическую операцию*)
Wahn *m* бред *m*
~, **hypochondrischer** ипохондри́ческие иде́и *f pl*
~, **nihilistischer** нигилисти́ческий бред *m*, бред *m* отрица́ния
~, **systematisierter** систематизи́рованный бред *m*
Wahndeutung *f* бредова́я интерпрета́ция *f*
Waheinfall *m* бредово́е «озаре́ние» *n* (*психически больных*)
Wahnideen *f pl* бредовы́е иде́и *f pl*
Wahninhalt *m* фа́булы *f pl* бре́да
Wahnkonfabulationen *f pl* бредовы́е конфабуля́ции *f pl*
Wahnstimmung *f* бредово́е настрое́ние *n*
Wahnsystem *n* систематизи́рованный бред *m*
Wahnvorstellung *f* бредово́е представле́ние *n*
Wahnwahrnehmung *f* бред *m* осо́бого значе́ния

Wahrnehmung *f* восприя́тие *n*; ощуще́ние *n*
~, **optische** зри́тельное восприя́тие *n*
Wahrnehmungsbild *n* зри́тельный о́браз *m*
Wahrnehmungsgeschwindigkeit *f* ско́рость *f* восприя́тия
Wahrnehmungsschwelle *f* поро́г *m* восприя́тия
Wahrscheinlichkeitsdiagnose *f* предположи́тельный диа́гноз *m*
Waldheilstätte *f* лесно́й санато́рий *m*
Walderholungsstätte *f* лесно́й дом *m* о́тдыха
Waldklima *n* лесно́й кли́мат *m*
Walkerekzem *n* экзе́ма *f* валя́льщиков
Walkerkrätze *f* зуд *m* валя́льщиков
Wallfischtran *m* кито́вый жир *m*
Wallpapille *f* сосо́чек *m*, окружённый ва́лом (*в языке*)
Wallreflex *m* макуля́рный рефле́кс *m*
Wallung *f* прили́в *m* (*при климаксе*)
Wallungshyperämie *f* акти́вная [артериа́льная] гипереми́я *f*
Walnußdermatitis *f* дермати́т *m*, возника́ющий у сбо́рщиков гре́цких оре́хов
Walrat *m* спермаце́т *m*
Walzentrocknung *f* плёночная [конта́ктная] су́шка *f*
Wand *f* сте́нка *f*
~, **knöcherne** ко́стная сте́нка *f*
~, **muskulöse** мы́шечная сте́нка *f*
Wandantigen *n* оболо́чечный антиге́н *m*
Wanddefekt *m* дефе́кт *m* сте́нки
Wanddruck *m* присте́ночное давле́ние *n*
Wandelrose *f* мигри́рующая ро́жа *f*
Wanderabszeß *m* натёчный абсце́сс *m*, натёчник *m*
Wanderblinddarm *m* подви́жная слепа́я кишка́ *f*
Wandererysipel *n* мигри́рующая ро́жа *f*
Wanderfilarie *f* мигри́рующая филя́рия *f*
~, **afrikanische** ло́а-ло́а *f*
Wanderflechte *f* ползу́чая [серпигино́зная] я́зва *f* (*роговицы*)
Wandergallenblase *f* блужда́ющий [подви́жный] жёлчный пузы́рь *m*
Wanderherz *n* блужда́ющее се́рдце *n*, *cor mobile*
Wanderkrankung *f* пораже́ние *n* сте́нки (*напр. сосуда*)
Wanderlappen *n* мигри́рующий ло́скут *m*
Wanderleber *f* блужда́ющая [подви́жная] пе́чень *f*
Wandermilz *f* блужда́ющая [подви́жная] селезёнка *f*
Wanderniere *f* блужда́ющая [подви́жная] по́чка *f*
Wanderniereneinklemmung *f* ущемле́ние *n* блужда́ющей по́чки
Wanderphlyktäne *f* стра́нствующая фликте́на *f*
Wanderpneumonie *f* мигри́рующая пневмони́я *f*
Wanderrhythmus *m* блужда́ющий ритм *m*
Wanderung *f* мигра́ция *f*
Wanderungsgeschwindigkeit *f* ско́рость *f* мигра́ции (*при электрофорезе*)
Wanderzelle *f* блужда́ющая кле́тка *f* (*ретикулоэндотелиальной системы*)
~, **ruhende** блужда́ющая кле́тка *f* в поко́е
Wandfalte *f* скла́дка *f* сте́нки
Wandquetschung *f* раздáвливание *n* сте́нки
Wandriß *m*, **Wandruptur** *f* разры́в *m* сте́нки
Wandschicht *f* слой *m* сте́нки
Wandspannung *f* напряже́ние *n* сте́нки
Wandstarre *f* риги́дность *f* сте́нки
Wandverdickung *f* утолще́ние *n* сте́нки
Wandzerreißung *f* разры́в *m* сте́нки
Wandzerrung *f* растяже́ние *n* сте́нки
Wange *f* щека́ *f*, *Bucca*
Wangenbein *n* скулова́я кость *f*
Wangenbogen *m* скулова́я дуга́ *f*
Wangenbrand *m* водяно́й рак *m*, но́ма *f*, вла́жная гангре́на *f* щеки́
Wangendrehreflex *m* щёчно-враща́тельный рефле́кс *m*
Wangendrüsen *f pl* щёчные же́лезы *f pl*
Wangenfettpfropf *m* жирово́й комо́к *m* [жирово́е те́ло *n*] Биша́
Wangenfistel *f* свищ *m* [фи́стула *f*] щеки́
Wangenfläche *f* пове́рхность *f* щеки́
Wangenfortsatz *m* скулово́й отро́сток *m*
Wangengegend *f* о́бласть *f* щеки́
Wangenhaut *f* ко́жа *f* щеки́
Wangenhöcker *m* скула́ *f*, скулово́й буго́р *m*
Wangenhöhle *f* га́йморова по́лость *f*, верхнечелюстна́я па́зуха *f*
Wangenknochen *m* скулова́я кость *f*
Wangenphänomen *n* щёчный фено́мен *m*
Wangenplastik *f* пла́стика *f* щеки́
Wangenschleimhaut *f* сли́зистая оболо́чка *f* щеки́
Wangenspalte *f* расще́лина *f* щеки́
Wanne *f* ва́нна *f*
Wanze *f* клоп *m*
Warmbad *n* **1.** тёплое купа́ние *n*; тёплая ва́нна *f* **2.** куро́рт *m* с терма́льными исто́чниками
Warmblüter *m* теплокро́вное живо́тное *n*
Wärmeabgabe *f* теплоотда́ча *f*
Wärmeagglutinin *n* теплово́й агглютини́н *m*
Wärmeanwendung *f* примене́ние *n* тепла́
Wärmeapplikation *f* теплова́я аппlика́ция *f*; термотерапи́я *f*
Wärmeaufnahme *f* поглоще́ние *n* тепла́
Wärmeausstrahlung *f* теплово́е [терми́ческое] излуче́ние *n*
Wärmeaustausch *m* теплообме́н *m*
Wärmeautoantikörper *m pl* тепловы́е аутоантитела́ *n pl*
Wärmebehandlung *f* теплолече́ние *n*, термотерапи́я *f*
Wärmebelastung *f* теплова́я [терми́ческая] нагру́зка *f*
wärmebeständig термостаби́льный
Wärmebilanz *f* теплово́й бала́нс *m*
Wärmebildung *f* теплообразова́ние *n*
Wärmedurchgangszahl *f* и́ндекс *m* теплопрово́дности
Wärmedyspnoe *f* оды́шка *f* при повыше́нии температу́ры
Wärmeeffekt *m* теплово́й эффе́кт *m*
Wärmeeinfluß *m*, **Wärmeeinwirkung** *f* влия́ние *n* [возде́йствие *n*] тепла́
Wärmeempfindlichkeit *f* чувстви́тельность *f* к теплу́

Wärmeempfindung *f* восприя́тие *n* тепла́; ощуще́ние *n* тепла́
Wärmeenergie *f* теплова́я эне́ргия *f*
Wärmeentziehung *f* охлажде́ние *n*
Wärmeentziehungsvermögen *n* **der Luft** охлажда́ющая спосо́бность *f* во́здуха
Wärmeerzeugung *f* теплообразова́ние *n*
Wärmeflasche *f* гре́лка *f*
Wärmegefühl *n* чу́вство *n* тепла́
Wärmehaltung *f* сохране́ние *n* тепла́
Wärmehaushalt *m* теплово́й бала́нс *m*
Wärmeleitfähigkeit *f* теплопрово́дность *f*
Wärmemesser *m* калори́метр *m*
Wärmepolypnoe *f* учащённое дыха́ние *n* при повыше́нии температу́ры
Wärmeproduktion *f* теплообразова́ние *n*
Wärmepunkt *m* теплова́я то́чка *f* (*кожи*)
Wärmequelle *f* исто́чник *m* тепла́
Wärmeregime *n* температу́рный режи́м *m* (*помещений*)
Wärmeregulation *f* регуля́ция *f* тепла́
Wärmereiz *m*, **Wärmereizung** *f* теплово́е раздраже́ние *n*
Wärmeretention *f* заде́ржка *f* тепла́
Wärmerezeptor *m* температу́рный реце́птор *m*
Wärmeschaden *m* терми́ческое поврежде́ние *n*
Wärmeschutz *m* теплозащи́та *f*
Wärmesinn *m* восприя́тие *n* теплово́го раздраже́ния
Wärmestarre *f* риги́дность *f* мышц при высо́кой температу́ре
Wärmestich *m* теплово́й уко́л *m*
Wärmestrahlung *f* теплово́е излуче́ние *n*
Wärmetherapie *f* теплолече́ние *n*, термотерапи́я *f*
Wärmetransport *m* тра́нспорт *m* тепла́
Wärmeübertragung *f* переда́ча *f* тепла́
Wärmeurtikaria *f* теплова́я крапи́вница *f*
Wärmeverlust *m* теплопоте́ри *f pl*
Wärmewert *m* теплова́я це́нность *f*, калори́ческий эквивале́нт *m*
Wärmezufuhr *f* прито́к *m* тепла́
Warminhalierhalle *f* помеще́ние *n* для тёплой ингаля́ции
Warm-Kalt-Reiz *m* контра́стное теплово́е раздраже́ние *n*
Warmluftbad *n* тепловозду́шная ба́ня *f*
Warmwasseranwendungen *f pl* гидротерапевти́ческие процеду́ры *f pl* с примене́нием тёплой воды́
Warmwasserbad *n* тёплая ва́нна *f*
Warmwasserkur *f* лече́ние *n* тёплой водо́й
Warnsystem *n* сигна́льная [предупреди́тельная] систе́ма *f*
Wärter *m* санита́р *m*, больни́чный служи́тель *m*
Warteraum *m* помеще́ние *n* для ожида́ния, приёмная *f*
Wärterin *f* санита́рка *f*, сиде́лка *f*
Wärtewirt *m* промежу́точный хозя́ин *m* (*паразита*)
Wartezimmer *n s.* **Warteraum**
Wartung *f* ухо́д *m* (*за больными*); обслу́живание *n* (*больных*)

Warze *f* **1.** борода́вка *f* (*s. a.* **Verruca**) **2.** сосо́к *m* (*молочной железы*)
~, flache пло́ская борода́вка *f*
~, gewöhnliche обыкнове́нная [проста́я] борода́вка *f*
~, juvenile ю́ношеская борода́вка *f*
~, plantare подо́швенная борода́вка *f*
~, subunguale подногтева́я борода́вка *f*
~, seborrhoische себоре́йная борода́вка *f*
~, vulgäre *s.* **Warze, gewöhnliche**
warzenförmig верруко́зный, борода́вчатый
Warzenfortsatz *m* сосцеви́дный отро́сток *m*
Warzenfortsatzobliterierung *f*, **Warzenfortsatzverödung** *f* облитери́рование *n* сосцеви́дного отро́стка
Warzenfortsatzzelle *f* яче́йка *f* сосцеви́дного отро́стка, *Cellula mastoidea*
Warzengeschwulst *f* папилло́ма *f*
Warzenhof *m* околососко́вый кружо́к *m*, арео́ла *f* моло́чной железы́, *Areola mammae*
Warzenhütchen *n* накла́дка *f* для соско́в
Warzeniris *f* ра́дужка *f* с сосочкови́дными узелка́ми (*при меланозе глаза*)
Warzenkrankheit *f*, **peruvianische** перуа́нская борода́вка *f*, бартонеллёз *m*, боле́знь *f* Каррио́на, лихора́дка *f* Оро́я
Warzenschrunde *f* тре́щина *f* соска́
Warzen-Virus *n* ви́рус *m* борода́вок [папилло́мы] челове́ка, *Molitor verrucae*
Waschbecken *n* таз *m* для умыва́ния
Wasch-Brause-Raum *m* **im Schwarz-Weiß-System** ба́ни *f pl* пропускно́го ти́па
Wäschedesinfektion *f*, **Wäscheentkeimung** *f*, **Wäscheentseuchung** *f* дезинфе́кция *f* белья́
Wäschesterilisation *f* стерилиза́ция *f* белья́
Waschflüssigkeit *f* промывна́я жи́дкость *f*
Waschfrauenhände *f pl* ру́ки *f pl* пра́чек, измене́ние *n* ко́жи рук при ча́стом конта́кте со щелоча́ми
Waschmittel *n* мо́ющее сре́дство *n*
~, synthetisches синтети́ческое мо́ющее сре́дство *n*
Waschraum *m* умыва́льная ко́мната *f*
Waschtisch *m* умыва́льник *m*
Waschung *f* обмыва́ние *n*; мытьё *n*; умыва́ние *n*; промы́вка *f*
Wash-out-Periode *f* пери́од *m* освобожде́ния от при́нятых ра́нее медикаме́нтов
Wasser *n* вода́ *f* (*s. a.* **Wässer**)
~, bidestilliertes бидистилли́рованная вода́ *f*
~, destilliertes дистилли́рованная вода́ *f*
~, doppeltdestilliertes бидистилли́рованная вода́ *f*
Wässer *n pl* во́ды *f pl*
~, alkalisch-muriatische щелочны́е хлори́дные на́триевые минера́льные во́ды *f pl*
~, arsenhaltige мышьяксодержа́щие минера́льные во́ды *f pl*
~, radioaktive радиоакти́вные [радо́новые] во́ды *f pl*
~, schwefelhaltige се́рные исто́чники *m pl*, серни́стые [сульфи́дные] минера́льные во́ды *f pl*
Wasserabhärtung *f* зака́ливание *n* водо́й

Wasserabspaltung *f* отщепле́ние *n* воды́
wasserabtreibend обезво́живающий; мочего́нный
Wasseransammlung *f* скопле́ние *n* воды́
Wasserapplikation *f* гидротерапевти́ческая процеду́ра *f*
Wasserauflage *f* примо́чка *f*
wasseraufsaugend гидрофи́льный, вса́сывающий во́ду
Wasserausgleich *m* бала́нс *m* во́дного обме́на
Wasserausscheidung *f* выделе́ние *n* воды́
Wasserauszug *m* во́дный экстра́кт *m*
Wasserbad *n* водяна́я ба́ня *f*
Wasserbalg *m* киста́ *f* с водяни́стым содержи́мым
Wasserbecken *n* бассе́йн *m*
Wasserbedarf *m*, **Wasserbedürfnis** *n* потре́бность *f* в воде́
Wasserbehälter *m* **1.** резервуа́р *m* [ёмкость *f*] для воды́ **2.** водоём *m*, водохрани́лище *n*
Wasserbehandlung *f* гидротерапи́я *f*, водолече́ние *n*
Wasserbelastungsversuch *m s.* **Wassertrinkversuch**
Wasserbestand *f s.* **Wasserbilanz**
Wasserbett *n* «водяна́я посте́ль *f*», дли́тельная ва́нна *f*
Wasserbettmykose *f* мико́з *m*, развива́ющийся у больны́х при дли́тельном пребыва́нии в ва́нне [«в водяно́й посте́ли»]
Wasserbezugsquelle *f* исто́чник *m* водоснабже́ния
Wasserbilanz *f* во́дный бала́нс *m*, во́дное равнове́сие *n*
Wasserbindefähigkeit *f* влагосвя́зывающая спосо́бность *f*
Wasserblattern *pl* ве́тряная о́спа *f*
Wasserbrand *m s.* **Wangenbrand**
Wasserbruch *m* гидроце́ле *n*, водя́нка *f* оболо́чек я́ичка
Wasserchlorung *f* хлори́рование *n* воды́
Wasserdampf *m* водяно́й пар *m*
Wasserdampfabgabe *f* выделе́ние *n* водяно́го па́ра
Wasserdampfbad *n* парова́я ба́ня *f*
wasserdampfgesättigt насы́щенный пара́ми воды́
Wasserdesinfektion *f* обеззара́живание *n* воды́
wasserdicht водонепроница́емый
Wasserdiurese *f* во́дный диуре́з *m*
Wasserdruck *m* гидравли́ческое давле́ние *n*
wasserdurchlässig водопроница́емый
wassereitrig серо́зно-гно́йный
wasserentbindend дегидратизи́рующий, обезво́живающий
Wasserentkeimung *f* обеззара́живание *n* воды́
Wasserentzug *m* обезво́живание *n*
Wasserepidemie *f* во́дная эпиде́мия *f*
Wasserfassungsanlage *f* водозабо́рное сооруже́ние *n*
Wasserfassungsgelände *n* зо́на *f* санита́рной охра́ны исто́чника водоснабже́ния
wasserfeindlich гидрофо́бный
Wasserfieber *n* во́дная лихора́дка *f*
wasserfrei безво́дный; обезво́женный; лишённый воды́
Wassergeschwulst *f* **1.** отёк *m* **2.** гигро́ма *f*
Wassergewinnungsanlage *f* водозабо́рное сооруже́ние *n*
Wasserhammerpuls *m* высо́кий и твёрдый пульс *m*, *pulsus celer et altus*
Wasserharnruhr *f* неса́харный диабе́т *m*
Wasserhärte *f* жёсткость *f* воды́
Wasserhaushalt *m* во́дный обме́н *m*
Wasserheilanstalt *f* водолече́бница *f*
Wasserheilkunde *f* бальнеоло́гия *f*
Wasserhirnbruch *m* гидроэнцефалоце́ле *n*
wässerig водяни́стый
Wasserklärung *f* осветле́ние *n* воды́
Wasserkopf *m* гидроцефали́я *f*
Wasserkrebs *m s.* **Wangenbrand**
Wasserkur *f* гидротерапи́я *f*, водолече́ние *n*
Wasserlassen *n* мочеиспуска́ние *n*
wasserlöslich водораствори́мый
Wasserlösung *f* во́дный раство́р *m*
Wassermangel *m* дефици́т *m* воды́
Wassermangelexsikkose *f* вододефици́тный эксико́з *m*, синдро́м *m* дегидрата́ции
Wassermann-Reaktion *f* реа́кция *f* Вассерма́на (*на сифилис*)
Wasser-Mineralhaushalt *m*, **Wasser-Mineralstoffwechsel** *m* во́дно-солево́й обме́н *m*
Wasserniere *f* гидронефро́з *m*
Wasserpocken *pl* ве́тряная о́спа *f*
Wasserprobe *f* во́дная про́ба *f*
Wasserquelle *f* водоисто́чник *n*
Wasserradgeräusch *n* шум *m* ме́льничного колеса́
Wasserresorption *f* резо́рбция *f* воды́
Wasserretention *f* заде́ржка *f* воды́
Wasserrückresorption *f* обра́тное вса́сывание *n* воды́
Wassersackniere *f* гидронефро́з *m*
Wasserschadstoffe *m pl* токси́ческие вещества́ *n pl* в воде́
Wasserscheu *f* гидрофоби́я *f*, водобоя́знь *f*
Wasserschutzgebiet *n* зо́на *f* санита́рной охра́ны исто́чника водоснабже́ния
Wasserspalt *m* **der Linse** водяна́я щель *f* хруста́лика
Wasserspiegel *m* у́ровень *m* воды́
Wasserspritze *f* шприц *m* для воды́
~, stomatologische стоматологи́ческий «пистоле́т» *m* для воды́
Wasserstoff *m* водоро́д *m*, H
Wasserstoffsuperoxidlösung *f* раство́р *m* пе́рекиси водоро́да
Wasserstoß *m* во́дный уда́р *m*
Wasserstrahl *m* во́дная струя́ *f*, струя́ *f* воды́
Wassersucht *f* о́бщие отёки *m pl*
wassertreibend мочего́нный
Wassertretbecken *n* бассе́йн *m* для хожде́ния босико́м по воде́ (*по Кнейпу*)
Wassertreten *n* хожде́ние *n* босико́м по воде́ (*по Кнейпу*)
Wassertrinkversuch *m* про́ба *f* с во́дной нагру́зкой по Фо́льгарду (*исследование функции почек*)

Wasserüberschuß *m* избы́ток *m* воды́
Wasserumschlag *m* водяно́й компре́сс *m*
Wasser- und Salzhaushalt *m* во́дно-солево́й режи́м *m*
wasserunlöslich нераствори́мый в воде́
Wasseruntersuchung *f*, **hygienische** санита́рный ана́лиз *m* воды́
Wasserverarmung *f* дегидрата́ция, эксико́з *m*
Wasserverbrauch *m* водопотребле́ние *n*
Wasserverbrauchsschwankung *f* неравноме́рность *f* водопотребле́ния
Wasserverdunstung *f* испаре́ние *n* воды́
Wasserverlust *m* обезво́живание *n*
Wasserversorgung *f* водоснабже́ние *n*
~ **mit Umlaufwasser** оборо́тное водоснабже́ние *n*
~, **zentrale** централизо́ванное водоснабже́ние *n*
Wasservorhang *m* водяна́я *f* заве́са
Wasserwiederverwertung *f* оборо́тное водоснабже́ние *n*
Wasserzufuhr *f* поступле́ние *n* [доста́вка *f*] воды́ (*к ткани*)
Watte *f* ва́та *f*
~, **blutstillende** кровоостана́вливающая ва́та *f*
Wattebausch *m* ва́тный ша́рик *m*, ва́тный тампо́н *m*; ва́тная про́бка *f*
Wattekugel *f* ва́тный ша́рик *m*
Wattepfropf *m* ва́тная про́бка *f*
Watterolle *f* ва́тный ва́лик *m*
Watterschicht *f* слой *m* ва́ты
Wattestäbchen *n*, **serumgetränktes** ва́тный тампо́н *m*, пропи́танный сы́вороткой
Wattetupfer *m s.* **Wattebausch**
Wechselbad *n* контра́стная ва́нна *f*
Wechselbeeinflussung *f* взаимовлия́ние *n*; взаимоде́йствие *n* (*напр. медикаментов*)
Wechseldruckbeatmung *f* иску́сственное [управля́емое] дыха́ние *n* под переме́нным давле́нием
Wechseldusche *f* контра́стный душ *m*
Wechselfieber *n* перемежа́ющаяся лихора́дка *f*; маляри́я *f*
Wechselguß *m* контра́стные облива́ния *n pl*
Wechseljahre *n pl* климактери́ческий пери́од *m*, кли́макс *m*
Wechselkost *f* контра́стная дие́та *f*
Wechselschnitt *m* переме́нный разре́з *m* (*напр. передней брюшной стенки*)
Wechseltag *m* день *m* перело́ма боле́зни
wechselwarm име́ющий переме́нную температу́ру
Wechselzahn *m* вре́менный [моло́чный] зуб *m*
Weckmittel *n pl* анале́птики *m pl*, возбужда́ющие сре́дства *n pl*
Weckuhrzeichen *n* симпто́м *m* буди́льника
Wege *m pl*:
~, **harnableitende** мочевыводя́щие [мочевы́е] пути́ *m pl*
~, **samenableitende** семявыводя́щие пути́ *m pl*
Wegerich *m* подоро́жник *m*, *Plantago*
wegführend отводя́щий; выводя́щий
wegmassieren устраня́ть путём масса́жа
Wegnahme *f* устране́ние *n*, удале́ние *n*, экстирпа́ция *f*
Wehen *f pl* схва́тки *f pl*; поту́ги *f pl* (*родовые*)
Wehenbeginn *m* нача́ло *n* родово́й де́ятельности
Wehenkraft *f* си́ла *f* родово́й де́ятельности
Wehenmessung *f* токометри́я *f*
Wehenmittel *n* сре́дство *n*, стимули́рующее родову́ю де́ятельность
Wehenpause *f* промежу́ток *m* ме́жду родовы́ми схва́тками *или* поту́гами
Wehenschmerz *m* родова́я боль *f*
Wehenschwäche *f* сла́бость *f* родово́й де́ятельности
~, **primäre** перви́чная сла́бость *f* родово́й де́ятельности
~, **sekundäre** втори́чная сла́бость *f* родово́й де́ятельности
Wehensturm *m* бу́рная родова́я де́ятельность *f*
Wehentätigkeit *f* родова́я де́ятельность *f*
~, **vorzeitige** преждевре́менная родова́я де́ятельность *f*
Wehentätigkeitsschwäche *f s.* **Wehenschwäche**
Wehrhemmung *f* охрани́тельное торможе́ние *n*
Wehrkraft *f* защи́тная си́ла *f* (*организма*)
wehrlos беззащи́тный
weiblich же́нский
Weiblichkeitsgen *n* ген *m*, определя́ющий же́нский пол
Weiche *f* пах *m*
Weichen *n* боково́й отде́л *m* брюшно́й сте́нки
Weichenafter *m* иску́сственный за́дний прохо́д *m* в па́ховой о́бласти
Weichenbein *n* подвздо́шная кость *f*, *Os ilium*
Weichenbruch *m* па́ховая гры́жа *f*
Weichgewebstumor *m* о́пухоль *f* мя́гких тка́ней
Weichheit *f* мя́гкость *f*
Weichteilansatzrohr *n* мягкотка́нная часть *f* родово́го кана́ла
Weichteilbrücke *f* мо́стик *m* из мя́гких тка́ней
Weichteile *m pl* мя́гкие тка́ни *f pl*
Weichteillappen *m* ло́скут *m* из мя́гких тка́ней
Weichteilmetastase *f* метаста́з *m* в мя́гкие тка́ни
Weichteilödem *n* отёк *m* мя́гких тка́ней
Weichteilossifikation *f* оссифика́ция *f* мя́гких тка́ней
Weichteilphlegmone *f* флегмо́на *f* мя́гких тка́ней
Weichteilquetschung *f* разда́вливание *n* мя́гких тка́ней
Weichteilrheumatismus *m* синдро́м *m* фибрози́та, ревмати́ческое пораже́ние *n* мя́гких тка́ней
Weichteilriesenzell(en)tumor *m* гигантокле́точная о́пухоль *f* мя́гких тка́ней
Weichteilsarkom *n* сарко́ма *f* мя́гких тка́ней
Weichteilschnitt *m* разре́з *m* мя́гких тка́ней
Weichteiltumor *m* о́пухоль *f* мя́гких тка́ней
Weichteilverkalkung *f* обызвествле́ние *n* мя́гких тка́ней
Weichteilverletzung *f* ране́ние *n* [поврежде́ние] мя́гких тка́ней
Weichteilzerreißung *f* разры́в *m* мя́гких тка́ней
Weichwerden *n* размягче́ние *n*
Weingeist *m* ви́нный [эти́ловый] спирт *m*
~, **absoluter** абсолю́тный спирт *m*
Weinsäure *f* ви́нная кислота́ *f*

Weintraubenkur *f* ампелотерапи́я *f*, лече́ние *n* виногра́дом
Weisheitszahn *m* зуб *m* му́дрости
Weißblütigkeit *f* лейкеми́я *f*, лейко́з *m*, белокро́вие *n*
Weißbrot-Einheit *f* «хле́бная едини́ца» *f*
Weiße *n* бельмо́ *n* рогови́цы, лейко́ма *f*
Weißfärbung *f* **der Papille** побледне́ние *n* [деколора́ция] ди́ска зри́тельного не́рва
Weißfingerkrankheit *f* синдро́м *m* «бе́лых па́льцев», синдро́м *m* Рейно́
Weißfleckenkrankheit *f* боле́знь *f* бе́лых пя́тен
Weißfluß *m* бе́ли *pl*
Weißnägel *m pl* лейконихи́я *f*
Weißschwielenkrankheit *f* лейкоплаки́я *f*
Weißwerden *n* **und Absterben** *n* **der Finger** *s.* **Weißfingerkrankheit**
Weiterbehandlung *f* дальне́йшее лече́ние *n*
Weiterbildung *f*, **ärztliche** усоверше́нствование *n* враче́й
Weiterdifferenzierung *f* прозоплази́я *f*, метаплази́я *f* с повыше́нием дифференциро́вки
Weiterleitung *f* проведе́ние *n* (*импульса*)
weitmaschig широкопетли́стый
Weitsicht *f* ви́димость *f* на далёкое расстоя́ние
Weitsichtigkeit *f* гиперметропи́я *f*, дальнозо́ркость *f*
Weizenstärke *f* пшени́чный крахма́л *m*
Welle *f* волна́ *f*
~ **des Elektroretinogramms** волна́ *f* электроретиногра́ммы
Wellenfieber *n* ундули́рующая лихора́дка *f*
Wellenschnitt *m* волнообра́зный разре́з *m*
Weltgesundheitsorganisation *f* Всеми́рная организа́ция *f* здравоохране́ния, ВОЗ *f*
Weltgesundheitstag *m* Всеми́рный день *m* здоро́вья
Weltraumbiologie *f* косми́ческая биоло́гия *f*
Weltraumfahrernahrung *f* пита́ние *n* космона́втов
Weltraummedizin *f* косми́ческая медици́на *f*
Weltraummyopie *f* миопи́я *f* лётчиков на больши́х высо́тах
Wendung *f* поворо́т *m* (*плода*)
~, **äußere** нару́жный поворо́т *m*
~, **indische** инди́йский поворо́т *m*
~, **innere** вну́тренний поворо́т *m*
Wendungsschlinge *f* пе́тля *f* для поворо́та (*плода*)
Werkzeug *n* **1.** прибо́р *m* **2.** инструме́нт *m*
Wert *m* **1.** величина́ *f* **2.** значе́ние *n*, це́нность *f* **3.** показа́тель *m*
~, **genotypischer** генотипи́ческая це́нность *f*
~, **kalorischer** калори́ческая це́нность *f* (*пищи*)
Wertbestimmung *f* **1.** определе́ние *n* величины́ **2.** оце́нка *f*
Wertigkeit *f* **1.** вале́нтность *f* **2.** це́нность *f*
~, **biologische** биологи́ческая це́нность *f*
~ **des Eiweißes, biologische,** биологи́ческая це́нность *f* белка́
Wespenbein *n* клинови́дная [основна́я] кость *f* че́репа
West Nile disease *engl.* лихора́дка *f* [энцефали́т *m*] За́падного Ни́ла

Wetter *n* пого́да *f*
Wetterabhängigkeit *f*, **Wetteranfälligkeit** *f* метеотро́пность *f*, чувстви́тельность *f* к пого́де
Wettereinfluß *m* влия́ние *n* пого́ды
Wetterempfindlichkeit *f s.* **Wetterabhängigkeit**
Wetterfaktor *m* метеорологи́ческий [пого́дный] фа́ктор *m*
wetterfest закалённый
Wetterfühligkeit *f s.* **Wetterabhängigkeit**
Wetterlage *f*, **biotrope** биотро́пная метеорологи́ческая ситуа́ция *f*
Wetterschmerz *m* боль *f*, свя́занная с пого́дой
Wettersituation *f* состоя́ние *n* пого́ды, метеорологи́ческая ситуа́ция *f*
Wetterumschlag *m* ре́зкая переме́на *f* пого́ды
Wettervorfühlen *n* предчу́вствие *n* измене́ния пого́ды
Wettervorhersage *f* метеорологи́ческий прогно́з *m*
Whiplash-Trauma *n* хлыстова́я тра́вма *f* (*шеи*)
Wickel *m s.* **Wickelung**
Wickelkind *n* грудно́й ребёнок *m*
Wickelung *f* обёртывание *n*, компре́сс *m*
Wickelungen *f pl*, **kühle** прохла́дные обёртывания *n pl*
Widderhorn *n* аммо́нов рог *m*
widersinnig парадокса́льный, неле́пый
Widerspiegelung *f* отраже́ние *n*
Widerspiegelungsfunktion *f* фу́нкция *f* отраже́ния
Widerstand *m* сопротивле́ние *n*
~, **elastischer** эласти́ческое сопротивле́ние *n* (*сосудистой стенки*)
~, **peripherer** периферийческое сопротивле́ние *n*
Widerstandsfähigkeit *f* сопротивля́емость *f*
Widerstandssenkung *f* пониже́ние *n* сопротивле́ния
Widerstandssteigerung *f* повыше́ние *n* сопротивле́ния
Wiederanpassung *f* **an das Berufsleben** профессиона́льная реадапта́ция *f*
Wiederaufflackern *n* экзацерба́ция *f*, вспы́шка *f*, обостре́ние *n*
Wiederaufleben *n* **1.** оживле́ние *n*, возрожде́ние *n* **2.** возбужде́ние *n*
Wiederaufsaugung *f* повто́рное отса́сывание *n*
Wiederbeatmung *f* восстановле́ние *n* дыха́ния
Wiederbelebung *f* реанима́ция *f*, оживле́ние *n* (*организма*)
Wiederbelebungsgruppe *f* реанимацио́нная гру́ппа *f*
Wiederbelebungswagen *m* реанимацио́нная (авто)маши́на *f*
Wiederbelebungszentrum *n* реанимацио́нный центр *m*
Wiederbelüftung *f* реаэра́ция *f*
Wiederbrechen *n* повто́рный перело́м *m* (*при неправильно сросшемся переломе*)
Wiedereingliederung *f* реинтегра́ция *f*; возвраще́ние *n* в привы́чную социа́льную среду́
Wiedereinrenkung *f*, **Wiedereinrichtung** *f* вправле́ние *n* (*напр. грыжи*)
Wiedererkrankung *f* повто́рное заболева́ние *n*

Wiedererwärmungsschaden *m* поврежде́ние *n*, обусло́вленное отогрева́нием
Wiedergenesung *f* выздоровле́ние *n*
Wiederherstellung *f* реабилита́ция *f*, восстановле́ние *n*
~, funktionelle медици́нская реабилита́ция *f*
Wiederherstellungschirurgie *f* восстанови́тельная хирурги́я *f*
Wiederherstellungsindex *m* коэффицие́нт *m* восстановле́ния
Wiederholer *m* получа́ющий *m* повто́рный курс лече́ния
Wiederholungsdosis *f* повто́рная до́за *f*
Wiederholungs-Heilverfahren *n* повто́рный курс *m* лече́ния
Wiederholungsimpfung *f* ревакцина́ция *f*
Wiederholungskur *f* повто́рный курс *m* лече́ния
Wiederimpfschein *m* свиде́тельство *n* [спра́вка *f*] о ревакцина́ции
Wiederimpfung *f* ревакцина́ция *f*
Wiederinfektion *f* реинфе́кция *f*, повто́рная инфе́кция *f*
Wiederkauen *n* пережёвывание *n*
Wiederverrenkung *f* повто́рный вы́вих *m*
Wiederverwachsen *n* повто́рное сраще́ние *n*, повто́рная атрези́я *f*
Wildbäder *n pl* акратоте́рмы *pl*
Wildfleisch *n* ди́кое мя́со *n* (*избыточные грануляции*)
Wildtypallele *n pl* алле́ли *f pl* ди́кого ти́па
Wildwässer *n pl* акратоте́рмы *pl*
Willenlosigkeit *f* абули́я *f*
Willkürbewegung *f* произво́льное движе́ние *n*
Wimper *f* **1.** ресни́ца *f* **2.** ресни́чка *f*
Wimperinfusorien *n pl* ресни́тчатые инфузо́рии *f pl*
Wimpernverlust *m* выпаде́ние *n* ресни́ц
Wimperrand *m* ресни́чный край *m*
Windblattern *pl s.* **Windpocken**
Windbruch *m* пневматоце́ле *n*
Winddorn *m* туберкулёзное пораже́ние *n* фала́нги па́льца, *spina ventosa*
Windei *n* яйцо́ *n*, неспосо́бное развива́ться
Windel *f* пелёнка *f*
«Windelekzem» *n* «пелёночная» экзе́ма *f*, интертригино́зный дермати́т *m*
winden обвива́ть
Windflechte *f* сухо́й лиша́й *m* лица́, экземато́идная пиодерми́я *f* лица́
Windgeschwulst *f* подко́жная эмфизе́ма *f*
Windkolik *f* га́зовая кише́чная ко́лика *f*
Windpocken *pl* ве́тряная о́спа *f*, *varicella*
Windpocken-Arthritis *f* ветря́ночный артри́т *m*
Windpockenembryopathie *f* эмбриопати́я *f* при ве́тряной о́спе
Windpockenvirus *n* ви́рус *m* ве́тряной о́спы, *Virus varicellae*
Windrose *f* ро́за *f* ветро́в
Windung *f* **1.** завито́к *m* (*улитки*) **2.** изви́лина *f* (*мозга*) **3.** изги́б *m* **4.** оборо́т *m* (*при вращении*)
~, bogenförmige дугова́я [дугообра́зная] изви́лина *f*
~, quere попере́чная изви́лина *f*
Windverhaltung *f* заде́ржка *f* га́зов
Winkel *m* у́гол *m*
~ der Lidspalte у́гол *m* глазно́й ще́ли
~, tympanomeataler тимпаномеата́льный у́гол *m*
Winkelbeschleunigungsreaktion *f* реа́кция *f* на углово́е ускоре́ние
Winkelmessung *f* гониометри́я *f*
~ bei Heterophorie измере́ние *n* угла́ гетерофори́и [скры́того косогла́зия]
Winterheim *n* зи́мний дом *m* о́тдыха
Winterjucken *n* зи́мний зуд *m*
Winterkurort *m* зи́мний куро́рт *m*
Winterschlaf *m* гиберна́ция *f*, зи́мняя спя́чка *f*
Wirbel *m* **1.** позвоно́к *m* **2.** водоворо́т *m* **3.** завито́к *m*
Wirbelankylose *f* анкило́з *m* позвоно́чника
Wirbelbad *n* вихрева́я ва́нна *f*
Wirbelbogen *m* позвонко́вая ду́жка *f*, *Arcus vertebrae*
Wirbelbogenbruch *m* перело́м *m* позвонко́вой ду́жки
Wirbelbogenresektion *f* резе́кция *f* позвонко́вой ду́жки
Wirbelbruch *m* перело́м *m* позвонка́
Wirbeldreher *m* враща́ющаяся мы́шца *f*
Wirbelfraktur *f* перело́м *m* позвонка́
Wirbelgelenkentzündung *f* спондилоартри́т *m*
~, versteifende анкилози́рующий спондили́т *m*, боле́знь *f* Бе́хтерева
Wirbelgleiten *n* смеще́ние *n* позвонко́в
Wirbelkanal *m* позвоно́чный кана́л *m*, *Canalis vertebralis*
Wirbelkanalstenose *f* стено́з *m* спинномозгово́го кана́ла
Wirbelkaries *f* туберкулёз *m* позвоно́чника
Wirbelknochenentzündung *f s.* **Wirbelsäulenentzündung**
Wirbelkörper *m* те́ло *n* позвонка́, *Corpus vertebrae*
Wirbelloch *n* позвоно́чное [позвонко́вое] отве́рстие *n*, *Foramen vertebrale*
Wirbelplattenspreizer *m* расшири́тель *m* межпозвоно́чных ди́сков
Wirbelsäule *f* позвоно́чник *m*, позвоно́чный столб *m*, *Columna vertebralis*
Wirbelsäulenentzündung *f* спондили́т *m*
~, ankylosierende анкилози́рующий спондили́т *m*, боле́знь *f* Бе́хтерева
Wirbelsäulengymnastik *f* гимна́стика *f* для позвоно́чника
Wirbelsäulenkanal *m s.* **Wirbelkanal**
Wirbelsäulenkrümmung *f* изги́б *m* [кривизна́ *f*] позвоно́чника
Wirbelsäulenrheumatismus *m*, **versteifender** анкилози́рующий спондили́т *m*, боле́знь *f* Бе́хтерева
Wirbelsäulenschmerz *m* спиналги́я *f*, боль *f* в позвоно́чнике
Wirbelsäulensyndrom *n* позвоно́чный [вертеброге́нный] синдро́м *m*
Wirbelsäulenverkrümmung *f* сколио́з *m*, искривле́ние *n* позвоно́чника
Wirbelsäulenverrenkung *f* спондилолисте́з *m*, вы́вих *m* позвоно́чника

Wirbelsäulenversteifung *f* анкилóз *m* позвонóчника
Wirbelschlagader *f* позвонóчная артéрия *f*, *Arteria vertebralis*
Wirbelspalt *m* рахисхи́зис *m*, врождённое расщеплéние *n* позвонóчника
Wirbelstrom *m* вихревóй ток *m*
Wirbelverletzung *f* ранéние *n* [поврежде́ние *n*] позвонкá
Wirbelverschiebung *f* смещéние *n* позвонкá
Wirkdauer *f* дли́тельность *f* дéйствия
Wirkgruppe *f* простетúческая грýппа *f*
Wirklichkeitsentfremdung *f* дереализáция *f*
Wirkmechanismus *m* механи́зм *m* дéйствия
Wirksamkeit *f* эффекти́вность *f*, дéйственность *f*
~, **gesteigerte** повы́шенная эффекти́вность *f*
~, **gleichbleibende** постоя́нная [стаби́льная] эффекти́вность *f*
~, **herabgesetzte** сни́женная эффекти́вность *f*
~, **perorale** эффекти́вность *f* при приёме внутрь
~, **relative biologische** относи́тельная биологи́ческая эффекти́вность *f*
Wirksamkeitsindex *m* и́ндекс *m* эффекти́вности
Wirksamkeitsvergleich *m* сопоставлéние *n* [сравнéние *n*] эффекти́вности
Wirksprinzip *n* при́нцип *m* дéйствия
Wirkstoff *m* биологи́чески акти́вное веществó *n*
Wirkstoffkonzentration *f* концентрáция *f* дéйствующего веществá
Wirkstoffspiegel *m* ýровень *m* дéйствующего веществá
Wirkung *f* дéйствие *n*, воздéйствие *n*, эффéкт *m*
~, **additive** сумми́рующееся дéйствие *n*
~, **anabole** анаболи́ческое дéйствие *n*
~, **anhaltende** устóйчивое дéйствие *n*
~, **antagonistische** антагонисти́ческое дéйствие *n*
~, **antibakterielle** антибактериáльное дéйствие *n*
~, **antigene** антигéнное дéйствие *n*
~, **antisekretorische** дéйствие *n*, подавля́ющее секрéцию
~, **bakterienabtötende** бактерици́дное дéйствие *n*
~, **bakteriostatische** бактериостати́ческое дéйствие *n*
~, **bakterizide** бактерици́дное дéйствие *n*
~, **direkte** прямóе дéйствие *n*
~, **embryotoxische** эмбриотокси́ческое дéйствие *n*
~, **entgegengesetzte** антагонисти́ческое дéйствие *n*
~, **histamin-ähnliche** гистаминоподóбное дéйствие *n*
~, **indirekte** прямóе дéйствие *n*
~, **irreversible** необрати́мое дéйствие *n*
~, **karzinogene** канцерогéнное дéйствие *n*
~, **kokanzerogene** коканцерогéнное дéйствие *n*
~, **milde** мя́гкое дéйствие *n*
~, **mutagene [mutationsauslösende]** мутагéнное дéйствие *n*
~, **nicht-stochastische** нестохасти́ческий эффéкт *m* (*облучения*)
~, **oligodynamische** олигодинами́ческое дéйствие *n*
~, **periphere** перифери́ческое дéйствие *n*
~, **potenzierte** потенци́рованное дéйствие *n*
~, **prolongierte** продлённое [дли́тельное] дéйствие *n*
~, **protektive** протекти́вное [защи́тное] дéйствие *n*
~, **reflektorische** рефлектóрное дéйствие *n*
~, **selektive** избирáтельное дéйствие *n*
~, **spezifisch-dynamische** специфи́чески динами́ческое дéйствие *n*
~, **spezifische** специфи́ческое дéйствие *n*
~, **systemische** óбщее [систéмное] дéйствие *n*
~, **teratogene** тератогéнное дéйствие *n*
~, **zellschädigende** цитопати́ческий эффéкт *m*
~, **zentrale** центрáльное дéйствие *n*
~, **zytotoxische** цитотокси́ческое дéйствие *n*
Wirkungsbeginn *m* начáло *n* дéйствия [эффéкта]
Wirkungsbereich *m* óбласть *f* дéйствия
Wirkungsdauer *f* дли́тельность *f* дéйствия
Wirkungsdosis *f* эффекти́вная дóза *f*
Wirkungseintritt *m* наступлéние *n* дéйствия
Wirkungsentfaltung *f* развёртывание *n* дéйствия
Wirkungsgrenze *f* грани́ца *f* [предéл *m*] дéйствия
Wirkungslosigkeit *f* неэффекти́вность *f*, отсýтствие *n* эффéкта
Wirkungsmechanismus *m* механи́зм *m* дéйствия
Wirkungsoptimum *n* óптимум *m* дéйствия
Wirkungsschwelle *f* порóг *m* дéйствия
Wirkungsspektrum *n* спектр *m* дéйствия (*напр. антибиотика*)
Wirkungssummation *f* сумми́рование *n* дéйствия
Wirkungsumkehr *f* парадоксáльное дéйствие *n*
Wirkungsvergleich *m* сопоставлéние *n* [сравнéние *n*] дéйствия
Wirkunterschied *m* разли́чие *n* [рáзница *f*] в дéйствии
Wirt *m* хозя́ин *m* (*паразита*)
~, **definitiver [endgültiger]** дефинити́вный [окончáтельный] хозя́ин *m*
~, **natürlicher** естéственный хозя́ин *m*
~, **obligater** облигáтный хозя́ин *m*
Wirtswechsel *m* смéна *f* хозя́ина
Wirtszelle *f* клéтка *f* хозя́ина
Witterungsbedingungen *f pl* погóдные услóвия *n pl*
Witterungseinfluß *m* воздéйствие *n pl* непогóды
Wochenbett *n* послеродовóй пери́од *m*
Wochenbetteklampsie *f* послеродовáя эклампси́я *f*
Wochenbettfieber *n* послеродовáя лихорáдка *f*
Wochenbettfluß *m* лóхии *pl*
Wochenbettwehen *pl* послеродовы́е схвáтки *f pl*
Wochendienst *m* недéльное дежýрство *n*
Wochenfluß *m* лóхии *pl*
Wochenmeldung *f* еженедéльное извещéние *n* (*напр. о количестве острых респираторных или кишечных заболеваний*)
Wöchnerin *f* роди́льница *f*
Wogung *f* флюктуáция *f*, зыблéние *n*
Wohlbefinden *n* хорóшее самочýвствие *n*
Wohngebiet *n* сели́тебная зóна *f*
Wohnlärm *m* жили́щно-бытовóй шум *m*

Wohnungshygiene *f* гигиéна *f* жилúщ; жилúщно-коммунáльная санитарúя *f*
Wolfsrachen *m* вóлчья пасть *f*
Wollhaar *n* пушкóвый вóлос *m*
Wollprobe *f* прóба *f* для определéния цветочувствúтельности по моткáм
Wollsortiererkrankheit *f* лёгочная фóрма *f* сибúрской язвы, болéзнь *f* сортирóвщиков шéрсти
Wollustkörperchen *n* генитáльное тéльце *n*
Wortblindheit *f* алексúя *f*, вербáльная афазúя *f*
Wörterliste спúсок *m* слов (*для речевой аудиометрии*)
Wortgedächtnis *n* пáмять *f* на словá
Wortillusionen *f pl* вербáльные иллю́зии *f pl*
Wortsadismus *m* словéсный садúзм *m*
Wortsalat *m* «словéсная окрóшка» *f*
Wortstummheit *f* motóрная афазúя *f*
Worttaubheit *f* сенсóрная афазúя *f*, словéсная глухотá *f*
Wortverständnis *n* понимáние *n* слов (*при речевой аудиометрии*)
Wortverwechselung *f* затруднéние *n* произношéния
Wuchereriasis *f* вухерериóз *m*
Wucherflechte *f* грибовúдный микóз *m*
Wuchern *n*, **fortgesetztes** непрерывный рост *m* (*напр. опухоли*)
Wucherung *f* разрастáние *n*; избыточный рост *m* (*ткани*)
~, **adenoide** аденóидные разрастáния *n pl*, аденóидные вегетáции *f pl*
~, **papillomatöse warzige** бородáвчатые папилломатóзные разрастáния *n pl* (*на коже*)
Wuchsform *f* фóрма *f* рóста
Wulst *m* вáлик *m*
wund изрáненный
Wundabsonderung *f s.* **Wundexsudat**
Wundantiseptik *f* раневáя антисéптика *f*
Wundarzneikunst *f* хирургúя *f*
Wundastigmatismus *m* постоперациóнный астигматúзм *m*
Wundaufsaugematerial *n* материáл *m* (*перевязочный*) для впúтывания раневóго отделяéмого
Wundausschneidung *f* иссечéние *n* рáны
Wundbehandlung *f* лечéние *n* ран
Wundbehandlungsweise *f* мéтод *m* [спóсоб *m*] лечéния ран
Wundberieselung *f*, **Wundbespritzen** *n* орошéние *n* рáны
Wundbett *n* раневóе лóже *n*
Wundbezirk *m* óбласть *f* рáны
Wunddeckverband *m* повя́зка *f*, покрывáющая рáну; повя́зка *f* на рáну
Wunddehiszenz *f* расхождéние *n* краёв рáны
Wunddiphtherie *f* дифтерúя *f* рáны
Wunddrainage *f* раневóй дренáж *m*
Wunde *f* рáна *f*
~, **klaffende** зия́ющая рáна *f*
~, **offenbleibende** открытая рáна *f*
~, **penetrierende** проникáющая [пенетрúрующая] рáна *f*
~, **sezernierende** рáна *f* с отделя́емым
Wundeiter *m* гной *m* из рáны
Wundeiterung *f* нагноéние *n* рáны
Wundergeschwulst *f* терaтóма *f*
Wunderkrankung *f* раневáя инфéкция *f*
Wunderysipel *n* раневáя рóжа *f*
Wundexsudat *n* раневóй экссудáт *m*, раневóе отделя́емое *n*, раневóй секрéт *m*
Wundexzision *f* иссечéние *n* рáны
Wundfäulnis *f* раневáя гангрéна *f*
Wundfieber *n* раневáя [травматúческая] лихорáдка *f*
Wundfläche *f* раневáя повéрхность *f*
Wundflora *f* микрофлóра *f* рáны
Wundflüssigkeit *f s.* **Wundexsudat**
Wundgrund *m* дно *n* рáны
Wundheilung *f* заживлéние *n* рáны
Wundheilungsverlauf *m*, **Wundheilungsvorgang** *m* процéсс *m* заживлéния рáны
Wundhormon *n* раневóй гормóн *m*
Wundinfektion *f* раневáя инфéкция *f*
Wundkanal *m* раневóй канáл *m*
Wundklammer *f* скóбка *f* для соединéния краёв рáны, скóбка *f* Мишéля
Wundkomplikation *f* раневóе осложнéние *n*
Wundliegen *n* прóлежень *m*
Wundlippe *f* край *m* рáны
Wundmittel *n* срéдство *n* для лечéния рáны
Wundnaht *f* хирургúческий шов *m*; шов *m* на рáну
Wundnarbe *f* рубéц *m* пóсле рáны
Wundpflaster *n* плáстырь *m* для рáны
Wundpulver *n* порошóк *m* для присыпки рáны
Wundrand *m* край *m* рáны
Wundrandmobilisation *f* мобилизáция *f* краёв рáны
Wundrandsperrer *m* ранорасширúтель *m*
Wundreinigung *f* очищéние *n* рáны
Wundrevision *f* ревúзия *f* рáны
Wundrose *f* раневáя рóжа *f*
Wundscharlach *m* скарлатúна *f* рáны
Wundschluß *m* закрытие *n* рáны
Wundschmerz *m* раневáя боль *f*
Wundschmutzung *f* загрязнéние *n* рáны
Wundschock *m* раневóй шок *m*
Wundschorf *m* раневóй струп *m*
Wundschutz *m* защúта *f* рáны
Wundsein *n* опрéлость *f*
Wundsekretion *f s.* **Wundexsudat**
Wundsetzung *f* раневóй отпечáток *m*
Wundsperrer *m* ранорасширúтель *m*
Wundspülung *f* промывáние *n* [орошéние *n*] рáны
Wundstäbchen *n* буж *m*
Wundstar *m* травматúческая катарáкта *f*
Wundstarrkrampf *m* столбня́к *m*
Wundstarrkrampfserum *n* противостолбня́чная сыворотка *f*
Wundstreupulver *n* присыпка *f* для ран
Wundtoilette *f* туалéт *m* [обрабóтка *f*] рáны
Wunduntersuchung *f* исслéдование *n* рáны
Wundverband *m* повя́зка *f* на рáну
Wundverlauf *m* течéние *n* раневóго процéсса
Wundvernarbung *f* рубцевáние *n* рáны
Wundverschmutzung *f* загрязнéние *n* рáны

Wundversorgung *f* обрабо́тка *f* ра́ны
Wundverwachsung *f* зараста́ние *n* ра́ны
Wundwärzchen *n pl* грануля́ции *f pl*
Wundzurichtung *f* обрабо́тка *f* ра́ны
Wundzustand *m* состоя́ние *n* ра́ны
Würfelbein *n* кубови́дная кость *f*
Würgemal *n* при́знак *m* удуше́ния
Würgen *n* **1.** рво́тное движе́ние *n* **2.** сры́гивание *n*
Würgreflex *m* рво́тный рефле́кс *m*
Würgreiz *m* позы́в *m* на рво́ту
Wurm *m* **1.** гельми́нт *m*, глист *m* **2.** сап *m*
Wurmabtreibung *f* дегельминтиза́ция *f*
Wurmabtreibungsmittel *n* антигельминто́зное [противоглистное] сре́дство *n*
Wurmanämie *f* анеми́я *f* при гельминто́зе
Wurmarznei *f s.* **Wurmabtreibungsmittel**
Wurmeier *n pl* я́йца *n pl* глисто́в
Wurmeiernachweis *m* обнаруже́ние *n* яи́ц глист
wurmförmig червеобра́зный
Wurmfortsatz *m* червеобра́зный отро́сток *m*, *Appendix vermiformis*
Wurmfortsatzbruch *m* гры́жа *f* червеобра́зного отро́стка
Wurmfortsatzeiterung *f* гно́йный аппендици́т *m*
Wurmfortsatzentfernung *f* аппендэктоми́я *f*
Wurmfortsatzentzündung *f* аппендици́т *m*
Wurmfortsatzschlagader *f* арте́рия *f* червеобра́зного отро́стка
Wurmfortsatzverschluß *m* закры́тие *n* [обтура́ция *f*] просве́та червеобра́зного отро́стка
Wurmfraisen *m pl* су́дороги *f pl* (*у детей*), вы́званные глиста́ми
Wurmglied *n* проглотти́да *f*, чле́ник *m* глиста́
Wurmileus *m* кише́чная непроходи́мость *f*, вы́званная глиста́ми
Wurmkopf *m* ско́лекс *m*, голо́вка *f* глиста́
Wurmkrankheit *f* гельминто́з *m*
Wurmmittel *n s.* **Wurmabtreibungsmittel**
Wurstvergiftung *f* ботули́зм *m*, аллантиа́зис *m*, отравле́ние *n* колба́сным я́дом
Wurzel *f* ко́рень *m*; кореšо́к *m*
~, **motorische** дви́гательный кореšо́к *m*
~, **sensible** чувстви́тельный корешо́к *m*
Wurzelbehandlung *f* лече́ние *n* корне́й (*зубов*)
Wurzeldentin *n* денти́н *m* ко́рня *(зуба)*
Wurzeldurchschneidung *f s.* **Wurzelschneidung**
Wurzelentfernung *f* удале́ние *n* ко́рня (*зуба*)
Wurzelfaser *f* корешко́вое волокно́ *n*
Wurzelfüllstift *m* штифт *m* для пломбирова́ния корнево́го кана́ла *(зуба)*
Wurzelfüllung *f* пло́мба *f* корнево́го кана́ла (*зуба*)
Wurzelgefäß *n* сосу́д *m* ко́рня
Wulzelgranulom *n* гранулёма *f* ко́рня (*зуба*)
Wurzelhaut *f* периодо́нт *m*, надко́стница *f* зу́ба
Wurzelhautentzündung *f* периодонти́т *m*
Wurzelkanal *m* корнево́й кана́л *m (зуба)*
Wurzelkanaldesinfektion *f* дезинфе́кция *f* корнево́го кана́ла
Wurzelkanalöffnung *f* вскры́тие *n* [раскры́тие *n*] корнево́го кана́ла *(зуба)*; отве́рстие *n* верху́шки зу́ба
Wurzelknolle *f* корнево́й клу́бень *m*
Wurzellähmung *f* корешко́вый парали́ч *m*
wurzellos лишённый ко́рня, не име́ющий ко́рня
Wurzelneuralgie *f* корешко́вая невралги́я *f*
Wurzelperiost *n* перио́ст *m* ко́рня *(зуба)*
Wurzelpulpa *f* корнева́я пу́льпа *f*
Wurzelresorption *f* расса́сывание *n* ко́рня *(зуба)*
Wunzelrinde *f* кора́ *f* [ко́жица *f*] ко́рня
Wurzelscheide *f* влага́лище *n* ко́рня во́лоса, волосяно́е влага́лище *n*
Wurzelschicht *f* корнево́й слой *m*
Wurzelschmerz *m* корешко́вая боль *f*
Wurzelschneidung *f* радикулотоми́я *f*, рассече́ние *n* корешка́
Wurzelspitze *f* верху́шка *f* ко́рня (*зуба*)
Wurzelspitzengranulom *n* апика́льная гранулёма *f*
Wurzelspitzenresektion *f* резе́кция *f* [удале́ние *n*] верху́шки ко́рня *(зуба)*
Wurzelstock *m* корневи́ще *n*
Wurzelsyndrom *n* корешко́вый синдро́м *m*
Wurzelzelle *f* корешко́вая кле́тка *f*
Wurzelzement *m* цеме́нт *m* ко́рня *(зуба)*
Wurzelzyste *f* корнева́я киста́ *f*
Wustani *m* туре́цкая тепловозду́шная ба́ня *f*
Wüstenfieber *n* кокцидиомико́з *m*
Wüstenklima *n* кли́мат *m* пусты́ни
Wüstenrheumatismus *m* кокцидиомико́з *m*
Wut *f* бе́шенство *n*
Wutimpfung *f* антираби́ческая приви́вка *f*
Wutknötchen *n pl* узелки́ *m pl* Ба́беша, тельца́ *n pl* Не́гри *(при бешенстве)*
Wutkrämpfe *m pl* су́дороги *f pl* при бе́шенстве
Wutkrankheit *f* бе́шенство *n*
Wutschutzimpfung *f s.* **Wutimpfung**
Wutvirus *n* ви́рус *m* бе́шенства

X

Xanthelasma *n* ксантела́зма *f*
~ **areolare multiplex** мно́жественная ареоля́рная ксантела́зма *f*
~ **palpebrarum** ксантела́зма *f* век
~ **planum** пло́ская ксантела́зма *f*
Xanthin *n* ксанти́н *m*
Xanthinbasen *f pl* пури́новые основа́ния *n pl*
Xanthindehydrase *f* ксантиндегидра́за *f*
Xanthinnierenstein *m* ксанти́новый ка́мень *m* по́чки
Xanthinoxydasehemmer *m* ингиби́тор *m* ксантиноксида́зы
Xanthinurie *f* ксантинури́я *f*
Xanthochromie *f* ксантохроми́я *f*, желтова́тая окра́ска *f* (*напр. кожи*)
Xanthodermie *f* ксантодерми́я *f*
~, **lipochromische** кароти́новая ксантодерми́я *f*
Xanthodontie *f* ксантодонти́я *f*
Xantho-Erythrodermia *f* ксантоэритродерми́я *f*
Xanthom *n*, **Xanthoma** *n* ксанто́ма *f*
~, **juveniles** ю́ношеская ксанто́ма *f*
~ **papulosum disseminatum** папулёзная диссемини́рованная ксанто́ма *f*

~ **planum** плóская ксантóма *f*
~ **tuberosum** туберóзная [бугри́стая] ксантóма *f*
~ **tumoriforme** опухолеви́дная ксантóма *f*
Xanthomatose *f* ксантоматóз *m*
~, **diabetische** диабети́ческий ксантоматóз *m*
~, **essentielle** эссенциáльный ксантоматóз *m*
~, **hypercholesterinämische** гиперхолестеринеми́ческий ксантоматóз *m*
~, **kleinknotige** мелкоузелкóвый ксантоматóз *m*
Xanthomzelle *f* ксантóмная клéтка *f*
Xanthoproteinämie *f* ксантопротеинеми́я *f*
Xanthopsie *f* ксантопси́я *f*
X-Beine *n pl* X-обрáзные нóги *f pl*, *genu valgum*
X-Chromosom *n* X-хромосóма *f*
Xenoantigen *n* чужерóдный антигéн *m*
Xenotransplantation *f* ксенотрансплантáция *f*, гетеротрансплантáция *f*
Xeroderma *n* ксеродéрма *f*, сýхость *f* кóжи
~ **pigmentosum** пигмéнтная ксеродéрма *f*
Xerodermia *f*, **Xerodermie** *f s.* **Xeroderma**
Xerophthalmie *f*, **Xerophthalmus** *m* ксерофтальми́я *f* (*высыхание роговицы*)
Xerosebakterien *f pl* ксерозобактéрии *f pl*
Xerosis *f* **epithelialis** эпителиáльный ксерóз *m* (*сухость эпителия*)
Xerostomie *f* ксеростоми́я *f* (*сухость полости рта*)
X-Fuß *m* нарýжная косолáпость *f*, *pes valgus*
X-Hüfte *f* бедрó *n* с увели́ченным углóм мéжду шéйкой и тéлом кóсти, *coxa valga*
xiphoide(u)s мечеви́дный
X-Krankheit *f*, **australische** австрали́йская X-болéзнь *f*, австрали́йский энцефали́т *m*, энцефали́т *m* доли́ны Муррéя
X-Trisomie *f* X-трисоми́я *f*, икс-трисоми́я *f*
Xylit *n* ксили́т *m*
Xylol *n* ксилóл *m*

Y

Y-Chromosom *n* Y-хромосóма *f*
yellow fever *engl.* жёлтая лихорáдка *f*
Ypsilonnaht *f* хрустáликовая звездá *f*, шов *m* хрустáлика

Z

Zacke *f* зубéц *m* (*напр. электрокардиограммы*)
~, **biphasische** двухфáзный зубéц *m*
~, **flache** плóский [ни́зкий] зубéц *m*
~, **negative** отрицáтельный зубéц *m*
~, **positive** положи́тельный зубéц *m*
zackenförmig зýбчатый
zähflüssig вязкотекýчий, вя́зкий
Zahl *f*:
~ **der Freiheitsgrade** вариáнтность *f*
~, **phagozytische** фагоцитáрное числó *n*
Zählpipette *f* меланжéр *m*, смеси́тельная пипéтка *f*
Zählung *f* счёт *m*, подсчёт *m*
Zählverfahren *n* мéтод *m* подсчёта
Zahn *m* зуб *m* (*s. a.* **Zähne**)
~, **bleibender** постоя́нный зуб *m*
~, **devitaler** девитáльный зуб *m*
~, **hohler** пóлый зуб *m*
~, **künstlicher** искýсственный зуб *m*
Zahnabdruck *m* отпечáток *m* [óттиск *m*] зýба
Zahnabnutzung *f* стирáние *n* зýба
Zahnabszeß *m* зубнóй абсцéсс *m*
Zahnachse *f* ось *f* зýба
Zahnader *f* кровенóсный сосýд *m* зýба
Zahnalveole *f* зубнáя альвеóла *f*
Zahnalveolentzündung *f* дентоальвеоли́т *m*
Zahnanomalie *f* аномáлия *f* зубóв
Zahnappell *m* стоматологи́ческое исслéдование *n*
Zahnäquator *m* эквáтор *m* зýба
Zahnartikulation *f* артикуля́ция *f* зубóв
Zahnarznei *f* лекáрство *n* для зубóв
Zahnarzneikunde *f*, **Zahnarzneikunst** *f* одонтолóгия *f*
Zahnarzt *m* стоматóлог *m*, одонтóлог *m*, зубнóй врач *m*
Zahnarztbesuch *m* посещéние *n* стоматóлога
Zahnatrophie *f* атрофи́я *f* зýба
Zahnausbruch *m s.* **Zahndurchbruch**
Zahnausfall *m* выпадéние *n* зубóв
Zahnausschlag *m* сыпь *f* у детéй при прорéзывании зубóв
Zahnausziehen *n* удалéние *n* зýба
Zahnbefestigung *f* укреплéние *n* зýба
Zahnbehandlung *f* стоматолóгия *f*, лечéние *n* зубóв
Zahnbein *n* денти́н *m*
~, **kariöses** кариóзный денти́н *m*
~, **künstliches** искýсственный денти́н *m*
Zahnbeinbildner *m* одонтоблáст *m*
Zahnbeinbildung *f* образовáние *n* денти́на
Zahnbeinfaser *f* денти́нное волокóнце *n*
Zahnbeingrundsubstanz *f* основнóе веществó *n* денти́на
Zahnbeinkanälchen *n* денти́нный канáлец *m*
Zahnbeinkeim *m* зачáток *m* зубнóго денти́на
Zahnbeinverschwärung *f* кáриес *m* зýба
Zahnbelag *m* налёт *m* на зубáх
Zahnbett *n* пародóнт *m*
Zahnbettschwund *m* атрофи́я *f* пародóнта
Zahnbeweglichkeit *f* подви́жность *f* зубóв
Zahnbildung *f* дентификáция *f*, разви́тие *n* зубóв
Zahnbildungsfehler *m* порóк *m* разви́тия зубóв
Zahnbogen *m* альвеоля́рная [зубнáя] дугá *f*
Zahnbohrmaschine *f* бормаши́на *f*
Zahnbruch *m* перелóм *m* зýба
Zahnbuchstabe *m* зубнáя фóрмула *f*
Zahnchirurgie *f* хирурги́ческая стоматолóгия *f*
Zahncreme *f* зубнáя пáста *f*
Zahndefekt *m* дефéкт *m* зýба
Zahndurchbruch *m* прорéзывание *n* зубóв
~, **erschwerter** затруднённое прорéзывание *n* зубóв
Zähne *m pl* зýбы *m pl* (*s. a.* **Zahn**)
~, **kramponlose** бескрампóнные зýбы *m pl* (*искусственные*)

~, **verschmolzene** сли́вшиеся зу́бы *m pl*
~, **verwachsene** сро́сшиеся зу́бы *m pl*
Zahneinguß *m* пло́мба *f* зу́ба
Zahneinpflanzung *f* имплanта́ция *f* зу́ба
Zahneinsetzen *n* вставле́ние *n* зубо́в
Zähneknirschen *n* скрежета́ние *n* зуба́ми
~, **nächtliches** бруксизм *m*, ночно́е скрежета́ние *n* зуба́ми
Zahnemail *n* зубна́я эма́ль *f*
Zahnen *n s.* **Zahndurchbruch**
Zahnentwicklung *f s.* **Zahnbildung**
Zahnerhaltung *f* сохране́ние *n* зубо́в
Zahnerkrankung *f* заболева́ние *n* зубо́в
Zahnerosion *f* эро́зия *f* зу́ба
Zahnersatz *m s.* **Zahnprothese**
Zahnextraktion *f* удале́ние *n* зу́ба
Zahnfach *n* зубна́я альвео́ла *f*, зубна́я лу́нка *f*
Zahnfächerbogen *m* альвеоля́рная [зубна́я] дуга́ *f*
Zahnfächerfortsatz *m* альвеоля́рный отро́сток *m*
Zahnfaser *f* денти́нное волоко́нце *n*
Zahnfäule *f* ка́риес *m* зубо́в
Zahnfieber *n* лихора́дочная реа́кция *f* при проре́зывании зубо́в
Zahnfissur *f* тре́щина *f* зу́ба
Zahnfistel *f* зубна́я фи́стула *f*
Zahnfleisch *n* десна́ *f*
~, **künstliches** иску́сственная десна́ *f*
Zahnfleischabszeß *m s.* **Zahngeschwür**
Zahnfleischanschwellung *f* набуха́ние *n* дёсен
Zahnfleischauflockerung *f* разрыхле́ние *n* дёсен
Zahnfleischbleisaum *m* свинцо́вая кайма́ *f* дёсен
Zahnfleischbluten *n*, **Zahnfleischblutung** *f* кровоте́чение *n* из дёсен
Zahnfleischentzündung *f* гингиви́т *m*, воспале́ние *n* дёсен
Zahnfleischgeschwulst *f* эпули́с *m*, о́пухоль *f* десны́
Zahnfleischgeschwür *n* я́звенный гингиви́т *m*
Zahnfleischhypertrophie *f* гипертрофи́я *f* дёсен
Zahnfleischjucken *n* зуд *m* дёсен
Zahnfleischplastik *f* гингивопла́стика *f*
Zahnfleischpolyp *n* десново́й поли́п *m*
Zahnfleischrand *m* десново́й край *m*
Zahnfleischrandentzündung *f* пародонти́т *m*, воспале́ние *n* десново́го кра́я
Zahnfleischresektion *f* гингивэктоми́я *f*
Zahnfleischretraktion *f* ретра́кция *f* десны́
Zahnfleischsaum *m* десново́й край *m*
Zahnfleischschmerz *m* гингивалги́я *f*
Zahnfleischschwund *m* ретра́кция *f* десны́
Zahnfleischtasche *f* зубодесново́й карма́н *m*
Zahnfollikel *m* зубно́й фолли́кул *m*
Zahnfollikelzyste *f* зубна́я фолликуля́рная киста́ *f*
Zahnformel *f* зубна́я фо́рмула *f*
Zahnform *f* фо́рма *f* зу́ба
Zahnfortsatz *m* альвеоля́рный отро́сток *m* че́люсти
Zahnfraisen *m pl s.* **Zahnkrämpfe**
Zahnfüllung *f* **1.** зубна́я пло́мба *f* **2.** пломбирова́ние *n* зубо́в
Zahnfurche *f* зубна́я боро́здка *f*
Zahngeschwulst *f* одонто́ма *f*
Zahngeschwür *n* поднадко́стничный абсце́сс *m* альвеоля́рного отро́стка че́люсти; абсце́сс *m* десны́, флюс *m*
Zahngewebe *n* ткань *f* зу́ба
Zahngranulom *n* одонтогранулёма *f*
Zahngrube *f* пародо́нт *m*
Zahnhals *m* ше́йка *f* зу́ба
Zahnhalskaries *f* прише́ечный ка́риес *m* зу́ба
Zahnhalteapparat *m* опо́рный [подде́рживающий] аппара́т *m* зу́ба
Zahnhartgewebe *n* твёрдая ткань *f* зу́ба
Zahnheilkunde *f* одонтоло́гия *f*, стоматоло́гия *f*, зубоврачева́ние *n*
Zahnhöhle *f* пульпа́рная по́лость *f*
Zahnhypersensibilität *f* гиперестези́я *f* зу́ба
Zahnimplantation *f* имплanта́ция *f* зу́ба
Zahnkabinett *n* стоматологи́ческий [зубовраче́бный] кабине́т *m*
Zahnkanal *m* кана́л *m* зу́ба
Zahnkaries *f* ка́риес *m* зу́ба
Zahnkeimtransplantation *f* переса́дка *f* зача́тка зу́ба
Zahnkeimverlagerung *f* дистопи́я *f* зача́тка зу́ба
Zahnkern *m* зу́бчатое ядро́ *n*
Zahnkernhilus *m* воро́та *pl* зу́бчатого ядра́
Zahnkitt *m* цеме́нт *m* зу́ба, зубно́й цеме́нт *m*
Zahnklinik *f* стоматологи́ческая кли́ника *f*
Zahnkrämpfe *m pl* су́дороги *f pl* при проре́зывании зубо́в
Zahnkrankheit *f* заболева́ние *n* зубо́в
Zahnkrone *f* коро́нка *f* зу́ба
~, **künstliche** иску́сственная коро́нка *f* зу́ба
Zahnkunde *f s.* **Zahnheilkunde**
Zahnlade *f* зубна́я альвео́ла *f*
Zahnlaut *m* зубно́й звук *m*
Zahnleiden *n* заболева́ние *n* зубо́в
Zahnlockerung *f* расша́танность *f* зубо́в
zahnlos беззу́бый
Zahnlosigkeit *f* аденти́я *f*, отсу́тствие *n* зубо́в
Zahnlücke *f* простра́нство *n* ме́жду двумя́ зуба́ми
Zahnluxation *f* люкса́ция *f* зу́ба
Zahnmangel *m* недоста́ток *m* зубо́в
Zahnmark *n* пу́льпа *f* [мя́коть *f*] зу́ба
Zahnmarkentzündung *f* пульпи́т *m*, воспале́ние *n* пу́льпы
Zahnmißbildung *f* непра́вильный одонтогене́з *m*
Zahnneigung *f* отклоне́ние *n* зу́ба от вертика́льной пло́скости
Zahnnerv *m* зубно́й нерв *m*
Zahnnervenreizung *f* раздраже́ние *n* зубно́го не́рва
Zahnnerventötung *f* умерщвле́ние *n* зубно́го не́рва
Zahnoberfläche *f* пове́рхность *f* зу́ба
Zahnpapille *f* зубно́й сосо́чек *m*
Zahnpartie *f* часть *f* зу́ба
Zahnpaste *f* зубна́я па́ста *f*
Zahnperiost(en)entzündung *f* дентоальвеоли́т *m*
Zahnpflege *f* ухо́д *m* за зуба́ми
Zahnprothese *f* зубно́й проте́з *m*
~, **herausnehmbare** съёмный зубно́й проте́з *m*

Zahnprothetik *f* зубно́е протези́рование *n*, протези́рование *n* зубо́в
Zahnpulpe *f* зубна́я пу́льпа *f*, пу́льпа *f* [мя́коть *f*] зу́ба
Zahnpulver *n* зубно́й порошо́к *m*
Zahnreihe *f* зубно́й ряд *m*
Zahnreimplantation *f* ре(им)планта́ция *f* зу́ба
Zahnreinigung *f* чи́стка *f* зубо́в
Zahnreplantation *f* ре(им)планта́ция *f* зу́ба
Zahnretention *f* рете́нция *f* зу́ба
Zahnrückpflanzung *f* ре(им)планта́ция *f* зу́ба
Zahnsaum *m* край *m* зу́ба
Zahnschaden *m* поврежде́ние *n* зу́ба
Zahnschmelz *m* зубна́я эма́ль *f*
Zahnschmelzeinkeilung *f* узу́ра *f* зубно́й эма́ли
Zahnschmelzflecken *m pl* флюоро́з *m*, кра́пчатость *f* [пятни́стость *f*] эма́ли зу́ба
Zahnschmerz *m* одонталги́я *f*, зубна́я боль *f*
Zahnschmerzmittel *n* сре́дство *n* про́тив зубно́й бо́ли
Zahnstein *m* зубно́й ка́мень *m*
Zahnsteinablagerung *f* отложе́ние *n* зубно́го ка́мня
Zahnsteinentfernung *f* удале́ние *n* [сня́тие *n*] зубно́го ка́мня
Zahnstellung *f* расположе́ние *n* зубо́в
Zahnstellungsanomalie *f* анома́лия *f* расположе́ния зубо́в
Zahnstruktur *f* структу́ра *f* зу́ба
Zahnstumpf *m* обло́мок *m* зу́ба
Zahntechniker *m* зубно́й те́хник *m*
Zahntherapie *f* лече́ние *n* зубо́в
Zahntrepanation *f* трепана́ция *f* зу́ба
Zahnüberzahl *f* супраденти́я *f*
Zahnung *f s.* **Zahndurchbruch**
Zahnuntersuchung *f* стоматологи́ческое иссле́дование *n*
Zahnunterzahl *f* гиподенти́я *f*
Zahnverlagerung *f* дистопи́я *f* зу́ба
Zahnverlust *m* потéря *f* зубо́в
Zahnverwurzelung *f* укорене́ние *n* зу́ба (*после имплантации*)
Zahnwackeln *n* расша́тывание *n* зубо́в
Zahnwasser *n* полоска́ние *n* для по́лости рта
Zahnwechsel *m* сме́на *f* зубо́в
Zahnweh *n* зубна́я боль *f*
Zahnwurzel *f* ко́рень *m* зу́ба
Zahnwurzelhaut *f* периодо́нт *m*, перицеме́нт *m*, надко́стница *f* зу́ба
Zahnwurzelhautentzündung *f* периодонти́т *m*
Zahnwurzelresektion *f* резе́кция *f* верху́шки ко́рня зу́ба
Zahnwurzelspitze *f* верху́шка *f* ко́рня зу́ба
Zahnzellenfortsatz *m* альвеоля́рный отро́сток *m*
Zahnzement *m* зубно́й цеме́нт *m*
Zahnzerstörung *f* разруше́ние *n* зу́ба
Zahnziehen *n* удале́ние *n* зу́ба
Zahnzyste *f* одонтоге́нная киста́ *f*, киста́ *f* зу́ба
Zäkum *n* слепа́я кишка́ *f*
Zange *f* щипцы́ *pl*
Zangenanlegung *f* наложе́ние *n* щипцо́в
Zangenbiopsie *f* биопси́я *f* при по́мощи щипцо́в
Zangenentbindung *f* родоразреше́ние *n* с по́мощью щипцо́в
Zangenlöffel *m* ло́жка *f* акуше́рских щипцо́в
Zänogenese *f* ценогене́з *m*
Zäpfchen *n* язычо́к *m* (*мягкого нёба*)
~, **hängendes** опаде́ние *n* [западе́ние *n*, опуще́ние *n*] язычка́
Zäpfchenmuskel *m* мы́шца *f* язычка́, ***Musculus** uvulae*
Zäpfchenzelle *f s.* **Zapfenzelle**
Zapfen *m* ко́лбочка *f* (*сетчатки*)
Zapfenadaptation *f* ко́лбочковая адапта́ция *f*
Zapfenblindheit *f s.* **Zapfenfarbenblindheit**
Zapfendurchmesser *m* диа́метр *m* ко́лбочек
Zapfendystrophie *f* ко́лбочковая дегенера́ция *f*
Zapfenfarbenblindheit *f*, **Zapfenmonochromasie** *f* ко́лбочковая монохромази́я *f*, ахроматопси́я *f*
Zapfenstoff *m* иодопси́н *m*, светочувстви́тельное вещество́ *n* ко́лбочек
Zapfenzelle *f* кле́тка-ко́лбочка *f* (*в сетчатке*)
Zebozephalie *f* цебоцефали́я *f*
Zebrarücken *m* «спина́ *f* зе́бры» (*вид кожи на спине при болезни Бехтерева*)
Zeckenbiß *m* уку́с *m* клеща́
Zeckenbißfieber *n s.* **Zeckenfieber**
Zeckenbiß-Rickettsiose *f s.* **Zeckenrickettsiose**
Zeckenenzephalitis *f* клещево́й энцефали́т *m*
~, **fernöstliche** дальневосто́чный клещево́й энцефали́т *m*
~, **schottländische** шотла́ндский клещево́й энцефали́т *m*, ви́русная вертя́чка *f* овец
~, **virale** ви́русный клещево́й энцефали́т *m*
~, **zentraleuropäische** центральноевропе́йский клещево́й энцефали́т *m*
Zeckenfieber *n* клещева́я лихора́дка *f*, лихора́дочные заболева́ния *n pl*, переноси́мые клеща́ми; клещево́й тиф *m*
~, **afrikanisches** восточноафрика́нская клещева́я лихора́дка *f*
~, **amerikanisches** америка́нская клещева́я лихора́дка *f*, лихора́дка *f* Скали́стых гор
~, **indisches** инди́йский клещево́й тиф *m*
Zeckenfleckfieber *n*, **Zeckenpetechialfieber** *n* клещево́й сыпно́й тиф *m*
Zeckenrickettsiose *f* клещево́й риккетсио́з *m*
~, **amerikanische** америка́нский клещево́й риккетсио́з *m*
Zeckenrückfallfieber *n* клещево́й возвра́тный тиф *m*
Zeckenvirusenzephalitis *f* клещево́й ви́русный энцефали́т *m*
Zedernholzöl *n* кедро́вое ма́сло *n*
Zeh *m*, **Zehe** *f* па́лец *m* стопы́
Zehenbeuger *m* мы́шца-сгиба́тель *f* [сгиба́тель *m*] па́льцев стопы́
Zehenbrand *m* гангре́на *f* па́льцев стопы́
Zehengelenk *n* суста́в *m* па́льца стопы́
Zehengicht *f* подагри́ческий артри́т *m* большо́го па́льца стопы́
Zehenglied *n* фала́нга *f* па́льца стопы́
Zehenknochen *m* кость *f* па́льца стопы́
Zehenminderzahl *f* гиподактили́я *f*, недоста́точное число́ *n* па́льцев стопы́
Zehennagel *m* но́готь *m* па́льца стопы́
Zehenreflex *m* рефле́кс *m* Баби́нского

Zehenschlagader *f* подошвенная пальцевая артерия *f*, *Arteria digitalis plantaris*
Zehenstrecker *m* разгибатель *m* пальцев стопы
~, langer длинный разгибатель *m* пальцев стопы
Zehntelwertdicke *f* толщина *f* слоя, ослабляющего интенсивность излучения в десять раз
Zehrfieber *n* изнуряющая лихорадка *f*
Zehrfinnen *f pl* лихеноидный туберкулёз *m* кожи
Zehrflechte *f* люпозный [волчаночный] туберкулёз *m* кожи, туберкулёзная волчанка *f*
Zehrgrind *m* герпетиформное импетиго *n*
Zehrrose *f* эритематоз *m*, красная волчанка *f*
Zeichen *n* признак *m*, симптом *m*
~ an den Kreuzungsstellen, Gunnsches симптом *m* артериовенозного перекреста (*на глазном дне*), симптом *m* Салюса — Гунна
~, subjektives субъективный симптом *m*
Zeichengruppe *f* группа *f* признаков, симптомокомплекс *m*
Zeichenlehre *f* семиотика *f*
Zeigefinger *m* указательный палец *m*
Zeigefingerexartikulation *f* вычленение *n* указательного пальца
Zeigefingerstrecker *m* разгибатель *m* указательного пальца
Zeigeversuch *m* указательная проба *f*, проба *f* Барани
Zeitfaktor *m* фактор *m* времени
Zeitreserve *f* **bei Sauerstoffmangel** резерв *m* времени при кислородной недостаточности
Zeitvolumen *n* минутный объём *m* (*сердца*)
Zellabbau *m* разрушение *n* [распад *m*] клеток
Zellage *f* слой *m* клеток
Zellanaplasie *f* клеточная анаплазия *f*
Zellantigen *n* клеточный антиген *m*
Zellatmung *f* клеточное дыхание *n*
Zellatypie *f* клеточная атипия *f*
Zellauskleidung *f* клеточная выстилка *f*
Zellausläufer *m* отросток *m* клетки
Zellbäder *n pl* камерные ванны *f pl*
Zellbeimengung *f* примесь *f* клеток
Zellbestandteil *m* составная часть *f* клетки
Zelle *f* клетка *f*
~, amakrine амакринная клетка *f*
~, antikörperproduzierende клетка *f*, продуцирующая антитела
~, argentaffine аргентаффинная [аргентофильная] клетка *f*
~, azidophile *s.* **Zelle, eosinophile**
~, basale базальная клетка *f*
~, basal-gekörnte клетка *f* с базальной зернистостью
~, delomorphe париетальная [обкладочная] клетка *f*
~, eisenspeichernde сидерофаг *m*, клетка *f*, поглощающая железо
~, eosinophile эозинофильная [оксифильная, ацидофильная] клетка *f*
~, helle светлая клетка *f*
~, immunoreaktive иммунореактивная [антителообразующая] клетка *f*
~, interstitielle интерстициальная [промежуточная] клетка *f*
~, lebende живая клетка *f*
~, neurohormonale [neurosekretorische] нейрогормональная [нейросекреторная] клетка *f*
~, oxyphile *s.* **Zelle, eosinophile**
~, piknotische пикнотичная клетка *f*
~, rosettenbildende розеткообразующая клетка *f*
~, spindelförmige веретенообразная клетка *f*
~, verhornende ороговевающая клетка *f*
Zellebensfähigkeit *f* жизнеспособность *f* клетки
Zellehre *f* цитология *f*
Zelleinschlüsse *m pl* клеточные включения *n pl*
Zelleiweiß *n* клеточный белок *m*
Zellembolie *f* клеточная эмболия *f*
Zellenatmung *f* клеточное дыхание *n*
Zellenauswanderung *f* диапедез *m* [эмиграция *f*] клеток
Zellenbäder *n pl* камерные ванны *f pl*
Zellendissoziation *f* клеточная диссоциация *f*
Zellenfortsatz *m* клеточный отросток *m*
Zellenklon *m* клеточный клон *m*
Zellenmigration *f* миграция *f* клеток
Zellform *f* форма *f* клетки
Zellforschung *f* цитология *f*
Zellgruppe *f* группа *f* клеток
Zellhaufen *m* скопление *n* клеток
Zellimmunität *f* клеточный иммунитет *m*
Zellkern *m* клеточное ядро *n*, ядро *n* клетки
Zellkernatypie *f* атипия *f* клеточных ядер
Zellkernmutation *f* ядерная мутация *f*
Zellkernreaktion *f* реакция *f* клеточных ядер
Zellkernvolumen *n* объём *m* клеточного ядра
Zellkörper *m* **1.** тело *n* клетки **2.** цитосома *f*
Zellkultur *f* культура *f* клеток
Zellkulturimpfstoff *m*, **Zellkultur-Vakzine** *f* вакцина *f* из клеточной культуры
Zellmembran *f* клеточная мембрана *f*
Zellmembrandepolarisation *f* деполяризация *f* клеточных мембран
Zellmembraneinfaltung *f* складчатость *f* клеточной мембраны
Zellnetzwerk *n* совокупность *f* клеточных структур
Zellneubildung *f* новообразование *n* клеток
Zelloberflächenantigen *n* поверхностный антиген *m* клеток
Zelloidineinbettung *f* заливка *f* в целлоидин
Zelloidinschnitt *m* целлоидиновый срез *m*
Zellorganelle *f* клеточная органелла *f*, органоид *m* клетки
Zellpermeabilität *f* проницаемость *f* клетки
Zellpolymorphie *f* клеточный полиморфизм *m*
Zellschicht *f* слой *m* клеток
Zellstoff *m* клетчатка *f*
Zellstoffwechsel *m* обмен *m* в клетке
Zellsuspension *f* взвесь *f* клеток
Zellteilung *f* деление *n* клетки
~, amitotische [direkte] амитоз *m*, амитотическое [прямое] деление *n* клетки
~, indirekte [mitotische] митоз *m*, непрямое [митотическое] деление *n* клетки
Zelltod *m* гибель *m* клетки

Zelltrümmer *pl* облóмки *m pl* [фрагмéнты *m pl*] разрýшенных клéток
zellulär целлюля́рный, клéточный
Zellularpathologie *f* целлюля́рная [клéточная] патолóгия *f*
Zelluntergang *m s.* **Zelltod**
Zellwandantigen *n* оболóчечный антигéн *m*
Zellzählung *f* подсчёт *m* клéток
Zellzerfall *m* распáд *m* клéток
Zellzerstörung *f* разрушéние *n* клéток
Zeltblutleiter *m* пря́мая пáзуха *f* [прямóй си́нус *m*] твёрдой мозговóй оболóчки
Zement *m* зубнóй цемéнт *m*
Zementhypertrophie *f* гиперцементóз *m*
Zementkaries *f* кáриес *m* цемéнта
Zementoblast *m* цементоблáст *m*
Zementom *n* цементóма *f*
Zementozyt *m* цементоци́т *m*
Zementspatel *m* шпáтель *m* для цемéнта
Zentese *f* прокóл *m*
Zentralarterie *f* центрáльная артéрия *f*
Zentralfibrille *f* центрáльная фибри́лла *f*
Zentralfurche *f* центрáльная бороздá *f*
Zentralkanal *m* **des Rückenmarks** центрáльный канáл *m* спиннóго мóзга
Zentralkörper *m* центросóма *f*
Zentralkörperchen *n* центриóль *f*
Zentralnervensystem *n* центрáльная нéрвная систéма *f*
Zentralokklusion *f* центрáльная окклю́зия *f*
Zentralregion *f* óбласть *f* центрáльной изви́лины головнóго мóзга
Zentralsehne *f* **im Zwerchfell** сухожи́льный центр *m* диафрáгмы
Zentralskotom *n* центрáльная скотóма *f*
Zentralspindel *f* центрáльное веретенó *n* (*в митозе*)
Zentralstar *m* центрáльная катарáкта *f*
Zentralvene *f* центрáльная вéна *f*
Zentralvenenthrombose *f* тромбóз *m* центрáльной вéны (*сетчатки*)
Zentralwindung *f* центрáльная изви́лина *f*
zentrifugal центробéжный; эфферéнтный
Zentrifugalkraft *f* центробéжная си́ла *f*
Zentrifugenglas *n* центрифýжная проби́рка *f*
Zentriol *n* центриóль *f*
zentripetal центростреми́тельный; афферéнтный
Zentromer *n* центромéра *f*
Zentrosom *n* центросóма *f*
Zentrosphäre *f* центросфéра *f*
Zephalodynie *f* головнáя боль *f*
Zerasin *n* керази́н *m*
zerebellar мозжечкóвый
zerebral церебрáльный, мозговóй
Zerebralasthenie *f* церебрáльная астени́я *f*
Zerebralerscheinung *f* мозговóй симптóм *m*
Zerebralparalyse *f* центрáльный парали́ч *m*
Zerebralparese *f* центрáльный парéз *m*
Zerebralsklerose *f* склерóз *m* сосýдов головнóго мóзга
Zerebralthrombose *f* тромбóз *m* мозговы́х сосýдов
Zerebraltyphus *m* «головнóй» [сыпнóй] тиф *m*
Zerebropathie *f* церебропати́я *f*
Zerebrosid *n* церебрози́д *m*
Zerebrosid-Lipidose *f* церебрози́д-липидóз *m*, болéзнь *f* Фабри́
Zerebrosidspeicherkrankheit *f* цереброзидóз *m*, болéзнь *f* Гошé
Zerebrospinalflüssigkeit *f* спинномозговáя жи́дкость *f*
Zerebrospinalmeningitis *f* цереброспинáльный менинги́т *m*
Zerfahrenheit *f* разóрванность *f* (*речи*)
Zerfall *m* распáд *m*; диссоциáция *f*
Zerfallsherd *m* очáг *m* распáда
Zerfallshöhle *f* пóлость *f*, образовáвшаяся в результáте распáда
Zerfallsmasse *f* детри́т *m*
Zerfallstoff *m* продýкт *m* распáда
Zergliederung *f* расчленéние *n*; разложéние *n*
Zerkarien-Dermatitis *f* дермати́т *m*, вы́званный личи́нками церкáрий
Zerkauen *n* пережёвывание *n*
Zerklüftung *f*, **lamelläre** пласти́нчатая диссоциáция *f* (*хрусталика*)
Zerkopitekfieber *n* церкопитéковая геморраги́ческая лихорáдка *f*, мáрбургская болéзнь *f*
Zermalmung *f* раздáвливание *n*, раздроблéние *n*, разрушéние *n*
Zerquetschung *f* размозжéние *n*
Zerreißblutung *f* кровотечéние *n* [кровоизли́яние *n*] вслéдствие разры́ва сосýда
Zerreißung *f* разры́в *m*
zerrieben растёртый, измельчённый
Zerrung *f* растяжéние *n*
Zerschneidung *f* разрезáние *n*
Zersetzung *f* распáд *m*, разложéние *n*
Zersetzungsgrad *m* стéпень *f* распáда [разложéния]
Zersetzungsprodukt *n* продýкт *m* распáда
Zersetzungsvorgang *m* процéсс *m* разрушéния
Zerstäubung *f* распылéние *n*
Zerstäubungstrocknung *f* распыли́тельная сýшка *f*
Zerstörungsherd *m* очáг *m* разрушéния
Zerteilungsgrad *m* стéпень *f* дисперсности
Zertrümmerung *f* раздроблéние *n*; разрушéние *n*
Zertrümmerungsbruch *m* оскóльчатый перелóм *m*
Zeruloplasmin *n* церулоплазми́н *m*
Zerumen *n* ушнáя сéра *f*
Zeruminaldrüse *f* сéрная железá *f*
Zeruminalpfropf *m* сéрная прóбка *f*
Zeruminom *n* церуминóма *f* (*аденома серной железы*)
Zervicitis *f* цервици́т *m*
zervikal 1. шéйный 2. шéечный
Zervikalkanal *m* канáл *m* шéйки мáтки
Zervikallymphknoten *m* шéйный лимфати́ческий ýзел *m*
Zervikalmark *n* шéйный отдéл *m* спиннóго мóзга
Zervikalnerv *m* шéйный спинномозговóй нерв *m*
Zervikalpessar *n* мáточный пессáрий *m*
Zervikalschleimhaut *f* сли́зистая оболóчка *f* шéйки мáтки

Zervikalschleimpfropf *m* сли́зистая про́бка *f* в цервика́льном кана́ле
Zervikalsyndrom *n* ше́йный синдро́м *m*
Zervikobrachial-Syndrom *n* ше́йно-плечево́й синдро́м *m*
zervikofazial ше́йно-лицево́й
Zervix *f* **1.** ше́я *f* **2.** ше́йка *f* ма́тки
Zervixabstrich *m* мазо́к *m* с ше́йки ма́тки
Zervixamputation *f* ампута́ция *f* ше́йки ма́тки
Zervixdilatation *f* расшире́ние *n* цервика́льного кана́ла
Zervixdrüse *f* железа́ *f* ше́йки ма́тки
Zervixelongation *f* удлине́ние *n* ше́йки ма́тки
Zervixerosion *f* эро́зия *f* ше́йки ма́тки
Zervixhöhlenkarzinom *n* кратерообра́зный рак *m* ше́йки ма́тки
Zervix-Isthmusbereich *m* ше́ечно-переше́ечная о́бласть *f* (*ма́тки*)
Zervixkappe *f* окклюзио́нный ше́ечный песса́рий-колпачо́к *m*
Zervixkarzinom *n* рак *m* ше́йки ма́тки
Zervixkatarrh *m* эндоцервици́т *m*
Zervixkonisation *f* кониза́ция *f* ше́йки ма́тки
Zervixplazenta *f* предлежа́ние *n* плаце́нты с враста́нием в цервика́льный кана́л
Zervixpolyp *m* поли́п *m* ше́йки ма́тки
Zervixriß *m* разры́в *m* ше́йки ма́тки
Zervixschleim *m* ше́ечная слизь *f*
Zervixschleimhaut *f* сли́зистая оболо́чка *f* ше́йки ма́тки
Zervixsekret *n* секре́т *m* ше́йки ма́тки
Zervizitis *f* цервици́т *m*
Zestodose *f* цестодо́з *m*, заболева́ние *n*, вы́званное ле́нточными червя́ми
Zeugung *f* оплодотворе́ние *n*; зача́тие *n*
Zeugungsfähigkeit *f* репродукти́вная спосо́бность *f*
Zeugungsschwäche *f* импоте́нция *f*
Zeugungsunfähigkeit *f* неспосо́бность *f* к размноже́нию
Zickzackkost *f* дие́та *f* с зигза́гами
Zickzacknaht *f* зигзагообра́зный шов *m*
Zickzackschnitt *m* зигзагообра́зный разре́з *m*
Ziegelmehlsediment *n* «кирпи́чный» оса́док *m* (*в моче*)
Ziegenmilchanämie *f* анеми́я *f* при вска́рмливании ко́зьим молоко́м
Ziegenpeter *m* сви́нка *f*, эпидеми́ческий пароти́т *m*, *parotitis epidemica*
Ziehen *n* **1.** тя́нущая боль *f* **2.** удале́ние *n* зубо́в
Ziehkopf *m* кровосо́сная ба́нка *f*
Ziehpflaster *n* вытяжно́й пла́стырь *m*
Zielaufnahme *f* прице́льный сни́мок *m*
Zieldrainage *f* прице́льное дрени́рование *n*
Zielsymptom *n* симпто́м-мише́нь *m*
Zielzelle *f* кле́тка-мише́нь *f*
Ziliararterie *f* цилиа́рная арте́рия *f*
Ziliarepithel *n* эпите́лий *m* цилиа́рного те́ла
Ziliarfortsatz *m* ресни́чный отро́сток *m*
Ziliarganglion *n* ресни́чный га́нглий *m*, ресни́чный у́зел *m*
Ziliarkörper *m* ресни́чное [цилиа́рное] те́ло *n*
Ziliarkörperatrophie *f*, **essentielle progressive** эссенциа́льная прогресси́вная атрофи́я *f* цилиа́рного те́ла
Ziliarkörperbewegung *f* движе́ние *n* цилиа́рного те́ла
Ziliarkörperneuralgie *f*, **nächtliche** ночны́е бо́ли *f pl* при увеи́тах
Ziliarkörperoberfläche *f* пове́рхность *f* цилиа́рного те́ла
Ziliarkörperprolaps *m* выпаде́ние *n* цилиа́рного те́ла (*при травме*)
Ziliarmuskel *m* цилиа́рная [ресни́чная] мы́шца *f*
Ziliarnerv *m* ресни́чный нерв *m*
Ziliarneuralgie *f* невралги́я *f* цилиа́рного те́ла
Ziliarrand *m* ресни́чный край *m*
Zilie *f* ресни́ца *f*
Zilienzelle *f* ресни́тчатая кле́тка *f*
Zimtwasser *n* тми́нная вода́ *f*
Zipfel *m* **1.** верху́шка *f*, верши́на *f* **2.** ство́рка *f*
Zipfelklappe *f* ство́рчатый кла́пан *m*
Zipperlein *n* пода́гра *f*
Zirbel *f*, **Zirbeldrüse** *f* эпи́физ *m*, шишкови́дная железа́ *f*
Zirbeldrüsentumor *m* пинеало́ма *f*
Zirbelschnitt *m* эпифизэктоми́я *f*
zirkadian цирка́дный, (кругло)су́точный
Zirkadianrhythmus *m* су́точный ритм *m*
Zirkelschnitt *m* кругово́й разре́з *m*
zirkulär циркуля́рный, кругово́й
Zirkulationsgeschwindigkeit *f* ско́рость *f* кровото́ка
Zirkulationsstörung *f* наруше́ние *n* кровообраще́ния
~, örtliche ме́стное наруше́ние *n* кровообраще́ния
Zirkumduktion *f* кругово́е движе́ние *n*
zirkumskript ограни́ченный
Zirkumzision *f* циркумци́зия *f*, кругово́е иссече́ние *n* (*крайней плоти*)
Zirrhose *f* цирро́з *m*
Zisterne *f* цисте́рна *f*
Zisternenpunktion *f* цистерна́льная [субокципита́льная] пу́нкция *f*
Zisternographie *f* цистернографи́я *f*
Zitratblut *n* цитра́тная кровь *f*
Zitrin *n* цитри́н *m*, витами́н *m* P
Zitrobakter *m* цитроба́ктер *m*
Zitronensäure *f* лимо́нная кислота́ *f*
Zitronensäurezyklus *m* цикл *m* лимо́нной кислоты́, цикл *m* Кре́бса
Zitterlähmung *f* дрожа́тельный парали́ч *m*, боле́знь *f* Паркинсо́на
Zittern *n* дрожа́ние *n*, тре́мор *m*
Zittertierchen *n* вибрио́н *m*
Zitwersamen *m* цитва́рное се́мя *n*
Zivilisationserkrankung *f*, **Zivilisationskrankheit** *f* боле́знь *f* цивилиза́ции
Zivilisationsseuche *f* эпиде́мия *f* в усло́виях ску́ченности населе́ния
Zökopexie *f* цекопекси́я *f*
Zökoplikation *f* цекоплика́ция *f*
Zökostomie *f* цекостоми́я *f*
Zökotomie *f* цекотоми́я *f*
Zökum *n* слепа́я кишка́ *f*

Zökumkot *m* цекáльный стул *m*
Zöliaka *f* чрéвная артéрия *f*
Zöliakie *f* целиакúя *f*, интестинáльный инфантилúзм *m*, болéзнь *f* Ги — Гéртера — Гéйбнера
Zöliakographie *f* целиакографúя *f*
Zöliotomie *f* лапаротомúя *f*
zonal поясообрáзный
Zonästhesie *f* зонэстезúя *f*
Zone *f* зóна *f*; óбласть *f*
~ **der größten Behaglichkeit** зóна *f* комфóрта (*теплового*)
~, **hysterogene** истерогéнная зóна *f*
~, **perinukleäre** перинуклеáрная зóна *f* (*лимфоцита*)
~, **reflexogene** рефлексогéнная зóна *f*
~, **stumme** зóна *f* молчáния, аускультатúвный провáл *m*
~ **um den Papillenrand, chorioidealatrophische** глаукоматóзное галó *n*
Zonentheorie *f* теóрия *f* двóйственности зрéния
Zonulaapparat *m* свя́зка *f*, поддéрживающая хрустáлик
Zonulafasern *f pl* волóкна *n pl* цилиáрного тéла
Zonulalamelle *f* зонуля́рная пластúнка *f* хрустáлика
Zooanthroponose *f* зооантропонóз *m*
Zoochorie *f* зоохорúя *f*
Zooerastie *f* зоофилúя *f*, содомúя *f*, скотолóжство *n*
Zoospermie *f* зооспермúя *f*
Zoosterine *n pl* зоостерúны *m pl*
Zootrichobezoar *m* зоотрихобезоáр *m*
Zornesröte *f* гиперемúя *f* лицá при гнéве
Zornmanie *f* гневлúвая мáния *f*
Zoster *m* опоя́сывающий лишáй *m*
~, **atipischer** атипúчная фóрма *f* опоя́сывающего лишая́
Zoster-Keratitis *f* опоя́сывающий лишáй *m* роговúцы
Zosterneuralgie *f* невралгúя *f* пóсле опоя́сывающего лишая́
Zoster-Virus *n* вúрус *m* опоя́сывающего лишая́
Zotte *f* ворсúн(к)а *f*
Zottenepithel *n* эпитéлий *m* ворсúны хориóна
Zottengelenk *n* ворсúнчатый сустáв *m* (*гипертрофия и гиперплазия синовиальных ворсинок*)
Zottengeschwulst *f* **1.** папиллóма *f* **2.** ворсúнчатая óпухоль *f*
Zottenhaut *f* хориóн *m*, ворсúнчатая оболóчка *f*
Zottenkrebs *m* папилля́рный [сосóчковый] рак *m*
Zottenmotorik *f* движéния *n pl* ворсúнок
Zottensinus *m* сúнус *m* ворсúнки
Zottenstroma *n* стрóма *f* ворсúны (*хориона или слизистой кишки*)
Zuchtwahl *f*, **natürliche** естéственный отбóр *m*
Zuchtwert *m*, **additiver** аддитúвное генетúческое значéние *n*
Zucker *m* сáхар *m*
Zuckerabbau *m* распáд *m* [расщеплéние *n*] сáхара
Zuckeragar *m* сáхарный агáр *m*
Zuckerausscheidung *f* выделéние *n* сáхара (*с мочой*)
Zuckerbelastung *f* сáхарная нагрýзка *f*
Zuckerbestimmung *f* определéние *n* (содержáния) сáхара
Zuckerbilanz *f* сáхарный балáнс *m*
Zuckerdoppelbelastungstest *m* прóба *f* с двойнóй сáхарной нагрýзкой
Zuckergehalt *m* **1.** содержáние *n* сáхара **2.** сахарúстость *f*
Zuckergußleber *f* «глазýрная» пéчень *f*
Zuckergußmilz *f* «глазýрная» селезёнка *f*
Zuckerharnen *n* гликозурúя *f*
Zuckerharnruhr *f*, **Zuckerkrankheit** *f* сáхарный диабéт *m*, *diabetes mellitus*
Zuckerlösung *f* раствóр *m* сáхара
Zuckermangelkrankheit *f* гипогликемúческая болéзнь *f*
Zuckermobilisation *f* мобилизáция *f* сáхара (*из депо*)
Zuckernachweis *m* обнаружéние *n* сáхара
Zuckerplätzchenzunge *f* «язы́к *m*, посы́панный слáдкими толчёными сухаря́ми», сифилитúческие пáпулы *f pl* на спúнке языкá
Zuckerprobe *f* прóба *f* на налúчие сáхара
Zuckerruhr *f s.* **Zuckerharnruhr**
Zuckersäuren *f pl* дикарбóновые кислóты *f pl*
Zuckerschwelle *f* сáхарный порóг *m*
Zuckersirup *m* сáхарный сирóп *m*
Zuckerstar *m* диабетúческая катарáкта *f*
Zuckerstich *m* сáхарный укóл *m*, укóл *m* Клóда Бернáра
Zuckerurin *m* мочá *f*, содержáщая сáхар
Zuckungen *f pl* подёргивания *n pl*
~, **faszikuläre** фасцикуля́рные подёргивания *n pl*
~, **fibrilläre** фибрилля́рные подёргивания *n pl*
~, **klonische** клонúческие сýдороги *f pl*
~, **reflektorische** рефлектóрные вздрáгивания *n pl*
Zuckungsablauf *m* процéсс *m* сокращéния мышц
Zufall *m* слýчай *m*
Zufallbefund *m* случáйная нахóдка *f*
Zufallsfaktor *m* фáктор *m* случáйности
Zufallspaarung *f* рандомбрúдинг *m*
Zufallswunde *f* случáйная рáна *f*
Zuflußdrain *m* притóчный дренáж *m*
Zuflußüberfüllung *f* актúвная [артериáльная] гиперемúя *f*
Zufuhrventilation *f* искýсственная притóчная вентиля́ция *f*
Zufütterung *f* прикóрм *m*
Zug *m* **1.** тяж *m* **2.** тя́га *f*
Zugang *m* дóступ *m*; подхóд *m*
Zugänglichkeit *f* достýпность *f* контáкту
Zugangsweg *m* дóступ *m*
Zügel *m*, **Zügelchen** *n* поводóк *m*, *Habenula*
Zuggriff *m* оття́гивание *n* ткáней (*приём массажа*)
Zuggurt *m* ремéнь *m* для вытяжéния
Zugluft *f* сквозня́к *m*
Zugmittel *n* кóжно-нарывнóе срéдство *n*
Zugpflaster *n* нарывнóй плáстырь *m*

Zugrichtung *f* направлéние *n* трáкции [вытяжéния]
Zugverband *m* повя́зка *f*, наклáдываемая при вытяжéнии
zuheilen заживáть (*напр. о ране*)
Zulassung *f* допущéние *n*, разрешéние *n* (*напр. клинического применения препарата*)
Zulassungsstop *m* прекращéние *n* [отмéна *f*] разрешéния (*напр. клинического применения препарата*)
Zuluft *f* притóчный вóздух *m*
zunähen зашивáть
Zunahme *f* **der Körperlänge, jährliche** ежегóдный прирóст *m (длины тела)*
Zunge *f* язы́к *m*
~, **belegte** обложéнный язы́к *m*
~, **erdbeerenfarbene** мали́новый язы́к *m*
~, **feuchte** влáжный язы́к *m*
~, **gelappte** дóльчатый язы́к *m*
~, **glatte** глáдкий язы́к *m* (*с атрофией сосочков*)
~, **lackierte** лакирóванный язы́к *m*
~, **reine** чи́стый язы́к *m*
~, **schwarze** волосáтый [чёрный] язы́к *m*
~, **trockene** сухóй язы́к *m*
Zünglchen *n* язычóк *m*
Zungenabszeß *m* абсцéсс *m* языкá
Zungenabtragung *f* удалéние *n* языкá
Zungenaktinomykose *f* актиномикóз *m* языкá
Zungenamputation *f* ампутáция *f* языкá
Zungenanwuchs *m* сращéние *n* языкá (*с дном полости рта или десной*)
Zungenaponeurose *f* апоневрóз *m* языкá
Zungenarterie *f* язы́чная артéрия *f*
Zungenast *m* язы́чная ветвь *f*
Zungenbalg *m*, **Zungenbalgdrüse** *f* фолли́кул *m* языкá
Zungenbändchen *n* уздéчка *f* языкá, *Frenulum linguae*
Zungenbein *n* подъязы́чная кость *f*
Zungenbeinbogen *m* дугá *f* подъязы́чной кóсти
Zungenbeinhorn *n* рожóк *m* подъязы́чной кóсти
Zungenbeinkörper *m* тéло *n* подъязы́чной кóсти
Zungenbeinverletzung *f* поврежде́ние *n* подъязы́чной кóсти
Zungenbeinzungenmuskel *m* подъязы́чно-язы́чная мы́шца *f*
Zungenbelag *m* налёт *m* на языкé
Zungenbinnenmuskulatur *f* внýтренние мы́шцы *f pl* языкá
Zungenbiß *m* прикýсывание *n* языкá
Zungenblutung *f* глоссорраги́я *f*, кровотечéние *n* из языкá
Zungenbrand *m* гангрéна *f* языкá
Zungenbrennen *n* жжéние *n* в языкé
Zungendrüse *f* железá *f* языкá
Zungenentzündung *f* глосси́т *m*, воспалéние *n* языкá
~, **aphthöse** афтóзный глосси́т *m*, афтóзное воспалéние *n* языкá
Zungenerkrankung *f* глоссопати́я *f*, заболевáние *n* языкá
Zungenexstirpation *f* удалéние *n* языкá
Zungenfehler *m* порóк *m* рéчи, свя́занный с изменённой фóрмой языкá
Zungenfläche *f* повéрхность *f* языкá
Zungenfleischnerv *m* подъязы́чный нерв *m*
Zungenfollikel *m* фолли́кул *m* языкá
Zungengrund *m* кóрень *m* языкá
Zungengrundabszeß *m* абсцéсс *m* кóрня языкá
Zungengrunddrüse *f* железá *f* кóрня языкá
Zungengrundschilddrüse *f* эктопи́я *f* ткáни щитови́дной железы́ в кóрне языкá
Zungengrundschnarchen *n* храп *m* при западéнии *или* другóй патолóгии кóрня языкá
Zungengrundstruma *f* язы́чная стрýма *f*, стрýма *f* кóрня языкá
Zungengrundtonsille *f* язы́чная миндáлина *f*
Zungengrundzyste *f* кистá *f* кóрня языкá
Zungengumma *n* гýмма *f* языкá
Zungenhalter *m* языкодержáтель *m*
Zungenkarzinom *n* рак *m* языкá
Zungenkörper *m* тéло *n* языкá
Zungenkrampf *m* глоссоспáзм *m*, спазм *m* [сýдорога *f*] языкá
Zungenkrebs *m* рак *m* языкá
Zungenlähmung *f* глоссоплеги́я *f*, парали́ч *m* языкá
Zungenlaut *m* язы́чный звук *m*
Zungenleiden *n* глоссопати́я *f*, заболевáние *n* языкá
Zungenleukoplakie *f* лейкоплаки́я *f* языкá
Zungenmandel *f* язы́чная миндáлина *f*
Zungenmandelentzündung *f* язы́чная анги́на *f*
Zungenmangel *m* аглосси́я *f*, отсýтствие *n* языкá
Zungenmuskel *m* мы́шца *f* языкá
~, **querer** поперéчная мы́шца *f* языкá
Zungenmuskulatur *f* мускулатýра *f* языкá
Zungennaht *f* шов *m* языкá
Zungennerv *m* язы́чный нерв *m*
Zungenneuralgie *f* невралги́я *f* языкá
Zungenoberfläche *f* **1.** повéрхность *f* языкá **2.** язы́чная повéрхность *f* зýба
Zungenoperation *f*, **plastische** плáстика *f* языкá
Zungenpapille *f* сосóчек *m* языкá
~, **umwallte** валикообрáзный сосóчек *m* языкá
Zungenplastik *f* плáстика *f* языкá
Zungenpulsader *f* язы́чная артéрия *f*
Zungenrand *m* край *m* языкá
Zungenresektion *f* резéкция *f* языкá
Zungenrücken *m* спи́нка *f* языкá
Zungenscheidewand *f* перегорóдка *f* языкá
Zungenschild *m* заслóнка *f* языкá
Zungenschlagader *f* язы́чная артéрия *f*
~, **tiefe** глубóкая артéрия *f* языкá
Zungenschleimhaut *f* сли́зистая оболóчка *f* языкá
Zungenschlundnerv *m* языкоглóточный нерв *m*
Zungenschmerz *m* глоссалги́я *f*, боль *f* в языкé
Zungenschnitt *m* глоссотоми́я *f*, рассечéние *n* языкá
Zungenspalte *f* трéщина *f* языкá
Zungenspasmus *m s.* **Zungenkrampf**
Zungenspatel *m* шпáтель *m* для языкá
Zungenspitze *f* верхýшка *f* [кóнчик *m*] языкá

Zungenspitzendrüse *f* железá *f* кóнчика языкá
Zungenstruma *f* стрýма *f* кóрня языкá
Zungentonsille *f* язы́чная миндáлина *f*
Zungenvene *f* вéна *f* языкá
Zungenvergrößerung *f* увеличéние *n* языкá
Zungenwärzchen *n* сосóчек *m* языкá
Zungenwunde *f* рáна *f* языкá
Zungenwurmkrankheit *f* лингватулёз *m*
Zungenwurzel *f* кóрень *m* языкá
Zungenzange *f* языкодержáтель *m*
Zungenzäpfchen *n* язычóк *m*
Zungenzurücksenken *n* глоссоптóз *m*
Zungenzyste *f* кистá *f* языкá
Zünglein *m* **1.** язычóк *m* **2.** язычкóвый сегмéнт *m* (*лёгкого*)
Zurechnungsfähigkeit *f* вменя́емость *f*
Zurückbiegen *n*, **Zurückbiegung** *f* реклинáция *f*, выпрямлéние *n*
Zusammenballung *f* агглютинáция *f*
Zusammendrücken *n* сжáтие *n*, сдáвливание *n*
Zusammenfluß *m* слия́ние *n*
zusammenheilen заживáть; закрывáться (*о ранах*)
zusammenklumpen агглютини́ровать; образóвывать конгломерáты
Zusammenmündung *f* соýстье *n*
zusammennähen сшивáть
Zusammenpressen *n* сдавлéние *n*, сжимáние *n*
Zusammenschnürer *m* сфи́нктер *m*
zusammenschrumpfen смóрщиваться, съёживаться
Zusammensetzung *f* состáв *m*
zusammenwachsen срастáться, срáщиваться
Zusammenwirkung *f* взаимодéйствие *n*; содрýжественное дéйствие *n*
zusammenziehend вя́жущий; стя́гивающий
Zusammenziehung *f* стя́гивание *n*, сокращéние *n*
Zusatzbäder *n pl* вáнны *f pl* с лекáрственными трáвами
Zusatzbehandlung *f* дополни́тельная терапи́я *f*
Zusatzdrüse *f* дополни́тельная железá *f*
Zusatzfilter *n* дополни́тельный фильтр *m* (*рентгеновского излучателя*)
Zusatzreiz *m* дополни́тельное раздражéние *n*
Zusatzstoff *m* добáвка *f* (*пищевая*)
Zusatzsymptom *n* дополни́тельный симптóм *m*
Zusatzurlaub *m* дополни́тельный óтпуск *m*
Zusatzwirt *m* дополни́тельный [промежýточный] хозя́ин *m* (*паразита*)
Zustand *m* состоя́ние *n*
~, **befriedigender** удовлетвори́тельное состоя́ние *n*
~ **einer «Besessenheit»** áмок *m*, состоя́ние *n* одержи́мости
~, **bewußtloser** бессознáтельное состоя́ние *n*
~, **funktioneller** функционáльное состоя́ние *n*
~, **gegenwärtiger** состоя́ние *n* в настоя́щее врéмя, *status praesens*
~, **gesundheitlicher** состоя́ние *n* здорóвья
~, **hygienischer** санитáрное состоя́ние *n*
~, **hypnotischer** гипноти́ческое состоя́ние *n*
~, **kollaptoider** коллаптóидное состоя́ние *n*
~, **komatöser** коматóзное состоя́ние *n*
~, **kritischer** крити́ческое состоя́ние *n*
~, **lebensbedrohlicher** состоя́ние *n*, угрожáющее жи́зни
~, **lethargischer** летарги́ческое состоя́ние *n*
~, **mittelschwerer** состоя́ние *n* срéдней тя́жести
~, **neurotischer** невроти́ческое состоя́ние *n*
~ **ohne Bewußtseinstörungen, katatonischer** кататони́ческий люци́дный синдрóм *m*
~, **prämorbider** преморби́дное состоя́ние *n*
~, **psychopathischer** психопати́ческое состоя́ние *n*
~, **schwerer** тяжёлое состоя́ние *n*
~, **soporöser** сопорóзное состоя́ние *n*
~, **stabiler** устóйчивое [стаби́льное] состоя́ние *n*
~ **von Gewässern, hygienischer** санитáрное состоя́ние *n* водоёма
Zustandsänderung *f* изменéние *n* состоя́ния
Zustimmung *f* согласовáние *n*; соглáсие *n*; одобрéние *n*
zustopfen закупóривать, закрывáть просвéт
Zutritt *m* дóступ *m*, подхóд *m*
Zuverlässigkeit *f* **1.** достовéрность *f* **2.** надёжность *f*
Zuwachs *m* **der Karies** прирóст *m* кáриеса
Zwangsantrieb *m* навя́зчивое влечéние *n*
Zwangsbefürchtung *f* фоби́я *f*, навя́зчивый страх *m*
Zwangsbehandlung *f* принуди́тельное лечéние *n*
Zwangsbiß *m* принуди́тельный при́кус *m*
Zwangsdenken *n* наси́льственное мышлéние *n*
Zwangsdiurese *f* форси́рованный диурéз *m*
Zwangserinnerungen *f pl* навя́зчивые воспоминáния *n pl*
Zwangserscheinungen *f pl* наси́льственные явлéния *n pl*
Zwangsgedanken *m pl* навя́зчивые мы́сли *f pl*
Zwangshaftigkeit *f* компульси́вность *f*
Zwangshaltung *f*, **körperliche** вы́нужденное положéние *n* тéла
Zwangshandlungen *f pl* навя́зчивые дéйствия *n pl*
Zwangshemd *n* смири́тельная рубáшка *f*
Zwangsimpfung *f* обязáтельная [принуди́тельная] приви́вка *f*
Zwangsjacke *f s.* **Zwangshemd**
Zwangslage *f* вы́нужденное положéние *n*
Zwangslüftung *f* искýсственная вентиля́ция *f*
Zwangsmaßnahme *f* принуди́тельное мероприя́тие *n*
Zwangsneurose *f* неврóз *m* навя́зчивых состоя́ний
Zwangsonanie *f* навя́зчивая мастурбáция *f*
Zwangspolyurie *f* компенсатóрная полиури́я *f*
Zwangsuntersuchung *f* принуди́тельное обслéдование *n*
Zwangsvorstellungen *f pl* навя́зчивые представлéния *n pl*
Zwangswegführung *f* устрóйство *n* принуди́тельного прохóда (*к бассейну через душевые и ножные ванны*)
Zwangsweinen *n* навя́зчивый плач *m*
Zwangszustande *m pl* обсéссии *f pl*
zweibäuchig двубрю́шный, *digastricus*
zweidimensional двухмéрный

Zweifel *m pl*, **zwanghafte** навя́зчивые сомне́ния *n pl*
Zweifelsucht *f* боле́зненные сомне́ния *n pl*
Zweifingerwendung *f* акуше́рский поворо́т *m* по Бре́кстону — Ги́ксу
Zweig *m* ветвь *f*
Zweigläserprobe *f* двухстака́нная про́ба *f*
Zweilichter-Eichung *f* измере́ние *n* цветовы́х уравне́ний на аномалоско́пе
Zweimäuler *m* двуу́стка *f*, *Distoma*
Zweipolelektrode *f* биполя́рный [двухпо́люсный] электро́д *m*
zweipolig биполя́рный, двухпо́люсный
Zweipunktdiskrimination *f* различе́ние *n* прикоснове́ния в двух то́чках
Zweipunktschwelle *f* поро́г *m* различе́ния прикоснове́ния в двух то́чках
Zweischalenfehler *m* астигмати́зм *m*
Zweistarkenglas *n* бифока́льная ли́нза *f*
Zweistrangaustausch *m* обме́н *m* двух ни́тей
Zweistufentest *m* двухступе́нчатая про́ба *f*, про́ба *f* Ма́стера
Zweiteingriff *m* повто́рное вмеша́тельство *n* (*хирургическое*)
Zweiterkrankung *f*, **komplizierende** осложня́ющее сопу́тствующее заболева́ние *n*
Zweitexanthem *n*, **syphilitisches** сыпь *f* при втори́чном пери́оде си́филиса
Zweitkur *f* повто́рный курс *m* куро́ртного лече́ния
Zweitoperation *f* повто́рная опера́ция *f*
Zweittumor *m* втора́я о́пухоль *f*
Zweizellenbad *n* двухка́мерная ва́нна *f*
Zwerchfell *n* диафра́гма *f*
Zwerchfellatmung *f* диафрагма́льное дыха́ние *n*
Zwerchfellbewegung *f*, **paradoxe** парадокса́льные движе́ния *n pl* диафра́гмы
Zwerchfellbruch *m* диафрагма́льная гры́жа *f*
Zwerchfellerschlaffung *f* релакса́ция *f* диафра́гмы
Zwerchfellhernie *f* диафрагма́льная гры́жа *f*
Zwerchfellhochstand *m* высо́кое стоя́ние *n* диафра́гмы
Zwerchfellkuppel *f* ку́пол *m* диафра́гмы
Zwerchfellnerv *m* диафрагма́льный нерв *m*
Zwerchfellpleura *f* диафрагма́льная пле́вра *f*
Zwerchfellreflex *m* диафрагма́льный рефле́кс *m*
Zwerchfellschenkel *m* но́жка *f* диафра́гмы
Zwerchfellschlagader *f* диафрагма́льная арте́рия *f*, *Arteria phrenica*
Zwerchfellschmerz *m* френалги́я *f*, диафрагма́льная боль *f*
Zwerchfellspalte *f* расщепле́ние *n* диафра́гмы
Zwerchfelltiefstand *m* ни́зкое стоя́ние *n* диафра́гмы
Zwerchfellvene *f* диафрагма́льная ве́на *f*
Zwerchfellzerreißung *f* разры́в *m* диафра́гмы
Zwergbandwurm *m* ка́рликовый це́пень *m*, *Rodentolepsis nana, Hymenolepis nana*
Zwergbecken *n* ка́рликовый таз *m*
Zwergfadenwurm *m* ка́рликовая филя́рия *f*
Zwergflechte *f* эритра́зма *f*
Zwergform *f* ка́рликовая фо́рма *f*
Zwergköpfigkeit *f* микроцефали́я *f*
Zwergniere *f* гипоплази́я *f* по́чки
Zwergpilzflechte *f* эритра́зма *f*
Zwergspermien *n pl* ка́рликовые сперматозо́иды *m pl*
Zwergwuchs *m* ка́рликовый рост *m*, ка́рликовость *f*, нани́зм *m*
~, **chondrodystrophischer** хондродистрофи́ческий ка́рликовый рост *m*
~, **disproportionierter** диспропорциона́льный ка́рликовый рост *m*
~, **hypophysärer** гипофиза́рный ка́рликовый рост *m*
~, **mitraler** митра́льный инфантили́зм *m*
~, **ovarieller** овариа́льная ка́рликовость *f*, синдро́м *m* У́льриха — Ту́рнера
~, **rachitischer** рахити́ческий ка́рликовый рост *m*
Zwickel *m* клин *m*
Zwielichtblindheit *f* су́меречная слепота́ *f*
Zwielichtsehen *n* су́меречное зре́ние *n*
Zwiemilchernährung *f* вска́рмливание *n* двумя́ ви́дами молока́
Zwillinge *m pl* близнецы́ *m pl*; дво́йня *f*
~, **heterozygote** гетерозиго́тные близнецы́ *m pl*
~, **homozygote** гомозиго́тные близнецы́ *m pl*
Zwillingsbruder *m* брат-близне́ц *m*
Zwillingsforschung *f* близнецо́вый ме́тод *m* иссле́дования
Zwillingsfrühgeborene *pl* недоно́шенные близнецы́ *m pl*
Zwillingsgeschwister *pl s.* **Zwillinge**
Zwillingsmethode *f* близнецо́вый ме́тод *m*
Zwillingsschwangerschaft *f* бере́менность *f* дво́йней
Zwillingsschwester *f* сестра́-близне́ц *f*
Zwillingswadenmuskel *m* икроно́жная мы́шца *f*
Zwillingszähne *m pl* сдво́енные зу́бы *m pl*
Zwinge *f* поясна́я изви́лина *f*
Zwinkerreflex *m* мига́тельный рефле́кс *m*
Zwischendornmuskel *m* межости́стая мы́шца *f*
Zwischenfallerkrankung *f* интеркурре́нтное заболева́ние *n*
Zwischenform *f* промежу́точная фо́рма *f*
Zwischenhirn *n* промежу́точный [межу́точный] мозг *m*
Zwischenhirn-Anfall *m* диэнцефа́льный припа́док *m*
Zwischenhirnboden *m* основа́ние *n* промежу́точного мо́зга
Zwischenhirnepilepsie *f* вегетати́вная эпилепси́я *f*
Zwischenhirn-Syndrom *n* синдро́м *m* межу́точного мо́зга
Zwischenhöckervorsprung *m* межмы́щелковое возвыше́ние *n*
Zwischenkammerwanddefekt *m* дефе́кт *m* межжелу́дочковой перегоро́дки
Zwischenkiefer *m* межчелюстна́я [резцо́вая] кость *f*
Zwischenknochenmuskel *m* межко́стная мы́шца *f*
~, **dorsaler** ты́льная межко́стная мы́шца *f*
~, **palmarer** ладо́нная межко́стная мы́шца *f*
~, **plantarer** подо́швенная межко́стная мы́шца *f*

Zwischenknochenschlagader *f* межкóстная артéрия *f*
~, **gemeinsame** óбщая межкóстная артéрия *f*
~, **rückläufige** возврáтная межкóстная артéрия *f*
Zwischenlagerung *f* интерпозиция *f*
Zwischenlappen *m* промежýточная дóля *f*
Zwischenneuron *n* вставочный [промежýточный] нейрóн *m*
Zwischenprodukt *n* промежýточный продýкт *m* (*химической реакции*)
Zwischenraum *m* промежýток *m*
Zwischenrippenmuskel *m* межрёберная мышца *f*
Zwischenrippenneuralgie *f* межрёберная невралгия *f*
Zwischenrippenraum *m* межрёберный промежýток *m*, межрёберье *n*
Zwischenrippenschlagader *f* межрёберная артéрия *f*
Zwischenrippenvene *f* межрёберная вéна *f*
Zwischenschlüsselbeinband *n* межключичная связка *f*
Zwischenstreifen *m* анизотрóпная полосá *f*, линия *f* Z, телофрагма *f*
Zwischenträger *m* промежýточный здорóвый носитель *m* (*инфекции*)
Zwischenwirbelgelenk *n* межпозвонкóвый сустáв *m*
Zwischenwirbelkanal *m*, **Zwischenwirbelloch** *n* межпозвонкóвое отвéрстие *n*
Zwischenwirbelscheibe *f* межпозвонкóвый диск *m*
Zwischenwirt *m* промежýточный хозяин *m*
~, **obligatorischer** обязáтельный промежýточный хозяин *m*
Zwischenzeit *f*, **helle** свéтлый промежýток *m*
Zwischenzell(en)adenom *n*, **Zwischenzell(en)tumor** *m* óпухоль *f* из клéток Лéйдига, лейдигóма *f*
Zwischenzone *f* промежýточная дóля *f* гипóфиза
Zwitter *m* гермафродит *m*
Zwittrigkeit *f* гермафродитизм *m*
Zwölffingerdarm *m* двенадцатипéрстная кишкá *f*
Zwölffingerdarmentzündung *f* дуоденит *m*, воспалéние *n* двенадцатипéрстной кишки
Zwölffingerdarmgeschwür *n* язва *f* двенадцатипéрстной кишки
Zwölf-Stunden-Urin *m* полусýточная мочá *f*
Zyanhämoglobin *n* циáн-гемоглобин *m*, вердоглобин *m* CN
Zyankobalamin *n* цианкобаламин *m*, витамин *m* B_{12}
Zyanose *f* цианóз *m*, синюха *f*
Zyanverbindungen *f pl* циáнистые соединéния *n pl*
Zyanwasserstoffsäure *f* синильная кислотá *f*
Zygoma *n* **1.** скулá *f* **2.** скуловáя дугá *f*
Zygomaticum *n* скуловáя кость *f*
zygomatikofazial скулолицевóй
zygomatisch скуловóй
Zygomyzeten *m pl* зигомицéты *m pl*
Zygote *f* зигóта *f*
Zygotenelimination *f* зиготическая элиминáция *f*
Zyklitis *f* циклит *m*
Zyklodialyse *f* циклодиáлиз *m*
Zyklofusionsbreite *f* амплитýда *f* фýзии циклопического глáза
Zyklopenauge *n* циклопический глаз *m*
Zyklophorie *f* циклофория *f*
Zyklophrenie *f* маниакáльно-депрессивный психóз *m*
Zyklopie *f* циклопия *f*
Zyklopiegenese *f* развитие *n* циклопического глáза
Zykloplegie *f* паралич *m* цилиáрной мышцы
Zyklothymie *f* циклотимия *f*, циклофрения *f*
Zyklotomie *f* циклотомия *f*
Zyklovergenz *f* цикловергéнция *f*
Zyklozephalie *f* циклопия *f*
Zyklus *m* цикл *m*
~, **anovulatorischer** ановулятóрный [однофáзный, монофáзный] цикл *m*
~, **menstrueller** менструáльный цикл *m*
Zylinder *m* цилиндр *m*
Zylinderepithel *n* цилиндрический эпитéлий *m*
Zylinderepithelkarzinom *n* рак *m* из цилиндрического эпитéлия
Zylinderepithelzelle *f* клéтка *f* цилиндрического эпитéлия
Zylinderfläche *f* повéрхность *f* цилиндра
Zylinderflächen *f pl*, **gekreuzte** скрещённые цилиндры *m pl*
Zylindertest *m* определéние *n* концентрáции антибиóтиков с пóмощью цилиндров
Zylinderzell(en)karzinom *n* цилиндроклéточный рак *m*
Zylindrom *n* цилиндрóма *f*
Zymase *f* зимáза *f*
zymisch энзиматический, ферментативный
Zymogen *n* зимогéн *m*, профермéнт *m*
Zymogenkörnchen *n pl* зимогéнные грáнулы *f pl*
Zymologie *f* энзимолóгия *f*, учéние *n* о фермéнтах
Zymotechnik *f* тéхника *f* изучéния фермéнтов
Zystadenokarzinom *n* цист(о)аденокарцинóма *f*
Zystadenom *n* цистаденóма *f*
~, **papilläres** сосóчковая цистаденóма *f*
Zystalgie *f* боль *f* в мочевóм пузырé
Zystathionurie *f* цистатионурия *f*
Zyste *f* кистá *f*
~, **angeborene** врождённая кистá *f*
~, **branchiogene** жáберная кистá *f*
~, **enzephalomalazische** кистá *f* пóсле размягчéния головнóго мóзга
~, **odontogene** одонтогéнная кистá *f*
~, **parasitäre** паразитáрная кистá *f*
Zystein *n* цистеин *m*
Zystektasie *f* цистэктазия *f*, расширéние *n* пузыря (*жёлчного или мочевого*)
Zystektomie *f* цистэктомия *f*
zystenartig мешóтчатый; мешковидный
Zystenbildung *f* образовáние *n* кисты
Zysteneinnähung *f* марсупиализáция *f*
Zystenflüssigkeit *f* жидкое содержимое *n* кисты
Zystenhöhle *f* пóлость *f* кисты

Zystenhygrom *n* кистóзная гигрóма *f*
Zystenkropf *m* кистóзный зоб *m*
Zystenleber *f* кистóзная пéчень *f*
Zystenlunge *f* кистóзное лёгкое *n*
Zystenmamma *f* кистóзная мастопатúя *f*
Zystenniere *f* кистóзная пóчка *f*
Zystenpankreas *n* кистóзная поджелýдочная железá *f*
Zystenrandanheftung *f* марсупиализáция *f*
Zystenraum *m* пóлость *f* кисты́
Zystenwand *f* стéнка *f* кисты́
Zystikotomie *f* цистикотомúя *f* (*оперативное рассечение пузырного жёлчного протока*)
Zystikusstein *m* жёлчный кáмень *m* в пузы́рном протóке
Zystin *n* цистúн *m*
Zystinose *f*, **Zystinspeicherkrankheit** *f* цистинóз *m*, болéзнь *f* Абдергáльдена — Фанкóни
Zystinstein *m* цистúновый кáмень *m*
Zystinurie *f* цистинурúя *f*
zystisch кистóзный
Zystitis *f* цистúт *m*, воспалéние *n* мочевóго пузыря́
Zystizerkose *f* цистицеркóз *m*
Zystizerkus *m* цистицéрк *m*, фúнна *f*
Zystodynie *f* бóли *f pl* в мочевóм пузырé
Zystofibrose *f* кистóзный фибрóз *m*
Zystogramm *n* цистогрáмма *f*
Zystographie *f* цистографúя *f*
Zystokarzinom *n* цистокарцинóма *f*
Zystolithotomie *f* цистолитотомúя *f*
Zystom *n* цистаденóма *f*
Zystomanometrie *f* цистоманометрúя *f*
Zystopyelitis *f* цистопиелúт *m*
Zystopyelonephritis *f* цистопиелонефрúт *m*
Zystoskopie *f* цистоскопúя *f*
Zystospasmus *m* спазм *m* мочевóго пузыря́
Zystostomose *f* фúстула *f* мочевóго пузыря́
Zystotomie *f* цистотомúя *f*
Zystozele *f* цистоцéле *n*
Zytagenin *n* цитагенúн *m*
Zytidin *n* цитидúн *m*
Zytoarchitektonik *f* цитоархитектóника *f*
Zytoblastom *n* цитобластóма *f*, меристóма *f*
Zytochrom *n* цитохрóм *m*
Zytodiagnostik *f* цитологúческая диагнóстика *f*
Zytogenetik *f* цитогенéтика *f*
Zytogramm *n* цитогрáмма *f*, цитологúческая картúна *f*
Zytokeratin *n* цитокератúн *m*
Zytologie *f* цитолóгия *f*
~, exfoliative эксфолиатúвная цитолóгия *f*
~, klinische клинúческая цитолóгия *f*
Zytolyse *f* цитóлиз *m*
Zytolysine *n pl* цитолизúны *m pl*
Zytolyso(so)m *n* цитолизосóма *f*, аутофагоцитáрная вакуóль *f*
Zytomegalie *f* цитомегалúя *f*
Zytomegalievirus *n* вúрус *m* цитомегалúи
Zytomembran *f* цитомембрáна *f*, (внутри)клéточная мембрáна *f*
Zytometrie *f* цитометрúя *f*
zytopathogen цитопатогéнный
Zytopempsis *f* цитопéмпзис *m* (*транспорт частиц через клетку*)
Zytopenie *f*, **autoimmune** аутоиммýнная цитопенúя *f*
Zytophagen *m pl* макрофáги *m pl*
Zytophotometrie *f* цитофотометрúя *f*
Zytoplasma *n* цитоплáзма *f*
Zytoplasmafortsatz *m* цитоплазматúческий отрóсток *m*
Zytoplasmamasse *f* цитоплазматúческая мáсса *f*
Zytoplasmamembran *f* цитоплазматúческая мембрáна *f*
Zytoplasmaplatte *f* цитоплазматúческая пластúнка *f*
Zytoplasmavererbung *f* цитоплазматúческая наслéдственность *f*
zytoprotektiv цитопротектúвный
Zytosin *n* цитозúн *m*
Zytoskelett *n* цитоскелéт *m*
Zytoskopie *f* цитологúческая диагнóстика *f*
Zytosom *n* цитосóма *f*
Zytostatikum *n* цитостáтик *m*, цитостатúческое срéдство *n*
Zytotoxizität *f* цитотоксúчность *f*
Zytotoxizitätstest *m* прóба *f* на цитотоксúчность
Zytotrophoblast *m* цитотрофоблáст *m*
Zytotropismus *m* цитотропúзм *m*
Zytotubulus *m* микротрýбочка *f*
Zytozym *n* тромбокинáза *f*

Redaktionsleiter
G. SACHAROWA

Lektoren:
N. GALKINA
N. TSCHISTJUCHINA

Gestalter
N. TERECHOW

Korrektoren:
O. BAULINA
M. GUBERNATOROWA

Einbandentwurf
unter Benutzung des
Programms WORD® Microsoft
I. EFIMOWA